1. Allgemeine therapeutische Maßnahmen
2. Grundlagen der Notfall- und Intensivtherapie
3. Immunsuppressive Therapie
4. Diuretikatherapie
5. Antiinfektiöse Pharmakotherapie
6. Antithrombotika und Fibrinolysetherapie
7. Psychopharmakotherapie
8. Spezielle klinisch-pharmakologische Aspekte bei der Therapie
9. Künstliche Ernährung
10. Störungen des Elektrolyt- und Säure-Basenhaushaltes
11. Krankheiten des Herzens
12. Krankheiten des peripheren Gefäßsystems
13. Arterielle Hyper- und Hypotonie
14. Erkrankungen der Atemorgane
15. ...
16. Krankheiten der Leber, des Pankreas und der Gallenwege
17. Krankheiten der Nieren und Harnwege
18. Krankheiten des blutbildenden und lymphatischen Systems
19. Störungen der Hämostase
20. Onkologische Krankheiten
21. Krankheiten des rheumatischen Formenkreises und Gelenkerkrankungen anderer Genese
22. Krankheiten des Endokriniums
23. Störungen der Ernährung und des Stoffwechsels
24. Infektionskrankheiten
25. Neurologische Krankheiten

Anhang
Tabellen
Abkürzungsverzeichnis
Sachverzeichnis
Medikamentenverzeichnis
Normwerttabelle

Wolff / Weihrauch · Internistische Therapie 1996/97

Wolff
Weihrauch

Internistische Therapie 96/97

Herausgegeben von T. R. Weihrauch.

Mit Beiträgen von J. Beyer,
H. C. Diener, A. Distler, K. Ewe,
R. Ferlinz, H.-U. Gerbershagen, E. Hecking,
D. Höffler, H. Just, H. Köhler,
G. J. Kremer, E.-M. Lemmel, R. Mertelsmann,
K.-H. Meyer zum Büschenfelde, W. Ohler,
P. Pfannenstiel, M. Philipp, Th. Philipp, T. Poralla,
J. Preiß, J. Schrezenmeir, H.-P. Schuster,
P. M. Shah, H. Steppling, T. R. Weihrauch,
H. J. Weis, J. Wollenweber

11., neubearbeitete Auflage
mit 242 Tabellen

Urban & Schwarzenberg
München – Wien – Baltimore

Wichtiger Hinweis für den Benutzer

Die in diesem Werk enthaltenen Angaben zu diagnostischen und therapeutischen Maßnahmen sind durch die Erfahrungen der Autoren und den aktuellen Stand der Wissenschaft bei Drucklegung begründet. Autoren und Herausgeber haben große Mühe darauf verwandt, daß die Angaben zu Dosierungen, Nebenwirkungen, Kontraindikationen usw. exakt dem Wissensstand bei Fertigstellung des Werkes entsprechen. Dennoch ist der Benutzer aufgefordert, die Packungsbeilage der verwendeten Präparate zu prüfen, um sich in eigener Verantwortung zu versichern, ob die dort angegebenen Empfehlungen von den Angaben in diesem Buch abweichen. Die vollständige Aufzählung aller im Handel befindlichen Präparate war nicht möglich; dies gilt auch für generische Spezialitäten, die nach Patentablauf des Originalpräparates in den Handel gebracht werden. Für diese gelten die Dosierungsangaben der Originalpräparate nur insoweit, als der wissenschaftliche Nachweis der Bioäquivalenz geführt wurde.

Planung: Dr. med. Thomas Hopfe, München
Lektorat: Christl Kiener, München
Herstellung: Christine Zschorn, Landshut
Umschlaggestaltung: Dieter Vollendorf, München

1. Auflage 1975	5. Auflage 1984	9. Auflage 1992
2. Auflage 1978	6. Auflage 1986	10. Auflage 1994
3. Auflage 1980	7. Auflage 1988	11. Auflage 1996
4. Auflage 1982	8. Auflage 1990	

1. italienische Auflage 1978
1. polnische Auflage 1995

Die Deutsche Bibliothek – CIP-Einheitsaufnahme

Internistische Therapie ... : mit Tabellen. –
München ; Wien ; Zürich : Urban und Schwarzenberg
Erscheint circa jährl. – Früher begrenztes Werk in verschiedenen Ausg. –
Aufnahme nach Aufl. 10. 1994/95 (1994)

Aufl. 10. 1994/95 (1994) –

Alle Rechte, auch die des Nachdruckes, der Wiedergabe in jeder Form und der Übersetzung in andere Sprachen, behalten sich Urheber und Verleger vor. Es ist ohne schriftliche Genehmigung des Verlages nicht erlaubt, das Buch oder Teile daraus auf photomechanischem Weg (Photokopie, Mikrokopie) zu vervielfältigen oder unter Verwendung elektronischer bzw. mechanischer Systeme zu speichern, systematisch auszuwerten oder zu verbreiten (mit Ausnahme der in den §§ 53, 54 URG ausdrücklich genannten Sonderfälle).
Satz: Typodata GmbH, München
Druck und Bindung: Ebner, Ulm
© Urban & Schwarzenberg 1996
ISBN 3-541-13791-6

Vorwort zur elften Auflage

*"Assessment and accountability –
the third revolution in medical care"*

A. S. Reiman, Editorial NEJM 319,
1220, 1988

Die Therapie innerer Krankheiten ist in vielen Bereichen einem raschen Wandel unterworfen. Um dieser Entwicklung Rechnung zu tragen, erscheint die „Internistische Therapie" im Zwei-Jahres-Rhythmus. Mit der vorliegenden Auflage hat die „Internistische Therapie" die dritte Dekade ihres Bestehens erreicht. Durch das gleichzeitige Erscheinen in einer CD-ROM-Version ist das Werk auch in das elektronische Zeitalter eingeführt. Diese Meilensteine waren für Herausgeber, Autoren und Verlag ein zusätzlicher Anreiz, das Konzept des Buches und die Aktualität der Beiträge erneut kritisch zu bewerten und weiter zu verbessern. Um hierbei die nötige Objektivität zu erreichen, wurde erstmalig ein „Peer Review" mit unabhängigen externen klinischen Gutachtern durchgeführt. Dieses Verfahren ist für hochkarätige wissenschaftliche Zeitschriften Standard, für ein Therapiebuch dagegen wohl ein Novum. Die anonymisierte Rezension war erfolgreich: Die Kapitel wurden entsprechend den Hinweisen gründlich überarbeitet, zum Teil neu verfaßt.

Neu aufgenommen wurden erweiterte Hinweise zu Arzneimittelinteraktionen, die akute Appendizitis und die neuen Standards in der Normwerttabelle. Der „Notfallkasten" vor jedem Kapitel zu Erkrankungen und Organsystemen führt durch das Buch und erleichtert durch Querverweise das Auffinden notfallrelevanter Kapitel und Abschnitte. Im Zuge der Aufarbeitung des Textes für die CD-ROM-Version wurde die Struktur des Buches noch konsequenter gestrafft, das Gesamtinhaltsverzeichnis übersichtlicher gestaltet. Die verbesserte Griffleiste des Tabellenanhangs erleichtert die Auffindung wesentlicher Informationen.

Die „Internistische Therapie" kann wie andere Standardwerke dazu beitragen, die Bemühungen von Fachgesellschaften darin zu unterstützen, eine Standardisierung der Therapie mit dem Ziel einer generellen Qualitätsverbesserung zu erreichen. Dies wird auch mit dem Begriff „evidence based medicine" beschrieben. Dabei bleibt Raum für eine Anpassung der Standards an die speziellen Gegebenheiten beim individuellen Patienten. Eine rational und wissenschaftlich begründete Therapie mit einer positiven Nutzen-Risiko-Bilanz ist ein wirkungsvoller Beitrag zur Kosteneffizienz in der Medizin.

Dies ist auch das Thema des oben zitierten Editorials: Die erste Revolution in der medizinischen Versorgung beinhaltete die rasche Ausweitung der Möglichkeiten der stationären Versorgung sowie der neuen Entwicklungen in Forschung und Technologie. Diese Entwicklung führte zwangsläufig zur zweiten Revolution, der Ära der Kostenkontrolle und des Kostenmanagements. Die dritte Phase beinhal-

Vorwort zur elften Auflage

tet nun den Konsensus zu therapeutischen Maßnahmen, basierend auf der Notwendigkeit, eine Bewertung und Überprüfbarkeit der getroffenen Maßnahmen sicherzustellen.

Für wertvolle Hinweise und Anregungen von aufmerksamen, kritischen Lesern und Rezensenten waren wir erneut dankbar.

Autoren und Herausgeber danken dem Verlag Urban & Schwarzenberg, besonders Herrn Dr. Michael Urban, Herrn Dr. Thomas Hopfe und Frau Christl Kiener, für die ausgezeichnete Teamarbeit und das große Engagement, ohne das die rechtzeitige Auflage und Ausgabe der „Internistischen Therapie" nicht denkbar gewesen wäre.

Herausgeber und Verlag danken den Autoren, die durch Kompetenz, hohen persönlichen Einsatz, Zuverlässigkeit und Ideen das vorliegende Werk weit über ihren eigenen Beitrag hinaus entscheidend mitgestaltet haben.

Im April 1996   T. R. Weihrauch

Vorwort zur ersten Auflage

Mit dem vorliegenden Buch haben die Herausgeber und Autoren eine pragmatisch orientierte und zugleich wissenschaftlich begründete Darstellung der Therapie innerer Krankheiten versucht.

Die Auswahl des Stoffes berücksichtigt unter bewußtem Verzicht auf Vollständigkeit nur die in Praxis und Klinik häufigeren und dringlichen therapeutischen Indikationen. Die Darstellung will besonders für den unter Handlungszwang stehenden Arzt eindeutige, detaillierte und unmittelbar anwendbare Behandlungsrichtlinien in einer knappen, übersichtlichen Form vermitteln. Zahlreiche Tabellen sollen diagnostische und therapeutische Schnellinformationen liefern. Pharmaka und Therapieverfahren mit breiter Indikation werden in einleitenden Spezialkapiteln ausführlicher behandelt. Den Kapiteln der Organkrankheiten sind kurze Hinweise zur Ätiopathogenese, klinischen Symptomatik und Differentialdiagnose als Grundlage der therapeutischen Rationale und Indikation vorangestellt. Die Therapieempfehlungen berücksichtigen neben geeigneten Pharmaka, Indikationen, Kontraindikationen, Nebenwirkungen, Sofort- und Dauermaßnahmen auch besonders das stufenweise Vorgehen vor und nach Klinikeinweisung bei Notfällen. Der Auswahl der Präparate lagen die persönlichen Erfahrungen der Autoren zugrunde; sie stellt keine Wertung dar. Mit der kurzen Darstellung der Technik wichtiger diagnostischer und therapeutischer Eingriffe soll auch dem weniger Geübten eine Hilfestellung in Notsituationen gegeben werden.

Herausgeber und Autoren sind sich bewußt, daß sie mit ihren Beiträgen nur z.T. das erreicht haben, was ihnen vorschwebte. Für die Übermittlung von Kritik und Anregungen wären sie daher besonders dankbar.

Das Buch entstand in enger, z. T. täglicher Zusammenarbeit von derzeitigen und ehemaligen Angehörigen der beiden Mainzer Medizinischen Universitätskliniken und Ärzten der Deutschen Klinik für Diagnostik in Wiesbaden. Ihnen allen sei für ihre engagierte und geduldige Mitarbeit herzlich gedankt. Dem früheren Mitarbeiter der I. Med. Universitätsklinik Mainz, Herrn Heinz-Jürgen Nord, jetzt University of South Florida, Tampa, möchten wir unseren Dank sagen für seine Hilfe bei der Vorbereitung des Notfall-Kapitels. Ein besonderer Dank gebührt auch dem Verlag Urban & Schwarzenberg für die entgegenkommende und schnelle Verwirklichung unseres Vorhabens.

Mainz, im März 1975 H. P. Wolff
  T. R. Weihrauch

Inhaltsverzeichnis

Allgemeine Behandlungsverfahren

1 Allgemeine therapeutische Maßnahmen

T. R. Weihrauch, H.-U. Gerbershagen, J. Preis, K. Ewe, H. J. Weis

1	Fieber (T. R. Weihrauch)	3
2	Schmerz (H.-U. Gerbershagen)	5
3	Husten (T. R. Weihrauch)	14
4	Erbrechen (T. R. Weihrauch und J. Preiß)	15
5	Singultus (T. R. Weihrauch)	19
6	Diarrhö (K. Ewe, H. J. Weis)	20
6.1	Akute Diarrhö	20
6.2	Antibiotika-assoziierte Kolitis	23
6.3	Pseudomembranöse Kolitis	23
6.4	Chronische Diarrhö	24
7	Chronische Obstipation (K. Ewe und H. J. Weis)	25

2 Grundlagen der Notfall- und Intensivtherapie

H. P. Schuster

1	Allgemeine Techniken der Notfall- und Intensivmedizin	31
1.1	Lagerung	31
1.2	Venöser Zugang	31
1.2.1	Indikationen	31
1.2.2	Methoden	32
1.2.3	Punktionstechnik	33
1.3	Venendruck	35
1.4	Blasenkatheter	36
1.5	Magensonde	37
1.6	Überwachung der vitalen Funktionen	37
1.6.1	Atmung	37
1.6.2	Herz-Kreislauf	38
1.6.3	Diurese	39
1.6.4	Temperatur	40
1.7	Wichtige Laboruntersuchungen	40
2	Respiratortherapie	40
2.1	Indikationen	40
2.2	Durchführung	41
2.2.1	Methoden	41
2.2.2	Verbindung zum Respirator	42
2.2.3	Wahl und Einstellung des Beatmungsmusters	43
2.2.4	Sedierung während der Beatmung	44
3	Schock	45
3.1	Allgemeine Schocktherapie	47
3.2	Hypovolämischer Schock	49
3.3	Anaphylaktischer Schock	55
3.4	Schock bei Intoxikationen	57
3.5	Neurogener Schock	58
3.6	Septischer Schock (s. Kap. 24, 1.1)	59
3.7	Kardiogener Schock (s. Kap. 11, 1.2)	59
3.8	Transfusionsreaktion	59
4	Der komatöse Patient	60
5	Akute exogene Vergiftungen	65
6	Akutes Abdomen (s. Kap. 15, 8.1)	72

3 Immunsuppressive Therapie

T. Poralla, K.-H. Meyer zum Büschenfelde

1	Ziele der immunsuppressiven Therapie	73
2	Grundsätze für die immunsuppressive Therapie von Autoimmunerkrankungen	74
3	Immunsuppressiv wirksame Substanzen und Verfahren	75
3.1	Glukokortikoide	75
3.2	Adrenokortikotropes Hormon (ACTH)	84
3.3	Antimetaboliten und alkylierende Substanzen	84
3.3.1	Antimetaboliten	85
3.3.2	Alkylierende Substanzen	89
3.4	Ciclosporin (Sandimmun®)	91

3.5	Tacrolimus	93
3.6	Plasmapherese	94
3.7	Monoklonale Antikörper	95
3.8	Weitere Immunsuppressiva	96

4 Diuretikatherapie

Th. Philipp

1	Vorbemerkungen	98
2	Indikationen und Pathophysiologie verschiedener Indikationsgebiete	98
2.1	Generalisierte Ödeme und Höhlenergüsse	98
2.2	Akutes Lungen- und Hirnödem	99
2.3	Arterielle Hypertonie	100
2.4	Akutes Nierenversagen	100
2.5	Vergiftungen	100
2.6	Diabetes insipidus	100
2.7	Kalziumoxalat-Steine	100
2.8	Hyperkalzämie	101
2.9	Seltene Indikationen für Diuretika	101
3	Praktisches Vorgehen	101
3.1	Abklärung der Ausgangslage	101
3.2	Auswahl und Dosierung des Diuretikums	102
4	Diuretisch wirksame Substanzen und ihre Anwendung	102
4.1	Schleifendiuretika ("High Ceiling"-Diuretika)	103
4.2	Benzothiadizinderivate (Thiazide) und -analoga ("Low Ceiling"-Diuretika)	105
4.2.1	Gruppenspezifische Nebenwirkungen und Komplikationsrisiken der Diuretikatherapie	106
4.2.2	Kontraindikationen der Diuretikatherapie	108
4.3	Hyperosmolare Diuretika	108
4.3.1	Mannit (Mannitol)	108
4.3.2	Sorbit (Sorbitol)	109
4.4	Antikaliuretische Diuretika	109
4.4.1	Spironolacton	109
4.4.2	Triamteren und Amilorid	110
4.4.3	Gruppenspezifische Nebenwirkungen und Kontraindikationen der Antikaliuretika	111
4.5	"Refraktäre" Ödeme	111
4.6	Verlaufskontrolle der Diuretikatherapie	112
4.7	Unterstützende Maßnahmen der Diuretikatherapie	112

5 Antiinfektiöse Pharmakotherapie

D. Höffler, R. Ferlinz, H. Steppling, P. M. Shah

1	Antibakterielle Chemotherapie (D. Höffler)	115
1.1	Allgemeine Grundlagen	115
1.1.1	Antibiotikaspiegel am Wirkort	115
1.1.2	Die therapeutische Breite	116
1.1.3	Resistenzverhalten der Erreger	116
1.1.4	Allgemeine Risiken und Nebenwirkungen	121
1.2	Praktisches Vorgehen	122
1.2.1	Identifizierung der Erreger	122
1.2.2	Beurteilung der Resistenzprüfung (Antibiogramm)	123
1.2.3	Prophylaktische Antibiotikagaben	124
1.2.4	Kombinationstherapie	125
1.2.5	Auswahl des geeigneten Mittels	128
1.2.6	Wahl der Applikationsform	128
1.2.7	Antibiotikatherapie bei Niereninsuffizienz	128
1.2.8	Antibiotikatherapie in der Schwangerschaft	129
1.2.9	Erfolgskontrolle	129
1.2.10	Dosierung und Dauer der Therapie	132
1.3	Antibiotisch wirksame Substanzen	132
1.3.1	Aminoglykosid-Antibiotika	132
1.3.2	Carbapeneme	134
1.3.3	Cephalosporine	134
1.3.4	Chloramphenicol	138
1.3.5	Clindamycin	139
1.3.6	Fosfomycin	139
1.3.7	Fusidinsäure	140
1.3.8	Gyrasehemmer (Chinolone)	140
1.3.9	Makrolide	141
1.3.10	Metronidazol	142
1.3.11	Monobactame	143
1.3.12	Nitrofurantoin	143
1.3.13	Penicilline	144
1.3.14	Spectinomycin	148
1.3.15	Sulfonamide	148
1.3.16	Tetracycline	148
1.3.17	Trimethoprim und Sulfamethoxazol	149
1.3.18	Vancomycin und Teicoplanin (Glukopeptid-Antibiotika)	149
2	Antituberkulöse Therapie (R. Ferlinz und H. Steppling)	150
2.1	Prophylaxe	151
2.1.1	Prophylaxe und Früherkennung	151
2.1.2	Chemoprophylaxe	151

Inhaltsverzeichnis

2.1.3	Präventive Chemotherapie	152
2.1.4	Medikamente	152
2.2	Therapie	152
2.2.1	Vorbemerkungen	152
2.2.2	Behandlungsgrundsätze	152
2.2.3	Beahndlungsfehler	153
2.2.4	Antituberkulotika	153
2.2.5	Praktisches Vorgehen	159
2.2.6	Therapie der Meningitis tuberculosa	161
2.2.7	Rezidivbehandlung	162
2.2.8	Interaktionen	162
2.3	Chirurgische Therapie	162
2.4	Beurteilung des Behandlungserfolges	162
2.5	Kontrolluntersuchungen nach Abschluß der Behandlung	163
2.6	Antituberkulöse Medikamente in der Schwangerschaft	163
2.7	Erkrankungen durch andere Mykobakterien	163
3	Antivirale Therapie (Virustatika, Immunmodulatoren und Hyperimmunglobuline) (P. M. Shah)	165
3.1	Virustatika	165
3.1.1	Aciclovir	165
3.1.2	Amantadin	166
3.1.3	Didanosin	167
3.1.4	Famciclovir	167
3.1.5	Foscarnet	167
3.1.6	Ganciclovir	168
3.1.7	Zalcitabin	168
3.1.8	Zidovudin	168
3.2	Immunmodulatoren	169
3.2.1	Inosin	169
3.2.2	Interferone	169
3.3	Hyperimmunglobuline	170
4	Antimykotische Therapie (P. M. Shah)	170
4.1	Amphotericin B	170
4.2	Nystatin	170
4.3	5-Fluorcytosin	171
4.4	Azol-Antimykotika	171
4.4.1	Miconazol	171
4.4.2	Ketokonazol	172
4.4.3	Fluconazol	172
4.4.4	Itraconazol	173
5	Antiparasitäre Therapie (P. M. Shah)	173
5.1	Antimalariamittel	173
5.1.1	Chloroquin	173
5.1.2	Chinin	174
5.1.3	Mefloquin	174
5.1.4	Halofantrin	175
5.1.5	Proguanil	175
5.1.6	Primaquin	175
5.2	Anthelmintika	176
5.2.1	Pyrantel	176
5.2.2	Mebendazol	176
5.2.3	Niclosamid	176
5.2.4	Praziquantel	177
5.2.5	Albendazol	177
5.2.6	Diethylcarbamazin	177
5.2.7	Ivermectin	178

6 Antithrombotika und Fibrinolysetherapie

W. Ohler

1	Vorbemerkungen	179
2	Grundsätze des Einsatzes von Antithrombotika und Fibrinolytika	180
3	Allgemeine Kontraindikationen zur Anwendung von Antithrombotika und Fibrinolytika	181
4	Allgemeine Risiken bei der Anwendung von Antithrombotika und Fibrinolytika	183
5	Antithrombotika und ihre Anwendung	183
5.1	Heparin	183
5.2	Niedermolekulares Heparin	186
5.3	Vitamin-K-Antagonisten	187
5.4	Thrombozytenaggregationshemmer	192
5.5	Dextran	195
6	Fibrinolytika und ihre Anwendung	195
6.1	Streptokinase	196
6.2	Urokinase	200
6.3	Anisoylierter Plasminogen-Streptokinase-Aktivatorkomplex (aPSAK, Anistreplase)	201
6.4	Gewebsplasminogenaktivator (t-PA)	201
7	Therapeutische Defibrinierung mit Ancrod	202

7 Psychopharmakotherapie

M. Philipp

1	Überblick über Psychopharmaka	204
1.1	Tranquilizer	205
1.1.1	Benzodiazepin-Tranquilizer	206
1.1.2	Benzodiazepin-Hypnotika	206
1.1.3	Andere Hypnotika	206
1.1.4	Niedrig dosierte Neuroleptika als Tagestranquilizer	206
1.2	Antidepressiva	208
1.2.1	Trizyklische Antidepressiva	209
1.2.2	Nicht-trizyklische Antidepressiva	209

1.2.3	Monoaminooxidasehemmer und RIMA	209
1.3	Neuroleptika	210
1.3.1	Trizyklische Neuroleptika	210
1.3.2	Butyrophenone	210
1.4	Nootropika	211
2	Risiken der Therapie mit Psychopharmaka	211
2.1	Risiken der Benzodiazepine	211
2.2	Risiken der Antidepressiva	212
2.3	Risiken der Neuroleptika	212
3	Internistische Indikationen der Psychopharmaka	213
3.1	Schlafstörungen	213
3.2	Angstzustände	213
3.3	Depressionszustände	214
3.4	Verwirrtheitszustände	214
3.5	Psychotische Zustände	214
3.6	Erregungszustände	214
3.7	Schmerzzustände	215
3.8	Hirnleistungsschwäche	215

8 Spezielle klinisch-pharmakologische Aspekte bei der Therapie

T. R. Weihrauch, H. Köhler, K.-H. Meyer zum Büschenfelde, T. Poralla

1	Klinisch relevante Arzneimittelinteraktionen (T. R. Weihrauch)	216
2	Pharmakotherapie bei Niereninsuffizienz (H. Köhler)	217
2.1	Vorbemerkungen	217
2.2	Antibakteriell, antimykotisch und antituberkulotisch wirksame Substanzen	223
2.3	Digitalis	223
2.4	Antihypertensiva	225
2.5	Antiarrhythmika	225
2.6	Diuretika	226
2.7	Kolloidale Plasmaersatzmittel	226
2.8	Antidiabetika	226
2.9	Hypnotika, Psychopharmaka, Opiate	227
2.10	Immunsuppressiva	227
2.11	Antiphlogistika, Analgetika	227
2.12	Röntgenkontrolle	227
3	Arzneimitteltherapie bei Lebererkrankungen (K.-H. Meyer zum Büschenfelde und T. Poralla)	228
3.1	Vorbemerkungen	228
3.2	Einteilung der Medikamente	228
4	Pharmakotherapie bei geriatrischen Patienten (T. R. Weihrauch)	232
4.1	Vorbemerkungen	232
4.2	Empfehlungen für Verschreibung von Arzneimitteln bei älteren Patienten	232
5	Pharmakotherapie in Schwangerschaft und Stillzeit (T. R. Weihrauch)	235
6	Vermeidung direkt medikamentös bedingter Läsionen der Speiseröhre (s. Kap. 15)	236

9 Künstliche Ernährung

E. Hecking

1	Vorbemerkungen	242
2	Grundlagen	243
2.1	Indikationen	243
2.2	Tagesbedarf	243
2.3	Mangelzustände	245
2.4	Spezielle Probleme der künstlichen Ernährung	245
2.5	Therapieüberwachung und Bilanzierung	245
3	Sondenernährung	246
3.1	Sondennahrung/Trinknahrung	246
3.1.1	Selbsthergestellte Sondennahrung	246
3.1.2	Industriell hergestellte Sondennahrung	246
3.2	Praktische Durchführung	247
3.3	Therapieüberwachung und Bilanzierung	248
3.4	Besondere Probleme der Sondenernährung	248
3.5	Risiken und Nebenwirkungen	249
4	Parenterale Ernährung	250
4.1	Kohlenhydrate	250
4.2	Aminosäuren	252
4.3	Fettemulsionen	253
4.4	Äthanol	253
4.5	Bedarf an Vitaminen, Spurenelementen und essentiellen Fettsäuren	253
4.6	Praktische Durchführung	254
4.7	Besondere Probleme bei der totalen parenteralen Ernährung	256
4.7.1	Diabetes mellitus	256
4.7.2	Leberinsuffizienz	256
4.7.3	Niereninsuffizienz	257
4.7.4	Sepsis	258
4.7.5	Respiratorische Insuffizienz	258
4.8	Risiken und Nebenwirkungen	258
4.9	Heimparenterale Ernährung	258

Spezielle Therapieverfahren bei Erkrankungen von Organen und Organsystemen

10 Störungen des Elektrolyt- und Säure-Basenhaushaltes

H. Köhler, Th. Philipp

1	Störungen des Wasser- und Elektrolythaushaltes (H. Köhler)	263
1.1	Grundlagen	263
1.2	Störungen des Natrium- und Wasserhaushaltes	263
1.2.1	Hyponatriämie	266
1.2.2	Hypernatriämie	270
1.3	Störungen des Kaliumhaushaltes	271
1.3.1	Hypokaliämie	272
1.3.2	Hyperkaliämie	274
1.4	Störungen des Kalziumhaushaltes	276
1.4.1	Hypokalzämie	276
1.4.2	Hyperkalzämie	278
1.5	Störungen des Magnesiumhaushaltes	279
1.5.1	Hypomagnesiämie	280
1.5.2	Hypermagnesiämie	280
2	Störungen des Säure-Basenhaushaltes (Th. Philipp)	281
2.1	Grundlagen	281
2.2	Metabolische Azidose	282
2.3	Metabolische Alkalose	286
2.4	Respiratorische Azidose	287
2.5	Respiratorische Alkalose	289

11 Krankheiten des Herzens

H. Just

1	Notfälle	291
1.1	Herzstillstand	292
1.2	Kardiogener Schock	298
1.3	Lungenödem	302
1.4	Herzbeuteltamponade	305
1.5	Myokardinfarkt und Infarktkomplikationen	308
1.5.1	Myokardinfarkt	308
1.5.2	Infarktkomplikationen	315
1.5.3	Weiterbehandlung nach Krankenhausentlassung	318
2	Herzinsuffizienz	319
3	Herzrhythmusstörungen	333
3.1	Tachykarde Rhythmusstörungen	336
3.1.1	Sinustachykardie	336
3.1.2	Paroxysmale, supraventrikuläre Tachykardie	338
3.1.3	Vorhofflattern	342
3.1.4	Vorhofflimmern	343
3.1.5	Vorhoftachykardie mit Block	351
3.1.6	Atrioventrikuläre Reentry-Tachykardie	351
3.2	Extrasystolie	352
3.2.1	Supraventrikuläre Extrasystolie	352
3.2.2	Ventrikuläre Extrasystolie	352
3.2.3	Kammertachykardie (auch Kammerflimmern)	355
3.3	Bradykarde Rhythmusstörungen	356
3.3.1	Sinusbradykardie	356
3.3.2	Sinusbradyarrhythmie	357
3.3.3	Sinuatrialer Block	358
3.3.4	AV-Block	358
3.3.5	Herzschrittmachertherapie	361
4	Koronare Herzkrankheit und Angina pectoris	365
4.1	Koronare Herzkrankheit	365
4.2	Angina pectoris	368
4.3	Formen der Angina pectoris	376
5	Herzklappenerkrankungen, Endokarditis	380
5.1	Herzklappenerkrankungen	380
5.1.1	Allgemeine Maßnahmen bei Herzklappenerkrankungen	380
5.1.2	Mitralstenose	382
5.1.3	Mitralinsuffizienz	384
5.1.4	Aortenstenose	385
5.1.5	Idiopathische, hypertrophische, subvalvuläre Aortenstenosen	385
5.1.6	Aortenklappeninsuffizienz	386
5.1.7	Pulmonalstenose	387
5.1.8	Pulmonalklappeninsuffizienz	388
5.1.9	Trikuspidalstenose	388
5.1.10	Trikuspidalinsuffizienz	388
5.1.11	Pulmonalisstenose	388
5.1.12	Aortenisthmusstenose	389
5.2	Bakterielle Endokarditis	389
5.3	Rheumatische Karditis	395
6	Myokarditis, Kardiomyopathie	396
7	Perikarditis	397

12 Krankheiten des peripheren Gefäßsystems

J. Wollenweber

1	Erkrankungen der Arterien	399
1.1	Akuter Verschluß einer Extremitätenarterie	399
1.2	Chronische arterielle Verschlußkrankheiten	401
1.3	Raynaud-Syndrom und funktionelle Durchblutungsstörungen	408
1.4	Angiitis – Vaskulitis	409
2	Erkrankungen der Venen	410
2.1	Akute Phlebothrombose und Thrombophlebitis	410
2.1.1	Akute oberflächliche Phlebothrombose/Thrombophlebitis	411
2.1.2	Akute tiefe Phlebothrombose/Thrombophlebitis	411
2.1.3	Phlegmasia coerulea dolens	413
2.1.4	Thrombose der V. subclavia oder V. axillaris (Paget-v.-Schroetter-Syndrom)	413
2.1.5	Thromboseprophylaxe	414
2.2	Postthrombotisches Syndrom	414
2.3	Varizen	416
3	Erkrankungen der Lymphbahnen	416
3.1	Lymphangitis	416
3.2	Lymphödem	417

13 Arterielle Hyper- und Hypotonie

A. Distler

1	Hypertonie	419
1.1	Allgemeine Behandlung der Hypertonie	419
1.2	Hypertonie als Begleiterkrankung und spezielle therapeutische Probleme	435
1.2.1	Hypertensive Notfälle	435
1.2.2	Maligne Hypertonie	437
1.2.3	Hochdrucktherapie bei Niereninsuffizienz	437
1.2.4	Hochdrucktherapie und Narkose	438
1.2.5	Hypertonie und Schwangerschaft	438
1.3	Operativ heilbare Hochdruckformen	438
1.3.1	Hypertonie bei endokrinen Störungen	438
1.3.2	Hypertonie bei Aortenisthmusstenose	440
1.3.3	Hypertonie bei Nierenarterienstenose	440
1.3.4	Hypertonie bei einseitiger Schrumpfniere	441
1.4	Therapie der Hochdruckkomplikationen	441
2	Hypotonie	441

14 Krankheiten der Atemorgane

H. Steppling

1	Respiratorische Insuffizienz	446
1.1	Pulmonal bedingte Gasaustauschstörungen	446
1.2	Akute respiratorische Insuffizienz des Erwachsenen	451
2	Allgemeine therapeutische Maßnahmen bei Bronchialkrankheiten	452
3	Akute Tracheobronchitis und Bronchitis	459
4	Chronische Bronchitis und Emphysem	460
4.1	Chronische Bronchitis	460
4.2	Lungenemphysem bei α_1-Proteinasen-Inhibitor-Mangel	462
5	Schlafapnoesyndrom (SAS)	462
6	Asthma bronchiale	463
7	Chronisches Cor pulmonale	469
8	Krankheiten im Lungenkreislauf	471
8.1	Vaskuläre pulmonale Hypertonie	471
8.2	Lungenembolie – Lungeninfarkt	471
8.3	Lungenödem	475
9	Lungenblutung – Bluthusten	476
10	Pneumonien	478
11	Pleurakrankheiten	483
11.1	Pleuritis sicca	483
11.2	Pleuraergüsse	483
12	Pneumothorax	485
12.1	Spannungspneumothorax	485
12.2	Geschlossener Pneumothorax	486
13	Mediastinalemphysem	488
14	Lungenmykosen	488
15	Lungensarkoidose (M. Boeck)	490
16	Fibrosierende Alveolitis (interstitielle Lungenkrankheiten)	491
17	Bronchialkarzinom (s. Kap. 20, 2.3)	493

XIII

15 Krankheiten des Magen-Darmtraktes

K. Ewe, H. J. Weis, T.R. Weihrauch

1	Akute obere gastrointestinale Blutung	495
2	Krankheiten der Speiseröhre	499
2.1	Gastroösophageale Refluxkrankheit	499
2.2	Achalasie und verwandte Motilitätsstörungen	504
2.3	Infektionen des Ösophagus	506
2.4	Schädigung der Speiseröhre durch Medikamente	507
2.5	Mallory-Weiss-Syndrom, Boerhaave-Syndrom	508
2.6	Ösophaguskarzinom (s. Kap. 20, 2.4.1)	508
3	Gastritis	508
3.1	Akute Gastritis (hämorrhagische, erosive Gastritis)	508
3.2	Chronische Gastritis	509
4	Funktionelle Störungen des Magen-Darmtraktes	510
5	Ulcus pepticum („Ulkuskrankheit")	513
5.1	Unkompliziertes peptisches Ulkus	513
5.2	Streßulkus	517
5.3	Therapieresistentes Ulcus pepticum	518
5.4	Ulkuskomplikationen	518
5.4.1	Ulkusblutung	518
5.4.2	Penetration und Perforation	518
5.4.3	Magenausgangsstenose	519
5.5	Therapierefraktäre Ulzera und häufige Rezidive	519
5.6	Operationsindikationen bei Ulkuskomplikationen	520
5.7	Verdauungsstörungen nach Magenoperationen	520
5.7.1	Verdauungsstörungen nach Vagotomie	520
5.7.2	Dumping-Syndrom	520
5.7.3	Postoperative Mangelsyndrome	521
5.7.4	Ulcus pepticum jejuni	521
6	Malabsorptions- und Maldigestionssyndrome	522
7	Diarrhö (s. Kap. 1, 6)	524
8	Akutes Abdomen und Appendizitis	524
8.1	Akutes Abdomen	524
8.2	Appendizitis	528
9	Ileus	529
10	Morbus Crohn	531
11	Colitis ulcerosa	535
11.1	Allgemeine Therapieziele	535
11.2	Hämorrhagische („ulzerative") Proktitis, Rektosigmoiditis	536
11.3	Ulzerative Kolitis	536
11.4	Fulminante Kolitis, toxisches Megakolon	538
12	Divertikulose, Divertikulitis	538
12.1	Divertikulose	539
12.2	Akute Divertikulitis	539
12.3	Chronisch-rezidivierende Divertikulitis	540
13	Akute Darmblutung (Hämatochezie)	540
14	Chronische Obstipation (s. Kap. 1, 7)	541
15	Hämorrhoidalleiden	541
16	Gastrointestinale Tumoren (s. Kap. 20, 2.4)	543

16 Krankheiten der Leber, des Pankreas und der Gallenwege

K.-H. Meyer zum Büschenfelde, T. Poralla, H. J. Weis, K. Ewe

1	Erkrankungen der Leber (K.-H. Meyer zum Büschenfelde und T. Poralla)	545
1.1	Akute Virushepatitis	545
1.2	Akutes Leberversagen	552
1.3	Chronische Hepatitis	555
1.4	Leberzirrhose	560
1.5	Besondere Formen der Leberzirrhose	564
1.5.1	Primär biliäre Zirrhose (PBC)	564
1.5.2	Primär sklerosierende Cholangitis	566
1.5.3	Hämochromatose	566
1.5.4	Morbus Wilson	567
1.6	Komplikationen bei Leberzirrhose	568
1.6.1	Aszites	568
1.6.2	Spontane bakterielle Peritonitis	571
1.6.3	Portale Hypertension – Ösophagusvarizenblutung	571
1.6.4	Hepatische Enzephalopathie	575
1.6.5	Gerinnungsstörungen	578
1.6.6	Nierenfunktionsstörungen, sog. hepatorenales Syndrom	579
1.7	Alkoholische Leberschäden	580
1.8	Toxische Leberschäden	581
1.9	Hyperbilirubinämie	582
1.10	Leberfunktionseinschränkungen bei Stoffwechselkrankungen	582

1.11	Lebertumoren	583
1.11.1	Leberzelladenome	583
1.11.2	Hämangiome	583
1.11.3	Fokal-noduläre Hyperplasie	583
1.11.4	Primäres Leberzellkarzinom	583
1.12	Arzneimitteltherapie bei Lebererkrankungen (s. Kap. 8, 3)	584
2	Erkrankungen des Pankreas (H. J. Weis und K. Ewe)	584
2.1	Akute Pankreatitis	584
2.2	Chronische Pankreatitis	590
3	Erkrankungen der Gallenblase und Gallenwege (H. J. Weis und K. Ewe)	593
3.1	Cholelithiasis	593
3.2	Cholezystitis	598
3.3	Cholangitis	600
8	Hämolytisch-urämisches Syndrom (HUS) und thrombotisch-thrombozytopenische Purpura (TTP)	658
9	Harnwegsinfektion	659
10	Interstitielle Nephritis	666
10.1	Akute nicht-bakterielle interstitielle Nephritis	666
10.2	Chronische nicht-bakterielle interstitielle Nephritis	667
11	Medikamentöse Nierenschäden	668
12	Nephrolithiasis	669
13	Nieren- und Hochdruckkrankheiten in der Schwangerschaft	674
14	Spezielle therapeutische Probleme	677
14.1	Diabetische Nephropathie	677
14.2	Polyzystische Nierendegeneration (Erwachsenen-Typ)	678

17 Krankheiten der Nieren und Harnwege

H. Köhler

1	Akutes Nierenversagen	603
2	Hepatorenales Syndrom	613
3	Chronische Niereninsuffizienz	614
4	Pharmakotherapie bei Niereninsuffizienz (s. Kap. 8, 2)	624
5	Blutreinigungsverfahren und Nierentransplantation	625
5.1	Blutreinigungsverfahren	625
5.2	Nierentransplantation	632
6	Glomerulonephritis	635
6.1	Akute GN	637
6.1.1	Akute Poststreptokokken-GN	638
6.1.2	Andere postinfektiöse Nierenerkrankungen	640
6.2	Rasch progrediente GN	640
6.3	Chronische GN	643
6.4	Asymptomatische Proteinurie und/oder Hämaturie	646
6.5	Nephrotisches Syndrom	647
7	Systemkrankheiten mit Glomerulonephritis	654
7.1	Lupus erythematodes disseminatus	654
7.2	Panarteriitis nodosa	656
7.3	Purpura Schoenlein-Henoch	656
7.4	Wegenersche Granulomatose	657
7.5	Sklerodermie	657
7.6	Goodpasture-Syndrom (s. ds. Kap., 6.2)	658

18 Krankheiten des blutbildenden und lymphatischen Systems

R. Mertelsmann

1	Anämien	680
1.1	Hypochrome Anämien	680
1.1.1	Eisenmangelanämien	680
1.1.2	Hypochrome Anämien ohne Eisenmangel	682
1.1.3	Anämie bei chronischen Krankheiten	683
1.2	Hyperchrome Anämien	683
1.3	Hämolytische Anämien	685
1.3.1	Korpuskuläre Defekte	686
1.3.2	Extrakorporale – erworbene – Störungen	688
1.4	Aplastische Anämien	690
1.5	Myelodysplastisches Syndrom	692
2	Granulozytopenien	693
3	Thrombozytopenien	695
3.1	Idiopathische thrombozytopenische Purpura (M. Werlhof)	695
3.2	Thrombotisch-thrombozytopenische Purpura (M. Moschcowitz)	698
3.3	Heparininduzierte Thrombozytopenie	699
4	Akute Leukämie	699
5	Maligne Lymphome	707
5.1	Morbus Hodgkin (Lymphogranulomatose)	707
5.2	Maligne Non-Hodgkin-Lymphome	710
5.3	Chronisch-lymphatische Leukämie	714

Inhaltsverzeichnis

5.4	Haarzell-Leukämie	717
5.5	Paraproteinämien	717
5.5.1	Multiples Myelom (Plasmozytom)	718
5.5.2	Makroglobulinämie (M. Waldenström)	720
6	Myeloproliferative Krankheiten	721
6.1	Chronisch-myeloische Leukämie	721
6.2	Polyzythämie	723
6.3	Osteomyelofibrose	725
6.4	Essentielle Thrombozythämie	726

19 Störungen der Hämostase

W. Ohler

1	Hämorrhagische Diathesen	729
2	Hyperfibrinolytische Syndrome	739
3	Verbrauchskoagulopathie	740
4	Inhibitorendefizite der Blutgerinnung	742

20 Onkologische Krankheiten

J. Preis

1	Allgemeine Grundlagen	745
1.1	Zytostatika	746
1.1.1	Indikationen, Toxizität, Interaktionen, Besonderheiten	746
1.1.2	Allgemeine Toxizität von Zytostatika	757
1.2	Tumorklassifikation	758
1.3	Erfolgsbeurteilung	759
1.4	Tumormarker	760
1.4.1	Indikationen	760
1.4.2	Regeln	760
1.4.3	Einteilung	761
1.5	Besondere Therapieformen	761
1.5.1	Adjuvante Chemotherapie	761
1.5.2	Regionale Therapie	762
1.5.3	Immuntherapie und Biomodulatoren	767
1.5.4	Supportive Therapie	768
2	Chemotherapie solider Tumoren	768
2.1	Mammakarzinom	768
2.1.1	Mammakarzinom der Frau	768
2.1.2	Mammakarzinom des Mannes	775
2.2	Urogenitalkarzinome	776
2.2.1	Zervix-, Vagina- und Vulvakarzinome	776
2.2.2	Korpuskarzinom	777
2.2.3	Ovarialkarzinom	777
2.2.4	Chorionkarzinom	780
2.2.5	Hodenkarzinom	781
2.2.6	Prostatakarzinom	785
2.2.7	Nierenkarzinom	787
2.2.8	Blasenkarzinom	787
2.3	Bronchialkarzinom	789
2.3.1	Nicht-kleinzelliges Bronchialkarzinom	790
2.3.2	Kleinzelliges Bronchialkarzinom	792
2.4	Gastrointestinale Tumoren	793
2.4.1	Ösophaguskarzinom	794
2.4.2	Magenkarzinom	794
2.4.3	Kolorektale Karzinome	796
2.4.4	Tumoren des Pankreas	799
2.4.5	Primäre Lebertumoren	799
2.4.6	Gallenblasenkarzinom	800
2.4.7	Karzinoid	801
2.5	Karzinome im Kopf- und Halsbereich	802
2.5.1	Mund-, Rachen-, Nasennebenhöhlen- und Larynxkarzinome	802
2.5.2	Schilddrüsenkarzinom	804
2.6	Malignes Melanom	804
2.7	Sarkome	806
2.7.1	Weichgewebssarkome	806
2.7.2	Kaposi-Sarkom	807
2.8	KUP-Syndrom	808
3	Therapie wichtiger Komplikationen	809
3.1	Hyperkalzämie	809
3.2	Obere Einflußstauung	809
3.3	Querschnittssyndrom	810
3.4	Hirnmetastasen	810
3.5	Zytostatika-Paravasate	810
3.6	Allgemeine Komplikationen	811

21 Krankheiten des rheumatischen Formenkreises und Gelenkerkrankungen anderer Genese

E.-M. Lemmel

1	Vorbemerkungen	813
2	Krankheiten des rheumatischen Formenkreises im engeren Sinn („entzündliche rheumatische Krankheiten")	813
2.1	Rheumatoide Arthritis (RA)	813
2.2	Sonderformen der rheumatoiden Arthritis	826
2.2.1	Juvenile rheumatoide Arthritis und Morbus Still	826

2.2.2	Felty-Syndrom	827	2	Krankheiten der Schilddrüse
2.3	Entzündliche Spondarthropathien	827		(P. Pfannenstiel) 853
2.3.1	Spondylarthritis ankylopoetica		2.1	Jodmangelstruma 853
	(Morbus Bechterew-Marie-		2.2.	Schilddrüsenautonomie 857
	Strümpell)	827	2.3	Basedow-Hyperthyreose 859
2.3.2	Reaktive Spondarthropathien	828	2.4	Thyreotoxische Krise 864
2.3.3	Enteropathische Spondarthro-		2.5	Immunogene Orbitopathie und
	pathien	828		prätibiales Myxödem 865
2.3.4	Spondarthritis bei Psoriasis		2.5.1	Immunogene Orbitopathie 866
	vulgaris	829	2.5.2	Prätibiales Myxödem 866
2.4	„Kollagenosen"	829	2.6	Thyreoiditiden 867
2.4.1	Lupus erythematodes disseminatus		2.6.1	Akute bakterielle und Strahlen-
	(LED)	829		thyreoiditis 867
2.4.2	Sklerodermie	830	2.6.2	Akute/subakute Thyreoiditis 867
2.4.3	Polymyositis – Dermatomyositis	832	2.6.3	Chronische lymphozytäre
2.4.4	Sjögren-Syndrom	832		Thyreoiditis 868
2.4.5	Vaskulitis-Syndrome	833	2.6.4	Postpartale Thyreoiditis 868
2.5	Infektiöse Arthritis	835	2.6.5	Andere Thyreoiditis-Formen 868
2.6	Lyme-Borreliose	835	2.7	Hypothyreose 868
2.7	Reaktive Arthritis	836	2.7.1	Subklinische Hypothyreose 869
2.7.1	Akutes rheumatisches Fieber	836	2.7.2	Manifeste Hypothyreose 869
2.7.2	Reaktive Arthritis bei gastro-		2.8	Hypothyreotes Koma 870
	intestinalen Infektionen	838	2.9	Schilddrüsentumoren 870
2.7.3	Reaktive Arthritis bei urogenitalen		2.9.1	Differenzierte Karzinome 871
	Infektionen	839	2.9.2	Undifferenzierte Karzinome 872
2.7.4	Reaktive Arthritis bei viralen		2.9.3	Medulläre Karzinome 872
	Infektionen	839	2.9.4	Substitutionstherapie nach
2.7.5	Reiter-Syndrom	839		Thyreoidektomie und Strahlen-
2.7.6	Sonstige Begleitarthritiden	840		therapie 872
2.8	Arthritis psoriatica	840	3	Krankheiten der Nebenschilddrüse
2.9	Arthritis urica (s. Kap. 23,6)	841		(J. Beyer) 873
2.10	Weitere entzündliche Gelenk-		3.1	Hyperparathyreoidismus 873
	erkrankungen	841	3.1.1	Primärer Hyperparathyreoidismus 873
2.11	Amyloidose	841	3.1.2	Akuter Hyperparathyreoidismus 875
3	Nicht-entzündliche rheumatische		3.1.3	Sekundärer Hyperpara-
	„Krankheiten"	842		thyreoidismus 875
3.1	Arthrosis deformans	842	3.1.4	Tertiärer Hyperparathyreoidismus 875
3.2	Osteoporose	844	3.2	Epithelkörperchenunterfunktion 876
			3.2.1	Hypoparathyreoidismus 876
			3.2.2	Pseudohypoparathyreoidismus 876
			4	Krankheiten der Nebenniere
22	**Krankheiten des Endokriniums**			(J. Beyer) 876
	J. Beyer, P. Pfannenstiel		4.1	Nebennierenrindenunterfunktion 876
			4.1.1	Primäre Nebennierenrinden-
1	Krankheiten von Hypothalamus			unterfunktion 877
	und Hypophyse (J. Beyer)	847	4.1.2	Latente Nebennierenrinden-
1.1	Partielle und vollständige Hypo-			insuffizienz 880
	physenvorderlappeninsuffizienz	847	4.2	Cushing-Syndrom 880
1.2	Akromegalie	848	4.3	Adrenogenitales Syndrom mit
1.3	Hyperprolaktinämie	850		und ohne Hypertonie und Salz-
1.4	Hypophysäres Koma	851		verlustsyndrom 883
1.5	Diabetes insipidus	852	4.4	Idiopathischer Hirsutismus 884
			5	Erektile Dysfunktion (J. Beyer) 885

23 Störungen der Ernährung und des Stoffwechsels

G. J. Kremer, J. Schrezenmeir, J. Beyer

1	Adipositas (G. J. Kremer)	890
2	Chronische Unterernährung (G. J. Kremer)	894
3	Anorexia nervosa (G. J. Kremer)	896
4	Diabetes mellitus (J. Schrezenmeir und J. Beyer)	897
4.1	Therapieprinzipien	900
4.2	Differentialtherapie	939
4.2.1	Typ-I-, -IIa- und -IIb-Diabetes	939
4.2.2	Diabetestherapie während der Schwangerschaft	940
4.2.3	Diabetestherapie bei Niereninsuffizienz (s. ds. Kap., 4.4.3)	941
4.2.4	Diabetestherapie bei operativen Eingriffen	941
4.3	Diabetisches Koma und andere Komazustände des Diabetikers	942
4.3.1	Diabetische Ketoazidose	942
4.3.2	Differentialtherapie: Alkoholische Ketoazidose	951
4.3.3	Hyperosmolares nicht-ketoazidotisches Koma	952
4.3.4	Laktatazidose	953
4.3.5	Diabetische Ketoalkalose	955
4.4	Therapie der Folgeerkrankungen des Diabetes	955
4.4.1	Hypertonie	955
4.4.2	Hyperlipidämien	956
4.4.3	Nierenkomplikationen	956
4.4.4	Augenkomplikationen	957
4.4.5	Diabetische Neuropathie	958
4.4.6	Diabetischer Fuß	960
4.4.7	Necrobiosis lipoidica	961
5	Hypoglykämien (J. Schrezenmeir und J. Beyer)	962
6	Gicht und Hyperurikämien (G. J. Kremer)	965
6.1	Therapieziele	966
6.2	Asymptomatische Hyperurikämie	967
6.3	Akuter Gichtanfall	967
6.4	Dauertherapie bei chronischer Gicht	968
6.5	Differentialtherapie	970
6.6	Sekundäre Hyperurikämien und sekundäre Gicht	970
6.7	Akute Harnsäurenephropathie	971
7	Hyper- und Dyslipoproteinämien (G. J. Kremer)	972
7.1	Allgemeine Richtlinien	977
7.2	Behandlung einzelner Störungen des Fettstoffwechsels	992
7.2.1	Reine Hyperchloresterinämien, Typ IIa	992
7.2.2	Hypertriglyzeridämien	994
7.2.3	Dyslipoproteinämie vom Typ III	996
7.2.4	Maßnahmen bei erniedrigtem HDL-Cholesterin	997
7.2.5	Maßnahmen bei erhöhtem Lp(a)	997
7.2.6	Symptomatische Dyslipoproteinämien	998
8	Hepatische Porphyrien (G. J. Kremer)	1000
8.1	Porphyria cutanea tarda	1000
8.2	Akute intermittierende Porphyrie	1001

24 Infektionskrankheiten

P. M. Shah

1	Bakterielle Infektionskrankheiten	1005
1.1	Septikämie (Sepsis)	1005
1.2	Meningitis	1009
1.3	Lues (Syphilis)	1014
1.4	Gonorrhö	1016
1.5	Leptospirosen	1017
1.6	Listeriose	1018
1.7	Brucellosen	1019
1.8	Dysenterie (Ruhr)	1020
1.9	Salmonellosen	1021
1.10	Cholera	1022
1.11	Tuberkulose (s. Kap. 5, 2)	1023
1.12	Endokarditis (s. Kap. 11, 5.3)	1023
1.13	Atemwegsinfektionen (s. Kap. 14)	1024
1.14	Gallenwegsinfektionen (s. Kap. 16, 3)	1024
1.15	Harnwegsinfektionen (s. Kap. 17, 8)	1024
1.16	Toxin-vermittelte Erkrankungen	1024
1.16.1	Nahrungsmittelvergiftungen	1024
1.16.2	Verotoxin-assoziiertes hämolytisch-urämisches Syndrom	1024
1.16.3	Botulismus	1025
1.16.4	Tetanus	1025
1.16.5	Diphtherie	1026
1.16.6	Toxic-shock-Syndrom	1027
1.17	Aktinomykose	1027
1.18	Bazilläre Angiomatose	1028
1.19	Lyme-Borreliose (s. Kap. 21, 2.6)	1028
2	Virusinfektionen	1028
2.1	Grippe (Influenza)	1028
2.2	Infektiöse Mononukleose	1030

2.3	AIDS (Acquired Immune Deficiency Syndrome/erworbenes Immundefektsyndrom) 1031
2.4	Enzephalitis 1034
2.5	Herpes simplex labialis und genitalis (s. Kap. 5, 3.1.1) 1035
2.6	Virushepatitis (s. Kap. 16, 1.1) . . 1035
3	Protozoenerkrankungen 1035
3.1	Malaria 1035
3.2	Toxoplasmose 1038
3.3	Lambliasis 1039
3.4	Amöbiasis 1040
3.5	Trichomoniasis 1041
4	Systemmykosen 1041
5	Wurminfektionen 1044

25 Neurologische Krankheiten

H. C. Diener

1	Zerebrale Durchblutungsstörungen 1051
1.1	Vorhofflimmern und absolute Arrhythmie 1051
1.2	Asymptomatische Stenosen und Verschlüsse hirnversorgender Arterien 1051
1.3	Transiente ischämische Attacke (TIA), reversibles ischämisches neurologisches Defizit (RIND) und Schlaganfall mit weitgehender Restitution („minor stroke") . . . 1051
1.4	Akuter ischämischer Infarkt 1052
1.5	Subkortikale arteriosklerotische Enzephalopathie (SAE, Morbus Binswanger) 1055
1.6	Zerebrale Blutung 1055
1.7	Subarachnoidalblutung 1056
1.8	Sinus- und Hirnvenenthrombosen 1056
2	Epileptischer Anfall und Status epilepticus 1056
2.1	Grand-mal-Anfall 1056
2.2	Status epilepticus 1057
3	Akuter Migräneanfall und Prophylaxe der Migräne 1058
3.1	Akuter Migräneanfall 1058
3.2	Prophylaxe der Migräne 1060
4	Akuter Schwindel 1062
5	Morbus Parkinson 1063
5.1	Parkinson-Syndrom 1063
5.2	Akinetische Krise 1065
6	Alkoholdelir 1065
7	Polyneuritis und Polyneuropathie . 1067
7.1	Akute Polyneuritis und -radikulitis (Guillain-Barré-Syndrom) 1067
7.2	Chronisches Guillain-Barré-Syndrom 1067
7.3	Meningoradikulitis und Polyneuritis bei Borreliose 1068
7.4	Polyneuropathie 1068

Anhang

Tabellen 1071
Abkürzungsverzeichnis 1077
Sachverzeichnis 1080

Medikamentenverzeichnis 1202
Normwerttabelle 1220

Anschriften der Autoren

Prof. Dr. Jürgen Beyer
III. Medizinische Klinik und Poliklinik
Abt. f. Innere Medizin – Endokrinologie
Klinikum d. Joh. Gutenberg-Universität
Langenbeckstraße 1
55101 Mainz

Prof. Dr. Hans Christoph Diener
Klinik und Poliklinik für Neurologie
Universitätsklinikum Essen
Hufelandstraße 55
45122 Essen

Prof. Dr. Armin Distler
Medizinische Klinik und Poliklinik
Abt. für Allgemeine Innere Medizin
und Nephrologie
Universitätsklinikum Steglitz der FU
Hindenburgdamm 30
12200 Berlin

Prof. Dr. Klaus Ewe
I. Medizinische Klinik und Poliklinik
Klinikum d. Joh. Gutenberg-Universität
Langenbeckstraße 1
55101 Mainz

Prof. Dr. Rudolf Ferlinz
III. Medizinische Klinik und Poliklinik
Abt. für Innere Medizin,
Schwerpunkt Pneumologie
Klinikum d. Joh. Gutenberg-Universität
Langenbeckstraße 1
55101 Mainz

Prof. Dr. Hans-Ulrich Gerbershagen
DRK-Schmerz-Zentrum Mainz
Auf der Steig 14–16
55131 Mainz

Prof. Dr. Erwin Hecking
Klinik für Nieren- und Hochdruckkrankheiten Augusta-Kranken-Anstalt
Akad. Lehrkrankenhaus
der Ruhruniversität Bochum
Bergstraße 26
44791 Bochum

Prof. Dr. Dietrich Höffler
Medizinische Klinik III
Städtische Kliniken
Akad. Lehrkrankenhaus der
Johann-Wolfgang-Goethe-Universität
Frankfurt/Main
Grafenstraße 9
64276 Darmstadt

Prof. Dr. Hansjörg Just
Medizinische Universitätsklinik
Abt. für Innere Medizin III
Kardiologie und Angiologie
Klinikum d. Albert-Ludwigs-Universität
Hugstetter Straße 55
79106 Freiburg

Prof. Dr. Hans Köhler
Med. Klinik und Poliklinik
Innere Medizin IV
Schwerpunkt Nephrologie
Universitätskliniken des Saarlandes
66421 Homburg/Saar

Prof. Dr. Gerd J. Kremer
Innere Abteilung
St.-Josef-Hospital
Akad. Lehrkrankenhaus der
Universität Essen
Mülheimer Straße 83
46045 Oberhausen

Prof. Dr. Ernst-Martin Lemmel
Klinik für Innere und
Physikalische Medizin
Rheumazentrum Baden-Baden
Rotenbachtalstraße 5
76530 Baden-Baden

Prof. Dr. Roland Mertelsmann
Medizinische Universitätsklinik
und Poliklinik
Abt. Innere Medizin I
Hämatologie, Onkologie
Klinikum d. Albert-Ludwigs-Universität
Hugstetter Straße 55
79106 Freiburg

Anschriften der Autoren

Prof. Dr. K.-H. Meyer zum Büschenfelde
I. Medizinische Klinik und Poliklinik
Klinikum d. Joh. Gutenberg-Universität
Langenbeckstraße 1
55101 Mainz

Prof. Dr. Werner Ohler
I. Medizinische Klinik und Poliklinik
Klinikum d. Joh. Gutenberg-Universität
Langenbeckstraße 1
55101 Mainz

Prof. Dr. Peter Pfannenstiel
Peter-Sander-Straße 15
55252 Mainz-Kastel

Prof. Dr. Michael Philipp
Klinik f. Psychiatrie und Psychotherapie
Bezirkskrankenhaus Landshut
Prof.-Buchner-Straße 22
84034 Landshut

Prof. Dr. Thomas Philipp
Medizinische Klinik und Poliklinik
Abt. für Nieren- und
Hochdruckkrankheiten
Universitätsklinikum Essen
Hufelandstraße 55
45122 Essen

Prof. Dr. Thomas Poralla
Medizinische Abteilung I
St.-Joseph-Krankenhaus
Akad. Lehrkrankenhaus
der Freien Universität Berlin
Bäumerplan 24
12101 Berlin

Prof. Dr. Joachim Preiß
Klinik für Onkologie und Immunologie
Caritasklinik St. Theresia
Akad. Lehrkrankenhaus der Universität
des Saarlandes
Rheinstraße 2
66113 Saarbrücken

Prof. Dr. Jürgen Schrezenmeir
Institut für Physiologie und Biochemie
der Ernährung
Bundesanstalt für Milchforschung
Hermann-Weigmann-Straße 1
24103 Kiel

Prof. Dr. Hans-Peter Schuster
Medizinische Klinik I
Städtisches Krankenhaus
Lehrkrankenhaus der
Medizinischen Hochschule Hannover
Weinberg 1
31134 Hildesheim

Prof. Dr. Pramod M. Shah
Zentrum der Inneren Medizin/
Infektiologie
Klinikum d. J.-W.-Goethe-Universität
Theodor-Stern-Kai 7
60590 Frankfurt/M.

Prof. Dr. Harald Steppling
Innere Medizin II
Lungen- und Bronchialheilkunde
Clemenshospital
Akad. Lehrkrankenhaus der
Westf. Wilhelms-Univ. Münster
Düesbergweg 124
48153 Münster

Prof. Dr. Thomas R. Weihrauch
Professor an der Univ. Düsseldorf
Medizinische Fakultät
Am Scheidt 16
40629 Düsseldorf

Prof. Dr. Hans J. Weis
II. Medizinische Klinik
Klinikum Bamberg
Buger Straße 80
96049 Bamberg

Prof. Dr. Jürgen Wollenweber
Deutsche Klinik für Diagnostik
Aukammallee 33
65191 Wiesbaden

Allgemeine Behandlungsverfahren

1 Allgemeine therapeutische Maßnahmen

(T. R. Weihrauch, H.-U. Gerbershagen, J. Preiß, K. Ewe, H. J. Weis)

1 **Fieber** (T. R. Weihrauch) 3	4 **Erbrechen** (T. R. Weihrauch
Spezielle Behandlung der ursächlichen Erkrankung 5	und J. Preiß) 15
Symptomatische Maßnahmen ... 5	Kausale Therapie 16
Physikalische Maßnahmen 5	Symptomatische Therapie 16
Pharmakotherapie 5	Ernährung 16
2 **Schmerz** (H.-U. Gerbershagen) ... 5	Medikamentöse Behandlung ... 16
Vorbemerkungen 6	Behandlung bei zytostatikabedingtem Erbrechen 17
Kausale Therapie 6	5 **Singultus** (T. R. Weihrauch) 19
Symptomatische Therapie 6	Allgemeine Maßnahmen 19
Medikamentöse Schmerzbehandlung 7	Medikamentöse Therapie 19
Nichtopioidanalgetika (antipyretische Analgetika und andere) 7	Operative Therapie 19
	6 **Diarrhö** (K. Ewe, H. J. Weis) 20
Opioidanalgetika 9	6.1 **Akute Diarrhö** 20
Psychopharmaka in der Schmerztherapie (s. Kap. 7) .. 12	Symptomatische Therapie der unkomplizierten akuten Diarrhö ... 22
Spasmolytika 12	Therapie der schwer verlaufenden akuten Diarrhö 22
Kopfschmerzmittel 13	6.2 **Antibiotika-assoziierte Kolitis** ... 23
Pharmakotherapie der Trigeminusneuralgie 13	6.3 **Pseudomembranöse Kolitis** 23
Nichtmedikamentöse Schmerzbehandlung 13	6.4 **Chronische Diarrhö** 24
	Symptomatische Therapie 25
3 **Husten** (T. R. Weihrauch) 14	Kausale Therapie 25
Kausale Therapie 14	7 **Chronische Obstipation**
Symptomatische Therapie 15	(K. Ewe und H. J. Weis) 25
Pharmakotherapie 15	Basistherapie 26
Physikalische Therapie 15	Laxanzientherapie 27
	Operative Therapie 28

1 Fieber
(T. R. Weihrauch)

Definition: Fieber bezeichnet eine Körpertemperatur von 38,5 °C und höher bei oraler, von 38 °C und darüber bei axillärer Messung. Der Fieberreaktion kommt über eine immunmodulierende Wirkung wahrscheinlich eine Bedeutung bei der Überwindung einer Infektion zu (Aktivierung von Lymphozyten und Neutrophilen, Bildung von Akute-Phase-Proteinen).
Fieber ist Zeichen einer Reaktion des Körpers auf Bakterien, Viren, Pilze und im-

1 Allgemeine therapeutische Maßnahmen

munologische Vorgänge und entsteht als Folge von sequentiellen Vorgängen: Exogene Pyrogene, wie bakterielles Lipopolysaccharid, induzieren die Bildung und Freisetzung der endogenen Pyrogene (Proteine) Interleukin-1 (IL-1) sowie Tumor-Nekrose-Faktor (TNF-α) und Interleukin-6 (IL-6) des Monozyten-Makrophagensystems. Diese Pyrogene werden auch als Akute-Phase-Zytokine bezeichnet; sie greifen in die Regulation des Temperaturzentrums ein und führen dadurch zu Fieber: IL-1 gelangt systemisch zum Thermoregulationszentrum im Hypothalamus und induziert dort die Bildung von Prostaglandin E_2 (PGE_2). PGE_2 als lokaler Mediator führt zu einer Sollwertverstellung im Thermoregulationszentrum. Durch Wärmekonservierung (Vasokonstriktion) und Wärmeproduktion (Muskelzittern und gesteigerter Metabolismus in der Leber) kommt es zum Anstieg der Körpertemperatur, es entsteht – zentral vermittelt – Fieber. Die antipyretische Wirkung von z.b. Acetylsalicylsäure (Aspirin®) und anderen Cyclooxygenasehemmern liegt in der Hemmung der PGE_2-Bildung im Hypothalamus. Wahrscheinlich wird jedoch bei hohen Plasmaspiegeln der Akute-Phase-Zytokine auch außerhalb der Blut-Hirn-Schranke PGE_2 gebildet, das auch Fieber induziert.

Die Körpertemperatur ist individuellen Schwankungen unterworfen und variiert außerdem aufgrund physiologischer Faktoren, z.B. bei sportlicher Betätigung. Bei Frauen erhöht sie sich nach der Ovulation sowie im ersten Trimenon der Schwangerschaft durchschnittlich um 0,5 °C. Die Tagesschwankungsbreite kann bis zu 1 °C betragen, mit dem niedrigsten Wert am frühen Morgen und dem höchsten am späten Nachmittag. Bei rektaler Messung liegt die physiologische Körpertemperatur zwischen 36,4 und 37,4 °C. Bei Messung in der Mundhöhle liegen die Werte um 0,3–0,65 °C niedriger. Wird bei Tachypnoe oral gemessen, kann die Temperatur sogar bis zu 3 °C (im Mittel 0,93 °C) niedriger als bei rektaler Messung liegen, speziell bei hohem Fieber also falsch niedrig sein.

Differentialdiagnose und Therapieindikationen: Als Ursachen erhöhter Körpertemperatur müssen folgende Faktoren differentialdiagnostisch in Erwägung gezogen werden: Infektionen viraler, bakterieller, parasitärer oder mykotischer Genese, maligne Erkrankungen, hämatologische Erkrankungen, Kollagenosen, Erkrankungen des Zentralnervensystems, kardiovaskuläre Erkrankungen, Erkrankungen des endokrinen Systems, Erkrankungen aufgrund physikalischer oder chemischer Einflüsse. Medikamente (drug fever), Störungen im Wasserhaushalt, Traumen oder operative Eingriffe. Bei fehlenden anderen Hinweisen auch an selbstinduziertes oder habituelles („konstitutionelles") Fieber („Pseudofieber") denken. Dagegen gibt es keine ausreichenden Hinweise auf die tatsächliche Existenz des sogenannten Ätiocholanolonfiebers.

Typ und Höhe des Fiebers können aufschlußreiche diagnostische Hinweise geben. Zudem ist der Verlauf der Fieberkurve ein wichtiges Kriterium für die Effektivität der angewandten Therapie, insbesondere der Behandlung mit Antibiotika.

Wichtig: Routineanwendungen von fiebersenkenden, vor allem medikamentösen Maßnahmen sind daher bei allen Fällen, in denen die Ursache des Fiebers unklar ist, nicht indiziert. Pneumonien und rezidivierende Pyelonephritiden können durch unkritische Antipyretikagaben verkannt werden, was zu einem verspäteten Beginn einer adäquaten antibiotischen Behandlung führen kann. Nur wenn der Patient direkt oder indirekt durch das Fieber gefährdet ist, insbesondere bei anhaltendem hohem Fieber, sollte die Körpertemperatur durch rein symptomatisch wirkende Maßnahmen gesenkt werden. Dafür spricht auch, daß Antipyretika zwar die allgemeine Fiebersymptomatik beeinflussen, nicht – oder nicht vollständig – dagegen die Effekte der Akute-Phase-Zytokine, wie z.b. deren kachektische Wirkung. Da Fieber per se selten ein Risiko für den Patienten darstellt, den Patienten meist in seinem Befinden nur gering beeinträchtigt und die Abwehrmechanismen wahrscheinlich günstig beeinflussen kann, sollten fiebersenkende Pharmaka sparsam gebraucht werden. Es gibt jedoch Situationen, in denen temperatursenkende Maßnahmen von vitaler Bedeutung sein können, so beim Hitzschlag, bei der malignen Hyperthermie, bei Grand-mal-Epilepsien und anderen ZNS-Erkrankungen, bei koronarer Herzkrankheit und Herzinsuffizienz, bei älteren Patienten (*cave:* Hypotonie, Verwirrtheit) sowie in der Schwangerschaft. Ein schädlicher Einfluß einer Fiebersenkung auf die Infektionsabwehr ließ sich bisher nicht nachweisen.

Therapie

Spezielle Behandlung der ursächlichen Erkrankung
Siehe entsprechendes Kapitel.

Symptomatische Maßnahmen
Physikalische Maßnahmen
(1) Wadenwickel mit kaltem Wasser (Temperatur ca. 15 °C) und kurzfristige Erneuerung der Umschläge alle 2–3 min, bis die Körpertemperatur auf ca. 38,5 °C abgefallen ist.
(2) Je ein Eisbeutel auf die Leistenbeugen.
(3) In schweren Fällen von Hyperthermie kann eine hypothermische Decke zur Senkung der Körpertemperatur verwendet werden.
Da es auch nach Beendigung dieser Maßnahmen noch zu einem weiteren Absinken der Temperatur kommen kann, sollte die Behandlung bei Erreichen von 38 °C beendet werden.

Pharmakotherapie
Die Antipyretika haben ihren Angriffspunkt im Thermoregulationszentrum im Hypothalamus. Ziel der antipyretischen Medikation ist die Normalisierung des Temperatursollwertes mit konsekutiver Normalisierung der Körpertemperatur. Applikation möglichst vor Erreichen des Fiebergipfels, um die mit der kritischen Entfieberung einhergehende Kreislaufbelastung zu vermeiden. Bei hochfieberhaften Patienten Gabe der Antipyretika kontinuierlich alle 4–6 h, um starke Temperaturschwankungen zu vermeiden.
- *Acetylsalicylsäure* (Aspirin®): 0,5–1,0 g alle 4–6 h p.o.
- *p-Aminophenolderivate:* Paracetamol (ben-u-ron®) 0,5–1,0 g alle 4–6 h p.o. bzw. rektal.

2 Schmerz
(H.-U. Gerbershagen)

Vorbemerkungen: Schmerz wird heute laut International Association for the Study of Pain folgendermaßen definiert: „Schmerz ist eine unangenehme sensorische und emotionale Empfindung, die mit akutem oder drohendem Gewebsschaden verknüpft ist oder mit Begriffen einer solchen Schädigung beschrieben wird." Der Zusatz von Fordyce „... und dessen Existenz durch sichtbares oder hörbares Verhalten signalisiert wird" sollte nicht vernachlässigt werden.
In der Gesamtaussage ist enthalten, daß eine nachweisbare Gewebsschädigung keine unabdingbare Voraussetzung für Schmerzen darstellt und daß eine psychische Komponente stets vorhanden ist. Der nozizeptive Reiz bewirkt vor der zen-

1 Allgemeine therapeutische Maßnahmen

tralen kognitiven Verarbeitung motorische und sympathische Reaktionen (Reflexe) und löst affektive Antworten aus.

Bei allen Schmerzformen, akuten wie chronischen, sind neben der Dokumentation der Schmerztopik eine Aktualitätsdiagnose (das *Wie:* Intensität, Qualität, Art, Provokation, Sensibilitätsstörungen, motorische Beeinträchtigung, vegetative Symptomatik, psychische Beeinflussung) und eine Strukturanalyse (das *Was:* Welche Gewebestruktur ist durch welche Affektion beeinträchtigt?) unerläßlich. Validierte Schmerzfragebogen erleichtern die Erhebung der Schmerzanamnese.

Die operationalisierten Kriterien der internationalen Diagnose-Klassifikationssysteme sind für eine gute Differentialdiagnostik des Schmerzes unverzichtbar (International Association for the Study of Pain [IASP; 1986]: Classification of Chronic Pain, Pain Supplement III. International Headache Society [IHS; 1989]: Klassifikation und diagnostische Kriterien für Kopfschmerzerkrankungen, Kopfneuralgien und Gesichtsschmerz. Nervenheilkunde 8: 161–203).

Therapie

Vorbemerkungen

Wichtig: Für die Pharmakotherapie des Schmerzes müssen akuter und chronischer Schmerz als separate Einheiten betrachtet werden. Der Patient mit chronischen Schmerzen hat ein alteriertes affektiv-evaluatives, affektiv-bedrohliches Schmerzerleben, das Privatleben und der Schlaf sind deutlich mehr beeinträchtigt. Der anfängliche Schmerz hat sich auf weitere Gebiete ausgedehnt. Die Umwelteinflüsse werden als stärker empfunden, die Gesamtmorbidität ist größer. Von großer Bedeutung ist die medizinische Patientenkarriere. Die Inanspruchnahme des Gesundheitssystems (Anzahl der Behandlungen, Anzahl der schmerzbedingten Krankenhausaufenthalte, Kuren, Operationen, Facharztkonsultationen) und die Beeinflussung der Befindlichkeit sind ebenfalls bei chronischen Schmerzen höher. Eine Schmerzverstärkung, charakterisiert durch die Auftretenshäufigkeit, das Anhalten der Schmerzen, die kürzeren schmerzfreien Zeiten und das Bestehen anderer Schmerzen, ist mit zunehmender Chronifizierung regelmäßig zu beobachten.

Bei akuten Schmerzen ist die Pharmakotherapie die Methode der ersten Wahl. Bei chronischen Schmerzen sollte die medikamentöse Behandlung eher als supportive Therapie verstanden werden. Tumorschmerzen sind trotz der oft langen Verlaufsdauer zumeist als akute Schmerzen zu behandeln.

Kausale Therapie

Bei akuten Schmerzen muß jede Möglichkeit der kausalen Therapie ausgeschöpft werden (z. B. Herpes-zoster-Schmerzen oder sympathische Reflexdystrophie: Sympathikusblockaden, Schmerzen bei Infektionskrankheiten: Antibiotika, Antazida bei peptischem Ulkus).

Symptomatische Therapie

Pragmatisch kann unterschieden werden zwischen der Beeinflussung der Nozizeptoren in den einzelnen Geweben (diese werden vor allem durch Entzündungsmediatoren wie Prostaglandin, Thromboxan, Leukotrien stimuliert und sensibilisiert) und der Impulsmodulation und -übertragung im ersten Neuron

(Nozizeptor > Hinterhornbereich), zweiten Neuron (Hinterhorn > Thalamus) und dritten Neuron (Thalamus > Kortex).

Die überwiegend peripher wirkenden analgetischen Säuren (nicht-steroidale Antiphlogistika) und nicht-sauren Analgetika (Metamizol, Paracetamol) und die Lokalanästhetika beeinflussen wesentlich den erregten Nozizeptorbereich (Opioide in einem geringeren Ausmaß ebenfalls). Effekte auf das zentrale Nervensystem sind nachweisbar.

Die Afferenzen im ersten Neuron selbst werden im wesentlichen durch regionale anästhesiologische Verfahren kontrolliert.

Die nozizeptive Hemmung im Rückenmark und in den verschiedenen Hirnarealen ist wesentlich den Opioidanalgetika und Nichtopioidanalgetika ohne antipyretische und antiphlogistische Wirkung, Antikonvulsiva und Psychopharmaka vorbehalten.

Medikamentöse Schmerzbehandlung

Die Pharmakotherapie des akuten und chronischen Schmerzes stellt nur einen, wenn auch extrem wichtigen Aspekt der Schmerzbehandlung dar. Schmerzmittel werden entsprechend dem erkennbaren Schmerzmechanismus verabreicht. Kombinationspräparate (fixed-ratio combination drugs) sind selten oder nie indiziert. Schmerzmittel nach der Schmerzintensität zu verordnen ist nicht akzeptabel, da die Schmerzstärke-Angabe des Patienten überwiegend ein Indikator des psychischen Einflusses darstellt.

Nichtopioidanalgetika (antipyretische Analgetika und andere)

Die unten aufgeführten Substanzgruppen sind zumeist auch antipyretisch und antiphlogistisch wirksam. Der molekulare Wirkmechanismus der analgetischen Säuren sowie der Anilin- und Pyrazolderivate ist nicht sicher geklärt. Sicher ist, daß die Säuren eine Hemmung der Bildung bestimmter Metaboliten ungesättigter Fettsäuren bewirken. So ist unter anderem die Beeinflussung der Biosynthese von Prostaglandinen aus der Arachidonsäure bedeutsam. Dementsprechend sollte die Substanzklasse immer dann eingesetzt werden, wenn solche Entzündungsmediatoren (Prostaglandine, Thromboxane, Leukotriene, Zytokine etc.) die Schmerzrezeptoren sensibilisieren und stimulieren. So sind die analgetischen Säuren bei Knochentumoren und Metastasen zumeist wirksamer als Opioide (Interaktionen von Nichtopioidanalgetika vom Typ der sauren antiphlogistischen antipyretischen Analgetika [NSAID] s. Kap. 8, 1).

(1) *Acetylsalicylsäure* (z.B. Aspirin®): Acetylsalicylsäure ist nach über 100jähriger Anwendung noch immer ein Standard als wirksames Analgetikum, Antiphlogistikum und Antipyretikum. Tagesdosen von 2–4 g in Einzeldosen von 750–1000 mg werden gut toleriert. Aus pharmakokinetischen Gründen ist die Einnahme mit mindestens 150 ml Flüssigkeit erforderlich. Die i.v. Applikation des DL-Lysinmonoacetylsalicylats (Aspisol®) wird neuerdings zur Behandlung des Migräneanfalls propagiert. Die Magenschleimhautschädigung und die gravierenden Magenblutungen durch die Acetylsalicylsäure stellen die häufigsten unerwünschten Arzneimittelwirkungen dieser Säure dar (hohe Resorption im Magen, Hemmung der Prostaglandinsynthese im Magen). Dieser Medika-

1 Allgemeine therapeutische Maßnahmen

menteneffekt führt dazu, daß eine Dauertherapie mit Acetylsalicylsäure, vor allem in der Therapie rheumatischer Erkrankungen, heute kaum noch durchgeführt wird. Hochdosierte Langzeitapplikationen können zu Schwindel und Ohrensausen führen. Das Reye-Syndrom ist bei Kindern und Jugendlichen zu berücksichtigen. Die Substanz potenziert die Wirkung von Heparin und Vitamin-K-Antagonisten (s. Kap. 6).

Die zahlreichen antiphlogistischen/antipyretischen Säuren (Diflunisal, Indometacin, Diclofenac, Tolmetin, Ibuprofen, Ketoprofen, Naproxen, Piroxicam, Tenoxicam, Azapropazon) zeigen bei dem Erreichen gleichwertiger Schmerzlinderung mit Ausnahme der Magenblutung ein ähnliches Profil der unerwünschten Wirkungen an Magen-Darmtrakt, Nieren, Leber, Haut, Blut und Knochenmark. In diesen Geweben werden die höchsten Konzentrationen der Säuren erreicht. Bei Langzeittherapie (Tumor-, Rheumapatienten) ist die Begleitmedikation mit einem H_2-Blocker (Ranitidin [Zantic®], Famotidin [Pepdul®]) sinnvoll. Die Cyclooxygenasehemmer mit ihrer weitgehenden Hemmung der Prostaglandinsynthese sind für die Vielzahl der Komplikationen verantwortlich, die nicht durch eine hohe örtliche Wirkstoffkonzentration hervorgerufen werden.

In Kapitel 8 findet sich eine Übersicht über Interaktionen von Nichtopioidanalgetika vom Typ der sauren antiphlogistischen antipyretischen Analgetika (NSAID) (Tab. 8.1).

(2) *Pyrazolderivate:* Metamizol (Novalgin®, Novaminsulfon®) besitzt in therapeutischen Dosen keine antiphlogistische Komponente. Eine geringe spasmolytische Komponente ist vorhanden. Alle galenischen Formen liegen bei diesem Präparat vor. Einzeldosen von 750–1250 mg sind analgetisch gut wirksam. Die intravenöse Injektion muß wegen beobachteter Schockgefahr langsam erfolgen. Die seltene, aber gefährliche Agranulozytose nach Metamizol-Einnahme ist jedem Arzt bekannt. Auf klinische Zeichen der Agranulozytose (z. B. Tonsillitis) muß geachtet werden (s. Kap. 18, 2).

(3) *Anilinderivate:* Paracetamol (z. B. ben-u-ron®, Lonarid® mono) besitzt gute analgetische und antipyretische Eigenschaften nach Dosen von 750 bis 1250 mg. Gastrointestinale Nebenwirkungen sind selten. Hepatotoxische Effekte können bei Überlastung des Gluthadion-Konjugationssystems, besonders bei Überdosierung (über 10 g), auftreten. Dies sollte bei der Begleitmedikation von Salicylamid, Barbituraten, Antiepileptika, Rifampicin und gleichzeitig hoher Paracetamolgabe beachtet werden. Paracetamol ist das Mittel der Wahl während der Schwangerschaft.

(4) *Analgetische Mischpräparate:* Diese Gruppe umfaßt in Deutschland mehr als 300 Präparate, die im wesentlichen analgetische Säuren, Paracetamol, Codein und Coffein in Minimaldosen enthalten. Zur Kopfschmerztherapie werden Ergotaminderivate beigemischt. Der Mißbrauch dieser Präparate ist volkswirtschaftlich relevant. Außer zu einer durch die längere Einnahme hoher Tagesdosierung auftretenden Nephrotoxizität führen diese Präparate unter anderem zur Chronifizierung des Kopfschmerzes (daily chronic headache; medikamenteninduzierter Kopfschmerz). Diese Präparate sind allenfalls zur Behandlung eines akut auftretenden Schmerzes zu empfehlen.

Schmerz **1, 2**

(5) Zentral wirkende Nichtopioidanalgetika wie Nefopam (Ajan®) und Flupirtin (Katadolon®) sollen die Aktivität der deszendierenden antinozizeptiven Bahnen aktivieren. Da der Wirkungsmechanismus unklar ist, bleibt offen, bei welchen Schmerzen diese beiden Substanzen eingesetzt werden können. Nefopam benötigt Einzeldosen von 30–60 mg, Flupirtin von 100–200 mg. Unerwünschte Arzneimittelwirkungen des Flupirtins bestehen in sedierenden Effekten, Unruhe, reduzierter Konzentrationsfähigkeit, bei Nefopam treten Herzfrequenz- und Blutdrucksteigerungen auf, besonders belästigend sind Schweißausbrüche.

Opioidanalgetika

(1) *Mittelstarke Opioide:* Die Unterscheidung in mittelstark und stark wirksame Opioide in dem 3-Stufen-Schema der WHO zur Tumorschmerzbehandlung hat sich bewährt:
1. Stufe: Nichtopioidanalgetika (= saure antiphlogistische antipyretische Analgetika; nichtsaure antipyretische Analgetika) plus Co-Analgetika;
2. Stufe: Nichtopioidanalgetika plus niederpotente Opioide plus Co-Analgetika;
3. Stufe: Nichtopioidanalgetika plus hochpotente Opioide plus Co-Analgetika.
Das klinische Stufenschema soll darauf aufmerksam machen, daß der Therapeut bei Nachlassen der Wirksamkeit nicht zu lange bei den weniger potenten Substanzen verharren soll.

Adäquate Dosierungen von *Opioiden* wie Codein, Dextropropoxyphen (Develin® retard), Dihydrocodein (DHC 60 Mundipharma® Retardtabletten), Pentazocin (Fortral®), Tilidin plus Naloxon (Valoron®N), Tramadol (Tramal®) bewirken eine gute Analgesie. Sie sollten großzügig bei allen Formen des akuten Schmerzes (nach Operationen, Unfällen, bei Herzinfarkt, Bandscheibenvorfall, akuten Zosterschmerzen, Kolikschmerz, Verbrennungen etc.) eingesetzt werden. Bei Tumorschmerzen sollten sie bei nachlassender Wirksamkeit der Nichtopioidanalgetika nach einem Zeitschema (zumeist im 3- bis 5-h-Takt) verordnet werden. Auch bei akuten Schmerzen, deren Zeitverlauf zumeist vorhersagbar ist, ist eine regelmäßige Substanzgabe zu fordern. Die Langzeittherapie des chronischen Schmerzes mit diesen Mitteln ist nur in ca. 30% der Fälle erfolgreich und führt nicht selten zum Mißbrauch. Eine Anwendung bei Kopf- und Gesichtsschmerz ist nicht indiziert.

Die *Kombination von Opioiden mit Nichtopioiden* ist nicht nur bei Tumorschmerzen indiziert, sondern auch bei durch Bandscheibenvorfällen und Wirbelfrakturen bedingten und durch Herpes zoster ausgelösten Schmerzzuständen; d. h. bei all den Schmerzzuständen, bei denen sowohl eine Entzündungsreaktion mit ihrer typischen Nozizeptorsensibilisierung und -stimulierung als auch eine nozizeptive Reizung des Nervs selbst vorliegen. Es ist absolut erforderlich, daß die volle Dosierung beider Substanzklassen eingesetzt wird. Trotz der Retard-Galenik von Dextropropoxyphen (Develin®) und Dihydrocodein (DHC 60 Mundipharma®-Retardtabletten) ist zumeist eine 4–6stündliche Gabe erforderlich.

Tilidin plus dem Opioidantagonisten Naloxon (Valoron®N) wird im Gegensatz zu Tilidin allein (das der Betäubungsmittel-Verschreibungsverordnung

1 Allgemeine therapeutische Maßnahmen

[BtMVV] unterliegt) nicht durch Opiatabhängige mißbraucht. Die Tilidin-Naloxon-Kombination unterliegt der einfachen Rezeptpflicht. Solange keine unkontrollierte Dauertherapie mit diesem gut wirksamen Analgetikum erfolgt, ist die Mißbrauchshäufigkeit für die Substanz durch die Patienten minimal. Die orale Bioverfügbarkeit der analgetisch wirksamen Substanz Nortilidin liegt bei 98%. Die Applikation von Tropfen (50–100 mg) bewirkt einen raschen Wirkungseintritt und eine 2–4stündige Wirkungsdauer. Bei Niereninsuffizienz sollte wegen der fast 90%igen renalen Elimination die Dosis reduziert werden. Benommenheit, Sedierung, Übelkeit und Schwindelgefühle limitieren bei Alterspatienten die Verordnung.

Tramadol (Tramal®) beeinflußt wie Tilidin plus Naloxon das kardiopulmonale System nur geringfügig und erzielt bei Titration der Dosis entsprechend der erzielten Schmerzlinderung eine gleich stark ausgeprägte Analgesie. Die Wirkungsdauer ist geringfügig kürzer, die unerwünschten Wirkungen sind ähnlich. Die Sedierung ist bei Tramadol weniger ausgeprägt als bei Tilidin plus Naloxon. *Pentazocin* (Fortral®) wurde der BtMVV unterstellt. Nach dieser Maßnahme wird dieses Präparat im Praxisbereich nur selten eingesetzt. Seine Wirksamkeit entspricht der von Tramadol und Tilidin plus Naloxon.

(2) *Stark wirksame Opioide:* Diese Opioide unterliegen alle der BtMVV (s. Rote Liste). Sie sollten ausschließlich der Pharmakotherapie der starken, sonst nicht beherrschbaren akuten Schmerzen und des Tumorschmerzes vorbehalten sein. In der Kopf- und Gesichtsschmerztherapie haben sie keinen Platz, da sie nur eine geringe Wirksamkeit zeigen (beachte: Kopfschmerzmechanismen) und oft zum Medikamentenfehlgebrauch führen. Kopfschmerzen werden entsprechend ihrer Klassifizierung (Migräne, Kopfschmerzen vom Spannungstyp, Cluster-Kopfschmerzen etc.) behandelt (s. a. Kap. 25).

Diese Analgetika sollten nur in Ausnahmefällen (Kolik, Herzinfarkt, Operations-, Unfallschmerz) *parenteral* appliziert werden. In der Tumorschmerztherapie ist die parenterale Gabe nur dann angezeigt, wenn andere Applikationswege nicht mehr möglich sind. Die intermittierende parenterale Gabe führt zu einer kürzeren Analgesiedauer, zu vermehrten toxischen Erscheinungen und zur „Abhängigkeit von der Spritze bzw. dem Injizierenden".

Die *Morphingabe in Tropfenform* (Wirkungsdauer 4 h) und Morphin in Retardform (MST 10/30/60/100/200 Mundipharma®) haben die Therapie des normalerweise tagelang anhaltenden akuten, langfristig zu therapierenden Tumorschmerzes verbessert.

Morphinsulfat-Tabletten in Retard-Galenik haben eine 6–12stündige Wirkungsdauer und sind daher in der Lage, eine suffiziente nächtliche Schmerzlinderung zu bewirken, die bei Morphinchlorid-Tropfen zum Teil durch die Verdoppelung der Zubettgehdosis oder auch durch die erneute Einnahme zwischen 2 und 3 h ermöglicht wird. Zur Kupierung von Schmerzattacken ist das Retard-Präparat mit seiner verzögerten Wirkstoff-Freisetzung nicht geeignet. Eine Zerkleinerung der Tablette hebt allerdings einen Teil der Retardwirkung auf.

Buprenorphin (Temgesic®) hat eine längere Wirkungsdauer (6–8 h) als nicht-retardiertes Morphin. Seine sublinguale Applikationsform stellt eine Alternative

Tabelle 1.1: Analgetische Äquivalenz und Wirkungsdauer zentralwirksamer Analgetika bei Tumorpatienten

Freiname	Handelsname	Stufe*	analgetische Äquivalenz	analgetische Wirkungsdauer (h)
Buprenorphin	Temgesic	3	20	6–8
Codein	Codeinum phosphoricum Compretten	2	0,1	3–4
Dextromoramid	Jetrium, Palfium	3	3	4–5
Dextropropoxyphen	Develin retard	2	0,1	4–6
Dihydrocodein	DHC 60 Mundipharma	2	0,1	
Hydrocodon	Dicodid	2	0,1	2–4
Hydromorphon	Dilaudid	3	3	4–6
Levomethadon	L-Polamidon	3	1	4–6
Morphinsulfat	MST 30 Mundipharma	3	1	6–12
Morphinhydrochlorid		3	1	3–6
Oxycodon	Eukodal	3	²/₃–1	4–5
Pentazocin	Fortral	2	0,2	2–3
Pethidin	Dolantin		0,1	2–3
Piritramid	Dipidolor	3	0,8	6–8
Tilidin-Naloxon	Valoron N	2	0,1	3–4
Tramadol	Tramal	2	0,1	3–4

* WHO-3-Stufenplan

zur parenteralen Gabe bei Patienten mit Schluckstörungen dar. Weitere stark wirksame Substanzen finden sich in Tabelle 1.1.

(3) *Unerwünschte Arzneimittelwirkungen:* Die Opioide weisen alle im wesentlichen das gleiche Wirkungs- und Nebenwirkungsspektrum auf. Die klinisch relevanten unerwünschten Wirkungen sind Obstipation, Übelkeit, Erbrechen, Dyspepsie, Atemdepression, Sedierung und Abhängigkeitspotential. Wegen des Abhängigkeitspotentials sollte eine Langzeittherapie bei Nichttumorschmerzen nur nach bewiesener (schriftlich fixierter) Ausschöpfung und Unwirksamkeit aller medizinischen und modernen psychosozialen Therapieformen bedacht werden. Es gibt derzeit nur eine relevante Untersuchung zur Wirksamkeit der Opioide als Dauertherapie bei Nichttumorschmerz-Patienten (z. B. bei Polyneuropathie, Herpes zoster, chronischen Rückenschmerzen). Eine Wirksamkeit der Opioide wurde in einer kleinen Patientenzahl (N = 49) kurzfristig bei ca. 40% der Patienten bestätigt. Unsere umfangreiche Kasuistik und tägliche Entzugstherapie bei Schmerzpatienten weist auf die Toleranz- und Abhängigkeitsentwicklung bei allen Opioiden hin und damit auch auf die Gefahr, daß die Opioide, die noch nicht der BtMVV unterliegen, ebenfalls zum Schaden der Patienten, unter diese Verordnung kommen. Die derzeitig propagierte Dauertherapie mit mittelstark und stark wirkenden Opioiden für alle nichttumorbedingten Schmerzen ist emotional getragen und beruht auf einem simplen Reiz-Reizantwort-Modell des Schmerzes ohne Berücksichtigung der psy-

chischen und psychosozialen Faktoren. Die Wirksamkeit dieser Opioidtherapie ist nicht analysiert. Unsere Ergebnisse sind akut bei 30% der Patienten, langfristig bei ca. 20% zufriedenstellend. Es besteht in Deutschland seit 1995 eine Expertenempfehlung, daß nur Schmerzspezialisten Opioide zur Langzeittherapie bei Nichttumorschmerzen verordnen sollen. Die Opioid-Erhaltungstherapie erfordert in den ersten 14–21 Tagen eine *Begleitmedikation*. Die regelmäßige Gabe von Antiemetika, z. B. Haloperidol (Haldol®), Domperidon (Motilium®), Metoclopramid (Paspertin®), und Laxanzien, z. B. Lactulose (Bifiteral®, Laevilac®; s. Kap. 1, 7), trägt zur Prävention oder Reduktion der unerwünschten Wirkungen, zur besseren Compliance des Patienten und zur Wirksamkeit der Präparate bei. Die *Atemdepression* spielt bei der oralen Applikation und gleichzeitiger Dosisanpassung für den einzelnen Patienten eine untergeordnete Rolle, da dem atemdepressorischen Effekt zentrale Erregungsabläufe bei Schmerzen (Vigilanzsteigerung) entgegenstehen. Hochdosierte Komedikamente (Sedativa, sedierende Antidepressiva, Tranquilizer, zentral wirkende Muskelrelaxanzien) können jedoch auch bei Schmerzpatienten eine Atemdepression induzieren. Diese Arzneimittelinteraktion muß berücksichtigt werden, aber nicht zum Verzicht führen.

(4) *Kontraindikationen für Opioide:* Schädel-Hirn-Traumen, Addison-Krankheit, unklares Abdomen, Hypothyreose, Monoaminooxydase-Hemmer wie Tranylcypromin. Vorsicht ist angezeigt bei Asthma bronchiale und Leberinsuffizienz.

(5) *Antidot:* Außer beim Buprenorphin (extrem starke µ-Rezeptorbindung) können die unerwünschten Wirkungen der morphinähnlichen Substanzen mit Naloxon (Narcanti®) in intravenösen Dosen von 0,4–0,8 mg antagonisiert werden. Die Einzeldosis von 1 µg/kg KG wird im Abstand von 2–4 min intravenös wiederholt, bis das gewünschte Resultat erzielt worden ist. Zur Behandlung des atemdepressorischen Effektes (Überdosierung) von Buprenorphin kann das Atemanaleptikum Doxapram (Dopram®) eingesetzt werden.

(6) *Die rückenmarksnahe Applikation von Opioiden:* Die Anwendung von Opioiden im Peridural- oder Intrathekalraum über Katheter und externe oder implantierte Pumpen ist für Tumorpatienten eine gute Alternative, wenn die oralen Opioiddosen zu groß oder ineffektiv sind. Wissenschaftliche Untersuchungen bei Nichttumorschmerz-Patienten zeigen, daß bei einer kleinen, ausgewählten Patientengruppe mit neuropathischen Schmerzen (z. B. bei Polyneuropathie) befriedigende Langzeitergebnisse zu erzielen sind.

Psychopharmaka in der Schmerztherapie
(s. Kap. 7)

Spasmolytika
Sie werden bei krampf-, kolikartigen Schmerzen im Urogenitaltrakt, in den Gallenwegen und im Gastrointestinaltrakt eingesetzt. Die Spasmolytika sind entweder den Parasympatholytika, Anticholinergika oder den Relaxanzien der glatten Muskulatur zuzuordnen.

Schmerz **1, 2**

(1) *Parasympatholytika:* N-Butylscopolaminiumbromid (Buscopan®) greift an den cholinergen Nervenendigungen und den intramuralen Ganglienzellen des Parasympathikus an. Methantheliniumbromid (Vagantin®) wirkt parasympatholytisch durch atropinähnliche und ganglienblockierende Effekte. Durch die atropinähnliche Wirkung kann es zu Mundtrockenheit und gelegentlich auch zu Akkommodationsstörungen kommen.

(2) *Spasmolytika mit Angriff an der glatten Muskelzelle:* Papaverin (Opdensit®) zeigt gute gefäßspasmolytische Eigenschaften und nur mäßig gute bei anderen Spasmen und Koliken. Camylofin-2-HCl ist eine papaverinähnliche Substanz, die gute spasmolytische Eigenschaften hat.

Kopfschmerzmittel

Die Kopfschmerzmittel bestehen aus Kombinationen von verschiedenen Nichtopioidanalgetika, Opioiden wie Codein und Ergotaminderivaten. Die Therapie der Kopfschmerzformen ist primär die Prävention der Kopfschmerzen. Dauerkopfschmerzen werden in ca. 60–80% der Fälle durch Kopfschmerzmittel bedingt. Die Therapie der Wahl ist dann nicht die Suche nach neuen wirksamen Substanzen, sondern der Medikamentenentzug unter Abschirmung mit Psychopharmaka (z.B. Doxepin [Aponal®, Sinquan®]. Die Anfallkupierung und die Prophylaxe der Migräne mit und ohne Aura: s. Kap. 25, 3. Die Anfallkupierung des Cluster-Kopfschmerzes kann mit Sumatriptan (Imigran®) 6 mg p.o. oder 1 mg s.c. versucht werden; eine prophylaktische Gabe von Verapamil (Isoptin®, 3–4mal 80 mg/Tag) ist in ca. 30% unserer Fälle wirksam. Kopfschmerzen vom Spannungstyp sind der Therapie mit Nichtopioidanalgetika zumeist zugänglich. Chronische Spannungskopfschmerzen (> 16 Tage/Monat) können über wenige Monate mit Antidepressiva vom Amitriptylin-Typ (Saroten®) mit abendlichen Gaben von 50 mg behandelt werden. Die Wirksamkeit liegt bei ca. 30%.

Pharmakotherapie der Trigeminusneuralgie

Eine Anfallkupierung mit Opioiden ist erfolglos. Die Prophylaxe erfolgt mit Carbamazepin (Tegretal®, Sirtal®, Timonil®) 3–4mal 200 mg oder Retardpräparaten. Eine gute Alternative stellt das Clonazepam (Rivotril®) dar. Eine einschleichende Dosierung mit Tropfen oder 0,5-mg-Dragées ist patientenfreundlich und nebenwirkungsreduzierend. Gesamtdosis pro Tag selten mehr als 5–7,5 mg. Phenytoin (Zentropil®, Phenhydan®, Epanutin®) in Dosierungen von 200–400 mg ist oft wirksam. Baclofen (Lioresal®) ist in Dosen von 10 bis 60 mg/Tag nur indiziert, falls die erstgenannten Präparate unwirksam sind. Unsere Erfahrung zeigt, daß es zumindest mit einem der o.g. Antiepileptika kombiniert werden muß.

Nichtmedikamentöse Schmerzbehandlung

(1) *Physiotherapie des Schmerzes:* Eine Monotherapie des Schmerzes mit Pharmaka sollte heute der Vergangenheit angehören. Physikalische Maßnahmen wie Wärme- und Kälteanwendung, transkutane elektrische Nervenstimulation und die gezielte krankengymnastische Behandlung (isometrisches

1 Allgemeine therapeutische Maßnahmen

Muskeltraining, Dehnübungen, Haltungskorrekturtraining) sollten zumindest Begleittherapien darstellen.

(2) *Lokalanästhetische Verfahren:* Die Infiltration artikulärer, ligamentärer und Muskeltriggerpunkte mit Lokalanästhetikum ist effektiver als die Gabe zentral wirkender Muskelrelaxanzien und Nichtopioidanalgetika und Opioide. Kopfschmerzattacken können zumeist mittels Okzipitalisblockaden unterbrochen werden. Sympathikusblockaden bewirken eine gezielte, lang anhaltende Spasmolyse. Kathetertechniken erlauben eine Behandlung über Tage und Wochen.

(3) *Psychotherapeutische Maßnahmen:* Für die Langzeitschmerzbehandlung ist das Erlernen eines Entspannungsverfahrens (Jacobson-Training, Biofeedback-Verfahren) indiziert. Die Effektivität der Verfahren bei Schmerzpatienten ist bewiesen. Verhaltensorientierte Gesprächstherapie wird oft bereits nach kurzer Zeit wirksam.

(4) *Operative Maßnahmen:* Nervenbahnen zerstörende Maßnahmen sind in Ausnahmefällen bei Tumorpatienten erforderlich. Sie sind bei Nichttumor-Patienten kontraindiziert, da die Langzeitergebnisse in der Regel unbefriedigend sind und die Rate an Neuropathie-Komplikationen zu hoch ist.

3 Husten
(T. R. Weihrauch)

Vorbemerkung: Husten ist das häufigste Symptom einer Atemwegerkrankung, die überall, zwischen Larynx und Alveolen lokalisiert sein kann. Daneben kann er Symptom einer Herzinsuffizienz oder durch cerebrale Prozesse bedingt sein. Er kann als trockener Reizhusten bestehen oder einhergehen mit Sekretion und Expektoration, chronisch sein oder ein akutes Krankheitsbild begleiten.

Therapie

Kausale Therapie
Vor jeder symptomatischen Maßnahme zur Bekämpfung des Hustens sollte die Ursache geklärt und wo möglich spezifisch behandelt werden:
(1) *Ausschalten chronisch-toxischer Einwirkungen* wie Rauchen, Staub etc., z.B. bei chronischen Bronchitikern.
(2) *Antibiotika-Therapie,* wo bakterielle Infekte vorliegen.
(3) *Broncholytika* und schleimhautabschwellende/entzündungshemmende Therapie (s. Kap. 14, 2 „Schleimhautabschwellung und Entzündungshemmung durch Glukokortikoide") bei Asthma bronchiale oder obstruktiver Bronchitis. Evtl. hier Ausschalten von Allergenen, Hyposensibilisierung.
(4) *Operation oder Bestrahlungstherapie* von Tumoren der Lunge und des Mediastinums.
(5) *Therapie bei nicht-pulmonalen Ursachen* s. spezielle Organkapitel (kardiovaskulär: Lungenembolie, Herzinsuffizienz; thorakale Pleuritis, Pleuraerguß, Zwerchfellreizungen; gastrointestinal: gastroösophagealer Reflux, Ösophagustumoren; neurologisch: Hirntumoren, u.a. neurologische Erkrankungen; psychogen: Neurosen).

Symptomatische Therapie
Pharmakotherapie

(1) *Antitussiva:* Antitussiva, Medikamente zur Unterdrückung des Hustens durch Dämpfung des Hustenzentrums und/oder der sensiblen Rezeptoren („Hustenrezeptoren") im Bronchialtrakt sind indiziert bei trockenem Reizhusten oder heftigem, quälendem, produktivem Husten. Hierbei sollte der Husten allerdings nicht völlig unterdrückt werden. Es empfiehlt sich nicht, Sekretolytika in Kombination mit Antitussiva zu geben. Sekretolytika (siehe dort) allein können häufig schon quälenden Husten durch Sekretverflüssigung mildern.

- *Codein* (Codeinum phosphoricum Compretten®, Tricodein®): Substanz mit sehr guter antitussiver Wirkung, die in höheren Dosen in der Regel auch zur Unterdrückung sehr starken Hustens ausreicht. Gleichzeitig besteht eine atemdepressorische, leichte analgetische und sedative Wirkung. Es kann außerdem zu Nausea und Obstipation kommen. Dosierung: ED 30 bis höchstens 100 mg, maximal 300 mg/Tag.
- Dem *Codein ähnlich* wirkende Substanz: *Dihydrocodein* (Paracodin®, Remedacen®): 10–30 mg als ED oder 20 mg als Retardform zur Nacht.

(2) *Expektoranzien (Sekretolytika):* s. Kap. 14, 2 „Expektoranzien".

Physikalische Therapie

Inhalation: Die Inhalationstherapie mit Aerosolen stellt eine wirksame Maßnahme zur Sekretolyse bzw. Broncholyse dar (s. Kap. 14, 2 „Aerosoltherapie"). Insbesondere zur Unterstützung der Therapie chronischer Bronchial- oder Lungenerkrankungen dienen *krankengymnastische Maßnahmen* oder *Vibration des Thorax* (s. Kap. 14, 2 „Physiotherapie und Rehabilitation").

4 Erbrechen
(T. R. Weihrauch und J. Preiß)

Ätiopathogenese: Den Symptomen Übelkeit und Erbrechen liegt eine Vielzahl von Ursachen zugrunde:
(1) Erbrechen durch Störungen verschiedener Art im Bereich des gesamten *Verdauungstraktes* – vom Pharynx bis zum Rektum, einschließlich der Leber, des Pankreas und der Gallenwegsorgane – wie Entzündungen, mechanische Hindernisse oder toxische Reizungen.
(2) *Zerebrales Erbrechen:* Es wird verursacht durch Reizungen der Chemorezeptortriggerzone in der Area postrema des IV. Ventrikels, entweder mechanisch (Commotio, intrakranielle Druckerhöhung), toxisch (Emetika wie Morphin oder Apomorphin, Digitalisintoxikation, Zytostatika [s. ds. Kap., S. 17], endogen-toxisch) oder durch zerebrale Hypoxie (zerebrale Anämie oder Blutung).
(3) Erbrechen durch *Vestibularisreizung* (Bewegungskrankheit, Menière-Symptomenkomplex).
(4) *Schwangerschaftserbrechen,* das in seiner eigentlichen Ursache noch weitgehend ungeklärt ist.

1 Allgemeine therapeutische Maßnahmen

Therapie

Beim akuten, nur kurzfristigen Erbrechen, wie es nach Ernährungsfehlern, Alkoholexzessen etc. vorkommt, oder bei der morgendlichen Übelkeit mit gelegentlichem Erbrechen in der Frühschwangerschaft erübrigt sich eine Behandlung oder besteht diese lediglich in der Verordnung leicht verdaulicher Nahrungsmittel. Wo Übelkeit oder Erbrechen jedoch ausgeprägt und langanhaltend sind, das allgemeine Befinden erheblich beeinträchtigen und evtl. zu Störungen im Elektrolyt- und Wasserhaushalt führen, ist eine Therapie notwendig.

Kausale Therapie
Sie besteht in der internistischen oder chirurgischen, evtl. neurochirurgischen Behandlung der ursächlichen Erkrankung: s. Spezialkapitel.

Symptomatische Therapie
Sie dient der Unterstützung der spezifischen Behandlung und wird allein nur dort angewandt, wo eine ursächliche Therapie nicht möglich ist.

Ernährung
Bei der Ernährung muß zunächst vor allem auf ausreichende Flüssigkeits- und Elektrolytzufuhr geachtet werden. Wo diese oral nicht möglich ist, sind u. U. Infusionen erforderlich (s. Kap. 9 und Kap. 10). Im allgemeinen empfiehlt es sich, bei akut einsetzendem Erbrechen (vor allem von seiten des Verdauungstraktes) jegliche Nahrungsaufnahme zunächst für wenige Stunden zu unterlassen, um dann im Anschluß nur Tee und – wenn dieser toleriert wird – trockene, nur leicht verdauliche Nahrungsmittel (z. B. Zwieback, gesalzene Kräcker) in häufigen, kleinen Mahlzeiten zu sich zu nehmen. Günstig sind heiße oder kalte Getränke, lauwarme sind zu vermeiden.

Medikamentöse Behandlung
(1) *Antihistaminika:* Antihistaminika (H_1-Rezeptor-Antagonisten) mit ausgeprägter zentralnervöser Hemmwirkung finden als Antiemetika Verwendung. Bei Bewegungskrankheit ist eine Prophylaxe ca. 1 h vor Antritt der Reise zu empfehlen. In unterschiedlichem Maße haben Antihistaminika eine sedierende Wirkung. Sie sind im ersten Trimenon einer Schwangerschaft nur bei strenger Indikation bedingt erlaubt (s. Kap. 8, Tab. 8.10).
– *Meclozin* (Bonamine®, Peremesin®) eignet sich besonders zur Behandlung der Bewegungskrankheit. Dosierung: 1(–2) Tbl. (25 mg) oral 1 h vor Antritt der Reise, bei bereits bestehendem Erbrechen 1 Supp. (50 mg) rektal.
– *Dimenhydrinat* (Vomex A®) findet besonders Anwendung bei der Therapie der Bewegungskrankheit, aber auch bei anderen Formen des Erbrechens. Dosierung: 1 Depot-Drg. im Abstand von 8–10 h oder 1 Supp. 3–4mal täglich oder 1–2 Amp. i.v. oder i.m. täglich (Depot-Drg. 0,2 g, 1 Supp. 0,15 g, 1 Amp. i.v. 0,065 g in 10 ml, 1 Amp. i.m. 0,1 g in 2 ml).

(2) *Phenothiazine:* Diese Mittel aus der Gruppe der Neuroleptika haben zentral dämpfende Wirkung. Sie wirken antiemetisch vor allem durch Blockie-

rung von Dopaminrezeptoren in der Area postrema. Dabei wird Erbrechen verschiedener Genese wirksam beeinflußt mit Ausnahme der Bewegungskrankheit. Nur piperazinsubstituierte Chlorpromazinverwandte, z. B. Decentan®, sind auch dort wirksam. Zum Teil beträchtliche Nebenwirkungen bestehen vor allem in Form von Sedierung, Störungen des Vegetativums und des extrapyramidalen Systems, allergischen Hauterscheinungen, Agranulozytose u.a. Im ersten Trimenon einer Gravidität nur bei strenger Indikationsstellung bedingt erlaubt (s. Kap. 8, Tab. 8.10).

- *Perphenazin* (Decentan®) als Antiemetikum auch zur Therapie der Bewegungskrankheit geeignet. Dosierung: 4–8(–12) mg/Tag p.o. Bei ambulanten Patienten sollte eine Tagesdosis von 12 mg nicht überschritten werden.
- *Triflupromazin* (Psyquil®). Dosierung: 3mal 10(–20) mg/Tag oral, wenn nötig 10(–20) mg i.m.
- *Fluphenazin* (Lyogen®). Dosierung: 1–2 mg/Tag (1 Tbl. – 1 mg, 1 Amp. bis 1 mg). Bei ambulanten Patienten Tagesdosen von 2 mg nicht überschreiten.

(3) *Scopolamin* (Scopoderm® TTS): Anticholinergika wie Scopolamin (M-Cholinorezeptor-Antagonist) sind besonders wirksam in der Prophylaxe von Übelkeit und Erbrechen vestibulären Ursprungs (Reise- bzw. Seekrankheit). Dosierung: 1 Membranpflaster etwa 4–6 h oder am Abend vor Reiseantritt. Die Wirkung hält bis zu 3 Tage an. Nebenwirkungen, wie bei dieser Substanzklasse bekannt, Wirkungsverstärkung durch Interaktion mit Alkohol.

(4) *Dopaminantagonisten:* Antiemetika mit zentraler Blockierung des Dopamin(D_2)-Rezeptors und zusätzlicher peripherer antiemetischer Wirkung durch Steigerung der gastrointestinalen Motilität bei hypotonen Funktionsstörungen des Magen-Darmtraktes. Als Nebenwirkung kann ein dyskinetisches Syndrom auftreten (Antidot: Biperidin [Akineton®]).

- *Metoclopramid* (Paspertin®) wirkt in hoher Dosierung auch am $5\text{-}HT_3$-Rezeptor (s. u.); Dosierung: 2–3mal 10 mg/Tag rektal oder 3mal 5–10 mg/Tag p.o.; wenn nötig, 1–3mal 10 mg/Tag i.m. oder i.v.
- *Alizaprid* (Vergentan®) 2–3mal 50 mg i.v.
- *Domperidon* (Motilium®) nur peripher wirkender D_2-Antagonist, daher ohne zentralnervöse Nebenwirkungen; Dosierung 3mal 10–20 mg p.o.

(5) *Serotonin($5\text{-}HT_3$)-Antagonisten:* Selektiv wirkende Substanzen, die den $5\text{-}HT_3$-Rezeptor an der Area postrema blockieren, aber wahrscheinlich auch an Rezeptoren im GI-Trakt eine serotoninantagonistische Wirkung haben, ohne die Nebenwirkungen der Dopaminantagonisten (keine Dyskinesien; gelegentlich Flush oder Kopfschmerzen). Hohe antiemetische Potenz, nur für die Strahlen- und Zytostatikatherapie.
- *Ondansetron* (Zofran®); Dosierung s. u.

Behandlung bei zytostatikabedingtem Erbrechen

Durch geeignete Therapiemaßnahmen lassen sich bei ²/₃ aller Patienten Nausea und Emesis verhindern. Die Zytostatika sind von unterschiedlicher emetogener Potenz, so daß häufig eine individuelle Therapie durchzuführen ist. Frauen erbrechen häufiger als Männer, Alkoholiker deutlich weniger.
Das Brechzentrum wird in der lateralen medullären Formatio reticularis loka-

lisiert und ist selbst sehr unempfindlich auf direkte chemische Reizung. Die sensible Zone ist die Chemorezeptor-Triggerzone (CTZ) in der Area postrema, die die Stimuli an das Brechzentrum weitergibt. Über das kapillare Blutbett, über den Liquor sowie über vagale Afferenzen kann die CTZ erregt werden, wobei auch das limbische System Einfluß nehmen kann (psychogenes „antizipatorisches" Erbrechen).
Bei Therapie mit Zytostatika mit schwacher emetogener Potenz (Tab. 1.2) reichen in der Regel geringe Dosen oraler Dopaminantagonisten aus und können auch noch „bei Bedarf" gegeben werden.
Eine Therapie mit Zytostatika mit mittlerer oder starker emetogener Potenz sollten grundsätzlich mit einer prophylaktischen antiemetischen Therapie appliziert werden. Neben der Verbesserung der Lebensqualität kann auch der Entwicklung des antizipatorischen Erbrechens entgegengewirkt werden.
Bei der 2. Gruppe kommen *Dopaminantagonisten* in Verbindung mit Glukokortikoiden zur Anwendung – höher dosiert und in parenteraler Applikation (zumindest während der Phase der direkten Zytostatikaapplikation).
- Metoclopramid 1–2 mg/kg KG in 250 ml NaCl 0,9% über 30 min (Wiederholung alle 4–12 h) mit Dexamethason 8–20 mg p.o./i.v. einmalig 0–4 h nach der Therapie.

In der Gruppe mit hoher Rate von heftigem und lang anhaltendem Erbrechen unter Therapie ist eine multimodale Therapie durch Kombination von Substanzen mit verschiedenen Wirkungsmechanismen erforderlich. Als ein deutlicher Fortschritt haben sich die neu entwickelten selektiven *5-HT$_3$-Antagonisten* erwiesen, die in kontrollierten Studien der bisherigen Behandlung hinsichtlich Reduktion des Erbrechens und Auftreten von Nebenwirkungen überlegen sind. Dem generellen Einsatz stehen bisher die relativ hohen Kosten gegenüber, so daß sie für die besonderen Formen des schweren Erbrechens reserviert bleiben.

Dosierung der 5-HT$_3$-Antagonisten:
- Ondansetron (Zofran®) 2mal 4 mg p.o., bei schwerer Emesis 8–16 mg i.v. alle 12 h
- Topisetron (Navoban®) 5 mg p.o./i.v. 1mal tgl.
- Granisetron (Kevatril®) 3 mg als Kurzinfusion 1mal tgl.
± Dexamethason 8–20 mg tgl. zur Potenzierung der Wirkung der 5-HT$_3$-Antagonisten.

Zu dieser direkten antiemetischen Therapie können Sedativa oder Anxiolytika zusätzlich sinnvoll sein.

Tabelle 1.2: Emetogene Potenz der Zytostatika

hoch:	Cisplatin, Dacarbazin (DTIC), Dactinomycin, Carmustin, Lomustin
mittel:	Cyclophosphamid, Anthrazykline (Adriamycin), Cytarabin, Carboplatin
schwach:	Mitomycin C, Ifosfamid, Fluorouracil, Etoposid, Melphalan (i.v.), Bleomycin

5 Singultus
(T. R. Weihrauch)

Ätiopathogenese: Multifaktoriell, vom gelegentlichen „idiopathischen" Schluckauf bei raschem Trinken von eisgekühlten Getränken bis zum Singultus bei Malignomen der Speiseröhre. Ursachen im einzelnen: *Psychische Erkrankungen, zentralnervös* (Alkoholintoxikation), infektiös-toxisch (z. B. bei Meningitis, Enzephalitis), tumorbedingt (z. b. Hirnstammtumoren) sowie zerebrovaskuläre Insulte (Schädel-Hirn-Trauma) und *peripher* ausgelöst (zervikale, mediastinale, pleuropulmonale, ösophageale und abdominelle Tumoren, Entzündungen und Verdrängungen, wie thorakales Aortenaneurysma, Achalasie und Magendistension [opulentes Mahl, Gastroparese, maligne Magenausgangsstenose u. a.]).

Therapie

Die weitaus häufigste Manifestation ist der *passagere Schluckauf*, der mit „Hausmitteln" zu beenden ist. Beim *persistierenden Schluckauf*, der durch Allgemeinmaßnahmen nicht zu beseitigen ist, richtet sich die Therapie nach der zugrundeliegenden Erkrankung (entsprechende Diagnostik durchführen!).

Allgemeine Maßnahmen

Beim harmlosen gelegentlichen Schluckauf allgemeine Maßnahmen wie Atemanhalten, Bauchpresse und/oder 1 Teelöffel trockenen Zucker schlucken, psychische Ablenkung.

In hartnäckigen Fällen Vagusreizung durch pernasales Einführen einer Magensonde und Reizung der Pharynxhinterwand durch mehrmaliges Drehen der Sonde für ca. 30 sec oder direkte Gaumenmassagen mit weichem Katheter am Übergang vom weichen zum harten Gaumen. Bei Verdacht auf Singultus durch Magendilatation (z. B. Blutung oder postoperativ) Sonde zur Entlastung im Magen plazieren.

Medikamentöse Therapie

(1) *Motilitätswirksame Medikamente:* Metoclopramid (Paspertin®) 3–4mal 10 mg/Tag bzw. Bromoprid (Cascapride®) oder Domperidon (Motilium®). Die Wirkung läßt sich durch Motilitätssteigerung (Magenentleerung!) und zentralen Angriffspunkt erklären.
(2) *Psychopharmaka:* Triflupromazin (Psyquil®) 20 mg i.m. oder 5–10 mg i.v., anschließend 1 Supp. bei Bedarf; Haloperidol (Haldol®): 3mal 5 mg p.o.
(3) *Andere Pharmaka:* Valproat (Ergenyl®): Antikonvulsivum besonders bei neurogenem Schluckauf: 20 mg/kg KG auf 2–4 Tagesdosen verteilt für eine Woche! Amitriptylin (Saroten®) 3mal 10–20 mg/Tag; Baclofen (Lioresal®) 2mal 5 bis 3mal 30 mg/Tag.

Operative Therapie

Als Ultima ratio kann eine ein- oder beidseitige Durchtrennung des N. phrenicus (Ausschaltung der efferenten Strecke des Reflexes) notwendig werden, wenn der fortschreitende Kräfteverfall des Patienten es erfordert. Allerdings ist diese Maßnahme nicht immer erfolgreich; außerdem besteht die Gefahr ei-

1 Allgemeine therapeutische Maßnahmen

ner kompletten Zwerchfellparese mit konsekutiven respiratorischen Problemen.

Wichtig: Bei Wiederauftreten von langanhaltendem Schluckauf (> 48 h) Suche nach einer zugrundeliegenden Erkrankung veranlassen.

6 Diarrhö
(K. Ewe, H. J. Weis)

Definition: Eine Diarrhö bei mitteleuropäischer Kost kann allgemein definiert werden mit mehr als 3 ungeformten Stühlen/Tag und einem Gesamtstuhlgewicht über 250 g/Tag. Von etwa 9 l Wasser, die normalerweise durch den oberen Gastrointestinaltrakt fließen, gelangen nur 1,5 l durch die Bauhinsche Klappe ins Zökum, und nur 0,15 l werden pro Tag peranal ausgeschieden. Im Dünndarm ist die Wasserrückresorption an Natrium- und Glukoseresorption gekoppelt, was therapeutisch zu beachten ist. Pathogenetisch unterscheidet man 5 *Hauptursachen:*
(1) *Osmotische Diarrhö* (durch schwer resorbierbare und osmotisch aktive Substanzen im Darmlumen): Bei Einnahme von Laktulose, Magnesiumsulfat, gastrokolischer Fistel, Kurzdarmsyndrom beträgt die Stuhlmenge meist 500 bis 1000 ml/Tag. Der Durchfall sistiert, wenn Patient fastet bzw. den schwer resorbierbaren Stoff nicht mehr einnimmt. Die Messung der Stuhlosmolalität ergibt eine Differenz über 40 mval zur doppelten Summe von Natrium und Kalium im Stuhl (= osmotische Lücke).
(2) *Sekretorische Diarrhö* (durch intestinale Wasser- und Elektrolytsekretion): Enterotoxine (Shigellen, Staphylococcus aureus, Clostridium perfringens, Vibrio cholerae etc.), Gastrin (Zollinger-Ellison-Syndrom), Kalzitonin, Sekretin, Laxanzien (Bisacodyl, Anthranoide, Rizinus etc.), sezernierendes villöses Adenom führen zu Stuhlmengen über 1 l/Tag, auch bei Fasten des Patienten. Es besteht keine osmotische Lücke zwischen Stuhlosmolalität und der doppelten Summe von Natrium und Kalium im Stuhl.
(3) *Chloriddiarrhö* (durch Reduktion oder Mangel eines aktiven Ionenabsorptionsprozesses): Bei der seltenen kongenitalen Chloriddiarrhö können Dünn- und Dickdarm kein Chlor aktiv resorbieren, nur passive Diffusion durch die Darmschleimhaut bei hoher Darmlumenkonzentration. Diagnose: Im Stuhl ist die Chlorkonzentration größer als die Summe von Natrium und Kalium. Therapie durch Gabe von KCl und NaCl, bis Chlor im Urin nachweisbar wird.
(4) *Schleimhautveränderungen:* Morphologische Schleimhautveränderungen mit Exsudation (von Schleim, Protein und Blut) bestehen z. B. bei Sprue, Morbus Whipple, bakteriellen Infektionen mit Mukosa-Invasion, z. B. enteropathogene E. coli, Amöben, Shigellen, aber auch bei Strahlenenteritis, Kollagenosen, Dünndarmlymphom, Morbus Crohn, Colitis ulcerosa, kollagene Kolitis, Amyloidose. Diagnostik durch Endoskopie mit Biopsie und Nachweis der Erreger im Stuhl.
(5) *Gesteigerte intestinale Motilität:* Eine gestörte intestinale Motilität mit Diarrhö aus extraintestinaler Ursache besteht bei Karzinoid, Hyperthyreose, Diabetes mellitus mit Neuropathie. Bei Sklerodermie und Amyloidose oft Hypomotilität.

6.1 Akute Diarrhö (Dauer < 2 Wochen)
Ätiopathogenese: *Häufigste Ursachen:* Akute Gastroenteritiden (bakterielle Nahrungsmittelvergiftung) durch Bakterien im Darm (z. B. Salmonellen, Shigellen, E. coli, Proteus, Pyocyaneus, Yersinia enterocolitica, Campylobacter jejuni, Chlamydien; Inkubationszeit mehrere Stunden bis Tage) *oder* durch in der Nahrung gebildete Toxine, die mit dem Essen aufgenommen werden (z. B. Toxine von

Staphylokokken und Clostridien): Inkubationszeit wenige Stunden. Daneben zahlreiche andere bakterielle (Typhus, Paratyphus, Cholera), virale (Rotaviren), Antibiotika-induzierte (Clostridium difficile), parasitäre (Amöben, Lamblien, Askariden), allergische (Nahrungsmittelunverträglichkeit) und medikamentöse Ursachen (Laxanzien, Zytostatika, Antibiotika, Digitalisüberdosierung).
Klinik: *Symptomatik:* Sie wird durch Art und Schwere der Noxe bestimmt. Am häufigsten sind leichte Verlaufsformen der akuten Gastroenteritis mit Nausea, Erbrechen, Temperaturen <38,5 °C und breiigen bis wäßrigen Diarrhöen von kurzer (2–3tägiger) Dauer. Bei schwerer Beeinträchtigung des Allgemeinbefindens, Temperaturen >38,5 °C und/oder blutigem Stuhl bzw. Dehydratationszeichen mit Kollapsneigung ist die sofortige differentialdiagnostische Abklärung als Grundlage für eine kausale Therapie durchzuführen. *Richtlinien für das praktische Vorgehen* s. Tab. 1.3. Bei akuten Diarrhöen ergibt die Diagnostik in >80% keine eindeutige Ursache und ist bei unkomplizierten Verläufen auch entbehrlich.

Tabelle 1.3: Praktisches Vorgehen bei akuter Diarrhö

Ambulante Behandlung ohne eingehende Diagnostik, wenn Fieber < 38,5 °C, keine Zeichen der Dehydratation, kein Blut im Stuhl. Wenn unter symptomatischer Behandlung kein Rückgang der Krankheitssymptome innerhalb 1 Woche eintritt, dann fachärztliche Untersuchung, evtl. *Klinikeinweisung.* Diese auch bei
a) Auftreten einer Durchfallserkrankung innerhalb von 48 h nach Rückkehr aus subtropischen, tropischen oder verseuchten Gebieten (Ausschluß einer Cholera) oder
b) bei Fieber > 38,5 °C, Zeichen der Dehydratation und/oder blutigen Durchfällen.

Diagnostisches Vorgehen
a) *Laboruntersuchungen:* Hämatokrit, Elektrolyte, harnpflichtige Substanzen, Säure-Basenhaushalt.
b) *Stuhlbeschaffenheit:* Erbsbreistuhl bei Salmonellose, Reiswasserstuhl bei Cholera, blutig-eitriger Stuhl bei Ruhr und Colitis ulcerosa, schaumiger Stuhl bei Gärungsdyspepsie.
c) *Bakteriologische Diagnostik:* Pathogene Keime im Stuhl, evtl. auch im Serum (Typhusverdacht).
d) *Serodiagnostik:* Agglutination (Widalsche Reaktion auf Salmonellose), KBR auf Yersiniose.
e) *Rektoskopie:* Entnahme einer Biopsie (Amöbennachweis) und einer Stuhlprobe für Kultur und Direktpräparat (Amöben, Shigellen).

Therapie
a) *Antidiarrhoika:* Imodium® 1 Kps. nach jedem wäßrigen Stuhlgang, bis zu 6 Kps./Tag.
b) *Rehydratation:* ½ Teel. NaCl, ¼ Tee.l. KCl, ¼ Teel. NaHCO₃, 2 Eßl. Glukose in 1 l Wasser.
oder Elotrans® IV, 1 Btl. auf 200 ml Wasser
oder 1 Teel. NaCl, 4 Eßl. Rohrzucker in 1 l Wasser oder kaliumhaltigem Fruchtsaft oder Coca Cola oder Limonade (Zucker und Flüssigkeit) und Salzstangen (Kohlenhydrate und NaCl)
c) *Diät:* Wenig Restriktionen, ausreichend Flüssigkeit.
d) *Unterstützende Maßnahmen:* Adsorbenzien, Spasmolytika.
e) Antibiotika (s. Tab. 1.4)

1 Allgemeine therapeutische Maßnahmen

Therapie

Symptomatische Therapie der unkomplizierten akuten Diarrhö

Zielsetzung: Aufrechterhaltung eines normalen Elektrolyt- und Wasserhaushalts, Besserung der Diarrhö.

(1) *Antidiarrhoika:* Bei stärker ausgeprägten Diarrhöen können die modernen Opioide (Loperamid [Imodium®]) eingesetzt werden, die keine zentralen Nebenwirkungen mehr haben (s. Tab. 1.3). Vorteil des schnellen Wirkungseintritts. Kontraindikationen (mögliche Verschlechterung): Blutige Diarrhö, schwere toxische Verlaufsformen.

(2) *Orale Rehydratation:* Kohlenhydrate fördern die Resorption von Natrium und Wasser und verringern so den Elektrolyt- und Flüssigkeitsverlust und die Diarrhö (s. Tab. 1.3). Bei akutem Brechdurchfall und Dehydratation parenterale Ernährungstherapie s. Kap. 9.

(3) *Diät:* Da die Resorptionsfunktion des Dünndarms bei der infektiösen Diarrhö meist intakt ist, sollte die Nahrungsaufnahme dem Krankheitszustand angepaßt und nur wenige Restriktionen auferlegt werden (bei Übelkeit, Erbrechen, Bauchkrämpfen, Appetitlosigkeit), keine strengen Restriktionen bei normalem Appetit. In jedem Fall jedoch: Ausreichend trinken (s. [2]).

(4) *Unterstützende Maßnahmen:* Adsorbenzien (Kohle-Compretten® 4mal 3, Kaoprompt-H® 4–8 Eßl., Entero-Teknosal® 4–8 Eßl./Tag).
Spasmolytika bei stärkeren abdominellen Beschwerden (Buscopan®, Spasmo-Cibalgin® 3mal 1–2 Drg./Tag).
Darmantiseptika oder orale Bakteriensubstitution (z. B. Bactisubtil®, Omniflora®) sind wegen fehlender therapeutischer Wirkung nicht indiziert, das gleiche gilt auch für Antibiotika bei leichten Verlaufsformen, da sie die Ausscheidung pathogener Keime, z. B. von Salmonellen, verlängern.

Therapie der schwer verlaufenden akuten Diarrhö

Kinder, alte Menschen und resistenzgeminderte Personen sind durch eine infektiöse Diarrhö besonders gefährdet. Bei schweren Durchfällen, die mit Fieber über 38,5 °C, Exsikkose und blutigen Diarrhöen einhergehen, muß die Diagnose der Ursache und des Erregers angestrebt und eine entsprechende Antibiotikatherapie eingesetzt werden (s. Kap. 24, 1.9 und Tab. 1.4). Elektrolyt- und Wassersubstitution muß, falls erforderlich, parenteral erfolgen, außerdem stationäre Einweisung.

Parenterale Substitution: Eine geeignete Lösung ist Ringer-Laktat-Lösung, der 10–20 mmol/l Kalium zugesetzt wurde. Diese Lösung ist entsprechend dem geschätzten Verlust unter Kontrolle des Hämatokrits und der Serumelektrolyte und des Säure-Basenhaushaltes zu infundieren. Die Infusionsmenge richtet sich nach den enteralen Verlusten und der oral verabreichten Flüssigkeitsmenge.
Antibiotische Therapie: s. Tab. 1.4. Die neuen Gyrasehemmer (z.B. Ciprobay®) oder Trimethoprim-Sulfamethoxazol (z.B. Bactrim®) sind bei den meisten infektiösen Durchfällen wirksam.

Tabelle 1.4: Antibiotische Therapie bei bakteriellen Darmerkrankungen

Erreger	Medikament	Dosierung	Anwendungsdauer (Tage)
Salmonella typhi/ paratyphi	1. Ampicillin oder Amoxicillin	3×2 g i.v. 3×0,75 g	>14
	2. Co-trimoxazol	3×1 Tabl.*	>14
Shigella	1. Co-trimoxazol	2×1 Tabl.*	5
	2. Ampicillin	4×0,5 g	5
Choleravibrionen	1. Tetrazyklin	4×0,25 g	>5
	2. Co-trimoxazol	2×1 Tabl.*	>5
Clostridium difficile bei antibiotikaassoziierter Kolitis	1. Vancomycin	4×0,125–0,5 g	>10
	2. Metronidazol	4×0,5 g	>10
Enteritis Salmonellen	1. Ampicillin	4×1 g	5–14
	2. Cotrimoxazol	2×1 Tabl.*	3-5-14
	3. Ciprofloxacin	2×0,5 g	5
Enteroinvasive Kolibakterien	1. Co-trimoxazol	2×1 Tabl.*	5
	2. Ciprofloxacin	2×0,5 g	1–5
Campylobacter	1. Erythromycin	4×0,25 g	7
	2. Ciprofloxacin	2×0,5 g	7
Yersinia	1. Tetrazyklin	4×0,25 g	7
	2. Co-trimoxazol	2×1 Tabl.*	7

(nach Hansen, W. E.: In Consilium CEDIP Practicum)
* 1 Tbl. = 80 mg Trimethoprim + 400 mg Sulfamethoxazol

6.2 Antibiotika-assoziierte Kolitis

Viele Antibiotika, z.B. Ampicillin, können zu einer leichten Diarrhö führen, deren Pathogenese nicht restlos geklärt ist und die von der Antibiotika-assoziierten Kolitis abgegrenzt werden muß.

Therapie

Nach Absetzen der Antibiotika verschwindet die Diarrhö meist spontan und bedarf keiner besonderen Therapie. Eventuell Gabe von Saccharomyces cerevisiae (Perenterol®) 3mal 2 Kps./Tag.

6.3 Pseudomembranöse Kolitis

Fast alle Antibiotika, besonders häufig aber Lincomycin und Clindamycin, verändern die Zusammensetzung der normalen Darmflora, so daß Clostridium difficile überwuchern und durch sein Toxin die Schleimhaut schädigen kann. Typisch sind weißliche Pseudomembranen aus nekrotischer Mukosa und Fibrin als Bedeckung von Ulzera mit Granulozyteninfiltrationen. Prädisponiert sind Patienten mit schlechtem Allgemeinzustand, konsumierenden Erkrankungen, bei gleichzeitiger Zytostatika- oder immunsuppressiver Therapie.

1 Allgemeine therapeutische Maßnahmen

Leitsymptome und -befunde: Wäßrige, gelegentlich blutige Durchfälle, abdominelle Krämpfe, Tenesmen und Fieber. Dehydratation, Elektrolytverlust, Leukozytose, BSG-Erhöhung, intestinaler Eiweißverlust. Diese Symptome treten in der Regel 2–28 Tage nach Beginn der Antibiotikatherapie und bis 3 Wochen nach dem Absetzen ein. *Komplikationen:* Toxisches Megakolon, Perforation, Sepsis. Die Letalität ohne adäquate Therapie ist hoch. *Diagnose:* Rektoskopie, Koloskopie: weißlich-gelbliche Plaques. Toxin-, Erregernachweis (Clostridium difficile, Premier-C.-difficile-Toxin-A-Test von Meridian Diagnostics im Stuhl).

Therapie

Wegen der Schwere des Krankheitbildes ist eine Behandlung in einer Intensivstation empfehlenswert.

(1) *Infusions- bzw. Transfusionsbehandlung:* Ringer-Laktat-Lösung, der 10–20 mmol/l Kalium zugesetzt wurden. Bei Bedarf Substitution von Blut oder Plasma (blutige Diarrhö, exsudative Enteropathie).

(2) *Absetzen der vorher verabreichten Antibiotika,* wenn es das Grundleiden nur irgendwie gestattet.

(3) *Vancomycin® Enterocaps (Mittel der Wahl):* 4mal 250 mg/Tag oral in gleichmäßigen Zeitabständen oder Teicoplanin (Targocid®) 2mal 200 mg oral aus der Injektionsflasche.

Die Behandlungserfolge mit Bacitracin, Tetracyclinen oder Metronidazol sind nicht so sicher.

Diese Behandlung muß so lange fortgesetzt werden, bis der Stuhl erregerfrei ist, meist nach 1–2 Wochen, oder, falls Nachweismöglichkeit nicht vorhanden, bis zur klinischen Besserung. Evtl. nach Vancomycin sofort Gabe von Saccharomyces cerevisiae (Perenterol®) 3mal 2 Kps./Tag über 2 Wochen. Rezidive sind möglich und müssen wiederum nach dem angegebenen Schema und dann langsam ausschleichend behandelt werden (jeweils 1 Woche 4mal 250 mg, 4mal 125 mg, 2mal 125 mg, 1mal 125 mg/Tag, dann jeden 2. Tag 1mal 125 mg oral).

6.4 Chronische Diarrhö (Diarrhö über 2 Wochen)

Die chronische Diarrhö ist keine Krankheit, sondern ein Symptom, dem die verschiedenartigsten Störungen oder Erkrankungen zugrunde liegen können.

Ätiopathogenese: Die wichtigsten Ursachen sind: funktionelle Störungen („Nervosität", irritables Kolon), organische Dickdarmerkrankungen (Karzinome, Divertikulitis, Colitis ulcerosa, M. Crohn), Dünndarmstörungen (Malabsorptionssyndrome, bakterielle Fehlbesiedelung, M. Crohn), Postgastrektomie-Syndrome. Medikamentöse Ursachen (Laxanzien, Antibiotika, Zytostatika, Digitalis), Maldigestionssyndrome (besonders bei Pankreaserkrankungen), hepatobiliäre Erkrankungen, Nahrungsmittelallergien (Milch, Fisch, Obst), endokrin-metabolische Störungen (Hyperthyreose, M. Addison, Karzinoid-Syndrom, Diabetes mellitus), Infektionen (Amöben, Lamblien). *Merke:* Nach heutigem Wissensstand führt Candida albicans *nicht* zu chronischen Diarrhöen (pathogen nur in Plattenepithelien, *nicht* in der Darmmukosa).

Klinik: *Leitsymptome und -befunde:* abhängig von Art, Schwere und Verlauf der Grunderkrankung. Wichtig für eine gezielte Therapie ist die Erkennung des Grundleidens. *Diagnostische Hinweise:* Stuhl auf pathogene Keime und Parasiten (Würmer, Lamblien) sowie okkultes Blut prüfen. Rektoskopie mit Biopsie (Amyloidose, Colitis ulcerosa), Koloskopie mit Ileoskopie (M. Crohn) oder KKE,

Gastroskopie mit Dünndarmbiopsie (Sprue, M. Whipple), MDP mit Dünndarmdarstellung, Sonographie, ERCP. *Stuhlbeschaffenheit:* breiig-wäßrig mit Blut und/oder Eiterbeimengung bei Colitis ulcerosa, Rektumkarzinom; Schleimauflagerung bei irritablem Kolon („Colica mucosa"); Fettstühle bei Malabsorptions- und Maldigestionssyndromen; schaumig-flüssig-sauer bei intestinaler Gärungsdyspepsie (Kohlenhydratmalabsorption); faulig-stinkend-alkalisch bei intestinaler Fäulnisdyspepsie. *Paradoxe Diarrhö* bei Kotstein (fäkale Impaktation): Dünner Darminhalt umfließt den Kotballen und entleert sich durch den reflektorisch dilatierten Analsphinkter (bes. im Alter oder als Medikamentennebenwirkung, z.b. Medikamente gegen M. Parkinson). Therapie: digitale Ausräumung.

Therapie

Symptomatische Therapie

(1) *Allgemeinmaßnahmen, Diät, Flüssigkeits- und Elektrolytzufuhr* sowie *Adsorbenzien:* s. ds. Kap., 6.1, „Symptomatische Therapie".
(2) *Antidiarrhoika:* Imodium® (3 mal 1–2 Kps./Tag), Kaoprompt-H® (4 bis 8 Eßl./Tag).
(3) *Parasympathikolytika:* Buscopan® (3 mal 2 Drg./Tag), bei nervösen, innerlich gespannten Patienten in Kombination mit einem Psychopharmakon, z. B. Librax® (3 mal 1–2 Tbl./Tag). *Kontraindikationen der Parasympathikolytika* s. Kap. 15, 5.1 „Pharmakotherapie und Prophylaxe: Pharmaka" [7].

Kausale Therapie
Sie richtet sich gegen das Grundleiden der Diarrhö.

7 Chronische Obstipation
(K. Ewe und H. J. Weis)

Ätiopathogenese: Eine chronische Obstipation liegt vor, wenn die Stuhlentleerung nur alle 3 Tage oder seltener und nur unter starkem Pressen erfolgt („zu selten, zu schwer, zu hart, zu wenig"), daher genaue Anamnese. Allerdings spielen subjektive Komponenten und der Leidensdruck desjenigen, der sich für obstipiert hält, eine große Rolle („Pseudoobstipation"). Die Obstipation hat meistens funktionelle, seltener organische Ursachen. Sie ist häufig Bestandteil des irritablen Kolonsyndroms (s. Kap. 15, 4). Im Alter zunehmend leiden Frauen 2–3mal häufiger als Männer an Obstipation.
(1) *Funktionelle Ursachen* (habituelle Obstipation): *Lebensgewohnheiten* (reizlose, schlackenarme Kost, langjährige Unregelmäßigkeit oder Unterdrücken des Stuhlganges, z.B. durch Hast im Berufsleben, vorwiegend sitzende Tätigkeit, zuwenig orale Flüssigkeitsaufnahme mit Rückgang des Durstgefühls im Alter), *psycho-vegetative Störungen* (Beeinflussung der Motilität des Kolons bei Angst, Schmerzen, Depression, Spastik bei Streß, Ärger, Aggression). *Iatrogene Obstipation:* obstipierend wirkende Opiate, Sedativa, Psychopharmaka, einige Antazida (Aluminiumhydroxid, Kalziumkarbonat, s. a. Kap. 15, 5), Parasympathikolytika, orale Röntgenkontrastmittel (Bariumsulfat). Bei manchen Patienten, meist Frauen, ist die reflektorische Erschlaffung des anorektalen Kontinenzorgans beim Pressen gestört („Anismus"). Die seltene schwere Obstipation mit stark verlangsamtem Kolontransit kann durch eine Abdomenleeraufnahme am 7. Tag nach 6tägiger Einnahme vom 10 radioopaquen (Hinton-)Markern diagnostiziert wer-

1 Allgemeine therapeutische Maßnahmen

den: Die Mehrzahl der Marker ist dann über das Kolon verteilt, während sie normalerweise im Rektosigmoid liegen oder schon ausgeschieden sind.
(2) *Organische Ursachen:* Megakolon mit aganglionärem Segment (M. Hirschsprung), Stenosen (entzündliche, maligne oder durch Kompression bedingte), endokrine Störungen (Hypothyreose, Diabetes mellitus, Hyperparathyreoidismus), *Stoffwechselstörungen* (Hypokaliämie, Porphyrie, Amyloidose, Sklerodermie), neurologische Erkrankungen, anorektale Obstruktion (Rektozele, innerer vorderer Prolaps).
Klinik: Oft verläuft die Obstipation ohne Beschwerden; erst das Bewußtsein realer oder eingebildeter „zu seltener oder zu geringer Stuhlentleerung" bzw. die Angst, sich innerlich zu vergiften (Horror autotoxicus), wird zum krankmachenden Faktor. Häufig werden Beschwerden wie allgemeines Unwohlsein, Völlegefühl, Appetitlosigkeit, Leibdruck und/oder -schmerz, Blähungen darauf zurückgeführt. Bei chronischer Obstipation kann eine paradoxe Diarrhö auftreten durch fokale Impaktion (meist bettlägerige Patienten mit Exsikkose).
Wichtig: Bei erstmaligem Auftreten einer chronischen Obstipation im Erwachsenenalter ohne faßbare Ursache Ausschluß eines kolorektalen Karzinoms. *Untersuchungen:* Die Anamnese ist die wichtigste Maßnahme bei der Obstipation! Palpation (Tumor?); rektal-digitale Untersuchung (Sphinkterrelaxation beim Pressen; fäkale Impaktation); Blut im Stuhl (Hämokkult-Test®). Ultraschall des Abdomens. Prokto- und Koloskopie. Evtl. Kolonkontrasteinlauf. Selten erforderlich: Defäkographie (Rektozele); *Labor:* Hämatokrit, Elektrolyte, Blutzucker, TSH-basal.

Therapie

Ansatzpunkte für eine kausale Behandlung ergeben sich bei den organischen Ursachen und einem Teil der funktionellen Formen aus ihrer Ätiologie und Pathogenese (s. Kap. 15, 4).

Basistherapie
(1) Bei *unkomplizierter* chronischer Obstipation hat sich das in Tabelle 1.5 angegebene *Therapieschema* bewährt, ohne daß alle Maßnahmen wissenschaftlich untermauert sind. Es soll dem Patienten erläutert werden, und er soll es mindestens 2 Wochen konsequent einhalten. Danach Rücksprache. Der Circulus vitiosus, der durch die Laxanzien in Gang gesetzt wird (Laxanzien – Entleerung – Obstipation – Laxanzien), muß unterbrochen werden. Viele Menschen halten einen täglichen Stuhlgang für physiologisch notwendig zur „Entgiftung und Entschlackung", was zu Laxanzienabusus führt. Aufklärung ist hierbei die wichtigste Therapie!
(2) Bei *Kaliummangel* (Serumkalium < 3,5 mval/l) kaliumreiche Nahrungsmittel, Kaliumchloridpräparate s. Kap. 10, 1.3.1.
(3) Bei *spastischer* Obstipation mit ungenügender Wirkung der Basistherapie zusätzlich Versuch mit *Parasympathikolytika* oder *Spasmolytika.*
(4) Bei *rektaler* Verstopfung (Dyschezie) mit ungenügender Wirkung der Basistherapie zusätzlicher Versuch mit Glyzerin-Supp. (Glycilax®) oder kleinen Einläufen (Microklist®, Practo-Clyss®) oder Suppositorien, die CO_2 im Rektum freisetzen (Lecicarbon®). Beim „Anismus" Versuch mit Biofeedback.
(5) Versuch der Mobilitätsstimulation durch Cisaprid (Propulsin®) 3mal 5 bis 10 mg Tbl. vor den Mahlzeiten).

Tabelle 1.5: Basistherapie der unkomplizierten chronischen Obstipation

1. Morgens vor dem Aufstehen *Bauchmassage* entlang dem Dickdarmverlauf.
2. Auf nüchternen Magen 1 Glas *Fruchtsaft*.
3. Zum Frühstück: Vollkornbrot, Bohnenkaffee und 2 Eßlöffel *Leinsamen* (ganz oder geschrotet – Linusit®) oder *Weizenkleie* (vorher einweichen).
4. Versuch *einer Darmentleerung* auch bei fehlendem Stuhldrang (mindestens 5 min) täglich (ohne aber zu stark zu pressen) nach dem Frühstück (Konditionierung bei Stuhlpropulsion durch gastrokolischen Reflex).
5. *Körperliche Bewegung* besonders bei Patienten mit sitzender Tätigkeit (morgendliche Gymnastik; Weg zum Arbeitsplatz ganz oder teilweise zu Fuß).
6. *Übrige Mahlzeiten* schlackenreich (Gemüse, Obst, Salate, Vollkornbrot), ferner Joghurt und Quark. Ausreichend trinken (2 l/Tag).
7. Je nach Erfolg zum Frühstück, evtl. zusätzlich auch zur Abendmahlzeit 2 Eßlöffel *Leinsamen* oder *Weizenkleie* mit reichlich Flüssigkeit.

Wenn nach 2 weiteren Tagen keine ausreichende Stuhlentleerung:
8. Lokale Entleerungshilfe durch kleinen *Einlauf*, z. B. Practo-Clyss® und weitere, konsequente Befolgung von 1–7.
9. Weitere ärztliche Ermunterung und Führung des Patienten.
10. Wenn Laxanzien trotz dieser Maßnahmen nicht vermieden werden können, sollte ihre Applikation nur jeden 2. oder 3. Tag erfolgen.

(6) Beeinflussung der Kolonflora: Mutaflor® 100 mg Kps. 3mal 2 für 2 Tage, dann 4 nach dem Frühstück für 8 Wochen, dann 2 Kps./Tag als Langzeittherapie.

Laxanzientherapie

Wichtig: Chronischer Laxanzienabusus kann zu intestinalen Verlusten von Na, K, Ca, H_2O (Osteoporose, Hyperkaliämie, Exsikkose) führen!

Indikationen
(1) Bettlägerige, besonders ältere Patienten mit Obstipation.
(2) Patienten, die Pressen vermeiden sollen (nach Myokardinfarkt, apoplektischem Insult, großen Hernien).
(3) Patienten mit schmerzhaften Analläsionen (z. B. Analfissur, perianale Thrombose).
(4) Entleerung vor KKE und Koloskopie.
(5) Nach Gabe obstipierender Substanzen, z. B. von Röntgenkontrastmitteln (Bariumbrei).
(6) Schwere Obstipation mit verlangsamtem Transit.

Kontraindikationen
(1) *Unkomplizierte*, chronische Obstipation.
(2) Mechanischer Ileus.
(3) Verdacht auf perforierende oder abszedierende Prozesse im Abdomen.

1 Allgemeine therapeutische Maßnahmen

(4) Colitis ulcerosa mit gleichzeitiger Stuhlverstopfung.
(5) Erhebliche abdominelle Beschwerden unklarer Ursache.

Präparate und Dosierung
(1) Quell- und Ballaststoffe reichen auch bei den o.g. Indikationen häufig aus. Leinsamen (Linusit®), Weizenkleie 2–3 mal 1–2 Eßl./Tag, oder andere Quell- und Ballaststoffe (Mukofalk®, Metamucil®) 2 mal 1 Tl. eingeweicht; gleichzeitig viel Flüssigkeit (2 l/Tag) trinken lassen, sonst Ileusgefahr.
(2) Laktulose (Bifiteral®, Laevilac®) 30–60 ml/Tag, Lactitol (Importal®) morgens und abends 1 Beutel (10 g).
(3) Bisacodyl (Dulcolax®, Godalax® Drg. oder Supp., 1 mal/Tag).
(4) Pflanzliche Abführmittel: Aloe, Senna, Frangula (z.B. Pursennid® 2 bis 4 Drg., Agiolax® Granulat 1 TL abends.
(5) Natriumpicosulfat (Laxoberal® 10–15 Tr. oder 1 Tbl./Tag).
Wichtig: Kein Paraffinöl, Rizinusöl und keine phenolphthaleinhaltigen Mittel geben.

Operative Therapie
Eine operative Therapie ist indiziert bei M. Hirschsprung, Rektozele und Rektumprolaps. Wenn o.g. Maßnahmen nicht helfen, kann die partielle oder totale Kolektomie mit ileorektaler Anastomose indiziert sein.

2 Grundlagen der Notfall- und Intensivtherapie

(H. P. Schuster)

1	**Allgemeine Techniken der Notfall- und Intensivmedizin**	31	
1.1	Lagerung	31	
1.2	Venöser Zugang	31	
1.2.1	Indikationen	31	
1.2.2	Methoden	32	
	Plastikverweilkanüle	32	
	Perkutaner Kavakatheter	32	
1.2.3	Punktionstechnik	33	
	Punktion einer Ellenbeugenvene	34	
	V.-subclavia-Punktion	34	
	V.-jugularis-interna-Punktion	35	
	Lagekontrolle	35	
1.3	Venendruck	35	
	Klinische Beurteilung	35	
	Zentrale Venendruckmessung	35	
1.4	Blasenkatheter	36	
1.5	Magensonde	37	
1.6	Überwachung der vitalen Funktionen	37	
1.6.1	Atmung	37	
1.6.2	Herz-Kreislauf	38	
1.6.3	Diurese	39	
1.6.4	Temperatur	40	
1.7	Wichtige Laboruntersuchungen	40	
2	**Respiratortherapie**	40	
2.1	Indikationen	40	
2.2	Durchführung	41	
2.2.1	Methoden	41	
	Vorbemerkungen	41	
	Muster der Steuerung und Kontrolle der Beatmung	42	
	Muster des in- und exspiratorischen Druckablaufs und des Atemzeitverhältnisses	42	
2.2.2	Verbindung zum Respirator	42	
2.2.3	Wahl und Einstellung des Beatmungsmusters	43	
	Wahl des Beatmungsmusters	43	
	Einstellung des Beatmungsmusters	43	
2.2.4	Sedierung während der Beatmung	44	
3	**Schock**	45	
3.1	Allgemeine Schocktherapie	47	
	Behandlungsziele	47	
	Allgemeine Maßnahmen	47	
	Medikamentöse Maßnahmen	48	
3.2	Hypovolämischer Schock	49	
	Volumenersatz	50	
	Kolloidale Plasmaersatzmittel	51	
	Nebenwirkungen und ihre Therapie	52	
	Humanalbumin (5% und 20%)	52	
	Bluttransfusionen	52	
	Natriumbikarbonat	53	
	Vasoaktive Substanzen mit positiv inotroper Wirkung	53	
	Heparin	55	
3.3	Anaphylaktischer Schock	55	
	Sofortmaßnahmen	55	
	Prophylaxe	57	
3.4	Schock bei Intoxikationen	57	
	Allgemeine Maßnahmen	58	
	Spezielle Maßnahmen	58	
3.5	Neurogener Schock	58	
	Allgemeine Maßnahmen	58	
	Spezielle Maßnahmen	59	
3.6	Septischer Schock (s. Kap. 24, 1.1)	59	
3.7	Kardiogener Schock (s. Kap. 11, 1.2)	59	
3.8	Transfusionsreaktion	59	
4	**Der komatöse Patient**	60	
	Allgemeine Maßnahmen	62	
	Sofortmaßnahmen	62	
	Anamnese und Untersuchung	63	
	Weitere Versorgung und Überwachung des Patienten	63	
	Spezielle Maßnahmen (Hirnödemtherapie)	64	
5	**Akute exogene Vergiftungen**	65	
	Behandlungsziele	65	
	Allgemeine Maßnahmen	68	
	Verhinderung der weiteren Giftresorption (Dekontamination und Neutralisation)	68	
	Maßnahmen bei pulmonaler Aufnahme des Giftes	68	

29

2 Grundlagen der Notfall- und Intensivtherapie

Maßnahmen bei perkutaner Aufnahme des Giftes	68
Maßnahmen bei konjunktivaler Giftaufnahme	68
Maßnahmen bei enteraler Giftaufnahme	68
Beschleunigung der Ausscheidung resorbierter Gifte (sekundäre Giftelimination)	70
Steigerung der Diurese	70
Hämo- oder Peritonealdialyse und Hämoperfusion oder Plasmaseparation	70
Spezielle Hinweise zur Therapie der Schlafmittelvergiftung	70
Spezielle Hinweise zur Therapie der akuten Alkoholvergiftung	72
6 Akutes Abdomen (s. Kap. 15, 8.1) .	72

Organspezifische Notfälle finden sich in den nachfolgend genannten Kapiteln

Addison-Krise (Kap. 22, 4.1.1)
Akutes Abdomen (Kap. 15, 8.1)
Arterienverschluß (Kap. 12, 1.1)
Ateminsuffizienz (Kap. 14, 1.2)
Coma diabeticum (Kap. 23, 4.3)
Cortisondelir (Kap. 22, 4.2)
Darmblutung (Kap. 15, 13)
Delirium tremens (Kap. 25, 6)
Enzephalopathie, hepatische (Kap. 16, 1.6.4)
Gastrointestinalblutung (Kap. 15, 1)
Gichtanfall (Kap. 23, 6.3)
Herzbeuteltamponade (Kap. 11, 1.4)
Herzrhythmusstörungen (Kap. 11, 3)
Herzstillstand (Kap. 11, 1.1)
Hirnblutung (Kap. 25, 1.6)
Hyperkalzämische Krise (Kap. 10, 1.4.2)
Hyperparathyreotische Krise (Kap. 10, 1.4.2)
Hypertensive Notfälle (Kap. 13, 1.2.1)
Hyperthyreote Krise (Kap. 22, 2.4)
Hypoglykämisches Koma (Kap. 23, 5)
Hypokalzämie (Kap. 10, 1.4.1)
Hypophysäres Koma (Kap. 22, 1.4)
Hypothyreotes Koma (Kap. 22, 2.8)
Ileus (Kap. 15, 9)
Jarisch-Herxheimerische Reaktion (Kap. 24, 1.3)
Kardiogener Schock (Kap. 11, 1.2)
Leberversagen (Kap. 16, 1.2)
Lungenblutung (Kap. 14, 9)
Lungenembolie (Kap. 14, 8.2)
Lungeninfarkt (Kap. 14, 8.2)
Lungenödem (Kap. 14, 8.3)
Magenblutung (Kap. 15, 1)
Mediastinalemphysem (Kap. 14, 13)
Meningitis (Kap. 24, 1.2)
Myokardinfarkt (Kap. 11, 1.5)
Nebenniereninsuffizienz (Kap. 22, 4.1)
Nicht-ketotisches hyperosmolares Koma (Kap. 23, 4.3.3)
Nierenversagen (Kap. 17, 1)
Ösophagusvarizenblutung (Kap. 16, 1.6.3)
Phäochromozytom (Kap. 13, 1.3.1)
Phlebothrombose (Kap. 12, 2.1.2)
Phlegmasia coerulea dolens (Kap. 12, 2.1.3)
Pneumothorax (Kap. 14, 12)
Porphyrieanfall (Kap. 23, 8.2)
Präeklampsie und Eklampsie (Kap. 13, 1.2.5)
Schlaganfall (Kap. 25, 1)
Septischer Schock (Kap. 24, 1.1)
Status asthmaticus (Kap. 14, 6)
Status epilepticus (Kap. 25, 2)
Subarachnoidalblutung (Kap. 25, 1.7)
Tetanischer Anfall (Kap. 10, 1.4.1)
Thyreotoxische Krise (Kap. 22, 2.4)
Toxic-Shock-Syndrom (Kap. 24, 1.16.6)
Toxisches Megakolon (Kap. 15, 11.4)
Ulkuspenetration/-perforation (Kap. 15, 5.4.2)

1 Allgemeine Techniken der Notfall- und Intensivmedizin

Die Sicherung der vitalen Funktionen (Atmung, Herz-Kreislauffunktion, Regulation des Wasser-, Elektrolyt- und Säure-Basenhaushaltes, Temperatur- und Stoffwechselregulation) ist bei kritisch Kranken mit drohenden oder manifesten Vitalfunktionsstörungen ebenso wichtig wie eine sorgfältige, eingehende Diagnostik und Therapie des Grundleidens.

1.1 Lagerung

Eine adäquate Lagerung des Notfallpatienten ist ein einfaches und doch äußerst wirksames Verfahren. Die Wahl der richtigen Lagerung hängt im Einzelfall vom Bewußtseinszustand des Patienten und vom Vorliegen von Störungen der Zirkulation oder Respiration ab. Folgende *allgemeine Grundregeln* gelten:
(1) Jeder bewußtlose und nicht intubierte Patient ist zur Prophylaxe von Aspiration und zum Freihalten der oberen Luftwege in eine stabile *Seitenlagerung* zu bringen. Die Seitenlagerung ist nach endotrachealer Intubation nicht mehr obligat. Der Trachealtubus garantiert freie Atemwege, und die blockierende Tubusmanschette verhütet Aspirationen.
(2) Eine flache *Rückenlagerung* erfolgt bei Patienten mit Atem- und Kreislaufstillstand zur kardiopulmonalen Reanimation sowie bei Patienten im Schock, mit Ausnahme des kardiogenen Schocks. Bei Volumenmangelschock können die Beine angehoben („Schocklage") oder eine leichte Schräglagerung mit gesenktem Oberkörper und angehobenen Beinen (maximal 15°) hergestellt werden.
(3) Eine *Oberkörperhochlagerung* ist angezeigt bei allen Patienten mit Atemnot, offenkundigen Störungen der Atemtätigkeit oder respiratorischer Insuffizienz sowie bei allen Patienten mit Zeichen der Herzinsuffizienz oder eines kardiogenen Schocks. Bei akutem kardialen Lungenödem kann eine Lagerung in sitzender Position erforderlich werden. Patienten mit akutem Abdomen werden ebenfalls mit leicht angehobenem Oberkörper gelagert, gleichzeitig können zur Entspannung der Bauchdecken die Beine in Hüftgelenk und Knien angebeugt und diese Lage durch entsprechende Kissen fixiert werden.
(4) Bei allen Patienten mit akuten intrakranialen Erkrankungen wird zur Senkung des intrakraniellen Drucks der *Kopf* leicht *hochgelagert* (15–30°).

1.2 Venöser Zugang
1.2.1 Indikationen

In *jeder Notfallsituation* ist die Schaffung eines zuverlässigen venösen Zuganges erforderlich. Darüber hinaus gelten für Akutkranke und Intensivpatienten folgende Hauptindikationsbereiche für einen venösen Zugang:
Für die Pharmakotherapie:
(1) Kontinuierliche i.v. Applikation von Medikamenten.
(2) Häufig wiederholte Injektion von Medikamenten.
(3) Erwartete Notwendigkeit einer akuten i.v. Gabe eines Medikamentes bei instabilen Patienten.
Zum „Offenhalten einer Vene" werden mit langsamer Geschwindigkeit Basislö-

2 Grundlagen der Notfall- und Intensivtherapie

sungen wie 0,9% NaCl, Ringer-Laktat, Vollelektrolyt-Lösungen oder 5% Glukose infundiert.

Für die Infusionstherapie:
(1) Parenterale Ernährung (s. Kap. 9) in Form der kompletten intravenösen Ernährung (zentralvenös) oder der (auch peripher-venös anwendbaren) intravenösen Zusatzernährung.
(2) Substitution von Wasser-, Elektrolytlösungen zur Aufrechterhaltung eines ausgeglichenen Wasser-Elektrolyt-Säure-Basenhaushaltes (s. Kap. 10) und zur Korrektur eingetretener Störungen der Wasser- und Elektrolytbilanz.
(3) Forcierte Diurese zur Giftelimination (s. ds. Kap., 5 „Beschleunigung der Ausscheidung resorbierter Gifte").

1.2.2 Methoden

Als venöser Zugang kommen der peripher-venöse Weg über *Plastikverweilkanülen* (Typ Braunüle, Venüle, Intranüle, Viggo) und der zentralvenöse Weg über *perkutane Kavakatheter* in Frage.

Plastikverweilkanüle

Zugangsstellen sind Handrücken- und Armvenen. Hauptvorteil ist die einfache und – abgesehen von der Gefahr der Verletzung einer Arterie bei Punktion einer Ellenbeugenvene – praktisch komplikationsfreie Punktionstechnik. Die V. cubitalis sollte ohnehin wegen der Nachbarschaft zur A. radialis, der eingeschränkten Beweglichkeit im Ellenbogengelenk sowie zum Schutz dieser Vene für das spätere Einlegen eines Venenkatheters möglichst gemieden werden. Falls eine notfallmäßige Substitution großer Volumina notwendig ist, v. a. bei akuten und massiven Blutungen, ist die Infusion über 2 oder mehrere großlumige Plastikverweilkanülen die Methode der Wahl. Hauptnachteile sind die bei längerer Verweildauer häufig eintretende Thombophlebitis und die relativ hohe bakterielle Infektionsrate (klinische Erfahrung, keine Studien). Anfänglich gelegte Plastikverweilkanülen sollten bei zu erwartender Infusionsdauer von 3 oder mehr Tagen stets durch einen zentralen Venenkatheter ersetzt werden. Das häufig geübte „Liegenlassen" von Venenverweilkanülen zur bequemeren Handhabung von Blutentnahmen und Medikamenteninjektionen (vor allem Antibiotika) sollte zumindest bei Hochrisikopatienten unterbleiben: bakterielle Endokarditis (oder Zustand danach), Herzklappenfehler, künstliche Herzklappen, Dialyseshunt.

Perkutaner Kavakatheter

Als *Zentralvenenkatheter* (ZVK) bezeichnet man einen Venenverweilkatheter, dessen Spitze in einer intrathorakalen, klappenlosen, herznahen Vene zu liegen kommt (optimal in der V. cava sup., wenige cm proximal des rechten Vorhofs). Die Lage der Katheterspitze im rechten Vorhof oder Ventrikel kann zu Herzrhythmusstörungen oder (wenn auch sehr selten) zur Herzwandperforation führen. Das Verfahren bietet den Vorzug, daß die zugeführten Substanzen im großen Venenvolumen rasch verdünnt werden, so daß auch hochkonzentrierte Lösungen bei geringer Thrombosierungsrate und langer Liegedauer des Katheters appliziert werden können.

Indikationen sind die Infusionstherapie, die Überwachung des zentralen Venendrucks sowie die kontinuierliche oder häufig repetierte intravenöse Pharmakotherapie.
Zugangswege sind die Punktion der V. subclavia und der V. jugularis interna (seltener V. jug. ext.) als sog. „zentrale Venenpunktion" oder die V. cubitalis (seltener V. cephalica) als sogenannter „peripher eingeführter ZVK". Die Punktion der *V. jugularis int.* ist technisch am aufwendigsten. Hauptkomplikation ist die Verletzung der A. carotis. Der liegende V.-jugularis-Katheter ist der für den Patienten angenehmste und für die Pflege günstigste Zugangsweg. Als weiterer Vorteil finden sich hierbei die wenigsten Fehllagen. Infektionsprobleme sind seltener als bei anderen Zugangswegen, können sich jedoch in besonderer Weise bei gleichzeitiger Tracheotomie ergeben. Die Punktion der *V. subclavia* ist mit den gravierendsten Komplikationen behaftet: Pneumothorax, Hämatothorax bei Verletzung der A. subclavia, Infusionsthorax bei Perforation der Venenwand. Hauptvorteile sind die grundsätzlich einfache Punktionstechnik sowie die Tatsache, daß die V. subclavia auch bei schwerer Hypovolämie und im Volumenmangelschock aus anatomischen Gründen nicht kollabiert, sondern aufgespannt und gut punktierbar bleibt. Die Punktion der Ellenbogenvenen ist am einfachsten und praktisch komplikationslos. Nachteile des liegenden *V.-cubitalis-Katheters* sind die relativ hohe Rate an Phlebothrombosen der katheterführenden Vene (2 bis 5% der Fälle, bei V.-subclavia- und V.-jugularis-Katheter unter 1%) sowie die Belästigung des Patienten durch die teilweise Immobilisation des betroffenen Armes. Welche Methode im Einzelfall gewählt wird, hängt von der jeweiligen Situation und der Fertigkeit des Arztes ab. Bei Patienten mit Lungenemphysem sowie drohender oder manifester respiratorischer Insuffizienz ist die Jugularis-interna-Punktion der Subklavia-Punktion vorzuziehen, weil hierbei die Gefahr eines Pneumo- oder Hämatothorax geringer ist. Prinzipiell sollten intensivmedizinisch tätige Ärzte alle 3 Zugangswege erlernen und beherrschen.
Infektionen beim liegenden ZVK können sich bei allen Zugangswegen ergeben, abhängig vor allem von Liegedauer, Grundleiden, Immunstatus des Patienten, aseptischem Vorgehen bei Anlage und Pflege, begleitender Antibiotikatherapie. Unabhängig von der Art des Zugangsweges ist bei länger liegendem ZVK mit einer *venenkatheterinduzierten Sepsis* in ca. 5% der Fälle zu rechnen. Unklares anhaltendes Fieber muß stets an diese Möglichkeit denken lassen. Falls von den Vitalbedingungen her vertretbar, sollte in dieser Situation der ZVK unbedingt entfernt werden. Bei V.a. katheterinduzierte Sepsis sollte die Katheterspitze nach Ziehen des ZVK mikrobiologisch auf pathogene Keime und deren Resistenz untersucht werden. Blutkulturen aus dem Venenkatheter beweisen weder eine katheterinduzierte Infektion, noch schließen sie diese aus. Katheterbedingtes Fieber geht nach Entfernen des ZVK in der Regel innerhalb von 24 h zurück.

1.2.3 Punktionstechnik
Unbedingte Voraussetzung ist ein möglichst steriles Arbeiten!

2 Grundlagen der Notfall- und Intensivtherapie

Punktion einer Ellenbeugenvene

Wenn sich die *V. cubitalis* eignet, sollte sie bevorzugt werden. Da sie über die medial gelegene V. basilica und die V. axillaris direkt in die V. subclavia führt, läßt sich der Gefäßkatheter in der Regel leicht bis in die V. cava sup. vorschieben, während die lateral am Arm gelegene *V. cephalica* wegen ihrer nahezu rechtwinkligen Einmündung in die V. subclavia häufig das weitere Vorschieben des Gefäßkatheters verhindert und deshalb weniger geeignet ist. Ein durch Gefäßverlauf oder Venenklappen erzeugter Stop läßt sich jedoch meist durch folgende Maßnahmen überwinden: Zuerst sollte der Arm bewegt und maximal abduziert werden, wodurch sich manchmal der Venenwinkel ausgleichen läßt. Gleichzeitig sollte dann unter langsamem Vorschieben des Katheters physiologische Kochsalzlösung injiziert werden, damit sich der Gefäßkatheter nicht an Venenstrukturen (z.B. Klappen) anlegt. Hierbei muß allerdings der sterile Schutzbeutel der Fertigbestecke eröffnet werden. *Wegen der Perforationsgefahr* darf der Katheter *niemals gegen einen Widerstand* eingeführt werden! Außerdem muß die scharfe *Punktionskanüle beim Zurückziehen des Katheters immer mitentfernt werden*, weil sie sonst ein Stück des Katheters abschneiden und so zur Katheterembolie führen kann!

V.-subclavia-Punktion

Bewährt hat sich der infraklavikuläre Zugang. Die Punktion der rechten V. subclavia ist aus anatomischen Gründen einfacher. Nach Kopftieflagerung des Patienten (Vermeidung von Luftembolie) wird der Arm der Punktionsseite eng an den Körper adduziert und der Kopf nach der Gegenseite gedreht. Auf diese Haltung muß wegen der günstigen anatomischen Verhältnisse geachtet werden. Nach gründlicher Hautdesinfektion wird 1–2 cm medial der Medioklavikularlinie (lateral des Klavikularhöckers) direkt unter dem Schlüsselbein eine Hautquaddel mit 1%igem Xylocain® gesetzt und die Kanüle unter ständiger Infiltration und Aspiration nach dorsal oben und medial vorgeschoben. Das schmerzhafte Periost von Klavikula und der ersten Rippe muß ausreichend anästhesiert werden. Wenn das Ligamentum costoclaviculare überwunden ist (erkenntlich am Widerstand), muß die Stichrichtung auf den oberen Sternalrand (Jugulargrube) hin geändert werden. Die Kanüle wird nun nahezu parallel zur Klavikula an deren hinterer Begrenzung entlang weitergeführt. Meist ist schon mit der infiltrierenden Kanüle (Nr. 1) die V. subclavia der rechten Seite zu punktieren. Nach der nun vorgegebenen Stichrichtung wird mit einem Subklavia-Punktionsbesteck (z.B. Cavafix®, Intracath®) die V. subclavia punktiert. Der Katheter wird vorher mit physiologischer Kochsalzlösung durchgespült. Während die Kanüle vorgeschoben wird, aspiriert man mit einer 20-ml-Spritze bis zur erfolgreichen Punktion. Dann wird der Katheter über die V. subclavia in die V. cava sup. entsprechend der vorher am äußeren Thorax abgemessenen Distanz (Einstichstelle – rechter Vorhof) eingeführt. Die Metallkanüle wird zurückgezogen, die Punktionsstelle komprimiert und ein steriler Verband angelegt.

V.-jugularis-interna-Punktion
Bewährt hat sich der transmuskuläre, weit kranial gelegene Zugang (ausreichende Distanz zu Pleura und großen Gefäßen). Aus anatomischen Gründen eignet sich besonders die rechte V. jugularis int. Die Punktion der V. jugularis int. erfolgt in Höhe der Kreuzung zwischen V. jugularis ext. post. und M. sternocleidomastoideus, etwa 1 cm lateral der A. carotis int., die mit einer Hand palpiert und etwas nach medial weggehalten wird. Die Stichrichtung erfolgt in einem Winkel von 30–45° zur Hautoberfläche in Richtung auf den medialen Rand des klavikulären Ansatzes des M. sternocleidomastoideus. Nach Überwindung des Widerstandes der Muskelfaszie findet sich das Lumen der V. jugularis int. in ca. 4 cm Tiefe. Desinfektion, Kopftieflage, Lokalanästhesie, Probepunktion mit einer dünnen Nadel etc. erfolgen wie bei der Subklavia-Punktion.

Lagekontrolle
Sowohl bei Punktion der V. jugularis int. als auch der V. subclavia sollte der Katheter beim normal großen Erwachsenen etwa 13–15 cm vorgeschoben werden, um eine exakte Lage der Katheterspitze ca. 2 cm oberhalb des rechten Vorhofs in der V. cava sup. zu erreichen. Jeder Kavakatheter muß dennoch unmittelbar nach der Applikation röntgenologisch (evtl. mit Kontrastmittel) kontrolliert werden, da in 10–20% der Fälle mit einer falschen Lage zu rechnen ist.

1.3 Venendruck
Der Venendruck und seine Änderung sind Parameter für die Größe des zirkulierenden Blutvolumens (Hydratationszustand) und den Funktionszustand des rechten Ventrikels (rechtsventrikuläre Förderleistung). Weiterhin findet sich eine Steigerung des Venendruckes bei mechanischem Hindernis im kleinen Kreislauf (Lungenarterienembolie, Perikardtamponade) oder Zunahme des intrathorakalen Druckes (Husten, Pressen, Spannungspneumothorax, Überdruckbeatmung). Für die Beurteilung des linksventrikulären Füllungsdruckes und der linksventrikulären Funktion ist der zentrale Venendruck nicht geeignet.

Klinische Beurteilung
Der Venendruck kann aufgrund der Inspektion grob abgeschätzt werden. Wenn bei aufrechter Körperhaltung die Halsvenen kollabieren, darf man annehmen, daß der zentrale Venendruck nicht über 15 cmH$_2$O liegt. Umgekehrt führt ein erhöhter Venendruck zu einer Füllung der V. jugularis ext. im Liegen über den oberen Sternokleidomastoideusrand hinaus sowie zu einer auch im Sitzen und bei Inspiration bestehenbleibenden Venenfüllung. Läßt man weiterhin den pronierten Arm langsam anheben, ergibt die Höhendifferenz zwischen rechtem Vorhofniveau und Hand zum Zeitpunkt des Venenkollaps am Handrücken einen Anhalt für den peripheren Venendruck.

Zentrale Venendruckmessung
Exakte Werte erhält man nur durch die Messung des zentralen Venendrucks (ZVD). Als ZVD gilt unter klinischen Bedingungen der Druck im klappenlosen oberen Hohlvenensystem (V. cava sup. oder Vv. brachiocephalicae). Die *Norm-*

2 Grundlagen der Notfall- und Intensivtherapie

werte liegen zwischen 4 und 12 cmH$_2$O. Wegen dieses weiten Normbereiches und der Abhängigkeit von der äußeren Markierung des Bezugspunktes (rechter Vorhof) sind vor allem *Veränderungen* des ZVD aussagekräftig. Weil der ZVD im Niederdrucksystem gemessen wird, das 85% der Gesamtblutmenge beinhaltet, besteht eine lineare Beziehung zum zirkulierenden Volumen. So hat eine Änderung des Blutvolumens um 1000 ml eine Veränderung des ZVD um 7 cmH$_2$O zur Folge. Ein erniedrigter ZVD (evtl. bis auf negative Werte) zeigt eine Hypovolämie an. Ein erhöhter ZVD bedeutet Hypervolämie oder Rechtsherzinsuffizienz. In typischer Weise ist der ZVD bei Rechtsherzinfarkt gesteigert. Eine Steigerung des ZVD findet sich außerdem bei mechanischem Hindernis im kleinen Kreislauf (z.B. Lungenembolie, Perikardtamponade) oder bei Zunahme des intrathorakalen Druckes (Exspiration, Husten, Pressen, Spannungspneumothorax, Hämatothorax, Beatmung).

Zur zentralen Venendruckmessung ist ein zentraler Venenkatheter erforderlich, der mit einem Venotonometer (Fa. Braun, Fa. Pfrimmer) verbunden wird. Weiterhin besteht in der Intensivmedizin die Möglichkeit der kontinuierlichen ZVD-Messung über mechanoelektrische Druckwandler. Die zentrale Lage des Katheters zeigt sich an den respiratorischen Druckschwankungen und wird außerdem röntgenologisch kontrolliert. Als Bezugsebene (Null-Linie der Meßskala) dient die Höhe des rechten Vorhofes, die an der äußeren Thoraxwand mit einem Farbstift markiert wird. Beim flachliegenden Patienten ist dies der Übergang von den oberen 2/5 zu den unteren 3/5 des sagittalen Thoraxdurchmessers in Sternummitte. Eine weitere gebräuchliche Bezugsebene liegt 5 cm unterhalb des Angulus sterni oder 10 cm über der Auflagefläche des Patienten. Exakte, reproduzierbare Meßwerte sind nur bei Horizontallage und ruhiger Atmung möglich. Eine eventuelle Beatmung muß bei der Interpretation berücksichtigt werden.

1.4 Blasenkatheter

Für die Katheterdrainage der Harnblase gibt es in der Notfall- und Intensivmedizin 2 Indikationsbereiche:

(1) Die *Kontrolle der Diurese* zur Bilanzierung des Flüssigkeitshaushaltes, zur Überwachung der Zirkulation, zur Durchführung einer forcierten Diurese zur Giftelimination, zur genauen Bilanzierung bei der Osmotherapie zur Behandlung des Hirnödems.

(2) Die *Pflege des Patienten* mit Harnblasenentleerungsstörungen, insbesondere des Bewußtlosen.

Als Methoden können der *transurethrale Blasenkatheterismus* oder die *suprapubische Blasenpunktion* mit Drainagekatheter eingesetzt werden. Die meisten Kliniken wählen für die kurz- und mittelfristige Blasenkatheterisierung den transurethralen Zugangsweg und legen nur bei längerdauernder Harndrainage einen suprapubischen Katheter. Zur *Prophylaxe von Harnwegsinfekten* muß die Katheterisierung unter aseptischen Bedingungen durchgeführt werden. Bei Anwendung der als Einzelset erhältlichen, streng geschlossenen Harnableitungs- und Sammelsysteme sind nosokomiale Harnwegsinfektionen relativ selten geworden. Der Katheterwechsel erfolgt nicht routinemäßig, sondern nur bei Bedarf (wenn der Katheter undurchgängig ist). Neben der sorgfältigen Katheterisierung, dem geschlossenen Harndrainagesystem und einer möglichst kurzen Liegedauer der Katheter wirkt ein ausreichender Harnfluß einer Infektion entgegen. Eine Antibiotikaprophylaxe sollte auf keinen Fall durchgeführt werden, da sie keinen Schutz vor der Harnwegsinfektion bietet und zudem einen Wandel des Erregerspektrums mit Resistenzbildungen herbeiführen kann.

1.5 Magensonde
Die Magensonde hat a) diagnostischen, b) prophylaktischen und c) therapeutischen Wert:

(1) Der Mageninhalt gibt Aufschluß über Vorkommen und Schwere einer Blutung oder die Art einer peroralen Intoxikation (Giftnachweis).

(2) Art und Menge des Magensekretes können Aufschluß über duodenogastralen Reflux liefern und hilfreich bei der Diagnostik eines beginnenden Ileus sein.

(3) Überwachung des Magensaft-pH ermöglicht die Kontrolle der Effizienz einer H_2-Blockade im Rahmen der Streßulkusprophylaxe.

(4) Mittels spezieller Magensonden (Tonometrie-Sonden) läßt sich der sog. intramukosale pH-Wert bestimmen, welcher einen frühen Indikator für eine beginnende Mikrozirkulationsstörung im Splanchnikusgebiet darstellt (z.B. in der Frühphase einer Sepsis oder eines Schockgeschehens.

(5) Die rechtzeitige Entleerung des Magens verhindert Erbrechen und Aspiration bei Magen-Darmatonie sowie weitere Giftresorption bei peroraler Intoxikation.

(6) Außerdem ermöglicht die Magensonde die Spülung des Magens, die Zufuhr von Antazida und anderen Pharmaka sowie die Durchführung einer gastralen Sondenernährung.

Die Magensonde sollte im Kühlschrank aufbewahrt werden, da sie sich im starren Zustand leichter einführen läßt. Sie wird mit einem Gleitmittel (Xylocain®-Gel) bestrichen und durch die Nase eingeführt. Der Kopf des Patienten wird dabei nach vorne gebeugt. Da der Abstand von der vorderen Zahnreihe zum Mageneingang ca. 40 cm beträgt, wird die Magensonde 50 cm tief eingeführt. Bei Beatmungspatienten kann die aufgeblasene Manschette des endotrachealen Tubus ein Hindernis darstellen, das sich jedoch durch kurzfristiges Entblocken des Tubus überwinden läßt. Die Lage der Magensonde wird durch Aspiration und dann durch Einblasen von ca. 10 ml Luft bei gleichzeitiger Auskultation über dem Epigastrium kontrolliert.

Wichtig: Elektrolytverluste über die Sonde müssen bei der Gesamtbilanzierung berücksichtigt und entsprechend ersetzt werden, insbesondere weil der Magensaft sehr kaliumreich ist. Magensaft enthält ca. 10 mval K^+/l und je nach pH-Wert 40–100 mval Na^+/l und 70–120 mval Cl^-/l (s. Kap. 10).

1.6 Überwachung der vitalen Funktionen
1.6.1 Atmung
Eine gestörte Atmung ist am *Atemtyp*, an der *Atemtiefe* und an der *Atemfrequenz* zu erkennen. Weitere Hinweise ergeben sich aus Bewußtseinslage, Hautfarbe (Zyanose), physikalischer Untersuchung (abnormes Atemgeräusch, feuchte und trockene Rasselgeräusche), aus *Blutgasen und Säure-Basenstatus* sowie

aus der *Röntgenuntersuchung des Thorax.* Eine Störung der Ventilation läßt sich oft durch einfache Reklination des Kopfes, Absaugen und Einlegen eines *oropharyngealen (Guedel-)* oder *nasopharyngealen (Wendl-)Tubus* beseitigen. Reichen diese Maßnahmen nicht aus oder ist akut ein Atemstillstand eingetreten, so muß der Patient *endotracheal intubiert* werden. Im Notfall wird man stets die technisch einfachere orotracheale Intubation durchführen. Die Überwachung der arteriellen Sauerstoffsättigung auf transkutanem Wege mittels der *Pulsoximetrie* ist heute für die Intensivmedizin obligat und in der Notfallmedizin äußerst hilfreich.
Vorgehen bei endotrachealer Intubation: Der Patient wird flach gelagert, eine ca. 15 cm dicke, feste Unterlage unter seinen Kopf geschoben und der Kopf im Atlantookzipitalgelenk nach hinten überstreckt. Dadurch bilden Mund, Larynx und Trachea eine Gerade. Falsch ist die Unterpolsterung der Schultern und „den Kopf hängen lassen"! Die rechte Hand öffnet den Mund und schiebt die Lippenweichteile beiseite. Die linke Hand führt das Laryngoskop an der rechten Mundseite bis zur Plica glossoepiglottica ein und drängt dabei die Zungenweichteile zur linken Seite der Mundhöhle. Dann wird die Spitze des Laryngoskopspatels angehoben (evtl. unter Sicht absaugen), die Stimmritze dargestellt und der mit Xylocain®-Gel gleitfähig gemachte Tubus unter Sicht ohne Widerstand in die Trachea eingeführt. Anschließend wird die Abdichtungsmanschette aufgeblasen, endotracheal abgesaugt und durch Insufflation von Luft mit dem Beatmungsbeutel unter gleichzeitiger Auskultation beider Lungenoberfelder die richtige Lage des Tubus überprüft. Jetzt wird ein Guedel-Tubus eingelegt, der zusammen mit dem endotrachealen Tubus fixiert wird.
Besteht Bewußtlosigkeit, wird zur Intubation keine Sedierung erforderlich sein. Sonst wird man in der Regel mit 10–20 mg Diazepam (Valium®) i.v. auskommen. Die Gabe eines Kurzhypnotikums (z.B. Etomidate) ist für den mit der Substanz vertrauten eine gute Alternative. Wichtig ist, daß nach Intubation die Atemluft über den Tubus oder den Respirator angefeuchtet wird (Verwendung von „künstlichen Nasen" oder Respiratorverneblern). Beim intubierten Patienten läßt sich jetzt das Atemminutenvolumen (= Atemzugvolumen × Atemfrequenz/min) mit einem Spirometer (Fa. Wright, Fa. Dräger) bestimmen. Um eine Aussage über die effektive alveoläre Ventilation zu erhalten, muß vom Atemminutenvolumen die Totraumventilation abgezogen werden.
Zur Überwachung der Atmung beim respiratorisch insuffizienten und/oder beatmeten Patienten gehören obligat die *Pulsoxymetrie* und die regelmäßige (8–12stdl. oder häufigere) *Kontrolle der arteriellen Blutgase.*

1.6.2 Herz-Kreislauf

Die Kontrolle der einzelnen Parameter sollte in Abhängigkeit von der Erkrankung und der Therapie anfänglich fortlaufend oder engmaschig wiederholt und später in größeren Zeitabständen erfolgen.

(1) *Herzfrequenz und -rhythmus* sollten ständig über den EKG-Monitor überwacht werden.

(2) Die *periphere Pulsfrequenz* kann getrennt registriert werden, um ein Pulsdefizit oder beim Schrittmacherpatienten eine Asystolie zu erfassen. Eine

fortlaufende Pulsregistrierung ist über einen photoelektrischen Transmissionsrezeptor (am Ohr oder am Finger) möglich. Sie erfolgt heute in der Regel im Rahmen der Pulsoximetrie.

(3) Die fortlaufende *intraarterielle Blutdruckmessung* in der A. femoralis ist bei instabilem Blutdruck und im Schock wünschenswert. Die Blutdruckmessung in kleineren Arterien wie der A. radialis ist insbesondere bei Vasokonstriktion nicht ganz so zuverlässig, in den meisten Fällen aber Zugang der Wahl für die kontinuierliche arterielle Druckmessung (oberflächlicher Verlauf des Gefäßes, daher leicht zu finden und zu kanülieren; Kanülierung schmerzfrei; meist ausreichender Kollateralkreislauf und damit geringe Gefahr einer distalen Ischämie). Unblutige Druckmessungen sind außerhalb von Schocksituationen mit den modernen Meßapparaturen in Notfall- und Intensivmedizin zuverlässig möglich.

(4) Der *zentrale Venendruck* läßt sich zwar kontinuierlich registrieren, die regelmäßige Kontrolle nach dem oben beschriebenen Verfahren (s. ds. Kap., 1.2.2) genügt jedoch meist, um die Volumenzufuhr sicher zu steuern.

(5) Bei linksventrikulärer Insuffizienz empfiehlt sich die Messung der *Pulmonalarteriendruckwerte* (Einschwemmkatheter nach Swan und Ganz), da eine ausreichend gute Korrelation zwischen enddiastolischem Pulmonalisdruck, Pulmonalokklusionsdruck und linksventrikulärem enddiastolischem Druck besteht. Primäre Pulmonalarterienhypertonie und Mitralvitium sind jedoch bei der Beurteilung zu berücksichtigen.

(6) Die Bestimmung des *Herzminutenvolumens* ist bei Pumpversagen des Herzens und Schockzuständen ein wichtiger Parameter, der sich bei liegendem Pulmonalarienkatheter mit Hilfe der Thermodilution rasch erfassen läßt.

(7) Die *gemischt-venöse O_2-Sättigung* ist in der Intensivmedizin über entsprechende Katheter kontinuierlich möglich. Neuerdings gibt es auch Katheter zur *kontinuierlichen HZV-Messung*.

1.6.3 Diurese

Die *Urinausscheidung* läßt sich am besten mit einem Dauerkatheter erfassen. Notwendigkeit und Nachteile der Katheterisierung müssen sorgfältig gegeneinander abgewogen werden. Die einstündliche Messung mit einem Urimeter erlaubt neben der Bestimmung der insgesamt ausgeschiedenen Urinmenge zur Bilanzierung Rückschlüsse auf die Harnproduktion und damit auf die periphere Zirkulation und Nierenfunktion. Liegt die Urinproduktion unter 500 ml/24 h oder unter 20 ml/h, spricht man von *Oligurie*, bei Werten unter 100 ml/24 h von *Anurie* (s. Kap. 17). Ein Verhältnis von Urin-/Serumosmolarität > 1,2, ein spezifisches Gewicht > 1015, eine Urinosmolarität > 600 mOsmol/l, Urinelektrolyte < 20 mval Na^+/l und ein Urinharnstoff > 1200 mg% sprechen für eine prärenale (Exsikkose, Hypovolämie) und gegen eine renale Genese der Oligurie.

Durch Bestimmung von Kreatinin, Elektrolyten und Harnstoff im 24-h-Sammelurin lassen sich weitere wichtige Berechnungen durchführen (z.B. Kreatinin-Clearance, Elektrolytbilanz, Eiweiß- und Stickstoffbilanz).

2 Grundlagen der Notfall- und Intensivtherapie

1.6.4 Temperatur

Die rektale Temperatur entspricht der Kerntemperatur des Körpers. Der Vergleich mit der Hauttemperatur gibt Aufschluß über eine Kreislaufzentralisation (s. Kap. 1, 1). Die Rektaltemperatur kann über Thermosonden kontinuierlich am Monitor überwacht oder aber auch repetitiv mit üblichen Quecksilberthermometern gemessen werden. Häufig ziehen Schwestern aus pflegerischen Gründen die traditionelle Rektaltemperaturmessung auch bei Intensivpatienten vor. Bei Unterkühlung ist zu beachten, daß die üblichen Erwachsenenthermometer nicht unter 35 °C messen und daher Frühgeborenenthermometer verwendet werden müssen. Bei liegendem Blasenkatheter kann die Kerntemperatur in der Intensivmedizin auch im Blasenurin gemessen werden.

1.7 Wichtige Laboruntersuchungen

Laboruntersuchungen und ihre Kontrollen können nur teilweise schematisch festgelegt werden, weil sie sich nach Art und Verlauf der Erkrankung richten müssen. Zu unterscheiden sind *Schnelltests*, ein *Laborbasisprogramm,* das bei allen Notaufnahmepatienten sowie täglich bei Intensivpatienten zu bestimmen ist, und *weiterführende Laborprogramme,* die diskriminiert angeordnet werden. Die gebräuchlichen *Schnelltests* erleichtern oft die Differentialdiagnose und erlauben in manchen Fällen eine Kontrolle der Behandlung. Mit kombinierten Teststreifen (Labstix®, Fa. Merck) lassen sich im Urin Glukose, Ketonkörper, Eiweiß, pH und Blut innerhalb von 1–2 min bestimmen. Mit Blutzuckerteststreifen (Dextrostix®, Fa. Merck; Hämoglucotest®, Fa. Boehringer) kann man sofort zwischen hypo- und hyperglykämischen Zuständen unterscheiden. Im Stuhl lassen sich mit dem Ames®-Test noch ganz geringe Blutbeimengungen feststellen. Anders als die Schnelltests sind die Analysen des Basisprogramms sowie die Zusatzuntersuchungen an ein Labor gebunden, sollten jedoch jederzeit verfügbar sein. Komponenten eines typischen *Notfall-Basisprogrammes* sind: Erythrozytenzahl, Hb, Hämatokrit, Leukozyten, Differentialblutbild, Natrium, Kalium, Kalzium, Chlorid, Kreatinin, Harnstoff, Blutzucker, Thrombozyten, Prothrombinzeit, Thombinzeit, partielle Thromboplastinzeit, CK, CK-MB, GOT, GPT, Serumeiweiß, Lipase, α-Amylase, Blutgasanalyse, Säure-Basenstatus, Laktat und Osmolalität (im Serum und im Urin). AT III ist ein wichtiger Parameter zur Diagnostik und Therapie bei Blutgerinnungsstörungen und Sepsis.

2 Respiratortherapie

Die apparative Beatmung zählt zu den technisch und medizinisch kompliziertesten und am weitesten fortentwickelten Methoden der Notfall- und Intensivmedizin. An dieser Stelle werden die Grundlagen der Indikation und Durchführung einer Beatmung besprochen.

2.1 Indikationen

Die Indikation zur Beatmung sollte vorrangig von Pathogenese und Schweregrad der respiratorischen Insuffizienz abgeleitet werden. In der Inneren Medizin können prinzipiell 3 Hauptpathomechanismen unterschieden werden, die zu einer Beatmungsbedürftigkeit führen können:

(1) Bronchiale Obstruktion bei Asthma bronchiale und akuter Exazerbation eines chronisch obstruktiven Syndroms (pathophysiologisch *ventilatorische Verteilungsstörung und Erschöpfung der Atemmuskulatur [Atempumpe]*) (s. Kap. 14).

(2) Störung des mechanischen Atemantriebs bei zentralnervösen und neuromuskulären Erkrankungen (pathophysiologisch *Hypoventilation*):
- *Klinisches Bild:* offenkundig schwere Störung von Atemantrieb, Atemfrequenz und Atemtiefe mit Zeichen der Atemerschöpfung, Atemdepression und Tachypnoe; subjektive Atemnot; Zyanose
- *Atemmechanik:* Atemzugvolumen < 5 ml/kg KG, Atemfrequenz > 35/min oder < 6/min, Vitalkapazität < 10 ml/kg KG, inspiratorische Kraft < 25 cmH$_2$O
- *Blutgase:* pH < 7,25, paCO$_2$ > 60 mmHg, paO$_2$ < 60 mmHg

(3) Pulmonale Insuffizienz bei Sepsis, Schock, Intoxikationen, Pneumonien, Aspiration, Pankreatitis, Linksherzinsuffizienz (pathophysiologisch *gesteigerter Rechts-Links-Shunt* und *Verminderung von funktioneller Residualkapazität* und *Lungencompliance*):
- *Blutgase:* paO$_2$ unter der untersten Altersnorm (< 60–70 mmHg) bei Atmung von Raumluft
- *Klinisches Bild:* subjektive Atemnot, erkennbare Atemanstrengung; Tachypnoe; Zyanose trotz Sauerstoffinsufflation
- *Atemmechanik:* Atemfrequenz > 35/min, Thoraxcompliance < 40 cmH$_2$O/ml

Vor Einleiten der Beatmung muß entschieden werden, ob diese in Anbetracht von Alter, Allgemeinsituation sowie Verlauf und Prognose des Grundleidens grundsätzlich indiziert ist. Die Indikationsstellung beruht dann auf Kriterien des *klinischen Bildes,* der *Blutgase* und der *atemmechanischen Meßgrößen.*

2.2 Durchführung
2.2.1 Methoden
Vorbemerkungen

Die technischen Möglichkeiten moderner Respiratoren gestatten eine große Variabilität wählbarer Beatmungs- und Atmungsmuster mit dem Ziel einer individuellen, pathophysiologisch orientierten Anpassung des Respirators an den einzelnen Patienten. Die Möglichkeiten im Atem- und Beatmungsmuster variieren von der Unterstützung einer reinen Spontanatmung durch kontinuierlich positiven Atemwegsdruck (CPAP) oder inspiratorische Druck-/Flußassistenz (IA, ASB) über eine intermittierende maschinelle Beatmung mit zwischengeschalteten spontanen Atemzügen (IMV) bis zur komplett kontrollierten künstlichen Beatmung (CMV) mit intermittierendem Überdruck (IPPV), positiv endexspiratorischem Druck (PEEP) oder kontinuierlich positivem Atemwegsdruck (CPPV), wobei zudem noch das Atemzeitverhältnis zugunsten eines verlängerten Inspiriums (IRV) variiert werden kann. Die Möglichkeiten einer Hochfrequenzventilation sind speziellen Indikationen vorbehalten. Die verschiedenen Beatmungsmuster, also die verschiedenen Variationsmöglichkeiten einer apparativen Beatmung und assistierten Spontanatmung, die weitgehend miteinander kombiniert werden können, lassen sich in *Variationen der Steuerung und Kontrolle des Beatmungszyklus* und *Variationen im Druck-Volumen-Fluß-Zeitablauf* einteilen.

Muster der Steuerung und Kontrolle der Beatmung

(1) *Kontrollierte Beatmung:* Beatmungsfrequenz und Beatmungszyklus werden komplett vom Gerät kontrolliert.

(2) *Assistierte Beatmung:* Der Patient löst die Inspiration aus und bestimmt damit die Atemfrequenz (Triggerung), das Gerät übernimmt den weiteren Beatmungszyklus.

(3) *Assistierte/kontrollierte Beatmung:* Das Gerät liefert eine einstellbare Zahl an Beatmungszyklen (Sicherheitsfrequenz), der Patient kann zusätzlich Beatmungszyklen triggern.

(4) *Augmentierende Beatmungsformen* (Beatmung mit unterstützten oder „augmentierten" Spontanatemzügen):

– IMV (intermittierende maschinelle Ventilation, intermittent mandatory ventilation): Der Patient kann spontane Atemzüge zwischen die Beatmungszyklen einschalten, wobei Art und Anzahl der maschinellen Beatmungszyklen einstellbar sind.

– IA (inspiratorische Assistenz) oder ASB (assistance spontaneous breathing): Die spontane Inspiration des Patienten wird durch einen vom Respirator gelieferten Gasfluß oder Druck unterstützt.

Muster des in- und exspiratorischen Druckablaufs und des Atemzeitverhältnisses

(1) IPPV (intermittent positive pressure ventilation): Überdruck in den Atemwegen nur in der Inspirationsphase, in der Exspiration Druckausgleich zum atmosphärischen Druck.

(2) PEEP (positive endexspiratory pressure): Herstellen eines positiven Atemwegsdruckes am Ende der Exspiration.

(3) CPPV (continuous positive pressure ventilation): Beatmung mit kontinuierlichem, d.h. sowohl in- als auch exspiratorischem, Überdruck in den Atemwegen.

(4) CPAP (continuous positive airway pressure): Spontanatmung mit kontinuierlichem Überdruck in den Atemwegen.

(5) IVR (inversed ratio ventilation): Beatmung mit umgekehrtem Atemzeitverhältnis: Inspiration zu Exspiration 1:1 bis 3:1.

2.2.2 Verbindung zum Respirator

Die Beatmung erfolgt in der Regel über einen Endotrachealtubus. Ausnahme bildet lediglich eine kurzfristige CPAP-Atmung, die bei Patienten mit Lungenödem verwendet und über eine dicht aufsitzende Atemmaske appliziert werden kann. Eine primäre Tracheotomie ist in der Inneren Medizin praktisch nie indiziert. Über die Notwendigkeit einer sekundären Tracheotomie nach anfänglicher Tubusbeatmung entscheiden Grundleiden und erwartete Dauer der Beatmung. In der Inneren Medizin kann eine Tracheotomie bei wochenlanger Beatmung von Patienten mit neurogenen Grundleiden oder mit chronisch obstruktivem Syndrom mit Cor pulmonale erforderlich werden.

Die angewendeten Endotrachealtuben mit großvolumiger Niederdruckmanschette erlauben Beatmungsdauern von Wochen. Die Intubation kann orotracheal oder nasotracheal erfolgen, beide Methoden haben Vor- und Nachteile. Die nasotracheale Intubation wird wegen der Gefahr der bakteriellen Sinusitis als Komplikation sowie des höheren Atemwegswiderstandes und der damit verbundenen höheren Atemarbeit heute zunehmend seltener angewendet.

2.2.3 Wahl und Einstellung des Beatmungsmusters
Wahl des Beatmungsmusters
Bei der Wahl des Atem- und Beatmungsmusters konkurrieren zwei Gesichtspunkte, die im Einzelfalle gegeneinander abgewogen werden müssen.

(1) *Erhaltene Spontanatemzüge:* Hauptvorteile: Weitgehend erhaltener physiologischer Atemvorgang. Die Koordination der Atemmuskulatur bleibt trainiert.
Hauptnachteile: Atemarbeit muß geleistet und damit verbundener Energiebedarf aufgebracht werden. Ermüdung der Atemmuskulatur mit Problemen in der Entwöhnungsphase.

(2) *Kontrollierte Beatmung:* Hauptvorteile: Reduktion von Atemarbeit und damit verbundenem Energiebedarf. Erholung einer erschöpften Atemmuskulatur.
Hauptnachteile: Völlig unphysiologischer Atemvorgang. Bei Langzeitbeatmung Störung der Koordinationsfähigkeit der Atemmuskulatur mit Problemen in der Entwöhnungsphase durch Atemmuskeldesintegration.

Einstellung des Beatmungsmusters
Die Einstellung des Beatmungsmusters beginnt mit einem vorgegebenen festen *Grundmuster:*
  Atemfrequenz 12–16/min
  Atemvolumen 9–12 l/min
  PEEP 4–6 cmH$_2$O
  FiO$_2$ 0,5 (bei klinisch offenkundig schwerer respiratorischer Insuffizienz initial auch bis 1,0)
Bietet der Patient unter dieser Einstellung klinisch den Eindruck einer ausreichenden Beatmung, so kontrolliert man nach 15–30 min die *Zielgrößen* der Beatmung:
  paO$_2$ Altersnorm, zumindest aber > 60 mmHg
  paCO$_2$ < 48 mmHg (Ausnahme bei Patienten mit bekannter vorbestehender ausgeprägter chronischer respiratorischer Azidose)
  Endinspiratorischer Druck < 35 cmH$_2$O
  Thoraxcompliance > 40 ml/cmH$_2$O
Sind diese Zielgrößen gegeben, so kann man das Atemmuster variieren mit dem Ziel einer möglichst niedrigen inspiratorischen Sauerstoffkonzentration (< 40–60%). Sind die Zielgrößen nicht gegeben, so ist eine *Variation des Atemmusters* angezeigt:
  Veränderung der FiO$_2$
  Veränderung des PEEP

2 Grundlagen der Notfall- und Intensivtherapie

- Veränderung der Atemfrequenz
- Veränderung des Atemvolumens
- Veränderung der Inspirationsdauer

Erste Aufgabe ist es, den paO_2 und die Thoraxcompliance in ihre Zielbereiche zu bringen (in der Regel durch Variation von FiO_2, PEEP, Atemzeitverhältnis). Gleichrangig muß der endinspiratorische Maximaldruck (durch Variation des Beatmungsmusters) in seinen Zielbereich gesteuert werden. Die niedrigste Rangfolge hat der $paCO_2$. Kann Normokapnie nur zu Lasten einer hohen Atemarbeit oder hoher Inspirationsdrücke erreicht werden, so wird diese Zielgröße aufgegeben und Hyperkapnie toleriert („kontrollierte Hypoventilation mit permissiver Hyperkapnie"). Ist das Atemmuster befriedigend eingestellt, ist auf eventuelle hämodynamische Nebenwirkungen der Beatmung zu achten (Blutdruckabfall, Verminderung des Herzzeitvolumens, Diureserückgang) und ggf. diese zu korrigieren (Volumenzufuhr, Dopamin).

Nach neuesten Erkenntnissen sind ein hoher inspiratorischer Atemwegsdruck die Hauptursache für ein respiratorisch bedingtes Barotrauma der Lunge und eine *barotraumatische Schädigung des Lungenparenchyms* ein relativ häufiges Ereignis. Daher hat die Zielgröße endinspiratorischer Druck < 35 cmH_2O Vorrang vor der Zielgröße $paCO_2$ < 48 mmHg. Wenn sich eine Normoventilation nur um den Preis überhöhter Atemwegsdrücke herstellen läßt, so wird zugunsten niedrigerer Atemwegsdrücke auf eine Normoventilation verzichtet (Verfahren der kontrollierten Hypoventilation mit permissiver Hyperkapnie).

2.2.4 Sedierung während der Beatmung

Patienten sollten während der Beatmung nur soweit sediert werden wie unbedingt erforderlich. Vor allem nach der Stabilisierung der ersten Tage sollten die Patienten zumindest stets erweckbar und ansprechbar sein. Auf ausreichende Analgesierung ist zu achten. Diese Sedierung nach Bedarf kann durch intermittierende i.v. Bolusgaben oder durch kontinuierliche i.v. Zufuhr der Medikamente erreicht werden. *Empfohlene Medikamente und Dosierungen* sind:

(1) *Diazepam* (Valium®), z.B. 5–10 mg i.v. 1–2stdl. Beachte die lange Eliminationshalbwertszeit von über 24 h für sedierende Metaboliten von 50–120 h.
(2) *Flunitrazepam* (Rohypnol®), z.B. 2 mg 1–2stdl. i.v., oder als Dreier-Kombination Flunitrazepam 2 mg 2–4stdl. alternierend mit Morphin 2 mg plus Promethazin (Atosil®) 10 mg 2–4stdl.
(3) *Midazolam* (Dormicum®), z.B. kontinuierlich i.v. 5 mg (1–10 mg)/h, 120 (90–180) mg/24 h
(4) *Fentanyl* 0,1–0,2 mg i.v. 1–2stdl.
(5) *Morphin* 30–60 mg/24 h kontinuierlich i.v. in Kombination mit Midazolam (Dormicum®) 90–180 mg/24 h
(6) Mischlösung aus Fentanyl 15 mg plus Midazolam (Dormicum®) 5 mg kontinuierlich i.v., Zufuhrgeschwindigkeit nach Bedarf der Sedierung. Solche Mischlösungen haben den Nachteil, daß Analgesie und Sedierung nicht getrennt, dem Bedarf entsprechend, gesteuert werden können.
(7) *Muskelrelaxanzien* sind nur ausnahmsweise erforderlich, wenn anders eine Kontrolle der Beatmung nicht zu erreichen ist (in der Inneren Medizin vor

Schock **2, 3**

allem Patienten mit schweren abdominellen Erkrankungen, hochgestelltem Zwerchfell und eingeschränkter Thoraxgesamtcompliance). Die Relaxierung braucht keineswegs immer eine Langzeitrelaxation zu sein, vielmehr genügen manchmal 12–24 h, damit dann eine Beatmung auch ohne Relaxation befriedigend durchgeführt werden kann.

3 Schock

Definition und Pathogenese: Als Kreislaufschock bezeichnet man ein akutes und vital bedrohliches Versagen der Herz-Kreislauffunktion mit peripherer Minderperfusion. Es wird ausgelöst durch Störung eines oder mehrerer der die Zirkulation determinierenden hämodynamischen Funktionsparameter und aufrechterhalten durch eine Störung der Mikrozirkulation mit der Folge ischämisch-hypoxischer und metabolisch-toxischer Schädigungen von Funktion und Struktur der Organzellen.

Entsprechend den primär schockauslösenden Störungen unterscheidet man die in Tabelle 2.1 aufgeführten Schockformen.

Der Schock im Ablauf einer Überempfindlichkeitsreaktion *(anaphylaktischer Schock)* ist durch 2 Besonderheiten gekennzeichnet:
(1) Dramatischer Verlauf (der anaphylaktische Schock kann in Minuten entstehen und nach kurzen Zeitspannen letal enden).
(2) Komplexe Pathogenese (an der Ausbildung des anaphylaktischen Schocks sind vier der genannten Mechanismen beteiligt: Hypovolämie, Beeinträchtigung der myokardialen Pumpleistung, Verteilungsstörung des Blutflusses, Tonusverlust der Gefäße).

Bei der notfallmäßigen Erstuntersuchung ohne die Möglichkeit hämodynamischer Zusatzmessungen präsentieren sich kardiogener Schock im engeren Sinne und Schock bei Lungenarterienembolie oder Herztamponade recht ähnlich, so daß diese Schockformen notfallmedizinisch zu einem kardiogenen Schockbild im wei-

Tabelle 2.1: Die verschiedenen Schockformen und ihre Pathogenese

Wesentlicher pathogenetischer Faktor	Bezeichnung
Verminderung des zirkulierenden Blutvolumens	Hypovolämischer Schock bei Verlust von Blut, Plasma, Extrazellulärflüssigkeit
Störung der kardialen Förderleistung	Kardiogener Schock (s. Kap. 11, 1.2) – bei myokardialer Pumpstörung – bei kreislaufwirksamen Herzrhythmusstörungen
Obstruktion des Blutflusses	– Schock bei Lungenarterienembolie – Schock bei Herztamponade
Maldistribution des Blutflusses	Septischer Schock (s. Kap. 24, 1.1)
Akuter Verlust des Vasotonus	Neurogener Schock

2 Grundlagen der Notfall- und Intensivtherapie

teren Sinne zusammengefaßt werden können, zumal die Sofortmaßnahmen die gleichen sind.
Schock kann zu Folgeschäden von Organen führen. Man bezeichnet die Organfunktionsstörung während der manifesten Schockphase als „Organ im Schock", die persistierenden Organschädigungen nach der Behebung des Schockzustandes als „Schockorgan". Bezüglich der Zielorgane bestehen erhebliche Speziesunterschiede. Beim Menschen sind, zumindest unter klinischen Gesichtspunkten, die *Hauptschockorgane:*
(1) Niere im Schock und Schockniere (akutes Nierenversagen nach Schock)
(2) Lunge im Schock und Schocklunge (akutes Lungenversagen oder ARDS nach Schock)
(3) Gerinnungsstörung im Schock und disseminierte intravasale Gerinnung
(4) als weiteres Schockorgan der *Darm* (oft frühzeitige Mikrozirkulationsstörung, später Einschwemmung von Endotoxin; frühzeitige Erfassung eines drohenden Schockereignisses durch Messung des intramukosalen pH-Wertes möglich, s.o.)
(5) seltener, aber dennoch von klinischer Relevanz, Schockleber und wahrscheinlich auch Schockpankreas
Klinik: *Klinische Leitsymptome und -befunde* der schockbedingten Minderdurchblutung:
(1) *blasse, kalt-schweißige Haut* (neurogene, septische und anaphylaktische Schockbilder können anfänglich mit einer warmen, trockenen Haut einhergehen)
(2) *Trübung des Sensoriums*
(3) *Tachykardie*
(4) *arterielle Hypotonie* (systolische Werte < 90 mmHg) mit kleiner Blutdruckamplitude (normale arterielle Blutdruckwerte sprechen nicht gegen einen bestehenden Schockzustand, da der Blutdruckabfall anfänglich durch die Kreislauf-

Tabelle 2.2: Differentialdiagnose der verschiedenen Schockformen

	Hypovolämischer Schock	Septischer Schock
(Fremd-) Anamnese	Durchfall, Erbrechen, Teerstuhl, hämorrhagische Diathese, Antikoagulantienbehandlung, Trauma, letzte Menstruation vor 6 Wochen (Extrauteringravidität), Ulkusleiden	Symptome der bakteriellen Infektion, Operationen (urologische, gynäkologische oder der Gallenwege), Katheterismus (Blase, Gefäße), chron. Hämodialyse, Diabetes mellitus, maligne Erkrankung, Kortikosteroid- und Zytostatikatherapie
Körperlicher Befund	kollabierte Venen, äußere oder innere Blutung (rektale Untersuchung, Magensonde)	Fieber, Schüttelfrost, starkes Schwitzen, anfänglich warme Peripherie
Laborwerte	Hb und Hämatokrit, Elektrolytstörungen, Gerinnungsstörungen (primär)	meist Leukozytose und Linksverschiebung, Gerinnungsstörung (sekundär)

zentralisation abgefangen werden kann. Außerdem können vorher hypertensive Blutdruckwerte bestanden haben.)

(5) Oligo-/Anurie
Diagnostische Hinweise: Die Diagnose Schock ist durch die typische Symptomatik meist rasch zu stellen. Häufig bereitet jedoch die Erkennung der Schockursache Schwierigkeiten, insbesondere weil der protrahierte Schock, gleich welcher Genese, einen uniformen, sich perpetuierenden Charakter annimmt. Tabelle 2.2 liefert einige diagnostische Hinweise, die durch elektrokardiographische, röntgenologische und bakteriologische Untersuchungen noch erhärtet werden.

3.1 Allgemeine Schocktherapie
Behandlungsziele
(1) rasche Behebung der Schockursache,
(2) Beseitigung der peripheren Minderdurchblutung,
(3) frühzeitige Prophylaxe von Organschäden.

Die speziellen therapeutischen Maßnahmen richten sich nach der Pathogenese des Schocks und werden deshalb in den betreffenden Organkapiteln abgehandelt. Da die allgemeinen Maßnahmen sich jedoch nur unerheblich unterscheiden, werden sie im Folgenden gemeinsam besprochen.

Allgemeine Maßnahmen
(1) *Flache Lagerung:* Ausnahmen: Bei ausgeprägter kardialer Insuffizienz und bei Blutungen im Bereich von Kopf und Respirationstrakt sollte der Oberkörper 20–30° angehoben werden.

Anaphylaktischer Schock	Neurogener Schock	Kardiogener Schock
Sofortreaktion, meist iatrogen: Medikamente (Penicillin!), jodhaltige Rö.-Kontrastmittel, Seren, kolloidale Plasmaersatzmittel, Lokalanästhetika, Testallergene, Insektenstich	Medikamente (Sedativa, Hypnotika Narkotika, Antihypertensiva), Schlaganfall, Rückenmarktraumatisierung, Sympathektomie	schwere Herzkrankheit (koronare Herzerkrankung, Myokarditis, Myokardiopathie Herzfehler), Lungenembolie, Herzoperation
Juckreiz, Urtikaria, Atemnot, Bronchospasmus	meist ausgeprägte Bewußtseinsstörung, anfänglich warme Peripherie	Tachykardie, Rhythmusstörungen, Zeichen der Herzinsuffizienz, Herzbeuteltamponade (paradoxer Puls)
Leukopenie	Giftnachweis	CK, GOT

2 Grundlagen der Notfall- und Intensivtherapie

(2) *Venöser Zugang* (zentraler Venenkatheter, s. ds. Kap., 1.2.2) und *Volumenzufuhr*.
(3) *Sauerstoffzufuhr:* 4–6 l O_2/min und, wenn erforderlich, frühzeitige Respiratorbehandlung einleiten (s. ds. Kap., 2).
(4) *Überwachung der vitalen Funktionen:* Herz-Kreislauf (Blutdruck, Puls, EKG-Monitor, zentraler Venendruck, Pulsoximetrie, evtl. Pulmonalarteriendruck, Herzminutenvolumen und gemischt-venöse O_2-Sättigung), Atmung, Temperatur und Urinausscheidung (s. ds. Kap., 1.6).
(5) *Wichtige Laboruntersuchungen* (s. ds. Kap., 1.7): Bei Verdacht auf hämorrhagischen Schock sofort Blutgruppe bestimmen und Blut kreuzen lassen! Die regelmäßige Kontrolle von Blutbild, Thrombozyten und Gerinnungsfaktoren (Verbrauchskoagulopathie), Elektrolyten und Blutgasanalyse, Serumkreatinin und Blutlaktat ist zur Überwachung des Schocks besonders wichtig. Bei Verdacht auf septischen Schock wiederholte Entnahme von Blutkulturen!
(6) *EKG, Röntgenaufnahmen* von Thorax und Abdomen.
(7) *Augenhintergrund* (Blutung, septische Metastasen).
(8) *Neurologische Untersuchung.*
(9) *Magensonde* (s. ds. Kap., 1.5).

Eine *venendruckgesteuerte Volumenzufuhr* ist (mit Ausnahme kardiogener Schockzustände) stets erforderlich. Als Richtwert zur Steuerung der Volumentherapie kann ein zentraler Venendruck von 10–12 cmH₂O gelten, da das Herz im Schock in der Regel einen höheren Füllungsdruck benötigt. Liegt der zentrale Venendruck deutlich *unter 10 cmH₂O*, ist eine weitere Volumenzufuhr unter Kontrolle von ZVD, Blutdruck, wenn möglich Pulmonalarteriendruck, und unter Auskultation von Herz und Lunge angezeigt. Bleibt der ZVD unter 10 cmH₂O und treten keine Herzinsuffizienzerscheinungen auf, wird die Volumensubstitution fortgesetzt. Die Volumenzufuhr muß verringert oder abgebrochen werden, wenn der ZVD rasch und deutlich über 12 cmH₂O ansteigt, weil dann eine kardiale Insuffizienz anzunehmen ist. Liegt der ZVD primär *über 15 cmH₂O*, dann erfolgt keine Volumenzufuhr, sondern die Gabe von vasoaktiven Substanzen mit positiv inotroper Wirkung (Dopamin, Dobutamin s. ds. Kap., 3.2 „Vasoaktive Substanzen mit positiv inotroper Wirkung", S. 53). Zur speziellen Bedeutung der Volumensubstitution beim hypovolämischen Schock s. ds. Kap., 3.2 „Volumenersatz", S. 50.

Medikamentöse Maßnahmen

Für die Therapie des Schocks wird über die Gabe vasoaktiver und positiv inotroper Substanzen hinaus eine Reihe von speziellen *Pharmaka* empfohlen, ohne daß bisher kontrollierte Studien deren Effekte eindeutig klären konnten oder aber solche Studien bisher überhaupt vorliegen. Diese Pharmaka sollten hier nur erwähnt werden (mit dem angenommenen Wirkmechanismus), sie sind sämtlich noch als klinisch experimentell einzustufen.

(1) Hypertone Lösung (HSS) aus 7,5% NaCl und hypertone-hyperonkotische Lösungen (HHS) aus 7,5% NaCl und Dextran: Restitution der Mikrozirkulation.
(2) Naloxon (Narcanti®): Antagonisierung von freigesetztem β-Endorphin als Schockmediator.

(3) Antithrombin III: Physiologischer Inhibitor der Bildung und Wirkung von Mediatoren.

(4) Methylprednisolon (Urbason solubile®) im septischen Schock: Hemmung der Bildung, Freisetzung und Wirkung von Schockmediatoren. Die beiden letzten großen Studien konnten keinen Effekt auf die Letalität als Endpunkt nachweisen (Bone u. a., New Engl. J. Med. 317 [1987] 653 ff., VA Study Group, New Engl. J. Med. 317 [1987] 659 ff.). In der Untergruppe der Patienten mit gramnegativer Sepsis zeigte sich jedoch eine eindeutige Wirkung auf den Verlauf der Sepsis, insofern die Patienten später starben (Sprung u. a., New Engl. J. Med. 311 [1984] 1137 ff.), wodurch Zeit für aktive Maßnahmen zur Kontrolle des Sepsisherdes gewonnen werden konnte.

(5) L-NMMA (N-Monomethyl-L-Arginin) zur Hemmung der Synthese des bei Sepsis vermehrt freigesetzten und für die Vasodilatation im septischen Schock mitverantwortlich gemachten NO.

(6) Prostazyklin: Vasodilatation als Gegenspieler des vasokonstriktorischen Schockmediators Thromboxan.

3.2 Hypovolämischer Schock

Ätiopathogenese: Der Verlust von Blut *(hämorrhagischer Schock)*, Plasma oder extrazellulärer Flüssigkeit *(Dehydratationsschock)* kann durch die akute Verminderung des zirkulierenden Blutvolumens zum Schock führen. Ein Schock entwickelt sich vor allem bei großen und schnell auftretenden Volumenverlusten. Außerdem sind das biologische Alter und vorbestehende, insbesondere mit Anämie und Hypovolämie einhergehende Erkrankungen von Bedeutung. Ein perakuter Volumenverlust kann allerdings auch so rasch zum Tod führen, daß dem Organismus keine Zeit zur Gegenregulation (s. u.) bleibt.

Die Ursachen des hämorrhagischen Schocks sind äußere oder innere Blutverluste (Intestinal-, Urogenital- und Respirationstrakt, Gefäßruptur), die Ursachen des Dehydratationsschocks Flüssigkeitsverluste (Plasma, extrazelluläre Flüssigkeit), die ebenfalls nach außen (z. B. renal, gastrointestinal, Schweiß) oder nach innen erfolgen können (z.B. Peritonitis, Ileus).

Wesentlich für das Verständnis von Pathophysiologie und Therapie ist die Kenntnis der körpereigenen *Gegenregulationen.* Der Volumenverlust führt zur Abnahme von Herzminutenvolumen und mittlerem arteriellen Druck. Der Blutdruckabfall stimuliert die Baro- und Chemorezeptoren des Glomus aorticus und G. caroticus zur vermehrten Adrenalin- und Noradrenalinausschüttung. Diese sympathikotone Gegenreaktion bewirkt eine selektive Konstriktion der präkapillären Arteriolen und postkapillären Venolen der Gefäßperipherie, wobei die Durchblutung von Haut, Muskulatur, Niere, Intestinaltrakt und Lunge zugunsten der „lebenswichtigeren" Organe Herz, Gehirn und Nebennieren gedrosselt wird (sog. Zentralisation).

Blutdruckabfall und renale Minderdurchblutung führen über Abnahme des Glomerulusfiltrats und Zunahme der Renin-(Angiotensin- und Aldosteron-) Sekretion zur Oligurie und Natriumretention. Außerdem kommt es infolge der peripheren Mangeldurchblutung zur Gewebshypoxie mit gesteigerter anaerober Glykolyse und zur metabolischen Azidose, die ihrerseits intravasale Gerinnungsvorgänge wie Sludge-Phänomen und Mikrothrombenbildung fördert. Solche Mikrothromben können in den Kapillaren und kleinen Venen von Lunge, Niere, Hypophyse und auch von Leber, Nebennieren, Darm und Haut auftreten. Sie verschlechtern dort die Mikrozirkulation und die Organfunktion. In der Lunge führen Mangeldurchblutung und Mikrothrombenbildung zur Perfusions- und Ver-

2 Grundlagen der Notfall- und Intensivtherapie

teilungsstörung und damit zur Zunahme der allgemeinen Hypoxie und Azidose. In der Niere kann der Schockzustand ein akutes Nierenversagen auslösen. Da auch das retikuloendotheliale System in seiner Clearancefunktion gestört ist, kann es zur überschießenden Gerinnung mit raschem Verbrauch der Gerinnungsfaktoren und dann in einer zweiten Phase zur hämorrhagischen Diathese kommen (Verbrauchskoagulopathie, s. Kap. 19, 3).

Klinik: Bei der klinischen Untersuchung finden sich allgemeine Schockzeichen (s. ds. Kap., „Klinik"). *Wichtig:* Die Blutdruckwerte können durch die Kreislaufzentralisation oder bei vorbestehender Hypertonie trotz fortgeschrittenen Schocks noch im Normbereich liegen, dann jedoch meist mit kleiner Blutdruckamplitude. *Diagnostische Hinweise:* Die Anamnese (Antikoagulanzienbehandlung, Trauma, hämorrhagische Diathese, letzte Menstruation, Teerstühle, Durchfall, Erbrechen), die körperliche Untersuchung (rektaler Befund!), eine diagnostische Magensonde, Röntgenaufnahmen von Thorax und Abdomen sowie Laboruntersuchungen helfen, die Schockursache aufzudecken. Hämoglobin und Hämatokrit können noch normal sein und erlauben anfänglich keine Aussage über die Menge des verlorengegangenen Blutvolumens, da diese Werte erst nach 6–8 Stunden durch den Einstrom von interstitieller Flüssigkeit abfallen. Das verlorene Blut wird kompensatorisch ersetzt durch Flüssigkeit (innerhalb von Stunden), Plasmaproteine (innerhalb von Tagen) und Erythrozyten (innerhalb von Wochen).

Therapie

Die *allgemeinen Therapiemaßnahmen* sind oben beschrieben (s. ds. Kap., 3.1). Besonders wichtig ist ein rascher venöser Zugang zur sofortigen Volumenzufuhr. Beim hämorrhagischen Schock Blutgruppe bestimmen und 6 Blutkonserven kreuzen lassen! Hervorzuheben sind weiterhin Lagerung, O_2-Zufuhr, Magensonde und vor allem die Therapie des Grundleidens (ggf. schnelle chirurgische Intervention). Zu den *speziellen Therapiemaßnahmen* gehören Volumenersatz, Natriumbikarbonat, positiv inotrope Substanzen, Heparin.

Volumenersatz

Unter den speziellen Maßnahmen kommt dem sofortigen Volumenersatz die größte Bedeutung zu. Volumen kann durch Elektrolytlösungen, Plasmaersatzstoffe, Plasma (oder Humanalbumin) und Blut ersetzt werden. Primäres Ziel ist die Steigerung des zirkulierenden Blutvolumens („Wiederauffüllung des Intravasalraums"). Ein reiner Wasser- und Elektrolytverlust sollte initial durchaus mit Kristalloidlösungen korrigiert werden. Da diese Lösungen aber extravasal sequestrieren, besteht bei großen Volumina die Gefahr der Überwässerung mit Lungen- und Hirnödem. Nach Ausgleich des Wasser- und Elektrolytdefizits sollten auch in diesen Fällen kolloidale Volumenersatzmittel eingesetzt werden. Die Indikation zur Bluttransfusion ist v.a. wegen der möglichen Infektionsübertragung streng zu stellen. Da durch die Blutzufuhr die Viskosität erhöht und möglicherweise die O_2-Transportkapazität (O_2-Gehalt × Stromvolumina) vermindert wird (Maximum der O_2-Transportkapazität bei Hämatokrit von 30%!), stehen die rasch verfügbaren Plasmaersatzmittel in der Behandlung des akuten Volumenmangels an erster Stelle.

Kolloidale Plasmaersatzmittel
Nach Entnahme von Kreuzblut sollten rasch und wenn möglich venendruckgesteuert 1000–1500 ml eines kolloidalen Plasmaersatzmittels zugeführt werden (6% Dextran 60000, 6–10% Hydroxyäthylstärke 40000/0,5, 200000/0,5 und 0,6, 450000/0,7 Substitutionsgrad, 3,5–5,5% Gelatine 30000–35000). Läßt sich damit der Volumenmangel nicht ausgleichen, muß meist Blut transfundiert werden. Dieses Vorgehen gilt nicht für den sog. Dehydratationsschock, bei dem zuerst Wasser und Elektrolyte und evtl. Proteine ersetzt werden müssen (s. Kap. 10). Hyperonkotisch stark wirksame Plasmaersatzmittel wie niedermolekulares Dextran sind nicht indiziert, da sie die intrazelluläre Dehydrierung verstärken und dadurch auch ein Nierenversagen provozieren können. Die folgenden kolloidalen Plasmaersatzmittel haben sich bewährt:

(1) *Dextran 60:* Dextran 60 (Macrodex®) hat ein mittleres Molekulargewicht von 60000 und von daher eine längere intravasale Verweildauer als Dextran 40. Eine Dosis von 1,5–2 g Dextran/kg KG/24 h sollte nicht überschritten werden. Bei Oligo-/Anurie ist die Dosis gleichermaßen zu reduzieren. Anaphylaktoide und wohl auch anaphylaktische Reaktionen auf Dextrane sind nach einer Sensibilisierungsphase oder meist schon nach erstmaliger Applikation möglich und sollten in Erwägung gezogen werden, wenn sich unter Dextrangabe ein Schockzustand plötzlich, rapide und scheinbar grundlos verschlechtert. Beim heutigen Wissensstand ist vor einer Dextraninfusion die Injektion von Promit® indiziert. Dadurch lassen sich schwere Dextran-Unverträglichkeiten weitgehend vermeiden. Promit® ist eine niedermolekulare Dextranfraktion (MG ≈ 1000), die präformierte Dextran-Antikörper abfängt, ohne daß eine Vernetzung mit Komplementaktivierung stattfindet.

(2) *Gelatinepräparate* (Haemaccel® 3,5%, Plasmagel® 3,0%, Gelifundol® 5,5%): Sie haben ein niedrigeres mittleres Molekulargewicht (30000–35000) als Dextrane und werden deshalb normalerweise rascher durch die Nieren ausgeschieden. Die angeführten Präparate sind weniger onkotisch wirksam. Die Gefahr der intrazellulären Dehydrierung ist deshalb geringer. Die Effekte auf die Hämostase sind im Vergleich zu den Dextranen äußerst gering. Der unterschiedliche, hohe Kalziumgehalt der einzelnen Gelatinepräparate (Haemaccel® 12,5 mval Ca/l, Plasmagel® 27 mval Ca/l) kann die Wirkung von Digitalis verstärken. Weiterhin sollte kalziumhaltige Gelatine nicht mit Zitratblut zusammen in einem System infundiert werden.

(3) *Hydroxyäthylstärke* (Plasmasteril® 6%, Plasmotonin®): Sie hat ein vergleichsweise hohes mittleres Molekulargewicht von 450000, wird jedoch rasch durch die Serumamylase in kleinere Bruchstücke gespalten. Die Geschwindigkeit dieser enzymatischen Hydrolyse durch Amylase nimmt mit Zunahme der Hydroxyäthylierung ab. Die intravasale Verweildauer ist länger als bei Dextran- und Gelatinepräparaten. Zwischen Hydroxyäthylstärke und Amylase bildet sich ein Enzym-Substrat-Komplex, der infolge seiner Größe nur verzögert eliminiert wird. Dadurch kommt es nach 12–24 h zum Anstieg der Serumamylase auf ca. das Doppelte des Ausgangswertes. Die Serumamylase ist deshalb 3–5 Tage nach einer Hydroxyäthylstärkeinfusion diagnostisch nicht verwertbar. Bei rascher Hydroxyäthylstärkeinfusion tritt 2–3 h im Anschluß an den initialen

Volumengipfel ein zweiter Volumenanstieg auf. Der Einfluß auf die Hämostase ist geringer als bei Dextran.

Nebenwirkungen und ihre Therapie
Nach Gabe von kolloidalen Plasmaersatzmitteln kann es zu *anaphylaktoiden Reaktionen* kommen, die unterschiedlich schwer verlaufen. Folgende Symptome können auftreten: Urtikaria, Juckreiz, Tachykardie, Blutdruckabfall, Bronchospasmus, pulmonale Vasokonstriktion, Rhythmusstörungen und Herz-Kreislaufstillstand. Schwere anaphylaktoide Reaktionen treten ca. einmal pro 20 000 Infusionen auf. Die Nebenwirkungen nach Gelatinegabe sind im Vergleich zu denen nach Dextran häufiger, verlaufen jedoch in der Regel leichter. Sie sind Folge einer Histamin- oder Kininaktivierung. Bei schweren Dextranreaktionen sind präformierte IgG- und IgM-Antikörper von pathogenetischer Bedeutung. Typisch für solche Reaktionen ist das schnelle Auftreten schwerster Symptome (Hautrötung, Blutdruckabfall und Bronchospasmus) nach Einlaufen von nur wenigen ml Plasmaersatzmittel.

Es gibt keine brauchbaren anamnestischen und klinischen Anhaltspunkte, um eine anaphylaktische Reaktion vorherzusagen. Deshalb sollten Patienten während der ersten 20–30 ml besonders gut beobachtet werden. Tritt eine anaphylaktische Reaktion auf, so richtet sich die *Therapie* nach deren Schweregrad (s. ds. Kap., 3.3):

(1) Bei leichter Urtikaria genügt das Abstellen der Infusion.
(2) Bei schwerer Urtikaria erfolgt die intravenöse Gabe von Kortikosteroiden (100–250 mg Prednisolon), Antihistaminika und, falls verfügbar, Humanalbumin 5%.
(3) Bei schweren Reaktionen mit Beteiligung von Atmung und Kreislauf wird zur Erzielung einer Sofortwirkung rasch Adrenalin, 0,05–0,1 mg i.v., injiziert. Diese Dosis kann im Abstand von 1–2 Minuten wiederholt gegeben werden, wobei auf Herzrhythmusstörungen zu achten ist. Dann sofortige Injektion von 250–1000 mg Prednisolon i.v. Anschließend Volumenersatz und Humanalbumin 5%, alternativ die großzügige Gabe von kristalloiden Infusionslösungen.

Humanalbumin (5% und 20%)
Es kann anstelle der künstlichen Plasmaersatzmittel gegeben werden. Es findet vorwiegend in seiner isoonkotischen 5%igen Form Anwendung. Es führt zu keiner Störung der Hämostase und ist frei von Hepatitisviren. Im Vergleich zu kolloidalen Plasmaersatzmitteln ist Humanalbumin jedoch wesentlich teurer und nicht unbegrenzt verfügbar. Die Indikation zur Gabe von Humanalbumin sollte sich an der Plasmaeiweiß- bzw. Plasmaalbuminkonzentration orientieren. Interventionsgrenze, wenn GEW < 4,0–4,5 g% bzw. wenn Albumin < 2,5 g%. Noch sinnvoller ist die Gabe nach der Höhe des kolloidosmotischen Druckes.

Bluttransfusionen
Sie sind erforderlich, wenn nach Gabe von 1000–1500 ml Plasmaersatz der Volumenmangel noch nicht ausgeglichen ist. Patienten mit vorbestehender An-

ämie oder chronischer respiratorischer Insuffizienz und Patienten im höheren Lebensalter reagieren empfindlicher auf Sauerstoffmangel und sollten deshalb frühzeitiger Blut erhalten. Nach der initialen Gabe von Plasmaersatzstoffen können anschließend Konservenblut und Plasmaersatzstoffe im Verhältnis 2:1 weitergegeben werden, wobei eine Gesamtmenge von 2500 ml an Plasmaersatzmitteln nicht überschritten werden sollte.

Bei Massentransfusionen besteht die *Gefahr der Hyperkaliämie* (Kaliumgehalt der Erythrozyten) und Hypokalzämie (Kalziumzitrat-Komplexbildung durch ca. 15 mval Natriumzitrat in einer Blutkonserve). Eine zitratinduzierte Hypokalzämie ist jedoch nur bei Massentransfusionen (mehr als 2 l/20 min) und bei schweren Leberfunktionsstörungen zu erwarten, da das Natriumzitrat dann nicht mehr rasch genug in der Leber zu Natriumbikarbonat metabolisiert werden kann. In solchen Fällen und bei Zeichen von Tetanie sollten nach 1 l Blut 10 ml 10%iges Kalziumglukonat gegeben werden. Bei gesteigerter Blutungsneigung ist Frischblut dem Konservenblut vorzuziehen. Wegen der Gefahr einer transfusionsbedingten Infektion ist die Indikation streng zu stellen!

Die sofortige, venendruckgesteuerte Volumenzufuhr ist zur Behebung eines hypovolämischen Schocks die entscheidende und oft ausreichende therapeutische Maßnahme. Der *Therapieerfolg* läßt sich an folgenden Zeichen ablesen: Abnahme der Pulsfrequenz, Blutdruckanstieg mit Verbreiterung der Blutdruckamplitude, Zunahme der Urinausscheidung, Erwärmung der Haut, Rückgang von Bewußtseinstrübung und motorische Unruhe.

Führt die venendruckgesteuerte Volumengabe (Vorgehen s. ds. Kap., 3.1) nicht zur Behebung des Schockzustandes oder ist die Volumenzufuhr aufgrund eines ZVD über 15 cmH$_2$O nicht indiziert, wird mit der Pharmakotherapie begonnen.

Natriumbikarbonat

Die Bedeutung der Puffertherapie einer metabolischen Azidose im Schock wurde lange überschätzt. Bei adäquater Volumentherapie normalisiert sich der Säure-Basenstatus in der Regel von selbst. Auch ist nur eine extreme Azidose (pH < 7,0) sicher kardiodepressorisch. Hingegen steigert eine geringer ausgeprägte Azidose das Herzzeitvolumen. So kann heute als Richtwert gelten, daß Natriumbikarbonat bei ischämisch-hypoxisch bedingten Azidosen nur bei arteriellen pH-Werten < 7,3 verabreicht werden sollte. Eine Blindpufferung ist kontraindiziert, die Wahl der Dosis erfolgt nach der Analyse des Säure-Basenstatus, und die Therapie muß durch wiederholte Blutgasanalysen überwacht werden.

Vasoaktive Substanzen mit positiv inotroper Wirkung

Adrenerge rezeptorenstimulierende Pharmaka erscheinen in der Pathogenese des hypovolämischen Schocks mit ausgeprägter Stimulation des endogenen sympathiko-adrenergen Systems zunächst nicht angezeigt. Es gibt jedoch Fälle, bei denen auch die hämodynamisch kontrollierte Volumentherapie nicht zur Behebung des Schockzustandes führt oder eine weitere Volumenexpansion wegen eines ZVD > 15 cmH$_2$O oder eines PCP > 18 mmHg nicht mehr erlaubt ist. Hierbei handelt es sich entweder um weit fortgeschrittene Stadien eines protrahierten hypovolämischen Schocks oder aber um kombinierte Schockformen

2 Grundlagen der Notfall- und Intensivtherapie

unter Beteiligung kardiogener oder septischer Ursachen. Nur in dieser Situation ist zur Stabilisierung der Makrohämodynamik ein Therapieversuch mit positiv inotropen und vasoaktiven Substanzen angezeigt, während die frühzeitige Gabe von Katecholaminen vor ausreichender Volumenzufuhr als grundlegender Therapiefehler anzusprechen ist. Die folgenden Substanzen haben sich bewährt:

(1) *Dopamin:* Dopamin ist die biochemische Vorstufe von Noradrenalin. Die einzelnen Gefäßprovinzen werden unterschiedlich beeinflußt. In einem mittleren Dosisbereich nimmt die renale und mesenteriale Durchblutung zu und die von Haut und Muskulatur ab. Bei hoher Dosierung geht diese „gefäßselektive" Wirkung allerdings verloren, und die α-adrenerge Vasokonstriktion steht ganz im Vordergrund. Der positiv inotrope Effekt von Dopamin liegt zwischen dem von Noradrenalin und Dobutamin. Die individuelle Ansprechbarkeit auf Dopamin ist unterschiedlich. Wenn sich durch Infusion von 200–1200 µg/min (3–15 µg/kg/min) der Blutdruck nicht anheben läßt, bieten sich zwei Verfahrensweisen an, deren Auswahl vom peripheren Widerstand (Haut-Nagelbettdurchblutung, Urinausscheidung) abhängt.

Bei Vasodilatation und niedrigem peripheren Widerstand besteht die Möglichkeit, die Dosis von *Dopamin* weiter zu erhöhen, auf > 1200 µg/min, wobei dann die α-adrenerge Vasokonstriktion überwiegt und die renale und mesenteriale Durchblutung abnimmt. Die Dosis richtet sich nach dem systolischen arteriellen Blutdruck, der Werte von über 90 mmHg erreichen sollte. Als zweite Möglichkeit kann zusätzlich *Noradrenalin* (Arterenol®) 10–100 µg/min i.v. eingesetzt werden. Die Gefahren bei Noradrenalin – und bei hochdosierter Dopamingabe – liegen vor allem in der Zunahme der Kreislaufzentralisation und im Auftreten von tachykarden Herzrhythmusstörungen.

(2) *Dobutamin:* Wenn eine kardiale Insuffizienz im Vordergrund steht, kann anstelle von Dopamin das Dobutamin eingesetzt werden. Dobutamin wirkt positiv inotrop vorwiegend durch die kardiale β_1-Rezeptoren-Stimulation, wohingegen α- und β_2-Aktivität nur gering ausgeprägt sind. Die Zunahme der Nierendurchblutung ist nach Dobutamin geringer als nach Dopamin und entspricht der verbesserten myokardialen Leistung. Dosierung: 2–15 µg Dobutamin/kg/min.

(3) *Dopexamin* ist ein neues, synthetisches Katecholamin mit ausgeprägter β_2- und dopaminerger Wirkung, hemmt außerdem die neuronale Wiederaufnahme von Katecholaminen. Es resultiert eine starke inotrope und vasodilatatorische Wirkung bei Steigerung der Nierendurchblutung.

(4) *Adrenalin* ist das Katecholamin der Wahl beim anaphylaktischen Schock (s. ds. Kap., 3.3).

Der Einsatz und die Dosishöhe der o. g. Katecholamine werden durch ihre chronotropen, arrhythmogenen und vaskulären Nebeneffekte begrenzt. Dopamin und Dobutamin werden auch häufig miteinander kombiniert. Läßt sich der Kreislaufschock nicht prompt beheben, so ist der Pulmonaliskatheter indiziert. Erst aus den damit gemessenen und berechneten Werten (CI, PCWP, SVR) läßt sich eine differenzierte Therapie mit Katecholaminen und Volumenzufuhr ableiten.

Heparin

Die frühzeitige Heparingabe zur Prophylaxe einer Verbrauchskoagulopathie ist wahrscheinlich wirkungslos. Auch kann sie häufig, besonders beim hypovolämischen Schock, nicht durchgeführt werden, weil die eigentlich schockauslösende lokale Blutung durch eine allgemeine Gerinnungshemmung verstärkt würde. Wenn die lokale Blutungsursache beseitigt ist und sonst keine Kontraindikationen (s. Kap. 19) vorliegen, können initial 2500–5000 E Heparin und anschließend 500–1000 E/h i.v. gegeben werden. Eine Alternative im hypovolämischen Schock ist die Low-dose-Heparinisierung mit 100–300 IE Heparin/h. Sicher wirksamer ist die Gabe von Antithrombin III bei einem AT-III-Blutspiegel unter 70% der Norm.

3.3 Anaphylaktischer Schock

Ätiopathogenese: Der anaphylaktische Schock ist die schwere Verlaufsform von *Überempfindlichkeitsreaktionen*. Die häufigsten auslösenden Substanzen betreffen:

(1) *Therapeutische und diagnostische Eingriffe:* Röntgenkontrastmittel, Arzneimittel (besonders Penicilline, Immunseren), Allergenextrakte (Hauttestungen, Desensibilisierungen), kolloidale Volumenersatzmittel (s. ds. Kap., 3.2 „Volumenersatz").

(2) *Tierische Gifte:* Bienen-, Wespen-, Hornissen- und Hummelstiche, Ameisenbisse.

Die anaphylaktische Reaktion führt über eine Freisetzung von Mediatorsubstanzen, die im wesentlichen aus aktivierten Mastzellen, Granulozyten und Makrophagen stammen, zu einer Weitstellung der systemischen Widerstandsgefäße und der venösen Kapazitätsgefäße mit Verminderung des peripheren Gesamtwiderstandes. Der pulmonalvaskuläre Widerstand ist dabei erhöht. Durch Zunahme der Kapillarpermeabilität kommt es zu einer Extravasation von Plasma und dadurch zu einer zusätzlichen Verminderung des zirkulierenden Blutvolumens. Unzureichender venöser Rückstrom, erhöhter Lungengefäßwiderstand und wahrscheinlich auch eine direkte Myokarddepression führen zur Erniedrigung des Herzzeitvolumens. Die Koronarperfusion ist vermindert.

Klinik: Die Überempfindlichkeitsreaktion wird allgemein in 4 Schweregrade eingeteilt (Tab. 2.3). Stadium I ist durch Hautreaktion und unterschiedliche Allgemeinsymptome gekennzeichnet. Stadium II ist durch hämodynamische (Tachykardie und Blutdruckabfall) und/oder gastrointestinale Symptome definiert. Stadium III entspricht dem anaphylaktischen Schock und/oder einer ausgeprägten Bronchospastik. Stadium IV bedeutet klinischer Tod (Atem-Kreislaufstillstand). Die Stadien folgen keineswegs regelhaft aufeinander, vielmehr können hohe Schweregrade auch ohne vorherige Symptome abrupt auftreten, z.B. ein anaphylaktischer Schock ohne prodromale Hauterscheinungen oder Allgemeinsymptome. Die klinische Diagnose ist bei Beachtung der Gesamtsituation in der Regel eindeutig.

Therapie

Sofortmaßnahmen

Die erforderlichen Sofortmaßnahmen richten sich nach dem Schweregrad der Überempfindlichkeitsreaktion:

(1) Bei lediglich leichten Hauterscheinungen oder geringen Allgemeinsymptomen genügt das Abbrechen der Infusion, Injektion oder Transfusion.

2 Grundlagen der Notfall- und Intensivtherapie

Tabelle 2.3: Schweregradeinteilung und Therapie bei Überempfindlichkeitsreaktionen

Grad	Symptome	Therapie
I	Flush, Erythem, Urtikaria, Ödem, Juckreiz, Unruhe, Schwindelgefühl, Kopfschmerz, Tremor	Stopp der Infusion, Injektion, Transfusion H_1- und H_2-Rezeptorantagonisten: Clemastin (Tavegil®) 0,03 mg/kg KG i.v. plus Cimetidin (Tagamet®) 5 mg/kg KG i.v.
II	Steigerung der Herzfrequenz um 20/min Abfall des systolischen Blutdrucks um 20 mmHg Übelkeit, Erbrechen, Abdominalschmerz, Durchfall	Zusätzlich Kortikosteroide: z.B. Prednisolon 100–250 mg i.v.
III	Schockzeichen schwere Bronchospastik Bewußtseinstrübung	Adrenalin in fraktionierten Dosen von 0,1 mg i.v. plus Kortikosteroide z.B. Prednisolon 250–500 mg i.v. plus Volumenzufuhr: z.B. 500–1000 ml kolloidaler Plasmaersatzlösung in 30 min
IV	Atem-Kreislaufstillstand	Kardiopulmonale Reanimation

(2) Bei ausgeprägten Hauterscheinungen und Allgemeinsymptomen werden H_1- und H_2-Rezeptorantagonisten i.v. injiziert: Clemastin (Tavegil®) 0,03 mg/kg KG i.v. und Cimetidin (Tagamet®) 5 mg/kg KG i.v.; zusätzlich können nach Ermessen Kortikosteroide gegeben werden (z.B. Prednisolon 100–250 mg i.v.).

(3) Bei deutlichen hämodynamischen Veränderungen oder ausgeprägten gastrointestinalen Symptomen sind Kortikosteroide zusätzlich zu den H_2-Rezeptorantagonisten in der angegebenen Dosis in jedem Fall indiziert.

(4) Bei schweren Reaktionen mit Schockzeichen, bedrohlicher Atemwegsobstruktion oder Bewußtseinstrübung ist die Reihenfolge Adrenalin i.v. vor Kortikosteroiden und Volumenzufuhr einzuhalten. Adrenalin wird in einer Dosis von 0,1 mg i.v. injiziert; diese Dosis kann in Abständen von initial 1–2 min, später 5–10 min wiederholt werden. In schweren Fällen läßt sich manchmal eine hämodynamische Stabilisierung nur durch kontinuierliche intravenöse Infusion von Adrenalin erzielen (angegebene Richtdosen 1–10 µg/min oder 0,05–0,5 µg/kg KG/min). Der entscheidende Vorteil von Adrenalin ist der sofortige Wirkungseintritt. Hauptproblem ist die Steigerung von Herzfrequenz und myokardialem Sauerstoffverbrauch, was vor allem bei älteren Patienten mit vorbestehender koronarer Herzkrankheit zu akuter myokardialer Ischämie

führen kann. Daher sollen Dosis und Dauer der Adrenalintherapie so klein und kurz wie möglich gehalten werden. Sobald die initiale hämodynamische Stabilisierung erreicht ist, sollte diese durch kontrollierte Volumensubstitution ohne weitere Adrenalingaben aufrechterhalten werden.

Prophylaxe
Aus der Erfahrung bekannte Risikofaktoren für eine Überempfindlichkeitsreaktion sind:
(1) bekannte allergische Diathese
(2) erneute Kontrastmittel(KM)-Exposition nach vorangegangener KM-Unverträglichkeit
(3) Erkrankungen mit erhöhten Histaminspiegeln (Lungenerkrankungen, schwere Magen-Darmerkrankungen, Nahrungsmittelallergie)
(4) Asthma bronchiale
(5) Alter > 70 Jahre
(6) manifest dekompensierte kardiale, respiratorische oder hepatische Insuffizienz

Die beste Form einer medikamentösen Prophylaxe vor KM-Exposition oder -Reexposition ist nicht sicher geklärt. Empfohlen wird die Gabe von Kortikosteroiden, beginnend mindestens 12 h vor der KM-Exposition (z.B. 3 × 50 mg Prednisolon 6stündlich oder 12, 8 und 2 h vor der Untersuchung) sowie die intravenöse Gabe eines H_1- (Clemastin [Tavegil®] 0,03 mg/kg KG) und eines H_2-Rezeptorantagonisten (Cimetidin [Tagamet®] 5 mg/kg KG), jeweils als Kurzinfusion über 20 min in physiologischer Kochsalzlösung, verabreicht etwa 2 h vor der KM-Exposition. Der Vorschlag einer Prophylaxe mit Ephedrin zusätzlich zu Kortikosteroiden und H_2-Rezeptorantagonisten ist in seiner Durchführbarkeit und Wirksamkeit noch nicht abgeklärt.

3.4 Schock bei Intoxikationen
Ätiopathogenese: Der Schock ist eine typische Komplikation schwerer Vergiftungen unterschiedlichster Art. Die Pathogenese ist komplex. Allgemein wirkende Faktoren mischen sich mit speziellen toxischen Effekten einzelner Noxen zu einem nicht ganz einheitlichen Muster hämodynamischer Veränderungen.
Grundstörung ist ein *Volumenmangel*, bedingt durch fehlende Flüssigkeitszufuhr bei Bewußtseinsstörung, abnorme Flüssigkeitsverluste durch Erbrechen und Darmatonie sowie Extravasation von Plasma in Haut-Muskelgewebe.
Schwere Schlafmittelvergiftungen führen darüber hinaus zu einer direkten *Beeinträchtigung der Kreislaufregulation*, erkennbar an Bradykardie, nicht adäquat erhöhtem oder durch Vasodilatation vermindertem Gefäßwiderstand trotz Volumenmangel.
Kardiotoxisch wirksame Substanzen führen darüber hinaus zu einer Beeinträchtigung der myokardialen Kontraktilität. Ein substanzspezifischer Effekt trizyklischer Antidepressiva ist die von Volumensituation und arteriellem Blutdruck unabhängige Herzfrequenzsteigerung. Eine eventuelle *Hypothermie* wirkt sich hämodynamisch in einer mit der Temperaturerniedrigung korrelierenden Verminderung von Herzschlagvolumen, Herzzeitvolumen und Herzfrequenz aus.
Klinik: Zu beachten ist, daß die allgemeinen klinischen Schockzeichen durch substanzeigene Effekte spezieller Noxen verändert oder überdeckt sein können. Beispiele hierfür sind:

(1) fehlende Tachy- oder Bradykardie sowie fehlende Zeichen der Vasokonstriktion oder gar Verminderung des peripheren Widerstandes bei Barbituratintoxikationen
(2) Bradykardie trotz schwerer Schockzustände bei Vergiftungen mit Alkylphosphaten
(3) Tachykardie bei Vergiftungen durch Antidepressiva.

Therapie

Allgemeine Maßnahmen
Von den allgemeinen Maßnahmen in der Schocktherapie (s. ds. Kap., 3.1) stellt auch bei Intoxikationen die Volumenzufuhr die Basis der Behandlung dar. Wenn durch hämodynamisch kontrollierte Volumenexpansion die Hämodynamik nicht normalisiert werden kann (anhaltende arterielle Hypotension und erniedrigtes Herzzeitvolumen trotz Anstieg des ZVD auf etwa 12 cmH_2O und des PCP auf etwa 16 mmHg), werden Katecholamine kontinuierlich i.v. infundiert. Hierzu eignen sich Dopamin (200–1000 µg/min) und Noradrenalin (10–100 µg/min). Bei anfänglicher ausgeprägter Bradykardie kann initial Orciprenalin infundiert werden (Alupent® 10–20 µg/min).

Spezielle Maßnahmen
Da die schockauslösenden hämodynamischen Störungen teilweise direkte Effekte der aufgenommenen Noxe darstellen, sollten bei schweren Vergiftungen die Maßnahmen der Giftelimination (s. ds. Kap., 5 „Allgemeine Maßnahmen") aggressiv durchgeführt werden. Bei Patienten mit schwerer Unterkühlung (rektal Temperatur < 32 °C) ist die aktive Wiedererwärmung angezeigt: Infusion erwärmter Infusionslösungen, Magen-Darmspülungen mit erwärmten Lösungen, Hämodialyse mit erwärmtem Dialysat, Peritonealspülung mit erwärmten Lösungen; die Temperatur dieser Lösungen sollte etwa 40 °C betragen.

3.5 Neurogener Schock
Ätiopathogenese: Toxische, hypoxische oder traumatische Läsionen des zentralen Nervensystems können über die akute Erweiterung der Gefäßperipherie mit vermindertem venösen Rückstrom und Abnahme des Herzminutenvolumens zum Schock führen.
Klinik: Die Haut ist infolge der weitgestellten Peripherie meist warm. Die Bewußtseinsstörung ist ausgeprägt, da in der Regel mit dem Vasomotorenzentrum andere zerebrale Strukturen geschädigt werden. Im übrigen entwickelt sich eine allgemeine Schocksymptomatik (s. ds. Kap., 3.2).
Diagnostische Hinweise: Die Fremdanamnese einer vorangegangenen Erkrankung oder Traumatisierung des ZNS (z.B. Unfall, Sympathektomie, Spinal- oder Epiduralanästhesie) erleichtert die Diagnose.

Therapie

Allgemeine Maßnahmen (s. ds. Kap., 3.1)
Besonders zu beachten ist die gründliche, wiederholte neurologische Untersuchung.

Spezielle Maßnahmen
Ziel der speziellen Therapie ist, die relative Hypovolämie und die periphere Vasodilatation zu beseitigen.
(1) Zuerst erfolgt die *venendruckgesteuerte Volumenzufuhr:* s. ds. Kap., 3.2 „Volumenersatz".
(2) Bei mangelhaftem Ansprechen werden gleichzeitig *vasoaktive Substanzen* mit positiv inotroper Wirkung gegeben. *Dopamin* 200–1200 µg/min. Wenn sich durch Dopaminzufuhr der Schockzustand nicht beheben läßt, wird man meist zusätzlich *Noradrenalin* (Arterenol®) 10–100 µg/min geben, da der periphere Widerstand in der Regel vermindert ist (s. ds. Kap., 3.2 „Vasoaktive Substanzen").

3.6 Septischer Schock s. Kap. 24, 1.1.

3.7 Kardiogener Schock s. Kap. 11, 1.2.

3.8 Transfusionsreaktion
Ätiopathogenese:
(1) *Immunologisch bedingte Reaktionen:* Hämolyse mit Schock (Blutgruppenunverträglichkeit zwischen Empfänger und Spender), febrile und schockartige Reaktionen ohne Hämolyse (meist Unverträglichkeit im HLA-System oder Antikörper gegen IgA), Späthämolyse, allergische und anaphylaktische Reaktionen. Die immunologisch bedingten Reaktionen kommen seltener durch eine Blutgruppenfehlbestimmung vor, meist handelt es sich um eine Verwechslung, Fehler bei der serologischen Verträglichkeitsprüfung oder um das Vorliegen eines schwachen, dem Nachweis entgangenen Antikörpers im Empfängerserum.
(2) *Reaktionen anderer Ursache:* akute Hypervolämie durch Übertransfusion, Kalium-Intoxikation, Zitrat-Intoxikation, bakteriell bedingte Reaktion, pyogene Reaktion, chemische Intoxikation, Luftembolie.
Klinik: *Leitsymptome und -befunde des hämolytischen Zwischenfalls,* der klinisch die größte Bedeutung hat: Initial Kreuz- und Lendenschmerzen, retrosternales Engegefühl mit Atemnot, Unruhe, Hitzegefühl, Frösteln, Kaltschweißigkeit und Übelkeit. Anschließend Fieber, Tachykardie, Blutdruckabfall, Stuhl- oder Urinabgang. Außerdem Blutung durch Verbrauchskoagulopathie, akutes Nierenversagen. Tritt der Transfusionszwischenfall während der Narkose auf, sind die o. g. Symptome z. T. nicht vorhanden, und die Transfusion wird nicht immer sofort abgebrochen. Nach Abflachen der Narkose treten deshalb besonders schwere Transfusionsreaktionen auf.
Diagnostische Hinweise:
(1) Aufbewahren sämtlicher Blutproben- und Konservenreste von Empfänger und Spender!
(2) Blutprobe von Empfänger mit Heparin- oder Zitratzusatz zum Nachweis von freiem Hb (sofort zentrifugieren).
(3) Blutgruppen- und Rh-Bestimmung aus Blutprobe von Empfänger.
(4) Blutgruppen- und Rh-Bestimmung aus der Konservenblutprobe und den Begleitröhrchen.
(5) Verträglichkeitsuntersuchungen an den beiden Empfängerblutproben (vor und nach Transfusion) und den beiden Konservenblutproben (Konserveninhalt und Begleitröhrchen).
(6) Antikörpernachweis bei Empfänger in der Blutprobe vor Transfusion.
(7) Stündliche Urinkontrolle: Urinvolumen. Urinfarbe: bei Hämoglobinurie

2 Grundlagen der Notfall- und Intensivtherapie

fleischwasserfarben bis intensiv rot. Unterscheidung gegenüber Hämaturie durch Harnsediment. Bei Hämoglobinurie gleichmäßige Färbung, bei Hämaturie klarer Überstand. Unterscheidung gegenüber Myoglobinurie durch Beurteilung des Serums, das bei Hämoglobinurie rötlich verfärbt, bei Myoglobinurie aber meist klar ist, da Myoglobin mit dem niedrigen Molekulargewicht von 17 800 rasch renal ausgeglichen wird. Ggf. spektralphotometrische Hb-Bestimmung.
(8) Blutbild, Thrombozyten, Gerinnung.

Therapie

Leichte Transfusionsreaktionen (oft bei Übertragung von nur geringen Blutmengen) klingen nach kurzem Schüttelfrost und Temperaturanstieg rasch ab und erfordern keine Therapie. Die Behandlung bei schweren Transfusionsreaktionen ist einheitlich, unabhängig von ihrer Genese. Es gelten die allgemeinen Maßnahmen der Schockbehandlung:
(1) *Volumenersatz* unter ZVD-Kontrolle.
(2) *Vasoaktive Substanzen* mit positiv inotroper Wirkung.
(3) *Kortikosteroide:* 30 mg/kg Methylprednisolon i.v. Bei unzureichender Wirkung Wiederholung nach 6 h.
(4) *Azidosebekämpfung:* Dosierung nach Säure-Basenstatus.
(5) *Diuresesteigerung* mit Mannitol oder Furosemid wirkt der Entwicklung eines akuten Nierenversagens entgegen (s. Kap. 17, 1 „Pharmakotherapie des ANV").
(6) *Heparingabe:* Wenn keine Kontraindikationen vorliegen, 2500–5000 E Heparin i.v. und anschließend 500–1000 E/h.

4 Der komatöse Patient

Ätiopathogenese: Koma bedeutet eine länger anhaltende Bewußtlosigkeit (Stunden und Tage), wobei der Patient nicht ansprechbar ist, keine spontane Aktivität zeigt und auf Schmerzreize keine oder nur ungezielte Abwehrbewegungen ausführt. Die Ursache des veränderten Bewußtseins liegt in einer funktionellen oder organischen Störung des Zentralnervensystems. Da die Formatio reticularis mit ihrer Weckfunktion auf den Kortex eine zentrale Stellung in der Regulation der Bewußtseinslage einnimmt, stellt sie meist den strukturellen Ansatzpunkt in der Pathogenese von Bewußtseinsstörungen dar. Ihre netzförmige Struktur erstreckt sich von der Medulla oblongata bis zum Hypothalamus und ist damit über einen weiten Bereich diffus oder lokalisiert vulnerabel. Komatöse Zustandsbilder können primär intra- oder extrazerebral bedingt sein:
Koma mit intrazerebraler Ursache: a) Trauma (Schädel-Hirn-Trauma, traumatische Hirnmassenblutung, akutes sub- oder epidurales Hämatom, b) Tumor (primär oder metastatisch), c) Gefäßprozeß (Hirninfarkt, spontane Hirnblutung, chronisches subdurales Hämatom, intrakranielle Venenthrombose), d) Entzündungen (Meningitis, Enzephalitis, Hirnabszeß), e) Epilepsie (Status epilepticus, postkonvulsiv).
Koma mit primär extrazerebraler Ursache: a) akute exogene Vergiftung (Schlafmittel, Alkohol usw.), b) metabolische Entgleisung, sog. „Stoffwechselkrise" (hypoglykämisches, diabetisches, hyperosmolares Koma, hypo- und hyperthyreotes Koma, hyperkalzämisches, hypophysäres und Addison-Koma, urämisches und hepatisches Koma), c) Hypoxie (Schock, Zustand nach Reanimation, hypertensive

Enzephalopathie), d) Störungen des Elektrolyt- und Wasserhaushaltes (Wasserintoxikation, Exsikkose), e) Hitzschlag und Hypothermie.
Klinik: Das Bewußtsein kann *quantitativ* (Somnolenz, Sopor, Koma) und *qualitativ* (z.B. Verwirrtheit, Delirium, Dämmerzustand) gestört sein. Die ausgeprägteste Form der quantitativen Bewußtseinsstörung ist das Koma. Die Einteilung in Tabelle 2.4 erlaubt einen gewissen Rückschluß auf den Grad der Störung und hilft, den Verlauf und therapeutischen Erfolg zu beurteilen.
Diagnostische Hinweise:
(1) *Fremdanamnese:* Wann, wie, wo ist das Koma aufgetreten, erstmalig? Suizidales Geschehen (depressive Verstimmtheit, Suizidideen, Tabletten in der Umgebung)? Zucker-, Herz-, Nieren-, Hochdruck-, Leber-, Schilddrüsenerkrankungen? Tumorleiden, neuropsychiatrische Erkrankung? Alkoholkonsum (Beruf)? Trauma (freies Intervall)? Vorangegangener Infekt, Tuberkulose?
(2) *Gesichtsfarbe:* rot: Hochdruckleiden mit seinen Folgen (Hirnblutung), Diabetes mellitus. Blaß: urämisches Koma. Ikterisch: hepatisches Koma.
(3) *Hautbeschaffenheit:* trocken: Exsikkose, urämisches diabetisches, hypothyreotes und Addison-Koma. Schweißig: Hypoglykämie, hyperthyreotes Koma.
(4) *Mund- und Körpergeruch:* obstartig (Azeton): diabetisches Koma, Hungerazidose. Erdig (frische Leber): hepatisches Koma. Urinös: urämisches Koma. Alkoholisch: Alkoholintoxikation, wobei oft gleichzeitig eine zusätzliche Störung vorliegt (Schlafmittelvergiftung, Hypoglykämie, Schädel-Hirn-Trauma)!
(5) *Gezielte Untersuchung:* Nach Injektionsstellen (diabetisches, hypoglykämisches Koma, Drogen) suchen. Zungenbiß (Epilepsie), Hinweise auf ein Schädel-Hirn-Trauma, orale, rektale Blutung (hämorrhagischer Schock).
(6) *Atmung:* Hypoventilation bis Atemstillstand: mechanische, hypoxische oder toxisch-metabolische Schädigung des Atemzentrums, Hyperventilation: häufig

Tabelle 2.4: Grade der Bewußtseinsstörung und Komastadien

Grade der Bewußtseinsstörung	
1. Benommenheit	verlangsamte, unpräzise Reaktion
2. Somnolenz	weckbar, auf Anruf gezielte Reaktion
3. Sopor	schlafähnlicher Zustand, durch starke äußere Reize kurzfristig zu unterbrechen
4. Koma	bewußtlos, keine spontane Aktivität

Komastadien	Reaktion auf (Schmerz-)Reiz	Pupillenreaktion auf Licht, Korneal-, Würg- und Muskeleigenreflexe	Spontanatmung und Kreislaufregulation
I	gezielte Abwehrbewegung	vorhanden	vorhanden
II	ungezielte Reaktion	vorhanden	vorhanden
III	keine Reaktion	vorhanden	vorhanden
IV	keine Reaktion	fehlen	vorhanden
V	keine Reaktion	fehlen	fehlen

2 Grundlagen der Notfall- und Intensivtherapie

bei Mittelhirnkompression. Große, tiefe (Kussmaulsche) Atmung: metabolische Azidose (diabetisches, urämisches, hepatisches Koma). Periodische (Cheyne-Stokessche) Atmung: zerebraler Insult (Hirninfarkt, Hirnblutung), Hirninsuffizienz, mechanische oder toxisch-metabolische Schädigung des Atemzentrums.

(7) *Augenveränderungen:* weite, meist starre Pupillen: Vergiftung mit Atropin, Alkohol, Kokain, Amanita. Enge, meist starre Pupillen: Vergiftung mit Morphin, Opiaten, Nikotin. Anisokorie: bei einseitigem raumforderndem Prozeß. Lichtreaktion: Bei Schlafmittelvergiftungen meist noch erhalten, bei intrazerebraler Raumforderung sind die Pupillen dagegen häufig lichtstarr. Bei lokaler Schädigung „schauen die Augen den Herd an". Augenhintergrund: Zu achten ist besonders auf das Vorkommen von Stauungspapille, Fundus hypertonicus, Mikroaneurysmen, Blutungen, septischen Metastasen, Miliartuberkulose.

(8) *Allgemeine neurologische Veränderungen:* Grad der Bewußtseinsstörung (Somnolenz, Sopor, Koma), Spontanmotorik, Reflexverhalten (Seitendifferenz, Areflexie als Maß der Bewußtseinsstörung), Muskeltonus (Rigidität bei Mittelhirnläsion, die bei zusätzlicher Schädigung von Pons und Medulla verschwindet), Meningismus (Subarachnoidalblutung, Meningitis, intrakranielle Drucksteigerung).

(9) *Kreislaufveränderungen:* arterielle Hypertonie: hypertensive Enzephalopathie, Hirnblutung.

Therapie

Allgemeine Maßnahmen
Sofortmaßnahmen

(1) Beim bewußtlosen Patienten zunächst *Überprüfung von Atmung und Puls*. Liegt ein akuter Atem-Kreislaufstillstand vor, werden Wiederbelebungsmaßnahmen eingeleitet, sofern sie indiziert sind. Sind Atmung und Herz-Kreislauf ausreichend funktionsfähig, bleibt für das weitere Vorgehen etwas mehr Zeit.

(2) *Lagerung:* stabile Seitenlage (s. ds. Kap., 1.1).

(3) *Atemwege freihalten:* Reinigung der Mundhöhle, Entfernen von Prothesen, Dorsalflexion des Kopfes und Vorziehen des Unterkiefers, Absaugen, Naso- oder Oropharyngealtubus einlegen.

(4) *Venöser Zugang* (s. ds. Kap., 1.2.2): Unter klinischen Bedingungen wird ein zentraler Venenkatheter gelegt.

(5) *Blutzuckerschnelltest* und *wichtige Laboruntersuchungen* (s. ds. Kap., 1.7): Erythrozytenzahl, Hämoglobin, Hämatokrit, Leukozyten, Differentialblutbild, Natrium, Kalium, Kalzium, Chlorid, Kreatinin, Harnstoff, Blutzucker, Thrombozyten, Prothrombinzeit, Thrombinzeit, PTT, CK, GOT, GPT, Serumeiweiß, Lipase, α-Amylase. Außerdem arterielle Blutgasanalyse und Säure-Basenstatus. Urinstatus (Glukose, Ketonkörper, Eiweiß, pH, Toxikologie). Der Blutzuckerschnelltest ersetzt nicht die anschließende exakte Blutzuckerbestimmung. Besteht Verdacht auf eine Vergiftung, wird außerdem Blut und Urin zur toxikologischen Untersuchung entnommen.

(6) Bei nachgewiesener oder bei Verdacht auf *Hypoglykämie* (Blutzuckerschnelltest) sofortige intravenöse Gabe von 40 ml 40% *Glukose*. Klinische Zeichen der Hypoglykämie treten meist bei Blutzuckerwerten unter 50 mg/dl auf. Bei Diabetikern mit raschem Blutzuckerabfall und bei älteren Patienten

können schon Werte zwischen 50 und 100 mg/dl zu hypoglykämischen Erscheinungen führen. Glukosegabe ist sinnvoll, da bei Vorliegen einer Hypoglykämie der gehirnzellschädigende Faktor rasch beseitigt wird und außerdem, weil eine Reihe von komatösen Zuständen mit oft schweren Hypoglykämien einhergehen (hypophysäres, hypothyreotes und Addison-Koma, Alkoholintoxikation). Neben dieser protektiv-therapeutischen und im übrigen unschädlichen Wirkung hat die Glukosegabe einen gewissen differentialdiagnostischen Wert, weil sie bei Hypoglykämie meist rasch eine Aufklärung des Bewußtseins bewirkt.

Anamnese und Untersuchung

Eingehende Fremdanamnese und gründliche Untersuchung des Patienten (s. ds. Kap., „Klinik", S. 61) im Anschluß an diese Sofortmaßnahmen. Dabei ist besonders auf den Grad der Bewußtseinsstörung zu achten und der Befund schriftlich zu fixieren, um Schwere und Verlauf der Erkrankung beurteilen zu können. Nach der körperlichen Untersuchung läßt sich oft schon eine gezielte Behandlung der zugrundeliegenden Störung in die Wege leiten (z. B. Volumenzufuhr bei hypovolämischem Schock, neurochirurgische Intervention bei intrazerebralem Hämatom, Magenspülung bei peroraler Vergiftung, Blutdrucksenkung bei hypertensiver Enzephalopathie).

Weitere Versorgung und Überwachung des Patienten

(1) Kontinuierliche *Überprüfung der vitalen Funktionen* (s. ds. Kap., 1.6): Herzfrequenz, Blutdruck, Atmung, Pulsoximetrie, Urinausscheidung (Blasenkatheter: erste Harnportion zur toxikologischen Untersuchung! Glukose, Ketonkörper) und entsprechende Behandlung. Ist die Atmung gestört, frühzeitige Intubation (s. ds. Kap., 1.6.1), gründliches Absaugen und apparative Beatmung (s. ds. Kap., 2).

(2) *Magensonde* (s. ds. Kap., 1.5): Entleerung des Magens, um Erbrechen, Aspiration oder eine eventuelle Giftresorption zu verhindern (erste Portion zur toxikologischen Untersuchung).

(3) *Augenhintergrundbeurteilung* (s. ds. Kap., „Klinik", S. 62).

(4) EKG, Röntgen-Thorax.

(5) Röntgen-Schädel und Computertomogramm in Abhängigkeit von den klinischen Befunden.

(6) Eventuell Lumbalpunktion (nach Ausschluß eines Hirnödems) und Liquoruntersuchung (Druck, Erythrozyten, Zellzahl, Eiweiß, Wassermann-Reaktion, Bakteriologie, Glukose). Mit dem Liquorzucker gleichzeitige Bestimmung des Blutzuckerwertes!

(7) *Wichtig:* Wiederholte Kontrolle der Bewußtseinslage (Ansprechen auf Therapie, Zeitpunkt der Extubation!).

(8) Dekubitusprophylaxe, Blasenkatheterpflege, Augen- und Mundpflege, Physiotherapie.

(9) Ernährung: zunächst parenteral, frühzeitig Beginn mit gleichzeitiger oder alleiniger Sondenernährung (s. Kap. 9, 3).

2 Grundlagen der Notfall- und Intensivtherapie

Spezielle Maßnahmen (Hirnödemtherapie)

Die spezielle Behandlung richtet sich nach der jeweiligen *zugrundeliegenden Störung*. Eine *Hirnödemtherapie* ist bei nachgewiesenem Hirnödem angezeigt. Komata mit intrazerebraler Ursache (Schädel-Hirn-Trauma, Tumor, Hirninfarkt, Hirnblutung, Status epilepticus und auch die hypertensive Enzephalopathie), aber auch solche mit metabolischen Ursachen gehen häufig mit einem Hirnödem einher. In diesen Fällen sollte ein begleitendes Hirnödem sofort behandelt werden, da das Hirnödem die zerebrale Hypoxie verstärkt, die wiederum zur Zunahme des Hirnödems führt.

(1) *Lagerung:* Oberkörperhochlagerung oder Hochlagerung des Kopfes (15–30°) zur Senkung des intrakraniellen Druckes.

(2) *Hyperventilation:* Hyperventilation ($paCO_2$ um 30 mmHg) senkt zumindest vorübergehend (6–48 h) den Hirndruck und ist v.a. in der Lage, Hirndruckspitzen abzufangen.

(3) *Kortikosteroide:* Ein therapeutischer Effekt ist nur bei Hirntumoren gesichert. Dexamethason (Decadron®, Fortecortin®) wird wegen seiner geringen mineralokortikoiden Wirkung bevorzugt. Dosierung: initial 12 mg Dexamethason i.v., anschließend 4 mg im Abstand von 6 h. Bei Hirninfarkt und Hirnblutung ließ sich in kontrollierten Studien kein positiver Effekt nachweisen. Bei Schädel-Hirn-Traumen ist der Nutzen einer Steroidtherapie nach wie vor umstritten.

(4) *Diuretika:* Die Wirkung von Schleifendiuretika ist nicht gesichert. Für Furosemid nimmt man eine hemmende Wirkung auf die Liquorproduktion an. Dosierung: Furosemid (Lasix®) 20–40 mg i.v. 8–12stdl. Unter dieser entwässernden Behandlung ist eine genaue Überwachung der Urinproduktion, des Wasser- und Elektrolythaushaltes erforderlich, um Elektrolytverlust, Hypovolämie und Dehydratation zu vermeiden.

(5) *Osmotherapeutika:* Osmotherapeutika senken den intrakraniellen Druck ohne direkte Beeinflussung des Hirnödems. Sie sollten nicht generell, sondern nur gezielt bei nachgewiesener intrakranieller Drucksteigerung eingesetzt werden. Bei intrakranieller Blutung kann die Osmotherapie zur Abnahme des Hirnvolumens auf der gesunden Seite und zu Massenverschiebungen mit Einklemmungserscheinungen führen. Dosierung: Mannit 20% (Osmofundin®) 250–500 ml i.v. in 60 min. Wiederholung im Abstand von 6 h.

(6) *TRIS-Puffer:* TRIS-Puffer kann unter den Bedingungen der Intensivtherapie gegeben werden, wenn die Osmotherapie nicht ausreichend wirksam oder durch Hyperosmolarität des Plasmas begrenzt ist. Vorgeschlagene Dosierung 1 mmol/kg KG als Kurzinfusion über 10 min (Pfenninger, Arzneimitteltherapie 7 [1989] 218ff.).

(7) *Barbiturate:* Barbiturate senken den intrakraniellen Druck zuverlässig, jedoch ist die Therapie in den notwendigen hohen Dosen durch erhebliche Nebenwirkungen auf Blutdruck und Herzzeitvolumen belastet. Barbiturate gelten daher heute nur noch in der Neurochirurgie als Mittel der letzten Wahl bei sonst nicht kontrollierbarem Hirndruck.

5 Akute exogene Vergiftungen

Symptomatik und Therapie von speziellen Vergiftungen können in diesem Rahmen nicht behandelt werden. Es sollen vielmehr die allgemeinen Maßnahmen unter Berücksichtigung der besonders häufig auftretenden Schlafmittel- und Alkoholintoxikation dargestellt werden. Über die *Giftinformationszentralen* (s. Tab. 2.5) können Ärzte und Laien rasch telefonisch Auskunft erhalten, inwieweit eine zugeführte Substanz schädlich ist und welche Maßnahmen ggf. zu ergreifen sind.

In ausreichend hoher Dosierung und bei entsprechender Applikation kann prinzipiell jede Substanz eine Vergiftung hervorrufen. In der Praxis sind es jedoch ganz bestimmte Stoffgruppen, allerdings eine Vielzahl, die als Gifte in Frage kommen. Am häufigsten sind Vergiftungen mit Schlafmitteln und Psychopharmaka in Kombination mit Alkohol. Bei Erwachsenen handelt es sich vorwiegend um *Vergiftungen in suizidaler Absicht* (90%), bei Kindern dagegen meist um *akzidentelle Vergiftungen* (Haushaltsprodukte, Trinken aus falsch beschrifteten Flaschen, herumstehende Medikamente). *Gewerbliche Vergiftungen* sind vergleichsweise selten.

Klinik: Die Vielzahl der möglichen Gifte hat auch eine vielgestaltige Symptomatik zur Folge. Bei schweren Vergiftungen stehen jedoch zentralnervöse, respiratorische und kardiovaskuläre Störungen im Vordergrund. Ausgesprochen häufig tritt Erbrechen auf. Wegweisend für die Diagnose können auffälliger Fötor und Hauterscheinungen sein. *Diagnostische Hinweise* ergeben sich aus der Situation (Tablettenreste, Abschiedsbriefe, Flüssigkeitsreste in Gläsern oder Flaschen) und aus der Fremdanamnese (Verstimmtheit, Selbstmordäußerungen). *Differentialdiagnostisch* müssen sämtliche komatösen Zustände (s. ds. Kap., 4) in Betracht gezogen werden.

Therapie

Behandlungsziele

(1) *Verhinderung einer weiteren Giftresorption* (Magenentleerung durch Erbrechen oder Spülung, Beschleunigung der Darmpassage durch Laxanzien wie Natriumsulfat oder Sorbit, Adsorption des Giftes an Aktivkohle, Gabe eines chemischen Lokalantidots zur Giftneutralisation, Hautreinigung bei transkutaner Vergiftung).

(2) *Beschleunigung der Giftelimination* (forcierte Diurese, Hämo- oder Peritonealdialyse, Hämoperfusion, Plasmaperfusion).

(3) Einsetzen von möglichst *spezifischen Antidoten* (z.B. 4-DMAP, Natriumsulfat 10%, Naloxon (Narcanti®), Atropin, Flumazenil [Anexate®], Obidoxim).

(4) *Aufrechterhaltung der vitalen Funktionen* (Atmung, Herz-Kreislauf, Urinproduktion, Temperatur, Wasser-, Elektrolyt- und Säure-Basenhaushalt). Dabei kommt den symptomatischen Maßnahmen die größte Bedeutung zu, weil in der Klinik nur wenige Prozent der Fälle mit einem spezifischen Antidot behandelt werden und viele Vergiftungen durch mehrere Substanzen gleichzeitig bedingt sind.

2 Grundlagen der Notfall- und Intensivtherapie

Tabelle 2.5: Giftinformationszentren

Zentrale	Telefon (Durchwahl)	Adresse
BERLIN Universitätsklinikum Rudolf Virchow Standort Charlottenburg	(030) 3035-3466 2215 3436	Reanimationszentrum Spandauer Damm 130 14050 Berlin
BERLIN Beratungsstelle für Vergiftungs- erscheinungen und Embryonal- toxikologie	(030) 3023022	Städt. Kinderklinik Charlottenburg Pulsstraße 3–7 14059 Berlin
BONN Informationszentrale gegen Vergiftungen	(0228) 2873211	Universitätskinderklinik und Poliklinik Adenauerallee 19 53111 Bonn
BRAUNSCHWEIG Städtisches Klinikum	(0531) 62290	Med. Klinik II Salzdahlumer Straße 90 38126 Braunschweig
BREMEN Zentralkrankenhaus	(0421) 4975268 4973688	Klinikum für Innere Medizin – Intensivstation St.-Jürgen-Straße 28205 Bremen
ERFURT Giftnotruf Erfurt Gemeinsames Giftinformations- zentrum der Länder	(031) 730730 24-h-Dienst	Klinikum Erfurt Nordhäuser Straße 74 99089 Erfurt
FREIBURG Informationszentrale für Vergiftungen	(0761) 270-4361	Universitätskinderklinik Mathildenstraße 1 79106 Freiburg/Br.
GÖTTINGEN Vergiftungsinformationszentrale	(0551) 3962-39 3962-10	Universitäts-Kinderklinik und -Poliklinik Robert-Koch-Straße 40 37075 Göttingen
HAMBURG Giftinformationszentrale	(040) 6385-3345 6385-3346	I. Med. Abteilung Allgemeines Krankenhaus Barmbek Rübenkamp 148 22307 Hamburg

Tabelle 2.5 (Fortsetzung)

Zentrale	Telefon (Durchwahl)	Adresse
HOMBURG/SAAR Beratungsstelle für Vergiftungsfälle im Kindesalter	(06841) 162257 162846	Universitätskinderklinik im Landeskrankenhaus 66424 Homburg/Saar
KASSEL Untersuchungs- und Beratungsstelle für Vergiftungen	(0561) 9188-320 24-h-Dienst	Labor Dr. med. M. Hess und Kollegen Karthäuser Straße 3 34117 Kassel
KIEL Zentralstelle zur Beratung bei Vergiftungsfällen	(0431) 5974268	I. Medizinische Universitätsklinik Schittenhelmstraße 12 24105 Kiel
LEIPZIG Institut für Pharmakologie und Toxikologie	(0341) 311916	Karl-Marx-Universität Härtelstraße 16–18 04107 Leipzig
MAINZ Beratungsstelle bei Vergiftungen	(06131) 232466/7	II. Medizinische Klinik und Poliklinik der Johannes-Gutenberg-Universität Langenbeckstraße 1 55131 Mainz/Rhein
MÖNCHENGLADBACH Toxikologische Untersuchungsstelle	02161/819450 24-h-Dienst	Gemeinschaftspraxis Drs. Stein, Kehren, Beckers, Siepen, Prof. Storch Wallstraße 10 41061 Mönchengladbach
MÜNCHEN Giftnotruf München	(089) 4140-2211	Toxikologische Abteilung der II. Medizinischen Klinik rechts der Isar der TU Ismaninger Straße 22 81675 München
NÜRNBERG Toxikologische Intensivstation Giftinformationszentrale	(0911) 398-2451	2. Medizinische Klinik Klinikum Nürnberg Flurstraße 17 90419 Nürnberg
PAPENBURG Pädiatr. Abteilung Marienhospital	(04961) 93-1381	Hauptkanal rechts 75 26871 Papenburg

2 Grundlagen der Notfall- und Intensivtherapie

Allgemeine Maßnahmen
(1) *Lagerung:* Stabile Seitenlage zur Vermeidung einer Aspiration. Zur Magenspülung Oberkörpertieflage (20°).
(2) *Atemwege freihalten:* Mund reinigen, Prothesen entfernen, Kopf reklinieren und Unterkiefer nach vorne ziehen, Oropharyngealtubus (Guedel) oder Nasopharyngealtubus (Wendl) einlegen. Evtl. Intubation.
(3) *Venöser Zugang* (s. ds. Kap., 1.2.2): bei schweren Vergiftungen zentraler Venenkatheter, bei leichten Vergiftungen zumindest eine Verweilkanüle.
(4) Wichtige *Laboruntersuchungen* (s. ds. Kap., 1.7). Außerdem Venenblut zur Identifikation des Giftes und dessen Blutspiegelbestimmung.
(5) *Blasenkatheter:* Erste Urinmenge zur toxikologischen Untersuchung.
(6) *Überwachung der vitalen Funktionen* (s. ds. Kap., 1.6): Atmung, Herz-Kreislauf, Urinausscheidung und Temperatur. Frühzeitig die Indikation zur Beatmung stellen.
(7) Neurologische Verlaufsuntersuchung.

Verhinderung der weiteren Giftresorption (Dekontamination und Neutralisation)
Maßnahmen bei pulmonaler Aufnahme des Giftes
Den Vergifteten sofort an die frische Luft bringen. Bei Reizgasinhalation mit der topischen Kortikoidprophylaxe beginnen. Sauerstoffzufuhr, bei toxischem Lungenödem Überdruckbeatmung.

Maßnahmen bei perkutaner Aufnahme des Giftes (Anilin, E 605, Phenole, Tetrachlorkohlenstoff)
Entfernen der kontaminierten Kleidung mit Gummihandschuhen. Gründliche Hautreinigung mit Wasser, bei fettlöslichen Toxinen mit Seife.

Maßnahmen bei konjunktivaler Giftaufnahme
Sofortiges gründliches Spülen (10–15 min) des Auges unter dem nächsten Wasserhahn. Augenärztliche Weiterbehandlung.

Maßnahmen bei enteraler Giftaufnahme
(1) *Provoziertes Erbrechen* bei bewußtseinsklaren Patienten, deren Schluck- und Hustenreflexe voll erhalten sind: Trinken von hypertoner Kochsalzlösung (1–2 Eßl. Kochsalz auf ein Glas Wasser) oder Gabe von Ipecacuanha-Sirup. Kinder erhalten Ipecacuanha-Sirup (Dosierung: Kinder < $1^1/_2$ Jahre 10 ml, $1^1/_2$–4 Jahre 15 ml, > 4 Jahre 20 ml) und werden dann bäuchlings mit herunterhängendem Kopf über das Knie eines Erwachsenen gelegt. Das Erbrechen kann durch Reizen des Rachenringes beschleunigt werden. Außerdem sollten die Patienten nach Einnahme des Brechsirups reichlich Flüssigkeit trinken, um den Brecheffekt zu verbessern.
Kontraindiziert ist die Gabe von Alkohol, Rizinusöl und Milch. Die lipo- und hydrophile Phase der Milch begünstigt die Giftresorption. Bei Säure-Laugenverätzungen kann Milch jedoch gegeben werden.
Wichtig: Bei *Säure-Laugenverätzung* kein Erbrechen provozieren! Sofortiges Trinkenlassen von viel Wasser (Verdünnungseffekt), weiterhin von Milch oder Puffersubstanzen (Gelusil®-Lac, Aludrox®).

Unkooperative, jedoch bewußtseinsklare Patienten mit erhaltenen Husten- und Schluckreflexen erhalten 10 mg *Apomorphin* und dann 10 mg Novadral® zur Kompensation der Kreislaufdepression in 2 i.m. Injektionen. Vorher 1–2 Glas Wasser trinken lassen, um den Magen aufzufüllen. Kleinkindern darf kein Apomorphin gegeben werden, bei Schulkindern ist die Dosis auf die Hälfte zu reduzieren (5 mg Apomorphin und 5 mg Novadral® i.m.). Das Erbrechen tritt nach ca. 5 min ein. Anschließend wird Naloxon (Narcanti®) 0,4 mg i.v. gegeben, um das Erbrechen zu beenden und eine Atemdepression zu verhindern. Die Dosierung bei Kindern beträgt 0,01 mg Naloxon/kg KG.

Wichtig: Erbrechen sollte auch dann provoziert werden, wenn vorher schon spontan erbrochen wurde. *Kontraindiziert* ist provoziertes Erbrechen bei Bewußtseinstrübung und anderen klinischen Zeichen der schon eingetretenen Giftresorption (Atem- und Kreislaufdepression, Lähmung des Brechzentrums), außerdem bei Säure-Laugenverätzung, bei Vergiftungen mit Antiemetika und wegen der Aspirationsgefahr bei Vergiftungen mit stark schäumenden Flüssigkeiten (Waschmittel) und mit Mineralölprodukten.

(2) *Magenspülung:* Bei Bewußtseinstrübung oder mangelhaftem Erbrechen wird der Magen gespült. Die vorherige Intubation und Abdichtung der Trachea mit der Tubusmanschette muß immer durchgeführt werden, wenn Husten- und Schluckreflexe sowie Atmung gestört sind oder wenn eine ausgeprägte Bewußtseinsstörung vorliegt. *Praktisches Vorgehen:* Nach intravenöser Gabe von 0,5 mg Atropin wird ein großlumiger (ca. 2 cm Durchmesser) Magenschlauch gelegt und das Magensekret abgesaugt. Die erste Portion wird toxikologisch untersucht. Der Patient wird in Kopftieflage gebracht, indem das Bett um ca. 20° gekippt wird. Bei Intubation ist Rückenlage möglich, in den übrigen Fällen ist streng auf Seit(oder Bauch)lagerung zu achten. Die Magenspülung erfolgt mit 10–20 l körperwarmem Leitungswasser oder mit physiologischer Kochsalzlösung. Als Einzelportionen werden 100–300 ml instilliert und wieder abgelassen. Der großlumige Magenschlauch wird dann abgeklemmt, entfernt und durch eine transnasale Magensonde ersetzt (s. ds. Kap., 1.5). Anschließend werden ca. 30 g aufgeschwemmte Aktivkohle (= 120 Kohle-Compretten®) und ca. 30 g Natriumsulfat (1 Eßl. Na_2SO_4 pro Glas Wasser) instilliert. Die Magenspülung ist unabhängig vom Zeitpunkt der Giftaufnahme immer durchzuführen, solange noch Vergiftungssymptome nachweisbar oder zu erwarten sind, da eine Magenatonie oder ein intestinaler Reflux bei Pylorusatonie vorliegen kann. Die Gefahr, durch die Spülung Gift in tiefere Darmabschnitte zu befördern, ist sicher geringer, als die gesamte Giftmenge im Organismus zu belassen.

Eine vorsichtige Magenspülung sollte auch in der *Früh*phase bei Säure-Laugenverätzungen (außer bei Verdacht auf Perforation) erfolgen. In diesen Fällen wird eine transnasale Magenverweilsonde gelegt, die zudem einen Bougie-Effekt hat. Bei Halogenwasserstoffintoxikationen (z.B. Tetrachlorkohlenstoff, Chloroform) wird zuerst Aktivkohle gegeben und anschließend der Magen gespült.

(3) *Darmreinigung:* Bei Darmatonie (Atropin- oder Opiatintoxikation) sollte der Darm durch osmotisch wirksame Substanzen (500–1000 ml 40%iges Sorbit in die Magensonde) und hohe rektale Schaukeleinläufe entleert werden.

Beschleunigung der Ausscheidung resorbierter Gifte (sekundäre Giftelimination)
Steigerung der Diurese

Gifte mit renaler Elimination werden durch eine Steigerung der Diurese schneller ausgeschieden. Dies ist bei Barbituraten, Salizylaten, Lithiumsalzen, Isoniazid, Meprobamat und Thallium der Fall. Die Wirksamkeit einer Diuresesteigerung ist bei barbituratfreien Schlafmitteln und bei Tranquillanzien nicht erwiesen. Da aber häufig das Gift nicht sicher bekannt ist und da es sich oft um Vergiftungen mit mehreren Substanzen gleichzeitig handelt, ist die forcierte Diurese in Zweifelsfällen stets durchzuführen. Kontraindikationen sind Überwässerung, Herz- und Niereninsuffizienz.

In 24 h werden *6–12 l Halbelektrolytlösung* oder 5%ige Glukose im Wechsel mit einer Vollelektrolytlösung infundiert. Da es nach einigen Stunden in der Regel zur Hypokaliämie kommt, sollte mit Beginn der Infusionsbehandlung Kalium zugesetzt werden (ca. *40 mval Kalium/1500 ml Lösung*, später entsprechend den Laborkontrollen). Die Urinausscheidung wird stündlich gemessen. Ist die positive Bilanz größer als 1 l, werden 20 mg *Furosemid* (Lasix®) i.v. gegeben. Wichtig ist, daß bei Exsikkose und Hypotonie zuerst das Volumendefizit unter Kontrolle des zentralen Venendrucks ersetzt wird. Elektrolytverschiebungen müssen ebenfalls ausgeglichen werden (s. Kap. 10, 1). Durch *Alkalisierung* kann der Dissoziationsgrad von schwachen Säuren (langwirksame Barbiturate, Salizylate) erhöht werden. Die dissoziierten, polaren Substanzen sind schlechter membrangängig, permeieren deshalb in geringerem Maße in die Zelle, werden so tubulär weniger reabsorbiert und vermehrt im Urin ausgeschieden. Bei Vergiftungen mit schwachen Säuren werden in der ersten Stunde 60 mval $NaHCO_3$, in der zweiten Stunde 40 mval und in den weiteren Stunden jeweils 20 mval $NaHCO_3$ den Infusionen zugesetzt. Die Bikarbonatdosierung richtet sich nach dem Urin-pH, das 7,5–8,0 betragen sollte. Da das Urin-pH normalerweise im sauren Bereich liegt, hat die Ansäuerung des Urins bei Vergiftungen mit schwachen Basen keine praktische Bedeutung.

Hämo- oder Peritonealdialyse und Hämoperfusion oder Plasmaseparation

Die Dialysebehandlung ist bei schwersten Vergiftungen indiziert, wenn das Gift in ausreichender Menge dialysabel ist. Die Beurteilung der Vergiftungsschwere beruht dabei auf den klinischen Zeichen, dem EEG-Befund und den gemessenen Blutspiegeln. Wenn die Wahrscheinlichkeit besteht, daß letale Mengen eines dialysablen Giftes aufgenommen wurden, sollte die Dialyse von vornherein angestrebt werden. Bei den meisten Vergiftungen ist die Giftelimination mit Hilfe der Hämoperfusion effektiver.

Spezielle Hinweise zur Therapie der Schlafmittelvergiftung

Über 60% aller Vergiftungen beim Erwachsenen sind Schlafmittelintoxikationen, meist in suizidaler Absicht. Je nach Schweregrad lassen sich 5 Stadien unterscheiden (Tab. 2.6). Strenggenommen gilt diese Einteilung allerdings nur für die Barbituratintoxikation. Vergiftungen mit barbituratfreien Schlafmitteln wie Metaqualon oder Glutethimid können beispielsweise bis zum Exitus letalis mit

Tabelle 2.6: Stadieneinteilung der Barbituratvergiftung

Stadium	Bewußtsein	Reaktion auf Schmerzreize	Sehnen- und Hustenreflexe	Reflexverhalten Korneal-reflex	Pupillen-reaktion auf Licht	Spontaner* Lagewechsel	Atmung	Herz-Kreislauf
I	Anamnese möglich	+	+	+	+	+	unauffällig (regelmäßig und mitteltief)	unauffällig (Puls und Blutdruck normal)
II	vereinzelt Antwort	+	+	+	+	+		
III	bewußtlos	gering	+	+	(+)	selten	unauffällig	unauffällig
IV	bewußtlos	−	−	+ (−)	+ (+)	−	leichte Globalinsuffizienz	Hypotonie
V	bewußtlos	−	−	−	− Anisokorie und Mydriasis	−	schwere Globalinsuffizienz	Schock

* Besteht ein Dekubitus, so kann angenommen werden, daß der Patient zumindest über 6 h das Vergiftungsstadium III durchgemacht hat.

einer Reflexsteigerung einhergehen und erschweren dadurch die Beurteilung des Schweregrades der Vergiftung erheblich.

Das *therapeutische Vorgehen* entspricht den oben beschriebenen (s. ds. Kap., „Behandlungsziele", S. 65) Maßnahmen bei enteraler Giftaufnahme:

(1) Allgemeine Maßnahmen s. ds. Kap., „Allgemeine Maßnahmen", S. 68 (Lagerung, Atemwege freihalten, venöser Zugang, Laboruntersuchungen, Blasenkatheter, Überwachung der vitalen Funktionen und neurologische Verlaufskontrolle). Besonders wichtig sind dabei die fortlaufende Überwachung von Atmung und Herz-Kreislauf sowie häufige neurologische Untersuchungen, um eine Verschlechterung sofort erkennen und Komplikationen (z.B. Schock, Atemdepression) rasch beheben zu können. Ein Schädel-Hirn-Trauma ist immer auszuschließen.

(2) Provoziertes Erbrechen bei bewußtseinsklaren Patienten.

(3) Magenspülung (bei Bewußtseinstrübung und unzureichendem Erbrechen). Kontraindikationen und Vorgehen s. ds. Kap., „Verhinderung der weiteren Giftresorption", S. 68.

(4) Darmentleerung (Natriumsulfat, evtl. 40%iges Sorbit und hohe rektale Schaukeleinläufe).

(5) Forcierte Diurese.

2 Grundlagen der Notfall- und Intensivtherapie

(6) Allgemeine pflegerische Maßnahmen (Pneumonieprophylaxe, Dekubitusprophylaxe, Blasenkatheterpflege, Mund-, Augenpflege).

(7) Nachsorge: Bei Patienten, die sich in suizidaler Absicht vergiftet haben, gestaltet sich die Nachsorge häufig bedeutend schwieriger als der somatische Entgiftungsvorgang. Voraussetzung für die Entlassung aus der Intensivstation ist ein entsprechender psychiatrischer Untersuchungsbefund.

Spezielle Hinweise zur Therapie der akuten Alkoholvergiftung

Äthylalkohol wird rasch resorbiert (50% in 15 min) und hat infolge seiner Lipophilie eine ausgeprägte, anfänglich erregende, später lähmende Wirkung auf das Zentralnervensystem. Die Äthanolvergiftung verläuft in 4 Stadien: euphorisches, Rausch-, narkotisches und asphyktisches Stadium.

Leitsymptome und -befunde: Im Stadium der Asphyxie bestehen Bewußtlosigkeit, Reflexlosigkeit und respiratorische Insuffizienz (Gefahr der Atemlähmung). Häufig liegt eine kombinierte Vergiftung vor (Alkohol, Schlafmittel und Psychopharmaka). *Differentialdiagnostisch* müssen immer Schädel-Hirn-Traumen und komatöse Zustände anderer Genese (s. ds. Kap., 4) ausgeschlossen werden. Oft besteht gleichzeitig eine Hypoglykämie (Äthanol hemmt die hepatische Glukoneogenese), die den weiteren Krankheitsverlauf bestimmen kann, wenn sie unkorrigiert bleibt.

Die *Therapie* entspricht derjenigen von akuten Schlafmittelvergiftungen (s. ds. Kap., „Spezielle Hinweise zur Therapie der Schlafmittelvergiftung", S. 70) und den o.g. allgemeinen Richtlinien (s. ds. Kap., „Behandlungsziele", S. 65). Der tobende Alkoholiker wird durch die Gabe von 10 mg Apomorphin und 10 mg Novadral® i.m. nicht nur von seiner Noxe befreit, sondern durch die Nausea auch zunehmend ruhiger, da er ausreichend mit sich selbst beschäftigt ist. Bei starker Exzitation kann eine Sedierung erforderlich sein (10 mg Valium® i.v. oder i.m.).

Wichtig: Distraneurin® darf im akuten Stadium der Äthanolvergiftung wegen der gleichsinnigen atem- und kreislaufdepressiven Wirkung nicht appliziert werden.

6 Akutes Abdomen

(s. Kap. 15, 8.1).

3 Immunsuppressive Therapie

(T. Poralla, K.-H. Meyer zum Büschenfelde)

1	Ziele der immunsuppressiven Therapie 73		Azathioprin (Imurek®) 85
2	Grundsätze für die immunsuppressive Therapie von Autoimmunerkrankungen 74		6-Mercaptopurin (Puri-Nethol®) .. 87 Methotrexat (z. B. Methotrexat „Lederle"®) 87
3	Immunsuppressiv wirksame Substanzen und Verfahren 75	3.3.2	Alkylierende Substanzen ..... 89 Cyclophosphamid
3.1	Glukokortikoide 75		(z. B. Endoxan®) 89
3.2	Adrenokortikotropes Hormon (ACTH) 84		Chlorambucil (Leukeran®) 91
3.3	Antimetaboliten und alkylierende Substanzen 84	3.4	Ciclosporin (Sandimmun®) 91
		3.5	Tacrolimus 93
		3.6	Plasmapherese 94
3.3.1	Antimetaboliten 85	3.7	Monoklonale Antikörper 95
		3.8	Weitere Immunsuppressiva 96

1 Ziele der immunsuppressiven Therapie

Eine wirksame Immunsuppression hat die Prognose verschiedener Autoimmunerkrankungen entscheidend verbessern können und wichtige Voraussetzungen für die Transplantationsmedizin geschaffen.

Schwerwiegender Nachteil der bis jetzt in die klinische Routine eingeführten Verfahren ist jedoch ihre mangelnde Spezifität. Hierdurch wird die erwünschte Suppression von Autoimmunreaktionen oder die Verhinderung einer Transplantatabstoßung mit einer erhöhten Infektionsgefährdung sowie in gewissem Umfang mit einer gesteigerten Tendenz zur Entwicklung von Tumoren erkauft. Eine selektive Suppression von Autoimmunreaktionen ist Gegenstand intensiver Forschungen (z. B. T-Zell-Impfung oder Therapie mit antiidiotypischen Antikörpern). Leider stehen derartige Behandlungsverfahren für die allgemeine klinische Routine noch nicht zur Verfügung.

Die immunsuppressive Therapie hat zum Ziel, einerseits krankmachende Immunreaktionen möglichst zuverlässig zu unterdrücken, andererseits den Patienten durch die Beeinträchtigungen physiologisch notwendiger Leistungen des Immunsystems und die unerwünschten Nebenwirkungen der Medikamente möglichst wenig zu gefährden. Sie orientiert sich an empirisch gewonnenen Therapieschemata, verlangt jedoch eine individuelle Planung für jeden einzelnen Patienten, die regelmäßiger Kontrollen und ggf. rechtzeitiger Korrekturen bedarf. Richtschnur bildet dabei die Gefährdung des Patienten durch unkon-

3 Immunsuppressive Therapie

trollierte Autoimmunreaktionen auf der einen und mögliche unerwünschte Wirkungen der Therapie auf der anderen Seite.
So wird z. B. eine intensive immunsuppressive Therapie bei einer systemischen Vaskulitis mit zerebralem Befall auch dann weiterzuführen sein, wenn der Patient gleichzeitig an einer (dann natürlich konsequent zu behandelnden) Tuberkulose leidet, während im Fall einer lebensbedrohlichen Infektion im Anschluß an eine Nierentransplantation die immunsuppressive Therapie abgebrochen werden müßte, auch wenn dadurch das Transplantat verlorenginge.
Jede immunsuppressive Behandlung verlangt daher nach einer möglichst genauen Kenntnis des zu behandelnden Krankheitsbildes, insbesondere auch seiner Prognose, und zugleich nach ausreichendem Wissen über die Wirkungsweise und die möglichen Nebenwirkungen der einzelnen Substanzen.

2 Grundsätze für die immunsuppressive Therapie von Autoimmunerkrankungen

(1)   Eine immunsuppressive Behandlung soll grundsätzlich *nur bei gesicherter Diagnose* einer Autoimmunerkrankung erfolgen; insbesondere bei systemischen Erkrankungen sind auch andere Ursachen der Symptome (z. B. Endokarditis, Vorhofmyxom, malignes Lymphom) auszuschließen.
Ausgenommen von dieser Regel sind akut aufgetretene bedrohliche Zustände (anaphylaktische Reaktionen), die den unverzüglichen hochdosierten, jedoch zeitlich eng begrenzten Einsatz von Glukokortikoiden erfordern. Bei dieser Therapie ist auch die überwiegende Mehrzahl der später zu diskutierenden Nebenwirkungen nicht zu erwarten.
Die folgenden Grundsätze beziehen sich auf eine längerfristige Therapie.
(2)   Die *Indikation* zu einer immunsuppressiven Therapie und die *Auswahl bestimmter Substanzen* hierfür werden nicht durch die Diagnose einer bestimmten Autoimmunerkrankung per se gestellt. Entscheidend sind vielmehr die aktuell bestehende *entzündliche Aktivität sowie Art und Ausmaß des Organbefalls*. So wird beispielsweise beim Lupus erythematodes disseminatus ein zerebraler Befall zu einer intensiven und primär kombinierten Immunsuppression veranlassen. Sind die Symptome der gleichen Erkrankung dagegen auf Haut und Gelenke beschränkt, wird eine immunsuppressive Behandlung häufig nicht oder nur in Form einer niedrigdosierten Steroidmonotherapie angezeigt sein.
(3)   Immunsuppressiv behandelte Patienten bedürfen *regelmäßiger ärztlicher Kontrolluntersuchungen*, wobei auch bei subjektivem Wohlbefinden bestimmte Zusatzuntersuchungen erforderlich sind (vgl. Tab. 3.3, S. 83). Darüber hinaus sollten diese Patienten über die bei ihnen vorliegende Erkrankung und die Eigenschaften der Therapie möglichst gut unterrichtet sein. Hierdurch läßt sich am besten erreichen, daß die Patienten die Therapie zuverlässig anwenden, unerwünschte Nebenwirkungen der Therapie oder hinzutretende Zweiterkrankungen möglichst rasch wahrnehmen und den Arzt hierüber unverzüglich informieren.
(4)   Im Verlauf der Therapie ist regelmäßig zu *überprüfen*, ob die *Behandlung*

noch unverändert weitergeführt werden muß oder ob eine *Reduktion der Dosis*, eine Umstellung auf nebenwirkungsärmere Substanzen, das Absetzen einzelner Medikamente oder auch die Beendigung der Behandlung möglich ist.

Auf der anderen Seite sollte bei chronisch verlaufenden Autoimmunerkrankungen eine therapieinduzierte Remission nicht zu einem voreiligen Abbruch der Behandlung veranlassen. Dosisreduktionen sollten vielmehr schrittweise erfolgen; im Fall einer kombinierten immunsuppressiven Therapie sollte zum gegebenen Zeitpunkt jeweils nur eine der Substanzen reduziert werden. Zu beachten ist auch, daß für einige Autoimmunerkrankungen, z. B. die autoimmune chronische Hepatitis, empirisch eine Mindesttherapiedauer definiert werden konnte, die in der Regel nicht unterschritten werden sollte.

(5) *Alkylanzien* (z. B. Cyclophosphamid) und *Ciclosporin* sollten bei Autoimmunerkrankungen *primär ausschließlich bei Befall lebenswichtiger Organe* eingesetzt werden. Im Verlauf sollte geprüft werden, ob eine Umstellung auf Antimetaboliten (z. B. Azathioprin) möglich ist. Unter einer Therapie mit Alkylanzien und Antimetaboliten ist für eine zuverlässige Konzeptionsverhütung zu sorgen, und zwar unabhängig davon, ob der weibliche oder männliche Partner therapiert wird. Dies ist auch noch mindestens 3 Monate über das Absetzen dieser Substanzen hinaus erforderlich.

(6) Neben der immunsuppressiven Therapie bedürfen Patienten mit Autoimmunerkrankungen ggf. *zusätzlich symptomatischer Behandlung* (z. B. Antihypertensiva); dies kann auch für Nebenwirkungen der Therapie (z. B. steroidinduzierter Diabetes) gelten.

(7) Interkurrent auftretende *Zweiterkrankungen* sollten *frühzeitig, gezielt und konsequent behandelt* werden. Dies gilt insbesondere für Infektionskrankheiten, die im übrigen nicht etwa zum Abbruch einer zum gegebenen Zeitpunkt noch indizierten immunsuppressiven Therapie veranlassen sollten. Es kann vielmehr sogar eine Intensivierung der Immunsuppression angezeigt sein (z. B. bei inadäquater Reaktionsfähigkeit der Nebennierenrinde nach längerfristiger Steroidtherapie oder infektgetriggerter Transplantatabstoßung).

(8) *Längerfristig mit Kortikosteroiden in höherer Dosis behandelten* Patienten *droht* unter bestimmten Umständen (Unfall, Operation u. ä.) *eine akute Nebennierenrindeninsuffizienz*. Eine ausreichend dosierte Substitution (s. ds. Kap., 3.1) ist daher unbedingt erforderlich.

(9) Immunsuppressiv behandelte Patienten müssen einen *Notfallausweis* erhalten (und bei sich tragen), aus dem ihre Erkrankung sowie Art, Dauer und Dosis der verabreichten Medikation hervorgehen.

3 Immunsuppressiv wirksame Substanzen und Verfahren

3.1 Glukokortikoide
Struktur und Wirkungsmechanismen
Zur Immunsuppression werden synthetische Derivate des Hydrocortisons eingesetzt, insbesondere Prednisolon, Prednison, Fluocortolon und 6-Methylprednisolon. Glukokortikoide entfalten ihre immunsuppressive Wirkung durch das Zusammenspiel einer Vielzahl von Einzeleffekten, die nach Bindung der Ste-

3 Immunsuppressive Therapie

roide an Glukokortikoidrezeptoren und anschließende Interaktionen dieser Komplexe mit bestimmten DNS-Sequenzen im Zellkern (Glukokortikoid responsive Genelemente) vermittelt werden.

Hierunter sind besonders wichtig die Stabilisierung lysosomaler Membranen von neutrophilen Granulozyten und die Hemmung der Synthese und/oder Freisetzung der folgenden Substanzen: Arachidonsäure und deren Metaboliten, Prostaglandine, Leukotriene und Thromboxane, plättchenaktivierender Faktor, Tumor-Nekrose-Faktor α (TNF-α), Interleukin 1 und 2 sowie weitere Zytokine, Plasminogenaktivator, Expression von Adhäsionsmolekülen. Weiter werden die T-Zellaktivierung und -proliferation gehemmt sowie die Apoptose von Eosinophilen und bestimmten Untergruppen der T-Lymphozyten stimuliert.

Indikationen

Glukokortikoide liefern die Grundlage der meisten immunsuppressiven Therapien. Je nach Aktivität der Erkrankung und der von ihr betroffenen Organe können sie allein oder zusammen mit anderen Immunsuppressiva (kombinierte Immunsuppression) eingesetzt werden. Die Indikationen für eine systemische Steroidtherapie sind den nachfolgenden Kapiteln dieses Buches zu entnehmen. Sie umfassen prinzipiell alle gravierenden, nicht infektiös bedingten Entzündungsprozesse, insbesondere solche an vital bedeutsamen Organsystemen, die durch andere Maßnahmen (z.B. nicht-steroidale Antiphlogistika und Basistherapeutika bei entzündlich-rheumatischen Erkrankungen, lokale Steroidtherapie bei obstruktiven Atemwegserkrankungen) nicht oder nicht ausreichend beeinflußt werden können. Darüber hinaus kann eine Steroidtherapie passager bis zum Wirkungseintritt anderer Therapieverfahren (Basistherapie bei chronischer Polyarthritis) indiziert sein.

Pharmakokinetik

Glukokortikoide werden nach oraler Aufnahme rasch und nahezu vollständig resorbiert. So liegt die Absorption für das besonders häufig eingesetzte Prednisolon bei 90–100%. Sie wird durch gleichzeitige Nahrungszufuhr oder Einnahme von Antazida kaum beeinflußt.

Bei Patienten, die nicht unter schwerwiegenden Erkrankungen des Magen-Darmtraktes oder gravierenden Systemerkrankungen leiden, ergeben sich daher praktisch keine Indikationen für eine parenterale Applikation. Die Plasmahalbwertzeit für Prednisolon beträgt 2–4 h, ihre maximale Wirkung entfaltet die Substanz etwa 2–8 h nach der Einnahme, die biologische Halbwertzeit beträgt allerdings 12–36 h. Wegen ihrer hohen Eiweißbindung von ca. 90% nimmt im Falle einer Hypalbuminämie z.B. beim nephrotischen Syndrom der ungebundene Steroidanteil im Plasma zu, woraus eine Wirkungsverstärkung resultiert. Eine Nierenfunktionseinschränkung führt dagegen zu keiner wesentlichen Veränderung der Pharmakokinetik. Eine Hypothyreose verstärkt die Wirkung der Glukokortikoide, eine Hyperthyreose schwächt sie ab.

Präparatewahl

Die verschiedenen Glukokortikoidderivate weisen erhebliche Unterschiede bezüglich ihrer relativen Wirkungsstärken sowie ihrer biologischen Halbwertzeit und in geringem Umfang ihrer mineralokortikoiden Potenz auf. Tabelle 3.1 gibt einen Überblick über einige besonders gebräuchliche Glukokortikoide sowie ihre biologische Halbwertzeit und die Äquivalenzdosis, wobei die dort aufgeführte Grenzdosis (auch sog. „Cushing-Schwellendosis", etwa äquivalent zur normalen endogenen Cortisol-Tagesproduktion) die Menge angibt, die bei längerfristiger Anwendung möglichst nicht überschritten werden sollte. Dabei ist jedoch hervorzuheben, daß die „Schwelle", bei deren Überschreiten mit dem vermehrten Auftreten unerwünschter Nebenwirkungen zu rechnen ist, individuell nicht unerhebliche Abweichungen von den in Tabelle 3.1 genannten Zahlen aufweisen kann.

Tabelle 3.1: Äquivalenzdosen und biologische Halbwertzeit gebräuchlicher Glukokortikoide

Wirkstoff	Handelspräparat (Beispiele)	Grenzdosis	biologische Halbwertzeit
Prednison	Decortin®	7,5 mg	18–30 h
Prednisolon	Decortin®-H	7,5 mg	18–30 h
6-Methylprednisolon	Urbason®	6 mg	18–30 h
Predntyliden	Decortilen®	9 mg	18–36 h
Deflazacort	Calcort®	9 mg	*
Fluocortolon	Ultralan®	7,5 mg	28–48 h
Triamcinolon	Volon®	6 mg	28–48 h
Dexamethason	Fortecortin®	1,5 mg	36–72 h
Betamethason	Celestan®	1 mg	36–72 h

* noch nicht exakt definiert

Derivate mit langer biologischer Halbwertzeit sollten als Immunsuppressiva wegen ihrer ausgeprägten Hemmwirkung auf die Hypothalamus-Hypophysen-Nebennierenrinden-Achse prinzipiell nicht eingesetzt werden; in noch stärkerem Maße gilt dies für intramuskulär zu applizierende Depotpräparate. Grundsätzlich sollten Präparate mit kurzer Halbwertzeit benutzt werden. Allerdings ist die mineralokortikoide Wirksamkeit von Fluocortolon und Triamcinolon im Vergleich zu Prednisolon und Prednison geringer, so daß diese Präparate bei Patienten, die zu Blutdruckanstieg oder Ödemen neigen, trotz ihrer längeren Halbwertzeit bevorzugt werden sollten. Die unerwünschten Nebenwirkungen von Deflazacort (insbesondere auf den Zuckerstoffwechsel) scheinen bei gleicher immunsuppressiver Wirkung geringer zu sein, die Substanz ist allerdings erheblich teurer. Angesichts des zirkadianen Rhythmus der endogenen Cortisolsekretion sollten Glukokortikoide möglichst in ungeteilter Dosis morgens zwischen 6.00 und 8.00 h verabreicht werden, um die Suppression von Hypothalamus, Hypophyse und Nebennierenrinde möglichst gering zu halten.

3 Immunsuppressive Therapie

Applikationsweise

Die oben erwähnte biologische Halbwertzeit der Präparate macht verständlich, daß die einmal tägliche Applikation für die überwiegende Mehrzahl der Patienten ausreichende Wirksamkeit vermittelt.

Lediglich bei bedrohlichen Krankheitszuständen (z. B. beginnendem toxischem Megakolon bei Colitis ulcerosa) kann die Gabe von Glukokortikoiden in geteilter Dosis mehrfach am Tag indiziert sein. Nach Besserung des Krankheitsbildes sollte sobald wie möglich zunächst auf eine nur noch einmalige Applikation am frühen Morgen umgestellt werden, im Anschluß kann die Dosis schrittweise reduziert werden.

Eine deutlich geringere Suppressionswirkung auf den endogenen Regelkreis bewirkt eine alternierende Gabe von Glukokortikoiden nur jeden 2. Tag, in etwas geringerem Umfang auch die Einführung von ein oder zwei steroidfreien Tagen pro Woche. Wenngleich für eine Reihe von Autoimmunerkrankungen die alternierende Therapie für die überwiegende Zahl der Patienten nicht ausreichend wirksam ist (vgl. entsprechende Kapitel dieses Buches), ist der Versuch, dieses Behandlungsschema einzusetzen, bei Patienten, bei denen die entzündliche Aktivität ihrer Erkrankung zum gegebenen Zeitpunkt durch niedrige oder mittlere Steroiddosen gut kontrolliert erscheint, durchaus zu empfehlen. Um Exazerbationen der Erkrankung zu vermeiden, sollte die Umstellung auf eine alternierende Therapie nur schrittweise erfolgen und auch nicht gleichzeitig mit einer Reduktion der Gesamtdosis verbunden sein. So wäre z. B. zum empfehlen, anstelle einer täglichen Dosis von 10 mg Prednisolon zunächst alternierend 12,5 und 7,5 mg täglich, nach zwei Wochen dann wechselnd 15 und 5 mg täglich, nach weiteren zwei Wochen 17,5 und 2,5 mg im täglichen Wechsel und nach nochmals zwei Wochen schließlich 20 mg an jedem 2. Tag zu verabreichen.

Dosierung

Die Dosierung von Glukokortikoiden muß prinzipiell auf die individuelle Situation der betroffenen Patienten ausgerichtet sein. Starre Schemata sind daher zumindest über längere Anwendungszeiträume nicht empfehlenswert. Bei der Einleitung einer Steroidtherapie sind mit gewisser Vereinfachung jedoch drei Dosisbereiche zu unterscheiden:

(1) *Niedrig dosierte Therapie:* Die niedrig dosierte Therapie wird entweder mit kleinen Dosen (z. B. 5 mg Prednisolon tgl.) begonnen, um bei unzureichender Wirkung dann allmählich gesteigert zu werden (nächster Schritt z. B. 7,5 mg). Alternativ kann die Therapie mit 0,2–0,3 mg/kg eingeleitet werden, um dann relativ rasch (z. B. in einwöchigen Intervallen) auf die Erhaltungsdosis reduziert zu werden.

(2) *Mittlere bis hohe Dosierung:* Am häufigsten werden initial mittlere bis hohe Dosierungen von 1–2(–3) mg/kg verwendet. Die Therapie kann als Stoßtherapie vorgenommen und innerhalb weniger Wochen auf eine Erhaltungsdosis von möglichst nicht mehr als 7,5 mg Prednisolon (oder Äquivalenzdosierungen, vgl. Tab. 3.1) reduziert werden, wobei die Reduktionsschritte etwa alle 5–7 Tage erfolgen können. Diese Therapie empfiehlt sich z.B. für entzündliche Schübe einer chronischen Polyarthritis (vgl. Kap. 21). Ist eine intensivere Ste-

roidtherapie über längere Zeit erforderlich (z.b. bei Panarteriitis nodosa, vgl. Kap. 21), sollte die Reduktion in 2–4wöchigen Intervallen erfolgen. In beiden Fällen muß der Dosisabbau in um so kleineren Schritten erfolgen, je niedriger die zuletzt verwendete Dosis lag (z.B. 75 mg → 60 mg → 50 mg → 40 mg → 30 mg → 25 mg → 20 mg → 15 mg → 12,5 mg → 10 mg → 7,5 mg). Als Richtlinie kann gelten, nicht mehr als 20% der zuletzt eingenommenen Dosis abzubauen. Überdies empfiehlt es sich, in niedrigeren Dosisbereichen auch die Intervalle zwischen den Reduzierungen zu verlängern, um einer Exazerbation der Erkrankung vorzubeugen. Anzumerken ist dabei, daß trotz der dann im Vergleich sogar höheren endogenen Steroidproduktion bei einigen Autoimmunerkrankungen (z.B. bei einem Teil der Patienten mit Polymyalgia rheumatica) auch eine Glukokortikoiddosis unterhalb der in Tabelle 3.1 genannten Grenzdosen durchaus in der Lage sein kann, eine Remission der Erkrankung zu erhalten, während nach Absetzen dieser geringen Dosis eine Reaktivierung auftritt. In solchen Fällen erscheint es durchaus angezeigt, durch behutsame Verminderung der Dosis im niedrigen Bereich von z.B. 7,5 mg/Tag auf 7,5 bzw. 5 mg/Tag im Wechsel, dann 5 mg/Tag, anschließend eventuell weitere Dosisminderung in 1-mg-Schritten (die mit Hilfe von Decortin® H1 leicht realisiert werden kann), die individuelle Erhaltungsdosis exakt zu bestimmen.

Auch der Versuch einer alternierenden Therapie ist im niedrigen Dosisbereich nicht selten erfolgversprechend.

(3) *Hochdosierte Therapie:* Die hochdosierte sog. „Puls"-Therapie kann in besonders bedrohlich erscheinenden Situationen (z.B. bei akuter Transplantatabstoßung) oder nach Versagen der unter (2) genannten Therapie mit der intravenösen Infusion von z.B. 1 g Methylprednisolon/Tag (als Kurzinfusion über 60 min, in 250–500 ml physiologischer NaCl-Lösung) über drei Tage indiziert sein. In der Regel wird dann gleichzeitig eine Behandlung mit alkylierenden Substanzen oder Antimetaboliten einzuleiten sein. Der Steroidbedarf ist im Anschluß an eine solche Behandlung häufig für einige Wochen nur gering. Es liegt jedoch auf der Hand, daß die unten erwähnten relativen Kontraindikationen hier besonders sorgfältig beachtet werden müssen.

Besonderheiten bei der Anwendung

Aufgrund der supprimierenden Wirkung exogen zugeführter Glukokortikoide auf den endogenen Regelkreis, der nach längerfristiger Anwendung zur Atrophie der Nebennierenrinde und der übergeordneten Zentren führen kann, sind besondere Regeln zu beachten sowohl beim Absetzen einer Steroidtherapie als auch in Situationen, die mit einem erhöhten Bedarf verbunden sind („Streß"). Eine kurzfristige (wenige Tage bis zu etwa 2 Wochen) Steroidtherapie kann abrupt beendet werden, selbst wenn sie in hoher Dosis durchgeführt wurde. Falls die Therapie jedoch auf mehrere Applikationen pro Tag verteilt werden mußte, empfiehlt es sich, die Behandlung stufenweise über ca. eine Woche zu beenden. Nach einer Behandlung über maximal etwa 2 Monate sollte die Therapie alle 2(–3) Tage schrittweise reduziert (bezüglich der Reduktionsschritte s.o.) oder zunächst auf eine alternierende Behandlung umgestellt werden, die dann ihrerseits schrittweise abgebaut werden kann.

3 Immunsuppressive Therapie

Nach Langzeittherapie mit Dosen oberhalb der Grenzdosis (vgl. Tab. 3.1) kann die Störung der endogenen Cortisolproduktion so ausgeprägt sein, daß das Absetzen nur sehr langsam, in kleinsten Schritten (unterhalb von 7,5 mg um etwa 1 mg/Monat) erfolgen kann, um eine allmähliche Erholung der körpereigenen Steroidproduktion zu ermöglichen. Hervorzuheben ist, daß die Suppression der endogenen Steroidsekretion individuell bei gleicher Glukokortikoiddosis sehr variabel sein kann. Die Bestimmung des Plasmacortisols (frühmorgendlich vor Applikation der Medikation) kann das Ausmaß der Nebennierenrindensuppression ungefähr abschätzen und auf die individuell erforderlichen Zeitintervalle bei der Reduktion schließen lassen. Im Zweifelsfall empfiehlt es sich, nach mindestens 22stündiger Steroidpause, besser noch nach einem zusätzlichen steroidfreien Tag, um 8.00 h Blut für eine Cortisolbestimmung zu entnehmen, anschließend 0,25 mg ACTH (Synacthen®) i.v. oder i.m. zu verabreichen und eine Stunde später nochmals Blut zu entnehmen. Sofern der basale Cortisolspiegel normal ist (180–650 nM/l) oder nach ACTH-Injektion auf über 550 nM/l ansteigt, kann eine normale NNR-Funktion unterstellt und die Glukokortikoidtherapie ohne weitere Reduktionsschritte abgesetzt werden. Bei zu raschem Absetzen oder auch zu rascher Verminderung der Dosis kann andernfalls ein *Steroidentzugssyndrom* mit ausgeprägter Antriebslosigkeit, depressiver Verstimmung, teilweise heftigen Myalgien, Muskelschwäche, Kopfschmerzen, Anorexie und Fieber, selten auch mit einem Pseudotumor cerebri auftreten, das ggf. von einer Reaktivierung der Grundkrankheit abzugrenzen ist und einer passageren Erhöhung der Steroiddosis, evtl. unter Verwendung von Hydrocortison, bedarf. Im weiteren Verlauf ist dann eine nur sehr vorsichtige Reduktion in längeren Intervallen anzustreben. Die Führung der Patienten verlangt dabei besondere Geduld, da die Erholung der endogenen Zentren im Einzelfall bis zu 2 Jahre benötigen kann.

Während einer längerfristigen Steroidtherapie und auch in der anschließenden Absetzphase ist die endogene Hormonproduktion in der Regel soweit unterdrückt, daß sie einen vermehrten Bedarf nicht zu decken vermag. Dies ist insbesondere in *Streßsituationen*, wie etwa beim Auftreten schwerer Infekte, nach Traumen oder bei Operationen, der Fall. Unter diesen Umständen ist eine Substitutionsbehandlung erforderlich, für die Tabelle 3.2 Anhaltspunkte liefert.

Während einer *Schwangerschaft* ist die Indikation zu einer Steroidtherapie besonders streng zu stellen. Grundsätzlich sollte Frauen mit Autoimmunerkrankungen dringend empfohlen werden, eine Konzeption nur während einer Remission ihrer Erkrankung zu planen. Unter den Immunsuppressiva sind Glukokortikoide allerdings mit der geringsten Gefährdung für das Kind in utero verbunden, so daß vor einer geplanten Schwangerschaft ggf. der Versuch unternommen werden sollte, eine kombinierte immunsuppressive Therapie auf eine Steroidmonotherapie umzustellen. Muß eine Schwangere im letzten Trimenon mit hohen Steroiddosen behandelt werden, kann beim Neugeborenen eine Nebenniereninsuffizienz bestehen, die unbedingt substitutionsbedürftig ist.

Unter einer niedrig dosierten Steroidtherapie kann die Patientin stillen; benötigt die Mutter dagegen postpartal hohe Dosen, sollte nicht gestillt werden, da die Steroide in die Muttermilch übertreten können.

Tabelle 3.2: Substitutionsbehandlung bei Patienten mit supprimierter endogener Cortisolproduktion

---

bei kleinen diagnostischen Eingriffen (z. B. Endoskopie)
100 mg Hydrocortison i.v. vor der Untersuchung

bei kleinen operativen Eingriffen (z. B. arthoskopische Synovektomie)
100 mg Hydrocortison initial, anschl. 6stdl. 50–100 mg bis 24 h postoperativ

bei größeren Operationen (z. B. Cholezystektomie)
vor der Operation 100 mg Hydrocortison, anschl. 6stdl. 50–100 mg bis 48 h postoperativ, 3. Tag 8stdl. 50–100 mg, anschl. präoperative Dosis

bei großen Operationen (z. B. große Gefäßoperationen, Magenresektion)
2 h vor der Operation 300 mg Hydrocortison i.v., bei Notfalloperation initial 100 mg i.v. sowie während der Operation weitere 100 mg p. infusionem, anschl. 6stdl. 75–100 mg bis 48 h postoperativ, 3. Tag 8stdl. 50–100 mg, 4. und 5. Tag 12stdl. 50–100 mg, ab 6. Tag Reduktion innerhalb weniger Tage auf präoperative Dosis

bei schweren Zweiterkrankungen (z.B. Infektionen)
Verdopplung (ggf. Verdreifachung) der zuletzt applizierten Dosis, zusätzlich unverzügliche und konsequente Therapie der Zweiterkrankung

---

Anmerkung
Bei Patienten mit arterieller Hypertonie und Ödemneigung kann anstelle von Hydrocortison ganz oder teilweise ein synthetisches Glukokortikoid (z. B. Prednisolon) verwendet werden; die Dosis ist dann entsprechend der relativen glukokortikoiden Wirkungsstärke zu reduzieren (z. B. 20 mg Prednisolon statt 100 mg Hydrocortison).

Interaktionen

Durch Enzyminduktion in der Leber führen Rifampicin, Phenytoin und Phenobarbital zu einer gesteigerten Steroidelimination und dadurch zu einer abgeschwächten Wirkung; östrogenhaltige Kontrazeptiva und Ketoconazol verstärken dagegen die Steroidwirkung. Während die Initialdosis bei entsprechender Begleitmedikation in der Regel nicht geändert werden muß, sollte eine Dosisanpassung nicht versäumt werden, wenn die genannten Substanzen während einer Steroidtherapie neu angesetzt oder abgesetzt werden. Bei schweren Leberfunktionsstörungen kann die Prednisolonplasmakonzentration erheblich ansteigen, bei terminaler Niereninsuffizienz kommt es nach i.v. Gabe zur Wirkungsverstärkung, bei nierentransplantierten Patienten auch nach oraler Zufuhr.

Im höheren Lebensalter kann die Konzentration des freien Prednisolons im Plasma um bis zu 70% ansteigen, bei chronisch-entzündlichen Darmerkrankungen kann nach oraler Gabe die Absorption in nicht vorhersehbarer Weise gestört sein. Die Wirkung von Cumarinen wird durch Steroide abgeschwächt (Kontrolle des Quick-Wertes nach Reduktion oder Absetzen der Kortikoide!), der Kaliumverlust durch Thiazide und Schleifendiuretika wird verstärkt.

3 Immunsuppressive Therapie

Nebenwirkungen

Glukokortikoide können zahlreiche Nebenwirkungen hervorrufen, die überwiegend dosisabhängig, insbesondere bei Überschreitung der in Tabelle 3.1 genannten Grenzdosen, zu erwarten sind. Erhebliche individuelle Unterschiede sind allerdings zu berücksichtigen.

Häufige Nebenwirkungen wie Gewichtsanstieg, cushingoider Habitus, Akne, Diabetes, Infektanfälligkeit, Thromboseneigung, Blutdruckanstieg, Hypokaliämie und eventuelle Ödembildung sind allgemein geläufig und in der Regel vollständig reversibel. Hervorzuheben sind Osteoporose, aseptische Knochennekrosen, besonders an Femur- und Humeruskopf, Katarakt und Glaukom, die nicht oder nur teilweise reversibel sein können. Auch auf psychische Veränderungen, die neben der häufigen Euphorie auch in Form von depressiven Verstimmungen, eventuell mit Suizidgefährdung, auftreten können, ist besonders zu achten.

Die *selten* auftretende steroidinduzierte Vaskulitis, die sich überwiegend als Purpura manifestiert, ist ebenso wie die häufiger zu beobachtende Myopathie, die bevorzugt die proximalen Muskeln betrifft, ggf. unbedingt von einer Exazerbation der Grundkrankheit aus dem rheumatischen Formenkreis zu trennen, damit nicht fälschlicherweise eine weitere Erhöhung der Steroiddosis vorgenommen wird.

Begünstigend auf die Entstehung und ggf. auch Blutung oder Perforation von Magen- und Duodenalulzera wirken Glukokortikoide insbesondere in Kombination mit nicht-steroidalen Antiphlogistika, so daß die Indikation zum Einsatz dieser Substanzen bei gleichzeitiger hochdosierter Steroidtherapie sehr streng zu stellen ist. Bei Patienten mit Ulkusanamnese oder entsprechenden Beschwerden erscheint auch eine begleitende Hemmung der Magensekretion (s. Kap. 15, 5.1 „Pharmakotherapie und -prophylaxe") indiziert. Differentialdiagnostisch ist bei Oberbauchbeschwerden unter Steroiden im übrigen an die selten auftretende steroidinduzierte Pankreatitis zu denken.

Mögliche Störungen der Sexualfunktion können die Compliance erheblich beeinträchtigen. Im Kindes- und Jugendalter sind Wachstumsstörungen von besonderer Bedeutung.

Die genannten Nebenwirkungen erfordern unbedingt regelmäßige Kontrolluntersuchungen, wie sie Tabelle 3.3 zu entnehmen sind. Das Auftreten von Nebenwirkungen sollte Anlaß sein, die Indikation zur Fortführung der Steroidtherapie bzw. zur Beibehaltung der bisherigen Dosis nochmals kritisch zu überdenken. Erscheint die Erkrankung mit Steroiden im Bereich der Grenzdosis allein nicht ausreichend kontrollierbar, sollte der Einsatz einer kombinierten Immunsuppression, in der Regel in Form der zusätzlichen Gabe von Azathioprin, sorgfältig erwogen werden, um danach die Steroiddosis reduzieren zu können (*cave:* nicht zu frühe Reduktion, bevor das zusätzliche Immunsuppressivum wirksam geworden ist).

Über die o.g. Nebenwirkungen hinaus kann es bei intravenöser Gabe sehr selten zu allergischen Reaktionen bis zum Schock kommen, so daß Patienten während dieser Therapie sorgfältig überwacht werden müssen. Eine prophylaktische Therapie wegen möglicher Nebenwirkungen sollte – abgesehen von der

Tabelle 3.3: Notwendige Kontrolluntersuchungen bei Patienten unter immunsuppressiver Therapie

Kurzfristig[1]	Mittelfristig[2]	Bei anamnestischen oder anderweitigen Hinweisen
Glukokortikoide		
a) Zwischenanamnese und körperliche Untersuchung mit Bezug auf häufige Nebenwirkungen sowie Symptome der Grundkrankheit	a) Zwischenanamnese und vollständige körperliche Untersuchung	psychiatrische Untersuchung, Gastroskopie
b) Blutdruck, Blutzucker, Gewicht, alle 2 Monate BKS, Blutbild, Urinstatus, Elektrolyte, bei höherer Dosis augenärztliche Untersuchung	b) augenärztliche Untersuchung, Röntgen-Thorax, Hämoglobin A_1, Knochendichte (?), Röntgen-LWS, gynäkologische Untersuchung	
Azathioprin		
a) wie bei Glukokortikoiden	a) wie bei Glukokortikoiden	
b) Blutbild einschließlich Differentialblutbild, Leberfermente, Kreatinin, Lipase, Amylase	b) Röntgen-Thorax, Urinstatus	
Methotrexat		
a) wie bei Glukokortikoiden	a) wie bei Glukokortikoiden	Leberbiopsie
b) Blutbild einschließlich Differentialblutbild, Leberfermente, Kreatinin, Harnsäure	b) Quick-Wert, Elektrophorese, Cholinesterase, Kreatininclearance, Röntgen-Thorax, Oberbauchsonographie	
Cyclophosphamid		
a) wie bei Glukokortikoiden	a) wie bei Glukokortikoiden	Zystoskopie, neurologische Untersuchung
b) Blutbild einschließlich Differentialblutbild, Leberfermente, Kreatinin, Harnsäure, Urinstatus	b) Urinzytologie, Röntgen-Thorax, Oberbauchsonographie	
Ciclosporin		
a) wie bei Glukokortikoiden	a) wie bei Glukokortikoiden	neurologische Untersuchung, evtl. Nierenbiopsie (nach Nierentransplantation)
b) genaue und vollständige Medikamentenanamnese, Kreatinin (mtl. auch Kreatininclearance), Blutdruck, Leberfermente, Blutbild, Harnsäure, Urinstatus, Elektrolyte, Ciclosporinspiegel, Gewicht	b) Augenhintergrund, Röntgen-Thorax, Oberbauchsonographie	

[1] Initial bei Glukokortikoiden in niedriger Dosis alle 2 Wochen, bei hoher Dosis und Anwendung aller anderen Substanzen initial wöchentlich, im 2. und 3. Monat alle 2 Wochen, danach mindestens alle 4 Wochen

[2] Je nach Dosis und Begleitumständen alle (6–)12 Monate

3 Immunsuppressive Therapie

erwähnten Blockade der Magensekretion bei bestimmten Patienten – im Sinne der Osteoporoseprophylaxe (Substitution von 1 g Kalzium [z.B. Calcium Sandoz®] sowie 0,5–1 µg Calcitriol [Rocaltrol®] tgl. unter Kontrolle von Serumkalzium und Kalziumausscheidung im Urin, bei postmenopausalen Frauen evtl. zusätzlich Östrogentherapie) sowie nach abgelaufener Tuberkulose mit noch nachweisbaren Residuen mit Isoniazid (s. Kap. 5, 2) erfolgen. Die prophylaktische Gabe von Antibiotika ist dagegen nicht indiziert. Immobilisierte Patienten sollten eine Thromboseprophylaxe erhalten (s. Kap. 6).

In welchem Ausmaß die Nebenwirkungen von Deflazacort (Calcort®) im Vergleich zu Prednisolon tatsächlich geringer sind, ist derzeit nicht abschließend zu beurteilen, da in vergleichenden Studien zum Teil nicht äquipotente Dosierungen verwendet wurden.

Kontraindikationen

Systemische Mykosen, virämische Phasen insbesondere von Herpes- und Varizelleninfektionen (auch in der unmittelbaren Umgebung der Patienten), floride bakterielle Infektionen, systemische Parasitosen, manifeste Magen- oder Duodenalulzera, schwere Osteoporose sowie psychiatrische Erkrankungen (auch anamnestisch, Therapieeinleitung dann stationär), akzelerierte, schwer einstellbare Hypertonie und ein entgleister Diabetes mellitus stellen Kontraindikationen gegen eine Steroidtherapie dar. Außerdem sollte jegliche immunsuppressive Therapie zwei Wochen nach einer aktiven Impfung möglichst vermieden werden.

Es ist allerdings hervorzuheben, daß die genannten Kontraindikationen bei vital bedrohlichen Manifestationen von Autoimmunerkrankungen nur als relativ angesehen werden müssen. Ist eine Steroidtherapie im Einzelfall trotz der erwähnten Kontraindikationen erforderlich, sollte diese jedoch stationär durchgeführt werden und mit einer konsequenten Behandlung der begleitenden Krankheitszustände verbunden sein. Glücklicherweise sind derartige Situationen relativ selten. Praktisch stellt die häufigste Kontraindikation für eine Glukokortikoidtherapie das Fehlen einer gesicherten Indikation dar.

3.2 Adrenokortikotropes Hormon (ACTH)

ACTH bietet als Immunsuppressivum gegenüber Glukokortikoiden keine Vorteile. Seine parenterale Applikation ist vielmehr für die Patienten weniger angenehm, sein Effekt schlechter vorhersehbar und die mineralokortikoide Wirksamkeit durch begleitende Stimulation der Aldosteronsekretion stärker, so daß für die immunsuppressive Therapie grundsätzlich Glukokortikoide zu bevorzugen sind.

Auch beim Absetzen einer längerfristig durchgeführten Steroidtherapie sollte ACTH nicht eingesetzt werden, da es zwar die Nebennierenrinde, nicht jedoch die übergeordneten Steuerungszentren zu aktivieren vermag.

3.3 Antimetaboliten und alkylierende Substanzen
Indikationen

Eine kombinierte immunsuppressive Therapie, die neben Steroiden eine oder selten zwei der nachfolgend genannten Substanzen umfaßt, ist prinzipiell dann

indiziert, wenn mit einer alleinigen Steroidtherapie kein ausreichender Effekt erzielt werden konnte oder von vornherein nicht zu erwarten ist (z. B. Wegener-Granulomatose, Z. n. Organtransplantation).
Darüber hinaus kommt diese Therapieform zur Anwendung, wenn Steroide zwar in der Lage sind, die Erkrankung suffizient zu beeinflussen, hierzu jedoch über längere Fristen Dosierungen erforderlich wären, die mit einem erhöhten Nebenwirkungspotential verbunden sind.
Die Auswahl des nicht-steroidalen Immunsuppressivums hängt dabei von der Art der Erkrankung ab (z. B. bei Wegener-Granulomatose Cyclophosphamid, bei autoimmuner Hepatitis Azathioprin als Mittel der Wahl) sowie von der Schwere der Organmanifestation (Alkylanzien sind bei gravierendem Befall vital bedeutsamer Organe in der Regel zu bevorzugen).
Zusätzlich sind individuelle Faktoren zu berücksichtigen (z. B. keine Methotrexattherapie bei vorgeschädigter Leber oder Niereninsuffizienz).
Steht die Notwendigkeit, die Steroiddosis zu reduzieren, im Vordergrund, sollte Antimetaboliten der Vorzug gegeben werden. Schließlich kommt zur Erhaltung einer mittels kombinierter Immunsuppression erzielten Remission bei bestimmten Krankheitsbildern nicht-steroidalen Immunsuppressiva eine besondere Bedeutung zu (z. B. Azathioprin bei der autoimmunen Hepatitis).

3.3.1 Antimetaboliten
Azathioprin (Imurek®)
Struktur und Wirkungsmechanismen
Azathioprin ist ein Purinanalogon, das in verschiedener Weise metabolisiert wird. Wichtigster Metabolit ist das 6-Mercaptopurin-Ribonukleotid, das mehrere Enzyme des Purinstoffwechsels hemmt. Hierdurch wird die DNS-Synthese beeinträchtigt und damit eine antiproliferative Wirkung entfaltet. Unter den immunkompetenten Zellen sind hiervon insbesondere unreife Lymphozyten, NK- und B-Zellen betroffen.

Pharmakokinetik

Nach oraler Gabe wird Azathioprin zu 88% resorbiert; der maximale Blutspiegel wird innerhalb von 2 Stunden erreicht. Die biologische Wirkung setzt allerdings erst innerhalb einiger Tage ein. Die Ausscheidung erfolgt vorwiegend über die Niere, bei eingeschränkter Nierenfunktion sind deshalb besonders sorgfältige Kontrolluntersuchungen erforderlich. Eine Reduktion der Initialdosis (auf ca. 50%) ist erst bei präterminaler Niereninsuffizienz (Kreatininclearance unter 10 ml/min) empfehlenswert. Auch bei schweren Lebererkrankungen kann die Toxizität von Azathioprin erhöht sein.

Dosierung und Applikationsweise

Initial wird eine Dosis von 1–3 mg/kg täglich verwendet, die dann anhand der Leukozytenzahl individuell modifiziert wird. Anzustreben ist eine Verminderung der Leukozyten auf 4/nl, ein Wert von 2,5/nl sollte nicht unterschritten werden. Zu beachten ist, daß der maximale Effekt auf die Leukozytenzahl erst nach 6–10 Tagen zustande kommt, Dosissteigerungen sollten daher frühestens

3 Immunsuppressive Therapie

nach 10 Tagen vorgenommen werden. Üblicherweise liegt die Erhaltungsdosis zwischen 0,75 und 1,5 mg/kg täglich. Wegen der guten enteralen Resorption ist eine i.v. Applikation nur dann indiziert, wenn die orale Zufuhr nicht möglich ist; eine Modifikation der Dosis ist dabei nicht erforderlich.

Interaktionen
Am Abbau von Azathioprin ist das Enzym Xanthinoxidase beteiligt. Die Hemmung dieses Enzyms durch Allopurinol führt daher zu einer erheblichen Kumulation, so daß die Azathioprindosis bei gleichzeitiger Allopurinoltherapie auf 25% (!) der üblichen Dosis vermindert werden muß. Überdies sind häufige Blutbildkontrollen unerläßlich. Azathioprin verstärkt die Wirkung von Cumarinen. Der Azathioprineffekt wird bei Erhöhung des unkonjugierten Bilirubins im Serum gesteigert.

Nebenwirkungen
Wichtigste Nebenwirkung ist die Knochenmarkdepression mit Leuko- und Thrombopenie, seltener Anämie, die in der Regel bereits in den ersten Wochen der Therapie manifest wird, im Einzelfall jedoch auch erst nach mehreren Monaten eintreten kann. Außerdem ist die Infektanfälligkeit erhöht, relativ häufig sind auch gastrointestinale Nebenwirkungen. Aufmerksamkeit verlangt die Hepatotoxizität, selten werden Fieber, Arthralgien, Myalgien, Alveolitis und Pankreatitis angetroffen. Die notwendigen Kontrolluntersuchungen sind in Tabelle 3.3 (S. 83) zusammengefaßt.
Eine gravierende Nebenwirkung stellt die mögliche Induktion von Neoplasien dar. Die Häufigkeit derartiger Entwicklungen hängt aber nicht nur von der Azathioprindosis und der Länge der Therapie, sondern in erheblichem Ausmaß auch von der zugrundeliegenden Erkrankung ab. Eine erhöhte Inzidenz wurde insbesondere nach Organtransplantationen beobachtet.

Kontraindikationen
Bei schweren Knochenmarks- und Leberschäden (außer autoimmuner Hepatitis) sollte Azathioprin nicht eingesetzt werden, eine fortgeschrittene Niereninsuffizienz verlangt eine besonders kritische Indikationsstellung. Als Kontraindikation gilt auch eine Schwangerschaft. Unter der Therapie und sechs Monate über das Absetzen des Medikamentes hinaus ist für eine sichere Kontrazeption zu sorgen (auch bei der Behandlung des männlichen Partners). Andererseits sind jedoch zahlreiche gesunde Kinder geboren worden, deren Mütter während der Schwangerschaft oder deren Väter zum Konzeptionszeitpunkt mit Azathioprin therapiert wurden. Eine Indikation zum Schwangerschaftsabbruch ist daher nicht automatisch gegeben.
Im Einzelfall wird es erforderlich sein, die Azathioprintherapie während einer Schwangerschaft weiterzuführen (z.B. nach Organtransplantation). Grundsätzlich wird man aber bemüht sein, bei Autoimmunerkrankungen die Therapie bei Kinderwunsch rechtzeitig auf eine Steroidmonotherapie umzustellen (vgl. ds. Kap., 3.1 „Besonderheiten bei der Anwendung").

6-Mercaptopurin (Puri-Nethol®)

6-Mercaptopurin wird als Immunsuppressivum nur selten eingesetzt. In einzelnen Fällen von (milden!) Unverträglichkeitsreaktionen gegenüber Azathioprin kann ein Behandlungsversuch mit 6-Mercaptopurin unternommen werden. Im übrigen gelten die für Azathioprin angegebenen Behandlungsrichtlinien. Besonders wichtig ist, daß auch die Mercaptopurindosis auf 25% reduziert werden muß, wenn gleichzeitig Allopurinol verabreicht wird.

Methotrexat (z.B. Methotrexat „Lederle")
Struktur und Wirkungsweise

Methotrexat (MTX) ist ein Folsäureanalogon, das die Dihydrofolatreduktase kompetitiv hemmt. Hierdurch kommt es zu einem Mangel an Tetrahydrofolsäure und infolgedessen zu einer Störung der Nukleotidsynthese und schließlich der DNS- und RNS-Synthese. Im Bereich des Immunsystems wird die Proliferationsphase immunkompetenter Zellen gehemmt. Darüber hinaus ist ein antiphlogistischer Effekt zu vermuten.

Pharmakokinetik

Nach oraler Gabe niedriger Dosen, wie sie zur Immunsuppression verwendet werden, erfolgt die Resorption rasch und vollständig. MTX wird zu etwa 50% an Plasmaeiweiß gebunden. Pharmaka, die es aus dieser Bindung verdrängen, führen zu einer Verstärkung der Wirksamkeit und Toxizität. Die Ausscheidung erfolgt ganz überwiegend renal, so daß bei eingeschränkter Nierenfunktion eine Kumulation auftritt. Die Elimination erfolgt mehrphasisch, in bestimmten Kompartimenten findet eine Retention über Tage bis Wochen statt.

Dosierung und Applikationsweise

Zur Immunsuppression wird MTX in niedriger Dosis diskontinuierlich eingesetzt, wobei sich folgende Schemata bewährt haben:

(1) Die in drei Einzeldosen geteilte orale Therapie, bei der pro Woche im Abstand von 12 h dreimal 2,5–5 mg oral verabreicht werden (z.B. samstags 8.00 und 20.00 h sowie sonntags 8.00 h je 2,5–5 mg).

(2) Die einmal wöchentliche orale, intramuskuläre oder intravenöse Gabe von 5–25 mg. Im Einzelfall ist eine Dosissteigerung möglich, wobei ab 50 mg zusätzliche Maßnahmen (Hydrierung, Leucovorin®-Gabe) erforderlich werden. Eine verläßliche Nutzen-Risiko-Bewertung für Autoimmunerkrankungen ist in diesem Dosisbereich zur Zeit allerdings noch nicht möglich.

Angesichts der guten Resorption sollte bei niedriger Dosis der oralen Applikation der Vorzug gegeben werden. Bei Niereninsuffizienz ist eine Dosisreduktion erforderlich, bei Kreatininwerten zwischen 1,5 und 2 mg/dl auf 25% der üblichen Dosis, bei Kreatininwerten über 2 mg/dl sollte MTX nicht eingesetzt werden. Unter der MTX-Therapie sollte Alkohol gemieden werden. Eine Therapie mit nicht-steroidalen Antiphlogistika sollte an den Tagen der MTX-Applikation unterbrochen werden.

3 Immunsuppressive Therapie

Interaktionen

Durch Verdrängung aus der Eiweißbindung und Behinderung der Ausscheidung wird die MTX-Wirkung durch folgende Medikamente verstärkt: Salizylate, Sulfonamide, nicht-steroidale Antiphlogistika, Phenytoin, Barbiturate, Tetrazykline, Colchicin, Tranquilizer und orale Kontrazeptiva.

Die Wirksamkeit von MTX wird dagegen herabgesetzt durch Kortikosteroide (bei kombinierter Anwendung natürlich additive immunsuppressive Wirkung; *cave:* Zunahme der Toxizität nach Absetzen der begleitenden Steroidmedikation), Penicillin, Cefalotin, Triamteren, Allopurinol, Neomycin und Griseofulvin.

Nebenwirkungen

Besonders wichtig ist die Hepatotoxizität, die zur Entwicklung von Leberfibrose und -zirrhose führen kann. Hiervon sind bevorzugt Patienten mit vorbestehenden Leberschäden, übergewichtige sowie alkoholkonsumierende Personen betroffen. Außerdem scheinen Leberzirrhosen unter MTX bei Patienten mit Psoriasis häufiger aufzutreten als bei solchen mit anderen Autoimmunerkrankungen. Die Bindegewebsentwicklung in der Leber kann dabei ohne wesentliche Transaminasenerhöhung ablaufen. Zu beachten sind weiterhin eine mögliche Knochenmarksdepression und gastrointestinale Symptome, u.a. Stomatitis und Ulzera, seltener werden Exantheme, Haarausfall, Hyperurikämie, Nierenfunktionseinschränkung, Zystitis, Lungeninfiltrate und -fibrose, kutane Vaskulitis, Fotosensibilität, zentralnervöse Symptome wie Depressionen und Psychosen sowie Osteoporose beobachtet.

Die notwendigen Kontrolluntersuchungen unter einer MTX-Therapie sind in Tabelle 3.3 (S. 83) zusammengestellt. Als einziges nicht-steroidales Immunsuppressivum scheint MTX die Entwicklung maligner Tumoren nicht wesentlich zu begünstigen. Bezüglich der Infektgefährdung ergeben sich keine wesentlichen Unterschiede zu Azathioprin-behandelten Patienten.

Durch begleitende Folsäuregabe (1 mg/Tag) läßt sich die Nebenwirkungsrate vermindern, offensichtlich ohne daß dadurch die Wirkung nennenswert abgeschwächt würde.

Kontraindikationen

Vorbestehende Knochenmarkschäden, Niereninsuffizienz (ab Kreatininwerten von 2 mg/dl), floride gastrointestinale Ulzera und Lebererkrankungen stellen ebenso wie eine Schwangerschaft Kontraindikationen dar. Eine Konzeption sollte auch bei Therapie des männlichen Partners mindestens drei Monate nach Absetzen sicher vermieden werden.

Unter MTX sollte nicht gestillt werden. Bei floriden Infektionen ist die Indikation sehr streng zu stellen, ebenso bei adipösen Patienten, die vermehrt zur Entwicklung von Leberschäden neigen. Bei Alkoholikern ist die Anwendung kontraindiziert.

3.3.2 Alkylierende Substanzen
Cyclophosphamid (z.B. Endoxan®)
Struktur und Wirkungsweise

Cyclophosphamid wirkt als bifunktionelle alkylierende Substanz im wesentlichen durch Vernetzung benachbarter DNS-Stränge, durch die sowohl Zellteilung als auch Proteinbiosynthese gehemmt werden. Allerdings ist Cyclophosphamid selbst nicht wirksam, es wird in der Leber in wirksame Metaboliten überführt.

Das Immunsystem wird durch Cyclophosphamid in seinem zellulären und humoralen Schenkel gehemmt. Proliferierende Zellen sind besonders empfindlich.

Pharmakokinetik

Nach oraler Gabe werden etwa 70–80% resorbiert, die Halbwertzeit im Plasma liegt bei normaler Nierenfunktion bei 4–5 h. Die Ausscheidung erfolgt überwiegend renal, so daß bereits bei leichter Niereninsuffizienz Kumulation und verstärkte Toxizität auftreten.

Dosierung und Applikationsweise

Cyclophosphamid wird überwiegend in Form einer kontinuierlichen oralen Applikation von initial 2 mg/kg täglich eingesetzt. Die Dosis muß dann in Abhängigkeit von der Leukozytenzahl individuell angepaßt werden, wobei Leukozytenwerte zwischen 3,5 und 5/nl bzw. Lymphozytenzahlen von 0,5/nl angestrebt werden sollten, um eine maximale immunsuppressive Wirkung zu erzielen. Die Immunsuppression erreicht ihre volle Wirksamkeit etwa 10–14 Tage nach Beginn der Therapie, die Effekte auf die Leukozytenzahl zeigen sich nach 7–10 Tagen in vollem Umfang. Dosissteigerungen sollten daher nur in mindestens 10tägigen Intervallen vorgenommen werden.

Die in Tabelle 3.3 (S. 83) angegebenen Kontrolluntersuchungen, insbesondere die des Blutbildes, sind in zunächst einwöchigen Abständen unbedingt einzuhalten. Bei Leukozytenzahlen $\leq$ 2/nl muß die Therapie unterbrochen werden. Bei Kreatininwerten ab 2,5 mg/dl empfiehlt sich die Halbierung der Initialdosis.

Als weitere Applikationsform hat die intravenöse Stoßtherapie in den letzten Jahren Verbreitung gefunden. Begonnen wird häufig mit einer Kurzinfusion von 0,5–1 g/m^2 bzw. 10–15 mg/kg. Bei eingeschränkter Nierenfunktion (Kreatinin über 2,5 mg/dl) sollten 0,5 g/m^2 zunächst nicht überschritten werden. Begleitend ist für eine reichliche Flüssigkeitszufuhr, ggf. durch Infusionen von 3 l/24 h, zu sorgen.

Außerdem sollte zur Vermeidung lokaler Komplikationen an den ableitenden Harnwegen Mesna (Uromitexan®) verabreicht werden (je 200 mg zu den Zeitpunkten 0, 4, 8 und 12 h). Stoßtherapien werden dann meist 6mal in 4wöchigen Intervallen und danach über 1–3 Jahre in Dreimonatsabständen wiederholt. Abweichungen von diesem und ähnlichen Schemata werden individuell häufig notwendig. In Abhängigkeit von der 1–2 Wochen nach der Applikation beobachteten Leukozytenzahl wird eine Dosisreduktion oder -steigerung für den

3 Immunsuppressive Therapie

nachfolgenden Zyklus vorgenommen, wobei auch bei fehlender Leukopenie eine Steigerung um mehr als 20% der letzten Dosis vermieden werden sollte. Ein Vorteil der Stoßtherapie liegt in der gegenüber der kontinuierlichen oralen Gabe deutlich niedrigeren Gesamtdosis. Allerdings ist bei einzelnen Krankheitsbildern (Wegener-Granulomatose) die kontinuierliche Therapie im Vergleich zur Stoßtherapie wirksamer.

Eine Dauertherapie über einen Zeitraum von 2–3 Jahren hinaus sollte möglichst vermieden werden; die Umstellung auf Antimetaboliten bietet dann häufig eine ausreichend wirksame Alternative.

Interaktionen

Bei gleichzeitiger Gabe von Steroiden wird die Wirkung von Cyclophosphamid abgeschwächt (die o.g. Dosisempfehlungen beziehen sich allerdings auf die Kombination mit Prednisolon oder anderen Glukokortikoiden und müssen deshalb bei kombinierter Immunsuppression nicht modifiziert werden), nach Absetzen oder deutlicher Dosisreduktion einer begleitenden Steroidtherapie kann die Toxizität von Cyclophosphamid ansteigen, so daß dann kurzfristige Kontrolluntersuchungen und ggf. eine Dosisreduktion vorzunehmen sind. Allopurinol kann die Knochenmarksdepression verstärken. Die blutzuckersenkende Wirkung von Sulfonylharnstoffen sowie die Wirkung depolarisierender Muskelrelaxanzien werden durch Cyclophosphamid verstärkt.

Nebenwirkungen

Störungen der Hämatopoese stellen die wichtigste Nebenwirkung des Cyclophosphamids dar, daneben sind häufig gastrointestinale Symptome, Haarausfall und Zystitis anzutreffen. Letztere kann durch ausreichende Flüssigkeitszufuhr (bei kontinuierlicher Therapie mindestens 2 l/Tag) gemildert oder verhütet werden. Seltener sind Nebenwirkungen am ZNS, Leber- und Nierenschäden, Dermatitis, Stomatitis sowie Hyperurikämie. Nicht übersehen werden darf, daß die Inzidenz maligner Tumoren (besonders der ableitenden Harnwege) unter Cyclophosphamid eindeutig erhöht ist, auch im Vergleich zur Therapie mit Antimetaboliten.

Die Indikation zum Einsatz der Substanz ist daher insbesondere bei jüngeren Patienten streng zu stellen, die Gabe über die o.g. Zeiträume hinaus sollte möglichst vermieden werden. Die erforderlichen Kontrolluntersuchungen sind Tabelle 3.3 (S. 83) zu entnehmen.

Kontraindikationen

Vorbestehende Knochenmarkschäden sowie floride Infektionen (Ausnahme vitale Indikation) stellen ebenso wie eine Schwangerschaft Kontraindikationen dar. Unter der Therapie darf nicht gestillt werden. Eine wirksame Kontrazeption ist bei Behandlung des weiblichen ebenso wie des männlichen Partners über mindestens 3 Monate nach Absetzen erforderlich. Bei fortgeschrittener Niereninsuffizienz sollte die Substanz möglichst nicht eingesetzt werden (Ausnahmen s. Kap. 8, 2).

Chlorambucil (Leukeran®)
Chlorambucil wird nur selten als Immunsuppressivum eingesetzt, bevorzugt dann, wenn unerwünschte Nebenwirkungen die Fortführung einer Therapie mit Cyclophosphamid verbieten. Sein Wirkungsmechanismus entspricht dem des Cyclophosphamids, der immunsuppressive Effekt tritt langsamer ein. Üblicherweise werden initial 0,05–0,2 mg/kg täglich oral appliziert; eine Anpassung der Dosis hat in Abhängigkeit von den Leukozytenzahlen wie bei Cyclophosphamid zu erfolgen. Die Erhaltungsdosis liegt in der Regel zwischen 0,03 und 0,06 mg/kg KG täglich. Phenylbutazon sollte nicht gleichzeitig verabreicht werden (gesteigerte Toxizität). Eine Schwangerschaft stellt ebenso wie eine vorbestehende Knochenmarkschädigung eine Kontraindikation dar; unter der Therapie darf nicht gestillt werden. Bezüglich der Kontrazeption gelten die gleichen Regeln wie beim Cyclophosphamid.

Zahlreiche unerwünschte Nebenwirkungen, die der Fachinformation entnommen werden können, sind bei der Kontrolle der Patienten zu beachten.

3.4 Ciclosporin (Sandimmun®)
Struktur und Wirkungsmechanismen
Ciclosporin bildet intrazellulär einen Komplex mit Cyclophillin, der an Calcineurin bindet. Hierdurch wird die Calcineurinphosphorylase-Aktivität gehemmt und nachfolgend die Transkription der Gene für Interleukin 2 und weitere Zytokine inhibiert. Dadurch wird die Aktivierung von T-Lymphozyten behindert. Von den T-Zellsubpopulationen werden die T-Helferzellen und die zytotoxischen T-Zellen durch Ciclosporin bevorzugt gehemmt, während Suppressorzellen in ihrer Funktion kaum beeinträchtigt werden. Im Gegensatz zu den zuvor beschriebenen Immunsuppressiva führt Ciclosporin in therapeutischer Dosis nicht zu einer Knochenmarksdepression.

Indikationen
Den wichtigsten Indikationsbereich stellt derzeit die Transplantationsmedizin dar. Im Rahmen verschiedener Schemata wird Ciclosporin zur Verhütung einer Transplantatabstoßung in Kombination mit einem Glukokortikoid und teilweise zusätzlich mit Azathioprin verwendet.

Darüber hinaus findet Ciclosporin bei Autoimmunerkrankungen Anwendung, die durch die o.g. Behandlungsverfahren nicht oder nicht ausreichend beeinflußt werden konnten (z.B. M. Behçet).

Pharmakokinetik
Nach oraler Gabe weist die Resorption erhebliche individuelle Schwankungen zwischen 20 und 50% auf. Eine besondere galenische Zubereitung in einer Mikroemulsion (Sandimmun Optoral®) kann allerdings eine gleichmäßigere Resorption bewirken. Spitzenkonzentrationen im Plasma werden innerhalb von 3–4 h erreicht. Etwa 70% der im Blut befindlichen Ciclosporinmenge finden sich in Erythrozyten und Leukozyten, weshalb der Bestimmung des Ciclosporinspiegels im Vollblut gegenüber der Bestimmung im Serum in der Regel der Vorzug gegeben werden sollte. Darüber hinaus kommt es zu einer erheblichen

3 Immunsuppressive Therapie

Speicherung in verschiedenen Geweben. Die Ausscheidung erfolgt nach intensiver Metabolisierung ganz überwiegend biliär. Die Halbwertzeit beträgt etwa 19 h.

Dosierung und Applikationsweise

Die Gabe von Ciclosporin sollte nach Möglichkeit oral erfolgen, da nach einer initial intravenösen Therapie bei Umstellung auf die orale Applikationsweise die Dosis jeweils neu festzulegen ist. Nach Organtransplantationen ist dieses Vorgehen allerdings häufig nicht vermeidbar. In der Einstellungsphase sind daher tägliche Kontrollen des Ciclosporinspiegels erforderlich. Dabei ist auch auf den richtigen Zeitpunkt für diese Bestimmung zu achten. In der Regel liegt er unmittelbar vor der morgendlichen Applikation. Der anzustrebende therapeutische Bereich muß dabei in Abhängigkeit vom verwendeten Testverfahren (poly- oder monoklonale Antikörper) und von den Referenzwerten der jeweiligen Laboratorien bestimmt werden. Nach Organtransplantationen wird von den transplantierenden Zentren in der Regel ein therapeutischer Bereich definiert, der jeweils in Abhängigkeit von der Begleitmedikation (2- oder 3fach-Immunsuppression) und dem zeitlichen Abstand von der Transplantation variieren kann. Ist im Verlauf einer oralen Ciclosporintherapie die passagere Umstellung auf eine i.v. Applikation erforderlich, sollte zunächst etwa $1/3$ der oral verabreichten Menge eingesetzt werden; Kontrollen des Spiegels sind natürlich notwendig.

Bei Autoimmunerkrankungen wird in der Regel eine Dosis von 3-5 (-10) mg/kg täglich, verteilt auf 2 gleich große Einzeldosen um 8.00 und 20.00 h, eingesetzt, die gravierende Nebenwirkungen nur selten erwarten läßt.

Insbesondere im oberen Dosisbereich sowie prinzipiell während der Einstellungsphase sollte jedoch auch hier der Ciclosporinspiegel überprüft werden. Bei Überschreiten der erwünschten Konzentrationen ist eine Dosisreduktion erforderlich, während bei ausreichender Wirksamkeit eine Dosissteigerung bei niedrigen Blutspiegeln nicht erfolgen sollte.

Wegen der nachfolgend genannten Interaktionen mit zahlreichen anderen Substanzen sollte die Indikation zu jeder Art von zusätzlicher Medikation besonders streng gestellt werden. Ist die Gabe eines zusätzlichen Medikamentes unvermeidlich, müssen die Patienten im Anschluß sehr sorgfältig überwacht werden, insbesondere wenn Substanzen zum Einsatz kommen, die bekanntermaßen zu einer Verstärkung der Ciclosporinwirkung führen (Kontrolle der Ciclosporinspiegel).

Interaktionen

Zahlreiche Interaktionen mit anderen Medikamenten sind unbedingt zu beachten. Zu einer Wirkungsverstärkung und erhöhter Toxizität führen u.a. Allopurinol, Amiodarone, Metoclopramid, Ketoconazol, Amphotericin B, Erythromycin, Doxycyclin, orale Kontrazeptiva, Propafenon, Diltiazem, Nicardipin und Verapamil. Außerdem ist die Wirkung bei älteren Patienten sowie bei hochdosierter Methylprednisolongabe verstärkt. Eine Wirkungsabschwächung (z.B. mit der Gefahr, eine Transplantatabstoßung zu induzieren) kann induziert werden durch: Phenytoin, Barbiturate, Carbamazepin, Rifampicin, Metamizol, Nafcillin und intravenös verabreichtes Trimethoprim. Ciclosporin sollte darüber hinaus wegen möglicher additiver toxischer Effekte nicht mit anderen nephrotoxischen Substanzen wie Aminoglykosiden, Amphotericin B, Colchicin, Ciprofloxacin oder Trimethoprim kombiniert werden.

Kaliumsparende Diuretika und besonders kaliumreiche Nahrungsmittel sollten wegen möglicher Hyperkaliämie gemieden werden. Erwähnenswert ist noch, daß Ciclosporin in sämtlichen galenischen Formen, also auch den Kapseln, Äthanol enthält. Seine Anwendung bei ehemaligen Alkoholikern, Epileptikern und Patienten mit vorbestehender Hirnschädigung unterliegt daher einer besonders strengen Indikationsstellung.

Nebenwirkungen

Ciclosporin kann zahlreiche unerwünschte Nebenwirkungen hervorrufen, von denen die Nephrotoxizität vor allem wegen ihrer teilweisen Irreversibilität besonders wichtig ist. Nach Nierentransplantation kann die Unterscheidung zwischen Ciclosporintoxizität und chronischer Abstoßung eine Nierenbiopsie erforderlich machen.

Häufig sind weiterhin arterielle Hypertonie (bei deren Behandlung sind die oben erwähnten Interaktionen zu beachten), Neurotoxizität mit Tremor, Parästhesien und selten Krampfanfällen, Hepatotoxizität, Hirsutismus und Gingivahypertrophie. Seltener werden Kopfschmerzen, Hautveränderungen, Hyperkaliämie, Hyperurikämie, Anämie, Ödeme, Hypomagnesiämie, Muskelkrämpfe, Thrombopenie, Konjunktivitis u.a. beobachtet.

Die Steigerung der Infektanfälligkeit ist im Vergleich zur Therapie mit anderen Immunsuppressiva weniger ausgeprägt. Gravierend ist die mögliche Induktion von Malignomen, insbesondere unter einer kombinierten Immunsuppression nach Organtransplantationen. Hierdurch wird eine besonders strenge Indikationsstellung bei Autoimmunerkrankungen sowie bei der Anwendung über einen längeren Zeitraum erzwungen. Die unbedingt erforderlichen Kontrolluntersuchungen sind Tabelle 3.3 (S. 83) zu entnehmen.

Kontraindikationen

Grundsätzlich soll Ciclosporin in der Schwangerschaft nicht angewendet werden, allerdings liegt eine Reihe von Berichten über die Geburt gesunder Kinder bei Frauen vor, die nach Organtransplantation mit Ciclosporin behandelt wurden. Unter Ciclosporin sollte nicht gestillt werden. Für die Anwendung bei Autoimmunerkrankungen stellt eine vorbestehende Niereninsuffizienz sowie eine nicht kontrollierte Hypertonie eine Kontraindikation dar.

3.5 Tacrolimus (früher FK 506)

Tacrolimus, ein Makrolid, bindet wie Ciclosporin am Cyclophillin. Bezogen auf die gleiche Menge Substanz ist seine immunsuppressive Wirkung etwa 50- bis 100mal stärker. Da die Substanz eine besondere Affinität zur Leber aufweist, wurde sie bisher ganz überwiegend anstelle des Ciclosporins nach Lebertransplantation eingesetzt. Nach den Ergebnissen von zwei größeren Fallstudien treten unter Tacrolimus signifikant weniger akute, refraktäre akute und chronische Transplantatabstoßungen auf, zudem konnte die Steroiddosis unter Tacrolimus niedriger gehalten werden, auch Infektionen wurden seltener beobachtet. Die Überlebensrate der Patienten und die der Transplantate unterschieden sich in beiden Gruppen jedoch nicht. Eine Umstellung der Therapie wegen *Nebenwirkungen* war unter Tacrolimus jedoch häufiger notwendig, wobei die wichtigsten Gründe eine Verschlechterung der Nierenfunktion (häufiger als unter Ciclosporin!) sowie neurologische Symptome, insbesondere Tremor und ein Diabetes mellitus, waren. Weitere Nebenwirkungen stellen Anorexie, Diarrhö, Erbrechen, Hyperkaliämie und Pruritus dar, bei pädiatrischen Patienten wurden auch hypertrophe Kardiomyopathien beobachtet.

Insgesamt kann der Wert von Tacrolimus gegenüber Ciclosporin als Immunsuppressivum nach Lebertransplantation erst nach weiteren Untersuchungen bewertet werden, nach Transplantation anderer Organe oder gar bei Autoimmunerkrankungen kann sein Einsatz außerhalb von klinischen Studien nicht aktuell empfohlen werden. Derzeit befindet sich die Substanz in Deutschland noch nicht im Handel.

3.6 Plasmapherese

Die Plasmapherese mit Hilfe von Blutzellseparatoren oder Membranfiltern ist geeignet, Autoantikörper und Immunkomplexe effektiv aus der Blutzirkulation zu entfernen. Hierdurch lassen sich bei einzelnen Autoimmunerkrankungen, insbesondere dem Goodpasture-Syndrom, günstige Effekte erzielen (vgl. Kap. 17, 7.6 und 21).

Der Austausch kann kurzfristig (z.B. 3 Tage lang) täglich oder über einen etwas längeren Zeitraum (etwa 2 Wochen) alternierend jeden zweiten Tag durchgeführt werden, wobei insbesondere auf eventuelle Gerinnungsstörungen zu achten ist, die zum Austausch der Substitutionslösung (z.B. bei Fibrinogenwerten unter 150 mg/dl) oder zur Verlängerung der Intervalle führen sollten. Ausgetauscht werden pro Sitzung in der Regel 40–60 ml/kg KG.

Zur Substitution wird üblicherweise eine Elektrolytlösung mit 3,5–4% Humanalbumin verwendet. Bei Gerinnungsstörungen oder wenn ein therapieinduzierter Immunglobulinmangel ausgeglichen werden soll, sollte statt dessen frisch gefrorenes Plasma benutzt werden, das allerdings ein sehr geringes Restrisiko der Übertragung von Infektionskrankheiten in sich birgt.

Komplikationen bzw. Nebenwirkungen der Therapie bestehen insbesondere in einer erheblichen Infektionsgefährdung bis hin zur Sepsis durch den therapieinduzierten Antikörperverlust einerseits und die erforderlichen großkalibrigen Venenzugänge andererseits. Weiter können Bilanzierungsprobleme und Flüssigkeitsverschiebungen innerhalb des Körpers, hypotone Kreislaufreaktionen und selten anaphylaktische Reaktionen auf die Substitutionslösung auftreten.

Die sequentielle Anwendung von initialen Plasmaseparationen und anschließender intensiver kombinierter medikamentöser Immunsuppression ist noch Gegenstand von Studien.

3.7 Monoklonale Antikörper
OKT 3

Zur Therapie akuter, steroidresistenter zellulärer Transplantatabstoßungen hat sich der Einsatz des murinen monoklonalen Antikörpers OKT 3 (Orthoclone OKT 3) bewährt. Der Antikörper ist gegen ein Epitop des T-Zellrezeptorkomplexes gerichtet. Nach initialer Aktivierung der T-Zellen, die zur Ausschüttung verschiedener Mediatoren führt mit konsekutiven Nebenwirkungen wie Fieber, Myalgien, gastrointestinalen Symptomen und Zunahme der Kapillarpermeabilität, selten auch Enzephalopathien, aseptischen Meningitiden und Hirnödem, kommt es zu einer Inaktivierung bzw. Blockierung der T-Lymphozyten, durch die bei rechtzeitigem Einsatz eine akute Abstoßung in ca. 90% der Fälle überwunden werden kann.

Voraussetzung für diese Therapie ist, daß Überwässerungszustände zuvor beseitigt werden (ggf. durch Dialyse) und Infektionskrankheiten ausgeschlossen werden können. Die Injektionen (5 mg/Tag) sollen im Anschluß an eine Prednisolongabe erfolgen, um die genannten Nebenwirkungen zu mindern (am 1. Tag 8 mg/kg 1–4 h vor dem Antikörper; anschließend kann die Dosis reduziert werden, z. B. auf 250 mg am 2. und 3. Tag, dann weitere Reduktion je nach Verträglichkeit des Antikörpers). Auch Antihistaminika können günstig wirken. Insbesondere wegen der Gefahr eines Lungenödems sowie anaphylaktischer Reaktionen sollte die Behandlung ausschließlich unter intensivmedizinischen Bedingungen eingeleitet werden. Die Therapie wird über 10–15 Tage fortgesetzt.

Eine längere Applikation ist ebenso wie eine etwaige Wiederholung der Therapie wegen der im genannten Zeitraum eintretenden Bildung von Antikörpern gegen die von der Maus stammenden monoklonalen Antikörper in der Regel sinnlos und durch die mögliche Entwicklung Serumkrankheit-ähnlicher Symptome gefährlich. Im Einzelfall kann die Bildung der Anti-Maus-Antikörper gemessen werden, um die Therapiedauer individuell genauer festzulegen. Neben einem stark erhöhten Risiko infektiöser Komplikationen ist die Therapie durch eine erheblich erhöhte Inzidenz maligner Tumoren, insbesondere von Lymphomen, belastet.

Weitere monoklonale Antikörper

Weitere monoklonale Antikörper, z. B. gegen den Interleukin-2-Rezeptor, befinden sich derzeit in der Erprobung; sie sind im Gegensatz zum OKT 3 selektiv gegen aktivierte T-Zellen gerichtet und führen nicht zu einer initialen Stimulation der Zellen, so daß die o.g. Nebenwirkungen weitgehend vermieden werden. Eine erheblich erhöhte Infektgefährdung ist allerdings auch mit diesen Antikörpern verbunden. Die mögliche Induktion maligner Tumoren ist noch nicht hinreichend zu beurteilen.

Der OKT-3-Therapie vergleichbare Wirkungen entfalten auch *Antilymphozytenserum* (vom Pferd oder Kaninchen) und *Antilymphozytenimmunglobuline* (ebenfalls aus Pferdeserum gewonnen). Diese sind jedoch mit der Gefahr schwerer anaphylaktischer Reaktionen behaftet, darüber hinaus können hämolytische Anämie und Thrombopenie auftreten. Die Dosis liegt bei 3 mg/kg täglich als Infusion über 4–6 h. Wegen des häufigen Auftretens von Thrombophlebitiden an der Infusionsstelle ist eine Verdünnung oder die Gabe über einen zentralvenösen Zugang zu empfehlen. Üblicherweise wird daher der Therapie mit OKT 3 der Vorzug gegeben.

Bei bestimmten Autoimmunerkrankungen wie der chronischen Polyarthritis ist eine Behandlung mit monoklonalen *Anti-CD4-Antikörpern* vorgenommen worden. Ähnliches gilt für Anti-CD5-, Anti-CD7- und Anti-CD25(= Anti-Interleukin-2-Rezeptor)- sowie Anti-TNF-α-Antikörper. Im Falle von Anti-CD4-Antikörpern konnte für die chronische Polyarthritis unlängst in einer größeren Studie ein therapeutischer Effekt allerdings nicht nachgewiesen werden. Zur Zeit scheinen die Resultate bei dieser Erkrankung mit Anti-TNF-α-Antikörpern am aussichtsreichsten.

Weiterentwicklungen, an denen zur Zeit intensiv gearbeitet wird, betreffen die „Humanisierung" der monoklonalen Antikörper, bei denen bis auf die antigenerkennende Region des Moleküls gentechnologisch ein Austausch von murinen gegen menschliche Proteinsequenzen vorgenommen wird, wodurch die Antikörperbildung gegen diese Substanzen und damit ihre beschränkte Anwendungsdauer weitgehend entfällt. Auch mit derartigen Antikörpern ist eine kleine Zahl von Patienten kurzfristig erfolgreich behandelt worden, weitere Erfahrungen sind auch hier zunächst jedoch dringend erforderlich. Darüber hinaus wird an der Herstellung von Fusionsproteinen aus monoklonalen Antikörpern und Toxinen wie etwa dem Diphtherietoxin intensiv gearbeitet, bei denen durch die Antikörper eine selektive Toxinwirkung auf definierte Zellpopulationen ermöglicht wird. Ähnliche Wirkungen wie die monoklonalen Antikörper entfalten auch lösliche Rezeptoren von Zytokinen (z.B. Interleukin 1) bzw. Fusionsproteine, die solche Rezeptoren beinhalten (z.B. TNF-α-Rezeptoren).

Indikationsbereiche und Einschränkungen
Die Antikörpertherapie von Autoimmunkrankheiten ist derzeit insgesamt noch als experimentell einzuschätzen, da eine Reihe von Problemen (Bindung von Antikörpern gegen die verabreichten Moleküle, persistierende Lymphozytopenie, akutes Zytokin-Release-Syndrom, Langzeiteffekte und Nebenwirkungen der Behandlung) derzeit noch als ungelöst betrachtet werden müssen. Anzumerken ist auch, daß eine allzu intensive Immunsuppression neben den o.g. Nebenwirkungen auch unerwünschte Wirkungen bezüglich des eigentlichen Behandlungszieles nach sich ziehen kann. So konnte unlängst gezeigt werden, daß die Addition von IL-2-Rezeptor-Antikörpern zur Standardprophylaxe einer Graft-versus-host-Reaktion nach allogener Knochenmarktransplantation das leukämiefreie Überleben vermindert. Für Patienten mit sonst therapierefraktären schweren Autoimmunerkrankungen kann diese, augenblicklich an wenige Zentren gebundene Therapie allerdings durchaus eine Option darstellen.

3.8 Weitere Immunsuppressiva
Hochdosierte, intravenös applizierbare *Immunglobuline* (z. B. Sandoglobulin®) haben sich zur Behandlung der idiopathischen thrombozytopenischen

Purpura insbesondere in der Schwangerschaft bewährt. Über ihre erfolgreiche Anwendung zur Therapie anderer schwerer Autoimmunerkrankungen wurde berichtet. Infundiert werden dabei 0,4 g/kg KG täglich über 5 Tage. Der hohe Preis dieser Therapie sowie die noch beschränkten Erfahrungen bei Autoimmunerkrankungen lassen die Anwendung derzeit nur selten indiziert erscheinen.

Andere Maßnahmen wie eine Drainage des Ductus thoracicus, eine Lymphapherese oder eine Ganzkörperbestrahlung kommen allenfalls extrem selten in Betracht.

Die Wirkung von *Interferon-γ* u.a. derzeit in Entwicklung bzw. Erprobung befindlichen Immunsuppressiva ist noch nicht ausreichend beurteilbar.

Erfolgversprechend erscheinen bisher Ergebnisse mit *Rapamycin* (das wie Ciclosporin und Tacrolimus über eine Immunophillinbindung wirkt) sowie *Mukophenolsäure, Mizoribin* und *Brequinar* (die wie Azathioprin mit der Pyrimidin- bzw. Purinsynthese interferieren). Vor einer Einführung dieser Substanzen in die klinische Routine sind jedoch sicher weitere Erfahrungen abzuwarten.

Ebenfalls noch nicht ausreichend beurteilt werden kann, ob die *Kombination verschiedener nicht-steroidaler Immunsuppressiva* (z.B. Azathioprin und Methotrexat) bei Autoimmunerkrankungen Vorteile bietet.

4 Diuretikatherapie

(Th. Philipp)

1	Vorbemerkungen	98	4.2	Benzothiadiazinderivate (Thiazide) und -analoga („Low Ceiling"-Diuretika) ... 105
2	Indikationen und Pathophysiologie verschiedener Indikationsgebiete	98	4.2.1	Gruppenspezifische Nebenwirkungen und Komplikationsrisiken der Diuretikatherapie ... 106
2.1	Generalisierte Ödeme und Höhlenergüsse	98	4.2.2	Kontraindikationen der Diuretikatherapie ... 108
2.2	Akutes Lungen- und Hirnödem	99	4.3	Hyperosmolare Diuretika ... 108
2.3	Arterielle Hypertonie	100	4.3.1	Mannit (Mannitol) ... 108
2.4	Akutes Nierenversagen	100	4.3.2	Sorbit (Sorbitol) ... 109
2.5	Vergiftungen	100	4.4	Antikaliuretische Diuretika ... 109
2.6	Diabetes insipidus	100	4.4.1	Spironolacton ... 109
2.7	Kalziumoxalat-Steine	100	4.4.2	Triamteren und Amilorid ... 110
2.8	Hyperkalzämie	101	4.4.3	Gruppenspezifische Nebenwirkungen und Kontraindikationen der Antikaliuretika ... 111
2.9	Seltene Indikationen für Diuretika	101		
3	Praktisches Vorgehen	101		
3.1	Abklärung der Ausgangslage	101		
3.2	Auswahl und Dosierung des Diuretikums	102	4.5	„Refraktäre" Ödeme ... 111
4	Diuretisch wirksame Substanzen und ihre Anwendung	102	4.6	Verlaufskontrolle der Diuretikatherapie ... 112
4.1	Schleifendiuretika („High Ceiling"-Diuretika)	103	4.7	Unterstützende Maßnahmen der Diuretikatherapie ... 112

1 Vorbemerkungen

Diuretika sind Stoffe, die durch direkte Wirkung an der Niere die Ausscheidung von Chlorid, Natrium und Wasser erhöhen. Sie sind hochwirksame Pharmaka, die unerwünschte, z.T. gefährliche Nebenwirkungen hervorrufen können. Die Kenntnis ihrer Wirkungsmechanismen ist Voraussetzung für das Verständnis ihrer Indikationen, Kombinationsmöglichkeiten, Kontraindikationen und Gefahren.

2 Indikationen und Pathophysiologie verschiedener Indikationsgebiete

Die Indikationen für Diuretika sind in Tabelle 4.1 zusammengefaßt.

2.1 Generalisierte Ödeme und Höhlenergüsse

Sie entstehen durch Zusammenwirken *lokaler* (Sequestrierung von Flüssigkeit im Interstitialraum und/oder in den Körperhöhlen) und *renaler* (Salz-Wasserretention) ödembildender Faktoren. Die wichtigsten, einzeln oder kombiniert auftre-

Tabelle 4.1: Indikationen der Diuretikatherapie

1. Generalisierte Ödeme und/oder Körperhöhlenergüsse infolge Herzinsuffizienz, Leberzirrhose, nephrotischer Syndrome, eiweißverlierender Enteropathie oder Eiweißmangel anderer Ursachen (s. ds. Kap., 2.1).
2. Unter den isolierten Organödemen das akute Lungen- und Hirnödem (s. ds. Kap., 2.2)
3. Arterielle Hypertonie jeder Ursache (s. ds. Kap., 2.3).
4. Die initiale oligurische Phase des ANV (s. ds. Kap., 2.4) sowie Endstadien des CNV.
5. Vergiftungen mit renal eliminierbaren Substanzen (s. ds. Kap., 2.5).
6. Diabetes insipidus (s. ds. Kap., 2.6).
7. Kalziumoxalat-Steine (s. ds. Kap., 2.7).
8. Hyperkalzämie (s. ds. Kap., 2.8).
9. Seltene Indikationen wie Glaukom, Cor pulmonale u.a. (s. ds. Kap., 2.9).

tenden lokalen Faktoren sind: Zunahme des venösen hydrostatischen Druckes (z. B. bei Herzinsuffizienz oder portaler Hypertension) und/oder Abnahme des kolloidosmotischen Plasmadruckes (z. B. bei NS oder fortgeschrittener LZ), Erhöhung der Kapillarpermeabilität sowie relative Insuffizienz des den Interstitialraum drainierenden Lymphsystems. Die als Folge der Ödemtranssudation eintretende Abnahme des „effektiven arteriellen Blutvolumens (EABV)" aktiviert die renalen Konservierungsmechanismen für Wasser und Salz mit dem Ziel der Wiederherstellung eines normalen Volumens. Derartige renale Mechanismen der Ödembildung sind: eine Abnahme der GFR (nur und nicht obligat im Stadium progressiver Ödemtranssudation) und, hauptsächlich, eine Zunahme der tubulären Rückresorption filtrierten Natriums *(glomerulotubuläre Imbalance)*. Die Rückresorption erfolgt in erster Linie proximal-tubulär unter dem Einfluß von Angiotensin II und von Katecholaminen.
Angriffspunkte der Ödemtherapie mit diuretisch wirksamen Substanzen sind die renalen Retentions- und Konzentrationsmechanismen. Setzt man das Glomerulusfiltrat = 100%, dann werden 70% im proximalen Tubulus, 20% im Bereich der Henleschen Schleife, 5% im distalen Tubulus und 2–4% im Sammelrohr resorbiert. Die Einteilung der Diuretika erfolgt nach ihren entsprechenden Wirkorten (s. ds. Kap., 4) am Nephron. Entsprechend sollten Diuretika um so wirksamer sein, je weiter sie proximal angreifen. Allerdings wird ein Teil des proximal gehemmten Natriums distal noch rückresorbiert, weshalb sich Diuretika mit primärem Angriffspunkt am proximalen Tubulus (Azetolamid) klinisch nicht als effektive Substanzen durchgesetzt haben.
Bei generalisierten Ödemen stellt die Therapie mit Diuretika nie eine kausale Therapie dar. Man muß beachten, daß im Regelfall bei Ödemen (besonders bei nephrotischem Syndrom) eine Verminderung des effektiven intravaskulären Volumens vorliegt, die durch Diuretika noch verstärkt werden kann. Eine diuretische Therapie bis zum vollständigen Verschwinden von Ödemen gilt bei Ödemen infolge Leberzirrhose und besonders infolge nephrotischen Syndroms als inadäquat und riskant (gesteigerte Thromboseneigung, Organminderperfusion).

2.2 Akutes Lungen- und Hirnödem

An ihrer Entstehung sind vorwiegend (Lungenödem, s. Kap. 11, 1.3) bzw. ausschließlich (Hirnödem, s. Kap. 2, 4 u. Kap. 25) lokale Faktoren beteiligt. Trotz wenig oder gar nicht veränderter Nierenfunktion wirkt auch hier eine forcierte Diurese günstig. Bei akutem Lungenödem ist die parenterale Gabe schnell und stark wirksamer Schleifendiuretika (s. ds. Kap., 4.1) angezeigt. Neben der rasch

4 Diuretikatherapie

einsetzenden Diurese ist für die günstige Wirkung der Schleifendiuretika die innerhalb weniger Minuten auftretende Venentonus-Verminderung (venous pooling) anzuführen. Beide Effekte übernehmen die Funktion eines „unblutigen Aderlasses". Darüber hinaus sind die in Kapitel 11 mitgenannten medikamentösen Maßnahmen (u.a. Nitrogaben) zu berücksichtigen (s. Kap. 11, 1.3 „Sofortmaßnahmen"). Beim Hirnödem entziehen hyperosmolare Diuretika (s. ds. Kap., 4.2) dem Extravasalraum direkt und Diuretika (über eine negative Flüssigkeitsbilanz) indirekt Volumen und bewirken so eine Entquellung und eine Hirndrucksenkung.

2.3 Arterielle Hypertonie

Diuretika senken bei den meisten Hochdruckformen unabhängig von deren Auslösungsursache den Blutdruck. Ihr initialer antihypertensiver Effekt beruht auf einer transitorischen Verminderung des Blut- und Herzzeitvolumens, ihre Dauerwirkung auf einer Senkung des peripheren Gefäßwiderstandes, deren Entstehungsmechanismus noch unklar ist. Wahrscheinlich spielen hierbei Ionenverschiebungen in den Gefäßmuskelzellen eine Rolle, die mit einer Abschwächung der Wirkung endogener pressorischer Substanzen einhergehen.
Bei der antihypertensiven Kombinationstherapie (s. Kap. 13, 1.1 „Praktisches Vorgehen") sind Diuretika besonders bedeutungsvoll, da sie die unter anderen antihypertensiven Pharmaka zu beobachtende Natrium- und Wasserretention, die zur Resistenzentwicklung führen kann, verhindern.

2.4 Akutes Nierenversagen

Der Einsatz von stark und rasch wirksamen Schleifendiuretika (s. ds. Kap., 4.1) ist im Frühstadium des ANV (s. Kap. 17, 1) nur angezeigt, sofern gesichert keine Hypovolämie vorliegt. Im Stadium der Oligurie bzw. einer nur kurzzeitig bestehenden Anurie ist die Prognose des ANV, dessen Urinvolumen sich durch Diuretika erhöhen läßt, besser, auch wenn eine direkte Erhöhung der GFR durch Diuretika nicht wahrscheinlich ist. Da Schleifendiuretika (im wesentlichen durch Hypovolämie) den tubulotoxischen Effekt von Aminoglykosiden und Röntgenkontrastmitteln verstärken, sollte ihr Einsatz beim ANV, dessen Genese tubulotoxischen Ursprungs sein kann, eher vermieden werden. Ist nach Maximalgaben (z.B. 1 g Furosemid/Tag) keine Urinstimulation mehr möglich, so ist die fortgesetzte Gabe nicht angezeigt.

2.5 Vergiftungen

Hierbei hängt der Einsatz von Diuretika in Form der forcierten Diurese davon ab, ob das angenommene Toxin potentiell renal eliminierbar ist. Ist das Toxin nicht bekannt, so wird im Zweifelsfalle eine forcierte Diurese durchgeführt (s. Kap. 2, 5 „Beschleunigung der Ausscheidung resorbierter Gifte").

2.6 Diabetes insipidus

Bei Vasopressin-resistenten Fällen oder milden Formen eines Diabetes insipidus kann der Einsatz von Thiazidderivaten (z.B. Hydrochlorothiazid 50–100 mg/Tag) paradoxerweise das Urinvolumen verringern (s. Kap. 22, 1.5).

2.7 Kalziumoxalat-Steine

Thiazidderivate senken die Urin-Kalziumausscheidung über eine Erhöhung der tubulären Kalzium-Rückresorption. Dieser Effekt kann durch erhöhte Natriumzufuhr jedoch aufgehoben werden, so daß die Einhaltung einer salzarmen Grundkost Voraussetzung ist. Bei absorptiver Hyperkalziurie, aber auch bei Normokalziurie können durch die Gabe von Thiazidderivaten das Wachstum und die Neogenese von kalziumhaltigen Steinen gehemmt werden. Da der Serum-Kalziumspiegel unter Thiazidtherapie ansteigen kann (teilweise um mehr als 1,5 mval/l), gelten „resorptive Hyperkalziurien" und Neigung zur Hyperkalzämie als Kontraindikationen (s. Kap. 17, 12 „Kalziumhaltige Steine" [1]).

2.8 Hyperkalzämie

Schleifendiuretika steigern bei hoher Natriumzufuhr die Urin-Kalziumausscheidung und werden somit als Basistherapeutikum in der Behandlung der akuten Hyperkalzämie verwendet (s. Kap. 10, 1.4.2). Wegen ihres starken diuretischen Effektes und der bei Hyperkalzämie häufig bestehenden Dehydratation ist bei ihrem Einsatz auf exakte Flüssigkeitsbilanzierung und ausreichende Flüssigkeitssubstitution hinzuweisen.

2.9 Seltene Indikationen für Diuretika

Glaukom: Der Karboanhydrasehemmer Acetazolamid (Diamox®) kann zur Kurzzeit-(selten auch zur Langzeit-)Behandlung des Glaukoms angewendet werden.
Cor pulmonale: Unter dem Einsatz von Spironolacton wurde eine Verbesserung der Blutgase mit Absinken des pathologisch erhöhten pCO_2-Wertes beobachtet; der zugrundeliegende Mechanismus ist noch unklar.
Bei dekompensierter respiratorischer Alkalose kann der Einsatz des Karboanhydrasehemmers Acetazolamid (Diamox®) zur Beseitigung der Alkalose, zur Senkung des Bikarbonatspiegels und zur Senkung des pCO_2-Wertes beitragen. Die Wirkung scheint jedoch begrenzt zu sein.
Lokale Flüssigkeitsansammlungen: Bei lokalen Flüssigkeitsansammlungen, die durch allergische, entzündliche oder maligne Prozesse sowie durch periphere, venöse oder lymphatische Abflußstörungen verursacht werden, ist der ödemmobilisierende Effekt der Diuretika meist gering, das Risiko einer Hypovolämie mit entsprechenden Komplikationen jedoch erhöht.

3 Praktisches Vorgehen

3.1 Abklärung der Ausgangslage

Mit Ausnahme dringender Indikationen (ANV, akutes Lungenödem, Hirnödem) sollten vor Einsatz von Diuretika wesentliche Störungen im Elektrolytstoffwechsel oder im Säure-Basenhaushalt ausgeschlossen werden. Bei schweren Ödemen und/oder Aszites sollten eine stationäre Vorbeobachtung sowie eine stationäre Einleitung der Therapie erfolgen. Hierbei ist besonders auf das Vorliegen einer Hypokaliämie, ausgelöst bzw. verstärkt durch einen sekundären Aldosteronismus, oder einer Verdünnungshyponatriämie (s. Kap. 10, 1.2.1) infolge herabgesetzter Ausscheidungsfähigkeit für freies Wasser zu achten. Zu Störungen des Elektrolyt- und Säure-Basenhaushaltes können gleichfalls führen: vorangegangene Diuretikatherapie, wiederholtes Erbrechen, Diarrhöen oder Laxanzienabusus. Bezüglich Maßnahmen zum Ausgleich nachgewiesener Störungen s. Kap. 10. Die *Natriumzufuhr* während der stationären Beobachtungsperiode vor Einsatz von Diuretika sollte 1000 mg/Tag ($\triangleq$ 44 mval $Na^+ \triangleq$ ca. 2,5 g NaCl, s. ds. Kap., 4.7) nicht überschreiten. Leichte bis mäßiggradige Ödembildung kann häufig allein durch milde Natriumrestriktion auf 1200–1600 mg/Tag ($\triangleq$ 50–70 mval $Na^+ \triangleq$ ca. 3–4,5 g NaCl, s. ds. Kap., 4.7) ausreichend behandelt werden. Der langfristige Effekt fast jeder Diuretikatherapie kann durch übermäßige Natriumzufuhr von über 12 g/Tag limitiert bis aufgehoben werden, so daß die Einhaltung einer milden Natriumrestriktion bei Einsatz von Diuretika generell empfohlen werden muß. Hinsichtlich entsprechender Kostformen s. ds. Kap., 4.7. Das *Flüssigkeitsangebot* sollte auch bei normalem Serumnatrium nicht mehr als 2500 ml/Tag, bei heißem Wetter maximal 3000 ml/Tag betragen.

Bei geringgradiger Ödembildung ohne gastrointestinale Komplikationen (Erbrechen, Durchfälle) sowie bei benigner Hypertonie genügt in der Regel eine ambulante Kontrolle des Ionogramms (Natrium, Kalium) vor Einleitung einer Diuretikatherapie. Vor Beginn einer Langzeittherapie mit Saluretika sollten zusätzlich Glukosespiegel und Serum-Harnsäure kontrolliert werden (s. u.).

3.2 Auswahl und Dosierung des Diuretikums

Zu bevorzugen sind Präparate, deren pharmakologischer Wirkungstyp den jeweils günstigsten therapeutischen Effekt bei geringstem Komplikationsrisiko verspricht (s. Tab. 4.2, S. 104, und Tab. 4.3, S. 105). *Ödemtherapie:* In der *initialen Ausschwemmungsphase* sollten nur die zur Erzielung einer milden Diurese erforderlichen Minimaldosen gegeben werden. Klinische Richtgrößen: maximale Gewichtsabnahme bei Ödemkrankheiten 1,5 kg/Tag, bei alleinigem Aszites 0,5 kg/Tag. Da der Rückstrom von Ödem- und besonders Aszitesflüssigkeit (0,5 l/Tag) limitiert ist, kann forcierte Diuresetherapie zur Hypovolämie mit ihren Komplikationen (s. unten) führen. Ein Ersatz befriedigend wirkender und gut vertragener Diuretika durch andere, schneller und stärker wirkende bringt daher in der Regel keine Vorteile, sondern eher unnötige Gefahren. Diuresemittel sollten, wenn möglich, am frühen Morgen gegeben werden, um die Nachtruhe des Kranken nicht zu stören. Gewichtskonstanz nach Verschwinden von Ödem und/oder Aszites signalisiert das Ende der Ausschwemmungsphase. Mit einer niedrig dosierten Erhatungstherapie zur Retentionsprophylaxe sollte erst nach erneutem Gewichtsanstieg von 1 kg begonnen werden. *Erhaltungstherapie zur Retentionsprophylaxe:* Durch intermittierende Diuretikagaben läßt sich das Komplikationsrisiko verringern. Dosisgröße und -intervall werden hierbei durch die Retentionsneigung des Grundleidens sowie die Wirkungsstärke und -dauer des verordneten Präparats bestimmt.

Bei *arterieller Hypertonie* sind Diuretika ein fester Bestandteil der antihypertensiven Medikamentenkombination (s. Kap. 13). Substanzen mit längerer Wirkungsdauer (s. Tab. 4.2) ist der Vorzug zu geben.

4 Diuretisch wirksame Substanzen und ihre Anwendung

Aufgrund ihres starken natriuretischen Effekts und ihrer ausreichenden therapeutischen Breite werden heute fast nur noch Benzothiadiazinderivate und -analoga bzw. Furosemid und Etacrynsäure verwendet. Hier sind sie in absteigender Reihenfolge ihrer Wirkungsstärke zusammengestellt, die sich nach ihrem absteigenden Wirkort am Nephron definiert.

4.1 Schleifendiuretika („High Ceiling"-Diuretika)

Furosemid, Piretanid und *Torasemid* sind den Thiaziden ähnliche Sulfonamidverbindungen; Etacrynsäure, ein ungesättigtes Ketonderivat der Phenoxyessigsäure, und Etozolin, ein Thiazolidonderivat, sind, wiewohl strukturell verschieden, pharmakologisch den anderen Schleifendiuretika nahe verwandt.

(1) *Pharmakologische Eigenschaften:* Hemmung des Cl^--Transportes im Bereich des aufsteigenden Schenkels der Henle-Schleife. Hinsichtlich Wirkungseintritt, -maximum und -dauer s. Tabelle 4.2. Die Ausscheidung von Na^+, NH_4^+, Ca^{++} und Cl^- auch die von K^+ und H^+ wird erhöht, wodurch die Entstehung einer Hypokaliämie bzw. einer metabolischen hypochlorämischen Alkalose begünstigt wird. Bei kurzdauernder Anwendung senken weder Furosemid noch Etacrynsäure die GFR. Beide besitzen ebenso wie die Benzothiazide einen antihypertensiven Effekt. Etozolin unterscheidet sich von den vorher genannten Schleifendiuretika durch seinen langsameren Wirkungseintritt und seine längere Wirkungsdauer.

(2) *Klinische Anwendung:* Die Schleifendiuretika bewirken bei Kranken mit Herzinsuffizienz, Leberzirrhose und nephrotischen Syndromen meist auch dann eine kräftige Diurese, wenn andere Diuretika nicht oder unbefriedigend wirken. Schleifendiuretika-refraktäre Ödeme (s. ds. Kap., 4.5) sind selten. Bei fortgeschrittener Niereninsuffizienz ist nur eine geringe Natriurese zu erwarten, da die basale Natriumausscheidung per Nephron bereits erheblich erhöht ist. Azidose und Alkalose beeinflussen die diuretische Wirkung der Schleifendiuretika nicht nennenswert. Sie bleiben stärker als andere Diuretika bei Hyponatriämie und Hypokaliämie wirksam, müssen jedoch vorsichtig angewandt werden. Intravenös verabreicht, sind sie aufgrund ihres schnellen Wirkungseintritts für die Behandlung des akuten Lungen- (s. Kap. 11, 1.3) und Hirnödems (s. Kap. 2, 4 „Spezielle Maßnahmen [Hirnödemtherapie]") sowie zur Forcierung der Diurese bei Vergiftungen (z. B. mit Barbituraten o. ä.) besonders geeignet. Indikation und Anwendung bei ANV und CNV s. Kap. 14.

(3) *Dosierung:* Furosemid (z. B. Lasix®), Etacrynsäure (z. B. Hydromedin®) und Piretanid (Arelix®) sind in Tabletten- und Ampullenform in verschiedenen Dosierungen erhältlich. Etozolin (Elkapin®) und Torasemid (Unat®) sind lediglich in Tabletten zu erhalten (s. Tab. 4.2). *Orale Verabreichung:* Initialdosis zur Ödemausschwemmung im allgemeinen 40 mg Furosemid, 50 mg Etacrynsäure, 400 mg Etozolin, 3 mg Piretanid bzw. 2,5 mg Torasemid. Bei Ausbleiben einer befriedigenden Diurese Verdoppelung der Einzeldosis nach jeweils 6 h bis 160 mg Furosemid oder 200 mg Etacrynsäure. In Ausnahmefällen (insbesondere ANV und CNV) können Initialdosen von 250–500 mg Furosemid unter sorgfältiger klinischer Überwachung notwendig sein, wobei die Infusionsgeschwindigkeit nicht über 4 mg Furosemid/min (ca. 1 g/4 h) liegen sollte, da sonst die Gefahr einer Innenohrschädigung besteht. *Cave:* Forcierte Diuresen erhöhen, besonders bei dekompensierter Leberzirrhose, das Komplikationsrisiko (Hypovolämie, hypokaliämische und/oder hypochlorämische Alkalose, Hyponatriämie, Leberkoma). Die tägliche Erhaltungsdosis liegt zwischen 40 und 80 mg Furosemid bzw. 50 und 100 mg Etacrynsäure. Bei Niereninsuffizienz ist aufgrund der verlängerten Kinetik die 1mal tägliche Verabreichung zu bevorzugen. Zur Vermeidung gastrointe-

4 Diuretikatherapie

Tabelle 4.2: Wirkungseigenschaften der gebräuchlichen Diuretika

Freiname	Handelsname (Auswahl)	Handelsform	Wirkungs- eintritt nach	Wirkungs- maximum nach	Wirkungs- dauer*
„High Ceiling"-Diuretika					
Furosemid	Lasix®	40 u. 500 mg T	2–3 min	1–2 h	4–6 h
	Lasix®	20, 40 u. 250 mg A	2–5 min	30–90 min	3–12 h
Etacrynsäure	Hydromedin®	50 mg T	20–30 min	2–4 h	5–7 h
		50 mg A	2–10 min	1–2 h	4–5 h
Etozolin	Elkapin®	200, 400 mg T	2 h	4–8 h	12 h
Piretanid	Arelix®	3 u. 6 mg T	30 min	1 h	3–6 h
		6, 12 u. 60 mg A	2–3 min	30–60 min	3–6 h
Torasemid	Unat RR®	2,5 mg T	1–2 h	4–8 h	12–24 h
Thiazidderivate					
Hydrochloro- thiazid	Esidrix®	25 mg T	1–2 h	4–8 h	12–18 h
Butizid	Saltucin®	5 mg T	1–2 h	3–6 h	12–18 h
Trichlor- methiazid	Esmarin®	4 mg T	1–2 h	4–8 h	10–14 h
Bendroflu- methiazid	Sinesalin®	5 mg T	1–2 h	4–8 h	12–18 h
Thiazidanaloga					
Clopamid	Brinaldix®	20 mg T	1–2 h	2–6 h	12–24 h
Xipamid	Aquaphor®	10, 40 mg T	1–2 h	3–6 h	12–24 h
Mefrusid	Baycaron®	25 mg T	1–3 h	6–12 h	18–24 h
Chlortalidon	Hygroton®	100 mg T	ca. 2 h	8–12 h	24–36 h
Indapamid	Natrilix®	2,5 mg D	ca. 2 h	6–12 h	18–24 h
Metolazon	Zaroxolyn®	2,5, 5, 10 mg T	ca. 2 h	6–12 h	18–24 h
Antikaliuretika					
Spirono- lacton[2,3]	Aldactone®	25, 50 mg D u. 100 mg T	48–72 h	48–72 h[1]	–96 h[1]
	Osyrol®	50 u. 100 mg T	48–72 h	48–72 h	–96 h[1]
Kaliumcan- renoat[3]	Aldactone® p.i.	200 mg A	36–72 h	36–72 h[1]	–96 h[1]
	Osyrol® p.i.	200 mg A	36–72 h	36–72 h[1]	–96 h[1]
Triamteren[4]	Jatropur®	50 mg K	1– 2 h	2– 8 h[1]	2–24 h[1]

* therapeutisch relevante Dauer;
A = Ampulle; D = Dragee; K = Kapsel; T = Tablette; p.i. = pro infusione
[1] dosisabhängig
[2] in Kombination mit 50 mg Thiabutazid (Aldactone® 50-Saltucin®);
[3] Einschränkung der Indikation und Anwendungsdauer für die parenterale Darreichungsform „Kaliumcanrenoat";
[4] in Kombination mit 25 mg Hydrochlorothiazid (Dytide®H, Esiteren®, Tri.-Thiazid Strada®), mit 25 mg Bemetizid (diucomb®);

Tabelle 4.3: Richtlinien zur Auswahl des Diuretikums

Ödemtherapie, Ausschwemmungsphase: Lungenödem:	schnell und stark wirkende Diuretika (Furosemid, Etacrynsäure i.v.)
Herzinsuffizienz, nephrotische Syndrome:	mittelschnell wirkende Diuretika
Dekompensierte Leberzirrhose, Herzinsuffizienz mit Stauungsleber, Ödeme jeder Genese mit Hypokaliämie:	schnell und mittelschnell wirkende Diuretika + Antikaliuretika p.o. oder i.v.
Ödemtherapie, Rezidivprophylaxe (Langzeittherapie):	intermittierend Thiazidderivate oder -analoga + Antikaliuretika p.o.
Aszitesprophylaxe bei kompensierter Leberzirrhose:	Spironolacton
Hochdrucktherapie (Langzeittherapie):	länger wirkende Thiazidderivate oder -analoga + Antikaliuretika p.o.
Diuresetherapie bei ANV und CNV:	schnell und stark wirkende Diuretika (Furosemid)
Vergiftungen mit renal eliminierbaren Substanzen:	schnell und stark wirkende Diuretika (Furosemid, Etacrynsäure i.v.)

stinaler Reizerscheinungen Einnahme nach den Mahlzeiten. *I.v. Verabreichung:* Bei schwer mobilisierbaren Ödemen läßt sich die Diurese oft erst durch i.v. Gabe von 20 (40)-250 mg Furosemid bzw. Etacrynsäure einleiten. I.v. Verabreichung gleichfalls dort, wo ein schneller Wirkungseintritt entscheidend ist.

(4) *Nebenwirkungen: Gruppen*spezifische s. unten. *Substanz*spezifische: Gastrointestinale Unverträglichkeitserscheinungen (Anorexie, Nausea, Erbrechen, Leibschmerzen, Durchfälle) sind nicht selten. Gelegentlich allergische Reaktionen. Nach Etacrynsäure in Einzelfällen transitorische oder auch permanente, nach Furosemid transitorische (akute) Einschränkung des Gehörs. Diese Nebenwirkung wurde nur bei höchsten Dosierungen beobachtet. *Cave:* gleichzeitige Verabreichung mit ototoxischen Antibiotika und nephrotoxischen Substanzen, deren organspezifischen Nebenwirkungen sich bei höheren Dosen von Furosemid verstärken können.

4.2 Benzothiadiazinderivate (Thiazide) und -analoga („Low Ceiling"-Diuretika)

Die Mehrzahl stellen Weiterentwicklungen der Karboanhydrasehemmer vom Typ des Acetazolamids (Diamox®) dar, das heute mit seiner trotz proximal tubulären Angriffspunkts schwacher Diurese keine wesentliche Bedeutung mehr hat (Ausnahme s. ds. Kap., 4.5; Kombinationstherapie bei therapierefraktären Ödemen).

(1) *Pharmakologische Eigenschaften:* Alle Thiazide und die Mehrzahl ihrer Analoga hemmen die Natriumreabsorption vorwiegend im distalen Tubulus. Sie bewirken eine Mehrausscheidung von Na^+, K^+, Cl^-, HCO_3^- sowie eine Abnahme der H^+- bzw. NH_4^+-Eliminierung, der Urin wird alkalisch. Die Mittel dieser

4 Diuretikatherapie

Gruppe sind sich in ihren maximalen Wirkungsmechanismen ähnlich und in ihren qualitativen Effekten sowie ihrer maximalen Wirkungsstärke gleich. Sie unterscheiden sich jedoch erheblich in der Schnelligkeit des Wirkungseintrittes und der Wirkungsdauer (s. Tab. 4.2). Die Diuresewirkung der Thiazide wird durch eine alkalische oder azidotische Stoffwechsellage nicht beeinträchtigt. Alle besitzen neben dem natriuretischen auch einen antihypertensiven Effekt.

(2) *Klinische Anwendung:* Mit Ausnahme von Zuständen, bei denen ein schnelles Einsetzen der Diurese erwünscht ist, gelten für die Thiazide die gleichen Indikationen wie für Furosemid und Etacrynsäure. Die Thiaziddiurese ist jedoch schwächer und verteilt sich auf einen längeren Zeitraum. Deshalb sind die Thiazide und ihre Analoga auch besonders zur Langzeittherapie, z.B. bei Hochdruck, oder zur Ödemprophylaxe geeignet.

(3) *Dosierung:* Aufgrund der unterschiedlichsten physiko-chemischen Eigenschaften der Substanzen sind auch unterschiedliche Dosen zur Erzielung gleicher therapeutischer Effekte erforderlich. Tabletten der verschiedenen Präparate enthalten daher bei äquinatriuretischer Wirkung verschiedene Wirkstoffmengen. Der einzige klinisch relevante Unterschied der Diuretika dieser Gruppe ist die Wirkungsdauer, die das Dosisintervall bestimmt. Die Initialdosis beträgt in der Regel 1–2 Tabletten, die Erhaltungsdosis je nach Wirkungsdauer der Substanz und erwünschter Wirkungsstätte $^1/_2$–1 Tablette der untersten verfügbaren Stärke täglich bzw. in 2–3tägigen Intervallen (besonders Chlortalidon und Mefrusid).

(4) *Nebenwirkungen:* Die *gruppen*spezifischen Nebenwirkungen sind in der geringeren Substanzwirkung entsprechend seltener und schwächer als bei Furosemid und Etacrynsäure. *Substanz*spezifische: gelegentlich: gastrointestinale Reizerscheinungen; selten: multiforme Dermatosen, cholestatische Hepatosen; sehr selten: akute hämorrhagische Pankreatitis oder Pankreasatrophie, vorübergehende Myopie bzw. Verschlechterung bestehender Kurzsichtigkeit bei Schwangeren.

4.2.1 Gruppenspezifische Nebenwirkungen und Komplikationsrisiken der Diuretikatherapie

(1) *Hypokaliämie:* Hochdosierte und/oder langfristige Diuretikatherapie bewirkt über die Auslösung bzw. Verstärkung eines sekundären Aldosteronismus sowie über den distal tubulären Kaliumverlust bei verstärktem Natriumangebot eine Zunahme der Kaliurese, wodurch ein klinisch (Frühsymptom kaliopenische EKG-Veränderungen) und biochemisch (hypokaliämische Alkalose) manifester Kaliummangel entstehen kann. Er ist die häufigste Komplikation der Diuretikatherapie. Hinsichtlich klinischer Symptomatik und *Therapie* des Kaliummangels s. Kap. 10, 1.3.1. *Präventivmaßnahmen:* Bei Patienten mit Neigung zu Hypokaliämie läßt sich diese oft auch durch orale Kaliumsubstitution bei intermittierender Diuretikatherapie oder zusätzliche Gaben von antikaliuretischen Substanzen verhüten bzw. ausgleichen. Kombinationspräparate von Diuretika und Antikaliuretika s. Tabelle 4.2. Auch wird der Kaliumverlust durch konsequente diätetische Natriumreduktion gemildert.

(2) *Hyponatriämie:* Bei Herz-, Leber- und Nierenkranken mit progressiver Ödembildung ist oft die Ausscheidungsfähigkeit für freies Wasser herabgesetzt. Zusätzliche Steigerung der Natriurese durch forcierte Saluretikatherapie kann

eine klinisch oft symptomlose, jedoch u. U. gefährliche Verdünnungshyponatriämie erzeugen oder verstärken *(„hypotone Hyperhydratation")*. Stimuliert wird eine Hyponatriämie durch die zunehmend geübte Kombination von Schleifendiuretika und Thiaziden (s. ds. Kap., 4.6). *Gegenmaßnahmen:* Absetzen der Diuretika und Einschränkung der Flüssigkeitszufuhr auf 1000 bis unter 500 ml/Tag. Nach Wiederanstieg des Serumnatriums über 130 mval/l kann die Diuretikatherapie intermittierend unter laufender Kontrolle des Serumnatriums fortgesetzt werden (Einzelheiten s. Kap. 10, 1.2.1). Bei älteren Patienten werden selten auch schwere echte Natriummangelzustände beobachtet (hypotone Dehydratation).

(3) *Verkleinerung des Extrazellulärraumes und ihre Folgen:* Schnell einsetzende profuse Diuresen können eine Hypovolämie mit Hämokonzentration und folgende Komplikationen auslösen: Hypotonie mit Kollapsneigung, zerebrale Ischämie (besonders bei alten Patienten und Hypertonikern), Thrombosebildung, Retention harnpflichtiger Substanzen (bei eingeschränkter Nierenfunktion) sowie hepatische Enzephalopathie bei Leberinsuffizienz (besonders bei gleichzeitigem Bestehen einer Hypokaliämie).

(4) *Metabolische Alkalose:* Als Begleiterscheinung einer Hypokaliämie *(hypokaliämische Alkalose)* oder unabhängig von dieser durch relative Mehrausscheidung von Cl-Ionen *(hypochlorämische Alkalose)* hervorgerufen. Besonders gefährdet sind Patienten mit dekompensierter Leberzirrhose, da Alkalose die Blut-Hirn-Schranke für Ammoniumionen durchlässiger macht und hierdurch ein hepatisches Koma begünstigt. Während die hypokaliämische Alkalose sich mit Beseitigung des Kaliummangels ausgleicht, bedarf die hypochlorämische Alkalose der Chloridsubstitution (Kaliumchlorid, z. B. als Kalinor® oder Rekawan®), in ausgeprägten Fällen intravenös (z. B. als Elomel® B).

(5) *Hyperglykämie:* Thiazide und Thiazidanaloga können bei vorher normaler Kohlenhydrattoleranz erhöhte Blutzuckerwerte bzw. bei manifestem Diabetes einen erhöhten Bedarf an oralen Antidiabetika oder Insulin verursachen. Neuere prospektive Studien sprechen dafür, daß Langzeittherapie (>3–5 Jahre) mit Thiaziden eine Verschlechterung der Kohlenhydrattoleranz bzw. Überführung eines subklinischen in einen manifesten Diabetes hervorrufen kann. Der Entstehungsmechanismus der Hyperglykämie – Hemmung der Sekretion (begünstigt durch Hypokaliämie?) und/oder der peripheren Wirkung von Insulin (Insulinresistenz) – sind noch umstritten. Vor Beginn und während einer Langzeittherapie muß, besonders bei älteren Patienten, die Kohlenhydrattoleranz kontrolliert werden. Nach Absetzen der Diuretika ist diese Stoffwechselstörung voll reversibel.

(6) *Hyperurikämie:* Durch Hemmung der tubulären Harnsäuresekretion verursacht, scheint sie nach Thiaziden, Furosemid und Etacrynsäure mit annähernd gleicher Häufigkeit aufzutreten. Bei Patienten mit Neigung zu Hyperurikämie kann es hierdurch zu Gichtattacken und Harnsäuresteinen kommen. Nach längerer Verabreichung (4–6 Monate) geht die Neigung zur Harnsäureretention in der Regel zurück. Hyperurikämie und Arthritis urica sind keine Kontraindikationen der Diuretikatherapie, durch gleichzeitige Gabe von Allopurinol und/oder Probenecid läßt sich der Harnsäurespiegel ausreichend senken (s. Kap. 23, 6).

(7) *Hypercholesterin- und Hypertriglyzeridämie:* Langfristige Verabreichung von Diuretika kann, besonders bei gegebener Disposition, zur Erhöhung der Cholesterin- und/oder Triglyzeridkonzentration im Serum führen.

(8) *Hautveränderungen:* Makulöse, gelegentlich hämorrhagische Effloreszenzen sowie Dermatosen, die Sonnenbrand oder Lichen ruber planus ähneln, werden nach Thiazidgaben gelegentlich beobachtet. Nach Furosemid und Etacrynsäure anscheinend seltener.

(9) *Hämatologische Veränderungen:* Thrombozytopenie und/oder Granulozytopenie sind seltene Begleiterscheinungen der Thiazidtherapie, nach Furosemid und Etacrynsäure wurden sie nur vereinzelt beschrieben.

4 Diuretikatherapie

4.2.2 Kontraindikationen der Diuretikatherapie

Absolute Kontraindikationen sind selten: Zu ihnen zählen Präkoma und Coma hepaticum, Exsikkose sowie ausgeprägte Hyponatriämie (Serumnatrium unter 120 mval/l). Als *relative* Kontraindikationen gelten das Cor pulmonale, eine mäßige Hyponatriämie (unter 130 mval/l), Thromboseneigung sowie eine ausgeprägte Alkalose. Bei ausgeprägter Hyponatriämie und Überwässerung kann ein Therapieversuch mit Furosemid bei gleichzeitiger langsamer Infusion von hyperosmolarer (3%iger) Natriumlösung erfolgen, wobei die parenterale Substitution nur bis zu einem Serum-Natrium von 120 mval/l empfohlen wird (s. Kap. 10, 1.2.1).

4.3 Hyperosmolare Diuretika

Hyperosmolare Diuretika sind Substanzen, die aufgrund ihrer pharmakologischen Wirkungseigenschaften bei akuten Notfällen zur Einleitung einer Diurese und/oder zur örtlichen Gewebsentquellung angewendet werden. Aus einigen ihrer früheren Indikationsbereiche sind sie immer durch schnell und stark wirkende Saluretika (z. B. Furosemid) verdrängt worden (s. ds. Kap., 4.3.1, [2]).

4.3.1 Mannit (Mannitol)

(1) *Pharmakologische Eigenschaften:* Mannit ist ein sechswertiger Zuckeralkohol, der im Körper nicht metabolisiert und von den Tubuli nicht rückresorbiert wird, seine Eliminierung durch die Nieren ist nahezu quantitativ. In hypertoner Konzentration vermehrt Mannit die Nierendurchblutung und -filtration und steigert die Ausscheidung von Natrium, Chlorid und Wasser durch Verminderung ihrer tubulären Rückresorption *(osmotische Diurese).* Der diuretische Effekt osmotischer Diuretika ist verhältnismäßig gering. In den Organen wirkt hypertone Mannit-Lösung durch Errichtung eines osmotischen Gradienten zwischen Intra- und Extravasalraum entquellend. Hierdurch senkt es bei Hirnödem den Hirndruck.

(2) *Klinische Anwendung:* Mannit wird heute noch verschiedentlich als Teilmaßnahme zur Behandlung des Hirnödems (s. auch Kap. 2, 4 „Spezielle Maßnahmen [Hirnödemtherapie]") und des akuten Glaukoms sowie zur Forcierung der Diurese nach Vergiftungen mit renal eliminierbaren Substanzen (s. auch Kap. 2, 5 „Beschleunigung der Ausscheidung resorbierter Gifte") und nach hämolytischen Transfusionsreaktionen empfohlen. Die Mannit-Anwendung bei ANV ist verlassen (s. auch Kap. 17, 1 „Pharmakotherapie des ANV").

(3) *Präparate und Dosierung:* Eufusol M 10, Osmofundin® 10% (100 g Mannit/l, 70 mmol Na^+/l, 45 mmol Cl^-/l, 25 mmol Azetat/l), Eufusol M 20, Mannit-Lösung 20% (200 g Mannit/l = 1100 mOsmol/l), Osmofundin® 20% (175 g Mannit + 25 g Sorbit/l = 1100 mOsmol/l). Bei Vergiftungen werden zur Erzeugung einer kräftigen osmotischen Diurese 0,5–2 l 10%ige Mannit-Lösung in 6 h infundiert. Bei Hirnödem 6–8 Einzeldosen von bis zu 200 ml 20%ige Lösung/Tag. Infusionsdauer jeweils ca. 20 min. Dauer der Hirndrucksenkung jeweils 3–4 h.

(4) *Nebenwirkungen und Komplikationen:* Bei hochdosierten Gaben Risiko der Exsikkose und Hypernatriämie, da Mannit verhältnismäßig mehr Wasser

als Natrium eliminert. Bei eingeschränkter Nierenfunktion und/oder Herzleistungsbreite Gefahr der Kreislaufüberlastung und kardialen Dekompensation.
(5) *Kontraindikation:* Oligo-, Anurie bei chronischer, organisch bedingter Niereninsuffizienz, kardiale Dekompensation, Hypervolämie, Hypernatriämie.

4.3.2 Sorbit (Sorbitol)

(1) *Pharmakologische Eigenschaften:* Sorbit ist ein sechswertiger Alkohol, der im Organismus leicht zu Lävulose oxidiert wird. Seine diuretische Wirkung ist deshalb schwächer als die des Mannits, jedoch qualitativ gleich.
(2) *Klinische Anwendung:* Die Indikationen wie bei Mannit.
(3) *Präparate und Dosierung:* Eufusol S 40 (400 g Sorbit/l, 54 mmol Na^+/l, 45 mmol Cl^-/l, 9 mmol Azetat/l). Tutofusin® S 40, Jonosteril® S 40 (400 g Sorbit/l, 60 mmol Na^+/l, 45 mmol Cl^-/l, 15 mmol Azetat/l) zur hyperosmolaren Therapie. Dosierung: 1–2mal 250 ml/Tag in ca. 20 min.
(4) *Nebenwirkungen und Komplikationen:* Entsprechen denen des Mannits, sind jedoch schwächer.

4.4 Antikaliuretische Diuretika

Hierzu gehören Substanzen, die am distalen Tubulus und beginnenden Sammelrohr die Natriurese fördern und die Kaliurese hemmen (Synonyme: kaliumsparende oder kaliumbewahrende Diuretika). Man unterscheidet zwei Gruppen antikaliuretisch wirkender Diuretika: die echten Aldosteron-Antagonisten (Spironolacton), die die tubulären Effekte (Natriumretention und Kaliumelimination) von Aldosteron und anderen Mineralokortikoiden hemmen, sowie die antikaliuretischen Diuretika Triamteren und Amilorid, die steroidunabhängig den tubulären Natrium-Kalium-Austausch blockieren. Der saluretische Effekt aller antikaliuretischen Diuretika ist begrenzt und schwächer als der der Thiazidderivate. Sie werden vorzugsweise mit Thiazidderivaten kombiniert.

4.4.1 Spironolacton

Die oral wirksame Substanz besitzt Steroidstruktur mit einem Laktonring in Spiranverknüpfung. Ihr intravenös anwendbares Derivat ist Kaliumcanrenoat.
(1) *Pharmakologische Eigenschaften:* Spironolacton wirkt durch Verdrängung der endogenen Mineralokortikoide, besonders des Aldosterons, von den Rezeptoren der Erfolgsorgane nach dem Prinzip der kompetitiven Hemmung. In der Niere steigert es die Ausscheidung von Na^+, Cl^- und Wasser und verringert die Abgabe von K^+, H^+ sowie NH_4^+. Bei oraler Verabreichung tritt die Wirkung i.a. erst nach 48–72 h, bei intravenöser innerhalb von 24 h ein. Die Wirkungsdauer von Spironolacton beträgt mindestens 4 Tage. Bei höheren Dosen kann noch nach 2 Wochen ein Effekt nachgewiesen werden.
(2) *Klinische Anwendung:* Spironolacton ist am wirksamsten bei ödematösen und hypertensiven Zuständen mit Aldosteronismus und/oder Hypokaliämie. Seine *Hautindikationen* sind dekompensierte Leberzirrhose sowie Hochdruck durch primären (*Conn*-Syndrom) Aldosteronismus, der nicht operativ beseitigt werden kann. Ferner Kaliummangelzustände jeder Ursache und ihre Komplikationen (metabolische Alkalose, Rhythmusstörungen, Digitalis-

4 Diuretikatherapie

überempfindlichkeit, Herabsetzung der Darmmotilität, chronische Obstipation) sowie bei dekompensierter LZ (gestörter Aldosteronabbau!) zur Aszitesprophylaxe. Der auch bei Abwesenheit eines Aldosteronismus nachweisbare, mäßig starke natriuretische Effekt beruht auf Blockierung der aus der Basalsekretion des Steroids resultierenden Tubuluswirkung. Spironolacton darf bei Kaliummangelzuständen nur dann zusammen mit Kaliumpräparaten gegeben werden, wenn häufige Kontrollen des Serumkaliums möglich sind. Über seine Anwendung bei Hypertonie s. Kap. 13.

(3) *Präparate (Auswahl) und Dosierung:* Spironolacton (u.a. Aldactone® in Dragees zu 25, 50 und 100 mg, Osyrol® und Sincomen® in Dragees zu 50 und 100 mg), Kaliumcanrenoat (Aldactone®, Osyrol® und Syncomen® pro injectione) in Ampullen bzw. Injektionsflaschen zu 200 mg sowie die Thiazid-Spironolacton-Kombination (u.a. Aldactone®-Saltucin®-Dragees zu 50 mg Spironolacton + 5 mg Thiabutazid) und die Furosemid-Spironolacton-Kombination Osyrol®-Lasix® (u.a. Kapseln zu 50 bzw. 100 mg Spironolacton mit jeweils 20 mg Furosemid). Kaliumcanrenoat unterliegt einer eingeschränkten Indikation und Anwendungsdauer, da sich in Tierversuchen ein gesteigertes Risiko für Karzinogenität zeigte.

(4) *Nebenwirkungen und Komplikationsrisiken: Gruppen*spezifische der antikaliuretischen Diuretika s. unten. *Substanz*spezifische: gelegentlich flüchtige makulopapulöse oder erythematöse Exantheme. Unter Langzeittherapie bei Männern Gynäkomastie (häufig), bei Frauen reversible Spontanlaktation (selten). Gelegentlich Benommenheit, Schläfrigkeit.

(5) *Kontraindikationen:* s. unten.

4.4.2 Triamteren und Amilorid

Triamteren ist ein Triamino-phenylpteridin-Derivat, Amilorid ein Abkömmling der 3,5-Diaminochlorpyrazincarbonsäure.

(1) *Pharmakologische Eigenschaften:* Beide Substanzen vermehren die Ausscheidung von Natrium, Chlor, Bikarbonat und Harnsäure, sie vermindern die Ausscheidung von Kalium, Ammoniak sowie der titrablen Azidität. Ursache dieser Effekte ist eine direkte, steroidunabhängige Hemmung des Kationentransportes im distalen Tubulus. Die natriuretische Potenz der Substanzen ist bei ausgeprägtem Aldosteronismus geringer als die von Spironolacton, im übrigen aber vergleichbar. Ihre antikaliuretische Wirkung ist im Vergleich zu Spironolacton etwas stärker.

(2) *Klinische Anwendung:* Ihre Andwendung ist dort sinnvoll, wo Kaliummangelzustände ausgeglichen oder verhütet werden sollen, ihr Indikationsbereich entspricht daher dem des Spironolactons. Mit diesem sollten Triamteren und Amilorid wegen des Risikos einer Hyperkaliämie nicht kombiniert werden. Auch bei alleiniger Langzeitanwendung der beiden Substanzen sind Kontrollen des Serumkaliums erforderlich. Zur Erzielung stärkerer natriuretischer Effekte ist eine Kombination der antikaliuretischen Substanzen mit Thiaziden zweckmäßig. Bei Kombination von Amilorid mit Schleifendiuretika (Furosemid oder Etacrynsäure) können Hyperkaliämien auftreten, da die antikaliuretische Wirkung von Amilorid wesentlich länger anhält.

(3) *Präparate und Dosierung:* Triamteren (Jatropur®) ist in Kapseln zu 50 mg erhältlich. Bei Kombination mit Saluretika beträgt die Initialdosis 1–2mal 50 mg/Tag, bei schweren Hypokaliämien kurzfristig bis zu 200 mg als Einzeldosis. Die mittlere Erhaltungsdosis liegt bei 100 mg täglich oder jeden 2. Tag. Amilorid (Arumil®) ist in Tabletten zu 5 mg im Handel. *Kombinationspräparate* von Triamteren bzw. Amilorid mit Hydrochlorothiazid bzw. Bemetizid sind in Tabelle 4.2 angeführt, sie stellen die häufigste Anwendungsform der beiden Antikaliuretika dar.

(4) *Nebenwirkungen: Gruppen*spezifische der Antikaliuretika siehe unten. *Substanz*spezifische: gelegentlich gastrointestinale Reizerscheinungen (Trokkenheit des Mundes, Nausea, Erbrechen, Durchfälle, Wadenkrämpfe, Kopfschmerz und Schwächegefühl). Selten: Nach Amilorid vorübergehende Sehstörungen, nach Triamteren in Einzelfällen eine megaloblastische Anämie.

4.4.3 Gruppenspezifische Nebenwirkungen und Kontraindikationen der Antikaliuretika

(1) *Hyperkaliämie:* Sie kann bei eingeschränkter Nierenfunktion und/oder gleichzeitigen Kaliumgaben mit überraschender Schnelligkeit entstehen (Symptomatik und Therapie der Hyperkaliämie s. Kap. 10, 1.3.2). Bei *Langzeittherapie* mit antikaliuretischen Substanzen sind daher wiederholte, bei gleichzeitiger Kaliumsubstitution *häufige* Kontrollen des Serumkaliums unerläßlich. Wegen der Gefahr der Hyperkaliämie darf Spironolacton nicht mit Triamteren oder Amilorid kombiniert werden. Auch bei normaler Nierenfunktion können vorwiegend bei älteren Patienten mit Diabetes mellitus unter Therapie mit Antikaliuretika Hyperkaliämien beobachtet werden. Ursache hierfür scheint bei dieser Patientengruppe ein Hypoaldosteronismus (Schambelan-Syndrom) zu sein.

(2) *Hyponatriämie:* Die Entwicklung einer Verdünnungshyponatriämie (s. Kap. 10, 1.2.1) wird, besonders bei Kranken mit hochgradiger Ödem- und/oder Aszitesbildung, durch hochdosierte Kombination mit Diuretika begünstigt.

(3) *Hepatische Enzephalopathie:* Sie kann, besonders bei Bestehen einer hypokaliämischen Alkalose, durch Antikaliuretika gebessert, in anders gelagerten Fällen aber auch induziert oder erheblich verschlechtert werden.

(4) *Kontraindikationen:* Einschränkung der Nierenfunktion (relativ: bei Kreatininwerten >1,5 mg%), Hyperkaliämie, hepatisches Präkoma und Koma.

4.5 „Refraktäre" Ödeme

Refraktäre Ödeme sind extrem selten. Fehlende oder ungenügende Wirkung der Diuretikatherapie kann verschiedene Ursachen haben. Sie beruht meist auf ungenügender Dosierung und/oder unzweckmäßiger Wahl der Mittel. Durch Kombination von Präparaten mit verschiedenen Wirkungsmechanismen und Angriffspunkten läßt sich meist eine befriedigende Diurese erzielen. *Beispiel:* Furosemid oder Etacrynsäure (Hemmung des Chloridtransportes im aufsteigenden Schenkel der Henleschen Schleife) + Präparat der Thiazidgruppe (Transporthemmung, vorwiegend im distalen Tubulus) + Spironolacton (Hemmung des antinatriuretischen Aldosteroneffektes). Auch die Kombination von Thiazid- oder Schleifendiuretika mit Konversionsenzym-Hemmern (Captopril, Enalapril) führt zu einer gesteigerten Diurese, wobei initial auf hypotensive Reaktionen geachtet werden muß. Diese Kombination vermindert das Risiko einer Hyponatriämie bei kardialen Ödemen. Besonders schwer zu behandeln sind gelegentlich Ödeme bei Patienten mit Diabetes mellitus und fortgeschrittener Niereninsuffizienz, die auch gegenüber hoch dosierten Schleifendiuretika refraktär sind. Hier ist der zusätzliche Einsatz von am proximalen Tubulus angreifenden Diuretika (Acetazolamid [Diamox®], Thiaziddiuretika [s.o.]) oder auch Konversionsenzym-Hemmer überraschend effektiv. Weitere Ursachen „refraktärer" Ödeme sind hochgradige Abnahme der GFR bei Nierenerkrankungen oder bei Hypovolämie infolge maximaler Ödemtranssudation und/oder forcierter Diuresetherapie, besonders bei LZ und NS. Gelingt es, durch Erhöhung des kolloidosmotischen Plasmadruckes und Beseitigung der Hypovolämie (z.B. mittels Infusion hypertoner Albuminlösung) die Nierendurchblutung zu verbessern und die Diurese in Gang zu bringen, so sind die Voraussetzungen für eine effektive Diuretikatherapie wiederhergestellt.

4.6 Verlaufskontrolle der Diuretikatherapie

Während der Diuretikatherapie muß auf klinische Symptome geachtet und nach biochemischen Veränderungen gesucht werden, die das Auftreten von Komplikationen ankündigen. Während einer u.U. hochdosierten *Initialtherapie* sollen Serumnatrium (Hyponatriämie), Serumkalium (Hypokaliämie, *cave* Digitalisüberempfindlichkeit), Hämatokrit (Hämokonzentration mit Thrombosegefahr), Serumkreatinin bzw. -harnstoff (Azotämie) wiederholt, u.U. mehrmals wöchentlich, kontrolliert werden. Bei Leberkranken ist auf die Warnzeichen einer hepatischen Enzephalopathie zu achten (Verlangsamung, Schläfrigkeit, Schriftveränderungen, „flapping tremor", Anstieg des Serumammoniaks). Bei *Langzeittherapie mit Diuretika* (Rezidivprophylaxe bei Ödemen, antihypertensive Dauertherapie) bedürfen folgende Laborparameter sporadischer Kontrollen:
(1) *Serumkalium*, auch bei zusätzlicher oder alleiniger Gabe von Antikaliuretika (besonders bei alten Menschen und/oder eingeschränkter Nierenfunktion). Richtlinie: Nach 1, 6–8 Wochen und 6 Monaten, auch ohne Symptome einer Hyper- oder Hypokaliämie.
(2) *Serumnatrium* (nur bei hoher Dosierung).
(3) *Serumharnsäure* in den ersten Behandlungswochen (besonders bei Neigung zur Hyperurikämie).
(4) *Blutzucker* (postprandialer Einzelwert oder Tagesprofil, besonders bei herabgesetzter Glukosetoleranz oder manifestem Diabetes).
(5) *Serumcholesterin und -triglyzeride* bzw. HDL- und LDL-Cholesterin jährlich.

4.7 Unterstützende Maßnahmen der Diuretikatherapie

(1) *Bettruhe:* Sie ist bei fortschreitender Hydropsbildung angezeigt, da sie die Ödemtranssudation und die renale Flüssigkeitsretention vermindert und die Diuretikawirkung verstärkt.
(2) *Diätetische Kochsalzrestriktion:* Reduktion des Körpernatriums ist Voraussetzung für eine erfolgreiche Ödemausschwemmung bzw. therapeutische Blutdrucksenkung. Die hierfür früher empfohlenen, streng natriumarmen Kostformen (250–750 mg = 11–33 mval Na^+) sind geschmacklich unzumutbar,

außerhalb des Krankenhauses kaum durchführbar und an Dosierbarkeit und Wirksamkeit den Diuretika unterlegen. In Ergänzung zu diesen genügen heute i.a. zwei *Kostformen mit abgestuftem Natriumgehalt:*
- *Diät mit ca. 1000 mg Natrium/Tag* (= ca. 44 mval Na^+ = ca. 2,5 g NaCl). Sie wird nur zeitlich begrenzt während der Abklärung der Ausgangslage (s. oben), in der Initialphase der Diuresetherapie bei schwerster Hydropsbildung sowie bei exzessivem Hochdruck angewendet. Ihre Durchführung erfordert salzfreie Nahrungsmittel (Brot, Milch, Butter, Käse, Fleisch) und ist daher außerhalb des Krankenhauses kaum möglich. Hinsichtlich Kostvorschlägen und Berechnung des jeweiligen Na^+-Gehaltes wird auf die einschlägige Literatur verwiesen[1].
- *Diät mit 1200–1600 mg Natrium/Tag* (= 50–70 mval Na^+ = ca. 3–4,5 g NaCl). *Praktische Durchführung:* Fortlassen des Kochsalzes in der Küche und bei Tisch, Vermeidung aller kochsalzreichen, konservierten Nahrungsmittel (z.B. Konserven, Dosengerichte, Schinken, Wurstwaren sowie salzreiche Käse, Backwaren, Soßen, Grillgewürze und natriumreiche Mineralwasser). Durch pflanzliche Gewürze läßt sich die Kost den individuellen Wünschen entsprechend schmackhaft gestalten.

---

[1] F. Maul: „Moderne Diät bei Bluthochdruck und bei Herzkrankheiten", Gräfe und Unzer, München.
H. J. Holtmeier: „Kochsalzarme Kost", Goldmanns gelbe Taschenbücher.
B. Micklinghoff-Malten: „Salzlose Diät und doch schmackhaft", Hädecke Verlag, Weil d. Stadt.
P. Bünger, „Die kochsalzfreie, natriumarme Diät bei Krankheiten des Herzens und Hypertonie", Thienemanns Diätkochbücher. „Essensfreude ohne Kochsalz", Bircher-Benner Verlag, G.m.b.H. Bad Homburg v.d.H.

5 Antiinfektiöse Pharmakotherapie

(D. Höffler, R. Ferlinz, H. Steppling, P. M. Shah)

1	Antibakterielle Chemotherapie (D. Höffler)	115
1.1	Allgemeine Grundlagen	115
1.1.1	Antibiotikaspiegel am Wirkort	115
1.1.2	Die therapeutische Breite	116
1.1.3	Resistenzverhalten der Erreger	116
1.1.4	Allgemeine Risiken und Nebenwirkungen	121
1.2	Praktisches Vorgehen	122
1.2.1	Identifizierung der Erreger	122
1.2.2	Beurteilung der Resistenzprüfung (Antibiogramm)	123
1.2.3	Prophylaktische Antibiotikagaben	124
1.2.4	Kombinationstherapie	125
1.2.5	Auswahl des geeigneten Mittels	128
1.2.6	Wahl der Applikationsform	128
1.2.7	Antibiotikatherapie bei Niereninsuffizienz	128
1.2.8	Antibiotikatherapie in der Schwangerschaft	129
1.2.9	Erfolgskontrolle	129
1.2.10	Dosierung und Dauer der Therapie	132
1.3	Antibiotisch wirksame Substanzen	132
1.3.1	Aminoglykosid-Antibiotika	132
1.3.2	Carbapeneme	134
1.3.3	Cephalosporine	134
	Parenterale Cephalosporine	134
	Orale Cephalosporine	137
1.3.4	Chloramphenicol	138
1.3.5	Clindamycin	139
1.3.6	Fosfomycin	139
1.3.7	Fusidinsäure	140
1.3.8	Gyrasehemmer (Chinolone)	140
1.3.9	Makrolide	141
1.3.10	Metronidazol	142
1.3.11	Monobactame	143
1.3.12	Nitrofurantoin	143
1.3.13	Penicilline	144
	Penicillin G	144
	Penicillin V und Propicillin	144
	Isoxazolyl-Penicilline (Staphylokokken-Penicilline)	144
	Ampicillin	145
	Breitband-Penicilline mit Pseudomonas-Wirkung	146
	Penicilline	146
	Penicilline + Betalactamase-Inhibitoren	147
1.3.14	Spectinomycin	148
1.3.15	Sulfonamide	148
1.3.16	Tetracycline	148
1.3.17	Trimethoprim und Sulfamethoxazol	149
1.3.18	Vancomycin und Teicoplanin (Glukopeptid-Antibiotika)	149
2	Antituberkulöse Therapie (R. Ferlinz und H. Steppling)	150
2.1	Prophylaxe	151
2.1.1	Prophylaxe und Früherkennung	151
2.1.2	Chemoprophylaxe	151
2.1.3	Präventive Chemotherapie	152
2.1.4	Medikamente	152
2.2	Therapie	152
2.2.1	Vorbemerkungen	152
2.2.2	Behandlungsgrundsätze	152
2.2.3	Beahndlungsfehler	153
2.2.4	Antituberkulotika	153
	Vorbemerkungen	153
	Isoniazid	154
	Rifampicin	154
	Streptomycin	156
	Pyrazinamid	157
	Ethambutol	158
	Protionamid	158
	Reservemedikamente	158
2.2.5	Praktisches Vorgehen	159
	Vorbemerkungen	159
	6-Monats-Regime (Kurzzeitchemotherapie)	159
	9-(12-)Monats-Regime	160
	Stationäre oder ambulante Chemotherapie?	161

2.2.6	Therapie der Meningitis tuberculosa 161	3.3	Hyperimmunglobuline 170	
2.2.7	Rezidivbehandlung 162	4	Antimykotische Therapie (P. M. Shah) 170	
2.2.8	Interaktionen 162	4.1	Amphotericin B 170	
2.3	Chirurgische Therapie 162	4.2	Nystatin 170	
2.4	Beurteilung des Behandlungserfolges 162	4.3	5-Fluorcytosin 171	
		4.4	Azol-Antimykotika 171	
2.5	Kontrolluntersuchungen nach Abschluß der Behandlung 163	4.4.1	Miconazol 171	
		4.4.2	Ketokonazol 172	
2.6	Antituberkulöse Medikamente in der Schwangerschaft 163	4.4.3	Fluconazol 172	
		4.4.4	Itraconazol 173	
2.7	Erkrankungen durch andere Mykobakterien 163	5	Antiparasitäre Therapie (P. M. Shah) 173	
3	Antivirale Therapie (Virustatika, Immunmodulatoren und Hyperimmunglobuline) (P. M. Shah) . 165	5.1	Antimalariamittel 173	
		5.1.1	Chloroquin 173	
		5.1.2	Chinin 174	
3.1	Virustatika 165	5.1.3	Mefloquin 174	
3.1.1	Aciclovir 165	5.1.4	Halofantrin 175	
3.1.2	Amantadin 166	5.1.5	Proguanil 175	
3.1.3	Didanosin 167	5.1.6	Primaquin 175	
3.1.4	Famciclovir 167	5.2	Anthelmintika 176	
3.1.5	Foscarnet 167	5.2.1	Pyrantel 176	
3.1.6	Ganciclovir 168	5.2.2	Mebendazol 176	
3.1.7	Zalcitabin 168	5.2.3	Niclosamid 176	
3.1.8	Zidovudin 168	5.2.4	Praziquantel 177	
3.2	Immunmodulatoren 169	5.2.5	Albendazol 177	
3.2.1	Inosin 169	5.2.6	Diethylcarbamazin 177	
3.2.2	Interferone 169	5.2.7	Ivermectin 178	

1 Antibakterielle Chemotherapie
(D. Höffler)

1.1 Allgemeine Grundlagen
Jede Planung einer antibakteriellen Therapie hat (1) den zu erwartenden Antibiotikaspiegel am Wirkort, (2) die therapeutische Breite des Antibiotikums und (3) das Resistenzverhalten des Erregers zu berücksichtigen.

1.1.1 Antibiotikaspiegel am Wirkort
Da die Messung von Antibiotika-Plasmakonzentrationen keine Routineuntersuchung darstellt, muß bei der Planung der Therapie von Mittelwerten ausgegangen werden. Die Standardabweichungen in Untersuchungskollektiven sind hoch und betragen bei oraler und intramuskulärer Applikation 50% und mehr, bei intravenöser Applikation 30% des Mittelwertes. Die Angaben der Herstellerfirmen in ihren wissenschaftlichen Prospekten beziehen sich zumeist auf Kol-

5 Antiinfektiöse Pharmakotherapie

lektive junger gesunder Menschen. In unserem Krankengut pflegen aber mehr alte, polymorbide und oft in ihrer Nierenfunktion zumindest gering eingeschränkte Patienten zu sein. Dies bedeutet, daß in einem durchschnittlichen internistischen Krankengut oft mit einem um den Faktor 2 höheren Spiegel zu rechnen ist. Die Angaben über Hohlraumkonzentrationen, z.B. Urinspiegel, schwanken naturgemäß in sehr weiten Grenzen. Über Gewebsspiegel sind aus methodischen Gründen Aussagen schwierig. Jeder Zahlenwert sollte hier mit der größten Skepsis betrachtet werden. Als Faustregel kann gelten, daß Antibiotika mit einem großen Verteilungsvolumen (z.B. Gyrasehemmer, Makrolide, Vancomycin u.a.) höhere Gewebsspiegel erreichen als Antibiotika mit einem Verteilungsvolumen in der Größenordnung des Extrazellulärraums (Penicilline, Cephalosporine, Aminoglykoside). Insgesamt kann man bei der Planung einer antibakteriellen Therapie häufig nur von größenordnungsmäßigen Angaben über die Spiegelhöhe ausgehen.

1.1.2 Die therapeutische Breite

Die Problematik der Voraussage der Konzentration am Wirkort ist bei Antibiotika mit großer therapeutischer Breite, wie z.b. Penicillin G, weniger wichtig, da im Vergleich zur Empfindlichkeit des Erregers sehr hoch dosiert werden kann. Anders liegt die Situation z.b. bei Gentamicin, einem Medikament mit schmaler therapeutischer Breite, dessen toxische Spiegel um ca. 5 µg/ml, dessen minimale inhibitorische Konzentration (MIK) von P. aeruginosa jedoch (oft) zwischen 0,1 und 0,6 µg/ml liegt; während bei Penicillin zwischen der MIK und toxischen Spiegeln mehrere Zehnerpotenzen liegen, steht im gewählten Beispiel nur *eine* Zehnerpotenz zwischen beiden Größen. Hier müssen toxikologische Aspekte bei der Therapieplanung genau einkalkuliert werden; u.U. ist es sogar nötig, das Risiko toxischer Wirkungen bewußt in Kauf zu nehmen.

1.1.3 Resistenzverhalten der Erreger

In der Mehrzahl der Fälle ist der Arzt gezwungen, ohne Kenntnis des Erregers seine Therapie zu beginnen. Aus der in der Literatur wiedergegebenen Häufigkeit der einzelnen Erreger läßt sich jedoch bei Kenntnis des Infektions*sitzes* (Tab. 5.1) ein Wahrscheinlichkeitsschluß ableiten (Tab. 5.2). So finden sich z.B. in mehr als der Hälfte aller Fälle von chronischer Bronchitis H. influenzae und in mehr als 65% der Fälle von Harnwegsinfektionen E. coli (s. Tab. 5.2). Ist aber der Keim mit Wahrscheinlichkeit bekannt, so kann wiederum mit einiger Wahrscheinlichkeit seine Empfindlichkeit gegen Antibiotika vorausgesagt werden (s. Tab. 5.3). Bei Beachtung dieser Gesetzmäßigkeiten kann der Einsatz „falscher" Antibiotika reduziert werden. Bartmann führte für dieses Vorgehen den Begriff der „kalkulierten Antibiotikatherapie" (im Gegensatz zur „gezielten" einerseits und „blinden" andererseits) ein, ein Begriff, der sehr nützlich erscheint.
Eine verbreitete Annahme ist, daß die Zahl der gegen die verschiedenen Antibiotika unempfindlichen Stämme allgemein rasch zunehme. Eine breit angelegte Untersuchung der Paul-Ehrlich-Gesellschaft konnte dies so nicht bestätigen.
Eine Hilfe bei der Auswahl der Antibiotika stellt das Gram-Präparat dar. Es

Tabelle 5.1: Kriterien zur Lokalisation und Verlaufsbeurteilung von bakteriellen Infektionen

Ort der Infektion	Klinische Kriterien	Labor- und Röntgenbefunde
Bei allen Infektionen zu überprüfen (unabhängig vom Ort der Infektion)	Fieber, Pulsfrequenz; bei septischen Prozessen: Blutdruck, Hautdurchblutung, allgemeines klinisches Befinden, Bewußtseinslage	Leukozytenzahl im Blut, Differentialblutbild, BKS, CRP – Verlaufskontrolle (quantitative Bestimmung jeden 2. oder 3. Tag)
Lunge, Bronchien	Auskultations- und Perkussionsbefund, Sputummenge und -beschaffenheit, Grad der Atemnot, Blutgasanalyse, Lungenfunktionswerte (besonders einfach und aussagekräftig: tägliche Bestimmung des PEF [peak-expiratory flow])	Röntgenbild, bakteriologische Befunde des gewaschenen Sputums, Trachealabstriche bei Beatmungspatienten
Harnwege	Klopfschmerz der Nierenlager, Schmerzen in der Harnleiter- und Blasengegend, Dysurie, Pollakisurie, Nierengröße (sonographisch)	Quantitativ oder semiquantitativ (Teststreifen!) erfaßte Leukozytenausscheidung (Sediment unzureichend und oft irreführend!), Blasenpunktat, Keimzahl im Mittelstrahlurin
Gallenwege	Lebergröße, Druckschmerz der Leber, Ikterus	Bilirubin, GPT, GOT, alkalische Phosphatase, γ-GT
Abdominelle Eiterungsprozesse	Zu- oder Abnahme der Ileussymptomatik und Abwehrspannung	Abdomenübersicht im Stehen: freie Luft, Spiegel
Sepsis	Frequenz der Schüttelfröste, Muskelschmerzen, Milzgröße (Sonographie!), Auskultationsbefund, UKG, septische Metastasen	Blutkultur, Antikörperbestimmung und Titerverlauf, Punktion der Metastasen
Wunden	Lokalbefund, Lymphknotenvergrößerung	Bakteriologischer Befund der Wundabstriche
Meningitis	Bewußtseinslage, Nackensteife, Kernig, Brudzinski, neurologische Symptomatik	Liquorzellzahl und -druck, Gram-Präparat des Liquors, Liquorkulturen

5 Antiinfektiöse Pharmakotherapie

Tabelle 5.2: Häufigkeit verschiedener Keime und danach empfohlene Therapie (vor Kenntnis des Erregers und seiner Empfindlichkeit).

	Häufigkeit verschiedener Keime	Nach der häufigsten Erregerart zu empfehlende Antibiotika
Harnwegsinfektionen	1. *E. coli* > 65% 2. *Proteus* ≈ 10% 3. *S. faecalis* 8%, *P. aeruginosa* 4%, *Klebsiella-Enterobacter* 4%	*1. Wahl:* Amoxicillin, Co-trimoxazol, Gyrasehemmer *2. Wahl:* Cephalosporine Gruppe 2 u. 3, Pe + Binhib[2], Temocillin
Pneumonie, Bronchopneumonie a) nicht nosokomial	1. *S. pneumoniae* 2. Streptokokken, *H. influenzae* 3. Mykoplasmen, Chlamydien, Legionellen, *S. aureus*	*1. Wahl:* Makrolide, Cephalosporine Gruppe 2 *2. Wahl:* Augmentan, Pe + Binhib
b) nosokomial	1. *E. coli* 2. *S. aureus* 3. Streptokokken, *H. influenzae*, *Klebsiella*, *Enterobacter*, Mykoplasmen	*1. Wahl:* Cephalosporine Gruppe 3, Pe + Binhib *2. Wahl:* Carbapeneme, Gyrasehemmer
Chronische Bronchitis	1. *H. influenzae* > 70% 2. *S. pneumoniae* ≈ 15%, *M. catarrhalis* 3. *S. aureus*, Streptokokken, *P. aeruginosa*, *Klebsiella*, *Enterobacter*	*1. Wahl:* Cephalosporine oral, Ampicillin oder Augmentan, Makrolide, Co-trimoxazol *2. Wahl:* Cephalosporine Gruppe 2
Aspirations- oder Beatmungspneumonie	1. Anaerobier, gramnegative Keime, *S. aureus*	*1. Wahl:* Pe + Binhib[3] *2. Wahl:* Cefotetan[3], Carbapeneme
Gallenwegsinfektionen und Cholangiosepsis	1. *E. coli* ≈ 35% 2. Streptokokken ≈ 15%, *Klebsiella* ≈ 15% 3. *E. faecalis*, *Proteus*, Salmonellen	*1. Wahl:* Cephalosporine Gruppe 3[3], Pe + Binhib *2. Wahl:* Gyrasehemmer, Carbapeneme[3]
Peritonitis (und Komplikationen nach und im Zusammenhang mit Bauchoperationen)	1. *E. coli*, *Proteus* 2. Enterokokken 3. Anaerobier	*1. Wahl:* Pe + Binhib[3], evtl. + Clindamycin oder Metronidazol *2. Wahl:* Cefotetan[3], Carbapeneme
Knochenmarkeiterungen	1. *S. aureus* > 80% 2. Streptokokken ≈ 10% 3. *S. pneumoniae*, Salmonellen, *E. coli*	*1. Wahl:* Cephalosporine Gruppe 1 und 2, Clindamycin, Gyrasehemmer *2. Wahl:* Teicoplanin, Vancomycin, Oxacilline

Tabelle 5.2: (Fortsetzung)

	Häufigkeit verschiedener Keime	Nach der häufigsten Erregerart zu empfehlende Antibiotika
Nasennebenhöhlen	1. S. aureus 2. S. pneumoniae 3. Streptokokken, H. influenzae, Klebsiella-Enterobacter	1. Wahl: orale Penicilline oder Cephalosporine, Augmentan, Makrolide 2. Wahl: Cephalosporine Gruppe 1 und 2
Wunden	1. S. aureus 2. Bacterioides u. a. Anaerobier 3. Streptokokken, Proteus, E. coli, P. aeruginosa	1. Wahl: orale Penicilline oder Cephalosporine, Clindamycin, Makrolide 2. Wahl: Cephalosporine Gruppe 2, Pe + Binhib
Endokarditis	1. vergrün. Streptokokken ≈ 60–80% 2. E. faecalis (≈ 10–15%) 3. S. aureus, E. coli, Enterobacter u. a.	1. Wahl: Penicillin G[3], Ampicillin, Pe + Binhib, Carbapeneme 2. Wahl: Cephalosporine Gruppe 3[3] + Teicoplanin/Vancomycin
Meningitis der Erwachsenen	1. N. meningitidis ≈ 50% 2. S. pneumoniae ≈ 15% 3. H. influenzae ≈ 10%, E. coli, Proteus, S. aureus	1. Wahl: Ampicillin[3], Cephalosporine Gruppe 1 und 2, Penicillin G 2. Wahl: Cephalosporine Gruppe 3[3], Pe + Binhib, Chloramphenicol
Sepsis a) bei Venenkatheter	1. S. aureus, epidermidis	1. Wahl: Oxacilline, Cephalosporine Gruppe 1 und 2 2. Wahl: Makrolide, Teicoplanin
b) Shuntsepsis bei Dialysepatienten	1. S. aureus, epidermidis	1. Wahl: Vancomycin oder Teicoplanin 2. Wahl: Cephalosporine Gruppe 1 und 2
c) bei Blasenkatheter (oder anders verursachter Urosepsis)	1. E. coli 2. E. faecalis, Proteus 3. Pseudomonas, Klebsiella	1. Wahl: Cephalosporine Gruppe 3[3], Pe + Binhib, Gyrasehemmer 2. Wahl: Carbapeneme[3]

[1] Die Substanzen der 1. Wahl sollten zuerst verwandt werden. Versagen sie, werden Antibiotika der 2. Wahl empfohlen. Wegen unterschiedlicher Literaturangaben und unterschiedlicher Verhältnisse in verschiedenen Kliniken kann die Tabelle nur Anhaltspunkte bieten. Die Eingruppierung eines Mittels in die erste und zweite Wahl kann nicht immer frei von subjektiven Wertungen sein und berücksichtigt auch solche Aspekte wie Applikationsweg und Verträglichkeit. NB: Die Tabelle gilt nur für die Behandlung bei unbekanntem Erreger und unbekannter Empfindlichkeit.

[2] Pe + Binhib = Breitbandpenicilline + Betalactamase-Inhibitoren wie Mezlocillin + Combactam, Betabactyl oder Tazobac (s. auch ds. Kap. 1.2.4 und 1.3.13).

[3] Bei schwerem Krankheitsbild und/oder abwehrgeschwächtem Patienten Kombination der Betalactam-Antibiotika mit Aminoglykosiden (s. auch ds. Kap. 1.2.4).

5 Antiinfektiöse Pharmakotherapie

Tabelle 5.3: Anhaltspunkte für die Wirksamkeit verschiedener Antibiotika gegenüber wichtigen pathogenen Keimen*

	Amino	Amp	Aug	Carb	Cef_2	Cef_3	Clin
Staphylococcus aureus	+++	+	+++	+++	+++	++	+++
Staphylokokken – koagulasenegative	++	+	+++	+++	+++	++	+++
S. pyogenes		+	+++	+++	+++	++	+++
S. pneumoniae		+	+++	+++	+++	++	++
E. faecalis		+	+++	+++	+++	(+)	(+)
H. influenzae		+	++	+++	+++	+++	++
E. coli und koliforme Keime	+++	++	+++	+++	++	+++	–
Proteus (indolpositiv)	++	+	+	+++	+	+++	–
Proteus (indolnegativ)	++	++	+++	+++	++	+++	–
Pseudomonas	+++	–	–	+++	–	++	–
Klebsiella	+++	(+)	++	+++	(+)	+++	–
– Enterobacter/Serratia	++	+	++	++	(+)	++	–
– gramneg. Anaerobier	–	+	+++	+++	+	+	+++

+++ = meist wirksam, ++ = häufig wirksam, + = selten wirksam, (+) = nur in Ausnahmefällen und/oder ungewöhnlich hoher Dosierung wirksam, – = meist unwirksam.

* Die Tabelle berücksichtigt sowohl die In-vitro-Daten als auch die in der praktischen Therapie erzielbaren Spiegel. Wegen der unterschiedlichen Literaturangaben können die Daten nur als Anhaltspunkte betrachtet werden.

Abkürzungen

Amino	Aminoglykoside: Gentamicin (Refobacin®, Sulmycin®), Tobramycin (Gernebcin®), Netilmicin (Certomycin)®, Amikacin (Biklin®)
Amp	Ampicillin und Amoxicillin (verschiedene Firmenpräparate)
Aug	Augmentan® (Amoxicillin + Clavulansäure); ähnlich: Ampicillin + Sulbactam (Unacid®)
Beta	Betabactyl® (Ticarcillin + Clavulansäure)
Binhib	Betalactamase-Inhibitor
Carb	Carbapeneme: Imipenem (Zienam® = Imipenem + Cilastatin) und Meropenem (Meronem®)
Cef_2	Cefotiam (Spizef®), Cefoxitin (Mefoxitin®) u.a., auch orale Präparate, s.a. Tab. 5.10
Cef_3	Cefotaxim (Claforan®), Cefmenoxim (Tacef®) u.a., auch orale Präparate, s.a. Tab. 5.10
Clin	Clindamycin (Sobelin®)
Fosfo	Fosfomycin (Fosfocin®)
Gyr	Gyrasehemmer: Ciprofloxacin (Ciprobay®), Ofloxacin (Tarivid®) u.a., s.a. Tab. 5.10
Isoxa	= Staphylokokken-Penicilline: Flucloxacillin (Staphylex®) u.a.
Mak	(Makrolide): Azithromycin (Zithromax®), Clarithromycin (Cyllind®, Klacid®), Erythromycin, Roxithromycin (Rulid®)
Met	Metronidazol
Pe	Breitbandpenicilline wie Piperacillin (Pipril®), Mezlocillin (Baypen®), Apalcillin (Lumota®)
Pe + Binhib	Breitbandpenicilline + Betalactamaseinhibitoren
Pe/Prop	Penicillin G und V (als Kalium- und Natriumsalz, z.B. Grünenthal, oder als Procain-Penicillin, z.B. Hydracillin® forte) sowie Propicillin (Baycillin®, Oricillin®)
Tetr	Tetracycline (Vibramycin®, Klinomycin®)
TMP/SMZ	Trimethoprim + Sulfamethoxazol (Bactrim®, Eusaprim® u.a) sowie Tetroxoprim + Sulfadiazin (Sterinor®)
Van/Tei	Vancomycin, Teicoplanin (Targocid®)

Fosfo	Gyr	Isoxa	Mak	Met	Pe	Pe+ Binhib	Pe/ Prop	Tetr	TMP/ SMZ	Van/ Tei
+++	++	+++	+++	–	++	+++	+	++	+++	+++
+++	++	++	++	–	+	+++	+	+	+	+++
+++	++	+	+++	–	++	+++	+++	+	+++	+++
++	++	+	+++	–	+++	+++	+++	+++	+++	+++
++	++	–	++	–	++	+++	(+)	++	++	+++
+++	+++	–	+++	–	++	+++	–	+++	+	–
+++	+++	–	–	–	++	+++	(+)	++	++	–
++	+++	–	–	–	++	+++	(+)	(+)	++	–
+++	+++	–	–	–	++	+++	–	(+)	++	–
++	++	–	–	–	++	++	–	(+)	(+)	–
+++	+++	–	–	–	+	+++	–	+	++	–
++	+++	–	–	–	–	++	–	(+)	++	–
+	+	–	–	+++	++	+++	–	+	+	–

kann z. B. aus einer bewachsenen Blutkultur angefertigt werden, und seine Ergebnisse (z. B. grampositive Haufenkokken, gramnegative Stäbchen) können die Therapie in die richtige Richtung weisen.

1.1.4 Allgemeine Risiken und Nebenwirkungen

Bei allen Antibiotika, besonders aber den Penicillinen, kann es zu allergischen Sofortreaktionen und evtl. Todesfällen kommen. Für eine Reihe von Antibiotika wurden Blutgerinnungsstörungen (Penicilline, Cefalosporine), Hämatotoxizität (Chloramphenicol), Tubulo- und Ototoxizität (Aminoglykoside) berichtet; gastrointestinale Nebenwirkungen können nahezu alle Antibiotika bewirken, insbesondere solche mit Anaerobier-Wirksamkeit (s. Tab. 5.3). Weiterhin verändert eine wirksame antibakterielle Therapie die Bakterienflora und schafft somit in der Mundhöhle, dem Darm und der Vagina Wachstumsbedingungen für andere, potentiell pathogene Erreger wie z. B. Candida albicans, zerstört also ein sinnvolles biologisches Gleichgewicht. Dies ist um so mehr der Fall, je „breiter" ein Antibiotikum ist. Erlaubt es die Erregersituation, sind also „schmale" Antibiotika vorzuziehen. Auch bedeutet jede Antibiotikagabe eine Selektion resistenter Keime, die ihrerseits die Resistenzeigenschaft weiterzugeben vermögen („infektiöse Resistenz"). Schließlich kann eine Antibiotikatherapie zu einer pseudomembranösen Kolitis, also einem lebensbedrohlichen Krankheitsbild, führen. Eine antibiotische Therapie erfordert somit eine strenge Indikationsstellung, d. h. den Nachweis einer bakteriellen Infektion.

5 Antiinfektiöse Pharmakotherapie

1.2 Praktisches Vorgehen

Die „kalkulierte Antibiotikatherapie" (Hilfen hierzu: Tab. 5.1 bis 5.4) kann gegenüber der „gezielten Therapie" stets nur eine Überbrückung sein. Daher muß am Beginn jeder antibakteriellen Therapie der Versuch stehen, den Erreger zu isolieren. Diese Bemühung sollte auch dann nicht unterlassen werden, wenn ihre direkte therapeutische Konsequenz fraglich ist und sofort „blind" behandelt werden muß. Die antibakterielle Therapie läßt sich nämlich evtl. später korrigieren, oder aber es ist von epikritischem Interesse, ob der Krankheitsfall z. B. durch einen gut empfindlichen E.-coli-Stamm oder einen mehrfach resistenten Proteus-rettgeri-Stamm hervorgerufen wurde. Im letzteren Fall bestünde nämlich der Verdacht auf eine nosokomiale Infektion. Grundsätzlich sollte bei bekanntem oder nach den Umständen sehr wahrscheinlichem Erreger das Antibiotikum mit dem *engsten* Spektrum genommen werden, da so weniger die Gefahr besteht, die gesamte Körperflora zu verändern.

Beispiel: Shuntsepsis bei Dialysepatient, Erreger mit größter Wahrscheinlichkeit S. aureus oder S. epidermidis. Optimale Antibiotika: Vancomycin oder Teicoplanin, da enge Spektren, die aber Staphylokokken sicher erfassen. Weniger gut: Cephalosporine, da Spektren breiter.

1.2.1 Identifizierung der Erreger

Allgemeines: Materialgewinnung wenn irgend möglich vor Beginn einer antibiotischen Therapie! Schneller Transport ins Labor! Genaue Information des Bakteriologen: Der Einsendeschein ist wie die Anforderung eines Konsils anzusehen und kann wie dieses nicht vom Pflegepersonal ausgefüllt werden.

Tabelle 5.4: Diagnostisch-therapeutische Schlüsse aus einem Gram-Präparat*

Morphologische Diagnose	Mutmaßlicher Keim	Geeignetes Antibiotikum**
Gramnegative Stäbchen	*E. coli, Proteus* *P. aeruginosa* *H. influenzae* *Klebsiella-Enterobacter*	Amp, Amino, Aug, Beta, Pe, $Cef_{2\ und\ 3}$, Carb, TMP/SMZ, Gyr, Fosfo
Grampositive Haufenkokken	*S. aureus*	Isoxa, Clin, Mak, $Cef_{1\ und\ 2}$, Van/Tei
Grampositive Kettenkokken	Streptokokken	Amp, $Cef_{1\ und\ 2}$, Pe/Prop, Mak
Grampositive Diplokokken	*S. pneumoniae*	Pe/Prop, $Cef_{1\ und\ 2}$, TMP/SMZ, Mak, Fosfo
Gramnegative, intrazelluläre Diplokokken	Neisserien	Pe/Prop, $Cef_{1\ und\ 2}$

* z.B. aus Blutkulturflasche, Liquor
** Abkürzungen s. Tab. 5.3

(1) *Anzüchtung des Keimes bei Sepsis:* In jedem Verdachtsfall frühzeitige Blutentnahme. Es sollte je eine aerobe und anaerobe Kulturflasche beimpft werden. Zwar sind Anaerobier relativ selten, aber im anaeroben Milieu wachsen unter Umständen mikroaerophile Keime besser an, so daß bei dem genannten Vorgehen die Ausbeute insgesamt größer ist. Es werden große Zahlen von Blutkulturen empfohlen (bis zu 3 Flaschenpaaren/Tag aus gegenüberliegenden Venen). Der Abstand zwischen zwei Entnahmen sollte mindestens 30–60 min betragen, pro Entnahme sollten 5–10 ml Blut in eine vorgewärmte Kulturflasche gegeben werden. Auch bei nicht eindeutig septischen Lungen-, Gallenwegs- und Harnwegsinfektionen Blutkulturen anlegen! Besondere Vorkehrungen ermöglichen es den Bakteriologen heute, evtl. schon nach 8–12 h eine positive Kultur zu erkennen. Der Kliniker muß in diesem Falle sofort hierüber und über das Ergebnis eines Gram-Präparates informiert werden.

(2) *Anzüchtung des Keimes bei chronischer Bronchitis und Pneumonie:* Die transtracheale Sekretaspiration ist als kontaminationsfreie Methode optimal, erfordert aber Übung und ist nicht risikofrei. Eine bronchoskopische Materialgewinnung schließt eine Kontamination nicht sicher aus. Bei abgesaugtem Trachealsekret muß stets diskutiert werden, ob die hier angezüchteten Erreger auch wirklich für das Geschehen im Lungengewebe verantwortlich sind. Eine Sputumuntersuchung ist nur sinnvoll, wenn aufwendige Vorkehrungen getroffen werden: Mundspülen mit lauwarmem Leitungswasser (kein Mundwasser, keine Zahnpasta!). Danach Sputum in sterile Petrischale aushusten. Bakteriologische Ergebnisse, die nicht mit der aufgeführten aufwendigen Technik gewonnen und im Labor aufwendig verarbeitet wurden, können infolge Überwuchern durch schnell wachsende Keime der Mund- und Rachenflora zu Fehldeutungen führen.

(3) *Anzüchtung des Keimes bei Harnwegsinfektionen:* Da die Harnröhre physiologischerweise besiedelt ist, ergibt der Mittelstrahlurin auch bei quantitativer Auswertung nur orientierende Daten (Einzelheiten s. Kap. 17, 9). Die Blasenpunktion liefert hingegen einen sicheren Befund. Vorgehen: Bei gefüllter Blase (am besten: sonographische Kontrolle!) oberhalb der Schamhaargrenze in der Linea alba mit einer dünnen Kanüle unter ständigem Sog sagittal eingehen. Die Methode ist schmerzarm und gefahrlos.

(4) *Anzüchtung des Keimes bei Meningitis:* Gram-Präparat des Nativliquors ergibt wichtige Informationen. Einen weiteren Teil des Liquors sofort in auf 37 °C erwärmte Bouillon verimpfen. Gleichzeitig sollen feste Nährböden beimpft werden. Falls zuvor ein Antibiotikum gegeben wurde, kann evtl. über einen Antigennachweis (Latexagglutination) eine Information über den Keim gewonnen werden.

(5) *Wunden/Abszesse:* Mit Abstrichtupfer so viel Material wie möglich gewinnen. Bei Abszessen: So viel Material wie möglich mit der Spritze aspirieren. In jedem Fall Transportmedium verwenden.

1.2.2 Beurteilung der Resistenzprüfung (Antibiogramm)
Leider kann die beste Analyse des Empfindlichkeitsverhalten eines Keimes, der Reihenverdünnungstest, nicht routinegemäß durchgeführt werden. In Einzelfäl-

len und bei anspruchsvollem Material (Blutkultur, Blasenpunktion, Liquor) sind jedoch in den meisten Laboratorien entsprechende Untersuchungen heute möglich. Über den Wert des Serumbakterizidietestes (Feststellen, in welcher Verdünnung das 1 h nach Antibiotikagabe abgenommene Serum den angezüchteten Keim hemmt) sind die Meinungen geteilt, möglicherweise wegen fehlender Standardisierung dieser Untersuchung.

Der routinemäßig durchgeführte, nur qualitative Blättchentest hat viele Fehlerquellen, kann aber in guten Laboratorien eine Übereinstimmung über 80% mit dem Reihenverdünnungstest erreichen. Dennoch sollte der Kliniker den Blättchentest nicht überbewerten und sich stets an die eigenen Kriterien der Wirksamkeit (s. Tab. 5.1) erinnern. Die Möglichkeiten, Differenzen zwischen Antibiogramm und klinischem Erfolg zu erklären, zeigt Tabelle 5.5 auf.

1.2.3 Prophylaktische Antibiotikagaben

Die „antibiotische Abdeckung" bei Virusinfektionen, Kortikoidtherapie oder schweren Erkrankungen wie Schlaganfall, Herzinfarkt usw. ist aufgrund der hierzu vorliegenden Arbeiten nicht zu rechtfertigen und gefährlich. Bei infektionsgefährdeten Patienten müssen vielmehr routinemäßig und in kurzen Abständen die für eine bakterielle Infektion maßgeblichen Kriterien (s. Tab. 5.1) überprüft werden. Sind sie positiv, ist mit einer hochdosierten Antibiotikatherapie nicht zu zögern. Indiziert ist dagegen eine Antibiotikaprophylaxe bei rheu-

Tabelle 5.5: Erklärungsmöglichkeiten für Differenzen zwischen Behandlungserfolg und Antibiogramm

---

I. Kein klinischer Erfolg bei Antibiogrammergebnis „empfindlich".
  1. Angezüchteter und für den Infekt verantwortlicher Keim waren nicht identisch. Ursachen:
     a) Klinisch: Fehler bei der Entnahme des Untersuchungsmaterials.
     b) Bakteriologisch: Falsche Beurteilung des Kulturbefundes.
     c) Verantwortlich für den Infekt war ein anaerober Keim, angezüchtet und getestet wurde ein (im Gesamtgeschehen weniger wichtiger) aerober Keim.
  2. Das Antibiotikum erreichte infolge schlechter Resorptions-, Durchblutungs- und Diffusionsverhältnisse die Keime nicht oder wurde unzureichend dosiert.
  3. Die Interpretation der Resistenzbestimmung durch den Bakteriologen war nicht an klinischen Realitäten orientiert.
  4. Es wurden nur zeitweise ausreichende Hemmkonzentrationen erreicht.
  5. Das Medikament wurde nicht eingenommen.
  6. Das Antibiotikum wirkt in Körperflüssigkeiten (z. B. Galle, Urin) schlechter als in vitro.

II. Klinischer Erfolg bei Antibiogrammergebnis „resistent".
  1. Die Chemotherapie war überflüssig.
  2. Wie I.1.
  3. Die am Wirkort erreichten Konzentrationen waren höher als die in vitro zur Wirkung gelangten.
  4. Das Antibiotikum wirkt in Körperflüssigkeiten besser als in vitro.

matischem Fieber. Überzeugende Arbeiten liegen zur Wirksamkeit einer „perioperativen Prophylaxe" vor. Sie ist bei *allen* Eingriffen indiziert, die nicht *absolut* steril durchgeführt werden können (z. B. Magen-Darm-Chirurgie, urologische und gynäkologische Chirurgie, Gelenkimplantate usw.). Bei der Auswahl des Antibiotikums muß das zu erwartende Keimspektrum berücksichtigt werden (z. B. Dickdarm-Chirurgie: Anaerobier; HNO-Chirurgie: S. aureus usw.). Es reicht *eine* Injektion zu Operationsbeginn, nur bei langer Operationsdauer und kurzer Halbwertzeit des Antibiotikums ist eine 2. Injektion in der Mitte der Operation erforderlich. Bei abwehrgeschwächten Patienten (z. B. Dialysepatienten) sollten auch endoskopische oder zahnärztliche Eingriffe mit einer „perioperativen Prophylaxe" vorgenommen werden. Eine spezielle Endokarditisprophylaxe ist bei Patienten mit künstlichen Herzklappen und bei abwehrgeschwächten Patienten mit Herzläsion (z. B. Dialysepatient mit Mitralklappenprolaps) erforderlich. Handelt es sich um zahnärztliche Eingriffe, ist die Prophylaxe mit einem oralen Penicillin durchzuführen. Handelt es sich um urologische Eingriffe, muß eine Prophylaxe E. *faecalis* erfassen (Ampicillin/Amoxicillin).

1.2.4 Kombinationstherapie

Die Kombinationstherapie mit zwei oder mehr Antibiotika ist begründet, wenn die Antibiotika synergistisch wirken (Beispiel: Betalactam-Antibiotika/Betalactamaseinhibitoren, Betalactam-Antibiotika/Aminoglykoside), das Wirkungsspektrum erweitert werden soll, durch Kombination eine verminderte dosisabhängige Toxizität der einzelnen Substanzen erreicht wird oder eine polymikrobielle Infektion vorliegt. Eine Kombinationstherapie kann absolut indiziert sein (s. Tab. 5.6). Bakteriostatische und bakterizide Antibiotika (s. Tab. 5.7) sollten nicht miteinander kombiniert werden, da letztere nur in der durch bakteriostatische Substanzen verhinderten Wachstumsphase wirksam sind. Die Kombinationstherapie hat zur Voraussetzung, daß die Pharmakokinetik der Kombinationspartner nicht grundsätzlich verschieden ist, daß keine parallele Toxizität

Tabelle 5.6: Absolute Indikationen einer Kombinationstherapie

- Initialtherapie bei septischem Schock
- Mischinfektionen + Sepsis, z. B. bei
  - Peritonitis
  - Aspirationspneumonie
- Fremdkörperinfektionen, z. B. bei
  - Vorhofkatheter
  - Herzklappenersatz
  - Spitz-Holter-Ventil
- Endokarditis
- Abwehrschwäche, z. B. bei
  - Leukopenie
  - Leukämie

5 Antiinfektiöse Pharmakotherapie

Tabelle 5.7: Heutige Vorstellungen über die Wirkungsmechanismen der Antibiotika*

Substanz	Bekannte Wirkungsmechanismen der antibakteriellen Substanzen
Bakterizide Wirkung	
Penicilline, Cephalosporine, Monobactame, Imipenem	Hemmung der Zellwandsynthese
Clavulansäure, Sulbactam, Tazobactam	Hemmung der Betalactamasen
Aminoglykoside	Hemmung der Proteinsynthese
Gyrasehemmer	Hemmung der bakteriellen DNS-Gyrase
Vancomycin und Teicoplanin	Hemmung der Zellwandsynthese
Bakteriostatische Wirkung	
Chloramphenicol	Hemmung der Proteinsynthese
Makrolide	Hemmung der Proteinsynthese
Clindamycin	Hemmung der Proteinsynthese
Tetracycline	Hemmung der Proteinsynthese
Sulfonamide	Kompetitive Hemmung der Paraaminobenzoesäure
Nitrofurantoin	Unbekannt

* Gilt nur bei durchschnittlicher Wirkstoffkonzentration. Wird die Wirkstoffkonzentration erheblich erhöht, können auch bakteriostatische Substanzen bakterizid wirken; werden bestimmte Konzentrationen unterschritten, können bakterizide Substanzen lediglich bakteriostatisch wirken. Auch ist der „postantibiotische Effekt" zu berücksichtigen: Wenn bereits Plasmakonzentrationen eines Antibiotikums nicht mehr nachweisbar sind, können noch an bakteriellen Strukturen Konzentrationen des Antibiotikums vorhanden sein, so daß das Antibiotikum auch nach seinem Verschwinden aus dem Plasma noch wirken kann.

vorliegt und daß der Angriffspunkt beim Bakterium unterschiedlich ist (Tab. 5.8). Besonders bewährt hat sich die Kombination Betalactam-Antibiotika (Penicilline und Cephalosporine) mit Aminoglykosiden. Erstere setzen an den Kapselstrukturen, letztere am Zytoplasma an. Die Betalactam-Antibiotika „eröffnen" also den Aminoglykosiden ihren Wirkort. Da es bei hohen Konzentrationen beider Substanzen zu chemischer Interaktion kommen kann, sollten sie „zeitlich und örtlich versetzt" gegeben werden. Dies ist kein Problem, da die Aminoglykoside i.m. verabreicht werden können.

Die Kombination Betalactam-Antibiotika mit Betalactamaseinhibitoren (Clavulansäure, Sulbactam oder Tazobactam) kann inzwischen als etabliert betrachtet werden. Die drei genannten Substanzen sind Betalactam-Antibiotika mit einer nur geringen antibakteriellen Eigenaktivität, sie hemmen jedoch Betalactamasen. In ihrer Gegenwart sind somit Betalactamase-sensible Antibiotika wie z.B. Ampicillin und Amoxicillin, Mezlocillin und Piperacillin gegenüber betalactamasebildenden Stämmen wie *S. aureus, E. coli, Klebsiella* usw. wirksam. Die genannten Betalactamaseinhibitoren können in fester Kombination (Augmentan®, Betabactyl®, Tazobac®, Unacid®) gegeben werden, man kann jedoch auch frei kombinieren (Penicillin oder Cephalosporin + Combactam®).

Tabelle 5.8: Übersicht zur Kombinationstherapie

1. Cephalosporine der Gruppe 2 und 3/Breitbandpenicilline
   Vorteil: Breites Spektrum, große therapeutische Breite beider Substanzen
   Nachteil: Staphylokokken und E. faecalis (Enterokokken) nicht in jedem Fall optimal erfaßt; hohe Therapiekosten

2. Breitbandpenicilline oder Cephalosporine Gruppe 2 und 3/Aminoglykoside
   Vorteil: Synergismus, großes Spektrum von Keimen erfaßt
   Nachteil: Enge therapeutische Breite der Aminoglykoside, E. faecalis nicht optimal erfaßt

3. Breitbandpenicilline/Clindamycin
   Vorteil: Auch Anaerobier und S. aureus liegen im Spektrum dieser Kombination
   Nachteil: Gefahr der Enterokolitiden

4. Cephalosporine Gruppe 2 und 3/Breitbandpenicilline/Metronidazol
   Vorteil: Anaerobier im Spektrum der Kombination
   Nachteil: S. aureus nicht immer optimal erfaßt

5. Fosfomycin/Cephalosporine oder Penicilline
   Vorteil: Breites Wirkspektrum, große therapeutische Breite von Fosfomycin
   Nachteil: Anaerobier nur teilweise erfaßt

6. Cephalosporine oder Fosfomycin/Gyrasehemmer
   Vorteil: Teils Synergismus, großes Spektrum
   Nachteil: E. faecalis und Anaerobier nicht erfaßt

7. Cephalosporine Gruppe 3 oder Breitbandpenicilline/Sulbactam (Combactam®)
   Vorteil: Breites Spektrum, individuelle Kombinationsdosierung möglich
   Nachteil: E. faecalis oft nicht erfaßt

8. Fixe Kombinationen
   a) Amoxicillin/Clavulansäure (Augmentan®)
      Vorteil: Breites Spektrum auch Betalaktamase-bildender Keime; p.o. anwendbar
      Nachteil: Pseudomonas nicht erfaßt
   b) Amoxicillin/Sulbactam (Unacid®)
      Vorteil: Breites Spektrum auch Betalaktamase-bildender Keime
      Nachteil: Pseudomonas nicht erfaßt; nicht p.o. anwendbar
   c) Ticarcillin/Clavulansäure (Betabactyl®)
      Vorteil: Breites Spektrum auch Betalaktamase-bildender Keime einschl. Anaerobier
      Nachteil: E. faecalis nicht erfaßt
   d) Piperacillin/Tazobactam (Tazobac®)
      Vorteil: breites Spektrum auch Betalactamase-bildender Keime
      Nachteil: E. faecalis oft nicht erfaßt
   e) Imipenem/Cilastatin
      Vorteil: Breites Spektrum grampositiver und gramnegativer Keime sowie Anaerobier
      Nachteil: relativ kurze Halbwertzeit

5 Antiinfektiöse Pharmakotherapie

Tabelle 5.9: Inkompatibilitäten wichtiger Antibiotika*

Substanz	Inkompatibel mit	Erläuterung
Aminoglykoside	Penicillinen	Aminoglykoside erleiden durch hohe Penicillin-Konzentrationen einen Wirkverlust. Bei Kombination dieser Antibiotika die Injektionen „zeitlich und örtlich versetzt" geben.
	Schleifendiuretika wie z. B. Furosemid	Erhöhte Ototoxizität, Grund nicht klar, möglicherweise durch Volumenkontraktion
Cefamandol Cefoperazon	Alkohol	Antabus-ähnliche Phänomene
Cefalosporine Gruppe 1	Aminoglykosiden	Erhöhtes Risiko der Nephrotoxizität. Bei Cefalosporinen der Gruppen 2 und 3 bisher nicht beobachtet!
Gyrasehemmer (p.o.)	Antazida, Eisen	Verminderung der Resorption durch chemische Bindung
Tetracyclin (p.o.)	Antazida	Verminderung der Resorption durch chemische Bindung

* Wegen verschiedener Reaktionen der Antibiotika untereinander generell keine Mischung in Spritzen oder Infusionen!

Zwischen einigen Antibiotika kann es zu Inkompatibilitäten kommen. Erläuterungen hierzu finden sich in Tabelle 5.9.

1.2.5 Auswahl des geeigneten Mittels
Es kann auf die Tabellen 5.2 bis 5.4 verwiesen werden.

1.2.6 Wahl der Applikationsform
Da Injektionen schmerzhaft und arbeitsaufwendig sind, ist die orale Applikationsform generell vorzuziehen. Sie ist bei Schwerkranken jedoch nicht immer möglich. Weiter werden wichtige Antibiotika wie Gentamicin und wichtige Cephalosporine nicht enteral resorbiert. Auch sind mit manchen Antibiotika, z.B. oralen Cephalosporinen, nur vergleichsweise niedrige, individuell stark schwankende Spiegel zu erzielen. Für viele bedrohliche Krankheitsfälle ist somit die Injektion unumgänglich. Ein sinnvoller Kompromiß ist es, das Antibiotikum anfangs i.v. und dann bei deutlicher Besserung des Allgemeinzustandes p.o. zu geben (sog. Sequenztherapie, möglich z.B. mit Gyrasehemmern und Cephalosporinen).

1.2.7 Antibiotikatherapie bei Niereninsuffizienz
Sie wird durch eine schematische Einteilung der Substanzen in 3 Gruppen erleichtert:
(1) „*Chloramphenicol-Typ*": Substanzen mit wirksamem Plasmaspiegel, je-

doch relativ niedrigem Harnspiegel an unmetabolisierter Substanz. Vorwiegend biliäre Ausscheidung als Metabolit: Azithromycin, Chloramphenicol, Clarithromycin, Clindamycin, Doxycyclin, Minocyclin, Pefloxacin, Roxithromycin, Sulfamethoxazol.

(2) *„Mischtyp"*: Substanzen, die etwa zur Hälfte renal und extrarenal ausgeschieden werden: Cefoperazon, Ceftriaxon, Cefotaxim, Ciprofloxacin, Erythromycin, Metronidazol, Sparfloxacin.

(3) *„Penicillin-Typ"*: Antibiotika, die durch therapeutisch wirksame Plasmaspiegel gekennzeichnet sind und deren antibakteriell wirksame Form überwiegend renal ausgeschieden wird: Aminoglykoside, Cephalosporine (Ausnahme Cefoperazon, Cefotaxim und Ceftriaxon), Enoxacin, Fleroxacin, Lomefloxacin, Fosfomycin, Ofloxacin, Penicilline, Teicoplanin, Trimethoprim, Vancomycin.

Als einfache Regel kann gelten, daß bis zu einem Plasmakreatinin von 1,5 mg/dl (entspricht etwa einem Glomerulusfiltrat von 60 ml/min, d.h. Hälfte der Norm) alle Substanzen in Normdosierung gegeben werden können.

Die Substanzen vom *Chloramphenicol-Typ* müssen bei allen Graden der Niereninsuffizienz in Normdosierung gegeben werden, sollen die notwendigen antibakteriell wirksamen Plasmaspiegel aufrechterhalten werden. Hierbei wird die Anhäufung der (normalerweise renal eliminierten) Abbauprodukte bewußt in Kauf genommen. Im Hinblick auf diese Kumulation sollten aus Gründen der Vorsicht Substanzen dieser Gruppe – insbesondere bei höheren Graden der Niereninsuffizienz, also etwa ab Plasmakreatinin 5 mg/dl – nicht länger als 2 Wochen gegeben werden.

Substanzen des *Mischtyps* können und müssen ebenfalls bei Nierenkranken wie bei Nierengesunden dosiert werden. Bei Patienten in der letzten Phase vor der Dialyse (etwa ab Plasmakreatinin 5 mg/dl) und bei Dialysepatienten muß die Dosis halbiert werden.

Von den Substanzen des *Penicillin-Typs* können die gering toxischen Penicilline (Penicillin G und Penicillin V, Ampicillin) bis zu max. 6 g/Tag bei jedem Grad der Niereninsuffizienz, d.h. auch beim doppelseitig nephrektomierten Patienten, gegeben werden. Sollen Cephalosporine, Aminoglykoside, Isoxazolyl-Penicilline oder maximale Dosen anderer Penicilline und Gyrasehemmer eingesetzt werden, muß nach den Tabellen 5.10a–d vorgegangen werden.

1.2.8 Antibiotikatherapie in der Schwangerschaft

Nach allgemeinen toxikologischen Erwägungen und klinischen Erfahrungen sind Penicilline und Cefalosporine in jeder Schwangerschaftsphase unbedenklich. Über Clindamycin, Erythromycin, Nitrofurantoin und Vancomycin liegen keine negativen Berichte vor, obwohl die Substanzen z.T. sehr breit und schon lange angewendet werden. In der Schwangerschaft sollten nur bei vitaler Indikation gegeben werden: Aminoglykoside, Gyrasehemmer, Sulfonamide, Tetracycline und Trimethoprim.

1.2.9 Erfolgskontrolle

Fast jede antibakterielle Behandlung stellt ein klinisches Experiment mit anfänglichen offenem Ausgang dar. Von dieser Regel gibt es nur wenige Ausnah-

5 Antiinfektiöse Pharmakotherapie

Tabelle 5.10a: Maximale Dosierung der wichtigsten Penicilline* u.a.

GFR	Plasma-kreatinin	Ampicillin Amoxicillin		Amoxicillin/ Clavulansäure		Penicillin-G-Natrium		Azlocillin Apalcillin Mezlocillin Piperacillin		Oxacillin Flucloxacillin Dicloxacillin	
		DOS	DI	DOS	DI	DOS (Mega)	DI	DOS	DI	DOS	DI
120	0,8	5	6	1,2	6	5	6	5	6	2	6
45	2,0	5	6	1,2	6	5	8	5	8	2	6
18	3,5	4	6	0,6	12	4	8	4	12	1,5	6
8	6,0	4	8	0,6	12	5	12	3	12	1,5	8
2	15,5	4	12	0,6	24	3	12	4	24	1,0	8
0,5	–	3	24	0,6	24	2	12	2	24	2	24

GFR = glomeruläre Filtrationsrate (ml/min) DOS = höchste empfohlene Dosis (g)
Kreatinin = Plasmakreatinin (mg/dl) DI = Dosisintervall (h)

* Diese Tabelle enthält *keine* Normdosen, vielmehr *obere Dosisgrenzen*. Diese können in der Regel unterschritten werden. Werden sie überschritten, muß mit den für die Substanz typischen Nebenerscheinungen gerechnet werden. Alle Dosierungsempfehlungen beziehen sich auf einen 70 kg schweren Patienten. Umrechnung bei Patienten mit Gewicht x:

$$\text{Dosis}_x = \text{Dosis}_{70} \cdot \frac{x}{70}$$

Tabelle 5.10b: Maximale Dosierungen der wichtigsten Cephalosporine

GFR (ml/min)	Plasma-kreatinin (mg/dl)	Aztreonam		Cefamandol Cefoxitin		Cefazolin		Cefmenoxim Cefepim		Cefo-perazon		Cefo-taxim	
		DOS	DI	DOS	DI	DOS	DI	DOS	DI	DOS	DI	DOS	DI
120	0,8	2	6	2	8	1,5	6	2	12	4	12	2	8
45	2,0	2	8	2	8	1,5	8	2	12	4	12	2	8
18	3,5	2	12	2	12	1	8	1,5	12	4	12	2	12
8	6,0	1	12	1	8	1	12	1	12	4	12	2	12
2	15,5	1	12–24	1	12	1	24	1	24	2,5	12	2	12
0,5	–	1	24	1	24	0,5	24	1	24	2	12	2–1	12

Zeichenerklärung und Benutzung siehe Tabelle 5.10a

Tabelle 5.10c: Maximale Dosierungen der wichtigsten Aminoglykoside

GFR (ml/min)	Plasma-kreatinin (mg/dl)	Amikacin		Gentamicin, Tobramycin		Netilmicin	
		DOS	DI	DOS	DI	DOS	DI
120	0,8	1	24	0,240	24	0,300	24
45	2,0	0,500	24	0,160	24	0,200	24
18	3,5	0,375	24	0,080	24	0,100	24
8	6,0	0,250	24	0,040	24	0,050	24
2	15,5	0,125	24	0,020	24	0,025	24
0,5	–	0,125	24–48	0,020	24	0,025	24

Zeichenerklärung und Benutzung siehe Tabelle 5.10a

Antibakterielle Chemotherapie **5, 1**

Vancomycin		Teicoplanin		Temocillin		Fosfomycin		Betabactyl		Tazobac	
DOS	DI	DOS	DI	DOS	DI	DOS	DI	DOS	DI	DOS	DI
1	12	0,4	24	2	12	5	8	5,2	8	4,5	6
0,66	24	0,3	24	1	12	3	6	5,2	8	4,5	12
0,2	24	0,3	24	1,5	24	3	8	5,2	8	6,75	24
0,1	24	0,2	24	1	24	3	12	5,2	12	4,5	24
1,0/7 Tage		0,4–0,8/7 Tage		0,5–1	24	1,5	12	5,2	12–24	4,5	24
1,0/7 Tage		0,4–0,8/7 Tage		0,5	24	1,5	24	5,2	24	4,5	24

Bei den beiden letzten Behandlungsfällen wird eine Hämodialysebehandlung (2–3 mal/Woche) vorausgesetzt. Hier sollte bei Lebensgefahr eine Initialdosis von doppelter bis dreifacher Höhe gegeben werden.
Da viele Antibiotika dialysabel sind (Minderung der Spiegel um etwa $1/2$–$1/3$), sollte bei Dialysepatienten (letzte und vorletzte Reihe) die Dosis stets **nach** der Dialyse gegeben werden.

Cefotiam		Ceftazidim		Ceftizoxim Cefodizim Cefpirom		Ceftriaxon		Cefuroxim		Carbapeneme	
DOS	DI	DOS	DI	DOS	DI	DOS	DI	DOS	DI	DOS	DI
2	12	2	8	2	8	2	12	1,5	8	1	6
2	12	1,5	12	2	8	2	12	1,5	8	1	8
1,5	12	1,5	24	2	12	2	12	1,5	12	1	12
1	12	1	24	1,5	12	2	12	0,75	8	0,5	12
1	24	0,5	24	1	24	2	24	0,75	24	0,5	12–24
1–0,5	24	0,5	24	0,5	24	2	24	0,5	24	0,5	24

Tabelle 5.10**d**: Maximale Dosierungen der wichtigsten Gyrasehemmer

GFR (ml/min)	Plasma-kreatinin (mg/dl)	Ofloxacin		Ciprofloxacin		Fleroxacin		Lomefloxacin	
		DOS	DI	DOS	DI	DOS	DI	DOS	DI
120	0,8	0,2	12	0,5	12	0,4	24	0,40	24
45	2,0	0,2	24	0,5	12	0,2	24	0,10–0,15	24
18	3,5	0,1	24	0,5	24	0,1–0,2	24	0,10	24
8	6,0	0,1–0,05	24	0,5	24	0,1	24	0,10	24
2	15,5	0,05	24	0,2	12	0,1	24	0,05–0,1	24
0,5	–	0,05	24	0,2	12	0,1	48	0,05–0,1	24

Zeichenerklärung und Benutzung siehe Tabelle 5.10a

5 Antiinfektiöse Pharmakotherapie

men wie z. B. die Therapie bei Lues und Gonorrhö. Um während der Therapie die Verlaufsrichtung der Infektion richtig einschätzen zu können, müssen geeignete Kriterien erarbeitet werden (s. Tab. 5.1). Diese sind bei akuten septischen Krankheitsbildern u.U. stündlich zu kontrollieren, bei langgehenden Erkrankungen wie z.B. einer chronischen Bronchitis reichen Kontrollen in größeren Abständen von z. B. 6 Wochen aus. Es bewährt sich in der Praxis nicht, die Kontrollen fallweise neu anzuordnen; vielmehr ist es besser, zu Beginn der Antibiotikatherapie ein zeitlich fixiertes, starres Schema festzulegen, nach dem die für den betreffenden Krankheitsfall zutreffenden Kriterien (s. Tab. 5.1) überprüft werden. Beispiel: 72jähriger Patient, Bronchopneumonie. CRP, Leukozyten: Montag, Mittwoch, Freitag. Temperatur: 2mal/Tag rektal. Thorax-Aufnahme: 1 mal/Woche. Besonders bewährt hat sich bei uns in den letzten Jahren die fortlaufende Kontrolle des CRP (quantitativ). Der Anstieg des CRP zeigt zuverlässig eine Verschlechterung an sowie die Mitbeteiligung größerer Gewebsareale (z.B. bei diabetischen Fußläsionen), der kontinuierliche Abfall des CRP läßt den Therapieerfolg erkennen. Die Normalisierung des CRP-Wertes erlaubt es, die antibakterielle Therapie zu beenden. Wichtig ist jedoch, daß nur aus dem Verlauf, nicht aus einzelnen CRP-Werten Schlüsse gezogen werden können. Cave: in Einzelfällen kann in den ersten 24 h einer schweren bakteriellen Infektion das CRP noch niedrig sein und dann trotz „richtiger" Therapie ansteigen.

Eine antibakterielle Therapie ohne Ermittlung und sorgfältige Protokollierung der Verlaufskriterien muß scharf abgelehnt werden. Der in den letzten Jahren erzielte Fortschritt in der Antibiotikatherapie liegt eher in der Verbesserung der Diagnostik und Kontrolle als in der Entwicklung neuer Substanzen.

1.2.10 Dosierung und Dauer der Therapie

Bei schweren, lebensbedrohenden Erkrankungen (z.B. Urosepsis): mit initialer Dosierung bis an die Grenze der Toxizität gehen, bei günstigem Verlauf Dosis rasch zurücknehmen. Bei im Verlauf überschaubaren, nicht akut lebensbedrohlichen Infektionen (z.B. akuter Schub einer chronischen Bronchitis): niedrigere Dosis. Therapiedauer so kurz wie möglich, da so alle unerwünschten Wirkungen gering gehalten werden können. Die Behandlung sollte jedoch nicht abgebrochen werden, bevor nicht die Verlaufsparameter (s. Tab. 5.1) zumindest deutlich rückläufig sind. Nach Normalisierung des CRP kann die Antibiotikagabe in jedem Fall beendet werden.

1.3 Antibiotisch wirksame Substanzen

(in alphabetischer Reihenfolge)

1.3.1 Aminoglykosid-Antibiotika

Pharmakologie: Die Aminoglykoside Amikacin, Gentamicin, Netilmicin und Tobramycin haben ein sehr breites Spektrum (s. Tab. 5.3). Einige Keime, die im Spektrum von Penicillin G liegen (z.B. S. pneumoniae, S. pyogenes u.a.), weisen jedoch eine relativ hohe Resistenz auf. Auch E. faecalis (Enterokokken) wird schlecht erfaßt. Gegen Anaerobier sind Aminoglykoside wirkungslos. Alle 4 Aminoglykosid-Antibiotika sind vestibulo- und ototoxisch. Der N. vestibularis wird zumeist vor dem N. acusticus betroffen (Ausnahme: Amikacin), was als Vorteil angesehen werden kann, da der Ausfall des N. vestibularis durch die Tiefensensibilität und den Gesichtssinn teilweise ausgeglichen werden kann. Wegen ihrer geringen therapeutischen Breite sollen die Aminoglykoside nur mit *strengster* Indikationsstellung, d.h. nur noch als Kombinationspartner der Betalactame in lebensbedrohlichen Situationen, angewandt werden. Problembewußtsein, häufige Plasmakreatininkontrollen und sorgfältige, tägliche Suche nach ersten Zeichen einer Schädigung des VIII. Hirnnervs (Ohrgeräusche, Druck auf den Ohren, Gangunsicherheit, Schwindel, Nystagmus nach Lagewechsel und Kopfschütteln) sind erforderlich. Werden die Aminoglykoside beim ersten Auftreten von entsprechenden Symptomen abgesetzt, sind die Schäden gering und teils reversibel.

Vom klinisch-therapeutischen Standpunkt können zwischen Gentamicin, Tobramicin und Netilmicin nur geringe Unterschiede ausgemacht werden.

Amikacin ist von den 3 genannten Substanzen zu trennen: Es ist pro Gewichtseinheit weniger antibakteriell wirksam, kann aber höher dosiert werden. Sein Spektrum ist noch etwas weiter als das schon sehr breite Spektrum der 3 anderen Aminoglykoside. Es kann in einigen Fällen doch noch zu einem Erfolg führen, wenn diese versagen.

Nach neueren Untersuchungen liegt (bei gleichem Effekt) die Nephrotoxizität der Aminoglykoside niedriger, wenn die Gabe nicht auf 3 Injektionen tgl. verteilt, sondern vielmehr die Gesamtdosis einmal pro Tag gegeben wird. Dies liegt wohl daran, daß die Bindungsstellen am Tubulusepithel begrenzt sind, d.h. bei plötzlich auftretenden hohen Spiegeln alle besetzt und dann beim Abfall dieser Spiegel wieder frei werden. Bei wiederholter Injektion oder dem Extremfall der kontinuierlichen Infusion sind diese Bindungsstellen über den gesamten Therapiezeitraum besetzt, wodurch sich die stärkere Toxizität bei mehrfacher Gabe erklärt. Daß der Effekt nicht geringer ist, konnte nicht nur durch sorgfältige klinische Arbeiten bewiesen werden. Es erklärt sich auch durch den postantibiotischen Effekt. Dieser ist dadurch bedingt, daß die Aminoglykoside im Bakterium an ihren Bindungsstellen noch haften, wenn der Plasmaspiegel bereits unter die MIC gefallen ist.

Handelsnamen		*Dosierungen*
Amikacin:	Biklin®	15 mg/kg/Tag, in der Regel also 1 g/Tag i.m., i.v., auf 2–3 Dosen/Tag verteilt
Gentamicin:	Refobacin®	minimal 8stdl. 40 mg i.v., i.m., maximal initial 6 mg/kg/Tag, dann 3 mg/kg/Tag
Netilmicin:	Certomycin®	3–4mal 100 mg/Tag oder 1 mal 400 mg/Tag
Tobramycin:	Gernebcin®	minimal 8stdl. 40 mg i.v., i.m., maximal initial 6 mg/kg/Tag, dann 3 mg/kg/Tag

oder aber (nach neueren Untersuchungen besser): Aminoglykosid-Tagesdosis nur mit *einer* Injektion geben!

5 Antiinfektiöse Pharmakotherapie

1.3.2 Carbapeneme
Pharmakologie: Imipenem, die lange Zeit einzige verfügbare Substanz dieser Gruppe, wird in der Niere durch die Dehydropeptidase 1 metabolisiert und hat daher, allein gegeben, eine sehr kurze Halbwertzeit. Imipenem wird in Kombination mit Cilastatin angeboten, welches dieses Ferment hemmt. So läßt sich eine Imipenem-Halbwertzeit von ca. 1 h erzielen. Inzwischen ist Meropenem auf dem Markt, eine Substanz, die ohne diesen Zusatz auskommt und eine Halbwertzeit von etwa 1 h hat. Das antibakterielle Spektrum der Carbapeneme ist breiter als bei allen bisher bekannten Antibiotika und umfaßt grampositive und gramnegative sowie anaerobe Keime. Nur methicillinresistente Staphylokokken (MRSA) und E. faecium werden nicht erfaßt. Die Substanzen bieten sich also zur notwendigerweise blinden Initialtherapie aller schweren bakteriellen Infektionen an.

Nicht sinnvoll (schon aus Kostengründen) ist der Einsatz, wenn der Keim bekannt und gegen ein Antibiotikum mit schmalerem Spektrum empfindlich ist.

Handelsnamen		*Dosierungen*
Imipenem + Cilastatin:	Zienam®	0,5–1 g i.v. alle 6–8 h
Meropenem:	Meronem®	0,5–1 g i.v. alle 8 h

Spezielle Nebenwirkungen: Die Carbapeneme haben wie die modernen Cephalosporine eine extrem große therapeutische Breite. Mit einer Neurotoxizität (wie bei den Cephalosporinen) muß aber bei extremer Dosierung gerechnet werden. Für Cilastatin: Bisher niedrige Toxizität belegt, keine speziellen Nebenwirkungen bekannt.

1.3.3 Cephalosporine (s. auch Tab. 5.11)
Parenterale Cephalosporine
Pharmakologie: Gemeinsam sind allen Cephalosporinen eine breite Wirksamkeit im Bereich grampositiver und gramnegativer Erreger, eine große, teilweise extreme therapeutische Breite und eine bei den verschiedenen Substanzen unterschiedlich ausgeprägte, bei extremen Dosen aber wohl bei allen Substanzen nachweisbare Tubulotoxizität (Nephrotoxizität) und Neurotoxizität. Einige Substanzen, z. B. Cefmenoxim, greifen in den Vitamin-K-Metabolismus ein und können zu Gerinnungsstörungen führen.

Die Cephalosporine werden unterschieden nach ihrer Stabilität gegenüber Betalaktamasen, nach ihrer Wirksamkeit gegenüber grampositiven Keimen und Anaerobiern sowie nach ihrer Pharmakokinetik (Elimination vorwiegend renal, unverändert oder durch teilweise Metabolisierung).

(1) *Überholt:* Als überholt können Cefalotin, Cefapirin, Cefazetril und Cefaloridin gelten.

(2) *Gruppe 1: Cefazolin* und *Cefazedon* als Beispiele der Gruppe 1 haben ihren Platz bei grampositiven Infektionen und Penicillinallergie.

(3) *Gruppe 2:* Die Cephalosporine der Gruppe 2 zeigen im Vergleich mit denen der Gruppe 1 eine wesentlich verbesserte Wirksamkeit gegenüber gramne-

Tabelle 5.11: Übersicht über die Cephalosporine

Überholt:	Cefaloridin, Cefalotin, Cefapirin, Cefazetril
Gruppe 1:	Cefaclor (Panoral®)* Cefadroxil (Bidocef®)* Cefalexin (Ceporexin®, Oracef®)* Cefazedon (Refosporin®) Cefazolin (Gramaxin®, Elzogram®) Cefradin (Sefril®)*
Gruppe 2:	Cefamandol (Mandokef®) Cefotiam (Spizef-Tabletten®) Cefoxitin (Mefoxitin®) Cefuroxim (Zinacef®) Cefuroxim-Axetil (Elobact®, Zinnat®)*
Gruppe 3:	Cefepim (Maxipime®)* Cefetamet-Pivoxyl (Globocef®)* Cefixim (Cephoral®)* Cefmenoxim (Tacef®) Cefoperazon (Cefobis®) Cefotaxim (Claforan®) Cefotetan (Apatef®) Cefodizim (Modivid®) Cefpirom (Cefrom®) Cefpodoxim (Podomexef®)* Ceftazidim (Fortum®) Ceftibuten (Keimax®) Ceftizoxim (Ceftix®) Ceftriaxon (Rocephin®) Loracarbef (Lorafem®)*

* oral

gativen Keimen bei gleichbleibend hoher Aktivität im grampositiven Bereich (Ausnahme: Cefoxitin). Sie sind daher zur ungezielten Therapie von Infektionen durch gramnegative und grampositive Erreger, auch bei Beteiligung von Staphylokokken, geeignet. Besonders ist hier an Infektionen zu denken, die „zu Hause" erworben wurden oder nach kurzem Krankenhausaufenthalt auftraten. Cefotiam (Spizef®) ist in dieser Gruppe wegen seiner besonders hohen Aktivität gegenüber gramnegativen Keimen hervorzuheben.

(4) *Gruppe 3:* Die Cephalosporine der Gruppe 3 sind im grampositiven Bereich, insbesondere gegenüber Staphylokokken, weniger wirksam als die Cephalosporine der Gruppen 1 und 2. Wegen ihrer Betalactamase-Stabilität stellen sie jedoch *die* Antibiotikagruppe bei nosokomialen *gramnegativen* Infektionen dar. *Cefotaxim*, der erste Vertreter dieser Gruppe, wird zur Hälfte renal ausgeschieden, zur Hälfte metabolisiert und hat eine relativ kurze Halbwertzeit von 1–1,5 h. *Cefmenoxim, Cefodizim und Cefpirom* sind antibakteriell etwa gleich wirksam, werden aber im Gegensatz zu *Cefotaxim* nicht metabolisiert, sondern vorwiegend renal ausgeschieden. Während *Cefmenoxim* eine dem *Cefotaxim*

5 Antiinfektiöse Pharmakotherapie

vergleichbare Halbwertzeit um 1–1,5 h hat, werden *Ceftizoxim, Cefodizim, Cefepim* und *Cefpirom* langsamer, nämlich mit einer Halbwertzeit von 2–2,5 h ausgeschieden, so daß seltener injiziert werden kann und/oder höhere Spiegel bewirkt werden. Die Unterschiede im Wirkungsspektrum sind unerheblich, und soweit therapeutische Vergleichsstudien vorliegen, ergeben sich keine eindeutigen Vor- und Nachteile. *Ceftazidim* und *Cefepim* sind jedoch deutlich besser wirksam gegen Pseudomonas. *Cefotetan* hat eine hohe Wirksamkeit im gramnegativen Bereich und gegen Anaerobier, jedoch eine relativ schwache im Bereich von grampositiven Keimen. Die Halbwertzeit ist mit 3 h relativ lang. Die Ausscheidung erfolgt vorwiegend renal in unveränderter Form.

Cefoperazon ist in seiner Betalactamase-Stabilität relativ schwach. Es wird wie *Ceftriaxon* vorwiegend biliär ausgeschieden, kumuliert also nicht oder nur geringfügig bei eingeschränkter Nierenfunktion. *Ceftriaxon*, das bezüglich der Betalactamase-Stabilität und antibakteriellen Wirksamkeit dem Cefotaxim gleichzusetzen ist, hat eine ca. 90%ige Eiweißbindung und daher eine extrem lange Halbwertzeit (ungefähr 8 h), die eine einmalige tägliche Gabe erlaubt. Aufwendige Vergleichsuntersuchungen kanadischer Autoren zeigten, daß diese Form der Behandlung gleich wirksam ist wie eine 3×tägliche Cefotaximgabe.

Tabelle 5.12: Anhaltspunkte zur Differentialindikation der Cephalosporine

Erreger	Krankheitsbild (Beispiele)	zu empfehlendes Cephalosporin
Bacteroides fragilis	abdominale Eiterungsprozesse, Infektionen nach gynäkologischen Operationen	Cefoxitin Cefotetan
E. coli	Harnwegsinfektionen, Gallenwegsinfekte	nicht-nosokomial: Cephalosporine der Gruppe 2; nosokomial: Cephalosporine der Gruppe 3
H. influenzae	akute Exazerbation einer chronischen Bronchitis	Cephalosporine der Gruppe 2
Klebsiella	Pneumonie, Kathetersepsis, Urosepsis	Cephalosporine der Gruppe 3
Proteus (alle Subspezies)	Harnwegsinfektionen, Urosepsis	Cephalosporine der Gruppe 3
Pseudomonas	Urosepsis, Verbrennungen, Beatmungspatienten	Ceftazidim, Cefepim Carbapeneme
S. aureus	Wundinfektionen, Osteomyelitis, Shunt- und Kathetersepsis, Pneumonie, Infektionen im HNO-Bereich	Cephalosporine der Gruppen 1 und 2
S. pneumoniae	Pneumonie	Cephalosporine der Gruppen 1 und 2
S. pyogenes	Wundinfektionen	Cephalosporine der Gruppen 1 und 2

Indikationen: Inzwischen liegen einige Vorstellungen zur Differentialtherapie mit Cephalosporinen vor, die die Tabelle 5.12 wiedergibt. Generell kann gesagt werden, daß die Betalactamase-stabilen, hochaktiven Cephalosporine indiziert sind bei allen Infektionen des internen und chirurgischen Fachbereiches, bei denen gramnegative Enterobakterien, insbesondere solche mit Betalactamasebildung, nachgewiesen wurden oder zu vermuten sind. Dies gilt besonders für nosokomiale Infektionen. Grampositive Keime (insbesondere S. aureus und S. albus) stellen keine primäre Indikation für diese Cephalosporine der Gruppe 3 dar.

Orale Cephalosporine

Zur oralen Gabe stehen seit 25 Jahren Substanzen zur Verfügung. Die älteren wie Cefradin, Cefalexin, Cefaclor und Cefadroxil sind nur im grampositiven Bereich relativ schwach wirksam. Das neu entwickelte Loracarbef hemmt, bei guter Wirksamkeit im grampositiven Bereich, auch H. influenzae, M. catarrhalis sowie gramnegative Enterobacteriaceae, kann also bei Atem- und Harnwegsinfektionen eingesetzt werden. Es hat mit ca. 90% eine hohe Bioverfügbarkeit. Weitere neuere Entwicklungen sind: Cefuroxim-Axetil, Cefotiam-Hexetil, Cefixim, Ceftibuten, Cefpodoxim-Proxetil und Cefetamet-Pivoxil. Alle diese Substanzen zeigen eine gewisse Betalactamase-Stabilität, können also mit der Gruppe 2 oder Gruppe 3 der parenteralen Cephalosporine verglichen werden. Ihre Bioverfügbarkeit liegt allerdings nur bei ca. 50%. Der verbesserten Wirksamkeit im gramnegativen Bereich steht eine weniger gute auf S. aureus gegenüber, einen Keim, der durch Cefixim, Ceftibuten, Cefpodoxim-Proxetil und Cefetamet-Pivoxil kaum erreicht wird. Diese letztgenannten 4 Substanzen können also z. B. für Wundinfektionen und Infektionen im HNO-Bereich und der Atemwege nicht vorbehaltlos empfohlen werden, während ihre Stärke bei den gramnegativen Enterobacteriaceae liegt. Ist auch mit S. aureus zu rechnen (Haut- und Weichteilinfektionen, HNO, schwere eitrige Bronchitis), sind Loracarbef, Cefuroxim-Axetil und Cefotiam-Hexetil vorzuziehen.

Von den oralen Cephalosporinen kann wegen niedrigerer Plasmaspiegel niemals die Wirksamkeit der parenteral verabreichten erwartet werden! Es handelt sich im Vergleich mit anderen oralen Antibiotika um relativ teure Substanzen, die aber breit wirksam und nebenwirkungsarm sind. Da sie deutliche Unterschiede in ihrer Wirksamkeit gegenüber gramnegativen und grampositiven Keimen aufweisen, müssen die Differentialindikationen beachtet werden.

Zusammenfassend gilt:
- *Gruppe-1-Cephalosporine:* bei grampositiven Infektionen
- *Gruppe-2-Cephalosporine:* bei grampositiven + gramnegativen Infektionen (nicht-nosokomial)
- *Gruppe-3-Cephalosporine:* bei gramnegativen, nosokomialen Infektionen
- *orale Cephalosporine:* nur bei leichteren Infektionen, evtl. im Rahmen der „Sequenztherapie"

5 Antiinfektiöse Pharmakotherapie

Handelsnamen		Dosierungen
Cefaclor:	Panoral®	minimal 0,25 g 8stdl.
Cefadroxil:	Bidocef®	1,0 g 12stdl.
Cefalexin:	Oracef®	1,0 g 6stdl., bei gramnegativen Infektionen 2 g 6stdl.
Cefamandol:	Mandokef®	1–2 g 8stdl.
Cefazedon:	Refosporin®	1 g 12stdl.
Cefazolin:	Gramaxin®	1 g 12stdl.
Cefepime:	Maxipim®	2 g 12stdl.
Cefetamet-Pivoxyl:	Globocef®	0,25–0,5 g 12stdl.
Cefixim:	Cephoral®	0,2 g 12stdl.
Cefmenoxim:	Tacef®	1–2 g 12stdl.
Cefoperazon:	Cefobis®	1 g 12stdl.
Cefotaxim:	Claforan®	1 g 12stdl.
Cefotetan:	Apatef®	1–2 g 12stdl.
Cefotiam:	Spizef®	3×1–2 g/Tag
Cefotiam-Hexetil:	Spizef-Tabletten®	0,2–0,4 g 8–12stdl.
Cefodizim:	Modivid®	1–2 g 12stdl.
Cefpirom:	Cefrom®	1–2 g 12stdl.
Cefoxitin:	Mefoxitin®	1–2 g 8stdl.
Cefpodoxim:	Podomexef®	0,2 g 12stdl.
Cefradin:	Sefril®	minimal 0,5 g 8stdl., maximal 8 g/Tag
Ceftazidim:	Fortum®	1–2 g 8–12stdl.
Ceftibuten:	Keimax®	0,4 g 24stdl.
Ceftizoxim:	Ceftix®	1–2 g 12stdl.
Ceftriaxon:	Rocephin®	1–2 g/Tag
Cefuroxim:	Zinacef®	1–2 g 8stdl.
Cefuroxim-Axetil:	Elobact®, Zinnat®	0,25–0,5 g 12stdl.
Loracarbef:	Lorafem®	0,2–0,4 g 12stdl.

Obere Dosisgrenze für alle Cephalosporine (normale Nierenfunktion, 70 kg, normale Körperzusammensetzung) etwa 8–10 g/Tag.

Spezielle Nebenwirkungen: Bei *extremer* Überdosierung wurden bei den älteren Cephalosporinen, besonders in Kombination mit Aminoglykosiden, Fälle von akutem Nierenversagen berichtet. Für die Cephalosporine der Gruppen 2 und 3 ist dies bisher nicht beschrieben. *Alle* Cephalosporine können bei extremer Überdosierung (z.B. Normdosierung bei eingeschränkter Nierenfunktion) zerebrale Erscheinungen wie Stupor, Psychose und Krämpfe bewirken.

Störungen des Vitamin-K-Metabolismus durch Cefamandol, Cefoperazon, Cefmenoxim, Cefotiam, Cefazolin, Cefazedon, Cefotetan. Kontrolle der Gerinnungsparameter, insbesondere Quick! Bei Quick-Erniedrigung: Vitamin K (10 mg/Woche). Enterokolitiden z.B. nach Cefoperazon. Antabusähnlicher Effekt z.B. nach Cefmenoxim, Cefamandol, Cefoperazon, Cefotetan, Cefotiam, Latamoxef.

1.3.4 Chloramphenicol

Pharmakologie: Chloramphenicol ist – obwohl etwa 40 Jahre bekannt – ein wirkungsstarkes und breites Antibiotikum (s. a. Tab. 5.3). Da im Bereich der grampositiven Keime weniger toxische Antibiotika, z. B. die Penicilline und Cephalosporine, vorliegen, sollte Chloramphenicol nur bei Infektionen mit gramnegativen Erregern eingesetzt werden. Es hat eine Bioverfügbarkeit von 80–90 %, wird zu 90 % metabolisiert und zu 10 % unverändert renal ausgeschieden.

Indikationen: Die Indikation für Chloramphenicol ist streng zu stellen. Sie kann bei septischen Salmonellen-Infektionen, Meningitis oder gramnegativer Sepsis aber gegeben sein, wenn mehrere andere Therapieschemata versagten.

Handelsname	*Dosierung*
Paraxin® u. a.	3mal 1 g p.o., i.v. oder i.m.

Spezielle Nebenwirkungen: Chloramphenicol führt i. a. zu einer dosisabhängigen, reversiblen, in seltenen Fällen zu einer in ca. 50 % der Fälle letal verlaufenden, dosisunabhängigen, irreversiblen Knochenmarkschädigung (aplastische Anämie). Über die Häufigkeit dieser dosisunabhängigen lebensgefährdenden Komplikation schwanken die Angaben zwischen 1:10 000 bis 1:200 000. Sicher liegt man um so eher an der 2. Zahl, wenn man (1) nicht über 3 g/Tag dosiert, (2) die Kombination mit potentiell hämatotoxischen Medikamenten vermeidet, (3) Gesamtdosen von 25 g nicht überschreitet und (4) nicht intermittierend behandelt.

1.3.5 Clindamycin

Pharmakologie: Clindamycin wirkt nur auf grampositive Keime einschließlich Anaerobier; gramnegative Keime sowie Neisserien und H. influenzae werden nicht erfaßt. Die Substanz bewirkt Knochenmarkspiegel, die ca. 33 % der Serumkonzentration betragen, während z. B. die Penicilline nur Knochenmarkspiegel von ca. 10–15 % des Serumspiegels erreichen. Als spezielle Indikation sind daher Osteomyelitiden zu nennen. Wegen seiner exzellenten Wirkung gegen Anaerobier ist es weiterhin bei abdominellen Eiterungsprozessen indiziert, besonders in Kombination mit z. B. Mezlocillin.

Handelsname	*Dosierung*
Sobelin®	6stdl. 150–450 mg p.o., 6stdl. 200–600 mg i.v.

Spezielle Nebenwirkung: Durchfälle.

1.3.6 Fosfomycin

Pharmakologie: Fosfomycin ist eine mit anderen Antibiotika nicht verwandte Substanz mit Aktivität gegenüber grampositiven und gramnegativen Keimen sowie einigen Anaerobiern. Die Substanz muß relativ hoch dosiert werden und hat eine Halbwertzeit von 2 h. Sie wird zu 90 % mit dem Urin ausgeschieden, kumuliert also bei Niereninsuffizienz. Die Toxizität ist gering. Es wird als Reserveantibiotikum angesehen und insbesondere als Kombinationspartner bei S.-aureus-Osteomyelitiden verwandt.

Handelsname	Dosierung
Fosfocin®	2–3mal 3–5 g/Tag i.v.

Spezielle Nebenwirkungen: Da die Substanz als Natriumsalz vorliegt, Natriumbelastung, ansonsten Magendruck und Brechreiz.

1.3.7 Fusidinsäure

Pharmakologie: Fusidinsäure ist ein antibakteriell wirksames Steroid ohne Verwandtschaft zu anderen Antibiotika. Sein Spektrum ist dem des Penicillin G ähnlich. Streptokokken werden jedoch nicht so gut erfaßt, sehr gut hingegen Staphylokokken (auch Penicillinasebildner sowie Oxacillin-resistente Stämme). Fusidinsäure ist lipophil, wird enteral resorbiert und mit einer Halbwertzeit um 4–6 h vorwiegend über die Galle ausgeschieden. Hervorgehoben wird eine gute Penetration ins Gewebe, auch in den Knochen. Es sollte wegen des Musters seiner Resistenzentwicklung nicht allein, vielmehr in Kombination mit Penicillinen und Cephalosporinen gegeben werden.
Indikationen: schwere Staphylokokkeninfektionen, insbesondere bei Penicillinallergie, Osteomyelitis.

Handelsname	Dosierung
Fucidine®	3mal 0,5–1 g/Tag p.o.

Spezielle Nebenwirkungen: Magenschmerzen, Brechreiz.

1.3.8 Gyrasehemmer (Chinolone)

Pharmakologie: Unter diesem Oberbegriff werden eine Reihe von Substanzen zusammengefaßt, deren gemeinsames Wirkprinzip die Hemmung der bakteriellen DNS-Gyrase ist. Erste Vorläufer dieser Gruppe waren die Nalidixin- und Pipemidsäure. Die Gyrasehemmer werden nach oraler Gabe zu 50–95% resorbiert (s. Tab. 5.13) und vorwiegend renal ausgeschieden, einige aber auch teilweise metabolisiert. Die Gewebespiegel liegen hoch, die Verteilungsvolumina über 100% des Körpergewichts. Die Gyrasehemmer wirken gegen ein breites Spektrum gramnegativer und grampositiver aerober Keime, auch wenn diese Betalactamasen bilden oder gegen andere Antibiotika resistent sind. Selbst Pseudomonaden und Klebsiellen, auch Chlamydien und Mykoplasmen werden erfaßt. Anaerobier liegen meist außerhalb des Spektrums. Die MIC kann z.B. bei H. influenzae bis herunter auf 0,008 mg/l, bei E. coli auf 0,003 mg/l und bei Pseudomonas auf 0,25 mg/l gefunden werden, liegt aber bei grampositiven Keimen (S. aureus, S. pyogenes, S. pneumoniae, E. faecalis) mit Werten um 2 bis 4 mg/l um das Tausendfache höher. Es handelt sich somit um im gramnegativen Bereich hochaktiven Substanzen, die hier mit den Drittgeneration-Cephalosporinen verglichen werden können. Unter den heute verfügbaren Chinolonen sind Sparfloxacin und Ciprofloxacin diejenigen mit der höchsten antibakteriellen Aktivität, dicht gefolgt von den anderen Substanzen.

Tabelle 5.13: Übersicht über die Pharmakokinetik der modernen Gyrasehemmer

Chinolon	Dosis (mg)	F (%)	$t_{1/2}$ (h)	Vd (l)	renale Ausscheidung (%)	Proteinbindung (%)
Ciprofloxacin	500	60–80	3,5–5,4	307	40–60	14–25
Enoxacin	400	80	3,8–5,8	175	65–72	35
Fleroxacin	400	90–100	8–13	97	50–65	32
Lomefloxacin	400	90–100	4,6–9	128	70	14–25
Ofloxacin	400	85–95	4,4–6,8	100	70–90	25
Pefloxacin	400	90–100	9,6–16,5	145	11	20–30
Sparfloxacin	400	ca. 80	18,2	ca. 350	30	46

F = Bioverfügbarkeit, $t_{1/2}$ = Halbwertzeit, Vd = virtuelles Verteilungsvolumen

Als Indikationen wurden zunächst Infektionen der Niere und Harnwege genannt, doch liegen heute klinische Studien zu Infektionen praktisch aller Lokalisationen vor. Somit ist die Indikation breit (Ausnahme: Infektionen mit Anaerobiern). Dennoch: Das Entscheidende ist die hohe Wirksamkeit gegen gramnegative Keime.

Die Vorteile der Substanzgruppe liegen in der Möglichkeit der oralen Verabreichung und der langen Wirkdauer (s. Tab. 5.13). Eine Kombination mit Cephalosporinen oder Fosfomycin kann synergistisch sein. Gegen die Gyrasehemmer können die Keime keine plasmidkodierte, vielmehr nur eine mutationsbedingte Resistenz entwickeln, was als besonderer Vorteil anzusehen ist.

Handelsnamen		*Dosierungen*
Ciprofloxacin:	Ciprobay®	2 mal 250–750 mg/Tag p.o.
Enoxacin:	Gyramid®	400–600 mg/Tag p.o.
Fleroxacin:	Quinodis®	200–400 mg/Tag p.o.
Lomefloxacin:	Maxaquin®	400 mg/Tag p.o.
Norfloxacin:	Barazan®	2 mal 400 mg/Tag p.o.
Ofloxacin:	Tarivid®	2 mal 200 mg/Tag p.o. oder 2 mal 100–200 mg/Tag i.v.
Sparfloxacin:	Zagam®	1. Tag 400 mg, 2. und folgende 200 mg/Tag p.o.

Spezielle Nebenwirkungen: intestinale Beschwerden, Störungen der Knorpelentwicklung im Wachstumsalter, daher bei Kindern kontraindiziert. Am wichtigsten: Störungen des ZNS (Erregtheit, Schlafstörungen, Kopfschmerzen, Psychose-ähnliche Bilder).

1.3.9 Makrolide

Pharmakologie: Die Makrolide sind gegen grampositive Keime, insbesondere auch S. aureus, wirksam. Weiterhin wird auch ein Teil der H.-influenzae-Stämme erfaßt. Neuerdings wird ihre Wirksamkeit gegen Mykoplasmen, Chlamydien,

5 Antiinfektiöse Pharmakotherapie

Rickettsien und Legionellen (also die Erreger der atypischen Pneumonie), aber auch gegen Helicobacter pylori betont. Die Bioverfügbarkeit der Makrolide ist mit ca. 50% eher bescheiden. Sie sind kaum toxisch. Eine ehedem wichtige Indikation, die Staphylokokken-Infektion, ist heute durch die Staphylokokken-Penicilline, die Cephalosporine und die Glukopeptid-Antibiotika eingeengt. Makrolide können wegen ihrer oralen Applizierbarkeit, ihrer antibakteriellen Eigenschaften und ihrer geringen Toxizität bei grampositiven Infektionen empfohlen werden. Insbesondere stellen sie *den* Ersatz der Penicilline bei Allergie dar. Auch kommen sie bei Pneumokokken-, Chlamydien- und Mykoplasmenpneumonie, bakterieller Bronchitis, Sinusitis, Otitis media, Tonsillitiden sowie strepto- und staphylogenen Infektionen der Haut in Frage. Sie werden bei der nicht-nosokomialen Pneumonie, also zur Behandlung der Pneumonie in der Praxis, an erster Stelle empfohlen. Bei der Legionärskrankheit (Pneumonie durch Legionella pneumophila) gelten sie als Mittel der Wahl.

Die neueren Makrolid-Antibiotika Azithromycin, Clarithromycin und Roxithromycin haben bei etwa gleichem Wirkungsspektrum und etwa gleicher Bioverfügbarkeit wie Erythromycin längere Halbwertiten und können daher seltener und niedriger dosiert gegeben werden, was Verträglichkeit und Therapietreue positiv beeinflußt. Azithromycin (Zithromax®) könnte infolge eines sehr großen Verteilungsvolumens (Anreicherung im Gewebe) sowie einer langsamen Elimination therapeutische Vorteile haben; es braucht nur 3 Tage gegeben zu werden.

Handelsnamen		*Dosierungen*
Azithromycin:	Zithromax®	500 mg/Tag für 3 Tage
Clarithromycin:	Cyllind®, Klacid®	12stdl. 250 mg p.o.
Erythromycin:	Erycinum®, Erythrocin®, Paediathrocin® u. a.	8stdl. 500 mg p.o. oder i.v.
Roxithromycin:	Rulid®	12stdl. 300 mg p.o.

Spezielle Nebenwirkungen: Da Erythromycin-Präparate gewebsreizend sein können, müssen die von den Herstellerfirmen gegebenen Richtlinien bei der parenteralen Gabe streng beachtet werden.

1.3.10 Metronidazol

Pharmakologie: Metronidazol wirkt nicht nur gegen Protozoen (Entamoeba histolytica, Trichomonas vaginalis), sondern auch bakterizid gegen Anaerobier. Es wird oral gut resorbiert, kann aber auch i.v. gegeben werden und wird mit einer Halbwertszeit von ca. 8 h renal, teils metabolisiert, teils unverändert ausgeschieden. Bei terminaler Niereninsuffizienz muß die Dosis auf ca. $2/3$ bis $1/2$ der Norm reduziert werden.

Indikationen: nachgewiesene oder vermutete Anaerobierinfektionen, also Eiterungen im Bauchraum, Puerperalsepsis, Aspirationspneumonie u.a. Immer in Kombination mit Breitbandantibiotika!

Antibakterielle Chemotherapie **5, 1**

Handelsnamen	*Dosierungen*
Clont®, Flagyl® u. a.	(Bei Anaerobierinfektionen) 2–3 mal 200–400 mg/Tag p.o. oder 3 mal 0,5 g/Tag i.v.

Spezielle Nebenwirkungen: Antabus-ähnliche Wirkung; gastrointestinale Beschwerden, Neurotoxizität (Schwindel, Ataxie), bei längerer Therapie Neuropathien.

1.3.11 Monobactame
Pharmakologie: Monobactame sind Betalaktam-Antibiotika, die nicht wie die Penicilline und Cephalosporine eine doppelte, sondern nur eine einfache Ringstruktur aufweisen. Ihr Wirkungsspektrum ist schmaler als das der Muttersubstanz: Es umfaßt ausschließlich gramnegative Enterobakterien, teils auch Pseudomonaden. Dies ist bei nachgewiesener Erregerempfindlichkeit als Vorteil anzusehen, da eine solche „Schmalspektrum-Therapie" den geringsten Eingriff in die körpereigene Flora darstellt und nicht zu unnötiger Anzüchtung resistenter Keime, z.B. Staphylokokken, führt. Bis heute ist aus der Gruppe der Monobactame nur Aztreonam verfügbar. Nach i.v. Injektionen wird es mit einer Halbwertzeit von 1,5–2 h zu 60–70% unverändert über die Nieren ausgeschieden. Es ist ausschließlich indiziert bei nachgewiesener Erregerempfindlichkeit, dann allerdings bei allen Infektionslokalisationen. Eine Kreuzallergie zu Betalactamen besteht nicht. Das an sich logische Konzept der Schmalspektrum-Therapie scheint sich leider nicht recht durchzusetzen.

Handelsname		*Dosierung*
Aztreonam:	Azactam®	8–12stdl. 0,5–1 g

Spezielle Nebenwirkungen (soweit bis heute bekannt): wie bei den modernen Cephalosporinen, d.h. extrem große therapeutische Breite.

1.3.12 Nitrofurantoin
Pharmakologie: Nitrofurantoin wird rasch und vollständig aus dem Magen-Darmkanal resorbiert und mit einer kurzen Halbwertzeit renal ausgeschieden. Es werden hohe Urinspiegel, aber keine therapeutischen Plasmaspiegel erreicht. Es spielte früher in der Therapie der Harnwegsinfektionen eine große Rolle, ist hier aber durch besser verträgliche und stärker wirksame Medikamente (Amoxicillin, Trimethoprim, Gyrasehemmer) abgelöst. Als *Prophylaxe* aber ist eine niedrige Dosis von 50 mg abends vor dem Schlafengehen bei hartnäckig rezidivierenden Zystitiden der Frau hochwirksam und wird gut vertragen. Zu Veränderungen der körpereigenen Flora kommt es nachweislich nicht. Liegt eine Niereninsuffizienz vor (Plasmakreatinin über 1,5 mg/dl), sollte die Prophylaxe besser mit Trimethoprim durchgeführt werden. Diese Form der Prophylaxe ist ebenso sicher, führt allerdings zu einer Veränderung der Fäkal- und Scheidenflora.

5 Antiinfektiöse Pharmakotherapie

Handelsnamen	Dosierungen
Furadantin® RP, ituran® u. a.	als Prophylaxe: abends 50 mg

Spezielle Nebenwirkungen: periphere Polyneuropathie, interstitielle Pneumonie.

1.3.13 Penicilline (s. a. Tab. 5.10a)
Penicillin G
Pharmakologie: Bei Infektionen mit Keimen des „klassischen" Penicillin-G-Spektrums (S. pyogenes, nicht-penicillinasebildende Staphylokokken, S. pneumoniae, N. gonorrhoeae und N. meningitidis, Treponema pallidum u.a.) ist Penicillin G auch heute noch allen anderen Antibiotika (und auch Penicillinen!) überlegen. Penicillin G kann i.m. und in Dosen bis 30 Mio. IE/Tag als Dauer- oder wiederholte Kurzinfusion gegeben werden. Bei höheren Dosen und/oder eingeschränkter Nierenfunktion kann es jedoch zu neurotoxischen Wirkungen (fokale und generalisierte Krämpfe) kommen. Indiziert ist Penicillin G heute nach wie vor bei Gonorrhö, Syphilis, Therapie und Prophylaxe des akuten rheumatischen Fiebers, Pneumokokkeninfektion, Streptokokken-Endokarditis, Erysipel und Neisserien-Meningitis.

Präparat	Dosierung
Penicillin	3–30 Mio. IE/Tag

Spezielle Nebenwirkungen: zerebrale Krämpfe bei extremen Serumkonzentrationen.

Penicillin V und Propicillin
Pharmakologie: Sie sind als oral verabreichte Präparate bei Infektionen im klassischen Penicillin-G-Spektrum (s.o.) indiziert, wenn nicht – wie z.B. bei der Neisserien-Meningitis – hohe Spiegel benötigt werden. Propicillin wird besser resorbiert als Penicillin V, ist aber pro Gewichtseinheit weniger antibakteriell wirksam. Beide Substanzen können bei Infektionen im Hals-Nasen-Ohrenbereich, der Haut und bei Wunden eingesetzt werden. Sie sollten wie alle Penicilline hoch dosiert werden, wobei die obere Grenze lediglich durch die Magenverträglichkeit bestimmt wird.

Handelsnamen		Dosierungen
Penicillin V:	Isocillin® u. a.	minimal 8stdl. 0,5 Mio. IE
Propicillin:	Baycillin® u.a.	8stdl. 700 mg = 1 Tbl.

Isoxazolyl-Penicilline (Staphylokokken-Penicilline)
Pharmakologie: Die zu dieser Gruppe gehörenden Substanzen Oxacillin, Cloxacillin, Flucloxacillin und Dicloxacillin haben im „klassischen Penicillin-G-

Spektrum" nur ca. $^1/_{10}$, gegenüber penicillinasebildenden Staphylokokken jedoch eine 250mal größere Wirkung als Penicillin G. S.-aureus-Stämme, die gegen die Penicilline dieser Gruppe resistent sind, werden im internationalen Schrifttum als „MRSA" (methicillin-resistant staphylococcus aureus) bezeichnet. MRSA-Stämme sind – zumindest in Deutschland – noch nicht sehr häufig, doch werden in den letzten Jahren einzelne Krankenhausendemien beobachtet. S.-epidermidis-Stämme sind – im Gegensatz zu S. aureus – sehr oft, etwa zu einem Drittel der Fälle, unempfindlich. Die enterale Resorption der Isoxazolyl-Penicilline, ihre Lipoidlöslichkeit und ihre Eiweißbindung nehmen in der oben aufgeführten Reihenfolge zu. Bei parenteraler Gabe sind die gut gewebeverträglichen Oxacillin oder Flucloxacillin, bei oraler Gabe Flucloxacillin oder Dicloxacillin vorzuziehen. Als Indikation für die Isoxazolyl-Penicilline sind ausschließlich nachgewiesene oder vermutete Staphylokokken-Infektionen anzusehen. Die Penicilline dieser Gruppe sind infolge ihrer Lipoidlöslichkeit stärker neurotoxisch als andere Penicilline; die von den Herstellern genannten *Höchstdosen müssen unbedingt beachtet werden!*

Handelsnamen		*Dosierungen*
Oxacillin:	Stapenor®	mindestens 0,5 g 6stdl. p.o. oder i.v.
Flucloxacillin:	Staphylex®	mindestens 0,5 g 6stdl. p.o. oder i.v.
Dicloxacillin:	Dichlor-Stapenor®	mindestens 0,5 g 6stdl. p.o. oder i.v.

Spezielle Nebenwirkungen: Venenreizung; bei höchster Dosierung zerebrale Krämpfe!

Ampicillin

Pharmakologie: Ampicillin gilt als Breitband-Penicillin und ist im klassischen Penicillin-G-Spektrum $^1/_4$- bis $^1/_2$mal so wirksam wie Penicillin G, erfaßt aber zusätzlich eine große Zahl gramnegativer Keime. *Gegen E. faecalis* (Enterokokken) stellt Ampicillin trotz aller Neuentwicklungen noch heute neben Mezlocillin das *wirksamste Antibiotikum* dar. Es wird nach oraler Gabe nur zu 25–35% resorbiert und sollte heute p.o. nicht mehr verwendet werden. Amoxicillin und Bacampicillin unterscheiden sich chemisch vom Ampicillin nur gering, bezüglich der antibakteriellen Wirksamkeit überhaupt nicht. Wesentlich ist die beim Amoxicillin nahezu doppelt, beim Bacampicillin rund 3mal so gute enterale Resorption.

Im Gegensatz zu Penicillin G und den Isoxazolyl-Penicillinen kann man mit Ampicillin in höchsten Dosen im Tierversuch kaum neurotoxische Erscheinungen erzielen. Ampicillin wirkt gegen E. coli, Proteus und E. faecalis, die die häufigsten Erreger von Harnwegsinfektionen darstellen (s. Tab. 5.2). Somit hat diese Substanz hier eine große „Trefferwahrscheinlichkeit". Auch bei chronischer Bronchitis ist Ampicillin anzuraten, da es den in ca. 70% der Fälle vorliegenden *H. influenzae* sowie die ebenfalls häufige *Moraxella catarrhalis* fast immer erfaßt. Der übrige weite Indikationsbereich ergibt sich aus Tabelle 5.2 und 5.3.

5 Antiinfektiöse Pharmakotherapie

Handelsnamen		Dosierungen
Amoxicillin:	Amoxypen®, Clamoxyl® u.a.	minimal 8stdl. 1 g p.o., i.m. oder i.v.
Ampicillin:	Amblosin®, Binotal®, Penbristol® u.a.	minimal 8stdl. 1 g p.o., i.m. oder i.v.
Bacampicillin:	Penglobe® 800	minimal 8stdl. 1 g p.o., i.m. oder i.v.

Spezielle Nebenwirkungen: Es kommt in 5–15% der Fälle zu einem Exanthem, dessen Natur bisher ungeklärt ist. Gegen die Annahme eines einfachen allergischen Geschehens spricht, daß (1) das Exanthem oft unter weitergeführter Therapie verschwindet, (2) das Exanthem bei wiederholter Therapie nicht wieder aufzutreten braucht, (3) Hauttests mit verschiedenen penicillinhaltigen Antigenen gewöhnlich negativ sind, (4) Kranke mit Virusinfektionen, insbesondere M. Pfeiffer, besonders oft ein Exanthem entwickeln. Erhalten Patienten, die ein Ampicillin-Exanthem hatten, ein anderes Penicillin, kommt es in aller Regel *nicht* zu allergischen Nebenwirkungen. Es ist somit *falsch*, Patienten nach einem Ampicillin-Exanthem als „Penicillin-Allergiker" zu bezeichnen und undifferenziert von weiterer Penicillintherapie auszuschließen. Es ist wünschenswert, durch Intrakutantests und Antikörperbestimmungen zu sichern, ob tatsächlich eine Penicillinallergie vorliegt oder das beschriebene weit häufigere (harmlose) Ampicillin-Exanthem. Eine Behandlung des Exanthems ist mit Antihistaminika und mit Kortison möglich, oft aber überflüssig.

Breitband-Penicilline mit Pseudomonas-Wirkung
Penicilline
Pharmakologie: Carbenicillin, heute nicht mehr im Handel, war das erste Antibiotikum dieser Gruppe. Es erfaßte eine Reihe grampositiver Keime und eine große Zahl von Enterobakterien, auch (in bescheidenem Umfang) Pseudomonas und E. faecalis. *Ticarcillin* war die erste Weiterentwicklung und bei gleichem Spektrum wirksamer. Mezlocillin, Piperacillin und Apalcillin sind ca. 10mal wirksamer als Carbenicillin. Ihre Halbwertzeiten liegen zwischen 50 und 80 min, sie werden (wie die meisten Betalactame) kaum metabolisiert und zu fast 100% unverändert renal ausgeschieden. Ihre Wirksamkeit gegen Pseudomonas steigt in der oben aufgeführten Reihenfolge. Da diese Penicilline heute nur noch in Kombination mit Betalactamase-Inhibitoren verwendet werden sollten (s. weiter unten), ist dieser ehedem sehr beachtete Unterschied ebenso wie die mangelnde Staphylokokkenwirksamkeit der Substanzen nicht mehr bedeutsam. *Azlocillin* ist bei Pseudomonas so wirksam wie Piperacillin und Apalcillin ohne deren Wirksamkeit im übrigen Spektrum. Es hat somit seine Indikation nur bei nachgewiesenen Pseudomonas-Infektionen. *Temocillin* ist ein Penicillin mit ausschließlicher Wirksamkeit gegen gramnegative aerobe Keime; Halbwertzeit 5–7 h. Indikationen: nachgewiesene Empfindlichkeit des Erregers, insbesondere bei Harnwegsinfektionen.

Handelsnamen		Dosierungen
Apalcillin:	Lumota®	3 mal 2–3 g/Tag i.v.
Azlocillin:	Securopen®	3 mal 2 g/Tag i.v.; maximal 4 mal 5 g/Tag i.v.
Mezlocillin:	Baypen®	3 mal 2 g/Tag i.v.; maximal 4 mal 5 g/Tag i.v.
Piperacillin:	Pipril®	3 mal 2–4 g/Tag i.v.
Temocillin:	Temopen®	2 mal 1 g/Tag i.v.

Spezielle Nebenwirkungen: Wahrscheinlich muß bei allen i.v. zu applizierenden Penicillinen mit den gleichen Nebenwirkungen wie bei Carbenicillin gerechnet werden (also: bei überhöhten Spiegeln, z.B. bei Normdosierungen und Niereninsuffizienz, Störungen der Hämostase, Neurotoxizität, wie bei Penicillin G beschrieben, Verstärkung der Kaliurese). Alle genannten Substanzen sind bezüglich dieser (zu vermutenden) spezifischen Toxizität bisher unzureichend untersucht.

Penicilline + Betalactamase-Inhibitoren (s. ds. Kap., 1.2.4 „Kombinationstherapie")
Das Sulbactam ist als Monosubstanz im Handel (Combactam®). Es kann mit allen Betalactam-Antibiotika kombiniert werden. Besonders sinnvoll erscheint die Kombination mit Mezlocillin oder Piperacillin. Eine Therapie mit diesen Penicillinen ohne den Betalactamaseschutz sollte man heute nicht mehr durchführen. Es liegen vier fixe Kombinationen vor (s. weiter unten). Hier kommt dem Augmentan® (Amoxicillin + Clavulansäure) insofern eine Sonderstellung zu, da es p.o. gegeben werden kann. Die Kombination Piperacillin/Tazobactam (Tazobac®) erfaßt nahezu alle klinisch relevanten bakteriellen Erreger und eignet sich deshalb besonders zur empirischen Initialtherapie schwerster septischer Bilder. Weiterhin sollte sie eingesetzt werden, wenn ein oder zwei therapeutische Regime versagt haben. Somit ergibt sich für diese Kombination eine ähnliche Indikation wie für die Carbapeneme (s. ds. Kap., 1.3.2), gegenüber denen sie sich in klinischen Studien als gleichwertig erwiesen hat. Nicht erfaßt wird der methicillinresistente Staphylococcus aureus (MRSA). Das Tazobactam zeichnet sich gegenüber den beiden anderen Betalactamase-Inhibitoren dadurch aus, daß es die chromosomal induzierbaren Betalactamasen vom Typ I erfaßt, die insbesondere von gramnegativen Problemkeimen gebildet werden.

Handelsnamen	Dosierungen
Augmentan®	3 mal 1 Tbl. zu 500 mg Amoxicillin
(Amoxicillin + Clavulansäure)	+ 125 mg Clavulansäure
Betabactyl®	maximal 3–4 mal 1 Amp./Tag Betabactyl®
(Ticarcillin + Clavulansäure)	zu 5 g Ticarcillin + 200 mg Clavulansäure
Tazobac®	maximal 3 mal 1 Amp. Tazobac® zu
(Piperacillin + Tazobactam)	4 g Pipracillin + 400 mg Tazobactam
Unacid®	maximal 4 mal 1 Amp./Tag Unacid® zu
(Ampicillin + Sulbactam)	2 g Ampicillin + 1 g Sulbactam

5 Antiinfektiöse Pharmakotherapie

1.3.14 Spectinomycin
Pharmakologie: Spectinomycin ist ein Aminocyclitol und wird ausschließlich zur Einmaltherapie der Gonorrhö verwandt. Die Sanierungsraten werden mit 90% angegeben. Eine Lues wird nicht maskiert.

Handelsname	*Dosierung*
Stanilo®	2–4 g tief i.m. (auf zwei Injektionsstellen verteilen)

1.3.15 Sulfonamide
Die Sulfonamidtherapie ist heute obsolet, da sich viele mit ihnen erreichbare Therapieerfolge mit anderen bakteriziden Antibiotika rascher und sicherer erzielen lassen. In Deutschland sind nur noch wenige Sulfonamide im Handel.

1.3.16 Tetracycline
Pharmakologie: Tetracycline zeigen weitgehend gleiche antibakterielle Eigenschaften, so daß die Auswahl unter den Substanzen nach pharmakokinetischen Gesichtspunkten erfolgen kann. Die Tetracycline können gegen fast alle gramnegativen und grampositiven Keime wirksam sein, doch ist der Prozentsatz der erfaßten Stämme bei verschiedenen Bakterienspezies (z.B. Proteus, E. faecalis) so gering oder wechselnd, daß ihr Einsatz nur nach Testung erfolgen sollte. In Notfallsituationen mit unbekannten Erregern sind die Tetracycline aufgrund ihrer Resistenzsituationen heute zu unsicher.

Den rasch ausgeschiedenen und relativ schlecht resorbierbaren „klassischen" Tetracyclinen ist Doxycyclin (Vibramycin®) vorzuziehen. Es wird wesentlich besser resorbiert und mit einer langen Halbwertzeit von 16–20 h ausgeschieden. Minocyclin (Klinomycin®) ist bakteriologisch und pharmakokinetisch etwa gleichwertig, ist jedoch lipophil und liquorgängig und hat daher mehr zerebrale Nebenwirkungen (Schwindel).

Indikationen: Langzeitbehandlung der Acne vulgaris, Infektionen mit nachgewiesenermaßen tetracyclinempfindlichen Erregern. Für die ehedem häufigste Indikation, den akuten Schub einer chronischen Bronchitis, können Tetracycline heute nicht mehr vorbehaltlos empfohlen werden.

Handelsnamen		*Dosierungen*
Doxycyclin:	Vibramycin®	1. Tag 200 mg, dann 100 mg/Tag
Minocyclin:	Klinomycin®	2mal 100 mg/Tag

Spezielle Nebenwirkungen: Da die Tetracycline bei Kindern zu einer Gelbfärbung und Strukturschäden der Zähne führen können, sollten sie in der Gravidität und bis zum 6. Lebensjahr nicht angewendet werden. Bei längerer Anwendung von Minocyclin: Hautverfärbungen an zuvor entzündlich veränderten Stellen (z.B. Akne-Pusteln).

1.3.17 Trimethoprim und Sulfamethoxazol (TMP/SMZ, Co-trimoxazol)

Pharmakologie: Sulfamethoxazol und Trimethoprim hemmen in zwei verschiedenen Stadien die Folsäuresynthese, und die Folge dieser „sequentiellen Doppelblockade" kann ein synergistischer Effekt sein. Von manchen Autoren wurde dieses Konzept in Frage gestellt und dem entgegengehalten, daß zur Unterbrechung einer Entwicklungskette die Hemmung an *einer* Stelle ausreiche. Jedenfalls wird von dieser Kombination ein breites Spektrum grampositiver und gramnegativer Keime einschließlich der schwer beeinflußbaren Bakterien wie S. aureus, Proteus und Klebsiella erfaßt. Die bakteriologische Testung mit der Kombination ist schwierig, und das Antibiogramm mit SMZ/TPM ist daher nicht immer zuverlässig.

Die enterale Resorption beider Stoffe ist sehr gut, die Halbwertzeiten sind mit jeweils ca. 11 h nahezu identisch. Der Indikationsbereich ist weit und umfaßt praktisch alle Indikationen des internen Fachbereiches. Variationen der Kombination (Tetroxoprim + Sulfadiazin [Sterinor®]) leisten nicht erkennbar mehr als die alte Zusammenstellung. Die Monotherapie mit Trimethoprim (Trimanyl®) ist bei Harnwegsinfektionen ebenso erfolgreich wie die Therapie mit Kombinationspräparaten und, da das Sulfonamid wegfällt, erheblich nebenwirkungsärmer. Sie wird daher ausdrücklich empfohlen. Ob die Monotherapie auch bei anderer Infektionslokalisation gleich gut ist, muß z. Z. noch offenbleiben.

Kombinationspräparate:

Handelsnamen	Dosierung
Bactrim®, Eusaprim® u. a.	12stdl. 2 Tbl. oder 2 Amp. zu 80 mg Trimethoprim und 400 mg Sulfamethoxazol

Trimethoprim-Monopräparate:

Handelsnamen	Dosierung
Trimanyl®, Trimono®	2mal 1–2 Tbl. zu 100 mg

Spezielle Nebenwirkungen: gastrointestinale Erscheinungen; Störungen der Blutbildung.

1.3.18 Vancomycin und Teicoplanin (Glukopeptid-Antibiotika)

Pharmakologie: Diese mit anderen Substanzen nicht verwandten Antibiotika erfassen aerobe und anaerobe grampositive Keime. Über resistente Staphylokokken wurde bisher kaum berichtet, neuerdings gibt es Meldungen über resistente E.-faecalis- und E.-faecium-Stämme. Beide Substanzen werden fast ausschließlich in unveränderter Form renal eliminiert, Vancomycin mit einer Halbwertzeit von etwa 6 h, Teicoplanin mit einer von ca. 70 h (!). Indikationen: Penicillin- und Cephalosporin-Allergie; Penicillin- oder Oxacillin-resistente Staphylokokken (MRSA – methicillinresistent S. aureus). Da bei Dialysepatienten nach einmaliger Injektion von 1 g Vancomycin oder 800 mg Teicoplanin therapeutische Spiegel gegen Staphylokokken über 1 Woche bestehen, bieten sich diese Substanzen zur Therapie der Shunt-Sepsis an, die zu ca. 80–90% durch S. aureus und S. epidermidis bedingt ist. Auch andere Infektionen bei Dialysepatienten, wie Pneumonien, infizierte diabetische Gangrän u.a., sprechen oft sehr gut auf diese leicht durchzuführende Therapie (1 Infusion oder Injektion/Wo.) an. Diese Therapie/Prophylaxe kann ohne Gefahr über Monate ausgedehnt werden. Auch bei der notwendigerweise „blinden" Therapie des neutropenischen Patienten wird heute aufgrund sorgfältiger Studien eine Kombination von Antibiotika, die gegen gramnegative Keime wirken, mit Vancomycin/Teicoplanin empfohlen.

Vancomycin p.o. (Vancomycin Lilly Enterocaps) wirkt optimal bei der durch Clostridium difficile hervorgerufenen pseudomembranösen Kolitis, die nach Antibiotikatherapie auftreten kann.

Handelsnamen		*Dosierungen*
Targocid	Vancomycin	*Vancomycin:* 2mal 1 g/Tag i.v., langsam infundieren! Bei Niereninsuffizienz s. Tabelle 5.10a. p.o.: 4mal tgl. 1 Kps. zu 250 mg *Teicoplanin:* 1. Tag 400 mg, dann 1mal 200–400 mg/Tag i.v. oder i.m.

Spezielle Nebenwirkungen: Bei stark überhöhter Dosis Oto- und Nephrotoxizität. Das Risiko liegt weit unter dem der Aminoglykoside.

2 Antituberkulöse Therapie
(R. Ferlinz und H. Steppling)

Epidemiologische Situation der Tuberkulose (Deutschland): Der Rückgang der Tuberkulose hat sich in den letzten Jahren deutlich verlangsamt, der Rückgang der Fälle von offener Lungentuberkulose stagniert. 1994 betrug die Tuberkuloseinzidenz in Deutschland 16/100000. Die Tuberkulose der Atmungsorgane wird zunehmend eine Alterskrankheit. Das Bundesseuchengesetz schreibt eine Meldepflicht für alle Fälle (nicht nur die offenen!) von aktiver bzw. behandlungsbedürftiger Tuberkulose vor.

Ätiopathogenese: Die Erkrankung wird durch eine Infektion mit M.-tuberculosis-Komplex hervorgerufen. Die Übertragung erfolgt als Tröpfcheninfektion durch Offentuberkulöse (Sprechen, Husten, Niesen). Etwa 6 Wochen nach der Infektion tritt die Tuberkulinreaktion auf (sog. „positive" Tuberkulinreaktion). Ca. 5–10% der Infizierten erkranken später an Tuberkulose. Die Erkrankung kann sich kontinuierlich an den Primärinfekt anschließen, sie kann aber auch erst Jahre bis Jahrzehnte später auftreten. Eine erneute Ansteckung bei bereits vorhandener Tuberkulinreaktion (sog. Superinfektion) ist selten und kommt nur bei massiver Exposition oder bei beeinträchtigter Immunsituation vor.

Klinik: *Leitsymptome und -befunde:* Nachlassen der allgemeinen Leistungsfähigkeit, ständige Müdigkeit, Appetitlosigkeit, Gewichtsabnahme. Nachtschweiß sowie subfebrile Temperaturen sind die Symptome der fortgeschrittenen Tuberkulose, die jedoch auch bei nicht-tuberkulösen Erkrankungen beobachtet werden. Im Initialstadium treten oft nur diskrete Symptome auf, wie Reizhusten und leichter pleuraler Thoraxschmerz, die nicht selten als Zeichen einer Grippe gedeutet werden. Oft besteht selbst bei einer fortgeschrittenen Tuberkulose weitgehende Beschwerdefreiheit.

Diagnostische Hinweise: Wesentlich sind, auch bei abnehmender Prävalenz, die Tuberkulose in differentialdiagnostische Überlegungen mit einzubeziehen, sowie die Kenntnis von Risikogruppen: Personen mit inaktiven Lungenherden, Exponierte und familiär Belastete, Männer über 50 und Jugendliche zwischen 15 und 25 Jahren, Bewohner von Altersheimen, Personen in schlechten Wohn- und sozialen Verhältnissen, Alkoholiker, Diabetiker, Patienten mit Niereninsuffizienz, HIV-Infizierte, Insassen von Justizvollzugsanstalten, Patienten unter längerer höherdosierter Kortikoidtherapie, wenn bei ihnen ältere, gröbere tuberkulöse Herdbildungen vorhanden sind, und Menschen aus Ländern mit hoher Tuberkuloseprävalenz (Asylbewerber, ausländische Arbeitnehmer). Ein wichtiges diagnostisches Hilfsmittel ist die Tuberkulinprobe. Ein negativer Stempeltest schließt eine Tuberkulose nicht aus. Für differentialdiagnostische Erwägungen ist in diesem Fall eine Intrakutan-Testung nach Mantoux mit bis zu 10 TE anzuschließen. Erst eine fehlende Reaktion auch auf diesen Test schließt im allgemeinen eine Tuberkulose aus. Bei einem positiven Ergebnis ist durch den Nachweis von Tuberkulosebakterien (mikroskopisch, Kultur) der sichere Beweis für die tuberkulöse Ätiologie eines Befundes anzustreben. Eine positive Tuberkulinprobe allein besagt lediglich, daß in dem betroffenen Organismus irgendwann eine tuberkulöse Erstinfektion abgelaufen ist. Bei an AIDS Erkrankten kann die Tuberkulinreaktion fehlen, aber auch vorhanden sein, bei HIV-Infizierten kann die Tuberkulose die erste Manifestation einer AIDS-Erkrankung sein. Sputen, Kehlkopfabstriche, Urin und Punktate sind zumindest bei Krankheitsbeginn mehrfach zu untersuchen. Bei negativem mikrobiologischem Befund sollte fiberbronchoskopisch gezielt Bronchialsekret aus den entsprechenden Lappen- oder Segmentbronchien zur mikrobiologischen Untersuchung abgesaugt werden. In gleicher Sitzung können ggf. transbronchiale Zangenbiopsien zur histologischen Untersuchung entnommen werden. Die radiologische Untersuchung kann eine Lungentuberkulose nur wahrscheinlich machen, allein der Erregernachweis sichert die Diagnose! Werden Tuberkulosebakterien nachgewiesen, ist unbedingt zu deren nähere Differenzierung eine Kultur mit Resistenzbestimmung anzulegen. *Differentialdiagnostisch* müssen vor allem unspezifische pneumonische Infiltrate, „zerfallende Rundherde" (peripheres Bronchialkarzinom, einschmelzender Lungeninfarkt, Lungenabszeß), anorganische Pneumokoniosen und die Sarkoidose abgegrenzt werden.

2.1 Prophylaxe
2.1.1 Prophylaxe und Früherkennung
Ausschaltung der Infektionsquellen durch Umgebungsuntersuchungen, Chemotherapie und Isolierung, individuelle Tuberkulintestungen, ggf. gezielte Röntgenuntersuchungen.

2.1.2 Chemoprophylaxe
Unter Chemoprophylaxe versteht man eine antituberkulöse Chemotherapie bei fehlender Tuberkulinreaktion unmittelbar vor, während oder nach Exposition gegenüber Offentuberkulösen. Eine Indikation zur Chemoprophylaxe besteht in Mitteleuropa in aller Regel nicht. Es empfiehlt sich vielmehr, in solchen Fällen Tuberkulinproben bis zu 2 Monaten nach Beendigung der Exposition durchzuführen. Bei Tuberkulinkonversion wäre dann eine präventive Chemotherapie anzuschließen (s. ds. Kap., 2.1.3). Eine Ausnahme können HIV-positive Patienten sein, bei denen eine Tuberkulinreaktion fraglich ist und die Gefahr einer Primärinfektion mit rasch nachfolgender Generalisation besteht.

2.1.3 Präventive Chemotherapie

Unter präventiver Chemotherapie versteht man eine antituberkulöse Chemotherapie bei Tuberkulinpositiven, bei denen die Tuberkulinkonversion innerhalb der letzten 12 Monate eingetreten ist, oder bei zurückliegender Infektion mit groben Restherden. *Indikation:* Positive Tuberkulinreaktion bei nicht BCG-geimpften Säuglingen und Kleinkindern bis zum Ende des 2. Lebensjahres, nachgewiesene Tuberkulinkonversion (negativ → positiv) mit sehr starker Tuberkulinreaktion (Infiltrat > 16 mm, Blasenbildung, Ulzeration) bei allen Altersklassen; bei konsumierenden Krankheiten und bei längerer Behandlung mit Kortikosteroiden, Immunsuppressiva und Zytostatika, wenn gleichzeitig gröbere tuberkulöse Herde vorhanden sind; ferner zur Rezidivprophylaxe bei unvorbehandelten oder inadäquat vorbehandelten, früher behandlungsbedürftig gewesenen Tuberkulosen, z. B. bei Gravidität und großen Operationen. Auch bei BCG-geimpften Kindern und Jugendlichen, die häuslichen Kontakt mit einem im Direktpräparat offenen Patienten haben oder hatten, ist eine Chemoprävention angezeigt, da der Impfschutz durch BCG unsicher ist.

2.1.4 Medikamente

Chemoprävention und Chemoprophylaxe sind die einzigen Situationen, in denen eine isolierte Gabe von INH vertreten werden kann. Die Dosis beträgt 300 mg/Tag in einer Dosis. Muß Isoniazidresistenz angenommen werden (Bakterien der Infektionsquelle!), steht als Ausweichmittel in erster Linie Rifampicin oder evtl. Ethambutol zur Verfügung.

Die *Chemoprophylaxe* (s. ds. Kap., 2.1.2) erfolgt für die Dauer der Exposition und in den daran anschließenden 3 Monaten. Bei Tuberkulinkonversion ist zusätzlich eine weitere präventive Chemotherapie von 3 Monaten Dauer erforderlich. Die *Chemoprävention* wird 6 Monate lang durchgeführt.

2.2 Therapie

2.2.1 Vorbemerkungen

Das Prinzip der antituberkulösen Chemotherapie ist für die Lungentuberkulose und für alle anderen Organtuberkulosen gleich. Bei offener Lungentuberkulose ist im allgemeinen im zweiten Behandlungsmonat ein Negativwerden des Sputums zu erwarten. Nicht oder nicht mehr ansteckungsfähige Patienten können, wenn keine gravierenden Krankheitssymptome bestehen, ihrer gewohnten beruflichen Tätigkeit unter ambulanter Chemotherapie nachgehen. Ruhe- und Klimatherapie haben ihre Bedeutung verloren.

2.2.2 Behandlungsgrundsätze

Das Ziel der Chemotherapie ist die Vernichtung der Tuberkuloseerreger in möglichst kurzer Zeit bei gleichzeitiger Verhinderung einer Resistenzentwicklung. Die zur Verfügung stehenden Mittel besitzen unterschiedliche Wirkungsmechanismen. Man unterscheidet bakteriostatisch wirksame Substanzen, die eine reversible Hemmung der Bakterienvermehrung bewirken, und bakterizid wirkende Substanzen, die die Bakterien irreversibel schädigen. In Abhängigkeit von Konzentration und Einwirkungsdauer gibt es zwischen Bakteriostase und Bakterizidie fließende

Übergänge. Schließlich werden noch sterilisierend wirkende Substanzen unterschieden; dies sind Substanzen, die auch gegen Keime mit eingeschränktem Stoffwechsel („dormant persisters") wirksam sind. Da die Bakterienpopulationen bei Tuberkulose aus verschiedenen Fraktionen bestehen, die sich gegen Chemotherapeutika verschieden verhalten, muß zur Therapie der Tuberkulose immer eine Kombination mit mehreren Antituberkulotika erfolgen.

Als Standardregime wird heute eine Initialbehandlung von 2 Monaten Dauer (mittels einer Drei- bis Vierfachkombination) mit anschließender Stabilisierungsbehandlung von 4 Monaten Dauer (mit einer Zweifachkombination), also eine insgesamt 6monatige antituberkulöse Chemotherapie, angesehen (s. ds. Kap., 2.2.5). Vor Beginn der Therapie ist eine Kultur mit Resistenzprüfung anzulegen. Im allgemeinen sind Primärresistenzen gegen die wichtigsten Antituberkulotika in Deutschland nur selten zu erwarten, relativ häufig sind Primärresistenzen (insbesondere gegen INH, aber auch gegen RMP) bei Patienten aus Ländern mit hoher Tuberkuloseprävalenz. Gegebenenfalls müssen die Medikamente entsprechend dem Ergebnis der Resistenzprüfung angepaßt werden. Eine Tuberkulose mit Bakterienausscheidung soll, solange sie ansteckungsfähig ist, stationär behandelt werden. Eine geschlossene Tuberkulose wird ambulant behandelt, wenn Ausdehnung, Begleitkrankheiten, soziale Verhältnisse und Persönlichkeitsstruktur des Patienten nicht dagegensprechen.

2.2.3 Behandlungsfehler

Mißerfolge sind am häufigsten durch schlechte Mitarbeit der Patienten, Beginn mit einer Zweifach- oder Monotherapie, unkontrollierte Einnahme, falsche Kombination oder zu niedrige Dosierung der Medikamente, zu kurze Behandlungsdauer, mangelhafte persönliche Führung durch den Arzt, Überschätzung der Nebenwirkungen, Alkoholabusus und schwere Begleitkrankheiten verursacht. Irreversible Schäden können durch nicht ausreichende Kontrollen der Nebenwirkungen auftreten.

2.2.4 Antituberkulotika
Vorbemerkungen

Isoniazid und Rifampicin sind in Kombination mit Pyrazinamid die wichtigsten Antituberkulotika. Streptomycin und Ethambutol sowie Protionamid können unter bestimmten Indikationen die Therapie sinnvoll ergänzen (Tab. 5.14).

Diese Substanzen werden wegen ihrer hohen antimykobakteriellen Aktivität auch als „Antituberkulotika erster Wahl" oder „Basismedikamente" zusammengefaßt. Mit Ausnahme von Ethambutol haben sie bakterizide Potenzen. Aus diesem Grunde wurde die früher gebräuchliche Bezeichnung „Tuberkulostatika" zugunsten der zutreffenderen Bezeichnung „Antituberkulotika" aufgegeben. Die anderen Antituberkulotika sind in der primären Chemotherapie von untergeordneter Bedeutung. Sie kommen für Problemfälle mit multiresistenten Mykobakterien, bei Wiederholungsbehandlung, Unverträglichkeit einzelner Mittel und gravierender Begleiterkrankungen in Betracht. Hierzu zählen vor allem Terizidon, Gyrasehemmer (Ciprofloxacin, Ofloxacin), Paraaminosalicylsäure und Amikacin.

5 Antiinfektiöse Pharmakotherapie

Tabelle 5.14: Die praktisch wichtigen Antituberkulotika

Isoniazid (INH)	Isozid®, tebesium®
Rifampicin, Rifampin (RMP)	Eremfat®, Rifa®, Rifampicin-Hefa, Rimactan®
Streptomycin (SM)	Strepto-Fatol®, Streptomycin „Grünenthal"®, Streptomycin-Heyl®, Streptomycin-Sulfat (Hefa-Frenon)
Ethambutol (EMB)	Myambutol®, EMB-Fatol®
Pyrazinamid (PZA)	Pyrafat®, pezetamid®, Pyrazinamid „Lederle"
Protionamid (PTH)	ektebin®, Peteha®

Isoniazid (INH, internationale Kurzbezeichnung: H)

Pharmakologie: Wegen seiner bakteriziden Eigenschaften und guten Verträglichkeit ist es das führende Antituberkulotikum. Bei gemeinsamem Einsatz mit RMP und PZA verstärkt es die bakterizid-sterilisierende Wirkung dieser beiden Substanzen. Es besitzt eine gute gastrointestinale Resorption und Gewebediffusion. Durch die genetisch bestimmte Azetylierungskapazität gibt es Langsam- und Schnellinaktivierer, dies ist jedoch klinisch ohne Bedeutung.
Unerwünschte Arzneimittelwirkungen (UAW) sind bei korrekter Dosierung sehr selten (Tab. 5.15): Lebertoxizität, periphere Neuropathien (vorwiegend bei Überdosierung), Akne, Exantheme, Fieber, Gelenkschmerzen, lupoide Reaktionen, Leukopenien, selten Agranulozytose, vermehrte Blutungsbereitschaft, Mikrohämaturie. Transaminasenerhöhungen treten speziell in Kombination mit Rifampicin und bei regelmäßigem Alkoholgenuß auf.
Kontraindikationen: Hepatitis, Polyneuritis.
Prophylaktische Maßnahmen: Vitamin B, besonders Vitamin B_6.
Toxizitätskontrollen: Blutbild, Harnstatus, Transaminasen bei Behandlungsbeginn wöchentlich, ab der 4.–6. Behandlungswoche monatlich.
Dosierung: Tabelle 5.15. Die Resistenzrate in der Bundesrepublik wird auf ca. 6% geschätzt. Keine Kreuzresistenz.

Rifampicin (RMP, internationale Kurzbezeichnung: R)

Pharmakologie: Rifampicin ist die führende sterilisierende Substanz. Es soll möglichst während der ganzen Dauer der antituberkulösen Therapie kombiniert mit INH gegeben werden. Nur RMP besitzt eine sichere Wirkung gegen persistierende ruhende Keime; besonders dann, wenn diese Keime in ihrem Metabolismus kurzfristig aktiv werden, werden sie durch RMP schnell erfaßt und vernichtet. Eine primäre Resistenz gegenüber RMP ist bedeutend seltener als gegenüber INH und SM.
UAW: Am häufigsten sind hepatotoxische Reaktionen, die sich meist in den ersten Therapiewochen als vorübergehende Transaminasenerhöhungen manifestieren. RMP ist ein starker Enzyminduktor, es kann daher zu Wechselwirkungen mit anderen, gleichzeitig angewandten Medikamenten kommen. Dazu zählen: Antikoagulanzien, Verapamil, orale Kontrazeptiva, Kortikosteroide, Ciclosporin A, Digitalis, Barbiturate, Tolbutamid, Methadon, Senetoin, Dapson, Theophyllin, Ketoconazol, Chinidin u. a. Insbesondere ist darauf zu achten, daß

Tabelle 5.15: Nebenwirkungen der wichtigsten Antituberkulotika

	häufig	selten	sehr selten
INH	Akne (bei Jugendlichen)	Transaminasenanstieg Hepatitis periphere Neuropathie (spricht auf Pyridoxinbehandlung an) allergische Hautreaktionen	Schwindelgefühl Krämpfe Optikusneuritis psychische Veränderungen hämolytische Anämie aplastische Anämie Agranulozytose lupoide Reaktionen Arthralgien Gynäkomastie
RMP		Transaminasenanstieg Hepatitis allergische Hautreaktionen thrombozytopenische Purpura „Flu-Syndrome" (nur bei intermittierender oder unregelmäßiger Einnahme)	(nur bei intermittierender oder unregelmäßiger Einnahme): akutes Nierenversagen hämolytische Anämie Schock
PZA	Hyperurikämie Anorexie Brechreiz Flush	Transaminasenanstieg Hepatitis (dosisabhängig) Erbrechen Arthralgie allergische Hautreaktionen	sideroblastische Anämie Photosensibilisierung
SM	allergische Hautreaktionen Schwindelgefühl Tinnitus	Drehschwindel Ataxie Hörverlust	Nephropathie aplastische Anämie Agranulozytose
EMB		Retrobulbärneuritis (dosisabhängig) Arthralgien	allergische Hautreaktionen Transaminasenanstieg periphere Neuropathie
PTH	gastrointestinale Störungen	Transaminasenanstieg Hepatitis	

durch RMP die Wirksamkeit oraler Kontrazeptiva herabgesetzt bis aufgehoben werden kann. Ebenso wird die Halbwertzeit von Kortikosteroiden, Antikoagulanzien der Cumaringruppe und oralen Antidiabetika herabgesetzt. Eine überwachte Dosisanpassung ist bei diesen Mitteln erforderlich. Bei gleichzeitiger Kortikoidbehandlung wird unter RMP eine Verdoppelung der Kortikoiddosis empfohlen. Die gesamte Tagesdosis soll vor dem Frühstück verabreicht werden,

5 Antiinfektiöse Pharmakotherapie

da Resorptionsgeschwindigkeit und Blutspiegelhöhe durch vorherige oder gleichzeitige Nahrungsaufnahme reduziert werden. Die Ausscheidung erfolgt in erster Linie über die Leber, durch die Nieren werden nur etwa 10–30% eliminiert.

Kontraindikation: Hepatitis, erheblicher Leberschaden.
Toxizitätskontrollen: regelmäßiger Leberstatus bei Behandlungsbeginn wöchentlich, ab der 4.–6. Behandlungswoche monatlich. Blutbild und Harnstatus alle 4 Wochen.
Dosierung: Siehe Tabelle 5.16. Die Resistenzrate in der Bundesrepublik wird auf ca. 2% geschätzt. Keine Kreuzresistenz.

Streptomycin (SM, internationale Kurzbezeichnung: S)
Pharmakologie: Wie INH und RMP gehört es mit zu den wirksamsten Antituberkulotika. Es ist in vitro bakterizid. In vivo wirkt es in neutralem und alkalischem Milieu auf extrazellulär gelegene Erreger mit schneller Teilung. Der Wirkungsbereich erstreckt sich vor allem auf Mykobakterien, aber auch auf

Tabelle 5.16: Dosierung für Kinder und Erwachsene bei täglicher Einnahme

Antituberkulotikum	Kinder und Erwachsene (mg/kg KG)	Erwachsene Tagesdosis	
Isoniazid	5		300 mg
Rifampicin	10	<50 kg	450 mg
		>50 kg	600 mg
Pyrazinamid	25–35	<50 kg	1,5 g
		>50 kg	2,0
		>75 kg	2,5 g
Streptomycin	15–20	<50 kg	0,75 g
		>50 kg	1,0 g
Ethambutol*	25 zwei Monate später 20		0,8–2,0 g
Protionamid	5–15		0,5–1 g

Dosierung der Antituberkulotika für Kinder und Erwachsene, deren Dosierung bei intermittierender Gabe von der bei täglicher Gabe abweicht

	Kinder (mg/kg KG)	Erwachsene (mg/kg KG)	Tagesdosis (mg)
Isoniazid	15	15	900
Rifampicin	15	10	450–600 (600–900)

* Nicht für Kinder unter 10 Jahren

gramnegative Bakterien und Kokken. Nach i.m. Gabe werden innerhalb von 1–2 h Spitzenkonzentrationen erreicht. Bei i.v. Gabe ist bei gleichem Effekt die Gefahr toxischer Reaktionen größer. Ausscheidung von etwa 50–60% der Dosis innerhalb von 12–24 h mit dem Urin, nur etwa 2% werden durch die Fäzes eliminiert. Die Zugabe von SM zu einer Dreifachkombination aus INH, RMP und PZA in der Initialphase für die Dauer von 2 Monaten ist bei bazillenreicher Lungentuberkulose und ganz besonders bei Verdacht auf INH-Resistenz nützlich.
UAW: neurotoxische Wirkungen auf den VIII. Hirnnerv. Bei Patienten mit Schädigung dieses Hirnnervs ist SM kontraindiziert. Es besteht ein geringer nephrotoxischer Effekt in Abhängigkeit von der Höhe der Einzeldosis. Bei Patienten mit eingeschränkter Nierenfunktion ist die Funktion des VIII. Hirnnervs besonders sorgfältig zu überwachen. Allergische Reaktionen kommen vor.
Kontraindikationen: Niereninsuffizienz, Minderung des Hörvermögens.
Toxizitätskontrollen: vor der Therapie und jeweils nach etwa 20–30 g SM Audiometrie und Vestibularisuntersuchung. Blutbild und Harnstatus alle 2 Wochen.
Dosierung: Siehe Tabelle 5.16. Die Resistenzrate in der Bundesrepublik wird auf ca. 3% geschätzt. Keine Kreuzresistenz. Wegen der Ototoxizität soll die Streptomycingesamtdosis auf 30 g beschränkt werden.

Pyrazinamid (PZA, internationale Kurzbezeichnung: Z)

Pharmakologie: Pyrazinamid wirkt sterilisierend auf M. tuberculosis. Es wirkt nicht auf M. bovis. Die Substanz besitzt eine gute Gewebediffusion; sie wirkt sowohl gegen intrazellulär (z.B. in Makrophagen) als auch gegen extrazellulär, in Bereichen akuter Entzündungen gelegene Keime und weist im sauren Milieu eine starke Aktivität auf. PZA ist ferner wirksam auf Keime, die im Bereich von Nekrosen liegen und sich langsam vermehren („persisters"). Diese Keimpopulation kann nach Konsolidierung der Tuberkulose und Neutralisierung des Gewebs-pH ihre Aktivität wieder erlangen und Ursache einer Reaktivierung der Tuberkulose sein. Der Einsatz von PZA in der Initialphase der Tuberkulosetherapie senkt signifikant die Rezidivhäufigkeit. Dies kommt besonders in der Kombination mit INH und RMP zur Geltung. In der Dreifachkombination bewirkt Pyrazinamid gemeinsam mit INH und RMP eine schnelle Negativierung des Auswurfs.
UAW: gastrointestinale Störungen, vorübergehende Transaminasenerhöhungen bei 10–14% der Patienten, besonders in Kombination mit INH und SM, Hyperurikämie bei 60–90% der Patienten, Arthralgien (diese sind jedoch nicht durch eine Hyperurikämie bedingt!), Photodermatosen.
Toxizitätskontrollen: Transaminasen, Bilirubin i.S., Harnsäure, Blutbild, Harnstatus bei Behandlungsbeginn wöchentlich (vgl. INH und RMP).
Dosierung: Siehe Tabelle 5.16. Die Resistenzrate dürfte in der Bundesrepublik unter 0,1% liegen. Keine Kreuzresistenz. Die PZA-Therapie sollte insgesamt 8 (bis 12) Wochen lang durchgeführt werden, da bei längerer Therapiedauer Resistenzen auftreten.
Kontraindikationen: Lebererkrankung. Wegen der Hemmung der tubulären Harnsäuresekretion ist PZA bei Gicht kontraindiziert.

5 Antiinfektiöse Pharmakotherapie

Ethambutol (EMB, internationale Kurzbezeichnung: E)
Pharmakologie: Synthetisches, bakteriostatisch wirkendes, antituberkulöses Mittel. Gute Verträglichkeit. Bei oraler Gabe werden 80–85% resorbiert. Weitgehend unveränderte Ausscheidung über die Niere. Ethambutol ist schwächer wirksam als INH, RMP und PZA. Es kann aber ein wertvoller Kombinationspartner zu INH und RMP in Zwei-, Drei- und Vierfachkombination sein. Besondere Bedeutung hat es zur Verhinderung einer Resistenzentwicklung bei Verdacht auf INH-Resistenz oder Unverträglichkeit von anderen Antituberkulotika. Auch in der Wiederholungsbehandlung kann sein Einsatz vor allem bei Patienten mit Resistenzentwicklung gegen andere Substanzen erforderlich werden.
UAW: Bei etwa 3% der Patienten tritt eine Schädigung des N. opticus mit Minderung der zentralen Sehschärfe, des Farberkennungsvermögens und einer Einengung der Gesichtsfeldaußengrenzen auf. Nach Absetzen können sich die UAW zunächst verstärken, sie bilden sich jedoch in der Regel im Laufe von ungefähr 6 Monaten zurück. Vereinzelt sind bleibende Schäden beobachtet worden. Da EMB durch die Nieren ausgeschieden wird, ist eine eingeschränkte Nierenfunktion eine relative Kontraindikation. Bei Kreatininwerten über 1,3 mg% muß die Dosierung der Kreatininclearance angepaßt werden. Bei kleinen Kindern und Patienten, die aus anderen Gründen das Auftreten von Sehstörungen nicht mitteilen können, sollte EMB nicht eingesetzt werden.
Toxizitätskontrollen: Visuskontrolle vor der Behandlung und in regelmäßigen, 4–6wöchigen Abständen während der Therapie, Überweisung zum Augenarzt im Falle einer Verschlechterung. Regelmäßige Kontrollen durch den behandelnden Arzt mit Tafeln für Nahvisusprüfung und Farberkennung. Da EMB vorwiegend über die Nieren ausgeschieden wird, Kontrolle der Nierenfunktion.
Dosierung: Siehe Tabelle 5.16. Die Resistenzrate in der Bundesrepublik wird auf ca. 1% geschätzt. Keine Kreuzresistenz.

Protionamid (PTH, internationale Kurzbezeichnung: nicht etabliert)
Pharmakologie: Protionamid kann in der Kombination dann zum Einsatz kommen, wenn eines der führenden Mittel nicht verabreicht werden kann. Gute Resorption, schnelle Gewebsdiffusion. Ausscheidung der Metaboliten vorwiegend über die Nieren.
UAW: Neurotoxische und psychische Störungen; besonders bei alten Menschen und bei Alkoholgenuß ist mit Psychosen und Depressionen zu rechnen. Pellagra-ähnliche Erscheinungen von seiten der Haut und des Nervensystems, besonders in Kombination mit INH. Leberschäden, gastrointestinale Unverträglichkeit.
Kontraindikationen: Gravidität, psychische Störungen, Epilepsie, Alkoholismus, erhebliche Leberschäden.
Prophylaktische Maßnahmen: Gabe von Nikotinsäureamid.
Toxizitätskontrollen: Transaminasen, Bilirubin i. S. bei Behandlungsbeginn wöchentlich, ab der 4.–6. Behandlungswoche monatlich. Blutbild und Harnstatus alle 2–3 Monate.
Dosierung: Siehe Tabelle 5.16. Kreuzresistenzen mit INH kommen in seltenen Fällen vor.

Reservemedikamente

Pharmakologie: Die Reservemedikamente Terizidon (in Deutschland im Handel befindliches Cycloserinderivat), Gyrasehemmer, Makrolide, Paraaminosalicylsäure, Capreomycin und Amikacin sind nur dann einzusetzen, wenn primär oder sekundär Resistenzentwicklungen gegenüber den Basismedikamenten auftreten. Mitunter sind auch Nebenwirkungen oder Unverträglichkeit der Medikamente erster Wahl Anlaß, auf Reservemedikamente überzugehen.

2.2.5 Praktisches Vorgehen
Vorbemerkungen

Vor Therapiebeginn ist in jedem Fall zu versuchen, M. tuberculosis im Auswurf oder Bronchialsekret (bronchoskopische Absaugung!) nachzuweisen. Gelingt der mikroskopische Erregernachweis, ist die Diagnose gesichert und der Patient als ansteckungsfähig anzusehen. Gelingt er nicht, sind Kulturen zum Nachweis erforderlich. Auch bei direktem mikroskopischen Nachweis von säurefesten Stäbchen müssen vor Therapiebeginn Kulturen zur Typenbestimmung und zur Resistenzprüfung angelegt werden. Auf keinen Fall darf aber bei Verdacht auf Tuberkulose mit der Therapie bis zum Eintreffen des Ergebnisses der Kultur gewartet werden. Die Therapie ist sofort einzuleiten, sie muß gegebenenfalls nach Eintreffen des Ergebnisses der Resistenzbestimmung entsprechend revidiert werden. Fälle, die nur in der Kultur, nicht jedoch im Direktpräparat offen sind, besitzen keine relevante Ansteckungsfähigkeit. Bei korrekter Therapie ist in 70–80% der Fälle nach 2–3 Wochen mit einer Sputumkonversion zu rechnen. Bei korrekter Therapie mit RMP sind evtl. danach noch nachweisbare Erreger im Regelfall nicht mehr ansteckungsfähig. Generell gilt, daß eine medikamentöse Therapie von den Patienten um so konsequenter durchgeführt wird, je kürzer sie erforderlich ist. Der wichtigste Kombinationspartner ist INH. Durch INH und RMP wird die Resistenzentwicklung gegen andere Medikamente am besten verhindert. RMP und PZA vernichten auch wenig stoffwechselaktive Keime, gegen die INH wenig wirksam ist, deren Überleben aber ein Rezidivrisiko darstellt. Kombinationspräparate aus INH + RMP (Iso-Eremfat, Rifinah) oder INH + RMP + PZA (Rifater®) sind sinnvoll, da sie die Einnahme der Tabletten und damit eine korrekte Therapieführung erleichtern. Der Therapieplan muß entsprechend dem Zustand des Patienten, der Form der Tuberkulose und individuellen Gegebenheiten erstellt werden. Die Dauer der Chemotherapie muß mindestens 6 Monate betragen. Das 6-Monats-Regime wird heute als Standardregime angesehen. In seltenen Fällen ist es durch ein 9-(bis 12-)Monats-Regime zu ersetzen. Grundsätzlich soll die gesamte Tagesdosis aller Antituberkulotika auf einmal, am besten nach einer Mahlzeit, eingenommen werden.

6-Monats-Regime (Kurzzeitchemotherapie)

Das 6-Monats-Regime besteht in der Initialphase in der Gabe von 3 (oder 4) wirksamen Antituberkulotika. Die Kombination INH + RMP + PZA ist obligat. Das vierte Mittel ist SM oder EMB. Bei kavernösen Prozessen, bei hämatogenen Streutuberkulosen und bei Verdacht auf INH-Resistenz ist die Vierfachkombination angezeigt. Die Initialphase ist im Regelfall auf 2 Monate begrenzt, bei sehr ausgedehnten Prozessen oder mangelhafter klinischer oder radiologischer Rückbildung oder bei gleichzeitig vorliegender HIV-Infektion kann eine Verlängerung auf 3 Monate angezeigt sein. In der anschließenden Stabilisierungsphase werden für 4 Monate, bis zum Ende des 6. Monats, INH + RMP verabreicht. Bei Patienten mit HIV-Infektion und aktiver Tuberkulose muß diese Stabilisierungstherapie bis Ende des 9. bis 12. Monats fortgesetzt werden. Eine Verabreichung von PZA über die Initialphase hinaus ist nicht erforderlich und sollte deshalb unterbleiben. Bei regelmäßiger Einnahme der Medikamente und günstigem klinischen Verlauf wird die Chemotherapie nach einer Gesamtdauer von 6 Monaten beendet.

Das 6-Monats-Regime führt bei über 90% der Patienten innerhalb der Initialphase zur Sputumnegativierung. Die Rückfallrate liegt bei 3–5jähriger Nachbeobachtungszeit zwischen 0 und 3%. In der Initialphase scheint die Vierfachkombination von INH + RMP + PZA + SM die besten Resultate zu ergeben. Hier liegt die Quote der Spätrezidive deutlich unter 5% (Tab. 5.17). Die intermittierende Gabe von INH + RMP 2–3mal/Woche während der Stabilisierungsphase ist der täglichen Einnahme gleichwertig. Sie kann vorzugsweise bei Patienten eingesetzt werden, bei denen dadurch eine bessere Überwachung der Einnahme gewährleistet ist.

Tabelle 5.17: Standard-Kurzzeitchemotherapie (6-Monats-Regime)

Initialphase 2(–3)Monate	Stabilisierungsphase 4 Monate
INH + RMP + PZA + SM INH + RMP + PZA + EMB INH + RMP + PZA	INH + RMP tgl. oder INH + RMP 2–3 mal/Woche

9-(12-)Monats-Regime

Falls ein 6-Monats-Regime unter Einbeziehung von PZA in der Initialphase nicht möglich ist, muß ein 9-(12-)Monats-Regime mit INH + RMP bei Zugabe von EMB oder SM angewandt werden. Dieses Regime muß grundsätzlich immer bei gleichzeitigem Vorliegen einer HIV-Infektion eingesetzt werden. Die Therapie soll in der Initialphase immer aus INH + RMP mit Zugabe von EMB, SM oder evtl. PTH bestehen und in der Stabilisierungsphase noch mit INH und RMP fortgesetzt werden. Auch damit ist eine hohe Effektivität mit geringem Rückfallrisiko gegeben. Die Gesamtbehandlungsdauer ist allerdings verlängert. Das Risiko einer Hepatopathie ist bei Kombinationen, die INH, RMP und PZA enthalten, relativ gering. Bei regelmäßiger Kontrolle der Leberfunktionswerte ist es leicht erfaßbar. Im allgemeinen kann ein Anstieg der Transaminasen auf das Dreifache der oberen Normgrenze toleriert werden. Bei weiterem Anstieg der Transaminasen ist eine Revision der Therapie erforderlich. Bei aktiver Hepatitis ist der Einsatz von INH, RMP und PZA kontraindiziert. Hier empfiehlt sich eine

Behandlung mit SM + EMB und evtl. Terizidon. Nach Abklingen der Hepatitis kann dann ein Standardregime gegeben werden. Bei alkoholtoxischer Hepatitis soll die Tuberkulosetherapie stationär unter Alkoholentzug erfolgen. Nach Rückgang der Transaminasenerhöhung kann die Behandlung mit dem Standardregime eingeleitet werden. Eine unter PZA-Therapie auftretende Hyperurikämie ist bei Fehlen von klinischen Symptomen nicht behandlungsbedürftig, sie normalisiert sich nach Absetzen von PZA. Unter PZA auftretende Arthralgien werden mit nicht-steroidalen Antiphlogistika behandelt.

Wegen der potentiellen Hepatotoxizität der wichtigsten Antituberkulotika soll während der Therapie regelmäßiger Alkoholgenuß vermieden werden. Insbesondere bei EMB ist zu berücksichtigen, daß akut Sehstörungen auftreten können, die ein sofortiges Absetzen des Medikamentes erforderlich machen. Schwere toxische Nebenwirkungen bedürfen konsiliarischer Fachbehandlung (s. Tab. 5.15, S. 155).

Stationäre oder ambulante Chemotherapie?

Die Indikation ist individuell zu stellen. Als Anhaltspunkte für eine stationäre Behandlung gelten:

(1) Offene Tuberkulose mit Nachweis von M. tuberculosis im Direktpräparat. Bei diesen Patienten erfolgt die stationäre Behandlung, um eine Ansteckung der Umgebung zu verhüten.

(2) Differentialdiagnostisch unklare Fälle bis zur eindeutigen Klärung der Diagnose.

(3) Ausgeprägtes Krankheitsbild (Fieber, Hämoptoe, Pleuraerguß usw.).

(4) Alkoholismus.

(5) Polyresistenz.

(6) Gravierende Zweiterkrankung, z. B. schwerer Diabetes mellitus, Niereninsuffizienz, AIDS.

(7) Schlechte soziale Verhältnisse.

(8) Extrapulmonale Tuberkuloseformen, je nach Art und Schweregrad der Erkrankung.

Bei allen anderen Formen der Tuberkulose ist eine ambulante Chemotherapie vorzuziehen. Der Patient kann während der ambulanten Chemotherapie seinen Beruf weiter ausüben.

2.2.6 Therapie der Meningitis tuberculosa

Da selbst eine frühzeitig begonnene und konsequent durchgeführte antimykobakterielle Behandlung unbefriedigende Ergebnisse nicht ausschließt, ist zu fordern, daß bei allen ätiologisch nicht geklärten Meningitiden sofort eine Therapie mit Antituberkulotika begonnen und bis zur Widerlegung der spezifischen Ursache fortgesetzt wird. Die Therapie wird mit den wirksamsten Mitteln in Viererkombination (s. Tab. 5.17) durchgeführt, evtl. mit intrathekaler Gabe von INH für die Dauer von 8–14 Tagen in der Dosierung von 1 mg/kg, jedoch nicht mehr als 50 mg. Eine Besserung setzt oft nur langsam ein; zu Beginn der Behandlung verschlechtern sich häufig sogar klinischer und Liquorbefund. Eingeleitete Therapie nicht abbrechen!

5 Antiinfektiöse Pharmakotherapie

2.2.7 Rezidivbehandlung

Bei den äußerst seltenen Rückfällen, die nach Abschluß einer korrekt durchgeführten 6monatigen Chemotherapie auftreten, sind die Erreger gegenüber den in der Erstbehandlung eingenommenen Medikamenten in aller Regel voll sensibel. Diese Rückfälle können daher mit demselben Regime wie vorher, aber dann in einer Dauer von 9–12 Monaten erfolgreich wiederbehandelt werden. Vor Einleitung der Behandlung ist eine Resistenzbestimmung erforderlich.

Die Wiederholungsbehandlung von Rückfällen der Patienten mit sekundärer Erreger- oder Polyresistenz muß sich auf eine vor Einleitung der Behandlung durchzuführende Erregerresistenzbestimmung stützen. Eine solche Wiederholungsbehandlung muß voll überwacht werden und soll nach Möglichkeit stationär erfolgen. Besonders betroffen sind hier Alkoholiker und Patienten aus sozialen Randgruppen.

2.2.8 Interaktionen

Interaktionen können untereinander die Nebenwirkungen potenzieren, darüber hinaus sind Wechselwirkungen mit anderen Substanzen von Bedeutung. So ist vom RMP bekannt, daß es den Abbau der Antikoagulanzien, von Digitoxin und oralen Antidiabetika erhöht und die Wirkung von Ovulationshemmern aufheben kann. Zu beachten ist weiterhin der beschleunigte Abbau von Barbituraten und Benzodiazepinen. INH senkt die Alkoholtoleranz, die Wirkung der Barbiturate wird verstärkt, der Abbau von Diphenylhydantoin verzögert, und bei der Kombination mit Pyrazolonderivaten und Cycloserin wird die Krampfneigung erhöht. SM verstärkt die Wirkung von Antihypertonika und verlängert die Prothrombinzeit, während PTH die Barbiturat- wie auch die Insulinwirkung verstärkt. EMB ist offenbar frei von Interaktionen.

2.3 Chirurgische Therapie

Eine Indikation zur Resektion besteht:

(1) Bei groben Restherden nach Chemotherapie. Dies findet sich vor allem bei älteren, eventuell schon früher insuffizient behandelten Prozessen.

(2) Bei peripheren Lungenrundherden, auch dann, wenn sie Kalk enthalten, solange ein peripheres Bronchialkarzinom nicht mit Sicherheit ausgeschlossen werden kann.

(3) Bei kompakten Herdbildungen mit Wachstumstendenz in alten tuberkulösen Narben (Narbenkarzinom!).

Wenn der geringste Verdacht auf ein peripheres Bronchuskarzinom besteht, muß frühzeitig reseziert werden. Auf keinen Fall darf hier erst antituberkulös behandelt und die Differentialdiagnose „ex juvantibus" gestellt werden.

Bei den extrapulmonalen Tuberkuloseformen ist die ausgedehnte kolliquative Tuberkulose der Halslymphknoten eine Indikation zur frühzeitigen Elektroresektion der Lymphknoten unter voll wirksamer antituberkulöser Chemotherapie.

2.4 Beurteilung des Behandlungserfolges

Im allgemeinen erfolgen bakteriologische Kontrollen (Sputum, ggf. Urin, Menstrualblut) im Abstand von 4 Wochen. Bei korrekter Therapie ist meist bereits nach 4 Wochen keine Sputumuntersuchung mehr möglich, da, abgesehen von sehr ausgedehnten kavernösen Prozessen, dann bereits kein Auswurf mehr vorhanden ist. Ggf. Anpassung der Therapie an die veränderte Erregerempfindlichkeit. Neben klinischen Verlaufskontrollen sind röntgenologische Kontrollen zunächst nach 4, später nach 6–8 Wochen notwendig. Nach 3 negativen Direktpräparaten kann die Entlassung aus der stationären in die weitere ambulante, antituberkulöse Behandlung erfolgen, auch bei röntgenologisch noch nachweisbaren Resthöhlen. Bei konsequenter Therapie und kooperativen Patienten ist unter den hiesigen Bedingungen ein Dauerergebnis mit einer Rezidivrate unter 1% zu erreichen.

2.5 Kontrolluntersuchungen nach Abschluß der Behandlung

Diese Untersuchungen müssen sich an der Schwere und der Ausdehnung des Ausgangsbefundes sowie an evtl. verbliebenen Restherden und der Gesamtsituation des Patienten orientieren. Bei unkompliziertem Verlauf ist eine insgesamt zweijährige Überwachung ausreichend. Tabelle 5.18 gibt Anhaltspunkte für die Überwachung nach Beendigung der Chemotherapie. Diese Anhaltspunkte müssen aber jeweils individuell angepaßt werden. Bei extrapulmonalen Tuberkulosen sind entsprechende spezialärztliche Kontrollen nötig. Besonders wichtig ist es, die Patienten zu belehren, bei Auftreten von Symptomen oder bei Verschlechterung des Allgemeinzustandes umgehend einen Arzt aufzusuchen.

2.6 Antituberkulöse Medikamente in der Schwangerschaft

Eine erhöhte Neugeborenenfehlbildungsrate bei mit Antituberkulotika behandelten Frauen wurde bislang nicht beobachtet. Folgende Bedenken werden erhoben: Streptomycin sei wegen der Gefahr einer irreversiblen Statoacusticusschädigung des Kindes während der Schwangerschaft kontraindiziert. Bei INH, RMP, PZA und EMB wurde bislang keine keimschädigende Wirkung beobachtet. Insgesamt ist das Risiko einer nicht ausreichenden oder fehlenden Tuberkulosebehandlung um ein Vielfaches größer als das einer möglichen Keimschädigung durch antituberkulöse Medikamente. Eine Indikation zum Schwangerschaftsabbruch wegen einer antituberkulösen Medikation ist nicht gegeben.

2.7 Erkrankungen durch andere Mykobakterien

Mykobakterien kommen in einer Unzahl von Spezies in der gesamten Natur vor. Nur eine Form davon ist der „Mycobacterium-tuberculosis-Komplex". Zu ihm gehören *M. tuberculosis, M. bovis* und *M. africanum*. Alle anderen, mit Ausnahme von M. leprae, werden heute im deutschen Schrifttum auch als „atypische" Mykobakterien zusammengefaßt. M. tuberculosis, M. bovis und M. africanum sind die Erreger der Tuberkulose. Die beiden letzteren werden in Europa extrem selten gefunden. Einige „atypische" Mykobakterien besitzen eine potentielle opportunistische Pathogenität. In Mitteleuropa sind dies vor allem M. xenopi, M. kansasii und M. avium-intracellulare. Eine Ansteckung durch erkrankte Personen ist nicht bekannt. Erkrankungen mit atypischen Mykobakterien unterliegen nicht der Meldepflicht, da sie keine Tuberkulose sind. Insgesamt haben diese Mykobakterien in den letzten 20 Jahren erheblich zugenom-

Tabelle 5.18: Punkttabelle für Überwachungsdauer

Ausdehnung des Restbefundes	
minimal (bis zu 1 Segment)	0
mittel (bis zu 3 Segmenten)	1
weit (> 3 Segmente)	3
Dauer der beobachteten Inaktivität	
0–2 Jahre	2
3–5 Jahre	1
> 5 Jahre	0
Chemotherapie	
keine	2
korrekte	0
sonstige	1
soziale Verhältnisse	
(0 = sehr gut, 1 = gut, 2 = mittel, 3 = schlecht)	0–3
bisherige Aufenthaltsdauer von Personen aus Ländern mit hoher Tuberkuloseprävalenz	
0–2 Jahre	3
3–5 Jahre	1
> 5 Jahre	0
Nebenerkrankungen	
Silikose	3
Diabetes mellitus, Niereninsuffizienz	2
Magenresektion, Ulcus ventriculi oder duodeni	2
Immunmangelsyndrom, immunsuppressive Langzeittherapie (Kortikosteroide, Immunsuppressiva, Zytostatika)	15
sonstige Erkrankungen	1–3

Punkte	*Überwachungsdauer*
0– 6	– 2 Jahre
7–10	– 5 Jahre
11–15	6–10 Jahre
> 15	unbegrenzt

men, man findet sie besonders auch bei Patienten mit HIV-Infektion (hier vor allem M. avium-intracellulare) und anderen Immunmangelzuständen. Das Röntgenbild ähnelt dem der Tuberkulose. Die *Diagnose* kann nur in Speziallaboratorien gestellt werden. Verdächtig ist immer eine „Tuberkulose" mit Nachweis säurefester Stäbchen, die auf die antituberkulöse Therapie nicht anspricht. Speziell für HIV-Infizierte gilt, daß eine Tuberkulose oft schon vor dem Vollbild von AIDS auftritt, während die atypischen Mykobakteriosen eine typische opportunistische AIDS-Folgeerkrankung sind. Speziell bei Kindern werden zunehmend häufig Lymphadenitiden durch M. avium beobachtet, auch wenn kein Immundefekt vorliegt.

Die *Therapie* ist problematisch. Man sollte in jedem Fall eine Sensibilitätstestung anstreben und die Therapie danach einstellen, muß sich dabei aber bewußt sein, daß auch diese Therapie häufig unwirksam ist. Andererseits kann aber auch eine in vitro unwirksame Therapie in vivo durchaus einen therapeutischen Effekt zeigen. Dies gilt insbesondere für die Kombinationstherapie. Deshalb wird auch zunehmend eine In-vitro-Testung gegen Medikamentenkombinationen empfohlen. Bei *M. avium* scheint eine Kombinationstherapie mit Rifabutin (300–600 mg tgl. [Mycobutin®]), Clarithromycin (Klazid® 1 g tgl.) und Ciprofloxazin (Ciprobay® 1–1,5 g tgl. p.o.) am wirksamsten. Wenn von seiten des Allgemeinzustandes des Patienten und von seiten der Ausdehnung des Befundes möglich, sollte daher eine frühzeitige Resektion grober Restherde erfolgen.

3 Antivirale Therapie (Virustatika, Immunmodulatoren und Hyperimmunglobuline)
(P. M. Shah)

Vorbemerkungen
Die antivirale Therapie kann auf verschiedenen Wegen zum Ziel führen: a) Verhinderung der Penetration des Virus in die Zelle. b) Inhibition der intrazellulären Replikation (= Vermehrung) durch Wirkung auf virale DNS oder RNS. c) Freisetzung aus der Wirtszelle. d) Abtötung der Viren. Die antiviralen Substanzen sollen spezifisch wirken, ohne die Wirtszelle zu schädigen, eine Voraussetzung, die aufgrund des intrazellulären Vermehrungszyklus schwer zu erfüllen ist.
Derzeit sind nur wenige Virustatika (s. Tab. 5.19) und 2 weitere Substanzen, Inosin und β-Interferon, wobei die letzteren auf das Immunabwehrsystem wirken, in Deutschland erhältlich. Weiterhin haben Hyperimmunglobuline bei den Virusinfektionen ihren Platz in der Therapie.

3.1 Virustatika
3.1.1 Aciclovir (Zovirax®)
Pharmakologie: Purinderivat, erreicht in infizierten Zellen 4–8mal höhere Konzentrationen als in nicht-infizierten Zellen. Umwandlung in Triphosphat, Wirksubstanz. Hemmung der DNS-Polymerase. Wirkung auf Herpes-simplex-Viren Typ 1 und Typ 2 sowie Varicella-Zoster-Virus, Resistenz ist selten. Nur geringe Wirkung auf Zytomegalie-, Hepatitis- oder EBV-Virus. Geringe Resorption nach oraler Gabe (ca. 20%), renale Ausscheidung (glomerulär und tubulär), 75% als Metaboliten.
Dosierung: 10 mg/kg KG alle 8 h i.v. bei Herpes-Enzephalitis (für 10 Tage) und Varicella-Zoster-Infektion (für 7 Tage). Bei den übrigen Indikationen (Herpes genitalis, Prophylaxe von Varicella-Zoster-Infektion beim Personal) 15 mg/kg/Tag für 5 Tage. Bei Herpes genitalis 5mal täglich 0,2 g, zusätzlich lokal Aciclovir-Hautcreme. Die Hautcreme darf nicht am Auge, im Mund oder in der Scheide angewandt werden! In oraler Form wird Aciclovir auch zur Prophylaxe von Herpes-simplex-Infektionen nach Organtransplantationen angewendet.
Im Tierversuch ist Aciclovir weder teratogen noch mutagen. Unerwünschte Wir-

5 Antiinfektiöse Pharmakotherapie

Tabelle 5.19: Virustatika, Wirkungsweise, Indikation, Dosierung

Substanz	Wirkungsweise	Indikation	Regel-Dosierung i.v.	Handelsname
Aciclovir	Hemmung der DNS-Synthese	Herpes simplex	5 mg/kg alle 8 h für 5 Tage	Zovirax®
		Varicella Zoster	10 mg/kg alle 8 h für 10 Tage	
Amantadin	Verhinderung der Penetration	Influenza A	200 mg/Tag oral	Symmetrel® Contenton®
Didanosin	Hemmung der DNS-Synthese	HIV	0,2 g alle 12 h tgl.	Videx®
Famciclovir	Hemmung der DNS-Synthese	Varicella Zoster	3mal 250 mg oral für 7 Tage	Famir®
Foscarnet	Hemmung der DNS-Synthese	Zytomegalievirus	60 mg/kg alle 8 h oder 200 mg/kg/24 h als Dauerinfusion; Erhaltungstherapie: 90 mg/kg 1mal tgl.	Foscavir®
Ganciclovir	Hemmung der DNS-Synthese	Zytomegalievirus	5 mg/kg alle 12 h für 2–3 Wochen, Erhaltungstherapie: 5 mg/kg 1mal tgl.	Cymeven®
Zalcitabin	Hemmung der DNS-Synthese	HIV	0,75 mg alle 8 h tgl.	Hivid®
Zidovudin	Hemmung der DNS-Synthese	HIV	0,2–0,25 g alle 8–12 h	Retrovir®

kungen in der Schwangerschaft sind bislang nicht aufgefallen (nur geringe Erfahrung). Aciclovir geht nicht in die Muttermilch über.

Nebenwirkungen: Bei oraler Gabe Übelkeit, Erbrechen, Durchfall, Kopfschmerzen, Schwindel und Hautausschlag. Bei hoher i.v. Dosierung Schläfrigkeit, Tremor, Verwirrtheit, Halluzinationen und Krämpfe. Vorübergehender Kreatininanstieg bei i.v. Gabe.

3.1.2 Amantadin (Symmetrel®, Contenton®)

Pharmakologie: Wirkung durch Verhinderung der Penetration des Virus in die Zelle. Bei rechtzeitiger Gabe, d.h. < 24–48 h (postexpositionelle Prophylaxe), Wirkung bei Influenza-A-Infektion. Nach oraler Gabe gute Resorption. 90% renale Ausscheidung (unverändert, glomerulär und tubulär). Resistenzentwicklung unter Thera- pie ist bekannt.

Dosierung: 200 mg/Tag verhindert Influenza-A-Erkrankung bei 50–90% der Probanden und reduziert die Dauer des Fiebers und systemische Symptome, wenn innerhalb von 48 h nach Krankheitsbeginn bzw. Exposition eingesetzt wird.

Nebenwirkungen: Unruhe, Ataxie, Konzentrationsschwäche, Mattigkeit, Depression, Trockenheit im Mund, Sprach- und Sehstörungen, Herzinsuffizienz, Blutdruckabfall, Harnretention. Interaktionen mit Anticholinergika und Sympathikomimetika.
Kontraindikationen: Organische Hirnschäden, Anfallsleiden, eingeschränkte Nierenfunktion, Gravidität, Stillperiode, Engwinkelglaukom.

3.1.3 Didanosin (Didesoxyinosin, DDI, ddI, Videx®)
Pharmakologie: Nukleosidanalogon. Umwandlung intrazellulär in das aktive Didesoxyadenosin-Triphosphat. Beendigung der DNS-Kettenverlängerung durch Einbau von Didesoxyadenosin-Triphosphat und damit Beendigung der Virusreplikation. Zusätzliche Wirkung auch durch Hemmung der reversen Transkriptase. Wirkung auch bei Resistenz gegen Azidothymidin. Resorption nach oraler Gabe der Brausetabletten 30–40%. Intrazelluläre Halbwertzeit 12–24 h, Serumhalbwertzeit 0,5–1,2 h. *Indikation:* Schwere Manifestation einer HIV-Infektion oder CD4-Zellzahl < 300 µl. Bei vorangegangener Azidothymidinbehandlung oder -unverträglichkeit. Noch geringe klinische Erfahrungen.
Dosierung: 0,2 g alle 12 h täglich als Brausetabletten.
Nebenwirkungen: Wichtigste Nebenwirkung ist die Pankreatitis (bis zu 9%). Periphere Neuropathie mit Taubheitsgefühl, Prickeln und Schmerzen in den Füßen oder Händen, Durchfälle, Exanthem. Da die Brausetabletten Puffersubstanzen enthalten, kann die Resorption von anderen gleichzeitig verabreichten Substanzen (z.B. Gyrasehemmer) vermindert sein.

3.1.4 Famciclovir (Famir®)
Ein Prodrug des virustatisch aktiven Metaboliten Panciclovir, das nach oraler Gabe gut resorbiert wird. Bioverfügbarkeit 77%, maximale Serumspiegel 45 min nach Gabe, Serumhalbwertzeit ca. 2 h, Halbwertzeit der intrazellulären Substanz 9 h. 75% Elimination aus dem Plasma bei einer 4stündigen Hämodialyse. Antivirale Wirkung durch Hemmung der DNS-Polymerase, in vitro wirksam gegen Varicella-Zoster-, Herpes-simplex-Virus Typ 1 und 2, Epstein-Barr-, Zytomegalie- und Hepatitis-B-Virus. Die Substanz ist zur Behandlung von Herpes zoster zugelassen (International Journal of Antimicrobial Agents 4 [1994] 241–246 und Annals of Internal Medicine 123 [1995] 89–96).
Dosierung: 3mal 250 mg/Tag für 7 Tage.
Nebenwirkungen: gelegentlich Übelkeit oder Kopfschmerzen.
Kontraindikationen: Schwangerschaft und Stillzeit.
Bemerkung: Wegen der erheblich günstigeren Resorption nach oraler Gabe ist Famciclovir Mittel der Wahl bei der Behandlung des Herpes zoster.

3.1.5 Foscarnet (Foscavir®)
Pharmakologie: Wirkung durch Hemmung der DNS-Polymerasen und reverse Transkriptasen, vor allem auch CMV, Herpes- und Retroviren (HIV). Aciclovirresistente Herpes-simplex-Stämme bleiben gegen Foscarnet empfindlich. Foscarnet wird nach i.v. Gabe unverändert über die Niere ausgeschieden (glomerulär und tubulär). Foscarnet ist nur zur Behandlung der lebens- und augenlichtbedrohlichen

5 Antiinfektiöse Pharmakotherapie

Erkrankungen durch CMV bei Patienten mit AIDS zugelassen. Einzelne Studien haben auch über positive Wirkung bei CMV-Enteritis, CMV-Pneumonie und Hepatitis B berichtet. Skandinavische Autoren haben über das Verschwinden von Kaposi-Sarkom-Läsionen unter einer Foscarnet-Therapie berichtet.
Dosierung: 200 mg/kg KG/24 h, 8stündlich als Infusion über 1–2 h. Rezidivprophylaxe lebenslang, 90 mg/kg KG/Tag, 1 Infusion täglich. Nach der Infusion 500 ml Flüssigkeit i.v.
Nebenwirkungen: Übelkeit, Erbrechen, Anämie, Anstieg oder Abfall des Serumkalziums, Exanthem, Kopfschmerzen, Ermüdungserscheinungen, Krampfanfälle, Geschwüre am Penis (durch hohe Urinkonzentrationen). Erhöhung der Nephrotoxizität bei gleichzeitiger Gabe von Pentamidin. Eine Teratogenität ist nicht bekannt.

3.1.6 Ganciclovir (DHPG, Cymenem®)

Pharmakologie: Synthetisches azyklisches Nukleosidanalogon. Wirkung durch Inhibition der DNS-Synthese. Wirkung auf CMV 10–20fach stärker als die von Aciclovir, aber deutlich schwächer auf Herpes-simplex- und Varicella-Zoster-Virus. Resistenzentwicklung unter der Therapie bekannt (J. Inf. Dis. 163 [1991] 716–719). Nur i.v. Gabe möglich. Halbwertzeit 4 h. Überwiegend renale Ausscheidung. *Indikation:* CMV-Retinitis, -Pneumonie, gastrointestinale Infektion.
Dosierung: 5 mg/kg als Infusion 12stündlich für 2–3 Wochen. Bei immunsupprimierten Patienten (AIDS) ist eine lebenslängliche Erhaltungstherapie mit 5 mg/kg 1mal täglich erforderlich.
Nebenwirkungen: Neutropenie, Thrombozytopenie, Anämie, Exanthem, Fieber, Übelkeit, Erbrechen, Durchfälle, Krämpfe, Denkstörungen, Kopfschmerzen, Psychosen. Transaminasen-, AP- und Kreatininerhöhung. Im Tierversuch sind Teratogenität und Hemmung der Spermatogenese mit Hodenatrophie bekannt.

3.1.7 Zalcitabin (Didesoxycytidin, DDC, ddc, Hivid®)

Pharmakologie: Nukleosidanalogon. Umwandlung intrazellulär in Didesoxycytidin-Triphosphat (ddCTP). Hemmung der reversen Transkriptase. Nach oraler Gabe gute Resorption (80%), Serumhalbwertszeit 1–2 h. Urin-Recovery 75%.
Indikation: Schwere Manifestation einer HIV-Infektion oder CD4-Zellzahl < 300 µl in Kombination mit AZT.
Dosierung: 0,75 mg 3mal täglich.
Nebenwirkungen: In den ersten Wochen Dermatitis, Mukositis; später schwere periphere Neuropathien (Taubheitsgefühl, Kribbeln, Schmerzen an Füßen und Händen). Selten Pankreatitis.
Anmerkungen: Geeignet zu einer Kombinationstherapie mit Azidothymidin. Bislang nur geringe klinische Erfahrungen.

3.1.8 Zidovudin (Azidothymidin)

Pharmakologie: Thymidinanalogon. Umwandlung intrazellulär in f-Triphosphat (Wirksubstanz). Wirkung auf HIV durch Hemmung der reversen Transkriptase. Resistenzentwicklung bekannt. Resorption nach oraler Gabe 70%.

Renale Ausscheidung (glomerulär und tubulär) 25% unverändert. Indikation: schwere Manifestation einer HIV-Infektion oder CD4-Zellzahl < 300 µl.
Dosierung: Tagesdosis 2 mal 250 mg/Tag. Therapie lebenslang. Eine intermittierende Behandlung mit 4 mal 250 mg/Tag jeden 2. Monat ist ebenfalls möglich. Bei akzidenteller Inokulation mit kontaminiertem Blut innerhalb der 1. Stunde 200 mg i.v. in 250 ml Glukose 5% in 30 Minuten, anschließend 6stündlich 250 mg oral für 2 Wochen. Diese Maßnahme ist derzeit jedoch durch Untersuchungen nicht belegt!
Nebenwirkungen: Störung der Hämatopoese, dadurch Leukopenie, transfusionsbedürftige Anämie, Fieber, Myalgie, Parästhesien, Krämpfe. Wichtig sind Interaktionen mit anderen Pharmaka wie Paracetamol, Acetylsalicylsäure, Morphin, Indometacin, Ketoprofen, Oxazepam, Cimetidin, Clofibrat, Dapson, Isoprinosin, Pentamidin, Amphotericin, Flucytosin, Ganciclovir. Im Tierversuch keine Teratogenität bekannt.

3.2 Immunmodulatoren
3.2.1 Inosin
Pharmakologie: Wirkung wird durch Stimulierung der Phago- und Lymphozyten und dadurch Verstärkung der körpereigenen Abwehrreaktionen erklärt. Nach oraler Gabe rasche und fast vollständige Resorption. Genaue Angaben zur Eliminationshalbwertzeit, Resorption und Resorptionskinetik liegen nicht vor. Hauptindikation ist Herpes-simplex-Infektion.
Dosierung: Alle 2–3 h 1 Tbl. in Kombination mit anderen o.g. Virustatika.
Nebenwirkungen: Erhöhung der Harnsäure im Serum. Teratogenität ist nicht bekannt.
Anmerkung: Eine eindeutige Stellungnahme zu der Substanz ist derzeit nicht möglich. Weitere Studien müssen noch abgewartet werden. In einer britischen Studie konnte bei Herpes-Zoster-Infektion gegenüber Plazebo kein positiver Effekt nachgewiesen werden (Scand. J. Infect. Dis. 21 [1989] 15–18). Auch bei genitalem Herpes war Aciclovir eindeutig überlegen (Lancet I [1987] 1171–1173).

3.2.2 Interferone (α-Interferon, Intron A®, Roferon®-A 3; β-Interferon, Fiblaferon®; γ-Interferon, Polyferon®)
Pharmakologie: Interferone sind Glykoproteine, die von verschiedenen Zellen bei Virusinfektionen gebildet werden. Sie besitzen antiproliferative Wirkung (auf Tumorzellen) und immunmodulatorische Wirkung (Phagozytose). Sie schützen gegen zahlreiche Virusarten. Interferone werden heute gentechnologisch hergestellt. α-Interferon wirkt lytisch auf virusinfizierte Zellen, während β-Interferon durch Stimulation zellulärer Abwehrmechanismen antiviral wirkt. Interferon-γ entwickelt die Wirkung durch Aktivierung von u.a. Makrophagen, NK- und T-Zellen. Während α-Interferon auch i.m. verabreicht werden kann, muß Interferon-β, um wirksam zu sein, i.v. zugeführt werden. γ-Interferon wird subkutan injiziert. α-Interferon ist nur zur Behandlung der Haarzell-Leukämie indiziert. Als Indikationen für β-Interferon gelten Virusenzephalitis, generalisierter Herpes Zoster und Varizellen bei immunsupprimierten Patienten. Bei diesen Erkrankungen sollte es stets in Kombination mit Aciclovir verabreicht

werden. γ-Interferon ist zur Behandlung der chronischen Granulomatose zugelassen (New Engl. J. Med. 324 [1991] 509–516). Derzeit werden erste Erfahrungen bei der Therapie der chronischen Virus-C-Hepatitis gesammelt.
Dosierung: 0,5 mal 10^6 IE/kg KG/Tag für 3–10 Tage (maximale Tagesdosis 25 mal 10^6 IE). γ-Interferon wird in einer Dosierung von 50 µg/m² 3 mal/Woche s.c. empfohlen.
Nebenwirkungen: Schwere Allgemeinsymptome wie Fieber, Schüttelfrost, Muskelschmerzen, Übelkeit, Erbrechen und Durchfälle. Unter der Therapie kommt es auch zu Neutropenie, Thrombozytopenie und Anämie.

3.3 Hyperimmunglobuline
Hyperimmunglobuline sind vor allem zur Prophylaxe bei abwehrgeschwächten Patienten oder bei akzidenteller Exposition (z. B. Varicella-Zoster-Exposition in der letzten Schwangerschaftswoche) geeignet. In diesen Fällen gibt man 0,25 E/kg KG Varicella-Zoster-Hyperimmunglobulin (Varicellon® S) einmalig. Bewährt hat sich CMV-Hyperimmunglobulin bei Nierentransplantierten. Hierbei sollte ein IgG-Titer von > 1 : 2500 angestrebt werden (Hepatitis s. Kap. 16, 1.1 „Infektionsprophylaxe").

4 Antimykotische Therapie
(P. M. Shah)

4.1 Amphotericin B (Amphotericin B, Ampho-Moronal®)
Pharmakologie: Polyen-Antimykotikum; liegt als Amphotericin-B-Natrium-Desoxycholat-Komplex mit Phosphatpuffer zur parenteralen Gabe vor. Seit Anfang 1993 steht ein lyposomal verkapseltes Amphotericin B (Ambisome®) zur Verfügung. Klinisch wird z.Z. Amphotericin B in kolloidaler Dispersionsform geprüft. Diese galenische Form ist schwierig aufzulösen. Amphotericin B ist wirksam gegen zahlreiche einheimische und außereuropäische Pilze. Keine Wirkung auf Dermatophyten, Bakterien oder Viren. Die Kombination mit Fluorcytosin ist in vitro synergistisch. Resistente Candida-Stämme sind sehr selten. Nach oraler Gabe keine Resorption. Nach einer initialen Testdosis wird die Dosierung langsam auf 0,7–1 mg/kg KG gesteigert. Die Serumhalbwertzeit beträgt 20 h. Geringe Liquorgängigkeit. Sehr langsame renale Ausscheidung. Die Substanz wird durch Hämodialyse nicht entfernt. Daher keine Dosisanpassung bei Niereninsuffizienz.
Unerwünschte Wirkungen: In bis zu 80% der Fälle Fieber, Krämpfe, Schüttelfrost, Übelkeit. Eine meist reversible Reduktion der glomerulären Filtrationsrate tritt in bis zu 40% der Fälle auf. Daneben Anämie und Thrombophlebitis. Eine engmaschige Kontrolle der Laborparameter ist daher erforderlich. Schwangerschaft: Wurde im 2. und 3. Trimenon ohne Schädigung angewendet.

4.2 Nystatin (Biofanal®, Candio-Hermal®, Moronal®)
Pharmakologie: Polyen-Antimykotikum mit Wirkung gegen Candida-Spezies, Blastomyces dermatitidis und brasilienses, Coccidioides, Cryptococcus neofor-

mans, Histoplasma capsulatum, Geotrichum, Aspergillus. Keine Wirkung gegen Dermatophyten. Kurzresistenz mit Amphotericin B. Nach oraler Applikation keine Resorption. Parenterale Gabe nicht möglich. Dosierung: 1,5–3 Mio. E in 3 Einzelgaben täglich. Bei Candida-Vaginose 1–2 Ovula.
Unerwünschte Wirkungen: bei extrem hoher oraler Dosierung gastrointestinale Beschwerden.

4.3 5-Fluorcytosin
Pharmakologie: Wirkt als Antimetabolit des Cytosins bei empfindlichen Pilzen. Gute Wirkung gegenüber Candida, Kryptokokken und einigen Aspergillusarten. Resistenzrate in Deutschland sehr gering (Mykosen 30 [1987] 349–354). In Kombination mit Amphotericin B synergistische Wirkung bei Candida, Kryptokokken und Aspergillen. Primär resistent sind Histoplasma capsulatum, Blastomyces dermatitidis, Coccidioides immitis sowie Mukor. Wegen der Möglichkeit einer Resistenzentwicklung unter der Therapie In-vitro-Empfindlichkeitsprüfung durchführen. Fast vollständige Resorption nach oraler Gabe (80–90%). Serumhalbwertzeit 3–4 h. Fast vollständige Ausscheidung über die Niere in unveränderter Form. Hohe Kumulation bei Niereninsuffizienz. Dosisanpassung erforderlich!
Dosierung: Sowohl p.o. als auch i.v. 100–150 mg/kg KG/Tag in 4 Einzelgaben. Bei Peritonitis kann eine Spülung mit 50 mg Fluorcytosin/l durchgeführt werden.
Unerwünschte Wirkungen: Neutropenie, Thrombopenie, Anämie, Erbrechen, Diarrhö, Transaminasenanstieg, Urtikaria, Verwirrtheitszustände. Die Symptome sind jedoch meist harmlos und reversibel. Relative Kontraindikation: Knochenmarksinsuffizienz. Kontraindiziert in der Schwangerschaft.
Bemerkung: Die Kombination von Amphotericin B + 5-Fluorcytosin wirkt synergistisch auf viele Pilzarten.

4.4 Azol-Antimykotika
4.4.1 Miconazol (Daktar®)
Wirksam bei Candidiasis, Kokzidioidomykose, Parakokzidioidomykose und Kryptokokken-Meningitis und Pseudoallescheria boydii.
Pharmakokinetik: Nach oraler Gabe sehr geringe Resorption, daher bei systemischen Mykosen i.v. Applikation.
Serumhalbwertzeit 2–4 h in den ersten 12 h und danach 24 h. Geringe Ausscheidung über Urin (10%), meist metabolisiert. Substanz wird durch Hämodialyse nicht entfernt. Keine Dosisanpassung bei Niereninsuffizienz.
Dosierung: Wegen der langen Halbwertzeit wird die Substanz 1 × täglich 0,6 g über 60 Min. langsam infundiert. Die Dosis kann in Einzelfällen bis auf 1,8 g/Tag erhöht werden.
Unerwünschte Wirkungen: Beobachtet wurden allergische Reaktionen, Fieber, Schüttelfrost, Nausea, Phlebitis, Pruritus, Hyponatriämie, Transaminasenanstieg, kardiale Arrhythmien und Knochenmarkdepression. Reversible Hyperlipidämien werden dem Lösungsvermittler Cremophor zugeschrieben. Da Miconazol hepatisch eliminiert wird, ist eine Dosisänderung bei eingeschränkter Nierenfunktion nicht erforderlich. Interaktion mit anderen Substanzen wie

5 Antiinfektiöse Pharmakotherapie

Antidiabetika, Antiepileptika, Antikoagulanzien beachten. Schwere Leberfunktionsstörungen gelten als Kontraindikation.
Bemerkung: Miconazol gilt nicht als Antimykotikum der ersten Wahl; nach Ansicht einiger Autoren sollte es reserviert bleiben für Patienten, die auf Amphotericin B nicht angesprochen haben oder die Substanz nicht tolieren [New Engl. J. Med. 302 [1980] 145–155]. Mittel der Wahl bei Infektionen durch Pseudoallescheria boydii.

4.4.2 Ketoconazol (Nizoral®)
Pharmakologie: Oral wirksam. In vitro aktiv gegen Candida-Spezies, Coccidioides- und Paracoccidioides-Arten, Histoplasma-Spezies sowie Dermatophyten. Erreicht jedoch keine ausreichenden Konzentrationen im Liquor cerebrospinalis und im Urin. Klinisch ist vor allem die Wirkung gegen die mukokutane Candidiasis gut belegt. Der Wert bei den übrigen Systemmykosen muß noch weiter dokumentiert werden. Gute Resorption bei nüchternem Magen. Serumhalbwertzeit 2–8 h. Geringe Ausscheidung über die Niere (2–4%). Hohe Ausscheidung über die Galle (20–65%). Die Resorption ist abhängig von der Magensäure, daher geringe Resorption bei gleichzeitiger Gabe von Antazida oder H_2-Blocker. Ketoconazol beeinflußt das Cytochrom-P450-abhängige System in der Leber, wodurch die Pharmakokinetik von verschiedenen Substanzen (z.B. Antidiabetika, Antikoagulanzien, Ciclosporin A und Theophyllin) beeinflußt wird.
Dosierung: 200–400 mg oral. Bei Behandlung einer Hautmykose 1 × täglich Creme auf die infizierten Hautflächen auftragen.
Unerwünschte Wirkungen: Neben Unverträglichkeiten bei der oralen Gabe treten selten Kopfschmerzen, Schwindel, Somnolenz sowie Fotophobie auf. Bekannt sind auch Anstieg der Leberenzyme sowie tödlich verlaufende Hepatopathien. Bei hohen Dosen Hemmung der Cortisol- und Testosteronbildung mit Oligospermie und Gynäkomastie.
Anmerkung: Durch besser verträgliche Azolderivate (Fluconazol, Itraconazol) weitgehend ersetzt.

4.4.3 Fluconazol (Diflucan®)
Pharmakologie: Oral wirksam, erst seit kurzem im Handel. In vitro aktiv gegen Candida-, Coccidioides-, Histoplasma-Spezies sowie Dermatophyten, keine Wirkung auf Candida krusei oder Schimmelpilze. Nach oraler Gabe rasche Resorption, Bioverfügbarkeit 97%; Ausscheidung renal, unverändert 80%. Serumhalbwertzeit 30 h. Erreicht hohe Konzentrationen im Liquor cerebrospinalis. 3 h Hämodialyse reduziert die Plasmakonzentration um durchschnittlich 50%. Diuretika verlängern die Halbwertzeit auf ca. 56 h. Interaktionen mit verschiedenen Pharmaka: z.B. Reduktion der AUC von Fluconazol durch gleichzeitige Gabe von Cimetidin oder Rifampicin; Erhöhung der AUC von Tolbutamid, Ciclosporin A, Phenytoin. Kein Einfluß ist bekannt bei gleichzeitiger Gabe von Antikonzeptiva. Bei gleichzeitiger Gabe von Fluconazol und Warfarin Verlängerung der Prothrombinzeit.
Dosierung: 100–200 mg/Tag p.o. oder i.v.

Indikationen: Mukokutane Candidiasis sowie Rezidivprophylaxe der Kryptokokkose, Candidämie bei nicht-neutropenischen Patienten, Vaginalcandidose.
Unerwünschte Wirkungen: Übelkeit, Bauchschmerzen, Durchfall und Blähungen, Exanthem, Kopfschmerzen, Veränderung der Leberfunktionswerte.
Kontraindikation: Schwangerschaft, Laktationsperiode.
Anmerkung: Die Stellung der Substanz in der Behandlung von systemischen Mykosen bzw. zur Prophylaxe einer systemischen Mykose ist nicht endgültig geklärt. Bei der prophylaktischen Gabe ist Selektion von Candida krusei, die auch gegenüber Amphotericin B resistent waren, aufgetreten. Außerdem liegen Hinweise auf Antagonismen zwischen Fluconazol und Amphotericin B vor. Weitere Studien müssen abgewartet werden, bevor die Substanz bei anderen als den oben erwähnten Indikationen empfohlen werden kann.

4.4.4 Itraconazol (Sempera®)
Pharmakologie: Oral wirksam, erst seit kurzem im Handel. In vitro aktiv gegen Aspergillus-, Candida-, Coccidioides-, Histoplasma-Spezies sowie Dermatophyten. Nach oraler Gabe bessere Resorption während und nach einer Mahlzeit. Serumhalbwertzeit 24 h. Eiweißbindung 99%. Substanz wird in der Leber metabolisiert. Kein unverändertes Itraconazol im Urin nachweisbar. Hohe Konzentrationen sind in verschiedenen Geweben nachgewiesen, jedoch keine Penetration in den Liquor und das Augenkammerwasser. Weder Hämo- noch Peritonealdialyse beeinflussen die Serumspiegel. Interaktionen sind bekannt mit Rifampicin und Phenytoin (Erniedrigung der Serumspiegel von Itraconazol) bzw. Ciclosporin A (Erhöhung der Serumkonzentrationen von Ciclosporin A) bekannt.
Dosierung: 0,2 g 1mal täglich für 2–4 Wochen.
Unerwünschte Wirkungen: eine Fluconazol-Kontraindikation: Schwangerschaft, Laktationsperiode, schwere Hepatopathie.
Anmerkung: Im Gegensatz zu Fluconazol Wirkung auch gegen Aspergillus-Spezies; noch keine Erfahrungen in der Behandlung von systemischer Aspergillose. Wirksam bei Mundsoor beim Versagen von Fluconazol.

5 Antiparasitäre Therapie
(P.M. Shah)

5.1 Antimalariamittel
5.1.1 Chloroquin (Resochin®)
Pharmakologie: Mittel der Wahl zur Behandlung einer Infektion mit Plasmodium vivax, P. malariae und empfindlichen P. falciparum. Wirkung auf die in den Erythrozyten befindlichen Formen. P.-falciparum-Resistenz vor allem in Ost- und Westafrika und Südost-Asien bekannt. Nach oraler Gabe rasche Resorption (> 90%). Urin-Recovery ca. 50%. Eliminationshalbwertzeit ca. 9 Tage.
Unerwünschte Wirkungen: milde Symptome, die den Gastrointestinaltrakt betreffen, gelegentlich Kopfschmerzen.

5 Antiinfektiöse Pharmakotherapie

Dosierung: Zur Prophylaxe 2 Tabletten (= 300 mg Base) alle 3–4 Tage. Zur Therapie: 0,6 g Chloroquin-Base (= 4 Tabletten) und weitere 0,3 g nach 6, 24 und 48 h. Tabletten werden mit einer Mahlzeit besser vertragen.

5.1.2 Chinin

Pharmakologie: Mittel der Wahl bei Chloroquin-resistenter Malaria tropica. Wirkung auf die in den Erythrozyten befindlichen Formen. Rasche Resorption nach oraler Gabe (> 80%). Eliminationshalbwertzeit ca. 11 h. Eiweißbindung 90%. Hohe Metabolisierung in der Leber. 10% werden unverändert über die Niere ausgeschieden.

Unerwünschte Wirkungen: Tinnitus, Kopfschmerzen, Nausea, Sehstörungen, die bei Dosisreduktion aufhören. Bei hoher Dosierung (Dosis letalis 2–8 g) Verstärkung der Sehstörungen; es treten vermehrt gastrointestinale, zentralnervöse und kardiovaskuläre Beschwerden (QT-Zeit-Verlängerung) auf. Wegen Insulininduktion Gefahr einer Hypoglykämie. H_2-Blocker verlängern die Halbwertzeit von Chinin.

Dosierung: Zur Prophylaxe ungeeignet. Bei schwerem Verlauf parenterale Anwendung, initial 20 mg/kg gefolgt von 10 mg/kg alle 8 h.

Anmerkung: Wegen der sehr langen Halbwertzeit dieser Substanzen, nach Halofantrin-/Mefloquin-Anwendung sorgfältige Überwachung des Patienten unter Chinin-Therapie wegen der Gefahr der möglichen Interaktionen.

5.1.3 Mefloquin (Lariam®)

Pharmakologie: Mefloquinhydrochlorid, Chinolin-Derivat, zur Prophylaxe und Therapie der Malaria. Wirkung auf die in den Erythrozyten befindlichen Formen. Nach oraler Gabe langsame Resorption (t_{max} ca. 6 h). Bioverfügbarkeit 75–10%. Große intraindividuelle Schwankung in der Eliminationshalbwertzeit, die durchschnittlich 21 Tage beträgt. Ausscheidung hauptsächlich über Fäzes, ca. 13% über die Niere. Eiweißbindung 98%.

Unerwünschte Wirkungen: Wichtigste unerwünschte Wirkungen sind psychische Störungen wie Halluzinationen, paranoide Zustände, die auch bei prophylaktischer Gabe auftreten können. Daneben sind Schwindel, Übelkeit, Erbrechen, weiche Stühle oder Diarrhöen, Kopfschmerzen, Bradykardie etc. beschrieben worden. Unter Mefloquin kann die Fähigkeit zum Führen von Fahrzeugen, zum Bedienen von Maschinen oder zum Ausführen gefährlicher Arbeiten während der Einnahme und bis zu 3 Wochen nach Anwendung von Mefloquin vermindert sein. Mefloquin darf nicht gleichzeitig mit Chinin, Chinidin oder anderen verwandten Substanzen verabreicht werden, da dies die Bereitschaft zu Krampfanfällen erhöhen kann. Wechselwirkung mit Valproinsäure (Beschleunigung der Verstoffwechselung von Valproat), oralen Antidiabetika, oralen Antikoagulanzien und Betablockern, jedoch keine mit Acetylsalicylsäure oder Paracetamol. Da Mefloquin die Wirkung einer oralen Typhusschutzimpfung beeinträchtigen könnte, wird empfohlen, erst 3 Tage nach Abschluß der Impfung eine Malariaprophylaxe mit Mefloquin zu beginnen.

Dosierung: Zur Behandlung bei nicht immunen Patienten zu Beginn 3 Tabletten (750 mg), gefolgt von 500 mg nach 6–8 h und bei einem KG von mehr als

60 kg nach weiteren 6–8 h 250 mg. Zur Prophylaxe 1mal wöchentlich 250 mg bis 2 Wochen nach Verlassen des Endemiegebietes.
Kontraindikationen: Schwangerschaft, Laktationsperiode, ZNS-Leiden in der Anamnese.
Anmerkung: Nicht zur Langzeitprophylaxe (mehr als 4 Wochen) geeignet.

5.1.4 Halofantrin (Halfan®)

Pharmakologie: Halofantrinhydrocholorid, Phenantrenaminoalkoholabkömmling, ist von der Strukturformel her verschieden von anderen herkömmlichen Antimalariamitteln wie Chinin, Chloroquin oder Mefloquin. Wirkung auf die in den Erythrozyten befindlichen Formen. Nach oraler Gabe langsame Resorption. Besser nach fettreicher, schlechter nach kohlenhydratreicher Mahlzeit. Große intraindividuelle Schwankung. Bioverfügbarkeit bei Malaria-Patienten um das 1,5fache erhöht. Eliminationshalbwertzeit der Muttersubstanz 24–48 h; die des N-Desbutylhalofantrins beträgt ca. 75 h. Ausscheidung überwiegend über die Fäzes.
Unerwünschte Wirkungen: Übelkeit, Kopfschmerzen, Schwindel, Leibschmerzen, Durchfall, vorübergehende Hautreaktionen wie z.B. Rötung, Jucken mit oder ohne Ausschlag (Fotosensibilisierung?). Da viele der hier beschriebenen Symptome auch im Rahmen einer Malaria-Erkrankung beobachtet werden, ist ein kausaler Zusammenhang nicht sicher. Halofantrin führt zu QT-Zeit-Verlängerung im EKG. In Einzelfällen sind lebensbedrohliche Herzrhythmusstörungen beobachtet worden (Lancet 341 [1993] 1054–1056). Halofantrin ist kontraindiziert bei angeborener oder erworbener QT-Zeit-Verlängerung.
Dosierung: 500 mg (= 2 Tbl.) alle 8 h am 1. und 7. Tag nach fettreicher Mahlzeit.

5.1.5 Proguanil (Paludrine®)

Pharmakologie: Ein Biguanid mit langsamer Wirkung auch auf Frühformen (in den Hepatozyten) von Malaria-Parasiten. Rasche Resorption nach oraler Gabe. Eliminationshalbwertzeit ca. 24 h. Ausscheidung überwiegend renal. Eiweißbindung ca. 75%.
Unerwünschte Wirkungen: Bei der üblichen Prophylaxe sehr gute Verträglichkeit. Selten sind orale Ulzera und Haarausfall beobachtet worden.
Dosierung: 200 mg täglich zur Prophylaxe in Kombination mit Chloroquin bei Reisen in Regionen mit bekannter Resistenz bis zur 4. Woche nach Verlassen des Endemiegebietes.

5.1.6 Primaquin (in der BRD nicht mehr zugelassen)

Pharmakologie: Starke Wirkung gegen extraerythrozytäre Formen von P. vivax und P. ovale. Fast vollständige, rasche Resorption nach oraler Gabe (t_{max} 3 h). Eliminationshalbwertzeit 6 h. Rasche, fast vollständige Metabolisierung.
Unerwünschte Wirkungen: Milde Bauchkrämpfe und gelegentlich epigastrale Schmerzen sind die Hauptbeschwerden. Bei hoher Dosierung (60–240 mg) Methämoglobinbindung und Zyanose. Gefährdet sind Patienten mit angeborenem Glukose-6-Phosphat-Dehydrogenase-Mangel und Nikotinamid-Adenin-Dinukleotid-Methämoglobin-Reduktase-Mangel.

Dosierung: Zur Radikalsanierung nach einer erfolgreichen Behandlung einer P.-vivax- bzw. P.-ovale-Infektion 15 mg täglich oral für 14 Tage.

5.2 Anthelmintika

5.2.1 Pyrantel (Helmex®)

Pharmakologie: Früher auch als Pyrantelpamoat aufgeführt. Gute Wirkung gegen Madenwurm (Enterobius vermicularis, Oxyuriasis), Spulwurm (Ascaris lumbricoides), Hakenwurm (Ancylostoma duodenale und Necator americanus), nur geringe Wirkung gegen Trichiuris trichiura (Peitschenwurm). Sehr geringe Resorption nach oraler Gabe; weniger als 15% erscheint im Urin.
Unerwünschte Wirkungen: Sehr selten treten gastrointestinale Beschwerden wie Appetitlosigkeit, Darmkrämpfe, Übelkeit, Erbrechen, Diarrhö, Kopfschmerzen, Schwindel, Müdigkeit, Schlaflosigkeit oder Exantheme auf. Piperazin antagonisiert die Wirkung von Pyrantelembonat.
Dosierung: 10 mg Pyrantel pro kg KG als Einmalgabe. Bei schwerem Befall mit dem amerikanischen Hakenwurm Wiederholung an 3 aufeinanderfolgenden Tagen.
Anmerkung: Mittel der Wahl bei Hakenwurmbefall und Oxyuriasis ist Mebendazol.

5.2.2 Mebendazol (Vermox®)

Pharmakologie: Gute Wirkung gegen Peitschenwurm (Trichiuris trichiura), Madenwurm (Enterobius vermicularis), Spulwurm (Ascaris lumbricoides), Hakenwurm (Ancylostoma duodenale und Necator americanus), Strongyloides stercoralis sowie Taeniasis. Geringe Wirkung gegen verschiedene Filarien und Echinokokken. Nur geringe Resorption im Gastrointestinaltrakt. Eiweißbindung ca. 95%.
Unerwünschte Wirkungen: Vorübergehend Diarrhöen, Bauchschmerzen, vor allem beim Abgang der Parasiten.
Dosierung: Je nach Art des Befalles entweder einmalige Dosierung (z.B. bei Oxyuriasis) oder wiederholte und längere Dosierung (z.B. bei Ascariasis, Trichiuriasis, Ancylostomiasis: je 100 mg morgens und abends an 3 aufeinanderfolgenden Tagen). Zur Behandlung der Echinokokkose wurde früher eine Dosierung von 400–600 mg alle 8 h für 21–30 Tage empfohlen. Diese Anwendung ist heute durch die Einführung von Albendazol (s. ds. Kap., 5.2.5) überholt.

5.2.3 Niclosamid (Yomesan®)

Pharmakologie: Gute Wirkung gegen Taenia saginata (Rinderbandwurm), Taenia solium (Schweinebandwurm), Diphyllobothrium latum (Fischbandwurm) und Hymenolepis nana (Zwergbandwurm). Niclosamid wirkt nur gegen die im Darm befindlichen Bandwürmer. Keine Wirkung bei Zystizerkose oder Echinokokkose. Nach oraler Gabe praktisch keine Resorption.
Unerwünschte Wirkung: Sehr selten Brechreiz, Übelkeit oder Bauchschmerzen.
Dosierung: Bei Rinder-, Schweine- oder Fischbandwurm einmalig 4 Tabletten im Anschluß an das Frühstück. Die Tabletten müssen gründlich zu einem feinen

Brei zerkaut und dann erst mit wenig Wasser hinuntergespült werden. Sie können aber auch in Flüssigkeit zerfallen eingenommen werden. Die Ausscheidung des Bandwurmes kann durch die Einnahme eines salinischen Abführmittels 2 h nach Einnahme von Niclosamid gefördert werden. Bei Infektion mit H. nana am 1. Tag 4 Tabletten, gefolgt von 2 Tabletten für weitere 6 Tage.

5.2.4 Praziquantel (Biltricide®, Cesol®)

Pharmakologie: Wirkung gegen alle Arten von Schistosoma (S. haematobium, S. intercalatum, S. japonicum, S. mansoni) und Leberegel (z. B. Clonorchis sinensis, Opisthorchis viverini, Fasciola hepatica) und Lungenegel (z. B. Paragonimus westermani) und viele andere, in Deutschland seltene Würmer. Nach oraler Gabe rasche Resorption. Rasche Metabolisierung (First-pass-Effekt). Ausscheidung überwiegend renal (80% innerhalb von 4 Tagen).
Unerwünschte Wirkungen: Gelegentlich Übelkeit und Erbrechen mit Bauchschmerzen, Kopfschmerzen, leichte Benommenheit sowie Urtikaria. Diese unerwünschten Wirkungen treten offenbar eher und stärker bei Patienten mit hohem Parasitenbefall auf. Gleichzeitige Dexamethason-Einnahme kann zur Herabsetzung der Praziquantel-Konzentration im Blut führen.
Dosierung: Je nach Parasitenart wird eine Dosierung von 60–40 mg pro kg KG als 1-Tages-Behandlung empfohlen. Bei Lungenegel 3mal 25 mg pro kg KG täglich als 2-Tage-Behandlung.

5.2.5 Albendazol (Eskazole®)

Pharmakologie: Gute Wirkung gegen Echinococcus granulosus (zystische Echinokokkose), E. multilocularis (alveoläre Echinokokkose, Fuchsbandwurm), Trichinella spiralis (Trichinose), Strongiloides stercoralis, Nematoden (z. B. Ascaris lumbricoides, Ancylostoma duodenale, Necator americanus, Trichiuris trichiura, Enterobius vermicularis, Toxocara canis), Zestoden (Taenia saginata, T. solium und Hymenolepis nana) und Trematoden (z. B. Opisthorchis viverini und O. sinensis). Geringe Resorption nach oraler Gabe. Große intra- und interindividuelle Schwankungen. Albendazol unterliegt einem deutlichen First-pass-Effekt. Steigerung der Resorption nach fettreicher Mahlzeit. Eliminationshalbwertzeit ca. 8 h. Elimination überwiegend biliär. Weniger als 1% erscheint in den ersten 24 h im Urin. Die relativ kurze Halbwertzeit von Albendazol erfordert eine regelmäßige Einnahme.
Unerwünschte Wirkungen: Gelegentlich Bauchschmerzen, Durchfall, Übelkeit, Erbrechen sowie Schwindel und Kopfschmerzen. In seltenen Fällen wurden eine Leukopenie, Panzytopenie, Haarausfall, Juckreiz und Exanthem beobachtet.
Dosierung: Bei der zystischen oder alveolären Echinokokkose 2mal 400 mg für 4 Wochen mit anschließender 14tägiger Pause und einem erneuten Behandlungszyklus. Insgesamt 3 Zyklen. Bei der Trichinose werden für 6 Tage 400 mg alle 12 h empfohlen. Bei der Neurozystizerkose 15 mg/kg KG/Tag für 4 Wochen.

5.2.6 Diethylcarbamazin (Hetrazan®, in der BRD nicht mehr zugelassen)

Pharmakologie: Wirkung gegen Wucheria bancrofti, Onchocerca volvulus und Loa loa. Rasche Resorption nach oraler Gabe. Eliminationshalbwertzeit

ca. 12 h. Ca. 50% der verabreichten Dosis wird renal unverändert ausgeschieden.
Unerwünschte Wirkungen: Gelegentlich Kopfschmerzen, Müdigkeit, allgemeine Abgeschlagenheit, Seh- und Gleichgewichtsstörungen. In Einzelfällen wurden Tremor, Ataxie, Krämpfe, Enzephalitis, Paralyse, Eosinophilie, Leukozytose, Fieber, Lymphadenopathie, Tachykardie und Gliederschmerzen beobachtet. Selten können gastrointestinale Störungen auftreten.
Dosierung: 3mal tgl. 2 mg/kg KG für 3–4 Wochen.

5.2.7 Ivermectin

Pharmakologie: Substanz aus der Gruppe der Avermectine. Wirkung durch die Stimulierung der Freisetzung von Gamma-Aminobuttersäure (GABA) an den Nerven peripherer Muskeln bei Nematoden, Askariden, Läusen und Milben, wodurch es zur Paralyse der Parasiten kommt. Ivermectin wirkt nur auf Mikrofilarien, nicht auf Makrofilarien und wird in großem Umfang in der Tiermedizin eingesetzt. In der Humanmedizin hat sich die Substanz bei der Behandlung der Onchozerkose, Strongyloidose und Scabies als wirksamer erwiesen. Nach oraler Gabe langsame Resorption, t_{max} 4 h. Eliminationshalbwertzeit ca. 12 h für Ivermectin, ca. 3 Tage für seine Metaboliten. Fast vollständige Ausscheidung über Fäzes, weniger als 1% renal.
Dosierung: Die Dosierung beträgt 150 µg/kg KG als Einmalgabe. Bei Strongyloidose mit starkem Befall 200 µg/kg KG an zwei aufeinanderfolgenden Tagen.
Unerwünschte Wirkungen: Ivermectin überschreitet die Blut-Hirn-Schranke nicht, daher sind keine ZNS-abhängige unerwünschte Wirkungen zu erwarten. Die Mazzotti-Reaktion (starker Juckreiz mit Exanthem, Fieber, Lymphadenopathie, Arthropathie) wird durch den Zerfall der Mikrofilarien erklärt.
Anmerkung: Die Substanz kann auf Rezept von MSD Sharp & Dohme GmbH, München, bezogen werden. Sie ist wirksam auch gegen Wucheria bancrofti, besitzt jedoch keine Wirkung gegen Trematoden (Saugwürmer) und Zestoden (Bandwürmer), da ihnen GABA als Neurotransmittersubstanz fehlt.

6 Antithrombotika und Fibrinolysetherapie

(W. Ohler)

1	Vorbemerkungen	179	
2	Grundsätze des Einsatzes von Antithrombotika und Fibrinolytika	180	
3	Allgemeine Kontraindikationen zur Anwendung von Antithrombotika und Fibrinolytika	181	
4	Allgemeine Risiken bei der Anwendung von Antithrombotika und Fibrinolytika	183	
5	Antithrombotika und ihre Anwendung	183	
5.1	Heparin	183	
5.2	Niedermolekulares Heparin	186	
5.3	Vitamin-K-Antagonisten	187	
5.4	Thrombozytenaggregationshemmer	192	
5.5	Dextran	195	
6	Fibrinolytika und ihre Anwendung	195	
6.1	Streptokinase	196	
6.2	Urokinase	200	
6.3	Anisoylierter Plasminogen-Streptokinase-Aktivatorkomplex (aPSAK, Anistreplase)	201	
6.4	Gewebsplasminogenaktivator (t-PA)	201	
7	Therapeutische Defibrinierung mit Ancrod	202	

1 Vorbemerkungen

Antithrombotika sind Substanzen mit unterschiedlichen blutgerinnungshemmenden Wirkungsmechanismen zur Verhütung eines arteriellen oder venösen thrombotischen Gefäßverschlusses und/oder Hemmung seiner Weiterentwicklung. Substanzen sind: Heparin, Hirudin, Vitamin-K-Antagonisten, Thrombozytenaggregationshemmer, Dextran, Ancrod. *Fibrinolytika* sind Substanzen, die direkt oder indirekt durch enzymatische Aufspaltung des Fibrins (Fibrinolyse) einen fibrinreichen arteriellen oder venösen Gefäßverschluß (Thrombus, Embolus) auflösen (Thrombolyse). Substanzen sind: Plasmin, Streptokinase, Urokinase, Prourokinase, Gewebsplasminogenaktivator (t-PA), anisoylierter Plasminogen-Streptokinaseaktivatorkomplex.

Ein arterieller oder venöser Gefäßverschluß hat je nach Lokalisation und Ausdehnung eine unterschiedliche klinische Bedeutung. Daher ist seine Rekanalisation noch keineswegs identisch mit der Wiederherstellung einer ausgefallenen Organfunktion. Aber mit der Restitution der arteriellen Strombahn oder der Normalisierung des venösen Abflusses ist eine bleibende Organschädigung oft vermeidbar, zumindest begrenzbar.

6 Antithrombotika und Fibrinolysetherapie

2 Grundsätze des Einsatzes von Antithrombotika und Fibrinolytika

Bei allen akuten thromboembolischen Erkrankungen ist primär die Möglichkeit einer operativen Behandlung (Thrombektomie, Embolektomie, Desobliteration, Bypass-Operation) oder perkutanen transluminalen Angioplastie zu prüfen. Falls diese Methoden aus den verschiedensten Gründen nicht angewandt werden können, muß die Indikation zur Fibrinolyse erwogen werden (s. Tab. 6.1). Die Auflösung eines fibrinreichen Thrombus (Thrombolyse) kann durch i.v. Infusion von Plasmin *(direktes Fibrinolytikum)* oder durch Gabe von Substanzen (z. B. Streptokinase, Urokinase) erreicht werden, die körpereigenes Plasminogen zu Plasmin aktivieren *(indirekte Fibrinolytika).* Heute werden aus verschiedenen Gründen nur noch indirekte Fibrinolytika angewandt. Voraussetzung zur Wirksamkeit der Fibrinolytika ist ein hoher Fibringehalt des Thrombus oder Embolus, da nur Fibrin durch die Fibrinolyse abgebaut werden kann. Organisierte Thromben können nicht lysiert werden. Daher ist nur der frühest mögliche Einsatz von Fibrinolytika nach der Thrombusbildung erfolgversprechend, wobei für verschiedene Verschlußkrankheiten unterschiedliche Zeitgrenzen gelten (s. einzelne Organkapitel). In großen Gefäßen (Aorta, V. cava) bleibt in vielen Fällen in Thromben ein hoher Fibrinanteil über längere Zeit erhalten, so daß unter diesen Umständen auch nach Monaten eine Fibrinolysetherapie (Spätlyse) erfolgreich sein kann.

Die Fibrinolyse kann als „systemische Lyse" (i.v. Bolusgabe oder Dauerinfusion eines Fibrinolytikums) oder als „lokale Lyse" (Infusion des Fibrinolytikums über einen Katheter vor den Thrombus oder Injektion in den Thrombus) durchgeführt werden. Die lokale Lyse hat den Vorzug des geringeren Dosisbedarfs eines Fibrinolytikums und reduziert so die Blutungsgefahr. Allerdings ist der technische Aufwand einer lokalen Lyse größer (z.B. Katheterpositionierung beim Herzinfarkt). Im allgemeinen bietet die lokale Lyse bis auf spezielle Indikationen (Shuntthrombose) keinen wesentlichen Vorteil gegenüber der systemischen Lyse. Spezielle Indikationen zur Fibrinolyse s. ds. Kap., 6.

Sind sowohl operative Maßnahmen als auch eine fibrinolytische Therapie nicht möglich, kann meistens noch ein Heparineinsatz in therapeutischen Dosen er-

Tabelle 6.1: Therapieprinzipien thromboembolischer Erkrankungen

Akuter Gefäßverschluß
Operative Therapie *oder* Fibrinolyse *oder* perkutane transluminale Angioplastie *oder* Heparinbehandlung mit therapeutischen Dosen (auch Kombination der Methoden möglich)

Anschlußbehandlung zur Rezidivprophylaxe
Heparingabe in therapeutischer Dosis über 2–6 Tage

Thromboseprophylaxe und Nachbehandlung zur Rezidivprophylaxe
Vitamin-K-Antagonisten, Low-dose-Therapie mit Heparin bzw. nm-Heparin oder nach arteriellen Verschlüssen Thrombozytenaggregationshemmer

folgen. Unter besonderen Bedingungen kommt bei peripheren arteriellen Durchblutungsstörungen im Stadium IV auch eine Behandlung mit Ancrod in Frage. Alle rekanalisierten Gefäßverschlüsse sollten einer Rezidivprophylaxe unterzogen werden. Im Bereich der arteriellen Strombahn werden hierzu vorzugsweise Aggregationshemmer, im venösen Bereich Heparin und Vitamin-K-Antagonisten eingesetzt. Die Dauer der Nachsorge richtet sich nach dem Rezidivrisiko, zumal durch operative Maßnahmen oder Fibrinolyse zwar der thrombotische Gefäßverschluß beseitigt, aber seine Ursache (z. B. Thrombophilie, Arteriosklerose) nicht behoben ist. Daher dürfen auch andere, zusätzlich mögliche Maßnahmen zur Behandlung der Grundkrankheit eines Gefäßverschlusses (Diabetes, Hypercholesterinämie) nicht vernachlässigt werden (vgl. Kap. 12 und 23).

Zur Prophylaxe einer thromboembolischen Erkrankung werden Antikoagulanzien (Heparin, Vitamin-K-Antagonisten), Dextran oder Thrombozytenaggregationshemmer eingesetzt. Dabei unterscheidet man eine „Kurzzeitbehandlung" (für die Dauer des stationären Aufenthaltes) von einer „Langzeittherapie" (über die stationäre Therapie hinaus bis lebenslang.)

Eine Antikoagulanzienbehandlung ist auch bei Situationen indiziert, bei denen eine Gerinnungshemmung von Vorteil ist (z. B. perioperative Thromboseprophylaxe) oder bei denen eine Gerinnungshemmung aus technischen Gründen notwendig ist (z. B. extrakorporaler Kreislauf bei Herzoperationen oder Dialyse). Die Wahl des geeignetsten Antithrombotikums hängt im Einzelfall von der Art der thromboembolischen Erkrankung, den klinischen Umständen, der Wirkungsweise und den Nebenwirkungen der einzelnen Substanzen ab. Spezielle Indikationen für die einzelnen Mittel s. ds. Kap., 5.

Eine gleichzeitige Anwendung verschiedener gerinnungshemmender Substanzen ist in der Langzeittherapie wegen des damit verbundenen Blutungsrisikos möglichst zu vermeiden. In den Phasen des Übergangs von einem zum anderen gerinnungshemmenden Mittel sind besondere Vorsicht und häufige Laborkontrollen geboten.

3 Allgemeine Kontraindikationen zur Anwendung von Antithrombotika und Fibrinolytika

Sowohl Antithrombotika als auch Fibrinolytika rufen aufgrund ihrer Wirkung in unterschiedlichem Ausmaß eine Hypokoagulämie hervor, die ein Blutungsrisiko bedeutet. Eine Blutung manifestiert sich aber praktisch nur bei Nichteinhaltung des therapeutischen Bereiches, bei präformierten Gewebsdefekten oder bei speziellen Organschäden, die unmittelbaren Einfluß auf die Wirkung der Antithrombotika und Fibrinolytika haben. Insofern sind alle Gesundheitsstörungen, die per se ein Blutungsrisiko aufweisen, als Kontraindikationen anzusehen. Tabelle 6.2 informiert über allgemeine Kontraindikationen und mögliche klinische Konsequenzen, bei denen im Einzelfall eine Risikoabwägung zur gerinnungshemmenden Therapie zu erfolgen hat.

6 Antithrombotika und Fibrinolysetherapie

Tabelle 6.2: Allgemeine Kontraindikationen zur Anwendung von Antithrombotika und Fibrinolytika. Spezielle Kontraindikationen s. a. ds. Kap., 5

Kontraindikationen	Bemerkungen
Hämorrhagische Diathesen	Hohes Blutungsrisiko
Erkrankungen mit Gewebsdefekten: Intestinale Ulzera Tumornekrosen Floride Lungen-Tbc Akute Pankreatitis Nierensteine	Lokales Blutungsrisiko. Keine Fibrinolysetherapie, auch Vitamin-K-Antagonisten kontraindiziert ASS insbesondere bei intestinalen Ulzera kontraindiziert. Therapie der Grundkrankheit. Low-dose-Heparintherapie ggf. erwägen
Unmittelbar nach Operationen und Partus	Gilt nicht für Low-dose-Heparingabe
Unmittelbar nach Organpunktionen, Arterienpunktionen und i.m. Injektionen	Low-dose-Heparingabe möglich. Karenzzeit für Fibrinolyse mindestens 2–3 Wochen, je nach Eingriff
Schwere Hepatopathien	Verstärkung des Hämostasedefektes
Floride Endokarditis	Blutungs- und Embolierisiko
Intraokulare Blutungen und Blutungen in das ZNS	Absolute Kontraindikation für alle gerinnungshemmenden Substanzen und Fibrinolytika
Arterieller Bluthochdruck (RR über 180/100 mmHg)	Intrakranielles Blutungsrisiko
Unzureichende Laborkontrollen, mangelnde Mitarbeit des Patienten	Gerinnungshemmende Therapie grundsätzlich kontraindiziert. Ggf. Motivation des Patienten
Hoher Antistreptokinasetiter nach Streptokinasetherapie oder Streptokokkeninfekt	Kontraindikation für Streptokinasetherapie, Urokinasebehandlung und Antikoagulanzientherapie möglich
Gravidität und Laktation	Absolute Kontraindikation für Vitamin-K-Antagonisten. Fibrinolyse nicht im 1. Trimenon ASS nicht im 3. Trimenon Heparinbehandlung möglich, aber kein niedermolekulares Heparin oder Heparin-DHE
Allgemeine schwere Gefäßsklerose	Intrakranielles Blutungsrisiko
Schwere Osteoporose	Bei Langzeitbehandlung mit Heparin Verstärkung der Osteoporose möglich
Allergische Reaktionen nach früherer Antikoagulanzientherapie	Ggf. Ausweichen auf anderes Mittel, z. B.: Marcumar statt Heparin, Urokinase statt Streptokinase
Medikamentenwechselwirkung	Gerinnungshemmende Therapie nur bei sorgfältiger Kontrolle möglich Bei Dosisabstimmung sind Kombinationen möglich

4 Allgemeine Risiken bei der Anwendung von Antithrombotika und Fibrinolytika

Die Blutung stellt die häufigste Komplikation bei der Anwendung von Antithrombotika und Fibrinolytika dar. Sie ist keine echte Nebenwirkung, sondern eine gesteigerte Hauptwirkung. Eine Blutung ist in der Regel bei Beachtung der Kontraindikationen und sachgemäßer Anwendung der Substanzen weitestgehend vermeidbar. Daneben gibt es jedoch noch eine Reihe wirklicher Nebenwirkungen, die in den Tabellen 6.4 und 6.11 (s. S. 185 bzw. 193) verzeichnet sind.

Bei Frauen im gebärfähigen Alter kann das Risiko von Blutungen aus dem Ovar durch gleichzeitige Gabe von Ovulationshemmern verringert werden.

5 Antithrombotika und ihre Anwendung

5.1 Heparin

(1) *Pharmakologische Eigenschaften:* Heparin ist ein aus tierischem Gewebe gewonnener Katalysator des Antithrombin III (AT-III). Der Heparin-AT-III-Komplex beeinflußt die Blutgerinnung durch direkte Hemmung des Thrombins und führt bereits in wesentlich kleineren Konzentrationen zur Inaktivierung des Faktors Xa. Ohne eine ausreichende Menge von AT-III ist Heparin wirkungslos, so daß bei angeborenem oder erworbenem AT-III-Mangel dieses Protein zur Entfaltung der Heparinwirkung erst substituiert werden muß (vgl. Kap. 19, 4). Heparin hat eine geringe fibrinolytische Eigenschaft und fördert die Lipoiddispersion. Peroral gegeben, ist Heparin unwirksam, weil es im Magen-Darmtrakt zerstört wird. Es wird relativ schnell durch Heparinasen abgebaut und im Urin ausgeschieden. Die daraus resultierende kurze funktionelle Halbwertzeit (60 min) erfordert entweder eine fortlaufende i.v. Zufuhr des Antikoagulans durch Dauerinfusion oder eine intermittierende parenterale Applikation. Heparin wird in der Klinik gleichwertig wirksam als Natrium- oder Kalziumsalz angewandt. 1 IE oder auch 1 USP-E Heparin entspricht $^1/_{30}$ mg Heparin. 1 mg des standardisierten Heparins verhindert die Gerinnung von 0,1–0,12 l Blut bei normalem AT-III-Gehalt des Blutes.

(2) *Indikationen:* s. Tabelle 6.3.

(3) *Dosierung:* Heparin ist nur parenteral gegeben wirksam. Am besten wendet man nach einer i.v. Bolusinjektion von 5000 IE die i.v. Dauerinfusion für die therapeutische Dosierung an. Die Low-dose-Therapie kann in gleicher Weise oder fraktioniert s.c. durchgeführt werden. Bei terminaler Niereninsuffizienz oder schwerer Leberschädigung verlängert sich die Halbwertzeit des Heparins. Dies kann zu Überdosierungen führen. Die i.m. Anwendung ist kontraindiziert. Dosisrichtlinien siehe Tabelle 6.3.

(4) *Therapieüberwachung:* Bei normalem Gerinnungsstatus vor Therapiebeginn ist eine s.c. Low-dose-Therapie praktisch nicht kontrollbedürftig. Wegen des Risikos einer heparininduzierten Thrombozytopenie müssen in der Anfangsphase der Therapie die Thrombozytenzahlen beachtet werden. Bei i.v. Anwendung ist die Überprüfung der partiellen Thromboplastinzeit und/oder Thrombinzeit notwendig, die bei therapeutischer Dosierung auf das 2–3fache der Norm verlängert sein soll.

6 Antithrombotika und Fibrinolysetherapie

Tabelle 6.3: Indikationen zur Heparintherapie und Dosierungsvorschläge

Indikationen	Dosierung
Perioperative Thromboseprophylaxe, Thromboseprophylaxe in der konservativen Medizin	2–3 mal 5000 E/Tag s.c.
Prophylaxe der Verbrauchskoagulopathie	500 E/h i.v. oder 2–3 mal 5000 E/Tag s.c.
Thromboseprophylaxe während der Gravidität und Laktation	2–3 mal 5000 E/Tag s.c.
Rezidivprophylaxe nach Fibrinolysetherapie oder Gefäßoperationen	300–1500 E/h i.v. in Abhängigkeit von PTT und Thrombinzeit (Zielwert: 2–3faches der Norm)
Gerinnungshemmung bei Hämodialyse	Heparindosis je nach Maschinentyp
Gerinnungshemmung bei extrakorporalem Kreislauf (Herz-Lungen-Maschine)	methodenabhängig
Therapie bei tiefen Venenthrombosen und Lungenembolie, falls keine operative Behandlung oder Fibrinolyse ausgeführt werden kann	1500–2000 E/h i.v. in Abhängigkeit von PTT und Thrombinzeit (Zielwert: 2–4faches der Norm). Therapiedauer: 5–10 Tage
Initialbehandlung thromboembolischer Erkrankungen zur sofortigen Thromboseprophylaxe	5000–10000 E i.v. als Bolus. Danach Entscheidung über weiteres Vorgehen (Operation, Fibrinolyse, therapeutische Heparingabe)
Als Alternative zur Behandlung mit Vitamin-K-Antagonisten, falls diese nicht möglich ist	500–1000 E/h i.v. oder 3 mal 5000 E/Tag s.c.
Gerinnungshemmung von Blutkonserven bei Austauschtransfusion	2500 E pro 500 ml Blut

Kontrollintervalle: PTT und/oder Thrombinzeit tgl. einmal, ggf. mehrmals je nach Behandlungssituation. Während der ersten 4 Wochen der Therapie sollte wegen der Möglichkeit einer heparininduzierten Thrombozytopenie mindestens einmal wöchentlich die Plättchenzahl kontrolliert werden (s. Tab. 6.4).
(5) *Antidot:* Protaminsulfat oder -chlorid, langsam i.v. im Verhältnis 1:1 zur letzten Heparindosis, neutralisiert sofort die Heparinwirkung (Kontrolle der Thrombinzeit, ggf. Nachinjektionen). Eine Überdosierung von Protamin ist wegen der dann eintretenden gerinnungsverzögernden Wirkung (Verstärkung der Blutungsneigung) zu vermeiden. Optimal ist die Steuerung der Heparinneutralisation durch den Protaminsulfat-Titrationstest. Die i.m. Gabe von Protaminpräparaten ist nicht zulässig. Ihre s.c. Injektion kann angewandt werden, dabei verzögert sich aber der Wirkungseintritt. Protaminpräparate, insbesondere Protaminsulfat, können selten Schockreaktionen auslösen.
(6) *Nebenwirkungen:* s. Tabelle 6.4.

Tabelle 6.4: Nebenwirkungen des Heparins und sich daraus ergebende klinische Konsequenzen

Art der Nebenwirkung	Häufigkeit	Klinische Konsequenz/Therapie
Haarausfall	selten	Nach Absetzen der Heparintherapie wieder Restitution des Haarwuchses
Anaphylaktische Reaktionen: Kopfschmerzen, Übelkeit, Pruritus, Urtikaria, auch abdominelle Koliken, Asthma bronchiale, Quincke-Ödem	selten	Reaktionen meist innerhalb der 1. Stunde nach Heparingabe. Verschwinden der Symptome nach Absetzen des Heparins. Eine Therapie ist meist nicht erforderlich; in ausgeprägten, klinisch relevanten Fällen: Absetzen des Heparins, symptomatische Therapie. Evtl. Wechsel des Heparinpräparats; Umsetzen auf Vitamin-K-Antagonisten ist zu erwägen.
Schmerzkrisen	Einzelfälle	Gefäßspasmen, insbesondere im Extremitätenbereich, möglicherweise nach vorausgegangener Heparinbehandlung. Oft spontane Rückbildung. – In seltenen Fällen hilft die Gabe von Protaminsulfat.
Transaminaseanstieg	häufig	Meist nur geringfügiger Transaminaseanstieg mit Gipfel am 5.–8. Tag, danach trotz Fortsetzung der Heparintherapie wieder Abfall der Fermente. – Abbruch der Heparintherapie im allgemeinen nicht erforderlich.
Thrombozytopenie	sehr selten	*Typ I:* Leichte vorübergehende Thrombozytopenie bei Behandlungsbeginn *Typ II:* Antikörpervermittelte Thrombozytopenie unter 80000/mm^3 bzw. schneller Abfall der Thrombozyten unter 50% des Ausgangswertes, die selten mit arteriellen oder venösen Thromben und/oder Verbrauchskoagulopathie verbunden sind. Therapie: Absetzen des Heparins, Antikoagulation mit Organan® (erhältlich über Internat. Apotheken). Ggf. Wechsel auf Vitamin-K-Antagonisten, wenn dies die Thrombozytenzahl erlaubt.
White-Clot-Syndrom	Einzelfälle	Dramatische Entwicklung einer Thrombozytopenie des Typs II mit Mikro- und Makrothrombosen in der Anfangsphase der Therapie (nekrotisierende Hautveränderungen oder fulminante Thrombose). Absetzen der Heparinbehandlung, ggf. Thrombektomie
Osteoporose	Bei langer, höherer Heparindosis	Begrenzung der Heparinlangzeittherapie auf 6–8 Monate. Bei Osteoporosepatienten grundsätzlich Vitamin-K-Antagonisten erwägen, aber nicht bei Schwangerschaftsosteoporose. Absetzen der Heparintherapie

(7) *Besonderheiten:* Bei hereditärem oder erworbenem AT-III-Mangel (Risikogrenze: 70%) wirkt Heparin nicht. In diesen Fällen ist eine AT-III-Substitution (Kybernin®) je nach AT-III-Wert erforderlich.

5.2 Niedermolekulares Heparin

(1) *Pharmakologische Eigenschaften:* Durch Spaltung und Fraktionierung konventionellen Heparins (mittleres Molekulargewicht 15000 Dalton) entsteht niedermolekulares Heparin (nm-Heparin) mit einem mittleren Molekulargewicht von etwa 4000–7000 Dalton. Es hemmt im Komplex mit AT-III (daher wie bei unfraktioniertem Heparin normaler AT-III-Spiegel erforderlich) in erster Linie den Faktor Xa, weniger die Thrombinwirkung. Damit reduziert sich das Blutungsrisiko, und der thrombosehemmende Effekt bleibt erhalten. nm-Heparin hat eine geringere lipolytische und thrombozytenaggregierende Wirkung als unfraktioniertes Heparin. nm-Heparin ist nicht nach den Kriterien des unfraktionierten Heparins standardisierbar. Daher wird seine Aktivität in Anti-Xa- oder Anti-aPTT-Einheiten angegeben. 160 Anti-Xa-E nm-Heparin entsprechen etwa der Wirkung von 1 mg Standard-Heparin. Außerdem wird seine Wirkung nach einem internationalen Standard für nm-Heparin definiert. Hier können sich aber Unterschiede je nach der Herstellung des nm-Heparins ergeben, so daß Aktivitätsangabe und Wirkungsdauer der einzelnen Präparate different sind. Die Wirkungsdauer des nm-Heparins ist auch bei s.c. Applikation länger als der Effekt des üblichen Heparins.

(2) *Indikationen:* nm-Heparine werden in der perioperativen Thromboseprophylaxe als Low-dose-Therapie und bei der Hämodialyse eingesetzt.

(3) *Dosierung:* Zur perioperativen Thromboseprophylaxe: 18 mg Mono-Embolex® NM; 16 mg Fragmin® P; 20 oder 40 mg Clexane® einmal pro Tag s.c. Zur Dialyse: Fragmin®/-D: 5–30 IE Anti-Faktor Xa/kg KG als Bolus, danach 4–15 IE Anti-Faktor Xa/kg KG/h, um einen Anti-Faktor-Xa-Spiegel von 0,3–0,5 IE/ml im Blut zu erreichen. Weitere Anwendungsempfehlungen des Herstellers beachten!

(4) *Therapieüberwachung:* Bei Low-dose-Therapie nicht erforderlich. Bei Anwendung von Fragmin® im Rahmen der Dialyse: Coatest-anti-Xa®. Thrombinzeit, PTT und TPZ sind zur Therapiekontrolle ungeeignet. Während der ersten 4 Wochen der Therapie wegen möglicher heparininduzierter Thrombozytopenie Thrombozytenzahlen beachten.

(5) *Antidot:* 1500 E Protaminchlorid s.c. bei Low-dose-Therapie. Im übrigen: 1 mg Protaminchlorid neutralisiert weitgehend 100 Anti-Faktor Xa-E. Weitere Erfahrungen sind hier abzuwarten.

(6) *Nebenwirkungen:* Bisher wurden heparinspezifische Nebenwirkungen (s. Tab. 6.4) nur vereinzelt beobachtet. Heparininduzierte Thrombozytopenien sind möglich. Die Gabe von nm-Heparin kann bei den Laborwerten zu falsch niedrigen Cholesterinwerten und falsch hohen T_3- und T_4-Werten führen. Antihistaminika, Digitalis, Tetrazykline und Ascorbinsäure schwächen die nm-Heparinwirkung ab. Bei Embolex® sind die DHE-spezifischen Nebenwirkungen zu beachten (Vasospasmen!)

(7) *Kontraindikationen:* Wie bei unfraktioniertem Heparin (s. Tab. 6.2).

Während der Schwangerschaft und Laktationsperiode sollte nm-Heparin nicht routinemäßig angewandt werden, bis weitere Erfahrungen vorliegen.

5.3 Vitamin-K-Antagonisten

(1) *Pharmakologische Eigenschaften:* Kumarine und Phenylindandione hemmen die Vitamin-K-abhängige Karboxylierung der präformierten Gerinnungsfaktoren II, VII, IX und X in der Leber. Diese fallen entsprechend ihrer unterschiedlichen Halbwertzeit im peripheren Blut ab und bewirken damit eine Hypokoagulämie als Thromboseschutz. Dieser Prozeß wird von der Resorptionsrate aus dem Darm, der Vitamin-K-Aufnahme, der Eiweißbindung, der Metabolisierung, der Ausscheidung und der allgemeinen Lebersyntheseleistung nachhaltig beeinflußt. Die peroral oder parenteral zugeführten Vitamin-K-Antagonisten entfalten ihre Wirkung nur langsam. Dementsprechend normalisieren sich die Gerinnungsverhältnisse nach Absetzen der Mittel nur zögernd. Eine individuelle Dosierung, an Laborkontrollen (TPZ = Quick-Wert) orientiert, ist absolut erforderlich.

(2) *Indikationen:* Prinzipiell bei jeder Langzeitantikoagulation. Einzelheiten und Dauer der Behandlung siehe Tabelle 6.5. Abweichungen von der dort angeratenen mittleren Behandlungsdauer ergeben sich aus der klinischen Situation. Im übrigen wird auf die einzelnen Krankheitsbilder, die in den Organkapiteln beschrieben sind, verwiesen.

(3) *Dosierung:* Vitamin-K-Antagonisten werden grundsätzlich peroral appliziert. Nur in Ausnahmefällen ist auch eine i.v. Anwendung möglich. In diesen Situationen sollte jedoch eine Heparintherapie erwogen werden. Tabelle 6.6 gibt Aufschluß über Dosierung und Abklingrate der Antikoagulanzienwirkung. Bei einer hohen individuellen Empfindlichkeit („Hyperreaktoren") müssen die angegebenen Richtdosen unterschritten und bei geringerem Ansprechen („Hyporeaktoren") überschritten werden. Die Behandlung sollte einschleichend niedrig begonnen werden (Kumarinnekroserisiko bei Protein-C-Mangel und hoher Initialdosis größer). Bei sofort notwendiger Gerinnungshemmung ist die Kombinationsbehandlung mit Heparin zu empfehlen. Bei Erreichen eines Quick-Wertes von 35% (INR = 2,0) wird die Heparinbehandlung eingestellt.

(4) *Therapieüberwachung:* Geeignete und bewährte Methoden sind: Thromboplastinzeit (= Quick-Wert), Thrombotest nach Owren. Es können sowohl Methoden unter Verwendung von Venenblut als auch Kapillarblut angewandt werden, wenn das ausführende Labor über ausreichende Erfahrungen mit der jeweiligen Methode verfügt. Zur Vergleichbarkeit der Meßwerte verschiedener Laboratorien ist es entscheidend wichtig, die Empfindlichkeit (ISI = International Sensitivity Index) der verschiedenen Testthrombokinasen zu beachten und am besten die Meßwerte als INR (= International Normalized Ratio) anzugeben. Die seitherigen Kontrollwertangaben in % der Norm sind weiterhin akzeptabel, wenn dabei die ISI-Werte beachtet werden. Während früher der „therapeutische Bereich" für die Einstellung der Behandlung mit Vitamin-K-Antagonisten ziemlich starr gehandhabt wurde, wird heute nach Erfahrungswerten zur Minimierung von Blutungskomplikationen der therapeutische Bereich in Abhängigkeit von der Behandlungsindikation gewählt (s. Tab. 6.7). Zudem deutet sich auch

6 Antithrombotika und Fibrinolysetherapie

Tabelle 6.5: Indikationen und Empfehlungen zur Behandlungsdauer (mittlere Erfahrungswerte) mit Vitamin-K-Antagonisten (s. ds. Kap., 5.3[2])

Indikationen	Behandlungsdauer/Bemerkungen
Mitralklappenstenose und Vorhofflimmern	unbegrenzt
Vorhofflimmern und abgelaufene Embolie	24 Monate bis unbegrenzt, solange Thrombennachweis im UKG. – Vorhofflimmern ohne Thrombennachweis ist eine relative Indikation
Bei aufgetretenem Vorhofflimmern und beabsichtigter Kardioversion	Mindestens 2–3wöchige Vorbehandlung mit Marcumar® bis zur Kardioversion oder auch Low-dose-Heparintherapie. Bei Thrombennachweis Nachbehandlung über 6–24 Monate (UKG-Kontrolle!)
Nach akutem Herzinfarkt, besonders nach Fibrinolysetherapie und/oder Angioplastie: Unkomplizierter Infarkt	6 Monate bzw. Thrombozytenaggregationshemmer
Komplizierter Infarkt (Rhythmusstörung, Aneurysma mit Thrombenbildung, Embolien)	Bis zum Abklingen des Thrombose-/Embolierisikos (UKG-Kontrolle)
Reinfarkt	Unbegrenzt bzw. Thrombozytenaggregationshemmer
Nach Herzklappenersatz: Kunststoff-/Metallprothesen	Unbegrenzt
Nach Bioprothesen	½ Jahr postoperativ
Dilatative Kardiomyopathie	Unbegrenzt
Periphere arterielle Durchblutungsstörung	Unbegrenzt; Indikation jedoch umstritten. Alternative: Thrombozytenaggregationshemmer
Nach rekonstruktiven Arterienoperationen, insbesondere nach femoropoplitealem Bypass	Unbegrenzt, alternativ Thrombozytenaggregationshemmer je nach Art und Lokalisation der Gefäßprothese
Nach Lungenembolie	6–9 Monate (Kontrolle: Lungenszintigramm)
Lungenembolierezidiv	12–24 Monate bis unbegrenzt, je nach Embolieursache und Kontrolle des Lungenszintigramms
Thrombosen tiefer Venen	Nachbehandlung 6–12 Monate, je nach Befund und Thromboseursache
Thromboserezidiv	Unbegrenzt, ggf. bis Ursachenbeseitigung
Thromboseneigung bei Polyglobulie	Bis zur erfolgreichen Therapie der Polyglobulie
AT-III-Mangel	Unbegrenzt nach Thrombosen
Protein-C- und -S-Mangel	Unbegrenzt nach Thrombosen

Tabelle 6.6: Dosierungsempfehlungen für Vitamin-K-Antagonisten und Abklingrate nach Absetzen der Therapie (nach Koller)

Handels-name	Initialdosis innerhalb der ersten 48 h (mg)	Mittlere Erhaltungsdosis mg/Tag	Erreichen des therapeutischen Bereiches (h)	Normalisierung des Gerinnungs-systems nach Absetzen (Tage)
Marcumar®	12–18	3	48–72	10–14
Coumadin®	35–70	10	36–48	5–8
Sintrom®	12–24	4–8	36–48	3–5

Tabelle 6.7: Behandlungsbereiche in % (Quick) und INR-Werte bei verschiedenen Indikationen und einer Thrombokinase mit einem ISI = 1,12. Bei anderen ISI-Werten verschieben sich die %-Angaben

	% (Quick)	INR
Allgemeiner therapeutischer Bereich	15–35%	4,5–2,0
Mitralklappenstenose und Vorhofflimmern	20–25%	3,9–2,8
Vorhofflimmern und abgelaufene Embolie	20–25%	3,9–2,8
Herzklappenersatz		
Mechanische Klappenprothesen	25–30%	2,8–2,4
Biologische Klappenprothesen	30–35%	2,4–2,0
Postthrombotisch und nach Lungenembolie	25–30%	2,8–2,4

bei Vitamin-K-Antagonisten die Tendenz zur „Low-dose-Therapie" an. Liegen 75% der Kontrollwerte im angestrebten therapeutischen Bereich, so kann dies als fachgerechte Einstellung gewertet werden.

Laborkontrollen sind zu Beginn der Behandlung mindestens am 1. bis 5. Tag täglich zwingend notwendig. Beim Umsetzen einer anderen gerinnungshemmenden Therapie auf Vitamin-K-Antagonisten können sogar zweimalige Laborkontrollen am Tag vorteilhaft sein. Bei guter und konstanter Einstellung können die Kontrollintervalle auf 2–4 Wochen ausgedehnt werden. In Zweifelsfällen, bei interkurrent auftretenden Zweitkrankheiten und bei zusätzlicher Anwendung anderer Medikamente ist eine häufigere Überprüfung der Thromboplastinzeit notwendig. In kritischen Behandlungsphasen kann die zusätzliche Bestimmung der Einzelfaktoren II, VII, X hilfreich sein. Alle Meßwerte und Therapieempfehlungen sind für den Patienten in einer Überwachungskarte zu dokumentieren.

Zahlreiche Medikamente und Erkrankungen beeinflussen die Toleranz gegenüber Vitamin-K-Antagonisten (s. Tab. 6.8 und 6.9). Daraus können sich Einstellungsschwankungen und damit Blutungsrisiken oder Thromboserezidive er-

6 Antithrombotika und Fibrinolysetherapie

Tabelle 6.8: Medikamente, die mit unterschiedlichem Wirkungsmechanismus die Toleranz gegenüber indirekten Antikoagulanzien ändern können

Toleranzminderung (Blutungsgefahr)	Toleranzerhöhung (ungenügender Thromboseschutz)
Phenylbutazon	Vitamin-K-Präparate
Salizylate	Barbiturate
PAS	Thiouracile
Phenothiazinderivate	Purinderivate
Pyrazolonderivate	Kortikosteroide, ACTH
Clofibrat, Bezafibrat, Etofibrat	Neuroleptika
Androgene, Anabolika	Ovarialhormone
Breitbandantibiotika	Ganglienblocker
Dextranpräparate	Diuretika
Thyroxin, Trijodthyronin	Spirolacton
Sulfonamide	Acetylcholin
Nikotinsäurederivate	Atropin
Paraffinhaltige Abführmittel	Chloralhydrat
Allopurinol	Übrige Laxanzien
Proquazon	Griseofulvin
Sulfinpyrazon	Barbexaclon
Valproinsäure	Colestyramin
	Rifampicin

Tabelle 6.9: Pathologische Zustände, welche die Toleranz gegenüber indirekten Antikoagulanzien ändern können

Toleranzminderung (Blutungsgefahr)	Toleranzerhöhung (ungenügender Thromboseschutz)
Leberschäden	Postoperativer Zustand
Kardiale Dekompensation	Kardiale Rekompensation
Alkoholismus	Diurese
Malabsorption	Diarrhö
Unterernährung	Adipositas
Fieber	
Hyperthyreose	Hypothyreose
Röntgentherapie	Schockzustände

geben. Eine der klinischen Situation angepaßte Häufigkeit der Laborkontrollen erlaubt aber die Fortsetzung der Antikoagulation und die indizierte Zusatzmedikation. Wegen der Häufigkeit der Wechselwirkungen sollte dieser Frage bei der zusätzlichen Verordnung eines Medikamentes prinzipiell nachgegangen werden.
Die Einhaltung einer speziellen Diät ist trotz des unterschiedlichen Gehaltes verschiedener Nahrungsmittel an Vitamin K nicht erforderlich. Auf einseitig Vitamin-K-reiche Diäten (z.B. Spinat, Kohlgemüse) sollte jedoch verzichtet wer-

den. Alkoholische Getränke in kleinen Mengen sind erlaubt. Bei Fernreisen ist die Zeitverschiebung bei der Antikoagulanzieneinnahme zu beachten.

(5) *Antidot:* Vitamin K_1 (Konakion®) wirkt als direktes Antidot (Dosis: 5 bis 10 mg), indem es die Synthese der Gerinnungsfaktoren II, VII, IX und X normalisiert. Es wirkt, in der Regel peroral gegeben, in Abhängigkeit von den eingesetzten Vitamin-K-Antagonisten unterschiedlich zeitlich protrahiert. Die intravenöse Applikation von Vitamin K_1 sollte nach Möglichkeit (Schockgefahr) vermieden werden und ist auch wegen seines langsam einsetzenden Wirkungseffektes praktisch nicht erforderlich. Eine sofortige Normalisierung des Gerinnungssystems (z. B. bei Notfalloperationen) kann demnach mit Vitamin K_1 trotz seiner spezifischen Wirkung nicht erreicht werden. Dies ist jedoch durch den Einsatz von FFP oder auch PPSB-Plasma nach den Kriterien der Substitutionstherapie (Dosis s. Kap. 19, 1 „Therapie der plasmatisch bedingten Hämostasestörungen") möglich. Häufig genügt einfach das Absetzen der Vitamin-K-Antagonisten zur Korrektur der Gerinnungsverhältnisse.

(6) *Operative Eingriffe unter Vitamin-K-Antagonistenbehandlung:* Bei operativen Eingriffen muß die durch Vitamin-K-Antagonisten induzierte Hypokoagulämie wegen des Blutungsrisikos beseitigt werden. Dadurch erhöht sich andererseits wieder die Thrombosegefahr, insbesondere bei schneller und weitgehender Normalisierung des Gerinnungssystems. Somit entscheiden die Art der beabsichtigten Operation und deren Dringlichkeit über die Wahl der Methode zur Verbesserung der Gerinnungsverhältnisse. Die Normalisierung des Gerinnungssystems kann durch drei Maßnahmen erreicht werden: 1. Einstellen der Antikoagulanzienmedikation, 2. Gabe von 3–10 mg Vitamin K_1 oder 3. i.v. Substitutionsbehandlung mit FFP oder auch PPSB-Plasma.

In Tabelle 6.10 sind Richtwerte für die TPZ bei verschiedenen operativen Maßnahmen angegeben. Bei Wahleingriffen sollte bevorzugt eine 2–5tägige Antikoagulanzientherapiepause zur Anhebung der TPZ genutzt werden. Bei ausblei-

Tabelle 6.10: Empfehlungen zur Vorbereitung auf operative Eingriffe bei Patienten, die mit Vitamin-K-Antagonisten behandelt werden (TPZ-Werte bei Thrombokinase mit ISI = 1,12)

Eingriffe	Vorbereitung	Angestrebte TPZ
Zahnextraktion	2–3 Tage Therapiepause	30%
Kleine Operationen, Arteriographie	3–6 Tage Therapiepause	40%
Größere Operationen, translumbale Aortographie	3–8 Tage Therapiepause Ggf. 3–5 mg Konakion® zur Abkürzung der Vorbereitungszeit	60%
Sofort notwendige Operationen	FFP oder 1000–2000 E PPSB-Plasma + 5–10 mg Konakion®	30–60%
Bei allen Maßnahmen in Abhängigkeit vom Thromboserisiko: 2 × 5000 E/Tag Heparin s.c.		

6 Antithrombotika und Fibrinolysetherapie

bendem oder ungenügendem Effekt kann zusätzlich eine kleine Vitamin-K-Dosis (3–5 mg p.o.) gegeben werden. Nur bei umgehend notwendigen operativen Eingriffen ist eine FFP- oder PPSB-Plasma-Infusion (Dosierung: s. Kap. 19, 1) erforderlich. In der Regel sollte perioperativ die Thromboseprophylaxe in Abhängigkeit von der klinischen Situation durch Heparin (Low-dose- oder auch i.v. Dauerinfusion) oder nm-Heparin abgelöst werden. Die Heparintherapie wird nach Abbruch der Marcumar-Therapie oberhalb eines Quick-Wertes von 35% (INR = 2,0) eingeleitet. Nach Wiederaufnahme der Marcumar-Behandlung wird die Heparingabe bei Erreichen des gleichen Quick-Wertes abgesetzt. In Abhängigkeit von der Schwere des operativen Eingriffs und dem damit verbundenen Nachblutungsrisiko kann die Behandlung mit Vitamin-K-Antagonisten 1 bis 8 Tage postoperativ wieder aufgenommen werden.

(7) *Beendigung der Therapie:* Die Therapie mit Vitamin-K-Antagonisten wird durch Absetzen des Präparats beendet. Ein „Ausschleichen" der Therapie ist nicht erforderlich. Man muß sich im Hinblick auf ein Thromboserezidiv nach Absetzen der Behandlung jedoch im klaren sein, daß mit der Beendigung der Therapie das natürliche Thromboserisiko wieder vorhanden ist.

(8) *Nebenwirkungen:* Die Nebenwirkungen der Vitamin-K-Antagonisten und die daraus zu ziehenden Konsequenzen sind in Tabelle 6.11 aufgeführt.

Die schwerwiegendste, aber auch sehr seltene Nebenwirkung stellt die Kumarinnekrose dar. Sie tritt am 2.–6. Tag nach Therapiebeginn mit einem charakteristischen starken und schnellen Abfall der TPZ ein. Gleichzeitig bildet sich in einem umschriebenen Hautbezirk eine Hautrötung mit darunterliegender Gewebsinfiltration aus. Es folgen in diesem Bereich petechiale Blutungen, die konfluieren und in hämorrhagische Blasen übergehen. Unter diesem Areal entwickelt sich eine alle Hautgewebsschichten umfassende Nekrose („Kumarinnekrose"). Besonders gefürchtet ist diese Erscheinung im Bereich der Mamma, weil sie zu einem Totalverlust des Organs führen kann. Als Ursache der Kumarinnekrose wird der überstürzte Abfall des Vitamin-K-abhängigen Inhibitors „Protein C" diskutiert. Bei einer sich abzeichnenden Kumarinnekrose ist es ratsam, den Vitamin-K-Antagonisten abzusetzen, kleine Dosen Heparin (300–500 E/h i.v. im Dauertropf) unter mindestens tgl. zweimaliger Kontrolle von TPZ und Thrombinzeit zu geben. Die Anwendung von 100 mg Prednison wird auch häufig angeraten. Im Stadium der Blasenbildung ist eine nekroseverhütende Therapie nicht mehr möglich. Trotzdem sollte die angegebene Behandlung ausgeführt werden. In einer Reihe von Berichten wird aber auch festgestellt, daß die Fortsetzung der Therapie mit Vitamin-K-Antagonisten keinen negativen Einfluß auf den Ablauf der Kumarinnekrose oder die Ausbildung eines Rezidivs hat. Zur Prophylaxe der Kumarinnekrose sollte die Anfangsdosis des Vitamin-K-Antagonisten niedrig gewählt werden.

Im Falle einer ausbleibenden Normalisierung der Faktorensynthese nach Absetzen der Vitamin-K-Antagonisten ist es gerechtfertigt, nach einem Intervall von 2–3 Wochen kleine Dosen Konakion® (5–10 mg p.o./Woche) zu verordnen.

5.4 Thrombozytenaggregationshemmer

(1) *Pharmakologische Eigenschaften:* Der klinisch wichtigste Thrombozytenaggregationshemmer ist die *Azetylsalizylsäure* (ASS). Ihre Wirkung beruht auf der irreversiblen Azetylierung der Cyclooxygenase im Prostaglandinstoffwechsel. Dadurch wird die Prostaglandinsynthese in der Gefäßwand und in

Tabelle 6.11: Nebenwirkungen der Vitamin-K-Antagonisten

Nebenwirkungen	Häufigkeit	Bemerkungen
Kumarinnekrose der Haut und -anhangsgebilde (Mamma)	Einzelfälle	Während der ersten Tage der Behandlung verbunden mit dramatischem Abfall des Quick-Wertes (s. ds. Kap., 5.3 [8]) Prophylaxe: Vitamin-K-Antagonist anfangs in niedrigen Dosen „einschleichen", bis therapeutischer Bereich erreicht ist. Zum Thromboseschutz Heparintherapie überlappend mit Vitamin-K-Antagonisten geben
Urtikaria, Dermatitis, Haarausfall	selten	Absetzen der Therapie, ggf. Umstellung auf Heparinbehandlung. Haarausfall ist nach Beendigung der Vitamin-K-Antagonisten-Medikation reversibel
Transaminaseanstieg	sehr selten	In der Regel kein Ausdruck einer bleibenden Leberschädigung, meistens spontane Rückbildung; – nur in seltenen Fällen Absetzen des Antikoagulans nötig

Fetale Schäden
1. Trimenon:
  Einbettungsstörungen
  Blutungen in den
  Trophoblasten
  Teratogene Schäden
  (Chondrodystrophia
  punctata)
2. Trimenon:
  Wachstumsanomalien
  (Mikrozephalie,
  Optikusatrophie,
  Nasenhypoplasie)
3. Trimenon:
  Blutungen
  (Purpura cerebri)
	Einzelfälle	Die genannten fetalen Schäden wurden insbesondere bei Anwendung von Warfarin® beobachtet (Fetal warfarin syndrom) Dennoch sind alle Vitamin-K-Antagonisten während der Gravidität kontraindiziert, zumal in der Neugeborenenperiode ohnehin K-Hypovitaminosen bekannt sind. Daher empfehlen auch viele Frauen- und Kinderärzte die prophylaktische Vitamin-K-Gabe

Thrombozyten blockiert. Wichtig für den therapeutischen Einsatz ist die unterbrochene Synthese des aggregationsfördernden Prostaglandins „Thromboxan A", das auch eine Vasokonstriktion bewirkt. Allerdings wird der Aufbau auch anderer Prostazykline wegen der zentralen Stellung der Cyclooxygenase unterbrochen. Dies trifft auch für das Prostazyklin zu, das vasodilatatorische und aggregationshemmende Eigenschaften hat. Damit wäre im Prinzip der therapeutisch gewünschte Effekt der ASS aufgehoben. Die Regenerationszeit der durch ASS gehemmten Cyclooxygenase in der Gefäßwand ist jedoch kürzer als in Thrombozyten, so daß letztlich der aggregationshemmende Effekt durch Ausschaltung des Thromboxan A in Thrombozyten überwiegt. Daraus resultiert eine

6 Antithrombotika und Fibrinolysetherapie

Aggregationshemmung, welche die Bildung eines Thrombozytenthrombus im arteriellen System behindert.

Ticlopidin (Tiklyd®): Nach den derzeitigen Kenntnissen hemmt Ticlopidin die ADP-induzierte Thrombozytenaggregation irreversibel durch Verhinderung der Fibrinbrückenbildung zwischen den Plättchen. Die volle Wirkung tritt nach 3–5 Tagen ein und normalisiert sich erst 1 Woche nach Absetzen der Substanz (Lebensdauer der Thrombozyten). Der Prostaglandinstoffwechsel bleibt unberührt.

Dipyramidol: Der gelegentlich noch in der Klinik eingesetzte, vergleichsweise schwache Thrombozytenaggregationshemmer wirkt als Inhibitor der Phosphodiesterase und blockiert damit die Umwandlung des cAMP in AMP. Der cAMP-Anstieg in den Thrombozyten reduziert ihre Reagibilität und damit die Thrombozytenaggregation. Dipyramidol hat zusätzlich eine gefäßerweiternde Wirkung. ASS potenziert den Effekt des Dipyramidols, so daß diese Substanzen in der Klinik gemeinsam in einem Kombinationspräparat (Asasantin®) angewendet werden.

(2) *Indikationen:* Thrombozytenaggregationshemmer sind bei Erkrankungen einer geschädigten Gefäßwand der Arterien und gesteigerter Thrombozytenaggregation (Hirngefäße [TIA], Koronargefäße, periphere arterielle Durchblutungsstörungen, Herzklappenersatz, Thrombozytosen) indiziert. Die klinische Wirksamkeit ist durch verschiedene Studien belegt, was besonders für ASS und Ticlopidin gilt. Die Auswahl eines Präparats zur Behandlung ergibt sich in erster Linie aus dem Nebenwirkungsprofil der Substanzen.

(3) *Kontraindikationen:* Bei allen Thrombozytenaggregationshemmern Vorsicht bei hämorrhagischen Diathesen. ASS: Magenulkuskrankheit, Salizylatallergie, Asthma bronchiale, Vorsicht im letzten Trimenon der Schwangerschaft. Dipyramidol: Bei höheren Dosen Stenokardien, EKG-Veränderungen. Ticlopidin: Blutbildveränderungen, intestinale Ulzera, Gravidität.

(4) *Dosierung:* 0,1–1,0 g/Tag ASS (Aspirin®, Colfarit®, Godamed®). Niedrige ASS-Dosen haben sich als gut wirksam erwiesen. Dipyramidol: Persantin® (besser Asasantin® 3 mal 1 Tbl./Tag = 3 mal 25 mg Dipyramidol + 3 mal 100 mg ASS). Ticlopidin (Tiklyd®): 2 mal 1 Tbl. zu 250 mg/Tag.

(5) *Therapieüberwachung:* Im allgemeinen nicht erforderlich, kann jedoch mit dem Thrombozytenaggregationstest erfolgen. Bei Ticlopidin während der ersten 3 Therapiemonate in 14tägigen Abständen Kontrolle der Leuko- und Thrombozytenzahl sowie des Differentialblutbildes.

(6) *Antidot:* Ein spezifisches Antidot gibt es nicht. Die Abklingzeit für Dipyramidol beträgt wenige Stunden, für ASS und Tiklyd® mehrere Tage in abnehmender Intensität (hängt von der Lebenszeit der Thrombozyten) ab.

(7) *Nebenwirkungen:* Bei allen Substanzen: gesteigerte Blutungsneigung, insbesondere bei Gefäßdefekten. *ASS:* Gastrointestinale Störungen bis zur Ulkusbildung, ASS-induziertes Asthma bronchiale, allergische Hautreaktionen, Hämolyse bei G-6-PDH-Mangel. *Ticlopidin:* Relativ hohe Nebenwirkungsrate in Form von dosisabhängigen gastrointestinalen Störungen (Übelkeit, epigastrische Schmerzen, Diarrhö), Urtikaria und makulopapulöse Hautausschläge. In seltenen Fällen treten Blutbildschäden (Leuko-, Thrombozytopenie, Agranulozytose, Panzytopenie) auf. Selten kommt es zu Ikterus und erhöhten Transaminasen. *Dipyramidol:* Kopfschmerzen, in hohen Dosen Stenokardien (myokardialer Steal-Effekt). Passagere gastrointestinale Störungen, reversible Erhöhung von GOT und GPT.

5.5 Dextran

Pharmakologische Eigenschaften: Dextran verbessert die Fließeigenschaft des Blutes, behindert die Thrombozytenfunktion durch monomolekularen Überzug auf Thrombozyten und Gefäßwand und wirkt zirkulationsfördernd durch Blutvolumenvergrößerung. Diese Eigenschaften können zur Thromboseprophylaxe in der postoperativen Phase genutzt werden. Die thromboseprophylaktische Wirkung des Dextrans entspricht dem Low-dose-Heparineffekt.

Heute wird Dextran zur Thromboseprophylaxe wegen seines hohen Allergierisikos praktisch nicht mehr angewandt.

6 Fibrinolytika und ihre Anwendung

Für die fibrinolytische Therapie sind folgende pathophysiologische Aspekte zur Thrombolyse bedeutungsvoll:

Der physiologische Vorgang der Fibrinolyse basiert auf der Umwandlung des Plasminogens in das fibrinolytisch aktive Plasmin. Dieser Prozeß wird durch eine Reihe von Aktivatoren ausgelöst, die in den verschiedenen Körpergeweben (z. B. Urokinase in der Niere) gebildet werden. Diesen Aktivatoren wirken eine Reihe von Inhibitoren (Antiaktivatoren, Antiplasmin) entgegen, die für die Begrenzung der fibrinolytischen Aktivität sorgen. Dadurch wird verhindert, daß aus einer lokal notwendigen Fibrinolyse zur Beseitigung einer Fibrinablagerung im Rahmen von Heilungsvorgängen eine Hyperfibrinolyse wird, die den Gesamtorganismus trifft (s. Kap. 19, 2).

Plasmin weist keine hohe Substratspezifität auf. Es zerstört auch Fibrinogen, die Faktoren V und VIII und beeinflußt das Komplementsystem. Dadurch ergibt sich zwangsläufig bei einem erhöhten Plasminspiegel eine Reduktion von Gerinnungsfaktoren im Blut, die zu einer Hämostasestörung führt. Außerdem verursachen durch Fibrinolyse entstandene Fibrin- bzw. Fibrinogenspaltprodukte eine Fibrinogenpolymerisationsstörung (Antithrombin-VI-Effekt), welche die Endstrecke der Blutgerinnung, die Fibrinbildung, blockiert. Dadurch wird die Blutungsneigung bei einer systemischen Fibrinolyse verstärkt.

Plasminogen, die Vorstufe des lytisch wirkenden Plasmins, reichert sich bei der Entstehung eines Thrombus in demselben an. Dadurch birgt der Thrombus bereits bei seiner Entstehung auch die Voraussetzungen für seinen Abbau in sich. Fehlt bei der Bildung des Thrombus Plasminogen, so ist seine Lyse wesentlich erschwert oder gar unmöglich. Dies kann der Fall sein, wenn im Blut durch schnelle und massive Umwandlung des Plasminogens in Plasmin bei systemischer Fibrinolyse ein Plasminogenmangel eintritt.

Da die Fibrinolyse bei allen Fibrinthromben ansetzt, die sich zum Zeitpunkt der fibrinolytischen Therapie im Organismus befinden, kommt es nicht nur zur gewünschten Lyse des pathologischen Thrombus, sondern auch zur Lyse anderer, physiologisch notwendiger Fibrinansammlungen (z. B. im Bereich von Operationswunden, Gefäßpunktionsstellen). Dies verursacht neben der fibrinolyseinduzierten systemischen Hämostasestörung lokale Blutungen bei Gewebsdefekten.

6 Antithrombotika und Fibrinolysetherapie

Ein ideales Fibrinolytikum sollte daher nur den pathologischen Thrombus lysieren, keine systemische Auswirkungen auf die Hämostase haben und frei von Nebenwirkungen sein. Da diese Substanz (noch) nicht existiert, weisen alle Fibrinolytika entsprechend ihrem speziellen fibrinolyseaktivierenden Modus Vor- und Nachteile auf. Diese gilt es bei den einzelnen Indikationen abzuwägen. Das führte auch zur Anwendung der verschiedenen Fibrinolytika in unterschiedlicher Dosis bei den publizierten Studien.

6.1 Streptokinase

(1) *Pharmakologische Eigenschaften:* Die aus β-hämolytischen Streptokokken gewonnene Streptokinase aktiviert Plasminogen zu Plasmin, indem sie zunächst eine äquimolekulare Bindung mit Plasminogen (Plasminogen-Streptokinase-Komplex) eingeht. Der genannte Komplex führt dann zur Plasminogenumwandlung in das fibrinolytisch aktive Plasmin. Für das Verständnis der thrombolytischen Wirkung der Streptokinase sind noch folgende Besonderheiten von Bedeutung:

– Streptokinase führt durch Plasminogenaktivierung zu einer Hyperplasminämie, die einerseits von außen her am Thrombus eine Thrombolyse bewirkt, aber andererseits so lange eine Hämostasestörung hervorruft, als freies Plasmin im Plasma vorhanden ist (s. oben). Folge der Hämostasestörung können schwere, sogar tödliche Blutungen (um 1%) sein. Therapeutisch wünschenswert ist daher eine niedrige fibrinolytische Aktivierung im Plasma bei hoher Fibrinolysewirkung am Thrombus. Dies ist erreichbar durch schnelle und möglichst vollständige Plasminogenaktivierung im Blut. Nach einer Periode der Hyperplasminämie folgt dann eine „plasminfreie Phase" mit einer verringerten Hämostasestörung.

– Streptokinase dringt in einen Thrombus ein (thrombembatische Potenz) und aktiviert das dort vorhandene Plasminogen zu Plasmin. Die Thrombolyse kann daher als „Endolyse" im Thrombus ablaufen, ohne daß aktivierbares Plasminogen im strömenden Blut vorhanden sein muß. Dies ermöglicht auch die Fortsetzung der Thrombolyse als „Lyse in der plasminfreien Phase".

– Streptokinase induziert eine Antikörperbildung. Daher sollte ihre Anwendung auf 5–6 Tage begrenzt werden. Eine Wiederholung der Streptokinasetherapie ist frühestens nach 3–6 Monaten möglich. Sicherheitshalber muß dann die individuelle Dosierungsform nach dem Streptokinaseresistenz-Test gewählt werden (s. ds. Kap., 6.1 [4]). Dies ist auch nach vorausgegangenen Streptokokkeninfekten notwendig.

(2) *Indikationen:* s. Tabelle 6.12 und bei den einzelnen Organkapiteln.
(3) *Kontraindikationen:* s. Tabelle 6.2 (S. 182).
(4) *Dosierung* (Handelspräparate: z.B. Streptase®, Kabikinase®, Awelysin®): Zur Vermeidung allergischer Reaktionen wird von vielen Autoren die Vorgabe von 125 mg Prednisolon angeraten. Standarddosierung: Initial 250 000 E Streptokinase (verschiedene Therapeuten geben eine höhere Initialdosis, bis 600 000 E, an) innerhalb von 20–30 min als Infusion oder besser über Perfusor (Infusionsmedium: isotone Glukoselösung oder auch 0,9%ige NaCl-Lösung) intravenös. Anschließend 100 000 E Streptokinase/h in gleicher Weise i.v. ap-

Tabelle 6.12: Indikationen und Dosierungshinweise zur Anwendung von Fibrinolytika

Erkrankung	Fibrinolytika	Dosierung/Anmerkungen
Thrombosen tiefer Venen	Streptokinase Urokinase	Systemische Lyse über Tage Standard- oder individuelle Dosis, auch ultrahohe Dosis
Lungenembolie	Streptokinase Urokinase	Systemische Lyse über Tage Standard- oder individuelle Dosis
Shuntthrombosen bei Dialysepatienten	Streptokinase Urokinase	Lokale Lyse Lokale Lysedosis (z. B.: 5000 bis 15000 E Urokinase in 20 ml NaCl-Lösung lokal über ½–2 h instillieren)
Akuter Koronargefäßverschluß (nicht älter als 6 Stunden)	Streptokinase	1,5 Mio. E als Infusion in 60 min i.v.
	Urokinase	1,5 Mio. E als Bolus i.v., danach 1,5 Mio. E über 90 min als Infusion
	t-PA	10 mg als Bolus i.v., danach 60 mg über 90 min als Infusion
	Anistreplase	30 mg i.v. über 5 min Alternativ: Lokale, intrakoronare Lyse (z.B.: Bolus von 20000 E Streptokinase, danach 2000–4000 E/min über 30–90 min)
Akuter peripherer arterieller Gefäßverschluß	Streptokinase Urokinase	Systemische Lyse über Tage Standard- oder individuelle Dosis, auch ultrahohe Dosis. Auch lokale Lyse: 2000 E SK oder UK in 1 ml NaCl-Lösung in den Thrombus geben Einwirkzeit: 5–10 min, Maßnahme unter angiographischer Kontrolle bis zur Gefäßeröffnung wiederholen (cave: Embolierisiko)

plizieren. Dauer der Therapie: bis zum Lyseerfolg, längstens jedoch 5–6 Tage. Mit dieser Dosierung ist in 90–95% der Fälle eine gute lytische Aktivität zu erzielen (Tab. 6.13).

Individuelle Dosierung: Ausführung des Streptokinaseresistenz-Testes. Dieser ist unbedingt erforderlich nach vorausgegangener Streptokinasetherapie oder nach einem Streptokokkeninfekt. Initialdosis (= ermittelter Titer × Plasmavolumen) innerhalb von 20–30 min i.v. als Infusion. Daran schließt sich als Erhaltungsdosis die Infusion von ½–⅔ der Initialdosis/h als Dauerinfusion bis zum Lyseerfolg an. Auch hier maximale Therapiedauer 5–6 Tage.

Ultrahohe Dosis: 1,5 Mio. E/h Streptokinase als Dauerinfusion über 6 h am 1. Tag. Die gleiche Dosis wird an den folgenden Tagen (maximal 6 Tage) bis zum Lyseerfolg wiederholt.

6 Antithrombotika und Fibrinolysetherapie

Tabelle 6.13: Schema der Fibrinolysetherapie und Anschlußbehandlung mit der i.v. Standarddosierung von Streptokinase oder Urokinase

	Initialdosis	Erhaltungsdosis	Anschlußtherapie	Nachbehandlung
Streptokinase	250000 E innerhalb 20–30 min	100000 E/h		
		als i.v. Infusion/Perfusor Keine Zusatzmedikation!		
Urokinase	mindestens 250000 E bis 600000 E innerhalb 20 min	80000–100000 E/h als i.v. Infusion/ Perfusor Zusätzlich: 600–1000 E Heparin/h als Infusion/ Perfusor je nach Thrombinzeit (Zielwert: 2–4faches der Norm)	300–1000 E Heparin/h als Infusion in Abhängigkeit von dem Wert der Thrombinzeit (Zielwert: 2–4faches der Norm der Thrombinzeit, Reptilasezeit normalisiert sich bei abklingender Fibrinolyse)	Marcumar®: überlappend mit der Heparintherapie. Anfangsdosis: 3 Tbl./Tag, Dosis entsprechend der Thromboplastinzeit reduzieren. Liegt die TPZ bei 35%, Heparintherapie absetzen
Dauer der Behandlung	bis zum Lyseerfolg (1–6 Tage)		4–8 Tage	minimal ½–1 Jahr, je nach klinischer Situation
Labortechnische Minimalkontrolle	Thrombinzeit, PTT: Fibrinogen: Reptilasezeit:	Unter Fibrinolyse: 2–4faches der Norm, kurzfristig auch höher. Unter Heparingabe: Zielwert 2–4faches der Norm nicht überschreiten! 100-mg%-Grenze auf längere Zeit nicht unterschreiten Ist während Fibrinolyse erhöht und normalisiert sich bei Heparinbehandlung		Thromboplastinzeit: 15–25% (therapeutischen Bereich des Thromboplastinreagenzes beachten!)

Kurzzeitlyse: Dieses Verfahren wird angewandt, wenn man sich von der Lysetherapie eines umschriebenen Gefäßverschlusses eine schnelle Lyse erhofft und auch durch eine längere Lyse eine Organschädigung nicht mehr verhindert werden kann (z.B. akuter Herzinfarkt). Hierbei gibt man z.B. 1,5 Mio. E Streptokinase in 100 ml 0,9%iger NaCl-Lösung i.v. innerhalb einer Stunde.

Lokale Lyse: Bei umschriebenen thrombotischen Gefäßverschlüssen (z.B. kurzstreckige periphere arterielle Verschlüsse, Koronararterienverschluß) werden z.B. über einen an den Verschluß herangeführten Katheter 30000 E Streptokinase/h über 2–3 h bis zum Lyseerfolg infundiert. Anschließend kann zusätzlich eine Angioplastie ausgeführt werden.

Jeder Fibrinolysetherapie muß eine Antikoagulanzienbehandlung zur Rezidivprophylaxe folgen (s. Tab. 6.13).

(5) *Therapieüberwachung:* Sie ist grundsätzlich wegen des Blutungsrisikos bei allen Dosisvariationen notwendig. Hierzu sind möglichst gut punktionsfähige Venen und eine aufmerksame klinische Kontrolle erforderlich. Vor der Therapie sollen mindestens folgende Laborwerte bestimmt werden: Thrombozytenzahl, PTT, Quick-Wert, Thrombinzeit, Fibrinogenspiegel. Am ersten Tag der Therapie müssen mindestens die Thrombinzeit, die PTT und der Fibrinogenwert 2 und 6 h nach Therapiebeginn überprüft werden. An den folgenden Tagen sollen die Kontrollintervalle 8–12 h betragen, müssen aber bei Dosisänderung und kritischen Laborergebnissen situationsangepaßt häufiger ausgeführt werden. Die Thrombinzeit sollte mindestens einfach verlängert sein, der Fibrinogenwert nicht über längere Zeit unter 60–80 mg% absinken. Steigt die Thrombinzeit über den 3–5fachen Wert der Norm an und vermindert sich der Fibrinogenwert unter 80 mg%, so ist zunächst die Verdopplung der Streptokinasedosis über ½ h angezeigt. Dies führt oft zu einer Plasminverminderung im Blut und damit zur Stabilisierung der Blutgerinnungsverhältnisse. Gelingt dieses Vorgehen nicht und droht klinisch ein Blutungsrisiko, so ist die Streptokinaseinfusion zu unterbrechen oder abzubrechen. Ferner ist die Therapie bei Blutungszwischenfällen ernsterer Art und allergischen Reaktionen abzusetzen. Beim Übergang von Streptokinasebehandlung zur Heparinprophylaxe ist die Bestimmung der Reptilasezeit hilfreich, weil diese nicht durch Heparin beeinflußt wird. Ist die Reptilasezeit normal und die Thrombinzeit verlängert, ist dies nur auf die Heparinwirkung zu beziehen. Somit ergibt sich aus der Bestimmung beider Gerinnungstests eine größere Therapiesicherheit beim Umsetzen der Fibrinolysetherapie auf die Heparinbehandlung.

(6) *Antidot:* In Abhängigkeit von der klinischen Ausprägung eines Fibrinolysezwischenfalls kommen folgende Maßnahmen in Frage: 1. Abbruch der Streptokinaseinfusion, 2. Einsatz von Fibrinolysehemmern und 3. Substitution von Fibrinogen, Frischplasma.

Als *Fibrinolysehemmer* werden peroral oder langsam i.v. in nachfolgenden wirkungsabhängigen Dosisbereichen beim Erwachsenen eingesetzt: ε-Aminokapronsäure: 4–8 g/Tag; Tranexamsäure (Anvitoff®): 0,5–2 g/Tag; Proteinaseinhibitoren (Trasylol®, Antagosan®): initial 200000 KIE in einer Kurzinfusion, danach 50000 KIE/h als Infusion bis zum Eintritt des gewünschten Effektes. Die Anwendung der Antifibrinolytika ist kontraindiziert bei Nierenblutungen und Blutungen in die ableitenden Harnwege (Risiko: Ureter-/Blasentamponade).

(7) *Nebenwirkungen:* Allergische Reaktionen bis zum Schock, insbesondere nach früherer Streptokinasebehandlung und Streptokokkeninfekten (Karenzzeit: 6–8 Monate); Temperaturerhöhungen; Kreuzschmerzen; Blutdruckabfall bei hoher Dosis in kurzer Zeit; gelegentlich Thrombozytenabfall.

Bei der Lyse großer Thromben mit Streptokinase in ultrahoher Dosis wurden Embolien beobachtet.

6 Antithrombotika und Fibrinolysetherapie

6.2 Urokinase

(1) *Pharmakologische Eigenschaften:* Urokinase ist ein direkter Plasminogenaktivator und kann somit ebenfalls zur Lyse fibrinreicher Gefäßverschlüsse führen. Wirkungsunterschiede zwischen Urokinasepräparaten verschiedener Hersteller beruhen wahrscheinlich auf unterschiedlichen Molekulargewichten. Urokinase ruft keine Antikörperbildung hervor und kann daher wiederholt eingesetzt werden (Handelspräparate: z.B. Actosolv®, Alphakinase, Urokinase HS Kabi).

(2) *Indikationen:* Entsprechen denen der Streptokinase (s. Tab. 6.12). Urokinase eignet sich zur Fibrinolyseinduktion besonders als Alternative zu Streptokinase bei hohem Antistreptolysintiter. Sie kann auch primär eingesetzt werden, wenn ökonomische Überlegungen zu vernachlässigen sind.

(3) *Kontraindikationen:* Aufgrund der streptokinaseähnlichen Wirkung der Urokinase ergeben sich die gleichen Kontraindikationen wie bei Streptokinase mit Ausnahme der Antikörperbildung (s. Tab. 6.2).

(4) *Dosierung:* Urokinase wird von den verschiedenen Arbeitsgruppen in unterschiedlicher Dosierung angewandt. Mit Urokinase ist sowohl eine systemische als auch eine lokale Lyse möglich. Bei systemischer Lyse wird 0,9%ige NaCl-Lösung als Infusionsmittel benutzt. Eine Kombination mit Heparin ist wegen erhöhter Thromboserezidivgefahr oft erforderlich (s. Tab. 6.13). Für bestimmte Indikationen werden die in Tabelle 6.14 aufgeführten Dosen empfohlen. Ultrahohe Dosis: 9 Mio. E/Tag langsam als i.v. Infusion über 5 und mehr Tage.

(5) *Therapieüberwachung:* Wie bei Streptokinase eignen sich Thrombinzeit, Reptilasezeit, Fibrinogenwert, ggf. Thrombozytenzahl, AT-III. Die Ergebnisse sind ebenso wie bei Streptokinasetherapie zu deuten. Bei gleichzeitiger Anwendung von Urokinase und Heparin ist die zeitsynchrone Bestimmung der Thrombinzeit, PTT und Reptilasezeit notwendig. Die Kontrollintervalle hängen von der Gleichmäßigkeit der induzierten Fibrinolyse ab.

Tabelle 6.14: Dosierung von Urokinase

	Initialdosis
Lungenembolie	4000–4400 E/kg Körpergewicht in etwa 10 min i.v. *Erhaltungsdosis:* 2000–4400 IE/kg Körpergewicht/h über 12–24 h als Infusion
Akute periphere arterielle und venöse Gefäßverschlüsse	s. Tab. 6.13 oder ultrahohe Dosis
Akuter Myokardinfarkt	2 Mio. E als i.v. Injektion in 2–5 min
Shunt-Thrombosen	10000–35000 E in 5–20 ml steriler physiologischer Kochsalzlösung lösen und in 10–20 min lokal in den Thrombus spritzen

(6) *Antidot:* Wie bei Streptokinase (s. ds. Kap., 6.1 [6]).
(7) *Nebenwirkungen:* Gelegentlich gesteigerte Thrombozytenaggregation.

6.3 Anisoylierter Plasminogen-Streptokinase-Aktivatorkomplex (apSAK, Anistreplase)

(1) *Pharmakologische Eigenschaften:* Infolge der Anisoylierung des Plasminogen-Streptokinase-Aktivatorkomplexes verlängert sich die durch ihn induzierte fibrinolytische Aktivität im Blut um den Faktor 4–5 gegenüber Plasminogen-Streptokinase-Aktivator. Außerdem wird die Substanz sehr gut an Fibrin angelagert, so daß im fibrinreichen Thrombus eine hohe Plasminaktivität (lytische Wirkung) erzeugt wird. 30 mg des apSAK entsprechen einem Anteil von 1,1 Mio. E Streptokinase. Dosisabhängig kommt es aber im Blut zu einer Hyperfibrinolyse wie bei Streptokinase (Blutungsrisiko).

(2) *Indikationen:* Als Kurzzeitfibrinolytikum beim akuten Myokardinfarkt.

(3) *Kontraindikationen:* Wie bei allen Fibrinolytika; Gravidität (s. Tab. 6.2, S. 182).

(4) *Dosierung* (Handelspräparat: Eminase®): 30 mg (entspricht 30 E) apSAK als einmalige i.v. Injektion innerhalb von 5 min. Nach Abklingen der systemischen Fibrinolysewirkung nachfolgend 300–600 E Heparin/h als Dauerinfusion über 2–6 Tage, anschließend Übergang auf Vitamin-K-Antagonisten oder ASS zur Rezidivprophylaxe. 100 mg Prednisolon vor Therapiebeginn sind zu empfehlen.

(5) *Therapieüberwachung:* Kleiner Gerinnungsstatus vor Therapiebeginn. Fibrinogenspiegel, Thrombinzeit und PTT zur Ermittlung des Zeitpunktes der Heparingabe (Grenzwerte: Thrombinzeit und PTT: 2faches der Norm, Fibrinogen: mindestens 100 mg%).

(6) *Antidot:* Wie bei Streptokinase (s. ds. Kap., 6.1 [6]).

(7) *Nebenwirkungen:* Allergische Reaktionen wie bei Streptokinase. Flush, RR-Abfall, Bradykardie, purpuraartiges Exanthem.

(8) *Hinweis:* Weitere Erfahrungsberichte sollten beachtet werden.

6.4 Gewebsplasminogenaktivator (t-PA)

(1) *Pharmakologische Eigenschaften:* t-PA ist in den meisten Körpergeweben, insbesondere auch in der Gefäßwand, vorhanden und wird von den Endothelzellen unter dem Reiz von Thrombin und vasoaktiven Stoffen in die Blutbahn abgegeben. Dort wird er schnell durch Inhibitoren neutralisiert und in der Leber abgebaut. Er hat eine hohe Affinität zu Fibrin und bietet damit eine Möglichkeit in der Thrombolyse ohne wesentliche Hyperplasminämie. Er wirkt im Thrombus als direkter Plasminogenaktivator. Die Substanz wird zwischenzeitlich gentechnologisch als „recombinant tissue type Plasminogen Activator" (r-tPA) hergestellt.

(2) *Indikationen:* t-PA ist zur Lyse von Koronararterienthromben und massiven Lungenembolien mit hämodynamischer Instabilität zugelassen.

(3) *Kontraindikationen:* Allgemeine Kontraindikationen wie bei Urokinase und Streptokinase. Externe Herzmassage, Punktionen zentraler Venen.

(4) *Dosierung:* Handelspräparat: Actilyse® in Kombination mit Heparin als

6 Antithrombotika und Fibrinolysetherapie

Perfusor-Infusion, ggf. mit physiol. Kochsalzlösung bis 1:5 verdünnen. Angewendete Dosierungen s. Tabelle 6.15.

(5) *Therapieüberwachung:* Der PTT-Wert sollte unter Heparin/t-PA-Therapie im Bereich des 1,5–2,5fachen der Norm liegen. Zusatzuntersuchungen: Fibrinogen, Thrombinzeit.

(6) *Antidot:* Wie bei anderen Fibrinolytika, falls die einfache Therapieunterbrechung bei der kurzen Halbwertzeit des t-PA nicht ausreicht.

(7) *Nebenwirkungen:* Wegen der kurzen Halbwertzeit ist eine systemische Wirkung im Blut gering, aber dennoch dosisabhängig vorhanden, so daß Blutungskomplikationen wie bei anderen Fibrinolytika auftreten können.

(8) *Besondere Hinweise:* Weitere Indikationen werden überprüft.

Tabelle 6.15: Dosierung von t-PA und begleitende Heparingabe

Bei Herzinfarkt:			
Heparin: 5000 IE	um 1000 I.E. i.v./h	(PTT: 1,5–2,5faches der Norm)	
Actilyse: 10 mg Bolus in 1–2 min	50 mg als i.v. Infusion über 60 min	10 mg als i.v. Infusion über 30 min 4 Infusionen (= 120 min) nacheinander	
oder 15 mg 1–2 min	oder 50 mg 30 min i.v. Infusion	oder 35 mg 60 min i.v. Infusion	
Bei massiver Lungenembolie:			
Actilyse: 10 mg Bolus in 1–2 min	90 mg als i.v. Infusion über 120 min		
Danach 1000 I.E. Heparin als i.v. Dauerinfusion, um PTT bei 1,5–2,5fachem der Norm zu halten.			
Eine Gesamtdosis von 100 mg sollte nicht überschritten werden			

7 Therapeutische Defibrinierung mit Ancrod

Hinweis: Die Defibrinierungstherapie sollte Kliniken mit Erfahrungen auf diesem Gebiet überlassen bleiben.

Durch Senkung des Fibrinogenspiegels im peripheren Blut treten einerseits ein verbessertes Fließverhalten und andererseits eine gerinnungshemmende Wirkung ein. Diese Auswirkungen werden zur Behandlung von peripheren arteriellen Durchblutungsstörungen im Stadium III–IV genutzt.

(1) *Pharmakologische Eigenschaften:* Ancrod ist ein fibrinogenspaltendes Enzym aus dem Giftdrüsensekret der malaysischen Grubenotter. Es spaltet vom Fibrinogenmolekül das Fibrinopeptid A ab. Dadurch ist eine Quervernetzung zu einem intakten Fibrinnetz nicht mehr möglich. Der Fibrinogenspiegel sinkt im Blut schnell ab. Wegen der Ähnlichkeit der Ancrodwirkung mit einer Verbrauchskoagulopathie können ein extremer Fibrinogenabfall und ein ungenügender Abbau der Fibrinogenspaltprodukte im RES (RES-Blockade) mit der Folge von Mikrothrombosierungen (Organschäden) eintreten. Ancrod ist ein Antigen. Dadurch ist sein wirkungsvoller Einsatz auf 3–6 Wochen begrenzt.

(2) *Indikationen:* Ancrod (Arwin®) kann bei peripheren arteriellen Durchblutungsstörungen im Stadium III–IV eingesetzt werden, wenn andere Therapieverfahren nicht in Frage kommen (s. Kap. 12, 1.2 „Konservative Maßnahmen").

(3) *Kontraindikationen:* Außer den üblichen Kontraindikationen zum Einsatz gerinnungshemmender Mittel: Postoperative und postpartale Phase, Lungenstrombahnverlegung (Schocklunge), Milzvergrößerung, Sepsis, Hirn- und Netzhautgefäßschäden, erosive Gastritis, frischer Myokardinfarkt und alle Schockformen. Auch eine Kombination mit Fibrinolytika und Antithrombotika ist kontraindiziert.

(4) *Dosierung:* Während der ersten 4 Therapietage 1 E/kg KG s.c. Danach an jedem 3.–4. Tag im Mittel 1 Ampulle/Tag in Abhängigkeit vom Fibrinogenspiegel, der um 100 mg% liegen soll! 1 Ampulle Arwin® enthält 70 E Ancrod. Dauer der Therapie: 2–3 Wochen.

(5) *Therapieüberwachung:* Zu Beginn der Therapie täglich Thrombozytenzahl, PTT, Quick-Wert und insbesondere Fibrinogenspiegel, der bei 100 mg% eingestellt werden soll. In der Folgezeit genügt die tägliche Fibrinogenbestimmung.

(6) *Antidot:* 1 ml eines aus Ziegenserum gewonnenen Antidots (über Knoll AG zu beziehen) neutralisiert 70 E Ancrod innerhalb weniger Minuten. Danach können erforderlichenfalls 2–5 g Fibrinogen gegeben werden. Ohne vorherige Antidotgabe besteht bei Fibrinogenzufuhr die Gefahr einer disseminierten intravaskulären Koagulation.

(7) *Nebenwirkungen:* Vorübergehende Rötung und Schwellung an den Injektionsstellen, auch allergische Reaktionen sind möglich. Bei zu raschem Wirkungseintritt des Ancrods, was im allgemeinen nur bei der unzulässigen i.v. Applikation der Fall ist, können thrombotische Komplikationen auftreten. Ein zu starker Fibrinogenabfall kann zu Blutungen führen. Intramuskuläre Injektionen sind kontraindiziert.

7 Psychopharmakotherapie

(M. Philipp)

1	Überblick über Psychopharmaka	204	2	Risiken der Therapie mit
1.1	Tranquilizer	205		Psychopharmaka ... 211
1.1.1	Benzodiazepin-Tranquilizer	206	2.1	Risiken der Benzodiazepine ... 211
1.1.2	Benzodiazepin-Hypnotika	206	2.2	Risiken der Antidepressiva ... 212
1.1.3	Andere Hypnotika	206	2.3	Risiken der Neuroleptika ... 212
1.1.4	Niedrig dosierte Neuroleptika als Tagestranquilizer	206	3	Internistische Indikationen der Psychopharmaka ... 213
1.2	Antidepressiva	208	3.1	Schlafstörungen ... 213
1.2.1	Trizyklische Antidepressiva	209	3.2	Angstzustände ... 213
1.2.2	Nicht-trizyklische Antidepressiva	209	3.3	Depressionszustände ... 214
1.2.3	Monoaminooxidasehemmer und RIMA	209	3.4	Verwirrtheitszustände ... 214
1.3	Neuroleptika	210	3.5	Psychotische Zustände ... 214
1.3.1	Trizyklische Neuroleptika	210	3.6	Erregungszustände ... 214
1.3.2	Butyrophenone	210	3.7	Schmerzzustände ... 215
1.4	Nootropika	211	3.8	Hirnleistungsschwäche ... 215

1 Überblick über Psychopharmaka

Psychopharmaka werden in 4 Gruppen eingeteilt: Tranquilizer, Antidepressiva, Neuroleptika und Nootropika. Jede dieser Gruppen wird im Folgenden klinisch charakterisiert und mit ihren für die Innere Medizin wichtigsten Vertretern vorgestellt. Nach einem Überblick über unerwünschte Begleitwirkungen der verschiedenen psychopharmakologischen Gruppen schließt ein Abriß der wichtigsten internistischen Indikationsfelder der Psychopharmakotherapie diesen kurzen Überblick ab.

Die psychopharmakologische Grundterminologie hat sich in den letzten zwei Jahrzehnten geringfügig gewandelt. Die im englischsprachigen Raum gelegentlich noch anzutreffende Bezeichnung der Neuroleptika als „major tranquilizer" wird heute kaum mehr verwendet. Obsolet ist ferner die früher im deutschsprachigen Raum gebräuchliche Zweiteilung der Antidepressiva in „Thymoleptika" und „Thymeretika"; Unterteilungen der Antidepressiva folgen heute ihrer chemischen Struktur (z.B. Trizyklika) und ihrem pharmakologischen Wirkungsmechanismus (z.B. Monoaminooxidasehemmer). Hypnotika werden – soweit sie den Benzodiazepinen angehören – nicht mehr als eine eigene psychopharmakologische Gruppe geführt, sondern unter dem Oberbegriff der Tranquilizer als Benzodiazepin-Hypnotika abgehandelt und den Benzodiazepin-Tagestranquilizern gegenübergestellt. Die Bezeichnung Nootropika schließlich hat sich erst in jüngster Zeit zur Kennzeichnung der vierten Gruppe hirnmetabolisch wirksamer Psychopharmaka durchgesetzt.

Die in diesem Kapitel abgehandelten Psychopharmaka erheben keinen Anspruch auf Vollständigkeit. Es werden nur solche Substanzen besprochen, die in der Inneren Medizin von Bedeutung sind; spezifisch psychiatrisch indizierte Substanzen wie die zur Langzeit-Rezidivprophylaxe eingesetzten Lithiumpräparate und bestimmte Depot-Neuroleptika fehlen mit Absicht. Aus den internistisch relevanten Indikationsbereichen ist im übrigen nur eine Auswahl der am häufigsten eingesetzten Substanzen aufgeführt; Ausnahmen hiervon werden nur dort gemacht, wo eine Spezialindikation oder ein pharmakologisch zukunftsträchtiger Ansatz besteht.

1.1 Tranquilizer

Tranquilizer werden heute gelegentlich mit Benzodiazepinen gleichgesetzt. Tatsächlich hat die Gruppe der Benzodiazepine – zu Recht – die älteren Substanzgruppen mit tranquilisierendem Effekt weitgehend verdrängt. Abgehandelt werden im Folgenden die als Tagestranquilizer (Anxiolytika) und als Hypnotika eingesetzten Benzodiazepine sowie eine Auswahl von Neuroleptika, die in niedrig dosierter Anwendung in den letzten Jahren eine – wenn auch umstrittene – Bedeutung als Anxiolytika gewonnen haben. Dennoch gibt es eine Reihe anderer psychopharmakologischer Substanzgruppen, auf die im Folgenden nur zusammenfassend eingegangen wird, weil sie entweder obsolet oder aber ineffizient sind.

Obsolet ist der Einsatz von brom- und barbiturathaltigen Rein- und Mischpräparaten in der Tranquilizertherapie. Brompräparate gelten wegen ihres hohen Abhängigkeitspotentials und der schwierigen Behandlung des einmal eingetretenen Bromismus als streng kontraindiziert. Gerade in der Inneren Medizin werden aber auch heute noch gelegentlich bromhaltige Mischpräparate verschrieben. Diese Verordnungsgewohnheiten sollten unbedingt verlassen werden. Als nicht mehr vertretbar muß des weiteren der in den Vereinigten Staaten (noch) gebräuchliche Einsatz von niedrig dosierten Barbituraten als Tranquilizer bewertet werden. Auch hier ist das hohe Abhängigkeitspotential der Barbiturate Anlaß, ihren Einsatz als Tranquilizer als kontraindiziert zu bezeichnen; überdies verlieren Barbiturate relativ rasch ihre tranquilisierende Potenz. Besonders beachtet werden sollten auch hier die barbiturathaltigen Mischpräparate; insbesondere bei belladonnahaltigen Mischpräparaten entgeht neben dem Barbituratanteil der Aufmerksamkeit des Verordners. Wenn eine Tranquilizerbehandlung mit pflanzlichen Präparaten erwünscht wird, sollten diese Mischpräparate unbedingt vermieden werden.

Effizient ist der Einsatz von (z. B. belladonnahaltigen) Rein- und Mischpräparaten bei Angstsyndromen und Schlafstörungen nur bei geringem Schweregrad. Der Einsatz rein pflanzlicher Tranquilizer bei subklinisch ausgeprägten Beschwerden leichter Nervosität und diskreter Schlafstörungen erscheint durchaus sinnvoll, zumal der Einsatz potenter Benzodiazepine durchaus mit Risiken behaftet ist (s. ds. Kap., 2.1). Auf eine eingehende Darstellung der als Reinpräparate sicherlich risikofreien pflanzlichen Tranquilizer kann jedoch an dieser Stelle verzichtet werden.

Benzodiazepine entfalten anxiolytische, vegetativ resonanzdämpfende, spannungslösende, muskelrelaxierende, sedierende, hypnotische und antiepileptische Wirkungen. Die verschiedenen Benzodiazepine unterscheiden sich ledig-

7 Psychopharmakotherapie

lich in der relativen Ausprägung der einzelnen Wirkkomponenten zueinander; letztendlich können aber mit jedem Benzodiazepin bei geeigneter Dosierung sowohl eine Tagesanxiolyse als auch eine nächtliche Schlafverbesserung erreicht werden. Unterschiede in der Affinität zum Benzodiazepin-Rezeptor wirken sich lediglich in unterschiedlichen Dosierungsempfehlungen aus; klinisch bedeutsamer sind – bei den Benzodiazepin-Hypnotika – Unterschiede in der Halbwertzeit von Substanz und wirksamen Metaboliten und – bei den Benzodiazepin-Tranquilizern – Unterschiede in der sedierenden Potenz.

1.1.1 Benzodiazepin-Tranquilizer

Bei den als Tagestranquilizern eingesetzten Benzodiazepinen sollte u.a. nach dem Ausmaß der begleitenden Sedierung differenziert werden. Die angegebenen Dosisbereiche entsprechen den Erfahrungswerten der ambulanten Therapie; die Tageshöchstdosierungen liegen in der Regel zwischen 50 und 100 % über der angegebenen Obergrenze. Substanzen mit längerer Halbwertzeit (wie z.B. Diazepam) können in der Regel einmal am Tag eingenommen werden; solche mit kürzerer Halbwertzeit (wie z.B. Oxazepam) machen dagegen eine Mehrfacheinnahme über den Tag notwendig. Es gilt – wie auch bei den Benzodiazepin-Hypnotika – die allgemeine Richtlinie, so niedrig wie möglich zu dosieren (gerade zur Anxiolyse sind oft schon sehr niedrige Dosen ausreichend) und so kurz wie möglich zu verabreichen (z.B. nicht länger als 8 Wochen). Die Unterschiede in der Tagessedierung sind dosisabhängig (Tab. 7.1).

1.1.2 Benzodiazepin-Hypnotika

Vorrangiges Auswahlkriterium sind Wirkungsdauer und Wirkungslatenz (Tab. 7.2). Substanzen mit *kurzer Wirkungsdauer* empfehlen sich u.a. bei Einschlafstörungen sowie bei Patienten, deren Berufstätigkeit eine morgendliche Freiheit von Auswirkungen des Schlafmittels auf Aufmerksamkeit und Reaktionsfähigkeit verlangt. Substanzen mit *längerer Wirkungsdauer* werden eher bei Durchschlafstörungen und bei Schlafstörungen im Rahmen von Angst- und Depressionszuständen eingesetzt, wo mit einer nächtlichen Einmaldosierung gleichzeitig eine gewisse Anxiolyse für den nächsten Tag erreicht werden kann.

1.1.3 Andere Hypnotika

Auf die Verzichtbarkeit von Barbituraten wurde bereits oben hingewiesen. Schwächer wirksam als Benzodiazepin-Hypnotika ist Chloralhydrat (Chloraldurat® 500–2000 mg). Sedierende Antidepressiva wie Doxepin (Aponal® 10–25 mg) oder Trimipramin (Stangyl® 25 mg) bzw. sedierende Neuroleptika wie Prothipendyl (Dominal® 40–80 mg) können in der Langzeittherapie funktioneller Schlafstörungen als Alternative zu Benzodiazepinen (cave: Abhängigkeitsentwicklung!) erwogen werden. Antihistaminika wie Diphenhydramin-HCl (Dolestan® u.a.m. 50 mg) erscheinen verzichtbar.

1.1.4 Niedrig dosierte Neuroleptika als Tagestranquilizer

Neuroleptika werden zunehmend in niedriger Dosierung (d.h. deutlich unter der antipsychotischen Schwelle) als Tranquilizer eingesetzt (Tab. 7.3). Aus Com-

Tabelle 7.1: Dosierung der Benzodiazepin-Tranquilizer

Substanz	Handelsnamen	Dosierung
a) *Benzodiazepin-Tranquilizer mit deutlicher Tagessedierung*		
Diazepam	Valium Roche, Diazepam*	2–20 mg/Tag p.o./ langsam i.v.
b) *Benzodiazepin-Tranquilizer mit mittlerer Tagessedierung*		
Alprazolam	Tafil	0,5–1,5 mg/Tag p.o.
Bromazepam	Lexotanil, Normoc, Bromazepam*	1,5–6 mg/Tag p.o.
Chlordiazepoxid	Librium	5–50 mg/Tag p.o.
Dikalium-Chlorazepat	Tranxilium	10–20 mg/Tag p.o./ langsam i.v.
Lorazepam	Tavor, Lorazepam*	0,5–5 mg/Tag p.o.
Oxazepam	Adumbran, Praxiten, Oxazepam*	10–50 mg/Tag p.o.
Oxazolam	Tranquit	20–40 mg/Tag p.o.
c) *Benzodiazepin-Tranquilizer mit geringer Tagessedierung*		
Camazepam	Albego	20–40 mg/Tag p.o.
Clobazam	Frisium	20–40 mg/Tag p.o.
Clotiazepam	Trecalmo	10–30 mg/Tag p.o.
Ketazolam	Contamex	15–30 mg/Tag p.o.
Medazepam	Nobrium	10–20 mg/Tag p.o.
Prazepam	Demetrin	10–20 mg/Tag p.o.

* verschiedene Hersteller

Tabelle 7.2: Dosierung der Benzodiazepin-Hypnotika

Substanz	Handelsnamen	Dosierung
a) *Benzodiazepin-Hypnotika mit kurzer Wirkungsdauer*		
Triazolam	Halcion	0,125–0,25 mg/Tag p.o.
Brotizolam	Lendormin	0,125–0,25 mg/Tag p.o.
b) *Benzodiazepin-Hypnotika mit mittlerer Wirkungsdauer*		
Lormetazepam	Noctamid	0,5–2 mg/Tag p.o.
Nitrazepam	Mogadan, Imeson	2,5–10 mg/Tag p.o.
Temazepam	Remestan, Planum	10–30 mg/Tag p.o.
c) *Benzodiazepin-Hypnotika mit langer Wirkungsdauer* (aktive Metaboliten!)		
Flunitrazepam	Rohypnol	0,5–2 mg/Tag p.o.
Flurazepam	Dalmadorm, Staurodorm	15–30 mg/Tag p.o.

pliancegründen werden besonders gerne Depot-Neuroleptika mit ein- oder zweiwöchigen Injektionsintervallen gewählt. Praxiserfahrung und kontrollierte Studien weisen auf ein gutes Ansprechen von psychosomatischen Funktions-

Tabelle 7.3: Dosierung der als Tagestranquilizer eingesetzten Neuroleptika

Substanz	Handelsnamen	Dosierung
a) *Orale Neuroleptika in Tranquilizer-Dosierung* (Auswahl)		
Chlorprothixen	Truxaletten	10– 50 mg/Tag p.o.
Thioridazin	Melleretten	10– 50 mg/Tag p.o.
Sulpirid	Dogmatil, Meresa	100–200 mg/Tag p.o.
b) *Depot-Neuroleptika in Tranquilizer-Dosierung*		
Fluspirilen	Imap 1,5	1–1,5 mg alle 7 Tage i.m.
Fluphenazin	Dapotum D Minor	1,5–2,5 mg alle 14 Tage i.m.

störungen und körperlichen Angstkorrelaten hin. Dieser Einsatz ist jedoch aus klinischer Sicht wegen der noch nicht ausreichenden Einschätzbarkeit des Nutzen/Risiko-Verhältnisses (s. ds. Kap., 2.3) umstritten.

1.2 Antidepressiva

Antidepressiva sind in der Lage, die Symptomatik des depressiven Syndroms (Verstimmung, Antriebsstörung, Schlaf- und Appetitstörung) in wenigen Wochen zur Remission zu bringen. Überdies besitzen einzelne Antidepressiva zusätzliche Wirkungseigenschaften, die ihren Einsatz in der Therapie von Schlafstörungen (s. ds. Kap., 1.1.3), Schmerzsyndromen (s. ds. Kap., 3.7) oder von Enuresis nocturna (Imipramin) ermöglichen. Die chemischen und pharmakologischen Gruppenunterschiede (trizyklische Antidepressiva, nicht-trizyklische Antidepressiva, Monoaminooxidasehemmer) schlagen sich in unterschiedlichen Nebenwirkungsprofilen nieder, die z.T. erhebliche Konsequenzen beinhalten (z.B. tyraminarme Kost bei irreversiblen MAO-Hemmern). Klinisch bedeutsam sind ferner Unterschiede in der initial sedierenden Potenz der Antidepressiva; diese Unterschiede sind jedoch gruppenübergreifend.

In der Routinebehandlung depressiver Störungen wird eine Auswahl zwischen trizyklischen und nicht-trizyklischen Antidepressiva getroffen; MAO-Hemmer kommen (gegenwärtig) nur unter besonderen Gesichtspunkten oder als RIMA in Betracht (s. ds. Kap., 1.2.3). Die Auswahl sollte am Einzelfall nach folgenden Gesichtspunkten erfolgen:

(1) Können initiale anticholinerge Begleitwirkungen in Kauf genommen werden (dann wären Trizyklika wählbar), oder sollten sie z.B. wegen anderer Begleiterkrankungen vermieden werden (in diesem Fall wären Nicht-Trizyklika in der Regel günstiger)?

(2) Ist eine initiale Sedierung erwünscht, oder ist sie zu vermeiden? Je nach Antwort würde zwischen stärker und weniger stark sedierenden Antidepressiva gewählt werden.

(3) Gibt es klinische Besonderheiten, z.B. Panikattacken oder atypische Züge, die für den Einsatz von MAO-Hemmern oder RIMA sprechen, oder Zwangssymptome, die den Einsatz von Serotonin-Rückaufnahmehemmern nahelegen?

1.2.1 Trizyklische Antidepressiva

Sie gelten als die klassischen Antidepressiva (früher: Thymoleptika); aufgrund der z.T. mehr als 30jährigen klinischen Erfahrungen wird dieser Gruppe trotz ihrer initial belästigenden anticholinergen Begleitwirkungen die größte Zuverlässigkeit zugeschrieben, so daß die Trizyklika zumeist bei schwereren Depressionen bevorzugt eingesetzt werden. Klinisch werden trizyklische Antidepressiva in der Regel bis zu 150 mg/Tag dosiert; in seltenen Fällen kann diese Dosierung unter Plasmaspiegelkontrolle bis zu 300 mg erhöht werden (Tab. 7.4). In der ambulanten Depressionsbehandlung kommt man zumeist mit 50–100 mg/Tag aus.

Tabelle 7.4: Dosierung der trizyklischen Antidepressiva

Substanz	Handelsnamen	Dosierung
a) *Trizyklische Antidepressiva mit initial starker Sedierung*		
Amitriptylin	Saroten, Laroxyl, Tryptizol	50–150 mg/Tag p.o.
Amitriptylinoxid	Equilibrin	60–180 mg/Tag p.o.
Doxepin	Aponal, Sinquan	50–150 mg/Tag p.o.
Trimipramin	Stangyl	50–150 mg/Tag p.o.
b) *Trizyklische Antidepressiva mit initial mäßiger Sedierung*		
Clomipramin	Anafranil	50–150 mg/Tag p.o.
Dibenzepin	Noveril	80–480 mg/Tag p.o.
Imipramin	Tofranil	50–150 mg/Tag p.o.
Lofepramin	Gamonil	70–210 mg/Tag p.o.
c) *Trizyklische Antidepressiva mit initial geringer Sedierung*		
Desipramin	Pertofran	50–150 mg/Tag p.o.
Nortriptylin	Nortrilen	50–150 mg/Tag p.o.

1.2.2 Nicht-trizyklische Antidepressiva

Sie zeichnen sich durch geringere anticholinerge Begleitwirkungen (und damit eine bessere subjektive Verträglichkeit) aus. Dies begründet ihren häufigen Einsatz bei leichten und mittelschweren Depressionen sowie bei Patienten mit anderen somatischen Begleiterkrankungen (Tab. 7.5). Bei schweren oder bislang therapieresistenten Depressionen greifen einzelne Kliniker eher auf trizyklische Antidepressiva zurück.

1.2.3 Monoaminooxidasehemmer und RIMA

MAO-Hemmer besitzen einen gänzlich anderen Wirkungsmechanismus als die o.g. Antidepressiva. Die irreversible Blockade der Monoaminooxidase A und B gebietet ihren Einsatz auf solche Patienten zu beschränken, welche sicher in der Lage sind, eine tyraminarme Diät einzuhalten (cave: Hochdruckkrisen!); Kombinationen mit anderen Antidepressiva (insbesondere mit Clomipramin) sind kontraindiziert. Diese Diät- und Kombinationsprobleme entfallen bei den neuentwickelten reversiblen Inhibitoren der MAO-A (= RIMA, z.B. Moclobemid).

Tabelle 7.5: Dosierung der nicht-trizyklischen Antidepressiva

Substanz	Handelsnamen	Dosierung
a) *Nicht-trizyklische Antidepressiva mit initial starker Sedierung*		
Trazodon	Thombran	75–300 mg/Tag p.o.
Mianserin	Tolvin	30– 90 mg/Tag p.o.
b) *Nicht-trizyklische Antidepressiva mit initial gemäßigter Sedierung*		
Maprotilin	Ludiomil	50–150 mg/Tag p.o.
c) *Nicht-trizyklische Antidepressiva mit initial geringer Sedierung*		
Fluvoxamin	Fevarin	100–200 mg/Tag p.o.
Viloxazin	Vivalan	100–300 mg/Tag p.o.

Spezialindikationen für MAO-Hemmer und RIMA sind Angstdepressionen, Panikattacken und atypische, mit Hypersomnie und Hyperphagie einhergehende Depressionen. Dosierung: z.b. Tranylcypromin (Parnate®, Jatrosom® [mit Neuroleptikum]) 10–20 mg/Tag p.o; Moclobemid (Aurorix®) 300–450 mg/Tag p.o.

1.3 Neuroleptika

Neuroleptika wirken in höherer Dosierung antipsychotisch und unruhedämpfend. Die Gruppenbezeichnung begründet sich durch die bei den meisten Neuroleptika in antipsychotischer Dosierung drohenden extrapyramidal-motorischen Begleitwirkungen. Im Rahmen der Inneren Medizin finden höher dosierte Neuroleptika in der Behandlung von körperlich begründbaren Psychosen und Durchgangssyndromen Einsatz (Niedrigdosis-Indikationen s. ds. Kap., 1.1.3, 1.1.4, 3.7); die Auswahl kann sich auf die Gruppe der trizyklischen Neuroleptika und der Butyrophenon-Neuroleptika beschränken.

1.3.1 Trizyklische Neuroleptika

Trizyklische Neuroleptika (Phenothiazine, Thioxanthene und andere Trizyklika) haben häufig ein stärker sedierendes und schwächeres antipsychotisches Wirkungsprofil; das Nebenwirkungsprofil zeigt zumeist geringere extrapyramidal-motorische, aber deutlichere anticholinerge und antiadrenerge Eigenschaften. Profiliert sedierende Trizyklika finden u.a. bei psychotisch bedingten Unruhezuständen kreislaufstabiler Patienten Einsatz (Tab. 7.6).

1.3.2 Butyrophenone

Butyrophenone weisen in der Regel eine stärkere antipsychotische Wirkung auf, gepaart mit einem höheren Risiko extrapyramidal-motorischer Begleitwirkungen, während ihre sedierende Potenz und ihre anticholinergen und antiadrenergen Begleitwirkungen geringer sind. Letzteres empfiehlt sie als Mittel der Wahl in der Therapie von psychotischen Unruhezuständen bei kreislauflabilen und kardial vorgeschädigten Alterspatienten (Tab. 7.6).

Tabelle 7.6: Dosierung der Neuroleptika

Substanz	Handelsnamen	Dosierung
Sedierende trizyklische Neuroleptika (Auswahl)		
Levomepromazin	Neurocil	50–100 mg/Tag (bis zu 3mal tgl.) p.o./i.m. (*nicht* i.v.)
Chlorprothixen	Truxal	50–100 mg/Tag (bis zu 3mal tgl.) p.o./i.m./i.v.
Butyrophenone (Auswahl)		
Haloperidol	Haldol, Haloperidol*	2–10 mg/Tag (bis zu 3mal tgl.) p.o./i.m./i.v.
Benperidol	Glianimon	3–6 mg/Tag (bis zu 3mal tgl.) p.o./i.m./i.v.

* verschiedene Hersteller

1.4 Nootropika

Nootropika (z. B. Dihydroergotalkaloide, Meclofemoxat, Nicergolin, Pentoxifyllin, Piracetam, Pyritinol, Vincamin, Nimodipin) beeinflussen den Hirnstoffwechsel über verschiedene Mechanismen (u. a. Verbesserung der Hirndurchblutung über Viskositätssenkung, Steigerung der Glukoseutilisation, Normalisierung der intrazellulären Kalziumkonzentration). Vergleichende Wirksamkeitsbeurteilungen fehlen weitgehend. Spezifische Substanzempfehlungen können deshalb (noch) nicht gegeben werden.

2 Risiken der Therapie mit Psychopharmaka

Neben häufigen, subjektiv lästigen Begleitwirkungen, zumeist anticholinerger bzw. extrapyramidaler Art, gibt es eine Reihe von selteneren, aber objektiv gefährlichen Begleitwirkungen unter der Psychopharmakotherapie. Beides wird stichwortartig dargestellt. Nootropika werden nicht abgehandelt; sie sind weitgehend risikofrei.

2.1 Risiken der Benzodiazepine

Subjektiv belästigende UAW: Sedierung; Muskelrelaxation; anterograde Amnesie; paradoxe Aktivierung; *Strategie:* Dosissenkung oder Wahl einer Substanz anderer Wirkungsqualität; *nicht* bei Myasthenie; Alterspatienten: niedrig dosieren!
Objektiv gefährliche UAW:
(1) Atemdepression bei i.v. Gabe; *Strategie:* langsam injizieren.
(2) Einschränkung der Fahr- und Maschinentauglichkeit; *Strategie:* informieren, einschleichen, initiales Fahrverbot, kein Alkohol.
(3) Abhängigkeitsentwicklung/Mißbrauch bei Langzeitgabe; *Strategie:* Verschreibungsdauer < 2 Monate; keine Verordnung bei Süchtigen.

(4) Entzugssymptome (cave: Delir, zerebraler Krampfanfall!) bei abruptem Absetzen nach Langzeiteinnahme; *Strategie:* vorbeugend: mehrwöchiges Ausschleichen.
Kontraindikationen: Myasthenia gravis; Mißbrauch/Abhängigkeit von psychotropen Substanzen.

2.2 Risiken der Antidepressiva

Subjektiv belästigende UAW: Sedierung, Mundtrockenheit, verschwommenes Sehen, Tachykardie, Beinschwere, Schwindel; *Strategie:* vorbeugend: Aufklärung (Adaptation!), einschleichende Dosierung; kurativ: Dosissenkung oder Umstellung auf eine besser verträgliche Substanz; bei orthostatischem Schwindel: Dihydroergotamin (Dihydergot®), 3mal 30 Tr.
Objektiv gefährliche UAW:
(1) Harnsperre; *Strategie:* Absetzen, Carbachol (Doryl®, 0,25 mg s.c. oder i.m.), ggf. Umsetzen.
(2) Schwerer Kollaps, paralytischer Ileus, Verwirrtheit, Delir, zerebraler Krampfanfall, bedrohlicher AV-Block, Arzneimittelexanthem; *Strategie:* Absetzen, später Umsetzen auf eine besser verträgliche Substanz.
(3) Leberfunktionsstörungen, Leukozytenabfall, Agranulozytose; *Strategie:* vorbeugend: Blutbild- und Leberwertkontrolle; kurativ: Absetzen, später Umsetzen auf chemisch andere Substanz.
(4) Engwinkelglaukom; *Strategie:* vorbeugend: keine Trizyklika!
Kontraindikationen: Engwinkelglaukom; gleichzeitige (oder zeitlich angrenzende) Gabe von MAO-Hemmern und anderen Antidepressiva; relativ: Prostatahypertrophie.
(5) Reizleitungsstörungen; Strategie: bei Risikopatienten EKG-Kontrollen, ggf. Umsetzen.

2.3 Risiken der Neuroleptika

Subjektiv belästigende UAW:
(1) Trizyklika: s. ds. Kap., 2.2 [2].
(2) Frühdyskinesien (z.B. Blickkrampf, Schlundkrampf); *Strategie:* Biperiden (Akineton®), 2–5 mg p.o./i.m./i.v.
(3) Akathisie; *Strategie:* Dosissenkung, β-Blocker oder Benzodiazepine.
(4) Parkinson-Syndrom; *Strategie:* Biperiden (Akineton®) 2–12 mg/Tag.
(5) Prolaktinanstieg: Galaktorrhö, Amenorrhö; *Strategie:* Dosissenkung, ggf. Umstellung.
(6) Verstärkung postpsychotischer Depression; *Strategie:* Dosissenkung, Biperiden (Akineton®) oder Antidepressivum.
Objektiv gefährliche UAW:
(1) Trizyklika: s. ds. Kap., 2.2 [2].
(2) Spätdyskinesien nach Langzeiteinnahme; *Strategie:* vorbeugend: Früherkennung, Dosissenkung bzw. Absetzen; kurativ: keine zuverlässige Therapie; Versuch mit Tiapridex (Tiapridex®) 100–300 mg/Tag.
(3) Zerebraler Krampfanfall, Photosensibilisierung; *Strategie:* Umsetzen, ggf. Antiepileptikum.

(4) Malignes neuroleptisches Syndrom; *Strategie:* Intensivstation; Dantamacrin (Dantrolen®) 50–200 mg/Tag.
Kontraindikationen: früheres malignes neuroleptisches Syndrom auf gleiches Neuroleptikum; relativ: Parkinson-Syndrom.

3 Internistische Indikationen der Psychopharmaka

Bei der Besprechung der einzelnen psychopharmakologischen Gruppen wurden bereits einzelne psychopharmakologische Indikationsfelder der Inneren Medizin beispielhaft erwähnt. Im Folgenden soll eine vollständige, wenn auch nur schlaglichtartig ausgeleuchtete Übersicht über den Einsatz von Psychopharmaka in der Inneren Medizin gegeben werden. Psychologische Interventionen stützender, beruhigender oder beratender Art sind stets begleitend oder vorrangig notwendig (z. B. suizidale Krisen); hierauf kann hier jedoch nicht näher eingegangen werden.

3.1 Schlafstörungen
Die akute Kurzzeittherapie von Schlafstörungen kann heute wirkungsvoll und risikoarm mit Benzodiazepinen unterschiedlicher Wirkungsdauer durchgeführt werden; auf die deutlich risikoreicheren Barbiturate kann deshalb verzichtet werden. In der Behandlung chronischer funktioneller Schlafstörungen ist das Abhängigkeitspotential der Benzodiazepine zu bedenken. Absetzversuche nach Langzeiteinnahmen sollten wegen des Risikos von Entzugserscheinungen immer nur ausschleichend gemacht werden. Medikamentöse Alternativen können in Form von niedrigdosierten sedierenden Antidepressiva und Neuroleptika versucht werden, wobei hier an somatische Risiken der Langzeittherapie gedacht werden muß. Hypnotika sollten letztlich in der Langzeittherapie funktioneller Schlafstörungen nur eine vorübergehende Zentralbedeutung spielen; physikalische Therapie, Entspannungstechniken, Gesprächsbearbeitung mitbedingender psychosomatischer Ursachenfaktoren und Veränderungen des Schlafumfeldes besitzen das Primat.

3.2 Angstzustände
Anhaltende generalisierte Ängstlichkeit als Begleitstörung gerade chronischer oder prognostisch ungünstiger interner Grundkrankheiten lassen sich psychopharmakologisch am ehesten mit Benzodiazepinen angehen. Wird eine medikamentöse Langzeittherapie notwendig, so sollte jedoch das Risiko der Abhängigkeitsentwicklung gegen die somatischen Risiken des Einsatzes niedrig dosierter Neuroleptika und Antidepressiva abgewogen werden und sollten gegebenenfalls letztere Substanzgruppen bevorzugt werden. Panikattacken, die sehr häufig primär den Internisten unter der Differentialdiagnose von Angina-pectoris- oder hypoglykämischen Anfällen beschäftigen, sprechen prophylaktisch sehr gut auf Antidepressiva (z. B. Imipramin) an; Dosierung und Erhaltungstherapie folgen den gleichen Gesichtspunkten wie in der Behandlung von Depressionszuständen.

3.3 Depressionszustände

Ein durch depressive Verstimmung, Interessenverlust, Appetitlosigkeit, Durchschlafstörungen und Antriebsverlust charakterisiertes depressives Syndrom stellt auch dann eine therapierbare Zielsymptomatik für Antidepressiva dar, wenn es als Begleitsyndrom einer internistischen Grundkrankheit auftritt. Der Anteil körperlicher Ursachenfaktoren am Zustandekommen des depressiven Begleitsyndroms schränkt eher die Verträglichkeit der Antidepressiva als ihre Wirksamkeit ein; bei kardiovaskulären Vorerkrankungen sollte mit den besser verträglichen nicht-trizyklischen Antidepressiva behandelt werden. Tritt nach 4–6 Wochen einschleichend begonnener, dann aber ausreichend dosierter Antidepressivagabe eine Remission oder zumindest relevante Besserung der depressiven Symptomatik ein, so ist auch bei depressiven Begleitsymptomen körperlicher Grunderkrankungen eine 3–6monatige Erhaltungstherapie durchzuführen. Im ersten Vierteljahr sollten zweiwöchentliche Kontrollen von Blutbild und Leberwerten zur Früherfassung der, wenn auch seltenen, somatischen Risiken durchgeführt werden. Zur Substanzauswahl siehe Tabelle 7.3 und 7.4.

3.4 Verwirrtheitszustände

Nächtliche Verwirrtheitszustände auf der Grundlage einer zerebrovaskulären Insuffizienz lassen sich am risikoärmsten mit Butyrophenon-Neuroleptika behandeln; trizyklische Neuroleptika werden wegen ihrer blutdrucksenkenden Begleitwirkungen gerade von Alterspatienten weniger gut vertragen und sollten deshalb vermieden werden. Clomethiazol (Distraneurin®) ist zwar sehr wirksam, dafür aber ungleich risikovoller (Atemdepression und Blutdruckabfall bei Akutbehandlung, Abhängigkeitsentwicklung bei Langzeitbehandlung).

3.5 Psychotische Zustände

Körperlich begründbare paranoid-halluzinatorische Psychosen können mit trizyklischen Neuroleptika wie auch mit Butyrophenonen (z.B. Haloperidol) behandelt werden. Hat sich die exogene Psychose auf der Grundlage einer zerebrovaskulären Insuffizienz oder einer kardialen Erkrankung entwickelt, sind die Butyrophenone wegen ihrer ungleich größeren therapeutischen Breite vorzuziehen; sie erlauben im – seltenen – Bedarfsfall auch einmal eine erhebliche Überschreitung der sonst üblichen Dosisobergrenzen (z.B. Haloperidol bis zu 50 oder 100 mg bei erregter Psychose nach Herzinfarkt; s.a. Tab. 7.6).

3.6 Erregungszustände

Erregungszustände im Drogenrausch werden optimal mit injizierbaren Benzodiazepinen (Diazepam) behandelt; dies gilt auch bei psychogenen Erregungszuständen, in denen Angst als Beweggrund der Erregung imponiert. Erregungszustände im Rahmen zentralnervöser Intoxikationen verbieten dagegen den Einsatz von Benzodiazepinen; hier kommen vor allem Butyrophenone in Betracht. Bestehen keine Hinweise auf eine kardiovaskuläre Vorschädigung, können auch trizyklische Neuroleptika mit Erfolg eingesetzt werden. Besonders bewährt ist hierbei eine Kombination von Chlorprothixen und Promethazin (je 1 Amp. Truxal® und Atosil® zu 50 mg in einer Mischspritze aufziehen, erste

Hälfte langsam i.v., zweite Hälfte i.m.). Eine weitere bewährte Kombination sind 10 mg Valium® und 10 mg Haldol® langsam i.v. und/oder i.m. Psychisch motivierte Erregungszustände bedürfen vor aller Pharmakotherapie des einfühlenden Verstehens und der verbalen Beruhigung.

3.7 Schmerzzustände

Antidepressiva (z.b. Clomipramin oder Doxepin) und Neuroleptika (z.b. Levomepromazin oder Chlorprothixen) haben sich in niedriger bis mittlerer Dosierung als wirksame Adjuvantien in der Behandlung chronischer Schmerzsyndrome bewährt. Die schmerzdistanzierende Wirkung dieser Psychopharmaka hilft gerade bei Tumorschmerzen konventionelle Schmerzmittel oder Opiate einsparen (s.a. Tab. 7.4).

3.8 Hirnleistungsschwäche

Der Einsatz von Nootropika bei schwerer Demenz gleich welcher Ursache ist (gegenwärtig) als nutzlos abzulehnen. Vorzeitige Versagenszustände bei beginnender Hirnatrophie (Morbus Alzheimer, zerebrovaskuläre Insuffizienz) stellen dagegen ein erfolgversprechendes Einsatzfeld dar. Die Rückbildung von Hirnleistungsschwäche im Rahmen reversibler hirnorganischer Psychosyndrome (z.B. zerebrale Hypoxidose nach Herzstillstand) kann durch Nootropika beschleunigt werden.

8 Spezielle klinisch-pharmakologische Aspekte bei der Therapie

(T.R. Weihrauch, H. Köhler, K.-H. Meyer zum Büschenfelde, T. Poralla)

1	Klinisch relevante Arzneimittelinteraktionen (T. R. Weihrauch) . .	216	3	Arzneimitteltherapie bei Lebererkrankungen
2	Pharmakotherapie bei Niereninsuffizienz (H. Köhler) . . .	217		(K.-H. Meyer zum Büschenfelde und T. Poralla) 228
2.1	Vorbemerkungen	217	3.1	Vorbemerkungen 228
2.2	Antibakteriell, antimykotisch und antituberkulotisch wirksame Substanzen	223	3.2	Einteilung der Medikamente . . . 228
			4	Pharmakotherapie bei geriatrischen Patienten (T. R. Weihrauch) 232
2.3	Digitalis	223	4.1	Vorbemerkungen 232
2.4	Antihypertensiva	225	4.2	Empfehlungen für Verschreibung von Arzneimitteln bei älteren Patienten 232
2.5	Antiarrhythmika	225		
2.6	Diuretika	226		
2.7	Kolloidale Plasmaersatzmittel . .	226	5	Pharmakotherapie in Schwangerschaft und Stillzeit (T. R. Weihrauch) 235
2.8	Antidiabetika	226		
2.9	Hypnotika, Psychopharmaka, Opiate	227		
			6	Vermeidung direkt medikamentös bedingter Läsionen der Speiseröhre (s. Kap. 15) 236
2.10	Immunsuppressiva	227		
2.11	Antiphlogistika, Analgetika	227		
2.12	Röntgenkontrolle	227		

Vorbemerkung: Für eine optimale, individuell angepaßte Arzneimitteltherapie, d.h. Erzielung einer optimalen Wirkung bei geringstmöglicher Nebenwirkungsrate, ist es von entscheidender Bedeutung, die Grundcharakteristika des Pharmakons (Pharmakokinetik, Pharmakodynamik) zu kennen und in Beziehung zur Situation des Patienten zu setzen: eingeschränkte Nieren- und Leberfunktion, genetische Polymorphismen (schnelle/langsame Metabolisierer), Körpergewicht, Alter, Begleitmedikation (*cave:* Wechselwirkungen!). Nur so können u.U. gefährliche Unter- oder Überdosierungen vermieden werden. Dies ist besonders relevant bei Arzneimitteln mit enger therapeutischer Breite, steiler Dosis-Wirkungs-Beziehung, nichtlinearer Kinetik und/oder potentiell hoher Toxizität. Die engmaschige Überwachung der Therapie durch Bestimmung der Plasmakonzentration (therapeutic drug monitoring) kann in solchen Fällen ratsam sein.

1 Klinisch relevante Arzneimittelinteraktionen
(T. R. Weihrauch)

Unter Arzneimittelinteraktionen versteht man eine Abschwächung oder Verstärkung des erwarteten Effektes eines einzelnen Pharmakons, wenn zwei oder mehrere Arzneimittel sich bei gleichzeitiger Applikation wechselseitig beeinflussen (= *Arzneimittel-Arzneimittel-Interaktion*). Weniger bekannt, aber wichtig sind Wechselwirkungen mit der Nahrung (= *Arzneimittel-Nahrungs-Interaktion:* Nüchterngabe vs. postprandialer Arzneimitteleinnahme: Hinweise in der Packungsbeilage genau beachten, da die Bioverfügbarkeit bei fehlerhafter Einnahme erheblich verändert sein kann!) und Wechselwirkungen mit Nahrungs*bestandteilen* (z. B. Milchprodukte, Kaffee, Alkohol!).

Bei der gleichzeitigen Verordnung von zwei oder mehreren Arzneimitteln, wie dies häufig geschieht, kann das eine Medikament die Wirkung des anderen verstärken oder abschwächen, verlängern oder verkürzen. Unterschieden werden:

– *Pharmakokinetische Interaktionen,* die entstehen, wenn ein Pharmakon eines oder mehrere der pharmakokinetischen Ebenen – *Absorption* (z. B. Tetracycline und Antazida), *Distribution* (Verteilung; Cumarin und Phenylbutazon), *Metabolismus* (z. B. Ovulationshemmer und Rifampicin) und *Elimination* (z. B. Penicilline und Probenecid) – eines anderen Medikamentes in der Weise verändert, daß eine Wirkung unerwünscht verstärkt oder abgeschwächt wird. Diese Art der Arzneimittelwechselwirkung ist am häufigsten.

– *Pharmakodynamische Interaktionen* treten dann auf, wenn interferierende Pharmaka am Rezeptor synergistisch oder antagonistisch wirken (z. B. Alkohol und Hypnotika bzw. bakteriostatisches und bakterizides Antibiotikum) mit der Folge einer inadäquaten Wirkungsstärke des/der Arzneimittel. Die Interaktion kann bedingt sein durch *a) kompetitiven, b) funktionellen* Synergismus/Antagonismus oder durch Änderung der Rezeptoreigenschaften.

Durch Arzneimittelwechselwirkungen – meist durch Unkenntnis iatrogen herbeigeführt – können Patienten erheblich gefährdet und geschädigt werden. Aus diesem Grund ist die genaue Kenntnis häufiger Interaktionen zwingend erforderlich. In Tabelle 8.1 sind Arzneimittelwechselwirkungen aufgeführt, die unter dem Gesichtspunkt a) praktische Bedeutung des Arzneimittels, bezogen auf die Häufigkeit der Verordnung, und b) Risiken, die bei Nichtberücksichtigung von den möglichen Wechselwirkungen ausgehen können (insbesondere bei Pharmaka mit geringer therapeutischer Breite).

Weiterführende Literatur: In dem hier vorgegebenen Rahmen können nur die wichtigsten, klinisch besonders relevanten Arzneimittelwechselwirkungen berücksichtigt werden. Folgende Werke geben noch weitergehende Informationen:

– *Arzneimittelneben- und -wechselwirkungen,* H. P. T. Ammon (Hrsg.), *Wissenschaftliche Verlagsgesellschaft mbH, Stuttgart 1991*
– *Rote Liste, Anhang, 1996*
– *Handbook of Adverse Drug Interaction:* M. A. Rizack (ed.), *The Medical Letter®, New Rochelle, New York, 1995* (sehr handlich und übersichtlich)
– *PDR Guide to Drug Interactions, Side Effects, Indications:* M. Mehta (ed.), *Medical Economics Data 1994* (enthält zusätzlich ein »Food Interactions Cross-Reference«-Register).

2 Pharmakotherapie bei Niereninsuffizienz
(H. Köhler)

2.1 Vorbemerkungen

Medikamente und/oder ihre Metaboliten werden von den Nieren wie harnpflichtige Substanzen behandelt. Besonders solche Medikamente, die normalerweise vorwiegend renal ausgeschieden werden, weisen bei Niereninsuffizienz eine gestörte Elimination auf. Medikamente mit normalerweise vorwiegend extrarenaler Elimination werden durch eine Nierenfunktionseinschränkung weni-

8 Spezielle klinisch-pharmakologische Aspekte bei der Therapie

Tabelle 8.1: Klinisch relevante Arzneimittelinteraktionen
Angegeben sind die Veränderungen der Wirkungen des 1. Pharmakons durch ein 2. Pharmakon

1. Pharmakon	2. Pharmakon	Mechanismus	Effekt	empfohlene Maßnahme
Antibiotika				
Aminoglykoside	Amphotericin B Methoxyfluran Ciclosporin A Cisplatin Etacrynsäure	synergistische toxische Effekte	Nephrotoxizität ↑	Dosisreduktion Nierenfunktion überwachen
	Furosemid	synergistische toxische Effekte	Ototoxizität ↑	Kombination vermeiden
Tetracycline	Antazida Eisenpräparate	Bildung schwer resorbierbarer Komplexe	verminderte Tetracyclinwirkung	gleichzeit. Gabe vermeiden, mind. 3 h Abstand
Gyrasehemmer	Antazida (Mg-, Al-, Ca-haltig)	Absorptionshemmung	Wirkung ↓	gleichzeit. Gabe vermeiden, mind. 3 h Abstand
	Theophyllin	Theophyllinabbauhemmung	Theophyllinwirkung ↑	Theophyllindosis ↓
	Coffein	Konzentrationssteigerung	Coffeinwirkung ↑	Coffein ↓
	Fenbufen (NSAID) (nicht ASS)	Konzentrationssteigerung	Fenbufenwirkung ↑ Krampfbereitschaft ↑	
	orale Antikoagulanzien		Antikoagulanzienwirkung ↑	Cumarin ↓
	Ciclosporin		S-Kreatinin ↑	
Doxycyclin	Phenytoin	beschleunigter hepatischer Abbau	verminderte Doxycyclinwirkung	anderes Antibiotikum
Penicilline	Probenecid	kompetitive Hemmung der aktiven tubulären Sekretion	Wirkungsverstärkung	Penicillindosis ↓
Antidiabetika orale (Sulfonylharnstoffe)	orale Antikoagulanzien Phenylbutazon Sulfonamide	Hemmung des enzymatischen Abbaus der Sulfonylharnstoffe	zunehmende Hypoglykämie	S-Glukose kontrollieren, Dosisanpassung
	β-Rezeptorenblocker	Hemmung der Glykogenolyse Maskierung d. Warnsymptome	zunehmende Hypoglykämie	S-Glukose kontrollieren, Patienten informieren
	Rifampicin	beschleunigter enzymatischer Abbau von Tolbutamin	blutzuckersenkende Wirkung abgeschwächt	S-Glukose kontrollieren, Patienten informieren
parenterale (Insuline)	Äthanol	Hemmung der hepatischen Glykogenolyse	Hypoglykämie	größere Alkoholmengen meiden
	β-Rezeptorenblocker	Hemmung der Sympathikusaktivierung	Hypoglykämiewarnsymptome ↓	größere Alkoholmengen meiden

Tabelle 8.1: Klinisch relevante Arzneimittelinteraktionen (Fortsetzung)

1. Pharmakon	2. Pharmakon	Mechanismus	Effekt	empfohlene Maßnahme
Antikoagulanzien, orale	Allopurinol Cimetidin Disulfiram Metronidazol Phenylbutazon Sulfinpyrazon	Hemmung des enzymatischen Abbaus der Antikoagulanzien	verstärktes Blutungsrisiko	Prothrombinzeit überwachen Kombination vermeiden
	anabole Steroide Clofibrat Levothyroxin Salicylate (>2 g/Tag)	Synthese ↓ oder Umsatz ↑ von Gerinnungsfaktoren		Kombination vermeiden
	Indometacin Salicylate	Hemmung der Thrombozytenfunktion		Kombination vermeiden
	Amiodaron	Hemmung von Cytochrom P450 2C9		Kombination vermeiden
	Barbiturate Carbamazepin Phenytoin Rifampicin	beschleunigter Abbau der Antikoagulanzien	Abschwächung der Antikoagulanzienwirkung	Kombination vermeiden
	Colestyramin	enterale Resorption ↓	abgeschwächt	Kombination vermeiden; 6-h-Abstand PTZ-Kontrollen
	Gyrasehemmer	s. Antibiotika		
Antikonvulsiva/Antiepileptika				
Phenytoin	orale Antikoagulanzien Cimetidin Chloramphenicol Disulfiram Isoniazid	Hemmung des enzymatischen Abbaus von Phenytoin	Plasmakonzentration von Phenytoin ↑; Toxizität von Phenytoin ↑	Phenytoinplasmaspiegel kontrollieren
Carbamazepin	Isoniazid	Hemmung des enzymatischen Abbaus von Carbamazepin	Toxizität von Carbamazepin ↑	Prothrombinzeit überwachen
Äthanol (Alkohol)	zentral wirksame Substanzen wie Antihistaminika, Hypnotika, Neuroleptika, Transquillanzien, Antidepressiva	Synergismus	Verstärkung der zentral dämpfenden Wirkungen	Kombination vermeiden
	Cephalosporine (Cefamandol, Cefmenoxim, Cefoperazon, Latamoxef) Disulfiram Metronidazol Sulfonylharnstoffe	Hemmung der Aldehyddehydrogenase (?)	„Disulfiram-Alkohol-Reaktion": Flush, Kopfschmerzen, Erbrechen, Schwitzen, Blutdruckabfall, Tachykardie	Kombination vermeiden, Patienten informieren größere Mengen von Alkohol vermeiden
	Salicylate	Schädigung der Mukosa additiv	gastrointestinale Blutungen	größere Mengen von Alkohol vermeiden

8 Spezielle klinisch-pharmakologische Aspekte bei der Therapie

Tabelle 8.1: Klinisch relevante Arzneimittelinteraktionen (Fortsetzung)

1. Pharmakon	2. Pharmakon	Mechanismus	Effekt	empfohlene Maßnahme
Benzodiazepine	Cimetidin orale Kontrazeptiva	Hemmung des enzymatischen Abbaus von Diazepam, Chlordiazepoxid (nicht Oxazepam, Lorazepam, Temazepam)	Wirkung der Benzodiazepine verlängert und verstärkt	Benzodiazepindosis ↓, klinischen Status überwachen
β-Rezeptorenblocker	Cimetidin	Hemmung des enzymatischen Abbaus von Propranolol	Verstärkung der Propranololwirkung	Propranololdosis ↓ Herzfunktion überwachen
	Diltiazem Gallopamil Verapamil	synergistische kardiodepressorische Wirkungen	Bradykardie, AV-Block, negativ inotrope Wirkung	Herzfunktion überwachen
	Indometacin	unbekannt (Hemmung der Prostaglandinsynthese?)	Abschwächung der antihypertensiven Wirkung von Propranolol und Pindolol	RR überwachen
Chinidin	Barbiturate Phenytoin Rifampicin	beschleunigter enzymatischer Abbau von Chinidin	Chinidinwirkung ↓	Chinidinplasmaspiegel überwachen
	Cimetidin	Hemmung der hepatischen Elimination von Chinidin	Chinidinwirkung ↑	Chinidinplasmaspiegel überwachen
Diuretika Schleifendiuretika Thiaziddiuretika	Indometacin (u. a. Nichtsteroid-Antiphlogistika)	Hemmung der Cyclooxygenase	saluretische und antihypertensive Wirkung der Diuretika abgeschwächt	Kombination vermeiden, sonst RR und Diurese überwachen
Glukokortikoide	Phenytoin Rifampicin	beschleunigter enzymatischer Abbau der Glukokortikoide	Glukokortikoidwirkung ↓	Plasmaspiegel kontrollieren, ggf. Dosis ↑
Heparin	Salicylate	Hemmung der Thrombozytenfunktion	erhöhtes Blutungsrisiko	Kombination vermeiden
Herzglykoside	Kalzium i. v.	synergistische Wirkung	Glykosidwirkung ↑	Ausgleich des Kaliummangels durch K^+-Substitution
	Thiazid- und Schleifendiuretika Amphotericin B	Glykosidtoxizität durch K^+ ↑ und Mg^{++} ↓	Hypokaliämie Hypomagnesiämie	K^+- und Mg^{++}-Kontrollen
	Amiodaron Chinidin Verapamil	Verringerung der renalen Digoxinelimination		Digoxinplasmaspiegel kontrollieren
	Colestyramin Colestipol Metoclopramid Zytostatika	enterale Resorption ↓ (verringerte Bioverfügbarkeit)	Glykosidwirkung ↓	Digoxinplasmaspiegel kontrollieren
	Phenylbutazon Rifampicin	beschleunigter enzymatischer Abbau von Digitoxin		Digitoxinplasmaspiegel kontrollieren

Tabelle 8.1: Klinisch relevante Arzneimittelinteraktionen (Fortsetzung)

1. Pharmakon	2. Pharmakon	Mechanismus	Effekt	empfohlene Maßnahme
Immunsuppressiva				
Azathioprin	Allopurinol	Hemmung des Abbaus von 6-Mercaptopurin	Zytotoxizität ↑	Azathioprindosis ↓
Ciclosporin	Aminoglykoside	additive Nephrotoxizität	Nephropathie ↑	Kombination vermeiden
Glukokortikoide	s. dort			
Kontrazeptiva (oral)	Barbiturate Griseofulvin Phenytoin Rifampicin	beschleunigter enzymatischer Abbau von Sexualhormonen	kontrazeptive Wirkung ↓	Kombination vermeiden; bei Epileptikern andere kontrazeptive Maßnahmen
	Tetracycline	enterohepatische Zirkulation von Östrogen ↓ (?)	kontrazeptive Wirkung ↓	während der Therapie andere kontrazeptive Maßnahmen wählen
Levomethadon	Phenytoin Rifampicin	beschleunigter enzymatischer Abbau von Levomethadon	Auslösung von Entzugssymptomen bei Abhängigen	Patienten auf Entzugssymptome untersuchen
Lithiumsalze	Diuretika	renale Lithium-Clearance herabgesetzt	Lithiumtoxizität ↑	Lithiumplasmaspiegel kontrollieren
NSAID (nicht-steroidale antiinflammatorische Substanzen)	Antazida	renale Clearance ↑ bzw. Absorption ↓	analgetischer Effekt ↓	klinischer Effekt nicht gesichert
	Aldosteronantagonisten	Natriurese ↓	diuretischer Effekt ↓ Hyperkaliämie	Kombination vermeiden
	Antidiabetika (orale)	Plasmaproteinbindung ↓ bzw. -elimination ↓	hypoglykämischer Effekt ↑	präparateabhängig; Einzelfallentscheidung
	Antihypertensiva	Na⁺- und H₂O-Retention ↑	antihypertensiver Effekt ↓	RR-Kontrolle
	Antikoagulanzien (orale)	Thromboxansynthese ↓ Plasmaproteinbindung ↓	Thrombozytenaggregation ↓ hypothrombinämischer Effekt ↑	Prothrombinzeitkontrolle, Kontrolle auf okkultes Blut im Stuhl und Urin
	Kortikosteroide	additiv an der Magenschleimhaut	ulzerogener Effekt ↑	auf Symptome achten, ggf. Endoskopie
	Diuretika	renale Clearance ↑ Na⁺- und H₂O-Retention ↑ (Hemmung der renalen Prostaglandinsynthese)	analgetischer Effekt ↓ diuretischer Effekt ↓ antihypertensiver Effekt ↓	RR-Kontrolle, Diurese kontrollieren
	K⁺-sparende Diuretika	K⁺-Retention ↑ (s.o.)	Hyperkaliämie	Kombination vermeiden
	Lithium	renale Clearance ↓	Toxizität ↑ Plasmaspiegel ↑	Lithiumplasmaspiegel kontrollieren

8 Spezielle klinisch-pharmakologische Aspekte bei der Therapie

Tabelle 8.1: Klinisch relevante Arzneimittelinteraktionen (Fortsetzung)

1. Pharmakon	2. Pharmakon	Mechanismus	Effekt	empfohlene Maßnahme
NSAID (Fortsetzung)	Methotrexat	renale Clearance ↓ bzw. Plasmaproteinbindung ↓	Toxizität ↑ Plasmaspiegel ↑	Kombination vermeiden
	Phenytoin	Plasmaproteinbindung ↓	Plasmaspiegel ↑	Phenytoinplasmaspiegel kontrollieren
	Urikosurika	renale Clearance ↓ Plasmaproteinbindung ↓	analgetischer Effekt ↑ urikosurischer Effekt ↓	klinische Wirkung beobachten
Theophyllin	Cimetidin Erythromycin	Hemmung des enzymatischen Abbaus	Theophyllinwirkung ↑	Theophyllinplasmaspiegel kontrollieren
	Carbamazepin Phenytoin Tabakrauchen	beschleunigter enzymatischer Abbau	Theophyllinwirkung ↓	s. o.
	Gyrasehemmer	Abbauhemmung	Theophyllinwirkung ↑	s. o.
trizyklische Antidepressiva	Cimetidin Neuroleptika	Hemmung des enzymatischen Abbaus der Antidepressiva	Toxizität der Antidepressiva ↑	Plasmaspiegel kontrollieren
	Barbiturate	Beschleunigung des enzymatischen Abbaus der Antidepressiva	Wirkung der Antidepressiva ↓	Kombination vermeiden
Urikosurika Probenecid Sulfinpyrazon	Salicylate	Konkurrenz um renale Sekretions- und Resorptionsmechanismen	urikosurische Wirkung abgeschwächt	Kombination vermeiden
Zytostatika Azathioprin 6-Mercaptopurin	Allopurinol	Hemmung des Abbaus von 6-Mercaptopurin	Zytotoxizität ↑	Azathioprindosis ↓
Methotrexat	Salicylate	Hemmung der renalen Elimination von Methotrexat	Toxizität von Methotrexat ↑	Kombination vermeiden

ger beeinflußt. Allerdings kann es bei terminaler Niereninsuffizienz (Urämie) für diese Substanzen ebenfalls zu einer Störung der Elimination kommen, weil die urämische Intoxikation eine Vielzahl von Stoffwechselvorgängen und damit auch die extrarenalen Eliminationsmechanismen verändern kann.

Bei jeder medikamentösen Behandlung von Patienten mit eingeschränkter Nierenfunktion muß überprüft werden, ob eine Dosisanpassung erforderlich ist. Ist die Pharmakokinetik einer Substanz bei Niereninsuffizienz nicht bekannt, so gilt: a) bis zu einer GFR > 60 ml/min (SKr < 1,5 mg/dl) können alle Medikamente näherungsweise normal dosiert werden, b) bis zu einer GFR > 30 ml/min (SKr < 2,5 mg/dl) spielt die Kumulation von Medikamenten und ihrer Metaboliten meist eine untergeordnete Rolle (cave bei Substanzen mit geringer therapeu-

tischer Breite und bei Langzeitapplikation!), c) Wirkung und Nebenwirkungen einer medikamentösen Behandlung sollten bei Niereninsuffizienz besonders überwacht werden. Substanzgruppen, deren Effekt sich leicht überprüfen läßt, sind bei Niereninsuffizienz vergleichsweise einfacher zu dosieren (bei Antidiabetika Blutzucker, bei Gichtmitteln Harnsäure, bei Antihypertensiva Blutdruck).
Prinzipiell ist unabhängig von Eliminationshalbwertszeit bzw. Grad der Niereninsuffizienz die normale Initialdosis erforderlich, um ausreichende Wirkspiegel zu erzielen. Bei verlängerter Eliminationshalbwertszeit muß die Erhaltungsdosis reduziert oder das Dosisintervall entsprechend verlängert werden. Im Folgenden kann nur auf die wichtigsten Richtlinien der Pharmakotherapie bei Niereninsuffizienz eingegangen werden. Detaillierte Angaben finden sich u.a. bei Höffler, D.: Dosierungsprobleme bei eingeschränkter Nierenleistung. In: Urämie, Aesopus Verlag, 1977. Benett, W. M.: Drug therapy in renal failure. Ann. intern. Med. 93 (1980), 286–325.

2.2 Antibakteriell, antimykotisch und antituberkulotisch wirksame Substanzen

S. Tab. 8.2, 8.3, außerdem Tab. 5.10a, b, c, d.
Dosierung von Vancomycin und Teicoplanin s. Kap. 5, 1.3.18. Antituberkulose Therapie s. Kap. 5, 2. Bei Niereninsuffizienz wird meist auf Streptomycin wegen seiner Nebenwirkungen verzichtet. Es kann jedoch eingesetzt werden, dann alternativ zu Ethambutol (EMB), vorwiegend in der Initialphase der Tuberkulosebehandlung über zwei Monate.
Streptomycin (SM) kann alternativ zu Ethambutol (EMB) in der Initialphase (über 2 Monate) der Tuberkulosebehandlung eingesetzt werden. Die Streptomycindosis beträgt bei normaler Nierenfunktion 15–20 mg/kg (0,75–1 g) tgl. i.m. Aufgrund der überwiegend renalen Elimination (90%) ist die Dosis bei Niereninsuffizienz zu reduzieren: GFR 60–90 ml/min: 0,5 g/Tag, GFR 60–10 ml/min: 0,5–0,3 g/Tag, GFR < 10 ml/min (ca. Kreatinin > 5 mg/dl): 0,3–0,25 g/Tag. Alternativ zur tgl. Applikation empfiehlt sich bei fortgeschrittener Niereninsuffizienz (Kreatinin > 5 mg/dl) und bei Dialysepatienten die 3 × wöchentliche Gabe von 750 mg SM i.m., vorzugsweise 6–8 h vor der Dialyse. Ototoxizität und Nephrotoxizität sind zu beachten. Bei aktiver Hepatitis sollten INH, RMP und PZA nicht eingesetzt werden. Hier können SM und EMB kombiniert, dann jedoch über einen längeren Zeitraum von 9–12 Monaten gegeben werden.

2.3 Digitalis

Richtlinien zur Digitalisbehandlung bei Niereninsuffizienz (Vorgehen s. Tab. 8.4):

(1) Bei instabiler Nierenfunktion (z.B. ANV): Digitoxin (aufgrund seiner vorwiegend extrarenalen Elimination) einsetzen.

(2) Bei stabiler Nierenfunktion (z.B. langjährige Dialysebehandlung): Digitoxin (extrarenale Elimination) *oder* Digoxin (renale und extrarenale Elimination).

(3) Wichtig: bei fortgeschrittener Niereninsuffizienz ist die Empfindlichkeit gegenüber Digitalis durch Hyperkaliämie, Hypermagnesiämie, Hypokalzämie

8 Spezielle klinisch-pharmakologische Aspekte bei der Therapie

Tabelle 8.2: Antituberkulöse Therapie bei Niereninsuffizienz (NI)

Medikament	Therapiedauer (Mon.)	Renale Exkretion	Dosierung bei NI (peroral)	wichtige Toxizität
Isoniazid (INH), Isozid®, tebesium®	6	0	*unverändert:* 5 mg/kg (300 mg)	Leberzellschaden
Rifampicin (RMP), Rifa®, Rimactan®	6	0	*unverändert:* 10 mg/kg (450–600 mg)	Leberzellschaden, Thrombopenie, ANV
Pyrazinamid (PZA), Pyrafat®, pezetamid®	2	98%	Krea <1,5: 25–35 mg/kg (1,5–2,5 g)/Tag Krea 1,5–2,5 mg/dl: 1,5 g/Tag Krea>2,5 mg/dl: 2–2,5 g 3×wtl.	Leberzellschaden
Ethambutol (EMB), Myambutol®	2	>80%	Krea<1,5 mg/dl (GFR > 60 ml/min): 25 mg/kg Krea 1,5–2,5 mg/dl (GFR 60–30): 15–25 mg/kg Krea 2,5–5 mg/dl (GFR 30–10): 7,5–15 mg/kg Krea>5 mg/dl (GFR<10 ml/min): 5 mg/kg	Retrobulbärneuritis, periphere Neuropathie

Tabelle 8.3: Vereinfachte Empfehlungen zur antibakteriellen Chemotherapie bei Niereninsuffizienz (detaillierte Empfehlungen s. Kap. 5, 1.2.7)

1. SKr < 1,5 mg/dl: alle Medikamente in Normaldosierung.
2. SKr > 1,5 mg/dl: Nitrofurantoin (Furadantin®), Nalidixinsäure (Nogram®), Colistin (Colistin®) und Kurzzeitsulfonamide nicht mehr anwenden.
3. Chloramphenicol (Leukomycin®, Paraxin®), Doxycyclin (Vibramycin®), Erythromycin (Erythrocin®), Clindamycin (Sobelin®) und Sulfamethoxydiazin (Durenat®) unabhängig von der Nierenfunktion in Normdosierung, bei fortgeschrittener Insuffizienz nicht länger als 10–15 Tage.
4. Penicillin G und Ampicillin bei jeder Nierenfunktion bis 6 g/Tag.
5. Sollen Maximaldosen der Penicilline oder sollen Staphylokokkenpenicilline, Aminoglykoside oder Cefalosporine gegeben werden, müssen detaillierte Dosisempfehlungen berücksichtigt werden (s. Tab. 5.10a, b und c).

Tabelle 8.4: Vorgehen bei der Digitalisbehandlung von niereninsuffizienten Patienten

1. *Aufsättigung* wie bei normaler Nierenfunktion.
2. Als *Erhaltungsdosis* Digitoxin 0,1 mg/Tag an 4–5 Tagen der Woche unabhängig von der Nierenfunktion; einfache und sichere Therapieform!
3. Bei Verwendung von Digoxin als Dosisreduktion:

SKr (mg/dl)	% der Erhaltungsdosis
<1,2	100
1,2–1,5	75
1,5–3,0	50
3,8–8,0	33
>8,0	25

4. EKG-Kontrolle am 1. und 3. Tag, dann je nach Wirkung und Verträglichkeit in 3–6tägigen Intervallen bis zur endgültigen Einstellung (nach ca. 6 Wochen)

und Azidose herabgesetzt. Durch die Dialysebehandlung kommt es zum raschen Ausgleich dieser Störungen und damit zur Zunahme der Digitalisempfindlichkeit und dem gehäuften Auftreten von Rhythmusstörungen. Bei Dialysepatienten und Patienten mit Schwankungen im Elektrolythaushalt ist die Indikation zur Digitalisierung besonders streng zu stellen.

2.4 Antihypertensiva

Die antihypertensive Therapie bei Niereninsuffizienz wird dadurch vereinfacht, daß sich die erforderliche Dosis einfach durch Blutdruckmessung ermitteln läßt. Das praktische Vorgehen wird durch die folgenden Vorschläge erleichtert:

(1) Bei GFR < 60 ml/min (SKr > 1,5 mg/dl) keine Kombinationspräparate, die Kalium oder kaliumsparende Diuretika (Amilorid, Triamteren, Spironolacton) enthalten (Hyperkaliämie!).

(2) Keine Dosisreduktion: Dihydralazin (Nepresol®), Prazosin (Minipress®), Minoxidil (Lonolox®), Diazoxid (Hypertonalum®), Reserpin (Serpasil®), Guanethidin (Ismelin®), Alprenolol (Aptin®), Oxprenolol (Trasicor®), Propranolol (Dociton®), Pindolol (Visken®), Labetalol (Trandate®), Nitrendipin (Bayotensin®), Nifedipin (Adalat®), Diltiazem (Dilzem®), Verapamil (Isoptin®).

(3) Dosisreduktion entsprechend Wirkung und Nebenwirkungen: Clonidin (Catapresan®), α-Methyldopa (Presinol®), Atenolol (Tenormin®), Nadolol (Solgol®), Sotalol (Sotalex®), Captopril (Lopirin®), Enalapril (Xanef®).

2.5 Antiarrhythmika

(1) Überwachung und Dosierung anhand klinischer Kriterien (Puls, Blutdruck, EKG!).

(2) Keine Dosisreduktion: Ajmalin (Neo-Gilurytmal®), Verapamil (Isoptin®), Phenytoin (Phenhydan®, Zentropil®). Bei Phenytoin ist möglicherweise eine

8 Spezielle klinisch-pharmakologische Aspekte bei der Therapie

Dosiserhöhung nötig (bei NI verminderte Proteinbindung und deshalb erhöhte Abbaurate der freien Substanz).
(3) Dosisreduktion: Lidocain (Xylocain®), Chinidin (Optochinidin® retard) und Procainamid (Novocamid®).

2.6 Diuretika
S. Tabelle 8.5.

Tabelle 8.5: Empfehlungen zur Diuretikatherapie bei Niereninsuffizienz

1. Ab SKr > 2 mg/dl „kaliumsparende" Diuretika vermeiden.
2. Ab SKr > 2 mg/dl Thiaziddiuretika nicht mehr ausreichend wirksam.
3. Bei SKr 2–5 mg/dl einschleichende Diuretikatherapie mit steigenden Furosemiddosen (40 – 80 – 120 – 240 mg/Tag p.o.).
4. Ab SKr > 5 mg/dl bzw. bei Dialysepatienten:
   a) Feststellen der mittleren Restdiurese (Mittel von 8–10 Tagen).
   b) Versuch mit 250–500 mgf Furosemid/Tag (über 8–10 Tage) unter Diuresekontrolle.
   c) Bei mangelhaftem Ansprechen Erhöhung auf 2mal 500 mg/Tag.
   d) Wenn keine Diuresesteigerung über 250 ml/Tag erreichbar, Abbruch des Versuches.

2.7 Kolloidale Plasmaersatzmittel
Kolloidale Plasmaersatzmittel werden bei fortgeschrittener Niereninsuffizienz verzögert ausgeschieden. Ihre Dosierung erfolgt in erster Linie anhand ihrer Wirkung (Volumeneffekt, Hämostase). Die hochdosierte und wiederholte Applikation wird im wesentlichen durch Volumenüberlastung und Blutungsneigung limitiert:
(1) Bis SKr < 2,5 mg/dl (GFR > 30 ml/min): Dextran 40 (Rheomacrodex®), Hydroxyäthylstärke 450/0,7 (Plasmasteril®) und isozyanatvernetzte Gelatine (Haemaccel®) in unveränderter Dosierung.
(2) Bei weiterer Nierenfunktionseinschränkung bis zur terminalen Niereninsuffizienz steigen die Halbwertszeiten an: Dextran 40 von normalerweise 10 h auf 3 Tage bei TNI, Hydroxyäthylstärke 450/0,7 von 1,5 auf 3,7 Tage, Gelatine von 8 auf 16 h.
(3) Bei terminaler Niereninsuffizienz darf für Dextran 40 (nach einer Initialdosis von 100 g) eine Erhaltungsdosis von 50 g (= 500 ml 10% Dextran 40)/ Woche nicht überschritten werden, da sonst Blutungskomplikationen auftreten können. Gelatine kann aufgrund der kurzen Halbwertszeit und geringen Beeinflussung der Hämostase vergleichsweise hoch dosiert werden.

2.8 Antidiabetika
Richtlinien zur antidiabetischen Therapie bei Niereninsuffizienz:
(1) Die urämiebedingte Glukosetoleranzstörung ist nicht therapiebedürftig.
(2) Bei rasch progredienter Niereninsuffizienz häufige Blutzuckerkontrollen, da der Insulinbedarf abnimmt: Verlängerte Halbwertszeit von endogenem und

exogenem Insulin, das größtenteils in der Niere metabolisiert wird (Dosisreduktion!).
(3) Keine Dosisreduktion erforderlich: Tolbutamid (Rastinon®, Artosin®), Gliquidon (Glurenorm®).
(4) Glibenclamid (Euglucon®) nur mit Vorsicht einsetzen. Es hat eine protrahierte Wirkung, die bei Niereninsuffizienz noch ausgeprägter ist, da es zu 50% unverändert renal ausgeschieden wird. Bei einer GFR < 30 ml/min empfiehlt sich die Umstellung auf Insulin.
(5) Keine Biguanide (Laktatazidose)!

2.9 Hypnotika, Psychopharmaka, Opiate

(1) Annähernd normale Dosierung: Diazepam (Valium®), Phenobarbital (Luminal®), Amitriptylin (Laroxyl®, Saroten®), Nortriptylin (Nortrilen®), Imipramin (Tofranil®), Morphin, Codein, Pentazocin (Fortral®), Propoxyphen, Pethidin (Dolantin®), Tilidin (Valoron®), Buprenorphin (Temgesic®).
(2) Dosisreduktion erforderlich: Phenothiazine, Haloperidol (extrapyramidale Symptome), Methadon (Polamidon®).

2.10 Immunsuppressiva

(1) Keine Dosisreduktion: Actinomycin, Busulfan, Vincristin, Vinblastin.
(2) Normale bis geringgradig erniedrigte Dosis: Azathioprin, Cyclophosphamid, Cytarabin, Fluorouracil.
(3) Dosisreduktion erforderlich: Amethopterin (ca. 50% bei SKr > 5 mg/dl).
(4) Die Dosierung von Ciclosporin orientiert sich in erster Linie an der Klinik (s. Kap. 17, 5.2).

2.11 Antiphlogistika, Analgetika

Phenazon und Derivate (Novalgin®), Indometacin (Amuno®), Paracetamol und Phenylbutazon (Butazolidin®) werden wie bei normaler Nierenfunktion dosiert (Analgetikaniere!). Acetylsalicylsäure wird wegen seiner antithrombotischen Eigenschaften zur Prophylaxe der Shunt-Thrombose eingesetzt und dort in reduzierter Dosis gegeben. Nicht-steroidale Antiphlogistika sind eine häufige Ursache einer akuten Niereninsuffizienz, besonders wenn eine Dehydratation, Hypovolämie, Herzinsuffizienz mit Aktivierung der vasopressorischen Systeme und des Prostaglandinsystems vorliegt (s. Kap. 17, 1 und Kap. 17, 11).
Diese Dosierungsvorschläge, die auf pharmakokinetischen Untersuchungen beruhen, können lediglich als Hilfen in der Therapieplanung gelten. Die praktische Behandlung muß sich im wesentlichen an klinischen Kriterien orientieren.

2.12 Röntgenkontrastmittel

S. Prophylaxe des akuten Nierenversagens bei Gabe von Röntgen-Kontrastmitteln (s. Kap. 17, 1 „Prophylaxe des ANV").

8 Spezielle klinisch-pharmakologische Aspekte bei der Therapie

3 Arzneimitteltherapie bei Lebererkrankungen
(K.-H. Meyer zum Büschenfelde und T. Poralla)

3.1 Vorbemerkungen
Der Leber kommt bei der Elimination einer großen Anzahl von Arzneimitteln entscheidende Bedeutung zu. Eine ihrer Hauptaufgaben besteht in der Umwandlung fettlöslicher Pharmaka in wasserlösliche Metaboliten, die über die Niere ausgeschieden werden können. Einige Substanzen (z. B. Isoniazid) werden auch biliär sezerniert. Eine normale Arzneimittelclearance ist dabei in erster Linie abhängig von der funktionellen Integrität der Hepatozyten, die bei diffusen Leberparenchymerkrankungen jedweder Ätiologie gestört wird, und von der Durchblutung der Leber, die insbesondere bei portaler Hypertension absinkt. Andererseits sind Charakteristika von Medikamenten, insbesondere das Ausmaß ihrer hepatischen Extraktion, also des Anteils, der bei einmaliger Leberpassage aus dem Blut entfernt wird, sowie ihre Eiweißbindung von erheblicher Bedeutung. Im Gegensatz zu Nierenerkrankungen, bei denen sich Dosierungsrichtlinien in Abhängigkeit vom Serumkreatinin für nahezu alle gebräuchlichen Medikamente seit langem bewährt haben, kann daher bei Lebererkrankungen ein einfaches und verläßliches Dosierungsschema für Medikamente nicht angegeben werden. Auch sog. Leberfunktionstests, die die Clearance einer Testsubstanz messen, lassen keinen direkten Schluß auf die Elimination anderer Medikamente zu.

3.2 Einteilung der Medikamente
Entscheidendes Kriterium für die richtige Dosis eines Medikaments bei einem leberkranken Patienten bleibt der klinische Erfolg unter sorgfältiger Beobachtung etwaiger Nebenwirkungen bzw. Toxizitätserscheinungen.
Vereinfachend können Medikamente hinsichtlich ihres Risikos bei Leberkrankheiten in 3 Gruppen eingeteilt werden:
(1) *Medikamente mit hohem Risiko einer Überdosierung:* In diese Gruppe fallen Medikamente mit einer hohen hepatischen Extraktion (über 60% bei einmaliger Passage). Ihre Clearance ist damit in erster Linie vom hepatischen Blutfluß abhängig. Nach oraler Aufnahme unterliegen diese Medikamente einer ausgeprägten „first pass"-Elimination, d. h., nur ein geringer Teil der enteral resorbierten und über die Portalgefäße zur Leber transportierten Medikamente erreicht normalerweise die systemische Zirkulation und damit den Wirkort. Zum Ausgleich dieses Phänomens übersteigt bei derartigen Medikamenten die für die orale Zufuhr empfohlene Menge die parenterale Dosis deutlich. Bei Leberparenchymerkrankungen und portosystemischen Shunts ist daher sowohl mit einer erheblich höheren Konzentration nach einmaliger oraler Applikation als auch mit einer stark verlangsamten Elimination dieser Medikamente zu rechnen. Sofern Pharmaka aus dieser Gruppe bei Patienten mit fortgeschrittenen Lebererkrankungen unverzichtbar sind, sollte die Initialdosis bei oraler oder rektaler Gabe auf etwa $1/2$ bis $1/4$, bei Medikamenten mit geringer therapeutischer Breite ggf. bis auf $1/10$ der üblichen Dosis verringert werden. Bei einmaliger Gabe ist die parenterale der oralen Applikation vorzu-

ziehen. Die in der Regel deutlich erniedrigte Erhaltungsdosis muß bei jeder Art der Applikation individuell unter sorgfältiger klinischer Beobachtung festgelegt werden.

(2) *Medikamente mit mittlerem Risiko einer Überdosierung:* In dieser Gruppe finden sich Medikamente mit einer niedrigen hepatischen Extraktion von unter 30%. Ihre Clearance ist in erster Linie von der metabolischen Kapazität der Leber abhängig. Nach einmaliger Gabe ist nicht mit einer erhöhten Plasmakonzentration dieser Substanzen zu rechnen. Die üblicherweise empfohlenen Dosierungen brauchen daher hier für eine einmalige Gabe bzw. bei der Initialdosis nicht reduziert werden. Allerdings ist die Elimination dieser Medikamente verzögert, so daß bei wiederholter Gabe eine reduzierte Erhaltungsdosis erforderlich ist. Einen ungefähren Anhaltspunkt für das Ausmaß dieser Reduktion können das Serumalbumin und der Quick-Wert liefern.

(3) *Medikamente mit niedrigem Risiko einer Überdosierung:* Neben Medikamenten, die unverändert renal ausgeschieden werden, steigt für einige Substanzen bei einer Abnahme der Plasmaeiweißbindung die Elimination, wodurch die verminderte metabolische Kapazität der Leber ggf. wettgemacht werden kann. Medikamente dieser Gruppe können bei Leberkranken in der üblichen Dosis angewandt werden, wobei allerdings im Einzelfall eine sorgfältige Beobachtung des Effekts ebenfalls unerläßlich ist.

Tabelle 8.6 gibt einen Überblick über die Risiken einer Reihe häufig gebrauchter Medikamente bei Patienten mit Lebererkrankungen. Die Zusammenstellung kann aber nur ungefähre Anhaltspunkte liefern. Folgende Faktoren dürfen nämlich nicht übersehen werden:

Individuell können erhebliche Abweichungen von den erwarteten Reaktionen auf eine bestimmte Medikamentendosis eintreten. Mögliche Ursachen sind genetisch determinierte Unterschiede in der Geschwindigkeit des Metabolismus, eine Verminderung der Resorption bei portaler Hypertension sowie eine mögliche Enzyminduktion, etwa durch chronischen Äthylismus oder Rauchen, bzw. eine Enyzmhemmung, z.B. durch akute Alkoholintoxikation. Von großer Bedeutung ist weiterhin das Alter der Patienten (mit zunehmendem Alter steigt das Risiko einer Überdosierung erheblich an). Darüber hinaus kann bei fortgeschrittenen Lebererkrankungen die Empfindlichkeit der Rezeptoren für bestimmte Pharmaka gesteigert sein, so z.B. für Benzodiazepine und Opiate im Gehirn. Schließlich kann die Eiweißbindung von Medikamenten durch eine Verminderung der Eiweißsynthese der Leber oder eine Verdrängung der Medikamente durch Bilirubin oder Gallensäuren bei Cholestase abnehmen, so daß trotz einer Plasmakonzentration eines Medikaments, die üblicherweise im therapeutischen Bereich liegt, bei Lebererkrankungen wegen eines erhöhten Anteils ungebundener Substanz bereits eine Überdosierung vorliegt.

Insgesamt bedarf die Anwendung von Arzneimitteln bei Patienten mit Lebererkrankungen daher einer strengen Indikationsstellung. Darüber hinaus ist eine besonders sorgfältige Überwachung dieser Patienten, insbesondere bei der Verabreichung von Medikamenten mit geringer therapeutischer Breite, unbedingt erforderlich.

8 Spezielle klinisch-pharmakologische Aspekte bei der Therapie

Tabelle 8.6: Risiko bei der Anwendung von Medikamenten bei Patienten mit Lebererkrankungen (die Handelsnamen sind Beispiele)

Art der Medikamente	**Hohes Risiko:** Bei parenteraler Gabe Initialdosis unverändert, Reduktion der Erhaltungsdosis, bei oraler (rektaler) Gabe Reduktion von Initial- und Erhaltungsdosis auf $1/2-1/4$, ggf. noch weniger der üblichen Dosis
Analgetika/Antirheumatika	Pentazocin (Fortral®) Pethidin (Dolantin®) Fentanyl (Fentanyl®-Janssen)
Sedativa/Psychopharmaka	Clomethiazol (Distraneurin®) Imipramin (Tofranil®) Nortriptylin (Nortrilen®) Desimipramin (Pertofran®)
Kardiaka/Antihypertensiva	Glyzeroltrinitrat (Nitrolingual®) Verapamil (Isoptin®) Propranolol (Dociton®) Alprenolol (Aptin®) Metoprolol (Beloc®) Oxyprenolol (Trasicor®) Prazosin (Minipress®)
Antibiotika	
Andere	Ritodrin (Pre-par®) Pyridostigmin (Mestinon®) Domperidon (Motilium®) langwirksame Insuline („Basalinsuline") Glibenclamid (Euglucon®)

---

* bei schwerer Leberinsuffizienz allerdings hohes Risiko (s. Kap. 16, 1.6.5).

Mittleres Risiko:	**Niedriges Risiko:**
Bei parenteraler und oraler Gabe unveränderte Initialdosis, Reduktion der Erhaltungsdosis (Anhaltspunkte dafür Serumalbumin und Quick-Wert)	Bei parenteraler und oraler Gabe übliche Dosierung unter sorgfältiger Kontrolle
Paracetamol (ben-u-ron®)	Naproxen (Proxen®)
Metamizol (Novalgin®)	Kolchizin (Colchicum-Dispert®)
Phenobarbital (Luminal®)	Oxazepam (Adumbran®)
Diazepam (Valium®)	Lorazepam (Tavor®)
Chlordiazepoxid (Librium®)	
Beta-methyldigoxin (Lanitop®)	Beta-acetyldigoxin (Novodigal®)
Digitoxin (Digimerck®)	Digoxin (Lanicor®)
Procainamid (Procainamid Duriles®)	Furosemid (Lasix®)
Chinidin (Chinidin-Duriles®)	Spironolacton (Aldactone®)
Ciprofloxacin (Ciprobay®)	Penicillin G
Mezlocillin (Baypen®)	Ampicillin (Binotal®)
Ceftriaxon (Rocephin®)	Cefoxitin (Mefoxitin®)
Sulfonamide	Gentamicin (Refobacin®)
Rifampicin (Rimactan®)	Isoniazid (Isozid®)
Clindamycin (Sobelin®)	
Cefoperazon (Cefobis®)	
Chloramphenicol (Paraxin®)	
Theophyllin (Euphyllin®)	Prednison (Decortin®)
Phenytoin (Zentropil®)	Prednisolon (Decortin®-H)
Heparin*	Valproinsäure (Ergenyl®)
	Tolbutamid (Rastinon®)
mittellang wirksame Insuline	Cimetidin (Tagamet®)
(z.B. Depot H Insulin Hoechst®)	Omeprazol (Antra®)
Glipizid (Glibenese®)	Zidovudin (Retrovir®)
	kurzwirksame Insuline
	(„Normalinsuline")

8 Spezielle klinisch-pharmakologische Aspekte bei der Therapie

4 Pharmakotherapie bei geriatrischen Patienten
(T. R. Weihrauch)

4.1 Vorbemerkungen
Niemand stirbt am Alter an sich, sondern an einer oder mehreren Krankheiten. Es gibt keine spezifischen Alterskrankheiten jenseits des 65. Lebensjahres, lediglich eine Zunahme von Störungen, z. B. die arterielle Hypertonie, arteriosklerotische Veränderungen (speziell Herz, Gehirn, periphere Strombahn), Demenzen verschiedener Ursachen, Depression, Osteoporose, M. Parkinson, Tumoren etc. Die *Zunahme der mittleren Lebenserwartung* unserer Bevölkerung, die *Multimorbidität* und *Dominanz chronischer* gegenüber akuten *Erkrankungen* im Alter machen eine spezielle Auseinandersetzung mit der Gerontologie und der Pharmakotherapie im Alter notwendig. Ein wichtiger Faktor hierbei ist die Polypragmasie der Pharmakotherapie im Alter. Mit der Zahl der gleichzeitig eingenommenen Arzneimittel steigt die Gefahr von klinisch relevanten *Arzneimittelinteraktionen* (s. ds. Kap., 1). Darüber hinaus bewirken eine Reihe von physiologischen und pathologischen Altersveränderungen und dadurch *veränderte Pharmakodynamik* und *-kinetik* die Empfindlichkeit des Patienten gegenüber Arzneimittelwirkungen (Tab. 8.7). Dies wird besonders an der veränderten anteilmäßigen Relation von Flüssigkeit und Fett im Alter deutlich (20 Jahre vs. 65–80 Jahre): Körperfett (% kg) ↑ 35%; Plasmavolumen ↓ 8%; Gesamtkörperwasser ↓ 17%; Extrazellulärflüssigkeit ↓ 40%. Darüber hinaus findet sich eine veränderte *Rezeptorsensitivität* (Verminderung der Anzahl, veränderte Bindungsfähigkeit, geänderte Second-messenger-Funktion, veränderte zelluläre Antworten), die zu einer erhöhten, in einigen Fällen aber auch zu einer verminderten Empfindlichkeit alter Menschen gegenüber Pharmaka führen kann. In Tabelle 8.8 sind einige praxisrelevante Beispiele für Veränderungen der Pharmakokinetik im Alter und Konsequenzen für die Therapie zusammengefaßt.

4.2 Empfehlungen für Verschreibung von Arzneimitteln bei älteren Patienten
Die Therapie im Alter kann durch folgende Maßnahmen und Vorkehrungen verbessert werden:

(1) Sorgfältige *Anamnese, Befunderhebung* und *Diagnose,* Erfassung von Faktoren, die die Pharmakotherapie beeinflussen könnten.

(2) *Überprüfung der Notwendigkeit einer Pharmakotherapie*, speziell einer Langzeitmedikation.

(3) *Veränderte Dosierung und Nebenwirkungen* im Hinblick auf spezielle pharmakokinetische und -dynamische Aspekte im Alter berücksichtigen (Tab. 8.7 und 8.8); auf mögliche *Interaktionen* der verordneten Pharmaka achten.

(4) Bei offenen *Dosierungsfragen* im allgemeinen mit der niedrigeren Dosis beginnen, allmähliche Dosissteigerung entsprechend Therapieerfolg.

(5) *Berücksichtigung der Compliance*, d.h. weitestgehende Vereinfachung des Dosierungsschemas, z.B. Bevorzugung von Retardpräparaten, die einmal täglich gegeben werden können; Therapieplan so individuell und einfach wie

Tabelle 8.7: Altersbedingte Faktoren, die Arzneimittelleistungen beeinflussen (modifiziert nach Montamat et al., 1989, und Kitler, 1990)

pharmako-kinetischer Parameter	altersbedingte physiologische Veränderung	mögliche Konsequenzen für die Therapie
Absorption	Magen-pH ↑ absorbierende Oberfläche ↓ Splanchnikus-Blutfluß ↓ gastrointestinale Motilität ↓	keine
Distribution	Herzminutenvolumen ↓ Gesamtkörperwasser ↓ Körpermasse o. Fett (LBW) ↓ Körperfett (in % kg) ↑ Serumalbumin ↓ α_1-Glykoprotein ↑	*LBW:* vermindertes Verteilungsvolumen für Pharmaka: Anstieg der Plasmakonzentration, Verstärkung der Wirkung *Körperfett:* erhöhte Verteilung lipidlöslicher Pharmaka → Verlängerung der Wirkdauer *Albumin:* Bindung kann abnehmen → Anstieg des ungebundenen, aktiven Anteils des Arzneimittels *α_1-Glykoprotein:* verminderter freier Anteil einiger Pharmaka
Metabolismus	Lebergewicht ↓ Leberblutfluß ↓	Verlängerung der HWZ von Pharmaka, die in der Leber inaktiviert werden, verminderter First-pass-Effekt: erhöhte orale Bioverfügbarkeit, verminderte Clearance von Substanzen mit einer hohen Extraktionsrate
Exkretion	renaler Blutfluß ↓ glomeruläre Filtrationsrate ↓ tubuläre Sekretion ↓	renale Exkretion vermindert: erhöhte Plasmaspiegel möglich, HWZ von primär renal eliminierten Pharmaka verlängert
weitere Faktoren	verminderte Reservekapazitäten	

LBW = lean body weight; HWZ = Halbwertzeit

möglich gestalten; sicherstellen, daß der Patient den Verordnungsplan *wirklich verstanden hat,* Aushändigung eines *Verordnungsplans* mit Angabe von Medikament, Dosis und Zeitpunkt der Einnahme.

(6) Eingehende *Aufklärung des Patienten* über mögliche Nebenwirkungen (unerwünschte Arzneimittelwirkungen [UAW]).

(7) *Erfolgskontrolle der Therapie* durch anfangs häufigere Termine, um Wirkung und mögliche UAW engmaschig zu erfassen und eine Dosisanpassung etc. sicherzustellen.

8 Spezielle klinisch-pharmakologische Aspekte bei der Therapie

Tabelle 8.8: Praxisrelevante Veränderungen der Arzneimitteltherapie im Alter; Veränderungen in der Pharmakokinetik und der Empfindlichkeit auf Pharmaka (Handelsnamen s. Rote Liste: Verzeichnis chemischer Kurzbezeichnungen)

Arzneimittel	altersabhängige Veränderung (→ Folgezustand)	Maßnahme
ACE-Hemmer	Empfindlichkeit ↑ (Orthostase, Niereninsuffizienz)	Dosis ↓ Nierenfunktion kontrollieren
Analgetika/Antirheumatika Acetylsalicylsäure Paracetamol Diclofenac Ibuprofen Ketoprofen	keine wesentlichen Veränderungen	übliche Dosierung
Indometacin Phenylbutazon	ZNS-Toxizität ↑	Anwendung vermeiden
Morphin Pentazocin Pethidin	Empfindlichkeit ↑, hepatische Elimination z.T. ↓, (Obstipation, Orthostase, Sedierung ↑)	Dosis ↓
Antidepressiva	KHK (Tachykardie, Kontraktilität ↓, Orthostaseneigung)	Dosis ↓ stärker anticholinerge Substanzen wie Amitriptylin vermeiden
Antidiabetika (orale)	Hypoglykämiewarnsymptome ↓ Nierenfunktion ↓ (Hypoglykämie [Sulfonylharnstoffe] Laktatazidose [Biguanide])	Dosis möglichst niedrig wählen, engmaschige Kontrollen
Barbiturate	Empfindlichkeit verändert (paradoxe Wirkung), hepatische Elimination ↓	Anwendung vermeiden
β-Blocker	Empfindlichkeit ↓, hepatische Elimination ↓ (Herzinsuffizienz, AV-Block, Depression)	Dosis ↓
Cimetidin	Plasmahalbwertzeit ↑ (Verwirrtheit)	Dosis ↓ Anpassung an Nierenfunktion
Diuretika	Diabetes (Glukosetoleranz ↓) Ernährungszustand ↓ (Risiko Dehydratation, Elektrolytstoffwechselstörung) Harndrang (Auftreten von Inkontinenz)	Dosis ↓ engmaschige Kontrollen der Symptome

Tabelle 8.8 (Fortsetzung)

Arzneimittel	altersabhängige Veränderung (→ Folgezustand)	Maßnahme
Herzglykoside, Antiarrhythmika		
Digoxin	Empfindlichkeit ↑, renale Elimination ↓	Dosis ↓
Digitoxin	Empfindlichkeit ↑	Dosis ↓
Chinidin	Plasmahalbwertzeit ↑	Dosis ↓
Lidocain	Plasmahalbwertzeit ↑	Dosis ↓
Levodopa	Empfindlichkeit ↑ (Verwirrtheit, Herzrhythmusstörungen)	Dosis ↓, initial, möglichst stationär
Penicilline	renale Elimination ↓	keine, da große therapeutische Breite
Psychopharmaka		
Chlordiazepoxid Diazepam Nitrazepam	hepatische Elimination ↓ (Beeinträchtigung der kognitiven Funktionen, Verwirrtheit, Stürze)	Dosis ↓ Anwendung bei geriatrischen Patienten möglichst vermeiden
Oxazepam	keine	keine
Amitriptylin Imipramin Nortriptylin	hepatische Elimination ↓	Dosis ↓
Warfarin	Empfindlichkeit ↑	Dosis ↓

(8) Für enge *Kommunikation mit Kollegen/innen der Nachbardisziplinen* sorgen (Augen, HNO, Chirurgie usw.), die den Patienten ebenfalls betreuen.
(9) *Verschreibungen* sollten angemessen *kurzfristig* erneuert werden, um eine entsprechende Kontrolle von Compliance, Wirkung und UAW zu gewährleisten.
(10) Stets an die Möglichkeit einer bei alten Patienten häufiger auftretenden *arzneimittelbedingten Gesundheitsstörung* denken, speziell bei neu auftretenden Symptomen nach Umsetzen der Therapie. *Maßnahme:* Medikamentenpause unter engmaschiger Kontrolle.

5 Pharmakotherapie in Schwangerschaft und Stillzeit
(T. R. Weihrauch)

Während der Schwangerschaft nehmen 30–80% aller Frauen ein Medikament ein. Die kritische Phase für Mißbildungen ist das erste Trimenon. In dieser Phase der Embryonal- und Organogenese ist die Zeitspanne zwischen den Tagen 15–60 nach Konzeption besonders sensibel. Von den angeborenen Fehlbildungen beträgt die relative Häufigkeit der durch Medikamente, Chemikalien und

8 Spezielle klinisch-pharmakologische Aspekte bei der Therapie

Radioaktivität induzierten Fehlbildungen 1%. Im Vergleich dazu werden den anderen Ursachen folgende Häufigkeiten zugeschrieben (nach Brent, 1987):
- Genetik 20–25% (familiäre Erbkrankheiten 5%, Spontanmutationen 15–20%)
- mütterliche Erkrankungen und Genußmittel 7–8% (Infektionen, Stoffwechselerkrankungen, Alkoholismus, Nikotin, Fehlernährung)
- uterine Zwangslagen 1–2% und
- unbekannte Ursachen 65–70% (multifaktorielle Ätiologie, Synergismen, spontane Entwicklungsfehler)

Da eine Schwangerschaft im allgemeinen erst im Stadium der Organogenese nachgewiesen wird, muß bei jeder Frau im gebärfähigen Alter bei der Verordnung potentiell teratogener Medikamente an eine noch nicht erkannte Schwangerschaft gedacht werden. Tabelle 8.9 gibt Informationen über die Anwendung wichtiger Pharmaka in der Schwangerschaft und Stillperiode.

Weiterführende Literatur: H.P.T. Ammon (Hrsg.): Arzneimittelneben- und -wechselwirkungen. Wiss. Verlagsges. mbH, Stuttgart 1991; G. Fabel (Hrsg.): Medikation in der Schwangerschaft und Stillzeit. Urban & Schwarzenberg, München–Wien–Baltimore 1993.

6 Vermeidung direkt medikamentös bedingter Läsionen der Speiseröhre
(T. R. Weihrauch)

(s. Kap. 15, 2.4)

Tabelle 8.9: Anwendung von Arzneimitteln während Schwangerschaft und Stillperiode

Wichtiger Hinweis: Für spezielle Präparate und Adressen der Beratungsstellen für Medikamente in der Schwangerschaft s. Rote Liste, Grüne Leiste.
Stets strenge Indikationsstellung! Schwangere Frauen auch auf die Risiken der Selbstmedikation hinweisen. Die nachfolgenden Hinweise dienen nur zur Orientierung.

Arzneistoffe ohne nachgewiesenes Risiko für das Kind (nach „Arzneiverordnungen", herausgegeben von den Mitgliedern der Arzneimittelkommission der deutschen Ärzteschaft. Deutscher Ärzte-Verlag, Köln 1988):

Analgetika	Paracetamol
Antazida	Magnesiumsalze
Anthelmintika	Niclosamid
Antibiotika	Cephalosporine, Erythromycin (aber hohe Konzentration in der Muttermilch), Penicillin G und -derivate
Antidiabetika	Insulin
Antiemetika	Dimenhydrinat, Doxylamin, Pyridoxin
Antihypertonika	Dihydralazin (bei hypertoner Krise), Methyldopa
Hormone	Progesteron, Schilddrüsenhormone
Impfungen	Ig, aktive Immunisierung gegen Influenza, Poliomyelitis und Tetanus
Laxanzien	Quellmittel, salinische Abführmittel
Lipidsenker	Clofibrat
Mineralien	Eisen, Kalzium
Tuberkulostatika	Ethambutol, Isoniazid
Vitamine	A, B, C, D, K (Höchstdosen besonders bei A, D, K nicht überschreiten)

Tabelle 8.9 (Fortsetzung)

Arzneimittel	bis 12. SW	12. bis 28. SW	ab 28. SW	mögliche Störungen oder Schädigung des Kindes	Stillperiode
Analgetika/Antirheumatika					
Acetylsalicylsäure, Indometacin und andere nichtsteroidale Antiphlogistika			–	Wehenhemmung, Blutungsneigung	–
Paracetamol	+	+	+		(–)
Opiate	–	–	–	Atemdepression, Entzugserscheinungen post partum	–
Goldpräparate	(–)	(–)	(–)		
D-Pencillamin	(–)	(–)	(–)		
Antiasthmatika					
Cromoglycinsäure	–	(–)	(–)		
Ephedrin	+	+	+		
β$_2$-Sympathomimetika	+	+	(–)	Wehenhemmung kurz vor der Entbindung	
Theophyllin	(–)	(–)	(–)	keine Fehlbildungs-, aber Intoxikationsgefahr	
Glukokortikoide (vorzugsweise per inhalationem)	+	+	+		
Antibiotika und Chemotherapeutika					
a) *Antibakterielle Mittel*					
Aminoglykoside	–	–	–	Schädigung des VIII. Hirnnervs; Nephrotoxizität, Skelettanomalien	
Cephalosporine	+	+	+	Stillzeit: Sensibilisierung des Kindes möglich	+
Chinolone (Gyrasehemmstoffe)	–	–	–	Knorpelschädigung bei juvenilen Versuchstieren	–
Chloramphenicol	(–)	(–)	–	Grey-Syndrom	–
Erythromycin	+	+	+		(–)
Metronidazol	(–)	(–)	(–)		(–)
Penicilline	+	+	+	Stillzeit: Sensibilisierung des Kindes möglich	+
Sulfamethoxazol/ Trimethoprim	(–)	(–)	–	Kernikterus; die Kombination gilt als relativ sicher auch in der Frühschwangerschaft	–
Tetracycline	–	–	–	Zahnschäden; Hemmung des Knochenwachstums	–

8 Spezielle klinisch-pharmakologische Aspekte bei der Therapie

Tabelle 8.9 (Fortsetzung)

Arzneimittel	bis 12. SW	12. bis 28. SW	ab 28. SW	mögliche Störungen oder Schädigung des Kindes	Stillperiode
b) Antimykotika					
Amphotericin B	(–)	(–)	(–)		
Flucytosin	–	–	–	⎫	
Griseofulvin	–	–	–	⎬ im Tierversuch teratogen	
Ketoconazol	–	(–)	(–)	⎭	
Miconazol	(–)	(–)	(–)		
Nystatin	+	+	+		
c) Antiparasitäre Mittel					
Chinin	–	–	–		
Chloroquin	(–)	(–)	(–)	bisher kein Anhalt für teratogenes Risiko bei der für Malariaprophylaxe empfohlenen Dosierung	+
Mebendazol	–			im Tierversuch teratogen	
Niclosamid	+	+	+		
Praziquantel	+	+	+		+
Pyrantel	+	+	+		
Pyrimethamin	–	(–)	(–)	bisher kein Anhalt für teratogenes Risiko bei der für Malariaprophylaxe empfohlenen Dosierung	(–)
d) Antituberkulotika					
Ethambutol	(–)	(–)	(–)		
Isoniazid	(–)	(–)	(–)		(–)
Rifampicin	(–)	(–)	(–)	im Tierversuch teratogen	(–)
e) Antivirale Mittel					
Aciclovir	(–)	(–)	(–)		
Amantadin	–	–	–		
Vidarabin	(–)	(–)	(–)		
Antidiabetika					
Sulfonylharnstoffe	–	–	–	im Tierversuch z. T. teratogen; neonatale Hypoglykämien	
Insulin	s. Hormone				
Antiemetika					
H_1-Rezeptorenblocker (z.B. Meclozin)	(–)	+	+		
Metoclopramid	(–)	+	+		–
Phenothiazine	s. Psychopharmaka				

Tabelle 8.9 (Fortsetzung)

Arzneimittel	bis 12. SW	12. bis 28. SW	ab 28. SW	mögliche Störungen oder Schädigung des Kindes	Stillperiode
Antihypertonika					
α-Methyldopa	+	+	+		+
β$_1$-Rezeptorenblocker (z. B. Acebutolol, Atenolol, Metoprolol)	+	+	(–)	Bradykardie beim Neugeborenen	(–)
Captopril	–	–	–	erhöhte fetale Mortalität im Tierversuch	+
Dihydralazin	+	+	+		
Diuretika	(–)	(–)	(–)	Verminderung der uteroplazentaren Durchblutung; Geburtsgewicht herabgesetzt	
Nifedipin	–	–	–	embryotoxisch im Tierversuch	
Reserpin	(–)	(–)	–	Somnolenz, Atemstörungen, Hypersekretion beim Neugeborenen	–
Antikoagulanzien					
Cumarinderivate	–	–	–	intrauterine Blutungen, Absterben des Feten, fetale Blutungen, Mikrozephalus, Hypoplasie der Röhrenknochen, Amaurose	+
Heparin	(–)	(–)	(–)	Heparin passiert die Plazentaschranke nicht; die Häufigkeit von Früh- und Totgeburten war jedoch erhöht	+
Antikonvulsiva/Antiepileptika					
Barbiturate Ethosuximid Phenytoin Primidon Trimethadion Valproinsäure	(–)	(–)	(–)	fetales Antikonvulsivasyndrom, insbesondere bei Kombinationstherapie (multiple Fehlbildungen, geistige und körperliche Retardierung)	(–)
Benzodiazepine	s. Psychopharmaka				

8 Spezielle klinisch-pharmakologische Aspekte bei der Therapie

Tabelle 8.9 (Fortsetzung)

Arzneimittel	bis 12. SW	12. bis 28. SW	ab 28. SW	mögliche Störungen oder Schädigung des Kindes	Stillperiode
Hormone					
Androgene, Gestagene, Anabolika	–	–	–	Virilisierung weiblicher Feten, vorzeitige Skelettreifung, Verminderung des Geburtsgewichts	
Glukokortikoide	(–)	(–)	(–)	bei einigen Tierarten teratogen; nach Langzeittherapie vermindertes Geburtsgewicht	(–)
Insulin	+	+	+		(–)
Levothyroxin	+	+	+		
Östrogene	(–)	(–)	(–)		
Laxanzien (Anthrachinonderivate, Bisacodyl, Phenolphthalein)	(–)				
Psychopharmaka					
Benzodiazepine	–	(–)	–	teratogenes Risiko kann insbesondere bei hoher Dosis nicht ausgeschlossen werden; Muskelrelaxation, Schläfrigkeit, Atemdepression bei Gabe kurz vor der Geburt	–
Neuroleptika (Butyrophenone, Phenothiazine)	(–)	(–)	(–)	im Tierversuch wurden Verhaltensstörungen beobachtet	–
Lithiumsalze		(–)	(–)	kardiovaskuläre Fehlbildungen; intrauterine Strumabildung	–
Thyreostatika	(–)	(–)	(–)	Kropfbildung	–
Varia					
Alkohol	–	–	–	embryofetales Alkoholsyndrom (Fehlbildungen, Minderwuchs, psychomotorische Entwicklungsstörungen)	–
Tabakrauchen	–	–	–	erhöhte Abortrate und Mortalität des Feten; Minderwuchs	–

Tabelle 8.9 (Fortsetzung)

Arzneimittel	bis 12. SW	12. bis 28. SW	ab 28. SW	mögliche Störungen oder Schädigung des Kindes	Stillperiode
Vitamine					
A-Vitamine (hohe Dosen)	–	–	–	multiple Fehlbildungen	
Vitamin-B-Komplex	+	+	+		+
D-Vitamine (hohe Dosen)	–	–	–	multiple Fehlbildungen	
Vitamin K$_1$	+	+	+		
Zytostatika	–	–	–		

+ vermutlich ohne Risiko (–) bei strenger Indikation bedingt anwendbar
– kontraindiziert keine Kennzeichnung: bisher keine Schäden bekannt

9 Künstliche Ernährung

(E. Hecking)

1	Vorbemerkungen	242	4	Parenterale Ernährung	250
2	Grundlagen	243	4.1	Kohlenhydrate	250
2.1	Indikationen	243	4.2	Aminosäuren	252
2.2	Tagesbedarf	243	4.3	Fettemulsionen	253
2.3	Mangelzustände	245	4.4	Äthanol	253
2.4	Spezielle Probleme der künstlichen Ernährung	245	4.5	Bedarf an Vitaminen, Spurenelementen und essentiellen Fettsäuren	253
2.5	Therapieüberwachung und Bilanzierung	245	4.6	Praktische Durchführung	254
3	Sondenernährung	246	4.7	Besondere Probleme bei der totalen parenteralen Ernährung	256
3.1	Sondennahrung/Trinknahrung	246	4.7.1	Diabetes mellitus	256
3.1.1	Selbsthergestellte Sondennahrung	246	4.7.2	Leberinsuffizienz	256
3.1.2	Industriell hergestellte Sondennahrung	246	4.7.3	Niereninsuffizienz	257
	Nährstoffdefinierte Diät	246		Parenterale Ernährung bei akutem Nierenversagen	257
	Chemisch definierte Diät	247		Parenterale Ernährung bei chronischem Nierenversagen und bei Dialysepatienten	257
3.2	Praktische Durchführung	247			
3.3	Therapieüberwachung und Bilanzierung	248	4.7.4	Sepsis	258
3.4	Besondere Probleme der Sondenernährung	248	4.7.5	Respiratorische Insuffizienz	258
			4.8	Risiken und Nebenwirkungen	258
3.5	Risiken und Nebenwirkungen	249	4.9	Heimparenterale Ernährung	258

1 Vorbemerkungen

Ziel der künstlichen Ernährung ist die möglichst vollständige Zufuhr der notwendigen Nahrungsbestandteile Kohlenhydrate, Eiweiß, Fett, Vitamine, Spurenelemente, Elektrolyte und Wasser. Dies kann über lange Zeiträume durch die *enterale Sondenernährung* oder die *parenterale Ernährung* oder durch *Kombination* beider Methoden erreicht werden.

Wann mit der künstlichen Ernährung begonnen werden muß, hängt von der Ausgangssituation und dem voraussichtlichen Zeitraum ab, in dem eine normale Ernährung unmöglich sein wird. Bei schwerem Krankheitsbild, Katabolie, Mangelernährung oder präoperativ ist der sofortige Beginn notwendig. Bei Stoffwechselgesunden können kurze Zeiträume von 1–2 Tagen mit der Substitution von Wasser, Elektrolyten und Kohlenhydraten überbrückt werden.

2 Grundlagen

2.1 Indikationen

Mit der künstlichen Ernährung sollte frühzeitig begonnen werden, wenn ein Patient keine Nahrung aufnehmen *kann* (Bewußtlosigkeit, Schluckparese, Kieferbruch, stenosierende Ösophagusprozesse), *darf* (akute Pankreatitis, nach Bauchoperationen, Perforation, Magen-Darmatonie) oder *will* (Anorexia mentalis, psychiatrische oder geriatrische Problemfälle). Sie muß unterbleiben, wenn, z. B. im Kreislaufschock, keine Substratverwertung möglich ist. Die Form der künstlichen Ernährung auf enteralem (Sonde) oder intravenösem Weg wird u. U. täglich neu entschieden, wenn sich Veränderungen der Vitalfunktionen, der Grunderkrankung, der Organfunktionen, der Stoffwechsellage oder der Katabolierate einstellen.

Die *Sondenernährung* ist physiologischer, technisch einfacher, erheblich kostengünstiger und mit geringeren Risiken behaftet. Ihr sollte daher – soweit möglich – gegenüber der kompletten parenteralen Ernährung der Vorzug gegeben werden. Spezielle Indikationen der verschiedenen Formen der Sondenkost s. ds. Kap., 3. Cave Kontraindikationen (s. u.)!

Die *parenterale Ernährung* erfolgt über einen zentralvenösen Katheter und ist nur indiziert, wenn sich die Sondenernährung verbietet, z.B. bei intestinaler Obstruktion, Ileus, Peritonitis, Malabsorption, schweren entzündlichen Darmerkrankungen, Aspirationsgefahr. Durchführung s. ds. Kap., 4.

Die *peripher-venöse* Infusion kann mit Kombinationslösungen (z.B. 3000 ml Glucoplasmal® 3,5%, Periamin® G in 24 h) in Konzentrationen bis 850 mosmol/l nur kurzfristig bedarfsdeckend dosiert werden. Sie muß durch Fettlösungen oder in Kombination mit enteraler Zufuhr ergänzt werden. Sie verlangt hohe Infusionsvolumina und kommt nur über wenige Tage in Betracht (Infusionsplan vgl. Tab. 9.2, S. 254).

2.2 Tagesbedarf

Täglicher Bedarf an notwendigen Nahrungsbestandteilen (Wasser, Kohlenhydrate, Eiweiß, Fett, Mineralstoffe, Vitamine und Spurenelemente) und Energie siehe Tabelle 9.1 und Text.

(1) *Wasser-* und *Elektrolytbedarf* und *-bilanzierung:* s. Kap. 10.

(2) *Energiebedarf:* Er ist auf kg Sollgewicht zu beziehen, bei ausgeglichener Stoffwechsellage und Bettruhe 25–30 kcal/kg KG (s. Tab. 9.1); er erhöht sich bei Untergewicht und mäßiger Katabolie (Infektion, Koma) auf 40 kcal/kg (= 170 kJ/kg); bei Adipositas wird die Kalorienzufuhr reduziert, nicht die Stickstoffzufuhr. Änderung des Energiebedarfs bei Sepsis und Schock, s. ds. Kap., 4.7.4 sowie Tabelle 9.2 (S. 254). Gegenüber dem Normalbedarf steigert Fieber pro Grad Celsius den Energiebedarf um 12 cal%.

(3) *Zusammensetzung der Nahrungsbestandteile:* Bei der normalen Ernährung decken die drei Grundnährstoffe Kohlenhydrate, Fett und Eiweiß im Verhältnis 55:30:15 den täglichen Energiebedarf. Während dieses Verhältnis bei der Sondenernährung erhalten bleiben kann, wird es bei der parenteralen Ernährung in Abhängigkeit vom Fettanteil variiert (z.B. 80% Kohlenhydrate:

9 Künstliche Ernährung

Tabelle 9.1: Tagesbedarf pro kg Sollgewicht bei künstlicher Ernährung unter ausgeglichenen Stoffwechselbedingungen (Richtwerte). Veränderter Bedarf bei verschiedenen Krankheiten: s. Text

Wasser	25–35	ml/kg KG (s. auch Kap. 10, 1.1)
Energie	25–30	kcal/kg KG (= 107–128 kJ/kg) (Bettruhe) bzw. Sollgewicht × 30
Kohlenhydrate	3–4	g/kg KG
Eiweiß (Aminosäuren)	0,5–2	g/kg KG
(Fett*)	0,2	g/kg KG
Elektrolyte		
Natrium	1–2	mmol/kg KG bzw. ca.
	40	mmol/l Infusionslösung
Kalium	0,5–2	mmol/kg KG bzw.
	30	mmol/1000 cal
Chlorid	2–4	mmol/kg KG
Magnesium	0,1	mmol/kg KG
Phosphat	0,2	mmol/kg KG
Kalzium		im allgemeinen bei parenteraler Ernährung von Erwachsenen nicht erforderlich. Bei spezieller Bedarfssituation getrennt geben
Vitamine		nur bei Mangelsituation oder langfristiger künstlicher Ernährung obligat; in Sondenkost und Aminosäurelösungen meist enthalten
Essentielle Fettsäuren		sind in Formuladiäten und in Fettemulsionen in ausreichender Menge enthalten (s. Text)
Spurenelemente (Eisen, Zink, Kupfer, Jod, Mangan, Chrom, Molybdän, Selen, Kobalt, Fluor, Silizium, Nickel, Zinn)		nur bei sehr lang dauernder Therapie nötig, jedoch sollte auf Mangelerscheinungen geachtet werden (s. Text)

* Bei kurzfristiger parenteraler Ernährung nicht obligat, s. Text.

20% Eiweiß). Die Nährstoffrelationen müssen im endokrin bedingt entgleisten Postaggressionsstoffwechsel, z.B. nach Trauma, bei Sepsis, Herzinfarkt, chronischer Unterernährung, angepaßt werden: 40:30:30 cal% Kohlenhydrate zu Fett zu Eiweiß.

(4)   *Täglicher Bedarf an essentiellen Fettsäuren, Vitaminen* und *Spurenelementen:* Bilanzierte Sondennahrungen enthalten diese Bestandteile in ausreichender Menge. Auf Eisenmangel ist jedoch zu achten. Bedarf bei parenteraler Ernährung s. ds. Kap., 4.3 und 4.5 (detaillierte Bedarfszahlen s. bei T. R. Harrison: Principles of Internal Medicine. McGraw Hill, New York, Kap. 4, Nutrition).

2.3 Mangelzustände

Den Allgemeinzustand erheblich, evtl. lebensgefährlich beeinträchtigen die folgenden Mangelzustände, die bei Beginn oder im Verlauf einer länger dauernden künstlichen Ernährung leicht übersehen werden:

(1) *Phosphatmangel* (< 0,3 mmol/l bzw. 0,9 mg/dl) tritt bei diabetischer Ketoazidose, unter Insulintherapie, bei Alkoholikern, bei schwerem Gewichtsverlust, unter rascher Alimentation, Sepsis, schwerer respiratorischer Alkalose, Antazidagabe u.a. gehäuft auf. Die Phosphatbestimmung ist zu Beginn und zur Verlaufskontrolle einer parenteralen künstlichen Ernährung obligat, um schweren Energieverwertungsstörungen (Mangel an intrazellulären energiereichen Phosphaten) vorzubeugen. Klinisch treten Myopathien und schwere Allgemeinstörungen bis zum Koma auf. Die Substitution erfolgt über mehrstündige Infusion handelsüblicher Konzentrate (10–20 mmol/l/Tag).

(2) *Thiaminmangel* (Vitamin-B_1-Mangel) kann bei Alkoholabusus, Anorexie, Kachexie, bei Hämodialysepatienten unter schweren nervalen und kardiovaskulären Zeichen einer Beriberi-Erkrankung auftreten. Es entstehen schwere Energieverwertungsstörungen (Glukoseabbau gestört). Bei Verdacht sind die Symptome mit 250 mg Betabion® in wenigen Stunden i.v. zu bessern.

(3) *Zinkmangel* kann nach gastrointestinalen Verlusten oder langfristiger parenteraler Ernährung mit Wundheilungsstörungen, einer Akrodermatitis enteropathica und anderen, auch schweren zentralnervösen Symptomen einhergehen. Vorsichtige Substitution mit Unizink® i.v.

2.4 Spezielle Probleme der künstlichen Ernährung

(1) *Diabetes mellitus:* s. ds. Kap., 3.4 und 4.7.1
(2) *Leberinsuffizienz:* s. ds. Kap., 3.4 und 4.7.2
(3) *Niereninsuffizienz:* Flüssigkeits- und Elektrolytbilanzierung bei akutem und chronischem Nierenversagen sowie Besonderheiten der Ernährung bei Nierenkranken s. Kap. 17 und ds. Kap., 3.4 und 4.7.3
(4) *Sepsis:* s. ds. Kap., 4.7.4
(5) *Proteinmangel:* s. ds. Kap., 3.4

2.5 Therapieüberwachung und Bilanzierung

Täglich muß die Bilanz im Wasser- und Elektrolythaushalt, im Säure-Basenhaushalt (s. Kap. 10) und auf eine ausreichende Kalorienzufuhr (s. oben) hin überprüft und evtl. nachkorrigiert werden. Dies gilt *vor allem* für die *parenterale Ernährung:* Tägliche Kontrolle des klinischen Befundes, von Gewicht, ZVD, Natrium, Kalium, Blutglukose. Zusätzlich 2×wöchentlich: Kreatinin, Harnstoff, Leberenzyme, Kalzium, Phosphat, Blutbild, Quick, Harnsäure. Besonders auf die Gefahren eines schwer erkennbaren hypophosphatämischen Komas muß hingewiesen werden. Eventuell ist die Bestimmung von Triglyzeriden (vor und nach Fettinfusion), Stickstoffbilanz, Säure-Basenstatus, Anionenlücke (Laktat? Ketonkörper?), Albumin, Urinosmolalität und Blutgerinnungsstatus in Abhängigkeit vom klinischen Verlauf mehrfach notwendig. Häufig wird bei Eiweißmangel eine Verminderung des Albuminspiegels unter 30 g/l, der Lymphozyten unter 1500/mm³ beobachtet; die Letalität dieser Patienten

9 Künstliche Ernährung

steigt bis zu 75%. Eine positive Stickstoffbilanz sollte angestrebt werden. Die tägliche *Stickstoffbilanz* kann aus der Harnstoffausscheidung im Urin oder genauer nach folgender Formel errechnet werden:

Eiweißumsatzrate/24 h = Gesamtstickstoff im Urin × 6,25

(Der Stickstoffgehalt von Eiweiß beträgt 16%.)

3 Sondenernährung

Gegenüber der intravenösen Ernährung ist immer einer Trinknahrung oder Sondenernährung der Vorzug zu geben: Geringerer Preis, vermindertes Risiko und einfachere Bilanzierung sprechen für die physiologischere enterale Zufuhr. Über Grundlagen der künstlichen Ernährung s. ds. Kap., 2.

Vorbemerkung: Prinzipiell ist zu unterscheiden zwischen der *selbst hergestellten Sondenkost,* die in der Klinikdiätküche hergestellt werden kann, der industriell hergestellten, vollständig bilanzierten *nährstoffdefinierten Diät* aus hochwertigem Eiweiß, Glukose-Oligosacchariden und Fett (oft auch MCT) und der *chemisch definierten Diät* (= Elementardiät, Astronautenkost), die sich aus L-Aminosäuren bzw. Oligopeptiden, Glukose-Oligosacchariden und Triglyzeriden zusammensetzt. Die Osmolarität muß unter 800 mosmol/l liegen, um osmotisch bedingte Durchfälle zu verhindern.

Da Sondennahrung wenig oder keine Ballaststoffe enthält, sinken Stuhlgewicht und -frequenz stark ab. Nicht mit Obstipation verwechseln! Bei langfristiger Sondenernährung sind Produkte mit Ballaststoffzusätzen (s. ds. Kap. 3.1.2) zu empfehlen.

Die Durchführung einer Sondenernährung ist auch bei Intensiv- und Beatmungspatienten zu empfehlen, da sich weniger gastrointestinale Blutungskomplikationen einstellen, sofern die *Kontraindikationen* jeder enteralen Ernährung beachtet werden: unstillbares Erbrechen, Ileus, Peritonitis, akute Pankreatitis.

3.1 Sondennahrung/Trinknahrung
3.1.1 Selbsthergestellte Sondennahrung

Durch Homogenisieren von Nahrungsmitteln oder aus Milchprodukten, Oligosacchariden, Eiweißkonzentraten und Fett: hohe Fertigungskosten, unsichere Bilanzierung der Nahrungsstoffe, meist verzögerte Verfügbarkeit und häufige bakterielle Kontamination sind erhebliche Nachteile gegenüber Industriefertigprodukten.

3.1.2 Industriell hergestellte Sondennahrung
Nährstoffdefinierte Diät

Beispiele: Trinknahrung: Biosorb® Drink, Biosorbin® MCT, Nutricomp®. Sondengängig: Biosorb® Sonde, Fresubin® fl., Nutrodrip®, Nutricomp F®. Mit Ballaststoffen: salviplus®, Biosorb® plus.

Sonden- und Trinknahrung (Nährstoffdichte: 1 kcal/ml, höher z.B. Biosorb® 1500 ≙ 1,5 kcal/ml) in verschiedenen Geschmacksrichtungen können als ausschließliche Ernährung oder Zusatzernährung für Patienten ohne *wesentliche Nährstoffverwertungsstörungen* verabreicht werden, z. B. bei Appetitlosigkeit, Bewußtlosigkeit, Nahrungsverweigerung, erhöhtem Nährstoffbedarf, Vorbereitung vor Kolonoperationen, Schluckstörungen, Tumorpatienten. Einige Präparate enthalten mittelkettige Triglyzeride (MCT) (z. B. Biosorbin® MCT), die leicht resorbierbar sind und sich damit auch für die duodenale Zufuhr eignen, z. b. auch bei Magen-Darmerkrankungen mit geringen Nährstoffverwertungsstörungen. Bei Nieren-, Leberinsuffizienz und Diabetes mellitus muß der Gehalt an Proteinen, Kohlenhydraten und Elektrolyten individuell bilanziert werden (s. ds. Kap., 3.4).

Chemisch definierte Diät

Beispiele: Peptisorb®, Survimed® OPD als Peptiddiäten, Nährstoffdichte: 1 kcal/ml.

Diese auch als „Astronautenkost" bzw. „Elementardiät" bezeichnete Diät besteht aus den chemisch definierten Grundbausteinen der Kohlenhydrate und Proteine. Sie kann bei *gestörter Nährstoffverwertung* eingesetzt werden. Peptiddiäten aus definierten Oligopeptiden können auch über einen Jejunalkatheter verabreicht werden, nahezu unabhängig von Verdauungsenzymen; vollständige Resorption bereits in den oberen Dünndarmabschnitten. Wegen des höheren Preises und der schlechten geschmacklichen Qualität (geringe Patientenakzeptanz) Verwendung nur als Sondenkost und bei speziellen Indikationen: Schwere Maldigestions- und Malabsorptionssyndrome, Sprue, Kurzdarm-Syndrom nach ausgedehnter Dünndarmresektion, protrahiert verlaufende akute Pankreatitis, Pankreasinsuffizienz, gastrointestinale Fisteln, entzündliche Darmerkrankungen wie Morbus Crohn und Colitis ulcerosa, Strahlenenteritis, frühe postoperative Ernährung, Sepsis, Postgastrektomie-Syndrom, Magenkarzinom. Bei diesen Indikationen kann die risikoreichere und teurere totale parenterale Ernährung vermieden werden, die klinischen Ergebnisse sind identisch mit denen bei parenteraler Ernährung.

3.2 Praktische Durchführung

(1) *Gastral:* Die Zufuhr der Nahrung erfolgt als Trinknahrung oral oder über eine *nasogastrale Verweilsonde.* Starre Sonden aus PVC sollten nicht mehr für Ernährungszwecke verwandt werden. Günstig sind weiche Sonden aus Silikonkautschuk oder Polyurethan (Freka®-Sonde, Nutrisoft®), die bis zu einem Jahr belassen werden können. Zur Technik der Sondeneinführung s. Kap. 2, 1.5. In den Magen werden die preisgünstigeren nährstoffdefinierten Diäten instilliert. Die Anlage einer *Gastrostomie* kann auch operativ oder endoskopisch (z. B. Compat® PEG, Freka®-PEG) perkutan als PEG (perkutane endoskopische Gastrostomie) erfolgen.

(2) *Transpylorisch:* Für die duodenale Sondenlage gibt es wahrscheinlich nur wenige fragliche Indikationen. Meist läßt sich die Sonde bei duodenaler Lage nach kurzer Zeit wieder im Magen finden, in Schlingen oder gar verknotet.

(3) *Jejunalsonde:* Die Katheterjejunostomie kommt in Betracht, wenn ohnehin laparotomiert werden muß oder eine langfristige Sondenernährung not-

9 Künstliche Ernährung

wendig wird, z. B. bei Stenosen im oberen Gastrointestinaltrakt, bei ösophagotrachealen Fisteln, Refluxösophagitis und langzeitbeatmeten, tracheotomierten Patienten. Über eine Jejunostomie können nur chemisch definierte Diäten verabreicht werden (s. ds. Kap., 3.1.2).

(4) *Beginn* einschleichend kontinuierlich 20–50 ml/h, besonders bei entzündlichen Darmerkrankungen. Allmähliche Steigerung der applizierten Menge unter Kontrolle der Stuhlfrequenz.

(5) Bei diskontinuierlicher *Bolusgabe* vor jeder Nahrungszufuhr Flüssigkeitsreste aspirieren, um eine verzögerte Entleerung rechtzeitig zu erkennen. Eine weitere Applikation ohne diese Maßnahme kann zur Regurgitation mit Aspiration der Nahrung führen. Findet sich noch mehr als 100 ml Darminhalt bei der Aspiration, so wird die weitere Nahrungszufuhr verschoben. 50–200 ml Einzelportionen werden alle 1–2 h vorsichtig eingespritzt. Auf Durchfälle achten!

(6) Verträglicher ist die *kontinuierliche Zufuhr* über:
Magensonde: Evtl. Tropfinstillation oder *kontinuierliche Zufuhr* über Pumpensysteme (z. B. Frenta®-Ernährungspumpe [Fa. Fresenius], Nutromat® [Fa. Kabi], Salvimat® [Fa. Boehringer]). Vorwärmung auf Zimmertemperatur. Regelmäßig bei jeder Unterbrechung der Zufuhr mit 50–100 ml Tee spülen, um Verklumpungen der Nahrung in der Sonde zu vermeiden.
Duodenalsonde: Kontinuierlich stündlich 50–100 ml Sondennahrung, am besten über Pumpsysteme, beginnend mit 20–25 ml/h.
Jejunalsonde: Kontinuierlich stündlich 50 ml einer Oligopeptiddiät über Pumpsysteme, zu Beginn 20–25 ml/h.

(7) Die *korrekte Lage* jeder neu gelegten Ernährungssonde muß aus forensischen Gründen radiologisch dokumentiert werden.

(8) Für die *häusliche Dauerbehandlung* sind sowohl Sondennahrung wie Pumpensysteme kassentechnisch verordnungsfähig. Mit Hilfe der Freka®-Nasenolive kann die Sonde unsichtbar getragen werden, solange sie unbenutzt ist.

(9) *Beendigung* der *PEG-Ernährung* bei ausreichender eigener Nahrungszufuhr, belegt durch Gewichtsanstieg. Lösen der PEG-Adaptation mit Gastroskopie, danach 2–3 Tage nüchtern lassen (mit peripher-venöser Ernährung überbrücken), um Fistelbildung zu verhindern. *Jejunalkatheter* ziehen, danach 2–3 Tage nüchtern lassen.

3.3 Therapieüberwachung und Bilanzierung (s. ds. Kap., 2.5)
Die Therapieüberwachung durch Laborkontrollen muß bei Stoffwechselgesunden ca. 1–2mal wöchentlich erfolgen.

3.4 Besondere Probleme der Sondenernährung
(1) *Diabetes mellitus:* Auch beim Diabetiker ist der Sondennahrung – soweit wie möglich – gegenüber der parenteralen Ernährung der Vorzug zu geben. Bei den meisten Sondennahrungen ist der hohe Anteil an rasch resorbierbaren Kohlenhydraten zu berücksichtigen. Daher Gabe häufiger kleiner Einzelmahlzeiten oder kontinuierlich, anfangs 20 ml/h und engmaschige (u. U. stündliche) Blutzuckerkontrollen und dementsprechend häufig kleine Altinsulindosen (s. Kap.

23). Bei den in Abschnitt 2.5 genannten Laborkontrollen kommt der Überwachung von Serumosmolalität, Elektrolyten, Blutgasanalyse, Laktat und Ketokörpern (im Blut und Urin) besondere Bedeutung bei der frühzeitigen Erkennung einer Stoffwechselentgleisung zu. Als Spezialpräparat kann kurzfristig Diabetiker-Flüssignahrung (Fresubin® diabetes) aus verzögert resorbierbaren Polysacchariden (100 ml ≙ 1 BE) eingesetzt werden. Eine längerfristige Fortsetzung ist aufgrund der hohen Anteile niedermolekularer Kohlenhydrate nicht sinnvoll.

(2) *Leberinsuffizienz:* Solange keine portokavale Enzephalopathie vorliegt, gelten die in Abschnitt 2 genannten Richtlinien. Bei Präkoma und Coma hepaticum Beschränkung der Eiweißzufuhr auf weniger als 30 g/Tag bei adäquater Kalorienzufuhr. Beim Nachweis ausgeprägter Ösophagusvarizen oder hämorrhagischer Diathese ist die totale parenterale Ernährung vorzuziehen. Braminhepa®, Falkamin® bzw. Lactostrict® wirken sich mit 40% Gehalt an verzweigtkettigen Aminosäuren günstig auf die Enzephalopathie aus.

(3) *Niereninsuffizienz:* Entsprechend dem Grad der Niereninsuffizienz Verwendung eiweißarmer Sondennahrung wie Survimed® renal. Höhere Energie kann mit Maltodextrin® oder mit Ölen, z.B. mit Sojaöl, zugeführt werden. Variable Eiweißmengen und Energiedichten bis 2 kcal/ml machen die Sondennahrung salvipeptid® nephro (aus zwei mischbaren Komponenten) für Niereninsuffiziente und Dialysepatienten mit unterschiedlichem Flüssigkeitsbedarf geeignet. Unter Dialysebehandlung können meist die üblichen Trink- oder Sondenkostpräparate (s. ds. Kap., 3.1) verwandt werden, sofern die Elektrolytbilanz ausgeglichen bleibt. Hinsichtlich Energie- und Eiweißbedarf s. ds. Kap., 4.7.3.

(4) *Pankreatitis:* Eine enterale Ernährung über Jejunalsonde ist auch bei protrahiert verlaufender akuter Pankreatitis möglich.

(5) *Kurzdarmsyndrom:* Bei Kurzdarmsyndrom ohne Kolon kann Galle, z.B. 100 ml Rinder-/Ochsengalle, für die Resorption von fettlöslichen Substanzen notwendig werden. Bei erhaltenem Kolon sind Durchfälle zu erwarten.

(6) *Proteinmangel:* Protenplus® (10 g Protein/100 ml) oder Einrühren von Protein 88® in Getränke oder Flüssigkost bis ca. 2 g Eiweiß/kg KG, Kalorienzufuhr bis zu 40 kcal/g steigern.

3.5 Risiken und Nebenwirkungen

(1) *Aspiration:* Besonders bei bewußtlosen Patienten bei Peristaltikstörungen oder bei fehlendem Schluck- und Hustenreflex Motilitätsstörung mit Reflux durch Pirenzepin (Gastrozepin®) oder Atropin, Gastroparese bei Diabetikern. Vorbeugende Maßnahmen: Plazierung der Sondenspitze im Duodenum oder Jejunum (s. auch ds. Kap., 3.2). Patienten mit erhöhtem Oberkörper lagern. Vor jeder Boluszufuhr aspirieren. Gastrale Ernährung nur bei intaktem Hustenreflex, bei intubierten Patienten nur mit geblocktem Trachealtubus. Therapie der Aspiration: sofort intratracheale Absaugung, Lavage, Antibiotika.

(2) *Diarrhö:* Meist durch zu schnelles Einlaufen, Bolusgabe, zu niedrige Temperatur oder zu hohe Konzentration (osmotische Diarrhö) der Nahrung. Maßnahmen: Fütterungsmenge reduzieren, kontinuierliche Gabe, Anwärmen, stärkere Verdünnung. Andere mögliche Ursachen: Laktoseintoleranz (in Mitteleuropa bei 7–16% der Erwachsenen), Störung der Fettverdauung (besonders bei

Dünndarmsonden oder MCT-Gabe), bakterielle Kontamination, Medikamente, z. B. Antibiotika. Gegenmaßnahmen: Laktosefreie Präparate (z. B. Fresubin® soja), Änderung der Sondenlage, Präparate ohne MCT (Fresubin® fl.), Nahrungshygiene, Änderung der Medikation, bis 6 mal 25 Tr. Imodium®.

(3) *Dehydratation und Hypernatriämie* (s. a. Kap. 10, 1.2) („tube-feeding-Syndrom"): Hohe Konzentration der Nahrung bei unzureichender Wasserzufuhr, woraus eine Hyperosmolarität im Blut resultiert. Daher regelmäßige Laborkontrollen (Anstieg des spezifischen Gewichtes des Urins, des Serumnatriums und der Plasmaosmolarität, Hämatokritanstieg). Maßnahmen: Zubereitung mit größerem Wasseranteil, zusätzlich größere Mengen von Tee. Therapie: Flüssigkeits- und Elektrolytbilanzierung. Eiweiß- und Natriumanteil in der Sondennahrung reduzieren.

(4) *Druckschäden:* Druckschäden (Erosionen, Ulzera, Perforation) durch langes Liegen der Verweilsonde. Prophylaxe: Verwendung weicher Sonden oder Wechseln der Sonde (s. ds. Kap., 3.2). Bei Ösophagusvarizen oder hämorrhagischer Diathese parenterale Ernährung.

(5) *Pfropfbildung:* Pfropfbildung durch gelartige Verklumpung von Peptiden mit Antazida, begünstigt bei höherem pH und geringer Peristaltik, kann zur Obstruktion von Ösophagus und Pharynx führen, insbesondere bei zu hoher Sondenlage.

(6) *Chirurgische Komplikationen:* Chirurgische Komplikationen bei perkutaner (gastraler oder jejunaler) Sondenlage wie Bauchwandabszeß, Blutung, selten Peritonitis, Stichkanalinfektion, Fadenkanalinfekt benötigen chirurgische Therapie. Falls sich Sondeninhalt, evtl. auch Darminhalt, neben der Sonde nach außen entleert, genügen meist einige Tage Unterbrechung der Sondenbenutzung, um den Sondenkanal wieder dicht werden zu lassen.

4 Parenterale Ernährung

Die parenterale Ernährung sollte keinen Tag länger als nötig durchgeführt werden, orale bzw. Sondenernährung ist grundsätzlich vorzuziehen. Der Preis einer gleichwertigen parenteralen Ernährung liegt etwa 3–10mal höher als bei einer Sondenkost. Auch wegen der höheren, teilweise letalen Risiken (Kathetersepsis, Gefahr der Perforation, Phlebitis und Thrombosen) muß die Indikation zur intravenösen Ernährung streng gestellt werden. Über die Grundlagen der künstlichen Ernährung s. ds. Kap., 2.

Als *Kalorienspender* stehen heute für die parenterale Ernährung Kohlenhydrate (Glukose, Xylit, Fruktose, Sorbit) und Fettemulsionen zur Verfügung. Aminosäuren dienen dem Ausgleich der täglichen Stickstoffbilanz (Proteinsynthese). Zusammensetzung der Fertiglösungen s. Tabellen der „Roten Liste", Hauptgruppe 51.

4.1 Kohlenhydrate
Im Organismus sind Kohlenhydrate in Form von Glykogendepots gespeichert (ca. 300–400 g). Dieser Vorrat genügt kalorisch gerade, um einen 24-h-Grund-

umsatzbedarf zu decken. Alle Zucker wirken antiketogen und eiweißsparend, am ausgeprägtesten soll dieser Effekt bei Xylit sein. Kalorische Ausbeute: 4,1 kcal/g. Vom Bundesgesundheitsamt sind am 15. 10. 1990 (BAnz. Nr. 212, S. 6059–6060) Richtlinien zur Dosierungsbegrenzung für Kohlenhydratinfusionen, insbesondere hinsichtlich der Fruktoseintoleranz, erlassen worden.

(1) *Glukose:* Der Glukosebedarf liegt bei 2–5 g/kg/Tag, die Minimalmenge beträgt 100–140 g/Tag (Tagesbedarf des Gehirns). Bei der Gabe von mehr als 400 g/Tag kommt es zur Glukosurie mit osmotischer Diurese und Leberzellverfettung. Daher sollten bei der Infusion 0,2 g/kg/h nicht überschritten werden. Hochprozentige Glukoselösungen nur über zentralen Venenkatheter infundieren. Glukose ist das physiologische Energiesubstrat für alle Zellen, essentiell im Hirn und im Erythrozyten. Bei schweren Hyperglykämien, z. B. im Postaggressionsstoffwechsel oder bei Sepsis, wird durch die notwendige hohe Insulingabe das Risiko von Hypoglykämien erhöht. Bei Glukoseverwertungsstörungen und Diabetes mellitus anpassende Reduktion der Glukosezufuhr; ein wesentlicher Anstieg des Blutzuckers kann durch die anpassende Insulindosierung in der Infusionslösung, z. B. bis zu 1 E Altinsulin pro 4 g Glukose, verhindert werden (s. u.). Bei Hyperglykämie, z. B. in der Sepsis, sind Kombinationslösungen mit Xylit vorzuziehen (s. unten, [3]).

(2) *Fruktose* (Lävulose) und *Sorbit:* Nur bei schwerer Hyperglykämie sind *Zuckeraustauschstoffe* wie Fruktose und Sorbit alternativ zu diskutieren. Die Blutzuckerspitzen werden durch die verzögerte Glukosefreisetzung aus der Leber bei eingeschränkter Glukoseverwertung reduziert bzw. verhindert, allerdings ist die Umsatzkapazität der Leber für Zuckeraustauschstoffe gering. Wegen der Risiken einer angeborenen *Fruktose-Sorbit-Intoleranz* mit Laktatazidose, Hypoglykämie und akuter Leberschädigung mit u. U. tödlichem Ausgang muß vor der Verwendung von Fruktose oder Sorbit anamnestisch nach Unverträglichkeiten von Obst oder Rohrzucker gefragt werden. Andernfalls ist ein Fruktoseintoleranztest vorzuschalten: Fruktose 0,2 g/kg KG wird über 4–5 min i.v. appliziert und der Verlauf der Glukosekonzentration 10minütlich über 1 h kontrolliert. Laktat wird vor und 60 min nach der Fruktoseapplikation gemessen. Bei Abfall der Glukosekonzentrationen < 3,5 mmol/l (63 mg/dl) und bei Laktatanstieg > 1,2 mmol/l liegt eine Fruktoseintoleranz vor, die Verwendung von fruktosehaltigen Lösungen ist dann kontraindiziert. Infusionslösungen mit Fruktose und Sorbit sind daher nur noch in der Intensivmedizin unter intensiviertem Stoffwechselmonitoring zugelassen. In Lösungen zur Elektrolyttherapie oder zur peripher-venösen Ernährung darf weder Fruktose noch Sorbit enthalten sein.

(3) *Xylit:* Der Zuckeralkohol Xylit ist vielen Aminosäurelösungen als Energielieferant für die Eiweißsynthese zugesetzt. Wie bei Fruktose und Sorbit (s. o.) wird Xylit zu 80% in der Leber verstoffwechselt; es wird ohne die aktive Mitwirkung von Insulin oder eines anderen Hormons in die Zellen aufgenommen. Bei Glukoseverwertungsstörungen, z. B. bei Diabetes mellitus oder im Postaggressionsstoffwechsel, wird daher die Energiebereitstellung durch Xylit oder die Kombinationslösung von Glukose und Xylit verbessert. Gesicherte Kontraindikationen gegen die Verwendung von Xylit sind nicht bekannt. Im Gegenteil

9 Künstliche Ernährung

sind eine Steigerung der Proteinsynthese in den viszeralen Organen und eine bessere Stickstoffbilanz (proteinsparender Effekt) belegt. Xylit kann allein oder in Kombination mit Glukose für alle Indikationen der Infusionstherapie verwendet werden, bei Mischlösungen ergibt sich ein Verhältnis Glukose : Xylit von 2:1 oder 1:1, z.B. GX 12%/20%/35% pfrimmer oder Kaloplasmal® 30% GX.

(4) *Dosierungsgrenzen:* Bei der Zufuhr von Kohlenhydraten ist unter normalen Stoffwechselbedingungen eine max. Tagesdosis von 350 g oder 5 g/kg KG nicht zu überschreiten. Unter eingeschränkten Stoffwechselbedingungen wie im Postaggressionsstoffwechsel, bei Hypoxie oder Organversagen sind max. Tagesdosen bis 300 g bzw. 2–4 g/kg KG erlaubt. Die max. Infusionsgeschwindigkeit liegt für Glukose bei 0,2 g/kg KG/h bzw. 5 g/kg KG/24 h.
Fruktose, Sorbit und Xylit dürfen max. mit 0,125 g/kg KG/h bzw. 3 g/kg KG/24 h infundiert werden.
Zur Vermeidung von Überdosierungen, insbesondere beim Einsatz höher konzentrierter Lösungen, ist die Zufuhr über Infusionspumpen angeraten. Insbesondere im Postaggressionsstoffwechsel, bei Sepsis, Hypoxie oder Organinsuffizienzen ist die engmaschige BZ-Kontrolle unverzichtbar.
Die Infusion von 12,5%igen Kohlenhydratlösungen ist somit auf max. 2,7 l/Tag/ 70 kg KG zu beschränken, bei 20%igen Lösungen ist die Maximaldosis mit 1,7 l erreicht. Die Zufuhr von 70%iger Glukoselösung, z.B. bei schweren Ödemzuständen oder Niereninsuffizienz, muß auf 500 ml/Tag beschränkt bleiben.

4.2 Aminosäuren
(Handelspräparate: z.B. Aminofusin® 10%, Intrafusin® 10%, 15%, alle ohne Kohlenhydrate und ohne Elektrolyte)
Tagesbedarf: 0,5–2 g Aminosäuren/kg KG, bei Sepsis (Katabolie!) 2 g/kg KG (s. Tab. 9.2, S. 254). Die Proteinsynthese bzw. eine positive Stickstoffbilanz wird nur erreicht, wenn gleichzeitig ausreichend Kalorien zur Verfügung stehen. Die Infusion muß daher immer parallel zu Kohlenhydratlösungen einlaufen, um die Glukoneogenese aus Aminosäuren zu verhindern. Vollblutkonserven oder Humanalbumin sind als Eiweißbausteine nicht geeignet, da der vollständige Abbau und die erneute Synthese zu eigenen Körpereiweißen mehrere Wochen in Anspruch nähmen. Die zugeführten Kalorien sollen 10–20% der erforderlichen Gesamtkalorien betragen (4,1 kcal/g Eiweiß). Bei respiratorischer Insuffizienz ist zur Vermeidung von CO_2-Retention (resp. Quotient erhöht) der Anteil von Aminosäuren in cal% bewußt hoch empfohlen. Wichtig ist auch die Kombination mit Elektrolyten, besonders Kalium (2–3 mval Kalium/g Stickstoff*). Besonderheiten bei Leber- und Niereninsuffizienz s. ds. Kap., 4.7.2 und 4.7.3. Bei akuter Pankreatitis wird eine Enzymstimulation durch intravenöse Aminosäurengabe diskutiert, was eine sorgfältige klinische Verlaufskontrolle erforderlich macht.

---

* Stickstoff [g] entspricht 1/6,25 Eiweiß [g].

4.3 Fettemulsionen

(Handelspräparate: 10–20% Intralipid®, Lipofundin® S, Lipofundin® MCT)
Fettemulsionen enthalten alle essentiellen Fettsäuren bei hoher Kalorienausbeute (9,3 kcal/g), niedrigem Infusionsvolumen, guter Verträglichkeit und fehlender Venenwandreizung. Bei stabiler Stoffwechsellage (keine Hyperglykämie, keine Hypertriglyzeridämie [> 300 mg/dl]) sollte die *Dosierung* von 0,5–3 g Fett/kg bzw. 100–200 g Fett/Tag über 12 h als Dauertropfinfusion nicht überschritten werden (15–30 Tr./min). Die Infusion hoher Glukosekonzentrationen und von Elektrolytkonzentraten im Nebenschluß führt zur Entmischung und Agglutination der Liposomen in der Lösung. Mischung mit Aminosäurenlösungen ist möglich, u. U. zusätzliche peripher-venöse Infusion. Bei täglicher Fettinfusion ist der Triglyzeridspiegel bzw. das Serum auf seine Klärung zu prüfen: 12–24 h nach Infusionsende soll das Serum klar sein, andernfalls muß eine Störung in der Fettverwertung angenommen werden, bei der weitere Fettzufuhr kontraindiziert ist. Der Vorteil MCT-haltiger Fettlösungen ist in Diskussion. Wegen der gegenüber Kohlenhydraten höheren Energiedichte der Fette vermindert sich die Atemarbeit (respiratorischer Quotient) in Relation zur Höhe der Kalorienzufuhr, was vorteilhaft bei der Entwöhnung vom Respirator sein kann.
Ab dem 10. Tag einer kompletten parenteralen Ernährung ist zur Vorbeugung eines Mangels an essentiellen Fettsäuren (Bausubstrat für Membranbestandteile, Prostaglandinsynthese) mindestens 1mal wöchentlich die Gabe von 100 g Fett (500 ml der 20%igen Emulsion) im Intervall zu empfehlen, alternativ Beginn mit Sondenernährung, evtl. in Kombination mit parenteraler Ernährung.
Bei Fettinfusionen über mehrere Wochen muß 1mal wöchentlich Adek-Falk zugeführt werden.
Kontraindikationen: Schock, Azidose (pH < 7,2), akuter Myokardinfarkt, hepatisches Koma Stadium IV, zerebrovaskulärer Insult, schwere Arteriosklerose, akuter Streß, Hyperlipidämie, Gravidität bis zum 4. Schwangerschaftsmonat. Relative Kontraindikationen sind floride Infektionen, hämorrhagische Diathese und Thromboseneigung.
Wichtig: Medikamente und Elektrolyte dürfen den Fettemulsionen nicht zugesetzt werden. Lagerung bei 4 °C, nicht bei Zimmertemperatur (Entmischung innerhalb 48 h!)

4.4 Äthanol

Liefert mit 7,1 kcal/g eine gute kalorische Ausbeute, immer mit 5%igen Glukoselösungen geben. *Kontraindikationen:* Schock, Kombination mit Fettlösungen, Leberschäden. *Dosierung:* Maximal 0,1 g/kg/h. Äthanol ist wegen der bekannten Toxizität zur parenteralen Ernährung als Energiesubstrat nicht empfohlen.

4.5 Bedarf an Vitaminen, Spurenelementen und essentiellen Fettsäuren

(s. ds. Kap., 2.3)
Vitamine: Vitamine sind den meisten Aminosäurelösungen zugesetzt. Zusätzliche Gaben entsprechend der individuellen Situation, ggf. separat über 1–2 h infundieren. Wasserlösliche Vitamine, z. B. Soluvit®, in Glukoselösungen zuspri-

zen, fettlösliche Vitamine in Fettinfusionen (s. ds. Kap., 4.3), z.B. Vitintra® Adult.

Spurenelemente: Spurenelemente sind Bestandteile von Enzymen und Hormonen. Die Notwendigkeit der Zufuhr von Eisen, Kupfer und Zink bei langfristiger parenteraler Ernährung kann als gesichert gelten. Eisensubstitution entsprechend den klinischen Parametern (s. Kap. 18). Kupfer und Zink sind heute den meisten Nährlösungen zugesetzt. Handelspräparate: z.B. Inzolen®, Addel®.
Essentielle Fettsäuren: (s. ds. Kap., 4.3)

4.6 Praktische Durchführung

(1) *Venöser Zugang:* Wegen der erheblichen Venenwandreizung durch die hyperosmolaren Lösungen muß über ein großes Gefäß infundiert werden. Jugular- oder Subklaviavenenkatheter aus Teflon unter sterilen Kautelen und anschließender röntgenologischer Lagekontrolle plazieren (s. Kap. 2, 1.2.2). Sterile Handhabung der Lösungen, insbesondere der Katheterverbindungen, und steriler Verbandwechsel der Eintrittsstelle des Venenkatheters alle 48 h unter Verwendung antiseptischer Präparate sind obligatorisch, z.B. Polyvidonjod- oder 0,1%ige Natriumhypochloritlösung. Steriles Öffnen und Schließen des Venenkatheters muß auf das geringste Maß beschränkt bleiben, hierbei sind u.U. Luftembolien zu befürchten (Kopftieflage!). Keine Blutentnahme aus Venenkatheter! Eine bessere Sterilität und Arbeitserleichterung versprechen

Tabelle 9.2: Infusionspläne für 70 kg Körpergewicht. Anpassen der Infusionsmengen bei ± 10 kg Abweichung des Körpergewichts erforderlich. Elektrolyte, Vitamine und Spurenelemente nach Bedarf zusetzen, meist ca. 80 mmol NaCl

	25 kcal/kg KG
a) *Zentraler Venenzugang*	
Aminosäurenlösung[1]	8^{00}–20^{00}: 500 ml 15%
35%ige Glukose-Xylit-Lösung	8^{00}–8^{00}: 700 ml
oder 40%ige Glukoselösung[2]	8^{00}–8^{00}: 600 ml
Fettlösung[3]	8^{00}–20^{00}: 500 ml 10%
b) *Peripherer Venenzugang*	
10%ige Aminosäurenlösung	0^{00}–24^{00}: 1000 ml
10%ige Glukoselösung	0^{00}–24^{00}: 1000 ml
10%ige Fettlösung	8^{00}–20^{00}: 1000 ml

Nur wenige Tage oder in Kombination mit enteraler Zufuhr!
Gesamttagesmenge über Mischbeutelsystem mischbar (vermindert die Osmolarität).

[1] Aminosäurenlösung immer parallel zu KH-Lösungen infundieren
[2] Insulindosis nach Blutglukosespiegeln, max. 100 E/Tag, sonst Kohlenhydratmischlösung
[3] Fettlösung nicht mit konzentrierten KH-Lösungen oder Elektrolytkonzentraten mischen, evtl. 2. Zugang (peripher-venös) erforderlich.

Bei Leberinsuffizienz s. ds. Kap., 4.7.2, bei Niereninsuffizienz s. ds. Kap., 4.7.3.

Mischbeutel (z. B. Nutrimix®), aus denen die verschiedenen Infusionslösungen, steril unmittelbar vor Verwendung gemischt, gemeinsam über ein einziges Infusionsbesteck einlaufen. In Tropfinfusionssysteme keine Druckinfusion über Perfusoren im Nebenschluß: Gefahr der Luftinfusion, Fehlförderung (zu rasch, zu langsam)! Kompatibilität der Lösungen und zugesetzten Medikamente beachten! Peripher-venöse und peripher-zentrale Zugänge lassen sich nur wenige Tage verwenden bzw. limitieren die Kalorienzufuhr.

(2) *Infusionszeit:* Diese muß sich zur Vermeidung von Nebenwirkungen, z. B. Hypoglykämie durch Nachwirkung der Insulindosis, immer über 24 h erstrecken (genaue Einstellung der Infusionsdauer mit Infusionspumpen oder anhand der Tropfenzahl/min, s. Tabellenanhang, Tab. 3). Insulindosierung in der Kohlenhydratlösung beimischen, nicht über Perfusor wegen Hypoglykämiegefahr bei Unterbrechung der Glukosezufuhr!

(3) *Infusionsplan:* Der Plan muß individuell täglich neu für 24 h nach Uhrzeit erstellt werden. Vorgehen: Berechnung des Wasser-, Elektrolyt-, Eiweiß- und Kalorienbedarfs entsprechend Tabelle 9.1, unter Berücksichtigung besonderer Verluste (Fieber, Erbrechen, Diarrhö etc.). Wahl der Infusionslösungen entsprechend Tabelle 9.2. Stufenweiser Aufbau der Kalorienmenge über 2–3 Tage nach Blutzuckerwerten, besonders bei Sepsis! Im Schock keine Substratzufuhr! Zweikammer-Infusionssysteme, z. B. Nutri Twin®, für Kohlenhydrate + Aminosäuren können die Sterilität erhöhen.

Bedarf 40 kcal/kg KG	Sepsis
8^{00}–20^{00}: 1000 ml 10%	0^{00}–24^{00}: 1500 ml 10%
8^{00}– 8^{00}: 1000 ml	0^{00}–24^{00}: 600 ml
8^{00}– 8^{00}: 900 ml	keine
8^{00}–20^{00}: 500 ml 20%	8^{00}–20^{00}: 700 ml 10%
≙ 1750 kcal/24 h	

9 Künstliche Ernährung

(4) *Therapiekontrolle und Bilanzierung:* Tägliche Errechnung der Bilanz (= Einfuhr minus Ausfuhr) für Flüssigkeit (Urin, Sekrete, Stuhl, Perspiration), Elektrolyte, Stickstoff und Kalorien (s. ds. Kap., 2.5 und Kap. 10). Daneben tägliche Kontrolle der wichtigsten laborchemischen Parameter (s. ds. Kap., 2.5) und des Gewichtes (Bettwaage). Kontrolle des Verlaufs, *prophylaktische* Korrektur der *drohenden* Entgleisung!

4.7 Besondere Probleme bei der totalen parenteralen Ernährung

4.7.1 Diabetes mellitus

Bei normalem Energiebedarf Gabe von ca. 100–150 g Aminosäuren- und 700 ml 40% Kohlenhydratkombinationslösungen/70 kg. Bei ausgeprägter Katabolie kontinuierliche Gabe von Fettemulsionen und bis zu 700 ml 40% Glukose/70 kg, da die Glukoseassimilation bei 350 g/Tag auch durch höhere Insulingaben nicht mehr gesteigert werden kann. Umstritten ist noch die Notwendigkeit der Gabe von Fettemulsionslösungen beim übergewichtigen Diabetiker, bei dem die Lipolyse ohnehin gesteigert ist. Engmaschige Kontrollen des Blutzuckers, anfangs u. U. stündlich, und Insulineinstellung auf 0,6–12 E Humaninsulin/h über Perfusor (s. ds. Kap., 3.4 [1] und Kap. 23). Im Gegensatz zu den sonst üblichen Kriterien soll unter parenteraler Ernährung der Serum-Glukosespiegel nicht unter 150 mg/100 ml gesenkt werden, um das Risiko von unbemerkten Hypoglykämien zu vermindern. Vorsicht bei der plötzlichen Unterbrechung der Insulinzufuhr (Ketoazidosegefahr!).

4.7.2 Leberinsuffizienz

Patienten mit Leberzirrhose sind häufig in einem schlechten Ernährungszustand. Ihr hoher Energiebedarf von 30–40 kcal/kg/24 h wird durch Glukose (3–5 g/kg/24 h) und Fette (1–2 g/kg/24 h) gedeckt. Nur bei Komplikationen wie Enzephalopathie oder Koma wird unter der Kontrolle der Spiegel von Glukose (*cave:* Hypoglykämie!), Triglyzeriden, Laktat und Elektrolyten die Glukose- und Fettzufuhr, ausgehend von niedrigen Zufuhrraten (etwa die Hälfte der obigen Empfehlungen), anpassend gesteigert. Eine Verwertungsstörung für Aminosäuren ist an einer erhöhten „Differenz-Osmolalität" > 15 ablesbar*, so daß sich dann die Zufuhr von Aminosäuren ganz verbietet. Bei Koma-Stadium 3–4 ist die Gabe von Lösungen mit verzweigtkettigen Aminosäuren, z.B. Comaminohek® 10% 300–400 ml/70 kg von fraglichem Nutzen auf die zerebrale Symptomatik, nutritiv sind sie unzureichend. Sie müssen baldmöglichst durch Verwendung sog. „bedarfsadaptierter" Aminosäurenlösungen mit niedrigem Gehalt zyklischer und höherem Gehalt verzweigtkettiger Aminosäuren (z.B. Hepar® 10% pfrimmer, Aminosteril®-N Hepa 8%) ersetzt werden, beginnend mit 0,4 g/kg/24 h und unter „Titration" der Toleranz bis über das Proteinbilanzminimum von 0,75 g/kg/24 h ansteigend; anschließend kann auf konventionelle Aminosäurenlösungen (s. ds. Kap., 4.2) gewechselt werden.

---

* Differenz-Osmolalität = gemessene Osmolalität abzüglich der kalkulierten Osmolalität. Kalkulierte Osmolalität = (Natrium + 5) $\times$ 2 + Glukose + Harnstoff + Laktat in mmol/l

4.7.3 Niereninsuffizienz (s. a. Kap. 17)
Parenterale Ernährung bei akutem Nierenversagen
Solange eine *Oligo-/Anurie* besteht, wird die Flüssigkeitszufuhr zur Deckung des Eiweiß- und Energiebedarfs den gemessenen täglichen Bilanzverlust mindestens um 1 l übersteigen. Flüssigkeitsbilanz und Urämie müssen daher durch Dialysebehandlung innerhalb von 24 h korrigiert werden. Die Ernährung unter Oligo-/Anurie entspricht daher derjenigen unter Dialyse (s. u.) bei hoher (bis 40 kcal/kg KG/24 h) Energiezufuhr.

Nur bei *polyurischem* akuten Nierenversagen ist die parenterale Bilanzierung ohne Dialysetherapie denkbar: Um den Katabolismus und damit die Produktion von endogenem Wasser mit der Gefahr der Wasserüberladung in Grenzen zu halten, wird eine hochkalorische Ernährung (35–40 kcal/kg KG/24 h) empfohlen. Entsprechend der Volumenbilanz wird hierfür 40–70% Glukoselösung zusammen mit 60% essentiellen und 40% nicht-essentiellen Aminosäuren ca. 0,5/kg KG/Tag (z. B. 500 ml Nephrosteril®, Thomaeamin nephro = 35 g) verabfolgt. Bilanzierung von Wasser- und Elektrolythaushalt 12stündlich. Stimulation der Diurese durch Furosemid (Lasix®) bis zu 2 g/24 h nur, wenn der zentrale Venendruck über 4–6 cmH$_2$O erreicht. Die Dialyse wird präventiv eingesetzt, nicht erst bei eingetretenen schweren Entgleisungen mit Hyperkaliämie, Hyperosmolarität durch hohe Harnstoffkonzentrationen, schwerer metabolischer Azidose, Flüssigkeitsüberladung. Insbesondere ist bei hoher Glukoszufuhr auf eine Hypophosphatämie, auf die Wasserbilanz, steigende Glukosekonzentration und anpassende Insulindosierung zu achten.

Parenterale Ernährung bei chronischem Nierenversagen und bei Dialysepatienten
Solange bei *chronischem Nierenversagen* noch keine Dekompensation der Nierenfunktion droht oder eine Dialyseindikation besteht, gelten die allgemeinen Regeln der Infusionstherapie – bei bereits fortgeschrittener Niereninsuffizienz wie bei polyurischem Nierenversagen (s. o.). Besondere Vorsicht bei höherer Dosierung von Aminosäuren und Kalium mit ständiger Laborkontrolle der Serumwerte. Bestehen hohe Eiweißverluste im Urin mit nephrotischem Syndrom, Albuminsubstitution zur Erhaltung eines ausreichenden intravaskulären Flüssigkeitsvolumens. Durch eine adäquate, bilanzierte Ernährung kann auch bei Patienten mit fortgeschrittener Niereninsuffizienz die Nierenfunktion kurzfristig erhalten werden, so daß die Hämodialyse nicht vorzeitig begonnen werden muß. Bei vorübergehender Dekompensation der Nierenfunktion muß durch die Hämo- oder Peritonealdialyse die Stoffwechselentgleisung rekompensiert werden.

Bei *Dialysepatienten* ist in Abhängigkeit von der restlichen Diurese die Flüssigkeitsbilanzierung zusammen mit der Bilanzierung von Elektrolyten konsequent erforderlich. Drohende Komplikationen des Dialysepatienten sind Kreislaufdekompensation mit Hypervolämie und Hypertonie, Hyperkaliämie, Azidose, Katabolie und Exsikkose, urämische Dekompensation, Blutungsneigung, Perikarditis. Die Energiezufuhr beträgt 25–35 kcal/kg KG/24 h, je nach Flüssigkeitsbilanz werden 40–70% Glukoselösungen mit Elektrolyten nach täglicher Bilanzierung infundiert. Bei mehrtägiger Zufuhr ist insbesondere auf

9 Künstliche Ernährung

einen Abfall der Phosphat- und Kaliumkonzentrationen zu achten. Bei parenteraler Ernährung über 10 Tage und länger bis zu 10%ige Lipidlösung, wegen der verlängerten Halbwertszeit beschränkt auf 1 g/kg KG/24 h. Unter der konsequent fortgesetzten Dialysetherapie ist wegen des dialysebedingten Verlustes eine Steigerung der Aminosäurenzufuhr auf 1–1,4 g/kg KG mit einer das gesamte Aminosäurenspektrum umfassenden Aminosäurenlösung sinnvoll. Bei ausgeglichener Stoffwechsellage können die üblichen Aminosäurenlösungen (s. ds. Kap., 4.2) oder Nephrosteril® verwendet werden.

4.7.4 Sepsis
Im Schock keine Substrate zuführen; zuerst Kreislauf, Wasser- und Elektrolythaushalt stabilisieren! Bei Sepsis ist die Fettutilisation eher verbessert, während Glukose schlechter verstoffwechselt wird. Wegen Glukoseverwertungsstörungen 3 g/kg Glukose-Xylit-Kombinationslösungen mit bis zu 1,5 g/kg Fetten, ca. 2000 kcal/24 h, 1–2 g Aminosäuren/kg, ca. 40 ml H_2O/kg. Bei Organversagen s. dort. Infusionsplan s. Tabelle 9.2 (S. 254). Häufige Kontrolle der pH-Werte, BZ, Retentionswerte, Ammoniak, Anionenlücke.

4.7.5 Respiratorische Insuffizienz
Bei pulmonaler Insuffizienz und für die Entwöhnung vom Beatmungsgerät ist der Proteinanteil in cal% bis zur Grenzdosis hoch, der Anteil an Kohlenhydraten niedriger zu wählen, um einen hohen CO_2-Anstieg mit respiratorischer Azidose zu vermeiden. Auch durch gesteigerte Fettzufuhr kann der Energiebedarf mit geringerem CO_2-Anfall im Stoffwechsel gedeckt werden. Unter Kohlenhydratzufuhr steigt der respiratorische Quotient am höchsten an.

4.8 Risiken und Nebenwirkungen
Die Gefahren der parenteralen Ernährung sind häufig vital bedrohlich (Tab. 9.3). Verschlechterungen des Bewußtseinsgrades bedürfen einer sofortigen Klärung und Korrektur der auslösenden Ursache: z. B. Fieber (Katheterinfektion?), Hypo-, Hyperglykämie, Hypo-, Hypernatriämie, Hypo-, Hyperkaliämie, Hypo-, Hyperphosphatämie, Hypo-, Hyperhydratation, metabolische Azidose, s. auch Kap. 10. Vom Infusionsregime unabhängig sind zu klären: Hypoxie, Blutdruckabfall, Bradykardie, Tachykardie, Extrasystolie, Nachwirkung von Sedativa. Durch den Venenkatheter bedingte Komplikationen sind Thrombophlebitis, Lungenembolie, Verletzung der arteriellen Gefäße, des Brachialplexus, der Pleura, Luftembolie, Katheterembolie, Infusionshydrothorax, Hämatothorax und Septikämien (s. Kap. 2, 1.2.2). Zusätzliche metabolische Risiken sind Unverträglichkeitsreaktionen (Fruktose, Fette), Hyperurikämie mit Provokation eines Gichtanfalls, Fettleber, Mangelsyndrome (Fette, Vitamine, Spurenelemente u. a.).

4.9 Heimparenterale Ernährung
Bei Patienten mit Kurzdarmsyndrom und verschiedenen Malabsorptionssyndromen ist gelegentlich eine langfristige häusliche Eigenbehandlung mit parenteraler Ernährung über Monate und Jahre notwendig. Die Infusion der Lösun-

Tabelle 9.3: Häufige Komplikationen bei parenteraler Ernährung und ihre Klärung bzw. Therapie

Problem	Klärung/Therapie
Kohlenhydrate	
Hyperglykämie, diabetisches Koma, hyperosmolare Dehydratation	Glukosezufuhr ↓, insbes. im Postaggressionsstoffwechsel, Insulindosis ↑, Energiezufuhr teilweise durch Fette ↑ ersetzen, Infektionsquellen beseitigen, evtl. Kortisondosis ↓
Hypoglykämie	Glukosezufuhr ↑, plötzlichen Infusionsstop von Glukose vermeiden, insbesondere bei laufender Insulingabe über Perfusor/Zumischung in der Infusion/s.c. Applikation
diabetische Ketoazidose	Glukosezufuhr ↓, Infektionsquellen beseitigen, Azidose ausgleichen
Laktatazidose	Infusion von Fruktose/Sorbit stoppen, andere Ursache?
Hyperkapnie (CO_2-Anstieg)	Energiezufuhr bei pulmonaler Insuffizienz über höheren Anteil von Fetten (30–40 cal%) und Aminosäuren (20–30%) decken
Hyperurikämie	Infusion von Fruktose/Sorbit/Xylit stoppen, Zellzerfall? Katabolie?
Fette	
Hypertriglyzeridämie	Fettzufuhr über 12 h unterbrechen, bei weiterhin lipämischem Serum Fettinfusion stoppen, Fruktose/Sorbit/Xylit stoppen
Mangel an essentiellen Fettsäuren	meist bei Langzeiternährung ohne Fette, z. B. als Fettleber oder als Wundheilungsstörung auffallend, Therapie: alle 2 Tage Fettinfusion
Aminosäuren	
Harnstoffanstieg (prärenal)	Zufuhr an Aminosäuren zu hoch, endogene Harnstoffproduktionsrate durch Katabolie/Infektion überhöht, Energiezufuhr steigern, Nierenfunktion durch Clearance überprüfen

gen erfolgt am günstigsten nachts, meist wird hierfür ein Port (z. B. TheraPort®, Fa. Baxter) als Venenzugang in großlumige Venen implantiert. Voraussetzung sind ausreichendes Auffassungsvermögen des Patienten zur Eigenbehandlung, nach einer Trainingsphase im Krankenhaus regelmäßige Hausbesuche von einem geschulten Ernährungsteam und Wiedervorstellung in regelmäßigen Abständen in der die Behandlung überwachenden Klinik in Zusammenarbeit mit dem Hausarzt. Die Infusion der Nährlösungen erfolgt über Pumpen im Mischbeutelsystem nach Zusatz von 10000 E Heparin/Tag entsprechend dem individuellen Bedarf der notwendigen Zufuhr von Energie, Aminosäuren, Fett, Elektrolyten, Mineralien, Spurenelementen und Vitaminen (z. B. je 1 Amp. Soluvit® und Vitintra® Adult täglich), wie sie während der Einstellphase und durch Lang-

9 Künstliche Ernährung

zeitüberwachung erarbeitet wird. Hilfestellung geben verschiedene Infusionslösungshersteller (Baxter GmbH, Fresenius AG, Kabi Pharmacia GmbH) auch mit Ernährungsteams für die häusliche Kontrolle.

Spezielle Therapieverfahren bei Erkrankungen von Organen und Organsystemen

10 Störungen des Elektrolyt- und Säure-Basenhaushaltes

(H. Köhler und Th. Philipp)

1	**Störungen des Wasser- und Elektrolythaushaltes** (H. Köhler) . 263		Sonderfall: Hypokalzämie des postoperativen Hypoparathyreoidismus	278
1.1	Grundlagen 263	1.4.2	Hyperkalzämie	278
1.2	Störungen des Natrium- und Wasserhaushaltes 263	1.5	Störungen des Magnesiumhaushaltes	279
1.2.1	Hyponatriämie 266	1.5.1	Hypomagnesiämie	280
1.2.2	Hypernatriämie 270	1.5.2	Hypermagnesiämie	280
1.3	**Störungen des Kaliumhaushaltes** 271	2	**Störungen des Säure-Basenhaushaltes** (Th. Philipp)	281
1.3.1	Hypokaliämie 272	2.1	Grundlagen	281
1.3.2	Hyperkaliämie 274	2.2	**Metabolische Azidose**	282
1.4	Störungen des Kalziumhaushaltes 276		Akute metabolische Azidose . . . Chronische metabolische Azidose .	285 286
1.4.1	Hypokalzämie 276	2.3	**Metabolische Alkalose**	286
	Akute symptomatische Hypokalzämie 277	2.4	**Respiratorische Azidose**	287
	Chronische Hypokalzämie 277	2.5	**Respiratorische Alkalose**	289

1 Störungen des Wasser- und Elektrolythaushaltes
(H. Köhler)

1.1 Grundlagen
Die Wasser- und Elektrolytausscheidung in Urin, Schweiß, Ausatemluft und Fäzes ist in Tabelle 10.1 zusammengefaßt. Die Elektrolytkonzentration der verschiedenen Körperflüssigkeiten findet sich in Tabelle 10.2. Prinzipiell gilt, daß akut entstandene Störungen des Wasser- und Elektrolythaushaltes rasch zu beheben sind, wohingegen chronische Störungen nur langsam, unter Berücksichtigung der Adaptationsvorgänge korrigiert werden dürfen.

1.2 Störungen des Natrium- und Wasserhaushaltes
Vorbemerkungen: Der menschliche Organismus besteht zu 60% seines Gesamtkörpergewichts aus Wasser. $^2/_3$ davon (40% des KG) entfallen auf das intrazelluläre (IZV), $^1/_3$ (20% des KG) auf das extrazelluläre Volumen (EZV). Das EZV setzt sich aus Intravasalvolumen IVV (ca. $^1/_3$) und interstitiellem Volumen ISV (ca. $^2/_3$) zusammen. Der gesamte Natriumbestand des Organismus beträgt 60 mmol/kg KG. 30% davon befinden sich im Knochen und beteiligen sich nicht am Natriumaustausch, 70% dagegen sind rasch austauschbar (41 mmol/kg). 97% des austauschbaren Na verteilen sich auf das EZV (40 mmol/kg) und nur 3% auf das IZV (1,5 mmol/kg). Wasser verteilt sich aufgrund seiner guten Permeabilität gleich-

10 Störungen des Elektrolyt- und Säure-Basenhaushaltes

Tabelle 10.1: Mittelwerte und Grenzen der Ausscheidung für Natrium, Kalium und Wasser in Urin, Schweiß, Ausatemluft und Fäzes

	Natrium (mmol/Tag)	Kalium (mmol/Tag)	Wasser
Urin	120 (1–1500)	80 (10–400)	1,5 l/Tag (0,25–20)
Schweiß	25 (–500)*	5 (–100)	0,5 l/Tag (–10)
Ausatemluft	– (–)	– (–)	0,1 ml/h (–4)
Fäzes, geformt	5 (1–10)	20 (10–40)	120 ml/Tag (50–200)

* Nur kurzfristig, da rasche Reduktion durch Akklimatisierung.

mäßig intra- und extrazellulär, Natrium dagegen infolge aktiver Transportmechanismen (Na/K-ATPase) fast ausschließlich extrazellulär. Bei intakter Volumen- und Osmoregulation erfolgen *Störungen des Natriumbestandes* isoton und führen primär zu Veränderungen des EZV, die an klinischen Parametern zu erkennen sind (z.b. gestaute Halsvenen, Oligurie, Ödeme u.a.), ohne daß sich hierbei die Konzentration des Serumnatriums ändert (Tab. 10.3). Im Unterschied hierzu äußern sich *Störungen des H_2O-Bestandes* in Änderungen des *Serumnatriums oder der Serumosmolarität,* da sich der H_2O-Bestand – bedingt durch die gute Membrangängigkeit von H_2O – im EZV und IZV gleichzeitig verändert. Die enge pathophysiologische Verbindung zwischen Na.- und Wasserhaushalt legt eine gemeinsame Besprechung nahe. Zum Verständnis empfiehlt sich eine gedankliche Trennung zwischen Natrium- und Wasserbestand, zumal sich daraus die entsprechende Therapie ableitet. Demgegenüber halten wir die EDH-Nomenklatur für verzichtbar. Sie differenziert zwischen *E*uhydratation, *D*ehydratation und *H*yperhydratation, jeweils unterteilt in isotone, hypotone und hypertone Formen, und erreicht damit einen hohen Systematisierungsgrad ohne großen pathophysiologischen und therapeutischen Nutzen.

Die intakte Volumen- und Osmoregulation soll am Beispiel des EZV-Defizits dargestellt werden. Das verminderte EZV setzt über eine Abnahme des effektiven arteriellen Blutvolumens (EABV) die folgenden Mechanismen in Gang:
(1) Zunahme der Filtrationsfraktion (FF) mit vermehrter proximal-tubulärer Natriumresorption.
(2) Aktivierung des Renin-Angiotensin-Aldosteron-Systems mit vermehrter distal-tubulärer Natriumresorption.
(3) Hemmung der Freisetzung des atrialen-natriuretischen Peptids (ANP) mit Rückgang der Natriurese (ANP wird in den Vorhöfen gebildet, bei Vorhofdehnung freigesetzt und steigert über glomeruläre und tubuläre Mechanismen Natriurese und Diurese).
Als Folge der gesteigerten Natriumresorption wird in einem zweiten Schritt die Osmoregulation wirksam, die auf Osmolalitätsänderungen von ± 1% anspricht. Über eine dienzephale Stimulation wird ADH so lange freigesetzt, bis durch die distal-tubuläre H_2O-Resorption die Osmolalität wieder ausgeglichen ist. Die Osmolalitätserhöhung geht gleichzeitig mit einem erhöhten Durstgefühl einher, das zusätzlich zu ihrer Normalisierung beiträgt. Zu beachten ist, daß ADH und Durstgefühl nicht nur über die Osmolalitätsänderungen, sondern auch durch Volumenmangel (Abnahme des EABV von ca. 10%) direkt stimuliert werden (sog. nonosmolare ADH-Stimulation, „Volumendurst").

Tabelle 10.2: Natrium-, Kalium- und Chloridgehalt wichtiger Körperflüssigkeiten. Größenordnung der zu erwartenden Flüssigkeitsverluste (nach Truniger und Richards)

	Na^+ (mmol/l)	K^+ (mmol/l)	Cl^- (mmol/l)	HCO_3^- (mmol/l)	H^+ (mmol/l)	H_2O (ml/h)
Gastrointestinale Verluste						
Magensaft pH 3	55	14	107	–	38	80–120
Magensaft pH 6[1]	80	17	92	8	–	50
Dünndarmsaft						
Ileostomie frisch	120	5–10	45			bis 120
Ileostomie adaptiert	120	10–20	45			20
Kolon						
Diarrhö schwer	100–130	10–20	80–100	30–50	–	bis 500
Diarrhö mittel	100	10	90	20	–	bis 80
villöse Adenome	130	20	130	20	–	bis 80
kongenitale Cl^- verlierende Diarrhö	70	50	130	2	–	4–50
Zökostomie[2]	80	15	5			
Stuhl geformt	10	10	15			
Dünndarmsonde[2]	110	5	105			20–120
Galle	149	5	100			
Pankreassaft	141	5	47			
Speichel	33	20	34			
Renale Verluste[3]						
Diabetes insipidus	Elektrolytkonzentrationen abhängig vom Urinfluß; keine Elektrolytverluste durch Diabetes insipidus per se					bis 600
Andere Verluste						
Serum	145	4	100			
Schweiß	45	5	50			
Ödeme, Transsudat	145	5	110			

[1] Werte abhängig von der Verdünnung durch Speichel. Reiner Magensaft: Na^+ 137, K^+ 6, Cl^- 117, HCO_3^- 25 mmol/l.
[2] Große Streubreiten.
[3] Urinverluste und Urinkonzentrationen bei verschiedenen Nephropathien und unter verschiedenen Bedingungen stark wechselnd. Bei bedeutsamen Urinverlusten Messung unumgänglich.

Ätiopathogenese von Störungen des Natrium- und Wasserbestandes: Insgesamt zeigen Hypo- und Hypernatriämie Störungen des Wasserbestandes, Veränderungen des EZV dagegen Störungen des Natriumbestandes an (Tab. 10.3). Hierbei können Störungen der Bilanz (Zufuhr, Ausfuhr), der Verteilung (intra-/extrazellulär) und der Regulation (ADH, Aldosteron) vorliegen. Aufgrund praktischer Er-

10 Störungen des Elektrolyt- und Säure-Basenhaushaltes

Tabelle 10.3: Störungen des Natrium- und Wasserbestandes und ihre Therapie

Störung	Veränderung	Symptome	Therapie
Natriumbestand	EZV	Halsvenenfüllung, ZVD, RR (Orthostase), Puls, Gewicht, Diurese, Urinosmolalität, Urin-Na, Hämatokrit, Hb, S-Eiweiß, Lunge, III. Herzton, Hautturgor, Schleimhäute	Natriumrestriktion, Natriumzufuhr, Natriumelimination
freier Wasserbestand	EZV + IZV	Osmolalität, S-Natrium, Durst	Wasserrestriktion, Wasserzufuhr, Wasserelimination

wägungen wird im Folgenden vom *Serumnatrium* ausgegangen, und in einem zweiten Schritt werden für die weitere Differenzierung *EZV* und *Urinnatrium* herangezogen (Tab. 10.4). Die diagnostische Bedeutung der Urinelektrolyte ist in Tabelle 10.5 zusammengefaßt.

1.2.1 Hyponatriämie

Vorbemerkung: Eine ausgeprägte Hyperlipidämie oder Hypergammaglobulinämie kann den Plasmaanteil derart reduzieren, daß eine Hyponatriämie ohne Hypoosmolalität und ohne Krankheitswert auftritt („Pseudohyponatriämie").

Tabelle 10.4: Differentialdiagnose der Hyponatriämie (nach Hays und Levine)

	EZV erniedrigt (Natriumbestand vermindert)	EZV erhöht (Natriumbestand erhöht)	EZV normal oder gering erhöht (Natriumbestand normal)
Urinnatrium hoch (> 20 mval/l)	*renaler Natriumverlust:* Diuretika, Mineralokortikoidmangel, interstitielle Nierenerkrankungen	Niereninsuffizienz (akut oder chronisch)	*erhöhte H_2O-Zufuhr:* Biertrinker, iatrogen *inadäquate ADH-Sekretion:* ZNS- und Lungenprozesse *nonosmolare ADH-Stimulation:* Schmerzen, emotioneller oder postoperativer Streß, Psychose, Glukokortikoidmangel, Hypothyreose *Medikamente:* Thiazide und Furosemid, Chlorpropamid u.a.
Urinnatrium niedrig (< 20 mval/l)	*extrarenaler Natriumverlust:* Erbrechen, Durchfall, Schweiß, Verlust in 3. Raum (Verbrennung, Entzündung)	Herzinsuffizienz Leberzirrhose nephrotisches Syndrom	o.g. Ursachen bei Natriumrestriktion

Tabelle 10.5: Bewertung der Urinelektrolyte (nach Harrington und Cohen)

Klinik	Urinelektrolyte	Zugrundeliegende Störung
akute Oligurie	$Na^+ < 20$ mval/l	prärenale Niereninsuffizienz
	$Na^+ > 40$ mval/l	akutes Nierenversagen
EZV-Defizit	$Na^+ < 20$ mval/l	extrarenaler Natriumverlust
	$Na^+ > 20$ mval/l	renaler Natriumverlust
Hyponatriämie	$Na^+ < 20$ mval/l	Ödemkrankheiten, schweres EZV-Defizit
	Na^+-Exkretion > tägl. Zufuhr	inadäquate ADH-Sekretion, NNR-Insuffizienz
Hypokaliämie	$K^+ < 10$ mval/l	extrarenaler Kaliumverlust
	$K^+ > 10$ mval/l	renaler Kaliumverlust
metabolische Alkalose	$Cl^- < 10$ mval/l	„chloridsensitive" Alkalose
	$Cl^- > 10$ mval/l	„chloridresistente" Alkalose

Auch Hyperglykämie und Mannit-Infusionen können eine Hyponatriämie ohne Hypoosmolalität zur Folge haben. Nach Ausschluß dieser Laborveränderungen ohne spezifischen Krankheitswert sollte bei der klinischen Differentialdiagnose der Hyponatriämie primär das EZV (erniedrigt, erhöht oder normal) und dann die Urinnatriumkonzentration berücksichtigt werden (s. Tab. 10.4). Bei Hyponatriämie mit normalem EZV (C) ist die Natriumkonzentration im Urin allerdings wenig ergiebig. Ein niedriges Urinnatrium (< 20 mval/l) ist bei *nichtödematösen* Zuständen (Herzinsuffizienz, Leberzirrhose, nephrotisches Syndrom) ein sehr guter Indikator für ein vermindertes EZV, wenn die Ausnahmen mit renalem Natriumverlust berücksichtigt werden (s. Tab. 10.4).
Die Hyponatriämie mit *vermindertem EZV* (A) entsteht durch nonosmolare ADH-Sekretion aufgrund des verminderten EZV und vermutlich über eine reduzierte GFR, bei der eine vermehrte proximal-tubuläre Flüssigkeitsabsorption angenommen wird. Die Hyponatriämie mit *erhöhtem EZV* (B) wird durch nonosmolare ADH-Stimuli infolge eines verminderten effektiven arteriellen Blutvolumens erklärt. Möglicherweise spielt auch hier die reduzierte GFR eine Rolle. Die verminderte GFR mit eingeschränkter Wasserausscheidungskapazität ist bei fortgeschrittener Niereninsuffizienz die entscheidende Ursache des Wasserüberschusses. Die Hyponatriämie mit *normalem EZV* (C) hat verschiedene Ursachen: vermehrte Zufuhr von freiem Wasser, inadäquate ADH-Sekretion, nonosmolare ADH-Stimulation und Medikamente. Der Medikamentenwirkung liegen unterschiedliche Mechanismen zugrunde. Chlorpropamid dürfte über eine Hemmung der Prostaglandinsynthese wirken, der Diuretikaeffekt (bei chronischer Thiazid- und Furosemidbehandlung) wird über eine nonosmolare ADH-Stimulation und über eine Abnahme der GFR mit vermehrter proximaler Flüssigkeitsreabsorption und dann mit vermindertem Flüssigkeitsangebot an das distale Verdünnungssegment erklärt. Die o.g. Beispiele zeigen, daß eine nonosmolare ADH-Stimulation bei vermindertem, normalem und erhöhtem EZV vorkommen kann. Der adäquate Stimulus scheint hierbei ein vermindertes „effektives intraarterielles Blutvolumen" zu sein.

Klinische Zeichen:
Natriumbestand: Störungen des Natriumbestandes verändern das EZV und sind vor allem an klinischen Zeichen zu erkennen. Die Parameter (1)–(6) beziehen sich auf das Intravasalvolumen, die Parameter (7)–(9) auf das interstitielle Volumen:

(1) *Halsvenenfüllung:* Normalerweise füllen sich die Vv. jugulares ext. beim flach liegenden Patienten bis zum Oberrand des M. sternocleidomastoideus, was einem ZVD von ca. 8 cmH$_2$O entspricht. Bei EZV-Defizit fehlt diese Füllung („flache Jugularvenen"). Im Unterschied hierzu wird der erhöhte ZVD (EZV-Überschuß, Herzinsuffizienz) am um 45° aufgerichteten Patienten geprüft.

(2) *Zentraler Venendruck:* ZVD-Werte < 4 cmH$_2$O sprechen für ein EZV-Defizit. Durch Aufrichten des Patienten um 45° kommt es zum Abfall des ZVD um ca. 10 cmH$_2$O, wenn ein ansonsten maskiertes EZV-Defizit besteht.

(3) *Blutdruck und Puls:* Der Blutdruck wird meist bis zu einem intravasalen Defizit von ca. 30% über eine Vasokonstriktion aufrechterhalten. Ein früher Hinweis für ein Volumendefizit ist der orthostatische Blutdruckabfall. Auszuschließen sind medikamentöse Einflüsse. Eine Tachykardie ist vieldeutig, stellt jedoch einen weiteren diagnostischen Baustein dar.

(4) *Diurese, Urinosmolalität, Urinnatrium:* Eingeschränktes Urinvolumen, erhöhte Osmolalität > 400 mOsmol/kg und Urin-Natrium < 20 mval/l sprechen für ein EZV-Defizit.

(5) *Hämatokrit und Hämoglobinkonzentration:* Diese beiden Laborparameter sind zur Beurteilung des Intravasalvolumens nur verwertbar, wenn Erythrozytenvolumen bzw. Hämoglobinkonzentration normal sind oder zumindest durch die Kompensationsmechanismen, d.h. zwischen den Vergleichsmessungen, konstant bleiben. Akute Blutungen führen erst nach ca. 6–12 h zum Abfall von Hb und Hämatokrit. Ein Wasserüberschuß führt charakteristischerweise zu einem Abfall des Hb, aber zu keiner Hämatokrit-Veränderung, da sich H$_2$O gleichermaßen intra- wie extrazellulär verteilt.

(6) *Serumeiweiß:* Die Verwertbarkeit dieses Parameters setzt auch hier eine Konstanz der intravasalen Eiweißmenge voraus.

(7) *Ödeme:* Die Pathogenese von Ödemen ist vielschichtig. Meist muß die Flüssigkeitseinlagerung jedoch mehrere Liter betragen, um klinisch manifest zu werden.

(8) *Lunge, III. Herzton:* Eine Lungenstauung ist radiologisch oft viel früher zu erkennen als auskultatorisch. Andererseits kann das Fehlen von feuchten Rasselgeräuschen die Vermutung eines EZV-Defizits unterstreichen. In die Bewertung von pulmonalen Stauungszeichen und III. Herzton geht die kardiale Leistungsbreite mit ein.

(9) *Hautturgor, Schleimhäute:* Beim älteren Patienten ist die Abnahme des Hautturgors physiologisch und deshalb diagnostisch wertlos, wenn nicht sogar gefährlich, da nicht selten eine Überinfusion die Folge ist. Auch trockene Schleimhäute sind häufig irreführend, da sie durch eine vermehrte Mundatmung oder durch Medikamente bedingt sein können.

Wasserbestand: Störungen des H$_2$O-Bestandes führen zu Veränderungen von Serumnatrium und -osmolalität. In der Klinik wird als Ausdruck des H$_2$O-Bestandes bzw. der Serumosmolalität das Serumnatrium herangezogen. Für die meisten Fälle kann die folgende Formel Anwendung finden: *S-Osmolalität (mOsmol/l) = S-Na (mmol/l) × 2 + R*

Der Normwert beträgt 280–290 mOsmol/l. Diese Beziehung wird dadurch so einfach, daß sich Korrekturen für Plasmawasser (93,5%) und Kationen wie K$^+$, Mg^{2+}, Ca^{2+} sowie der osmotische Koeffizient weitgehend ausgleichen. Wenn die errechnete Osmolarität (mOsmol/l) mit der über die Gefrierpunkterniedrigung direkt ermittelten Serumosmolalität (mOsmol/kg) verglichen wird, ist der Korrekturfaktor R zu berücksichtigen. R entspricht bei Hyperglykämie: $1/18$ *Serumglukose (mg/dl)*, bei Urämie: $1/3$ *Harnstoff-N (mg/dl)* und bei Alkoholintoxikation: $1/6$ *Äthanol (mg/dl)*. In stark verdünnten Lösungen können Osmolalität (mOsmol/kg H$_2$O) und Osmolarität (mOsmol/l H$_2$O) gleichgesetzt werden. Ein Unterschied ergibt sich mit Zunahme des spezifischen Volumens der gelösten Substanz, was für klinische Belange nur bei Hyperlipidämie und Hyperproteinämie von Bedeutung ist. Die *klinischen Zeichen* bzw. Störungen des H_2O-Bestandes sind recht unspezifisch. Im Vordergrund stehen sowohl bei Hypo- als auch bei Hypernatriämie *zentralnervöse* Symptome: Schwäche, Apathie, Übelkeit, Brechreiz, Kopfschmerzen, generalisierte Krämpfe, Hirnblutungen, Koma und Hirntod. Die besondere Anfälligkeit des ZNS beruht vor allem darauf, daß die ödematöse Hirnzelle durch ihre knöcherne Hülle keine Möglichkeit hat, sich auszudehnen. *Akute* Störungen sind weitaus bedrohlicher als *chronische*, die z.T. ohne wesentliche Symptome verlaufen können. Vital bedrohlich ist eine Hyperosmolalität (> 340 mOsmol/kg) bzw. eine Hypoosmolalität (< 250 mOsmol/kg). Wenn eine Hyponatriämie mehr als 24–48 h besteht, hat sich die Hirnzelle bereits durch Verlagern von K, Aminosäuren, Na, Cl und H_2O nach extrazellulär adaptiert. Würde nun therapeutisch eine zu rasche Normonatriämie erreicht, bestünde die Gefahr einer weiteren Hirnschädigung durch zelluläre Dehydratation. Dies unterstreicht, daß eine Hyponatriämie vorsichtig auszugleichen ist.

Therapie

(1) *Behandlung oder Beseitigung der zugrundeliegenden Störung:* z.B. durch Medikamente, Durchfall, Herzinsuffizienz u.a.

(2) *Vorsichtiger Ausgleich einer Hyponatriämie bei Serumnatrium < 120 mmol/l:*
Als praktische Empfehlung kann gelten, daß die langsam entstandene „chronische" Hyponatriämie (geschätzter Abfall des S-Na < 0,5 mmol/l/h) auch langsam zu korrigieren ist (Anhebung des S-Na < 0,5 mmol/l/h). Diese langsame Korrektur empfiehlt sich auch für alle unklaren Situationen, die keine Abschätzung der Entstehungsgeschwindigkeit der Hyponatriämie erlauben. Demgegenüber sollte eine akut entstandene Hyponatriämie (Abfall des S-Na > 0,5 mmol/l/h) rasch angehoben werden (S-Na = 1 mmol/l/h), vor allem wenn eine ernsthafte klinische Symptomatik vorliegt.

(3) *Hyponatriämie mit erniedrigtem EZV:* Die Korrektur erfolgt durch Zufuhr von NaCl in isotoner Lösung. Bei leichten asymptomatischen Formen ist eine perorale Korrektur möglich (z.B. gesalzene Fleischbrühe, NaCl-Tabletten). Bei symptomatischer Hyponatriämie wird isotone NaCl-Lösung (0,9%) i.v. zugeführt.

(4) *Hyponatriämie mit normalem oder erhöhtem EZV:* Eine *konsequente Wasserrestriktion* ist die entscheidende Maßnahme. Die Flüssigkeitszufuhr muß naturgemäß geringer sein als der obligatorische Flüssigkeitsverlust (< 500 ml + Urinvolumen). Bei symptomatischer Hyponatriämie kann die zerebrale Gefährdung derart im Vordergrund stehen, daß neben der Wasserrestriktion zusätzliche Maßnahmen erforderlich sind: Die hochdosierte Diuretikagabe in Kombination mit hypertoner NaCl-Lösung kann die einzige Möglichkeit sein, den Zustand zu bessern, ohne ein extrakorporales Verfahren einsetzen zu müssen. Vorgehen: Furosemid 20–40 mg i.v. kann die Ausscheidung von hypotonem Urin induzieren. Ggf. Wiederholung nach 2–4 h. Gleichzeitig Flüssigkeitsersatz mit 3% NaCl-Lösung i.v. Kontrolle von Na- und K-Ausscheidung im Urin und quantitativer intravenöser Ersatz. Häufige, ggf. 2stündliche Messung des Serumnatriums.

(5) *Hyponatriämie bei Niereninsuffizienz:* Bei symptomatischer Hyponatriämie mit *Niereninsuffizienz* kann eine extrakorporale Flüssigkeitselimination

10 Störungen des Elektrolyt- und Säure-Basenhaushaltes

erforderlich werden (Hämofiltration, Hämodialyse, Peritonealdialyse). Bei Leberzirrhose mit diuretikaresistenter Aszitesbildung und Hyponatriämie kann ein peritoneo-kavaler Shunt (Le-Veen-Shunt) das EABV, die Nierenfunktion und den Flüssigkeitshaushalt normalisieren.

(6) *Asymptomatische Hyponatriämie:* Bei chronischer, asymptomatischer Hyponatriämie ist ein Versuch mit Demeclocyclin-Hydrochlorid 600–1200 mg/Tag (Ledermycin®) möglich, das einen milden nephrogenen Diabetes insipidus induziert. Kontrolle der harnpflichtigen Substanzen, da besonders bei Patienten mit Leberzirrhose eine Niereninsuffizienz auftreten kann. Bei Leberzirrhose empfiehlt sich der Verzicht auf diese Substanz.
Der Stellenwert von ADH-Antagonisten ist zum jetzigen Zeitpunkt noch unzureichend definiert.

1.2.2 Hypernatriämie

Vorbemerkung: Hypernatriämie bedeutet in jedem Fall Hyperosmolalität und Defizit an freiem Wasser. Die Hypernatriämie kann mit erniedrigtem, normalem und erhöhtem EZV einhergehen. Die Ursachen der Hypernatriämie mit *vermindertem EZV* sind
(1) *verminderte H_2O-Zufuhr:* Bewußtseinsstörung, gestörtes Durstempfinden
(2) *ADH-Mangel* (zentraler Diabetes insipidus)
(3) *verminderte Ansprechbarkeit auf ADH* (nephrogener Diabetes insipidus): familiär chronische Pyelonephritis, tubuläre Schädigung nach ANV und postrenaler Obstruktion, Hypokaliämie, Hyperkalzämie, Medikamente (Lithium, Demeclocyclin, Fluoride wie z.B. Methoxyfluran, Colchizin, Amphotericin B, Gentamycin)
(4) *Osmodiurese:* Mannitol, länger anhaltende Hyperglykämie. Die Hypernatriämie mit *erhöhtem EZV* ist meist iatrogen bedingt (z.B. Natriumbikarbonat-, Natrium-Penicillin-Zufuhr). Die Hypernatriämie mit *normalem EZV* (sog. „essentielle zentralnervöse Hypernatriämie") entsteht über eine Sollwertverstellung durch organische Läsionen des Hypothalamus.
Klinik: s. ds. Kap., 1.2.1, S. 267, „Klinische Zeichen" bezüglich der Störungen des Natrium- und Wasserbestandes.

Therapie

(1) Behandlung oder Beseitigung der zugrundeliegenden Störung: bei *zentralem Diabetes insipidus* 10–20 µg Desmopressin (0,1–0,2 ml DDAVP Minirin®) intranasal. Bei *nephrogenem Diabetes insipidus* führen Thiazide (z.B. 1–2 mg Hydrochlorothiazid/kg/Tag (Esidrix®) paradoxerweise zur Abnahme der Diurese um ca. 50%. Der Mechanismus dürfte auf einer Natriumelimination mit Schrumpfung des EZV und konsekutiv vermehrter proximal-tubulärer Natrium-Wasser-Reabsorption beruhen. Deshalb ist die gleichzeitige Kochsalzrestriktion (auf ca. 4 g/Tag) wichtig, da der Thiazideffekt durch NaCl-Zufuhr aufgehoben wird.
(2) Vorsichtiger Ausgleich der chronischen Hypernatriämie (1–2 mmol/h über 48 h), da eine rasche Korrektur durch Wasserzufuhr ein Hirnödem induzieren kann.
(3) Bei *Hypernatriämie mit vermindertem EZV* genügt meist reichliches Trinken. Bei klinischer Symptomatik oder Serumnatrium > 160 mval/l sollte eine intravenöse Zufuhr von freiem Wasser erfolgen (Glukose 5%). Infusions-

geschwindigkeit < 500 ml Glukose 5%/h, da sonst eine Glukosurie mit Verlust von freiem Wasser möglich ist.

(4) Bei *Hypernatriämie mit erhöhtem EZV* erfolgt NaCl-Restriktion und Diuretikagabe. In schweren Fällen sowie bei fortgeschrittener Niereninsuffizienz kann der Einsatz eines extrakorporalen Verfahrens (Hämofiltration, Dialyse) erforderlich werden.

(5) Eine *Hypernatriämie mit normalem EZV* infolge einer Sollwertverstellung findet sich bei einer Reihe von hypothalamischen Prozessen („zentrale Hypernatriämie"). Die Hypernatriämie kann Werte von 160–190 mval/l betragen und einen Kaliumverlust begünstigen. Die Therapie ist problematisch, wenn die zerebrale Störung nicht zu beheben ist. Als Richtlinie kann gelten: Zufuhr von freiem Wasser (Glukose 5%), Natriumrestriktion und Kaliumersatz. Diuretika sind nachteilig, weil sie die Hypokaliämie verstärken.

1.3 Störungen des Kaliumhaushaltes

Vorbemerkungen: Kalium ist das quantitativ wichtigste Kation der menschlichen Zelle. Der Kaliumbestand beträgt 54 mmol/kg KG, wovon 45 mmol/kg rasch austauschbar sind. 98% des Gesamtkörperkaliums finden sich intrazellulär, 2% extrazellulär und maximal 0,4% im Plasma. Da der extrazelluläre Pool lediglich 60–80 mval beträgt (Serumkalium 4,1 ± 0,5 mval/l), besteht bei exogener Zufuhr die Gefahr, daß das EZV mit Kalium überladen wird. Die Kaliumausscheidung erfolgt zu 90% über den Urin (ca. 50–90 mval/Tag), zu 10% über den Intestinaltrakt und nur in geringem Prozentsatz über den Schweiß. Im Hauptausscheidungsorgan Niere wird Kalium ungehindert glomerulär filtriert und nahezu vollständig proximal-tubulär reabsorbiert. Die tatsächlich ausgeschiedene Kaliummenge wird durch das Ausmaß der Sekretion im distalen Tubulus bestimmt. Voraussetzung ist ein ausreichender tubulärer Fluß, der Kalium abtransportiert und den Diffusionsgradienten zwischen Tubuluszelle und Lumen erhöht. Für die Klinik läßt sich die Regel ableiten, daß eine tägliche Diurese über 1000 ml die Entstehung einer Hyperkaliämie verhindert.

Die maximale Ausscheidungskapazität beträgt bei akuter Belastung 200 mval Kalium täglich. Bei chronischer Belastung annähernd das Doppelte, ca. 350 mval Kalium. Der Organismus kann sich von einer erhöhten Kaliumzufuhr prompt und wirksam befreien. Eine verminderte Kaliumzufuhr wird dagegen erst nach mehreren Tagen bis Wochen mit einer verminderten renalen Kaliumexkretion beantwortet, so daß eine Hypokaliämie entsteht. Die Rückkopplung zwischen extrazellulärer Kaliumkonzentration und Mineralokortikoidsekretion – indem eine Hypokaliämie auf die Aldosteronsekretion hemmend und eine Hyperkaliämie fördernd wirkt – ist offensichtlich weniger wirksam als die Steuerung der Mineralokortikoidsekretion durch Volumenfaktoren. Insgesamt schützt sich der gesunde Organismus vor einer Hyperkaliämie besser als vor einer Hypokaliämie. Die physiologische Bedeutung von Kalium liegt in seiner Beeinflussung von Eiweiß- und Glykogensynthese sowie der Aktivität zahlreicher Enzyme, der intrazellulären Volumenkontrolle und der Einstellung von Membranpotentialen. Durch die Na/K-ATPase wird Kalium nach intrazellulär und Natrium nach extrazellulär transportiert. An der unerregten Membran ist die Permeabilität für Kalium ca. 100fach höher als die für Natrium, so daß durch das passiv nach extrazellulär diffundierende Kalium eine Potentialdifferenz entsteht (Membranruhepotential). Störungen im Kaliumhaushalt können prinzipiell durch Änderungen der Zufuhr, der Ausscheidung sowie der Verteilung zwischen Intra- und Extrazellulärraum entstehen.

10 Störungen des Elektrolyt- und Säure-Basenhaushaltes

1.3.1 Hypokaliämie

Ätiopathogenese: Bei unzureichender Kaliumzufuhr entsteht ein Kaliummangel durch Fortbestehen einer renalen Basalausscheidung von Kalium (5–20 mmol/Tag). Ursachen der Hypokaliämie sind
(1) *verminderte Zufuhr:* parenterale Ernährung ohne Kalium, Alkoholismus, Anorexia nervosa
(2) *extra-/intrazelluläre Umverteilung:* Alkalose, Hyperinsulinismus, Diuretika, idiopathische hypokaliämische Lähmung
(3) *vermehrte renale Ausscheidung:* a) *ohne Hochdruck:* Diuretika! (häufigste Ursache), Alkalose, sekundärer Hyperaldosteronismus (Leberzirrhose, nephrotisches Syndrom), Bartter-Syndrom, persistierende Alkalose nach Erbrechen bei Natriummangel. b) *mit Hochdruck:* primärer Hyperaldosteronismus, Hyperreninismus (Reninom, Nierenarterienstenose), Morbus Cushing, Lakritzenabusus, Carbenoxolontherapie.

(4) *vermehrte gastrointestinale Ausscheidung:* a) *mit metabolischer Alkalose:* Erbrechen, Verluste durch Magen- oder Duodenalsonde; b) *mit metabolischer Azidose:* Durchfall, Laxanzienabusus, Colon-Papillom, Enterostomie, Darmfistel. Auch bei weit fortgeschrittener Niereninsuffizienz kann eine Hypokaliämie auftreten. Dies ist besonders der Fall bei vergleichsweise guter Diurese, Diuretikagabe, Laxanzienabusus und Alkalose. Bei Alkalose gibt die Zelle H-Ionen ab und nimmt K-Ionen auf. Die intrazelluläre Kaliumanreicherung findet auch in der Tubuluszelle statt und bewirkt eine vermehrte Sekretion von Kalium im Austausch gegen Natrium. Eine klinisch häufige Ursache der Hypokaliämie stellt das Erbrechen dar. Hierbei entsteht der Kaliummangel weniger durch Verlust des vergleichsweise kaliumarmen Magensaftes als durch eine vermehrte renale Kaliumausscheidung, die durch die Alkalose und den volumeninduzierten Aldosteronismus zustande kommt. Dieser Mechanismus ist in der Beurteilung der renalen Kaliumausscheidung zu berücksichtigen. Eine Urin-Kaliumausscheidung > 20 mval täglich spricht deshalb nur dann für die renale Genese einer Hypokaliämie, wenn nicht ein Verlust von Magen- und Dünndarmflüssigkeit vorliegt.

Klinik: *Leitsymptome und -befunde:* Die Hypokaliämie geht meist mit einem Kaliumdefizit einher. Ausnahmen liegen in einer extra-intrazellulären Umverteilung begründet. Im Rahmen der Hypokaliämie entstehen *neuromuskuläre, kardiovaskuläre,* aber auch *metabolische* und *renale* Störungen. Die Zunahme des Ruhemembranpotentials und die Verlängerung der Aktionspotentialdauer führen an der quergestreiften Muskulatur zur Lähmung, die an den unteren Extremitäten beginnt und aufsteigend die Atemmuskulatur befallen kann. Bei schwerer Hypokaliämie kommt es zum Verlust der Querstreifung der Skelettmuskulatur und zur Rhabdomyolyse. An der glatten Muskulatur kann eine Magenatonie oder ein Ileus auftreten, im Bereich der Harnwege eine Blasenlähmung mit Harnretention. Am Herzen kommt es zur Abnahme der T-Welle und zum Auftreten einer U- bzw. TU-Verschmelzungswelle. Außerdem finden sich Extrasystolen, vorwiegend aber bei gleichzeitiger Digitaliseinnahme. Bei schwerer Hypokaliämie kann sich eine myogene Herzinsuffizienz entwickeln. Metabolische Veränderungen manifestieren sich bei Hypokaliämien in Form einer verminderten Insulinsekretion und einer verminderten Glukosetoleranz. An der Niere werden in den Tubuli Vakuolen sowie interstitielle Veränderungen beobachtet. Außerdem finden sich eine eingeschränkte Konzentrationsfähigkeit, eine Polyurie sowie eine vermehrte Reninsekretion.
Diagnostische Hinweise: Primär renale Kaliumverluste lassen sich durch Kontrolle der Urinausscheidung in Relation zur Kaliumzufuhr erfassen. Bei intakter Nierenfunktion ist ein extrarenal bedingter Kaliummangel an der unvollständigen Ausscheidung (normalerweise: 90% der Belastung in 24 h) einer oralen Kalium-

belastung (z. B. 6 g KCl) erkennbar. Azidose erhöht die Serum-Kaliumkonzentration durch K^+-Übertritt aus der IZF in die EZF, Alkalose erniedrigt sie durch Kaliumverschiebung aus der EZF in die IZF. Azidose kann daher einen Kaliummangel verschleiern, Alkalose ein zu hohes Kaliumdefizit vortäuschen. pH-Änderungen von 0,1 haben reziproke Änderungen des Serumkaliums von 0,4–1,2 mmol/l zur Folge.

Therapie

(1) *Schwere Hypokaliämie:* Bei schwerer Hypokaliämie mit klinischer Symptomatik, bei Bewußtseinsstörungen oder gestörter intestinaler Funktion ist die intravenöse Kaliumzufuhr erforderlich. Aufgrund des kleinen extrazellulären Kaliumpools (2%, 60–80 mval) und der damit verbundenen Gefahr der Kaliumüberladung sollte die *Richtdosis 0,2 mval/kg KG/h* Kalium betragen (maximal 10–20 mval/h, lediglich bei vitaler Bedrohung 40 mval/h). Molares KCl-Konzentrat (Tab. 10.6) wird am besten einer Vollelektrolytlösung zugesetzt, deren Konzentration nicht über 40 mval/l Kalium liegen soll. Die Gefahr einer zu raschen, hochdosierten Kaliumzufuhr liegt vor allem im Kammerflimmern. Bei gleichzeitiger Glukose- und Insulingabe kann das Serumkalium weiter abfallen, da Kalium vermehrt intrazellulär aufgenommen wird.

Bei herzgefährdeten und digitalisierten Patienten sollte Kalium in der Regel nicht in glukosehaltige Lösungen gegeben werden, da dann das Serumkalium durch Kaliumfixierung in der Zelle weiter gesenkt und hierdurch eine gefährliche Arrhythmie ausgelöst werden kann. Nur wenn sich bei schwerer kardialer Stauungsinsuffizienz eine Kochsalzinfusion verbietet, darf Kaliumchlorid langsam in isotoner Glukoselösung infundiert werden. Eine u. U. tödliche Hypokaliämie kann durch die kombinierte Gabe von Glukose, Insulin und Natriumbikarbonat (bei diabetischer Ketoazidose, s. Kap. 23, 4.3.1) entstehen, wenn nicht ausreichend Kalium zugeführt wird. Infusionslösung bei ausgeprägter hypokaliämischer *Alkalose:* Prototyp: Darrow-Lösung I 36 mmol/l K^+ + 103 mmol/l Na^+, beide als Chlorid. Bei hypokaliämischer *Azidose:* Darrow-Lösung II: 36 mmol/l K^+ + 52 mmol/l Laktat oder rektale Instillation von 20 ml molares Kaliumazetat (s. Tab. 10.6).

Tabelle 10.6: Molare Elektrolytkonzentrate

1 ml entsprechen jeweils 1 mmol des Kations und 1 mmol des Anions. Nach Zusatz der Elektrolytkonzentrate zu den Basislösungen lassen sich alle individuellen Störungen ausgleichen. Cave: Nie unverdünnt i.v. injizieren. Nur verdünnt zur langsamen Infusion		
1. Natriumchlorid	5,85%	
2. Natriumlaktat	11,20%	
3. Natriumbikarbonat	8,40%	Amp. à
4. Kaliumchlorid	7,45%	20 oder 30 ml
5. Kaliumlaktat	12,82%	
6. Ammoniumchlorid	5,35%	
7. Kalziumchlorid	5,55%	

(2) *Mäßiggradige Hypokaliämie:* Bei mäßiggradiger Hypokaliämie ist die orale Kaliumzufuhr vorzuziehen, deren Vorteil vor allem darin liegt, daß der kleine extrazelluläre Kaliumpool nicht überschwemmt wird. Geeignet ist *Kaliumchlorid*, weil es zusätzlich die Alkalose beseitigt (cave: Kalinor®-Brause verstärkt die oft diuretikainduzierte hypokaliämische Alkalose!). Um Schleimhautreizungen zu vermeiden, sollte die Einnahme nach den Mahlzeiten mit reichlich Flüssigkeit erfolgen. Dünndarmlösliche Dragees können zu Jejunalulzera führen. Die Tagesdosis (40–80 mval/Tag) orientiert sich am Serumkalium. Einzeldosis: 1 Tbl. Rekawan® oder ein Rekawan®-Granulat-Briefchen enthalten 13,4 mval K^+ (1 g KCl). Alkalisierende Kaliumsalze werden bei der selteneren hypokaliämischen Azidose eingesetzt (Polyurie bei akutem Nierenversagen, renale tubuläre Azidose, Diamox®-Therapie): z.B. 1 Kalinor®-Brausetablette enthält 40 mval = 1,56 g K^+ in Form von Kaliumzitrat und Kaliumhydrogenkarbonat. Magnesiummangel kann den renalen K-Verlust verstärken und den K-Ausgleich behindern!

(3) *Prophylaxe der Hypokaliämie:* Die alleinige oder zusätzliche Gabe eines kaliumsparenden Diuretikums kann zur Prophylaxe der Hypokaliämie bei Langzeitdiuretikaapplikation erforderlich sein: Amilorid (Arumil® 5 mg), Triamteren (Jatropur® 50 mg), Spironolacton (Aldactone® 50 mg). Kaliumsparende Diuretika sind bei eingeschränkter Nierenfunktion (Serumkreatinin > 2 mg/dl) wegen einer möglichen Hyperkaliämie gefährlich und außerdem unzureichend wirksam. Für spezielle Indikationen („komplette Tubulusblockade" bei Diuretikaresistenz) und unter engmaschiger Kontrolle können sie allerdings auch hier von großem Nutzen sein.

1.3.2 Hyperkaliämie

Ätiopathogenese: Die wesentlichen Ursachen einer Hyperkaliämie sind
(1) *verminderte Ausscheidung:* akute oder chronische Niereninsuffizienz, kaliumsparende Diuretika (Spironolacton, Amilorid, Triamteren), ACE-Hemmer, nicht-steroidale Antiphlogistika, Hypoaldosteronismus (Morbus Addison, Hyporeninämie, u.a. bei Diabetes mellitus), isolierte renale Kaliumexkretionsstörung, schwere Obstipation bei chronischer Niereninsuffizienz (Wegfallen der kompensatorischen intestinalen K-Ausscheidung bei Niereninsuffizienz).
(2) *intra-/extrazelluläre Umverteilung:* Azidose (Hyperkaliämie bei Ketoazidose geht oft mit vermindertem Kaliumbestand einher.), Digitalisvergiftung, Succinylcholingabe, Arginininfusion, zelluläre Freisetzung (Trauma, Hämatombildung, Chemotherapie bei Malignomen), idiopathische hyperkaliämische Lähmung
(3) *vermehrte Zufuhr:* Bluttransfusionen, kaliumhaltige Penicilline.
An erster Stelle ist allerdings die sog. „Pseudohyperkaliämie" auszuschließen. Sie entsteht durch Kaliumfreisetzung aus Erythrozyten, Leukozyten und Thrombozyten bei langem Stehenlassen des Blutes und bei ausgeprägter Leukozytose oder Thrombozytose, außerdem durch intensiven Oberarmstau und kräftigen Sog bei der Blutentnahme. Im Serum können die Kaliumwerte 0,2–0,5 mval/l höher liegen als die gleichzeitig bestimmten Plasmakonzentrationen, da Kalium beim Gerinnungsprozeß freigesetzt wird.
Klinik: *Leitsymptome und -befunde:* Die Symptome der Hyperkaliämie sind recht uncharakteristisch, werden schwer erkannt und sind deshalb besonders gefährlich. Neben der Bestimmung des Serumkaliums liefern EKG-Veränderungen den besten Hinweis auf eine Hyperkaliämie. Gefährlich sind Kaliumwerte

über 7,0 mval/l, insbesondere wenn sie sich rasch entwickeln. An der Skelettmuskulatur äußert sich die Abnahme des Ruhemembranpotentials in einer Muskelschwäche, die bis zur Lähmung fortschreiten kann. Sie beginnt an den unteren Extremitäten, steigt nach oben und kann die Atemmuskulatur einbeziehen. Am Herzen ist die Arbeitsmuskulatur durch fortschreitenden Kontraktilitätsverlust und eine myogene Dilatation betroffen. Außerdem kommt es durch Beeinflussung der spezifischen Reizbildungs- und Erregungsleitungsmuskulatur zu atrialen, atrioventrikulären und später auch ventrikulären Leitungsstörungen. Im EKG findet sich als Frühzeichen der Hyperkaliämie eine Verkürzung der QT-Zeit (raschere Repolarisation) mit Entwicklung einer hohen, spitzen und zeltförmigen T-Welle. Dann zeigen sich eine Verlängerung der PQ-Zeit sowie ein Verschwinden der T-Welle. Schließlich kommt es zur Höhenabnahme und zur Verbreiterung des QRS-Komplexes. Im fortgeschrittenen Stadium können sich QRS-Komplexe und T-Welle sinusförmig verbinden und das Kammerflimmern einleiten.

Wichtig: Durch gleichzeitige Azidose, Hyponatriämie oder Hypokalzämie können die klinischen Manifestationen der Hyperkaliämie verstärkt werden. Bedrohliche Arrhythmien werden dann schon bei mäßiger Hyperkaliämie möglich.

Therapie

(1) *Schwere Hyperkaliämie:* Die schwere Hyperkaliämie erfordert Sofortmaßnahmen (Serumkalium > 7,5 mval/l. Bei rascher Entwicklung und kardialer Vorschädigung schon bei niedrigeren Kaliumwerten):
Unmittelbare *Hemmung des depolarisierenden Kaliumeffektes an der Zellmembran:* 10–30 ml Kalziumglukonat über 2 min i.v. unter EKG-Monitorkontrolle. Die Wirkung tritt nach 1–3 min ein. Bei persistierenden EKG-Veränderungen erneute Kalziuminjektion nach ca. 5 min. *Cave:* Keine Kalziuminjektion bei digitalisierten Patienten.
Da sich durch diese Maßnahme die Serumkaliumkonzentration nicht vermindert, wird eine *extra-intrazelluläre Umverteilung* von Kalium angestrebt: 200 ml Glukose 20% + 20 E Altinsulin in 20 min i.v. transportiert Kalium nach intrazellulär. Alternativ oder additiv mit vergleichbarem Effekt können 200 ml Natriumbikarbonat 8,4% in 20 min infundiert werden. Wirkungseintritt dieser Maßnahmen 15–30 min, Wirkungsdauer ca. 2 h.
Dann sollte die *Kaliumelimination* eingeleitet werden. Kationenaustauscherharze binden Kalium und führen zur intestinalen Kaliumausscheidung. 3mal 20 g Sorbisterit® in Kalziumphase p.o. oder 3mal 50 g Sorbisterit® in 200 ml Glukose 5% als Klysma, das 30–60 min gehalten werden muß. Resonium® A tauscht Kalium gegen Natrium aus und ist bei Hypertonie und Hypervolämie ungünstiger. Zu beachten ist, daß die Wirkung der Kationenaustauscher erst nach ca. 8 h einsetzt. Bei intakter Nierenfunktion ist eine vermehrte renale Kaliumelimination durch Diuretika möglich (Furosemid i.v.). Läßt sich mit diesen Maßnahmen die Hyperkaliämie nicht beherrschen, werden extrakorporale Verfahren (Hämodialyse gegen kaliumarmes oder -freies Dialysat) erforderlich.

(2) *Mäßiggradige Hyperkaliämie:* Hier genügt meist die Gabe von Kationenaustauscherharzen (Sorbisterit® in Kalzium- oder Natriumphase, Resonium® A). Bei peroraler Gabe ist auf die Einnahme während der Mahlzeiten zu achten.

10 Störungen des Elektrolyt- und Säure-Basenhaushaltes

(3) *Prophylaxe der Hyperkaliämie:* Für die Prophylaxe der Hyperkaliämie sind die Beseitigung der auslösenden Ursachen sowie die diätetische Kaliumrestriktion von entscheidender Bedeutung.

1.4 Störungen des Kalziumhaushaltes

Vorbemerkungen: Der menschliche Körper enthält ca. 1000 g Kalzium (50000 mval), die zu 99% im Knochen vorliegen. In gelöster Form entfallen auf IZV und EZV zusammen ca. 280 mval, auf das EZV allein 66 mval. Das Serumkalzium beträgt normalerweise 4,5–5,1 mval/l. Davon sind 50% frei ionisiert, 40% proteingebunden und 10% komplexgebunden (Bikarbonat, Zitrat und Phosphat). Der Anteil des Albumins an der Proteinbindung beträgt 75%. Normalerweise werden dem Organismus ca. 50 mval Kalzium (1 g) täglich zugeführt und davon 10 mval intestinal absorbiert. 40 mval werden mit dem Stuhl und 10 mval mit dem Urin ausgeschieden. Der Austausch mit dem knöchernen Skelett liegt ebenfalls in der Größenordnung von 10 mval Kalzium täglich. Der Kalziumstoffwechsel wird über Vitamin D, Parathormon und Kalzitonin gesteuert. Parathormon und Azidose steigern, Kalzitonin und Alkalose senken den ionisierten Anteil. Ebenso sind Änderungen der Serumproteine von direkt proportionalen Änderungen des Serumkalziums begleitet: 1 g Albumin bindet 0,2 mmol (0,7 mg) Kalzium. Bei einem Anstieg des Serumalbumins um 1 g/dl muß der Kalziumwert um 0,2 mmol/l (0,8 mg/dl), bei einem Anstieg der Serumproteine um 1 g/dl dagegen nur um 0,04 mmol/l (0,16 mg/dl) korrigiert werden. *Wichtig:* Nur Änderungen des ionisierten Anteils des EZ-Kalziums gehen mit klinischen Manifestationen einher. Die Aussagefähigkeit der üblicherweise bestimmten Gesamtkonzentration des Kalziums im Serum ist daher begrenzt. Azidose und Alkalose können das Verhältnis zwischen ionisiertem und gebundenem Kalzium verschieben (s. o.).

1.4.1 Hypokalzämie

Ätiologie: Ursachen der Hypokalzämie sind:
(1) *verminderte intestinale Absorption:* Vitamin-D-Mangel (ungenügende Zufuhr, Malabsorption, Niereninsuffizienz, Phenylhydantoin, Barbiturate), Parathormonmangel, verminderte Kalziumabsorption bei Malabsorption
(2) *verminderte Kalziummobilisation aus dem Knochen:* Hypoparathyreoidismus (idiopathisch, Resektion, „hungry bones"-Syndrom, Magnesiummangel), Pseudohypoparathyreoidismus
(3) *vermehrte renale Ausscheidung:* renale tubuläre Azidose, Schleifendiuretika
(4) *Kalziumablagerungen:* akute Pankreatitis, Hyperphosphatämie, Phosphatinfusionen, Rhabdomyolyse.

Klinik:
(1) *Neuromuskuläre Symptome* (gesteigerte Erregbarkeit, Tetanie): Periorale Parästhesien, Karpopedalspasmen, Laryngospasmus mit Dyspnoe, fokale oder generalisierte Krampfanfälle, Verwirrtheit, Müdigkeit, Vergeßlichkeit, Psychosen. Positives Chvostek- (N. facialis), Lust- (N. peroneus) und Trousseau-Phänomen (Armmuskelkrampf der A. brachialis durch Blutdruckmanschette) als Ausdruck der Übererregbarkeit des peripheren Nervensystems. Durch Hyperventilation (respiratorische Alkalose) kann die Krampfbereitschaft verstärkt werden, da die Alkalose den Anteil an ionisiertem Kalzium senkt.
(2) *Intestinale Symptome:* Diarrhö.
(3) *Ektodermale Symptome:* trockene Haut, Ekzeme, Alopezie, brüchige Nägel, Katarakte.
(4) *Kardiovaskuläre Symptome:* QT-Verlängerung, Herzinsuffizienz, Rhythmusstörungen, Hypotonie.

Therapie

Akute symptomatische Hypokalzämie

Kalziumglukonat 10% 10–40 ml i.v. über 10–15 min (*cave:* gleichzeitige Digitalismedikation). Anschließend Titration des Serumkalziums durch langsame i.v. Infusion mit 10% Kalziumglukonat bis zum Verschwinden der Symptomatik. Anschließend orale Kalziumzufuhr. Bei unzureichendem Effekt Vitamin-D_3-Gabe, bei Niereninsuffizienz 0,5–2 μg 1,25-$(OH)_2D_3$ (Rocaltrol®) täglich.

Chronische Hypokalzämie

(1) *Orale Kalziumgabe* (1 g/Tag) und ggf. Vitamin-D-Substitution. Das tägliche Angebot soll 1800–2400 mg Ca^{2+} erreichen. Wegen des geringen Gehaltes an elementarem Kalzium (ca. 10%) sind hochdosierte Verabreichungsformen erforderlich (z.B. Calcium-Sandoz® forte bzw. fortissimum, 1 Brausetbl. = 500 mg Ca^{2+} bzw. 1000 mg Ca^{2+}). Kalziumphosphat-Präparate sind wegen ihrer schlechten Löslichkeit und niedrigen Resorptionsquote unterlegen. Die medikamentöse Kalziumsubstitution kann durch kalziumreiche Nahrungsmittel (Milch, Milchprodukte) ergänzt werden.

(2) *Vitamin-D-Präparate:* Bei chronischem, durch orale Kalziumzufuhr nicht zu beseitigendem Kalziummangel (Rachitis, Osteomalazie durch Mangelernährung oder intestinale Malabsorption; Gallengangsverschluß; Hypoparathyreoidismus; chronische Niereninsuffizienz) müssen zur Verbesserung der intestinalen Kalziumresorption Vitamin D_3 (Cholecalciferol) bzw. dessen Metaboliten gegeben werden.

Handelspräparate und Dosierungsrichtlinien: Vigantol® (Vitamin D_3; 1 mg = 40 000 IE) als ölige Lösung, 1 ml = 30 Tr. = 0,5 mg = 20 000 IE; *Vigantol® 10 000*, Tbl. = 10 000 IE = 0,25 mg; *Vigantol® forte*, Tbl. = 200 000 IE = 5 mg; Tropfkapseln = 400 000 IE = 10 mg; *Vigantol® forte pro injectione*, Amp. 600 000 IE = 15 mg; *Vigantoletten®*, Tbl. 1000 IE = 0,025 mg.

Die Tagesdosis (max. 0,03 g Vitamin D_3) hängt von der Höhe der Serum-Kalziumkonzentration, der Kalziumzufuhr, von der Vitamin-D-Empfindlichkeit der Erkrankung und vom Alter des Patienten ab. Die Anfangsdosis liegt in der Regel bei 1,5–2,0 mg (60 000–80 000 IE).

Indikation und Dosierung:

- Rachitis, Osteomalazie bei Mangelernährung: 0,05–0,1 mg Vitamin D_3 (2000–4000 IE), entsprechend 2–4mal 1 Vigantolette® für 6–12 Wochen, dann Reduktion auf 200–400 IE unter Kontrolle der Kalzium- und Phosphatkonzentration im Serum.
- Osteomalazie infolge Malabsorption, z.B. Steatorrhö: 1,0–2,5 mg (40 000 bis 100 000 IE)/Tag entsprechend 2–5mal 1 ml ölige Lösung; u.U. initial 0,5 ml i.m. Dazu Kalzium in hohen Dosen als Calcium-Sandoz® oder Calcium-Sandoz® forte unter Kontrolle der Kalzium- und Phosphatkonzentration im Serum und der renalen Kalziumausscheidung.
- Schwerste Malabsorptionszustände, sogenannte Vitamin-D-resistente Rachitis, renale Osteopathie bei chronischer Niereninsuffizienz unter Dialyse,

10 Störungen des Elektrolyt- und Säure-Basenhaushaltes

erfordern entweder weitaus höhere Initialdosen oder den Einsatz von hydroxylierten Metaboliten des Vitamin D_3: 1α-OH-D_3 (EinsAlpha®); 5,6-trans-25-OH-D_3 (Delakmin®); 1α–25-$(OH)_2D_3$ (Rocaltrol®).
EinsAlpha®, Kps. braun: 1,0 µg, Kps. weiß: 0,25 µg. Mittlere Dosierung: 2,5 bis 5,0 µg/Tag. *Delakmin®*, Kps. 2000 (0,05 mg); 5000 (0,125 mg). Dosierung: 2- bis 5mal 1 Kps. 2000 oder 2mal 1 Kps. 5000 je nach Kalzium- und Phosphatkonzentration. *Rocaltrol®*, Kps. 0,25 und 0,5 µg. Dosierung: Initial 0,25 µg jeden 2. Tag, dann je nach Kalzium- und Phosphatkonzentration im Serum 2–3mal 0,25 µg/Woche.
Bei allen Formen der Vitamin-D_3-Substitution muß die Erhaltungsdosis nach der renalen Ausscheidung von Kalzium (100–150 mg = 2,5–3,75 mmol/24 h) eingestellt werden, sobald sich die Serum-Kalziumkonzentration der Norm nähert. Hyperkalzurie bedeutet Überdosierung, Hypokalzurie Unterdosierung.
Wichtig: Die therapeutische Breite aller Vitamin-D-Präparate ist gering, der Wirkungsbeginn langsam (2–4 Tage), die Wirkungsdauer durch Kumulation beträchtlich. Bei Frauen mit Kinderwunsch muß die Dosis bereits 2–3 Monate vor der Empfängnis auf 1 mg/Tag oder weniger erniedrigt sein, damit Fehlbildungen oder idiopathische Hyperkalzämie des Kindes verhütet werden.

Sonderfall: Hypokalzämie des postoperativen Hypoparathyreoidismus
Die Hypokalzämie des *postoperativen Hypoparathyreoidismus* ist meist transitorisch, das erniedrigte Serumkalzium stellt einen erwünschten Regenerationsreiz für das noch erhaltene Parathyreoideagewebe dar. Bei erheblichem Abfall des Serumkalziums ist eine Behandlung mit Vitamin D_3 (Initialdosis 5–10 mg/Tag) indiziert. Wegen der kumulativen Wirkung muß die Dosis nach 3–4 Tagen reduziert werden.
Für die *Dauerbehandlung* des Hypoparathyreoidismus empfiehlt sich folgendes Dosierungsschema: 5 mg Vitamin D_3 p.o. 2–3mal wöchentlich bis zur Normalisierung des Serumkalziums. Anschließend je nach klinischem Befund 5–15 mg/Woche unter Kontrolle der Kalziumausscheidung (s.o.). Bezüglich Einzelheiten zur Behandlung der Hypokalzämie bei chronischer Niereninsuffizienz s. Kap. 17, 3. Wichtig ist hier zunächst die Phosphatnormalisierung, um Weichteilverhaltungen zu vermeiden.

1.4.2 Hyperkalzämie
Ätiologie: Ursachen der Hyperkalzämie sind:
(1) *vermehrte Zufuhr:* Milch-Alkali-Syndrom, kalziumhaltige Ionenaustauscher
(2) *vermehrte intestinale Absorption:* Vitamin-D-Überdosierung, gesteigerte Vitamin-D-Empfindlichkeit (Sarkoidose, idiopathische Hyperkalzämie des Kindes), Hyperparathyreoidismus, Nebennierenrindeninsuffizienz
(3) *vermehrte Kalziummobilisierung aus dem Knochen:* Hyperparathyreoidismus, Knochentumoren (primär, sekundär, Plasmozytom), paraneoplastische Parathormonsekretion, Hyperthyreose, Immobilisierung, Morbus Paget
(4) *verminderte renale Kalziumausscheidung:* Thiazide.
Klinik:
(1) *Neuromuskuläre Symptome:* Verwirrtheit, Psychosen, Bewußtseinsstörungen, Muskelschwäche.

(2) *Renale Symptome:* Polyurie, Polydypsie, Nephrokalzinose, Nephrolithiasis, Niereninsuffizienz.
(3) *Intestinale Symptome:* Ulzera, Obstipation, Ileus.
(4) *Ektodermale Symptome:* Pruritus.
(5) *Kardiovaskuläre Symptome:* QT-Verkürzung, Hypertonie.
(6) *Ubiquitäre Symptome:* Gewebsverkalkungen (Herz, Lunge, Gefäße, periartikulär, Kornea).

Die hyperkalzämische Krise beginnt stürmisch mit Polyurie, gefolgt von Dehydratation, Oligurie und Azotämie. Im Vordergrund des klinischen Bildes stehen gastrointestinale Symptome (Erbrechen, Leibschmerzen, Obstipation bis zum paralytischen Ileus), generalisierte Muskelschwäche und Bewußtseinsveränderungen (Benommenheit, Verwirrtheit, Koma). Nicht selten (20–30%) tritt eine hämorrhagische Pankreatitis als Komplikation hinzu.

Therapie

(1) *Rehydrierung* durch Gabe von *0,9% NaCl i.v.*
(2) *Schleifendiuretika:* Furosemid 40–120 mg im Abstand von 4 h mit Substitution der Na-, K- und H_2O-Verluste.
(3) *Kalzitonin* 4 MRC-E/kg KG i.v. im Abstand von 12 h (Wirkung nach 8–12 h). Innerhalb von einigen Tagen entwickelt sich häufig eine Resistenz.
(4) *Clodronat* (Ostac®) hemmt den tumorbedingten osteoklastären Knochenabbau. Bei Tumorosteolysen Senkung des Serumkalziums und Besserung der Knochenschmerzen: 300 mg Clodronat in 500 ml 0,9% NaCl über 2 h i.v. täglich über einen Zeitraum von 5 Tagen. Anschließend 4mal 1–2 Kps. Clodronat à 400 mg/Tag p.o. zwischen den Mahlzeiten, da Komplexbildung mit Kalzium und anderen Metallen möglich ist. Keine Verwendung bei Niereninsuffizienz.
(5) *Prednison* 50–100 mg/Tag wirkt bei Sarkoidose, Vitamin-D-Überdosierung und einigen Tumorformen, nicht jedoch bei Hyperparathyreoidismus (Wirkung nach 2–3 Tagen).
(6) *Mithramycin* 25 µg/kg KG über 6 h i.v. wirkt durch eine Hemmung der Osteoklasten innerhalb von 12 h, mit einem Maximum nach 2–3 Tagen. Wiederholung nach 3–4 Tagen möglich, maximale Behandlungsdauer 2–3 Wochen. Bei Leber- und Nierenerkrankungen und Thrombozytopenie sollte Mithramycin nicht eingesetzt werden.
(7) *Phosphatinfusionen* sind wirksam, aber wegen ihrer Nebenwirkungen (Kalziumphosphatablagerungen in Niere, Lunge, Herz und anderen Geweben) gefährlich.
(8) Extrakorporale Eliminationsverfahren: *Hämodialyse.*
(9) Therapie der *zugrundeliegenden Störung,* soweit möglich (u.a. rasche Operation eines evtl. zugrundeliegenden primären Hyperparathyreoidismus).

1.5 Störungen des Magnesiumhaushaltes

Vorbemerkungen: Von den 22 g Magnesium (1800 mval) des menschlichen Körpers sind 50% im Knochen gebunden. Das gesamte austauschbare Magnesium beträgt 280 mval, wovon sich 20 mval im EZV befinden. Das Serummagnesium liegt normalerweise bei 1,4–1,9 mval/l. Davon sind 60% frei ionisiert, 25% proteingebunden und 15% komplex gebunden. Magnesium und Kalzium haben am Eiweiß die gleichen Bindungsstellen. Normalerweise werden mit der Nahrung ca. 25–30 mval Magnesium täglich zugeführt, von denen 25–60% absorbiert werden. Intestinal werden 1–2 mval und renal ca. 8 mval täglich ausgeschieden. Magnesium wird wie Na und Ca in einem hohen Prozentsatz im Bereich der aufsteigenden Henleschen Schleife reabsorbiert. Dies erklärt, daß Zustände mit erhöhtem Natrium- und Kalziumverlust auch mit einer erhöhten Magnesiumelimination einhergehen.

1.5.1 Hypomagnesiämie
Ätiopathogenese: Ursachen der Hypomagnesiämie sind:
(1) *verminderte Zufuhr:* Mangelernährung, Alkoholabusus, parenterale Ernährung
(2) *Magnesium-Shift:* akute Pankreatitis, „hungry bones"-Syndrom nach Parathyreoidektomie, Gravidität, Therapie der diabetischen Ketoazidose
(3) *intestinale Verluste:* Diuretika, Osmodiurese, Hyperkalzämie, Hyperparathyreoidismus, kongenitaler tubulärer Defekt, erworbener tubulärer Defekt (Aminoglykoside, Cisplatin), primärer Hyperaldosteronismus, Phosphatmangel, chronischer Alkoholismus.
Klinik:
(1) *Neuromuskuläre Symptome:* Muskelschwäche, Faszikulationen, Psychosen, Bewußtseinsstörungen, Krämpfe.
(2) *Kardiovaskuläre Symptome:* Stenokardien, Rhythmusstörungen, Herzinsuffizienz, erhöhte Digitalisempfindlichkeit (verminderte Na/K-ATPase-Aktivität).
(3) *Viszerale Symptome:* Dysphagie, Ösophagospasmus, Darmkrämpfe.

Therapie

(1) Bei *akuter, symptomatischer* Hypomagnesiämie: 50% Magnesiumsulfat (16 mval Mg^{2+} in 100 ml Glukose 5%) über 10–20 min und anschließend ca. 20 mval Mg^{2+}/24 h als Dauerinfusion.
(2) Bei chronischen Zuständen: Magnesiumhaltige Nahrung (Obst, Nüsse, Gemüse) bzw. Magnesiumsalze in einer Dosis von ca. 50 mval/Tag.
(3) Bei parenteraler Ernährung prophylaktische Zufuhr von ca. 8 mval Magnesium/Tag.

1.5.2 Hypermagnesiämie
Ätiopathogenese: Ursachen der Hypermagnesiämie sind:
(1) *vermehrte Zufuhr:* Antazida, Magnesiumtherapie, magnesiumhaltige Laxanzien
(2) *endogene Freisetzung:* Rhabdomyolyse, Zytostatikatherapie
(3) *verminderte renale Ausscheidung:* akute und chronische Niereninsuffizienz, Nebennierenrindeninsuffizienz, Hypothyreose, Lithiumtherapie.
Klinik:
(1) *Neuromuskuläre Symptome:* Verwirrtheit, Bewußtseinsstörungen, Atemlähmung, Reflexabschwächung.
(2) *Kardiovaskuläre Symptome:* Hypotonie, Bradykardie, verbreiterte QRS-Komplexe, PQ-Verlängerung.
(3) *Viszerale Symptome:* Übelkeit, Brechreiz, Blasen- und Mastdarmlähmung.

> **Therapie**

(1) Kalziumglukonat 10% i.v. ist in der Lage, die neuromuskulären Symptome zu antagonisieren, deren Ursache eine Hemmung der Acetylcholin-Freisetzung ist.
(2) Glukose-Insulininfusion begünstigt die Magnesiumaufnahme nach intrazellulär.
(3) Bei vitaler Bedrohung sollte die Hämodialyse eingesetzt werden.

2 Störungen des Säure-Basenhaushaltes
(Th. Philipp)

2.1 Grundlagen

Eine wichtige Voraussetzung für alle Stoffwechselabläufe ist die Einhaltung eines engen Normbereiches des pH-Wertes des Blutes bzw. der Konzentration an freien H-Ionen durch verschiedene Puffersysteme (größte Kapazität: Hämoglobin, dann Bikarbonatsystem, Phosphatsystem und Plasmaproteine). Durch die regulatorischen Fähigkeiten der Niere und Lunge können die flüchtigen und nicht-flüchtigen Säuren, die kontinuierlich anfallen und abgepuffert werden, ausgeschieden werden. Der weitaus größte Säureanfall entsteht in Form der Kohlensäure (20000 mmol/Tag). Daneben fallen physiologisch nur geringe Mengen (80 mmol/Tag) an nicht-flüchtigen Säuren, wie Milchsäure und Acetessigsäure, an. Die Puffersysteme nehmen H-Ionen auf, ohne die aktuelle Reaktion zu ändern. Trotz der relativ geringen Kapazität des Bikarbonatpuffers spielt dieses System für die Elimination der Säuren die entscheidende Rolle. Bei vermehrtem Anfall von H-Ionen wird die Reaktion

$$H^+ + HCO_3^- \rightarrow H_2CO_3 \rightarrow H_2O + CO_2$$

nach rechts verschoben. CO_2 wird hierbei durch die Lunge abgeatmet (ca. 400 l täglich). Die anfallenden Protonen der nicht-flüchtigen Säuren werden im Urin durch Phosphat- (10–30 mmol/Tag) und Ammoniakpuffer (30–50 mmol/Tag) ausgeschieden. Daraus ergibt sich die „titrierbare Azidität" des Urins von 50–80 mmol/Tag, die bei azidotischer Stoffwechsellage durch Steigerung der Ammoniakproduktion erheblich zunehmen kann. Für jedes sezernierte H^+-Ion wird in der Tubuluszelle ein HCO_3^--Ion regeneriert, das in die extrazelluläre Flüssigkeit zurück diffundiert.

Für die Beurteilung des Säure-Basenhaushaltes sind die Normalwerte des pH- und pCO_2-Wertes, des Standardbikarbonats (Konzentration des Bikarbonats bei normalem pCO_2 von 40 Torr) und des „base-excess" (Mangel an Säure oder Base, die notwendig wäre, den pH-Wert bei Abweichung wieder zu korrigieren) zu kennen. (Tab. 10.7)

Tabelle 10.7: Normalwerte für die Beurteilung des Säure-Basenhaushaltes

pH	7,36–7,44
pCO_2 (arteriell)	36–44 Torr
(venös)	44–52 Torr
Standardbikarbonat	22–26 mmol/l
base-excess	0 ± 2 mmol/l

10 Störungen des Elektrolyt- und Säure-Basenhaushaltes

Abweichungen vom Normbereich werden *Azidose* bzw. *Alkalose* genannt. Die Kompensationsmöglichkeiten von Niere und Lunge können hierbei entscheidende Veränderungen des pH-Wertes lange verhindern. Das bedeutet, daß trotz normalen pH eine (kompensierte) Alkalose oder Azidose vorliegen kann. Unabhängig hiervon wird eine Azidose dann angenommen, wenn der pH-Wert < 7,36 liegt, und eine Alkalose dann, wenn der pH-Wert > 7,44 liegt.
Zur weitergehenden *Beurteilung des Säure-Basengleichgewichtes* ist die Kenntnis des Bikarbonat-Kohlensäure(bzw. CO_2)-Systems wichtig, deren Beziehung aus der Henderson-Hasselbalch-Gleichung hervorgeht:

$$pH = pK + \log \frac{HCO_3^-}{H_2CO_3}$$

Die Interpretationen der „reinen" Störungen des Säure-Basenhaushaltes mit Hilfe dieser Gleichung sind in der Tabelle 10.8 dargestellt.
Respiratorische Störungen des Säure-Basenhaushaltes sind solche, bei denen durch pulmonale Über- (Alkalose) oder Unterfunktion (Azidose) der pCO_2-Wert und somit der Kohlensäurespiegel primär verändert ist. Respiratorische Veränderungen werden langsam durch die renalen Kompensationsmöglichkeiten aufgefangen, was zur Folge hat, daß akute respiratorische Störungen zu deutlichen, chronische hingegen nur zu geringen pH-Verschiebungen führen.
Metabolische Störungen sind solche, bei denen primär der Bikarbonatspiegel verändert ist. Sie werden rasch durch die Lunge kompensiert (Hyperventilation bei Azidose, Hypoventi- lation bei Alkalose), wobei akute metabolische Störungen nahezu voll rasch kompensiert werden können, während bei chronischen metabolischen Störungen die Kompensation durch Hyper- oder Hypoventilation meist unvollständig ist.
Reine respiratorische oder metabolische Störungen sind im klinischen Alltag selten. Meist liegen kombinierte Störungen vor, so daß es schwer wird, primäre Störungen und sekundäre Kompensationsvorgänge zu unterscheiden. Aus den in der Tabelle 10.9 aufgeführten Formeln kann abgeschätzt werden, welche primäre Stoffwechselstörung welchen quantitativen Kompensationsmechanismus erwarten läßt. Aus dieser Kalkulation kann abgeleitet werden, ob eine angenommene Stoffwechselstörung weitgehend „rein" ist oder ob andere Störungen mit angenommen werden müssen.

2.2 Metabolische Azidose

Pathophysiologie: Eine metabolische Azidose liegt bei verminderter Bikarbonatkonzentration im Plasma und Abnahme des pH-Wertes vor. Metabolische Azidosen können durch vermehrte Säureäquivalente und Verlust von Basen entstehen. Der Bikarbonatspiegel sinkt durch die Aufnahme von Protonen (Abpufferung von Säuren) oder durch primären renalen bzw. gastrointestinalen Verlust ab. Die respiratorische Kompensation geht aus der Tabelle 10.7 hervor. Die Kompensationsmöglichkeit der Lunge ist jedoch begrenzt, so daß der pCO_2-Wert selten unter 15, nie unter 10 Torr absinkt. Die Niere (soweit sie nicht selber in die Pathogenese mit einbezogen ist) kompensiert eine metabolische Azidose durch vermehrte Säureelimination und gesteigerte Bikarbonatrückresorption und -synthese.
Im Rahmen der azidotischen Stoffwechsellage tritt Kalium aus der Zelle aus (teils im Austausch mit H^+-Ionen, teils als Folge der verminderten Natrium/Kalium-Austauschmechanismen), so daß häufig eine *Hyperkaliämie* resultiert. (Der Kaliumspiegel verändert sich reziprok zum pH: Abnahme des pH um 0,1 ≙ Zunahme des Plasmakaliums um 0,5–1,0 mmol/l).
Anionenlücke: Für die Frage, ob eine metabolische Azidose durch das Vorhandensein einer unbekannten nicht-flüchtigen Säure hervorgerufen wird, ist die Ge-

Tabelle 10.8: Interpretation der Störungen des Säure-Basenstatus mit Hilfe der Henderson-Hasselbalch-Gleichung

1. Respiratorische Azidosen

pH normal	HCO_3^-	↑	(metabol. komp. respir. Azidose)*
	pCO_2	↑	
pH ↓	HCO_3^-	↑	(metabol. partiell komp. respir. Azidose)
	pCO_2	↑↑	
pH ↓↓	HCO_3^-	↑	(metabol. nicht mehr komp. respir. Azidose)
	pCO_2	↑↑↑	

2. Metabolische Azidosen

pH normal	HCO_3^-	↓	(respir. komp. metabol. Azidose)
	pCO_2	↓	
pH ↓	HCO_3^-	↓↓	(respir. partiell komp. metabol. Azidose)
	pCO_2	↓	
pH ↓↓	HCO_3^-	↓↓↓	(respir. nicht mehr komp. metabol. Azidose)
	pCO_2	↓	

3. Respiratorische Alkalosen

pH normal	HCO_3^-	↓	(metabol. komp. respir. Alkalose)
	pCO_2	↓	
pH ↑	HCO_3^-	↓	(metabol. partiell komp. respir. Alkalose)
	pCO_2	↓↓	
pH ↑↑	HCO_3^-	↓	(metabol. nicht mehr komp. respir. Alkalose)
	pCO_2	↓↓↓	

4. Metabolische Alkalosen

pH normal	HCO_3^-	↑	(respir. komp. metabol. Alkalose)
	pCO_2	↑	
pH ↑	HCO_3^-	↑↑	(respir. partiell komp. metabol. Alkalose)
	pCO_2	↑	
pH ↑↑	HCO_3^-	↑↑↑	(respir. nicht mehr komp. metabol. Alkalose)
	pCO_2	↑	

* meist nur selten zu erzielen.

Tabelle 10.9: Kalkulation, welche primäre Stoffwechselstörung welchen quantitativen Kompensationsmechanismus erwarten läßt

Primäre Stoffwechselstörung	Kompensationsmechanismus
metabolische Azidose	erwarteter pCO_2 (mmHg) = $1{,}5 \times HCO_3^-$ (mmol/l) + 8
metabolische Alkalose	erwarteter pCO_2 (mmHg) = $0{,}95 \times HCO_3^-$ (mmol/l) + 15
akute resp. Azidose	erwarteter ΔHCO_3^- (mmol/l) = ΔpCO_2 (mmHg)/10
chronisch. resp. Alkalose	erwarteter ΔHCO_3^- (mmol/l) = ΔpCO_2 (mmHg)/3
akute resp. Azidose	erwarteter ΔHCO_3^- (mmol/l) = ΔpCO_2 (mmHg)/5
chronisch resp. Alkalose	erwarteter ΔHCO_3^- (mmol/l) = ΔpCO_2 (mmHg)/2

10 Störungen des Elektrolyt- und Säure-Basenhaushaltes

genüberstellung der leicht meßbaren und quantitativ bedeutsamen Anionen und Kationen Natrium, Chlorid und Bikarbonat wichtig. Normalerweise liegt eine Anionen-(Deckungs-)Lücke (anion gap) von etwa 12 mmol/l vor.

$$Na^+ - (Cl^- + HCO_3^-) = \text{Anionenlücke}$$
$$(140 - [105 + 23] = 12)$$

Diese Anionenlücke entspricht den nicht gemessenen Anionen (Albumine, Sulfate, Phosphate). Eine vergrößerte Anionenlücke tritt auf, wenn vermehrt Säuren gebildet oder wenn im Rahmen einer Intoxikation Säuren aufgenommen werden. In diesem Fall muß das Vorliegen weiterer Anionen angenommen werden, die als Säureaquivalente zur Entstehung der metabolischen Azidose beigetragen haben. Zu den häufigsten für eine Anionenlücke verantwortlichen Säuren zählen die Acetessigsäure, die β-Hydroxybuttersäure und die Milchsäure (Laktat). Acetessigsäure und β-Hydroxybuttersäure werden vermehrt im Rahmen einer diabetischen Ketoazidose gebildet. Auch akute Alkoholintoxikation und chronischer Alkoholabusus führen zu vermehrtem Anfall beider Säuren und können Ursache einer metabolischen Azidose (dann mit normalen Blutzuckerwerten) sein. Eine große Anionenlücke wird auch bei verschiedenen Intoxikationen (Äthylenglykol, Methylalkohol, Äthanol, Salicylsäure, Toluol) beobachtet.

Bei *Niereninsuffizienz* steigt die Anionenlücke parallel zur Kreatininerhöhung (Retention von Sulfaten und Phosphaten, verminderte Bikarbonatsynthese) entsprechend der folgenden Formel an:

$$\text{Anionenlücke} = 11{,}5 + 0{,}5 \times \text{Kreatinin (mg/dl)}$$

Auch bei fortgeschrittener Niereninsuffizienz sollte die Anionenlücke nicht größer als 20 sein. Mit zunehmender Niereninsuffizienz nimmt entsprechend das Standardbikarbonat ab:

$$\text{Bikarbonat (mmol/l)} = 24 - 0{,}6 \times \text{Kreatinin (mg/dl)}$$

Die Anionenlücke ist grundsätzlich auch pH-abhängig. Bei Azidose sinkt sie pro Abnahme des pH um 0,1 um je 2 mmol/l. Umgekehrt nimmt die Anionenlücke bei Alkalose beträchtlich zu, wobei der Anstieg des pH um 0,1 eine Zunahme um je 6,5 mmol/l bewirkt.

Ätiologie: Eine *metabolische Azidose* kann einhergehen mit einer
(1) *vergrößerten Anionenlücke:* vermehrte Säureproduktion (Ketoazidose, Laktatazidose), Intoxikationen, Nierenversagen und
(2) *ohne vergrößerte Anionenlücke:* Alkaliverluste (renal-tubuläre Azidose, Diarrhö, Uretersigmoidostomie, Acetazolamino-Therapie).
Derartige metabolische Veränderungen gehen fast immer mit Erhöhung des Serum-Chloridspiegels einher.

Eine *Laktatazidose* tritt unter folgenden Bedingungen auf:
(1) *sekundär bei Schocksituationen (Gewebehypoxie):* Kreislaufversagen, pulmonales Versagen
(2) *spontan bei:* Leberzellverfall, Leukämie, Kohlenmonoxidvergiftung, Pankreatitis, gramnegativer Sepsis, Vitamin-B_1-Mangel
(3) *medikamenteninduziert bei:* Biguaniden.

Im hypoxischen Gewebe wird die Glykolyse stimuliert, der Kohlenhydratabbau unter Hypoxie ist jedoch unvollständig, und die Laktatproduktion aus Pyruvat wird gefördert.

Definitionsgemäß liegt eine Laktatazidose dann vor, wenn der pH-Wert des Blutes unter 7,2 absinkt und der Laktatspiegel über 5,0 mmol/l ansteigt. Eine Ausnahme stellt der kardiogene Schock dar, bei dem Laktatspiegel auch unter 5,0 mmol/l mit einer sehr schlechten Prognose verknüpft sind. Hyperlaktatämien (auch bei begleitender Azidose von der eigentlichen Laktatazidose zu trennen) werden im

Rahmen von Tumorerkrankungen, bei schweren Lebererkrankungen und unter Medikamenteneinfluß (Salicylat, Natriumprussid, Äthanol) beobachtet.

Klinik: *Leitsymptome und -befunde:* Durch Stimulation des Atemzentrums nehmen Atemtiefe und später auch Atemfrequenz um ein Vielfaches zu (pH = 7,2: 4fach, pH = 7,1: 8fach). Die kompensatorische Hyperventilation wird aber nur bei akuten Azidosen wahrgenommen. Bei schwerer Azidose (pH < 7,1) werden starke Müdigkeit, zunehmende Verwirrung, Stupor bis hin zum Koma beobachtet. Bei derartigen pH-Werten verlieren die Katecholamine ihre kardiovaskuläre Wirkung, die Herzkontraktilität nimmt ab, der Blutdruck sinkt, und es tritt eine weitgehende Vasodilatation (warme Haut!) ein. Die Hyperkaliämie (s. ds. Kap., 1.3.2) kann zu Rhythmusstörungen, Kammerflimmern und Herzstillstand führen.

Therapie

Hauptziel ist die Beseitigung der Grundstörung (Therapie der diabetischen Ketoazidose [s. Kap. 23]).

Akute metabolische Azidose

Bei Absinken des Blut-pH-Wertes < 7,2 bzw. der Bikarbonatkonzentration < 15 mmol/l ist eine Behandlung durch parenterale Zufuhr von Bikarbonat notwendig. Die Menge an Bikarbonat, die notwendig ist, um die Plasmakonzentration wieder anzuheben, läßt sich nach folgender Formel berechnen:

$$\text{erwünschte Zunahme der Plasmakonzentration an Bikarbonat in mmol/l} \times 40\% \text{ KG}$$

Diese 40% des KG repräsentieren die doppelte Menge des Extrazellulärvolumens und bedeuten, daß sowohl für den intra- wie den extrazellulären Raum Bikarbonat substituiert werden muß.

Zur parenteralen Substitution wird ausschließlich *Natriumbikarbonat*, also $NaHCO_3$ in isotoner (1,4%ig) bzw. molarer Lösung (8,4%ig), verwendet. (Eine molare Lösung enthält pro 1 ml je 1 mmol Na^+ und 1 mmol HCO_3^-.) Die mittlere Infusionsrate beträgt für die isotone Lösung 250 ml/h, die für molare Lösung 50 ml/h. Unter Reanimationsbedingungen kann auch die schnelle Infusion von 100 ml der molaren Lösung innerhalb von 5 min notwendig werden. Bei Verwendung der molaren Lösung muß die hohe Natriumkonzentration beachtet werden, die bei Nieren- und Herzinsuffizienz zur Überwässerung beitragen kann.

Es ist nicht notwendig, den gesamten Bikarbonatbedarf auszugleichen. In der Regel sollten lediglich 50% des Mangels innerhalb von 2–4 h ausgeglichen und die Stoffwechsellage in regelmäßigen Abständen erneut überprüft werden.

Da die Alkalitherapie durch Kaliumeinstrom in die Zelle eine Hypokaliämie provoziert, ist eine laufende Kontrolle und Korrektur des Serumkaliums erforderlich.

Wichtig: Eine „normale" Kaliumkonzentration bei Azidose ist immer Ausdruck eines Kaliummangels.

Liegt eine Hypokalzämie in einer metabolischen Azidose vor, so sollte rechtzeitig Kalzium substituiert werden, da bei Korrektur der Azidose durch Abnahme der ionisierten Kalziumfraktion eine hypokalzämische Tetanie auftreten kann.

Bei Vorliegen einer Laktatazidose muß in erster Linie die Grundkrankheit erfolgreich behandelt werden. Die Gabe von Bikarbonat führt in diesem Fall zwar meist zu einem raschen Anheben des Plasmabikarbonats, die Azidosekorrektur ist jedoch in der Regel schwierig, da die Produktion von Laktat rasch weiterläuft. Bei Laktatazidosen würde eine vollständige Korrektur des Bikarbonatdefizits
(1) die Gefahr einer Kreislaufüberlastung mit sich führen und könnte
(2) nach Normalisierung der Ursachen der Laktatazidose zu einer gefährlichen, schwer zu korrigierenden metabolischen Alkalose führen (s. u.).
Aus diesem Grunde sollte die Bikarbonatkorrektur besonders bei Laktatazidosen nur bis zu einem Blut-pH von 7,25 betrieben werden. Gelingt es nicht bei einer schweren Laktatazidose (insbesondere bei Intoxikation durch Medikamente), den pH-Wert über 7,2 anzuheben, muß der Einsatz einer Hämodialyse-Behandlung (Bikarbonat-Dialyse!) erwogen werden.
In seltenen Fällen konnte eine Verarmung an Vitamin B_1 als Ursache einer Laktatazidose identifiziert werden. Diese Situation kann u.U. schon nach wenigen Tagen parenteraler Mangelernährung auftreten. In diesen Fällen bildet sich die Laktatazidose nach intravenöser Gabe von Thiamin (400 mg) in wenigen Stunden zurück.
Die Therapie einer metabolischen Azidose als Folge von Durchfällen und anderer intestinaler Alkaliverluste erfolgt in erster Linie durch Auffüllung des Volumenverlustes und durch die Substitution der fehlenden Elektrolyte.

Chronische metabolische Azidose

Die bei Niereninsuffizienz meist vorliegende leichtgradige Azidose (Bikarbonat zwischen 18 und 23 mmol/l) bedarf keiner korrigierenden Therapie. Erst bei Bikarbonatwerten < 18 mmol/l ist es zu vertreten, oral dauerhaft *Natriumbikarbonat* oder *Natriumzitrat* zu applizieren. Da häufig ein Kalziummangel und eine Tendenz zur Hyperkaliämie bestehen, ist der Hexakalzium-Hexanatrium-Heptazitrat-Hydratkomplex (Acetolyt®) in einer Dosierung von 2–3mal 1–2 Meßlöffel zu 2,5 g (in Wasser gelöst) zu empfehlen. Bei dauerhaftem Absinken des Bikarbonats unter 18 sollte zudem eine genaue Klärung der Ursache angestrebt werden.
Liegt gleichzeitig ein Kaliummangel vor (so bei der renal-tubulären Azidose vom distalen Typ), ist die Gabe des Hexakalium-Hexanatrium-Pentazitrat-Hydratkomplexes (Uralyt-U®) in einer Dosierung von 2–3mal Meßlöffel zu 2,5 g zu empfehlen.

2.3 Metabolische Alkalose

Pathophysiologie: Die metabolische Alkalose ist durch einen erhöhten pH-Wert und eine vermehrte Bikarbonatkonzentration im Plasma gekennzeichnet. Zum besseren Verständnis der Pathogenese sollte zwischen Faktoren, die zur Ausbildung dieser Stoffwechselstörung führen, und Faktoren, die diese aufrechterhalten, unterschieden werden.
Ätiologie: Hervorgerufen wird eine metabolische Alkalose durch vermehrten Säureverlust aus dem Magen oder über die Nieren, vermehrte Zufuhr von Alkali und chronischen Volumenmangel. Die häufigste Ursache ist die „Volumen-Kontraktions-Alkalose" durch zu häufige diuretische Therapie. Aufrechterhalten wird eine

metabolische Alkalose meist durch vermehrte tubuläre Bikarbonatrückresorption. Bikarbonat wird proximal und distal zurück resorbiert, Hypokaliämie, Hypovolämie und pCO_2-Erhöhung steigern die proximale und Mineralokortikoide die distale Rückresorption.

Die wichtigsten Ursachen einer metabolischen Alkalose sind
(1) *gastrointestinale Ursachen:* Erbrechen, Drainage des Magensaftes
(2) *renale Ursachen:* Diuretika
(3) *Überfunktion der Nebennierenrinde:* primärer Hyperaldosteronismus
(4) *Morbus Cushing:* adrenogenitales Syndrom
(5) *Burnett-Syndrom:* Milch-Alkali-Syndrom
(6) *exogene Bikarbonatbelastung:* posthyperkapnische Alkalose

Klinik: *Leitsymptome und -befunde:* Die klinischen Symptome sind meist dezent. Bei schwerer Alkalose sind Parästhesien, gesteigerte Reflexe, Neigung zu Muskelkrämpfen und in schweren Fällen Verwirrtheit bis zum Stupor zu beobachten. Die Symptome sind von denen der meist gleichzeitig bestehenden Hypokaliämie schwer zu unterscheiden; so finden sich elektrokardiographisch T-Wellen-Abflachungen und Rhythmusstörungen.

Für die *Differentialdiagnose* ist die Unterscheidung in metabolische Alkalosen mit und ohne Volumenmangel hilfreich. Bei bestehendem Volumenmangel liegt meist eine Hypochlorämie mit erniedrigter Chloridausscheidung (< 10 mmol Cl/l) vor. Die Gabe von Flüssigkeit und Kochsalz führt rasch zur Korrektur der „hypovolämischen" Alkalose.

Therapie

Leichte Formen einer metabolischen Alkalose (Serum-pH < 7,6, Birkabonat < 40 mmol/l) bedürfen keiner spezifischen Therapie. In der Regel liegt ein Volumenmangel, verbunden mit Kalium- und Chlormangel, vor, der entsprechend substituiert werden muß. Bei schwerer, insbesondere chloridinsensitiver metabolischer Alkalose ist die Substitution freier H^+-Ionen in Form von L-Lysin-Hydrochlorid (elomel® 5) oder L-Argininchlorid (Sterofundin® H), bis zu 1000 ml täglich, notwendig.

Der Mangel an Protonen entspricht dem Überschuß an Bikarbonat, berechnet auf 40% des Körpergewichtes (s. ds. Kap., 2.2 „Therapie"). Als Richtlinie gilt, daß innerhalb von 2–4 h maximal die Hälfte der fehlenden Protonen substituiert wird.

Bei Patienten mit Hypervolämie und metabolischer Alkalose sowie Serum-Kreatininwerten < 2,0 mg/dl kann ein Therapieversuch mit Acetazolamid, einem Karboanhydratasehemmer, in einer täglichen Dosis von 1–2mal 500 mg i.v. oder p.o. versucht werden.

2.4 Respiratorische Azidose

Pathophysiologie: Eine respiratorische Azidose ist durch erhöhte pCO_2-Werte (> 45 mmHg) bei Abfall des pH (< 7,3) definiert. Bei akuter respiratorischer Insuffizienz (s. Formeln in Tab. 10.8) sinkt nach Ausschöpfung der begrenzten Pufferkapazität des Blutes und des Gewebes der pH rasch ab. Erst wenn der pH-Werte längere Zeit abgesunken ist, steigen die renale Säurenausscheidung und die renale Bikarbonatsynthese. Entsprechend ist bei chronischer respiratorischer Azidose der pH-Wert nur geringfügig abgesenkt und der Bikarbonatspiegel deutlich erhöht. Bei rascher Verbesserung einer chronischen respiratorischen Azidose resultieren ein Überhang an Bikarbonat und eine metabolische Alkalose, die erst über längere Zeit durch die Niere wieder abgebaut werden kann.

10 Störungen des Elektrolyt- und Säure-Basenhaushaltes

Ätiologie: Ursachen einer respiratorischen Azidose sind:
(1) *pulmonal:* mechanische Obstruktion (Asthma, Trachealstenosierung, Tumor, Fremdkörper), restriktive pulmonale Veränderungen (Lungenresektion, Lungenfibrose, Pickwickier-Syndrom [Adipositas permagna], Pleuraverschwartung, schwere Kyphoskoliose der Brustwirbelsäule, schwere und ausgedehnte Infiltrationen, Lungenödem)
(2) *myogen-neurogen:* Atemmuskelinsuffizienz im Rahmen einer Muskelatrophie, Myasthenia gravis, Poliomyelitis, aufsteigende Paralysen, posttraumatisch und reflektorisch bei Schmerzen
(3) *zentralnervös:* Atemzentrumsbeeinträchtigung durch Tumor, Trauma und besondere Pharmaka wie Sedativa, Schlafmittel, Antidepressiva, Narkotika, nach Sauerstoffzufuhr bei chronischer Hyperkapnie.
Die pulmonalen Ursachen werden in Kap. 14 abgehandelt.

Klinik: *Leitsymptome und -befunde:* Die hämodynamischen Auswirkungen entsprechen denen einer metabolischen Azidose: Vasodilatation, Hypotonie und Abnahme der Myokardkontraktilität. Darüber hinaus: Verwirrtheit, Somnolenz, Polyglobulie, konjunktivale Injektion, Papillenödem.

Die Differenzierung zwischen Auswirkungen der Azidose und der fast immer begleitenden Hypoxie ist meist nicht genau möglich. Häufig läßt sich zudem bei der Blutgasanalyse und der Bestimmung der Säure-Basenveränderungen eine Kombination von respiratorischer und metabolischer Azidose feststellen, da im Rahmen der Hypoxie gleichzeitig peripher ein Laktatanfall zu metabolisch-azidotischen Veränderungen führt. Die Gründe, die zu einer akuten respiratorischen Azidose führen, sind durch die klinische Situation meist klar zu erkennen. Die akute und auch die chronische Hyperkapnie führen zur zentralen Beeinträchtigung. Bei pCO_2-Werten > 70 mmHg werden Patienten verwirrt und somnolent. Die Hyperkapnie induziert eine periphere Vasodilatation, die im Bereich des Gesichtes zur Konjunktivalinjektion und zu rotblauen Gesichtsverfärbungen führt. Am Augenhintergrund läßt sich gelegentlich ein diskretes Papillenödem als Ausdruck der allgemeinen Vasodilatation sichern.

Therapie

Eine rasche Besserung der Grunderkrankung ist zur Beherrschung der akuten respiratorischen Azidose dringend notwendig. Bei chronischen Prozessen (z.B. chronisch obstruktive Lungenerkrankung) ist eine entscheidende Besserung der Grunderkrankung häufig jedoch nicht möglich (Bronchospasmus und Infektbehandlung!). Bezüglich der Indikation zur assistierten Beatmung s. Kap. 2, 2.1 und 14.

Hauptziel der Behandlung sowohl akuter wie auch chronischer respiratorischer Azidosen ist die *Reduktion des erhöhten pCO_2-Wertes*. Im Falle einer akuten respiratorischen Azidose kann eine vollständige Korrektur angesteuert werden. Im Falle chronischer respiratorischer Veränderungen besteht jedoch bei rascher Senkung des pCO_2 (s. oben) die Gefahr der metabolischen Alkalose mit den klinischen Zeichen einer Verwirrtheit bis hin zum Delir, mit zerebralen Krämpfen, Arrhythmien und arterieller Hypotension. In derartigen Fällen ist die rasche Verabreichung von L-Lysin-Hydrochlorid oder L-Argininchlorid (bis zu 100 ml/h, s. ds. Kap., 2.3) unter Umständen notwendig.

Ob *Acetazolamid* in der Behandlung des chronisch respiratorisch insuffizienten Patienten eine wichtige Ergänzung darstellt, scheint nicht gesichert zu sein. Diese Substanz vermindert und behindert die renalen Kompensationsvorgänge und hält den pH-Wert tiefer (azidotischer), als es dem Kompensationsvermögen des Patienten entspricht. Hierdurch wird erhofft, daß der ateminsuffiziente Patient zu vermehrter ventilatorischer Leistung angehalten wird und so intensiver zur Senkung des pCO_2 selbst beiträgt.

Der Einsatz von Puffersubstanzen, die die Kohlensäure abpuffern können (TRIS), hat sich klinisch noch nicht durchgesetzt. Voraussetzung für die Verwendung dieser Substanzen wäre auf jeden Fall eine mechanische Kontrolle der Ventilation.

2.5 Respiratorische Alkalose

Pathophysiologie: Die respiratorische Alkalose wird durch eine akute oder chronische Hyperventilation hervorgerufen. Sie ist durch eine Zunahme des pH-Wertes im Blut und eine verminderte pCO_2-Konzentration im Plasma gekennzeichnet. Zur Kompensation des erniedrigten pCO_2 steigert die Niere die HCO_3^--Ausscheidung und die Chloridreabsorption, während die H^+-Elimination eingeschränkt wird. Die Senkung des pCO_2 selbst bewirkt

(1) durch Konstriktion der zerebralen Gefäße eine zerebrale Mangeldurchblutung und

(2) eine Abnahme des ionisierten Kalziums.

Ätiologie: Die häufigste klinische Erscheinungsform der akuten respiratorischen Alkalose ist die psychogene Hyperventilation bei Angst- und Erregungszuständen (Hypoxie, Lungenödem, Asthma bronchiale, Lungenfibrose, Höhenkrankheit). Weitere Ursachen sind gramnegative Sepsis und Schwangerschaft.

Klinik: *Leitsymptome und -befunde:* Alkalose verstärkt die neuromuskuläre Erregbarkeit. Die Symptome der akuten Störung sind perorale Parästhesien, Krampfneigung und Tetanie; sie werden vermutlich durch eine pH-bedingte Abnahme der Konzentration von ionisiertem Plasmakalzium hervorgerufen. Als Ausdruck der zerebralen Minderdurchblutung werden Unruhe und Bewußtseinsstörung beobachtet.

Therapie

Die Behandlung der respiratorischen Alkalose erfolgt durch *Verhinderung der alveolären Hyperventilation.* In den meisten Fällen von psychogen ausgelösten Alkalosen gelingt es, durch vermehrte Rückatmung der ausgeatmeten Atemluft in eine Plastiktüte den pO_2-Wert wieder zu normalisieren. Zur Prophylaxe der akuten Höhenkrankheit (bei Beginn der Symptomatik) sollte *Acetazolamid* (Diamox®) in einer Dosierung von 1–2mal 500 mg/Tag p.o. verabreicht werden.

11 Krankheiten des Herzens

(H. Just)

1	**Notfälle**	291	Indikationen	324
1.1	**Herzstillstand**	292	Kontraindikationen	324
	Sofortmaßnahmen der Reanimation	293	Praktisches Vorgehen	325
	Spezielle Maßnahmen bei tachykardem und bradykardem Herzstillstand	294	Akute Herzinsuffizienz	325
			Chronische Herzinsuffizienz	325
	Defibrillation bei Kammerflimmern oder -flattern	294	Glykosidtherapie	326
			Indikationen	327
	Behandlung der Asystolie	295	Therapeutische Anwendung	327
	Behandlung des mechanischen Herzversagens	297	Auswahl des Glykosids	327
			Nebenwirkungen	330
	Behandlung nach Reanimation	297	Behandlung der Nebenwirkungen	330
1.2	**Kardiogener Schock**	298	β-Rezeptorenblocker	331
	Intensivüberwachung	299	Diuretische Therapie	332
	Sofortmaßnahmen	299	3	**Herzrhythmusstörungen**	333
1.3	**Lungenödem**	302	Anmerkungen zur Therapie mit Antiarrhythmika	336
	Intensivüberwachung	303		
	Sofortmaßnahmen	304	3.1	**Tachykarde Rhythmusstörungen**	336
	Allgemeinmaßnahmen	304	3.1.1	**Sinustachykardie**	336
	Spezielle Maßnahmen	304	3.1.2	**Paroxysmale, supraventrikuläre Tachykardie**	338
1.4	**Herzbeuteltamponade**	305		
	Vorbemerkungen	306	Vorhoftachykardie	339
	Technik der Perikardiozentese	307	Unterbrechung des Anfalls im abgestuften Verfahren	339
1.5	**Myokardinfarkt und Infarktkomplikationen**	308		
			Anfallsprophylaxe und orale Dauertherapie	341
1.5.1	**Myokardinfarkt**	308		
	Notfalltherapie außerhalb des Krankenhauses	310	Wolff-Parkinson-White-Syndrom	342
			Lown-Ganong-Levine-Syndrom	342
	Therapie im Krankenhaus	312	3.1.3	**Vorhofflattern**	342
1.5.2	**Infarktkomplikationen**	315	3.1.4	**Vorhofflimmern**	343
	Arrhythmiebehandlung	315	Senkung der Kammerfrequenz	344
	Herzinsuffizienz und Schock	316	Wiederherstellung des Sinusrhythmus	344
	Fibrinolyse- und Antikoagulanzientherapie	316		
			Vorbemerkungen	344
	Mobilisation und Nachbehandlung	317	Verfahren	345
1.5.3	**Weiterbehandlung nach Krankenhausentlassung**	318	Antikoagulanzientherapie	349
			Nachbehandlung	350
	Vorbemerkungen	318	3.1.5	**Vorhoftachykardie mit Block**	351
	Medikamentöse Langzeitbehandlung	318	3.1.6	**Atrioventrikuläre Reentry-Tachykardie**	351
2	**Herzinsuffizienz**	319		
	Behandlungsziel	321	3.2	**Extrasystolie**	352
	Allgemeinmaßnahmen	321	3.2.1	**Supraventrikuläre Extrasystolie**	352
	Vasodilatanzien	323	3.2.2	**Ventrikuläre Extrasystolie**	352
	Pharmakologie	323	3.2.3	**Kammertachykardie (auch Kammerflimmern)**	355

3.3	**Bradykarde Rhythmusstörungen**	356	5	**Herzklappenerkrankungen,**	
3.3.1	**Sinusbradykardie**	356		**Endokarditis**	380
3.3.2	**Sinusbradyarrhythmie**	357	5.1	**Herzklappenerkrankungen**	380
3.3.3	**Sinuatrialer Block**	358	5.1.1	**Allgemeine Maßnahmen bei Herz-**	
3.3.4	**AV-Block**	358		**klappenerkrankungen**	380
	Klärung der Ursache	360		Vorbemerkungen	381
	Soforttherapie	361		Allgemeinmaßnahmen	381
3.3.5	**Herzschrittmachertherapie**	361		Vorbemerkungen zu den	
	Vorbemerkungen	361		angeführten Indikationen zu	
	Indikationen zur Implantation	362		operativen Eingriffen	381
	Elektroden und Reizgeräte	362	5.1.2	**Mitralstenose**	382
	Auswahl des Gerätes	363		Vorgehen bei Vorhofflimmern	383
	Überwachung und Betreuung	363		Operationsindikationen	384
	Abhilfe bei Komplikationen am		5.1.3	**Mitralinsuffizienz**	384
	Schrittmachersystem	364	5.1.4	**Aortenstenose**	385
4	**Koronare Herzkrankheit und**		5.1.5	**Idiopathische, hypertrophische,**	
	Angina pectoris	365		**subvalvuläre Aortenstenosen**	385
4.1	**Koronare Herzkrankheit**	365	5.1.6	**Aortenklappeninsuffizienz**	386
	Behandlungsschwerpunkte	366	5.1.7	**Pulmonalstenose**	387
	Allgemeine Maßnahmen	366	5.1.8	**Pulmonalklappeninsuffizienz**	388
	Ärztliche Führung	366	5.1.9	**Trikuspidalstenose**	388
	Diät	367	5.1.10	**Trikuspidalinsuffizienz**	388
	Verzicht auf Genußmittel	367	5.1.11	**Pulmonalisstenose**	388
	Körperliches Training	368	5.1.12	**Aortenisthmusstenose**	389
	Streß und psychische Faktoren	368	5.2	**Bakterielle Endokarditis**	389
4.2	**Angina pectoris**	368		Vorbemerkungen	391
	Anfallskupierung	369		Antibiotische Therapie	391
	Anfallsprophylaxe	369		Klappenersatz bei akuter	
	Vorgehen	369		Endokarditis	394
	Medikamentöse Therapie	371		Antibiotische Prophylaxe	395
	Koronarchirurgie	375	5.3	**Rheumatische Karditis**	395
	Koronardilatation	376	6	**Myokarditis, Kardiomyopathie**	396
4.3	**Formen der Angina pectoris**	376	7	**Perikarditis**	397

Notfälle:
Herzbeuteltamponade (s. ds. Kap., 1.4)
Herzstillstand (s. ds. Kap., 1.1)
kardiogener Schock (s. ds. Kap., 1.2)

Lungenödem (s. ds. Kap., 1.3)
Myokardinfarkt (s. ds. Kap., 1.5)

1 Notfälle

Notfälle durch Herzstillstand und akutes Herzversagen kommen bei Herzkrankheiten vor sowie bei einer Vielzahl von krankhaften Zuständen, bei denen das Herz sekundär beteiligt wird. Wir sprechen von Herzstillstand, wenn die wirksame Herztätigkeit vollständig aufhört, so daß innerhalb von Sekunden der Kreislauf zusammenbricht. Akutes Herzversagen liegt dann vor, wenn die Pumpleistung des Herzens derart eingeschränkt wird, daß der Kreislaufzusammenbruch innerhalb von Minuten bis Stunden eintritt. Herzstillstand führt unbehandelt innerhalb von etwa 4–10 min zum irreversiblen Hirntod. Maßnahmen zur Wiederherstellung der Blutzirkulation müssen daher sofort einsetzen. Intensivüberwachung und Bereitschaft zur Reanimation (s. Kap. 2) gehören zu allen denjenigen Krankheitszuständen, bei denen Herzstillstand oder akutes Herzversagen eintreten können. Hierher gehören auch diagnostische oder therapeutische Eingriffe, insbesondere an Herz und Kreislauf. Der Erkennung gefährdeter Kranker und der Einleitung prophylaktischer therapeutischer Maßnahmen kommt ein besonders hoher Stellenwert zu. Hierin liegt auch eine wichtige Aufgabe der Intensivpflege- und Intensivüberwachungsstationen.

1.1 Herzstillstand

Herzstillstand kommt vor als Folge von Kammerflimmern oder Asystolie sowie als „mechanisches Herzversagen" bei Ausfall der Kontraktionsfähigkeit des regelrecht elektrisch erregten Myokards, etwa bei schwersten diffusen oder auch lokalisierten Myokardschädigungen oder Herzwandruptur. Das „mechanische Herzversagen" endet meistens durch Kammerflimmern („sekundäres Kammerflimmern") oder asystolischen Herzstillstand.

Ätiopathogenese: *Herzstillstand durch primäres, d.h. ohne vorausgegangene Herzinsuffizienz oder Schock eintretendes Kammerflimmern oder -flattern* kommt vor bei der KHK mit oder ohne Myokardinfarkt, bei Myokarditis und Kardiomyopathie, bei Elektrounfällen, Elektrolytstörungen (z. B. Hypokaliämie), Medikamenteneinwirkungen (z. B. Antiarrhythmika), auch bei zentralnervösen Erkrankungen (z. B. intrazerebrale Blutung, Hirntumor) sowie bei den seltenen Syndromen idiopathischer QT-Verlängerung mit/ohne angeborene Innenohrschwerhörigkeit. Kammerflimmern führt oft als Sekundärereignis zum Tode, d.h. im Rahmen von Herzversagen oder schweren Allgemeinerkrankungen, beim Schock gleich welcher Genese, bei schwerer Links- und Rechtsherzinsuffizienz, Hypoxie, bei nahezu allen Formen metabolischer oder endokrin bedingter Komazustände sowie allgemein im Endstadium schwerer Erkrankungen. Herzstillstand durch Kammerflimmern kann auch medikamentös bedingt sein, etwa bei Digitalisintoxikation, Unverträglichkeit von Antiarrhythmika, unter Adrenalineinwirkung oder medikamentös induzierter Hypokaliämie (Diuretika, Laxanzien), unter Überdosierung mit Narkotika, Sedativa oder bei Vergiftungen mit Insektiziden und anderen gewerblichen Giften. QT-Verlängerung (Pharmaka, Elektrolyte, Ischämie u.a.) zeigt stets einen Zustand erhöhter Gefährdung an! *Herzstillstand durch Asystolie* kommt ebenfalls bei den genannten Erkrankungen vor, ist jedoch etwas seltener. Typisch ist die Asystolie in den Morgagni-Adams-Stokes-Anfällen bei AV-Block und Sinusbradyarrhythmie wie auch bei dem seltenen Karotissinussyndrom oder bei neurokardialen Synkopen. Schließlich kann *Herz-Kreislaufstillstand bei Lungenembolie* durch Verlegung der Pulmonalarterie, u. U. auch durch hierdurch ausgelöstes Kammerflimmern oder Asystolie sowie bei Herzwandruptur (Myokardinfarkt) eintreten.

Klinik: Bei plötzlicher Unterbrechung der Blutzirkulation kommt es innerhalb von 5–10 sec zu Schwindel, Verdrehen den Augen, Hitzegefühl im Kopf (Rötung der Gesichtshaut), Unruhe. Nach 10 sec schwindet das Bewußtsein, nach 20 sec beginnen generalisierte Krämpfe. Atemstillstand tritt mit mehreren Zügen von Schnappatmung nach ca. 60 sec ein. Nach 3–5 min werden die Pupillen in mittlerer oder maximaler Weite lichtstarr. Irreversibler Hirntod folgt und ist vom Erlöschen des Kornealreflexes begleitet. Die zeitliche Grenze der Wiederbelebbarkeit des Herzens ist nicht genau bekannt. Sie liegt jedoch später als die des Gehirns. Sie wechselt stark mit der Grundkrankheit und der Art des Stillstandes und kann mit durchschnittlich etwa 20 min angesetzt werden. Gefährlich für Struktur und

Funktion des Herzens ist auch die Phase der Wiederdurchblutung nach dem Stillstand (Reperfusion).
Notfalldiagnostik: Im Rahmen einer orientierenden Diagnostik müssen zunächst 4 Fragen geklärt werden:
(1) *Liegt Herzstillstand vor?*
Bewußtlosigkeit, blaß-graue Zyanose, Atemstillstand, kein Puls (A. carotis oder A. femoralis fühlen!), keine Herztöne. Keine Zeit verlieren mit Blutdruckmessung!
(2) *Ist ein Minimalkreislauf noch vorhanden,* der für die Planung der Therapie etwas mehr Zeit läßt? (Brady- oder Tachyarrhythmie? Kardiogener Schock? Lungenödem? Herzbeuteltamponade?)
(3) *Sind therapeutische Anstrengungen überhaupt noch sinnvoll?*
(Alter, Grundkrankheit, Gesamtsituation.)
Lebensrettende Maßnahmen (Herzmassage, Beatmung) beginnen, während die Diagnostik weiterläuft:
(4) *Liegt eine rasch korrigierbare Funktionsstörung vor?*
– Herzrhythmusstörung (Bradykardie, Tachykardie, Asystolie, Kammerflimmern). Genaue Klärung nur mit EKG möglich. Jedoch keine Zeit verlieren mit Warten auf EKG-Gerät! Grob orientierender Aufschluß auch klinisch möglich (Karotispuls, Venenpuls, Herztöne).
– Herzbeuteltamponade (Kussmaulscher Venenpuls, Hypotonie mit arteriellem Pulsus paradoxus, verbreiterter Herzdämpfung, leisen Herztönen, elektrischem Alternans im EKG).
– Reflektorischer Herzstillstand bei Vagusreizung (diagnostische oder therapeutische Eingriffe im Thorax oder im Abdomen, Karotissinusreizung, Schlag auf den Plexus solaris etc.). Diese Zustände sind stets auch von einer Vasodilatation begleitet (Blutdruck!).
– Mangelndes Blutangebot an das Herz (Schock, s. Kap. 2, 3 und ds. Kap., 1.2).
– Übergroßes Blutangebot an das Herz (Volumenbelastung, Stauungsinsuffizienz, Lungenödem).
– Verlegung der Atemwege, Behinderung des Gaswechsels, besonders berücksichtigen, wenn ein Thoraxtrauma vorgelegen hat oder der Kranke erbricht bzw. erbrochen hat (Aspiration).
– Elektrolyt- bzw. Stoffwechselstörungen (Hypo- oder Hyperkaliämie), Hypo- oder Hyperkalzämie, Azidose (Azidose tritt bei jedem Herzstillstand innerhalb kürzester Zeit ein und muß behandelt werden [s.u.]).

Therapie

Bei Herzstillstand sofort, jedoch umsichtig und ruhig handeln. Nur einer führt das Kommando! Keine Zeit verlieren mit Beschaffung oder Anschließen von Geräten (Hilfspersonal!) oder Venenpunktionsversuchen.
Herzmassage *nie* im Bett ohne harte Unterlage! Nie offene Herzmassage (Ausnahme: Operationssaal)!
Vor und während der Reanimation stets Atemwege und Ventilation überprüfen! Kleidung öffnen, u. U. aufreißen, entfernen.

Sofortmaßnahmen der Reanimation

(1) *Kräftiger Schlag* mit geballter Faust *auf die Brustwand* (Kammerflimmern, -flattern oder Asystolie können hierdurch manchmal beendet werden).
(2) Patienten auf *feste Unterlage* legen (Fußboden, Brett im Bett), Beine hochlagern (10–20°).
(3) Nach *Inspektion von Mund und Rachen* (Gebiß entfernen!) Kopf über-

strecken und Kinnlade nach vorn anheben: Dann Mund-zu-Mund- bzw. Maskenbeatmung (Guedel-Tubus) für mehrere tiefe Züge. Keine Zeit verlieren mit Intubationsversuchen, wenn Besteck und erfahrenes Personal nicht unmittelbar zur Stelle sind!

(4) *Externe Herzmassage* durch rhythmisches Eindrücken des Sternums und der linksseitigen Rippenansätze in Herzhöhe mit einem Handballen, unterstützt durch die auf den Handrücken aufgesetzte zweite Hand. Rasch und kräftig, jedoch nicht stoßartig eindrücken. Danach Hand kurz ganz abheben. Frequenz etwa 60/min. Kraft der Sternumkompression in Abhängigkeit von den jeweiligen anatomischen Verhältnissen dosieren (30–50 kg!). Rippenfrakturen sollen durch elastisch-kräftiges Zudrücken verhütet werden, müssen jedoch, wenn unvermeidlich (Emphysemthorax), in Kauf genommen werden. Erfolg der Herzmassage am Femoralispuls und an der Pupillenreaktion prüfen!
Intermittierend im Rhythmus 5:2 Herzmassage und Mund-zu-Mund-Beatmung abwechseln.

(5) Hilfe rufen: Helfer, Notarztwagen alarmieren. Uhrzeit des Beginns der Reanimation festhalten.

(6) Prüfen, ob spontane Herztätigkeit wieder vorhanden: In Abständen von zunächst 1, dann einigen Minuten innehalten: Femoralispuls? Herztöne? EKG? Prüfen, ob Gehirnfunktion erhalten: Nach 5, spätestens nach 10 min Pupillenweite, Reaktion auf Licht sowie Spontanatmung prüfen.

(7) Wenn Hilfe eingetroffen: *Venösen Zugang* schaffen: V. jugularis, V. subclavia, V. antecubitalis (s. Kap. 2, 1.2).
Intrakardiale Injektionen sind nicht notwendig. Verletzungsgefahr! Zeitverlust! Punktion einer herznahen Vene ist ausreichend zur Injektion der notwendigen Pharmaka.

Intubation: Erst intubieren, wenn Intubationsbesteck und geübte Person vorhanden. Keine Zeit verlieren mit Intubationsversuchen! Herzmassage nie länger als 30 sec unterbrechen.

Spezielle Maßnahmen bei tachykardem und bradykardem Herzstillstand
Defibrillation bei Kammerflimmern oder -flattern

(1) Zunächst kräftigen Schlag mit der geballten Faust auf die Brustwand über dem Herzen geben. Danach Puls und Herztöne prüfen. Kammerflimmern und auch Asystolie können in ca. 10% der Fälle durch den Faustschlag beseitigt werden.

(2) Wenn erfolglos, unblutige Herzmassage (s.o.). Sowie Defibrillator vorhanden, transthorakalen Elektroschock mit 200–400 W·sec applizieren. Bei primärem Kammerflimmern (akuter Myokardinfarkt) sind oft schon sehr geringe Energiemengen ausreichend. Daher hier bei 100 W·sec beginnen; wenn erfolglos, dann 200, 400 W·sec. Elektroden reichlich mit Kontaktgel versehen und fest auf die Brustwand aufsetzen. Position entspricht den EKG-Ableitungen V_1 und V_6 bei präkordialen Elektroden. V_2–V_3 und paravertebral links über dem kaudalen Skapularand bei Verwendung einer präkordialen und einer dorsalen Plattenelektrode. Während des Stromstoßes weder Patienten noch Bett berühren! Der Defibrillator kann auch Kammerflimmern erzeugen!

Nach jeder Defibrillation sofort EKG und Puls kontrollieren.
(3) Wenn erfolglos, Herzmassage wieder aufnehmen und Defibrillation wiederholen. Wenn abermals erfolglos, kräftige Ventilation mit reinem Sauerstoff und Vorinjektion von 0,5 mg Adrenalin (Suprarenin®) i.v., eventuell nach 3–5 min wiederholen. Adrenalin kann auch intratracheal (Tubus) gegeben werden! Nach der Injektion Herzmassage ca. 30–90 sec fortsetzen, bis die Medikamente wirksam werden können. Dann erneute Defibrillation. Wenn abermals erfolglos, 100 mg Lidocain (Xylocain®) oder 40–70 mg Propafenon (Rytmonorm®) vorinjizieren.

(4) Wenn das Kammerflimmern zwar unterbrochen wird, jedoch kurzfristig rezidiviert: Injektion von 100 mg Lidocain (Xylocain®) i.v. mit anschließender Tropfinfusion 500 ml 5% Glukose + 1 g Lidocain oder analog Mexiletin (Mexitil®) als Kurzinfusion mit $^1/_2$–1 Amp. (125–150 mg in physiologischem NaCl oder 5% Glukose) innerhalb 5–10 min, danach $^1/_2$–1 Amp. über 1 h; danach liegt die Erhaltungsdosis bei $^1/_2$–1 Amp. alle 4 h oder 50–100 mg Ajmalin (Gilurythmal®), 40–70 mg Propafenon (Rytmonorm®) oder 250 mg Diphenylhydantoin (Phenhydan®) langsam (!) i.v. injizieren. U.U. auch rasche Sättigung mit Amiodaron (Cordarex®) i.v. (s. ds. Kap., 3.1.2, Tab. 11.13 [S. 340], Literatur beachten!).

(5) Wenn erfolglos, d.h., wenn weiterhin ventrikuläre Extrasystolen vorkommen und Kammertachykardie oder -flimmern wieder auftreten, handelt es sich wahrscheinlich um „torsades des pointes" (charakteristisches EKG-Bild!). In diesem Fall Herzfrequenz erhöhen: Adrenalin 0,2–0,5 mg i.v. oder transvenösen Schrittmacher einlegen (s.u.) und Kammerfrequenz auf 90–130/min erhöhen („overdrive-suppression"). Zwischen den Defibrillationsversuchen Herzmassage stets fortsetzen. Beatmung nicht unterbrechen. Azidose bekämpfen mit Natrium- oder Kaliumbikarbonat 1 mval/kg KG (stets *nach* Adrenalin-gabe!). Alkalose strengstens vermeiden! Stets zuerst Kalium zuführen, auch bei normalem Serumkalium!)

(6) Defibrillationen so lange fortsetzen, bis Kammerflimmern beseitigt oder irreversibler Hirntod eingetreten ist (weite, reaktionslose, entrundete Pupillen, erloschener Kornealreflex).

Behandlung der Asystolie

Bei allen Maßnahmen zur Behebung der Asystolie muß Bereitschaft zur Defibrillation bestehen!

(1) Kräftiger Faustschlag auf das Präkordium. Wenn erfolglos, Herzmassage beginnen (s. ds. Kap., 1.1 „Sofortmaßnahmen der Reanimation" [1]). Darunter venösen Zugang legen.

(2) Dann *Injektion* von 0,5 mg Adrenalin (Suprarenin®) in eine herznahe Vene (V. subclavia, V. jugularis interna, V. cava superior, V. anonyma, rechter Vorhof) über zentralen Venenkatheter oder endotracheal.

(3) Wenn obige Maßnahmen erfolglos, Herzmassage, Beatmung und Azidosebekämpfung, wie oben beschrieben. Inzwischen *Schrittmachertherapie* vorbereiten:

(4) *Epikutaner Schrittmacher:* Plattenelektroden mit ausreichend Kontaktgel versehen und fest auf die Brustwand in Position V_1 und V_5 aufkleben. Reizspannung am Stimulationsgerät erhöhen, bis Kammerdepolarisation erreicht wird.

(5) *Transvenöser, intrakardialer* Schrittmacher: Nur transvenös eingeführte, im Trabekelwerk der rechten Kammer verankerte Schrittmachersonden ermöglichen eine zuverlässige und dauerhafte Stimulation des Herzens. Das Einführen der Sonde und ihre Verankerung erfordern aber Zeit, Röntgendurchleuchtung und Erfahrung. Die Reizsonde kann auch eingeschwemmt werden (Ballonkatheter mit Elektroden). Hier ist aber eine erfolgreiche Stimulation nur in ca. 50% der Fälle möglich und bleibt auch bei anfangs wirksamer Reizung auf die Dauer unsicher. In der Klinik soll bei gefährdeten Patienten natürlich vorsorglich eine Schrittmachersonde in die rechte Herzkammer eingelegt werden. Geeignet hierfür sind auch Einschwemmkatheter für die hämodynamische Überwachung (Typ Swan-Ganz) mit bipolaren Reizelektroden.

Vorgehen: Punktion der V. subclavia (spezielles Besteck oder einfache weitlumige Nadel verwenden), V. jugularis externa (nach Hautinzision Venenpunktion mit beliebigem Venenpunktionsbesteck mit weitlumiger Kanüle), V. jugularis interna (Seldinger-Technik, weitlumige Nadel) oder V. antecubitalis (weitlumige Nadel, Venae sectio). V. mediana cubiti vermeiden, da Passage von der V. cephalica in die V. subclavia oft schwierig oder unmöglich. Bei Zugang von der V. subclavia oder einer Armvene her wird man am besten die linke Seite benutzen, für die V. jugularis externa oder interna am besten die rechte. Die Sonde wird unter Röntgendurchleuchtung am Boden der rechten Kammer verankert. Bei röntgenfreier Einschwemmtechnik soll man das EKG-Brustwandkabel (Wilson-Elektrode) an den Elektrodenkontakt anschließen (Krokodilsklemme!) und das abgeleitete intrakardiale EKG beobachten. Wenn ein Kammerkomplex registriert wird, versuchsweise stimulieren. Die Reizspannung sollte bei guter Elektrodenlage zwischen 3 und 10 Volt liegen, die Reizstromstärke zwischen 0,5 und 3 mA. Die letztere kann notfalls bis ca. 15 mA gesteigert werden. Zur Stimulation wird der Generator auf das Doppelte des Reizschwellenwertes eingestellt, bei hohen Reizspannungen weniger. Stimulationsfrequenz 60–80/min. Nach kurzer Stimulation Gerät versuchsweise abschalten, um die präautomatische Pause zu prüfen. Ist diese sehr lang oder tritt Asystolie ein, so soll eine möglichst niedrige Reizfrequenz (z.B. 50–60/min) eingestellt werden. Zur Unterdrückung von Extrasystolen kann die Reizfrequenz unbedenklich bis 130/min gesteigert werden. Nimmt die QRS-Breite zu oder bleibt eine wirksame Herzkontraktion trotz erfolgreicher Kammerdepolarisation bei einwandfreier Elektrodenlage aus (Puls, Herztöne), so ist die Prognose sehr schlecht (Hyposystolie, elektromechanische Dissoziation, s.u.).

(6) Bei erfolgreicher Stimulation Weiterbehandlung je nach Grundleiden (s. auch ds. Kap., 3.3.5). Bei wiederkehrender Spontanaktivität des Herzens soll die Schrittmachersonde vorsichtshalber noch mindestens 1, besser bis zu 4 Tage, je nach Gesamtsituation, belassen werden. Unter der Schrittmachertherapie wird die medikamentöse Behandlung wie üblich weitergeführt (s. dort). Digitalis und Antiarrhythmika können jedoch unter Schrittmacherschutz großzügiger dosiert werden (s. ds. Kap., 3.1.2, Tab. 11.13 [S. 340] und 11.14 [S. 346]).

Notfälle **11, 1**

**Behandlung des mechanischen Herzversagens
(Hyposystolie, elektromechanische Dissoziation)**
Fehlt eine wirksame Kammerkontraktion (kein Puls, keine Herztöne) bei erhaltener spontaner oder schrittmacherinduzierter Kammerdepolarisation, so kann das bedingt sein durch: Herzruptur, sehr ausgedehnte Myokardschädigung (Infarkt, Myokarditis), schwere toxische Myokardschädigung, auch Überdosierung negativ inotrop wirkender Pharmaka, Herzbeuteltamponade (korrigierbar!), nicht erkannte große Lungenembolie, Luft- oder Fettembolie.
Solange die Differenzierung nicht sicher möglich ist, wird die Reanimation mit Herzmassage und Beatmung fortgeführt (s. ds. Kap., „Sofortmaßnahmen der Reanimation", S. 293).
Die Prognose ist sehr schlecht. Werden die spontanen oder schrittmacherinduzierten QRS-Komplexe breiter oder treten die Zeichen des irreversiblen Hirntodes ein, so können die Reanimationsbemühungen beendet werden.

Behandlung nach Reanimation
(1) Patienten nicht allein lassen! Intensivüberwachung, wo immer möglich, in der Intensivstation oder auch im Notarztwagen. Fortlaufende Überwachung des EKG (Monitor), des arteriellen (meistens mit gut sitzender Manschette nach Riva-Rocci; seltener möglich, aber besser, direkt gemessen) und des zentralvenösen Blutdrucks (direkt gemessen) sowie der Atmung.
(2) Venösen Zugang aufrechterhalten.
(3) Bei Zustand nach Kammerflimmern, insbesondere bei weiterbestehender Extrasystolie antiarrhythmische Therapie mit Lidocain (Xylocain®) als Dauerinfusion (am besten über Infusionspumpe): 500 ml 5% Glukose + 1 g Xylocain®, Tropf- bzw. Infusionsgeschwindigkeit nach Bedarf, maximal 2 g Xylocain® in 24 h, oder Mexiletin (Mexitil®) (s. ds. Kap., „Spezielle Maßnahmen...", S. 294), Ajmalin (Gilurytmal®) 100 mg in 500 ml 5% Glukose oder Propafenon (Rytmonorm®) 0,5–1 mg/min oder 150 mg in 500 ml 5% Glukose. In günstigen Fällen alsbald orale antiarrhythmische Behandlung (s. ds. Kap., 3). Bei sehr hartnäckiger ventrikulärer Extrasystolie bzw. Rezidivieren des Kammerflimmerns auch rasche Sättigung mit Amiodaron (Cordarex®), 300 mg langsam i.v.; wiederholen nach 8 h, max. 900 mg/24 h (s. ds. Kap., 3.1.2, Tab. 11.13 [S. 340]).
(4) Sauerstoff per Rachensonde (4–6 l/min), bei Bedarf intermittierende assistierende Beatmung (s. Kap. 2, 2).
(5) In 2- bis 6stündigen Intervallen Blutgase kontrollieren.
(6) Ggf. Aspiration nachbehandeln (s. Kap. 14). Evtl. Rippenfrakturen bedürfen gewöhnlich keiner speziellen Therapie.
(7) Serumelektrolyte, Transaminasen, harnpflichtige Substanzen kontrollieren, Wasser- und Elektrolythaushalt ausgleichen.
(8) Urinausscheidung prüfen, Harnblasen- oder suprapubischen Katheter bei bzw. nach allen schwierigen oder längerdauernden Reanimationen einlegen.
(9) Thorax röntgen.
(10) Angehörige verständigen.

11 Krankheiten des Herzens

1.2 Kardiogener Schock

Definition: Als kardiogener Schock werden diejenigen schweren Krankheitszustände definiert, bei denen aus primär kardialer Ursache Hypotonie und Minderdurchblutung der Organsysteme durch reduzierte Förderleistung zusammen mit Stauungsinsuffizienz vor dem linken und/oder dem rechten Herzen eintreten und sich die Eigengesetzlichkeit des Schocks (s. Kap. 2, 3) entwickelt.

Ätiopathogenese: Kardiogener Schock kommt vor bei Myokardinfarkt, Myokarditis, Kardiomyopathie sowie als Folge extremer Belastung auch bei nicht vorgeschädigtem Herzen etwa durch tachy- oder bradykarde Rhythmusstörungen mit extremen Frequenzabweichungen. Ferner als Komplikation von Versagenszuständen bei Herzklappenfehlern, nach Herzoperationen, bei Funktionsstörungen von künstlichen Herzklappen und auch nach diagnostischen Eingriffen. Schließlich werden Schockzustände bei Herzbeuteltamponade und Lungenembolie hinzugerechnet. – Entsprechend der Schwere der Grundkrankheit und der Unersetzlichkeit ausgefallenen Herzmuskelgewebes ist die Mortalität des kardiogenen Schocks mit ca. 80% besonders hoch.

Die dem kardiogenen Schock ursächlich zugrundeliegende Reduktion der Pumpleistung des Herzens ist für die Hypotonie und kritische Minderdurchblutung der Organe verantwortlich. Diese setzt die für den Schock im weiteren Sinne (s. Kap. 2, 3) typische Symptomatik und Eigengesetzlichkeit mit Entwicklung von Störungen der Vasomotorik, Sequestration von zirkulierendem Blutvolumen, Permeabilitätsstörungen im Kapillarbett, Gewebsazidose und sekundären Gerinnungsstörungen in Gang. Die gleichzeitig bestehende Stauungsinsuffizienz überlagert die sonst für den Schock typische Verminderung des venösen Blutangebotes an das Herz mit niedrigem Zentralvenendruck und intensiviert die Entwicklung von Hypoxie.

Klinik: *Diagnostische Hinweise:* Die Abgrenzung von schwerer Herzinsuffizienz ohne Schock oder von Hypotonie ohne gefährliche periphere Minderdurchblutung kann schwierig oder unmöglich sein. *Wichtig:* Hypotonie bedeutet noch nicht Schock! Beim Infarkt, vornehmlich diaphragmaler Lokalisation, kommen Vagusreizzustände mit u. U. schwerer Hypotonie und Bradykardie vor und müssen wegen der grundsätzlich anderen Therapie rasch als solche erkannt und vom eigentlichen kardiogenen Schock differenziert werden (langsame Herzfrequenz, niedriger zentraler Venendruck). Venendruckerhöhung und/oder Lungenstauung sind in stark wechselndem Ausmaß im kardiogenen Schock vorhanden, da sich Blutvolumenänderungen durch Sequestration mit den Auswirkungen der Stauung überlagern.

Leitsymptome und -befunde bei kardiogenem Schock sind:
(1) feuchte, kühle, zyanotische Haut, insbesondere der Akren,
(2) Trübung des Sensoriums (Somnolenz, Unruhe, auch Agitation),
(3) arterielle Hypotonie (systolischer Druck < 90 mmHg),
(4) erhöhter Venendruck,
(5) Lungenstauung,
(6) Oligo-/Anurie (< 25 ml/h),
(7) Tachykardie (häufig vorhanden, jedoch vielfach durch Herzrhythmusstörungen überlagert oder maskiert).

Bei Infarkt des rechten Herzventrikels oder sonstigen Rechtsherzerkrankungen werden besonders schwere und schwer therapierbare Schockzustände beobachtet. *Wichtig:* Nach Erkennung des Schockzustandes muß die zugrundeliegende Herzerkrankung diagnostiziert werden, um möglicherweise rasch korrigierbare Funktionsstörungen (Arrhythmie, Herzbeuteltamponade, Herzklappenfunktionsstörungen, Koronarthrombose) auszuschließen (s. dort)!

Therapie

Ziel der Behandlung ist es, die Pumpleistung des Herzens zu erhöhen, den arteriellen Blutdruck zu steigern und die Gewebsdurchblutung zu verbessern sowie metabolische und Elektrolystörungen auszugleichen und Myokardschädigungen hintanzuhalten (Reinfarkt, Infarktausweitung, Myokardprotektion). Bei akutem Myokardinfarkt mit Schock kann eine sofortige kathetertechnische Wiedereröffnung des verschlossenen Koronargefäßes (Rekanalisation, Fibrinolyse, Ballondilatation) wirksam sein. Wichtig! Diagnose! Unter Umständen sofortige Verlegung in eine Klinik mit entsprechenden Möglichkeiten!

Intensivüberwachung (s. Kap. 2, 1)
Sie ist von größter Bedeutung, da die therapeutischen Maßnahmen den ständig wechselnden Funktionszuständen von Herz und Kreislauf angepaßt werden müssen. Bei akutem Infarkt können selbst kurzdauernde hypotone Zustände zu einer Ausweitung der Myokardnekrose führen. Sie müssen daher rasch erkannt und behoben werden. Zur Therapieführung ist beim kardiogenen Schock die direkte Messung des Pulmonalarteriendruckes, möglichst auch des Herzminutenvolumens (Einschwemmkatheter!) und des arteriellen Druckes (A. radialis, A. brachialis o. a.) wichtig.

Sofortmaßnahmen

(1) *Lagerung:* Bei ausgeprägter Stauung im kleinen Kreislauf (Lungenödem) und nicht zu niedrigem arteriellen Blutdruck (Grenzwert ca. 90 mmHg systolisch) Kopfhochlagerung um 20–30°. Fehlt die Lungenstauung und liegt der zentrale Venendruck unter 12 cmH$_2$O: Horizontale Lage mit Anheben der Beine um 20–30°.

(2) *Korrektur von Herzrhythmusstörungen:* Vorhofflimmern: Kardioversion (s. ds. Kap., 3.1.4). *Kammertachykardie:* Kardioversion (s. ds. Kap., 3.2.3 und 1.1 „Spezielle Maßnahmen bei tachykardem und bradykardem Herzstillstand"). *Bradykardie:* 0,5–1 mg Atropin i.v., temporärer Schrittmacher (s. ds. Kap., 1.1 „Weiterbehandlung nach Reanimation"). *Wichtig:* Nicht zu lange zögern mit elektrotherapeutischen Maßnahmen! Bei Herzbeuteltamponade oder Verdacht auf das Vorliegen von Perikarderguß Perikardpunktion (Technik s. ds. Kap., 1.4).

(3) *Venösen Zugang schaffen* (s. Kap. 2, 1.2): Der Katheter soll großlumig sein und in einer der intrathorakalen, herznahen Venen oder im rechten Vorhof liegen.

(4) *Steuerung des venösen Blutangebotes:* Im kardiogenen Schock ist der Füllungsdruck erhöht. Für eine optimale Auswurfleistung benötigt das Herz hier gewöhnlich einen höheren als den normalen Füllungsdruck. Ungefährer Anhalt: Für das rechte Herz 15 cmH$_2$O, für das linke 18 mmHg enddiastolisch, entsprechend ca. 15 cmH$_2$O ZVD, 18 mmHg mittlerem Pulmonalkapillardruck und ca. 25 mmHg mittlerem Pulmonalisdruck. *Bei Werten darunter* vorsichtig und unter Kontrolle von Blutdruck, Galopprhythmus und pulmonalem Auskultationsbefund, vor allem aber des zentralen Venendruckes und des Pulmonalisdruckes, *Plasmaexpander* infundieren: 250 ml Rheomacrodex® innerhalb

30 Minuten. Bei Erfolg (Blutdruckanstieg?) wiederholen. Bei höheren Werten für den Füllungsdruck (über 18 cmH$_2$O ZVD, über 25 mmHg diastolisch bzw. 30 mmHg mittlerer Pulmonalisdruck) gibt man Vasodilatanzien, etwa Nitrate: 0,5–2 mg Glyzeroltrinitrat (Nitrolingual®) sublingual bzw. bukkal (Wiederholung möglich) oder als maschinelle Infusion (Trinitrosan®, 1–10 mg/h) und danach *raschwirkende Diuretika* (40 mg Lasix® i.v.) oder entzieht 300–500 ml Blut (sehr selten erforderlich!) unter Kontrolle der o.a. Werte. Sinkt der Blutdruck, so wird das zuvor entnommene Blut reinfundiert oder Beinhochlagerung vorgenommen.

(5) Therapie mit *positiv inotrop wirkenden Substanzen*: Sympathikomimetika (Noradrenalin = Arterenol®, Adrenalin = Suprarenin®, Dopamin und Dobutamin = Dobutrex®) werden allein oder in Kombination verwendet. Je nach den unterschiedlichen Wirkungen auf die peripheren Gefäße und das Herz wird die geeignete Substanz bzw. Kombination ausgewählt (s. Tab. 11.1).

Wichtig: Vorsichtig dosieren, da diese Stoffe rasch, stark und oft arrhythmogen wirken.

Glykoside: Digitalisierung nur bei Vorliegen von Vorhofflimmern mit absoluter Arrhythmie und rascher Kammerfrequenz, sofern die Arrhythmie nicht sofort beseitigt werden kann oder muß (Vorgehen s. ds. Kap., 3.1.4).

Phosphodiesterasehemmer: Diese inotrop *und* vasodilatierend wirkenden, spezifischen Hemmstoffe der Phosphodiesterase III wie Amrinon (Vincoram®), Enoximon (Perfan®) können auch bei fehlendem Ansprechen auf Sympathomimetika noch deutlich inotrope Wirkungen entfalten, sind jedoch weniger gut

Tabelle 11.1: Sympathikomimetika bei kardiogenem Schock. Darstellung der unterschiedlichen Wirkmuster für den differentialtherapeutischen Einsatz

Substanz	Dosierung (µg/kg KG/min)	Inotropie	Chronotropie	Vasokonstriktion	Vasodilatation	Sonstige Wirkung
Noradrenalin (Arterenol®)	0,1–1	++	0/–	++++	0	
Adrenalin (Suprarenin®)*	0,1–1	++++	++	++/0/–	0/++	arrhythmogen
Dopamin*	a) 2–5	++++	++	0/+	0	arrhythmogen
	b) 5–12	++++	++	+++	0	
Dobutamin (Dobutrex®)	a) 2–8	++++	+	0	0/+	
	b) 8–15	++++	++	0	+++	
Orciprenalin (Alupent®)*	0,1–1	++++	++++	0	+++	arrhythmogen

* auch arrhythmogene Wirkung

steuerbar. Nebenwirkungen: Herzfrequenzanstieg, Extrasystolie, Tachykardie durch arrhythmogene Eigenwirkung. Durch Vasodilatation Blutdruckabfall möglich! Dosierung: Enoximon (Perfan®) p. inf. 5–10 µg/kg KG/min. Für perorale Therapie nicht geeignet.

(6) *Therapie mit vasoaktiven Substanzen:* Vasopressoren (Noradrenalin, Angiotensin, Vasopressin) werden gegeben, um vermittels allgemeiner Vasokonstriktion den peripheren Gesamtgefäßwiderstand und damit den mittleren Aortendruck (Koronardurchblutung!) zu heben. Dieses Ziel kann nur bei von vornherein ungenügender Vasokonstriktion (früheste Phase des Schocks, andere Schockformen etwa bei Sepsis, Überdosierung von Vasodilatanzien) erreicht werden. Dosierung siehe Tabelle 11.1. Steigt der Blutdruck, so soll der systolische Wert nicht höher als 110–120 mmHg eingestellt werden. Bei voll ausgebildeter Vasokonstriktion ist ein weiterer Erfolg nicht zu erwarten, vielmehr (z. B. durch renale Vasokonstriktion) nur Nachteile.

Bei bereits eingetretener allgemeiner Vasokonstriktion (feuchte, kalt-schweißige Haut, in allen fortgeschrittenen Stadien des Schocks) kann nur noch die positiv inotrope Wirkung der Katecholamine genutzt werden (s. o.). Gleichzeitig wird versucht, die allgemeine periphere Vasokonstriktion zu lockern, durch Blockade der α- oder Stimulation der $β_2$-Rezeptoren der Gefäßperipherie oder durch rezeptorenunabhängig wirkende *Vasodilatanzien* (z. B. Nitrate, Nitroprussidnatrium, s. u.).

Vasodilatierende Pharmaka werden im kardiogenen Schock nur mit äußerster Vorsicht gegeben. Liegt der Blutdruck unter 90 mmHg, so ist diese Therapie meistens nicht möglich. Stets ist eine invasive Überwachung mit direkter Messung des Pulmonalarterien- und des Pulmonalkapillardruckes (Einschwemmkatheter!) erforderlich. Meistens wird man auch das Herzminutenvolumen (Thermodilutionsmethode) und – vor allem – den arteriellen Druck direkt messen. Vasodilatierende Maßnahmen werden immer durch inotrope Stimulation ergänzt. Entweder werden Sympathikomimetika mit kombinierter Wirkung verwendet, vorzugsweise Dobutamin in höherer Dosierung (s. Tab. 11.1), oder aber Dobutamin und Dopamin kombiniert. Als besonders gut steuerbar, weil sehr kurz wirkend, hat das ausgeglichen arteriolär und venös wirkende Nitroprussidnatrium (nipruss®, 10–100 µg/min) Anwendung gefunden (Vorsicht bei größeren Dosierungen und längerfristiger Infusion wegen Zyanidbildung!).

(7) *Sauerstoffzufuhr:* Sauerstoff wird über Maske oder Nasensonde (4–6 l/min) gegeben. Wirksamer, jedoch wesentlich aufwendiger ist assistierte oder kontrollierte Beatmung (s. Kap. 2, 2 und Kap. 14, 1.2). Neuerdings wird empfohlen, Patienten im kardiogenen Schock schon zu Beginn der Symptomatik zu intubieren und unter Relaxation maschinell zu beatmen. Intubation und Beatmung sind immer notwendig, wenn der arterielle Sauerstoffpartialdruck (paO_2) unter 60 mmHg sinkt.

(8) *Bekämpfung der Azidose:* Die im Schock obligate Übersäuerung wirkt negativ inotrop und begünstigt die Entstehung von Herzrhythmusstörungen einschließlich Kammerflimmern. Die Empfindlichkeit gegenüber Digitalis wird erhöht. Daher ist eine frühzeitige Bekämpfung durch Gabe von 1 mval/kg KG

Natriumbikarbonat erforderlich. Natriumlaktat ist nicht geeignet, da im Schock ohnehin ein Laktatstau besteht. Unter wiederholter Kontrolle des Säure-Basen-Status sorgfältig bilanzieren (s. Kap. 9)! *Wichtig:* Unter hochdosierter Bikarbonattherapie kann Atemdepression eintreten. Überwachung, Bereitschaft zur Beatmung! Alkalose muß strengstens vermieden werden (Myokardschädigung!), eher leichte Azidose in Kauf nehmen!

(9) *Zusätzliche Maßnahmen im kardiogenen Schock:* Sedierung, Analgesie, Antikoagulierung mit Heparin bei Verbrauchskoagulopathie oder fibrinolytische Therapie werden nach Bedarf wie bei Schockformen anderer Genese eingesetzt (s. Kap. 2, 3).
Frühzeitig intubieren und beatmen! Wenn möglich mit PEEP!

(10) *Mechanische Kreislaufunterstützungssysteme:* Mechanische Kreislaufunterstützung wie die arterielle, intraaortale Gegenpulsation hat erfolgversprechende Ergebnisse in der Erprobung gebracht. Sie ist jedoch nur an spezialisierten Kliniken mit der Möglichkeit zur kardiochirurgischen Weiterbehandlung einsetzbar. Hier ist die Gegenpulsation als Überbrückungsmaßnahme bei chirurgisch korrigierbaren Zuständen wie Herzklappenab- oder -ausriß, Kammerseptum- oder Papillarmuskelruptur nach Infarkt mit Erfolg bereits auf der internistischen Intensivstation einsetzbar. Solche unterstützenden Maßnahmen werden zusammen mit den obengenannten Medikamenten eingesetzt.

1.3 Lungenödem
Definition: Lungenödem ist ein bedrohlicher Zustand, in dem Blutplasma und meistens auch Erythrozyten aus dem Lungenkapillarbett in das interstitielle Gewebe der Lungen und/oder Alveolarlumen gelangen und Gaswechsel und Atmung behindern.
Ätiopathogenese: Interstitielle Flüssigkeitsvermehrung bzw. Transsudation von Plasma in den Alveolarraum tritt dann ein, wenn entweder bei intakter Gefäß- und Alveolarwand der Druck im Kapillarsystem durch erhöhten Lungenvenendruck den kolloidosmotischen Druck des Blutes übersteigt (mittlerer Lungenvenendruck über 23 mmHg), wobei es dann auch meistens zu Gefäßeinrissen mit Übertritt von Erythrozyten kommt, oder wenn bei normalem Lungenvenen- und Kapillardruck die Gefäß- und/oder die Alveolarwandung pathologisch verändert, d.h. durchlässig sind. Im ersten Falle entwickelt sich das Lungenödem als Folge von Linksherzinsuffizienz bei Hypertonie, Myokardinfarkt, Myokarditis – Kardiomyopathie, Aortenklappenfehlern oder Mitralinsuffizienz. Ferner bei Mitralstenose und – seltener – Lungenvenenthrombose. Im zweitgenannten Falle entwickelt sich das Lungenödem ohne Pulmonalvenendruckerhöhung auf dem Boden einer toxischen Lungengefäßschädigung (Gasinhalation, Urämie u. a.), auch als „fluid lung" bezeichnet.
Besonders dramatisch verläuft das Lungenödem, wenn das pulmonale Gefäßbett auf die Drucksteigerung nicht vorbereitet ist. Besteht eine Lungenvenendruckerhöhung über längere Zeit, so kommt es zu Anpassungen der Gefäßwand und der Lymphdrainage der Lunge. Unter diesen Umständen können dann auch höhere Drücke ohne Ödem toleriert werden (Mitralstenose). Lungenödem bleibt bei Linksherzinsuffizienz auch dann aus, wenn bei gleichzeitigem Rechtsherzversagen der Pulmonalisdruck nicht mehr ansteigen kann (Myokarditis, rechtsventrikuläre Infarzierung bei Hinterwandinfarkt).
Als Auslösemechanismen des Lungenödems bei vorbestehender Herzerkrankung

kommen alle diejenigen Ursachen in Frage, die allgemein eine Herzinsuffizienz auslösen können: Diätfehler (unkontrollierte Kochsalzzufuhr), körperliche bzw. seelische Belastungen, Absetzen von Digitalis oder diuretischer Therapie, Herzrhythmusstörungen (Eintreten von Vorhofflimmern bei Mitralstenose!), Lungenembolien, hypertone Krisen, natürliche Progredienz der Herzerkrankung. Auslösemechanismen eines Lungenödems ohne vorher bestehende Herzerkrankung sind u.U. hypertone Krisen, Lungenvenenthrombosen bei Mediastinal- oder Bronchialtumoren, Inhalation toxischer Gase sowie Urämie (s. a. Kap. 17).

Symptomatologie und Gefährdung für den Kranken werden bestimmt durch die Grundkrankheit, ferner durch den erschwerten Gaswechsel infolge der intraalveolären Flüssigkeitsansammlung und die ödematös verdickten Alveolarmembranen sowie die verdickte Bronchialschleimhaut und begleitende Bronchospastik. Die Hypoxämie wird verstärkt durch intrapulmonale Shunts, Ventilations-Perfusionsstörungen und die insgesamt erschwerte Atemarbeit. Liegt eine koronare Herzerkrankung ursächlich zugrunde, so ist die resultierende Hypoxie besonders nachteilig.

Klinik: *Leitsymptome und -befunde:* Die Konstellation von Angst, Erregung, Ortho- und Tachypnoe, rasselndem Atem, Husten, u.U. mit Expektoration von rötlich tingiertem Schaum, von basal nach apikal aufsteigenden feuchten Rasselgeräuschen, Tachykardie und Galopprhythmus ist als kardial bedingtes Lungenödem unverkennbar. Allein der Nachweis einer Herzinsuffizienz oder einer Mitralklappenerkrankung differenziert das kardiale Lungenödem von der sog. „fluid lung". *Differentialdiagnostisch* muß bei älteren Patienten die eitrige Tracheobronchitis abgegrenzt werden. Makrohämoptoe kommt bei Lungenödem vor, muß aber den Verdacht auf begleitende oder auslösende Lungenembolie erwecken. Hämoptoe kommt auch vor bei Mitralstenose mit Lungenstauung, bedeutet hier aber noch nicht Lungenödem.

Therapie

Es werden nur die therapeutischen Maßnahmen bei kardial bedingtem Lungenödem besprochen.

Intensivüberwachung

Die Überwachungsintensität wird der zugrundeliegenden Erkrankung angepaßt. Ein Standardprogramm ist in Tabelle 11.2 zusammengefaßt.

Tabelle 11.2: Überwachung bei Lungenödem

1. EKG (Monitor)
2. ZVD (über großlumigen, intrathorakal liegenden Katheter)
3. Blutdruck (unblutig)
4. Atmung
5. Blutgase, Säure-Basenstatus
6. Thorax-Röntgen
7. Urinausscheidung (u.U. Blasenkatheter)
8. Harnpflichtige Substanzen (Kreatinin, Harnsäure, Harnstoff)
9. Serumelektrolyte
10. Blutbild
11. Transaminasen

Sofortmaßnahmen
Allgemeinmaßnahmen
(1) *Lagerung:* Oberkörper hochlagern (30–90°), Füße tief (Herzbett, an der Bettkante sitzen).
(2) *Venösen Zugang* schaffen (s. Kap. 2, 1.2).
(3) *„Unblutiger Aderlaß":* 0,6–1,2 mg, u. U. mehr, Nitroglyzerin (Nitrolingual® „rot" Zerbeißkapseln oder Spray) bukkal bzw. sublingual geben. Je nach Antwort nach 10–20 min wiederholen. In der Klinik Infusion von Glyceroltrinitrat (Trinitrosan®) über zentralen Venenkatheter (s. u.).
Unblutiger Aderlaß, u. U. auch durch Staubinden, besser Blutdruckmanschetten mit Innendruck von 40–60 mmHg an 3 Extremitäten. Man kann so ca. 600 ml Blut dem Kreislauf vorübergehend entziehen. *Wichtig:* Nur 3 Extremitäten gleichzeitig und für höchstens 15 min abbinden, dann Druck kurzfristig ablassen und im rotierenden System erneut 3 Extremitäten stauen. Nicht stauen bei florider Thrombophlebitis! Venösen Zugang (Infusion!) nicht behindern! Immer mit Heparin (s. u.) antikoagulieren!
Blutiger Aderlaß (300–500 ml) ist nur selten erforderlich, kann aber indiziert sein, wenn Polyglobulie (Hämatokrit über 55%) besteht (chronische Herz- oder Lungenerkrankungen) oder wenn extreme Adipositas, Anasarka oder Thrombophlebitis den unblutigen Aderlaß unmöglich machen und Vasodilatanzien nicht ausreichend zur Wirkung kommen.
(4) *Sauerstoffzufuhr:* Sauerstoffzufuhr über Nasensonde (4–6 l/min) reicht gewöhnlich aus. Einleitend kann per Gesichtsmaske beatmet werden. In Fällen schwersten Lungenödems kann auch Intubation und unter Sedierung und Relaxation mit Thalamonal® (Fentanyl + Dehydrobenzperidol), 2 ml (u. U. wiederholt i.v.), manuelle oder besser maschinelle Überdruckbeatmung mit PEEP (s. Kap. 2, 2) sehr wirksam sein (Intensivstation!). Hierdurch wird nicht nur der Gaswechsel verbessert, sondern auch die intrathorakale Blutfülle vermindert und so das Herz entlastet.
(5) *Bronchospasmolyse* und Bronchialerweiterung können mit Aminophyllin (Euphyllin®) 10 ml (= 0,24 g) langsam i.v. erreicht werden. Zusätzlich wirkt die Substanz positiv inotrop, vasodilatierend und diuretisch.
(6) *Sedierung:* Im Lungenödem ist der Kranke unruhig, oft ausgesprochen agitiert. Sedierung mit Opiaten (Dilaudid® 1 mg, Dolantin® 100 mg, Morph. sulf. 10 mg langsam i.v. oder s.c.) ist sehr wirksam, ferner auch Barbiturate (Luminal® 0,2 g i.m.) oder Diazepam (Valium® 5–10 mg i.m.). Intramuskuläre Injektion nicht bei infarktbedingtem Lungenödem, da eventuelle Fibrinolysetherapie nicht behindert werden darf! Opiate sollen bevorzugt werden; selbstverständlich bei Schmerzen (Myokardinfarkt), aber auch wegen der vasodilatierenden Wirkung des Morphins. Bei starken Unruhezuständen Kombination eines Opiats mit Phenothiazinen (Atosil® 25–50 mg i.v.) oder Thalamonal (Fentanyl + Dehydrobenzperidol) 1–2 ml i.v.

Spezielle Maßnahmen
(1) *Vasodilatanzien* (s. auch oben unter c): Rasch wirkende Pharmaka werden bevorzugt: Glyzeroltrinitrat (Nitrolingual®) 0,6–1,2 mg sublingual, u. U.

mehrmals oder als Infusion, z. B. Trinitrosan® 0,5–5 mg/h als maschinelle Infusion. Höhere Dosierung im Einzelfall möglich.

(2) *Diurese:* Rasch wirkende Diuretika gehören zu den Sofortmaßnahmen beim Lungenödem. Sie reduzieren das Blutvolumen innerhalb von ca. 20 min. Die diuretische Wirkung kann verstärkt werden, wenn zuvor Aminophyllin (Euphyllin®) injiziert wurde. *Wichtig:* Für ungehinderten Urinabfluß sorgen! Mögliche Harnverhaltung durch Opiate (Antidot Atropin!) beachten! Nicht zögern, einen transurethralen Blasenkatheter zu legen!

(3) *Digitalis:* Wenn der Patient zuvor nicht oder nur unvollständig (Medikamenteneinnahme? Resorption?) digitalisiert war, werden Digitalisglykoside i.v. gegeben (s. ds. Kap., 2 „Glykosidtherapie"): z.b. Digoxin (Lanicor®, Lanitop®, Novodigal®) 0,25 mg i.v., dann nach ½, 1 und 2 h je 0,25 mg nachinjizieren, wenn Vorhofflimmern mit absoluter Arrhythmie und rascher Kammerfrequenz besteht! Deren Verlangsamung ist immer dringlich und kann bei Mitralstenose lebensrettend sein.

(4) *Behandlung von Herzrhythmusstörungen:* Herzrhythmusstörungen werden je nach ihrer Art und der Gefährdung des Kranken nach den Richtlinien im Kapitel „Herzrhythmusstörungen" (s. ds. Kap., 3) behandelt. Vorhofflimmern, insbesondere Vorhofflattern muß u. U. durch Elektrokardioversion sofort beseitigt, zumindest die Kammerfrequenz verlangsamt werden (s. ds. Kap., 3.1.4). Kammertachykardie wird stets sofort durch Kardioversion beendet. Ventrikuläre Extrasystolen werden nur dann behandelt, wenn Kammertachykardie oder tachykarder Herzstillstand vorgelegen haben oder einzutreten drohen (R-auf-T-Phänomen, Extrasystolie in Salven, starke Häufung der Extrasystolen, polytoper Reizursprung; s. ds. Kap., 3.2.2): Lidocain (Xylocain®) 100 mg i.v., dann Tropfinfusion 500 ml 5% Glukose + 1 g Xylocain® (s. ds. Kap., 3.2.2).

(5) *Sonstige Maßnahmen:* Spezielle blutdrucksenkende Therapie ist im Lungenödem nur selten erforderlich. Der reflektorisch bedingte Hochdruck geht mit wirksamer Lungenödembehandlung zurück. Ist das nicht der Fall: Behandlung wie in der hypertonen Krise (s. Kap. 13).

Bei bronchopulmonalen Superinfektionen Ampicillin 3mal 1 g p.o. oder i.v. Auch Tetrazykline oder spezielle Antibiotika, sofern Anhaltspunkte für die Art des Erregers gegeben sind (s. Kap. 5). Beginn der Antibiotikatherapie erst nach Sputumgewinn für die Keimidentifizierung.

(6) Nach *Abklingen des Lungenödems weitere Intensivüberwachung* für mindestens 24 h (s. a. Kap. 2).

1.4 Herzbeuteltamponade

Definition: Herzbeuteltamponade liegt dann vor, wenn die diastolische Herzfüllung durch Flüssigkeitsansammlung im Herzbeutel so behindert wird, daß die Pumpleistung des Herzens kritisch eingeschränkt wird. *Wichtig:* Nicht jede Pericarditis exsudativa oder jedes Hämoperikard führt zu Tamponade! Ein Perikarderguß, auch nicht ein großer, ist daher gleichbedeutend mit einer Tamponade, kann aber jederzeit zu einer solchen führen. Überwachung!
Ein hämodynamisch gleicher Effekt mit oder ohne Verkalkung kann durch Narbenschrumpfung bei Concretio pericardii eintreten (Panzerherz).
Ätiopathogenese: Ursächlich kommt jede Form der Pericarditis exsudativa in

Frage, sowohl virale wie bakterielle (auch Pyoperikard), auch rheumatische Perikarditiden, urämischer Perikarderguß, Strahlentherapiefolgen, chylöse Perikarditis. Ferner traumatisches oder spontan eingetretenes Hämoperikard, etwa bei Antikoagulanzientherapie, Blutungskrankheiten, Tumoren, Herzwandruptur, Aortendissektion, Zwischenfälle bei diagnostischen und therapeutischen Eingriffen (z. B. Herzkatheteruntersuchungen), postoperativ nach Herzoperationen. Pericarditis constrictiva calcarea ist meistens tuberkulöser Genese, kann aber auch nach viraler oder rheumatischer Perikarditis eintreten.

Symptomatologie und Gefährdung des Kranken werden bestimmt von der Raschheit der Flüssigkeitsansammlung im Perikard einerseits und dessen Dehnbarkeit andererseits. Bei intaktem Perikard können bereits Flüssigkeitsmengen von 50–100 ml eine lebensgefährliche Tamponade hervorrufen. Bei Herzwandruptur mit Hämoperikard kommt es innerhalb von Sekunden zum Kreislaufzusammenbruch. Gleiches gilt für das traumatische Hämoperikard. Bei entzündlichen Veränderungen des Herzbeutels wird dieser u. U. größere Flüssigkeitsmengen aufnehmen können, bis Tamponade eintritt. Die Zeitspanne kann sich von Stunden bis zu Tagen und Wochen erstrecken. Bei urämischer Perikarditis sind besonders lange Laufzeiten bekannt (Monate). Perikardkonstriktion entwickelt sich stets langsam, d.h. innerhalb von wenigen Monaten bis – meistens – mehreren Jahren oder Jahrzehnten.

Klinik: *Leitsymptome und -befunde:* Zuverlässige Zeichen sind die gestauten Halsvenen mit Kussmaulschem Venenpuls (inspiratorische Zunahme des Venendruckes), die arterielle Hypotonie mit enger Blutdruckamplitude und mit Pulsus paradoxus (inspiratorisches Sinken des systolischen Druckes um mehr als 12 mmHg) sowie die perkutorisch vergrößerten Herzdämpfung mit leisen Herztönen und einem protodiastolischen Extraton (Perikardton), Niedervoltage im EKG, manchmal mit dem für einen Perikarderguß charakteristischen elektrischen Alternans. Es entwickelt sich im übrigen die typische Symptomatik der Herzinsuffizienz (s. ds. Kap., 2).

Diagnostische Hinweise: Neben den erwähnten klinischen Zeichen erkennt man im Röntgenbild manchmal Hinweise für einen Erguß. Die Tamponade ist mit oder ohne ergußtypisch veränderter Herzkonfiguration aus den leeren Lungenfeldern zu vermuten. Mittels Echokardiographie kann der Perikarderguß sofort sicher erfaßt, quantitativ abgeschätzt und eine tamponierende Wirkung frühzeitig erkannt werden. Eine rasche orientierende Erfassung gelingt auch mittels abdomineller Sonographie.

Therapie

Vorbemerkungen

Ist die *Diagnose gestellt* oder mit Wahrscheinlichkeit zu vermuten, so muß der Herzbeutel punktiert werden. Mit diesem oft lebensrettenden Schritt darf nicht gezögert werden. Auch dann nicht, wenn die Abgrenzung zwischen Perikarderguß einerseits und Myokarditis oder Pericarditis constrictiva andererseits nicht sicher entschieden werden kann.

In den meisten Fällen ist die direkte transkutane Perikardpunktion erfolgreich. Operatives Vorgehen, meist mit Fensterung des Perikards mit Ableitung in Pleura oder Bauchhöhle, kommt nur in der unmittelbar postoperativen Situation in der Kardiochirurgie in Frage sowie bei rezidivierendem oder gekammertem Perikarderguß.

Technik der Perikardiozentese

Das notwendige Instrumentarium ist in Tabelle 11.3 aufgeführt.

(1) Patienten über geplantes Vorgehen informieren, bequem lagern, Oberkörper 10–30° angehoben.
(2) Chirurgische Hautdesinfektion und sterile Abdeckung. Es wird steril gearbeitet!
(3) EKG anschließen.
(4) Venösen Zugang schaffen (s. Kap. 2, 1.2).
(5) Lokalanästhesie mit Lokalanästhetika ohne Adrenalinzusatz, Xylocain® 1%, Novocain® 1–2%.
(6) Stichinzision im Winkel zwischen Processus xiphoideus und linkem Rippenbogen.
(7) Punktionskanüle mit Innennadel (Seldinger-Nadel) über das Verbindungskabel und Krokodilsklemme mit der Wilson-Ableitung (V) des EKG-Gerätes verbinden.
(8) Einführen der Kanüle in Richtung auf die mediane Oberkante der linken Skapula unter ständiger Beobachtung des EKG.
(9) Nach Passage des Perikards (spürbarer Ruck) Aspirationsversuch. Wenn erfolgreich, Absaugen nach Entfernung der Innennadel mittels Spritze über 3-Wege-Hahn und Verbindungsschlauch oder mittels Vakuumflasche. *Wichtig:* Vor der Punktion prüfen, ob alle Verbindungsstücke und Schläuche zueinander passen!
(10) Bei Kontakt der Nadel mit dem Epikard beobachtet man im EKG starke ST-Hebungen: Nadel zurückziehen! Während der Passage der Nadel von der Subkutis bis in das Perikard nimmt lediglich die Amplitude von QRS etwas zu. Die starke Deformierung des EKG bei Epikardkontakt ist nicht zu übersehen. Wird Blut aspiriert, so kann aus der EKG-Konfiguration entschieden werden, ob die Nadelspitze noch im Perikard oder bereits intrakardial liegt (sonst im entnommenen Blut Hämatokrit bestimmen!).
(11) Bei größeren Ergüssen kann mit Hilfe eines Spiralmandrins ein geeigne-

Tabelle 11.3: Steriles Instrumentarium für die geschlossene Perikardiozentese

1. 5-ml-Spritze mit 12er-Nadel, 7 cm lang, für Lokalanästhesie
2. Skalpell
3. 250-ml-Spritzen Luer
4. 3-Wege-Hähnchen Luer
5. 50 cm Plastikschlauch
6. 2 Krokodilsklemmen mit Verbindungskabel
7. Punktionskanüle (Seldinger), 12 cm lang
8. Spiralmandrin 100 cm
9. Katheter, passend zu o.g. Mandrin, 50 cm lang mit 4 Seitenlöchern und Flansch mit Hähnchen
10. Xylocain® 1% zur Lokalanästhesie
11. EGK-Gerät
12. Defibrillator, Reanimationsgerät

ter Katheter mittels Seldinger-Technik in den Herzbeutel eingeführt werden. So kann über einen Zeitraum von mehreren Tagen wiederholt Flüssigkeit abgelassen werden. Ist danach noch eine Perikarddrainage erforderlich, so muß die operative Perikardfensterung erwogen werden.

(12) Bei bakteriellen Infektionen können Antibiotika oder Tuberkulostatika instilliert werden.

(13) Nach erfolgter Perikardpunktion ist Intensivüberwachung (EKG-Monitor, zentraler Venendruck, Blutdruckkontrollen) für 1–2 Tage erforderlich.

1.5 Myokardinfarkt und Infarktkomplikationen
1.5.1 Myokardinfarkt

Definition: Der Herzinfarkt ist eine lokal begrenzte, mehr oder weniger ausgedehnte, kompakte oder netzförmige Nekrose des Myokards der linken Herzkammer und/oder des Kammerseptums durch akuten Verschluß einer Koronararterie bei atheromatöser Koronarerkrankung. Rechtsventrikuläre Infarkte können klinisch bedeutsam sein und kommen bei Herzhinterwandinfarkt häufig vor. Sie können schwierige therapeutische Probleme bedingen.

Ätiopathogenese: Der Myokardinfarkt ist eine schwerwiegende Komplikation der koronaren Herzkrankheit (s. ds. Kap., 4). Es gelten somit die für diese Krankheit bekannten Risikofaktoren wie Zigarettenrauchen, Fettstoffwechselstörungen, Hypertonie, Diabetes mellitus, familiäre Disposition, Übergewicht, Streß. Die Myokardnekrose entsteht aus einer kritischen Diskrepanz zwischen Sauerstoffversorgung und -bedarf. Sie entwickelt sich praktisch immer auf dem Boden einer stenosierenden Koronarsklerose (ca. 80–90% der Fälle). Der Auslösemechanismus ist meistens ein thrombotischer Gefäßverschluß (60–80% der Fälle), zumeist ausgelöst durch Aufbruch von Plaques und Blutungen in atheromatöse Herde. Myokardnekrosen können jedoch auch ohne vollständigen Koronarverschluß eintreten. Ebenso kann aber auch ein thrombotischer Verschluß nur kurzfristig bestehen und dennoch einen Infarkt bedingen („frühe Rekanalisation"). Einschränkung der Sauerstoffzufuhr (Anämie, Hypoxie) und auch erhöhte Katecholaminwirkung sind wichtige verschlimmernde Faktoren. Auch koronarspastische Vorgänge sind öfter beteiligt und können entscheidend sein. Seltener sind Koronarembolien als Infarktursache (Thromboembolie bei bakterieller Endokarditis, Vorhofflimmern, Luftembolie).

Klinik: Das Infarktereignis ist meistens von elementarer Wucht und in 40–50% der Fälle tödlich. Symptomfreie oder -arme Infarkte kommen aber auch vor. Ca. 60% der Todesfälle ereignen sich in der Phase vor Krankenhausaufnahme. Die Krankenhausmortalität beträgt dann noch ca. 20%, in Koronarüberwachungsstationen heute um oder unter 10%. *Wichtig:* Die große Häufung der tödlichen Komplikationen in der frühesten Phase des Infarktes erfordert hier die höchste Überwachungs- und Behandlungsintensität. Ärztliche Hilfe muß so rasch wie möglich einsetzen (Notarzt!). In diesem Zusammenhang ist es wichtig zu erwähnen, daß Prodromalsymptome („instabile Angina pectoris", Prä-Infarktsyndrom) in 60–80% der Fälle vorkommen, so daß ggf. prophylaktische Maßnahmen möglich werden (s. ds. Kap., 4). Kommt der Patient innerhalb von weniger als 3 h in die Klinik, so kann u. U. durch intrakoronare oder auch durch systemische Fibrinolyse (s. u.) ein thrombotischer Verschluß wiedereröffnet und noch nicht nekrotisiertes Herzmuskelgewebe gerettet werden.

Der Kranke ist gefährdet durch Herzrhythmusstörungen, Herzinsuffizienz und Schock, Herzruptur sowie Sekundärkomplikationen.

(1) *Herzrhythmusstörungen* kommen vor in 95% der Fälle (s. Tab. 11.4). Die zahlreichen Frühtodesfälle sind überwiegend durch Kammerflimmern bedingt. Häufigkeit und Gefährlichkeit der Arrhythmien nehmen bereits innerhalb des er-

Tabelle 11.4: Einteilung und Häufigkeit von Herzrhythmusstörungen bei akutem Myokardinfarkt

Arrhythmie in Zusammenhang mit	
1. elektrischer Unstabilität	
Ventrikuläre Extrasystolie	80%
Akzelerierte, idioventrikuläre Rhythmen	15%
Parasystolie	12%
Kammertachykardie	10%
Kammerflimmern (primär)	3%
2. potentieller elektrischer Unstabilität	
Sinusbradykardie	25%
AV-Rhythmen	5%
AV-Block (bei Hinterwandinfarkt)	
1.Grades	11%
2.Grades	14%
3.Grades	12%
Asystolie (primär)	2%
3. Herzinsuffizienz	
Sinustachykardie	40%
Supraventrikuläre Extrasystolie	55%
Supraventrikuläre Tachykardie	10%
Vorhofflimmern	14%
Vorhofflattern	5%
AV-Block (bei Vorderwandinfarkt)	2%
Asystolie (sekundär)*, Kammerflimmern (sekundär)*	2%
Herzrhythmusstörungen insgesamt	95%

* Endstadien bei Herzversagen

sten Tages rasch ab. Bei unkompliziertem Verlauf sind ernste Rhythmusstörungen nach dem 4. Tag bereits selten.
(2) In den ersten Stunden des Infarktes sind vagale (Bradykardie, Blutdruckabfall) und/oder sympathikotone Reizzustände die Regel. Sie erhöhen die Bereitschaft zum Kammerflimmern und erfordern spezielle therapeutische Maßnahmen (Atropin, β-Blocker, s. u.).
(3) *Herzinsuffizienz* und *Schock* kommen in 40–60% bzw. 10–15% (Schock) der Fälle vor, bei früh einsetzender Therapie (Notarztwagen, Fibrinolyse) seltener. Beide Komplikationen sind ebenfalls am häufigsten während der ersten Woche, sind jedoch auch für die Mehrzahl der Spättodesfälle verantwortlich. Herzinsuffizienz ist der wichtigste Faktor, der die Mobilisation und die Dauer der stationären Behandlung wie auch die Langzeitprognose bestimmt. Die Größe des Infarktes bestimmt den Verlauf. Sind mehr als 20% des Kammermyokards betroffen, so resultiert eine manifeste Herzinsuffizienz. Bei mehr als 40% ist mit Schock zu rechnen.
(4) *Herzrupturen* (6% der Fälle) kommen zwischen dem 2. und 9. Tag vor. Durch leukozytär bedingte Erweichung des Bindegewebes in der Nekrosezone können die freie Wand (Herzwandruptur, meistens sofort tödlich), das Kammerseptum (Links-Rechts-Shunt mit schwerer Rechts- und Linksinsuffizienz) oder ein Papillarmuskel (akute, schwerste Mitralinsuffizienz) zerreißen.

11 Krankheiten des Herzens

(5) *Sekundärkomplikationen:* Arterielle Hypotonie (Gefahr der Infarktausweitung sowie ischämische zerebrale Insulte), Bildung von endokardialen, intraventrikulären Thromben (Gefahr arterieller Embolien), thromboembolische Ereignisse im Gefolge der Bettruhe (Lungenembolie) sowie traumatische Schäden durch Reanimationsmaßnahmen, Medikamentennebenwirkungen (z. B. Digitalis, Antikoagulanzien, Antiarrhythmika). Begleitkrankheiten nicht übersehen: z. B. Diabetes mellitus, Emphysembronchitis, Niereninsuffizienz o. ä.

(6) Eine Infarzierung des rechten Herzventrikels kommt bei diaphragmalem Infarkt in ca. 60% der Fälle vor. Sie verschlechtert die Prognose erheblich, wird aber andererseits durch frühzeitige Fibrinolysetherapie besonders günstig beeinflußt. – Eine sichere Erkennung des Rechtsventrikelinfarktes gelingt mittels rechts-präkordialer EKG-Ableitungen (V_{R3}–V_{R5}).

Leitsymptome und -befunde: Die Diagnose wird gestellt aus den anamnestischen Angaben über Angina pectoris und ihre Varianten im Prodromalstadium. Die Abgrenzung von Status anginosus oder instabiler Angina pectoris ist manchmal schwierig, bleibt jedoch bis zur endgültigen Klärung therapeutisch ohne Belang, da Überwachung und Therapieführung einheitlich sind. Jeder Angina-pectoris-Anfall von mehr als 20–30 min Dauer ist auf einen Infarkt verdächtig! Wo möglich, soll zur Differenzierung und Infarktprophylaxe frühzeitig, d. h. im akuten Stadium, koronarangiographiert werden (instabile Angina pectoris!) (s. ds. Kap., 4.3).

Klinisch findet man bei dem meist schweren Krankheitsbild am Herzen palpatorisch einen abnormen Kontraktionsverlauf, auskultatorisch einen präsystolischen, meistens alsbald auch einen protodiastolischen Galopp, seltener eine paradoxe Spaltung des 2. Herztons oder spätsystolische Geräusche als Ausdruck einer Papillarmuskelischämie (ca. 15% der Fälle). Im EKG sieht man ein typisches Infarkt-Q, das in den frühesten Stadien noch fehlen kann, später unter R-Verlust jedoch regelmäßig auftritt. ST-Hebung in der Infarktzone signalisiert den frischen Infarkt, langsame Rückbildung der ST-Hebung ist prognostisch ungünstig; Persistenz mit terminaler T-Negativierung über mehr als 4–10 Wochen signalisiert die Entwicklung eines Herzwandaneurysmas. Unter den Serumenzymen erreicht die CK bereits am 1. Tag ihren Gipfelwert, die GOT am 3. Tag. Enzymerhöhungen über das 8fache der Norm sind prognostisch ungünstig. Die reaktive Leukozytose, die ihren Gipfel am 1.–4. Tag erreicht, ist ebenfalls von prognostischer Bedeutung (Grenzwert 14000/mm³). Die Beschleunigung der Blutsenkungsgeschwindigkeit mit Gipfel am 3.–8. Tag ist für die Prognose gewöhnlich ohne wesentliche Aussagekraft, kann aber im Verlauf bei starker Erhöhung auf ein Postinfarkt- oder Dressler-Syndrom hinweisen (BSG-Beschleunigung > 90/100, Fieber, Perikarditis, u. U. Pleuritis, Pneumonie, Eosinophilie).

Therapie

Notfalltherapie außerhalb des Krankenhauses

Der Patient muß ohne *jede* Verzögerung in ärztliche Überwachung gelangen (Arztbesuch, Notarztwagen). Die EKG-Überwachung muß sofort beginnen. Der Apparat (tragbarer, batteriebetriebener EKG-Schreiber oder Monitor) bleibt angeschlossen bis zum Eintreffen in der Koronarüberwachungsstation.

(1) Diagnose sichern. Auch wenn nur Verdacht besteht, Überwachung und weitgehend auch Therapie wie bei gesichertem Infarkt.

(2) Herzrhythmus prüfen; wenn vorhanden, EKG anschließen.

(3) Für frische Luft sorgen, Fenster öffnen, wenn möglich Sauerstoff zuführen.

Notfälle **11, 1**

(4) Notarztwagen rufen lassen und nächste Koronarüberwachungsstation informieren.

(5) *Schmerzbekämpfung* mit Opiaten: 10 mg Morph. sulf. oder 100 mg Pethidin (Dolantin®) langsam i.v. oder s.c. Bei Bradykardie auch 1 Amp. Dilaudid-Atropin (1 mg Dilaudid® + 0,5 mg Atropin) langsam i.v. oder s.c. Bei Tachykardie 1 mg Dilaudid® langsam i.v. oder s.c. Keine i.m. Injektionen!

(6) *Venösen Zugang* schaffen, wenn möglich mit intravenösem Verweilkatheter (s. Kap. 2, 1.2). Langsame Tropfinfusion mit 5% Dextrose anschließen.

(7) *Sedierung:* Die Wirkung der Opiate wird ggf. bei Unruhe durch gleichzeitige Gabe von Phenothiazin-Derivaten (Atosil® 25 mg, Psyquil® 5 mg) oder auch Diazepam (Valium® 5–10 mg), jeweils langsam i.v., wirkungsvoll ergänzt. Besonders günstig, aber nur relativ kurz wirksam (Nachinjektionen!) ist Thalamonal® (Fentanyl + Dehydrobenzperidol). Dosierung: 1–2 ml langsam i.v.

(8) *Herzrhythmusstörungen: Bradykardie* mit oder ohne Extrasystolie: Atropin 0,5–1 mg i.v. Achtung: Wenn Tachykardie über 100/min eintritt und/oder vermehrt Extrasystolen nach der Atropininjektion vorkommen, werden 1–5 mg Propranolol (Dociton®) oder 0,2–0,4 mg Pindolol (Visken®) i.v. nachinjiziert.

Extrasystolie bei normo- oder tachykardem Sinusrhythmus: Lidocain (Xylocain®) 50–100 mg i.v.

Sinustachykardie: Wenn Frequenz über 120/min und *keine* manifeste Herzinsuffizienz vorliegt: 1–5 mg Propranolol (Dociton®) oder 2–5 mg Metoprolol (Beloc®) langsam i.v. Wenn durch Herzinsuffizienz bedingt, s. unter Punkt 9.

Wichtig: Allgemeine Prophylaxe von ventrikulären Arrhythmien bei nur wenigen oder gar keinen Extrasystolen wird nicht empfohlen!

Vorhofflimmern: Verapamil (Isoptin®) 10 mg langsam i.v. oder, wenn nicht vordigitalisiert oder/und wenn Herzinsuffizienz besteht, Digoxin (Lanicor®, Novodigal®) 0,5 mg, 20 min später 1–2mal 0,25 mg i.v. (s. ds. Kap., 3.1.4).

(9) *Herzinsuffizienz:* Nitrate sublingual oder intravenös (s. ds. Kap., 4.2 „Anfallsprophylaxe"). Achtung: Blutdruck beachten! Keine Nitrate, wenn unter 100–110 mmHg systolisch! Rasch wirkende Diuretika wie Furosemid (Lasix®) 40 mg i.v., Oberkörper hochlagern. Vasodilatanzien außer Nitraten bei akutem Infarkt außerhalb der Klinik nicht geben, da hämodynamische Überwachung unentbehrlich.

(10) *Lungenödem:* Lagerung, Staubinden, Nitrate, Diurese, Digitalisglykoside, Aminophyllin (s. ds. Kap., 1.3).

(11) *Myokardprotektion:* Senkung von Blutdruck und Herzfrequenz. In jedem Fall sofort 10000 E Heparin (Liquemin®) i.v., dann Infusion mit 2000 I.E./h bis zum Eintreffen in der Klinik bzw. Intensivstation (s.u.). Ferner Azetylsalizylsäure (Aspirin®) 500 mg p.o. oder i.v. (Aspisol®). Ferner stets Nitrate i.v. (Trinitrosan®) 1–10 mg/h oder mehr. Wenn keine Herzinsuffizienz vorliegt, β-Rezeptorenblocker, z.B. Metoprolol (Beloc®) 5 mg oder Pindolol (Visken®) 0,4 mg i.v. Wert von Kalziumantagonisten unsicher. Heute nur bei Hypertonie empfohlen: Nifedipin (Adalat®) 10–20 mg. Bei Tachykardie auch Diltiazem (Dilzem®) 60 mg p.o.

Entscheidend ist eine möglichst rasche Wiedereröffnung des verschlossenen Infarktgefäßes, z. B. durch sofortige Herzkatheterisierung mit kathetertechnischer Rekanalisation des Infarktgefäßes oder auch durch möglichst frühzeitige Fibrinolyse (s. u.).

(12) Wenn die Diagnose sicher und der Arzt erfahren mit der Fibrinolysetherapie ist, so kann diese bereits *vor* Klinikaufnahme eingeleitet werden: Acylstreptase 30 mg i.v. (Eminase®) oder Gewebeplasminogenaktivator 30 mg i.v. (Actilyse®), gefolgt von 100 mg p.infus. über 1 h.

Wichtig: Größte Ruhe und planmäßiges Vorgehen sind für den in Todesangst befindlichen Kranken wichtig. Krankenhaustransport erst dann unternehmen, wenn der Herzrhythmus stabilisiert ist, jedoch auch nicht verzögern! Der Arzt begleitet den Kranken, wenn irgend möglich. Auch auf dem Transport größtmögliche Ruhe. – Intramuskuläre Injektionen streng vermeiden wegen möglicherweise nachfolgender Antikoagulanzien- oder Fibrinolysetherapie und wegen Erschwerung der laborchemischen Diagnosesicherung (CK-Anstieg).

Therapie im Krankenhaus
s. Tabelle 11.5.

(1) Sofort nach Eintreffen des Patienten im Aufnahmeraum oder unmittelbar nach Diagnosestellung oder Äußerung des Verdachts auf Myokardinfarkt muß die *Überwachung* (Monitor) beginnen, Aufnahme in die *Koronarüberwachungsstation* veranlaßt und geprüft werden, ob eine sofortige Herzkateruntersuchung mit Rekanalisation des Infarktgefäßes vorgenommen oder eine Fibrinolysetherapie erfolgen soll.

Tabelle 11.5: Überwachung in der Koronarüberwachungsstation

1. EKG (Monitor)	dauernd
2. ZVD, wenn möglich Pulmonalisdruck mittels Einschwemmkatheter	stündlich
3. Arterieller Blutdruck (unblutig, nur in besonderen Fällen direkt messen)	halbstündlich
4. Atmung	stündlich
5. Urinausscheidung	6–24stündlich
6. EKG (12 Ableitungen)	täglich
7. Transaminasen, CPK	täglich
8. Blutbild, Leukozytenzahl, BSG	täglich
9. Harnpflichtige Substanzen, Elektrolyte	täglich
10. Blutgase, Säure-Basenstatus (bei kompliziertem Verlauf)	täglich
11. Bei Wiederauftreten von Ischämie sofort Koronarangiographie, unter Umständen Katheter-Ballondilatation oder Bypass-Operation	
12. Thorax-Röntgen (nicht routinemäßig)	Liegendaufnahme, wenn komplizierter Verlauf. Fernaufnahme erst später im Verlauf notwendig
13. Cholesterin, Blutzucker	

(2) *Sedierung und Schmerzbekämpfung* s. ds. Kap., 1.5 „Notfalltherapie vor stationärer Aufnahme" (5) und (7), S. 311. In der akuten Phase mit Opiaten großzügig verfahren, jedoch etwaige Atemdepression beachten: Blutgase kontrollieren! Bei opiatresistenten Schmerzen liegt manchmal eine Pericarditis epistenocardica vor. Therapie: Noramidopyrinmethansulfonat (Novalgin®) 0,5–1 g i.v. *Wichtig:* In der akuten Infarktphase Nitroglyzerin grundsätzlich i.v. infundieren (Trinitrosan®) 1–10 mg/h oder mehr, jedoch vorsichtig beginnen, da die arterielle Drucksenkung gefährlich werden kann. Aus dem gleichen Grunde auch keine antihypertensiven Medikamente verabreichen, sofern in der akuten Phase noch eine arterielle Hypertonie bestehen sollte. Kontrollierte Blutdrucksenkung, bei Hypertonie mit Nifedipin (Adalat®) 5 mg i.v. über 4–8 h in lichtgeschütztem Infusionssystem, nur in damit erfahrenen Zentren einsetzen, wenn irgend möglich unter laufender Kontrolle des arteriellen und des Pulmonalarteriendruckes (Einschwemmkatheter). Achtung: Der diastolische Pulmonalisdruck bzw. der mittlere Pulmonalkapillardruck soll nicht unter 18 mmHg sinken. Arterieller Blutdruck nicht unter 100–110 mmHg systolisch!

(3) *Sauerstoff:* Sauerstoffinsufflation per Nasensonde (2–4 l/min) kann die arterielle Sauerstoffsättigung erhöhen. Da diese auch in unkomplizierten Infarktfällen initial erniedrigt ist, soll Sauerstoff während der ersten 48 h routinemäßig gegeben werden. Herzinsuffizienz und Schock sind absolute Indikationen zur Sauerstoffapplikation. Im letzteren Falle ist meistens Intubation und kontrollierte oder assistierte Beatmung schon frühzeitig indiziert (s. ds. Kap., 1.2).

(4) *Thrombolytische Therapie:* Es kann heute als gesichert angesehen werden, daß eine Wiedereröffnung des thrombotisch verschlossenen Koronargefäßes innerhalb der ersten 6 h nach Verschluß die Infarktausdehnung begrenzen, u.U. weitgehend verhüten kann. In ca. 60% der Fälle kann mit systemischer Fibrinolyse in der frühesten Phase (jede Minute zählt!) des Infarktes eine wirksame Wiedereröffnung erreicht werden. Dosierung und Lysedauer sind noch nicht festgelegt. Wahrscheinlich sind 1,5 Mio. E Streptokinase p. infus., 30 mg Eminase® als Bolus oder Gewebeplasminogenaktivator rt-PA (Actilyse®) 50 mg als Bolus, dann 100 mg p.infus. über 1 h, das letztere wohl am besten wirksam (s.a. Kap. 6, Literatur beachten!). Der Erfolg der Fibrinolysetherapie, d.h. die Wiedereröffnung des Infarktgefäßes oder die „Reperfusion", wird erkannt an einem besonders hohen und frühen Gipfel der CK-Werte, manchmal auch am Auftreten von „Reperfusionsarrhythmien" (ventrikuläre Arrhythmien). Eine sichere Aussage ist aber nur mittels Koronarangiographie möglich.

Stets wird vor der Fibrinolyse die Antikoagulierung mit Heparin begonnen: Heparinsulfat (Liquemin®) 10000 I.E. als Bolus, gefolgt von einer Dauerinfusion von 20000–40000 I.E./24 h unter Kontrolle der PTT (Einstellung auf das 3- bis 4fache der Norm, 60–100 sec. Die Heparininfusion wird über ca. 4 Tage fortgeführt. Darauf folgt eine Antikoagulanzientherapie (s. ds. Kap., 1.5.2 „Infarktkomplikationen").

In entsprechend eingerichteten und erfahrenen Zentren kann darüber hinaus in besonderen Fällen (z.B. Schock, anhaltende Ischämie) heute eine sofortige Herzkatheterisierung mit intrakoronarer Thrombolyse, u.U. gefolgt von einer

Ballondilatation der Koronarstenose, ausgeführt werden. Die besten Wiedereröffnungsraten werden hiermit erreicht.
Große Studien haben gezeigt, daß eine frühzeitige Hemmung der Thrombozytenaggregation die Letalität des akuten Infarktes vermindert. Daher werden 300–500 mg Acetylsalicylsäure (Aspirin®) p.o., wenn nicht möglich, als Aspisol® i.v. verabreicht und die Therapie mit 100 mg/Tag weitergeführt (s. ds. Kap., 4).

(5) *Allgemeine Maßnahmen und Mobilisation* (s.a. Tab. 11.6): Die Heilungsgeschwindigkeit der Nekrose (ca. 1 mm in 10 Tagen) ist lange als Richtlinie für die Dauer der Bettruhebehandlung benutzt worden: Nach 6 Wochen sind nur noch bei großen, transmuralen Infarkten kleine Nekrosereste im Myokard nachweisbar. *Absolute Ruhe* ist heute während der ersten Tage allgemein anerkannt (flüssige Nahrung, Füttern, möglichst noch kein Stuhlgang, Vermeiden aller Reize, die belasten oder den Sympathikotonus erhöhen können, wie Lärm, Schreck, Angst, Ärger). Da Bettruhe nicht unbedingt die bestmögliche Entlastung für das Herz bedeutet (vergrößertes Blutangebot an das Herz in horizontaler Lage) und da längeres Liegen und völlige Ruhigstellung auch Sekundärkomplikationen mit sich bringen können, tendiert man heute zu rascher Mobilisierung. Gesicherte Erkenntnisse über die Vorteile der raschen oder der langsamen Mobilisation liegen aber bisher nicht vor. Über das Vorgehen informiert Tabelle 11.5.

Während der ersten 3–7 Tage wird der Kranke nach den Richtlinien der Tabelle 11.5 überwacht. Danach wird die Überwachungsintensität stufenweise gelockert, während der Kranke mobilisiert wird (Tab. 11.6). Die Überwachung wird ausgedehnt und die Mobilisation verzögert bei sehr großen Infarkten (Anhaltspunkte aus der Zahl evtl. vorausgegangener Infarkte und der infarkttypisch veränderten Ableitungen im EKG, Eintreten von Vorhofflimmern, Rückbil-

Tabelle 11.6: Mobilisation nach Myokardinfarkt

bei unkompliziertem Verlauf

1.–2. Tag	strenge Ruhe, Liegen mit angehobenem Kopfende oder Sitzen im Bett
3.–4. Tag	Bettruhe, passive Bewegungsübungen
	Sitzen an der Bettkante, Bettstuhl, Aufstehen
5.–10. Tag	Aufstehen, Herumgehen im Zimmer, Toilette
11.–21. Tag	Herumgehen, Treppensteigen, Entlassung
3.–6. Woche	Rekonvaleszenz zu Hause oder Anschlußheilverfahren, Beginn eines Trainingsprogramms, evtl. Koronarangiographie
2.–3. Monat	Rückkehr in das Berufsleben mit modifiziertem Tagesablauf, Trainingsprogramm, evtl. Koronarangiographie

bei kompliziertem Verlauf
Großer Infarkt, anhaltende oder rezidivierende ischämische Schmerzen, Fieber, ernste Arrhythmien (Vorhofflimmern, AV-Block, Kammerarrhythmien), Herzinsuffizienz verzögern die Mobilisation um mindestens 3 Tage nach Abklingen (siehe Text). Bei Myokardischämie: Koronarangiographie

Nach erfolgreicher Fibrinolyse und ohne wiedereintretende Ischämie ist eine rasche Mobilisierung möglich mit Entlassung bereits nach 7–10 Tagen.

dungsgeschwindigkeit der ST-Hebung, CK und GOT größer als das 8–10fache des Normalwertes, Leukozytose über 14 000) sowie bei anhaltenden ischämischen Schmerzen, bei rezidivierenden Herzrhythmusstörungen oder Weiterbestehen der Herzinsuffizienz (protodiastolischer Galopp, anhaltende Sinustachykardie, feuchte, basale Rasselgeräusche, Lungenstauung im Röntgenbild) sowie bei persistierender Perikarditis (Differentialdiagnose: Postinfarktsyndrom) oder Entwicklung von Papillarmuskeldysfunktion oder Aneurysmen. Die Mobilisation wird so geführt, daß der Kranke zur Zeit der Entlassung in der Lage ist, alle diejenigen Beanspruchungen ohne Herzinsuffizienz, Angina pectoris oder Arrhythmien zu erledigen, die ihn daheim bzw. im Anschlußheilverfahren erwarten. Angina pectoris oder sonstige Hinweise auf Myokardischämie nach dem Infarkt oder sonstige Anhaltspunkte für eine koronare Mehrgefäßerkrankung müssen zur frühzeitigen Koronarangiographie veranlassen, spätestens zum Zeitpunkt der geplanten Entlassung.

Magnesium: Neuerdings wurde gezeigt, daß die Letalität des akuten Myokardinfarktes durch i.v. Gabe von Mg^{++} deutlich gesenkt werden kann. Nebenwirkungen werden nicht beobachtet. Dosierung: Magnesiumsulfat (Cormagnesin®) 8 mmol als Bolus i.v., gefolgt von 65 mmol über 24 h. Literatur beachten!

1.5.2 Infarktkomplikationen
Arrhythmiebehandlung

Einzelheiten s. ds. Kap., 3. Hier werden nur einige besonders wichtige und häufige Arrhythmien besprochen.

(1) *Ventrikuläre Extrasystolen:* Jede einzelne Extrasystole wird mit Aufmerksamkeit beachtet! *Behandlungsindikation:* Häufiger als 20/min, Bigeminie, polytoper Reizursprung, Salven, frühzeitiger Einfall („R-auf-T"-Phänomen) sowie stets dann, wenn Kammertachykardie oder Kammerflimmern beobachtet werden oder bereits vorgekommen sind. *Pharmakotherapie:* Auftreten in Zusammenhang mit Bradykardie: 0,5–1 mg Atropin i.v.; nach 1–2 h, wenn erforderlich, wiederholen. Oral Ipratropiumbromid (Itrop® 2–3mal $^{1}/_{2}$–$1^{1}/_{2}$ Filmtbl. à 10 mg).

Extrasystolie bei normaler Herzfrequenz oder bei Tachykardie: Sotalol (Sotalex®) 2–3mal 80 mg bis 2mal 160 mg p.o. oder Lidocain (Xylocain®) 100 mg i.v. Bei Erfolg Infusion mit 1 g Lidocain in 500 ml 5% Glukose (Maximaldosis 2–3 g/Tag).

(2) *Vorhofflimmern, -flattern:* Bei bereits vorherbestehendem Vorhofflimmern Kontrolle der Kammerfrequenz durch Digitalis und/oder β-Rezeptorenblocker, z.B. Sotalol (Sotalex®, s. ds. Kap., 3.1.4). Bei Neuauftreten z.B. Sotalol (Sotalex®) 40 mg i.v. oder Verapamil (Isoptin®) 5–10 mg langsam i.v. oder Digoxin (Lanicor®, Novodigal®), zuerst 0,5 mg, dann 0,25 mg in $^{1}/_{2}$–1stündigen Abständen, bis Kammerfrequenz zu sinken beginnt oder bis Maximaldosis von 1,5 mg erreicht ist (s. ds. Kap., 2 „Glykosidtherapie", Tab. 11.9). Bei starker Beeinträchtigung von Herz und Kreislauf u.U. rasch Elektrokardioversion (s. ds. Kap., 3.1.4). Nach Wiederherstellung des Sinusrhythmus Erhaltungstherapie mit Digitalisglykosiden (s. Tab. 11.8 und 11.9 [S. 328]) und/oder Sotalol (Sotalex®) 2–3mal 80 mg bis 2mal 160 mg p.o.

(3) *AV-Block bei Hinterwandinfarkt:* Die Blockierung 1., 2. oder 3. Grades tritt zwischen dem 1. und 3. Tag nach dem Infarkt (ca. 60% der Fälle) ein und bildet sich in ca. 92% der Fälle innerhalb von längstens 4 Tagen wieder zurück. Behandlung nur dann notwendig (ca. 30%), wenn Frequenzverlangsamung unter 50/min und/oder Blutdruckabfall oder Extrasystolie eintreten oder wenn gleichzeitig Herzinsuffizienz besteht. *Vorgehen:* 0,5–1 mg Atropin i.v., alternativ Itrop® (i.v. 1 Amp. à 0,5 mg). Auch kleine Dosen Orciprenalin (1 mg Alupent® in 500 ml 5% Glukose) können versucht werden. Hiermit aber Herzfrequenz keinesfalls schneller als 60/min einstellen. Besser ist ein transvenöser, temporärer Schrittmacher (s. ds. Kap., 1.1 „Spezielle Maßnahmen bei tachykardem und bradykardem Herzstillstand" und 3.3.4). Auch hier genügt Einstellung einer Frequenz um 60/min.

(4) *AV-Block bei Vorderwandinfarkt:* Hier ist die Blockierung gewöhnlich distal vom Hisschen Bündel gelegen (trifaszikulärer Block). Meistens liegt gleichzeitig eine Herzinsuffizienz vor. Der temporäre, besser der permanente transvenöse Schrittmacher wird hier bereits frühzeitig, d.h., wenn möglich, schon vor Eintreten der vollständigen Blockierung (bi- bzw. trifaszikulärer Block, s. ds. Kap., 3.3.4), eingelegt. Gleichzeitig Behandlung der Herzinsuffizienz (s. ds. Kap., 2). Prognose auch unter Schrittmachertherapie schlecht.

Herzinsuffizienz und Schock

Herzinsuffizienzbehandlung nach allgemeinen Richtlinien (s. ds. Kap., 2 „Allgemeinmaßnahmen") mit Vasodilatanzien (s. ds. Kap., 2 „Vasodilatanzien"), Digitalis (s. ds. Kap., 2 „Glykosidtherapie") und Diuretika (s. ds. Kap., 2 „Diuretische Therapie"). Da Empfindlichkeit gegenüber Digitalis bestehen kann, werden die *Glykoside nicht schematisch* verabreicht, sondern nur dann, wenn sichere Zeichen der Herzinsuffizienz nachweisbar sind (anhaltende Sinustachykardie, Galopprhythmus, Orthopnoe, feuchte Rasselgeräusche, Ödeme, Venen- oder Pulmonalisdruckerhöhung) und stets erst nach Vasodilatanzien und Diuretika.
Diuretika, etwa Furosemid (Lasix®) 20–40 mg i.v., werden unter sorgfältiger Beobachtung der Diurese, des zentralen Venendruckes und, wenn möglich, auch des Pulmonalarteriendruckes gegeben. *Wichtig:* Der Füllungsdruck des linken Herzens, meßbar als enddiastolischer Pulmonalisdruck oder mittlerer PC-Druck, soll 18 mmHg nicht unterschreiten. Behandlung des kardiogenen Schocks s. ds. Kap., 1.2.
ACE-Hemmer werden für den Einsatz beim akuten Infarkt, speziell bei Herzinsuffizienz, derzeit empfohlen. Therapieeinleitung (Vorsicht: Hypotonie!) mit geringer Dosierung, z.B. 6,25 mg Captopril (Lopirin®). Dann Dosiserhöhung je nach Blutdruck bis auf 3mal 25 mg Lopirin® oder Lisinopril (Coric®, Acerbon®) 2,5–20 mg/Tag. Hierdurch werden Morbidität und Letalität auf längere Sicht günstig beeinflußt.

Fibrinolyse- und Antikoagulanzientherapie (s. a. Kap. 6)
Fibrinolyse innerhalb der ersten 4–6 h verbessert die Überlebenschancen und die Langzeitprognose. Thromboembolische Komplikationen können durch

Antikoagulanzienbehandlung nach dem Infarkt fast vollständig verhütet werden. Ob der Infarkt selbst günstig beeinflußt wird, ist nicht sicher. Bei konsequenter Quick-Werteinstellung kann durch Antikoagulanzientherapie in der Nachbehandlungsphase über Jahre die Lebenserwartung verbessert und die Reinfarkthäufigkeit vermindert werden.

Wichtig: Unter Antikoagulanzientherapie keine i.m. Injektionen! Vena-subclavia-Punktion und Arterienpunktionen nur, wenn unbedingt notwendig.

Vorgehen: In der Frühphase zunächst Heparinisierung, dann Fibrinolyse, wenn Infarktbeginn nicht länger als 3, höchstens 6 h zurückliegt (Streptokinase 1,5 Mio. E i.v. über 30 min, Eminase® 30 mg langsam i.v. als Bolus, Gewebeplasminaktivator rt-PA [Actilyse®] 30 mg als Bolus i.v., dann 100 mg über 1 h p.infus.). Zuvor, spätestens unmittelbar anschließend, Beginn der Antikoagulierung sofort und für mindestens 4 Tage mit Heparin (Liquemin®). *Dosierung:* Initial 10 000 E i.v., dann 6mal 5000 E i.v. oder insgesamt 30 000–40 000 E/Tag mittels Infusionspumpe. Während der Therapie soll die Antithrombinzeit oder die partielle Thromboplastinzeit kontrolliert werden. Verlängerung auf etwa das 3–4fache der Norm wird angestrebt. Die Heparintherapie ist in dieser Form ausgesprochen komplikationsarm. Die Toxizität ist gering. Allergien sind selten, Thrombopenie sehr selten, jedoch Überwachung erforderlich. Bei Blutungen absetzen; nur selten ist das spezifische Antidot, Protaminsulfat 100 mg i.v., erforderlich (s. Kap. 6, 5.1). Heparin kann sodann mit subkutaner Applikation in geringerer Dosierung (z. B. 3mal 7500 bzw. 5000 IE s.c. unter die Bauchhaut) noch einige Tage fortgeführt werden. Nach Heparintherapie Übergang auf orale Antikoagulierung mittels Dicumarolderivaten (Marcumar®, Coumadin®), zunächst bis zum Zeitpunkt der Entlassung aus stationärer Behandlung. Eine konsequente Quick-Werteinstellung ist Voraussetzung für den Behandlungserfolg. Über den Zeitpunkt der Entlassung hinaus wird die Antikoagulierung fortgesetzt (s. ds. Kap., 1.5.3 „Medikamentöse Langzeitbehandlung").

Frühzeitige Hemmung der Thrombozytenaggregation mit Acetylsalicylsäure (Aspirin®) verbessert die Lebenserwartung und die Inzidenz von Apoplexien, wird daher bereits im Akutstadium begonnen und, parallel zur Antikoagulanzientherapie, über mindestens 1 Jahr fortgeführt (50–100 mg/Tag, abends). Vorsicht bei Gastritis, Ulcus ventriculi et duodeni, „Reizmagen" oder Magenanamnese: Auch bei niedriger Dosierung (50–100 mg/Tag) gastrointestinale Blutungen möglich. Unter Umständen entsprechende Antazidatherapie (s. Kap. 15) oder Absetzen der Acetylsalicylsäure.

Mobilisation und Nachbehandlung

Mobilisation des Infarktkranken während der stationären Behandlungsphase s. ds. Kap., 1.5.1 „Therapie im Krankenhaus" und Tabelle 11.5. In der Rekonvaleszenz und Nachbehandlungsphase wird in Abhängigkeit vom Alter und Allgemeinbefund eine körperliche Ertüchtigung durch Trainingsbehandlung angestrebt. Dosiertes aufbauendes Training soll in ein Programm regelmäßiger Körperhygiene mit einem Optimum an täglicher Bewegung und Muskelarbeit einmünden (entsprechend etwa 4 km Gehen pro Tag). Das Körpergewicht soll reduziert und Risikofaktoren sollen ausgeschaltet werden (s. ds. Kap., 4). Die

11 Krankheiten des Herzens

Wiederaufnahme der beruflichen Tätigkeit erfolgt in jedem Einzelfall nach den besonderen Umständen, frühestens jedoch 4–6 Wochen nach dem Ereignis. Komplikationen im Verlauf, wie Angina pectoris (s. ds. Kap., 4.2), Herzrhythmusstörungen (s. ds. Kap., 3) und Herzinsuffizienz (s. ds. Kap., 2), sowie Komplikationen durch die arteriosklerotische Grundkrankheit werden nach den dort geltenden Richtlinien behandelt. Bei Patienten unter 60 Jahren, bei weiterbestehender Ischämie mit oder ohne Angina pectoris oder hartnäckigen ventrikulären Rhythmusstörungen, chronischer Herzinsuffizienz oder bei rezidivierenden Infarkten soll 2–6 Wochen nach dem Infarkt eine selektive Koronarangiographie und Lävokardiographie durchgeführt werden, um zu prüfen, ob eine Indikation zum kardiochirurgischen Eingriff (Koronarchirurgie, Aneurysmaresektion) besteht (s. ds. Kap., 4.2). Die selektive Koronarangiographie kann bei anhaltender oder rezidivierender, besonders bei frühzeitig wiederauftretender Ischämie auch im akuten Infarktstadium ausgeführt werden.

1.5.3 Weiterbehandlung nach Krankenhausentlassung
Vorbemerkungen
Nach Entlassung aus stationärer Behandlung nach akutem Myokardinfarkt wird in der Bundesrepublik Deutschland eine sog. „Anschlußheilbehandlung" (AHB) über 3–6 Wochen empfohlen. Hierfür sind Rehabilitationskliniken eingerichtet. Neben der medikamentösen Therapie werden dort vor allem eine Schulung für die veränderten Lebens- und Ernährungsgewohnheiten (Nikotinentzug, cholesterinarme Ernährung) und ein aufbauendes körperliches Training ausgeführt. Die Überlegenheit dieser „Rehabilitationsmaßnahme" gegenüber hausärztlicher Betreuung ist jedoch nicht gesichert.

Medikamentöse Langzeitbehandlung
Bei weiterbestehender Ischämie mit oder ohne Angina pectoris (auch stumme Ischämie!) werden Nitrate und β-Rezeptorenblocker verwendet (s. ds. Kap., 4), sofern die ischämischen Zustände durch aortokoronare Venen-Bypass-Operation oder Koronar-Katheterballondilatation nicht behoben werden können (Indikationen s. dort). Mit β-Rezeptorenblockern kann in der Dauertherapie nach Infarkt die Lebenserwartung verbessert und die Häufigkeit des plötzliches Herztodes (ca. 30%) und von Reinfarkten (ca. 25%) vermindert werden. Liegen keine Kontraindikationen vor, so ist eine Dauertherapie mit einem β-Rezeptorenblocker (s. ds. Kap., 4) wichtigstes Prinzip der Postinfarkt-Therapie. Bei nicht-transmuralen („Non-Q-wave-Infarkt") Diltiazem (Dilzem® 3 mal 60 mg bis 3 mal 90 mg p.o), sofern Herzinsuffizienz bzw. Lungenstauung ausgeschlossen sind.
Antikoagulanzien: Mit einer Dauerantikoagulierung mittels Dicumarolderivaten über mindestens 2 Jahre kann die Reinfarkthäufigkeit gesenkt werden. Voraussetzung ist eine konsequente Quick-Werteinstellung (18–22%). Es ist hierzu erforderlich, daß zuverlässige Bestimmungsmethoden verwendet werden und daß der Patient verständig genug ist, um die Bedeutung und die Risiken einer solchen Behandlung zu verstehen. Kontraindikationen sind: mangelndes Verständnis des Patienten, keine Möglichkeit zur regelmäßigen Quick-Wertkon-

trolle, schwere Leber- oder Magen-Darmerkrankungen, nicht-kontrollierte arterielle Hypertonie.

Thrombozytenaggregationshemmer: Ersatzweise oder in Kombination werden auch Thrombozytenaggregationshemmer verwendet werden. Für diese sind eine Verbesserung der Akutletalität, Senkung der Apoplexie- und Reinfarkthäufigkeit sowie eine Verminderung von Komplikationen während der ersten 8 Monate nach Infarkt gezeigt worden. In Frage kommen Acetylsalicylsäure (Colfarit®, Aspirin®), wahrscheinlich auch Tiklopidin (Tiklyd®). Über die Dosierungen besteht keine Einigkeit: Wahrscheinlich liegt die optimale Dosis bei 50–100 mg Acetylsalicylsäure/Tag. Unter Acetylsalicylsäuretherapie ist in ca. 30% der Fälle mit gastrointestinalen Nebenwirkungen, u.U. schweren Magen-Darmblutungen, zu rechnen. Bei Dosierungen von 50–100 mg ASS/Tag sind solche Komplikationen jedoch selten. Engmaschige Beobachtung erforderlich. Unter Umständen Antazida gleichzeitig geben, z.B. Gelusil®-Lac 3–4mal 1 Beutel/Tag. Bei Gastritis, Ulcera ventriculi aut duodeni oder vorausgegangenen Magen-Darmblutungen ist die Behandlung kontraindiziert, die Anwendung von Tiklopidin (Tiklyd®) 250 mg 1–2mal 1 ersatzweise möglich. Blutbildkontrollen in 2wöchigen Abständen zu empfehlen. Behindern Blutungskomplikationen, insbesondere von seiten des Magen-Darmtraktes, eine Antikoagulanzien- oder Aggregationshemmertherapie, so kann alternativ mit einer subkutanen Heparintherapie 2mal 10000 E subkutan über mehrere Wochen bis Monate behandelt werden (s. a. Kap. 6). Das Absetzen einer Antikoagulanzientherapie soll stets ausschleichend erfolgen!

Behandlung der Herzinsuffizienz: Liegt eine Herzinsuffizienz vor, so wird diese nach den üblichen Richtlinien behandelt (s. ds. Kap., 2 sowie 4).

Antiarrhythmika: Herzrhythmusstörungen werden ebenfalls nach den aufgeführten Richtlinien behandelt. Eine konsequente antiarrhythmische Therapie bei ventrikulärer Extrasystolie ist jedoch nur bei hochgefährdeten Patienten indiziert (vorausgegangener Herzstillstand ohne oder mit intramuralem Infarkt, ventrikuläre Arrhythmien der Lown-Klasse IV B mit zahlreichen Couplets oder Salven, symptomatische Kammertachykardie, Myokardinfarkt mit neu aufgetretenem Schenkelblock und ventrikulärer Extrasystolie). Bezüglich der Wahl des Antiarrhythmikums s. oben sowie ds. Kap., 3. Bevorzugt werden β-Rezeptorenblocker, insbesondere Sotalol, oder aber Amiodaron (Cordarex®). Bei hochgefährdeten Patienten mit drohendem tachykardem Herzstillstand werden mit großem Erfolg in spezialisierten Zentren automatische, implantierbare Defibrillatoren eingesetzt.

2 Herzinsuffizienz

Definition: Unfähigkeit des Herzens, trotz ausreichenden venösen Blutangebots die Bedürfnisse des Organismus zu befriedigen. *Manifeste Herzinsuffizienz:* Symptome der Herzinsuffizienz liegen bereits in Ruhe bzw. bei leichten, alltäglichen Belastungen vor. *Latente Herzinsuffizienz:* Beanspruchungen führen die Symptome der Herzinsuffizienz herbei; unter Ruhebedingungen bilden diese sich wieder zurück. *Systolische oder Kontraktionsinsuffizienz:* Herzinsuffizienz durch mangelnde myokardiale Kontraktionsleistung (übliche Form). *Diastolische oder Relaxationsinsuffizienz:* bedingt durch temporäre oder dauernde Behinderung der diastolischen Erschlaffung und damit ungenügende Füllung des oder der Ventrikel.

Ätiopathogenese: Herzinsuffizienz kann eintreten durch äußere Überlastung bei nicht vorgeschädigtem Herzmuskel durch Druckbelastung, z. b. durch arterielle oder pulmonale Hypertonie, Aorten-, Pulmonalstenose sowie durch Volumenbelastung, z. B. durch exzessive Natrium- und Flüssigkeitszufuhr, Mitral-, Aorten-, Trikuspidalinsuffizienz. Herzinsuffizienz kann auch bei normaler oder sogar bei reduzierter Belastung des Herzens durch primär myokardiale Erkrankungen ausgelöst werden, z. b. Myokarditis, Kardiomyopathie, Myokardinfarkt, toxische Myokardschädigung, etwa bei gramnegativem oder septischem Schock u.a. Kombinierte Formen kommen vor. Eine Überlastung des Herzmuskels kann oft lange Zeit durch kompensatorische Mechanismen (Hypertrophie, erhöhter Sympathikotonus, Vermehrung des zirkulierenden Blutvolumens) abgefangen oder „kompensiert" werden. Zusätzliche Belastungen gleich welcher Art können dann den Zustand der Herzinsuffizienz oder der „Dekompensation" herbeiführen. Zusätzliche Belastungen, die auch aus der natürlichen Progredienz der zugrundeliegenden Erkrankung resultieren können, kommen gleichermaßen als Ursache für „Therapieresistenz" einer Herzinsuffizienz in Betracht und sind daher besonders zu beachten (s. Tab. 11.7). „Diastolische" Herzinsuffizienz entsteht als reversible Form infolge regionaler oder globaler Ischämie. Sie ist dauerhaft gegeben durch Myokardversteifung durch Hypertrophie, Vernarbung des Myokards, Amyloidablagerung oder endo- oder perikardiale Konstriktion.

Klinik: Die Symptomatologie der Herzinsuffizienz ergibt sich aus der Grundkrankheit und der Reaktionsweise von Herz und Kreislauf. Sie läßt sich in 3 Gruppen aufgliedern und ist für systolische und diastolische Herzinsuffizienz wie auch für die Mischformen gleich:

(1) *Folgen reduzierter Förderleistung:* Müdigkeit, Schwäche, eingeschränkte Leistungsfähigkeit, Dyspnoe, Ödem.

(2) *Folgen der Stauung* vor der linken bzw. rechten oder beiden Herzkammern: Protodiastolischer Galopprhythmus, Orthopnoe, Lungenstauung, Lungenödem: Venendruckerhöhung, Leberstauung, Ödeme, Aszites. Cheyne-Stokes-Atmung resultiert als Folge von Stauung *und* reduzierter Förderleistung.

Tabelle 11.7: Auslösemechanismen und unterhaltende Faktoren bei Herzinsuffizienz

1. Myokardläsion (Myokarditis, Koronarerkrankung, Infarkt, Kardiomyopathie, Amyloidose, schwere konzentrische Hypertrophie)
2. Herzklappenfehler oder Shunt
3. Arterielle Hypertonie
4. Pulmonale Hypertonie
5. Bronchopulmonale Erkrankungen
6. Anämie, Fieber
7. Hyperthyreose
8. Bakterielle Endokarditis mit Herzklappenzerstörung
9. Herzrhythmusstörungen
10. Lungenembolie
11. Therapie nicht wirksam, nicht eingehalten oder Medikamenten-Nebenwirkungen (Digitalis-Intoxikation, β-Rezeptorenblocker, Antiarrhythmika)
12. Natrium- bzw. Flüssigkeitsretention (Diätfehler, Infusionen, Medikamente nicht eingenommen oder unwirksam)

(3) *Kompensationsmechanismen:* Herzvergrößerung, Tachykardie, präsystolischer Galopp, Natrium- und Wasserretention (erhöht Sympathikotonus, Aktivierung des Renin-Angiotensin-Aldosteron-Systems).

Schließlich wird es für die Therapieplanung bedeutsam sein, ob eine Linksoder/und eine Rechtsherzinsuffizienz vorliegt. Im ersteren Falle steht die Lungenstauung im Vordergrund, im zweiten die Stauung im großen Venensystem (Halsvenen, Leber), im Falle der Rechtsherzinsuffizienz bei Mitralstenose zusammen mit Lungenstauung. Die Folgen der reduzierten Förderleistung (s. unter [1]) und die Kompensationsvorgänge (s. unter [2]) treffen in beiden Fällen zu. Ursachen für Links- (Hypertonie, Koronar-, Myokarderkrankung, Aorten- und/oder Mitralfehler, Tab. 11.7) bzw. für Rechtsherzinsuffizienz (Pulmonalhypertonie, Lungenembolie, Mitral-, Pulmonalstenose, Vorhofseptumdefekt, Tab. 11.7) müssen differenziert und in die Therapieplanung einbezogen werden.

(4) *Diagnostik:* Symptomatik, Galopprhythmus, Lungenstauung, Venenstauung, u. U. Leberstauung, Herzvergrößerung (Thorax-Röntgen), Kammervergrößerung und reduzierte zirkumferentielle Faserverkürzungsgeschwindigkeit (V_{CF}) und reduzierte (< 55%) Austreibungsfraktion der linken Herzkammer im Echokardiogramm, fehlende Zunahme der Austreibungsfraktion unter Belastung.

Therapie

Behandlungsziel

Die therapeutischen Maßnahmen konzentrieren sich auf:

(1) *Entlastung des Herzens:* Ruhe, Senkung des Füllungsdruckes durch Lagerung, Vasodilatanzien, Diurese, Aderlaß; arterielle oder pulmonalarterielle Widerstandssenkung, Regularisierung des Herzrhythmus.

(2) *Stärkung der Kontraktionskraft des Herzmuskels:* Digitalis, Katecholamine, Phosphodiesterasehemmstoffe, intraaortale Ballongegenpulsation. Indirekt auch infolge einer Verkleinerung des Herzens durch die Maßnahmen der Gruppe a („Pseudo-Inotropie").

(3) *Elimination auslösender oder die Herzinsuffizienz unterhaltender* Faktoren s. Tabelle 11.7.

(4) Eine Differentialtherapie bezüglich einer „systolischen" bzw. „diastolischen" Herzinsuffizienz gibt es heute noch nicht. Wohl aber können ACE-Inhibitoren, Kalziumantagonisten und auch Sympathikomimetika die myokardiale Relaxation günstig beeinflussen. Digitalisglykoside sind in dieser Hinsicht unwirksam.

(5) Senkung der Herzfrequenz: In den meisten Fällen von Herzinsuffizienz wird Tachykardie nicht vertragen. Senkung der Herzfrequenz kann die Kontraktions- und Auswurfleistung des Herzens verbessern. Alle Maßnahmen oder Medikamente, die so wirken, sind daher günstig (Digitalis, ACE-Inhibitoren, β-Blocker).

Allgemeinmaßnahmen

(1) *Bettruhe:* Physische und psychische Entlastung werden der Schwere der Herzinsuffizienz angepaßt (Bettruhe, Umgebungs- bzw. Berufswechsel). Bettruhe bei akuter Linksherzinsuffizienz mit angehobenem Oberkörper (10–30°). Bettruhe allein kann Diurese und Rekompensation bewirken. Aus dem Verschwinden von Ödemen darf man aber noch nicht auf Erfolg schließen! Umverteilung von Ödemflüssigkeit erfolgt rasch! Körpergewicht kontrollieren! Die Dauer der Bettruhe wird vom Rückgang des Galopprhythmus und der Herzvergrößerung abhängig gemacht. Eher längere als weniger lange Bettruhe einhalten! Bei chronischer Herzinsuffizienz u. U. intermittierende Perioden von Bettruhe einhalten, evtl. verbunden mit Obst-Reis-Tagen (s.u.). Das Körpergewicht soll nach Ödemausschwemmung stabilisiert sein. Es ist gleichzeitig wichtiger Indikator für die Kontrolle des Verlaufs. Regelmäßig wiegen! Antikoagulanzien (s. Kap. 6) stets bei Bettruhe und bei Ödemausschwemmung zur Prophylaxe thromboembolischer Komplikationen. Am besten Heparin p. infus. (Liquemin®) 10000 I.E. als Bolus i.v., gefolgt von einer Dauerinfusion von 10–20000 I.E. je 12 h.

(2) *Natriumrestriktion:* Einschränkung der Kochsalzzufuhr wirkt der für die Herzinsuffizienz typischen Natriumretention entgegen und ist wichtigstes Prinzip der Herzinsuffizienztherapie. Auch durch die Einführung wirksamer Diuretika hat diese alte Behandlungsmethode nur wenig an Bedeutung verloren. Natriumrestriktion kann in vielen Fällen chronischer Herzinsuffizienz die diuretische Therapie ersetzen, in anderen wird sie sie ergänzen. Sogenannte „Therapieresistenz" beruht nicht selten auf ungenügender Natriumrestriktion. „Normale Ernährung" enthält 5–15 g NaCl/Tag. Vermeidet man zusätzliches Salzen, so kann die tägliche Salzzufuhr auf 3–5 g gesenkt werden. Praktische Durchführung einer kochsalzarmen Kost s. Kap. 4.

(3) *Obst-Reis-Tage:* An 1–2 Tagen/Woche nur wassergekochten Reis mit kaliumreichem Obst essen. Hierdurch können pro Obst-Reis-Tag 1–2 kg Flüssigkeit eliminiert werden. Diätetische Natriumrestriktion erübrigt die Einschränkung der *Wasserzufuhr.* Diese richtet sich nach dem Durst, soll aber 1500–2000 ml/Tag nicht überschreiten. *Wichtig:* Natriumverdünnungssyndrom (hypotone Hyperhydratation) bei zu reichlicher Wasserzufuhr unter Natriumrestriktion und/oder Natriumverlust (Schwitzen, renaler Natriumverlust) kann bei hohen Außentemperaturen und zu reichlicher Wasserzufuhr vorkommen. Gegenmaßnahmen s. Kap. 4, 4.2.1 und Kap. 10, 1.2.1. Unter hochdosierter, langdauernder diuretischer Therapie und Natriumrestriktion kann eine gefährliche Hyponatriämie auftreten. Lockerung des Regimes ist die einzige therapeutische Möglichkeit und muß auch um den Preis einer Verschlechterung der Herzinsuffizienz versucht werden. Meistens allerdings gelingt die Korrektur der Hyponatriämie durch Einsatz von ACE-Hemmern, z. B. Captopril (Lopirin®) 3mal 25 mg p.o. oder Benazepril (Cibacen®) 2mal 5–10 mg Natriumzufuhr (10% NaCl oral oder als Tropfinfusion) ist meistens entbehrlich.

(4) *Kaliumzufuhr:* Diätetische oder medikamentöse Kaliumzufuhr ist bei Herzinsuffizienz mit sekundärem Hyperaldosteronismus sowie unter diuretischer Therapie zweckmäßig, vielfach unentbehrlich, da Kaliummangel generell die Arrhythmiebereitschaft und die Glykosidempfindlichkeit erhöht. *Vorgehen:* Kaliumreiche Früchte und Fruchtsäfte, Kalinor®-Brause-Tbl., Rekawan®-Granulat 20–80 mval/Tag (s. a. Kap. 4).

(5) *Magnesiummangel* spielt wahrscheinlich bei der chronischen Herzinsuffizienz eine Rolle, zumindest in der Arrhythmieentstehung. Genaue Kenntnisse fehlen. Auf jeden Fall, u. U. auch vorsorglich, sollte bei erniedrigtem Serum-

und/oder Erythrozytenmagnesium Magnesium diätetisch und/oder medikamentös zugeführt werden (Magnesium Verla®, Biomagnesin®, Tromcardin®). Einzelheiten s. Kap. 4 sowie Kap. 10.

Vasodilatanzien
Pharmakologie
Sowohl die akute als auch die chronische Herzinsuffizienz können mit Vasodilatanzien wirkungsvoll behandelt werden. Durch eine venöse, arterioläre oder eine kombinierte Gefäßerweiterung wird das insuffiziente Herz entlastet.
Die venöse Gefäßerweiterung vermindert den venösen Rückstrom zum Herzen, reduziert damit die Kammerfüllung und verbessert durch verminderte Kammerwandspannung und -radius die Arbeitsbedingungen für das insuffiziente Myokard. Gleichzeitig wird die Lunge entlastet, der pulmonale Gaswechsel erleichtert und die Atemarbeit verringert.
Arterioläre Dilatation senkt den Auswurfwiderstand des Herzens und führt so direkt zu einer Verbesserung der Auswurfleistung (Zunahme des Herzminutenvolumens, Zunahme der Austreibungsfraktion). Hierdurch kommt es ebenfalls zu einer Abnahme der Kammerdimensionen mit verbesserten Arbeitsbedingungen und besserer Herzleistung (Pseudo-Inotropie). Gleichzeitig wird durch die arterioläre Vasodilatation die Durchblutung der Organe verbessert. Dies wird substanzspezifisch für die unterschiedlichen Organbezirke verschieden stark ausgeprägt sein. Dieser Aspekt der Vasodilatanzienwirkung muß differentialtherapeutisch beachtet und auch hinsichtlich von Nebenwirkungen in Rechnung gestellt werden (s. unten).
Die medikamentös induzierte Verringerung des venösen Blutangebots an das Herz oder des Auswurfwiderstandes oder beider in Kombination führt zu Anpassungsvorgängen an Herz und Kreislauf, ohne die es zu einem u. U. gefährlichen Sinken des Aortendruckes kommen kann. Im Zustand der Herzinsuffizienz ist das Füllungspotential des Herzens so groß, daß eine Verminderung der Vorlast das Herzminutenvolumen nicht drosselt, sondern eher steigert. Eine Senkung des Gesamtgefäßwiderstandes wird bei dem erhöhten Füllungspotential des insuffizienten Herzens sofort von einer Erhöhung der Auswurfleistung beantwortet, so daß der Aortendruck nicht wesentlich beeinflußt wird. Dies bedeutet, daß vor Einsatz dieser Substanzen die Diagnose einer Herzinsuffizienz *sicher* sein muß. Ferner muß beachtet werden, daß nicht jedes erkrankte Herz in der Lage ist, auf eine Verringerung der Füllung mit einer Vergrößerung der Auswurfleistung zu reagieren (Myokardfibrose, Perikardkonstriktion, Perikardtamponade, höhergradige Herzklappenstenosen).
Wichtig: Insbesondere nach der 1. Dosis, aber auch bei Dosiserhöhungen im Verlauf muß der Blutdruck sorgfältig überwacht werden. Stark wirkende Diuretika sollen vor Einleitung der Vasodilatanzientherapie nicht gegeben bzw. mindestens 24 h zuvor abgesetzt werden.
Die mit Abstand am besten wirksame Substanzgruppe ist die der ACE-Inhibitoren. Sie verbessern die Leistungsfähigkeit und senken Morbidität und Letalität (z. B. Captopril, Enalapril, Lisinopril u. a.).

11 Krankheiten des Herzens

Indikationen

(1) *Akute Herzinsuffizienz:* Lungenödem bei Hypertonie, koronarer Herzkrankheit, akutem Myokardinfarkt, Kardiomyopathie, Herzklappenfehlern. Besonders gut ist die Wirkung arteriolär wirkender Vasodilatanzien bei regurgitierenden Herzklappenfehlern (Mitral-, Aorteninsuffizienz, Herzwandaneurysma), aber auch bei Erkrankungen mit hohem peripheren Gefäßwiderstand (Hypertonie). Bei akuter Rechtsherzinsuffizienz infolge primär vaskulärer Pulmonalhypertonie oder Lungenembolie können Vasodilatanzien nur mit größter Vorsicht und unter invasiver Überwachung des Pulmonalarterien- und des Arteriendruckes eingesetzt werden. *Begründung:* Es muß sichergestellt sein, daß der Gesamtgefäßwiderstand nicht stärker sinkt als der grundsätzlich weniger ansprechbare pulmonale Gefäßwiderstand, da es in diesem Falle zu gefährlichem Blutdruckabfall kommen kann.

(2) *Chronische Herzinsuffizienz:* Linksherzinsuffizienz, Globalinsuffizienz bei Hypertonie, koronarer Herzkrankheit, Kardiomyopathie und Herzklappenfehlern, v.a. dann, wenn Aorten- und/oder Mitralinsuffizienz vorliegt. Bei ausgedehnter Myokardfibrose, Amyloidose, Perikardkonstriktion ist die Ansprechbarkeit des Herzens auf die periphere Entlastung grundsätzlich eingeschränkt und daher die Therapie mit diesen Pharmaka nur wenig erfolgversprechend. Sie kann jedoch mit kleinen Dosierungen versucht werden, hier vor allem zum Zwecke einer Verbesserung der Organdurchblutung (arteriolär wirkende Vasodilatanzien).

(3) *Chronische Rechtsherzinsuffizienz bei Cor pulmonale:* Pulmonalhypertonie bei Lungenerkrankungen, bei rezidivierenden Lungenembolien oder bei primär vaskulärer Pulmonalhypertonie kann therapeutisch nur schwer beeinflußt werden. Manchmal gelingt jedoch eine pulmonalarterielle Widerstandssenkung. Auch hier gilt, wie oben für die akute Herzinsuffizienz erwähnt, daß nur unter Messung und Überwachung des Pulmonalarterien- und des Arteriendruckes der geeignete Vasodilatator und seine Dosis gesucht werden müssen. Am meisten Erfolg verspricht bei diesem Krankheitsbild eine Therapie mit dem Kalziumantagonisten Diltiazem (Dilzem®) 3–4mal 60–120 mg p.o. Es kann aber auch der Kalziumantagonist Nifedipin (Adalat®) 3mal 10–40 mg p.o. oder ein ACE-Inhibitor, z.B. Captopril (Lopirin®) 3mal 6,25–50 mg p.o., versucht werden.

Kontraindikationen

Hochgradige Herzklappenstenosen, niedriger arterieller Blutdruck (< 90 mmHg systolisch), es sei denn, es handelt sich um Schock oder Präschock. Hier Vorgehen nach den Richtlinien, wie unter Abschnitt 1.2 gegeben, mit invasiver Überwachung von Blutdruck und Herzfrequenz.
Kontraindikation für ACE-Hemmer: Doppelseitige Nierenarterienstenose. Ferner sind substanzeigene Kontraindikationen zu beachten: z.B. schwerer Nitrat-Kopfschmerz, LE-Zellphänomen unter hochdosiertem Hydralazin, Husten oder angioneurotisches Ödem unter ACE-Inhibitoren.

Praktisches Vorgehen
Akute Herzinsuffizienz
Nitroglyzerin sublingual oder per infusionem (s. ds. Kap., 1.3). Die Nitrattherapie ist bei allen Formen der akuten Linksherzinsuffizienz die bevorzugte Sofortmaßnahme. Wahrscheinlich können jedoch auch *ACE-Inhibitoren* bei diesem Krankheitsbild mit Vorteil eingesetzt werden, z.B. Captopril (Lopirin®) 12,5–25 mg sublingual.

Chronische Herzinsuffizienz
(1) *ACE-Inhibitoren:* Am besten wirken die *Angiotensin-Converting-Enzym-Inhibitoren* Captopril (Lopirin®, tensobon®), 3mal 6,25–25 mg p.o., oder Enalapril (Pres®, Xanef®) 1–2mal 5–10–20 mg, Benazepril (Cibacen® 1–2mal 5–10 mg, Quinapril (Accupro®) 1–2mal 5–10 mg oder auch Lisinopril (Coric®, Acerbon®) 2,5–5–10–20 mg 1mal/Tag; Beginn vorzugsweise abends vor dem Zubettgehen p.o. Bei Therapieeinleitung stets sehr niedrige Dosis (6,25 mg Captopril oder 2,5 mg Enalapril) wählen. Das Verhalten des Blutdrucks auf der Höhe der Wirkung, d.h. 1 bzw. 3 h nach Einnahme, überprüfen!
ACE-Inhibitoren sind für eine Dauertherapie sehr gut geeignet. Sie verbessern Befindlichkeit, Leistungsfähigkeit und Lebenserwartung bei chronischer Herzinsuffizienz. Sie haben eine gewisse diuretische Wirkung und wirken einer Hyponatriämie entgegen. Die volle Wirkung entfaltet sich nur langsam, d.h. über Wochen. Nebenwirkungen sind selten. Es kommen jedoch neben der für alle Vasodilatanzien möglichen Hypotonie Geschmacksstörungen, Hüsteln, selten auch Hautveränderungen, sehr selten angioneurotisches Ödem oder bei allergisch disponierten Individuen auch Agranulozytose vor. In diesem Falle sofort absetzen! Ein leichter Kreatininanstieg tritt häufig ein und ist belanglos. Bei Niereninsuffizienz bei Kreatininwerten > 2 mg/dl wird die Dosis halbiert; bei Kreatinin > 4 mg/dl werden ACE-Hemmer nicht gegeben. Eine Kontraindikation besteht bei Nierenarterienstenosen.

(2) *Nitrate und Hydralazin:* Wenn ACE-Hemmer nicht oder nur ungenügend wirksam sind, kann auch die Kombination eines *lang wirkenden Nitrats* (Isosorbiddinitrat, z.B. Isoket® retard 1×120 mg/Tag p.o., oder Isosorbid-5-Mononitrat [s. ds. Kap., 4.2) mit *Hydralazin* oder Dihydralazin (Nepresol®) 3–4mal 25–50 mg p.o. gegeben werden. Hydralazin oder Dihydralazin wirken sehr stark widerstandssenkend und sind daher bei regurgitierenden Klappenfehlern manchmal besonders gut wirksam. Die ungünstigen Wirkungen dieser Substanz auf den Koronarkreislauf (Steal-Phänomene!) werden durch die gleichzeitige Gabe des Nitrats aufgehoben. Hydralazin oder Dihydralazin alleine ist bei koronarer Herzkrankheit kontraindiziert.
Auch diese Kombination ist gut für eine Dauertherapie geeignet. Es muß jedoch beachtet werden, daß bei hohen Nitratdosen Toleranz eintreten kann. Dies wird durch intermittierende Gabe weitgehend vermieden (ca. 8 h/Tag soll der Nitrat-Plasmaspiegel < 50 ng/ml liegen, entsprechend einer einmal täglichen Dosis eines modernen retardierten Isosorbiddinitrat- oder Isosorbid-5-Mononitrat-Präparats). Bei Dauerapplikation von Hydralazin in Dosen über 150 mg/Tag

können Fieber und gelegentlich LE-Zellphänomene eintreten. In diesem Falle muß die Substanz abgesetzt werden.

(3) *α-Blocker:* α*-blockierende Substanzen* wie Prazosin (Minipress®) 2- bis 3mal 2–4 mg p.o. werden zur Behandlung der Herzinsuffizienz nur in Ausnahmefällen verwendet, da die Wirkung inkonstant ist und häufig bei Dauertherapie ein Wirkungsverlust beobachtet wird.

(4) *Kalziumantagonisten:* Kalziumantagonisten haben bei der Behandlung der Herzinsuffizienz nur in Sonderfällen Bedeutung: Wegen der ihrer Wirkung inhärenten negativ inotropen Eigenschaft kann es bei allen Kalziumantagonisten zu einer Verschlechterung der Herzinsuffizienz kommen. Ihr Einsatz ist nur gerechtfertigt, wenn nur hiermit zu kontrollierende ischämische Zustände vorliegen (s. ds. Kap., 4.2) oder wenn eine Hypertonie eingestellt werden muß („Entlastung durch Widerstandssenkung überwiegt negative Inotropie"!). Ein Sonderfall der Anwendung ist die Rechtsherzinsuffizienz bei primär vaskulärer Pulmonalhypertonie, Cor pulmonale oder rezidivierenden Lungenembolien. Bei diesen Formen der Herzinsuffizienz kann manchmal mit Diltiazem (Dilzem®) 3mal 60–90 mg p.o. eine Widerstandssenkung im kleinen Kreislauf erreicht werden, die zu einer Besserung der Herzinsuffizienz führt. Besondere Maßnahmen bei Therapieeinleitung siehe oben.

(5) *Vasodilatanzien:* Vasodilatanzien werden bei chronischer Herzinsuffizienz meistens zusammen mit Diuretika und Digitalisglykosiden gegeben. Bei der Kombination von ACE-Inhibitoren mit Diuretika muß beachtet werden, daß es bei Verwendung von kaliumsparenden Diuretika, insbesondere von Aldosteronantagonisten, z.B. Spironolacton, zu Hyperkaliämie und/oder einer raschen Verschlechterung der Nierenfunktion kommen kann. Diese Kombinationen sind daher kontraindiziert. Bei geringem Diuretikabedarf werden Vasodilatanzien mit Thiaziddiuretika, bei schwereren Fällen mit Schleifendiuretika kombiniert (s. Kap. 4).

(6) *Weitere Medikamente:* Eine wirksame Vasodilatation kann auch durch $β_2$*-stimulierende Sympathikomimetika* (Dobutamin in hoher Dosierung) wie auch durch *Phosphodiesterase-Hemmstoffe* wie Amrinon (Vincoram®) erreicht werden. Da diese Stoffe gleichzeitig inotrop wirken, hat man an sie große Hoffnungen geknüpft. Ihr Anwendungsbereich bleibt jedoch heute auf die akute Herzinsuffizienz beschränkt (s. ds. Kap., 1.2). Für die chronische Herzinsuffizienz sind die Wirksamkeit und die Therapiesicherheit dieser Substanzen bisher nicht nachgewiesen worden. Versuche zur Beeinflussung einer chronischen Herzinsuffizienz durch intermittierende Infusion von Sympathikomimetika oder Phosphodiesterase-Hemmern haben jedoch befriedigende Erfolge bei schwersten Formen der Herzinsuffizienz gebracht. Literatur beachten!

Glykosidtherapie

Die Digitalisglykoside haben seit Einführung der Vasodilatanzientherapie als Mittel zur Behandlung der Herzinsuffizienz an Bedeutung verloren. Die wesentlichen therapeutischen Eigenschaften sind die Steigerung der myokardialen Kontraktionskraft (Inotropie) und die Verlangsamung der Herzfrequenz, insbesondere bei Vorhofflimmern. Sie sind bei den verschiedenen Glykosiden prinzipiell gleich. Unterschiede bestehen hinsichtlich der Resorbierbarkeit, der Raschheit des Wirkungseintritts sowie der Eliminationsroute und -geschwindigkeit (Abklingquote), s. auch Tabellen 11.8 und 11.9.

Indikationen

Herzinsuffizienz mit vergrößertem linken Herzen (Hypertonie, Koronarerkrankung, Aortenstenose, schwere Aorteninsuffizienz, Mitralinsuffizienz). Vorhofflimmern oder -flattern mit absoluter Arrhythmie und rascher Kammerfrequenz gleich welcher Genese.
Bei *Myokarditis* und *kongestiven Myokardiopathien* ist vielfach die Digitaliswirkung gering und die Empfindlichkeit gegenüber Digitalis hoch. Liegt eine Herzinsuffizienz vor, so ist der Ansatzpunkt aber klar und damit die Indikation gegeben. *Ausnahmen:* Idiopathische, hypertrophische, subvalvuläre Aortenstenose sowie Herzinsuffizienz durch überwiegende oder alleinige diastolische Funktionsstörung (Echokardiographie erforderlich!). Bei der *Koronarkrankheit* mit Angina pectoris wie Infarkt wird Digitalis nur bei Herzinsuffizienz oder bei Vorhofflimmern mit absoluter Arrhythmie und rascher Kammerfrequenz gegeben. Beachte die besonderen Erscheinungsformen der Insuffizienz bei chronischer Koronarkrankheit (s. ds. Kap., 4)! Die Digitalisempfindlichkeit kann auch bei dieser Erkrankung erhöht sein. *Altersherz* ohne nachweisbare Herzinsuffizienz: Sichere Beweise für die therapeutische Wirkung der Glykoside fehlen. Gleiches trifft für die *prophylaktische, präoperative Digitalisbehandlung* Herzgesunder zu, wie auch für die Digitalisbehandlung bei zerebralen Durchblutungsstörungen ohne nachweisbare Herzinsuffizienz. Hierfür gibt es keine gesicherte Basis. Sie bleibt der individuellen Entscheidung vorbehalten. *Ausnahme:* Supraventrikuläre Extrasystolen als Vorläufer von Vorhofflimmern oder rezidivierendes Vorhofflimmern.
Die geringe und nur ungenau abschätzbare therapeutische Breite der Glykoside erfordert es, daß man sich über die Indikation Gedanken macht und unkritischen Einsatz vermeidet.

Therapeutische Anwendung

Die Glykosidwirkung ist von zahlreichen, schwer oder gar nicht übersehbaren Faktoren abhängig, die überdies im Verlauf stark wechseln können. Nebenwirkungen sind häufig und nicht vorhersehbar. Für die Digitaliswirkung gibt es kein Maß. Man orientiert sich am klinischen Gesamtbild (Rückgang der Symptome der Herzinsuffizienz). Am ehesten kann noch die Beeinflussung der Kammerfrequenz bei Vorhofflimmern als Anhaltspunkt benutzt werden, obgleich auch sie zahlreichen Störfaktoren ausgesetzt ist und überdies indirekt, d. h. zentral vermittelt ist. Frequenzverlangsamung bei Sinusrhythmus ist zur Beurteilung der Digitaliswirkung *nicht geeignet.* Spezifische ST-/T-Veränderungen im EKG sind ebenfalls zur Beurteilung der Digitaliswirkung ungeeignet.

Auswahl des Glykosids

Da die myokardialen und die zentralnervösen Wirkungen bei den verschiedenen Digitalisglykosiden grundsätzlich gleich sind, erfolgt die Auswahl nur nach

Tabelle 11.8: Digitalisglykoside

Glykosid	Tablettengröße und Kennzeichnung	Resorption
Digitoxin (Digimerck®)	0,1 mg, 0,07 mg (klein, weiß)	90%
Digoxin (Lanicor®)	0,25 mg (weiß)	70–80%
Acetyldigoxin (Novodigal®)	0,2 mg, 0,1 mg (weiß, N 0,1 mg rosa)	90%
Methyldigoxin (Lanitop®)	0,1 mg, 0,05 mg (klein, gelb)	95%
Lanatosid C (Cedilanid®)	0,25 mg (Dragees) auch als Tropfen!	30%
Strophanthin (Kombetin®, Strophosid®)	(nur i.v.)	3%

Tabelle 11.9: Vorschläge für die Digitalisierung und Erhaltungsdosis

Glykosid	Sättigung rasch	Sättigung mittelschnell
Digitoxin*	1. Tag 3×0,4 mg 2. Tag Erh.dosis	1. Tag 5×0,1 mg 2. Tag 4×0,1 mg 3. Tag 3×0,1 mg
Digoxin*	1. Tag 3×0,5 mg 2. Tag Erh.dosis	1. Tag 2×0,5 mg 2. Tag 2×0,25 mg 3. Tag Erh.dosis
Acetyldigoxin	1. Tag 3×0,4 mg 2. Tag Erh.dosis	1. Tag 4×0,2 mg 2. Tag 2×0,2 mg 3. Tag Erh.dosis
Methyldigoxin	1. Tag 4×0,3 mg 2. Tag 2×0,2 mg 3. Tag Erh.dosis	1. Tag 4×0,1 mg 2. Tag 4×0,1 mg 3. Tag 4×0,1 mg
Lanatosid C	1. Tag 4×0,5 mg 2. Tag Erh.dosis	1. Tag 3×0,5 mg 2. Tag 2×0,5 mg 3. Tag Erh.dosis
Strophanthin	1. Tag 3×0,25 mg 2. Tag Erh.dosis	1. Tag 2×0,25 mg 2. Tag 3×0,125 mg

* Plasmaspiegel im therapeutischen Bereich: 10–20 ng/ml/Digitoxin), 0,5–2 ng/ml (Digoxin). Werte abhängig von der Bestimmungsmethode. Örtlich gebräuchliche Methode berücksichtigen!

Wirkungseintritt, Applikationsweg (i.v. oder oral), Wirkungsdauer (Abklingen bzw. Gleichmaß der Wirkung) sowie dem Eliminationsweg (renal oder hepatisch-enteral).

Digoxin und verwandte Glykoside werden am meisten verwendet. Sie sind relativ kurz wirksam und daher gut steuerbar, jedoch von einer intakten Nierenfunktion in der Elimination abhängig.

Sättigungsdosis	Abklingquote	Erhaltungsdosis
1,4–1,8 mg	7%	0,07–0,1 mg (1 Dosis)
1,2–1,6 mg	20%	0,25 i.v., 0,25–0,375 mg p.o. (2 Dosen)
1,2–1,6 mg	20%	0,2–0,3 mg (1–2 Dosen)
1,2–1,6 mg	20%	0,1–0,2 mg (2 Dosen)
1,6 mg	25%	2–3×0,25 mg (= 2–3 Drg.), 3×5–10 Tr.
0,6 mg	40%	2–3×0,125 mg i.v. (2–3 Dosen)

Sättigung langsam	Erhaltungsdosis	Bemerkungen
5 Tage 0,3 mg dann Erh.dosis	0,07–0,1 mg	Achtung: volle Wirkung verzögert, u.U. erst nach 2–3 Wochen!
Erh.dosis	0,25–0,375 mg p.o. 0,125–0,25 mg i.v.	bei Nierenerkrankungen Erh.dosis halbieren!
Erh.dosis	0,2–0,3 mg p.o. oder i.v.	sehr gute Resorption, im übrigen wie Digoxin
Erh.dosis	0,1–0,2 mg p.o. oder i.v.	sehr gute Resorption, im übrigen wie Digoxin
Erh.dosis	2×0,25 mg	Erh.dosis in 2–3 Tagesdosen
Erh.dosis	2–3×0,125 mg i.v.	rasche Sättigung innerhalb 3–4 h möglich

Digitoxin wird dann gewählt, wenn ein rascher Wirkungseintritt nicht benötigt wird und wenn ein hohes Gleichmaß der Wirkung (chronisches Vorhofflimmern mit absoluter Arrhythmie) wichtig ist. Bei Niereninsuffizienz bietet Digitoxin höhere Sicherheit wegen seiner gastrointestinalen bzw. hepatischen Elimination.
Digitalisierung: s. Tab. 11.9.
Therapiekontrolle: Nach klinischem Bild und/oder Herzfrequenz (bei Vor-

hofflimmern). Die Bestimmung von Glykosid-Plasmaspiegeln kann in Zweifelsfällen nützlich sein.

Nebenwirkungen
(1) *Störungen des Kaliumhaushaltes: Digitalisnebenwirkungen* sind häufig. Sie werden bei 5–15% aller digitalisbehandelten Patienten beobachtet. Sie sind eng mit dem Kaliumhaushalt verknüpft: Stets Serumkalium bzw. Kaliumbilanz prüfen! Diuretika! Beachte: Unter Digitalistherapie allein kann es zur Kaliumverarmung kommen. Bei akuter Digitalisintoxikation kann Hyperkaliämie eintreten. Bei Digoxinbehandlung muß die Nierenfunktion (Kreatinin-Clearance) beachtet werden. (Digoxindosis halbieren bei Kreatinin > 1,5 mg/dl, besser auf Digitoxin übergehen!).

Wichtig: Treten im Verlauf einer Glykosidbehandlung Überdosierungserscheinungen auf, so muß stets deren Ursache gesucht werden: zu hohe Erhaltungsdosis? Dosis geändert? Verbesserte Resorption bei Rückgang der Herzinsuffizienz? Nierenfunktionsstörungen? Diuretikatherapie mit Kaliumverlust? Medikamenteninterferenzen (z. B. Chinidin)?

Bei chronischer Digitalisbehandlung muß berücksichtigt werden, daß mit steigendem Lebensalter die therapeutische Breite abnimmt durch Verlangsamung der Eliminationsgeschwindigkeit (altersbedingte Abnahme der Kreatinin-Clearance), während gleichzeitig die Digitalisempfindlichkeit zu- und u. U. der Kaliumbestand abnimmt.

Wichtig: Digitalisbedingte Arrhythmien (Extrasystolie, AV-Block, Vorhoftachykardie mit Block) können jede Erscheinungsform annehmen! Sie sind immer gefährlich! Überdies können sie eine bestehende Herzinsuffizienz verschlechtern. Es gibt keine Vorzeichen, die das Auftreten von Arrhythmien signalisieren, auch nicht gastrointestinale oder zentralnervöse Nebenwirkungen. Dennoch wird man bei deren Auftreten besonders aufmerksam sein.

(2) *Gastrointestinale Nebenwirkungen* sind häufig: Appetitstörungen, Übelkeit, Erbrechen, Durchfall. Auslösung vornehmlich durch zentral vermittelte Vaguswirkung. Lokale Reizwirkung ist von untergeordneter Bedeutung.

(3) *Zentralnervöse Störungen:* Depressionen, Schwindel, Kopfschmerz, psychotische Störungen.

(4) *Sehstörungen:* Unscharfes Sehen, Farbensehen (meist gelb), Lichthöfe, Doppeltsehen, Skotome, insbesondere Flimmerskotome.

(5) *Gynäkomastie* tritt nur nach langdauernder Digitalistherapie ein.

(6) *Allergien* und *Hautreaktionen* sind äußerst selten.

Wichtig: Bei akuter Digitalisüberdosierung kann Hyperkaliämie vorkommen! Unter Dauertherapie tritt ein Kaliumverlust ein.

Behandlung der Nebenwirkungen
Bei ungefährlichen Manifestationsformen *Dosisreduktion* bzw. *mehrtägige Digitalispause* unter sorgfältiger Beobachtung. *Wichtig:* Die Digitalispause muß u. U. bis zu 2 Wochen ausgedehnt werden, auch wenn nur ein mittellang wirkendes Digoxinderivat verwendet worden war. Dabei kann eine Herzinsuffizienz wieder auftreten oder sich verschlechtern. Deren Kontrolle muß dann

durch Ruhe oder Intensivierung der diuretischen Therapie (Kaliumverluste beachten!) bzw. mit Vasodilatanzien (s. ds. Kap., 2 „Vasodilatanzien") versucht werden.

(1) *Digitalispause, Kaliumzufuhr:* Auch bei *digitalisbedingten Herzrhythmusstörungen* genügt gewöhnlich eine Digitalispause. Voraussetzung ist stets der Ausgleich einer evtl. bestehenden Hypokaliämie. Steht die gesteigerte Irritabilität mit Extrasystolie im Vordergrund, so kann auch bei normalem Serumkalium weiterhin Kalium zugeführt werden: Gewöhnlich genügt orale Medikation, 40–60 mval Kalium/Tag (Kalinor®-Brausetabletten, Rekawan®-Granulat). In dringenden Fällen und bei erheblichen gastrointestinalen Symptomen auch als Tropfinfusion: 40–80 mval KCl in 500 ml physiologischer Kochsalzlösung über 2–4 h infundieren. Bei Hypokaliämie können wesentlich größere Dosen notwendig sein: bis zu 300 mval/Tag. *Vorsicht:* Langsame Infusionsgeschwindigkeit, u. U. kombiniert i.v. und p.o. Gabe! Venenreizung kann sehr erheblich sein! Serumkalium und EKG kontrollieren!

(2) *Vorgehen bei vollständigem AV-Block:* Bei vollständigem AV-Block ohne den Schutz eines Herzschrittmachers keine Kaliumzufuhr, da ventrikuläre Reizbilder unterdrückt werden können. Antiarrhythmische Therapie hier mit Diphenylhydantoin (Phenhydan®, Epanutin®), das als Antidot anzusehen ist. Dosierung: 125–250 mg i.v. (sehr langsame Injektion, mindestens 10 min!), p.o. 3–4mal 100 mg. Bei AV-Block und Bradykardie kann ein temporärer Schrittmacher notwendig werden (s. ds. Kap., 1.1 „Spezielle Maßnahmen bei tachykardem und bradykardem Herzstillstand"). Atropin ist meist zu wenig und vor allem zu kurz wirksam.

(3) *Vorgehen bei Vorhoftachykardie:* Bei Vorhoftachykardie mit Block ist die Abgrenzung von Vorhofflattern entscheidend wichtig (s. ds. Kap., 3), da die Therapie gegensätzlich ist. Wenn eine Digitalispause nicht genügt oder nicht abgewartet werden kann: Diphenylhydantoin (Präparate und Dosierung s.o.). Elektroschocktherapie vermeiden, da therapieresistentes Kammerflimmern induziert werden kann. Aus dem gleichen Grunde auch diagnostische Karotissinusmassage vermeiden! In dringlichen Fällen kann aber die Elektrokardioversion mit sehr kleinen Energiemengen (10–50 W/sec) versucht werden (s. ds. Kap., 3.1.4).

(4) *Vorgehen bei Digitalisintoxikation:* Eine Digitalisintoxikation ist immer lebensgefährlich! Bei sehr hohen Digoxinmengen können FAB-Antikörper (Boehringer, Mannheim) lebensrettend sein. – Die Elimination von Digitoxin kann wesentlich beschleunigt werden durch Ionenaustauscherharze, die mit der Gallenflüssigkeit in den Dünndarm abgegebenes Digitoxin binden, z. B. Colestyramin (Quantalan®) 3mal 4–8 g p.o.

β-Rezeptorenblocker

Bei schwerer Herzinsuffizienz infolge Koronarkrankheit oder dilativer Kardiomyopathie können β-Rezeptorenblocker versucht werden. Ihre therapeutische Wirksamkeit beruht wahrscheinlich auf der Senkung der Herzfrequenz. Die Erfolge können eindrucksvoll sein. Jedoch können auch u. U. gefährliche Verschlechterungen eintreten. Insbesondere die Einleitung dieser Therapie ist

schwierig (Blutdruckabfall, Zunahme der Insuffizienz). Geeignet sind kardioselektive Blocker (Metoprolol [Beloc®], Betaxolol [Kerlone®], Bisoprolol [Concor®]). Es ist noch nicht klar, ob β-Rezeptorenblocker mit vasodilatierender Eigenwirkung besondere Vorteile liefern (Celiprolol [Dilatrend®]).
Therapieeinleitung unter stationärer Überwachung. Beginn z.B. mit 5–10 mg Metoprolol (Beloc®). Dann langsame Steigerung über 3–6 Wochen. Dauertherapie mit 2–3mal 50 mg Metoprolol (Beloc®) oder 1mal 10 mg Betaxolol (Kerlone®) oder 2,5–5 mg Bisoprolol (Concor®).

Diuretische Therapie

Durch Natrium- und Wasserelimination wird das zirkulierende Blutvolumen und damit das venöse Blutangebot an das Herz reduziert. Bei abnehmender Kammerfüllung werden die Arbeitsbedingungen für das Myokard dank kleinerer Kammerdimensionen (Gesetz von Laplace) günstiger. Ferner wird der Blutdruck gesenkt.
Grundlagen und Praxis der Ödemtherapie werden andernorts besprochen (s. Kap. 4). Hier sollen nur die für die Herzinsuffizienztherapie wichtigen Gesichtspunkte erwähnt werden.
Diuretika werden entsprechend ihren unterschiedlichen Eigenschaften selektiv, u.U. in Kombination, und stets in der geringstmöglichen Dosierung eingesetzt. Es ist wichtig, daß man mit einigen wenigen Substanzen vertraut ist und dann nur diese verwendet. Bei der Auswahl müssen berücksichtigt werden: Applikationsweg (i.v., p.o.), Wirkungsmechanismus, Wirkungseintritt (Wirkung wird durch Bettruhe gesteigert!), Wirkungsdauer und -intensität (Komplikationen bei zu rascher Diurese! Wirkungsverlust bei Dauertherapie) sowie allgemeine (Kaliumhaushalt!) und substanzspezifische (Hyperurikämie, Verschlechterung der Nierenfunktion) Nebenwirkungen.
Behandlung der akuten Herzinsuffizienz: In der Behandlung der akuten Herzinsuffizienz und auch der schweren chronischen Formen werden die an der Henleschen Schleife angreifenden, den Chloridtransport (s. Kap. 4, 4.1) hemmenden Diuretika wie Furosemid (Lasix®), Piretanid (Arelix®) oder Xipamid (Aquaphor®) bevorzugt. Diese erlauben bei raschem Wirkungseintritt eine in weiten Grenzen dosisabhängig steuerbare Intensität der Entwässerung. Dosierung: Lasix® 40–80 mg p.o. pro dosi, 20–500 mg i.v. Wiederholung je nach Situation. Wirkungsverstärkung durch gleichzeitige Injektion von Aminophyllin (Euphyllin®) 0,24 g i.v. Substitution von Kaliumverlusten am besten in der Reboundphase, 4–5 h nach Applikation (Kalinor®-Brausetbl. 40–80 mval). Piretanid (Arelix®) wirkt ähnlich, jedoch wird weniger Kalium ausgeschieden (Vorteil!). Xipamid (Aquaphor®) wirkt weniger abrupt und länger (Vorteil bei Dauertherapie!). Bei akuter Herzinsuffizienz und intravenöser Verabreichung wirkt manchmal eine substanzeigene Vaso- mit vorwiegender Venodilatation (Furosemid, Piretanid) innerhalb von Minuten. Die Entlastung des Herzens durch Diurese wird frühestens nach ca. $^{1}/_{2}$ h spürbar.
Dauerbehandlung: Zur Dauerbehandlung werden bevorzugt kaliumsparende Diuretika verwendet, etwa Dytide® H (Triamteren + Hydrochlorothiazid) oder Moduretik® (Amilorid + Hydrochlorothiazid) je 1–2 Tbl./Tag. Triamteren (Ja-

tropur®) oder Amilorid allein können zu Hyperkaliämie führen und werden daher nur unter besonderen Bedingungen (Kaliumverlustsyndrome) gegeben. – Allein oder in Ergänzung können starkwirkende Schleifendiuretika (Lasix®) intermittierend (jeden 2. Tag, 1mal /Woche o.ä.) gegeben werden. – Der Aldosteronantagonist Spironolacton (Aldactone®, Osyrol®) allein oder in Kombination mit einem Salidiuretikum (Aldactone-Saltucin®) oder – besser – mit Furosemid (Osyrol-Lasix®) ist für die Dauerbehandlung geeignet. Jedoch ist diese Behandlung kostspielig und durch Nebenwirkungen belastet (v. a. Gynäkomastie, selten auch mit Mammakarzinom) und kann nicht gut mit den häufig verwendeten ACE-Inhibitoren kombiniert werden (Hyperkaliämie, Niereninsuffizienz!). Einleitung der Therapie mit erhöhter Dosis, z.B. 2–3mal 100 mg über 3 Tage p.o., dann 50–25 mg p.o./Tag. Kaliumspiegel kontrollieren! Bei Niereninsuffizienz Vorsicht! Hier sollen nur Schleifendiuretika verwendet werden.

Vorgehen bei ausgedehnten Ödemen: Bei der Ausschwemmung größerer Flüssigkeitsmengen bei ausgedehnten Ödemen muß außer mit Elektrolytverschiebungen mit thromboembolischen Komplikationen gerechnet werden (Hämokonzentration, gestörte Durchblutungs- und Venenverhältnisse in den unteren Extremitäten). In solchen Fällen daher prophylaktisch antikoagulieren (s. Kap. 6). Durch die Hämokonzentration können Angina-pectoris-Symptome zunehmen und hirnischämische Zustände bei gleichzeitig bestehender Zerebralsklerose vorkommen. Abhilfe: Rechtzeitig antikoagulieren, z.B. Heparin (Liquemin® 3mal 5000–7500 IE/Tag s.c., 30000–50000 IE i.v. über 24 h); Dicumarol (z.B. Marcumar®) nach Quick-Wert. Unter Umständen Aderlaß, um den Hämatokrit zu senken (oberer Grenzwert ca. 50–55%, optimal um 40%).

3 Herzrhythmusstörungen

Vorbemerkungen: Für die Behandlung von Herzrhythmusstörungen besitzen wir zahlreiche wirksame Medikamente und elektrotherapeutische Verfahren, so daß nahezu jede Arrhythmie beseitigt werden kann. Da aber einerseits die Herzrhythmusstörungen ganz unterschiedliche klinische Bedeutung haben können und andererseits die Nebenwirkungen der antiarrhythmischen Therapie, insbesondere bei langdauernder Applikation, erheblich, ja gefährlich sein können, muß man *vorab die Indikation, die Dringlichkeit der Behandlung und die Nachteile der Therapie abwägen. Die folgenden Fragen sind zu beantworten:*
(1)   *Um welche Herzrhythmusstörungen handelt es sich?* – Präzise Erkennung ist unabdingbare Voraussetzung für die Beantwortung der nachfolgenden Fragen (2)–(4). Für die Diagnose EKG heranziehen, u.U. Monitorüberwachung oder Langzeit-EKG-Registrierung, auch intrakardiale EKG-Ableitungen (intraatrial, intrakardiales „mapping", His-Bündel-Elektrographie). Die klinische Diagnostik von Arrhythmien kann nur orientierende Hinweise geben. Sie ist jedoch bedeutsam zur orientierenden Diagnostik in akuten, gefährlichen Situationen, wenn kein EKG-Gerät verfügbar ist.
(2)   *Was ist die Ursache der Arrhythmie?* – Immer Digitalisüberdosierung oder sonstige Medikamentennebenwirkungen (Sympathikomimetika, Antiarrhythmika!) ausschließen! Handelt es sich um einen einmalig wirkenden auslösenden Reiz, oder besteht der Auslösemechanismus dauernd weiter?
(3)   *Ist die Behandlung notwendig?* – Wenn ja, wie dringlich ist sie, und für welchen Zeitraum muß die Behandlung geplant werden?

11 Krankheiten des Herzens

(4) Welche Therapie kommt in Frage? – Zuwarten? Sedierung? Kaliumsubstitution? Spezielle Medikamente? Elektrotherapie?
(5) Welche Nebenwirkungen oder Komplikationen sind von der Behandlung zu erwarten?

Reizbildung und Erregungsleitung am Herzen: Tabelle 11.10 informiert über die wichtigsten Kenngrößen. Es besteht eine ausgesprochene „Frequenz-Hierarchie" der normalen reizbildenden Strukturen. Ausfall übergeordneter Zentren führt jeweils zum Ersatzschlag bzw. Ersatzrhythmus aus dem nächstfolgenden Reizbildungszentrum. Beschleunigung untergeordneter Zentren führt zu akzelerierten bzw. tachykarden Rhythmen, die den übergeordneten Rhythmus überholen (Dissoziation), stören, auch gegenseitig (Interferenz, Fusion), oder ersetzen können. Bei raschen Frequenzen immer an „re-entry" (kreisende Erregung) denken (s. u.). Die Erregungsleitungsverhältnisse sind vor allem wichtig im Bereich des AV-Knotens, des His'schen Bündels und der drei Purkinje-Faserstämme (faszikulärer

Tabelle 11.10: Reizbildung und Erregungsleitung

Entladungsfrequenz			
Sinusknoten		60–100/min	
	unter	60/min	Sinusbradykardie
	über	100/min	Sinustachykardie
AV-Knoten		40–55/min	
	über	60/min	akzelerierter Knotenrhythmus, Knotentachykardie
tertiäre, ventrikuläre Reizbildner (His-Purkinje-System,		10–30/min	
	über	60/min	akzelerierte, idioventrikuläre Rhythmen
Purkinje-Fasern, Kammermyokard)	über	100–130/min	Kammertachykardie
Erregungsleitung			
Vorhof – AV-Knoten (AN)		50 msec	
Vorhof – His-Bündel (AH)		88–140 msec	
	über	150 msec	„proximaler" AV-Block (suprabifurkational)
His-Bündel – Kammer (HV)		42–60 msec	
	über	60 msec	„distaler" AV-Block (infrabifurkational)
Vorhof – Kammer (PQ)		120–200 msec	
	unter	120 msec	akzelerierte Überleitung
(WPW, LGL)			
	über	210 msec	AV-Block
Kammererregung (QRS)		60–100 msec	
	über	110 msec	inkompletter Schenkelblock
	über	120 msec	vollständiger Schenkelblock

AN = Atrium – AV-Knoten; AH = Atrium – His-Bündel; HV = His-Bündel – Kammer; WPW = Wolff-Parkinson-White-Syndrom; LGL = Lown-Ganong-Levine-Syndrom

Block!). Grundsätzlich kann die Erregung das Leitungssystem in allen Abschnitten, auch die Schaltstelle des AV-Knotens, in beiden Richtungen, d. h. orthowie retrograd, durchlaufen. Leitungsverzögerungen oder -unterbrechungen werden ebenfalls in beiden Richtungen wirksam (AV-Block, VA-Block). Für alle Blockierungen, gleich wo sie stattfinden, auch in den Purkinje-Faserstämmen unterhalb der Bifurkation des Hisschen Bündels, gelten die gleichen Gesetzmäßigkeiten: Einfache Leitungsverzögerung wird als Block 1. Grades bezeichnet, progressive Leitungsverzögerung als Wenckebachsche Periodik oder Mobitz-Typ-I-Block, systematisierte, 2:1, 3:1, 4:1 oder noch höhergradig verzögerte Überleitung als Mobitz-Typ-II-Block und vollständige Leitungsunterbrechung als III-gradiger oder vollständiger Block. Alle Blockformen kommen auch als Eingangs- oder Ausgangsblock bei normalen oder pathologischen Reizbildnern vor. Stillstand der Kammern (Fehlen eines Ersatzrhythmus) oder der Vorhöfe von mehr als 6 sec wird als Asystolie bezeichnet. Stillstand von Vorhöfen und Kammern oder die Kombination von SA- mit AV-Block wird als pankardiale Asystolie bezeichnet.

„Re-entry" bzw. kreisende Erregung: Unterschiedliche Refraktärität und Vorhandensein mehrerer Leitungsbahnen begünstigen das Wiedereintreten der Erregung in die ursprüngliche Bahn mit Ausbildung eines Erregungskreises. Die Länge des Leitungsweges und die Leitungsgeschwindigkeit bestimmen die Wiedererregungsfrequenz (Vorhofflattern, Vorhofflimmern, Kammertachykardie, -flattern, -flimmern). Die Laufbahnen der kreisenden Erregung können intraatrial, intramyokardial, aber auch unter Einschluß von Teilen oder des gesamten Erregungsleitungssystems verlaufen. Bei gewissen Myokardschädigungen führt der Vorgang der „Dispersion der Erregungsrückbildung" zu einem Zustand des Vorhof- und/ oder – wichtiger – des Kammermyokards, in dem hierdurch ektopische Reizbildungen vorkommen und gleichzeitig die Bereitschaft zur Ausbildung intraventrikulärer Erregungskreise – mit kleinem Laufweg und also hoher Erregungsfrequenz – entsteht. So führt die gleiche Funktionsstörung am Myokard zur Entstehung von Extrasystolie und Bereitschaft zu Vorhofflimmern bzw. zu Kammerflattern und -flimmern („elektrische Instabilität").

Differenzierung des Reizursprungs und Erkennung des Pathomechanismus: Die Differenzierung tachykarder Rhythmusstörungen kann schwierig oder unmöglich sein, muß aber stets versucht werden. Hinweise gibt die Tabelle 11.11.

Auswirkungen: Herzrhythmusstörungen gefährden den Kranken direkt durch Störung der Förderleistung des Herzens durch:

(1) Verlust der koordinierten Vorhofaktion (Herzminutenvolumen um 10–40% reduziert).
(2) Tachykardie (Beginn bei 100/min, obere Grenzfrequenz* ca. 180/min).
(3) Bradykardie (Beginn bei 60/min, untere Grenzfrequenz* 20–25/min).
(4) Exzentrische Kammererregung bei ventrikulärem Reizursprung oder Aberranz.

Die einzelnen Faktoren können sich gegenseitig verstärken und werden bei geschädigtem Herzen stärker, u.U. kritisch wirksam. Ferner können Rhythmusstörungen als Vorläufer bedrohlicher Arrhythmien potentiell gefährlich sein: Vorhofextrasystolie als Vorläufer von Vorhofflimmern, Kammerextrasystolie als Vorläufer von Kammerflimmern, unvollständiger Block als Vorläufer höhergradiger oder vollständiger Blockierung. Schließlich können Arrhythmien subjektiv unangenehm und daher behandlungsbedürftig sein.

---

* Grenzfrequenz: Schlagfrequenz, jenseits derer die Förderleistung sinkt.

11 Krankheiten des Herzens

Tabelle 11.11: Differenzierung tachykarder Rhythmusstörungen

	Vorhof-frequenz*	Kammer-frequenz	Gleichmaß der Schlagfolge Vorhöfe	Kammern
Sinustachykardie	100–220	ebenso	respiratorische Arrhythm. (gering oder auch nicht nachweisbar)	
Vorhoftachykardie	150–250	ebenso	regelm.	regelm.
Vorhofflattern („langsames Flattern")	250–350 160–230	120–190 80–130	regelm.	regelm. oder unregelm.
Vorhofflimmern	über 350	120–160	unregelm. Flimmern-Flattern	vollständig unregelm. „absolute Arrhythmie"
Vorhoftachykardie mit Block	100–220	80–140	regelm.	regelm. oder unregelmäßig
AV-Tachykardie	ebenso	100–250	regelm.	regelm.
WPW-Syndrom	ebenso	150–250	regelm.	regelm.
Kammertachykardie	wechselnd	100–250	regelm. oder wechselnd	regelm. intermittierend, Überleitung, Fusion, „ventricular capture"

* Frequenzangaben nur als Richtlinien, Grenzen oft unscharf.

Anmerkungen zur Therapie mit Antiarrhythmika

Das Behandlungsprinzip der „Verhältnismäßigkeit der Mittel" erfordert genaue Kenntnis von Angriffspunkt und Wirkungsmechanismus der Antiarrhythmika, so daß diese gezielt eingesetzt werden können. Über die Anwendung, Präparation, Dosierung und die entsprechenden Eigenschaften der Antiarrhythmika informieren die Tabellen 11.12–11.14. Wo immer möglich, soll die Wirksamkeit der antiarrhythmischen Therapie Langzeit-elektrokardiographisch kontrolliert werden. Manchmal ist die Bestimmung von Plasmaspiegeln erforderlich. Hinsichtlich der Bestimmung und Beurteilung von Plasmakonzentrationen von Antiarrhythmika Literatur beachten!

3.1 Tachykarde Rhythmusstörungen
3.1.1 Sinustachykardie
Definition: Beschleunigung der Herzfrequenz über 100/min bei normaler Vorhof- und Kammererregung mit oder ohne Schenkelblock.
Ätiopathogenese: Sinustachykardie ist stets Sekundärphänomen bei erhöhtem

Formkriterien für P	QRS	AV-Überleitung	Vagomimet. Manöver (Karotissinusdruck o. a.)
normal Abl. II überhöht	normal	1:1 0,12–0,18	vorübergehende, oft nur geringe Verlangsamung
abnorm, klein, oft nicht nachweisbar	normal, selten abnorm	1:1	kein Effekt oder plötzlich beendet
sägezahnartig deformiert Abl. II, III	normal, selten abnorm	2:1 oder höh. Block	vorübergehende Verlangsamung demaskiert Flatterwellen
unregelm. Wellen (V_1, V_2)	normal, intermitt. abnorm.	wechselnd blockiert	leichte, vorübergehende Verlangsamung
spitz, schmal, Nullinie glatt (II, V_1)	normal, seltener abnorm	wechselnd blockiert (Wenckebach)	Vorsicht! Nicht ausüben!
abnorm, meist nicht nachweisbar	abnorm oder normal	retrograd	ohne Effekt, selten Unterbrechung
meist nicht nachweisbar	abnorm	re-entry	ohne Effekt, selten Unterbrechung
normal oder abnorm, meist Überleitung, unabhängig	abnorm Kammer(QRS)-	orthograd nur interm.	ohne Effekt oft retrograd

Sympathikotonus. Ursachen können sein: Erregung, Angst, Schreck, körperliche Anstrengung, Fieber, Anämie, Hyperthyreose, Leberzirrhose, Hypotension, Hypoxie, Phäochromozytom, Myokarditis, Herzinsuffizienz, Lungenembolie, Pulmonalhypertonie, Perikarditis (Erguß, Tamponade, Konstriktion), Medikamentenwirkungen. Nur selten tritt Sinustachykardie ohne erkennbare Ursache auf.

Klinik: *Diagnostische Hinweise:* Normale Form und Zuordnung von Vorhof- und Kammerkomplexen im EKG. PQ-Intervall kann bis auf 0,10 sec verkürzt sein. P-Wellen u. U. überhöht (Abl. II, V_1).

Therapie

Grundleiden behandeln. Spezifische Therapie nur bei anhaltend sehr hohen Frequenzen über 140/min sowie dann, wenn besondere Beeinträchtigungen durch die rasche Frequenz gegeben sind, etwa bei Mitralstenose oder Koronarerkrankungen oder bei stärkerer subjektiver Symptomatik. β-Rezeptorenblocker kommen in erster Linie in Frage (s. Tab. 11.12). Digitalis wirkt nur bei Herzinsuffizienz!

Tabelle 11.12: Therapie bei Extrasystolie und bradykarden Herzrhythmusstörungen

Vorhofextrasystolie	Sotalol (Sotalex®) 2×80–160 mg Chinidinbisulfat (retard) 3×250–2×500 mg (Optochinidin® retard) Digitalisierung
Kammerextrasystolie	Lidocain i.v. 100 mg, u.U. gefolgt von Tropfinfusion 500 ml 5% Lävulose + 1 g Lidocain (Xylocain®) Mexiletin 3×200 mg p.o., Anfangsdosis 400 mg (Mexitil®) Mexitil® „Depot" 2×360 mg p.o. Propafenon 2–3×150–300 mg p.o. (Rytmonorm®) Chinidinsulfat 3–4×200–400 mg p.o. Chinidinbisulfat (retard) 2–3×250–500 mg (Chinidin-Duriles®, Optochinidin® retard) Flecainid (Tambocor®) 1–2×50–100 mg Amiodaron 1–2×200 mg nach Sättigung: 4×200 mg 8 Tage (Cordarex®) (langsam), 3×300 mg i.v. 3 Tage (rasch) Sotalol (Sotalex®) 2×80–160 mg
Sinusbradykardie Sinusbradyarrhythmie Sinuatrialer Block	Atropinsulfat 0,5–1,5 mg i.v. Ipratropiumbromid (Itrop®) 2–3×10 mg p.o. Schrittmacher
AV-Knotenrhythmus (langsame Frequenz)	Atropinsulfat 0,5–1 mg i.v.
AV-Knotenrhythmus (rasche Frequenz, Knotentachykardie	siehe Tabelle 14 Lidocain i.v., Verapamil i.v., β-Rezeptorenblocker
AV-Block 1. Grades	keine Therapie
2. Grades	selten Therapie, u.U. Ipratropiumbromid (Itrop®), 2–3×10 mg p.o. (s. ds. Kap., 1.1 „Spezielle Maßnahmen")
3. Grades	Schrittmacher
bi- bzw. trifaszikulärer Block	Schrittmacher, u.U. prophylaktisch

3.1.2 Paroxysmale, supraventrikuläre Tachykardie
Drei Typen müssen unterschieden werden (s. Tab. 11.11):
(1) Einfache supraventrikuläre Tachykardie mit oder ohne Block und repetitive Vorhoftachykardie vom Typ Parkinson-Papp,
(2) Wolff-Parkinson-White-Syndrom mit Umgehung des AV-Knotens durch das extra- oder paranodal den AV-Klappenring durchbrechende Kentsche Bündel (im EKG Deltawelle!),
(3) Lown-Ganong-Levine-Syndrom mit Präexzitation über paranodale Leitungsbahnen mit Anschluß an das Hissche Bündel (im EKG QRS-Komplex normal).
Ätiopathogenese:
(1) *Vorhoftachykardie:* Eine meist anfallsweise auftretende, überwiegend bei jungen, herzgesunden Personen, aber auch bei Herzkranken vorkommende Form

mit zum Teil sehr raschen Kammerfrequenzen. Kammererregung meistens normal, QRS kann aber auch abnorm verbreitert sein. Die Vorhoftachykardie ist meistens harmlos, manchmal hartnäckig rezidivierend und u.U. bedrohlich. Meist beruht die Tachykardie auf „re-entry" im AV-Knoten (s. o.).

(2) *Wolff-Parkinson-White-Syndrom:* Vorkommen bei Gesunden und bei Herzkranken. Angeborene Anomalie mit Präexzitation über ektopisches Reizleitungsgewebe (Kentsches Bündel) mit Anschluß an das Myokard weitab oder auch in unmittelbarer Nachbarschaft vom His-Purkinje-Fasersystem. Prädisponiert zu „re-entry" mit meistens retrograder Passage des Kentschen Bündels. Der Erregungskreis schließt den AV-Knoten ein. Die Kammerfrequenz kann dabei sehr hoch sein. Die Kammerkomplexe sind meistens abnorm und verbreitert (Differentialdiagnose Kammertachykardie!). Die stets rezidivierenden Tachykardien können schwer zu behandeln und u.U. lebensbedrohlich sein (erhöhte Neigung zu Kammerflimmern bei WPW-Patienten!). Vorhofflimmern bei WPW besonders gefährlich! Das durch die Deltawelle der Präexzitation bereits im Intervall deformierte EKG führt nicht selten zur Fehldiagnose Myokardinfarkt. Mit fortschreitendem Lebensalter kann die Leitfähigkeit des Kentschen Bündels abnehmen und können die Anfallshäufigkeit und -schwere zurückgehen. Nicht immer ist die Präexzitation (= Deltawelle) im EKG vorhanden.

(3) *Lown-Ganong-Levine-Syndrom:* Wahrscheinlich weniger häufig als die beiden vorgenannten. Wohl meistens durch angeborene Umgehung des AV-Knotens (Jamessche Fasern) mit direktem Anschluß an das Hissche Bündel. Daher kurzes PQ-Intervall mit normalem QRS-Komplex. Auch im Anfall QRS meistens normal. Wiederum Prädisposition zu „re-entry" durch Vorhandensein zweier unterschiedlich rasch leitender Faserstrecken (Jamessche Fasern und AV-Knoten selbst).

Klinik: *Diagnostische Hinweise:* Bei *Vorhoftachykardie* im Anfall QRS meistens normal. P nur im Beginn nachweisbar, hier abnorm klein und deformiert. Anfangs oft etwas wechselndes PQ-Intervall. Durch vagomimetische Manöver (Karotissinusdruck, s. u.) meistens zu durchbrechen, zumindest vorübergehend, Anfall oft von Harnflut (auffällig heller Urin, Urina spastica) begleitet. Im Intervall EKG normal.

Wolff-Parkinson-White-Syndrom im Anfall oft schwer von Kammertachykardie abzugrenzen, da QRS meistens erheblich verbreitert und deformiert ist. Die Differenzierung kann sehr schwierig sein. Vagomimetische Manöver sind meistens wirkungslos. Urina spastica kommt vor. Im Intervall typische PQ-Verkürzung (nicht obligat) durch QRS-Verbreiterung (obligat, Deltawelle). Das EKG kann aber auch, zumindest zeitweise, ganz normal sein.

Lown-Ganong-Levine-Syndrom im Anfall von Vorhoftachykardie nicht zu unterscheiden. Im Intervall sind P und QRS normal konfiguriert. Lediglich das PQ-Intervall ist auf weniger als 0,12 sec verkürzt.

Therapie

Die Behandlung zielt zunächst auf die Unterbrechung des Anfalls. Danach gilt es, Rezidive zu verhüten (Tab. 11.13).

Vorhoftachykardie
Unterbrechung des Anfalls im abgestuften Verfahren

(1) *Karotissinusmassage:* Mit Mittel- und Zeigefinger wird die Verzweigungsstelle der A. carotis communis unter dem Kieferwinkel aufgesucht. Bei kreisenden oder in Längsrichtung reibenden Bewegungen wird der Druck langsam verstärkt. Dabei Herz auskultieren, besser EKG fortlaufend registrieren.

Tabelle 11.13: Antiarrhythmische Therapie bei tachykarden Rhythmusstörungen

Arrhythmie	im Anfall	Rezidivprophylaxe (p.o. Medikation)
Sinustachykardie	Ursache suchen und behandeln! Verapamil 3×40–120 mg p.o. Metoprolol 2–3×50–100 mg p.o. Betaxolol (Kerlone®) 20 mg p.o.	entfällt
Vorhoftachykardie	Karotissinusdruck Vasopressoren (s. [2]) Verapamil 5–10 mg i.v. Flecainid 25–50 mg i.v.	Metoprolol 2–3×50–100 mg Sotalol 2×80–160 mg Flecainid 1–2×100 mg p.o. Chinidinbisulfat (retard) 2–3×250–500 mg Digitalis, u.U. Schrittmacher (antitachykardes System)
Vorhofflattern	Digoxin i.v. Verapamil 5–10 mg i.v. Sotalol 40 mg i.v. Kardioversion	Digitalisglykoside, meist mit Chinidinbisulfat (retard) 2×500 mg oder Sotalol 2×80–160 mg oder Amiodaron 1–2×200 mg nach Aufsättigung (Tab. 11.12)
Vorhofflimmern	Digoxin i.v. (+ Chinidin p.o.) Verapamil 5–10 mg i.v. Kardioversion	Digitalisglykoside, meist mit Chinidinbisulfat (retard) oder Sotalol 2×80–160 mg oder Amiodaron 1–2×200 mg nach Aufsättigung (Tab. 11.12)
AV-Rhythmen	Lidocain 100 mg i.v. Verapamil 5–10 mg i.v. Sotalol 40 mg i.v.	Metoprolol 2–3×50–100 mg Sotalol 2×80–160 mg Amiodaron 1–2×200 mg
Vorhoftachykardie mit Block	Digitalis absetzen K⁺-Substitution i.v./p.o. Diphenylhydantoin 250 mg i.v. (langsam!), 3–4×100 mg p.o.	Digitalisdosis reduzieren K⁺-Substitution Chinidinbisulfat (retard) 2–3×250–500 mg Disopyramid 3×100–200 mg
WPW-Syndrom	Sotalol 40 mg i.v. Ajmalin 20–50 mg i.v.	Sotalol 2×80–160 mg u.U. antiachykardes Schrittmachersystem u.U. kathetertechnische Ablation oder chirurgische Durchtrennung des Kentschen Bündels

Tabelle 11.13 (Fortsetzung)

Arrhythmie	im Anfall	Rezidivprophylaxe (p.o. Medik.)
Kammertachykardie	Kardioversion Lidocain 100 mg i.v. Ajmalin 50 mg i.v. Amiodaron Kurzinfusion 5 mg/kg KG oder 300 mg (2 Amp.) in 250 mg 5%iger Glukoselösung über 1–2 h über zentral liegenden Katheter infundieren	Lidocain Tropfinfusion (500 ml 5% Lävulose + 1 g Lidocain) Mexiletin i.v. Infusion (s. ds. Kap., 1.1.2) oder 3×200 mg oral Sotalol 1–2×80–160 mg Amiodaron 1–2×200 mg zuvor Aufsättigung: 8 Tage 800 mg u. U. Implantation eines automatischen Kardioverters/ Defibrillators (AICD)
Kammertachykardie vom Typ „torsades des pointes"	Herzschrittmacher K^+-Substitution Propafenon 50–70 mg i.v.	Grundleiden behandeln Herzschrittmacher (frequenzvariabel) Propafenon 2–3×300 mg p.o.

Handelsnamen s. Tabelle 11.14

Massage beenden, wenn die Herzfrequenz sinkt (meistens abrupt)! Vorsicht bei älteren Menschen (Arteriosklerose)! Niemals gleichzeitig beide Karotiden massieren! *Alternativ:* Auslösung eines Würgereflexes mit Finger oder Spatel oder Valsalva-Preßversuch. Nicht zu empfehlen ist der Bulbusdruck-Versuch (Fingerkompression der Bulbi oculi) wegen Gefahr der Netzhautablösung.

(2) Ist die Karotissinusmassage ohne Wirkung, so wird sie unter *Infusion einer pressorischen Substanz* (Arterenol®, Akrinor®, Novadral®, 2 Amp. in 500 ml 5% Glukose) wiederholt: Blutdruck bis 130–150 mmHg systolisch anheben, dann Karotissinusmassage wiederholen. Bei Erfolglosigkeit rasch digitalisieren (Tab. 11.8) und nach jeder Digitalisdosis Vagusreizmanöver wiederholen.

(3) *Alternative Präparate:* Alternativ Verapamil (Isoptin®) 5–10 mg i.v. (langsam!), auch *β-Rezeptorenblocker* wie Propranolol (Dociton®) 10 mg. i.v. Oder Flecainid (Tambocor®) 25–50 mg i.v.

(4) *Elektrokardioversion:* Elektrokardioversion bei Vorhoftachykardie nur in Notfällen! Hohe Energiemengen sind gewöhnlich erforderlich. Anhaltende Störungen des Herzrhythmus können auftreten!

Anfallsprophylaxe und orale Dauertherapie

Neben der in Tabelle 11.13 angegebenen medikamentösen Therapie soll der Kranke vagomimetische Manöver selbst erlernen. Häufig wird man die Anfälle nicht vollständig unterdrücken können. Der Kranke kann dann einzelne noch auftretende Anfälle selbst zu kupieren versuchen. In schwierigen Fällen kann ein implantierter, von außen im Anfall einschaltbarer Schrittmacher oder ein automatisches antitachykardes System durch Depolarisation der Leitungsbahn den Erregungskreis durchbrechen.

Wolff-Parkinson-White-Syndrom
Anfallsdurchbrechung wie bei Vorhoftachykardie: Karotissinusdruck ist allerdings nur selten erfolgreich. Im Vordergrund stehen medikamentöse Maßnahmen, die die Leitungsgeschwindigkeit in Anteilen der Erregungslaufbahn beeinflussen sollen (Propafenon, Lorcainid, Ajmalin, Verapamil, Amiodaron, Sotalol) und so den Anfall durchbrechen und das Eintreten neuer Anfälle verhüten sollen. *Vorsicht:* Verapamil nicht bei WPW-Syndrom mit Vorhofflimmern geben, da durch Beschleunigung der Leitung im akzessorischen Gewebe gefährlich hohe Kammerfrequenzen ermöglicht werden können! *Anfallsprophylaxe* am besten mit β-Blockern Sotalol (Sotalex®) oder Propafenon (Rytmonorm®), N-Propyl-Ajmalin-bitartrat (Neo-Gilurytmal®) (s. Tab. 11.13), jedoch nicht in Verbindung mit Digitalis, da hierdurch die Anfälle verstärkt werden können. In schwierigen Fällen auch Schrittmacherimplantation (antitachykardes System), wie oben erwähnt. Kathetertechnische (Ablation) nach elektrophysiologischer Untersuchung mit intrakardialer EKG-Ableitung und selektiver Stimulation sind bei jedem WPW-Patienten mit tachykarden Anfällen als definitive Behandlung mit hohem Erfolg indiziert. Eine Dauertherapie mit Antiarrhythmika ist danach fast immer unnötig.

Lown-Ganong-Levine-Syndrom
Anfallsdurchbrechung und -prophylaxe wie bei Wolff-Parkinson-White-Syndrom.

3.1.3 Vorhofflattern
Definition: Supraventrikuläre Tachyarrhythmie mit AV-Blockierung, initial meist 2:1, unter Therapie in wechselndem Ausmaß. Vorhoffrequenz rasch durch intraatriales Erregungskreisen („re-entry", s. dort).
Ätiopathogenese: Als Ursache kommen die gleichen Faktoren in Frage wie bei Vorhofflimmern (s.u.). Meistens ist Vorhofflattern nur eine Zwischenstation auf dem Wege zum Vorhofflimmern. Bei einer Flatterfrequenz der Vorhöfe von 250–350/min bedingt die normale Refraktärität des AV-Knotens 2:1-Überleitung und damit eine Kammerfrequenz von 125–175/min. Durch wechselnde Blockierung und „versteckte Leitung" kann die Kammerfrequenz vollständig arrhythmisch werden. Vagomimetische Manöver vergrößern die AV-Blockierung, unterbrechen die Tachykardie aber nicht. Manchmal kann die Flatterfrequenz spontan langsam sein, d.h. zwischen 120 und 250/min. Meistens wird dies unter dem Einfluß medikamentöser Therapie beobachtet. Vorhofflattern ist ein unstabiler Rhythmus, der einerseits erhebliche hämodynamische Beeinträchtigung verursacht und andererseits zu Deblockierung mit 1:1-Überleitung und dementsprechend gefährlicher rascher Kammerfrequenz neigt. Dies kann besonders dann eintreten, wenn die Flatterfrequenz zu- und gleichzeitig die Refraktärität des AV-Knotens abnimmt (z.B. unter Chinidin oder Disopyramid möglich!). Vorhofflattern soll stets beseitigt werden.
Klinik: Die Entstehungsbedingungen für Vorhofflattern entsprechen weitgehend

denjenigen für Vorhofflimmern (s. dort). Vorhofflattern kann anfallsartig auftreten, u.U. mit Urina spastica, und verursacht fast immer beträchtliche subjektive Symptome wie Herzrasen, Angina pectoris, Unruhe, Dyspnoe, Orthopnoe.
Diagnostische Hinweise: Ganz regelmäßiger Kammerrhythmus mit normalem QRS-Komplex und Frequenz um 160/min ist stets verdächtig auf Vorhofflattern! Diagnostisch beweisend ist die typische sägezahnförmige Deformierung der EKG-Nullinie in Abl. II und III. Bei 2:1-Überleitung ist diese typische Formkurve oft nicht erkennbar und muß dann durch Karotissinusdruck und vorübergehende AV-Blockierung sichtbar gemacht werden. *Wichtig:* Abgrenzung von Vorhoftachykardie mit Block kann sehr schwierig sein, ist aber von sehr großer Bedeutung! (s. ds. Kap., 3.1.5)

Therapie

(1) *Erster Schritt:* Reduktion der Kammerfrequenz durch Erhöhung der AV-Blockierung mittels i.v. Injektion von Verapamil (Isoptin® 5–10 mg) oder 20–40 mg Sotalol (Sotalex) i.v. bzw. rascher Digitalisierung (Digoxin, s. ds. Kap., 2 „Glykosidtherapie"). *Wichtig:* Bei Vorhofflattern benötigt man oft *sehr* große Digitalisdosen! Daher nicht zu lange zögern mit der Elektrokardioversion (s. u.).
(2) *Zweiter Schritt:* Arrhythmie beseitigen und Sinusrhythmus wiederherstellen. Vorgehen wie bei Vorhofflimmern (s. ds. Kap., 3.1.4). Abweichung: Die Kammerfrequenz ergibt keinen Anhalt für die Digitalisdosierung und/oder -wirkung! Die Beseitigung der Arrhythmie gelingt mit Chinidin + Verapamil (Cordichin®), Sotalol (Sotalex®) oder mit Amiodaron (Cordarex i.v.) mit rascher Sättigung (s. Tab. 11.13).
(3) *Dritter Schritt:* Rezidivprophylaxe. Auch hier Vorgehen wie bei Vorhofflimmern (s.u.). Chirurgische Therapie in besonderen Fällen s. ds. Kap., 3.2.3.

3.1.4 Vorhofflimmern

Definition: Rasche (über 350/min), vollständig irreguläre, flimmernde Vorhoftätigkeit mit absolut arrhythmischer Kammerfrequenz („versteckte Leitung"). Entsprechend der normalen Refraktärität des AV-Knotens liegt die Kammerfrequenz unbeeinflußt zwischen 150 und 180/min. Bei vorgeschädigtem AV-Knoten kann sie primär langsam sein, u.U. vollständiger AV-Block. Je rascher die Kammerfrequenz, desto weniger ausgeprägt die Variation der RR-Intervalle!
Ätiopathogenese: Vorhofflimmern (u.U. abwechselnd mit Vorhofflattern) entsteht vorwiegend bei Mitralfehlern, aber auch bei Koronarkrankheit, Myokarditis, Pulmonalembolie, Pulmonalhypertonie, nach toxischen Einwirkungen (Alkohol) sowie ohne erkennbare Ursache (idiopathisch). Im letzteren Falle ist die Arrhythmie besonders hartnäckig, subjektiv sehr unangenehm, neigt zu sehr unstabilen, vielfach hohen Kammerfrequenzen, und die Beseitigung ist schwierig. Vorhofflimmern kann dauernd bestehen, kann aber auch anfallsartig rezidivieren. Meistens handelt es sich um einen stabilen Rhythmus, bei dem die Kammerfrequenz mit Digitalis leicht kontrolliert werden kann.
Klinik: Das Eintreten von Vorhofflimmern kann unbemerkt geschehen, geht aber gewöhnlich mit erheblichen subjektiven Symptomen einher und kann sogar zu Lungenödem (Mitralstenose) führen. Der mittlere Druck im Vorhof steigt, abgesehen von Fällen mit Mitralstenose, nur um wenige mmHg an, so daß Stauungssymptome gewöhnlich nicht auftreten. Subjektiv unangenehm ist aber der heftige, unregelmäßige Herzschlag. Ferner sinkt die Förderleistung des Herzens um 10–40%.

Dies kann durch Reservemechanismen meistens gut ausgeglichen werden, vorausgesetzt, die Kammerfrequenz liegt nicht zu hoch. In einigen Fällen kann die Einbuße an Förderleistung jedoch für den Kreislauf kritisch sein (s. a. ds. Kap., 1.5).

Diagnostische Hinweise: Der Jugularvenenpuls wird monophasisch deformiert, d.h., er wird eher unauffällig durch Verlust der normalen Biphasizität. Der Puls wird absolut arrhythmisch, es entwickelt sich ein Pulsdefizit (Diskrepanz zwischen Herzfrequenz und der peripher zählbaren Pulsfrequenz), welches um so größer ist, je höher die Kammerfrequenz ist. Am Herzen findet man einen betonten, ständig in seiner Lautheit wechselnden 1. Herzton. Im EKG sind die flimmernde Nullinie (Ableitung II, V_1) und die vollständige Unregelmäßigkeit der RR-Abstände unverkennbar. Bei langsamer Frequenz (unter 80/min) ist meistens Digitaliswirkung im Spiel. Besteht Vorhofflimmern mit vollständigem AV-Block (regelmäßige Kammerfrequenz mit einer Frequenz von 40–60/min), so ist Digitalisintoxikation sehr wahrscheinlich (s. dort). Auch bei höherer Frequenz mit regelmäßigen RR-Abständen, wobei diese nur intermittierend vorhanden sein können, muß Digitalisintoxikation vermutet werden (Vorhofflimmern mit Knotentachykardie, u. U. mit Ausgangsblock).

Therapie

Die Behandlung umfaßt drei Schritte: a) Senkung und Kontrolle der Kammerfrequenz, b) Wiederherstellung des Sinusrhythmus, c) Erhaltung des wiederhergestellten Sinusrhythmus.

Senkung der Kammerfrequenz

Zunächst rasch digitalisieren, am besten mit Digoxin (s. Tab. 11.9 [S. 328]), bis die Kammerfrequenz um oder unter 100/min liegt. Dabei kommt es in ca. 8% der Fälle vor, daß der Sinusrhythmus wieder eintritt. Unter Erhaltungstherapie mit Digitalisglykosiden kann sodann die Kammerfrequenz in dem gewünschten Bereich gehalten werden. Man muß allerdings damit rechnen, daß auch unter Digitalistherapie bei Belastungen die Frequenz stärker ansteigt als im Sinusrhythmus. Für eine gleichmäßige Kontrolle der Kammerfrequenz ist es notwendig, daß Digoxin 2–3mal/Tag gegeben wird oder daß man das langwirkende Digitoxin verwendet. Auch mit β-Rezeptorenblockern, etwa Sotalol (Sotalex®) 1–2mal 80–160 mg p.o. oder Metoprolol (Beloc®) 2–3mal 50–100 mg p.o. oder Atenolol (Tenormin®) 2mal 50–100 mg p.o. kann die Kammerfrequenz ausreichend kontrolliert werden. Digitalis ist jedoch wegen seiner positiv inotropen Wirkung nach wie vor das Medikament der ersten Wahl; nicht zuletzt, da in den meisten Fällen gleichzeitig eine Myokardschädigung, wenn nicht eine Herzinsuffizienz vorliegt. Bei guter Herzfunktion kann auch primär Verapamil (Isoptin®) 5–10 mg i.v. gegeben werden. In einigen Fällen wird hiermit direkt die Arrhythmie beseitigt. Die frequenzhemmende Wirkung ist nur relativ kurzdauernd und nach peroraler Gabe nicht immer konstant.

Wiederherstellung des Sinusrhythmus
Vorbemerkungen

Da Vorhofflimmern ein stabiler Rhythmus ist, bei dem die Kammerfrequenz mit Digitalis oder β-Rezeptorenblockern meistens leicht kontrolliert und die hämodynamische Funktionsbeeinträchtigung kompensiert werden kann, muß man sich stets fragen, ob es notwendig ist, die Arrhythmie zu beseitigen! Nur in wenigen Notfällen ist es erforderlich, den Sinusrhythmus sofort wieder herzustellen. Es gelingt zwar meistens (85–90% der Fälle), Vorhofflimmern in Sinusrhythmus zu überführen, jedoch kann man einen dauerhaften Erfolg nur dann erwarten, wenn auch die auslösende Ursache beseitigt werden kann (operative Behandlung einer Mitralstenose, Thyreoidektomie, Abklingen einer toxischen Einwirkung). Vorhofflimmern bei chronischer Herzinsuffizienz, Koronarkrankheit, nicht-operierten Mitralstenosen bei sehr großem linkem Vorhof (Durchmesser > 60 mm im Echokardiogramm) oder aus idiopathischer Ursache kann gewöhnlich nicht dauerhaft beseitigt werden. Es muß berücksichtigt werden, daß das Umschlagen des Herzrhythmus mit einem erhöhten Risiko arterieller Embolien verbunden ist und daß die Erhaltung des Sinusrhythmus an eine regelmäßige und langdauernde Einnahme von Digitalis oder – bei Fehlen von Herzinsuffizienz vorzugsweise – β-Blockern (s.o.) bzw. Chinidin oder Amiodaron (Tab. 11.13) gebunden ist (s.u.).

Verfahren

Zwei Verfahren stehen zur Verfügung: Elektrokardioversion und Konversion mit einem Antiarrhythmikum (s.u.). Oft werden beide Verfahren miteinander kombiniert. Nur in einer akut gefährlichen Situation setzt man ohne Vorbereitung die Elektrokardioversion ein.

(1) *Elektrokardioversion: Praktisches Vorgehen:* Nach Digitalisierung oder Betablockade (Sotalol, [Sotalex®]) zur Kontrolle der Kammerfrequenz wird Chinidinsulfat (auch retardierte Chinidinpräparate können verwendet werden, etwa Chinidin-Duriles® oder Optochinidin® retard) in einer Dosierung von höchstens 2 g auf 24 h (s. Tab. 11.13) gegeben. Alternativ kann Disopyramid (Rythmodul®) bis zu einer kurzfristigen Tageshöchstdosis von 1000 mg, Flecainid oder Propafenon (Rytmonorm®) geben werden (s. Tab. 11.13 und 11.14). Das Chinidin wird für 2–3 Tage gegeben und gleichzeitig Digitalis abgesetzt, so daß die Kammerfrequenz über 90–100/min ansteigen kann. Sehr wirksam ist die Kombination von Chinidin und Verapamil (Cordichin®), 3mal 1–2 Tbl. (die Tablette enthält 200 mg Chinidinsulfat und 80 mg Verapamil). Hierbei wird Digitalis nicht benötigt. Tritt Sinusrhythmus nach dieser Vorbehandlung nicht ein, dann Elektrokardioversion.

Elektrokardioversion: Nach 4–6stündiger Nahrungskarenz Patienten bequem und horizontal lagern und über das geplante Vorgehen informieren. Gebiß entfernen, Instrumentarium überprüfen: Sauerstoff? Intubationsbesteck? Defibrillator? Notfall-Medikamente vollständig? Brett im Bett? Dann EKG anschließen und einwandfreie Auslösung des Triggermechanismus des Kardioverters überprüfen. Dann Kurznarkose mit Etomidat (Hypnomidate®), 2 mg/ml, 4–8 ml rasch i.v. oder Sedierung mit 10–15 mg Diazepam (Valium®) oder Thalamonal® 2 ml i.v. In der Einschlafphase mit Sauerstoff per Maske hyperventilieren. Sodann Elektroden fest und mit reichlich Kontaktgel versehen aufsetzen: Bei präkordialen Elektroden Position V_1 und V_5, bei transthorakalen Elektroden Rückenelektrode paravertebral links am kaudalen Skapularand, präkordiale

Tabelle 11.14: Gebräuchliche Antiarrhythmika

Freiname bzw. Substanz	Handelsname (oder Zubereitung)	Tabletten- bzw. Ampullengröße
1. Kalium	KCl Kalinor®-Brausetbl. Rekawan®-Granulat	40 mval K$^+$/Tbl. 13,4 mval K$^+$/1 g
2. β-Rezeptorenblocker: Sotalol	Sotalex®	80–160 mg/Tbl. 40 mg/Amp.
3. Verapamil	Isoptin®	5 mg/Amp. 40, 80 bzw. 120 mg; 120 mg ret.
4. Lidocain	Xylocain®	100 mg/Amp. (2%, 5%) Stechampullen 1%, 2%
5. Mexiletin	Mexitil®	100–200 mg/Kps. 250 mg/Amp.
	Mexitil® „Depot"	360 mg/Kps.
6. Disopyramid	Rythmodul® Diso-Duriles®	100 mg/Kps. 150 mg/Tbl.
7. Chinidin	Chinidinsulfat	200 mg/Tbl.
Chinidinbisulfat	Chinidin-Duriles® Optochinidin® retard	200 mg/Tbl. 250 mg/Tbl.
Chinidin-Polygalacturonat	Galactoquin®	330 mg/Tbl.
8. Propafenon	Rytmonorm®	70 mg/Amp. 150–300 mg/Tbl.
9. Flecainid	Tambocor®	100 mg/Tbl.
10. Ajmalin	Gilurytmal®	50 mg/Amp.
11. Aprindin	Amidonal®	100 mg/Tbl.
12. Procainamid	Novocamid® Procainamid-Duriles®	250 mg/Drg. 500 mg/Tbl.

Applikations-weg	Dosierung	Plasmaspiegel
Infusion	stark	
p.o.	wechselnd,	3,8–5,2 mval/l
p.o.	siehe Text	
p.o.	1–2 × 160 mg/Tag	
i.v.	20–40 mg	
i.v. (langsam!)	5–10 mg/dosi	
p.o.	3 × 40–120 mg	
	2–3 × 120 mg ret.	
i.v., DTI	100 mg/dosi	1,5–5 µg/ml
	Infusion: 2 g/Tag	
p.o.	3 × 200 mg	
i.v. (s. S. 295 [4])	(erhöhte Anfangsdosis	0,5–2,0 µg/ml
	erforderlich	
	÷ 400 mg als Erstdosis)	
p.o.	2 × 360 mg/Tag	?
p.o.	3–4 × 100–200 mg	2–4 µg/ml
p.o.	2–3 × 150 mg/Tag	
p.o.	3–4 × 200 mg/Tag	2–8 µg/ml
p.o.	2–3 × 400 mg/Tag	2–6 µg/ml
p.o.	2–3 × 500–1000 mg/Tag	
p.o.	2–4 × 600 mg/Tag	2–6 µg/ml
i.v. (langsam!)	70 mg/dosi	0,2–1 µg/ml
p.o.	3 × 150–300 mg/Tag	
p.o.	1–3 × 100 mg	200–800 ng/ml
	(erhöhte Anfangsdosis	
	erforderlich: 2 × 200 mg)	
i.v. (langsam!)	20–50 mg/dosi	?
p.o.	1–2 × 100 mg/Tag	Nebenwirkungen
	Erhaltungsdosis	beachten: Ataxie,
	50–100 mg/Tag	Agranulozytose!
p.o.	4 × 250–500 mg	4–8 µg/ml
p.o.	3 × 0,5–1 g/Tag	

Tabelle 11.14 (Fortsetzung)

Freiname bzw. Substanz	Handelsname (oder Zubereitung)	Tabletten- bzw. Ampullengröße
14. Diphenyl-hydantoin	Epanutin® Phenhydan® Phenhydan®-Infusionsampulle	250 mg/Amp. 100 mg/Tbl. 750 ml = 815 mg/Amp.
15. Amiodaron	Cordarex®	200 mg/Tbl. 150 mg/Amp.
16. Tocainid	Xylotocan®	400 mg/Tbl.

Elektrode in Position V_2–V_3. EKG registrieren. Sodann Impuls auslösen: bei Vorhofflattern beginnend mit 12,5, 25, dann 50 W · sec; bei Vorhofflimmern beginnend mit 50, dann 100, dann 200, höchstens 400 W · sec; bei großem oder Emphysemthorax jeweils eine Stufe höher beginnen. Nach dem Stromstoß sofort EKG kontrollieren: Geduld! Der Sinusrhythmus erscheint oft erst verzögert, u. U. mit multiplen Arrhythmien und nach gradueller Stabilisierung. Besteht Vorhofflimmern oder -flattern weiter, so wird die nächste Impulsstärke appliziert. Die Dauer der Kurznarkose reicht aus, um 2–3 Elektroschocks zu verabreichen.

In der Aufwachphase, wenn nötig, per Maske Sauerstoffbeatmung. Im Anschluß an die Kardioversion mindestens 8 h Monitorüberwachung. Mit dem Eintreten von Sinusrhythmus kann die Digitalisempfindlichkeit zunehmen bzw. eine Überdigitalisierung deutlich werden (Interferenz Digoxin/Chinidin!). Ernsthafte Rhythmusstörungen können mit Verzögerung eintreten! Daher mindestens 8stündige Überwachung nach Kardioversion. Unmittelbar nach dem Erwachen wird mit der Chinidin- und Digitalis-Erhaltungstherapie fortgefahren.

(2) *Konversion mit Pharmaka:* Vier Verfahren werden üblicherweise angewandt:
– Digitalis und Chinidin: Digitalisieren bis Kammerfrequenz 90–100/min. Bei vorbestehender Digitalistherapie absetzen bis Kammerfrequenz ca. 100/min. Dann Chinidin-Testdosis: 200 mg p.o., 1 h danach EKG kontrollieren. Wenn QT > 120%, abbrechen, sonst 8stündlich 500 mg Chinidinsulfat oder -bisulfat (Chinidin-Duriles®) p.o. Chinidin sollte nicht höher als maximal 2 g/Tag dosiert werden. Vor jeder weiteren Dosis EKG kontrollieren. Bei QRS-

Applikations-weg	Dosierung	Plasmaspiegel
i.v. (langsam!) p.o. Infusion (Pumpe)	125–250 mg/dosi 3–4 × 100 mg/Tag Infusionsdauer 6–8 h	10–20 ng/ml (ohne Bedeutung für die Therapie)
p.o. i.v. Infusionspumpe	Aufsättigung: 4 × 200 mg 8 Tage Erh.dosis: 1–2 × 200 mg (Beachte: sehr lange Eliminationshalbwertszeit!) 300 mg/20 min –2 h oder 10–20 mg/kg KG über 24 h in 5% Glukose über zentralen Venenkatheter	400–800 ng/ml
p.o.	2–3 × 400 mg/Tag	4–10 µg/ml

und/oder QT-Verbreiterung über 30% Therapie sofort beenden. Alternativ (Chinidin-Unverträglichkeit) kann auch Disopyramid (Rythmodul®) verwendet werden. Dosierung s. Tabellen 11.13 und 11.14. Maximale Tagesdosis 1000 mg p.o.
- Konversion mit einer festen Kombination von Chinidin und Verapamil (Cordichin®): Die Kombinationstablette enthält 200 mg Chinidinsulfat und 80 mg Verapamil. Dosierung: Zunächst eine Testtablette; 1 h danach EKG zur QT-Kontrolle wie unter Chinidin. Dann 8stdl. 1, nach 48 h, wenn erfolglos, Steigerung auf 3mal 2 Tbl. für weitere 2 Tage. EKG-Kontrollen nach jeder Dosis. Wenn QT > 130% bzw. über 450 msec verlängert ist, dann abbrechen.
- Sehr wirksam ist auch Sotalol (Sotalex®) 1–2mal 80–160 mg p.o., u.U. bis 320 mg/dosi (Herzfrequenz und Herzfunktion beobachten!). Kombination mit Chinidin möglich (s.o.). Jedoch besonders auf die QT-Zeit achten!
- Bei therapieresistentem Vorhofflimmern kann u.U. mit Amiodaron (Cordarex®, s. Tab. 11.14) noch ein Erfolg erzielt werden.

Antikoagulanzientherapie
Vorhofflimmern kann mit und ohne Mitralstenose zu arteriellen Embolien führen, am häufigsten in den ersten Tagen und Wochen nach Eintreten oder Rückbildung der Arrhythmie. Die Emboliehäufigkeit wird nicht durch die Art der Umstimmung (spontan, elektrisch, medikamentös) beeinflußt. Patienten mit Vorhofflimmern sollen immer antikoaguliert werden. Antikoagulierung erfolgt mit Vitamin-K-Antagonisten (Marcumar®) nach den üblichen Richtlinien und unter Quick-Wertkontrolle (s. Kap. 6).

Indikationen: Es gelten die folgenden Indikationen, wobei hierüber zum Teil kontroverse Meinungen bestehen: Bei kürzlich eingetretenem Vorhofflimmern bei jüngeren Personen, d.h. im Alter unter 50 Jahren, wird über eine Dauer von mindestens 6 Wochen bis zu 6 Monaten antikoaguliert, insbesondere dann, wenn das Vorhofflimmern mit Sinusrhythmus abwechselt, im letzteren Falle bis zur Stabilisierung. Bei längerbestehendem, unkompliziertem Vorhofflimmern wird mit Acetylsalicylsäure (Aspirin®) 100 mg p.o. antikoaguliert. Ist eine arterielle Embolie vorgekommen, so wird für mindestens 6 Monate, besser 2 Jahre, nach Ansicht mancher Autoren dauernd, mit Marcumar® antikoaguliert. Die Antikoagulierung kann beendet werden, wenn die Emboliequelle beseitigt werden kann (Umstimmung in Sinusrhythmus, Sprengung einer Mitralstenose mit Resektion bzw. Obliteration des Vorhofohres).

Über die Antikoagulanzientherapie *vor* Umstimmung von Vorhofflimmern bestehen ebenfalls kontroverse Ansichten. Generelle, schematische Anwendung wird nicht empfohlen. Ist eine arterielle Embolie vorgekommen, so wird für mindestens 2, wenn möglich 6 Wochen vor der Umstimmung antikoaguliert. Innerhalb weniger Tage nach erfolgreicher Kardioversion kann die Therapie abgesetzt werden (Einschränkungen s.o.). Ist das Vorhofflimmern erst kürzlich eingetreten, so empfehlen wir Antikoagulierung, beginnend, wenn möglich, 2 Wochen vor der Umstimmung und mit Absetzen unmittelbar nach der Umstimmung. Beträgt die Zeitspanne bis zur geplanten Kardioversion nur wenige Tage, so wird zweckmäßig mit Heparin (Liquemin®) antikoaguliert: 30000 bis 40000 IE/Tag i.v. (Infusionspumpe) oder 3mal 5000–7500 IE/Tag subkutan (Bauchhaut).

Die akute arterielle Embolie wird wie üblich behandelt (Embolektomie, Heparin, Fibrinolyse, s. Kap. 6).

Nachbehandlung

Nach der Wiederherstellung des Sinusrhythmus muß dieser erhalten werden (Rezidivprophylaxe). Dies geschieht am besten mit Sotalol (Sotalex®) 2–3mal 80–160 mg p.o. oder durch Dauerdigitalisierung (s. ds. Kap., 2 „Glykosidtherapie") und Chinidin (Substanzen und Dosierung s. Tab. 11.13 und 11.14). Chinidin kann auch hierfür mit Verapamil sehr gut kombiniert werden als Cordichin® 2–3mal 1 Tbl./Tag. Anstelle von Chinidin kann auch Disopyramid (Rythmodul®, Diso-Duriles®) 2–3mal 100–300 mg p.o. oder Propafenon (Rytmonorm®) 3mal 150–300 mg p.o. verwendet werden. In hartnäckig rezidivierenden Fällen wird Amiodaron (Cordarex®; s. Tab. 11.14) bevorzugt.

Wurde der Auslösemechanismus des Vorhofflimmerns wirksam beseitigt (Sprengung einer Mitralstenose, Mitralklappenersatz), so kann frühestens nach einem ½, besser nach 1 Jahr ein Auslaßversuch unternommen werden. Bei vergrößertem linken Vorhof ist oft Dauertherapie unumgänglich. Tritt Vorhofflimmern nach Therapieunterbrechung wieder ein, so soll eine Umstimmung erneut versucht werden. Rezidiviert Vorhofflimmern unter konsequenter Therapie, so ist ein neuerlicher Versuch nicht mehr indiziert. In besonderen Fällen ist auch eine chirurgische Behandlung möglich (s. ds. Kap., 3.2.3).

3.1.5 Vorhoftachykardie mit Block

Definition: Vorhoftachykardie, Frequenz 120–220/min mit wechselnd ausgeprägter AV-Blockierung, meistens zumindest teilweise mit Wenckebachscher Periodik (s. Tab. 11.11 [S. 336]).

Ätiopathogenese: In der Mehrzahl der Fälle bedingt durch Digitalisintoxikation, kommt aber auch ohne Digitalis bei Herzkrankheiten vor. Vorhoftachykardie mit Block ist durch einen raschen, ektopischen Reizbildner im Vorhof charakterisiert, wobei gleichzeitig ein AV-Block 2. Grades besteht.

Klinik: Das Eintreten der Vorhoftachykardie mit Block bringt selten subjektive Symptome oder schwere hämodynamische Beeinträchtigung mit sich. Die meistens schwere Grunderkrankung dominiert das Krankheitsbild. Die Gefährdung durch die Vorhoftachykardie mit Block besteht in der potentiellen Gefahr des Eintretens ernsterer Rhythmusstörungen bei den meist hohen Digitalisspiegeln.

Diagnostische Hinweise: Bei glatter EKG-Nullinie auffällig spitze, voneinander klar abgesetzte P-Wellen in Ableitung II, III, V_1. Vorhoffrequenz zwischen 120 und 220/min. AV-Blockierung höheren Grades, meistens Wenckebachsche Periodik. QRS normal. Ventrikuläre Extrasystolen sind häufig. *Wichtig:* Differentialdiagnostische Abgrenzung von Vorhofflattern ist entscheidend wichtig, da die Therapie gegensätzlich ist (Digitalis!). Schwierigkeiten entstehen bei „langsamem Vorhofflattern" (s. ds. Kap., 3.1.3).

Therapie

Da die hämodynamische Beeinträchtigung durch die Vorhoftachykardie mit Block meistens gering ist, genügt es unter einer Digitalispause zuzuwarten. Bei Hypokaliämie Kaliumsubstitution mit Kalinor®-Brausetbl. oder KCl (40 bis 80 mval in 500 ml 5% Glukose) langsam (nicht mehr als 60 mval in 2 h!) infundieren. Auch Diphenylhydantoin (Epanutin®, Phenhydan®) als Antidot 3 mal 100–200 mg p.o. oder 125–250 mg i.v. (langsam injizieren innerhalb von mindestens 10 min!). Nur in Notfällen Elektrokardioversion mit sehr kleinen Energiemengen (12,5, höchstens 25 W/sec). Stets vorher Kalium substituieren und Diphenylhydantoin (s.o.) vorinjizieren.

3.1.6 Atrioventrikuläre Reentry-Tachykardie

Definition: Knotenrhythmen mit Frequenzen zwischen 60 und 200/min. Bei Frequenzen unter 100/min meistens als AV-Dissoziation mit oder ohne Interferenz. Bei höheren Frequenzen liegt meistens ein Erregungskreisen durch Reentry im Bereich des AV-Knotens vor.

Ätiopathogenese: Knotenrhythmen sind manchmal digitalisbedingt, kommen aber auch anlagebedingt und dann meistens bei sonst gesunden Herzen, aber auch bei schweren Herzerkrankungen vor.

Klinik: *Diagnostische Hinweise:* QRS-Komplexe gewöhnlich normal. Vorhofaktionen meistens nicht nachweisbar. Bei langsameren Frequenzen normale P-Wellen bei Vorliegen von AV-Dissoziation. Bei retrograder Vorhoferregung abnormale P-Wellen. Die Differenzierung von Kammerrhythmen einerseits und supraventrikulären Tachykardien andererseits kann sehr schwierig sein, da ventrikuläre Aberranz vorkommt. U. U. His-Bündel- bzw. intraatriales EKG erforderlich (s. Tab. 11.11 [S. 336]). Bei schweren, medikamentös nicht zu beeinflussenden AV-Tachykardien kann eine kathetertechnische Leitungsunterbrechung (Ablation) erwogen werden (s. ds. Kap., 3.2.3).

> **Therapie**

Wenn Verdacht auf Digitalisintoxikation besteht, Therapie wie bei Vorhoftachykardie mit Block (s.o.). Sonst Lidocain (Xylocain®, 100 mg i.v.) oder Sotalol 20–40 mg i.v. oder 2–3mal 80–160 mg p.o. oder Verapamil (Isoptin®) 5–10 mg i.v. (s.a. Tab. 11.13).

3.2 Extrasystolie

Einzeln oder in Paaren, gelegentlich in Salven, manchmal in systematisierter Sequenz einfallende, vorzeitige Herzaktionen mit Ursprungsort in spezifischen Reizbildungs- und -leitungsgeweben wie auch in Vorhof- oder Kammermyokard, die bei jedem Grundrhythmus des Herzens vorkommen können.

3.2.1 Supraventrikuläre Extrasystolie

Definition: Sporadisch, in Salven, als Bigeminusrhythmus oder auch den Herzrhythmus insgesamt bestimmende Extrasystolie („chaotischer Vorhofrhythmus") supraventrikulären Ursprungs. Oft mit AV-Blockierung unterschiedlichen Ausmaßes und/oder ventrikulärer Aberranz bei frühzeitigem Einfall.
Ätiopathogenese: Entstehung meistens wie bei Vorhofflimmern (s. ds. Kap., 3.1.4), dessen Vorläufer sie manchmal ist. Bei Koronarkrankheit oft in Zusammenhang mit Herzinsuffizienz. Vorkommen auch bei sonst nicht nachweisbarer Herzkrankheit. Direkte hämodynamische Bedeutung gering. Behandlungsindikation aus drohendem Vorhofflimmern oder -flattern, meistens am Grundleiden orientiert. Manchmal verlangt die subjektive Symptomatik eine Behandlung.
Klinik: *Diagnostische Hinweise:* Vorzeitige Vorhofaktionen mit deformierter P-Welle. QRS normal oder durch ventrikuläre Aberranz verbreitert und abnorm geformt. Unter Umständen wechselndes PQ-Intervall (bei wechselndem PQ-, wechselndem PP-Intervall und wechselnder P-Konfiguration spricht man auch von „wanderndem Schrittmacher", bei multiplen, multifokalen Vorhofextrasystolen, die den Herzrhythmus bestimmen, auch von „chaotischem Vorhofrhythmus").

> **Therapie**

Sotalol oder Amiodaron (Cordarex®) sind die wirksamsten Medikamente (Dosierung und weitere Antiarrhythmika s. Tab. 11.14). Außerdem wird digitalisiert (s. ds. Kap., 2 „Glykosidtherapie"), wenn eine Herzinsuffizienz gleichzeitig besteht.

3.2.2 Ventrikuläre Extrasystolie

Definition: Extrasystolen ventrikulären Reizursprungs; je nach Lokalisation des Ursprungsortes und den intraventrikulären Leitungsverhältnissen ist QRS mehr oder weniger abnorm geformt und verbreitert. Bei Ursprungsort nahe dem Hisschen Bündel können nahezu normale QRS-Konfigurationen vorkommen. Auftreten sporadisch, gehäuft, in Paaren oder Salven oder auch in systematisierter Folge als Bigeminie, Trigeminie oder Parasystolie.
Ätiopathogenese: Ventrikuläre Extrasystolen entspringen meistens im proximalen oder peripheren His-Purkinje-Fasersystem. Sie entstehen entweder durch gesteigerte Neigung zur Spontandepolarisation oder durch intraventrikuläre Inhomogenität der Erregungsrückbildung mit „re-entry". Sie kommen außerordentlich häufig vor. Vielfach bleibt die Ursache unklar. Sie kommen auch bei Herzgesun-

den vor. Besteht gleichzeitig eine Herzerkrankung (Koronarkrankheit, Myokarditis, Herzklappenfehler), so wird die Arrhythmie damit gewöhnlich in kausale Verbindung gebracht, was nicht über andere Entstehungsmöglichkeiten (Medikamentennebenwirkung!) hinwegtäuschen darf. Als auslösende Agenzien kommen in Frage: Digitalis, Orciprenalin u. a. Katecholamine, Atropin, Chinidin oder andere Antiarrhythmika sowie Intoxikationen (Alkohol, Barbiturate), Hypokaliämie, azidotische Stoffwechsellage. Entstehen ventrikuläre Extrasystolen auf dem Boden einer intraventrikulären Inhomogenität der De- und Repolarisation (Dispersion der Erregungsleitung), so ist das Kopplungsintervall oft kurz. U. U. fallen die ventrikulären Extrasystolen noch während der T-Welle des vorausgegangenen Normalschlages ein (R-auf-T-Phänomen). In solchen Fällen können bereits einzelne Extrasystolen Kammerflimmern auslösen. Vorkommen: Myokardinfarkt, Myokarditis, QT-Verlängerung. Bei fester Kopplung der Extrasystolen an den jeweils vorangehenden Normalschlag entsteht Bigeminie; folgt ein Paar von ventrikulären Extrasystolen, Trigeminie. Ausgangsblockierung kann die Rhythmik stören (Bigeminie mit verstecktem Ausgangsblock). Repetitive Entladung eines Reizbildners mit Schutzblockierung führt zur Parasystolie oder zu akzeleriertem idioventrikulären Rhythmus. Von hier fließender Übergang zu den Kammertachykardien (s. Tab. 11.10 [S. 334] und 11.11 [S. 336]).

Klinik: Ventrikuläre Extrasystolen können unangenehme subjektive Symptome verursachen, bleiben jedoch vielfach gänzlich unbemerkt. Ihre hämodynamische Bedeutung ist gering. Ihre Bedeutung liegt darin, daß sie Vorläufer bedrohlicher Kammerarrhythmien oder des Sekundenherztodes sein können. Es kann außerordentlich schwierig sein, ihre prognostische Bedeutung und damit die Indikation zur Therapie abzuschätzen.

Diagnostische Hinweise: Vorzeitige Kammeraktionen mit verbreitertem, oft bizarr geformtem QRS-Komplex. Differenzierung von Knoten-Extrasystolen mit ventrikulärer Aberranz kann schwierig sein. Normale QRS-Breite kommt auch vor bei Reizursprung im proximalen His-Purkinje-System. Auch hier jedoch sozusagen stets geringfügige Breitenzunahme von QRS gegenüber dem Normalschlag und Deformierung im Sinne eines inkompletten Rechtsschenkelblocks mit überdrehtem Links- oder Rechtstyp oder inkomplettem Linksschenkelblock. Retrograde Erregung der Vorhöfe kommt in etwa 60% der Fälle vor. Interposition zwischen zwei Herzaktionen zeigt „re-entry" (Kammer-Vorhof-Kammer-Echo) an (ca. 60% der Fälle) und wird als „interponierte" Extrasystole bezeichnet. Multiforme Konfiguration deutet auf polytopen Reizursprung. Einfache Kopplung der Extrasystolen mit fixiertem Kopplungsintervall wird als Bigeminie bezeichnet. Liegt zwischen den Extrasystolen der Bigeminie jeweils eine ungerade Zahl von normalen Herzaktionen, so ist der Schluß auf einen versteckten Ausgangsblock berechtigt.

Parasystolie: Das interektopische Intervall ist weitgehend konstant und beträgt stets ein ganzzahliges Vielfaches einer Grundeinheit. Kombinationssystolen (Fusion) sind häufig, ebenso Perioden, in denen die Parasystolie nicht auftritt, wobei sie jedoch später im alten Rhythmus wieder erscheinen kann (Schutzblockierung).

Wichtig: Zur Definition und genauen Erkennung von ventrikulären Extrasystolen sind lange EKG-Streifen erforderlich! Oft ist Monitorüberwachung oder Langzeit-Magnetbandspeicherung des EKG unentbehrlich!

Therapie

Es kann sehr schwer sein, die Behandlungsindikation zu stellen. Im Zweifelsfall eher von einer antiarrhythmischen Therapie Abstand nehmen! Die Kriterien der Tabelle 11.15 dienen als Anhaltspunkt. Das Grundleiden bestimmt das Ausmaß der Gefährdung! Bei Intoxikation als Ursache genügt gewöhnlich Monitorüber-

Tabelle 11.15: Kriterien für Behandlungsbedürftigkeit ventrikulärer Extrasystolen (A: In Anlehnung an die Einteilung von Lown). Behandlungsbedürftigkeit mit der römischen Ziffer zunehmend. Die Kriterien A gelten für das Langzeit-EKG

A Einteilung der Extraystolie nach Lown (nach Langzeit-EKG-Ergebnissen):
  0. Keine Extrasystolen
  I. Weniger als 30 Extrasystolen/h
  II. Mehr als 30/h, ohne komplexe Erscheinungsformen
  III. Polytope Extrasystolen, Bigeminie
  IV. a) Extrasystolie mit Paarbildungen
      b) Ventrikuläre Salven, Kammertachykardie
  V. Extrasystolen mit R-auf-T-Phänomen

B Hochgefährdete Patienten:
  1. Zustand nach Reanimation
  2. Extrasystolen der Klasse IV und V nach Lown
  3. QT-Verlängerung im Ruhe-EKG
  4. Zustand nach Vorderwandinfarkt mit Schenkelblock
  5. Extrasystolie im Angina-pectoris-Anfall
  6. Extrasystolie bei Herzinsuffizienz

wachung und Entzug des auslösenden Agens. Äußere Ursachen sind häufig (Hyperthyreose, Kalium- oder Magnesiummangel u.v.a.m.) und müssen erkannt und entsprechend beseitigt werden. Bei Ischämie (koronare Herzerkrankung, s. ds. Kap., 4) muß diese zunächst behoben werden. Damit wird oft die Extrasystolie bereits beseitigt. Ist ein Herzwandaneurysma die Ursache, so muß die Aneurysmektomie erwogen werden. Ist Herzinsuffizienz (Kammerdilatation?) Ursache der Extrasystolie, so genügt oft deren Behandlung (s. ds. Kap., 3.2). Bestehen die Extrasystolen im Zusammenhang mit Sinusbradykardie oder bei Knotenrhythmus, so kann Atropin 0,5–1 mg i.v. wirksam sein (z.B. bei akutem Infarkt), alternativ auch 0,5 mg Ipratropiumbromid (Itrop®) i.v. – nach 4–6 h oral 2–3mal 1–1½ Filmtbl. (10–45 mg). Extrasystolen bei primär verlängertem QT-Intervall, sei es im Rahmen einer idiopathischen QT-Verlängerung, bei Hypokaliämie, zentralnervösen Erkrankungen oder bei Antiarrhythmikaüberdosierung oder -überempfindlichkeit, sind besonders gefährlich. Im ersteren Fall Betablocker (z.B. Metoprolol [Beloc®]) 2–3mal 50–100 mg p.o. Sonst auch Magnesiumpräparate p.o., z.B. Magnerot®, Lösnesium®. Im letzteren Falle – also wenn Antiarrhythmikafolge – sofortige Antiarrhythmikapause, keine spezielle Therapie, jedoch Überwachung, u.U. Schrittmacher.

In der großen Mehrzahl der Fälle mit ventrikulären Extrasystolen wird man versuchen, mit β-Rezeptorenblockern zu therapieren, um nur so selten wie möglich mit Antiarrhythmika im eigentlichen Sinne behandeln zu müssen. Die Schwierigkeiten dieser Behandlung und die Häufigkeit von Nebenwirkungen der Antiarrhythmika erfordern hier eine ganz besonders klare Definition der Gefährlichkeit der Extrasystolie im Einzelfall und damit der Behandlungsbedürftigkeit und -dringlichkeit (s. Tab. 11.15). Für die intravenöse oder Infusionstherapie kommen vorwiegend Lidocain (Xylocain®), Mexiletin (Mexitil®),

Sotalol (Sotalex®) und Amiodaron (Cordarex®, auch als Infusionskonzentrat) in Frage. Die orale Therapie ist schwieriger. In Betracht kommen Amiodaron sowie der β-Rezeptorenblocker mit antiarrhythmischer Eigenwirkung Sotalol. In der oralen Dauertherapie wird man sich wegen der Medikamentennebenwirkungen meistens mit Teilerfolgen zufriedengeben müssen. In ca. 10% der Fälle wirken Antiarrhythmika selbst arrhythmogen und können die Prognose verschlechtern. Lediglich Amiodaron und Sotalol können die Lebenserwartung verbessern.

3.2.3 Kammertachykardie (auch Kammerflimmern)

(s. a. ds. Kap., 1.1 „Spezielle Maßnahmen bei tachykardem und bradykardem Herzstillstand")

Definition: Gefährliche Tachykardie mit ventrikulärem Reizursprung, die jederzeit in Kammerflimmern übergehen kann. Meistens mit erheblichen hämodynamischen Störungen und auf dem Boden schwerer Herzerkrankungen entstanden.

Ätiopathogenese: Ursachen wie bei ventrikulärer Extrasystolie (s. o.), häufig durch solche ausgelöst. Kammertachykardien kommen ganz überwiegend bei schwergeschädigtem Herzen vor, werden jedoch auch bei sog. „Herzgesunden" beobachtet, wenngleich selten (ausführliche Diagnostik erforderlich!). Rezidivierende Kammertachykardie muß Verdacht auf ein Herzwandaneurysma erwecken. Als Nebenwirkung von Antiarrhythmika, bei akutem Infarkt, bei QT-Syndrom und bei ZNS-Erkrankungen kommt die Kammertachykardie vom Typ „torsades des pointes" vor. Sie erfordert besondere therapeutische Maßnahmen.

Kammertachykardie beruht gewöhnlich auf intraventrikulärem „re-entry", manchmal unter Einschluß von Teilen des His-Purkinje-Systems. Lediglich bei „akzeleriertem, idioventrikulärem Rhythmus" scheint eine repetitive Entladung eines ektopischen Reizbildners wahrscheinlicher zu sein.

Klinik: Der tachykarde Anfall geht mit Hypotension, Unruhe, Schwitzen, kalter zyanotischer Haut und u. U. Schock einher, Kammertachykardie kann in seltenen Fällen aber auch ohne wesentliche Symptome vorkommen.

Diagnostische Hinweise: Die Diagnose ist oft klinisch bereits zu vermuten: Neben den genannten Allgemeinsymptomen hört man multiple Herztöne, sieht Pfropfungswellen im Venenpuls und findet eine stark wechselnde Druckhöhe des arteriellen Pulses. Im EKG tachykarder Rhythmus mit abnormem, verbreitertem, oft bizarrem QRS-Komplex. Salven von 6 oder mehr rasch aufeinanderfolgenden Kammeraktionen werden als „Kammertachykardie" bezeichnet. Vorhofaktionen entweder unabhängig davon und mit normalem P, wenn überhaupt erkennbar, sofern nicht retrograde Leitung (40–60%) mit oder ohne AV-Block vorliegt (s. Tab. 11.11 [S. 336]). Kombinationssystolen (Fusion) oder „ventricular capture" kommen typischerweise vor. Die Differenzierung von supraventrikulären Arrhythmien mit Aberranz (Wolff-Parkinson-White-Syndrom, Knotentachykardie, vorbestehender Schenkelblock) kann sehr schwierig sein und kann intraatriale oder ösophageale EKG-Ableitungen erfordern. Bei „torsades des pointes" sieht man im EKG eine rhythmische, „wellenförmige" Form- und Amplitudenänderung. Die Arrhythmie tritt meist in vielen selbstlimitierten Perioden auf und geht leicht in Kammerflimmern über.

Therapie

Kammertachykardie ist ein Notfall! Monitorüberwachung und Reanimationsbereitschaft sind erforderlich. Die Kammertachykardie ist immer behandlungsbedürftig. Unterbrechung der Tachykardie möglichst sofort durch Elektrokardioversion (s. ds. Kap., 3.1.4). Weitere Maßnahmen und Rezidivprophylaxe wie bei ventrikulären Extrasystolen mit dringlicher (s. Tab. 11.15) Behandlungsindikation (s. ds. Kap., 3.2.2). Bei Auslösung im Zusammenhang mit Schreck, Angst oder sonstigen Umständen, die mit erhöhter Sympathikusaktivierung einhergehen, sind β-Rezeptorenblocker allein oder in Verbindung mit der üblichen antiarrhythmischen Therapie (s. Tab. 11.13 und 11.14) oft eindrucksvoll wirksam und immer indiziert. Bei „torsades des pointes" K^+-Substitution und/oder Erhöhung der Herzfrequenz durch Schrittmacher.

Episodische, rezidivierende Kammertachykardien sollen immer beseitigt werden. Wenige Autoren sind der Ansicht, daß sie bei Herzgesunden belassen werden können.

Die Dauertherapie beginnt mit Sotalol (Dosierung s. Tab. 11.14); wenn erfolglos, Amiodaron (s. Tab. 11.14). Der Erfolg der Therapie (vollständige Unterdrückung der Kammertachykardien) muß mit dem 24-h-Langzeit-Speicher-EKG überprüft werden.

Ganz besonders dringlich ist naturgemäß die antiarrhythmische Therapie bei rezidivierendem Kammerflattern bzw. -flimmern, einschließlich „torsades des pointes". Die Therapie muß hier unter stationären Bedingungen (Monitorüberwachung) eingeleitet und eingestellt werden. Oft ist eine genaue elektrophysiologische Untersuchung nötig.

Auch bei konsequentem Einsatz der modernen Antiarrhythmika verbleiben einige besonders gefährdete, therapieresistente Fälle, z. B. durch rezidivierende Myokardischämie, bei Ventrikelaneurysmen oder bei QT-Syndrom (Romano-Ward-, Jervell-Lange-Nielsen-Syndrom). Bei Aneurysmen muß nach elektrophysiologischer Untersuchung zur Lokalisierung des Ursprungsortes („mapping") eine chirurgische Behandlung erwogen werden. Bevorzugt werden heute antitachykarde Schrittmachersysteme (bei Kammertachykardie) als implantierbare Defibrillatoren. Die Implantation erforderte bisher eine Thorakotomie zum Anbringen der Netzelektroden. Neuerdings können jedoch auch transvenös eingeführte Elektroden ohne Thorakotomie verwendet werden. Das Aggregat wird in die Bauchwand eingesetzt. Indikationen: Rezidivierende, anhaltende Kammertachykardie, rezidivierendes Kammerflimmern, insbesondere bei Herzinsuffizienz, jede Situation mit erhöhter Gefährdung durch plötzlichen Herztod. Die implantierbaren, automatischen Defibrillatoren (ICD) verbessern die Prognose dieser hochgefährdeten Patienten drastisch. Die neuen Geräte wirken im Falle einer Bradykardie zugleich auch als Schrittmacher.

Eine Kombinationstherapie mit Antiarrhythmika ist möglich (Vorsicht: Die „Defibrillationsschwelle" kann erhöht werden!).

3.3 Bradykarde Rhythmusstörungen
3.3.1 Sinusbradykardie
Definition: Langsame Schlagfolge unter 60/min bei normaler Vorhof- und Kammeraktion.
Ätiopathogenese: Vorkommen oft bei Vagotonikern, auch bei trainierten Sportlern; an sich harmlos. Sie kann potentiell gefährlich sein, wenn bei Herzerkrankungen Bradykardie im Zusammenhang mit ventrikulären Extrasystolen auftritt

(frequenzabhängige, ventrikuläre Extrasystolie, „Bradykardie-Tachykardie-Syndrom") (Myokardinfarkt s. ds. Kap., 1.5). Sinusbradykardie bei Herzinsuffizienz weist meistens auf eine organische Erkrankung des Sinusknotens hin (s. u.). Digitalis kann eine Sinusbradykardie verstärken. Eigenständige Bedeutung gewöhnlich erst bei Frequenzen unter 30/min, oder wenn Adams-Stokes-Anfälle auftreten.
Klinik: *Diagnostische Hinweise:* Vorhof- und Kammerkomplexe normal, Ausnahme: vorbestehender Schenkelblock. Die AV-Überleitungszeit kann bis 0,23 sec verlängert sein, ohne daß AV-Block vorliegt. Je langsamer die Frequenz, desto häufiger sind Knotenersatzschläge und -rhythmen (AV-Dissoziation).

Therapie

Sinusbradykardie ist selten therapiebedürftig (bei frequenzabhängigen Extrasystolen s. ds. Kap., 3.2.2). Wenn Bradykardie-Tachykardie-Syndrom vorliegt: s. u. Bei sehr langsamen Frequenzen und subjektiven Symptomen kann Behandlung mit Ipratropiumbromid (Itrop®) 2–3mal 10 mg p.o. versucht werden. Sinusbradykardie kann die Digitalisbehandlung erschweren oder verhindern. In diesen Fällen und bei Adams-Stokes-Anfällen in Zusammenhang mit Sinusbradykardie Indikation zur Schrittmachertherapie (s. ds. Kap., 3.3.5).

3.3.2 Sinusbradyarrhythmie
Synonym: Syndrom des kranken Sinusknotens („sick-sinus-syndrome"). Unregelmäßige, langsame Sinusfrequenz unter 60/min, nicht selten wechselndes PP-Intervall bis zu intermittierendem Sinusstillstand oder sinuaurikulärem Block, seltener Knotenersatzschläge, häufig wechselnde Konfiguration von P sowie nicht selten intermittierende Episoden von Vorhofflimmern oder -flattern oder Extrasystolie.
Ätiopathogenese: Ursache meistens im Rahmen einer arteriosklerotischen Herzerkrankung, häufig aber ätiologisch unklar. Auch bei Virusinfektionen bzw. -myokarditis, vor allem bei Kindern und Jugendlichen. Meistens aber bei älteren Leuten (vaskulär bedingt? Abnahme der Sympathikusaktivität?). Oft begleitet von sinuatrialem Block. In vielen Fällen besteht gleichzeitig Unfähigkeit des AV-Knotens zur Bildung eines regelrechten Ersatzrhythmus. Auch die AV-Leitung kann latent oder manifest gestört sein.
Klinik: *Diagnostische Hinweise:* Langsame, unregelmäßige Sinusfrequenz, nicht selten mit sinuatrialem Block. P-Wellen im EKG abnorm verbreitert, deformiert und von wechselnder Konfiguration, PQ-Intervall oft wechselnd, manchmal verlängert. QRS-Konfiguration normal, abgesehen von vorbestehendem Schenkelblock oder intraventrikulären Leitungsstörungen. Lange asystolische Pausen können vorkommen. Intermittierend ventrikuläre Extrasystolen, paroxysmales Vorhofflimmern oder -flattern. Anamnestisch eruierte Schwindelzustände und Synkopen müssen mittels Monitor und/oder Langzeit-Speicher-EKG geklärt werden (alternative Diagnose? Schrittmacherindikation?).
Vielfach besteht gleichzeitig Herzinsuffizienz, wodurch Schwierigkeiten mit der Digitalistherapie entstehen. Schwindel, Leistungsschwäche, intermittierendes Herzrasen sowie Herzinsuffizienzsymptome sind häufig. Adam-Stokes-Anfälle kommen vor.

Therapie

Medikamentös nur schwer zu beeinflussen, insbesondere wenn Tachyarrhythmien oder Herzinsuffizienz vorliegen: Digitalis verlangsamt die Grundfrequenz und erhöht die Ektopieneigung; Chinidin ohne Digitalis bringt die Gefahr der Deblockierung bei Vorhofflattern mit sich. Orciprenalin (Alupent®) erhöht die Frequenz, aber auch die Neigung zur Entstehung von Tachyarrhythmien, Atropin wirkt nicht lange genug und verursacht gastrointestinale Nebenwirkungen. Bei ausgeprägter Bradykardie ohne wesentliche Extrasystolen und ohne supraventrikuläre Tachykardien Therapieversuch mit Ipratropiumbromid (Itrop®) 2–3mal 10 mg. Wenn die Bradykardie nicht sehr ausgeprägt ist, aber Tachyarrhythmien vorliegen und Herzinsuffizienz fehlt: Versuch mit Digitalis in niedriger Dosierung, etwa Digoxin (Lanicor®) 0,25 mg p.o., bei vorsichtiger Dosierung auch β-Rezeptorenblocker, z.B. Pindolol (Visken®) 2–3mal 2,5 mg p.o. sowie Disopyramid (Diso-Duriles®) 2–3mal 150–300 mg. Wenn erfolglos und – vor allem – wenn Herzinsuffizienz vorhanden: Schrittmachertherapie (s. ds. Kap., 3.3.5). Unter dem schrittmachergesteuerten Herzrhythmus können Digitalis, β-Blocker und/oder Antiarrhythmika voll dosiert werden.

3.3.3 Sinuatrialer Block

Definition: Ausgangsblockierung am Sinusknoten mit entsprechend intermittierend verlangsamter Vorhoffrequenz. Kammerfrequenz oft durch Knotenersatzrhythmus dissoziiert.

Ätiopathogenese: Vorkommen bei verschiedenen Herzkrankheiten (Myokarditis, Koronarkrankheit, idiopathisch). Auch bei Digitalisintoxikation. Oft Teil komplizierter Arrhythmien.

Klinik: *Diagnostische Hinweise:* Keine spezifischen klinischen Hinweise. Im EKG intermittierende Sinuspausen, die ein ganzzahliges Vielfaches des einfachen PP-Intervalls betragen oder Wenckebach-Charakteristik zeigen (progressive RR-Verkürzung, dann eine Pause, die kürzer ist als das Doppelte des letzten RR-Intervalls). PQ-Zeit normal oder verlängert. Anamnestisch angegebene Schwindelanfälle oder Synkopen müssen u.U. per Monitorüberwachung oder Langzeit-EKG geklärt werden (Schrittmacherindikation!).

Therapie

Bei Digitalisintoxikation genügt praktisch immer Absetzen des Glykosids und Ausgleich allfälliger Hypokaliämie. Sonst wie „Sinusbradyarrhythmie" (s. ds. Kap., 3.3.2). Schrittmacherimplantation kann notwendig werden. Indikationen: Synkopen, Herzinsuffizienz.

3.3.4 AV-Block

Definition und Einteilung: Intermittierende oder permanente Leitungsstörungen zwischen Vorhöfen und Kammern werden als AV-Block bezeichnet. Die Einteilung erfolgt nach dem Schweregrad der Leitungsverzögerung.

(1) *AV-Block 1. Grades* (einfache Leitungsverzögerung mit erhaltener 1:1-Zuordnung von Vorhof- und Kammerkomplexen).

(2) *AV-Block 2. Grades* (unvollständige, jedoch höhergradige Blockierung, wobei intermittierend eine Überleitung noch zustande kommt):

- Wenckebachsche Periodik (Mobitz-Typ I) mit progressiver Verlängerung der Überleitungszeit bis zum vollständigen Ausfall im 2:3-, 3:4-, 4:5-Rhythmus usw.
- Partielle Blockierung Mobitz-Typ II: Regelmäßiger Ausfall jeder 2. oder 3. Kammeraktion durch 2:1-, 3:1-, 4:1-(usw.)Blockierung.

(3) *AV-Block 3. Grades* (vollständige Leitungsunterbrechung, unabhängiges Schlagen von Vorhöfen und Kammern, totaler AV-Block).

Ätiopathogenese: Funktionelle und organische Ursachen kommen in Frage. Funktionelle Blockierungen sind überwiegend auf den AV-Knoten, also suprabifurkational („N-Region"), lokalisiert und entstehen bei Vagusreizzuständen verschiedenster Genese (Karotissinusmassage, Karotissinussyndrom u.a.), durch Einwirkung vagomimetischer Medikamente (z.B. Digitalisglykoside) sowie bei Hinterwandinfarkt. Organische Blockierungen können supra- wie infrabifurkational gelegen sein, im letzteren Falle können sie auch auf einen bilateralen Schenkel- oder multifaszikulären Block zurückgehen. Als Ursache kommt für den suprabifurkationalen organischen Block der kongenitale AV-Block in erster Linie in Betracht. Die folgenden Ursachen können beiderlei Lokalisationen aufweisen: Koronarkrankheit, Vorderwandinfarkt mit Septumbeteiligung, degenerative Erkrankungen des Erregungsleitungssystems (M. Lenègre). Septumkalzifizierungen bei verkalkenden Aorten- und Mitralklappenfehlern, ferner AV-Block nach stumpfem Thorax- und Herztrauma sowie als Komplikation bei oder nach Herzoperationen. Bei funktionellem Block steht die einfache Verzögerung oder Wenckebachsche Periodik im Vordergrund, vollständiger Block kommt jedoch auch vor. Der tertiäre Reizbildner ist hoch gelegen, daher relativ rasch (40–60/min) und kann in vielen Fällen bei Sympathikusaktivierung seine Frequenz noch erhöhen. Bei organischen Defekten ist die Leitungsstörung meistens tiefer, d.h. im Hisschen Bündel oder unterhalb dessen Aufzweigung, also infrabifurkational, gelegen. Dementsprechend ist der tertiäre Reizbildner weit peripher gelegen und zeigt eine entsprechend langsame Frequenz (20–40/min, s. Tab. 11.10 [S. 334]). Hier ist die Neigung zu asystolischen Pausen (Morgagni-Adams-Stokes-Anfälle) besonders groß.

Bei AV-Block ist der Patient gefährdet durch die Bradykardie, durch Tachyarrhythmie auf dem Boden der Bradykardie oder durch plötzliche Zunahme der Blockierung mit langer präautomatischer Pause bzw. Ausfall des unstabilen, tertiären Reizbildners. Die AV-Blockierung läßt gewöhnlich den Rhythmus des Sinusknotens unbeeinträchtigt. Die Sinusfrequenz kann sogar weiterhin zur Beurteilung einer allfälligen Herzinsuffizienz oder von sonstigen Umständen, die zur Sinustachykardie führen, herangezogen werden. AV-Block braucht nicht permanent vorhanden zu sein; innerhalb kurzer Zeit können Blockierungen verschiedenen Schweregrades miteinander abwechseln. Es kann auch normale Überleitung vorkommen.

Klinische Symptome bei AV-Block sind meistens ausgeprägt bis bedrohlich mit Schwäche, Schwindel, Morgagni-Adams-Stokes-Anfällen, Dyspnoe, Intensivierung einer Herzinsuffizienz, können aber auch sehr diskret sein und z.B. allein in einer geringen Leistungsminderung bestehen.

Klinik: *Diagnostische Hinweise:* AV-Block kann klinisch vermutet werden bei langsamer Pulsfrequenz aus dem intermittierenden Auftreten von Pfropfungswellen im Venenpuls, intermittierend hörbaren Vorhoftönen und wechselnd lautem 1. Herzton (Kanonenschlag).

AV-Block 1. Grades: Klinisch 1. Herzton abgeschwächt, Vorhofton hörbar. Im EKG PQ-Intervall länger als 0,2 sec.

AV-Block 2. Grades: Bradykarder Herzrhythmus. Klinisch konstanter 1. Herzton, oft besonders lauter 3. Herzton (Zusammenfallen von 3. Ton und Vorhofton der blockierten 1. Vorhofaktion). Im EKG regelmäßige 1:1-, 3:1-, 4:1-(usw.)Vorhof-Kammerrhythmik bei Mobitz-Typ-II-Block. Bei Wenckebachscher Periodik progressive PQ-Verlängerung bis zum Ausfall der Überleitung. Dabei progressive RR-Verkürzung, dann eine Pause, die kürzer ist als das Doppelte des letzten RR-Intervalls. Die Pause ist oft durch einen Knotenersatzschlag abgekürzt.

AV-Block 3. Grades: Langsame Pulsfrequenz, wechselnd lauter 1. Herzton, Pfropfungswellen im Venenpuls. Vorhoftöne. Im EKG Vorhof- und Kammerkomplexe vollständig unabhängig voneinander. Vorhöfe rascher als die Kammern. Ventrikulophasisches Phänomen (PP-Intervall mit Einschluß eines QRS-Komplexes kürzer als ohne diesen). QRS bei suprabifurkationalem Block und bei Ersatzschlägen meistens normal konfiguriert. Bei infrabifurkationalem Block ist QRS verbreitert und abnorm geformt, u.U. im Sinne eines bifaszikulären Blockes, je nach Sitz des tertiären Reizbildners.

Faszikulärer Block: Diagnose nur elektrokardiographisch möglich. Als Faszikel werden die 3 Purkinje-Faserstämme unterhalb der Bifurkation des Hisschen Bündels bezeichnet: Rechter Reizleitungsschenkel, linker vorderer Ast (Äste), linker hinterer Ast. Vollständige Blockierung ergibt in der gleichen Reihenfolge Rechtsschenkelblock, linksanteriorer Hemiblock (überdrehter Linkstyp mit Q_I, Q_{aVL}), linksposteriorer Hemiblock (überdrehter Rechtstyp und kein Q_I, kein Q_{aVL}). *Bifaszikuläre Blöcke* kommen in allen Kombinationen vor. Die Blockierung kann in den einzelnen Faszikeln auch unvollständig sein, d.h. den Gesetzen der Blockierung 1. und 2. Grades, wie oben für den AV-Block geschildert, folgen. *Trifaszikulärer Block* ist nur bei unvollständiger Blockierung in einem der drei Faszikel im Oberflächen-EKG zu erkennen. Vollständiger trifaszikulärer Block entspricht vollständigem infrabifurkationalen Block oder bilateralem Schenkelblock der alten Nomenklatur.

Wichtig: Bei Koinzidenz von AV-Block und Synkopen liegt es nahe, ein Adams-Stokes-Syndrom mit allen prognostischen und therapeutischen Konsequenzen zu diagnostizieren. Der kausale Zusammenhang ist jedoch so lange nicht bewiesen, als die Asystolie nicht beobachtet wurde. Hirnorganische Prozesse, Karotisstenosen oder sonstige zerebrovaskuläre Ursachen und Aortenstenosen sowie andere Ursachen für Synkopen müssen differentialdiagnostisch erwogen und ausgeschlossen werden.

Therapie

Klärung der Ursache

Zunächst Ursache klären. Im Notfall s. ds. Kap., 1.1.

(1) Bei Vagusreizzuständen Patienten hinlegen, Hals freimachen, Beine anheben. Unter Umständen 0,5–1 mg Atropin i.v.

(2) Bei Intoxikationen (Alkylphosphate) u.U. höhere Atropindosen bis zu mehreren mg i.v. Bei Digitalisintoxikation s. ds. Kap., 2 „Glykosidtherapie".

(3) Bei Hinterwandinfarkt s. ds. Kap., 1.5.2.

(4) Wenn bei funktionellem Block mit Morgagni-Adams-Stokes-Anfällen oder Herzinsuffizienz die auslösende Ursache nicht vollständig beseitigt werden kann: Indikation zur Schrittmacherimplantation. Bestehen Zweifel, ob ein funktioneller oder ein organischer Block vorliegt, so kann ein Atropintest Klärung bringen: 1 mg Atropin i.v. ergibt bei funktioneller Blockierung Besserung bis zur Normalisierung der AV-Überleitung, bei organischer Blockierung keine Änderung, sogar eher Verschlechterung der Überleitung durch Beschleunigung der Sinusfrequenz.

Bei organischem AV-Block Grad der Gefährdung abschätzen: Wo liegt die

Blockierung? Supra-, infrabifurkational? Wie langsam ist die Kammerfrequenz? Ist sie gleichmäßig, bestehen längere Pausen? Bestehen ventrikuläre Extrasystolen? Sind Morgagni-Adams-Stokes-Anfälle vorgekommen oder dafür verdächtige Symptome? Liegt Herzinsuffizienz vor?

Die Behandlung des AV-Blocks beginnt stets unverzüglich. Nur bei längerbestehendem Block ohne Morgagni-Adams-Stokes-Anfälle oder Herzinsuffizienz ist längerfristige Planung, u. U. eine Beobachtungsphase zulässig.

Glykosidtherapie ist auf Dauer nur mit größter Vorsicht, und wenn, dann nur in sehr kleiner Dosierung möglich.

Soforttherapie

(1) EKG (Monitor anschließen).

(2) Venösen Zugang schaffen. Dabei Venen vermeiden, die für Schrittmachereinführung in Fragen kommen (V. jugul. int., ext. rechts, V. subclavia und Armvenen rechtsseitig).

(3) Infusion beginnen mit 500 ml 5% Glukose und 2–10 mg Alupent®.

(4) Mittels Regulierung der Tropfgeschwindigkeit Herzfrequenz einstellen. Wenn Extrasystolen gehäuft auftreten, Dosis reduzieren.

(5) Wenn stabile Verhältnisse erreicht sind, Verlegung in eine Klinik mit Möglichkeit zur Schrittmacherimplantation. Ein Arzt begleitet den Kranken!

(6) Bei Herzinsuffizienz Diurese mit Saluretika. Vasodilatanzien, in erster Linie Nitrate (s. ds. Kap., 2 „Vasodilatanzien"). Auch Strophanthintherapie ist zulässig (Dosierung und Applikation s. ds. Kap., 2. „Glykosidtherapie", Tab. 11.9 [S. 328]). Mit großer Vorsicht kann auch Digoxin versucht werden. Wenn erforderlich, besser Sympathikomimetika als inotrope Pharmaka (Dobutamin, Dopamin, Orciprenalin).

(7) Einlegen eines temporären Schrittmachers: Bei Adams-Stokes-Syndrom unverzüglich (s. ds. Kap., 1.1).

Wichtig: Reizfrequenz des temporären Schrittmachers möglichst niedrig einstellen (50–60/min), da die präautomatische Pause bei evtl. akzidentellem Ausfall des Geräts um so länger ist, je höher die Schlagfrequenz war. Die präautomatische Pause bereits beim Einlegen des Schrittmachers prüfen, da gelegentlich unter der Schrittmacherreizung die Eigenaktivität des Herzens erlahmt! Unter dem temporären Schrittmacher ist voll dosierte Digitalis- und Antiarrhythmikatherapie möglich. Bei Herzinsuffizienz kann der Patient vor Implantation des permanenten Aggregats unter dem Schutz des temporären Schrittmachers rekompensiert werden. Die temporäre Sonde kann bis zu 2 Wochen belassen werden. Therapie mit permanenten Schrittmachersystemen s. u.

3.3.5 Herzschrittmachertherapie
Vorbemerkungen

Schrittmachersysteme werden zunehmend häufig eingebaut. Diese Therapieform kann als einer der bedeutendsten Fortschritte der letzten 50 Jahre angesehen werden. Die jährliche Sterberate liegt bei Schrittmacherträgern etwa in Höhe derjenigen der Nicht-Herzkranken in der gleichen Altersgruppe. Unter den Todesursachen sind mit der Herzkrankheit nicht in Zusammenhang stehende, extrakardiale Ursachen mit 40% beteiligt, 35% versterben aus kardialer, 15% aus unbekannter Ursache. Versagen oder Ausfall des Schrittmachersystems sind sehr selten geworden. 5-15% fallen der Frühmortalität zum Zeitpunkt der Notfallversorgung und Schrittmacherimplantation zum Opfer. Die hohe Sicherheit der Schrittmachertherapie nimmt weiterhin zu, so daß die Indikationen erheblich ausgeweitet werden konnten und in gewissen Fällen ein prophylaktischer Einbau vertretbar geworden ist. Wann immer möglich, sollen vorhofgesteuerte oder bifokale Systeme verwendet werden.

Indikationen zur Implantation

(1) Sinusbradyarrhythmie oder sinuatrialer Block mit
(1.1) rezidivierenden Tachyarrhythmien,
(1.2) Herzinsuffizienz,
(1.3) Morgagni-Adams-Stokes-Anfällen oder äquivalenten Symptomen,
(1.4) Sinusknotenerholungszeit, im Stimulationstest pathologisch verlängert.
Ferner zur Überbrückung von Operationssituationen als temporärer Schrittmacher.
(2) Karotissinussyndrom mit Morgagni-Adams-Stokes-Anfällen (sehr selten!).
(3) AV-Block mit
(3.1) Herzfrequenz unter 35/min,
(3.2) rezidivierenden Tachyarrhythmien oder hartnäckiger Extrasystolie,
(3.3) Herzinsuffizienz,
(3.4) Morgagni-Adams-Stokes-Anfällen oder äquivalenten Symptomen,
(3.5) asystolischen Phasen im Langzeit-EKG über 4 sec,
(3.6) präautomatischer Pause über 4 sec,
(3.7) bei sonst nicht schrittmacherbedürftigem AV-Block peri- und peroperativ, ggf. nur als temporärer Schrittmacher.
(4) Antitachykarde Systeme und automatischer, implantierbarer Kardioverter/Defibrillator bei medikamentös nicht zu kontrollierenden, anhaltenden, lebensbedrohlichen Arrhythmien, insbesondere dann, wenn gleichzeitig Herzinsuffizienz besteht.

Elektroden und Reizgeräte

In 90-95% der Fälle werden endokardiale, transvenös eingeführte, im Trabekelwerk der rechten Kammer verankerte Elektroden verwendet. Epi- oder myokardiale Elektroden in etwa 5%. Transvenös eingeführte, im Vorhof verankerte Elektroden werden zunehmend häufig, derzeit in 5-30% der Fälle angewandt. 2-10% aller Elektroden müssen im Verlauf wegen Dislokation, Reizschwellenanstieg oder Bruch erneuert werden. Der Impulsgeber, mit der Batterie vereinigt, wird subkutan oder unter dem M. pectoralis rechts oder links pektoral implantiert. Die Geräte passen sich an die Spontanaktivität des Herzens an durch eine automatische Bedarfsschaltung. Die folgenden Typen sind in Gebrauch:
(1) QRS-inhibierte Bedarfs-Schrittmacher: Der Schrittmacher steht still bei Eigenaktivität des Herzens (Abschaltautomatik). Verwendung zur Vorhof- und Kammerstimulation.
(2) Bifokale Systeme: Über zwei Elektroden (Vorhof und rechter Ventrikel) werden Vorhof und Kammer sequentiell erregt. Bei Eigenaktivität werden Vorhof- wie Kammersystem automatisch abgeschaltet.

Herzrhythmusstörungen

(3) **Vorhofgesteuerte Aggregate:** Diese Geräte nehmen über eine Vorhofelektrode die erhaltene Sinusrhythmik auf und erregen die Kammern nach Art eines AV-Knotens verzögert über eine zweite im Ventrikel verankerte Elektrode.

(4) **Antitachykarde Systeme:** Programmierbare Geräte mit Vorhof- und/oder Kammerreizung und automatischer Arrhythmieerkennungslogik mit gezielter Einzel- oder Sequenzstimulation zur selbständigen Unterbrechung tachykarder Rhythmusstörungen. Automatischer implantierbarer Kardioverter/Defibrillator: 2 Netzelektroden werden via Thorakotomie auf das Herz direkt aufgenäht und zusammen mit einer „sensing"-Elektrode (epi-, endo-, myokardial, zur genauen Erfassung der Arrhythmie) zu dem subfaszial in der Bauchwand plazierten Aggregat mit Elektronik- und Energiequelle geführt. Je nach Arrhythmie wird diese, wenn vom System richtig erkannt, durch selektive Stimulation (antitachykardes System) oder durch Abgabe eines defibrillierenden Schocks, u. U. wiederholt, beendet. Bei Bradykardie arbeitet das Aggregat als Herzschrittmacher. Diese hochkomplizierten Systeme werden nur in wenigen, spezialisierten Zentren eingesetzt.

Auswahl des Gerätes

(1) Eigenaktivität des Herzens ist nicht nachweisbar, insbesondere dann, wenn ein bereits vorhandener Schrittmacher durch einen neuen ersetzt werden soll: starr-frequenter Schrittmacher (geringste Störmöglichkeit, geringster Stromverbrauch, dennoch kaum noch Anwendungsbereiche).
(2) Spontanaktivität des Herzens ist vorhanden: Bedarfs-Schrittmacher.
(3) Patienten mit erhaltenem Sinusrhythmus: u. U. vorhofgesteuerte Einheit, da ein Gewinn an Förderleistung durch physiologische Frequenzanpassung nutzbar wird.
(4) Vorhofstimulation bei Sinusbradyarrhythmie. Bei Bradykardie-Tachykardie-Syndrom jedoch lieber kammerstimulierende Geräte verwenden, da Vorhofteil durch Vorhofflattern bzw. -flimmern störbar.
(5) Sequentielle Vorhof- und Kammerstimulation mit inhibierender Demand-Schaltung bei Sinusknotensyndrom und AV-Block („binodale" Erkrankung).
Neuerdings können auch Vorhof- und/oder Kammer-stimulierende Systeme die Reizfrequenz variieren („physiologische Schrittmacher", Literatur beachten!). Die heute verfügbaren Geräte mit verbesserter Isolation, Lithium-Batterien und verringertem internen Stromverbrauch arbeiten 6–15 Jahre. Die modernen Geräte sind programmierbar, d. h., über ein externes Steuergerät können die wichtigsten Kenngrößen wie Reizspannung, Impulsdauer, Frequenz, Empfindlichkeit der automatischen Abschaltung u. a. von außen verändert und individuell angepaßt werden. Literatur und weitere Entwicklung verfolgen!

Überwachung und Betreuung

Elektrode und Reizgerät sowie die zugrundeliegende Herzerkrankung bedürfen der kontinuierlichen Überwachung. Folgendes Zeitschema hat sich bewährt: 1–4 Tage nach Implantation Kontrolle, u. U. Umprogrammierung. Entlassung am folgenden Tag. Ca. 50 % aller Implantationen können heute sogar ambulant durchgeführt werden. Nach 6 Wochen 1. Kontrolluntersuchung. Sodann Kontrolluntersuchung in 6-Monats-Abständen. Bei Verwendung programmierbarer Systeme müssen die Kontrollen mit dem entsprechenden Programmiergerät (Herstellerspezifisch!), also meistens in dem implantierenden Zentrum, erfolgen.
Bei Nachuntersuchungen müssen die folgenden Gesichtspunkte berücksichtigt werden: Besteht Spontanaktivität des Herzens? Ist die Reizung des Herzens konstant? Reizschwelle? Elektrode richtig sitzend? Wie rasch ist die Entladungs- oder Prüffrequenz nach deren Einschalten durch einen auf die Haut über dem Schrittmacher aufgelegten Magneten (wichtigster Indikator des Ladezustandes des

Schrittmachers!)? Änderungen um wenige Prozent nach oben oder unten zeigen einen Defekt des Schrittmachers oder Nachlassen der Batterieladung an. Ist die Schrittmacherautomatik intakt? Wechsel zwischen Spontanaktivität und Schrittmacherrhythmus beachten! Bei anhaltender Spontanaktivität des Herzens Schrittmacher durch Auflegen eines Magneten einschalten. Ist die Schaltautomatik bei Vorhof-Schrittmachern intakt? Sind Kabelverlauf und Batterielager reizlos? Wie alt ist der Schrittmacher? Welche Type trägt der Patient?

Häufigste Fehlermöglichkeiten: Elektrodendislokation, Kabelbruch, Infektion am Kabel oder am Batterielager (Abstoßung), falsche Programmierung, Defekte an der Elektronik, Störungen durch Überlagerung von Spontanaktivität und Schrittmachertätigkeit. Miterregung benachbarter Muskulatur (M. pectoralis, Zwerchfell).

Abhilfe bei Komplikationen am Schrittmachersystem

(1) *Ausfall durch Anstieg der Reizschwelle:*
- Umprogrammierung auf höhere Reizspannung.
- Neuplazierung der Elektrode.
- Wenn durch Dislozierung der Elektrode bedingt:
- *Penetration* (Perikard, oft Zwerchfellmiterregung): Zurückziehen, u. U. neue Elektrode plazieren.
- Dislokation: Neue Elektrode plazieren.

(2) *Ausfall durch Leitungsdefekt:*
- Wenn extrathorakal (Schrittmachergehäuse, Kabelkupplung): Reparatur des Systems oft möglich. Wenn nicht oder
- wenn intrathorakal: Neue Elektrode einlegen.

(3) *Hämatom im Schrittmacherlager:* Ruhigstellen, abwarten.

(4) *Luft im Schrittmacherlager:* Wenn keine Infektion, abwarten; harmlos.

(5) *Dekubitalläsion über dem Schrittmacher oder dem Kabel:*
- *Ohne Infektion:* Neues System von der Gegenseite her implantieren. Altes Kabel kappen, Schrittmacher entfernen.
- *Mit Infektion extrathorakal:* Schrittmacher entfernen, Kabel kappen, Antibiotische Therapie je nach Erreger (s. ds. Kap., 5.2). Unter stationärer Beobachtung nach Sicherheitsintervall von ca. 2–3 Wochen nach Rückgang der Entzündungszeichen unter laufender Therapie Implantation eines neuen Systems von der Gegenseite her.
- *Mit Infektion intrathorakal:* Eine Beteiligung der intravasalen Elektrode am Infektionsprozeß ist eine schwerwiegende, lebensbedrohende Komplikation! Es muß versucht werden, auch die Elektrode zu entfernen: Elektroden freilegen, langsamer Zug (50–100 g) über Tage unter Monitorkontrolle (Intensivstation!). Wenn Anhaltspunkte für intrakardiale Thrombenbildung (Echokardiogramm!), u. U. Thorako- und Kardiotomie mit der Herz-Lungen-Maschine zur Entfernung des infizierten thrombotischen Materials und der Elektrode.
Es müssen alle Anstrengungen zur Identifizierung des Erregers unternommen werden. Antibiotische Therapie wie bei bakterieller Endokarditis (s. ds. Kap., 5.2).

(6) *Änderungen der Schrittmacherfrequenz oder Störungen der Demand-Funktion auf Vorhof- oder Kammerebene:* Wenn durch Neuprogrammierung nicht zu beheben oder Magnetauflegen wirkungslos: Austausch des Aggregats.

(7) *„Wandern" des Schrittmacheraggregats („Absacken"):* Wenn störend oder Zug auf das Kabel: Neu implantieren, am besten subfaszial oder submuskulär.

4 Koronare Herzkrankheit und Angina pectoris

4.1 Koronare Herzkrankheit

Die atheromatöse Erkrankung der großen, mittleren und kleinen Koronararterien ist die Ursache der koronaren Herzkrankheit. Sie bewirkt regionale Durchblutungsstörungen durch Gefäßeinengung bzw. Störung der Vasoregulation. Sekundär, ischämiebedingt, kommt es zu einer Myokardläsion unterschiedlichen Ausmaßes, die für die Sympatomatologie und den Verlauf der Erkrankung entscheidend ist. Eine kausale Verbindung zwischen Gefäßprozeß und Myokarderkrankung wird bei Vorliegen beider meistens angenommen. In manchen Fällen bleibt jedoch eine sichere Beweisführung auch bei Einsatz aller diagnostischen Hilfsmittel unmöglich (z. B. freie Koronararterien bei regionaler Myokardschädigung, Zusammentreffen der Koronarerkrankung mit primär myokardialen Erkrankungen oder mit Herzrhythmusstörungen unterschiedlicher Genese).

Ätiopathogenese: Ursachen und Entstehungsmechanismen sind nur teilweise geklärt. Eine Reihe von Faktoren, die zur Entstehung beitragen oder die Entwicklung begünstigen oder den Verlauf beschleunigen, sind als „Risikofaktoren" bekannt: Hypertonie, Fettstoffwechselstörungen, Zigarettenrauchen, Diabetes mellitus, Übergewicht, familiäres Vorkommen, Streß. Wahrscheinlich handelt es sich um ein multifaktorielles Geschehen, welches auf grundlegende Pathomechanismen zurückzuführen ist: Störung der Endothelfunktion, atheromatöse Lumeneinengung, Kalzinose der Gefäßwand und Gerinnungsstörungen. Hieraus resultieren atheromatöse Plaques und Stenosen der Arterien, an denen Deckplatteneinrisse mit Einblutungen oder Entleerung der Plaques dynamische Veränderungen der Obstruktion bewirken, Störungen der Vasomotorik mit mangelhafter regulativer Dilatation und/oder Neigung zu spastischer Verengung, thrombotische Gefäßeinengungen und Verschlüsse oder Embolien. Bei Elimination eines oder mehrerer der genannten Risikofaktoren können sich manchmal die Koronargefäßveränderungen in begrenztem Ausmaß zurückbilden (gesichert nur für das Zigarettenrauchen).

Klinik: Die Koronarerkrankung ist charakterisiert durch ein wenig bekanntes präsymptomatisches und ein darauffolgendes symptomatisches Stadium. Das erstere ist der Diagnostik und der Therapie im allgemeinen nicht zugänglich. Die unten besprochenen therapeutischen Allgemeinmaßnahmen haben jedoch einen gewissen präventiven Wert und werden daher bereits bei Trägern von Risikofaktoren eingesetzt. Im wesentlichen konzentrieren sich die diagnostischen und therapeutischen Bemühungen heute auf das symptomatische Stadium. Dieses tritt in den folgenden Erscheinungsformen auf: a) Angina pectoris, b) Herzinsuffizienz, c) Arrhythmie und Sekundenherztod, d) Myokardinfarkt.

Wird der Verlauf der Koronarkrankheit nicht durch Sekundenherztod oder akutes Herzversagen nach Infarkt rasch beendet, so entwickelt sich ein chronisches Leiden mit ganz unterschiedlichem Verlauf. Hierbei kommen asymptomatische Phasen vor, ebenso wie ein mehr oder weniger rasch progredienter, oft wechselhafter Verlauf. Die Symptomatologie und die Komplikationen sind wiederum durch die Faktoren a–d bestimmt.

Der Tod tritt ein durch Kammerarrhythmie mit Sekundenherztod, Herzinsuffizienz, Myokardinfarkt, arteriosklerotische Komplikationen andernorts (Schlaganfall, Bauchaortenaneurysma) oder sonstige Begleit- oder Zweiterkrankungen.

Diagnostische Hinweise: Die Erkennung der Koronarkrankheit und die Definition der jeweiligen Erscheinungsform beruht meistens und zunächst auf der *Anamnese*. Sie gibt äußerst präzisen Aufschluß über das Ausmaß der Funktionsstörung, insbesondere der Angina pectoris und ihrer verschiedenen Erscheinungsformen. Sie ist auch entscheidend für die Beurteilung des Krankheitsverlaufes

11 Krankheiten des Herzens

während der Betreuung. Jedoch können auch schwere ischämische Zustände symptomlos verlaufen, insbesondere bei Diabetes mellitus. Die Anamnese wird ergänzt durch die klinische Untersuchung. Diese ist unentbehrlich zur Erkennung und Differenzierung der Myokardbeteiligung. Arrhythmien werden anamnestisch vermutet und *elektrokardiographisch* registriert und definiert. Das Standard-EKG genügt oft nicht wegen des sporadischen Auftretens der Arrhythmien. Besteht Verdacht auf ventrikuläre Arrhythmien, so müssen die Belastungs- und die Langzeit-Elektrokardiographie (12- bis 24-h-Aufzeichnung) mittels tragbarer Geräte eingesetzt werden (s. Kap., 3.2.2). Manchmal wird eine Koronarkrankheit im EKG, evtl. unter Belastung, überhaupt erst entdeckt („stumme Ischämie"). Wichtige Vorsorgeuntersuchung, besonders bei gefährdeten Personen! Die häufig symptomlose Ischämie, v.a. bei dem gefährlichen Krankheitsbild der instabilen Angina pectoris, kann heute nur mit hierfür technisch besonders konstruierten Langzeit-EKG-Geräten erfaßt werden. Indikationen für deren Einsatz sind jedoch noch nicht sicher abschätzbar.

Vorkommen und Ausmaß der Durchblutungs- und Funktionsstörung, zusammen mit einer gewissen prognostischen Aussage, werden aus dem Ruhe- und dem Belastungs-EKG möglich: Ventrikuläre Erregungsausbreitungsstörungen, Ausmaß der ischämischen ST-Senkungen, manchmal auch ST-Hebungen werden zur Beurteilung herangezogen. Gleichzeitig ist das Belastungs-EKG wichtigster Suchtest in der präsymptomatischen Phase und entscheidende diagnostische Maßnahme bei nicht eindeutigen anamnestischen Angaben. Weiterführende Diagnostik mittels nicht-invasiver, nuklearmedizinischer Verfahren (Technetium-Kammerhöhlen- und Funktionsszintigraphie, Thallium-Myokardszintigraphie) und Herzkatheteruntersuchung mit selektiver *Koronaro- und Ventrikulographie* sind immer dann unerläßlich, wenn eine absolute Sicherung der Diagnose notwendig ist oder wenn koronarchirurgische Maßnahmen in Erwägung gezogen werden (s.u.).

Therapie

Behandlungsschwerpunkte
Die Behandlung der Koronarkrankheit hat drei Schwerpunkte:
(1) *Allgemeine präventive Maßnahmen*, welche die Gefäßerkrankung verhüten oder bei eingetretener Erkrankung deren Fortschreiten verlangsamen oder aufhalten sollen.
(2) *Behandlung der symptomatischen Manifestationsformen.*
(3) *Behandlung von Begleiterkrankungen*, insbesondere dann, wenn sie auf den Krankheitsablauf entscheidenden Einfluß nehmen können, ohne damit in kausalem Zusammenhang zu stehen (z.B. Hyperthyreose, Anämie, Emphysem, Magen-Darmerkrankungen u.a.).
Im Folgenden sollen allgemeine Behandlungsmaßnahmen besprochen werden. Hinsichtlich Myokardinfarkt, Herzinsuffizienz und Herzrhythmusstörungen s. ds. Kap., 1.5, 2 und 3.

Allgemeine Maßnahmen
Ärztliche Führung
Betreuung und Führung des chronisch koronarkranken Patienten stellen an Patient und Arzt oft die größten Anforderungen. Psychische Alterationen sind unausweichlich: zum einen wegen der immer wieder auftretenden, meist mit Todesangst verbundenen Symptome, zum anderen, weil Chronizität und Ge-

fährdung durch die Erkrankung allgemein bekannt sind. Ferner erfordern die Allgemeinmaßnahmen oft Änderungen der Lebensgewohnheiten des Kranken. Die damit verbundenen Schwierigkeiten dürfen aber nicht davon abhalten, daß alle Maßnahmen durchgesetzt werden müssen, deren günstiger Einfluß auf Morbidität und Mortalität bewiesen ist (Ernährung, Nikotinabstinenz).

Diät
Überernährung ist einer der wichtigsten pathogenetischen Faktoren. Es kann als bewiesen angesehen werden, daß unter strenger Diät das Fortschreiten der Erkrankung und die Häufigkeit der Komplikationen reduziert werden können. Es ist jedoch unsicher, ob die bei manchen Koronarkranken auffällige Thromboseneigung diätetisch beeinflußt werden kann. Die Ernährung muß kalorisch knapp, jedoch ausreichend sein. Sie soll vor allem arm an tierischen Fetten (gesättigte Fettsäuren), Cholesterin und Kohlenhydraten (Zucker) sein. Für Einzelheiten s. Kap. 23. Entsprechende Diäten und praktische Rezeptbüchlein sind im Buchhandel erhältlich. Tierische Fette müssen durch solche mit möglichst hohem Gehalt an hoch ungesättigten Fettsäuren (Sonnenblumenöl, Distelöl) ersetzt werden. Höchstens 30% der Nahrungskalorien sollen in Form von Fett zugeführt werden. Cholesterinhaltige Nahrungsmittel werden streng gemieden. Kohlenhydrate werden soweit als irgend möglich, d.h. soweit mit Geschmack und Sättigungswirkung der Diät vereinbar, eingeschränkt. Frisches oder gefrorenes Obst, Gemüse und Fleisch in eigener Zubereitung sind die Basis. *Wichtig:* Die Ernährung muß kalorisch ausreichend und so schmackhaft sein, daß der Kranke sie auch einhalten kann! Besteht Hypertonie oder Herzvergrößerung bzw. -insuffizienz, so muß gleichzeitig der Kochsalzgehalt der Ernährung reduziert werden (s. Anhang). Hinsichtlich Diabetesdiät s. Kap. 23. Zu hohes Körpergewicht *muß* reduziert werden. Besonders wirksam sind neben kalorisch knapper Diät Fastentage, an denen man ausschließlich kalorienarme (Fruchtsäfte!) oder -freie Getränke zu sich nimmt. Am besten einen oder auch zwei feste Tage pro Woche ansetzen! Dabei kann die sonst übliche Beschäftigung beibehalten werden. *Beachte:* Wein und Bier sind oft für eine unbemerkte Kalorien- und Kochsalzzufuhr verantwortlich.

Verzicht auf Genußmittel
Die Bedeutung des *Zigarettenrauchens* für die Entwicklung der koronaren Herzkrankheit ist bewiesen. Legt der Kranke diese Gewohnheit ab, so werden Morbidität und Mortalität im weiteren Verlauf verringert. Nikotinabstinenz ist daher von größter Bedeutung. Übergang auf harmlose Formen des Nikotingenusses (Pfeiferauchen!) ist meistens wirkungslos, da der frühere Zigarettenraucher weiter inhaliert. Wenn der Kranke das Rauchen einstellt, nimmt er regelmäßig an Gewicht zu. Dieser unerwünschte Effekt muß zunächst in Kauf genommen und dann durch diätetische Einschränkungen so rasch wie möglich ausgeglichen werden. *Wichtig:* Viel mehr Kranke, als man oft vermutet, sind bereit, das Rauchen aufzugeben, wenn es ihnen nur eindringlich genug gesagt und vorgelebt (!) wird.
Genuß von *Tee* scheint ohne wesentliche Bedeutung zu sein. Für Kaffee hinge-

gen ist eine pathogenetische Wirkung vermutet worden. Gegen Kaffeegenuß in kleinen Mengen ist jedoch kein Einwand zu erheben.

Körperliches Training
Ein ausreichendes Maß an körperlicher Arbeit oder sportlicher Betätigung verschafft jedem allgemeines Wohlbefinden und erleichtert und verbessert den natürlichen Schlaf. Manchmal, jedoch eher selten wird durch körperliche Arbeit auch die Gewichtsabnahme erleichtert. Für den chronisch Koronarkranken bedeutet eine Verbesserung seiner körperlichen Leistungsfähigkeit vornehmlich eine psychologische Hilfe, vielleicht auch eine Entlastung des Herzens durch Verbesserung der Vasoregulation. Es gibt Hinweise dafür, daß Morbidität oder Mortalität der Koronarkrankheit durch körperliches Training günstig beeinflußt werden können. Der Einfluß dieses therapeutischen Prinzips darf jedoch nicht überschätzt werden. Man muß vielmehr hoffen, daß die erwiesenermaßen therapeutisch erfolgreiche Regulierung der Ernährung dadurch nicht vernachlässigt wird.

Streß und psychische Faktoren
Beruflicher Streß und sonstige, andauernde, etwa familiär bedingte seelische Belastungen können im Verlauf der chronischen Koronarkrankheit eine wichtige Rolle als Auslöser von Angina pectoris oder Herzinsuffizienz spielen und sind vielleicht auch für das Auftreten von Herzrhythmusstörungen verantwortlich. Sie kommen als versteckte Ursache für Therapieresistenz in Frage und müssen daher stets gesucht und, wo möglich, beseitigt werden.

4.2 Angina pectoris
Definition: Als Angina pectoris wird ein Symptomenkomplex bezeichnet, der hinsichtlich Charakter, Lokalisation und Ausbreitung, Dauer sowie nach den Umständen des Auftretens (Belastung, Erregung) immer wiederkehrende Charakteristika aufweist und der als Konsequenz einer Diskrepanz zwischen Sauerstoffbedarf und -versorgung am Herzmuskel bei der koronaren Herzkrankheit auftritt.
„Stumme Ischämie": Myokardischämie kann auch ohne das Symptom „Angina pectoris" vorkommen, möglicherweise sogar häufiger als mit Symptomen. Die klinische Bedeutung symptomloser Ischämie entspricht wahrscheinlich derjenigen der eigentlichen Angina pectoris. Selbst Infarkte können asymptomatisch oder oligosymptomatisch verlaufen.
Ätiopathogenese: Entstehungsort und -mechanismus des ischämischen Schmerzes sind nicht geklärt. Jedoch kann als gesichert angesehen werden, daß der Schmerz dann entsteht, wenn der Herzmuskel in den Zustand des Sauerstoffmangels gerät. Ischämie führt nicht immer zu „Schmerz": Entweder ist sie unterschwellig, der Entstehungsmechanismus des Schmerzes (unbekannt!) gestört oder die Schmerztransmission (Neuropathie) oder -rezeption defekt.
Pathomechanismen: Gesteigerter Sauerstoffverbrauch bei erhöhtem sympathischen Antrieb: Arbeit, Erregung, Angst, Schreck, Schmerz, Freude. Ferner bei erhöhter Stoffwechselintensität (Hyperthyreose) und bei erhöhtem Blutdruck (Hypertonie, Kältereiz), erhöhter Pulsfrequenz (postprandial, Tachyarrhythmien), erhöhter myokardialer Wandspannung (Linksherzdilatation), etwa durch vermehrte diastolische Blutfüllung des Herzens bei Lagewechsel, erhöhtem zirkulierenden Blutvolumen oder Herzinsuffizienz (Angina decubitus). Einschränkung

Koronare Herzkrankheit und Angina pectoris **11, 4**

der Sauerstoffversorgung bei Anämie, Hypoxie (chronische Bronchitis, O_2-arme und CO-angereicherte Atemluft, etwa in engen Räumen oder im Großstadtverkehr, sowie Rauchen), Hypotonie, Koronarspasmen. Die Dynamik der Blutströmung im erkrankten Herzkranzgefäßsystem und die regionale Blutversorgung des Myokards umfassen sehr komplexe und nur unvollständig verstandene Vorgänge. Beziehungen zu besonderen Erscheinungsformen der Angina pectoris (Crescendoverlauf, Status anginosus) können nicht klar definiert werden. Sicher spielen auch Störungen der Blutgerinnung (Thrombosen, Thrombozytenaggregate) und der Fluidität des Blutes eine große Rolle.

Klinisch müssen anfallsauslösende Umstände erkannt und womöglich eliminiert werden: Muskelarbeit (Armarbeit wirkt eher auslösend als Beinarbeit), Aufregung, Arrhythmien, Mahlzeiten, kalter Wind oder sonstige Kältereize, Hypoglykämie, latente Herzinsuffizienz, tagesrhythmische Schwankungen von Blutdruck, Bronchialwiderstand (chronische Bronchitis) sowie Variationen der vegetativen Innervation des Herzens kommen in Frage. Die letzteren bedingen oft eine eigentümliche Regelmäßigkeit im Auftreten der Beschwerden. Es ist wichtig, daß der Zustand der „instabilen" (= crescendo verlaufend, spontan, sich ändernd) Angina pectoris erkannt und als Notfall (wie Myokardinfarkt) behandelt wird, da er besonders gefährlich ist und wirksam behandelt werden kann. „Instabile" Angina pectoris und Infarkt werden meistens durch Plaque-Aufbruch mit Einblutung und thrombotischen Auflagerungen verursacht.

Therapie

Ziel der Behandlung ist es, die ischämischen Anfälle sofort zu kupieren und schließlich ihr Eintreten überhaupt zu verhüten. Jeder Anfall schädigt den Herzmuskel und ist potentiell gefährlich (Gefahr des Sekundenherztodes durch Kammerflimmern)!

Anfallskupierung

Anfallsauslösenden Reiz beenden, z.B. Stehenbleiben, Tätigkeit oder Anspannungssituation beenden. Bei nächtlichen Anfällen Aufsitzen oder Aufstehen usw. Medikamentös kommen in erster Linie raschwirkende Nitratpräparate in Betracht (s. Tab. 11.17); wenn nicht verfügbar, auch Wärmeanwendungen, insbesondere warme Unterarmbäder (Hauffesche Armbäder).

Anfallsprophylaxe
Vorgehen
Am besten geht man nach einem Stufenplan vor:
(1) Definition des Typs der Angina pectoris (s. Tab. 11.16)
(2) Elimination der auslösenden Ursache
(3) Differentialtherapie je nach Erscheinungsform der Angina pectoris (s. Tab. 11.16): Nitrate, Kalziumantagonisten, β-Rezeptorenblocker, Diuretika, Koronarchirurgie. Parallel zur speziellen Therapie werden in jedem Falle die o.g. Allgemeinmaßnahmen eingeleitet.

Die immer am Anfang stehende *Suche nach auslösenden Faktoren* berücksichtigt die o.g. Pathomechanismen und ist die Grundlage für die dann folgende Differentialtherapie, die sich an der Erscheinungsform der Angina pectoris orientiert (s. Tab. 11.16).

11 Krankheiten des Herzens

Tabelle 11.16: Erscheinungsformen der Angina pectoris

Erscheinungsformen der Angina pectoris	Auslösemechanismus	Spezielle Therapie
1. sporadische Angina pectoris	Muskelarbeit, Erregung, Kälte, Hypertonie, Anämie, Hyperthyreose u. a.	Nitrate, β-Rezeptorenblocker, Kalziumantagonisten
2. nächtliche Angina pectoris a) Angina decubitus Typ I: Schmerzanfall innerhalb von 2–20 min nach dem Hinlegen Typ II: Schmerzanfall 2–4 h nach dem Einschlafen	latente Linksherzinsuffizienz mit erhöhtem Blutangebot in horizontaler Körperlage. Koronarspasmen beteiligt?	Nitrate, Nifedipin, Diuretika, keine β-Rezeptorenblocker!
b) nächtliche Angina pectoris bei chronischer Emphysembronchitis	zirkadiane Schwankungen des Bronchialwiderstandes; Koronarspasmen beteiligt?	Bronchitistherapie, Nifedipin, Nitrate, keine β-Rezeptorenblocker!
c) kälteabhängige Angina pectoris (wie 1)	z. B. niedrige Raumtemperatur bei geöffnetem Schlafzimmerfenster	Kalziumantagonisten, β-Rezeptorenblocker, bei geschlossenem Fenster schlafen, Zimmer heizen
3. Crescendo-Angina-pectoris	progrediente Koronarstenose und Myokardalteration, intrakoronare Thrombusbildung	Sedativa, Nitrate, Kalziumantagonisten, Antikoagulantien, Fibrinolyse, β-Rezeptorenblocker
4. „instabile Angina pectoris" (Typenwechsel, Crescendo-Angina, Angina decubitus, insgesamt als Infarktvorläufer zu bewerten)	progrediente Koronarverengung durch Plaque-Aufbruch, meistens mit Myokardalteration, Koronarspasmen wahrscheinlich, In-situ-Thrombosen	Sedativa, Opiate, Nitrate, Nifedipin, Diuretika, Herzglykoside bei Herzinsuffizienz, β-Rezeptorenblocker. Stationäre Aufnahme, Überwachung, Koronarangiographie: Koronarchirurgie oder Katheterdilatation erwägen!
5. Prinzmetal-Angina-pectoris	unbekannt, Koronarspasmen entscheidend beteiligt	Kalziumantagonisten, Nitrate

Medikamentöse Therapie

(1) *Sedativa:* Sedativa haben zwar einen festen Platz in der Therapie der Angina pectoris. Sie werden jedoch mit großer Zurückhaltung selektiv, nicht schematisch verwendet. Dauertherapie ist nur selten und um so weniger nötig, je besser das Verhältnis zwischen Arzt und Patient ist. Am gebräuchlichsten sind Psychopharmaka wie Diazepam (Valium®) 2–3mal 2–5–10 mg p.o., Oxazepam (Adumbran®) 2–4mal 10 mg p.o. sowie Diazepinderivate, z.B. Tranxilium® 2mal 5–10 mg. Zahlreiche Kombinationspräparate für die Angina-pectoris-Therapie enthalten Sedativa, meistens Barbiturate (z.B. Adenovasin®, Govil®, Myokardon®), was bei zusätzlicher Verabreichung von Sedativa berücksichtigt werden muß.

(2) *Nitrate:* Die Nitratverbindungen sind die wichtigsten Substanzen in der Angina-pectoris-Therapie. Über gebräuchliche Präparate informiert die Tabelle 11.17. Sie zeichnen sich durch sichere Wirkung und Armut an Nebenwirkungen aus, verlieren bei Dauerapplikation jedoch an Wirkung (Dosierungsschema beachten!).

Wirkungsmechanismus: Nitrate erweitern die Venen und Venolen und in höheren Dosen auch die Arteriolen. Sie senken durch Erniedrigung des peripheren Gefäßwiderstandes bei gleichbleibendem oder – meistens – sinkendem Herzschlagvolumen den Druck in der Aortenwurzel. Das Herz wird entlastet durch verminderte diastolische Füllung (Vorbelastung) und erleichterte Entleerung (Nachbelastung). Kammerwandspannung und Arbeitsaufwand je Herzschlag

Tabelle 11.17: Nitrate

	Applikationsart	Einzeldosis (mg)	Wirkungseintritt (min)	Wirkungsdauer (h)
Glyzeroltrinitrat (Nitrolingual® Kps., Dosier-Spray)	sublingual	0,2–0,8	1–2	0,5
Transdermale therapeutische Systeme, Glyzeroltrinitrat enthaltende, selbsthaftende Pflaster (Nitroderm® TTS, Deponit®, Iso Mack TD® Spray)	kutan	5–10–20	5–20	4–8
Isosorbiddinitrat (Isoket®, Maycor®, Iso Mack® sowie deren Retardformen)	sublingual per os	5–10 5–40 60–120	2–5 20 30	2–3 2–3 4–8
Isosorbid-5-Mononitrat (Elantan®, Corangin®, Mono Mack®, Ismo®)	per os	20–60	10–20	6–8
Molsidomin (Corvaton®, Corvaton® retard)	per os per os	1–4 8	2–5 10–30	2–3 4–6

und damit der myokardiale Sauerstoffverbrauch nehmen ab. Gleichzeitig werden, sogar schon bei sehr kleinen, systemisch noch wenig wirksamen Dosen, die Koronargefäße erweitert. Im Gegensatz zu den sog. „Koronardilatatoren" nimmt der Blutstrom im minderversorgten, poststenotischen Koronargefäßgebiet zu oder jedenfalls nicht ab. Ischämiebedingte Störungen im Kontraktionsablauf können so gemindert oder ausgeglichen werden. *Pharmakologie:* Bei sublingualer, bukkaler oder kutaner Applikation wird Glyzeroltrinitat rasch resorbiert. Die Wirkung tritt innerhalb von 1–2 min ein. Leider ist die Wirkungsdauer nur kurz (ca. 30 min). Langwirkende Präparate werden oral gegeben. Sie wirken 2–4 h. Bevorzugt wird Isosorbiddinitrat (ISDN) oder sein Hauptmetabolit Isosorbid-5-Mononitrat. Sie werden gut resorbiert. Das erstere wird teilweise schon in der ersten Passage in der Leber abgebaut (Firstpass-Effekt!). Jedoch sind auch die Metaboliten z.t. wirksam (5-MN). Hierdurch ergibt sich ein günstigeres Wirkungsmuster. Glyzeroltrinitrat wird auch perkutan resorbiert (Nitrat-„Pflaster": Nitroderm® TTS, Deponit®). Hiermit kann eine gute Wirkung erzielt werden. Toleranzentwicklung kommt jedoch vor. Daher nicht länger als 12 h aufkleben, dann 8, besser 12 h Pause. Nitratähnlich wirkt Molsidomin (Corvaton®). Es wirkt rasch, konstant und stark und führt auch bei hoher Dosierung weniger zu Toleranzentwicklung.

Wichtig: Zur Anfallskupierung immer kurzwirkende Nitrate (Glyzeroltrinitrat, ISDN sublingual) oder Nifedipin sublingual (s.u.) verwenden! Womöglich Medikamente schon vor dem Anfall einnehmen (z.B. vor dem Ersteigen einer Treppe)! Bei längerdauernder Einnahme kann bei allen Nitraten Toleranz und somit eine Wirkungsabschwächung eintreten. Eine mehrstündige Therapiepause kann die volle Wirksamkeit wieder herstellen. Eine Dauertherapie ist jedoch mit den meisten Präparationen bei geeigneten Dosisintervallen möglich. Therapieschemata: Isosorbid-5-Mononitrat (Ismo®), 2mal 20 mg/Tag, Corangin® 1–2mal 40 bis 60 mg/Tag, Isoket® retard 1mal 120 mg/Tag, Corvaton® retard 2–3mal 8 mg, u.U. in Kombination, z.B. Corangin® + Corvaton®, um bei hoher Dosierung Toleranzentwicklung zu vermeiden. Durch Kombination mit ACE-Inhibitoren kann eine Toleranzentwicklung hintangehalten werden.

Nebenwirkungen: Kopfschmerzen sind häufig. Sie begrenzen manchmal die Dosierung oder können die Anwendung überhaupt verhindern. Ein Versuch zur weiteren Einnahme muß auch bei Kopfschmerz unternommen werden. Nicht selten geht der Kopfschmerz nach wiederholter Einnahme zurück (Toleranzentwicklung an den zerebralen Gefäßen!), ohne daß die Wirkung am Herzen beeinträchtigt würde. Die dem Wirkungsmechanismus inhärente *Blutdrucksenkung* kann in seltenen Fällen zu Synkopen führen („Nitratsynkope"). *Übelkeit, Brechreiz und Hautrötung* kommen vor. *Exantheme* sind selten. Die letztgenannten Nebenwirkungen können durch Wechsel des Präparats manchmal überwunden werden. *Kontraindikationen:* Orthostatische Regulationsstörungen, Hypotonie, Nitratsynkope.

(3) *Kalziumantagonisten:* Die Behandlung der Koronarkrankheit mit Kalziumantagonisten stellt einen bedeutenden Fortschritt dar. Sie beruht auf 4 Wirkmechanismen:
– einer allgemeinen, überwiegend arteriolären Vasodilatation, einschließlich

Koronardilatation. Hierdurch werden eine „Entlastung" des Herzens *und* eine Verbesserung der Koronardurchblutung mit einer nahezu selektiven Aufhebung von Koronarspasmen bewirkt;
- einer negativ inotropen und chronotropen, auch antiarrhythmischen (nicht bei Nifedipin!) Wirkung mit Senkung des myokardialen Sauerstoffverbrauches;
- einer myokardprotektiven Wirkung, die vorwiegend in der Reperfusionsphase nach Ischämie zum Tragen kommen soll;
- konnte eine retardierende Wirkung auf die arteriosklerotische Gefäßerkrankung wahrscheinlich gemacht werden.

Von den zahlreichen experimentell und klinisch untersuchten Kalziumantagonisten sind vor allem drei Substanzen heute in Gebrauch: Nifedipin, Diltiazem und Verapamil. Ihre Wirkungsspektren sind etwas unterschiedlich, was differentialtherapeutisch berücksichtigt werden muß.
- *Nifedipin* (Adalat®) $3-4\times10-20$ mg p.o. mit raschem Wirkungseintritt (nach Zerbeißen der Kapsel wie Nitrat, aber ausgetretene Flüssigkeit schlucken!) bei gleichzeitig guter Wirkdauer (4–6 h). Für eine Dauertherapie ist die Retardform (Adalat® SL) $2-4\times20-40$ mg p.o. zu empfehlen.
Nifedipin wirkt stark vasodilatierend und wird daher bei Prinzmetal-Anginapectoris und verwandten Formen sowie bei den mit Hypertonie oder Herzinsuffizienz verbundenen Krankheitsbildern bevorzugt. Eine Kombination mit β-Blockern ist vorteilhaft und stets zu empfehlen. Kopfschmerzen, Herzfrequenzanstieg und Knöchelödeme sind die häufigsten Nebenwirkungen.
- *Verapamil* (Isoptin®) $3\times40-120$ mg p.o., der am längsten bekannte Kalziumantagonist, wirkt negativ chrono- und inotrop und verzögert die AV-Überleitung. Die vasodilatierende Wirkung tritt eher etwas zurück. Verapamil sollte nicht bei Herzinsuffizienz oder bei SA- oder AV-Block gegeben oder gar mit β-Blockern kombiniert werden. Günstig ist die antiarrhythmische Wirkung (s. ds. Kap., 3). Wegen eines ausgeprägten „first-pass"-Effektes und entsprechend niedriger und wechselnder Bioverfügbarkeit soll die Substanz hinreichend dosiert und nicht in Retardform gegeben werden. Verapamil ist gut verträglich. Allerdings kommt es öfter zur Obstipation.
- *Diltiazem* (Dilzem® und Dilzem® retard) $3-4\times60$ bzw. 90 mg p.o. nimmt zwischen den beiden vorgenannten Stoffen im Wirkspektrum eine Mittelstellung ein. Es soll jedoch den stärksten myokard- und vasoprotektiven Effekt besitzen. Die Substanz ist sehr nebenwirkungsarm und soll bei ebenfalls niedriger Bioverfügbarkeit eher hoch dosiert werden. Eine Kombination mit Nitraten ist günstig. Bei Sinusbradykardie oder AV-Block jedoch wie bei Verapamil Vorsicht, auch in der hier möglichen Kombination mit β-Blockern.

(4) *β-Rezeptorenblocker:* Die wichtigsten, gebräuchlichen β-Sympathikolytika sind in Tabelle 11.18 aufgeführt. Die Blockierung der sympathischen β-Rezeptoren am Herzen senkt die Herzfrequenz bei Ruhe und unter Belastung und reduziert den myokardialen Sauerstoffverbrauch. Die Belastungstoleranz wird erhöht, die Anfallshäufigkeit herabgesetzt. Manchmal wird hierdurch überhaupt erst das Maß an körperlicher Belastung möglich, welches im Rahmen der Allgemeinmaßnahmen erforderlich ist. β-Rezeptorenblocker wirken antiarrhythmisch und erhöhen die Stabilität des Myokards gegen Kammerflimmern auslö-

Tabelle 11.18: β-Sympathikolytika

	Dosis (per os) (mg/Tag)
Atenolol (Tenormin®)	1×50–100
Betaxolol (Kerlone®)	1×10–20
Bisoprolol (Concor®)	1–2×2,5–5
Bunitrolol (Stresson®)	3×10
Carteolol (Endak®)	2,5–10
Metoprolol (Beloc®, Lopresor®)	2–4×50–100
Propranolol (Dociton®)	2–4×10–40
Sotalol (Sotalex®)	1–2×80–160

sende Reize. Dies ist wahrscheinlich der Grund für die wichtige Prognoseverbesserung durch diese Stoffe im Langzeitverlauf nach Infarkt.

Zur Anfallskupierung sind diese Substanzen wegen des langsameren Wirkungseintritts nicht geeignet. Sie ergänzen aber die Therapie mit Nitraten und Kalziumantagonisten in sinnvoller Weise. Sie sind besonders wirksam bei hyperkinetischer Kreislaufregulation, bei gleichzeitig bestehender Hypertonie und bei komplizierenden Arrhythmien. Dauerbehandlung mit β-Rezeptorenblockern verbessert die Prognose der chronischen Koronarkrankheit. Die Häufigkeit des Sekundenherztodes nimmt ab.

Nebenwirkungen: Dem Wirkungsmechanismus entsprechend besitzen alle β-Adrenolytika eine negativ chronotrope Wirkung. Eine Bradykardie ist erwünscht, kann aber, wenn zu stark ausgeprägt oder wenn Sinusbradykardie oder AV-Überleitungsstörungen bereits vorliegen, den Einsatz dieser Pharmaka behindern oder unmöglich machen. Außerdem besteht eine negativ inotrope Wirkung. Daher Vorsicht bei Herzinsuffizienz. Hier unter Umständen gleichzeitig mit Digitalis behandeln. Häufig sind Potenzstörungen, periphere Durchblutungsstörungen, besonders bei nicht-kardioselektiven Blockern (kalte Hände, kalte Füße, Claudicatio intermittens bei vorbestehender Gefäßerkrankung). Die letzteren sind meist aufhebbar durch gleichzeitige Therapie mit Nifedipin (Adalat®). Bei spastischer Bronchitis kann eine u. U. gefährliche Bronchokonstriktion eintreten. Diese Substanzen sind daher bei arterieller Verschlußkrankheit und – mehr noch – bei chronischer asthmoider Emphysembronchitis und verwandten Zuständen kontraindiziert. Eine leicht sedierende Wirkung ist meistens erwünscht, kann aber, ebenso wie die o. g. Nebenwirkungen oder auch Schlafstörungen oder Obstipation, den Wechsel des Präparats oder sogar Aufgabe der Therapie erzwingen. Exantheme und sonstige Hautreaktionen sind selten, müssen bei längerdauernder Anwendung aber beachtet werden. Die Einstellung eines Diabetes mellitus kann unter β-Rezeptorenblockern erschwert werden. Vor allem werden die Symptome einer Hypoglykämie maskiert. Daher nie β-Blocker bei Insulin-bedürftigem Diabetes geben!

Wichtig: Patienten mit Dauertherapie von β-Rezeptorenblockern müssen sorgfältig überwacht werden (Bradykardie, Herzinsuffizienz, spastische Bronchitis).

Die Behandlung darf nicht plötzlich abgebrochen werden, da sonst schwer oder nicht behandelbare Angina pectoris, Infarkte oder plötzlicher Tod auftreten können („β-Blocker-Entzugssyndrom")!

Koronarchirurgie
Durch Überbrückung stenosierter Gefäßstrecken durch Venenhomotransplantate (V. saphena magna), Arterienhomotransplantate (A. mammaria interna) zwischen Aorta und poststenotischem Koronargefäßsegment oder durch Direkt-Anastomose der A. mammaria interna an ein Koronargefäß kann die Blutversorgung entscheidend verbessert werden. Insbesondere der aortokoronare Venenbypass wird in großem Umfang angewendet. Multiple Anastomosen sind möglich. Es wird stets eine möglichst vollständige Revaskularisierung angestrebt. Schmerzanfallsfreiheit kann damit in 60–80% der Fälle erzielt werden. Mit Ausnahme der besonders erfolgreich zu operierenden Stenose des Hauptstammes der linken Koronararterie und der Drei-Gefäßerkrankung ist es jedoch nicht sicher, ob die Überlebenschancen verbessert werden können. Das Fortschreiten der Gefäßerkrankung selber wird nicht beeinflußt. Die Leistungsfähigkeit des Herzmuskels scheint etwas verbessert zu werden. Nur schwere Herzmuskelschädigungen sind Kontraindikationen zum koronarchirurgischen Eingriff. Der Eingriff ist mit relativ geringer Mortalität belastet (unter 1–4%). Öfter wird er im Rahmen kombinierter Eingriffe angewendet, etwa als aortokoronarer Venenbypass mit Aneurysmektomie oder auch im Zusammenhang mit prothetischem Herzklappenersatz.

Frühverschlüsse der Anastomosen sind meist thrombotisch bedingt. Sie können zu Infarkten führen. Auf lange Sicht (Jahre) gesehen, können atheromatöse Wandveränderungen im Rahmen der zugrundeliegenden Gefäßerkrankung zu Stenosen oder Verschlüssen der implantierten Venen führen, meist mit Wiederauftreten ischämischer Zustände. A.-mammaria-interna-Anastomosen bleiben lange frei von atheromatösen Veränderungen! Daher bevorzugte Anastomosetechnik.

Indikationen: Über die Indikationen zum Eingriff bestehen kaum noch unterschiedliche Meinungen: a) Stenose des Hauptstammes der linken Kranzarterie (Notfallindikation!). b) Therapieresistente, rezidivierende Angina pectoris. c) Isolierte, hochgradige Koronarstenosen (über 70%) in einem der Hauptstämme bei genügend großem distalen Gefäßsegment mit Angina pectoris oder abgelaufenem Infarkt, sofern eine Ballondilatation (s. u.) nicht möglich ist. d) Wiederholte Myokardinfarkte bei erhaltener Myokardfunktion und anastomosefähiger Koronarstenose. e) Status anginosus und Prä-Infarkt-Angina-pectoris. f) Angina-pectoris-Anfälle mit spontan eintretendem Kammerflimmern.

Kontraindikationen: Schwere Myokardschädigung (Ejektionsfraktion < 20%), multiple Koronarstenosen, insbesondere in den peripheren Koronargefäßstrecken. Unkontrollierte Hypertonie. Schwere Begleiterkrankungen. Starkes Übergewicht, Unfähigkeit des Patienten, das Rauchen einzustellen.

Voraussetzung zum Eingriff ist die selektive Koronarographie. Diese sollte bei allen Patienten mit neu aufgetretener Angina pectoris (insbesondere wenn als Angina decubitus auftretend), bei anhaltender Angina pectoris, nach mehr als einem Herzinfarkt, bei Myokardinfarkt mit weiterbestehenden ischämischen Zuständen und bei rezidivierenden Kammerarrythmien stets erwogen werden. Bei abgelaufenem Infarkt und rezidivierenden Kammerarrhythmien bzw. chronischer Herzinsuffizienz muß ein Herzwandaneurysma ventrikulographisch ausgeschlossen und, wenn vorhanden, reseziert werden.

Koronardilatation
Bei höhergradigen Einzel- oder auch Tandemstenosen, auch bei zwei oder mehr Stenosen der großen Koronararterien kann eine Ballondilatation (ballontragender Spezialkatheter) im Rahmen einer Koronarographie versucht werden. Dieses Verfahren ist in über 90% der Fälle erfolgreich und in geübten Händen auch sicher. Auch Wiedereröffnung verschlossener Gefäße ist möglich (Rekanalisation). Da Gefäßverletzungen und auch Verschlüsse (Myokardinfarkte!) eintreten können, wird die perkutane Ballondilatation meistens in Operationsbereitschaft ausgeführt. Sie kann auch in Verbindung mit der intrakoronaren Lyse bei akutem Infarkt angewendet werden. Heute wird etwa die Hälfte der behandlungsbedürftigen Stenosen durch Katheter-Ballondilatation behoben. Literatur bezüglich der weiteren Entwicklung dieser Technik beachten!
Indikationen: a) Ein- oder auch Mehr-Gefäßerkrankung mit „erreichbar" gelegenen, kurzstreckigen Stenosen mit rezidivierender Ischämie im abhängigen Gebiet. b) Instabile Angina pectoris mit dilatationsfähiger Stenose. Voraussetzung ist stets der Nachweis einer Ischämie, sei es bei geringer Belastung oder bereits bei Ruhe. c) Wiederauftretende Ischämie nach Myokardinfarkt mit oder ohne Fibrinolysetherapie.
Das Verfahren wird zunehmend auch bei multiplen Stenosen eingesetzt. Der hohen Primärerfolgsrate (> 90%) steht jedoch die noch immer hohe Re-Stenoserate entgegen ($\approx$ 30%). Wiederholte Dilatationen können daher notwendig werden, u.U. Implantation von Gefäßstützen, sog. „Stents".
Bereits 2–3 Tage nach der Dilatation ist der Patient belastbar und arbeitsfähig. Die Komplikationen sind Infarkt/Notfall-Bypass-Operation ($\approx$ 1%), Gefäßkomplikationen an der Punktionsstelle ($\approx$ 10%). Nachbehandlung: 100–200 mg Acetylsalicylsäure/Tag p.o. (Aspirin®, Colfarit®).

4.3 Formen der Angina pectoris
Die im Folgenden gegebenen Vorschläge für eine Pharmakotherapie setzen die o. g. diagnostischen und allgemeintherapeutischen Maßnahmen voraus.
(1) *Belastungsabhängige Angina pectoris ohne oder mit länger zurückliegendem Infarkt und/oder Bypass-Operation:*
- Zur *Anfallskupierung* oder zur *Prophylaxe* des unmittelbar bevorstehenden Anfalls gibt man sowohl Glyzeroltrinitrat sublingual: Nitrolingual® rot Zerbeißkps. 0,6 mg oder Nitrolingual® Spray 1 Hub, als auch Isoket® 5 mg Tbl. zum Lutschen. Auch möglich: 1 Kps. Adalat® 10 mg zerbeißen und schlucken.
- *Dauertherapie:* Wenn Anfälle häufiger als 2–3mal/Woche Isosorbiddinitrat in Retardform, z.B. Isoket® ret. 120 mg 1mal/Tag oder Isosorbid-5-Mononitrat (Coleb-Duriles®) 1–2mal/Tag p.o. Dazu oder auch als Ersttherapie Kalziumantagonisten: z.B. Diltiazem (Dilzem®) 3mal 60 mg p.o. oder Dilzem®

ret. 2–3mal 90 mg p.o. oder Nifedipin (Adalat®) 3–4mal 10–20 mg p.o. oder Adalat® SL 3–4mal 20 mg p.o. Besonders günstige Kombination: β-Blocker, z.B. Betaxolol (Kerlone® 10–20 mg) mit Nifedipin (Adalat SL® 20 mg).
- *Antikoagulanzientherapie:* Bei erst kürzlich zurückliegendem Infarkt (s. ds. Kap., 1.5) Dicumarolderivate (Marcumar®) nach Quick-Wert über mindestens 2 Jahre nach dem Ereignis. Nach Koronar-Bypass-Operation: Thrombozytenaggregationshemmer, z.B. Dipyridamol und Acetylsalicylsäure in Kombination (Asasantin®) 2–3mal 1 Kps. bis zu 1 Jahr nach Operation oder 100 mg Acetylsalicylsäure p.o. dauernd.
- *Bei Hypertonie:* Beginn der Therapie mit Kalziumantagonisten, insbesondere Nifedipin (Adalat®). Dosierungen s.o., u.U. bis zu 3mal 20–40 mg Adalat® ret. p.o. Kommt es hierunter zum Auftreten von Ödemen: Zugabe eines Diuretikums (s. ds. Kap., 2 „Diuretische Therapie"), etwa Triamteren + Chlorothiazid (Dytide® H), 1mal/Tag. Oder Nitratpräparate (s.o.) in Kombination mit einem β-Rezeptorenblocker (s. Tab. 11.18). Besser sind ACE-Inhibitoren wie z. B. Captopril (Lopirin®) 2–3mal 12,5–25 mg u. a. Diese sind auch gut kombinierbar mit Nitraten, β-Rezeptorenblockern oder Diuretika.
- *Bei Hypotonie:* Diltiazem (Dilzem®) 2–4mal 60 mg oder dessen Retardpräparation 2–3mal 90 mg p.o. Unter Umständen in Kombination mit einem transkutanen Nitratpflaster, z.B. Nitroderm® TTS oder Deponit® 5–10 mg für 12 h.
- *Angina pectoris, kompliziert durch Bradyarrhythmie:* Nitratpräparate oder Nifedipin, wie oben angegeben. Diltiazem, Verapamil und β-Rezeptorenblocker vermeiden.
- *Angina pectoris, kompliziert durch ventrikuläre Arrhythmien:* Therapiebeginn mit einem Nitrat in Kombination mit einem β-Rezeptorenblocker, z.B. Sotalol (Sotalex®) 2–3mal 80–160 mg p.o. Wenn erforderlich, Ergänzung der antianginösen Therapie durch Antiarrhythmika, z.B. Amiodaron (Cordarex®).
- *Angina pectoris bei Herzinsuffizienz:* Hochdosierte Nitrattherapie: z.B. Isosorbiddinitrat (Isoket® ret.) 120 mg p.o. + Molsidomin (Corvaton® ret.) 8 mg p.o. Im übrigen Herzinsuffizienztherapie, wie oben beschrieben (s. ds. Kap., 2).

(2) *Wieder auftretende Angina pectoris nach Infarkt:* Stets invasive Diagnostik, d.h. Koronarangiographie, erforderlich. Danach Entscheidung über Katheterdilatation oder Koronarchirurgie. Anfallskupierung mit Nifedipin (Adalat®) 10 mg, Kps. zerbeißen, aber auch Glyzeroltrinitrat, als Nitrolingual®-„rot"-Kapseln 0,6 mg, zerbeißen, oder auch Nitrolingual® Spray 1–2 Hub. Anfallsprophylaxe mit Nifedipin (Adalat® 2–4mal 20 mg p.o.). Wenn nicht ausreichend wirksam, zusätzlich β-Rezeptorenblocker (s. Tab. 11.18).

(3) *Neu auftretende Angina pectoris nach Bypass-Operation:* Stets ist in diesem Falle eine neuerliche invasive Diagnostik (Koronarangiographie) zur Darstellung der Blutströmungs- und Anastomoseverhältnisse unumgänglich. Anfallskupierung und Anfallsprophylaxe wie vorangehender Abschnitt.

(4) *Wieder auftretende Angina pectoris nach Katheterdilatation:* Auch hier ist rasch eine neuerliche Koronarangiographie indiziert. Wahrscheinlich handelt es sich um einen Re-Verschluß oder eine Re-Stenose. Dieser muß durch Nachdilatation, seltener durch aortokoronare Bypass-Operation behoben werden. Gelingt dies nicht, so gelten die Richtlinien, wie oben gegeben.

11 Krankheiten des Herzens

(5) *Postprandiale Angina pectoris:* Mahlzeiten auf mehrere kleine Portionen verteilen. Große Mahlzeiten vermeiden. Vor dem Essen Isosorbiddinitrat (Iso Mack®, Isoket®) 10–60 mg p.o. oder β-Rezeptorenblocker (s. Tab. 11.18) zur bisherigen Therapie mit Nitraten und/oder Kalziumantagonisten (s.o.) hinzufügen.

(6) *Kälteinduzierte Angina pectoris:* Nitrate, Kalziumantagonisten, wie oben angegeben. Meistens wird eine Dreierkombination von Nitraten, Kalziumantagonisten und β-Rezeptorenblockern erforderlich werden, sofern der Zustand nicht durch Bypass-Operation behoben werden kann.

(7) *Angina decubitus:* Dieses oft mit Herzinsuffizienz verbundene Syndrom ist hochgefährlich und gilt als Infarktvorläufer. Hinsichtlich der weiteren Differenzierung s. Tabelle 11.16. Pharmakotherapie mit Glyzeroltrinitrat sublingual (Nitrolingual® rot) 0,6 mg Zerbeißkps. oder Nitrolingual® Spray 1–2 Hub vor dem Hinlegen bei Angina decubitus Typ I. Bei Typ II langwirkende Nitrate wie Isosorbiddinitrat (Isoket® ret.) 120 mg oder Isosorbid-5-Mononitrat (Ismo®, Elantan®) 40 mg vor dem Einschlafen. Da oftmals Koronarspasmen beteiligt sind, ist manchmal Nifedipin noch besser wirksam: Adalat® ret. 20 mg 1–2 Tbl. vor dem Einschlafen. Oftmals wirkt eine diuretische Therapie rasch und nachhaltig (s. ds. Kap., 2 „Diuretische Therapie"). Auch Herzglykoside können wirksam sein (s. ds. Kap., 2 „Glykosidtherapie").

(8) *Instabile Angina pectoris:* Unter diesem Begriff werden die erstmals aufgetretene Angina pectoris, schwere Formen und solche zusammengefaßt, bei denen sich Charakter und Schwere des Anfalls innerhalb kürzerer Zeit ändern. Das Syndrom beruht meistens auf einer oder mehreren kritischen Koronarstenosen und ist als Infarktvorläufer gefährlich. Anfallsdurchbrechung mit Nitraten oder Nifedipin-Zerbeißkps., wie S. 373 beschrieben. Weiterbehandlung mit hochdosierter Nitrat- und Kalziumantagonistentherapie, wie oben beschrieben. Zusätzlich β-Rezeptorenblocker (s. Tab. 11.18). Acetylsalicylsäure 50–100 mg/Tag, abends gegeben, verringert die Inzidenz von Komplikationen wie Infarkt und plötzlichem Tod und wird daher stets gegeben. Kann das Syndrom nicht in kürzester Frist (1–2 Tage) durchbrochen werden, so ist eine stationäre Aufnahme, am besten auf eine Koronarüberwachungsstation, erforderlich. Hier Antikoagulanzientherapie mit Heparin (Liquemin®) 40000 E über 24 h maschinell infundieren (s. a. Kap. 6), zusätzlich zu Acetylsalicylsäure, Nitraten, Kalziumantagonisten und β-Rezeptorenblockern (s.o.). Kann das Syndrom auch unter Einsatz von Sedativa und Opiaten nicht beendet werden, so soll so rasch wie möglich koronarangiographiert und eine Katheterdilatation oder Bypass-Operation ausgeführt werden.

(9) *Status anginosus:* Bei andauerndem ischämischen Schmerz (mehr als 2 h) liegt ein absoluter Notfall vor, der stets sofortiger stationärer Aufnahme bedarf. Die Behandlung erfolgt wie beim akuten Infarkt mit Sauerstoffzufuhr, Sedierung, Opiaten und hochdosierter Nitrat- und/oder Nifedipintherapie und Antikoagulierung mittels Heparin (s. ds. Kap., 1.5). Dosierungen der Nitrate und Kalziumantagonisten, wie oben angegeben, s. a. Tabellen 11.17 und 11.18.

(10) *Angina pectoris mit massiver ST-Senkung im spontanen Anfall oder im Belastungs-EKG:* Meistens liegt eine Stenose des Hauptstammes der linken

Koronararterie vor. Daher besteht ein Notfall höchster Dringlichkeitsstufe. Sofortige stationäre Aufnahme, Koronarangiographie und, wenn die Diagnose bestätigt wird, operative Revaskularisation noch während desselben stationären Aufenthaltes. Begleitende Therapie mit Nitraten, Kalziumantagonisten, β-Rezeptorenblockern, wie oben angegeben (s. a. Tab. 11.17 und 11.18).

(11) *Prinzmetal-Angina-pectoris:* Von Prinzmetal 1959 erstmals beschriebene Sonderform der Angina pectoris, bei der im ischämischen Anfall eine starke ST-Hebung im EKG registriert wird. Die Anfälle treten spontan, d.h. ohne erkennbaren Anlaß, ein, manchmal mit auffälliger Regelmäßigkeit zu bestimmten Tageszeiten, z.B. frühmorgens. Gefährliche Kammerarrhythmien sind häufig. Dem Syndrom liegen Spasmen einer oder mehrerer der großen epikardialen Koronararterien, meistens bei isolierter, kurzstreckiger Koronarstenose zugrunde. Für die Behandlung besonders geeignet sind Kalziumantagonisten: Nifedipin (Adalat®) 3–4mal 10–20 mg p.o., Diltiazem (Dilzem®) 3mal 60–120 mg p.o. Nitrate können mit Kalziumantagonisten zweckmäßig kombiniert werden (Dosierung s.o.). β-Rezeptorenblocker sollen vermieden werden, da es nach einzelnen Berichten hierunter eher eine Zunahme des Koronararterientonus geben kann.

(12) *„Angina pectoris ohne Angina pectoris":* Hierunter sind Zustände zu verstehen, bei denen eine Ischämie ohne das charakteristische Symptom der Angina pectoris eintritt („stumme Myokardischämie"). Der Nachweis der Ischämie gelingt in diesen Fällen durch das EKG (am besten mit hierfür geeigneten Langzeit-EKG-Systemen) im spontanen oder provozierten ischämischen Anfall oder durch die Thallium-Myokardszintigraphie. Die Behandlung erfolgt nach denselben Richtlinien wie bei symptomatisch manifester Angina pectoris. Bedeutung und therapeutische Konsequenzen sind noch nicht klar definiert (Literatur beachten!). Die Therapiekontrolle erfordert jedoch wiederholtes Belastungs- bzw. Langzeit-EKG. Es werden Nitrate, Kalziumantagonisten und β-Rezeptorenblocker eingesetzt. Bei ausgeprägter ischämischer Belastungsreaktion im EKG muß koronarangiographiert werden. Finden sich hochgradige Stenosen, so wird mittels Katheterdilatation und/oder aortokoronarer Venenbypass-Operation eine Revaskularisation versucht.

(13) *Angina pectoris und/oder Myokardinfarkt ohne angiographisch nachweisbare Herzkranzgefäßstenose bzw. -erkrankung:* Die Ursachen der ischämischen Zustände bzw. des Infarktes bleiben meistens unklar. Handelt es sich um Zustände von Hyperkoagulabilität (Thrombozytose, Polyzythämie), so wird zunächst mit Heparin (s.o.), dann mit Phenprocoumon (Marcumar®) nach Quick-Wert antikoaguliert. Die Antikoagulanzientherapie wird fortgesetzt bis zur Behebung der Grunderkrankung. Gleichzeitig Hemmung der Thrombozytenaggregation mit Acetylsalicylsäure 50–100 mg abends. Ist eine zur Thrombose prädisponierende Erkrankung nicht nachzuweisen, so kann es sich um Koronarspasmen bei angiographisch nicht nachweisbaren Endothelläsionen oder aus sonstigen Ursachen handeln. Somit ist eine probatorische Therapie mit Kalziumantagonisten, z.B. Nifedipin (Adalat®) 3mal 10 bis 20 mg p.o., gerechtfertigt.

Die seltenen Fälle von nachweisbarer Embolie im Rahmen von bakteriellen Endokarditiden oder von Luftembolie bei pulmonalen Erkrankungen sollen, weil selten, hier nicht näher behandelt werden.

5 Herzklappenerkrankungen, Endokarditis

5.1 Herzklappenerkrankungen

5.1.1 Allgemeine Maßnahmen bei Herzklappenerkrankungen

Definition: Angeborene und erworbene Herzklappenerkrankungen werden hier gemeinsam abgehandelt. Sub- und supravalvuläre Ausflußbahnstenosen werden eingeschlossen.

Ätiopathogenese: Störungen der Schlußfähigkeit der Herzklappen mit Insuffizienz (angeborene Fehlbildungen, entzündliche Destruktionen, traumatische Ein- oder Ausrisse) führen zu Volumenbelastung der betroffenen Herzkammer mit Pendelblutbildung in Abhängigkeit von der Schwere der Insuffizienz. Kammerdilatation und Hypertrophie können den Fehler u. U. über lange Jahre kompensieren, sofern Zeit zur Entwicklung der Hypertrophie verbleibt. Akut eintretende Klappeninsuffizienzen führen dementsprechend rascher zu schweren Ausfallserscheinungen. Klappenstenosen (angeboren, chronische Entzündung mit Narbenkontraktion, z.B. rheumatisch) führen zur Aufstauung vor der erkrankten Klappe und drosseln die Blutversorgung im nachgeschalteten Abschnitt und im Gesamtkreislauf. Da Stenosen sich langsam entwickeln, sind Kompensationsmechanismen meistens gut ausgebildet (z. B. Hypertrophie der vorgeschalteten Kammer). Supra- und subvalvuläre Stenosen in der Ausflußbahn des rechten und des linken Herzens rufen ähnliche hämodynamische Konsequenzen und klinische Befunde hervor, wie die valvulären Stenosen, und können auch gleichzeitig mit diesen vorkommen. Subvalvuläre Stenosen sind meistens muskulär, seltener membranös. Die subvalvuläre muskuläre Stenose der linken, manchmal auch der rechten Herzkammer gehört zum Formenkreis der hypertrophen Kardiomyopathie (s. ds. Kap., 5.1.5). Die muskulären Stenosen (infundibuläre Pulmonalstenose sowie subvalvuläre muskuläre Aortenstenose) sind durch eine Dynamik der Stenose charakterisiert, d. h., die Stenosierung nimmt mit der Kammerkontraktion zu. Die Differenzierung ist entscheidend für die Wahl des therapeutischen Vorgehens. Periphere Pulmonalstenosen und Aortenisthmusstenosen sind Gefäßmißbildungen, die ähnlich einer Klappenstenose die vorgeschaltete Kammer durch Druckbelastung beanspruchen. Besonderheiten: Bei Aortenisthmusstenose liegt der Zerebralkreislauf im Hochdruckbereich, so daß zerebrovaskuläre Komplikationen eintreten können.

Funktionsstörungen der Herzklappen werden durch Anpassungsvorgänge oft über lange Zeit ausgeglichen. Das Ausmaß der Klappenfunktionsstörung und die Ausprägung der Anpassungsmechanismen bestimmen den für jeden Klappenfehler typischen Krankheitsverlauf. Dieser kann entscheidend verändert werden durch Sekundärkomplikationen (Herzrhythmusstörungen, Lungenembolie, bakterielle Endokarditis u. a.).

Klinik: Diagnose, Verlaufsbeurteilung und Behandlungsführung sind bei Herzklappenfehlern meistens anhand der klinischen Diagnose, unterstützt durch EKG, Röntgen und Ultraschallkardiographie, mit großer Genauigkeit möglich. Werden *chirurgische Maßnahmen* erwogen, so sind *Herzkatheteruntersuchung und Angiokardiographie* obligat. Die folgenden Gesichtspunkte müssen berücksichtigt werden:
(1) Art und Schwere des Klappenfehlers
(2) Art und Ausprägung der Anpassungsmechanismen
(3) Funktionszustand des Herzmuskels

(4) Art und Aktivitätszustand der Grunderkrankung
(5) Sekundärkomplikationen
Im Verlauf muß die therapeutische und prognostische Bewertung unter diesen Gesichtspunkten stets wieder neu angestellt werden.

Therapie

Vorbemerkungen
Die therapeutischen Maßnahmen kann man in 3 Gruppen zusammenfassen:
(1) Palliative Maßnahmen, die die Kompensation der Funktionsstörung erhalten oder wiederherstellen sollen.
(2) Beseitigung der „mechanischen" Behinderung oder Belastung des Herzens durch chirurgische Korrektur des Klappenfehlers oder der Gefäß- bzw. Ausflußbahnobstruktion.
(3) Behandlung der Grundkrankheit, die zur Klappenläsion führte (rheumatisches Fieber, bakterielle Endokarditis), bzw. Rezidivprophylaxe sowie Behandlung von Begleiterkrankungen.
Ziel der Therapie ist es, zunächst durch Entlastung des Herzens bzw. durch Vermeiden von Belastungen die Funktionstüchtigkeit des Herzmuskels so lange wie möglich zu erhalten. Gelingt dies nicht, so muß die chirurgische Korrektur des Klappenfehlers nach Möglichkeit vor Eintritt irreversibler Herzmuskelschädigung erwogen und bewerkstelligt werden. Bei muskulären Ausflußbahnobstruktionen gelten andere Gesichtspunkte (s. dort).

Allgemeinmaßnahmen
Das an einem Klappenfehler leidende Herz leistet bereits bei Ruhe Mehrarbeit. Zusätzliche Belastungen müssen daher strengstens vermieden werden.
Wichtig: Patienten mit Herzklappenfehlern, mit angeborenen Herzfehlern oder Kardiomyopathien sind nicht trainierbar! Herzinsuffizienz (s. ds. Kap., 2) und Herzrhythmusstörungen (s. ds. Kap., 3) werden nach den üblichen Richtlinien behandelt. Die Therapie der Grundkrankheiten bzw. die Rezidivprophylaxe bei rheumatischer Herzerkrankung (s. ds. Kap., 5.3) und bei bakterieller Endokarditis (s. ds. Kap., 5.2) ist von großer Bedeutung im Bemühen, das Fortschreiten bzw. den Schweregrad des Klappenfehlers hintanzuhalten.
Wichtig: Bei allen Herzklappenfehlern und angeborenen Herzvitien besteht eine Prädisposition zu komplizierender sekundärer bakterieller Endokarditis! 25% aller rheumatischen Klappenfehler werden durch eine bakterielle Superinfektion in ihrem Verlauf u.U. entscheidend beeinflußt! Daher ist eine prophylaktische antibiotische Behandlung bei allen infektionsgefährdenden Umständen erforderlich (Zahnbehandlungen, insbesondere -extraktionen, Operationen, pyogene Infektionen).

Vorbemerkungen zu den angeführten Indikationen zu operativen Eingriffen
Im Folgenden sollen solche Maßnahmen besprochen werden, die die besonderen Verläufe und die typischen Komplikationen der einzelnen Klappenfehler erfordern. Bei kombinierten Fehlern gelten die für die Einzelkomponenten angeführten Gesichtspunkte.

(1) *Verlauf und Komplikationen nach Klappenersatz: Aortenklappenersatz* ist nur noch mit einer Mortalität um bzw. unter 3% belastet. Die Aortenklappenprothesen sind dauerhaft und bieten im Verlauf die geringsten Schwierigkeiten. Dauerantikoagulierung ist allerdings noch immer obligat. Lediglich in schwierigen Fällen kann mit Salizylaten ersatzweise behandelt werden, und nur in Notfällen oder nach Implantation von biologischen Hetero- oder Homotransplantaten, ausnahmsweise auch bei Kippflügel-Prothesen vom Typ SJM darf ganz auf die Antikoagulierung verzichtet werden. Allerdings wird fast immer eine niedrigdosierte Dauertherapie mit Acetylsalicylsäure (100 mg/Tag) möglich sein. Beim *Mitralklappenersatz* liegt die perioperative Mortalität noch zwischen 5 und 10%, und der Verlauf ist durch eine größere Häufigkeit von Komplikationen belastet (Thromboembolien). Dauerantikoagulierung ist obligat, auch bei Verwendung der üblichen Scheiben- oder Kippflügel-, früher auch Kugelprothesen. Sie ist hier auch bei Verwendung von Bioprothesen unentbehrlich. Ferner ist die Abschätzung der Indikation zum Mitralklappenersatz schwieriger wegen der langsameren Progredienz des natürlichen Verlaufs der konservativ behandelten Mitralklappenerkrankungen. *Trikuspidalklappenersatz* hat die größte Komplikationshäufigkeit (Thrombosebildung an der Prothese). Alle Klappenprothesenträger sind durch bakterielle Superinfektionen gefährdet und müssen dementsprechend im Risikofall antibiotisch behandelt werden (s. u.). Wegen der genannten Probleme sind plastische Operationen an den Herzklappen der Prothesen-Implantation stets vorzuziehen, jedoch leider nur in bestimmten Fällen praktikabel (Mitralkommissurotomie wird auch um den Preis einer leichten Mitralinsuffizienz einer Mitralprothese vorgezogen!). An der Trikuspidalklappe sind bei relativer Klappeninsuffizienz plastische Maßnahmen öfter möglich (Raffung, Carpentier-Ring).

(2) *Wahl der Klappenprothese:* Die Entscheidung über Art und Größe der zu implantierenden Prothese wird während des Eingriffs vom operierenden Chirurgen getroffen. Bestehen Blutungs- oder Blutgerinnungsprobleme, so kann von vornherein eine wenig thrombogene Kippflügel-Prothese vom Typ SJM vorgesehen werden. Bioprothesen werden nur noch wenig verwendet, denn sie haben eine begrenzte Haltbarkeit (ca. 5–8 Jahre). Bei jüngeren Patienten muß daher mit einer Zweitoperation gerechnet werden.

(3) *Ballondilatation:* Neuerdings können Klappenstenosen auch mittels Ballonkatheter gesprengt werden. Der Eingriff erfolgt im Rahmen einer Herzkatheteruntersuchung und ist in geübten Händen ausgesprochen komplikationsarm. Kathetertechnische Klappensprengungen sind derzeit nur an einigen spezialisierten Zentren möglich. Die besten Ergebnisse werden bei angeborenen Pulmonalstenosen (Erfolgsquote > 90%) und bei Mitralstenosen (Primärerfolg > 80%) erzielt. Bei Aortenstenosen ist Ballondilatation nicht oder nur kurzdauernd wirksam, kann aber in einzelnen Fällen als Ultima ratio eingesetzt werden, wenn eine Operation mit Klappenersatz absolut nicht in Frage kommt.

5.1.2 Mitralstenose
Klinik und Verlauf: Die langsame Entwicklung der stets rheumatischen Mitralstenose ist charakterisiert durch einen langen präsymptomatischen Verlauf

(15–25 Jahre) und eine raschere, wenngleich noch immer langsame Progredienz in der symptomatischen Phase. Im Symptombild dominieren Leistungsschwäche und pulmonale Stauung mit Rechtsherzbelastung. Bronchopulmonale Infektionen sind häufig und verlaufen oft schwer. Entsprechender Schutz sowie frühe und konsequente Behandlung sind notwendig. Ortho- und Hämoptoe werden als Herzinsuffizienzsymptome behandelt. Makrohämoptoe kann beunruhigend sein, ist aber für sich kaum einmal gefährlich. Differentialdiagnostisch müssen Lungenembolien abgegrenzt werden. Ruhe und Maßnahmen zur Verminderung der pulmonalen Stauung (Hochlagerung, Herzfrequenz senken, Diurese) sind therapeutisch gewöhnlich ausreichend. Sehr viel raschere, u.U. dramatischere Verläufe sieht man in Südosteuropa, Vorderasien und Indien (Knopflochstenosen schon bei Kindern!).

Therapie

Vorgehen bei Vorhofflimmern

Das Eintreten von Vorhofflimmern mit absoluter Kammerarrhythmie führt wegen der spontan raschen Kammerfrequenz (160–190 Schläge/min) meist zu akuter Verschlechterung mit bedrohlicher Symptomatik, oft mit Lungenödem. Außerdem ist der Kranke durch embolische Komplikationen gefährdet. Die Behandlung umfaßt 3 Schritte:

(1) *Senkung der Kammerfrequenz:* Die Kammerfrequenz wird mit Digitalis regelmäßig und rasch in den erwünschten Bereich unter 100 Schläge/min gesenkt. Je nach den Umständen rasche intravenöse oder perorale Digitalisierung (s. ds. Kap., 2 „Glykosidtherapie"). Daran anschließend Erhaltungstherapie mit Digoxin oder Digitoxin. Gelingt es nicht, die Kammerfrequenz hinreichend zu senken, so muß die Ursache gesucht und, wenn möglich, beseitigt werden (Lungenembolie? schlecht resorbierbares Digitalisglykosid?). U.U. zusätzlich β-Rezeptorenblocker in kleinen Dosen (s. Tab. 11.18) oder Verapamil (Isoptin®) 3×40–120 mg p.o.

(2) *Wiederherstellung von Sinusrhythmus:* Der Versuch zur medikamentösen und/oder elektrischen Kardioversion (s. ds. Kap., 3.1.4) wird nur unternommen bei neuerlich eingetretenem Vorhofflimmern und bei leichtgradiger Stenose. Außerdem mit 2–3monatiger Wartezeit nach operativer Beseitigung der Stenose. Wurde die Stenose nicht wirksam beseitigt, so ist ein dauerhafter Erfolg der Kardioversion nicht zu erwarten. Es wird von der Umstimmung abgesehen, da der Rhythmuswechsel Gefährdungen mit sich bringen kann.

(3) *Verhütung embolischer Komplikationen:* Antikoagulanzientherapie (s. Kap. 6) soll stets bei neu eingetretenem Vorhofflimmern unternommen werden (s. ds. Kap., 3.1.4), sofern keine Kontraindikationen bestehen (s. Kap. 6, 3). Dauer der Antikoagulierung 6 Monate. Ist eine Embolie eingetreten, so soll für mindestens 2 Jahre antikoaguliert werden, bei wiederholten Embolien dauernd, mindestens bis zur operativen Beseitigung der Stenose.

Operationsindikationen

(1) Isolierte Stenose (höchstens leichtgradige begleitende Mitralinsuffizienz): Bei noch beweglichen Klappensegeln wird die geschlossene oder offene Mitralkommissurotomie vorgenommen, wenn Leistungseinschränkung, Herzinsuffizienz, Lungenödem oder arterielle Embolien vorliegen oder vorgekommen waren. Für diese Fälle kommt heute auch die kathetertechnische Klappensprengung (Ballondilatation) in Betracht. Die Ergebnisse sind vergleichbar. Der Eingriff ist wesentlich weniger aufwendig (keine Narkose, keine Thorakotomie!).

(2) Prothetischer Klappenersatz: Verkalkte, unbewegliche Klappensegel, begleitende Mitralinsuffizienz erfordern den prothetischen Ersatz der Klappe. Die Indikation wird gestellt, wenn eine schwere Leistungseinschränkung mit Herzinsuffizienz und Symptomen bei Ruhe trotz konservativer Therapie vorliegt bzw. wenn die Pulmonalhypertonie zwei Drittel oder mehr der arteriellen Druckwerte erreicht, der mittlere diastolische Mitralgradient unter diesen Bedingungen 12 mmHg übersteigt, der mittlere Druck im linken Vorhof über 22 mmHg bei Ruhe liegt und/oder eine progrediente Herzvergrößerung eintritt.

5.1.3 Mitralinsuffizienz

Klinik und Verlauf: Meistens erworbener rheumatischer Klappenfehler, aber auch nach bakterieller Endokarditis oder traumatisch bzw. ätiologisch ungeklärt durch Sehnenfadenabriß. Selten angeboren bei Endokardkissendefekt (Ostium-primum-Vorhofseptumdefekt). Mitralinsuffizienz kommt auch vor durch Funktionsstörung des Klappenhalteapparates (Papillarmuskeldysfunktion, zu lange oder eingerissene Sehnenfäden oder bei Mitralsegelaneurysmen). Bei langsamer Entwicklung des Klappenfehlers entsprechend langes präsymptomatisches Stadium und langsame Progredienz in der symptomatischen Phase.

Therapie

(1) *Digitalis:* Bei akutem Eintritt dramatischer Verlauf mit schwerster Pulmonalhypertonie und Herzinsuffizienz. Dilatation und Hypertrophie der linken Kammer mit Linksherzinsuffizienz stehen im Vordergrund des Symptomenbildes, sekundäre Pulmonalhypertonie mit Rechtsherzinsuffizienz tritt aber später ein (Ausnahme: „akute" Mitralinsuffizienz). Dementsprechend wird Digitalistherapie (s. ds. Kap., 2 „Glykosidtherapie") frühzeitig eingesetzt, zusammen mit allen übrigen Maßnahmen der Herzinsuffizienztherapie (s. ds. Kap., 2). Vasodilatanzien sind hier besonders gut wirksam (s. ds. Kap., 2 „Vasodilatanzien").

(2) *Vorgehen bei Vorhofflimmern:* Es gelten die gleichen Gesichtspunkte wie bei Mitralstenose, jedoch ist das Embolierisiko geringer, so daß Antikoagulierung nicht obligat ist.

(3) *Operationsindikationen:* Rekonstruktive Eingriffe (plastische Rekonstruktion von Sehnenfäden oder ähnliches) sind nur selten möglich. Meistens ist ein prothetischer Klappenersatz unumgänglich. Da bei der chronischen Form ein langer Verlauf zu erwarten ist, ist der Operationszeitpunkt oft schwer zu bestimmen. Lediglich die „akute" Mitralinsuffizienz erfordert frühzeitig den Klappenersatz. Als Indikationen gelten: erhebliche Herzinsuffizienz trotz konsequenter Therapie, progrediente Herzvergrößerung, Pulmonalhypertonie.

5.1.4 Aortenstenose

Klinik: *Valvuläre Aortenstenosen* sind rheumatisch oder durch angeborene Fehlbildung der Klappe (bikuspidale Klappe) bedingt. Auch hier langes symptomfreies Intervall. Wenn Synkopen, Angina pectoris, Herzvergrößerung oder Herzinsuffizienz eintreten, wird der Verlauf beschleunigt und kann rasch zu bedrohlichen Komplikationen führen.

Therapie

(1) Im präsymptomatischen Stadium körperliche Anstrengungen vermeiden (Kontraindikation zum ergometrischen Belastungstest!), Infektionsprophylaxe. Bei Herzvergrößerung Digitalis und natriumarme Ernährung (s. ds. Kap., 2). Bei Angina pectoris: Nitratpräparate (s. ds. Kap., 4.2); jedoch sehr vorsichtig dosieren (Hypotonie, Synkope)! Angina pectoris und Synkopen stellen eine Operationsindikation dar! Kalkembolien: Meistens ist die A. ophthalmica betroffen und mit mehr oder weniger ausgeprägtem Gesichtsfeldverlust verbunden. Relative Operationsindikation!

(2) *Herzinsuffizienz* wird nach den üblichen Richtlinien behandelt. Herzvergrößerung und Lungenstauung sind meistens progredient und werden rasch bedrohlich. Vasodilatanzien können jedoch nicht oder nur sehr vorsichtig und niedrig dosiert eingesetzt werden (s. ds. Kap., 2 „Vasodilatanzien").

(3) *Operationsindikationen:* Plastische Operationen sind sozusagen nie möglich. Stets prothetischer Ersatz mit Kippscheiben- (Björk-Shiley, St. Jude Medical o.ä.) oder Bioprothesen: Aortenklappen-Homotransplantate werden nur an wenigen Zentren eingesetzt, Heterotransplantate (Schwein) jedoch eher (Bioprothese, Typ Hancock, Carpentier, Jonescu-Shiley). Kathetertechnische Sprengung (Ballondilatation) kommt nur in ganz wenigen Fällen in Betracht, da die Ergebnisse enttäuschend und die Rezidivquote hoch sind. *Absolute Indikationen:* Herzinsuffizienz, insbesondere Rechtsinsuffizienz. Synkopen. Angina pectoris. Zunehmende Herzgröße. Linksschenkelblock, Linksschädigungszeichen im EKG, hoher enddiastolischer Kammerdruck. Auftreten von Linksschenkelblock, systolischer Druckgradient zwischen linker Kammer und Aorta über 100 mmHg, Klappenöffnungsfläche < 0,8 cm^2. *Relative Indikationen:* sporadische Angina pectoris, Kalkembolien, Druckgradient über 40 mmHg.

(4) *Supra- und subvalvuläre membranöse Aortenstenosen* werden wie Klappenstenosen behandelt. Die Operationsindikation wird jedoch früher gestellt, denn prothetischer Klappenersatz ist nicht erforderlich.

5.1.5 Idiopathische, hypertrophische, subvalvuläre Aortenstenosen

Klinik: Die Erkrankung gehört zum Formenkreis der hypertrophen Kardiomyopathien und ist ätiologisch ungeklärt, meistens familiär. Der Verlauf ist wechselhaft, meist lang, und ist charakterisiert durch Angina pectoris, Herzrhythmusstörungen, Synkopen, Herzinsuffizienz. Die septale Hypertrophie kann in unterschiedlicher Höhe am Kammerseptum lokalisiert sein. Eine Ausflußbahnobstruktion ergibt sich nur bei den hoch, d.h. basisnah gelegenen Formen.

> **Therapie**

(1) *Medikamentöse Therapie:* Die Therapie ist zunächst symptomatisch, jedoch auch präventiv hinsichtlich einer Progression der Hypertrophie und eines bei dieser Erkrankung häufigen plötzlichen Herztodes. Behandlung je nach Symptomenbild und Manifestationsform: Es werden Kalziumantagonisten wie Verapamil (Isoptin®) 3mal 120 mg p.o. und auch β-Rezeptorenblocker verwendet. Die den Kalziumeinstrom hemmenden und negativ inotropen Wirkungen von Verapamil reduzieren die muskuläre Ausflußbahnobstruktion und verlangsamen die weitere Entwicklung der Hypertrophie. Präparate: Propranolol (Dociton®) 3mal 20–80 mg p.o., Betaxolol (Kerlone®) 1–2mal 10–20 mg p.o., Sotalol (Sotalex®) 2mal 160 mg p.o. (letzteres ist bei gleichzeitig vorliegenden Herzrhythmusstörungen zu bevorzugen). Relative Kontraindikation bei Herzinsuffizienz. Liegt eine Herzinsuffizienz vor (prognostisch sehr ungünstig!), so wird diese nach den üblichen Richtlinien behandelt. Digitalis soll jedoch nur mit Vorsicht und bei Kammerdilatation angewendet werden, meistens gleichzeitig mit β-Rezeptorenblockern. *Wichtig:* Subvalvuläre muskuläre Aortenstenose ist die einzige Kontraindikation zur Glykosidtherapie! Kalziumantagonisten wie Verapamil (Isoptin®) können hier mit β-Blockern kombiniert werden. Vasodilatanzien sind kontraindiziert, da sie die Ausflußbahnobstruktion verstärken können.

(2) *Operationsindikationen:* Operative Resektion von Teilen der obstruktiven Muskelpartien des Kammerseptums (Myektomie) mit oder ohne prothetischen Mitralklappenersatz haben bisher nur unbefriedigende Ergebnisse gebracht, wenngleich die Häufigkeit des Sekundenherztodes bei operierten Patienten geringer zu sein scheint. Die Indikation zu diesem Eingriff wird nur selten, in Zukunft vielleicht häufiger gestellt. Die Entwicklung einer Herzinsuffizienz bei der hypertrophen Kardiomyopathie mit und ohne Ausflußbahnobstruktion ist so gravierend, daß frühzeitig die Herztransplantation in Erwägung gezogen werden muß.

5.1.6 Aortenklappeninsuffizienz

Ursachen: Rheumatisch, durch bakterielle Endokarditis, traumatisch nach stumpfem Thoraxtrauma, Aortendissektion bei Hypertonie, Marfan-Syndrom, Mesaortitis luica, ferner bei Kammerseptumdefekt und bei angeborenen Fehlbildungen der Aortenklappe.

Klinik und Verlauf: Der natürliche Verlauf, sowohl im präsymptomatischen als auch im symptomatischen Stadium, ist abhängig vom Schweregrad der Insuffizienz und von der Raschheit, mit der der Klappenfehler eingetreten ist. Akute Aortenklappeninsuffizienz ist höchst bedrohlich und erfordert den sofortigen operativen Eingriff, während bei rheumatischer Aorteninsuffizienz ein jahrzehntelanger symptomfreier Verlauf möglich ist. Tritt jedoch Herzinsuffizienz ein, so ist eine rasche Progredienz zu erwarten (s. a. Aortenstenose, ds. Kap., 5.1.4). Dilatation und Hypertrophie der linken Kammer stehen im Vordergrund.

> **Therapie**

(1) Bei Herzvergrößerung und Herzinsuffizienz wird wie üblich mit Vasodilatanzien, Digitalis, Natriumrestriktion und Diuretika behandelt. Bei leichter Aorteninsuffizienz im präsymptomatischen Stadium sind die Meinungen über

die Indikation zur Digitalisbehandlung geteilt, da die vasokonstriktorische Wirkung der Digitalisglykoside die Insuffizienz und damit die Linksherzbelastung verstärken kann. Vasodilatanzien hingegen sind hier besonders wichtig und werden als Medikamente der ersten Wahl eingesetzt (s. ds. Kap., 2 „Vasodilatanzien").

(2) *Operationsindikationen:* Plastische Rekonstruktionen sind praktisch nie möglich. Prothetischer Ersatz durch Scheiben-, Kippflügel- oder Bioprothesen wie bei Aortenstenose, auch bei denjenigen Formen, die durch Aortenwurzelerkrankung bedingt sind. Hier ist oft gleichzeitig ein Ersatz der Aorta ascendens erforderlich (z.B. Dissektion, Marfan-Syndrom). *Absolute Indikationen:* Herzinsuffizienz, zunehmende Herzgröße, zunehmende Linksschädigungszeichen im EKG, Auftreten von Linksschenkelblock, Angina pectoris, vorzeitiger Mitralklappenschluß, linksventrikulärer enddiastolischer Druck über 20 mmHg. *Relative Indikationen:* Sporadische Angina pectoris, leichtere enddiastolische Druckerhöhung ohne klinische Symptome. *Wichtig:* Bei gleichzeitigem Vorliegen von Aorteninsuffizienz und Mitralstenose muß die protektive Wirkung der letzteren beachtet werden: Nach Mitralkommissurotomie oder -klappenersatz kann die Aorteninsuffizienz erheblich zunehmen! Oft Doppelklappenersatz notwendig, daher Indikation wie bei Mitralersatz (s. ds. Kap., 5.1.2 und 5.1.3).

5.1.7 Pulmonalstenose

Klinik und Verlauf: Die *valvuläre* Stenose ist bei isoliertem Vorkommen der Stenose die häufigste Form. Bei Kombination mit Kammerseptumdefekt (Tetralogie von Fallot) liegen überwiegend infundibuläre Stenosen vor (75%), nicht selten auch kombiniert mit valvulärer und/oder supravalvulärer Stenose. Infundibuläre Pulmonalstenose kommt auch als sekundäre Form bei Ventrikelseptumdefekt mit Pulmonalhypertonie, aber auch isoliert vor. Sie kann bei hypertropher, obstruktiver Kardiomyopathie beobachtet werden (Bernheim-Syndrom), hier oft zusammen mit subvalvulärer Aortenstenose.

Therapie

(1) *Konservative Behandlung:* Die konservative Behandlung orientiert sich am Symptomenbild und am Druckgradienten sowie an der Lokalisation (s.u.). Herzinsuffizienz ist selten. Liegt sie aber vor, so ist das Krankheitsbild schwer und die Prognose schlecht. Bronchopulmonale Infektionen sind nicht selten und werden wie üblich behandelt (Kap. 14).

(2) *Operative Therapie:* Die operative Beseitigung der valvulären Stenose ist risikoarm, da einfache Klappensprengung bzw. -resektion meistens erfolgreich ist. Die dabei unvermeidliche sekundäre Pulmonalklappeninsuffizienz ist hämodynamisch wenig bedeutsam. Lediglich bei sehr schweren Pulmonalstenosen mit Anstieg des rechtsventrikulären Drucks über den linksventrikulären bzw. aortalen Druck ist das Operationsrisiko hoch. Leichte valvuläre Stenosen sind mit langer Lebenserwartung und voller Leistungsfähigkeit vereinbar. Bei infundibulärer Stenose können β-Rezeptorenblocker (s. Tab. 11.18 [S. 374]) versucht werden.

11 Krankheiten des Herzens

Bei schwerer Stenose Resektion, evtl. im Rahmen einer Totalkorrektur (Tetralogie von Fallot).
Operationsindikationen: Herzinsuffizienz, Synkopen, systolischer Druckgradient über 60 mmHg. Bei infundibulärer Pulmonalstenose gelten die gleichen Indikationen. Liegt gleichzeitig ein Kammerseptumdefekt vor, so ist die operative Totalkorrektur sozusagen stets indiziert (Tetralogie von Fallot).
Ballondilatation: Bei valvulärer Pulmonalstenose ist die kathetertechnische Klappensprengung (Ballondilatation) die Methode der Wahl (keine Narkose, Entlassung des Patienten am Folgetag möglich!).

5.1.8 Pulmonalklappeninsuffizienz

Dieser seltene Klappenfehler kommt entweder angeboren oder als Folge von bakterieller Endokarditis (Drogenabhängigkeit) vor. Er ist nur selten therapiebedürftig. Unter Umständen Digitalisierung (s. ds. Kap., 2 „Glykosidtherapie"). Operative Korrektur ist nicht oder nur in ganz besonderen Fällen indiziert, so etwa bei gleichzeitiger schwerer Trikuspidalinsuffizienz.

5.1.9 Trikuspidalstenose

Meistens als Komponente einer rheumatischen Mehrklappenerkrankung, kommt aber auch als isolierter Klappenfehler und dann meistens angeboren vor. Bei starker Ausprägung der angeborenen Stenose auch als Trikuspidalatresie. Im ersteren Fall Mitbehandlung im Rahmen der Grunderkrankung. Selten ist eine Sprengung nötig, noch seltener der prothetische Ersatz der Klappe. Bei Trikuspidalatresie ausschließlich chirurgische Therapie.

5.1.10 Trikuspidalinsuffizienz

Meistens relative Trikuspidalinsuffizienz bei primärer oder sekundärer Pulmonalhypertonie. Trikuspidalinsuffizienz durch Klappenzerstörung kommt bei rheumatischen Mehrklappenfehlern vor, aber auch bei bakterieller Endokarditis oder durch Sehnenfadenabriß. Die Behandlung erfolgt im Rahmen der Grundkrankheit. Bei Herzinsuffizienz Therapie nach den üblichen Richtlinien (s. ds. Kap., 2). Bei erfolgreicher Therapie bildet sich eine relative Trikuspidalinsuffizienz nicht selten vollständig zurück. Bei sehr starker Rechtsherzvergrößerung, weiterbestehender Pulmonalhypertonie und/oder Trikuspidalklappenzerstörung kann der prothetische Ersatz notwendig werden, der jedoch durch die ausgeprägte Neigung zum thrombotischen Verschluß der Prothese belastet ist. Zunächst wird daher immer eine Raffung (Carpentier-Ring) versucht.

5.1.11 Pulmonalisstenose

Angeborene ein- oder doppelseitige, selten multiple Stenosen der Pulmonalarterie. Bei doppelseitigem Vorkommen Pulmonalhypertonie mit Rechtsherzbelastung möglich. Behandlung ist nur in schweren Fällen erforderlich und bleibt meistens palliativ, da operative Maßnahmen nur im Hauptstammbereich der A. pulmonalis möglich sind. Katheter-Ballondilatationen sind bei Kindern erfolgreich vorgenommen worden. Literatur beachten!

5.1.12 Aortenisthmusstenose

Angeborene Stenosierung der Aorta thoracica descendens. Meistens membranös, aber auch durch oder mit Hypoplasie der Aorta auf längerer Strecke. Nicht selten liegt eine begleitende Hypoplasie des Arcus aortae vor. Anomaler Ursprung der großen Gefäße vom Aortenbogen, insbesondere der A. subclavia sinistra, kommt nicht selten komplizierend hinzu. Seltener sind präduktale Isthmusstenosen mit Ductus Botalli persistens. Im proximalen Arterienschenkel besteht Hypertonie in Abhängigkeit vom Schweregrad der Stenose und von der Ausprägung der Kollateralen. Dementsprechend Linksherzbelastung. Die Belastung der linken Herzkammer wird besonders verstärkt, wenn gleichzeitig eine Aortenklappendeformität (bikuspidale Klappe mit Stenose und/oder Insuffizienz) vorliegt (25 % der Fälle). Gefährdung durch zerebrovaskuläre Blutungen.

Operationsindikationen: Hypertonie, Herzinsuffizienz, progrediente Herzvergrößerung. Komplizierte Mißbildungen kommen vor und können die Operationsindikationen belasten. Postoperativ ist eine konsequente antihypertensive Therapie (s. Kap. 13) erforderlich, da trotz erfolgreicher Beseitigung der Stenose die Blutdruckerhöhung meistens jahrelang weiterbesteht (über 40 % der Fälle). Bei Assoziation mit Aortenklappenfehler zunächst Isthmusstenose, dann Aortenklappe korrigieren. Kathetertechnische Sprengungen sind versucht worden, können wegen der Gefährdung aber nicht generell empfohlen werden.

5.2 Bakterielle Endokarditis

Definition: Ein septisches Krankheitsbild mit Besiedlung einer oder mehrerer Herzklappen mit thrombotischen, bakterienhaltigen Auflagerungen (Endocarditis polyposa ulcerosa) mit progredienter Destruktion der betroffenen Herzklappen. Die Erkrankung ist charakterisiert durch septische Streuungen mit Mikro- und Makroembolien. Das Krankheitsbild ist stets lebensbedrohlich!

Ätiopathogenese: Die bakterielle Besiedlung mit nachfolgender Klappendestruktion betrifft meistens vorgeschädigte (rheumatische Herzklappenerkrankungen) oder kongenital deformierte Herzklappen. Auch geht eine bakterielle Endokarditis gerne auf implantierten Herzklappenprothesen oder an sonstigen Nahtoder Implantationsstellen am Herzen, sehr selten an den großen Gefäßen (Aorta, Ductus arteriosus Botalli) an. Die Nistorte liegen meistens an Stellen höher mechanischer Belastung (Klappenschließungsrand, deformiertes Narbengewebe, Kammer-Septumdefekt, implantierte Fremdmaterialien und deren Nahtstellen). Bei stark herabgesetzter Resistenz (konsumierende Erkrankungen, Marasmus, schwerste äußere Lebensbedingungen) werden auch nicht vorgeschädigte Klappen oder das murale Endokard betroffen. Der Krankheitsprozeß wird bestimmt durch die Virulenz des Erregers einerseits und durch die Resistenz des Organismus andererseits. Eine besondere Häufigkeit bakterieller Endokarditiden war in den Jahren schlechter Ernährung und extremer Lebensbedingungen im und nach dem Kriege zu beobachten. Heute ist eine neuerliche Zunahme bei älteren, chronisch kranken Patienten und bei Herzoperierten (Herzklappenersatz, korrigierte angeborene Herzfehler) zu beobachten.

Erregereintrittspforten: Eintrittspforte für die Erreger sind entweder der Oropharynx- oder der Urogenitaltrakt, aber auch sonstige infizierte Hautverletzungen, operative Eingriffe und – in den letzten Jahren zunehmend – endokarditische Infektionen bei Drogenabhängigen durch Selbstinjektionen unter unsterilen Bedingungen (hier vorwiegend Rechtsherzendokarditis).

11 Krankheiten des Herzens

Erregerspektrum: Auch wenn das Erregerspektrum der bakteriellen Endokarditis sich in den vergangenen Jahren in den westlichen Industrieländern etwas geändert hat (Hospitalismus, Zunahme von Pilzinfektionen) kann zur Zeit etwa die folgende prozentuale Verteilung auf die wichtigsten Erreger angegeben werden: Streptokokken 40–65%, darunter Streptococcus viridans 35%, Streptococcus bovis 10%, Streptococcus faecalis 5–10%, andere 5%; Staphylokokken 25%, davon ganz überwiegend koagulasepositive Stämme, koagulasenegative Staphylokokken um 5%; gramnegative Keime 5%, Pilze 1–3%, Anaerobier 1–3%. Zunehmend häufig werden auch Mischinfektionen beobachtet. Nicht selten können Erreger in der Blutkultur nicht gefunden bzw. identifiziert werden. Ursachen in diesen Fällen sind mitigierte Erreger nach vorausgegangener Antibiotikabehandlung, besonders langsam wachsende Bakterien wie Neisserien, Pilzinfektionen, Mykobakterien, Coxiella burneti, Chlamydien, wie auch die grundsätzlich schwierig zu diagnostizierende Rechtsherzendokarditis.

Bei der *Prothesenendokarditis* wird das Erregerspektrum unterschiedlich sein, je nachdem, ob es sich um eine früh-postoperative oder um eine später im Verlauf eintretende Prothesenendokarditis handelt. Bei früher Prothesenendokarditis ist in 50% mit Staphylokokken zu rechnen, in 20% mit gramnegativen Keimen, in 10% mit Streptokokken und in 10% mit Pilzen. Bei der späten Endokarditis sind Streptokokken mit 35% die häufigsten Erreger, dicht gefolgt von Staphylokokken mit 30%. Gramnegative Keime werden in 10% und Pilze in 5% gefunden.

In diesem Zusammenhang mag die Häufigkeit der Prothesenendokarditis interessieren: Früh- und spät-postoperativ im Verlauf eintretende Infektionen ereignen sich mit etwa 1%/Jahr. An der Aortenklappenprothese kann man mit 2,2%/Jahr und bei Mitralprothesen mit 0,4%/Jahr mit Infektionen rechnen. Die Frühformen entstehen meistens durch intraoperative Kontaminationen, die Spätform durch transitorische Bakteriämien wie bei sonstiger bakterieller Endokarditis.

Bei der Beurteilung von Blutkulturergebnissen muß berücksichtigt werden, daß die Abnahme- und Kulturtechnik sehr sorgfältig beachtet werden muß. Kontaminationen durch Hautkeime, insbesondere durch koagulasenegative Staphylokokken, können zu falschen Schlüssen führen.

Klinik: Es ist wichtig, daß 2 Verlaufsformen unterschieden werden: die *schleichend verlaufenden,* langsam progredienten und die Herzklappen nur im Verlauf von Wochen bis Monate zerstörenden Formen (Endocarditis lenta im eigentlichen Sinn) und die *akut verlaufenden,* mit rascher Klappendestruktion und dementsprechend schneller hämodynamischer Verschlechterung einhergehenden Formen.

Jede bakterielle Endokarditis ist charakterisiert durch *septische Embolien* unterschiedlicher Größe: Mikroembolien, erkennbar als Splinter-Hämorrhagien unter den Fingernägeln, auf der Mund- und Rachenschleimhaut, in den Konjunktiven und im Augenhintergrund sowie indirekt erkennbar als Mikrohämaturie infolge Löhleinscher Herdnephritis. Größere septische Embolien betreffen kleinere und mittlere Arterien jedweder Lokalisation und führen zu sog. „mykotischen" Aneurysmen, die zu Infarkten und zu Rupturen führen können (Milzinfarkt, Hirnabszeß, Lungenabszeß bei Rechtsherzendokarditis). Bei längerem Verlauf kommen immunologische Phänomene hinzu, die spezifische Hautläsionen im Rahmen der Embolisierung bedingen wie die Osler- und die Janeway-Läsionen. In diesem Stadium können auch Perikarditiden mit Kryoglobulinen und eine Myokarddepression eintreten.

Das Krankheitsbild ist gekennzeichnet durch lang anhaltende, sonst nicht erklärbare *Temperatursteigerungen* mit stets sehr hoher Blutsenkungsgeschwindigkeit. Die meistens vorbestehende Herzerkrankung zeigt eine Änderung des Auskultationsbefundes mit dem Eintreten der Klappendestruktion. Hierbei handelt es sich stets um die Entwicklung oder die Verstärkung einer Insuffizienz (Aorten-, Mitral-,

Trikuspidal-Pulmonalklappeninsuffizienz). Aus dem typischen Temperaturverlauf mit septischen Erscheinungen (Schüttelfrost) und dem sich ändernden Auskultationsbefund zusammen mit Mikroembolien wird die Diagnose gestellt. Es ist von größter Bedeutung, daß der Erreger im Interesse einer gezielten Antibiotikatherapie identifiziert wird. Hierzu werden mindestens 2, bei Schwierigkeiten der Erregeridentifizierung bis zu 8 Blutkulturen in 1–2stündigen Abständen abgenommen.

Von besonders großer Bedeutung für die *Diagnostik* ist heute die Echokardiographie: Mit konventioneller transthorakaler Technik können 70–80% der Vegetationen nachgewiesen, mit der transösophagealen Echokardiographie in etwa 95% der Fälle identifiziert werden. Diese Untersuchung ist sowohl für die Frühdiagnostik und die Verlaufskontrolle wie zur Indikationsstellung zur Akutoperation unentbehrlich. Nach Diagnosestellung und Erregeridentifizierung muß die Eintrittspforte des Erregers gesucht und, wenn möglich, saniert werden (z. B. defektes Gebiß, Alveolarabszeß, chronische Harnwegsinfektionen etc.).

Therapie

Vorbemerkungen

Nach Diagnosestellung muß zunächst entschieden werden, ob es sich um einen akut destruierenden oder um einen chronischen, langsam progredienten Verlauf handelt. Im letzteren Falle wird die Erregeridentifizierung abgewartet (u. U. mehrere Tage!). Im ersteren Falle kann die Erregeridentifizierung unter Umständen nicht abgewartet werden. Es muß dann eine Antibiotikakombination gewählt werden, die den wahrscheinlich in Betracht kommenden Erreger breitbandig abdeckt. Es muß ferner entschieden werden, ob eine alleinige antibiotische Therapie erfolgt oder ob eine operative Sanierung (Exzision der infizierten Herzklappe und Implantation einer Herzklappenprothese im floriden entzündlichen Stadium unter Antibiotikaschutz!) vorgenommen werden muß. Kriterien für einen sofortigen operativen Eingriff sind: rasch fortschreitende Klappendestruktion mit nicht beherrschbarer, hämodynamisch bedingter Herzinsuffizienz, Vorliegen von Vegetationen von mehr als 1 cm Größe (Echokardiographie!), insbesondere wenn diese frei pendeln und/oder wenn rezidivierende größere Embolien vorkommen, schließlich antibiotisch nicht beherrschbare Sepsis mit Abszeßbildungen im Klappenring-Bereich. Ein wesentlicher Fortschritt in der Therapie der bakteriellen Endokarditis ist die heute freizügigere Entscheidung für den operativen Eingriff unter Antibiotikaschutz geworden!

Antibiotische Therapie

Es gelten die Prinzipien der allgemeinen antibiotischen Therapie (s. Kap. 5). Die Dosierung des Antibiotikums muß besonders hoch gewählt werden und muß so lange gegeben werden, bis die in den Vegetationen verborgenen Erreger vollständig beseitigt sind. Bakterizid wirkende Antibiotika werden in einer sicher keimabtötenden Dosis schnell und gezielt verabreicht. Hierzu müssen die folgenden Voraussetzungen gegeben sein: Das Antibiotikum muß Fibrin penetrieren können (Penicillin besser als Cefalosporin!). Es sollen nur bakterizide Antibiotika eingesetzt werden. Die Dosierung muß so hoch sein, daß sie die in vitro bestimmte minimale Hemmkonzentration des Keimes mehrmals täglich um mindestens das Vierfache übersteigt. Bei den meisten Erregern ist die kombi-

nierte Gabe von 2 sich additiv oder überadditiv verstärkenden Antibiotika zweckmäßig. Die Dauer der Behandlung liegt bei Streptokokken-Erkrankungen bei mindestens 3 Wochen, bei komplizierten Erregern 4–6 Wochen.
Nicht selten kommt es unter der antibiotischen Therapie zu neuerlichem Fieberanstieg. Wenn Mikroembolien und im Antibiotika-Auslaßversuch wieder Keime angezüchtet werden, wird hiernach ein neuer antibiotischer Therapieversuch unternommen. Oft handelt es sich aber um toxische oder allergische Reaktionen auf das Antibiotikum („drug"-Fieber), welches mit Absetzen sofort verschwindet (meistens Penicillin-Toxizität, einhergehend mit Leukopenie; Patienten auch bei hohem Fieber in gutem Allgemeinzustand). Bei Beendigung der antibiotischen Therapie engmaschige Überwachung des Patienten mit häufigen Temperaturmessungen und neuerliche Abnahme von Blutkulturen bei Wiederauftreten von Temperaturen.

Wahl des Antibiotikums:
(1) *Bei bekanntem Erreger:* siehe Tabelle 11.19.
(2) *Bei unbekanntem Erreger:* Ohne Erregernachweis wird prinzipiell die Behandlung wie bei einer mäßig penicillinsensiblen Streptokokken-Infektion vorgenommen (Tab. 11.20). Dies gilt insbesondere dann, wenn Zahnmanipulationen oder Urogenital-Eingriffe bei mehrwöchiger oder mehrmonatiger Anamnese vorliegen. Bei akut verlaufenden, rasch destruierenden Formen der Endokarditis muß jedoch an Staphylokokken als Erreger gedacht werden. In diesem Falle zusätzliche Therapie mit Flucloxacillin bzw. Dicloxacillin, u. U. zusätzlich Gentamicin. Ist die Möglichkeit einer Infektion mit koagulasenegativen Staphylokokken gegeben (länger liegende intravenöse Katheter, Hautinfektionen, vorausgegangene antibiotische Therapie, implantierte Kunststoffmaterialien), so wird Vancomycin mit Cefotaxim kombiniert.

Tabelle 11.19: Antibiotische Therapie der bakteriellen Endokarditis

Antibiotikum	Dosierung	Therapiedauer	Bemerkungen
bei bekanntem Erreger			
a) *Streptococcus viridans und S. bovis (MHK < 0,2 mg/l)*			
Penicillin G	7 Mio. i. E. i. v. 8stdl.		als Monotherapie nur bei eingeschränkter Nierenfunktion und sensiblem Erreger!
Penicillin G (s. o.) plus Gentamicin, Tobramicin	1 mg/kg i. v. 8stdl.	2–4 Wo.	Nierenfunktion überwachen!
▶ *bei Penicillinallergie:*			
Vancomycin	1 g i. v. 12stdl.	4 Wo.	
Ceftriaxon	1 g i. v. 12stdl.	4 Wo.	
Cefazolin	1 g i. v. 8stdl.	4 Wo.	

Tabelle 11.19: Antibiotische Therapie der bakteriellen Endokarditis

Antibiotikum	Dosierung	Therapiedauer	Bemerkungen
b) *Enterokokken*			
Ampicillin	5 g i.v. 8stdl.	6 Wo.	Kurzinfusion 60 min
plus			
Gentamicin, Tobramicin	1 mg/kg i.v. 8stdl.	4–6 Wo.	Kurzinfusion 30–60 min, Nierenfunktion überwachen!
▶ *bei Penicillinallergie:*			
Vancomycin	0,5 g i.v. 6stdl.	6 Wo.	Kurzinfusion über 60 min, nicht mehr als 10 mg/min
plus			
Gentamicin	1–1,5 mg/kg 8stdl.	6 Wo.	Nierenfunktion überwachen!
Vancomycin *auch allein*	0,5 g i.v. 6stdl.	6 Wo.	bei empfindlichem Erreger!
c) *Staphylococcus aureus*			
Oxacillin	4 g i.v. 8stdl.	4–6 Wo.	Kurzinfusion über 30–60 min
Flucloxacillin	4 g i.v. 8stdl.	4–6 Wo.	bei empfindlichem Erreger!
▶ *bei Oxacillinresistenz oder Penicillinallergie:*			
Vancomycin	0,5 g i.v. 6stdl.	4–6 Wo.	Kurzinfusion über 60 min, nicht mehr als 10 mg/min
Cefazolin	2 g i.v. 8stdl.	6 Wo.	
plus			
Gentamicin, Tobramicin	1 mg/kg i.v. 8stdl.	4–6 Wo.	Nierenfunktion überwachen!
d) *Staphylococcus epidermidis*			
Vancomycin	0,5 g i.v. 6stdl.	4 Wo.	Kurzinfusion über 60 min
plus			
Rifampicin	10 mg/kg	4 Wo.	Medikamenteninterferenzen beachten!
plus			
Gentamicin, Tobramycin	1–1,5 mg/kg 8stdl.	2 Wo.	Nierenfunktion überwachen!
e) *Corynebakterien*			
Penicillin G	5 Mio. i.E. i.v. 6stdl.	4 Wo.	
plus			
Gentamicin, Tobramicin	1–1,5 mg/kg 8stdl.	4 Wo.	Nierenfunktion überwachen!
Vancomycin	0,5 g i.v. 6stdl.	6 Wo.	Kurzinfusion über 60 min, nicht mehr als 10 mg/min

bei unbekanntem Erreger

Behandlung wie bei Enterokokken
▶ *bei Verdacht auf Staphylokokken:*
Vancomycin (s. o.)

Tabelle 11.20: Antibiotische Prophylaxe der bakteriellen Endokarditis bei operativen Eingriffen

Eingriff	Mäßiges Risiko (erste und einzige Dosis 60 min vor dem Eingriff)	Hohes Risiko (mehrere Dosen über 48 h oder zumindest eine Wiederholung innerhalb von 6 h, erste Dosis 60 min vor Eingriff i.v.)
Normalfall (keine Penicillinallergie)		
Oropharynx, Respirationstrakt	Amoxicillin 3 g p.o. oder Penicillin 2 Mio. E p.o.	Amoxicillin 3 g p.o. 1 h vor Eingriff, dann 750 mg p.o. alle 6 h (7 Dosen) oder Penicillin 2 Mio. E i.v. + 0,5 g Streptomycin i.m. (evtl. 80 mg Gentamicin i.v. oder i.m.)
Intestinal- und Urogenitaltrakt	Amoxicillin 3 g p.o.	Amoxicillin 3 g p.o. 1 h vor Eingriff, dann 750 mg p.o. alle 6 h (7 Dosen) oder Kombination mit 80 mg Gentamicin i.v. oder i.m.
Haut	Flucloxacillin 2 g p.o.	Flucloxacillin 2 g p.o. 1 h vor Eingriff, dann 500 mg alle 6 h (7 Dosen)
Penicillinunverträglichkeit		
Oropharynx, Respirationstrakt	Clindamycin 600 mg p.o.	Clindamycin 600 mg p.o. 1 h vor Eingriff, dann 300 mg p.o. alle 6 h (7 Dosen) oder Vancomycin 1 g i.v. vor Eingriff
Intestinal- und Urogenitaltrakt	Vancomycin 1 g i.v.	Vancomycin 1 g i.v. 1 h vor Eingriff, dann 1 g i.v. alle 12 h (3 Dosen) oder einmal nach 6 h
Haut	Clindamycin 600 mg p.o.	Vancomycin 1 g i.v. 1 h vor Eingriff, dann 1 g i.v. alle 12 h (3 Dosen) oder einmal nach 6 h

Klappenersatz bei akuter Endokarditis

Die Indikation ist dann gegeben, wenn bei schwerer Herzinsuffizienz nach 48–60 h kein Ansprechen auf die antibiotische Therapie beobachtet wird oder wenn sich unter antibiotischer Therapie die Herzinsuffizienz verschlechtert. Bei vermehrten Embolien, großen Klappenvegetationen über 1 cm Durchmesser und bei Verdacht auf Abszeßbildung im Klappenringbereich.
Vordiagnostik: In den meisten Fällen genügt eine qualitativ gute echokardiographische Darstellung des Herzens, der Klappe und der angrenzenden großen Gefäße. Bei Verdacht auf koronare Herzerkrankung muß eine selektive Koronarangiographie vorgenommen werden. Bei jeder Herzkatheterisierung ist jedoch strengstens darauf zu achten, daß die erkrankte Herzklappe bzw. -region nicht mit dem Katheter touchiert oder gar passiert wird.

Der Eingriff wird dann unter weiterlaufender antibiotischer Therapie ausgeführt. Die Region der Klappenexzision wird mit Beta-Isadona® ausgepinselt und dann die Klappenprothese dort implantiert. Nachbehandlung wie bei nichtoperativ behandelter Endokarditis, d. h. voll dosierte antibiotische Therapie 4–6 Wochen über den Eingriff hinaus weiterführen.

Antibiotische Prophylaxe
Ziel der Endokarditis-Prophylaxe ist es, das Angehen von Erregern und deren Vermehrung am Endokard der erkrankten, infektionsgefährdeten Region zu verhindern. Über das praktische Vorgehen informiert Tabelle 11.19.
Alle gefährdeten Patienten müssen über das Endokarditis-Risiko und die Notwendigkeit einer Prophylaxe aufgeklärt sein und sollen ein entsprechendes Merkblatt bei sich tragen.

5.3 Rheumatische Karditis
Ätiopathogenese: Die rheumatische Herzerkrankung beruht auf einer Streptokokken-Infektion, die einen allergisch-hyperergischen Prozeß in Gang setzt. Am Anfang steht die Tonsillitis, seltener auch eine Scharlacherkrankung. Kommt es zur rheumatischen Herzerkrankung, meistens im Rahmen eines akuten rheumatischen Fiebers (75%), so können Peri-, Myo- und Endokard betroffen sein. Als Folge der Endokarditis entwickelt sich im akuten Stadium zunächst eine Mitral- und/oder Aortenklappeninsuffizienz. Die für die rheumatische Herzerkrankung typischen Mitral- bzw. Aortenstenosen entwickeln sich erst im chronischen Verlauf durch Narbenschrumpfung. Dieser Prozeß wird wahrscheinlich durch wiederholte Streptokokken-Infektionen beschleunigt. Daher ist der Rezidivprophylaxe eine große Bedeutung beizumessen.
Klinik (s. u. und unter den einzelnen Klappenfehlern): *Perikarditis:* Diagnostisch sehr bedeutsam, therapeutisch aber weniger wichtig, da große Ergüsse selten sind und Übergang in konstriktive Perikarditis praktisch nicht vorkommt.
Myokarditis: Die akute rheumatische Myokarditis kann lebensbedrohlich sein. Wird sie überstanden, so klingt sie gewöhnlich folgenlos ab. Über die Häufigkeit und die klinische Bedeutung chronischer, u. U. rezidivierender Myokarditis besitzen wir nur unvollständige Kenntnisse. Sie kommt im Verlauf chronischer rheumatischer Klappenfehler jedoch sicher vor und beeinflußt deren natürlichen Verlauf ebenso, wie sie bei der Indikationsstellung zum chirurgischen Eingriff berücksichtigt werden muß (s. dort).
Diagnostische Hinweise: Die Diagnose des akuten rheumatischen Fiebers mit Karditis wird aus der typischen klinischen Gesamtsituation mit Streptokokkennachweis auf den Tonsillen und mit Erhöhung des Antistreptolysintiters gestellt. *Perikarditis:* Typische Reibegeräusche, lageabhängige präkordiale Schmerzen, EKG-Veränderungen. *Myokarditis:* Galopprhythmus, Herzvergrößerung, EKG-Veränderungen. *Endokarditis:* Carey-Coombs-Geräusch (niederfrequentes, diastolisches Intervallgeräusch über der Herzspitze). Mitralinsuffizienzgeräusch, hochfrequentes Sofortdiastolikum bei Aorteninsuffizienz. Im chronischen Stadium oder bei Rezidiven spielt der Nachweis erhöhter Antistreptolysintiter die entscheidende Rolle neben der klinischen Beobachtung von Rezidiven der Polyarthritis.

Therapie

(1) *Behandlung im akuten Stadium:* Bei rheumatischem Fieber mit Karditis zunächst hochdosiert Penicillin: Penicillin G 5 Mio. E/Tag per Tropfinfusion. Nach 1–2 Wochen Übergang auf 3mal 600 000 E/Tag p.o. und/oder Depot-Penicillin. Antiphlogistische Therapie mit Acetylsalicylat (Aspirin®, Colfarit®) 3mal 2 g p.o. Bei Myokarditis mit Herzvergrößerung und Herzinsuffizienz können auch Nebennierenrindensteroide gegeben werden, etwa Prednison (Decortin®, Ultracorten® 50–100 mg p.o.). Es ist nicht bewiesen, daß die Steroidtherapie Vorteile bringt. Sie wird jedoch von der Mehrzahl der Autoren empfohlen. Wichtigste Maßnahmen bei Auftreten von Karditis sind strengste Bettruhe, Einschränkung des Natriumgehaltes in der Diät, Vasodilatanzien, Diuretikabehandlung und vorsichtige Digitalisierung (s. ds. Kap., 2 „Glykosidtherapie").

(2) *Dauertherapie:* Nach Abklingen des akuten Stadiums: Unter allen Umständen müssen Streptokokken-Reinfektionen verhütet werden. Daher Dauertherapie mit Penicillin 600 000 E/Tag p.o., zusätzlich 1mal monatlich 1,2 Mio. E Benzathin-Penicillin i.m. Ununterbrochene Penicillintherapie wird bei Jugendlichen mindestens bis zum 25. Lebensjahr fortgesetzt. Bei Erwachsenen mindestens 2, besser 5 Jahre nach der 1. Erkrankung bzw. nach jedem Rezidiv. Bei Penicillinunverträglichkeit Erythromycin (s. Kap. 5). Behandlung der entstandenen Herzklappenfehler nach den im Abschnitt Herzklappenerkrankungen besprochenen Richtlinien.

6 Myokarditis, Kardiomyopathie

Ätiopathogenese: Myokarditis kommt vor als Folge von viralen Infektionen (Coxsackie, Psittakose-Ornithose, Influenza, Zytomegalie-Viren u.a.) sowie Bakterien (Streptokokken-Infektion mit rheumatischer Myokarditis, Diphtherie sowie pyogene, metastatische Staphylokokken-Myokarditis). Kardiomyopathien, d.h. primär myokardiale Erkrankungen, können in kongestive und hypertrophe Formen getrennt werden, wobei Kombinationsformen nicht selten sind. Diese Formen der Herzerkrankungen können ätiologisch meistens nicht geklärt werden. Familiäres Auftreten ist nicht selten. Speicherkrankheiten, Hämochromatose, Sarkoidose kommen vor, sind jedoch oft schwer nachweisbar (Myokardbiopsie!). Autoimmunprozesse können eine Rolle spielen (Dressler-Syndrom, Postkardiotomie-Syndrom).
Klinik: Der Krankheitsverlauf ist außerordentlich vielfältig. Das Spektrum erstreckt sich vom akuten, fulminant innerhalb von wenigen Tagen zum Tode führenden Verlauf (Myokarditis!) bis zur chronischen, jahrzehntelang bestehenden Herzinsuffizienz. Es ist unklar, wie oft eine oligo- oder asymptomatisch verlaufende Myokarditis zu einer chronischen dilativen sive kongestiven Kardiomyopathie führt. Herzrhythmusstörungen sind häufig, jedoch ebenfalls von sehr unterschiedlicher klinischer Bedeutung: Asymptomatische Vorhof- und Kammerextrasystolen, Leitungsblockierungen kommen ebenso vor wie Sekundenherztod durch Kammerflimmern und vollständiger AV-Block mit oder ohne Adams-Stokes-Anfälle. Die Diagnostik kann große Schwierigkeiten bereiten (Myokardbiopsie). Herzinsuffizienz und komplexe ventrikuläre Arrhythmien stellen starke Risikofaktoren dar.

Therapie

Die therapeutischen Maßnahmen orientieren sich am klinischen Verlauf und an der jeweiligen Manifestationsform. Wenn möglich, wird die Grundkrankheit behandelt. Herzinsuffizienz bei dilativer Kardiomyopathie wird nach den in Abschnitt 2 angegebenen Richtlinien behandelt. Leider ist Digitalis oft wenig wirksam, auch Vasodilatanzien wirken oft nur in den Frühstadien befriedigend. Am besten wirken ACE-Inhibitoren, z. B. Captopril (Lopirin®) (s. ds. Kap., 2 „Vasodilatanzien"). Digitalis-toxische Herzrhythmusstörungen sind häufig. Komplexe ventrikuläre Arrhythmien (Lown IVa und IVb) werden konsequent behandelt (s. ds. Kap., 3.2 und Tab. 11.14 [S. 348]). Bei den hypertrophischen Formen der Kardiomyopathie (deren Behandlung s. ds. Kap., 5.1.5) sind Dilatanzien und Digitalis kontraindiziert (s. ds. Kap., 5.1.5). Bettruhe ist bei den kongestiven Formen von überragender Bedeutung. Sie muß u. U. über Monate ausgedehnt werden. Ihr Ziel ist es, die Herzvergrößerung hintanzuhalten oder rückgängig zu machen, während man hofft, daß der therapeutisch nicht beeinflußbare Grundprozeß abklingt. Herzrhythmusstörungen werden wie üblich behandelt (s. ds. Kap., 3). Bei akuter Myokarditis wird immer wieder die Behandlung mit Nebennierenrindensteroiden empfohlen. Leider fehlen sichere Beweise für die Wirksamkeit dieser Maßnahme. In bedrohlichen Fällen (Herzinsuffizienz) wird man jedoch nicht davon absehen wollen. Bakterielle Superinfektionen (bronchopulmonale Infektionen o. ä.) sollen durch prophylaktische antibiotische Behandlung (s. Kap. 5) verhütet werden.

Wegen häufiger embolischer Komplikationen sollen alle Patienten mit dilativer Kardiomyopathie dauerhaft antikoaguliert werden (Marcumar®) unter Quick-Wertkontrolle (s. Kap. 6, ds. Kap. 1.5). Die restriktiven Formen der Kardiomyopathien werden wegen ihrer relativen Seltenheit hier nicht behandelt.

7 Perikarditis

Herzbeutelentzündungen kommen vor als Pericarditis sicca, exsudativa oder constrictiva, die prognostisch und therapeutisch ganz verschiedene Bedeutung besitzen.

Ätiopathogenese: Die Perikarditis kann bedingt sein durch:
(1) *Viren:* Coxsackie, Psittakose-Ornithose-Viren u. a.
(2) *Bakterien:* Staphylokokken (pyogen, metastatisch), Pneumokokken, Tuberkulose
(3) *Systemerkrankungen mit immunologischer Komponente:* akutes rheumatisches Fieber, primär chronische Polyarthritis, Sklerodermie, Lupus erythematodes disseminatus, Dressler- und Postkardiotomie-Syndrom
(4) *sonstige Ursachen:* urämische Perikarditis, Pericarditis epistenocardica Myokardinfarkt, idiopathische Perikarditis, Myxödem, chylöse Perikarditis, M. Hodgkin, Tumorinvasion, Strahlenperikarditis (z. B. nach Tumorbestrahlung im Mediastinalbereich), Hämoperikard (posttraumatisch, postoperativ nach Herzoperationen, Antikoagulanzientherapie, Bluter)

Die Pericarditis sicca kann jederzeit in eine exsudative Form mit mehr oder weniger großem Perikarderguß, u. U. mit Tamponade übergehen. Manche Formen neigen zur Entwicklung einer konstriktiven Perikarditis (tuberkulöse Perikarditis, vi-

rale Perikarditis). Die Konstriktion kann sich innerhalb von Wochen entwickeln, benötigt dazu aber meistens mehrere Jahre oder Jahrzehnte.
Klinik: Pericarditis sicca kann symptomlos sein. Meist aber bestehen Schmerzen, die typischerweise im Sitzen nachlassen. Der Schmerz kann sehr intensiv und selbst mit Opiaten kaum zu beherrschen sein. Eine Gefährdung für den Kranken besteht nur indirekt bei Entwicklung eines Perikardergusses. Exsudative Perikarditis entwickelt sich mit sehr unterschiedlicher Raschheit. Ob nur eine Herzvergrößerung ohne Funktionsbeeinträchtigung des Herzens eintritt oder ob eine Herzbeuteltamponade sich entwickelt, hängt von der Geschwindigkeit und Menge der Flüssigkeitsansammlung und der Dehnungsfähigkeit des Herzbeutels ab (s. ds. Kap., 1.4). Ohne Tamponade kann die Pericarditis exsudativa symptomlos sein, je nach Grundkrankheit. Herzvergrößerung, Galopprhythmus, Niedervoltage in EKG und elektrischer Alternans sowie Pulsus paradoxus (inspiratorisches Sinken des systolischen Blutdruckes um mehr als 12 mmHg) sind diagnostisch wichtig. Die schleichende Entwicklung der konstriktiven Perikarditis kann sich über Jahrzehnte erstrecken, wobei sie in den Anfangsstadien gewöhnlich symptomlos ist. Später entwickeln sich die Zeichen der Stauungsinsuffizienz mit hohem Venendruck, kleiner Blutdruckamplitude und Galopprhythmus (Perikardton). Die Stauung kann extreme Ausmaße annehmen und zu einer exsudativen Enteropathie mit sekundären Störungen der Immunabwehr (Lymphozytenverlust) führen. Verkalkungen des Perikards sind bei der konstriktiven Perikarditis häufig, aber nicht obligat.

Therapie

Die therapeutischen Maßnahmen orientieren sich an der Manifestationsform der Perikarditis.
(1) *Trockene Perikarditis:* Die trockene Perikarditis ist selten therapiebedürftig, muß jedoch stets sorgfältig überwacht werden (stationäre Behandlung). Bei Schmerzen Analgetika wie Codein, Salizylate (Einzelheiten und Dosierung s. Kap. 1.2). Opiate sind bei der Perikarditis gewöhnlich nicht oder nur wenig wirksam. Im übrigen Behandlung der Grundkrankheit.
(2) *Pericarditis exsudativa:* Bei Pericarditis exsudativa kann die Perikardpunktion aus diagnostischen Gründen indiziert sein. Im übrigen wird die Indikation zur Perikardpunktion dann gestellt, wenn eine Herzbeuteltamponade vorliegt (Erkennung und praktisches Vorgehen s. ds. Kap., 1.4). Auch sehr große Ergüsse werden punktiert, u. U. wiederholt. Bei hartnäckig rezidivierenden Perikardergüssen operative Fensterung mit Ableitung in die Pleura- oder Peritonealhöhle. Im übrigen Behandlung der Grundkrankheit. Lokale, d. h. intraperikardiale Applikation über Verweilkatheter von Antibiotika oder Tuberkulostatika kann notwendig sein. Die gleichen Richtlinien gelten für die Behandlung des Hämoperikards. Bei konstriktiver Perikarditis wird die Herzinsuffizienz nach den üblichen Richtlinien behandelt (s. ds. Kap., 2). Bei chronisch bestehender, schwerer Perikardkonstriktion kann eine eiweißverlierende Enteropathie auftreten, die nur nach operativer Beseitigung der Konstriktion zurückgeht. *Indikationen zur operativen Behandlung:* Beeinträchtigung der Herzfunktion mit Venendruckerhöhung und Ödemen, die mit medikamentösen Maßnahmen nicht zu beherrschen sind.

12 Krankheiten des peripheren Gefäßsystems

(J. Wollenweber)

1	Erkrankungen der Arterien	399		Therapie durch Prophylaxe ... 408
1.1	Akuter Verschluß einer Extremitätenarterie	399	1.3	Raynaud-Syndrom und funktionelle Durchblutungsstörungen ... 408
	Sofortmaßnahmen außerhalb der Klinik	400	1.4	Angiitis – Vaskulitis ... 409
	Therapie im Krankenhaus	400	2	Erkrankungen der Venen ... 410
1.2	Chronische arterielle Verschlußkrankheiten	401	2.1	Akute Phlebothrombose und Thrombophlebitis ... 410
	Operative Behandlung	403	2.1.1	Akute oberflächliche Phlebothrombose/Thrombophlebitis ... 411
	Perkutane transluminale Angioplastie (PTA)	403	2.1.2	Akute tiefe Phlebothrombose/Thrombophlebitis ... 411
	Lokale intraarterielle Thrombolyse (Katheterlyse)	404		Therapieziele ... 412
	Systemische Thrombolyse	404		Vorgehen ... 412
	Konservative Maßnahmen	405	2.1.3	Phlegmasia coerulea dolens ... 413
	Ziele konservativer Maßnahmen	405	2.1.4	Thrombose der V. subclavia oder V. axillaris (Paget-v.-Schroetter-Syndrom) . 413
	Physikalische Therapie und Ergotherapie	405		
	Vasoaktive Substanzen	406	2.1.5	Thromboseprophylaxe ... 414
	Vasodilatanzien	406	2.2	Postthrombotisches Syndrom .. 414
	Rheologische Maßnahmen	407	2.3	Varizen ... 416
	Anhebung des Blutdrucks	407	3	Erkrankungen der Lymphbahnen . 416
	Antikoagulanzien	407	3.1	Lymphangitis ... 416
	Vermeidung lokaler Noxen	408	3.2	Lymphödem ... 417

Notfälle:
Akuter Arterienverschluß (s. ds. Kap., 1.1).
Akute tiefe Phlebothrombose/Thrombophlebitis, Phlegmasia coerulea dolens (s. ds. Kap., 2.1.2 und 2.1.3).

---

1 Erkrankungen der Arterien

1.1 Akuter Verschluß einer Extremitätenarterie

Definition: Ein akutes komplettes Ischämiesyndrom ist charakterisiert durch starke Schmerzen, Hautblässe, Pulsverlust, Sensibilitätsstörungen, evtl. Lähmung und Schockzustand. Bei inkompletten Ischämiesyndromen ist noch eine Restperfusion des peripheren Versorgungsgebietes gewährleistet.

Ätiopathogenese: Ursachen sind eine Embolie oder eine lokale Thrombose. Arterielle Embolien stammen aus dem Herzen (z. B. Vorhofflimmern, Herzinfarkt mit wandständigem Thrombus, floride Endokarditis) oder dem Gefäßsystem

12 Krankheiten des peripheren Gefäßsystems

(Aneurysmen, atherosklerotische Plaques, Trauma). Arterielle Thrombosen pfropfen sich degenerativen, entzündlichen oder traumatischen Wandveränderungen auf. Seltenere Thromboseursachen sind Hyperkoagulabilität, Dysproteinämien oder maligne Tumoren.

Klinik: *Leitsymptome und -befunde:* Die Symptomatik wird durch die Lokalisation des Verschlusses und die Leistungsfähigkeit des präformierten Kollateralkreislaufes bestimmt. Nur in etwa der Hälfte der Fälle (bei Embolie häufiger, bei Thrombose seltener) tritt ein akutes Ischämiesyndrom auf. Eine ischämische Muskelschwellung, z. b. im Bereich der Tibialis-anterior-Loge, kann die Durchblutung zusätzlich drosseln (Tibialis-anterior-Syndrom).

Sicherung der Diagnose: Pulsverlust distal des Verschlusses, pathologisches Oszillogramm, herabgesetzte systolische Blutdruckwerte (Messung mit der Doppler-Ultraschallsonde). Differentialdiagnostisch müssen ein Arterienspasmus (z. B. Ergotaminpräparate, posttraumatisch) und gelegentlich eine akute Phlebothrombose (s. ds. Kap., 2.1.2) abgegrenzt werden.

Therapie

Sofortmaßnahmen außerhalb der Klinik bei schwerer Ischämie

(1) Sofortige Einweisung in ein geeignetes Krankenhaus.
(2) Schmerzbekämpfung oral oder intravenös, z. B. Pethidin (Dolantin®) 75–100 mg i.v. oder Pentazocin (Fortral®) 15–30 mg i.v.
(3) Schockbekämpfung, soweit erforderlich, s. Kap. 2, 3.1.
(4) Tieflagerung der Extremität zur Verbesserung des Perfusionsdruckes.
(5) Wattepackung, um eine zu starke Auskühlung zu vermeiden und gute Polsterung zur Dekubitusprophylaxe.
(6) Heparin (z. B. Liquemin®) 10 000 E i.v., falls mit einer längeren Transportzeit (mehr als 60 min) ins Krankenhaus zu rechnen ist. Heparindosis und Injektionszeit auf dem Einweisungsschein vermerken.

Wichtig: Verzögerungen vermeiden, keine Wärmeapplikation, keine Hochlagerung der betroffenen Extremität, *keine intramuskulären oder intraarteriellen Injektionen* (Blutungsgefahr bei evtl. nachfolgender Thrombolysetherapie).

Therapie im Krankenhaus

Die Entscheidung, ob eine operative, eine lokale thrombolytische über einen intraarteriellen Katheter oder eine konservative Therapie durchgeführt werden soll, sollte innerhalb von 3 h getroffen werden. Sie richtet sich nach der Verschlußlokalisation, dem Grad der Ischämie, dem Erfolg der konservativen Bemühungen in den ersten 3 h, dem Allgemeinzustand des Patienten und den örtlichen Gegebenheiten. Je schwerer die Ischämie ist, desto schneller sollte die Wiederherstellung einer durchgängigen Strombahn erreicht werden. Die klinische Verdachtsdiagnose ist durch Duplex-Sonographie und/oder Angiographie (i.v. DSA meist ausreichend) zu sichern.

(1) *Chirurgische Therapie:* Die Embolektomie (Ballonkatheter nach Fogarty, Ringstripper nach Vollmar) hat innerhalb der ersten 12 h die größten Erfolgschancen und kann in Lokalanästhesie ohne großes Risiko auch bei Schwerkranken durchgeführt werden. Sie kann auch noch Tage nach dem akuten Ereignis erfolgreich sein. Akute *thrombotische* Arterienverschlüsse sollten möglichst in chirurgische Abteilungen mit Erfahrungen in der Gefäßchirurgie

eingewiesen werden, da häufig zur endgültigen Wiederherstellung einer freien Strombahn Thrombendarteriektomie oder Bypass-Operation notwendig sind.

(2) *Lokale intraarterielle Thrombolyse:* Bei bestehenden Erfahrungen in interventioneller Angiologie und Radiologie ist die transluminale lokale intraarterielle Thrombolyse, evtl. in Form der Aspirations-Thrombembolektomie, eine Alternative zur chirurgischen Thrombektomie. Generell kann bei akuten proximalen Verschlüssen (Verschlüsse der Aortenbifurkation, der Beckengefäße und der Femoralisgabel) die chirurgische Behandlung als Methode der ersten Wahl angesehen werden, bei distalen Verschlußprozessen (distale Armarterien, Beinarterien distal der Femoralisgabel) ist der die Gefäßwand weniger traumatisierenden intraarteriellen Lyse der Vorzug zu geben. Ein Versagen der einen Methode schließt die Anwendung der anderen nicht aus. Die lokale Thrombolyse kann in Kombination mit einer Katheter-Angioplastie durchgeführt werden (s. ds. Kap., 1.2 „Lokale intraarterielle Thrombolyse").

(3) *Systemische Thrombolyse:* Die Indikation zu einer systemischen Thrombolyse (Streptokinase, Urokinase, t-PA) wird nur noch in Ausnahmefällen gestellt. Die Nachteile sind: Nebenwirkungen, verzögerter Wirkungseintritt und das häufige Vorliegen von Kontraindikationen (s. Kap. 6, 6).

(4) *Konservative Behandlung:* Falls Operation oder medikamentöse Thrombolyse nicht in Betracht kommen, bzw. bei inkompletten Ischämien, antithrombotische Behandlung mit Heparin und Cumarin (s. Kap. 6, 5.1 und 5.3). Unterbringung in gut temperierten Räumen (20–24 °C), Vermeidung von Druckstellen und Überwärmung. Tieflagerung der Extremität, ggf. Behandlung von Herzinsuffizienz, Arrhythmien. Vasoaktive Medikamente (Pentoxifyllin, Naftidrofuryl, Buflomedil, Prostaglandin E_1) i.v. oder oral (s. ds. Kap., 1.2 „Konservative Maßnahmen").

(5) *Nachbehandlung:* Nach einer Embolektomie ist die Ausschaltung der Emboliequelle anzustreben. Bei Vorhofflimmern ggf. Versuch der pharmakologischen oder elektrischen Kardioversion (s. Kap. 11, 3.1.4). Eine Langzeitbehandlung mit Antikoagulanzien ist indiziert bei rezidivierender Embolie oder Thrombose (s. ds. Kap., 1.2 „Konservative Maßnahmen").

1.2 Chronische arterielle Verschlußkrankheiten

Ätiopathogenese: Häufigste Ursache ist die obliterierende Arteriosklerose (ca. 90%), besonders nach dem 40. Lebensjahr. Seltenere, vor allem jüngere Menschen betreffende Ursachen sind die Thrombendangiitis obliterans (Morbus Winiwarter-Buerger) und andere Angiitiden. Als die wichtigsten Risikofaktoren der obliterierenden Arteriosklerose gelten: Rauchen, insbesondere Zigarettenrauchen, Diabetes mellitus, arterielle Hypertonie und Fettstoffwechselstörungen. Die Ursache der verschiedenen entzündlichen Gefäßerkrankungen ist im einzelnen meist nicht bekannt.

Klinik: Für klinische Bedürfnisse hat sich eine Einteilung nach Verschlußlokalisation und Kompensationsgrad bewährt (Tab. 12.1). Art und Lokalisation der Beschwerden lassen Rückschlüsse auf den Ort des Durchblutungshindernisses zu. Man unterscheidet in Anlehnung an Fontaine vier Stadien der Kompensation: Stadium I: Vollständige Kompensation, keine Symptome. Stadium II: Unzureichende Blutversorgung bei Belastung: Claudicatio intermittens. Stadium IIa: Schmerzfreie Gehstrecke in der Ebene mehr als 200 m. Stadium IIb: Schmerzfreie Gehstrecke

12 Krankheiten des peripheren Gefäßsystems

Tabelle 12.1: Lokalisation und klinisches Bild chronischer arterieller Verschlußprozesse (Verschluß-Typ nach Ratschow)

Lokalisation	Beschwerden	Befunde und Diagnostik	Differential-diagnose
Karotis A. carotis interna A. carotis communis	Transitorische oder permanente neurologische Ausfälle, z.B. homolaterale Sehstörungen, kontralaterale Hemiparesen	Bei Stenose: evtl. Bulbusgeräusche, Stenosegeräusche am Kieferwinkel, Ophthalmodynamometrie, -graphie, Doppler-Sonographie, Duplex-Sonographie, Angiographie	Nicht-vaskuläre neurologische Erkrankungen
Schultergürtel (Aortenbogenäste) A. subclavia A. vertebralis/basilaris A. axillaris/brachialis	Evtl. Hirnstammsymptome, z.B. Diplopie, Dysarthrie, Dysphagie, selten Armbeschwerden, Aortenbogen-Syndrom	Pulsverlust (-abschwächung) Stenosegeräusche, Blutdruck-Seitendifferenzen, Oszillographie der Arme, Angiographie	Nicht-vaskuläre neurologische Erkrankungen
Becken distale Aorta A. iliaca	Claudicatio der Gesäß-, Oberschenkel-, Wadenmuskulatur, evtl. Potenzstörungen (Leriche-Syndrom)	Pulsabschwächung der A. femoralis, Stenosegeräusche, Lagerungsprobe, Oszillographie, Doppler-Ultraschall-Druckmessungen in Beinarterien, Duplex-Sonographie, Angiographie	Ischialgie, Lumbago, Coxarthrose, Polyneuropathie
Oberschenkel A. femoralis A. poplitea	Claudicatio der Wadenmuskulatur	Entsprechend wie bei Beckenverschluß-Typ	Gonarthrose, Wadenkrampf, Claudicatio, nervosa spinalis
Peripher Unterschenkel-, Unterarm-, Digitalarterien	Beine: nur bei Verschluß von mehr als 1 Arterie, evtl. Fuß-Claudicatio, Arme: selten Symptome	Evtl. Raynaud-Phänomen Akrale Oszillographie Angiographie	Neuritis, Polyneuropathie, Karpal-/Tarsaltunnelsyndrom, statische Fußbeschwerden
Mischtyp s.o.	s.o.	s.o.	s.o.

weniger als 200 m. Stadium III: Durchblutung bereits in Ruhe unzureichend, Ruheschmerzen in Horizontallage. Stadium IV: Nekrosen, Ulzera.

Aus Vorgeschichte, Beschwerdebild, klinischen Befunden und einfachen Funktionsproben kann in den meisten Fällen eine für die weiteren therapeutischen Überlegungen ausreichend sichere klinische Diagnose gestellt werden (s. Tab. 12.1). Eine *Duplex-Sonographie* erlaubt meist eine Aussage über Lokalisation und Ausdehnung des Verschlußprozesses. Eine *Arteriographie* ist i.a. nur nötig, wenn eine lumeneröffnende oder -erweiternde Behandlung (Gefäßoperation, Thrombolyse, Kathetermethode) wünschenswert und unter Berücksichtigung des Alters und des Allgemeinzustandes des Patienten möglich und sinnvoll ist.

Besonderheiten ergeben sich für Klinik, Diagnostik (cw-Doppler-Sonographie und Duplex-Sonographie) und Therapie von Verschlußprozessen der extrakraniellen hirnversorgenden Gefäße, auf die an dieser Stelle nicht näher eingegangen wird (s. a. Kap. 25, 1).

Therapie

Bei Kranken mit chronischer arterieller Verschlußkrankheit stellen sich drei Fragen: a) Ob das Strombahnhindernis beseitigt werden *soll* (angiologische Indikation), b) ob es beseitigt werden *darf* (allgemeine Operabilität) und c) ob es ganz oder teilweise beseitigt werden *kann* (angiographische Indikation), d.h., ob der zu erwartende Gewinn die mit der Behandlung verbundenen Risiken aufwiegt. Im klinischen Stadium IIa hat die Trainingsbehandlung Priorität vor lumeneröffnenden Verfahren und medikamentöser Behandlung mit vasoaktiven Substanzen. Bei erfolgloser Trainingstherapie, Stadium IIb und immer in den Stadien III und IV ist die Einsatzmöglichkeit lumeneröffnender Maßnahmen zu prüfen. Die Beseitigung eines Strombahnhindernisses ist mit drei verschiedenen Verfahren, die auch kombiniert eingesetzt werden können, möglich: a) operative Rekonstruktion, b) thrombolytische Behandlung und c) lumenerweiternde Katheterbehandlung (Angioplastien).

Operative Behandlung

Indikationen für eine *Thrombendarteriektomie* oder *Bypass-Operation* sind bei Bejahung der allgemeinen Operabilität eine schlechte Kompensation des Gefäßverschlusses (Stadium III, Stadium IV, evtl. Stadium IIb) und Verschlüsse an großen Arterien mit offenem Zustrom und möglichst offenem Abstrom zu bzw. von dem verschlossenen Gefäßsegment. Bei Strombahnhindernissen in mehreren Etagen kann oft die Beseitigung von proximalen Verschlüssen die periphere Blutversorgung wesentlich bessern und das Amputationsrisiko vermindern. Bei ausgedehnter Ischämie, fortschreitenden Nekrosen und gefäßchirurgisch nicht angehbaren Situationen sollte man mit der Amputation nicht zu lange warten. Eine *Sympathektomie* oder Sympathikusblockade (z.B. mit Alkohol) ist bei Verschlußprozessen vom peripheren Typ und Hinweisen für einen hohen Sympathikotonus (kühle, feuchte, oft livide Akren) zu erwägen, evtl. auch in Kombination mit einer Strombahnwiederherstellung proximal.

Perkutane transluminale Angioplastie (PTA)

Hauptindikationen im Bereich des peripheren Gefäßsystems sind Stenosen im Bereich der Beckenarterien und Stenosen sowie kurzstreckige (< 10 cm) Verschlüsse im Bereich des femoropoplitealen Abschnittes. In besonderen Fällen, z.b. bei hohem Operationsrisiko, besteht eine Indikation auch bei Beckenarterienverschlüssen und längerstreckigen infrainguinalen Verschlüssen. In 10-20% der Fälle ist die Behandlung primär nicht erfolgreich, Frührezidive treten in ca. 10% auf. Bei den primär erfolgreich behandelten Fällen liegt nach einer Beobachtungszeit von 5 Jahren die anhaltende Besserungsrate bei Obstruktionen im Beckenbereich bei 80-85%, im femoropoplitealen Abschnitt bei 55-70%. Eine Langzeitbehandlung mit Antikoagulanzien oder Plättchenaggregations-hemmenden Mitteln im Anschluß an die Angioplastie wird empfohlen. Durch die Kombination mit der intraarteriellen lokalen Thrombolyse können auch längerstreckige Verschlußprozesse erfolgreich rekanalisiert werden. Die Komplikationsraten sind gering, eine Hospitalisierung ist nur für wenige Tage nötig. Optimale Ergebnisse setzen ein eingespieltes Team von internistischen Angiologen, Radiologen und Gefäßchirurgen voraus. In Ergänzung zur „konventionellen" PTA kommen Verfahren wie Rotations- und Laserangioplastie zum Einsatz. Implantationen von Stents werden durchgeführt bei okkludierenden Dissektionen und zur Verbesserung einer primär unbefriedigenden PTA, insbesondere im Bereich der Beckenarterien, nur in Ausnahmefällen im femoropoplitealen Abschnitt.

Lokale intraarterielle Thrombolyse (Katheterlyse)
Bei der lokalen Infiltrationsthrombolyse (*Hess* 1980) wird versucht, mit niedrigen Dosen Streptokinase, Urokinase oder t-PA auszukommen, so daß keine wesentliche Störung des Gerinnungssystems bewirkt wird. *Hess* empfiehlt, 30000 E/h Streptokinase, 100000 E/h Urokinase oder 2,5 mg/h t-PA bis maximal über 3 h zu geben. Bei kompletten Gefäßverschlüssen sind die Erfolgsaussichten abhängig vom Alter des Thrombus und der Länge des Verschlußsegmentes. *Hess* berichtet bei über 500 Fällen von einer primären Rekanalisationsrate von 84% bei embolischen und 75% bei thrombotischen Verschlüssen, die bei Verschlüssen von mehr als 25 cm Länge oder einem Alter von mehr als 6 Monaten auf unter 50% absinkt. Frührezidivverschlüsse treten in ca. 10-20% der Fälle ein, wesentliche Komplikationen in ca. 3%, die Letalität liegt unter 1%. Mit speziellen Kathetern kann auch eine perkutane transluminale Aspirations-Thrombembolektomie durchgeführt werden. Die Kombination mit einer Ballonkatheter-Angioplastie in gleicher Sitzung ist möglich. Nachbehandlung mit Antikoagulanzien oder Plättchenaggregationshemmern.

Systemische Thrombolyse
Die intravenöse systemische Thrombolyse, auch in Form der Kurzinfusion ultrahoher Dosen (z.B. 1,5 Mio. E Streptokinase/h über 6 h), ist seit der Einführung der intraarteriellen lokalen Thrombolyse in den Hintergrund getreten. Eine Indikation besteht noch bei kompletten Verschlüssen im Aorta-Iliaka-Bereich, die wenige Monate alt sind. Bezüglich der Kontraindikationen und Komplikationsmöglichkeiten s. Kap. 6, 6.

Konservative Maßnahmen

Ziele konservativer Maßnahmen

Konservative Maßnahmen streben eine Verbesserung der Durchblutungssituation bei fortbestehendem Verschlußprozeß an. Die Ansatzpunkte und Ziele der konservativen Behandlung sind nach Schoop: *Steigerung der Ruhedurchblutung, Erhöhung der Durchblutungsreserven, bessere Verteilung und Ausnutzung des durchströmenden Blutes, Erlernen einer günstigeren Gehtechnik, Stabilisierung des Herz-Kreislaufsystems.*

Eine Steigerung der Ruhedurchblutung läßt sich am ehesten erreichen, wenn ein peripherer Verschlußprozeß vorliegt und gleichzeitig ein hoher nervaler Gefäßtonus vorhanden ist. Die Durchblutungsreserve läßt sich verbessern, wenn es gelingt, die Kollateralen zu erweitern. Der auslösende Reiz für eine organische Kollateralenerweiterung ist die Steigerung der Blutstromgeschwindigkeit. Dies ist am einfachsten und wirkungsvollsten möglich durch Muskelarbeit. Allerdings nehmen die Möglichkeiten einer Kollateralenerweiterung mit zunehmendem Alter ab. Rheologisch kann man versuchen, zum einen die Fließbedingungen, zum anderen die Fließeigenschaften des Blutes oder beides zu bessern.

Im einzelnen sind folgende Maßnahmen möglich:

Physikalische Therapie und Ergotherapie

Aktives *Gefäßtraining* ist die wichtigste, einfachste und billigste Behandlung der arteriellen Verschlußkrankheit im Stadium II der AVK. Muskelarbeit bewirkt über den erhöhten lokalen Stoffwechsel eine lokale Gefäßdilatation mit Herabsetzung des peripheren Widerstandes und Steigerung der kollateralen Blutstromgeschwindigkeit. Auch bei gleichbleibender Durchblutung wird durch Training der Muskulatur der Wirkungsgrad der Muskeldurchblutung erhöht; Teilfaktoren sind eine Optimierung der Blutverteilung, eine Steigerung der Aktivität oxidativer Enzyme im Muskel und eine Ökonomisierung des Einsatzes der einzelnen Muskelgruppen. Bei Verschlüssen der oberen Extremitäten Faustschlußübungen, Liegestütze u. ä.; bei Verschlüssen oberhalb des Leistenbandes Belastung der Oberschenkelmuskulatur durch rasches Gehen, Kniebeugen und Treppensteigen, Fahrradfahren; bei Verschlüssen unterhalb des Leistenbandes Gehübungen, Zehenstandübungen und Fußrollen. Alle Maßnahmen sollten mehrmals täglich in langsam steigender Dosierung bis unterhalb der Schmerzgrenze durchgeführt werden. Sehr hilfreich sind die häufig einem Sportverein organisatorisch angeschlossenen ambulanten AVK-Trainingsgruppen bzw. AVK-Übungsgruppen.

In den Stadien III/IV darf kein kräftiges Muskeltraining durchgeführt werden, da dadurch die Hautdurchblutung u.U. abnehmen kann. Mechanische Belastungen ischämischer Gewebe müssen unbedingt vermieden werden. Evtl. müssen Patienten mit Gehstützen oder Rollstuhl versorgt werden. In den Stadien III und IV führt *Tieflagerung der Extremität* zu einer hydrostatischen Drucksteigerung in den Gefäßen und damit zur Erhöhung des Perfusionsdruckes. Maßnahmen einer *indirekten Erwärmung* mit heißen Getränken, Lichtbogen über dem Rumpf, heißen Armbädern o.ä. können im Einzelfall hilfreich sein. Bei unzureichender Ruhedurchblutung kann die akrale Hauptdurchblutung durch indirekte Erwärmung u.U. allerdings abnehmen (Steal-Effekt). *Cave* direkte externe Wärmeanwendung!

Vasoaktive Substanzen

Substanzen, die teils rheologische, teils metabolische und andere Wirkungen haben, werden als vasoaktive Substanzen bezeichnet. Von vier Substanzen liegen als statistisch valide bezeichnete Studien mit dem Nachweis einer Gehstreckenverbesserung im Stadium II der arteriellen Verschlußkrankheit vor. Es handelt sich um Pentoxifyllin (Trental® u.a., oral 800–1200 mg/Tag, i.v. 100–300 mg), Naftidrofuryl (Dusodril® u.a., oral 300–600 mg/Tag, i.v. 200–400 mg), Buflomedil (Bufedil® u.a., oral 450–600 mg/Tag, i.v. 100–200 mg) und Bencyclan (Fludilat®, oral 300–400 mg/Tag). Die Indikation zum Einsatz dieser Substanzen stellt sich im Stadium II der AVK bei einer vom Patienten nicht mehr tolerierten Gehstreckeneinschränkung, insbesondere wenn keine Möglichkeit zur dauerhaften aktiven Übungsbehandlung oder zu rekanalisierenden Eingriffen besteht, außerdem im Stadium III/IV.

Zu den vasoaktiven Substanzen mit auch vasodilatierenden Wirkungen gehören Prostaglandinderivate, z.B. Prostaglandin E_1 (Prostavasin®). Obwohl ein Großteil des Prostaglandins E_1 bei der Lungenpassage enzymatisch inaktiviert wird, sprechen die Befunde dafür, daß Prostaglandin E_1 und seine Metaboliten nicht nur bei intraarterieller Applikation, sondern auch bei intravenöser Infusion günstige Wirkungen, insbesondere bei Patienten mit schwerer arterieller Verschlußkrankheit, hat. Dosierung: als intraarterielle Infusion 10–20 µg in 50 ml physiologischer Kochsalzlösung, über 1–2 h; als intravenöse Infusion 40–60 µg in 250 ml physiologischer Kochsalzlösung über 2–3 h. Bei manifester Herzinsuffizienz, instabiler Angina pectoris und bei Herzrhythmusstörungen vom Typ Lown III/IV soll Prostavasin nicht gegeben werden. Als weiteres Prostanoid ist Iloprost (Ilomedin®) zur intravenösen Therapie der Endangiitis obliterans (Morbus Buerger) zugelassen.

In Einzelfällen, insbesondere im Stadium III/IV, ist die Kombination der verschiedenen aufgezeigten medikamentösen Behandlungsmaßnahmen sinnvoll.

Vasodilatanzien

Sie sollen durch Minderung des peripheren Widerstandes günstigere Fließbedingungen ermöglichen. Die Gefahr aller systematisch applizierten (i.v., oral) gefäßerweiternden Substanzen ist, daß sie zwar eine Mehrdurchblutung proximal des Strombahnhindernisses, jedoch auch eine Minderdurchblutung distal des Strombahnhindernisses bewirken können. Dieser Effekt ist in den Stadien I und II der Arterienverschlußkrankheit meist harmlos, in den Stadien III und IV kann sich dies nachteilig auswirken, besonders bei proximalen Verschlußprozessen, z.B. in der Beckenetage. Bedenklich sind Substanzen, die den zentralen Blutdruck stärker senken. Sinnvoll ist eine regionale Vasodilatation mit dem Ziel einer Steigerung der kutanen Ruhedurchblutung in den Stadien IIb, III und evtl. IV durch intraarterielle Infusion von Prostaglandin E_1 (Prostavasin®) oder

ATP-haltigen Präparaten (AT-Uvocal® N), Substanzen, die eine kurze Halbwertszeit haben und den Arteriolentonus herabsetzen. Dosierung z.b. 250 mg ATP-Na i.a. (Dosis Prostaglandin E_1 s.o., Abschnitt „Vasoaktive Substanzen"). Bei peripheren und akralen Verschlußprozessen, die mit einem hohen Sympathikotonus einhergehen (klinisch z.b. Raynaud-Phänomen), haben sich der Kalziumantagonist Nifedipin (10–40 mg p.o. tgl.) und auch die lokale Anwendung von Nitroglyzerinsalbe bewährt (s. ds. Kap., 1.3).

Rheologische Maßnahmen

Möglichkeiten, die Fließeigenschaften des Blutes zu verbessern, sind erstens, die Blutviskosität herabzusetzen, und zweitens, die Verformbarkeit und Aggregationsneigung der Erythrozyten günstig zu beeinflussen. Die Blutviskosität kann gesenkt werden sowohl durch Verringerung des Fibrinogenspiegels wie auch durch Senkung des Hämatokrits. Der Fibrinogenspiegel kann durch Fibrinolytika (Steptokinase, Urokinase) wie durch Schlangengifte (Arwin®, Defibrase®) gesenkt werden. Der Hämatokritwert kann durch hyper- oder isovolämische Hämodilution mit Dextranen oder mittelmolekularer Hydroxyäthylstärke herabgesetzt werden. Ziel ist, den Hämatokritwert auf 30–35% zu senken. Eine therapeutische Defibrinierung mit Schlangengiftproteasen (Arwin®, Defibrase®) kann bei einer sonst nicht beeinflußbaren Durchblutungsstörung im Stadium III oder Stadium IV in Betracht gezogen werden, z.B. bei akralen Nekrosen im Rahmen einer Sklerodermie. Zur praktischen Durchführung s. Kap. 6.

Anhebung des Blutdrucks

Die Anhebung des peripheren arteriellen Perfusionsdruckes durch medikamentöse Blutdrucksteigerung ist zu erwägen in den Stadien III und IV, wenn die systolischen Druckwerte in der Peripherie unter 50 mmHg liegen (Doppler-Ultraschallmethode) und die üblichen Maßnahmen erfolglos waren. Man gibt z.B. 9-Fluorhydrocortison (Astonin®-H) in einer Dosierung von initial 2 Tbl. morgens, 1 Tbl. mittags, dann allmählich Dosisreduktion, entsprechend dem Blutdruckverhalten.

Kontraindikationen: Hypertonie, manifeste Herzinsuffizienz, schwere KHK, ischämische Ödeme.

Antikoagulanzien

Antikoagulanzien vom Typ des Marcumar® oder Thrombozytenaggregationshemmer (Acetylsalicylsäure, Dipyridamol, evtl. Ticlopidin) sind indiziert nach operativer Behandlung im femoropoplitealen Bereich, nach thrombolytischer Therapie und Katheterrekanalisation sowie bei Risikopatienten mit Hinweisen für progrediente Verschlußprozesse. Zur praktischen Durchführung s. Kap. 6, 5.3 und 6.5.4. Eine spezielle Indikation zur Langzeitbehandlung mit Marcumar® ist gegeben nach Bypass-Operationen mit Kunststoffmaterialien im femoropoplitealen Abschnitt und nach allen kruralen Bypass-Operationen. Nach erfolgreicher systemischer Thrombolyse sollte eine Langzeitbehandlung mit Antikoagulanzien erfolgen, nach erfolgreicher Katheterrekanalisation sollten Antikoagulanzien oder Thrombozytenfunktionshemmer als Langzeittherapie gegeben werden.

12 Krankheiten des peripheren Gefäßsystems

Vermeidung lokaler Noxen
In vielen Fällen von Gangrän sind vorausgegangene mechanische, toxische, infektiöse oder thermische Schädigungen der befallenen Extremität nachweisbar. Zu ihrer Vermeidung dienen die in der Tabelle 12.2 zusammengestellten Empfehlungen an den Patienten, besonders gilt dies für Risikopatienten, z.B. mit gleichzeitigem Diabetes und evtl. diabetischer Polyneuropathie.
Die Lokalbehandlung ischämischer Gewebsdefekte erfolgt nach allgemeinen chirurgischen Regeln.

Tabelle 12.2: Empfehlungen für Patienten mit chronischen arteriellen Durchblutungsstörungen zur Vermeidung thermischer, mechanischer, toxischer und infektiöser Noxen

1. Vermeidung von Kälte- und Nässeexposition, keine äußere Wärmeanwendung

2. a) zweckmäßiges, warmes, weites Schuhwerk (u.U. orthopädisch)
   b) keine einschnürenden Strumpfbänder, keine engen Schuhe
   c) nicht mit überkreuzten Beinen sitzen

3. a) Vorsicht bei Schneiden von Fußnägeln (auswachsen lassen und nur gerade abschneiden), Hühneraugenentfernung nur durch geschulte Fußpfleger
   b) jede Wunde an der erkrankten Extremität gehört sofort in ärztliche Behandlung.
   c) sorgfältige und regelmäßige Reinigung der Füße mit Seife und Warmwasser, sorgfältiges Abtrocknen
   d) Schweißfüße systematisch pudern
   e) konsequente Behandlung von Fußmykosen

4. Tägliche Inspektion auch der Fußsohlen und Zehenzwischenräume, evtl. mit Hilfe von Spiegeln.

Therapie durch Prophylaxe
Um das Fortschreiten des häufigsten Grundleidens, der obliterierenden Arteriosklerose, aufzuhalten, muß versucht werden, die pathogenetischen Faktoren zu beeinflussen. Dies erfordert ein Rauchverbot, sorgfältige Einstellung eines Diabetes mellitus, Normalisierung eines erhöhten Blutdruckes, Senkung erhöhter Blutfett-Spiegel, Gewichtsreduktion bei Adipositas. Zu den prophylaktischen Maßnahmen gehört auch die Dauerbehandlung mit Antikoagulanzien und Plättchenaggregations-hemmenden Mitteln.

1.3 Raynaud-Syndrom und funktionelle Durchblutungsstörungen
Definition: Mit dem Ausdruck Raynaud-Phänomen oder Raynaud-Syndrom wird eine anfallsartig, oft symmetrisch auftretende Ischämie mit Weißwerden (Digitus mortuus) und/oder Zyanose einzelner Finger oder Zehen gekennzeichnet. Eine Akrozyanose ist eine funktionelle Durchblutungsstörung der kleinen Hautgefäße mit Konstriktionen im arteriellen Schenkel und Dilatationen im venösen Schenkel der Endstrombahn.
Ätiopathogenese: Beim *primären Raynaud-Syndrom,* von dem überwiegend junge Frauen betroffen sind (Morbus Raynaud i.e.S.), sind auch nach mehrjähriger Verlaufsbeobachtung keine organischen Veränderungen an den Gefäßen nachweisbar. Im höheren Alter handelt es sich meist um ein *sekundäres Raynaud-*

Syndrom, das im Gefolge einer anderen Grundkrankheit (Sklerodermie, Lupus erythematodes, rheumatoide Arthritis, Kälteagglutininerkrankung, Kryoglobulinämie, Schwermetallvergiftung, Ergotismus, Trauma, arterielle Verschlußkrankheit u.a.) auftritt.

Klinik: *Leitsymptome und -befunde:* Kälteeinwirkung und psychische Erregung sind häufig Auslösefaktoren. Im Intervall kann ein Raynaud-Phänomen z.B. durch Eintauchen der Hände in kaltes Wasser ausgelöst und der Befund mittels akraler Oszillographie dokumentiert werden. Differentialdiagnostisch sind am häufigsten zu erwägen eine beginnende Sklerodermie oder andere Kollagenosen, eine Thrombangiitis obliterans, embolische Digitalarterienverschlüsse und eine Akrozyanose, bei der keine Digitalarterienverschlüsse nachweisbar sind und bei der die blasse ischämische Phase fehlt.

Therapie

Im akuten Anfall genügt rasche direkte und indirekte Erwärmung (warmer Raum, Hände unter warmes Wasser, Trinken warmer Flüssigkeiten). Die *Anfallsprophylaxe* besteht im Schutz vor Nässe und Kälteeinwirkung (gefütterte Handschuhe, Fäustlinge, warme Kleidung). Vermeidung von Kälteexposition und anderen Auslösern ist wirksamer als Behandlungsversuche mit Medikamenten, die bisweilen aber ergänzend hilfreich sind. Je stärker die vasospastische Komponente ist, desto besser sind die Erfolge einer Behandlung mit Kalziumantagonisten (z.B. Nifedipin, 2mal 10 bis 2mal 20 mg) und Nitropräparaten (Dosis wie bei koronarer Herzkrankheit), auch in Form von Nitroglyzerinsalbe auf die Hände. Kontraindiziert sind β-Rezeptorenblocker, unter deren Gabe ein Raynaud-Phänomen auftreten oder sich verschlimmern kann. In schweren Fällen ist bei primärem Raynaud-Syndrom eine *Sympathektomie* in Betracht zu ziehen. Bei sekundärem Raynaud-Phänomen im Gefolge einer Sklerodermie ist damit nur gelegentlich eine Besserung zu erreichen, im übrigen Behandlung der Grundkrankheit soweit möglich.

1.4 Angiitis – Vaskulitis

Gefäßerkrankungen mit im Vordergrund stehender entzündlicher Gefäßwandveränderung sind eine heterogene Gruppe. Bezüglich der *Periarteriitis nodosa* s. Kap. 21, 2.4.5. Viele der Vaskulitiden spielen sich bevorzugt im Bereich der kleinen Gefäße der Haut ab. Zu den Vaskulitiden, die bevorzugt größere und mittlere Arterien befallen, gehören die Thrombendangiitis obliterans (M. Buerger) und die Riesenzellenarteriitiden (Takayasu-Arteriitis, Arteriitis temporalis/cranialis).

Klinik: An einer Arteriitis temporalis erkranken Männer und Frauen praktisch nur nach dem 55. Lebensjahr. Leitsymptome sind ein allgemeines Krankheitsgefühl, Polymyalgia rheumatica, Schläfenkopfschmerzen und inkonstant lokale Entzündungszeichen an den Temporalarterien. Die Blutsenkung ist im akuten Stadium immer stark beschleunigt, häufig > 100 mm in der 1. Stunde. Unbehandelt treten bei mehr als 50% Augensymptome auf durch eine Ischämie des Nervus opticus oder der Retina. Die Gefahr einer Erblindung liegt bei 10–20%. Die seltene Takayasu-Arteriitis befällt überwiegend junge Frauen mit Prädilektion im Bereich des Aortenbogens. Die Thrombendangiitis obliterans (M. Buerger) findet sich überwiegend bei Männern, die rauchen, und manifestiert sich vor dem 40. Lebensjahr.

Therapie

Nach klinischer oder histologischer Sicherung der Diagnose einer Temporalarterien-Arteriitis, insbesondere bei Vorhandensein von Augensymptomen, müssen hochdosierte Steroide gegeben werden (s. Kap. 21, 2.4.5). Die Krankheit verläuft gewöhnlich einige Monate bis zu 3 Jahren. Die Höhe einer evtl. notwendigen Dauertherapie mit Steroiden richtet sich am einfachsten nach dem Grad der Senkungsbeschleunigung. Bei der Takayasu-Arteriitis sind Steroide nicht sicher wirksam, aber als Therapieversuch indiziert. Bei Morbus Buerger sind Steroide unwirksam und nicht indiziert. Hier kann nur die Aufgabe des Rauchens die Progression der Erkrankung aufhalten.

2 Erkrankungen der Venen

2.1 Akute Phlebothrombose und Thrombophlebitis

Definition: Der Begriff Phlebothrombose beschreibt den Vorgang der intravitalen Blutgerinnung in einer Vene. Primäre Entzündungen der Venenaufwand (Phlebitis) sind selten. Bei der Mehrzahl der oberflächlichen und tiefen Venenentzündungen sieht man im frischen Stadium keine entzündlichen Zellreaktionen. Erst während der Organisation eines Thrombus treten manchmal Zellinfiltrate auf = Thrombophlebitis. Da die meisten primär entzündlichen Venenwandveränderungen mit thrombotischen Prozessen einhergehen, kann auch in diesen Fällen von Thrombophlebitis gesprochen werden. Morphologisch bestehen keine Unterschiede zwischen tiefen und oberflächlichen Phlebothrombosen, für die Klinik ist die Unterscheidung zwischen oberflächlicher und tiefer Phlebothrombose/Thrombophlebitis jedoch von großer Bedeutung (Tab. 12.3).

Ätiopathogenese: An der Thrombogenese sind 3 Hauptfaktoren (Virchowsche Trias) in unterschiedlichem Ausmaß beteiligt: a) Schädigungen der Gefäßwand (mechanisch, thermisch, toxisch, entzündlich, allergisch, hypergisch), b) Verlangsamung der Blutströmungsgeschwindigkeit (z. B. Herzinsuffizienz, Bettläge-

Tabelle 12.3: Differentialdiagnose und Therapie der oberflächlichen und tiefen Phlebothrombose/Thrombophlebitis

	oberflächlich	tief
Lokalisation	subkutan, präfaszial	subfaszial
Erste klinische Zeichen	schmerzhaft-geröteter Venenstrang	tiefer Schmerz evtl. Ödem, Zyanose
Emboliegefahr	keine	variabel, z. T. erheblich
Therapie Kompression Bettruhe	lokal ja nein	systemisch ja Beckenvenenthrombose: ja isolierte Unterschenkelvenenthrombose: nein
Prognose	sehr gut	variabel

rigkeit, Tonusschwäche des Venensystems, Varizen) und c) erhöhte Gerinnungsneigung des Blutes (Thrombophilie). Begünstigende Bedingungen sind hohes Lebensalter, Operationen, Übergewicht und wahrscheinlich Wettereinflüsse. Lokalisierende Faktoren sind Venenklappen, Biegungen, Engen und Erweiterungen (Varizen) des Venensystems. Auslösende Ursachen sind häufig Operationen, Gravidität oder Wochenbett, lange Auto-, Eisenbahn-, Flugreisen. Oberflächliche oder tiefe Phlebothrombosen können die erste Manifestation eines viszeralen Malignoms sein (Pankreas, Lunge, Ovar, Magen, Kolon).

2.1.1 Akute oberflächliche Phlebothrombose/Thrombophlebitis

Klinik: *Leitsymptome und -befunde:* S. Tabelle 12.3. Schmerzhafter, druckempfindlicher, derber Venenstrang, über dem die Haut warm und gerötet ist. Häufigste Lokalisation Ober- und Unterschenkelbereich, im Bereich der Arme am häufigsten durch Injektionen/Infusionen. Höhere Temperaturen oder eine wesentliche Umfangsvermehrung der Extremität werden nicht beobachtet. Oberflächliche Venenentzündungen befallen häufig vorbestehende Varizen = Varikophlebitis. Ein Übergreifen auf subfasziale tiefe Venen ist möglich, z.B. im Mündungsbereich von V. saphena magna und parva. Bei Verdacht Duplexsonographie.
Differentialdiagnose: Erysipel, Lymphangitis, Dermatosen.

Therapie

Da praktisch keine Emboliegefahr besteht, kein postthrombotisches Syndrom zu befürchten ist und die Prognose gut ist (s. Tab. 12.3), soll die Behandlung ambulant erfolgen, Bettruhe ist kontraindiziert (Kunstfehler!). Immobilisierung würde die Gefahr einer zusätzlichen tiefen Phlebothrombose erhöhen (s. „Ätiopathogenese"). Die wichtigste therapeutische Maßnahme ist das Anlegen eines straffen, elastischen Kompressionsverbandes mit einer Kurzzugbinde. Besonders bei einer ausgeprägten Varikophlebitis kann Erleichterung geschafft werden durch Stichinzision und manuelles Ausmelken des thrombotischen Materials. Bei starken und schmerzhaften entzündlichen Reaktionen in den ersten Tagen analgetisch und antiphlogistisch wirkende Medikamente, z.B. Indometacin (50–100 mg/Tag), Acetylsalicylsäure (1,5–2,5 g/Tag, Ibuprofen 400–1200 mg/Tag). Die häufig angewendeten Heparin- und Heparinoid-haltigen Salben können zur lokalen Schmerzlinderung beitragen, ihre perkutane Resorption ist gering.

2.1.2 Akute tiefe Phlebothrombose/Thrombophlebitis

Klinik: *Leitsymptome und -befunde:* S. Tabelle 12.3: Die Symptomatik ist variabel, je nach dem Ausmaß der entzündlichen Begleitreaktionen. Besonders bei bettlägerigen Patienten oft kaum Symptome. Verdächtig sind ansteigende Pulsfrequenz, subfebrile Temperaturen, unklare Beinbeschwerden. Bei ambulanten Patienten häufig Schweregefühl, Spannungsschmerzen bei Bewegung und Anschwellung der Extremität. Palpatorisch ist die Konsistenz vermehrt, evtl. umschriebener Druckschmerz. Ödem, livide Hautverfärbung im Stehen und vermehrt gefüllte Venen sind die verläßlichsten Hinweiszeichen auf eine venöse Abflußbehinderung.
Sicherung der Diagnose: Die Hälfte aller tiefen Venenentzündungen wird in ihrem akuten Stadium nicht erkannt. Die üblichen klinischen Tests ergeben in einem hohen Prozentsatz falsch positive und falsch negative Befunde. Die Bedeu-

tung von Venenverschlußplethysmographie und CW-Doppler-Sonographie in der Diagnostik der akuten Thrombose geht zurück mit zunehmender Verbreitung der Duplex-Sonographie. Diese erreicht in den Händen erfahrener Untersucher zumindest für die Bein- und Beckenvenen ab der V. poplitea aufwärts nahezu die gleiche diagnostische Sicherheit wie die Phlebographie und kann diese z. T. ersetzen. Eine Phlebographie ist indiziert bei jedem dringenden Verdacht auf frische, tiefe Venenthrombosen sowohl aus therapeutischer (Thrombolyse) wie auch aus prophylaktischer (Antikoagulation, Kompressionsbehandlung) Indikation, wenn eine Duplex-Sonographie nicht zur Verfügung steht, ein unklarer Befund besteht und auch eine Darstellung der Unterschenkelvenen wünschenswert ist.

Differentialdiagnose: Akuter arterieller Verschluß, Erysipel/Lymphangitis, Muskelriß, rezidivierende Crampi, rupturierte Baker-Zyste des Kniegelenks, Wurzelreizsyndrome und andere neurologische/orthopädische Erkrankungen.

Therapie

Therapieziele

Ziel der Behandlung ist es, eine Lungenembolie zu verhindern, der Entstehung neuer Thromben entgegenzuwirken und die Auswirkungen der venösen Abflußbehinderung (Ödem etc.) so gering wie möglich zu halten. Bei Diagnosestellung im akuten Stadium (innerhalb einer Woche nach Beginn der ersten Symptome) müssen unverzüglich die Möglichkeiten und Chancen einer thrombolytischen Therapie geprüft werden. Hieraus ergibt sich bei klarer Diagnose die Indikation zur sofortigen Klinikeinweisung, beim Thromboseverdacht die Indikation zur Phlebographie bzw. Duplex-Sonographie.

Vorgehen

(1) *Kompressionsverband:* Wichtigste akute Behandlungsmaßnahme. Durch einen sachgerecht angelegten Kompressionsverband wird das Lumen der Venen eingeengt, der Thrombus kann festgehalten und einer Embolisierung kann entgegengewirkt werden. Bei gleichzeitiger schwerer AVK auf Kompression verzichten.

(2) *Bettruhe:* Bettruhe ist bei klinisch oder phlebographisch nachgewiesener Beschränkung der Thrombose auf Unterschenkelvenen nicht notwendig, sofern eine gute Kompressionsbehandlung gewährleistet ist. Bei akuter Beckenvenenthrombose sind Ruhigstellung und Bettruhe unter antithrombotischer Behandlung nur für 7–10 Tage notwendig, da etwa eine Woche nach Beginn einer wirksamen Antikoagulation nicht mehr mit dem neuen Auftreten von Thromben zu rechnen ist und die vorhandenen Thromben entweder lysiert oder wandständig organisiert sind. Hochlagerung der Extremität zur Nacht bzw. bei indizierter Bettruhe wirkt der Schwellneigung entgegen.

(3) *Antikoagulation:* Eine Antikoagulanzientherapie ist bei allen tiefen Phlebothrombosen indiziert, falls keine Kontraindikationen bestehen, auch nach venöser Thrombektomie oder Streptokinase-/Urokinasebehandlung. Beginn der Antikoagulation mit Heparin, anschließend Übergang auf Cumarinpräparate (praktisches Vorgehen s. Kap. 6, 5).

(4) *Thrombolyse:* Die thrombolytische Therapie hat bei frischen, bis zu 5 Tage alten Thromben gute Erfolgschancen, nach einer Woche sind die Chancen weni-

ger gut, gelegentlich gelingt eine partielle Lyse auch noch bis zu 6 Wochen nach den ersten Thrombosesymptomen. Hauptindikation ist die frische Iliofemoralvenenthrombose bei Patienten mit einer noch längeren Lebenserwartung. Bei schon bestehendem postthrombotischem Syndrom und isolierten Unterschenkelvenenthrombosen besteht i.a. keine Indikation zur Thrombolysetherapie. Die Kontraindikationen (s. Tab. 6.2, S. 182) sind zu beachten, die Möglichkeit einer auch letalen Blutung muß mit dem Patienten besprochen werden. Methodisch setzt sich weitgehend das Schema der ultrahohen Streptokinase-Lyse (1,5 Mio. E/h über 6 h) durch. Erfolgsrate 60–70% (praktisches Vorgehen s. Kap. 6, 6). Die Gefahr einer Lungenembolie ist nicht größer als bei konservativer Behandlung.

(5) *Thrombektomie:* Eine Thrombektomie kommt vorwiegend bei frischen Verschlüssen der Becken- und Oberschenkelvenen in Betracht, besonders wenn diese mit akuten schweren Stauungszuständen einhergehen (Phlegmasia coerulea dolens, s. u.). Die Entscheidung Thrombolyse oder Thrombektomie hängt im Einzelfall von lokalen Möglichkeiten und Erfahrungen ab.

2.1.3 Phlegmasia coerulea dolens

Klinik: Lebensbedrohliche Thrombosierung größerer Venengebiete, vor allem der V. iliaca und V. femoralis und ihrer Äste mit rasch zunehmender Schwellung, blauroter Verfärbung, starken Schmerzen und Pulsverlust der Extremität. Die Arterien können spastisch kontrahiert oder sekundär komprimiert werden. Es besteht die Gefahr eines Volumenmangelkollapses mit Schock.

Therapie

Sofortige Einweisung in eine geeignete chirurgische Abteilung (vor längerem Transport 10 000 E Heparin i.v.), Schockbekämpfung, sofortige Thrombektomie, evtl. Thrombolyse.

2.1.4 Thrombose der V. subclavia oder V. axillaris (Paget-v.-Schroetter-Syndrom)

Ätiopathogenese: Die akute Thrombose der V. axillaris bzw. der V. subclavia entsteht vorwiegend bei jüngeren Personen, häufig nach stärkeren (auch sportlichen) Belastungen der Arme. Oft bestehen diskrete Hinweise für ein neurovaskuläres Kompressionssyndrom, meist durch Einengung des Gefäßnervenbündels im Raum zwischen Schlüsselbein und 1. Rippe (kostoklavikuläres Schultergürtelkompressionssyndrom, thoracic outlet syndrom = TOS). Andere Ursachen können Infusionen über Venenkatheter, Schrittmacherkabel u.a. sein.

Klinik: Im akuten Stadium Anschwellung des Armes, gestaute Hand- und Armvenen. Im chronischen Stadium venöser Umgehungskreislauf in der Schulterregion.

Therapie

Vorgehen wie bei akuter tiefer Phlebothrombose (s. ds. Kap., 2.1.2 „Therapie"). Eine Thrombolysetherapie ist zwar möglich, wegen der günstigen Prognose unter alleiniger Antikoagulation und des Blutungsrisikos aber nur in besonderen Fällen vertretbar.

12 Krankheiten des peripheren Gefäßsystems

2.1.5 Thromboseprophylaxe

Sie umfaßt physikalische und medikamentöse Maßnahmen. Die physikalischen Methoden bezwecken, eine Stase zu verhindern und den Fluß in den tiefen Venen zu beschleunigen. Dazu gehören Vermeidung von längerer Immobilisierung, z.B. in Auto, Eisenbahn, Flugzeug oder vor dem Fernsehapparat, und frühzeitige Mobilisierung postoperativ, post partum und bei sonstigem längeren Krankenlager. Das prophylaktische Wickeln mit elastischen Binden sollte wegen der Probleme, einen solchen Verband sachgerecht anzulegen, ersetzt werden durch das Anlegen sog. Antithrombose-Kompressionsstrümpfe. Zusätzlich krankengymnastische Übungen. Eine wirksame Prophylaxe ist auch möglich durch apparative Methoden, die eine intermittierende Kompression der Beine bewirken (Jobst-Gerät, Hydroven-Gerät).

Die medikamentöse Prophylaxe thromboembolischer Erkrankungen im Rahmen schwerer Allgemeinerkrankungen und größerer operativer Eingriffe kann erfolgen durch Heparin, Antikoagulation mit Cumarinderivaten und den Einsatz von Dextranen. Bei der peri- und postoperativen Thromboseprophylaxe hat sich die niedrigdosierte Heparintherapie durchgesetzt, evtl. in der Kombination mit Dihydroergotamin (DHE). Zweimal täglich Heparin 5000 E in der Kombination mit 0,5 mg DHE gilt als wirksamer im Vergleich zu 2 oder 3 mal 5000 E Heparin allein. Vereinzelt sind vasospastische Komplikationen bei der Anwendung der Kombination Heparin + DHE beschrieben worden. Das Risiko besteht vor allem bei polytraumatisierten Patienten, bei Querschnittsgelähmten und Patienten mit Sepsis. Eine besondere Vorsicht scheint auch geboten bei Patienten mit ausgedehnten Gefäßleiden. Durch die neuere Entwicklung niedermolekularer Heparine ist es möglich, im Regelfall mit einer einmaligen Gabe eines niedermolekularen Heparins pro 24 h auszukommen, sei es in Kombination mit DHE (Embolex® NM) oder ohne (Clexane®, Fragmin®, Fraxiparin®, Mono-Embolex® u.a.).
Eine wirksame venöse Thromboembolieprophylaxe mit Plättchenaggregationshemmern ist nicht möglich.

Die Prophylaxe rezidivierender tiefer Phlebothrombosen erfolgt mit Cumarinderivaten. Für die Dauer der Behandlung werden folgende Empfehlungen gegeben: bei einfacher Phlebothrombose 3–6 Monate, bei ausgedehnter Phlebothrombose und evtl. begleitender Lungenembolie 6–12 Monate, bei rezidivierenden Phlebothrombosen und rezidivierenden Lungenembolien ggf. Dauerbehandlung über Jahre. Eine Indikation zur Implantation eines Cava-Schirmes besteht bei rezidivierenden Lungenembolien trotz adäquater Antikoagulation oder bei Kontraindikationen gegen eine Antikoagulation.

2.2 Postthrombotisches Syndrom

Ätiopathogenese: Folgezustand nach nicht oder erfolglos behandelter bzw. unvollständig rekanalisierter tiefer Arm- oder Becken-Beinvenenthrombose. Es handelt sich um Veränderungen der Haut und der Subkutis, die meist durch eine kombinierte Abflußbehinderung in den Venen und Lymphbahnen bedingt sind. Das klinische Bild der chronisch-venösen Insuffizienz kann außer durch ein postthrombotisches Syndrom auch durch eine Stamm- und Perforans-Varikose sowie eine primäre oder sekundäre tiefe Leitveneninsuffizienz oder andere venöse Abflußbehinderungen (z.B. Tumorkompression, AV-Fistel) bedingt sein.

Klinik: *Leitsymptome und -befunde:* Ödeme, braune Hauptpigmentierungen, Neigung zu Ekzembildung, Stauungsdermatose, Corona phlebectatica und Ulcus cruris.
Sicherung der Diagnose: Klinische Funktionsproben (Perthes, Trendelenburg, Linton), Steh-Geh-Venendruckmessungen, Untersuchungen des venösen Strömungsverhaltens mit der Doppler-Ultraschallsonde, Duplex-Sonographie und Phlebographie. Letztere ist indiziert bei unklarer Diagnose oder zur Klärung der Indikation operativer Maßnahmen.

Therapie

(1) *Allgemeine Maßnahmen:* Beine so oft wie möglich hochlagern. Liegen und Laufen ist besser als Sitzen oder Stehen. Wer langes Sitzen oder Stehen nicht vermeiden kann, soll mit den Füßen spielen und öfter Zehenstandübungen machen. Hochlagerung der Beine während der Nachtruhe. Förderung des venösen Rückstroms durch Bewegungsübungen und Hydrotherapie. Keine lokale Wärmeanwendung (keine heißen Bäder, keine Sonnenbäder).

(2) *Kompressionsbehandlung:* Entstauung durch straff sitzenden Kompressionsverband unter Einbeziehung der Knöchelregion, ggf. Polsterung mit Schaumstoffmaterial, nach Entstauung Anpassen eines Kompressionsstrumpfes (Kompressionsklasse II oder III). Einfache Stützstrümpfe haben meist keine genügende Kompressionskraft. Bei stärkerer Schwellneigung sind pneumatische Kompressionsmanschetten (Jobst-Gerät, Hydroven-Gerät) hilfreich und empfehlenswert.

(3) *Pharmakotherapie:* Rutin-Derivate (z.B. Venoruton® retard oder intens, 2mal 1) und Roßkastanienextrakte (z.B. Venostasin® retard, 2mal 1) wirken nach experimentellen Untersuchungen an der Kapillarmembran abdichtend und unterstützen durch ihre ödemhemmenden Eigenschaften die Kompressionsbehandlung. Sie können ebensowenig wie Diuretika die Kompressionsbehandlung ersetzen. Stark wirkende Saluretika (z.B. Lasix®, Hydromedin®) können durch Wasserentzug die Thrombosebereitschaft erhöhen und sind weniger empfehlenswert; günstiger sind im Einzelfall Kombinationspräparate wie Dytide®-H oder dehydro sanol tri®, Dosierung nach Schweregrad des Ödems, z.B. 1 Tbl. jeden 2. Tag, s.a. ds. Kap., 2.1.5.

(4) *Chirurgische Therapie:* Behandlungsmöglichkeiten sind die Ausschaltung großer klappeninsuffizienter Varizen, die Ligatur insuffizienter Venae perforantes und die operative Schaffung venöser Ersatzwege (selten). Voraussetzung ist eine vorherige phlebographische Klärung, ob ektatische Venen ggf. wesentliche Kollateralbahnen darstellen. In Zweifelsfällen ist eine Steh-Geh-Venendruckuntersuchung vor und nach Anlegen von elastischen Binden indiziert.

(5) *Behandlung des Ulcus cruris:* Am wichtigsten ist die Entstauung der Ulkusregion mit Kompressionsverbänden unter Verwendung entsprechend zugeschnittener Schaumstoffplatten. Die Lokalbehandlung hat die Reinigung des Ulkusgrundes zum Ziel und gelingt meist ausreichend durch physiologische Kochsalzlösung. Im Einzelfall können hilfreich sein: Externa mit proteolytischer Aktivität (Varidase®), Antiseptika (Polyvidon-Jod), granulationsfördernde Externa (Debrisorb®, Actihämyl®) und spezielle Wundauflagen (Varihesive®, Comfeel®, Cutinova®). Bei großen Ulzera evtl. Hauttransplantationen und

ggf. Ausschaltung insuffizienter Venae perforantes. *Cave:* allergisierende Lokaltherapeutika. Bei Verdacht auf Kontaktdermatitis Epikutantests durch Dermatologen.

2.3 Varizen

Ätiopathogenese: Varizen sind erweiterte, meist auch geschlängelte Venen. Die starke Nachgiebigkeit der Venenwand ist die Folge eines komplexen Zusammenwirkens von konstitutioneller Bindegewebsschwäche, hormonalen Einflüssen (Pubertät, Schwangerschaft), Druckbelastung des Venensystems (langes Stehen, Sitzen) und Behinderung des venösen Rückstroms. Sekundäre Varizen entstehen bei venöser Abflußbehinderung durch zusätzliche Druckbelastung der Venenwände. Sie können als erweiterte Kollateralvenen wichtige Umgehungswege darstellen. Beim postthrombotischen Syndrom können primäre und sekundäre Varizen nebeneinander bestehen. Bei primärer Varikose (Stamm-, Perforansvarikose) kann sich ein chronisches venöses Stauungssyndrom entwickeln, das in seinem Erscheinungsbild dem postthrombotischen Syndrom gleicht (Überbegriff chronisch-venöse Insuffizienz).

Klinik: Die Abgrenzung primäre – sekundäre Varikose gelingt meist durch klinische Funktionsuntersuchungen (Perthes, Trendelenburg, Linton) und Doppler- bzw. Duplex-Ultraschalluntersuchungen der großen Venenstämme. In Zweifelsfällen ist insbesondere vor operativen Eingriffen eine Phlebographie indiziert. Besenreiservarizen und retikuläre Varizen haben nur kosmetische Bedeutung.

Therapie

(1) *Allgemeine Maßnahmen:* Postthrombotisches Syndrom s. ds. Kap., 2.2. Bei Massagen und lokalen hydrotherapeutischen Anwendungen muß die erhöhte Verletzbarkeit der Haut berücksichtigt werden.

(2) *Kompressionsverbände und -strümpfe:* Wirksamste Maßnahme bei Beschwerden zur Entstauung und Prophylaxe eines Ulcus cruris varicosum.

(3) *Pharmakotherapie:* Postthrombotisches Syndrom s. ds. Kap., 2.2. Es ist nicht erwiesen, daß die empfohlenen Venenmittel eine Steigerung des Venenwandtonus bewirken können. Die psychische Wirkung der Venenmittel ist oft erheblich.

(4) *Sklerotherapie:* Zur Verödung aus therapeutischer, prophylaktischer oder kosmetischer Indikation eignen sich besonders retikuläre und Seitenastvarizen. Mehrfache Verödungsbehandlungen sind möglich.

(5) *Chirurgische Maßnahmen:* Die operative Varizenentfernung ist indiziert bei Stammvarikose der V. saphena magna mit Mündungsklappeninsuffizienz, ggf. auch bei Stammvarikose der V. saphena parva, und bei ausgeprägter Klappeninsuffizienz der Venae perforantes/communicantes.

3 Erkrankungen der Lymphbahnen

3.1 Lymphangitis

Ätiopathogenese: In der Regel Streptokokkeninfektion der Haut und Subkutis, die zum klinischen Bild einer Lymphangitis und/oder eines Erysipels führt. Eintrittspforte für die Infektion ist häufig eine Fußmykose (Tinea pedum).

Klinik: Bild der akuten generalisierten Entzündung, häufig Beginn mit Schüttel-

frost, Fieber über 39 °C. Prädisponierend sind bereits bestehende Stauungszustände.
Differentialdiagnostisch ist eine oberflächliche Phlebitis und Periphlebitis abzugrenzen. Eine Phlebitis geht selten mit höheren Temperaturen, so gut wie nie mit Schüttelfrost einher, sie folgt im allgemeinen dem Venenverlauf.

Therapie

Sofortige Gabe von Antibiotika, Penicillin in der Regel ausreichend, z. B. 1 Mega IE i.m. sofort (Megacillin®), dann für 5–10 Tage oral 0,8–1,2 Mega IE/Tag (z. B. Baycillin®, Iscocillin® o. ä.). Häufige Komplikation ist ein postentzündliches Lymphödem. Bei rezidivierendem Erysipel, insbesondere bei schon bestehendem Lymphödem ist eine Dauerprophylaxe mit Penicillin-Langzeitpräparaten, z. B. Tardocillin 1200®, 1 Injektion alle 3–4 Wochen, indiziert. Prophylaktische Sanierung einer Tinea pedum, sorgfältige Fußpflege.

3.2 Lymphödem

Ätiopathogenese: Primäre Entwicklungsstörungen (Hypoplasie, Lymphangiektasie) oder sekundäre im Gefolge einer Entzündung (Lymphangitis), einer obliterierenden Lymphangiopathie, durch Tumorbefall der Lymphknoten oder iatrogen durch Operation, Bestrahlung oder infolge einer Reaktion auf lymphographische Kontrastmittel.

Klinik: Blasses, meist einseitiges oder seitendifferentes, derbes, in späteren Stadien schwer eindrückbares Ödem, das den Fußrücken und die Zehen (Stemmersches Zeichen) mit einbezieht. Fehlen von Zeichen einer chronisch-venösen Insuffizienz, s. ds. Kap., 2.2.

Therapie

Eine kausale Therapie ist meist nicht möglich. Bei rezidivierendem Erysipel Penicillinprophylaxe, Vermeidung von Hautinfektionen, insbesondere Pilzbefall. Konsequente Kompressionsbehandlung mit elastischen Binden, Kompressionsstrümpfen und Lymphdrainage durch geschulte Physiotherapeuten. Die Anwendung maschineller Kompressionsgeräte ist umstritten. In ausgeprägten Fällen operative Entfernung des verdickten subkutanen Gewebes in Spezialkliniken.

13 Arterielle Hyper- und Hypotonie

(A. Distler)

1	**Hypertonie**	419
1.1	**Allgemeine Behandlung der Hypertonie**	419
	Einfluß einer antihypertensiven Therapie auf Mortalität und Morbidität	420
	Indikationen und Ziele der antihypertensiven Langzeittherapie	421
	Allgemeine therapeutische Maßnahmen	422
	Pharmakotherapie	422
	Saluretika	422
	β-Rezeptorenblocker	424
	Rauwolfia-Alkaloide	426
	Hydralazin und Dihydralazin	426
	α_1-Rezeptorenblocker	426
	Kalziumantagonisten	428
	α-Methyldopa	428
	Clonidin und Moxonidin	429
	Hemmstoffe des Angiotensin-„converting enzyme" (ACE-Hemmer)	430
	Minoxidil	430
	Praktisches Vorgehen	431
	Gesichtspunkte, die bei der Behandlung zu beachten sind	431
	Wahl der Medikamente	432
	Digitalisbehandlung	434
	Therapieüberwachung	434
	Blutdruckmessung	434
	Medikation	434
	Laboruntersuchungen	435
1.2	**Hypertonie als Begleiterkrankung und spezielle therapeutische Probleme**	435
1.2.1	**Hypertensive Notfälle**	435
	Therapeutisches Vorgehen in hypertensiven Notfallsituationen	436
	Phäochromozytom (s. ds. Kap., 1.3.1)	437
	Präeklampsie und Eklampsie	437
1.2.2	**Maligne Hypertonie**	437
1.2.3	**Hochdrucktherapie bei Niereninsuffizienz**	437
1.2.4	**Hochdrucktherapie und Narkose**	438
1.2.5	**Hypertonie und Schwangerschaft**	438
1.3	**Operativ heilbare Hochdruckformen**	438
1.3.1	**Hypertonie bei endokrinen Störungen**	438
	Phäochromozytom	438
	Primärer Aldosteronismus (Conn-Syndrom)	439
1.3.2	**Hypertonie bei Aortenisthmusstenose**	440
1.3.3	**Hypertonie bei Nierenarterienstenose**	440
1.3.4	**Hypertonie bei einseitiger Schrumpfniere**	441
1.4	**Therapie der Hochdruckkomplikationen**	441
2	**Hypotonie**	441
	Therapie bei akuten oder vorübergehenden Hypotonien	442
	Therapie der chronischen Hypotonieformen	443
	Behandlung der primären Hypotonie	443
	Behandlung der sekundären Hypotonieformen	443

Notfälle:
Hypertensive Notfälle (s. ds. Kap., 1.2.1)
Phäochromozytom (s. ds. Kap., 1.3.1)
Präeklampsie und Eklampsie (s. ds. Kap., 1.2.1)

1 Hypertonie

1.1 Allgemeine Behandlung der Hypertonie

Definition und Normalwerte: Der systolische wie der diastolische Blutdruck stellt einen kontinuierlichen Risikofaktor für kardiovaskuläre Komplikationen dar. Die Abgrenzung „hypertoner" von „normotonen" Blutdruckwerten ist demnach willkürlich. Die WHO definiert als Hypertonie einen systolischen Blutdruck von 160 mmHg oder darüber und/oder einen diastolischen Blutdruck von 95 mmHg oder darüber. Als normal sind nach der WHO-Definition Blutdruckwerte beim Erwachsenen bis zu 140 mmHg systolisch und bis zu 90 mmHg diastolisch anzusehen. Blutdruckwerte zwischen normalem und hypertonem Bereich werden als Grenzwert-Hypertonie („borderline hypertension") bezeichnet.

Die Diagnose „Hypertonie" sollte nach den WHO-Empfehlungen nur gestellt werden, wenn erhöhte Blutdruckwerte bei mindestens 3 Messungen bei mindestens 2 verschiedenen Gelegenheiten gefunden werden. Die „Deutsche Liga zur Bekämpfung des hohen Blutdruckes" gibt als obere *Normgrenzen* des Blutdrucks bei Erwachsenen folgende Werte an:

Systolischer Blutdruck: 140 mmHg bis zum 64. Lebensjahr
160 mmHg ab 65. Lebensjahr

Diastolischer Blutdruck: 90 mmHg für alle Lebensalter

Nicht dem engeren Begriff der Hypertonie zuzuordnen sind *transitorische Blutdrucksteigerungen.* Sie halten nur einige Minuten bis maximal einige Monate an (z. B. Blutdrucksteigerungen durch Emotionen; bestimmte Erkrankungen des Zentralnervensystems wie Enzephalitis, Hirntumoren, Hirndrucksteigerungen, akute Vergiftungen durch Thallium, Blei, CO; genuine Gestose, akute intermittierende Porphyrie u.a.). Die transitorischen Blutdrucksteigerungen bilden sich entweder spontan bzw. nach Ausschaltung der Noxe zurück oder heilen mit der Grundkrankheit aus. *Erhöhung nur des systolischen Blutdrucks:* Häufigste Ursache ist die Rigiditätszunahme der großen Arterien im Alter („Altershochdruck", „Elastizitätshochdruck", „arteriosklerotischer Hochdruck"). Seltene Ursachen nur systolischer Blutdrucksteigerungen sind Erhöhungen des Herzzeitvolumens bei Hyperthyreose, arteriovenösen Fisteln, Fieber, totalem AV-Block und Aorteninsuffizienz.

Ätiopathogenese: Häufigste Ursache der chronischen Blutdrucksteigerung ist die *primäre* (essentielle) Hypertonie, für deren Zustandekommen u.a. genetische und Umweltfaktoren (Überernährung, kochsalzreiche Kost, Streß) eine Rolle spielen. Differentialdiagnostisch abzugrenzen sind *sekundäre Hochdruckformen* (Hochdruck bei renal-parenchymatösen sowie bei Nierengefäßerkrankungen, verschiedene Formen der endokrin bedingten Hypertonie [vgl. Kap. 22], Hochdruck bei Aortenisthmusstenose).

Klinik: *Leitsymptome und -befunde:* Patienten mit Hypertonie haben überwiegend keine Beschwerden und weisen keine auf die Hypertonie hinweisenden Symptome auf. Ausnahmen bilden hypertensive Notfallsituationen (s. ds. Kap., 1.2.1) und das *Phäochromozytom* (s. ds. Kap., 1.3.1).

Diagnostische und differentialdiagnostische Hinweise: Zur Routinediagnostik bei mehrfach festgestellter Blutdruckerhöhung gehören: Sorgfältige Erhebung der Vorgeschichte einschließlich Familienanamnese, körperliche Untersuchung, Untersuchung des Urins auf Protein und Erythrozyten, Bestimmung von Kreatinin und Kalium im Serum sowie die Durchführung eines Elektrokardiogramms bzw. einer Echokardiographie (Hinweise auf linksventrikuläre Hypertrophie?) und einer Nierensonographie.

13 Arterielle Hyper- und Hypotonie

Folgende *Hochdruckursachen* können aufgrund dieses Basis-Diagnostikprogramms zumindest bereits vermutet werden: *Cushing-Syndrom* (Vollmondgesicht, „Büffelhöcker", Striae rubrae); *Aortenisthmusstenose* (Blutdruckdifferenz zwischen Armen und Beinen, typischer Auskultationsbefund über dem Herzen); *Nierenarterienstenose* (in 50% der Fälle läßt sich ein Gefäßgeräusch im Epigastrium oder im Bereich der Nierenhili auskultieren; u. U. einseitig kleine Niere im Sonogramm); *Zystennieren* (typischer Palpations- und Sonogrammbefund); *renal-parenchymatöse Erkrankungen* wie z.B. chronische Glomerulonephritis (Proteinurie, Erythrozyturie, Erhöhung des Serumkreatinins); *primärer Aldosteronismus* (Leitsymptom Hypokaliämie).

Sofern die diastolischen Blutdruckwerte bei mehrfachen Untersuchungen mehr als 105 mmHg betragen, sollte, zumindest bei jüngeren Patienten, zum Ausschluß bzw. Nachweis einer Nierenarterienstenose eine *Röntgendarstellung der Nierenarterien* erfolgen. Außerdem sollte bei höheren Blutdruckwerten eine *Fundoskopie* insbesondere mit der Frage nach dem Vorliegen von Exsudaten bzw. Blutungen und einem Papillenödem (Zeichen der akzelerierten Hypertonie) durchgeführt werden.

Sicherstellung der Diagnose „Hypertonie": Prinzipiell muß durch wiederholte Blutdruckmessungen an verschiedenen Tagen oder durch eine ambulante Langzeit-Blutdruckmessung über 24 h festgestellt werden, ob nur eine vorübergehende oder eine chronische Blutdrucksteigerung vorliegt.

Abklärung der Ursache und des Schweregrades: Jede nicht offensichtlich situationsbedingte Blutdrucksteigerung bedarf der Abklärung. Ziele eines diagnostischen Basisprogramms sind:

(1) Erkennung sekundärer Hochdruckformen, vor allem solcher, die einer spezifischen Therapie (z. B. Angioplastie bei Nierenarterienstenose, operative Entfernung eines Phäochromozytoms) zugänglich sind.

(2) Festlegung des Schweregrades und Erkennen von Folgeerscheinungen des Hochdrucks sowie Erkennung weiterer kardiovaskulärer Risikofaktoren.

Eine generell akzeptierte Stadieneinteilung der Hypertonie existiert nicht. Breitere Anerkennung haben die von der WHO 1962 erstellten und 1993 überarbeiteten Kriterien erfahren (Tab. 13.1).

Gefahren der Hypertonie: Jede chronische Blutdrucksteigerung begünstigt die Entwicklung einer Arteriosklerose mit ihren Folgeerscheinungen besonders im Bereich des Herzens, des Gehirns und der Nieren. Hauptrisiko der unbehandelten Hochdruckerkrankung ist eine erhöhte Morbidität und Mortalität infolge Linksherzinsuffizienz, koronarer Herzerkrankung und hämorrhagisch wie thrombotisch bedingter Apoplexien. Eine weitere potentielle Folgeerscheinung eines unzureichend behandelten Hochdrucks ist das Auftreten einer akzelerierten Verlaufsform bzw. der Übergang in eine maligne Hypertonie mit Entwicklung einer Niereninsuffizienz.

Therapie

Einfluß der antihypertensiven Therapie auf Mortalität und Morbidität

Die hypertoniebedingte Mortalität und Morbidität werden durch eine konsequent durchgeführte antihypertensive Therapie deutlich gesenkt. Die Abnahme der Mortalität und Morbidität ist im wesentlichen auf das seltenere Auftreten einer Apoplexie, einer Herzinsuffizienz und einer Akzeleration der Hypertonie zurückzuführen. Eine Verminderung koronarer Komplikationen durch antihypertensive Behandlung hat sich bisher bei Patienten in jüngerem bis mittlerem Lebensalter nicht überzeugend nachweisen lassen. Dagegen wurde in mehreren

Tabelle 13.1: Stadieneinteilung der Hypertonie nach WHO-Kriterien (1993)

Stadium I	Keine objektiven Anzeichen von hypertensiven Organveränderungen
Stadium II	Mindestens eines der folgenden Zeichen einer Organbeteiligung ist nachweisbar: – Linksherzhypertrophie (Nachweis z. B. durch Elektrokardiographie, Echokardiographie etc.) – Generalisierte und herdförmige Verengung der Netzhautarterien – Proteinurie und/oder leichte Erhöhung des Plasma-Kreatininspiegels – Nachweis von atherosklerotischen Plaques durch Ultraschall oder Röntgenuntersuchung (A. carotis, Aorta, A. iliaca oder femoralis)
Stadium III	Nachweis hypertensiver Organschäden – Herz: Angina pectoris, Herzinfarkt, Linksherzinsuffizienz – Gehirn: TIA, Schlaganfall, hypertensive Enzephalopathie – Augenhintergrund: Netzhautblutungen und Exsudate mit oder ohne Papillenödem – Gefäße: dissezierendes Aneurysma, symptomatische arterielle Verschlußkrankheit – Niere: Niereninsuffizienz (Plasmakreatinin > 2,0 mg%)

Studien bei über 60jährigen Patienten auch eine deutliche Verminderung koronarer Ereignisse unter antihypertensiver Therapie beobachtet. Auch bei der isolierten systolischen Hypertonie des älteren Menschen reduziert eine antihypertensive Behandlung die Inzidenz kardiovaskulärer einschließlich koronarer Komplikationen. Eine Senkung der kardiovaskulären Morbidität und Mortalität wurde bisher in Interventionsstudien nur für Diuretika und β-Blocker nachgewiesen.

Indikationen und Ziele der antihypertensiven Langzeittherapie
Jede schwere oder mittelschwere Hypertonie ist behandlungsbedürftig. Da eine medikamentöse antihypertensive Therapie bei *leichter* Hypertonie (diastolische Blutdruckwerte zwischen 90 und 105 mmHg und/oder systolische Werte zwischen 140 und 180 mmHg, „mild hypertension" des anglo-amerikanischen Sprachraumes) in geringerem Maß als bei mittelschwerer oder schwerer Hypertonie eine Verminderung hypertensiver Komplikationen bewirkt, soll nach einer neueren Empfehlung der WHO und der International Society of Hypertension (1993) die einmalige Feststellung eines Wertes in den genannten Bereichen noch nicht Anlaß zur sofortigen Einleitung einer medikamentösen Therapie geben. Erst wenn bei wiederholten Blutdruckmessungen über einen längeren Zeitraum Blutdruckwerte von 100 mmHg diastolisch oder darüber festgestellt werden, soll mit einer medikamentösen Behandlung begonnen werden. Liegen die Blutdruckwerte zwischen 90 und 99 mmHg, so sollte eine medikamentöse Behandlung lediglich erwogen werden, wobei für eine medikamentöse Behandlung zusätzliche Faktoren wie gleichzeitig hoher systolischer Blutdruck, Zeichen einer linksventrikulären

Hypertrophie oder eine familiäre Häufung von Schlaganfällen bzw. koronarer Herzkrankheit sprechen. Als Ziel wird eine Senkung der Blutdruckwerte auf 120–130/80 mmHg bei jüngeren und auf unter 140/90 mmHg bei älteren Patienten angestrebt. Besonders eindrucksvoll wird die kardiovaskuläre Komplikationsrate durch antihypertensive Therapie bei älteren Hypertonikern (über 60 Jahre), insbesondere auch bei Patienten mit isolierter systolischer Hypertonie, gesenkt. Bei der isolierten systolischen Hypertonie sollte als Therapieziel ein systolischer Blutdruckwert von 140 mmHg angestrebt werden.

Allgemeine therapeutische Maßnahmen

Lebensweise: Berufliche Überforderung, z.B. durch Schichtarbeit, sollte vermieden werden. Bei fortgeschrittener oder schwer einstellbarer Hypertonie kann zeitlich begrenzter oder ständiger Wechsel der Tätigkeit oder des Berufs erforderlich werden. Ausgleichssport (z. B. Waldlauf, Gymnastik, Schwimmen) ist zu empfehlen, von Leistungssport abzuraten.

Ernährung: Ziel: Einstellung bzw. Erhaltung des Normalgewichts, gegebenenfalls Kalorienreduktion (s. Reduktionsdiät bei Adipositas, Kap. 23, 1). Die tägliche *Kochsalzzufuhr* soll 6 g nicht überschreiten (möglichst kein Kochsalz bei der Zubereitung der Speisen verwenden, kein Salz bei Tisch). Die früher empfohlene *strenge* Kochsalzrestriktion erübrigt sich, da heute Saluretika zur Kochsalzelimination zur Verfügung stehen. Kaffee, Tee und Alkohol sind in kleinen Mengen erlaubt. Nikotinkonsum stellt einen zusätzlichen Risikofaktor dar; das Rauchen sollte daher unterbleiben.

Pharmakotherapie

Unter den zahlreichen bekannten, antihypertensiv wirksamen Verbindungen besitzen für die Langzeittherapie des Hochdrucks nur die in Tabelle 13.2 aufgeführten Substanzgruppen praktische Bedeutung.

Die wichtigsten Angriffspunkte der heute in der Hochdruckbehandlung verwendeten Pharmaka sind der Natriumhaushalt (Beeinflussung durch Saluretika), das Zentralnervensystem mit den Kreislaufzentren (Beeinflussung durch Reserpin, Clonidin, Moxonidin und α-Methyldopa), die peripheren Sympathikusstrukturen (Beeinflussung durch Reserpin und α-Methyldopa), die glatte Gefäßmuskulatur, besonders der Arteriolen (Beeinflussung durch Saluretika, Kalziumantagonisten, Dihydralazin und Minoxidil), die adrenergen Rezeptoren des Herzens (Beeinflussung durch β-Rezeptorenblocker) und der Gefäße (Beeinflussung durch α-Rezeptorenblocker) sowie das Renin-Angiotensin-System (Hemmung der Angiotensin-II-Bildung durch ACE-Hemmer). Die Anwendung dieser Pharmaka kommt bei praktisch allen chronischen Hochdruckformen, vor allem bei der essentiellen und der renalen Hypertonie, in Betracht. Über die Therapie weiterer sekundärer Hochdruckformen s. ds. Kap., 1.3.

Saluretika (Einzelheiten s. Kap. 4)

Saluretika gehören zur Standardtherapie der Hypertonie, da sie die Wirkung anderer Antihypertensiva verstärken und somit deren Anwendung in niedriger

Tabelle 13.2: Für die Langzeittherapie der Hypertonie geeignete Substanzen

Substanzen und Präparate	Handelsdosis	Tagesdosis (Dauertherapie)	Einzeldosen (pro Tag)
a) *Saluretika*	s. Tabelle 13.3		
b) *β-Rezeptorenblocker**			
nicht kardioselektiv			
Oxprenolol (Trasicor®,	Tbl. 40 und 80 mg	80–320 mg	2–3
Trasicor® retard)	Drg. 160 mg		1–2
Pindolol (Visken®)	Tbl. 5 und 15 mg	10–30 mg	2–3 (Visken® 15 1)
Propranolol (Dociton®,	Tbl. 40 und 80 mg	80–320 mg	2–3
dociton® Retard)	Kps. 160 mg		1–2
relativ kardioselektiv			
Atenolol (Tenormin®)	Tbl. 50 und 100 mg	50–100 mg	1
Bisoprolol (Concor®)	Tbl. 5 und 10 mg	2,5–10 mg	1
Metoprolol (Beloc®,	Tbl. 100 mg	50–200 mg	1–2
Lopresor®, Beloc® mite,			
Lopresor® mite)	Tbl. 50 mg		
c) *Rauwolfia-Alkaloide**	s. Tabelle 13.4		
d) *Dihydralazin** (Nepresol®, Dihyzin®)	Tbl. 25 mg	25–150 mg	2–3
e) *α₁-Rezeptorenblocker**			
Doxazosin (Cardular®, Diblocin®)	Tbl. 1, 2 und 4 mg	1–16 mg	1
Prazosin (Minipress®,	Tbl. 1, 2 und 5 mg	1,0–15 mg	2–3
Minipress® retard)	Kps. 1, 2, 4 und 6 mg		1
f) *Kalziumantagonisten*			
Diltiazem (Dilzem® retard)	Tbl. 90 mg	180–360 mg	2
Nitrendipin (Bayotensin®)	Tbl. 20 mg	10–20 mg	1
Isradipin (Lomir®, Vascal®,	Tbl. 2,5 mg	2,5–10 mg	2
Lomir SRO®, Vascal® UNO)	Kps. 5 mg	2,5–10 mg	1
Felodipin (Modip®, Munobal®)	Tbl. 2,5, 5 und 10 mg	2,5–10 mg	1
Verapamil (Isoptin® RR)	Tbl. 240 mg	240–480 mg	1–2
g) *α-Methyldopa**			
(Presinol®, Sembrina®)	Tbl. 250 mg	0,5–2,0 g	2–3
	Drg. 250 mg		
h) *Clonidin** (Catapresan®,	Tbl. 0,075; 0,15	0,075–0,6 mg	2–3
Catapresan* Depot	und 0,3 mg		
Perlongetten®)	Kps. 0,25 mg	0,25–0,5 mg	1–2
Moxonidin (Cynt®, Physiotens®)	Tbl. 0,2, 0,3 u. 0,4 mg	0,2–0,6 mg	1–2
i) *ACE-Hemmer**			
Captopril (Lopirin®, tensobon®)	Tbl. 25 und 50 mg	25–150 mg	1–3
Enalapril (Pres®, Xanef®)	Tbl. 5, 10 und 20 mg	5–20 mg	1–2
Lisinopril (Acerbon®, Coric®)	Tbl. 5, 10 und 20 mg	5–20 mg	1–2
j) *Minoxidil* (Lonolox®)	Tbl. 2,5 und 10 mg	5–30 mg	1–2

* mit Saluretika s. Tabelle 13.4.

13 Arterielle Hyper- und Hypotonie

Tabelle 13.3: Saluretika zur Langzeittherapie der Hypertonie

Substanzen und Präparate	Handelsdosis	Tagesdosis (Dauertherapie)	Einzeldosen (pro Tag)
Saluretika*			
Butizid (Saltucin®)	Tbl. 5 mg	2,5–5 mg	1
Clopamid (Brinaldix®)	Tbl. 20 mg	10–20 mg	1
Hydrochlorothiazid (Esidrix®)	Tbl. 25 mg	12,5–50 mg	1
Chlortalidon (Hygroton®)	Drg. 25 + 50 mg	12,5–25 mg	tgl. oder jeden 2.–3. Tag
Indapamid (Natrilix®)	Drg. 2,5 mg	2,5 mg	1
Kombinationspräparate			
Triamteren + Hydrochlorothiazid (Dytide® H)	Tbl. 50 + 25 mg	1 Tbl.	
Triamteren + Bemetizid (diucomb®)	Drg. 50 + 25 mg	1 Drg.	
Amilorid + Hydrochlorothiazid (Moduretik® mite)	Tbl. 2,5 + 25 mg	1 Tbl.	

* Kombinationspräparate von Antihypertensiva mit Saluretika s. Tabelle 13.4.

Dosierung erlauben. Sie kommen auch für die Monotherapie bei leichterer Hypertonie in Betracht.

Sulfonamiddiuretika (Tab. 13.3) stellen die in der Langzeittherapie der Hypertonie am häufigsten verwendete Substanzgruppe dar. Besonders geeignet sind Präparate mit mittellanger Wirkungsdauer (z. B. Hydrochlorothiazid, Butizid), da diese nur 1×/Tag verabfolgt werden müssen. Zwischen den einzelnen Präparaten bestehen bei Anwendung äquinatriuretischer Dosen keine sicheren Unterschiede in der blutdrucksenkenden Wirkung oder in der Häufigkeit der Nebenwirkungen (Nebenwirkungen s. Kap. 4). *Saluretika sollten in der Hypertoniebehandlung möglichst niedrig dosiert werden, um die metabolischen Nebenwirkungen gering zu halten.* Bei Absinken des Serum-Kaliumspiegels unter Langzeitgabe von Sulfonamiddiuretika ist es zweckmäßig, gleichzeitig antikaliuretisch wirkende Substanzen (s. ds. Kap., 1.1 „Praktisches Vorgehen") bzw. handelsfertige Kombinationen beider Prinzipien (z. B. diucomb®, Dytide® H, Moduretik® mite) zu verordnen. *Dosierung* s. Tabelle 13.3.

Antikaliuretische Diuretika (Einzelheiten s. Kap. 4): Zu dieser Gruppe gehören Triamteren und Amilorid. *Wichtig:* Bei eingeschränkter Nierenfunktion und/oder hoher Dosierung können antikaliuretische Diuretika schwere Hyperkaliämien hervorrufen. Bezüglich weiterer Nebenwirkungen sowie Kontraindikationen s. Kap. 4. Handelspräparate und Dosierungsrichtlinien s. Tabelle 13.3.

β-Rezeptorenblocker

Pharmakologische Eigenschaften: Man unterscheidet zwischen sogenannten kardioselektiven β-Rezeptorenblockern (z. B. Metoprolol [Beloc®, Lopresor®],

Atenolol [Tenormin®]), die im wesentlichen nur die vorwiegend im Herzen lokalisierten β_1-Rezeptoren blockieren, und nicht-kardioselektiven Blockern (z. B. Propranolol [Dociton®], Oxprenolol [Trasicor®], Pindolol [Visken®]), die auch die β-Rezeptoren anderer Organe, speziell der Bronchial- und Gefäßmuskulatur (β_2-Rezeptoren), blockieren. Keiner der β-Rezeptorenblocker wirkt *absolut* kardioselektiv, bei höheren Konzentrationen erfolgt auch eine Blockade der β_2-Rezeptoren. Einige β-Rezeptorenblocker haben zusätzlich eine sympathikomimetische Eigenwirkung (z. B. Oxprenolol [Trasicor®] und Pindolol [Visken®]). β-Blocker mit sympathikomimetischer Eigenwirkung führen in Ruhe meist nicht zu einer so starken Senkung der Herzfrequenz wie β-Blocker ohne diese Eigenschaft, sie können im Einzelfall jedoch ebenfalls eine starke Bradykardie bewirken. Manche β-Rezeptorenblocker besitzen eine membranstabilisierende („kokainartige", „chinidinartige") Wirkung, die jedoch unter den bei üblicher Dosierung erreichten Plasmakonzentrationen wahrscheinlich nicht in Erscheinung tritt. Bei entsprechender Dosierung ist der blutdrucksenkende Effekt der verschiedenen β-Rezeptorenblocker etwa gleich stark. – Die Plasma-Halbwertszeit von β-Rezeptorenblockern, deren Elimination vorwiegend durch Metabolismus in der Leber erfolgt (z. B. Propranolol), ist kürzer (2–6 h nach oraler Gabe) als diejenige von β-Rezeptorenblockern, deren Elimination vorwiegend renal erfolgt (z. B. Atenolol).

Der Mechanismus der antihypertensiven Wirkung der β-Rezeptorenblocker ist bisher nicht sicher geklärt. Diskutiert wurden u. a. eine allmähliche Abnahme des peripheren Gesamtwiderstandes als Anpassung an eine initiale Abnahme des Herzzeitvolumens, ein reninsenkender Effekt und ein zentraler Angriffspunkt. Die volle Wirkung tritt innerhalb weniger Tage ein.

Handelspräparate und Dosierung: s. Tabelle 13.2.

Nebenwirkungen und Kontraindikationen: Gelegentlich können Müdigkeit, Potenzstörungen, Schlafstörungen, Alpträume, Halluzinationen oder depressive Zustandsbilder auftreten. Weitere potentielle Nebenwirkungen von β-Rezeptorenblockern sind Kältegefühl in den Extremitäten, Auftreten eines Raynaud-Phänomens und, bei Patienten mit arterieller Verschlußkrankheit, Claudicatio intermittens. Diese Symptome werden häufiger unter den nicht-kardioselektiven als unter den selektiven β-Blockern beobachtet. Bei Patienten mit Neigung zu Spontanhypoglykämien sowie bei Diabetikern unter Therapie mit Insulin oder oralen Antidiabetika kann die Hypoglykämieneigung verstärkt werden. Außerdem kann die Tachykardie als Warnsymptom der Hypoglykämie verschleiert werden. Bei zu Hypoglykämie neigenden Patienten dürfen daher β-Rezeptorenblocker nicht verordnet werden. β-Rezeptorenblocker können zu einem Anstieg der Triglyzeride, der „very low density"-Lipoproteine und des VLDL-Cholesterins sowie zu einem Abfall der „high density"-Lipoproteine im Plasma führen. *Kontraindiziert* ist die Anwendung von β-Rezeptorenblockern bei manifester Herzinsuffizienz, Asthma bronchiale (auch die sog. kardioselektiven β-Rezeptorenblocker können bei entsprechender Disposition zur Bronchokonstriktion führen!), „sick sinus"-Syndrom, AV-Block 2. oder 3. Grades und Bradykardie (< 50/min) bei älteren Patienten.

13 Arterielle Hyper- und Hypotonie

Rauwolfia-Alkaloide
Pharmakologische Eigenschaften: Reserpin bewirkt eine Verarmung bzw. Entleerung der Speicherstrukturen im Zentralnervensystem von Noradrenalin, Dopamin und Serotonin. In den Granula der peripheren Sympathikusfasern kommt es ebenfalls zu einer Noradrenalinverarmung. Peripherer Widerstand und Herzfrequenz nehmen ab, das Herzzeitvolumen bleibt unverändert. Die Neigung zu orthostatischer Hypotension ist unter Reserpinbehandlung gering. – Reserpin sollte nur noch in Kombination mit Diuretika verordnet werden, um die Dosis und damit die Nebenwirkungsrate gering halten zu können.
Handelspräparate und Dosierung: s. Tabelle 13.4.
Nebenwirkungen: Reserpin führt häufig zu einer unerwünscht starken Sedation (herabgesetzte Verkehrssicherheit!). In manchen Fällen kann sich ein depressives Zustandsbild oder ein Parkinsonismus entwickeln, auch können Alpträume auftreten. Weitere Nebenwirkungen bestehen in einer Schwellung der Nasenschleimhaut, in einer konjunktivalen Injektion und in einer Steigerung der Magensäuresekretion, die zur Entwicklung von Ulzera führen kann. Das Gewicht kann, teils als Folge einer Appetitsteigerung, teils als Folge einer Wasserretention, zunehmen. Gelegentlich treten Nausea, eine extensive Salivation oder Diarrhöen auf.

Hydralazin und Dihydralazin
Pharmakologische Eigenschaften: Hydralazin und Dihydralazin wirken relaxierend auf die glatte Gefäßmuskulatur, vorwiegend im Bereich der Arteriolen. Die hämodynamischen Wirkungen sind durch eine Abnahme des peripheren Gefäßwiderstandes und eine Zunahme des Schlagvolumens sowie der Herzfrequenz gekennzeichnet. Stärkergradige orthostatische Blutdruckabfälle werden unter Hydralazin und Dihydralazin praktisch nie beobachtet.
Handelspräparate und Dosierung: s. Tabelle 13.2.
Nebenwirkungen: Es können Tachykardien, Palpitationen oder stenokardische Beschwerden, u. U. verbunden mit Zeichen der koronaren Minderdurchblutung im EKG, auftreten. Hydralazin und Dihydralazin sollen daher bei Koronarkranken nicht verordnet werden. Die Nebenwirkungen auf das Herz gehen meist im Laufe einer längerfristigen Behandlung zurück, durch gleichzeitige Anwendung von β-Rezeptorenblockern lassen sie sich weitgehend vermeiden. Weitere Nebenwirkungen: Kopfschmerzen, Appetitmangel, Nausea, Diarrhoe, Parästhesien, nasale Kongestion, psychotische Symptome. In seltenen Fällen kann es zu Temperatursteigerungen und zu einer Urtikaria kommen. Weitere seltene Nebenwirkungen sind das Auftreten einer Anämie, einer Panzytopenie oder eines positiven LE-Zellphänomens im Blut. Relativ häufig lassen sich unter einer Langzeittherapie mit Hydralazin bzw. Dihydralazin antinukleäre Antikörper im Blut nachweisen. Hohe Dosen von Hydralazin (mehr als 200 mg/Tag) können zum Bild einer rheumatoiden Arthritis oder zu einem Zustandsbild führen, welches von einem Lupus erythematodes disseminatus nicht zu unterscheiden ist.

$α_1$-Rezeptorenblocker
Pharmakologische Eigenschaften: Doxazosin und Prazosin blockieren kompetitiv die postsynaptischen $α_1$-Rezeptoren. Der periphere Gesamtwiderstand

Hypertonie

Tabelle 13.4: Handelsfertige Kombinationen für die Kombinationstherapie der Hypertonie

	Kombinations-präparate (Auswahl)	Tagesdosis (Dauer-therapie)	Zusammensetzung
Leichte bis mittelschwere Hypertonie			
β-Rezeptorenblocker + Saluretikum	Beloc® comp (Tbl.)	1–2	100 mg Metoprololtartrat 12,5 mg Hydrochlorothiazid
	Dociteren® (Tbl.)	1–2×1	80 mg Propranolol-HCl 12,5 mg Hydrochlorothiazid 25 mg Triamteren
	Teneretic® (Tbl.)	1	100 mg Atenolol 25 mg Chlortalidon
	Teneretic® mite (Tbl.)	1	50 mg Atenolol 12,5 mg Chlortalidon
	Viskaldix® (Tbl.)	1	10 mg Pindolol 5 mg Clopamid
Rauwolfia-Alkaloide + Saluretikum	Briserin® N (Drg.)	1–3	0,1 mg Reserpin 5,0 mg Clopamid
	Modenol® (Drg.)	1–3	0,07 mg Reserpin 2,5 mg Butizid
oder			
Reserpin + Dihydralazin + Saluretikum	Adelphan-Esidrix® (Tbl.)	1–3	0,1 mg Reserpin 10,0 mg Dihydralazinsulfat 10,0 mg Hydrochlorothiazid
Mittelschwere bis schwere Hypertonie			
β-Rezeptorenblocker + Saluretikum + Hydralazin	Trepress® (Drg.)	1–3	80 mg Oxprenolol-HCl 25 mg Hydralazin-HCl 10 mg Chlortalidon
oder			
β-Rezeptorenblocker + Kalziumantagonist	Belnif® (Kps.)	1–2×1	50,0 mg Metoprololtartrat 15,0 mg Nifedipin
	Nif-Ten® (Kps.), Bresben (Kps.)	1×1	50,0 mg Atenolol 20,0 mg Nifedipin retard
	Tredalat® (Tbl.)	1–2×1–2	100,0 mg Acebutolol 10,0 mg Nifedipin
oder			
Prazosin + Saluretikum	Polypress forte® (Tbl.)	1–2	1,0 mg Prazosin 0,5 mg Polythiazid
oder			
α-Methyldopa + Saluretikum	Sali-Presinol® (Tbl.)	2×1–3×2	250,0 mg α-Methyldopa 10,0 mg Mefrusid
oder			
Clonidin + Saluretikum	Combipresan® 150 Perlongetten	1×1	0,150 mg Clonidin-HCl 15,0 mg Chlortalidon

Tabelle 13.4 (Fortsetzung)

	Kombinations-präparate (Auswahl)	Tagesdosis (Dauer-therapie)	Zusammensetzung
oder			
Captopril *+ Saluretikum*	Capozide® 25 und 50	1×1	25 (50) mg Captopril 25 mg Hydrochlorothiazid
	tensobon® comp (-mite)	1×1	
oder			
Enalapril *+ Saluretikum*	Pres® plus, Renacor®	1×1–2	10 mg Enalaprilhydrogen-maleat 25 mg Hydrochlorothiazid

nimmt ab, Herzzeitvolumen und Herzfrequenz bleiben weitgehend unbeeinflußt. Außerdem kommt es zu einer Venendilatation.
α_1-Rezeptorenblocker bewirken eine (leichte) Senkung des LDL- und eine Erhöhung des HDL-Cholesterins.
Handelspräparate und Dosierung: s. Tabelle 13.2.
Nebenwirkungen: Die häufigste Nebenwirkung ist eine orthostatische Hypotension, die zu Bewußtseinsverlust führen kann. Diese Nebenwirkung kann weitgehend durch einschleichende Dosierung (Prazosin initial 0,5 mg am Abend, anschließend 3 mal 0,5 mg/Tag über 3 Tage, erst danach allmähliche Dosissteigerung) vermieden werden. Weitere Nebenwirkungen: Kopfschmerzen, Übelkeit, Herzklopfen, Benommenheit, Mundtrockenheit.

Kalziumantagonisten
Pharmakologische Eigenschaften: Kalziumantagonisten hemmen den Kalziumeinstrom über spannungsabhängige Kalziumkanäle vom sog. L-Typ in das Zytosol. Es tritt eine Vasodilatation mit Abnahme des peripheren Widerstandes auf, das Herzzeitvolumen bleibt bei chronischer Gabe im wesentlichen unverändert. Dihydropyridine (z.B. Nitrendipin, Felodipin, Isradipin) können zu einer Herzfrequenzsteigerung führen. Weitere Eigenschaften der Kalziumantagonisten s. Kap. 11, 4.2.
Handelspräparate und Dosierung: s. Tabelle 13.2.
Nebenwirkungen: Diltiazem und Verapamil: Verlängerung der AV-Überleitungszeit (deshalb kontraindiziert bei AV-Block 2. oder 3. Grades), Obstipation, Flush. Diltiazem: Übelkeit, Müdigkeit, Kopfschmerzen, Wassereinlagerung in den Beinen. Dihydropyridine: Flush, Palpitationen, Schwindelzustände, Beinödeme.

α-Methyldopa
Pharmakologische Eigenschaften: α-Methyldopa wird in den sympathischen Nervenfasern in α-Methylnoradrenalin umgewandelt, welches den natürlichen Neurotransmitter Noradrenalin teilweise ersetzt. Die antihypertensive Wirkung

von α-Methyldopa beruht im wesentlichen auf einem zentralen α$_2$-Rezeptorenstimulierenden Effekt von α-Methylnoradrenalin mit hieraus resultierender Verminderung des peripheren Sympathikotonus. α-Methyldopa bewirkt eine Verminderung des peripheren Gefäßwiderstandes. Einige Autoren sehen jedoch eine Verminderung des Herzzeitvolumens als entscheidend für die blutdrucksenkende Wirkung von α-Methyldopa an. – Die Wirkung auf den Blutdruck ist im Stehen stärker ausgeprägt als im Liegen.
Handelspräparate und Dosierung: s. Tabelle 13.2
Nebenwirkungen: Sedation (Verkehrsgefährdung!), die meist nach einigen Tagen bis Wochen nachläßt. Libido und Potenz können beeinträchtigt werden, und es kann zu Ejakulationsstörungen kommen. Außerdem können Orthostasereaktionen auftreten. Gelegentlich werden Fieberzustände, gastrointestinale Unverträglichkeitserscheinungen (Obstipation oder Diarrhoe) oder eine intrahepatische Cholestase beobachtet. Bei etwa 20% der mit α-Methyldopa behandelten Patienten wird der direkte Coombs-Test positiv. Der Coombs-Test kann noch einige Monate nach Absetzen der Substanz positiv sein. Weiterhin können der LE-Faktor und der Rheumafaktor im Blut nachweisbar werden. Sehr selten entwickelt sich eine hämolytische Anämie, Granulozytopenie oder Thrombozytopenie. Die hämatologischen Symptome verschwinden nach Absetzen der Substanz. Bei längerer Verabreichung kann sich infolge Wasserretention ein zunehmender Wirkungsverlust einstellen, der durch Gabe von Saluretika beseitigt werden kann.

Clonidin und Moxonidin

Pharmakologische Eigenschaften: Die blutdrucksenkende Wirkung beruht wahrscheinlich überwiegend auf einer Stimulation von Imidazolrezeptoren in der Medulla oblongata, während die unerwünschten Wirkungen wie Sedation oder Mundtrockenheit über α$_2$-Rezeptoren vermittelt werden. Infolge der aus der Imidazolrezeptor-Stimulation resultierenden Verminderung des Sympathikotonus nehmen Herzfrequenz und Schlagvolumen ab; möglicherweise trägt auch eine Dilatation der venösen Kapazitätsgefäße zu der Verminderung des Schlagvolumens bei. Bei längerer Verabreichung von Clonidin zeigt sich auch eine Abnahme des peripheren Gesamtwiderstandes; das Herzzeitvolumen kann wieder seinen Ausgangswert erreichen. Bei intravenöser Gabe von Clonidin kann es initial zu einer kurzfristigen Blutdrucksteigerung infolge Stimulation der α$_2$-Rezeptoren der glatten Gefäßmuskulatur kommen. Durch langsame Injektion des mit Kochsalzlösung verdünnten Wirkstoffs kann diese vermieden werden. Bei oraler Gabe wird dieser Blutdruckanstieg nicht beobachtet.
Handelspräparate und Dosierung: s. Tabelle 13.2.
Nebenwirkungen: An erster Stelle der Nebenwirkungen stehen die Sedation sowie die Mundtrockenheit, die auf eine verminderte Speichelsekretion zurückzuführen ist. Gelegentlich kann es zu Parotisschmerzen kommen. Weitere Nebenwirkungen von Clonidin sind: Gesichtsblässe, Frösteln, Impotentia coeundi. Clonidin und Moxonidin sind kontraindiziert bei Sinusknotensyndrom, bei SA- bzw. AV-Block 2. bis 3. Grades sowie bei schwerer Herzinsuffizienz. *Wichtig:* Nach raschem Absetzen von höheren Clonidindosen kann es zu krisenartigen

Blutdruckanstiegen kommen. Die Clonidindosis darf daher nur schrittweise im Verlauf von mehreren Tagen reduziert werden.

Hemmstoffe des Angiotensin-„converting enzyme" (ACE-Hemmer)
Pharmakologische Eigenschaften: Captopril, Enalapril, Lisinopril und andere ACE-Hemmer stellen kompetitive Antagonisten des Angiotensin-„converting enzyme" (ACE) dar. Dieses Enzym ist identisch mit dem Bradykinin-inaktivierenden Enzym Kininase II. Unter der Einnahme von ACE-Hemmern nehmen die Plasmakonzentrationen von Angiotensin II und Aldosteron ab. Die antihypertensive Wirkung der ACE-Hemmer ist überwiegend auf die verminderte Bildung von Angiotensin II zurückzuführen, doch werden auch andere Mechanismen, so eine Erhöhung lokaler Gewebskonzentrationen der gefäßerweiternden Substanzen Bradykinin und NO diskutiert. Es besteht nur eine lockere Beziehung zwischen Höhe des Plasma-Reninspiegels und Ausmaß des blutdrucksenkenden Effekts. Bei hohem Plasma-Reninspiegel ist jedoch mit einem starken Blutdruckabfall zu rechnen. Die ACE-Hemmer führen zu einer Senkung des peripheren Gesamtwiderstandes, das Herzzeitvolumen bleibt konstant oder steigt an.
Handelspräparate und Dosierung: s. Tabelle 13.2. – Bei eingeschränkter Nierenfunktion ist eine Dosisreduktion notwendig (s. Packungsbeilage).
Nebenwirkungen: Unter Gabe von ACE-Hemmern kann es zum Auftreten eines Exanthems, eines chronischen Reizhustens, einer Agranulozytose, einer Proteinurie, zu einem reversiblen Verlust des Geschmacksempfindens (Ageusie) sowie zu Fieberzuständen kommen. Weitere potentielle Nebenwirkungen: Starker Blutdruckabfall nach Diuretikavorbehandlung, Nierenfunktionsverschlechterung bei doppelseitiger Nierenarterienstenose bzw. bei Arterienstenose einer Einzelniere.

Minoxidil
Pharmakologische Eigenschaften: Minoxidil ist eine stark vasodilatatorisch wirksame Substanz; der periphere Widerstand wird gesenkt, Schlagvolumen und Herzfrequenz steigen reflektorisch an.
Handelspräparate und Dosierung: s. Tabelle 13.2.
Nebenwirkungen: (reflektorische) Tachykardie, welche meist die gleichzeitige Gabe von β-Rezeptorenblockern notwendig macht. Natrium- und Flüssigkeitsretention; Minoxidil muß deshalb in Kombination mit Diuretika gegeben werden. Nicht selten sind hohe Dosen von Furosemid oder anderen, stark wirksamen Diuretika zur Erzielung einer ausreichenden Natrium- und Flüssigkeitselimination erforderlich. Bei längerfristiger Gabe entwickelt sich im Bereich des Gesichts, des Stamms und der Extremitäten eine Hypertrichose, welche die Anwendbarkeit dieser Substanz bei Frauen erheblich einschränkt. Elektrokardiographisch kann eine Abflachung oder Inversion positiver T-Wellen bzw. eine verstärkte Inversion vorher negativer T-Wellen besonders in I, aVL und V_3–V_6 auftreten. Die EKG-Veränderungen zeigen im Verlauf von einigen Monaten eine rückläufige Tendenz. Vereinzelt wurde das Auftreten einer serösen Perikarditis unter der Einnahme von Minoxidil beobachtet.

Praktisches Vorgehen
Gesichtspunkte, die bei der Behandlung zu beachten sind
Außer bei Kranken mit schwerer bzw. maligner Hypertonie (s. ds. Kap., 1.2.2) oder bei hypertensiven Notfallsituationen (s. ds. Kap., 1.2.1) ist die *ambulante* Blutdruckeinstellung der *stationären* Einleitung der Therapie vorzuziehen, da das *Ziel der Behandlung* sein muß, den erhöhten Blutdruck *unter Alltagsbedingungen* auf die durchschnittliche Altersnorm einzustellen. Hierbei sind besonders folgende Gesichtspunkte zu beachten:

(1) *Geschwindigkeit der Blutdrucksenkung:* Rasche Blutdrucksenkungen werden subjektiv oft schlecht vertragen und können gefährliche Komplikationen (zerebrale Ischämie, schwere Orthostasereaktionen) hervorrufen. Durch einschleichende Dosierung und langsame Dosissteigerung muß der Blutdruck *allmählich*, je nach Lage des Falles innerhalb von Wochen oder Monaten, auf normotensive Werte gesenkt werden.

(2) *Blutdrucksenkung bei Niereninsuffizienz und Gefäßkomplikationen:* Unter der Blutdrucksenkung kann sich eine vorher bestehende Niereninsuffizienz verschlimmern. Meist kommt es jedoch nach initialer Verschlechterung unter anhaltender Blutdrucksenkung langfristig wieder zu einer Besserung der Nierenfunktion. Es gibt keinen Grenzwert harnpflichtiger Substanzen im Blut, der eine Kontraindikation für die antihypertensive Therapie darstellen würde. *Wichtig:* Bei eingeschränkter Nierenfunktion (Serumkreatinin > 1,5–1,8 mg%) dürfen kaliumsparende Diuretika entweder nicht mehr oder nur unter häufigen Kontrollen des Serum-Kaliumspiegels verordnet werden, da sonst eine bedrohliche Hyperkaliämie entstehen kann. Thiazidderivate sind bei stärkergradig eingeschränkter Nierenfunktion nicht mehr sicher antihypertensiv wirksam. Als Saluretika sind daher vorzugsweise Furosemid oder Torasemid einzusetzen. – Bei eingeschränkter Nierenfunktion können folgende Substanzen kumulieren: Clonidin, Moxonidin, α-Methyldopa, Dihydralazin, ACE-Hemmer, Isradipin sowie die β-Rezeptorenblocker Acebutolol, Atenolol und Sotalol. Keinen Einfluß auf die Elimination hat die Niereninsuffizienz im Falle von Reserpin, Oxprenolol, Propranolol, Pindolol, Nifedipin, Nitrendipin, Diltiazem, Verapamil, Prazosin und Minoxidil. – Bei Kranken mit fortgeschrittener Arteriosklerose der das Gehirn versorgenden Gefäße kann Minderung des Perfusionsdrucks Schwindel, Unruhe- und Verwirrtheitszustände hervorrufen. In solchen Fällen muß die Blutdrucksenkung besonders vorsichtig erfolgen.

(3) *Vermeidung von Orthostasereaktionen:* Tritt unter der antihypertensiven Therapie (besonders unter α-Methyldopa und Prazosin) ein stärkergradiger orthostatischer Blutdruckabfall auf, so muß, falls ein Wechsel der Medikation nicht in Betracht kommt, der Blutdruck auf *Normotension im Stehen* eingestellt werden.

(4) *Wechsel der Therapie:* Hochdrucktherapie ist *Dauertherapie*. *Abruptes Absetzen der Medikamente* (besonders von höheren Clonidindosen) kann gefährliche Blutdruckanstiege auslösen. Ein *Wechsel der Medikation* sollte nur bei ungenügender Wirkung oder bei Auftreten störender Nebenwirkungen erfolgen. Bei manchen Patienten ist es im Laufe der Behandlung möglich, die Dosis der antihypertensiven Medikamente zu reduzieren; in Einzelfällen kann nach jahrelanger antihypertensiver Therapie die Medikation sogar ganz abgesetzt werden.

Wahl der Medikamente (Tab. 13.5)
Im Einzelfall läßt sich nie voraussagen, auf welche Pharmaka der Patient am günstigsten anspricht.
Monotherapie: Der Versuch, die Therapie mit einer einzigen Substanz durchzuführen, ist nur bei Patienten mit *leichter* bis *mittelschwerer* Hypertonie (etwa bis zu diastolischen Blutdruckwerten von 105 mmHg) sinnvoll. Für die *Monotherapie* besonders geeignet sind α_1- und β-*Rezeptorenblocker, Kalziumantagonisten, ACE-Hemmer* (s. Tab. 13.2) oder *Saluretika* (s. Tab. 13.3). Wird mit dem zunächst verordneten Medikament keine befriedigende Blutdrucksenkung erreicht, sollte auf eine Substanz aus einer anderen Gruppe umgestellt werden.
Kombinationstherapie: Eine Kombinationstherapie (Tab. 13.4 und 13.5) ist in jenen Fällen indiziert, bei denen mit einer einzigen Substanz in einem Dosisbereich, der noch nicht zu unerwünschten Nebenwirkungen führt, keine Blut-

Tabelle 13.5: Empfehlungen der „Deutschen Liga zur Bekämpfung des hohen Blutdruckes" zur Stufentherapie der Hypertonie (1994)

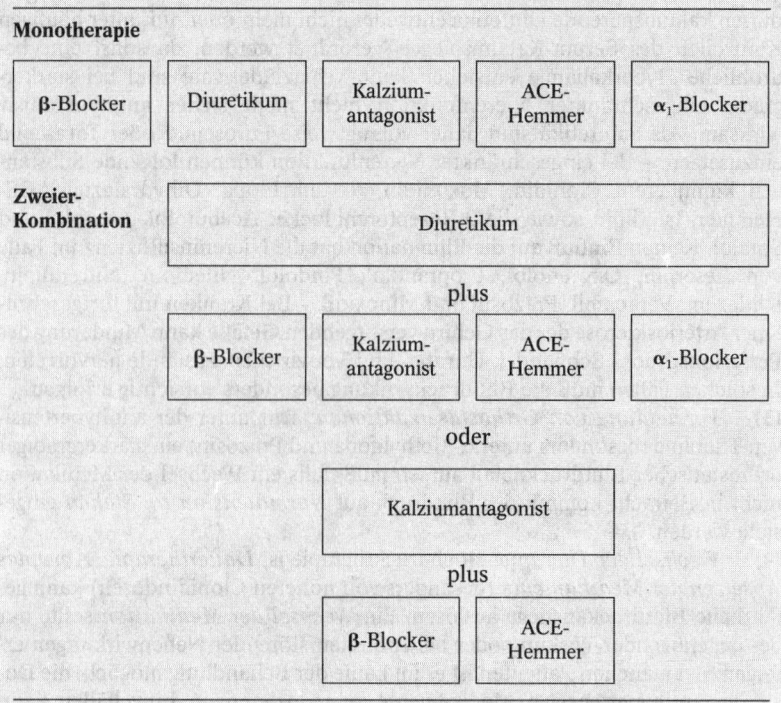

drucknormalisierung zu erreichen ist. Durch gleichzeitige Verabreichung niedriger Dosen mehrerer Pharmaka mit verschiedenartigem Angriffspunkt wird eine Addition der antihypertensiven Wirkung ohne Addition der Nebenwirkungen, die ja bei den verschiedenen Stoffklassen unterschiedlich sind, erreicht. Für die Kombinationstherapie besonders geeignet sind *Saluretika*, die mit jedem anderen Antihypertensivum kombiniert werden können. Neben dem eigenen blutdrucksenkenden Effekt der Saluretika ist für die Kombinationstherapie bedeutungsvoll, daß sie eine Resistenzentwicklung verhindern können, die nicht selten nach längerer Gabe anderer Pharmaka (z. B. Reserpin oder α-Methyldopa) auftritt und zumindest teilweise auf eine Natrium- und Wasserretention zurückzuführen ist. Kalziumantagonisten vom Dihydropyridintyp können auch ohne zusätzliche Gabe eines Diuretikums mit einem β-Rezeptorenblocker kombiniert werden. Bei Bradykardie und/oder AV-Überleitungsstörungen und/oder vorgeschädigtem linken Ventrikel ist die kombinierte Gabe der Kalziumantagonisten Diltiazem und Verapamil mit einem β-Rezeptorenblocker nicht empfehlenswert. Wirkt keine der in Tabelle 13.5 angegebenen Kombinationen ausreichend, kann zusätzlich ein zentrales Antisympathotonikum hinzugefügt oder eine der folgenden Dreifachkombinationen angewandt werden (Tab. 13.6). Bei schwerer Hypertonie kommt die Kombination des Vasodilatators Minoxidil zusammen mit einem stark wirksamen Saluretikum (z. B. Furosemid) und einem β-Rezeptorenblocker in Betracht.

Tabelle 13.6: Dreifachkombinationen zur Behandlung der Hypertonie

Diuretikum plus β-Blocker plus Vasodilatator*
Diuretikum plus ACE-Hemmer plus Kalziumantagonist
Diuretikum plus Antisympathotonikum plus Vasodilatator*

* Vasodilatatoren: Kalziumantagonisten, ACE-Hemmer, α_1-Blocker, Dihydralazin

Begleiterkrankungen oder *zusätzliche Komplikationen* können eine Modifikation des Therapieschemas nahelegen:
- *Koronare Herzkrankheit:* β-Blocker, Kalziumantagonisten.
- *Herzinsuffizienz:* bevorzugt Diuretika, evtl. kombiniert mit einem ACE-Hemmer.
- *Diabetes mellitus:* Zurückhaltung mit Diuretika und β-Blockern.
- *Gicht:* Zurückhaltung mit Diuretika.
- *Obstruktive Ventilationsstörungen:* Kalziumantagonisten, ACE-Hemmer und postsynaptische α_1-Blocker bevorzugen. β-Blocker kontraindiziert.
- *Niereninsuffizienz:* bei Serumkreatinin > 1,8 mg/dl Gabe von stark wirksamen Saluretika; kaliumsparende Diuretika kontraindiziert; Dosis von Atenolol, Nadolol und Sotalol sowie von ACE-Hemmern reduzieren.
- *Ältere Hypertoniker (> 65 Jahre):* bevorzugt Diuretika oder Kalziumantagonisten.

Digitalisbehandlung

Sofern eine Herzinsuffizienz besteht, die mit Diuretika und/oder ACE-Hemmer allein nicht ausreichend behandelbar ist, ist eine Digitalisbehandlung indiziert. *Wichtig:* Viele Patienten unter Saluretikatherapie neigen zu einer Hypokaliämie, welche zur Digitalisüberempfindlichkeit führen kann. Eine sorgfältige Überwachung des Serum-Kaliumspiegels und notfalls die Einleitung einer Substitutionsbehandlung (z. B. durch Gabe von Kalinor®, Rekawan® oder Kalium-Duriles®) oder (besser) die zusätzliche Gabe kaliumsparender Substanzen (s. Tab. 13.3) ist daher angezeigt.

Therapieüberwachung
Blutdruckmessung

Zu den notwendigen Überwachungsmaßnahmen in der Hochdrucktherapie gehören regelmäßige Blutdruckmessungen sowie die Erfassung subjektiver und objektiver Nebenwirkungen der Therapie. Die Messung des Blutdrucks kann im Sitzen oder Liegen erfolgen. Bei Anwendung von Medikamenten, die zu orthostatischem Blutdruckabfall führen können (z. B. α-Methyldopa, Prazosin), muß der Blutdruck zusätzlich im Stehen gemessen werden. In der Anfangsphase der Therapie sind bis zum Erreichen normaler Blutdruckwerte häufigere Kontrollen im Abstand von etwa 1–2 Wochen notwendig. Nach guter Blutdruckeinstellung genügen häufig Kontrolluntersuchungen in vierteljährigen Abständen. Bei therapeutisch schwer einstellbarer Hypertonie können jedoch zur Therapieanpassung wesentlich häufigere Kontrollen, u. U. in einwöchigen Abständen, notwendig werden. Sehr bewährt hat sich die *zusätzliche Blutdruckmessung durch den Patienten* mit Hilfe hierfür geeigneter Apparate. Der Patient wird nach entsprechender Anleitung durch den Arzt angehalten, seinen Blutdruck anfänglich täglich mehrmals (z. B. morgens und abends) zu messen, die Blutdruckwerte zu protokollieren und die Protokolle in die Sprechstunde mitzubringen. Bei guter Einstellung genügen u. U. monatliche Selbstmessungen. Besonders wichtig ist die Selbstkontrolle bei schwerer Hypertonie, da durch die Kenntnis der unter Alltagsbedingungen gemessenen Blutdruckwerte die Gefahr einer Unter- bzw. Überdosierung der Medikamente am leichtesten vermieden wird. Sehr gut geeignet für die Überprüfung des Therapieerfolgs ist auch die 24-h-Blutdruckmessung, da bei der großen Anzahl der unter Alltagsbedingungen gemessenen Werte die Aussagekraft gegenüber der Gelegenheitsblutdruckmessung wesentlich erhöht wird. Eine 24-h-Blutdruckmessung, die auch eine Kontrolle des Blutdruckverhaltens in der Nacht ermöglicht, ist insbesondere dann indiziert, wenn trotz adäquat erscheinender Medikation eine unzureichende Senkung des Blutdrucks in der Praxis oder bei der Selbstmessung beobachtet wird.

Medikation

Bei jeder Wiedervorstellung des Patienten muß sorgfältig nach *Nebenwirkungen der Arzneimittel* gefragt werden. Insbesondere bei Medikamenten, die zu einer Sedation führen können, ist die Möglichkeit einer *Beeinträchtigung der Verkehrstüchtigkeit* oder einer *Gefährdung am Arbeitsplatz* gegeben. Unerwünscht starke Sedationserscheinungen müssen daher Anlaß zu einem Wechsel der Therapie geben.

Mindestens 50% der Hochdruck-Patienten nehmen ihre Medikamente unregelmäßig oder überhaupt nicht ein. Es ist daher wichtig, die Patienten über die möglichen Komplikationen einer ungenügend behandelten Hypertonie aufzuklären und sie zur dauerhaften Mitarbeit zu motivieren.

Es hat sich gezeigt, daß folgende Maßnahmen geeignet sind, die Kooperationsbereitschaft von Hypertonie-Patienten zu erhöhen:

(1) zusätzliche Blutdruckmessung durch den Patienten,
(2) einfaches Therapieschema mit möglichst nur zwei- oder einmaliger Medikamenteneinnahme pro Tag,
(3) feste Vereinbarung eines Wiedervorstellungstermins zur Kontrolluntersuchung.

Laboruntersuchungen

Eine Behandlung mit Saluretika vom Sulfonamid-Typ bzw. mit saluretikahaltigen Kombinationspräparaten kann zu einem Absinken des Serum-Kaliumspiegels sowie zu einem Anstieg des Blutzuckers, der Serumharnsäure und der Serumlipide führen. Bei Stoffwechselgesunden und insbesondere bei jüngeren Hypertonikern genügen jährliche Kontrollen dieser Parameter. Bei gleichzeitiger Digitalisierung sollte der Serum-Kaliumspiegel 1–2 Wochen nach Therapiebeginn und danach in vierteljährigen Abständen kontrolliert werden. Bei Auftreten einer stärkergradigen Hypokaliämie können jedoch häufigere Kontrollen bzw. Korrekturmaßnahmen (Kaliumsubstitution; Gabe von kaliumsparenden Diuretika) notwendig werden. Bei latentem Diabetes mellitus, Vorliegen von Lipidstoffwechselstörungen oder Auftreten von Gichtattacken sind Kontrollen des Blutzuckers, von Cholesterin und Triglyzeriden im Serum bzw. der Serumharnsäure in dreimonatigen Abständen zu empfehlen. Bei eingeschränkter Nierenfunktion sind regelmäßige Kontrollen der Nierenfunktion, z.B. durch Bestimmung des Serumkreatinins, besonders zu Beginn der Therapie angezeigt. In größeren Zeitabständen, die durch Verlauf und Schwere der Erkrankung bestimmt werden, sollten der Augenhintergrund kontrolliert sowie eine Elektrokardiographie bzw. Echokardiographie durchgeführt werden.

1.2 Hypertonie als Begleiterkrankung und spezielle therapeutische Probleme
1.2.1 Hypertensive Notfälle

Definition: Ein hypertensiver Notfall, der eine rasche Blutdrucksenkung erforderlich macht, liegt nur dann vor, wenn stark erhöhte Blutdruckwerte mit Folgeerscheinungen wie *Hochdruckenzephalopathie* (Symptome: Kopfschmerzen, Sehstörungen, Schwindelerscheinungen, Bewußtseinsstörungen, neurologische Ausfallserscheinungen), *Lungenödem, Angina pectoris* oder *dissezierendes Aortenaneurysma* vorliegen. Auch eine mäßiggradige Blutdruckerhöhung etwa bei Aortenaneurysma oder einem Lungenödem kann bereits eine hypertensive Notfallsituation bedeuten.

13 Arterielle Hyper- und Hypotonie

Therapie

Therapeutisches Vorgehen in hypertensiven Notfallsituationen

Bei hypertensiven Notfallsituationen muß der Blutdruck schnell, d.h. innerhalb von einer $1/4-1/2$ h, gesenkt werden. Da eine zu starke Blutdrucksenkung Komplikationen wie Hirn- oder Myokardinfarkt nach sich ziehen kann, sollte der Blutdruck im allgemeinen zunächst nicht stärker als auf etwa 110 mmHg diastolisch und 160 mmHg systolisch bzw. um mehr als 20% gesenkt werden. Bei Vorliegen eines Lungenödems oder eines Aortenaneurysmas ist jedoch häufig eine stärkere Blutdrucksenkung notwendig. Der Zielblutdruckwert muß deshalb individuell festgelegt werden. Bei Schlaganfall mit reaktivem Blutdruckanstieg darf keine rasche oder starke Blutdrucksenkung durchgeführt werden.

(1) *Behandlung durch den Hausarzt:* Wegen der Notwendigkeit einer kontinuierlichen Überwachung des Blutdrucks ist *Klinikeinweisung* erforderlich. Der Hausarzt sollte die Behandlung jedoch schon einleiten. Hierfür kommen folgende Pharmaka in Betracht:
Nifedipin (Adalat®): Kapsel (5 mg) zerbeißen und schlucken. Wirkungseintritt innerhalb weniger min. Wiederholung möglich. Bei nicht ausreichendem Effekt:
Clonidin (Catapresan®): 0,075 mg langsam i.v. Wirkungseintritt nach 10 min, Wiederholung möglich. Bei nicht ausreichender Wirkung nach 30 min 0,3 mg i.v.; Nebenwirkung: Sedation (evtl. erwünscht, bei somnolenten Patienten jedoch störend). Als Alternative zu Clonidin kann *Urapidil* (Ebrantil®) in einer Initialdosis von 25 mg i.v. verabreicht werden.
Sofern keine Kontraindikation vorliegt (z.B. Dehydratation, Hyponatriämie), empfiehlt sich bei der Behandlung hypertensiver Notfälle stets *zusätzlich* die Gabe von 20 mg Furosemid (Lasix®) i.v.; bei Niereninsuffizienz und Überwässerung sind ggf. höhere Dosierungen notwendig.

(2) *Behandlung in der Klinik:* Die unter a) aufgeführten Maßnahmen werden als Erstmaßnahmen in gleicher Weise auch in der Klinik angewendet. Bei unzureichender Wirkung oder schnellem Wiederanstieg des Blutdrucks kommen intravenöse Dauerinfusionen mit Nifedipin oder Nitroglycerin sowie alternativ mit Clonidin, Dihydralazin, Urapidil oder in therapieresistenten Fällen mit Nitroprussid-Natrium in Frage. Die Infusionsgeschwindigkeit wird nach Wirkung titriert. Alle diese Maßnahmen erfordern eine Intensivüberwachung.
Nitroprussid-Natrium (nipruss® [Amp. à 60 mg]) ist die am stärksten wirksame blutdrucksenkende Substanz. Der Wirkungseintritt bei intravenöser Verabreichung ist prompt und dosisabhängig, die Wirkungsdauer jedoch auf wenige min beschränkt, so daß es nur per infusionem angewendet werden kann. Die Lösung muß über einen *zentralen* Venenkatheter mittels Infusionspumpe infundiert werden. Anfangsdosis 20 µg/min. Blutdruckmessungen anfänglich jede min erforderlich, nach 5 min kann die Dosis schrittweise bis zum Erreichen des gewünschten Blutdruckniveaus gesteigert werden; dann Blutdruckkontrollen alle 10 min. Als *Nebenwirkungen* werden Tachykardie, Tachypnoe, verschiedenartige subjektive Mißempfindungen und gelegentlich Erbrechen beobachtet. Bei Anwendung über 48–72 h hinaus müssen die Serumkonzentrationen von Thiozyanat überprüft werden, insbesondere bei Niereninsuffizienz. Die unkon-

trollierte längerdauernde Gabe hoher Dosen kann eine Thiozyanat- oder Zyanid-Intoxikation hervorrufen.

(3) *Zusätzliche Maßnahmen:*
Lagerung: Durch Hochlagerung des Oberkörpers und Tieflagerung der Beine (Herzbett) kann die orthostatische Nebenwirkung antihypertensiver Pharmaka therapeutisch genutzt werden.
Sedierung: Bei Angstzuständen oder Agitiertheit Diazepam (Valium®) 5–10 mg langsam i.v.
Diurese: Bei Hochdruckenzephalopathie oder Herzinsuffizienz forcierte Diurese durch i.v. Gabe schnellwirkender Saluretika (Furosemid [Lasix®] oder Etacrynsäure [Hydromedin®]).
Wichtig: Hypertensive Notfälle können mit *Hyponatriämie* und *Hypovolämie* einhergehen. Es besteht dann initial die Notwendigkeit zu Kochsalz- und Volumensubstitution (i.v. oder p.o.), Diuretika sind zu vermeiden. Sobald der Blutdruck ausreichend kontrolliert ist und der Zustand des Patienten es erlaubt, geht man von der parenteralen Behandlung zu einer oralen Dauertherapie über.

Phäochromozytom (s. ds. Kap., 1.3.1)

Präeklampsie und Eklampsie
Auf die generelle Behandlung der Präeklampsie und Eklampsie kann hier nicht näher eingegangen werden. Für die Behandlung der *krisenartigen Blutdruckanstiege* bei Präeklampsie und Eklampsie hat sich besonders die i.v. Gabe von Dihydralazin (Nepresol®; Initialdosis 6,25 mg = ¼ Amp., langsam i.v.) bewährt. Die Weiterbehandlung erfolgt in schrittweise zu steigernden Dosen von 4–8–12 mg/h oder mehr mittels Infusionspumpe bis zum Erreichen eines diastolischen Wertes zwischen 80–90 mmHg, kombiniert mit antikonvulsiven Maßnahmen, wie Gabe von Magnesiumsulfat und einer medikamentösen Sedierung. Bei tachykarden Reaktionen unter der Verabfolgung von Dihydralazin oder bei unzureichender blutdrucksenkender Wirksamkeit ist eine Kombination mit kleinen Dosen eines relativ β_1-selektiven Rezeptorenblockers sinnvoll. Alternative: i.v. Gabe von Diazoxid (Hypertonalum®; Einzeldosis 30 mg!) (Lindheimer et al., Clin. Nephrol., Vol. 36 [1991] 166–173).

1.2.2 Maligne Hypertonie
Die medikamentöse Behandlung der malignen Hypertonie erfolgt nach den Prinzipien der Kombinationstherapie (s. ds. Kap., 1.1 „Praktisches Vorgehen"). Da die Behandlung mit stark wirksamen Pharmaka in hoher Dosierung erhebliche Nebenwirkungen zur Folge haben kann, sollte die Einstellung in der Klinik erfolgen. In therapieresistenten Fällen, bei denen auch mit einer hochdosierten Kombinationstherapie keine Blutdrucksenkung zu erzielen ist, kann der vorübergehende Einsatz von Diazoxid oder Nitroprussid-Natrium notwendig werden (s. ds. Kap., 1.2.1).

1.2.3 Hochdrucktherapie bei Niereninsuffizienz
(s. ds. Kap., 1.1 „Praktisches Vorgehen" [2])

13 Arterielle Hyper- und Hypotonie

1.2.4 Hochdrucktherapie und Narkose

Neuere Untersuchungen haben gezeigt, daß es günstiger ist, die antihypertensive Langzeittherapie bis zum Tag des operativen Eingriffs und darüber hinaus fortzusetzen, als die Medikation vor der Operation abzusetzen. *Wichtig:* Unter dem Einfluß von mit dem sympathischen Nervensystem interferierenden Substanzen (Reserpin, β-Rezeptorenblocker, α-Methyldopa, Clonidin, Moxonidin) muß während der Narkose mit einem relativen Überwiegen des Parasympathikotonus und der Gefahr einer *extremen Bradykardie* gerechnet werden. In solchen Fällen ist *Atropin*, ggf. in hoher Dosierung, oder *Orciprenalin* (Alupent®) als Antidot zu verabfolgen. Bei diuretikainduzierter Hypokaliämie, Hyponatriämie bzw. Hypovolämie wird eine entsprechende Elektrolyt- bzw. Flüssigkeitssubstitution notwendig. Muß wegen eines *intraoperativen Blutdruckabfalls Noradrenalin* verabreicht werden, so ist zu beachten, daß insbesondere Reserpin, α-Methyldopa, Clonidin und Moxonidin dessen Wirkung erheblich verstärken, Doxazosin und Prazosin die Wirkung abschwächen können. Als mittlere Dosierung ist 0,01–0,02 mg Noradrenalin/min zu empfehlen. *Postoperativ* ist in Abhängigkeit von den Blutdruckwerten zu entscheiden, ob und in welcher Dosierung die antihypertensive Medikation fortgesetzt werden soll.

1.2.5 Hypertonie und Schwangerschaft

Erhöhte Blutdruckwerte im 2. und 3. Trimenon der Schwangerschaft bedingen eine erhöhte Inzidenz von Wachstumsstörungen des Fetus sowie eine erhöhte perinatale Mortalität. Bei Vorliegen einer leichten essentiellen Hypertonie ohne Nierenbeteiligung braucht von einer Schwangerschaft nicht abgeraten zu werden, da die Komplikationsrate bei entsprechender antihypertensiver Therapie gering ist. Bei schwerer bzw. maligner Hypertonie sowie bei renal bedingter Hypertonie treten häufig Pfropfgestosen mit Gefährdung der Mutter, Gefahr der Fruchtschädigung und der Totgeburt auf. In solchen Fällen ist daher ein Konzeptionsschutz dringend anzuraten. Ist eine Schwangerschaft bereits eingetreten, so ist die Indikation zur Interruptio im 1. Trimenon gegeben. In Fällen, bei denen eine Schwangerschaftsunterbrechung nicht in Betracht kommt oder die Gravidität schon zu weit fortgeschritten ist, müssen Patientinnen während der gesamten Schwangerschaft in mindestens 14tägigen Abständen kontrolliert werden, um die Entstehung einer Pfropfgestose rechtzeitig zu erfassen. Für die medikamentöse Therapie der Hypertonie in der Schwangerschaft kommen in erster Linie *α-Methyldopa* und *Dihydralazin* in Betracht. Günstige Erfahrungen liegen auch mit den β-Rezeptorenblockern *Metroprolol* und *Oxprenolol* (s. Tab. 13.2) vor.

1.3 Operativ heilbare Hochdruckformen
1.3.1 Hypertonie bei endokrinen Störungen
Phäochromozytom

Ätiopathogenese: Phäochromozytome sind Tumoren, die sich von chromaffinen Zellen des Nebennierenmarks oder des Sympathikusgrenzstranges ableiten und durch vermehrte Katecholaminausschüttung zur Hypertonie führen. Etwa 80% der Phäochromozytome sind im Bereich der Nebennieren lokalisiert. *Extraadrenale*

Phäochromozytome finden sich am häufigsten paravertebral entlang dem lumbalen Grenzstrang des Sympathikus. Weniger als 5% der Tumoren sind maligne.
Klinik: *Leitsymptome und -befunde:* Charakteristisch sind stark schwankende Blutdruckwerte, es können normotensive Intervalle von längerer Dauer auftreten. Bei etwa 50% der Patienten liegt jedoch eine Dauerhypertonie vor. *Krisenartige* Blutdruckanstiege können sowohl aus einem normotensiven Intervall heraus wie auch bei Dauerhypertonie auftreten. Charakteristische Beschwerden bzw. Symptome: Schweißneigung, anfallsweise Blässe des Gesichts, Akrozyanose, Herzjagen, Herzklopfen, Kopfschmerzen, Schwindelgefühl, Übelkeit, abdominelle Schmerzzustände.
Diagnostische Hinweise: Sicherung der Diagnose durch Nachweis einer erhöhten Ausscheidung von Noradrenalin bzw. Adrenalin und/oder deren Metaboliten (besonders nach einer Krise) oder durch Nachweis erhöhter Plasmakatecholaminkonzentrationen.
Lokalisationsdiagnostik: a) sonographisch, b) röntgenologisch (Computertomographie), c) Szintigraphie mit ^{131}J-Benzylguanidin, d) Bestimmung der Katecholamine in etagenweise aus der Vena cava entnommenem Blut.

Therapie

Die *operative Entfernung des Tumors* ist die Behandlung der Wahl. Indikationen für eine *medikamentöse Therapie* sind: Operationsvorbereitung; Dauertherapie, sofern eine baldige Operation nicht möglich ist (z.B. bei Herzinsuffizienz, schlechtem Allgemeinzustand); malignes Phäochromozytom; kleine, nicht lokalisierbare Tumoren. Zur Behandlung der Hypertonie bei Phäochromozytom werden α-Rezeptorenblocker, zur Behandlung von Tachykardien oder Arrhythmien β-Rezeptorenblocker angewandt.

(1) *α-Rezeptoren blockierende Substanzen:*
- *Phentolamin* (Regitin®): Am besten geeignet zur Bekämpfung *krisenhafter* Blutdrucksteigerungen ist die i.v. Gabe von Phentolamin (Regitin®), welches in Deutschland jedoch vom Markt genommen wurde.
- *Phenoxybenzamin* (Dibenzyran®): Bei oraler Anwendung beginnt die Wirkung nach 1–2 h und hält etwa 3–4 Tage an. Anfangsdosis 10–20 mg/Tag p.o., allmähliche Dosissteigerung bis zur Einstellung des gewünschten Blutdruckniveaus, maximale Dosis etwa 200 mg/Tag.

(2) *β-Rezeptoren blockierende Substanzen:* Die Tachykardie bei Phäochromozytom wird durch die α-Rezeptorenblockade häufig sogar verstärkt; bei Tachykardie daher zusätzliche Therapie mit β-Rezeptorenblockern notwendig (allerdings erst nach Einleitung der α-adrenolytischen Therapie, da sonst bei Phäochromozytom nach β-Blockade mit einem Blutdruckanstieg zu rechnen ist).
Präparate und Dosierung: s. Tabelle 13.2.

Primärer Aldosteronismus (Conn-Syndrom)
Ätiopathogenese: Dem Krankheitsbild liegt eine abnorm gesteigerte Bildung von Aldosteron zugrunde. Ursache des Aldosteronismus ist in den meisten Fällen ein solitäres Nebennierenrindenadenom, in seltenen Fällen kann die Symptomatik durch eine bilaterale Nebennierenrindenhyperplasie (den sog. *pseudoprimären Aldosteronismus*) verursacht werden.
Klinik: *Leitsymptome und -befunde:* Mäßiggradige bis schwere Hypertonie, Hy-

pokaliämie, gesteigerte Aldosteronsekretion, Erniedrigung und geringe bis fehlende Stimulierbarkeit der Plasma-Reninaktivität.
Lokalisationsdiagnostik durch Computertomographie, Nebennierenphlebographie, seitengetrennte Aldosteronbestimmung im Nebennierenvenenblut, Szintigraphie mit 6β-^{131}J-iodomethyl-19-norcholest-5(10)-en-3β-ol.

Therapie

(1) *Operation:* Die Therapie der Wahl bei solitärem Adenom ist die Entfernung der befallenen Nebenniere. Bei Vorliegen einer bilateralen Nebennierenrindenhyperplasie mit Aldosteronismus ist der medikamentösen Therapie der Vorzug zu geben; eine subtotale oder totale Adrenalektomie sollte nur bei medikamentös nicht einstellbarer Hypertonie erwogen werden.

(2) *Medikamentöse Therapie:* Zur Dauertherapie, sofern eine baldige Operation nicht möglich ist (z.B. bei Herzinsuffizienz, schlechtem Allgemeinzustand) oder vom Patienten verweigert wird. Spezielle Indikation der medikamentösen Therapie bei sog. pseudoprimärem Aldosteronismus s.o.
Spironolacton (Aldactone®; Osyrol®): initial 200–400 mg/Tag p.o. Eine befriedigende Blutdrucksenkung ist erst nach 3–4 Wochen zu erwarten. In manchen Fällen Dosissteigerung bis zu 800 mg/Tag erforderlich. Dosis für Dauertherapie individuell stark unterschiedlich, gelegentlich genügen Dosen von 50 mg/Tag. Durch Spironolacton läßt sich in jedem Falle der Kaliummangel beseitigen. Sofern die blutdrucksenkende Wirkung ungenügend ist, kommt die zusätzliche Verordnung anderer Antihypertensiva in Betracht.

1.3.2 Hypertonie bei Aortenisthmusstenose

Die Aortenisthmusstenose sollte nach Möglichkeit noch im Kindesalter operativ beseitigt werden. Der Blutdruck wird durch die Korrektur der Stenose nicht in allen Fällen vollständig normalisiert, so daß eine zusätzliche medikamentöse Behandlung notwendig werden kann.

1.3.3 Hypertonie bei Nierenarterienstenose

Die Methode der Wahl stellt die transluminale Dilatation einer Nierenarterienstenose mit Hilfe eines doppellumigen Dilatationskatheters (perkutane transluminale Angioplastie nach Grüntzig) dar, deren Anwendung auch beim älteren Patienten in Betracht kommt.
Ein revaskularisierender Eingriff wird heute in der Regel nur noch bei Patienten unter 40 Jahren durchgeführt, bei denen eine Angioplastie aus technischen Gründen nicht durchführbar ist. Mit höherem Lebensalter steigt die Operationsmortalität deutlich an, und die Heilungschancen durch die Operation nehmen ab. – Die primäre Nephrektomie sollte nur bei Vorliegen einer stark geschrumpften, nicht mehr funktionstüchtigen Niere ins Auge gefaßt werden.
Die Indikation zur perkutanen transluminalen Angioplastie bzw. zur Operation darf jeweils nur nach sorgfältiger *Spezialdiagnostik,* auf die hier nicht näher eingegangen werden kann, gestellt werden. Falls eine Dilatationsbehandlung oder Operation nicht in Betracht kommt, bleibt die Alternative einer medikamentösen Therapie der Hypertonie.

1.3.4 Hypertonie bei einseitiger Schrumpfniere

Die Indikation zur Entfernung einer einseitigen Schrumpfniere ist, unabhängig von der Genese, gegeben, wenn die Niere keine Ausscheidungsfunktion mehr zeigt und der Hochdruck durch eine medikamentöse Therapie schwer beeinflußbar ist. Die Nephrektomie ist kontraindiziert, wenn noch eine Restfunktion der einseitig kleinen Niere besteht und gleichzeitig eine Einschränkung der Globalfunktion beider Nieren, die auf eine Miterkrankung der anderen Niere hinweist, vorliegt.

1.4 Therapie der Hochdruckkomplikationen

Herzinfarkt s. Kap. 11, 1.5; Herzinsuffizienz s. Kap. 11, 2; Lungenödem s. Kap. 14, 8.3; Apoplexie s. Kap. 25, 1.4; Niereninsuffizienz s. Kap. 17, 3.

2 Hypotonie

Definition: Die Grenzziehung zwischen Normo- und Hypotonie ist willkürlich; im allgemeinen wird von einer Hypotonie bei systolischen Blutdruckwerten unter 100–105 mmHg gesprochen.

Ätiopathogenese: Unter klinisch-praktischen Gesichtspunkten lassen sich die Hypotonien in akute bzw. vorübergehende sowie in chronische Formen einteilen. Unter den *chronischen* Hypotonien ist die *primäre* (konstitutionelle) Form, welche vorwiegend bei leptosomen jüngeren Frauen auftritt, die bei weitem häufigste. Sekundären Hypotonieformen können die in Tabelle 13.7 aufgeführten Ursachen zugrunde liegen.

Klinik: *Leitsymptome und -befunde:* Benommenheitsgefühl, Konzentrationsschwäche, Schweißneigung, Müdigkeit und Minderung der körperlichen und geistigen Leistungsfähigkeit. Die Beschwerden treten vorwiegend im Stehen bzw. Sitzen auf. Im Stehen Abfall des systolischen Blutdrucks, Verkleinerung der Blutdruckamplitude und Anstieg der Pulsfrequenz. Sehr selten sind Hypotonien infolge einer gestörten Sympathikusfunktion („asympathikotone Hypotonie"). Bei diesen Formen der Hypotonie sinken im Stehen systolischer *und* diastolischer Blutdruck ab, ohne daß die Pulsfrequenz ansteigt. Man unterscheidet die sogenannte *idiopathische orthostatische Hypotonie* mit niedrigen Plasma-Noradrenalinwerten im Liegen, bei welcher ein Defekt im Bereich des peripheren sympathischen Nervensystems vermutet wird, und die sogenannte *multiple Systematrophie*, die im Rahmen verschiedener neurologischer Erkrankungen auftritt und bei welcher eine zentralnervöse Störung der Blutdruckregulation zu vermuten ist. Beiden Formen der Hypotonie ist gemeinsam, daß es im Stehen nur zu einem subnormalen Anstieg der Plasma-Noradrenalinkonzentration kommt. – Das schwerwiegendste Symptom einer Hypotonie stellt die Synkope (definiert als kurzfristiger Bewußtseinsverlust infolge verminderter zerebraler Durchblutung) dar. *Diagnostische Hinweise:* Die primäre (konstitutionelle) Hypotonie läßt sich nur per exclusionem, d.h. durch Ausschluß sekundärer Hypotonieformen, diagnostizieren.

Therapie

Eine Behandlung der Hypotonie ist nur dann erforderlich, wenn diese zu stärkeren Beschwerden führt. *Ziel* der Behandlung ist eine normale Adaptation des Kreislaufs an Lagewechsel des Körpers, insbesondere an längeres Stehen.

13 Arterielle Hyper- und Hypotonie

Tabelle 13.7: Einteilung und Ursachen der Hypotonien

A. *Akute* oder *vorübergehende* Hypotonien

   a) vasovagale Synkope
   b) Hustensynkope
   c) Karotissinussyndrom
   d) Hypotonie bei Infektionen, Intoxikationen, Zustand nach längerem Krankenlager

Sonstige Ursachen
Herzrhythmusstörungen s. Kap. 11, 3
Myokardinfarkt s. Kap. 11, 1.5
Lungenembolie s. Kap. 14, 8.2
Stoffwechselstörungen (Coma diabeticum, Coma hepaticum) s. Kap. 23

B. *Chronische* Hypotonieformen

   a) *primäre* (konstitutionelle) Hypotonie
   b) *sekundäre* Hypotonieformen

endokrin:	Nebennierenrindeninsuffizienz, Hypophysenvorderlappeninsuffizienz, Hypothyreose
kardiovaskulär:	Aortenstenose, Mitralstenose, Aortenbogensyndrom, Myokardiopathien
hypovolämisch:	chronische Dehydratation, Anämie, Kachexie, Bartter-Syndrom
neurogen:	idiopathische orthostatische Hypotonie, multiple Systematrophie
medikamentös:	Antihypertensiva, Sympathikolytika, Neuroleptika, Tranquilizer, Sedativa

Therapie bei akuten oder vorübergehenden Hypotonien (Tab. 13.7)

(1) *Vasovagale Synkope:* Eine Therapie erübrigt sich meist, da die wichtigste Maßnahme, nämlich Übergang in Horizontallage mit Kopftieflagerung, während der Synkope spontan erfolgt. Zusätzlich Hochlagerung der Beine.

(2) *Hustensynkope:* Beseitigung der Ursache des Hustens, notfalls Gabe von hustenstillenden Mitteln.

(3) *Karotissinussyndrom:* Der Patient muß darauf hingewiesen werden, anfallsauslösende Situationen (plötzliche Kopfdrehung, Beugen und Strecken des Kopfes, Tragen von engen Hemdkrägen) zu vermeiden. Medikamentös kann ein Behandlungsversuch mit Atropin unternommen werden. Bei gehäuften Synkopen muß ein Herzschrittmacher implantiert werden.

(4) *Hypotonie bei Infektionen, Intoxikationen, Zustand nach längerem Krankenlager:* Falls erforderlich, kommen zusätzlich zu der spezifischen Behandlung des Grundleidens die bei der Therapie der *chronischen* primären Hypotonie genannten Maßnahmen (s. u.) in Betracht.

Therapie der chronischen Hypotonieformen
Behandlung der primären Hypotonie
An erster Stelle stehen Aufklärung und Beratung des Patienten, an zweiter Stelle physikalische Maßnahmen und an *letzter* Stelle die medikamentöse Behandlung.

(1) *Aufklärung und Beratung:* Aufklärung über die Harmlosigkeit des Beschwerdebildes und die Tatsache einer oft sogar überdurchschnittlichen Lebenserwartung. Ratschläge für den Patienten: Kein plötzlicher Übergang vom Liegen zum Stehen, dazwischen einige Zeit Sitzen. Bei längerem Stehen häufig durch Wippen auf den Fußspitzen die Wadenmuskulatur betätigen. Starke Sonnenbestrahlung oder Hitzeeinwirkung meiden. Bei den Prodromen eines orthostatischen Kollapses sofort hinsetzen und Beine hochlagern, notfalls Kopf tieflagern.

(2) *Physikalische Maßnahmen:* Regelmäßige körperliche Bewegung, Gymnastik und Sport (Waldlauf, Schwimmen), Wechselduschen, Bürstenmassagen sowie Kneippsche Anwendungen und klimatische Reize (Hochgebirge, See) werden zum Training des Herz-Kreislaufsystems empfohlen.

(3) *Pharmakotherapie: Sympathikomimetika.* Ihre Wirkung ist in der Regel kurzdauernd, die Resorption ist bei oraler Gabe schwankend. Etilefrin (Effortil®), 3 mal 5–10 mg/Tag p.o., Effortil® Depot Perlongetten®, 1–2/Tag p.o., Norfenefrin-HCl, Novadral® retard, 2–3 mal 15 mg/Tag p.o., in schweren Fällen Novadral® retard Forte, 2–3 mal 45 mg/Tag p.o. Ameziniummetilsulfat (Regulton®), 1–3 mal 10–30 mg/Tag p.o. – Sympathikomimetika können zu Tachykardie führen und sollten deshalb nur bei normaler Herzfrequenz verordnet werden.

Dihydroergotamin (Dihydergot®, Tonopres®): tonisierende Wirkung auf die Kapazitätsgefäße; seine periphere α-sympathikolytische Wirkung tritt nur bei sehr hohen Dosen in Erscheinung. Es bewirkt im allgemeinen keine Tachykardie. Dosierung: Dihydergot® retard, Tonopres® forte, 2 mal 2,5–5 mg/Tag p.o.

Mineralokortikoide: Sie bewirken eine Zunahme des Plasmavolumens sowie eine initiale Erhöhung des Schlag- und Herzzeitvolumens, sekundär steigt der periphere Gesamtwiderstand an. Zur oralen Anwendung geeignet ist Fludrocortison (Astonin®-H, Fludrocortison „Squibb"), 1–4 mal 0,1 mg/Tag p.o. Die Wirkung der Mineralokortikoide wird durch erhöhte Kochsalzzufuhr (15–20 g/Tag) verstärkt. Das Körpergewicht nimmt bei Mineralokortikoidapplikation um durchschnittlich 0,5–3 kg zu. Der Serum-Kaliumspiegel kann absinken und sollte deshalb gelegentlich kontrolliert werden.

Kontraindiziert sind Mineralokortikoide bei bestehender Ödemneigung (Herzinsuffizienz, Leberzirrhose, nephrotisches Syndrom, Schwangerschaftsödeme).

Behandlung der sekundären Hypotonieformen
Im Vordergrund steht, sofern möglich, die Behandlung des Grundleidens. Zusätzlich kommen die bei der primären Hypotonie besprochenen therapeutischen Maßnahmen in Betracht. Bei Patienten mit ausgeprägter orthostatischer Hypotonie und Varizen bzw. mit postthrombotischem Syndrom hat sich das Tragen von fest-elastischen Strumpfhosen bzw. Bandagierung der unteren Extremitäten bewährt. Bei den verschiedenen Formen der *asympathikotonen Hy-*

potonie ist eine spezifische Therapie meist nicht möglich. Die Behandlung der Hypotonie stellt oft große Probleme dar. Am ehesten erfolgversprechend sind Mineralokortikoide (Astonin®-H, Fludrocortison „Squibb") in einer Dosierung bis 0,5 mg/Tag p.o. in Kombination mit hoher Kochsalzzufuhr und Tragen von fest-elastischen Strumpfhosen.

14 Krankheiten der Atemorgane

(H. Steppling)

1	**Respiratorische Insuffizienz** ... 446			Symptomatische (medikamentöse) Therapie ... 467
1.1	**Pulmonal bedingte Gasaustauschstörungen** ... 446			Schwerer Asthmaanfall, Status asthmaticus ... 467
	Sauerstofftherapie ... 447			Chronisches Asthma bronchiale, Intervalltherapie ... 467
	Behandlungsprinzipien ... 447			Unterstützende Maßnahmen ... 468
	Möglichkeiten der Sauerstoffzufuhr ... 449		7	**Chronisches Cor pulmonale** ... 469
	Instrumentelle Eingriffe ... 450			Behandlungsprinzipien ... 470
	Intubation und Absaugung ... 450			Spezielle Therapie ... 470
	Therapeutische Bronchoskopie ... 451		8	**Krankheiten im Lungenkreislauf** ... 471
1.2	**Akute respiratorische Insuffizienz des Erwachsenen** ... 451		8.1	**Vaskuläre pulmonale Hypertonie** ... 471
2	**Allgemeine therapeutische Maßnahmen bei Bronchialkrankheiten** ... 452		8.2	**Lungenembolie – Lungeninfarkt** ... 471
	Aerosoltherapie ... 452			Behandlung der akuten Phase ... 472
	Medikamentöse Therapie ... 452			Symptomatische (ambulante) Sofortmaßnahmen ... 473
	Bronchospasmolyse ... 452			Antikoagulation und Fibrinolyse ... 473
	Expektoranzien ... 456			Embolektomie ... 474
	Antibakterielle Therapie ... 457			Nachsorge und Prophylaxe ... 475
	Schleimhautabschwellung und Entzündungshemmung durch Glukokortikoide ... 457		8.3	**Lungenödem** ... 475
			9	**Lungenblutung – Bluthusten** ... 476
	Physiotherapie und Rehabilitation ... 458			Sofortmaßnahmen bei schwerer Blutung ... 477
3	**Akute Tracheobronchitis und Bronchitis** ... 459			Konservative Behandlung und Folgebehandlung ... 477
	Allgemeine Maßnahmen ... 459		10	**Pneumonien** ... 478
	Medikamentöse Therapie ... 459			Allgemeine Maßnahmen ... 478
4	**Chronische Bronchitis und Emphysem** ... 460			Medikamentöse Therapie ... 479
4.1	**Chronische Bronchitis** ... 460			Allgemeine Hinweise zur Therapie von Pneumonien im Krankenhaus ... 480
4.2	**Lungenemphysem bei α_1-Proteinasen-Inhibitor-Mangel** ... 462			Therapie seltener Pneumonieformen ... 482
5	**Schlafapnoesyndrom (SAS)** ... 462			Komplikationen ... 483
6	**Asthma bronchiale** ... 463		11	**Pleurakrankheiten** ... 483
	Auslösungsbezogene Therapie ... 464		11.1	**Pleuritis sicca** ... 483
	Exogen-allergisches Asthma ... 464		11.2	**Pleuraergüsse** ... 483
	Intrinsic-Asthma ... 466			Allgemeine Maßnahmen ... 484
	Chemisch-physikalisch irritatives Asthma ... 466			Therapie bei speziellen Ergußformen ... 484
	Anstrengungsasthma (exercise-induced asthma) ... 466		12	**Pneumothorax** ... 485
			12.1	**Spannungspneumothorax** ... 485
	Psychogenes Asthma ... 466		12.2	**Geschlossener Pneumothorax** ... 486
				Indikationen für eine intrapleurale Dauersaugdrainage ... 486

14 Krankheiten der Atemorgane

	Vorgehen	487	Allgemeine Hinweise ... 489
	Indikationen für die chirurgische Behandlung	487	Antimykotische Substanzen 489
			15 Lungensarkoidose (M. Boeck) .. 490
	Primär konservative Behandlung	487	**16 Fibrosierende Alveolitis**
	Therapie der Komplikationen	487	**(interstitielle Lungenkrankheiten)** . 491
13	**Mediastinalemphysem**	488	**17 Bronchialkarzinom**
14	**Lungenmykosen**	488	(s. Kap. 20, 2.3) ... 493

Notfälle:

Lungenbluten, Bluthusten (ds. Kap., 9)
Lungenembolie (ds. Kap., 8.2)
Lungeninfarkt (ds. Kap., 8.2)
Lungenödem, kardiales (ds. Kap., 8.3)
Lungenödem, nicht kardial bedingt (ds. Kap., 8.3)
Mediastinalemphysem (ds. Kap., 13)
Pneumothorax (ds. Kap., 12)
Ateminsuffizienz, akute (ds. Kap., 1.1)
Status asthmaticus (ds. Kap., 6)

---

1 Respiratorische Insuffizienz

1.1 Pulmonal bedingte Gasaustauschstörungen

Definition: Funktionseinschränkung des pulmonalen Gasaustausches, charakterisiert entweder durch Hypoxämie (Partialinsuffizienz) oder durch Hypoxämie und Hyperkapnie (Globalinsuffizienz). Eine respiratorische Insuffizienz kann sich im Rahmen von akuten oder chronischen pulmonalen sowie kardialen Erkrankungen entwickeln. Seltener liegt die Ursache in neuromuskulären oder zentralnervösen Störungen. Streng zu trennen von dieser unmittelbar pulmonal bedingten Gasaustauschstörung ist das Syndrom der akuten respiratorischen Insuffizienz des Erwachsenen (ARDS, „Schocklunge"), das bei vorher herz- und lungengesunden, schwerstkranken Patienten auftreten kann (s. ds. Kap., 1.2).

Die Begriffe Dyspnoe und respiratorische Insuffizienz sind nicht identisch. Dyspnoe beschreibt die subjektiv empfundene Atemnot, meist auf dem Boden einer vermehrten Atemarbeit; die Blutgaspartialdrücke können im Normbereich liegen. Die respiratorische Global- oder Partialinsuffizienz ist nicht zwangsläufig mit einer Dyspnoe verbunden.

Pathophysiologie: Vereinfachend kann man drei wesentliche Störungen der Partialfunktion unterscheiden, welche isoliert, nebeneinander oder als Übergangsformen vorkommen können:

(1) *Generelle alveoläre Hypoventilation (respiratorische Globalinsuffizienz):* Abfall des arteriellen Sauerstoffdruckes (Hypoxämie) mit gleichzeitigem Anstieg des Kohlendioxiddrucks (Hyperkapnie) und nachfolgender kompensatorischer Basenretention. In chronischen Fällen findet sich eine Erregbarkeitsänderung des Atemzentrums: Anstelle des primären Atemantriebs durch die Kohlensäure tritt zunehmend die Steuerung über O_2-Mangelrezeptoren. Diese Funktionsstörung ist vor allem charakteristisch für schwere, fortgeschrittene chronisch-obstruktive Lungenkrankheiten, wenn eine Erschöpfung der Atemmuskulatur (Ermüdung der „Atempumpe"), eingetreten ist.

(2) *Verteilungsstörungen:* Ausgeprägte Verteilungsinhomogenitäten von Ventilation und Perfusion der Lunge führen ebenfalls zu einer respiratorischen Globalinsuffizienz. Ist die Verteilungsstörung nur leicht- bis mittelgradig ausgeprägt, so findet man nur eine Partialinsuffizienz der Atmung. Der arteriovenöse Shunt (extraalveolär in Form der AV-Fistel oder paraalveolär, z. b. bei ausgedehnter Atelektasenbildung) stellt einen Grenzfall der ventilatorischen, die Totraumventilation bei massiver Lungenembolie einen Grenzfall der zirkulatorischen Verteilungsstörung dar. Zu den Verteilungsstörungen gehört auch der kardiale Rechts-links-Shunt.

(3) *Diffusionsstörungen:* Ungenügender Sauerstoffübertritt pro Zeiteinheit durch die alveolo-kapilläre Endstrecke als Folge entweder erhöhter Diffusionswiderstände oder einer Reduzierung der effektiven Kontaktfläche mit Kontaktzeitverkürzung (z. B. Lungenemphysem, pulmonale Hypertonie). Eine analoge Störung für die Kohlensäureabgabe spielt pathophysiologisch keine Rolle. Die Folge reiner Diffusionsstörungen ist somit eine respiratorische Partialinsuffizienz. Die pulmonale Grunderkrankung beeinträchtigt primär meist die Atemmechanik, wobei sich besonders schwerwiegend, auch für die Hämodynamik des kleinen Kreislaufs, die inhomogene Obstruktion auswirkt.

Ätiopathogenese: Risikopatienten für die Entwicklung einer RI sind Kranke mit chronischer obstruktiver Bronchitis, obstruktivem Emphysem, Asthma bronchiale, chronischem Cor pulmonale und schweren restriktiven Lungenveränderungen (fibrosierende Alveolitis, Lungenfibrosen). Bei den kardialen Erkrankungen ist die linksventrikuläre Funktion entscheidend (Linksherzinsuffizienz).

Auslösende Ursachen einer respiratorischen Insuffizienz oder ihrer Verschlimmerung bei vorbestehender chronischer pulmonaler Erkrankung sind häufig Infektionen der Atemwege und/oder des Lungenparenchyms.

Weitere Ursachen sind: Linksherzdekompensation, Lungenembolie, postoperative Zustände und exogene Noxen (z. B. Reizgase etc.).

Neben den chronisch verlaufenden pulmonalen und kardialen Erkrankungen können auch hochakute Erkrankungen dieser Organsysteme eine RI zur Folge haben: schwere Pneumonien (Lobärpneumonie), Spontanpneumothorax, insbesondere Spannungspneumothorax, große Pleuraergüsse, ausgedehnte Atelektasen, akute fibrosierende Alveolitis (z. B. exogen allergische Alveolitis), massive Lungenembolie, Myokardinfarkt und andere.

Klinik: *Diagnostische Hinweise:* Die Diagnosestellung einer respiratorischen Global- oder Partialinsuffizienz erfolgt durch die Blutgasanalyse (kapilläres Blut aus dem hyperämisierten Ohrläppchen, oder, besonders bei Herzinsuffizienz und Schock, arterielle Punktion) und Ermittlung des Säure-Basenstatus. *Normalbereiche:* s. Tabelle 14.1. *Weitere diagnostische Maßnahmen:* Inspektion des Patienten, Perkussion und Auskultation von Herz und Lungen, wenn möglich Thorax-Röntgenkontrolle.

Therapie

Die medikamentöse Therapie wird bei den einzelnen Krankheitsbildern abgehandelt.

Sauerstofftherapie

Cave: Sauerstoff ist ein hochwirksames Medikament. Seine unkritische Zufuhr kann akut toxisch wirken und langfristig zu irreversiblen Schädigungen der Lunge führen.

Behandlungsprinzipien

Primäre Indikation ist die arterielle Hypoxämie, Behandlungsziel eine ausreichende O_2-Aufsättigung des Hämoglobins. – Die Sauerstoffzufuhr wird durch Art und Schwere der Hypoxämie bestimmt. Zuverlässige Indikatoren sind nur

Tabelle 14.1: Arterielle Blutgase und Säure-Basen-Parameter. Normalwert- und Grenzbereiche

Sauerstoffdruck (altersabhängig)

20–30jährige	95–85 Torr*
30–60jährige	90–75 Torr
60–70jährige	75–65 Torr

Torr × 0,13 = kPa**

Grenzbereiche

Hypoxämie	60–55 Torr:	therapeutische Maßnahmen notwendig
	< 50 Torr:	ernste Störung, kurzfristig eingreifen
	< 35 Torr:	akut lebensbedrohlich

Kohlensäuredruck

Keine Altersabhängigkeit	35–45 Torr

Torr × 0,13 = kPa

Hyperkapnie	> 45 Torr:	leichte CO_2-Retention
	> 70 Torr:	schwere

(CO_2-Enzephalopathie möglich)

Eine Hyperkapnie tritt nur bei gleichzeitig vorhandener Hypoxämie auf

Säure-Basen-Parameter

pH-Wert	7,36–7,44
Basenüberschuß	± 2 mval/l
akt. Bikarbonat	22–28 mval/l

$$pH = 6{,}1 + \log \frac{HCO_3^- \text{ (Niere)}}{pCO_{2a} \text{ (Lunge)}}$$

pH ≦ 7,2: ernste Störung, auf die Dauer mit dem Leben nicht vereinbar

* Torr = mmHg, ** = Kilopascal, pCO_{2a} = arterieller Kohlendioxiddruck

die arteriellen Blutgase, daher sollte die O_2-Applikation immer blutgasanalytisch durch Bestimmung von O_2- und CO_2-Partialdruck überwacht werden. Bei gleichzeitig alveolärer Hypoventilation *immer* mit niedrigen, inspiratorischen O_2-Konzentrationen beginnen: 1–2 l/min über Nasensonde, festsitzende Maske oder (bei Notfällen) via Ruben-Beutel. Keine rasche Normalisierung der arteriellen Drücke anstreben, besonders dann nicht, wenn vor dem akuten Ereignis (z. B. durch eine schwere Lungenkrankheit) über längere Zeit eine Hypoxämie mit „individuellem Normwert" bestand. Ausreichend sind zunächst arterielle Werte zwischen 55 und 60 Torr, langsame Steigerung; achten auf Zyanose,

Atemfrequenz und Atemtiefe! Blutgaskontrollen: *Kriterium ist das Verhalten des arteriellen Kohlensäuredruckes.* Überschreiten des individuellen Grenzwertes kann (durch Abnahme des hypoxischen Atemreizes!) zu einer Verschlechterung der alveolären Ventilation führen: Hyperkapniesyndrom.
Richtzahlen für die O_2-Zufuhr: Für eine Sauerstoff-Beimischung von 1–2 l O_2/min zur Inspirationsluft ergeben sich ca. 25%, von 3–4 l/min ca. 30–35%, von 5–6 l/min ca. 40% O_2-Konzentration in der Inspirationsluft. 2–4 l O_2/min genügen meist zur Anhebung der Untersättigung auf O_2-Grenzdrücke von 55–60 Torr. Je weniger effektiv die O_2-Zufuhr, um so größer ist im allgemeinen die intrapulmonale Shunt-Blutmenge.
CO-Intoxikation: Kurzfristige Zufuhr von reinem Sauerstoff, wenn möglich auch hyperbare O_2-Applikation. (Eine hyperbare O_2-Anwendung zur Behandlung chronischer Lungenkrankheiten ist nicht indiziert.)
Bei *chronisch-obstruktiven und restriktiven Lungenkrankheiten* kann O_2-Langzeit-(bzw. Dauer-)Therapie notwendig werden: Über Kontrollen der Blutgaswerte Einstellung einer individuellen Dosierung (1 bis max. 4 l/min für Ruhe und leichte Belastung); Zufuhr über mindestens 16 h täglich genügt zur effektiven Senkung des Pulmonalarteriendruckes und zum Rückgang der reaktiven Polyglobulie (Kontrolle von Hb und Hkt!). Wegen der Gefahr einer CO_2-Anreicherung muß die Einstellung stationär erfolgen.
Vorsichtsmaßnahmen: Rauchverbot, keine offene Flamme oder entflammbare Substanzen in Räumen bzw. in der Nähe von Wandanschlußbuchsen und O_2-Flaschen: Bei raschem Entströmen immer Explosionsgefahr. Kein Öl oder Fett an die Armaturen bringen; getrennte Lagerung von Flaschen verschiedener Gasarten, besonders Lachgas-Sauerstoffflaschen. Ständige Kontrolle der Armaturen und Druckminderer. – Beachte: Druckgasverordnung!

Möglichkeiten der Sauerstoffzufuhr

Im Krankenhaus erfolgt die Sauerstofftherapie in der Regel über eine zentrale Sauerstoff-Versorgungsanlage oder mittels O_2-Flaschen. Für die häusliche O_2-Langzeittherapie haben sich Sauerstoffkonzentratoren sowie Flüssigsauerstoff als besonders geeignet erwiesen.
Wichtig: Sauerstoffzufuhr setzt immer lege artis durchgeführte Anfeuchtung voraus! (s. ds. Kap., 2 „Anfeuchtung der Atemluft").
(1) *Nasenkatheter:* Dünne Einmalsonden (Charr 8 oder 12) vaselinegefettet einlegen bis zum weichen Gaumen oder Katheter durch kleines Schaumgummikissen im Nasenloch fixieren und 2 cm vorschieben (= zusätzliche Anfeuchtung durch Nasenschleimhaut). – Täglich Katheterwechsel zum anderen Nasenloch.
(2) *Masken:* Möglichst Einmalmasken aus flexiblem, durchsichtigem Kunststoff. *Beachte:* Keine konstante inspiratorische O_2-Konzentration möglich. Dies erlauben dagegen nach dem Venturi-Prinzip konstruierte Masken (Masken mit Meßdüse zur Durchflußmessung).
(3) *Sauerstoff-Brillen:* Vor allem für die häusliche O_2-Langzeittherapie die Methode der Wahl, auch nachts während des Schlafs.

Kommt es im Verlauf schwerer obstruktiver oder restriktiver Ventilationsstörungen zu einer therapieresistenten respiratorischen Globalinsuffizienz durch Erschöpfung der Atempumpfunktion (alveoläre Hypoventilation), so ist die Möglichkeit einer intermittierenden, nicht-invasiven Selbstbeatmung zu diskutieren.

Instrumentelle Eingriffe
Wichtig: Ihr Einsatz richtet sich nach der jeweiligen aktuellen Situation: Indikationen und Darstellung beschränken sich auf den pulmonalen Bereich.
Allgemeine Zielsetzung:
(1) Freimachen und Freihalten der Atemwege, Stenosen-Umgehung.
(2) Absaugen und Ausspülen von Sekret und Blut aus dem Oro- und Hypopharynx, evtl. bei Blutungen Teilblockade des Bronchialsystems, Verhütung von Aspiration.
(3) Verbesserung der alveolären Ventilation durch künstliche Beatmung.
(4) Endobronchiale Applikation von Medikamenten.

Intubation und Absaugung (s. a. Kap. 2, 1.6.1)
Bei *akut* auftretenden Störungen der äußeren Atmung ist die endotracheale Intubation die Methode der Wahl. Oro- oder nasotracheales Vorgehen in Abhängigkeit von der besonderen Situation. Bei unruhigen oder nur bedingt ansprechbaren Patienten anfangs kurzfristig gesteuerte, intravenöse Sedierung (z.B. 1 Amp. [10 ml] Hypnomidate® i.v.) – Nach ca. 3 Tagen soll für jeden Einzelfall entschieden werden, ob *prolongierte Intubation* oder *Tracheotomie* erforderlich ist.

Vorteile: rascher, effektiver und gefahrloser Zugang. Einfache, jederzeit mögliche technische Durchführung. Verhütung einer Aspiration. – Möglichkeit der effektiven Absaugung und sofortiger Beginn der Respiratortherapie. – Im Vergleich zur Tracheotomie weniger Komplikationen und Spätschäden. – Nachfolgend notwendige Tracheotomie ohne Zeitnot und gefahrlos durchführbar. – Bei sachgemäßer Handhabung können oro- und nasotracheale Tuben der herkömmlichen Fertigung im allgemeinen unbedenklich 2–3 Tage belassen werden (Gummitubus nicht länger als 1 Tag); bei Verwendung eines Tubus mit Niederdruck-Cuff läßt sich die Intubationsdauer im allgemeinen unbedenklich auf 10–14 Tage erhöhen; die Schädigungen der Trachealwand und auch die Folgeerscheinungen sind deutlich geringer.
Nachteile: Den Vorteilen der nasotrachealen Intubation – gute Mundpflege und Ernährungsmöglichkeit – stehen als Nachteile ein begrenztes Tubuslumen, schwieriger Intubations- und Absaugevorgang und mögliche Schädigung der Schleimhaut im Nasenmuschelbereich gegenüber.
Die Indikationsstellung für die prolongierte Intubation und ihre Durchführung bleiben entsprechend eingerichteten Beatmungs- bzw. Intensivpflegestationen vorbehalten.
Wichtig: Ausreichende Anfeuchtung der Atemluft mittels Ultraschall- oder Düsenvernebler und Infusionsbehandlung zur Erzielung einer optimalen Hydratation und bronchialer Sekretproduktion bzw. -verflüssigung! – Wiederholte und sorgfältige Kontrollen der Tubuslage und -durchgängigkeit! – Bei Respiratortherapie erhöhte Komplikationsrate durch traumatisierende Tubusbewegungen.

Therapeutische Bronchoskopie

Indikationen: Postoperative Sekretverhaltung mit Atelektasenbildung, Sekretverhaltung bei schwerem Asthmaanfall und versagender konservativer Therapie, Fremdkörperaspiration, schwere Lungenblutung.

Durchführung: Je nach Schwere des klinischen Bildes Fiberbronchoskopie in Lokalanästhesie unter gleichzeitiger O_2-Therapie oder aber zunächst Intubation und dann Bronchoskopie über den liegenden Endotrachealtubus unter gleichzeitiger volumengesteuerter Respiratortherapie. Bei sehr zähem Bronchialsekret empfiehlt sich die Spülung mit körperwarmer physiologischer Kochsalzlösung in jeweils 20-ml-Portionen. Als Ultima ratio kann ein Mukolytikum (Fluimucil® 1 Amp., 1 : 1 mit NaCl 0,9% verdünnt) direkt endobronchial verabreicht werden. Durch den damit verbundenen Schleimhautreiz kann eine vorbestehende Spastik allerdings noch verstärkt werden. Bei Fremdkörperaspiration und Lungenblutung sollte die Bronchoskopie in Narkose durchgeführt werden (starres Bronchoskop!). Es gelingt mitunter, eine Lungenblutung durch endoskopische Blockade (Ballonkatheter) des entsprechenden Lappens oder Segmentbronchus zum Stillstand zu bringen. Weitere Möglichkeiten der bronchoskopischen Blutstillung sind Tamponade mit Gazestreifen und Laser-Koagulation. Endotracheale, exophytisch wachsende Tumoren, die zu einer hochgradigen Verlegung des Tracheallumens geführt haben, können mittels endotrachealer Laser-Koagulation abgetragen werden. Gleiches gilt für stenosierende Tumoren im Bereich der Hauptbronchien mit drohender Atelektase und Retentionspneumonie.

1.2 Akute respiratorische Insuffizienz des Erwachsenen

Ätiologie: Von den vorgenannten Formen der respiratorischen Insuffizienz ist das Syndrom der akuten respiratorischen Insuffizienz des Erwachsenen streng abzugrenzen, für das sich heute auch im deutschen Schrifttum die englische Bezeichnung ARDS (acute respiratory distress syndrome) mehr und mehr eingebürgert hat. Es handelt sich um ein polyätiologisch ausgelöstes pulmonales Syndrom, das pathologisch-anatomisch und pathophysiologisch jedoch sehr uniform abläuft. Von ARDS wird definitionsgemäß nur dann gesprochen, wenn der betroffene Patient vorher herz- und lungengesund war. Es kann Folge zahlreicher schwerer Krankheitsbilder sein: Verschiedene Schockformen (frühere Bezeichnung Schocklunge!), Sepsis, Zustände nach Polytrauma, Lungenkontusion, Intoxikationen, Aspiration, hämorrhagisch nekrotisierende Pankreatitis, Massentransfusionen, schwere Colitis ulcerosa und andere.

Klinik: Pathologisch-anatomisch findet sich ein nicht-kardiales Lungenödem, dessen Ursache eine Schädigung der Kapillarendothelzellen der Lungen mit Permeabilitätserhöhung ist. Die Pathogenese dieser Schrankenstörung ist bis heute nicht völlig geklärt. Pathophysiologisches Leitsymptom ist eine ausgeprägte Zunahme der pulmonalen Kurzschlußdurchblutung. Die resultierende schwere arterielle Hypoxämie (Partialinsuffizienz der Atmung) ist daher durch O_2-Therapie nicht zu beeinflussen. Der arterielle CO_2-Partialdruck ist eukapnisch oder wegen der Hyperventilation hypokapnisch eingestellt.

Therapie

Erst durch eine frühzeitig eingeleitete volumengesteuerte, kontrollierte Beatmung mit positiv endexspiratorischem Druck (positive endexpiratory pressure,

PEEP) gelingt es, über eine Abnahme der Shuntperfusion eine bessere Oxygenierung des arteriellen Blutes zu erreichen. Die Beatmung in Bauch- und Seitenlage hat sich als besonders hilfreich erwiesen! Neben der kontrollierten Respiratortherapie muß als wichtigste ursächliche Behandlungsmaßnahme die Therapie der auslösenden Grunderkrankung treten. Eine sicher wirksame medikamentöse Therapie gibt es bislang nicht.
Die *Prognose* der ARDS ist schlecht. Die Mortalität aller ARDS-Patienten im internistischen Krankengut liegt bei 50%!

2 Allgemeine therapeutische Maßnahmen bei Bronchialkrankheiten

Aerosoltherapie

Die Aerosoltherapie dient heute hauptsächlich der Aufbringung pharmakologisch wirksamer Substanzen auf die Bronchialschleimhaut. Die wichtigsten therapeutischen Ziele sind Bronchospasmolyse, Entzündungshemmung, Schleimhautabschwellung und Sekretmobilisation. Die Möglichkeiten der Aerosoltherapie werden in Tabelle 14.2 aufgeführt.

(1) *Dosier-Aerosole* (z.B. β-Adrenergika, Ipratropiumbromid, DNCG, Nedocromil-Na, Steroide u.a.): *Vorteil:* Abgabe einer genau dosierten Substanzmenge. *Nebenwirkung:* In seltenen Fällen bronchiale Irritation. *Indikationen:* Asthma bronchiale, chronisch-obstruktive Bronchitis, Anfallsprophylaxe. Dosier-Aerosole gehören in die Notfall-Apotheke (s.a. orale Therapie, ds. Kap., 2 „Medikamentöse Therapie").

(2) *Handgeräte* zur Zerstäubung von pulverisierten Medikamenten (Pulver-Inhalator), z.B. $β_2$-Sympathomimetika, ferner Spinhaler für Dinatrium cromoglicicum. *Indikationen:* Anfallsprophylaxe bei Asthma bronchiale und Therapie der chronisch-obstruktiven Bronchitis.

Medikamentöse Therapie
Bronchospasmolyse

Wichtig: Die nachfolgend besprochenen Substanzgruppen haben für die *antiobstruktive Behandlung umschriebene Indikationen.* Einzelheiten über den therapeutischen Einsatz dieser Medikamente siehe einzelne Krankheitsbilder!

(1) *$β_2$-Sympathomimetika ($β_2$-Adrenergika):* $β_2$-Sympathomimetika sind die wirksamsten Bronchodilatatoren. Neben ihrem bronchospasmolytischen Effekt besitzen sie eine stimulierende Wirkung auf den Ziliarapparat und eine partiell protektive, antientzündliche Wirkung. *Damit sind sie Mittel erster Wahl bei obstruktiven Bronchialerkrankungen.* Sie sind parenteral, oral und inhalativ anwendbar. Richtdosen s. Tabelle 14.2. – *Parenterale* Applikation nur bei schwerer, akuter bronchialer Obstruktion (z.B. Status asthmaticus) in Verbindung mit i.v. Gabe von Theophyllin und Glukokortikosteroiden (s.a. Tab. 14.3). – *Orale* Verabreichung bei chronisch-rezidivierenden, bronchospastischen Zuständen am besten in Form von Tabletten mit verzögerter Resorption oder Langzeiteffekt (z.B. Spiropent®, Brelomax®, Volmac®, Bambec®, Loftan®), besonders bei nächtlichen Dyspnoe-Anfällen – auch in Verbindung mit Dosier-

Tabelle 14.2: Richtlinien für Aerosoltherapie nach Wirkgruppen (Auswahl)

Bronchospasmolytika bei akuter und chronisch-rezidivierender Obstruktion

Berotec® 100	4 × 1–2 Hübe	0,1%, 4–8 Tr. auf 3 ml Trägerlösung[1], im Mittel 2–4 × tgl.
Berotec® 200	3 × 1–2 Hübe	–
Bricanyl®	3 × 1–2 Hübe	1%, 5–10 (max. 20) Tr. auf 3 ml Trägerlösung[1], im Mittel 2–4 × tgl.
Sultanol®[2]	3–4 × 1–2 Hübe	0,5%, 5–10 Tr. auf 3 ml Trägerlösung[1], im Mittel 2–4 × tgl.
Bronchospasmin®	3 × 1–2 Hübe	–
Atrovent®	3 × 1–2 Hübe	0,025%, 8–10 (max. 20) Tr. auf 3 ml Trägerlösung[1], im Mittel 2–4 × tgl.
Berodual®	3 × 1–2 Hübe	4 Tr. auf 3 ml Trägerlösung, 2–4 × tgl.

Mastzellprotektive Substanzen und Kombinationen mit β_2-Mimetika

Intal®	4 × 2 Hübe	–
Aarane®	4 × 2 Hübe	–
Allergospasmin®	4 × 2 Hübe	–
Tilade®	2–4 × 2 Hübe	–

Glukokortikoide

Pulmicort®	2 × 2 Hübe	–
Sanasthmax®	2 × 2 Hübe	–
Inhacort®	2 × 2 Hübe	–
Flutide	2 × 2 Hübe	–
Sole (Ems, Reichenhall u.a.) (2–3%)		2–3 ml pro Inhalation 1%, 2–4 ml mehrmals tgl.

Schleimhaut-„pflegende" Inhalate

Bepanthen®		2 ml 1–3 × tgl.

Antibakterielle und fungistatische Inhalate[3]

Nebacetin® siccum[4]		Lösen in 8–10 ml Aqua dest., davon 1–2 ml 2–3 × tgl.
Candio-Hermal® Moronal®		50 000–100 000 E 3 × tgl. (1 Amp. zu 500 000 E in 5–10 ml NaCl 0,9% lösen)
Amphotericin B Ancotil®, Daktar®, Pimafucin®[4]		1–2 ml der Infusionslösung 2 × tgl.

[1] Trägerlösungen: Aqua dest.; 0,9% NaCl; Bepanthen®-Lösung
[2] auch als Pulverinhalation mittels Rotahaler
[3] Allergenpotenz beachten!
[4] s. ds. Kap., 14 „Allgemeine Hinweise"

14 Krankheiten der Atemorgane

Tabelle 14.3: β_2-Sympathomimetika (Auswahl)

Substanz (Handelpräparat)	oral mg/Tbl./ml	oral RD/Tag	inhalativ Dosier-Aerosol mg/Hub	inhalativ Lösung mg/ED/Inhalation	parenteral i.v./s.c. mg/Amp.
Salbutamol					
Sultanol®			0,1*	1,25	
Sultanol® retard	8	2 × 1–2		(= 5 Tr.)	
Hexoprenalin					
Etoscol®			0,2	–	–
Terbutalin					
Bricanyl®	2,5	2–3 × 1–2	0,25	2,5–5	0,5 s.c.
Bricanyl®-Duriles	7,5	2 × 1			
Fenoterol					
Berotec®	2,5	3 × 1–2		0,2–0,4	
Berotec® 100			0,1		
Berotec® 200			0,2		–
Reproterol					
Bronchospasmin®	20	3 × ½–1	0,5	–	0,09 i.v. = 1 ml
Clenbuterol					
Spiropent®	0,02	2 × 1	–	–	–
Spiropent® mite	0,01	1–3 × 1			
Spiropent® Saft	0,005/5 ml	2–3 × 15 ml			

RD = Richtdosis
ED = Erhaltungsdosis

* auch als Pulver-Inhalation mittels Rotahaler (Kapseln zu 0,2 und 0,4 mg)

Aerosolen und/oder Retard-Theophyllinpräparaten. – Die Anwendung über *Inhalationsgeräte* hat gegenüber dem Taschendosier-Aerosol keine Vorteile, ist umständlich, schlecht dosierbar, kann nur zu Hause erfolgen, erfordert tägliche Sterilisation des Gerätes. Bei Dosier-Aerosolen: *cave* Überdosierung. – Häufigste *Nebenwirkungen:* Feinschlägiger Tremor, Herzklopfen, Kopfschmerzen, Angst- und Unruhezustände. – Bei *Unwirksamkeit* Dosiserhöhung zwecklos! Die Wirkung setzt bei Dosier-Aerosolen sofort ein und hält ca. 3–6 h an. Langwirksame β_2-Sympathomimetika, wie z.B. Salmeterol (Serevent®) werden nur zweimal täglich angewendet. Dabei ist aber zu beachten, daß die maximale Wirkung dieser Substanzen erst nach einer Stunde eintritt, so daß diese Substanzen nicht zur Behandlung des akuten Asthmaanfalls geeignet sind.
Kontraindikationen: Thyreotoxikose, subvalvuläre Aortenstenose, Tachykardie und tachykarde Arrhythmie; Vorsicht bei frischem Herzinfarkt.
Wichtig: Grundsätzlich immer individuelle Dosierung! Angabe „3–4mal 1–2 Hübe" nur grober Dosierungshinweis. Ungenügender Erfolg heißt nicht: höher dosieren (besonders nicht bei Dosier-Aerosolen), sondern Überprüfung der Medikation. Sorgfältige klinische Überwachung von Patienten mit Hyper-

tonie, Myokardinsuffizienz, Hyperthyreosen und Angina pectoris. Bei leichten Formen obstruktiver Ventilationsstörungen soll die Therapie mit inhalativen β_2-Sympathomimetika als symptomorientierte Bedarfsmedikation erfolgen.

(2) *Theophyllin:* Theophyllin und seine Verbindungen wirken bronchospasmolytisch, zentral erregend, atemanaleptisch (kurzzeitig), drucksenkend im kleinen Kreislauf, antiallergisch und positiv inotrop auf die Atemmuskulatur (besonders Zwerchfell). Als *Nebenwirkungen* werden im besonderen gastrointestinale und zentralnervöse Störungen wie Übelkeit, Brechneigung, Unruhe, Hitzegefühl u. a. beobachtet, weiter Tachykardien und andere Herzrhythmusstörungen.

Wichtig: Theophylline sind immer *langsam i.v.* zu injizieren; besondere Vorsicht bei vorangegangener Überdosierung von β_2-Sympathomimetika (z. B. in Form der Dosier-Aerosole!), ferner bei Asthmapatienten mit kardialer Dekompensation und bei Leberinsuffizienz, da verlängerte Eliminationsraten. Raucher zeigen demgegenüber eine erhöhte Theophyllin-Toleranz. Das gleiche gilt für Kinder und Jugendliche.

Dosierungsvorschläge (s. Tab. 14.4): Infolge der geringen therapeutischen Breite und des raschen Eintretens toxischer Nebenwirkungen ist für die Therapie, insbesondere für die Dauertherapie, eine Dosierung nach Blutspiegelbestimmung anzustreben. Der Blutspiegel soll zwischen 8 und 20 mg/l liegen, keinesfalls darüber. Wegen individuell unterschiedlicher Resorption und unterschiedlichem Metabolismus sind andere Dosierungsangaben unsicher. Bei schwerer

Tabelle 14.4: Theophyllintherapie, Richtdosen

Periphere intravenöse Applikation

Anfangsdosis („Loading dose") bei vorheriger Null-Therapie
0,4 g Theophyllin (Euphyllin®) als Kurzinfusion über 15 min
(Bei Vorbehandlung mit Theophyllin-Retardpräparat nur 1/4–1/2 der „Loading dose")
Anschließend Dauerinfusion von 0,6–0,9 mg/kg/h Theophyllin

Orale Applikation

Langsame Steigerung der Tagesdosis, bis Enddosis
pro kg Körpergewicht und Tag erreicht ist:

Enddosis bei Erwachsenen:	12 mg/kg/Tag
Enddosis bei Kindern (7–14 Jahre):	20 mg/kg/Tag
Therapievorschläge (Auswahl):	
Euphyllin® CR 250/350	2–3 × 250–350 mg
Afonilum® retard (forte)	2 × 250–375 mg
PulmiDur® (forte)	2–3 × 200–300 mg

Wichtig: Individuelle Therapieführung nach Theophyllin-Blutspiegelkontrolle (1. Kontrolle ca. 3 Tage nach Beginn der Erhaltungstherapie).

Bronchospastik (Asthma bronchiale, Exazerbation einer chronisch-obstruktiven Bronchitis) wird die Theophyllintherapie i.v. geführt (s. Tab. 14.4). In weniger schweren Fällen oder nach Besserung des Krankheitsbildes empfiehlt sich die orale Medikation mit einem Retardpräparat. Bei Unverträglichkeit der oralen Applikation kann die Therapie auf Suppositorien (z.B. Euphyllin®) oder Mikroklysmata (Neobiphyllin-Clys® 5/10/20) umgestellt werden.

Eine Kombination von Theophyllin mit β_2-Sympathomimetika in oraler oder inhalativer Form ist möglich und führt (bei effektivem Wirkspiegel für Theophyllin) zu additiver Verbesserung der broncholytischen Wirkung.

(3) *Ipratropiumbromid und Oxitropiumbromid: Anticholinergisch* wirksam sind die als Dosier-Aerosol vorliegenden Ipratropiumbromid (Atrovent®) und Oxitropiumbromid (Ventilat®); langsamerer Wirkungseintritt. Besonders bewährt hat sich für leichte bis mittelschwere Fälle (also für den „Regelfall") die Kombination mit Fenoterol (= Berodual®). – *Dosierung:* 3 mal 1–2 Hübe/Tag. Auch alternierend mit einem adrenergisch wirksamen β_2-Dosier-Aerosol; jeweils 1–2 Hübe im Wechsel alle 4–6 h. – *Indikationen:* Vorwiegend nicht-allergische, bronchospastische Zustände, bronchiale Hyperreagibilität und Patienten mit verminderter Ansprechbarkeit auf β_2-Adrenergika und solche, bei denen die Nebenwirkungen dieser Pharmaka, im besonderen die kardiale Belastung, nicht erwünscht sind. Vor allem bei älteren Patienten mit chronischen Herzkrankheiten sollten neben den β_2-Sympathomimetika an zweiter Stelle vor den Theophyllinpräparaten Atropinderivate eingesetzt werden.

Expektoranzien

Das beste Expektorans ist der Husten, eine mechanische oder medikamentöse Anregung ist sinnvoll, seine Unterdrückung nur bei quälenden, unproduktiven Anfällen zweckmäßig (z.B. Silomat®, Paracodin®, bei schwerem Reizhusten Dicodid®). Hustenstillung wird oft schon durch ausreichende Anfeuchtung der Atemluft mit Sekretverflüssigung und Bronchospasmolyse (β_2-Mimetika!) erreicht, da der Husten häufig Spasmusäquivalent ist. *Wichtig:* Ausreichende Flüssigkeitszufuhr: 2–3 l/Tag. Vorsicht bei kardialer Dekompensation!
Es lassen sich mehrere pharmakodynamische und medikomechanische Wirkprinzipien – ergänzt durch die Bronchospasmolyse – kombinieren:

(1) *Sole-Lösungen:* bei starker Verschleimung (z.B. Inhalationen mit Emser Sole echt®, Verdünnung 1:10 bis 1:20).

(2) *Sekretolytika:* Sekretolytika setzen an der sezernierenden Drüsenzelle an und führen zur Freisetzung eines Sekrets von geringerer Viskosität. Der Hauptvertreter dieser Gruppe ist Ambroxol (z.B. Mucosolvan®). Die Dosierung beträgt 2–3 mal 30 mg p.o. Klinisch relevante unerwünschte Nebenwirkungen sind nicht beschrieben. Während der ersten 3 Schwangerschaftsmonate sollte Ambroxol nicht verordnet werden.

(3) *Sekretomotorika:* Sekretomotorika wirken direkt auf das Flimmerepithel der Atemwege ein, indem sie die Zilientätigkeit stimulieren und dadurch die Klärfunktion der Atemwege positiv beeinflussen. Insbesondere trifft dies für die β_2-Sympathomimetika, in geringerem Ausmaße auch für Theophyllin zu.

(4) *Mukolytika:* Mukolytika sollen bereits gebildetes zähes Bronchialsekret

verflüssigen, indem sie Disulfidbrücken in Schleimmolekülen aufbrechen. Die Viskosität des Schleims nimmt dadurch ab. Der bekannteste Vertreter der Mukolytika ist N-Acetylcystein (z.B. Mycofat®). Darüber hinaus soll N-Acetylcystein antientzündlich wirken. Die Dosierung beträgt 3mal 200 mg/Tag p.o. Selten führt Acetylcystein zu Rhinitis und Stomatitis. Wegen einer möglichen Inaktivierung von Tetracyclinen sowie Depolymerisation von SH-Gruppen enthaltenden Immunglobulinen sollte N-Acetylcystein nicht als Dauermedikation gegeben werden.

(5) *Bronchiallavage:* bei schwerer Sekretverhaltung bronchoskopisch in Beatmungsnarkose, bei intubierten oder tracheotomierten Patienten oder fiberbronchoskopisch in Lokalanästhesie. Einzelheiten s. ds. Kap., 1 „Therapeutische Bronchoskopie" – *Indikationen:* Mukoviszidose und schwere Verlaufsformen asthmatischer Krisen mit Sekretstau. – Strenge Indikationsstellung.

Der therapeutische Wert von Sekretolytika und Mukolytika ist nach wie vor umstritten. Diese Substanzen gelten nicht als Therapeutika der ersten Wahl bei chronisch-obstruktiven Atemwegserkrankungen.

Antibakterielle Therapie

Die häufigste Manifestation bakterieller Infekte der Lunge sind Pneumonien (Broncho-, Lobärpneumonie) und akute Exazerbationen bei chronisch-obstruktiver Bronchitis.

Bei außerhalb des Krankenhauses stattgefundener Infektion handelt es sich bei den Erregern meist um Haemophilus influenzae oder Streptococcus pneumoniae. Erreger der immer häufiger anzutreffenden atypischen Pneumonien ist meist Mycoplasma pneumoniae. Wegen des kleinen in Frage kommenden Keimspektrums ist bei ambulant erworbener Infektion eine sog. „kalkulierte" antibiotische Therapie ohne vorherige mikrobiologische Keimdifferenzierung erlaubt (s. Kap. 5, 1.2). In Frage kommen Amoxicillin, Makrolide, Tetracyclin und Cephalosporine.

Bei Therapieversagen (anhaltend hohes Fieber, weiterhin eitriger Auswurf und Verschlechterung des Allgemeinzustandes) muß eine mikrobiologische Keimdifferenzierung mit Antibiogramm erfolgen. Weiterhin serologische Diagnostik auf Mycoplasma pneumoniae, Legionellen und pneumotrope Viren. Ggf. Tuberkulosediagnostik! *Untersuchungsmaterial:* Sputum oder fiberbronchoskopisch gezielt abgesaugtes Bronchialsekret. Bis zum Erhalt des Untersuchungsergebnisses muß dann breiter antibiotisch abdeckend behandelt werden. Einzelheiten der antibakteriellen Therapie siehe entsprechende Krankheitsbilder.

Schleimhautabschwellung und Entzündungshemmung durch Glukokortikoide

Glukokortikoide wirken antiallergisch (Hemmung der Antigenpräsentation durch Makrophagen, Beeinflussung von T- und B-Lymphozyten, Verminderung der IgE-Produktion), antientzündlich (Blockade des Arachidonsäuremetabolismus, Komplementaktivierung wird gehemmt, stabilisierender Effekt auf Lysosomenmembranen der Leukozyten) und bronchialerweiternd: Synthese und Freisetzung bronchokonstriktorischer Mediatoren, besonders von Leukotrienen, werden gehemmt; wahrscheinlich auch direkte Wirkung an der glatten Bronchialmuskulatur.

Glukokortikoide sind somit bei allen Formen von obstruktiven Ventilationsstörungen wirksam. Der hervorragenden Wirksamkeit stehen aber die bekannten, dosisabhängigen Nebenwirkungen der Steroide entgegen.

Indikationen: Kortikoide sind erst einzusetzen, wenn alle anderen bronchospasmolytischen Möglichkeiten ausgeschöpft sind. Eine Ausnahme stellt das Asthma bronchiale mit ausgeprägtem hyperreaktiven Bronchialsystem dar: Zur Unterdrückung der chronisch-entzündlichen Reaktionen im Bereich der Bronchialwand sind inhalativ anwendbare Steroide hier an 1. Stelle zusammen mit β_2-Adrenergika angezeigt. Es ist stets eine Kombinationstherapie mit anderen Bronchospasmolytika anzustreben.

(1) *Akute Exazerbation:* Bei akuter Exazerbation mit schwerer Bronchospastik *initial hohe* (100 bis 250 mg Prednisolon oder äquivalente Dosen, evtl. Wiederholung), dann rasch fallende Dosierung, möglichst i.v. über 3–5 Tage mit Broncho- und Sekretolyse. Längerdauernde Applikation macht ein langsames „Ausschleichen" erforderlich (i. a. oral in Abhängigkeit von der klinischen Symptomatik). Später, wenn möglich, auf ein inhalierbares Steroid umwechseln: Beclometasondipropionat (Viarox®, Sanasthmyl®, Sanasthmax®) oder Flunisolid (Inhacort®) oder Budesonid (Pulmicort®) oder Fluticasonpropionat (Flutide®); langsame Reduzierung, wenigstens über 4 Wochen. In etwa einem Drittel der Fälle ist die systemische Applikation *nicht* durch eine inhalative Applikation ersetzbar. Der Vorteil der lokalen Therapie liegt im weitgehenden Fehlen einer systemischen Wirkung und damit im Fehlen von Steroid-Nebenwirkungen.

(2) *Langzeitmedikation:* Wenn erforderlich, Versuch einer zirkadianen Behandlung: 5–7,5–10 (bei schweren Fällen kann eine Steigerung dieser Dosis nötig werden!) mg/Tag Prednisolon oder Prednisolonäquivalenz-Dosen. Applikation in den frühen Morgenstunden in einer einmaligen Dosis. Erst bei Nichtansprechen der morgendlichen Therapie auch abendliche oder nächtliche Applikation ($2/3$ der Gesamtdosis morgens, $1/3$ abends). Diese auf 2 Tagesdosen aufgeteilte Verabreichung ist bei schweren nächtlichen Asthmaattacken die Methode der Wahl.

Jede Langzeitmedikation erfordert die Austestung der *individuell jeweils niedrigsten Dosierung;* s. a. ds. Kap., 6. Nebenwirkungen und Einzelheiten der Therapie: s. Kap. 3.

Physiotherapie und Rehabilitation

Gezielte atemgymnastische und physikalische Maßnahmen sind schon in der Frühphase der Behandlung der meisten bronchopulmonalen Erkrankungen notwendig. Sie begleiten und ergänzen die medikamentöse Therapie. Einzelne Verfahren sind wesentliche Behandlungsmaßnahmen der pulmonalen Erkrankungen.

(1) *Mechanische Sekretdrainage:* Thoraxerschütterungen durch einfaches Beklopfen (= sog. Perkussionsdrainage), apparative Vibrationsmassage. Dieses Verfahren soll bei Bronchiektasen in Verbindung mit einer lege artis durchgeführten Lagerungsbehandlung angewandt werden.

(2) *Spezielle Atemgymnastik:* Verhaltensschulung in Verbindung mit Übun-

gen zur bewußten Wahrnehmung des *Atembewegungsvorganges* und Einübung bestimmter *Selbsthilfetechniken*, welche befundangepaßt, d. h. auf die gestörte Funktion bezogen, variiert werden. Dazu gehören *atemerleichternde Stellungen* (z. B. Kutschersitz, Fersen-Ellenbogensitz, Seitlage im Bett mit erhöhtem Oberkörper u. a.), die dosierbare *Lippenbremse, gähnende Einatmung* und Lippenbremse sowie *Hustentechniken* und Verhaltensschulung bei Reizhusten bzw. unproduktivem Husten; weiter entspannende Techniken zur Minderung der Angst bei asthmatischer Atemnot (Wahrnehmung des Atemrhythmus, Handkontakte, z. B. sog. Packegriffe u. a.). – Beachte: Bei asthmatischen Atemnotzuständen sind Atemselbsthilfetechniken und eine darauf abgestimmte, gezielte, individuell zu variierende, antiobstruktive Medikation einander ergänzende Maßnahmen!

(3) *Zusätzliche krankengymnastische Hilfen* zur Herabsetzung erhöhter Gewebewiderstände von Haut und Muskulatur des Oberkörpers, im besonderen der Atem- und Atemhilfsmuskulatur: Klassische Massage, Bindegewebsmassage, Gymnastik, Wärmeapplikation (feucht-heiße Packungen über dem Sternum, heiße Rolle).

(4) Empfehlenswert zur verbesserten Schleimelimination aus den Atemwegen bei Hyper- und Dyskrinie ist das Physiotherapie-Gerät VRP$_1$® der Firma Desitin.

(5) *Dosierte körperliche Übungsbehandlung* (Terrainkur; Gehen und Laufen in Verbindung mit Atemübungen; Ergotherapie).

(6) *Individuelle Klimabehandlung:* Salzhaltige Seeluft bei warmen Temperaturen; Höhenlagen 800–2000 m mit guter Sonneneinstrahlung, trockenwarmes Klima. Der Vorteil dieser Therapie liegt wohl vor allem in der relativ schadstofffreien Luft dieser Klimagebiete.

3 Akute Tracheobronchitis und Bronchitis

Ätiopathogenese: Zumeist (vorwiegend im Winter) Folge einer Virusinfektion („grippaler Infekt": Parainfluenza-, RS-, Coxsackie-, ECHO- und Adenoviren) der oberen Luftwege mit möglicher anschließender bakterieller Superinfektion (Haemophilus influenzae, Streptococcus pneumoniae, selten Staphylokokken u. a., s. ds. Kap., 4). Unterkühlung, Durchnässung als Wegbereiter („Erkältung"). Selten Folge einer chemischen Irritation. Gute eigenständige Heilungstendenz bei entsprechendem Verhalten.

Therapie

Allgemeine Maßnahmen
(1) Bei Fieber Bettruhe; sonst Aufenthalt in gut belüfteten Räumen;
(2) Rauchen einstellen;
(3) freie Nasenatmung durch Nasivin®, Otriven® (als Tropfen), Lubrirhin®-Lösung.

Medikamentöse Therapie
Im allgemeinen *keine* Indikation für antibakterielle Therapie! Nur bei schwerem Verlauf und Verdacht auf bakterielle Superinfektion Therapie mit Ampicil-

lin, Erythromycin oder Tetracyclin; Dämpfung des oft starken Hustenreizes durch allgemeine Maßnahmen (s.o.), dazu *Antitussiva* (vorwiegend zur Nacht und morgens): Codeinphosphat bis 5 mal 30 mg; Tussoretard®-1 Tag-und-Nacht-Kapsel, Silomat® (Clobutinol) 3 mal 40–80 mg oder 2–3 mal 20 Tr.; nur in schweren Fällen: Dicodid® 2–3 mal $1/2$–1 Tbl./Tag (Tageshöchstdosis 50 mg!), Suchtgefahr! (s.a. ds. Kap., 4). Ansonsten rein symptomatische Therapie mit Antipyretika und ggf. Analgetika (Arthralgien!).

4 Chronische Bronchitis und Emphysem

4.1 Chronische Bronchitis

Definition: Die WHO definiert als chronische Bronchitis eine Erkrankung, bei der über einen Zeitraum von 2 Jahren, wenigstens innerhalb von 3 Monaten jährlich, an den meisten Tagen der Woche Husten und Auswurf auftreten. – Emphysem ist eine pathomorphologische Diagnose, gekennzeichnet durch eine irreversible Erweiterung und Destruktion der distal der terminalen Bronchiolen gelegenen Lufträume. – Beide Erkrankungen können sich unabhängig voneinander entwickeln, werden aber häufig gemeinsam angetroffen. Die Pathogenese ist komplex, nosologisch ist eine Krankheitseinheit nicht definierbar; klinisch bestehen fließende Übergänge zwischen chronischer Bronchitis, Emphysem und Asthma bronchiale.
Ätiopathogenese und Pathophysiologie: Primär imponieren bei chronischer Bronchitis *Hyper-* und *Dyskrinie* (= vermehrte Bildung und krankhaft veränderte Zusammensetzung des Bronchialsekrets), hinzu kommen (zeitlich meist sekundär) *bakterielle Infekte. Bahnung durch exogene Schädigung* der mukoziliären Clearance und der endogenen Infektabwehr (z.B. Luftverschmutzung, arbeitsplatzspezifische Schadstoffe, Allergene, im besonderen aber durch chronisches *Inhalationsrauchen*). Weiter spielen Klimaeinflüsse eine Rolle. Rezidivauslösung häufig durch Virusinfekte („Erkältungen"). Langsame Progredienz über Jahre; Dyskrinie, gewebliche Läsionen, Schleimhautödem und ein durch unterschiedliche Faktoren verursachter Bronchospasmus bedingen die zunächst reversible, später häufig irreversible *bronchiale Obstruktion*. Die dadurch erhöhte Atemarbeit erklärt die Dyspnoe des chronischen Bronchitikers, die zunächst nur unter körperlicher Belastung, in fortgeschrittenen Stadien auch in Ruhe auftritt. Meist kommt es in Verbindung damit – gelegentlich aber auch ohne auffällige bronchitische Symptomatik – zur Ausbildung von Emphysemstrukturen mit *Verlust elastischer Elemente* (Entspannung des Lungengerüstes), unterschiedlicher *Rarefizierung* von Gefäßkapillaren und *Atrophie* der Bronchialwände.
Als besondere Verlaufsformen lassen sich ein *„dyspnoisch-pulmonaler (emphysematischer) Typ"* und ein *„zyanotisch-bronchialer (bronchitischer) Typ"* abgrenzen. Sehr viel häufiger sind „Mischtypen". Ausmaß der chronischen Bronchitis und der Lungenüberblähung sind klinisch und funktionell anteilmäßig nur begrenzt festlegbar. In den Endstadien meist Zeichen der Rechtsherzbelastung (s. ds. Kap., 7).
Funktionell bestehen erhöhte inhomogene Atemwegswiderstände. Hinzu kommt häufig eine vermehrte (exspiratorische) Kompressibilität der Atemwege (= dynamische, druckabhängige Obstruktion). Nachfolgend Gasaustauschstörungen: Der funktionelle Endzustand ist die *alveoläre Mangelbelüftung* (Globalinsuffizienz).
Klinik: Klinisch ist lediglich eine deskriptive Klassifikation einzelner Krankheitsbilder und Verlaufsformen möglich. Diese können durch funktionelle Kriterien ergänzt und präzisiert werden. Damit wird gleichzeitig auch auf die Vorrangigkeit einzelner Behandlungsmaßnahmen hingewiesen.

Leitsymptome und -befunde bei chronischer Bronchitis: Husten („Raucherhusten"), Auswurf (weißlich, zäh, bisweilen eitrig) und Dyspnoe (Belastungs-, Ruhedyspnoe). Zu unterscheiden, da prognostisch bedeutsam, ist die chronische Bronchitis mit und ohne Obstruktion. Dies ist nur mittels wiederholter Lungenfunktionsprüfungen möglich.
Leitsymptom beim Emphysem: Belastungsdyspnoe.
Komplikationen der chronisch-obstruktiven Bronchitis und des Emphysems: Die akute Exazerbation einer chronischen Bronchitis wird durch eine bakterielle oder virale Superinfektion ausgelöst. Symptome sind zunehmende Mukopurulenz des Sputums, Zunahme der Dyspnoe, Fieber und deutliche Verschlechterung des Allgemeinzustandes. „Eitriges" Sputum kann aber auch durch eine ausgeprägte Sputumeosinophilie hervorgerufen werden. Im Zweifelsfall hilft eine Gram-Färbung des Sputums weiter. Weitere Komplikationen sind deformierende Bronchopathie mit Entwicklung von Bronchiektasen, peribronchiale Fibrosierung des Lungengewebes, zunehmende respiratorische Insuffizienz und Rechtsherzbelastung im Sinne eines chronischen Cor pulmonale.

Therapie

Wichtig ist die Beseitigung exogener Noxen, besonders das Einstellen des Rauchens.
Je nach Schwere des Krankheitsbildes und Befund der Lungenfunktionsanalyse (nachgewiesene Obstruktion) sollte eine antiobstruktive Kombinationstherapie durchgeführt werden.
$β_2$-Sympathikomimetika in Form von Dosier-Aerosolen sind stets Mittel der 1. Wahl (s. ds. Kap., 2 „Aerosoltherapie" und „Bronchospasmolyse"). Zusätzlich werden Atropinderivate (Atrovent®, Ventilat®) und/oder Theophyllin eingesetzt. Sinnvolle Kombinationspräparate aus $β_2$-Sympathomimetika mit Ipratropiumbromid (Berodual®) oder mit DNCG (Aarane®, Allergospasmin®) kommen ebenfalls zum Einsatz. Zur Therapie mit Expektoranzien s. ds. Kap., 2 „Expektoranzien". Physiotherapie s. ds. Kap., 2, „Physiotherapie und Rehabilitation".
Gelingt es trotz Einsatz o. a. Substanzgruppen und Therapieformen nicht, den Zustand des Patienten entscheidend zu verbessern, kommen zusätzlich Glukokortikoide zum Einsatz! Für Steroidtherapie gilt der Leitsatz: So viel wie nötig und so wenig wie möglich! (S. ds. Kap., 2 „Schleimhautabschwellung und Entzündungshemmung durch Glukokortikoide.") Erweist sich eine systemische Steroidtherapie mit 20–40 mg/Tag Prednisolonäquivalent p.o. nach 2 Wochen Dauer sowohl subjektiv als auch objektiv als unwirksam, so kann die Steroidmedikation ausschleichend abgesetzt werden.
Bei bakteriellen Infekten, die ambulant erworben wurden, Durchführung einer kalkulierten, peroralen antibiotischen Therapie (s. ds. Kap., 2 „Antibakterielle Therapie") über ca. 10–14 Tage (s. Tab. 14.5).
Der Einsatz von Präparaten, die das Immunsystem stimulieren sollen (z. B. Broncho-Vaxom®), kann bei rezidivierenden Infekten diskutiert werden; eine sichere Effizienz dieser Präparate ist jedoch nicht bewiesen.
Kardiale Therapie (s. a. bei Cor pulmonale, ds. Kap., 7).
Bei Nichtansprechen der Therapie oder Zunahme des Hustens unbedingt radiologische, ggf. endoskopische Kontrollen (cave: Bronchialkarzinom häufig Ursache des Reizhustens, Raucher sind Risikopatienten). Gelingt es trotz

Tabelle 14.5: Antibiotische Therapie bei akuter bakterieller Exazerbation einer chronischen Bronchitis

	Freiname	Handelsname (Beispiele)	Durchschnittliche Tagesdosis
Mittel 1. Wahl	Amoxicillin	Amoxypen®	3 × 1 g p.o.
		Augmentan®	3 × 0,5–1,0 g p.o.
	Cefuroxim	Zinnat®	2 × 250 mg p.o.
	Clarithromycin	Klacid®	2 × 250 mg p.o.
Mittel 2. Wahl	Doxycyclin	Vibramycin®	2 × 100 mg p.o.
	Co-trimoxazol	Bactrim®	2 × 160 mg p.o.

optimaler antiobstruktiver Kombinationstherapie nicht, den paO_2 auf Werte ≥ 60 Torr anzuheben, kann eine O_2-Langzeittherapie diskutiert werden (s. ds. Kap., 1 „Behandlungsprinzipien").

4.2 Lungenemphysem bei $α_1$-Proteinasen-Inhibitor-Mangel

Definition: Genetisch determinierte Defektdysproteinämie mit frühzeitiger Ausbildung eines panlobulären Lungenemphysems.
Plasmaspiegel < 80 mg/100 ml Serum spricht für schweren angeborenen Mangelzustand (Diagnosestellung durch Bestimmung der totalen Trypsin-Hemmaktivität des Plasmas oder radiale Immundiffusion nach *Mancini*). Heterozygote Merkmalsträger bei ca. 2–4% aller Patienten mit chronisch-obstruktivem Emphysem. Bei Nachweis eines schweren Mangelzustands Phänotyp-Bestimmung und Untersuchung von Angehörigen zweckmäßig.

Therapie

Für Patienten, die einen $α_1$-PI-Plasmaspiegel von < 80 mg/100 ml Serum aufweisen, steht ein humanes $α_1$-PI-Konzentrat zur Verfügung (Prolastin HS). Zur Substitutionstherapie ist in der Regel eine wöchentliche Einzeldosis von 60 mg/kg KG als i.v. Kurzinfusion ausreichend. Denken sollte man an einen $α_1$-PI-Mangel bei deutlich erniedrigter $α_1$-Bande in der Serum-Elektrophorese und frühzeitiger Emphysembildung *ohne* Asthma bronchiale oder auffällige Bronchitisanamnese. In der Perfusionsszintigraphie findet sich bei diesen Patienten in charakteristischer Weise eine unterlappenbetonte Gefäßrarefizierung. Meist anfällig gegen Zigarettenrauch und industrielle Staubpartikel. – *Wichtig:* Konsequente Infektprophylaxe und absolutes Rauchverbot.

5 Schlafapnoesyndrom (SAS)

Ätiologie und Pathogenese: Beim Schlafapnoesyndrom, einer nächtlichen Atemregulationsstörung, entwickeln sich arterielle Hypoxämien, die lebensbedrohliche Werte mit O_2-Sättigungswerten von unter 50% annehmen können. Die häufigste Apnoeform ist die obstruktive Schlafapnoe. Bei der obstruktiven Schlafapnoe sistiert die alveoläre Ventilation, da die extrathorakalen Atemwege durch Verschluß des Oropharynx keinen suffizienten Gasaustausch mehr zulassen. Die sich entwickelnde Hypoxämie induziert eine „Weckreaktion". Diese führt dann zur Wiedereröffnung der oberen Atemwege. Die Ursachen der obstruktiven Schlafapnoe sind komplex: Neben anatomischen Faktoren, wie vergrößerten Tonsillen und Makroglossie, spielen vor allem Tonusregulationsstörungen im Oropharynx eine Rolle. Weitere Formen von Schlafapnoe sind die zentrale Apnoe sowie die nächtliche Hypoxämie bei chronisch-obstruktiven Atemwegserkrankungen.

Die *Hauptkomplikationen* nächtlicher Schlafapnoe sind Entwicklung einer pulmonalarteriellen Hypertonie und bedrohliche Herzrhythmusstörungen.

Die *Diagnose* eines Schlafapnoesyndroms sollte in einem pneumologischen Zentrum mit speziellem Schlaflabor gestellt werden.

Therapie

An erster Stelle stehen die folgenden allgemeinen Maßnahmen: Gewichtsreduktion, Alkoholkarenz und Änderung der Schlafposition. Bei anatomischen Hindernissen im Oropharynx können chirurgische Maßnahmen sinnvoll sein (z.B. Tonsillektomie). Schließlich hat sich bei schwerem obstruktiven Schlafapnoesyndrom die nasale kontinuierliche positive Überdruckbeatmung (nCPAP) bewährt. Der Wert einer Therapie mit Theophyllin ist umstritten.

6 Asthma bronchiale

Definition: Asthma bronchiale ist eine entzündliche Bronchialerkrankung, die sich zunächst in einer anfallsweise auftretenden Atemnotsymptomatik auf dem Boden einer generalisierten Bronchialobstruktion manifestiert. Es handelt sich hierbei nicht um ein Krankheitsbild sui generis, sondern um ein oft polyätiologisch bedingtes pulmonales Syndrom, das durch eine erhöhte Reaktionsbereitschaft des Bronchialsystems zur Bronchokonstriktion gegenüber einer Vielzahl von Reizen gekennzeichnet ist („hyperreagibles Bronchialsystem"). Charakteristisch ist das anfallsweise Auftreten des Beschwerdebildes mit zunächst völliger Beschwerdefreiheit im anfallsfreien Intervall. Mit zunehmender Krankheitsdauer werden die Beschwerden chronisch; die Übergänge zur chronischen Bronchitis sind dann fließend.

Ätiopathogenese:
(1) Exogen-allergisch, durch inhalative Allergene, seltener Nahrungsmittel-, Arzneimittel-, Parasiten- und Insektenallergene sowie Perkutanallergene (hämatogene Auslösung). Nicht zu verwechseln mit exogen-allergischer Alveolitis mit und ohne Obstruktion.
(2) Unklare Genese (Intrinsic-Asthma).
(3) Chemisch-toxisch und physikalisch-irritativ.
(4) Belastungsinduziert.
(5) Analgetikaintoleranz.
(6) Psychische Mitfaktoren.
Beachte: Häufig Mischformen!

Klinik: *Leitsymptome und -befunde:* Erscheinungsbild, Verlauf und Pathogenese sind uneinheitlich. – *Keine* ausschließliche Anfallskrankheit. In klassischer Weise aber anfallsweise Atemnot mit erschwertem Exspirium, Hustenattacken (oft anfallsauslösend), Anfälle häufig nachts und in den frühen Morgenstunden. Anfälle dauern von Minuten bis zu vielen Stunden (Anfallsdauer > 24 h = Status asthmaticus!). Primäre Manifestation der Sensibilisierung durch inhalative Allergene: Konjunktivitis, Rhinitis, Tracheitis und Bronchitis – „Asthmaäquivalente" – (oft über Jahre!). – Differentialdiagnostisch Krankheitszustände abgrenzen, bei denen „symptomatisches" Asthma auftritt, z.b. das Asthma cardiale (s. Kap. 11), mechanische Stenosierung der Trachea und Bronchien (regionale Bronchialobstruktion!) u.a.

Therapie

Auslösungsbezogene Therapie
Exogen-allergisches Asthma

Die Therapie ist gerichtet gegen das Allergen (Allergenkarenz) und die Antikörperbildung (Hyposensibilisierung, d.h. Immuntherapie). Ziel dieser Therapie ist es, eine pathogene Allergen-Antikörper-Reaktion, die den allergiespezifischen Gewebereiz darstellt, zu verhindern.

Bevor derartige Therapiemaßnahmen zum Einsatz kommen können, ist die subtile Eruierung der auslösenden Allergene von entscheidender Bedeutung. Wichtigste diagnostische Hilfsmittel hierzu sind:
(1)   genaue Anamneseerhebung, auch Berufsanamnese (Berufsallergene!)
(2)   Hauttestung
(3)   Bestimmung des Gesamt-IgE im Serum
(4)   Nachweis allergospezifischer IgE-Antikörper (RAST, ELISA)
(5)   im Zweifelsfall unter strenger Indikationsstellung auch inhalative Provokationsproben.

Allergenkarenz (Expositionsprophylaxe)
Nach Isolierung des oder der für eine Asthmakrankheit verantwortlichen Allergene sollte soweit möglich eine strenge Expositionsprophylaxe angestrebt werden. Besonders in frühen Krankheitsphasen ist die Expositionsprophylaxe der einfachste und wirksamste therapeutische Weg. Da an eine beschränkte, meist lokal gebundene Allergenverbreitung geknüpft, kommen für die strenge Expositionsprophylaxe nur bestimmte Allergenreservoire in Betracht:
(1)   *Haus- und Umweltallergene* (Betten- und Matratzeninhaltsstoffe, Haustiere, hausgebundener Schimmel, Kosmetika, Arzneimittel und anderes) durch „Sanierung des privaten Allergenmilieus" (auch Wohnungs- und Ortswechsel), durch Ausschaltung von Nahrungsmittelallergenen, soweit möglich. Gegenüber saisonalen Allergenen wie z.B. Gräser oder Baumpollen ist meist keine absolute Allergenprophylaxe möglich.
(2)   *Berufsallergene:* Die Sanierung des beruflichen Allergenmilieus bedingt zumeist einen Berufs- oder zumindest Arbeitsplatzwechsel.

Hyposensibilisierung (Immuntherapie)
Behandlungsprinzip: Durch die parenterale Zufuhr eines Allergens in zunächst subklinischen und nach und nach immer größeren Dosen soll eine Toleranz gegenüber dem betreffenden Allergen erzeugt werden. Unter der Hyposensibilisierungstherapie kommt es zur Induktion blockierender IgG-Antikörper, die bei neuerlichem Allergenkontakt mit den Allergenen reagieren, bevor es zur Bindung mit den jeweils pathophysiologisch relevanten IgE-Antikörpern kommt. Dieses Wirkungsprinzip stellt aber wahrscheinlich nur einen Teilaspekt der

immunologischen Mechanismen dar, die bei Hyposensibilisierungstherapie ablaufen. Der Gesamtvorgang, der unter gewissen Voraussetzungen zur Immuntoleranz führt, ist aber wahrscheinlich weit komplexer und im einzelnen noch nicht endgültig aufgeklärt.

Indikationen: Ist eine Allergenkarenz bei ubiquitär vorkommenden Allergenen unmöglich oder aus existentiellen Gründen (Berufsallergene!) nicht möglich oder erwünscht, so ergeben sich für eine spezifische Hyposensibilisierung folgende Indikationen:

(1) *Umweltallergene:* Baum-, Gräser-, Kräuterpollen, Schimmelpilzsporen und Hausstaubmilbe.

(2) Je nach Expositionssituation *Berufsallergene:* Mehl- und Getreidestaub, Tierhaare, Holzstaub und anderes mehr.

Eine Hyposensibilisierungstherapie ist generell nur bei engem Allergenspektrum und einer Krankheitsdauer von weniger als zehn Jahren angezeigt.

Kontraindikationen: Gravidität, aktive Lungentuberkulose, weit fortgeschrittene schwere Asthmakrankheit, Lungenemphysem, Autoimmunerkrankung, konsumierende Erkrankungen und andere.

Man wird im Einzelfall, besonders auch unter Berücksichtigung der Intensität der Beschwerden und dem damit für den Patienten verbundenen Leidensdruck, abwägen müssen, ob eine medikamentöse symptomatische und antientzündliche Therapie ausreichend ist oder aber die für Arzt wie Patienten gleichermaßen unbequeme Behandlungsmethode der Hyposensibilisierung als Therapieverfahren der Wahl in Frage kommt. Zudem ist die Behandlung, selbst bei korrekter Durchführung, nicht ohne Gefahrenrisiko. Schließlich dauert die Hyposensibilisierung in der Regel mehrere Jahre.

Impfungen: Gegen virale oder bakterielle Krankheitserreger sollen während einer Hyposensibilisierungsbehandlung keine Impfungen vorgenommen werden. Wird ganzjährig hyposensibilisiert, so empfiehlt es sich, die Behandlung nach einem Impftermin für etwa 2 Wochen zu unterbrechen, um dann erneut, allerdings mit der Hälfte der bisher erreichten tolerierten Allergendosis, fortzufahren. Bei Behandlung mit Semi-Depot-Extrakten soll zwischen der letzten Semi-Depot-Allergeninjektion und dem Impftermin ein Intervall von mindestens einer Woche liegen. Die Fortsetzung der Hyposensibilisierung erfolgt dann etwa drei Wochen nach der Impfung mit der Hälfte der zuletzt gegebenen Allergendosis.

Praktische Durchführung: Subkutane Injektion steigender Dosen eines individuell zusammengesetzten therapeutischen Allergenextraktes an der Außenseite des Oberarmes, handbreit oberhalb des Olekranons, unter Berücksichtigung der individuellen Toleranz von Dosis zu Dosis. *Cave:* Unterbrechung bei interkurrenten Infekten zwingend!

Wichtig: Bei Pollinosis wird vorzugsweise die präsaisonale Behandlung Anfang Dezember oder früher bis Ende April oder bis zum jeweiligen Beginn der Blühperiode durchgeführt. Bei zeitlich unbegrenztem Allergeneinstrom (z.B. Hausstaubmilbe, Pilzsporen u. a.) ist die ganzjährige, sog. perenniale Hyposensibilisierung angezeigt. Bei ganzjähriger Behandlung mit Pollenallergenen ist während der Blühsaison eine Dosisreduktion auf $1/10$ bis $1/2$ der erreichten Erhaltungsdosis empfehlenswert.

Die pharmazeutische Industrie stellt nach Rezeptur individuell angepaßte Allergenlösungen her. Zur Verfügung stehen wäßrige Allergenextrakte, Semi-Depot-Extrakte und Allergoide. Eine exakte Behandlungsanweisung, die genau befolgt werden muß, liegt jeder Originalpackung bei.

Kommt es nach der Injektion zu verstärkter Lokalreaktion (Rötung, Schwellung, Quaddelbildung) oder Asthmasymptomatik, so soll keine weitere Dosissteigerung vorgenommen, sondern die letzte tolerierte Dosis wiederholt und anschließend erneut die schemagerechte Dosissteigerung fortgesetzt werden.

Da im Extremfall im Rahmen einer Hyposensibilisierungstherapie ein schwerer Asthmaanfall oder auch ein anaphylaktischer Schock ausgelöst werden kann, sollte die Indikationsstellung und Durchführung einer Hyposensibilisierungstherapie durch einen erfahrenen Pneumologen und Allergologen erfolgen.

Je nach Ausmaß des Beschwerdebildes müssen zusätzlich zu Allergenkarenz und Immuntherapie Medikamente zur sog. „Mastzellprotektion" eingesetzt werden (Intal®, Zaditen®, Tilade®). Bei nachgewiesener bronchialer Obstruktion mit ausgeprägter bronchialer Hyperreagibilität müssen zusätzlich β_2-Adrenergika und Steroide (inhalativ-oral) eingesetzt werden. Falls auch damit kein ausreichender Therapieerfolg erzielt werden kann, kommen zusätzlich Theophyllin und Atropinderivate zur Anwendung.

Intrinsic-Asthma
Langzeittherapie bei leichten bis mittelschweren Fällen mit inhalativen, bei schweren Formen mit systemisch wirksamen Glukokortikoiden (Sanasthmax®, Flutide®, Inhacort®, Pulmicort®, Decortin®) sowie anderen antientzündlich wirkenden Substanzen (z.B. Intal®, Tilade®). Bei nachgewiesener Obstruktion in jedem Fall β_2-Adrenergika. Bei leichten Formen der Asthmakrankheit inhalative β_2-Mimetika nur bei Bedarf. Gegebenenfalls Kombination mit Theophyllin und/oder Atropinderivaten, falls die Therapie mit Steroiden, mastzellprotektiven Substanzen und β_2-Mimetika nicht ausreichend ist.
Bei bakteriellen Infekten Antibiotika (s. ds. Kap., 2 „Antibakterielle Therapie").

Chemisch-physikalisch irritatives Asthma
Umgehende Expositionsprophylaxe! Ansonsten symptomatische, antiobstruktive Kombinationstherapie wie bei intrinsischem Asthma.

Anstrengungsasthma (exercise-induced asthma)
„Mastzellprotektion" mit Intal®, β_2-Adrenergika (Berotec®, Sultanol®) oder Kombinationen (Aarane®, Allergospasmin®, Ditec®).

Psychogenes Asthma
Bei *psychogener (emotionaler)*, zumeist sekundärer Auslösung, besonders bei chronischen Formen: Ggf. Psychopharmaka in Verbindung mit Atem- und Entspannungstherapie; stützende psychotherapeutische Verfahren besitzen einen fraglichen Wert und sind nur in einem Teil der Fälle erfolgversprechend.

Symptomatische (medikamentöse) Therapie

Behandlungsziel: Rasche Beseitigung der bronchialen Obstruktion (Bronchospasmolyse!) und damit Beherrschung einer evtl. vorliegenden akuten respiratorischen Insuffizienz; Minderung der Atemarbeit; Beschwerdenlinderung bei den chronischen Verlaufsformen mit Sekundärfolgen; Behandlung intermittierender, meist infektbedingter Komplikationen.

Wichtig: Therapie unter Berücksichtigung der in den letzten Tagen eingenommenen Medikamente (häufig Abusus, im besonderen Dosier-Aerosole, vorangehende Theophyllintherapie!). Belassen der bisher wirksamen Medikamente. Kein abruptes Absetzen von Glukokortikoiden!

Kontraindikationen: Morphium und Derivate (atemdepressorische Wirkung), Parasympathikomimetika (z. B. Pilocarpin®, Doryl®), Cholinesterasehemmer (Prostigmin®, Tensilon®, Mestinon®), β-Rezeptorenblocker (Dociton® etc., auch sog. kardioselektive Blocker sowie β-Rezeptorenblocker enthaltende Augentropfen bei Patienten mit Glaukom).

Schwerer Asthmaanfall, Status asthmaticus

Sofortmaßnahmen in Anlehnung an Tabelle 14.6 unter Berücksichtigung der jeweiligen Funktionseinschränkung und des klinischen Zustandsbildes. Weiterführende Maßnahmen s. ds. Kap., 2 „Medikamentöse Therapie".

Chronisches Asthma bronchiale, Intervalltherapie

(1) Mittel der 1. Wahl sind Steroide, die vorzugsweise topisch, d. h. inhalativ angewendet werden (Sanasthmax®, Flutide®, Pulmicort®, Inhacort®).

(2) Regelmäßige *Inhalation* von $β_2$-Sympathomimetika (s. ds. Kap., 2 „Bronchospasmolyse"). Diese werden ebenfalls vorzugsweise topisch appliziert (Dosier-Aerosole: Berotec®, Sultanol®, Bricanyl®, Bronchospasmin®, Etoscol®).
– Kombination von $β_2$-Adrenergika mit Atropinderivat (als Kombinationspräparat in Berodual®), etwa alle 8 h je 1–2 Hübe.

(3) Euphyllin® 0,2 g oder Neobiphyllin® 0,32 oder Bronchoparat® 1 Amp. (0,2 g) langsam *intravenös* 2–4mal täglich. Bei Besserung auf orale Therapie übergehen (*wichtig:* Theophyllin-Blutspiegelkontrolle!).

(4) Fortführung *oral*, z.B. Euphyllin® CR 250–350, Neobiphyllin® retard, Bronchoretard®, Afonilum® retard, Aerobin® etc.
Intervalltherapie (auch zur Nacht): Euphyllin®- oder Perphyllon®-N-Supp., Spiropent® 1 Tbl., Solosin®-Tropfen 30–40 Tr. u.a.

(5) Nachtversorgung: Der *individuelle* Anfallsrhythmus erfordert häufig eine zusätzliche Nachtmedikation, z.B. Spiropent® 1mal 1 Tbl. oder Brelomax® 1mal 1 Tbl. – Manchmal vorteilhaft: abendliche (anstelle der einmaligen morgendlichen) Glukokortikoidgabe.

(6) Bei primär hochdosierter *Glukokortikoidtherapie* (s. o.: schwerer Anfall) erst *nach* klinischer Besserung langsame Reduzierung der Dosis, d. h. bei Tagesdosen über 20 mg Prednisolon jede Woche etwa um 5–10 mg, unterhalb 20 mg um 2,5–5,0 mg/Woche, da Unterdosierung klinisch erst nach etwa 4 Tagen sichtbar; *langsame Dosisminderung* notwendig zur Festlegung der *individuellen Minimaldosis!* Dauer- oder Erhaltungsdosis möglichst unter der sog.

14 Krankheiten der Atemorgane

Tabelle 14.6: Therapie des schweren Asthmaanfalls

Therapeutisches Ziel	Initialtherapie
Allgemeines	Frische Luft, Raumwechsel; bei Pollenasthma: Fenster zu
1. Bronchospasmolyse	0,2–0,4 g *Euphyllin®* langsam i.v. oder als Kurzinfusion (15–30 min) oder 1–2 Amp. *Bronchoparat®* oder/und 1 Amp. *Bronchospasmin®* langsam i.v. oder $^1/_2$–1 Amp. *Bricanyl®* s.c. (Frequenzkontrolle!). Im Notfall auch 50 Tr. Solosin® oral
2. Rückbildung der entzündlich-allergischen Gefäß-Schleimhaut-reaktion	250–500 mg *Prednisonäquivalent* i.v. (Solu-Decortin®-H, Urbason®), ggf. nach $^1/_2$–1 h wiederholen
3. Sekretolyse	1 Amp. Ozothin® i.v. (5 ml) oder Mucosolvan® i.v. (1–2 Amp.), reichlich Flüssigkeit; Ultima ratio bei schwerer Sekretverlegung der Atemwege: bronchoskopische Absaugung mit Lavage
4. O_2-Zufuhr	bei Zyanose und nach Blutgasanalyse: beginnende Hyperkapnie ist Alarmsignal
5. Stützung des Herzens	Meist nicht erforderlich
Ergänzende Maßnahmen	Atemerleichternde Körperposition Verbale Atemanleitung Manuelle Exspirationshilfe, Lippenbremse

Anmerkung: Der schwere Asthmaanfall ist eine prinzipiell lebensbedrohliche Situation. Führen die angegebenen Maßnahmen nicht zum Erfolg, ist umgehende Krankenhauseinweisung angezeigt. Bei respiratorischer Globalinsuffizienz (Atemstillstand) s. ds. Kap., 1 „Behandlungsprinzipien"!

Cushing-Schwellendosis, bei höherer notwendiger Erhaltungsdosis (> 20 mg) sollte an zwei Wochentagen (z. B. Mittwoch und Sonntag) eine Therapiepause eingelegt werden. Wegen der fehlenden systemischen Wirkung wenn immer möglich Übergang auf Inhacort®, Sanasthmyl®, Sanasthmax®, Flutide®, Pulmicort® als Dosier-Aerosole. Die Dosierung beträgt dabei in der Regel 2mal 2 Hübe. Inhalative Steroide sollten stets mit einer Inhalierhilfe (sog. „Spacer") angewendet werden. Zur Vermeidung einer Pilzbesiedelung von Mund und Rachen sollte nach der Inhalation von Steroiden eine Mundspülung erfolgen.

Unterstützende Maßnahmen

Krankengymnastik und Physiotherapie sind im Intervall angezeigt (s. ds. Kap., 2 „Physiotherapie und Rehabilitation").

Klimabehandlung (Hochgebirge, Nordsee mit „Brandungsinhalation") bedeutet vor allem Distanzierung von Allergenen, Ausschaltung berufsbedingter Noxen.

Psychotherapie: Einzelbehandlung, Gruppen- und Verhaltenstherapie nach psychosomatischer Befunderhebung unter Verwertung psychodiagnostischer Verfahren; kann in manchen Fällen therapieunterstützend wirken, ihr Wert sollte aber nicht überschätzt werden.

Die immer noch geübte *chirurgische Behandlung* (Vagotomie und Sympathikotomie, Glomektomie) führt weder zu einer Beeinflussung der allergenspezifischen Obstruktion noch zu der durch andere Pathomechanismen ausgelösten Obstruktion (Plazebowirkung!) und soll nicht mehr empfohlen werden. Der Therapieeffekt der Durchtrennung des Nervus laryngeus superior (sog. „Bochumer Operation") ist nicht genügend gesichert.

7 Chronisches Cor pulmonale

Definition (WHO 1961): Hypertrophie der rechten Herzkammer als Folge von Krankheiten, die primär und ursprünglich auf die Funktion oder die Struktur der Lunge oder auf beide einwirken und dabei eine Drucksteigerung im kleinen Kreislauf hervorrufen: Cor pulmonale chronicum (CPC).

Ätiopathogenese: Die für das CPC ursächliche pulmonale Hypertonie entwickelt sich auf dem Boden einer andauernden alveolären Hypoxie (von-Euler-Liljestrand-Mechanismus) und/oder einer direkten Einschränkung des pulmonalen Gefäßquerschnitts infolge von organischen Gefäßveränderungen. Ursächlich sind somit Erkrankungen der Atemwege und Alveolen (Asthma, chronische Bronchitis, Emphysem, Lungenfibrosen u.a.), Erkrankungen, die die Thoraxwandmotilität beeinträchtigen (Thorakoplastik, Pleuraschwarten, neuromuskuläre Erkrankungen, zentrale Atemregulationsstörungen u.a.), und Erkrankungen der arteriellen Lungengefäße (Panarteriitis nodosa, rezidivierende Lungenembolien u.a.). Als eigenständige Erkrankung wird die primäre pulmonale Hypertonie abgegrenzt. Die Langzeitprognose des CPC richtet sich auch nach der Prognose der primären Lungenerkrankung.

Klinik: *Leitsymptome und -befunde:* Für eine beginnende Pulmonalis-Druckerhöhung (in Ruhe > 30 mmHg systolisch, Mitteldruck > 20 mmHg), anfänglich nur unter körperlicher Belastung manifest, gibt es keine verläßlichen indirekten Kriterien. Die nachfolgenden klinischen Zeichen sind so meist schon Ausdruck einer stärkergradigen Rechtsherzbelastung oder beginnenden kardialen Dekompensation: Herzklopfen, gelegentlich Schwindelzustände, Kopfschmerzen, thorakale, vorwiegend substernale Oppressionen, bei Auftreten einer Globalinsuffizienz auch neurologische Symptome.

Herztöne: Betonter 2. Herzton mit breitem Pulmonaliston-Anteil und fixierter Spaltung, Pulmonaldehnungston (ejection click), epigastrische Pulsationen. – Halsvenenkontrolle, unblutige Venendruck-Beurteilung durch Bestimmung des Kollapspunktes, Rechtsherzpalpation, positiver hepato-jugulärer Reflux, Lebergröße.

Valsalva-Manöver: Qualität des peripheren Pulses und Frequenz ändern sich bei erhöhtem Pulmonalisdruck kaum. Überhöhte Belastungsfrequenz mit verzögerter Frequenzrückkehr.

Dyspnoe und *zentrale Zyanose* nicht pathognomonisch als Frühzeichen einer Rechtsherzbelastung. Die Zyanose wird zudem durch eine Polyglobulie verstärkt. Bei dekompensiertem CPC klassische Zeichen der Rechtsherzinsuffizienz: Halsvenenstauung, schmerzhafte Hepatomegalie, periphere Ödeme.

14 Krankheiten der Atemorgane

Therapie

Behandlungsprinzipien
(1) Behandlung der pulmonalen oder bronchialen Grundkrankheit bzw. der respiratorischen Insuffizienz; O_2-Zufuhr.
(2) Behandlung der pulmonalen Herzerkrankung.
(3) Prophylaktische Maßnahmen: Rauchverbot; Infektvorbeugung; Physiotherapie.

Spezielle Therapie
(1) Drucksenkung im kleinen Kreislauf ist kurzzeitig möglich durch *Theophyllin*-derivate und *Nitrokörper*. Bei Einsatz von Theophyllinderivaten in Abhängigkeit von der Schwere der kardiorespiratorischen Einschränkung *reduzierte* Dosen und *langsame* Applikation (!), da verzögerte Elimination bei Herzinsuffizienz. Empfohlene Richtdosis für Theophyllin 0,6–0,9 mg/kg/h, z.B. *Euphyllin®*, *Bronchoparat®* (s. ds. Kap., 2 „Bronchospasmolyse" [2]). Dauer-Theophyllininfusionen nach Möglichkeit mit Überprüfung der Plasmaspiegel. Weiter Versuch mit hochdosierter Langzeitbehandlung mit Nitrokörpern, z.b. mit Nitro-Mack® retard 3–5 × 1 Kps./Tag *oder* isoket® retard *oder* Iso-Mack® retard 80–160 mg. Bei Rechtsherzdekompensation Nitrokörper als Dauerinfusion über Perfusor (z.B. Trinitrosan®, perlinganit® 2–6 mg/h).
(2) Kontinuierliche *Sauerstoffzufuhr* über Nasensonde oder Brille entsprechend den Richtlinien (s. ds. Kap., 1 „Sauerstofftherapie") ist am ehesten in der Lage, den erhöhten Pulmonalarteriendruck dauerhaft zu senken.
(3) *Antikoagulanzien:* Indiziert bei primär vaskulärer Entstehung des CPC durch (meist) rezidivierende (Mikro-)Embolien und multiple Thromboembolisierungen im Gefäßgebiet der A. pulmonalis (autochthone Entstehung). Schon der Verdacht rechtfertigt Einleitung einer Langzeitbehandlung mit Cumarinderivaten; Ovulationshemmer absetzen.
Polyglobulie: Relative Indikation für eine Antikoagulanzientherapie, Dauertherapie mit Thrombozytenaggregationshemmern (z.B. Colfarit® 1 Tbl./Tag), Einzelheiten, Kontraindikation und Dosierung s. Kap. 6. Aderlaß (bei Hämatokrit > 60%, 200–400 ml alle 3 Tage). – *Wichtig:* Polyglobulie bedeutet Kompensation der Hypoxie. Aderlässe nur bei zunehmenden Hämatokritwerten (> 60%); kleine Mengen. Unter klinischer Kontrolle ggf. O_2-Dauertherapie einleiten.
(4) *Spironolacton:* Spironolacton (Aldactone®, Osyrol®) als Langzeitmedikation, auch in Fällen ohne manifeste Dekompensationszeichen. *Dosierung:* 100–250 mg p.o. Schneller wirksam ist Kaliumcanrenoat (Aldactone® pro inj.; Osyrol® pro inj. bis 800 mg/Tag) unter sorgfältiger Überwachung des Säure-Basenstatus und Serum-Kaliumwertes (s. Kap. 10.2). – Bei dekompensiertem CPC *Furosemid* (Lasix®) 40–80 mg i.v., Osyrol® 50/100, Lasix®-Tbl. Einzelheiten s. Kap. 4, 4.1 und 4.3.1.
(5) *Kardiale Therapie:* Bei kompensiertem Cor pulmonale ist eine Digitalisierung *nicht* angezeigt. Bei akuter Dekompensation rasche Digitalisierung mit Digoxin oder Digitoxin (s. Kap. 11, 2, Tab. 11.9). Die dabei oft herabgesetzte

Glykosidtoleranz (sog. Digitalistoxizität) ist im wesentlichen durch die myokardiale Hypoxie und Azidose und die häufig begleitende (intrazelluläre) Hypokaliämie bedingt. Beeinflussung der Sinustachykardie praktisch nicht möglich (kein brauchbarer Indikator für die Digitalis-Wirksamkeit). Häufig Rhythmusstörungen, insbesondere bei gleichzeitiger Therapie mit Methylxanthinen: Glykosid-Serumspiegel (wegen individueller Glykosidempfindlichkeit nur bedingt verwertbar), bei gleichzeitiger Anwendung von Methylxanthinen auch Theophyllin-Serumspiegel in den untersten Wirkbereich einstellen, iatrogene Ursachen wie Kaliumverlust durch Saluretika, unsachgemäße Respiratortherapie, Einwirkungen durch β_2-Stimulatoren ausschließen. Keine β-blockierenden Substanzen, auch keine „selektiv wirkenden"!

8 Krankheiten im Lungenkreislauf

Von den hierzu gehörenden Krankheitsbildern sind internistisch diejenigen von Wichtigkeit, die – über unterschiedliche Mechanismen (entzündliche, allergische, medikamentös-toxische und hypoxische Störungen mit Vasokonstriktion; morphologische Läsionen; Gefäßobturationen und Anomalien u.a.) – zur pulmonalen Hypertonie führen.

8.1 Vaskuläre pulmonale Hypertonie
Definition: im engeren Sinne Druckerhöhung im kleinen Kreislauf durch ursächlich meist ungeklärte Alterationen im präkapillaren Gefäßgebiet.
Ätiopathogenese: In einzelnen Fällen lassen sich bestimmte Pharmaka eruieren (z.B. Aminorexfumarat, Busulfan, Nitrofurantoin, Methotrexat, Diphenylhydantoin); der Pathomechanismus ist unklar. – Beachte immer sorgfältige Medikamentenanamnese!

Therapie

(1)   Anhaltende Drucksenkung nicht möglich; Versuch mit Nitroglyzerin und Theophyllin (s. ds. Kap., 7).
(2)   Herztherapie mit Glykosiden bei Dekompensation des rechten Ventrikels; bei gegebener Indikation Saluretika und/oder Aldosteronantagonisten (Kap. 4, 4.1 und 4.4 sowie Kap. 11, 2).
(3)   Bei hypoxischen Gasaustauschstörungen Sauerstoffzufuhr (30–40% O_2-Luftgemisch) als Langzeittherapie; gleichzeitig drucksenkend.
(4)   Bei rezidivierenden Lungenembolien Antikoagulanzien-Langzeitbehandlung; Ausschaltung möglicher Streuherde.
(5)   Immunsuppressive Therapie (Steroide und/oder Cyclophosphamid) möglich bei entzündlich bedingten Gefäßerkrankungen (im besonderen bei pulmonaler Beteiligung sog. Kollagenosen).

8.2 Lungenembolie – Lungeninfarkt
Die Lungenembolie *kann* als Notfall imponieren; häufig sind leichte, auch schubweise Verlaufsformen („Morbus embolicus"), welche häufig asymptomatisch verlaufen.

14 Krankheiten der Atemorgane

Ätiopathogenese: Über 90% aller Lungenembolien (Thromboembolie) stammen aus dem Gefäßbereich der unteren Hohlvene, davon 60–70% aus den Vv. femorales und distal davon. Besonders hohes Embolierisiko, v. a. bei unzulänglicher Antikoagulanzienprophylaxe, nach Hüftgelenksoperationen. – Iatrogene Verursachung über intravasal liegende Fremdkörper, z. B. Venenkatheter, Schrittmachersonden. – Bei offenem Foramen ovale Übertritt des Thrombus in das arterielle Gefäßsystem möglich (sog. „paradoxe" arterielle Embolie). Weiter autochthone Entstehung im Pulmonalis-Gefäßgebiet bei chronifizierten Lungenkrankheiten mit sekundären Gefäßwandschädigungen. – Fettembolien: überwiegend traumatisch. – Luftembolien: traumatisch, iatrogen und bei Gefäßoperationen. – Fruchtwasserembolie unter der Geburt.

Als pathogenetische Faktoren gelten Endothelschädigungen im Bereich der tiefen Beinvenen, venöse Strömungsverlangsamungen (z. B. bei ausgeprägten Ödemen, Immobilisierung, besonders alter Patienten, Herzinsuffizienz u. a.) und im besonderen erhöhte Gerinnungsneigung durch verschiedene Pathomechanismen (postoperative Phasen, Karzinompatienten) (s. Kap. 19). – Der klinische Verlauf wird im wesentlichen durch humorale und mechanische Faktoren bestimmt. Erst bei Strombahnblockierungen von > 50% kommt es zu einem Druckanstieg im rechten Herzen und entsprechenden hämodynamischen Umstellungen intrakardial und auch reflektorisch im arteriellen Gefäßsystem. Die initiale Sympathikusreizung führt über eine Katecholaminausschüttung zu den bekannten Erscheinungen (Tachykardie und Tachypnoe, arrhythmische Zustände, Unruhe, Schwitzen, Blässe u. a.). Durch Freisetzung vasoaktiver biogener Amine aus aggregierten Thrombozyten Beeinflussung der Lungenzirkulation (Shuntbildung, Druckanstieg im kleinen Kreislauf) und des Bronchomotorentonus (Bronchokonstriktion).

Klinik: *Leitsymptome und -befunde:* Unruhe, Angst, Atemnot, Schweißausbrüche, frequenter oder auch bradykarder Puls, arrhythmische Phasen, vertiefte oder frequente Atmung, blasse Zyanose: häufig atemsynchrone, stechende Schmerzen (Pleurareizung); initial oft „stille" Lunge (physikalische Zeichen erst nach Ausbildung einer Infarzierung, dann auch Hämoptysen), nachfolgende bronchospastische und feuchte Nebengeräusche. – Venendruckerhöhung (evtl. Leberpulsation), akzentuierter Pulmonalisklappenschlußton, wechselnde Systolika, Zeichen des akuten Cor pulmonale. – Häufig auch Angina-pectoris-Symptomatik bei vorbestehender koronarer Herzkrankheit.

Klinische Symptomatik, arterielle Hypoxämie, EKG, UKG, Thorax-Röntgenbild (in 2 Ebenen), wenn möglich Lungenszintigramm sind diagnostisch wegweisend. Bei Verdacht auf massive Lungenembolie ist die Pulmonalis-Angiographie, auch in Verbindung mit der Pulmonalis-Druckmessung, vorrangig für das weitere therapeutische Vorgehen.

Differentialdiagnose: Myokardinfarkt, Aortenaneurysma, Spontanpneumothorax, Pneumonie, schwerer Asthmaanfall.

Therapie

Behandlung der akuten Phase

Wesentlich abhängig von der Ausdehnung und Lokalisation der Embolisation, den dadurch bedingten hämodynamischen Belastungen und Gasaustauschstörungen, der Kreislaufsituation, vorbestehenden kardiopulmonalen Erkrankungen, dem Alter und Allgemeinzustand. – Wichtigste Therapieprinzipien: Lungenstrombahn-Desobliteration mittels Thrombolyse (Streptokinase, Urokinase oder Gewebe-Plasminogen-Aktivator [t-PA]) – Unterstützung der Rekanalisation und Verhinderung des weiteren Wachstums eines Embolus (Heparin).

Ergänzende Maßnahmen: O_2-Applikation, Schmerzbekämpfung, Sedierung, kardiale Therapie, Bronchospasmolyse, Rezidivverhütung.

Symptomatische (ambulante) Sofortmaßnahmen

Sauerstoffapplikation (2–4 l/min über Nasensonde). – *Schmerzbekämpfung* (Dolantin®, Dilaudid®, Fortral®) und, wenn erforderlich, *Bronchospasmolyse* (s. ds. Kap., 2 „Bronchospasmolyse"), ggf. zusätzlich Glukokortikoide. In jedem Falle 10 000 IE Heparin i.v. zur Rezidivverhütung. *Wichtig:* Keinesfalls i.m. Injektion!

Antikoagulation und Fibrinolyse

Die Therapie ist abhängig vom Ausmaß der Lungenembolie und von den sich hieraus ergebenden hämodynamischen Belastungen und der Störung des pulmonalen Gastaustausches. Wichtig zu berücksichtigen sind weiter vorbestehende kardiopulmonale Erkrankungen, Allgemeinzustand und Alter der Patienten. Als differentialtherapeutische Entscheidungshilfe hat es sich bewährt, die Lungenembolie in 4 Schweregrade einzuteilen (Tab. 14.7):
Schweregrad I und II: Bei Schweregrad I und II ist in der Regel eine *Antikoagulanzientherapie mit Heparin* ausreichend. Heparin wirkt zwar nicht direkt thrombolytisch, verhütet aber ein appositionelles Wachstum der in die Lungenstrombahn verschleppten Thromben sowie die Neuentstehung venöser Thromben und dient damit der Rezidivprophylaxe. Die Heparintherapie beginnt mit einer i.v. Bolusapplikation von 5000–10 000 E, gefolgt von einer Dauerinfusion von 400–500 E Heparin/kg KG/24 h über ca. 8 Tage. Unter der Heparintherapie soll die Thrombinzeit etwa auf das Doppelte des Normwertes erhöht sein.

Tabelle 14.7: Schweregradeinteilung der akuten Lungenembolie nach Grosser

	I klein	II submassiv	III massiv	IV fulminant
Klinik	nur kurzfristige, leichte Symptomatik	anhaltende leichtergradige Symptomatik	anhaltende schwerergradige Symptomatik	wie III plus Kreislaufschock
System-arterieller Druck (mmHg)	normal	normal bis leicht erniedrigt	erniedrigt	stark erniedrigt
Pulmonal-arterieller Druck (mmHg)	normal	normal bis leicht erhöht	PA-Mitteldruck > 25–30	PA-Mitteldruck > 30
paO_2 (mmHg) *wichtig:* Normwerte altersabhängig!	normal	normal	erniedrigt	stark erniedrigt

14 Krankheiten der Atemorgane

Kontraindikationen für eine therapeutische Heparinisierung sind: Manifeste hämorrhagische Diathese, frische gastrointestinale oder zerebrale Blutung, maligne arterielle Hypertonie, frische bakterielle Endokarditis und andere.

Schweregrad III und IV: Bei Schweregrad III und IV ist eine umgehende *Desobliteration* der verlegten Lungenstrombahn erforderlich. Dies ist durch *Thrombolyse* oder auf *chirurgischem Wege* möglich. Die Dosierung der Thrombolysetherapie richtet sich ebenfalls nach dem Schweregrad der Lungenembolie. Im Stadium III werden initial 250 000 E Streptokinase oder Urokinase über 20 min i.v. infundiert. Urokinase kann auch als Bolus gegeben werden. Danach werden über 24 h 100 000 E/h Streptokinase oder Urokinase i.v. infundiert. Bei Schweregrad IV (Schocksymptomatik, Reanimation) können bis zu 1,5 Mio. Streptokinase über 30 min infundiert oder 1,5 Mio. E Urokinase als Bolus i.v. gegeben werden. Anschließend wird wie oben angegeben mit 100 000 E/h über 24 h weitertherapiert. Im Anschluß an die Lysetherapie wird in jedem Falle eine Antikoagulation mit Heparin wie oben beschrieben angeschlossen.

Kontraindikationen der Lysetherapie: Chirurgischer Eingriff innerhalb der letzten 10 Tage vor Lysetherapie, schlecht eingestellte arterielle Hypertonie, zerebrovaskulärer Insult innerhalb der letzten 2 Monate, akute Blutungen, hämorrhagische Diathese, schwere Leber- und Niereninsuffizienz, Gravidität, frische bakterielle Endokarditis und proliferative diabetische Retinopathie.

Die thrombolytische Therapie mit *Gewebe-Plasminogenaktivator* (t-PA), 100 mg i.v. über 2 h, bei Lungenembolie scheint schneller und effektiver zu wirken und ist möglicherweise mit einem geringeren Blutungsrisiko als die Therapie mit Streptokinase oder Urokinase behaftet. Diese Form der Thrombolyse ist daher als wertvolle Alternative zur Therapie mit Streptokinase oder Urokinase anzusehen. Alternativ können über einen Pulmonaliskatheter oder i.v. 10 mg t-PA als Bolus und dann nochmals 40 mg t-PA über 4 h infundiert werden. Erst bei Verschlechterung des Zustandes trotz thrombolytischer Therapie oder bei Kontraindikationen zur Thrombolyse muß eine chirurgische Embolektomie erwogen werden.

Symptomatische Behandlung: Neben der Heparin- und Thrombolysetherapie kommen symptomatische Therapiemaßnahmen zum Einsatz:

(1) Ruhigstellung, Oberkörper leicht hochlagern
(2) Analgetika (Alkaloide)
(3) O_2-Therapie, Intubation, Beatmung je nach paO_2
(4) Schocktherapie (Volumenersatz nach ZVD, Katecholamine)

Embolektomie

Bei therapieresistenter, schwerster Lungenembolie (kardiogener Schock, respiratorische Insuffizienz) stellt die schnellstmögliche operative Embolektomie die einzige Therapieform dar, das Leben des Patienten zu retten. Mit einem steuerbaren Saugkatheter (nach Greenfield) bei entsprechender Einrichtung heute auch Extraktion der die Lungenstrombahn obliterierenden Embolie – ohne Thorakotomie und Narkose! – möglich. – Beide Verfahren erfordern eine absolute Diagnosesicherung mittels pulmonaler Angiographie, DSA oder UKG!

Bei rezidivierenden Lungenembolien mit fehlender Spontanlyse und Ausbildung einer sekundären pulmonalen Hypertonie ist die Möglichkeit einer pulmonalen Thrombendarteriektomie, evtl. auch einer Lungentransplantation zu diskutieren.

Nachsorge und Prophylaxe
(1)   Fortführung bzw. Einleitung der Antikoagulation (s. Kap. 6). Hämoptysen sind keine Gegenindikation; Vorsicht jedoch bei schwerer Infarzierung mit rezidivierenden Lungenblutungen über 50 ml/Tag.
(2)   Postoperativ und auch bei immobilisierten, nicht-operierten Patienten ist die Methode der Wahl die subkutane Gabe von *Low-dose-Heparin* (z.B. 3 × 5000 E Heparin s.c. unter die Bauchhaut).
(3)   Physikalische Maßnahme ist sachgemäßes Wickeln der Beine. Sobald möglich, Frühmobilisierung unter konsequenter und dosierter Kompressionstherapie mit befundgerechter krankengymnastischer Übungsbehandlung und Beibehaltung der Antikoagulation.

8.3 Lungenödem
Definition: Meist akut, aber auch subakut oder chronisch verlaufendes Zustandsbild, charakterisiert durch Austritt von Flüssigkeit aus den Lungenkapillaren in das Interstitium = interstitielles Ödem und – bei fortschreitender Schädigung oder zunehmender Druckerhöhung in den Lungenkapillaren – in die Alveolen = alveoläres Lungenödem.
Ätiopathogenese: Die häufigste Ursache des akuten Lungenödems ist die *Linksherz*insuffizienz (Therapie s. Kap. 11). Weitere, *nicht-kardiogene* Ursachen und Formen des akuten Lungenödems sind:
(1)   „Fluid lung" bei Nierenversagen, Verbrennungen, Dysproteinämie, sog. Crush-Niere, als Folge einer Wasserintoxikation (Übertransfusion) und/oder Hyposmolalität (Hypoproteinämie) in Verbindung mit toxisch wirkenden, harnpflichtigen Substanzen;
(2)   „zentrales" Lungenödem nach Schädeltraumen, Subarachnoidalblutungen, postoperativ, Tumoren, zerebrovaskulären Insulten, Meningitis;
(3)   chemisch durch meist gewerbliche, inhalative Noxen und toxische, gasförmige Substanzen (z.B. Nitrosegas-Intoxikation); Drogenintoxikation (z.B. Heroin!);
(4)   bei akuter respiratorischer Insuffizienz des Erwachsenen (ARDS);
(5)   Ertrinken.

> **Therapie**

Die allgemeinen therapeutischen Maßnahmen müssen in Abhängigkeit von der jeweiligen Ätiopathogenese modifiziert und ergänzt werden:
(1)   *Sofortmaßnahmen wie beim kardialen Lungenödem,* da sekundär immer Herz-Kreislaufbeteiligung: Verminderung der venösen Vorbelastung durch halbsitzende Lagerung und unblutigen, evtl. auch blutigen Aderlaß (s. Kap. 11, 1.3 und ds. Kap., 1.1).
(2)   *Sedierung:* Dolantin® (1 Amp.) bzw. Morphin (5–15 mg) oder Fortral® (1 Amp.) oder Valium® i.v.; Vorsicht bei extrakardialen Ödemen. Kein Morphium bei ungeklärter Genese (zentrales Lungenödem! Chronisch-respiratorische Insuffizienz!).
(3)   *Sauerstoffzufuhr* und *Freihalten der Atemwege:* Absaugen direkt, oro- oder nasotracheal.

(4) *Verminderung des Blutvolumens, Eliminierung der intraalveolären und interstitiellen Flüssigkeit:* Lasix® 20–40 mg (1–2 Amp.), wenn notwendig wiederholen, forcierte Diurese.
(5) *Bekämpfung toxischer und entzündlicher Schädigungen,* im besonderen durch inhalative Noxen („Membranabdichtung"), durch Glukokortikoide: 250–500 mg Prednisolon, evtl. mehrfach, oder/und Auxiloson® inhalativ (Dosierung abhängig von der speziellen Intoxikation) bis zu 1 Patrone innerhalb weniger Stunden (!).
(6)   *Bronchospasmolyse.*
(7)   *Digitalisierung und Elektrolytbilanzierung.*
(8)   Stark erhöhter Filtrationsdruck (sog. „sprudelndes Ödem"), schwere Dyspnoe, Nichtansprechen der vorgenannten Maßnahmen und medikamentösen Therapie, Hypotonie mit Kollapssymptomatik = *Indikation zur künstlichen Beatmung:* Intubation – O_2-Überdruckbeatmung über Beatmungsbeutel und Maske, nachfolgend Respiratorbehandlung, kontrolliert oder assistiert in Abhängigkeit vom klinischen Bild.

9 Lungenblutung – Bluthusten

Bluthusten stellt meist keine klinische Notfallsituation dar, ist jedoch *immer* ein alarmierendes Symptom, welches als „diagnostischer Notfall" eine sofortige Klärung erfordert.
Ätiopathogenese:
(1) Primär pulmonale Erkrankungen mit Läsionen im Alveolarbereich, Bronchialsystem und der Trachea: Maligne Tumoren sind heute die bei weitem häufigste Ursache, ferner Bronchiektasen, deformierende Bronchitis, akute Tracheobronchitis („grippaler Infekt"), Pneumonie; Tuberkulose und Silikotuberkulose; Gangrän und Lungenabszeß; Mykosen; Zysten- und Wabenlunge.
(2) Primär vaskuläre Ursachen: Lungeninfarkt; av-Fistel; Morbus Osler; Goodpasture-Syndrom, Lungenhämosiderose, Panarteriitis nodosa u.a. Immunopathien der Lunge.
(3) Extrapulmonale Ursachen: dekompensierte Linksherzinsuffizienz; Aortenaneurysma-Ruptur; Endometriose u.a.
(4)   Traumatisch.
(5)   Iatrogen (z.B. Antikoagulanzien-Behandlung, PA-Katheter).
Klinik: *Leitsymptome und -befunde:* Vor Bluthusten häufig warmes „Rieseln" oder ein „Brodeln" auf der blutenden Seite – wichtig für Seitenlokalisation! – Blut *kann* hellrot sein, gelegentlich schaumig; blutig tingierter, eitriger Auswurf = Hinweis für pulmonale Ursache.
Differentialdiagnose: Bluterbrechen: Manchmal geronnen, dunkel, „kaffeesatzartig", Mageninhaltsbeimischungen (nicht notwendigerweise bei Ösophagusblutung), saure pH-Reaktion (hilfreich ist das Einlegen einer Magensonde!). *Pseudohämoptoe* (aus Nasen-Rachenraum oder Speiseröhre aspiriertes und wieder ausgehustetes Blut) und Blutungen aus dem supraglottischen Bereich: Parodontose, Zahnextraktion, Morbus Osler, Ulzerationen, Epistaxis u.a.

Therapie

Sofortmaßnahmen bei schwerer Blutung

Eine massive Blutung ist, verglichen mit Bluthusten, sehr selten. Ursächlich meist Ruptur eines Aneurysmas oder einer arteriovenösen Fistel mit Durchbruch in das Bronchialsystem, Arrosion eines Gefäßes (meist Bronchialkreislauf; z.B. silikotuberkulöser Lymphknoten, Kavernengefäß [Tbc], Karzinom). Auch Bronchiektasen können zu massiven Blutungen führen! – Eine *effektive Therapie kommt meist zu spät.*

(1) Flache Lagerung, leichte Kopftieflage, wenn bekannt, immer stabile Seitenlage auf die kranke Seite.
(2) Beruhigung und medikamentöse Sedierung (intravenös Atosil®, Valium®) – kein Morphium.
(3) Volumenersatz, Schocktherapie.
(4) Notfallwagen rufen, Transport mit ärztlicher Begleitung.
Weitere Maßnahmen im Krankenhaus:
(5) Notfall-Bronchoskopie (falls möglich starre Bronchoskopie in Narkose): Absaugung – Eruierung der Blutungsquelle, evtl. Tupfertamponade, Ballonkatheter oder Laserkoagulation.
(6) Doppellumen-Tubus einführen (am besten nach Carlens oder White) und gesunde Seite blockieren.
(7) Kreuzblut abnehmen, 2–4 Konserven vorbereiten; gleichzeitig Blutgase, Säure-Basen- und Gerinnungsstatus bestimmen. Zwischenzeitlich Infusion von sog. Plasmaexpander (Macrodex®, Haemaccel® etc.)
(8) Sauerstoffzufuhr 2–4 l/min.
Bett-Röntgenkontrolle. – Weiteres Vorgehen mit chirurgischem Konsiliarius absprechen.
(9) Bluttransfusion je nach Hb-Wert.

Konservative Behandlung und Folgebehandlung

(1) Beruhigung und Ruhigstellung, Sprechverbot, strenge Bettruhe. – Halbsitzende Lagerung.
(2) Laborkontrollen: Blutgruppe. Sorgfältige Überprüfung des Gerinnungsstatus (Ausschluß oder Nachweis von Gerinnungsstörungen).
(3) Thorax-Röntgenaufnahme in zwei Ebenen, ggf. Computertomographie des Thorax. *Wichtig:* Blutaspiration kontralateral, Atelektasen-Entwicklung durch Koagula = Indikation zur therapeutischen Bronchoskopie!
(4) Medikation: Neurovegetative Dämpfung (kein Morphium); bei schweren Hustenanfällen Antitussiva, z.B. Dicodid® 1 ml s.c. (15 mg).
Wichtig: Auch bei nicht bedrohlichem Bluthusten müssen alle o.a. Notfallmaßnahmen vorbereitet und *im Krankenzimmer* griffbereit sein: Auch Bluthusten ist ein fakultativer Notfall. – 10–14tägige stationäre Nachbeobachtung. Wenn nicht geklärt, *immer Bronchoskopie* und Bronchographie (blutende Bronchiektasen).

14 Krankheiten der Atemorgane

10 Pneumonien

Vorbemerkungen: Pneumonien sind entzündliche Erkrankungen des Lungenparenchyms, die durch bakterielle Infektionen, verschiedene Virusarten, Rickettsien, Pilze oder Protozoen hervorgerufen werden. In dieser Weise werden die Pneumonien nach ihrem jeweiligen Erreger bezeichnet. Daneben bestehen z.T. „übergreifende" Einteilungen, die die Pneumonien nach epidemiologischen, klinischen und radiomorphologischen Aspekten ordnen. Ziel dieser Gruppenbildungen ist es, *vor* der ätiologischen Definition der jeweiligen Pneumonie durch das mikrobiologische Ergebnis das Krankheitsbild dem Erreger nach einzukreisen und so eine „kalkulierte" Chemotherapie führen zu können. Die Einteilung in Lobär- und Bronchopneumonien hat nur beschränkten differentialdiagnostischen Wert. Zunehmende Bedeutung erlangt die Trennung von bakteriellen (typischen) und sog. primär atypischen Pneumonien, meist hervorgerufen durch Viren oder M. pneumoniae.

Klinik: Bei bakterieller Pneumonie schweres Krankheitsbild, meist hohes Fieber, Husten mit meist eitrigem Auswurf, Erhöhung der BSG und der Leukozyten mit Linksverschiebung. Radiologisch finden sich die Zeichen der Lobär- oder Bronchopneumonie mit positivem Bronchopneumogramm. Häufig pleuritischer Schmerz durch Begleitpleuritis. Je nach Ausdehnung des Befalls klassischer physikalischer Befund: Klopfschallverkürzung, Bronchialatmen, feinblasig klingende Rasselgeräusche. Die sog. primär atypischen Pneumonien verlaufen dagegen meist ohne ausgeprägte Krankheitssymptomatik. Die Beschwerden im Sinne eines „grippalen Infektes" stehen im Vordergrund. Die physikalische Untersuchung der Lungen ergibt meist keine Pathologika, da die entzündlichen Veränderungen mehr das Lungeninterstitium betreffen. Das radiomorphologische Bild der atypischen Pneumonien ist sehr variabel. Gelegentlich deutliche Diskrepanz zwischen den leichten klinischen Symptomen und ausgeprägten radiologischen Veränderungen.

Es muß allerdings betont werden, daß auch Virus- und Mykoplasmenpneumonien von vornherein ein schweres Krankheitsbild zeigen können und andererseits bakterielle Pneumonien mitunter milde verlaufen können. In Abhängigkeit von Erreger, Vorerkrankungen, Immunstatus und Alter des Patienten können Pneumonien allgemein sehr variabel verlaufen.

Therapie

Allgemeine Maßnahmen

(1) Bei schwerem Krankheitsbild und hohem Fieber *Bettruhe*, auch nach Entfieberung für 2–3 Tage. Rekonvaleszenz oft verlängert. Kollapsneigung!

(2) *Physiotherapie* (Lagewechsel, Beine bewegen, vorsichtige Atemübungen).

(3) Regelmäßige, ausreichende Zimmerlüftung, möglichst 60% *Luftfeuchtigkeit*.

(4) *Diät:* Leichte, nicht-blähende Kost, reichlich Flüssigkeit (besonders bei Fieber).

(5) *Stuhlregulierung* und *Flüssigkeitsbilanzierung* (insbesondere bei hohem Fieber und alten Patienten).

(6) *Thrombose- und Thromboembolieprophylaxe:* Mechanisch (elastische Binden oder Strümpfe, pneumatische Kompressionen), medikamentös mit „low dose"-Heparin-Prophylaxe bei vorherzusehender Gefährdung (postthrombotisches Syndrom, ältere Patienten). Sorgfältige, tägliche Überprüfung des peripheren Gefäßsystems (s. Kap. 6).

Pneumonien **14, 10**

(7) ggf. Dekubitusprophylaxe.
(8) *Sauerstoffzufuhr* durch Nasensonde bei Hypoxämie. Blutgaskontrollen! In Abhängigkeit davon u. U. Respiratorbehandlung (s. ds. Kap., 1, Kap. 2, 2).

Medikamentöse Therapie
Da unter Praxisbedingungen eine Kenntnis des Erregers meist fehlt, muß sich die Initialtherapie an klinischen Hinweissymptomen orientieren (s. Tab. 14.8). Insbesondere bei jüngeren Patienten und in Epidemiezeiten dürfte M. pneumoniae der häufigste Erreger sein. Für die Wahl des Antibiotikums, ohne Kenntnis des Erregers, sind die äußeren Umstände bei Beginn der Pneumonie entscheidend wichtig (Tab. 14.9).
(1) *Antibiotika:* s. Tabelle 14.10 und 14.11 sowie Kap. 5.1.
(2) *Herzglykoside:* s. Kap. 11, 2 „Glykosidtherapie".
(3) *Kreislaufüberwachung und Schockprophylaxe:* s. Kap. 2 und Kap. 11, 1.

Tabelle 14.8: Klinischer Beginn der Pneumoniesymptome (wichtigste Keime)

Abrupt (innerhalb weniger Stunden)	Innerhalb weniger Tage	Allmählich (über einige Wochen)
Str. pneumoniae H. influenzae Staph. aureus Pseudomonaden Legionella pneumophila	M. pneumoniae Viren Rickettsia burneti Chlamydien	Mycobacterium tuberculosis Cryptococcus neoformans Actinomyces israeli Nocardia (extrem selten) Pneumocystis carinii (bei Immunopathien)

Tabelle 14.9: Pneumonieerreger in Beziehung zu den äußeren, patientenbezogenen Umständen bei Beginn der Lungenentzündung

Beginn zu Hause	Beginn im Krankenhaus antibiotische Vorbehandlung		Beginn unter Immunsuppression (aktiv oder passiv)
	nein	ja	
M. pneumoniae Str. pneumoniae H. influenzae Legionellen	Str. pneumoniae Staph. aureus H. influenzae	E. coli Klebsiella Ps. aeruginosa Enterobacteriaceae Proteus Staph. aureus Anaerobier Legionellen Anaerobier	Str. pneumoniae Staph. aureus H. influenzae M. pneumoniae Viren Pilze Legionella pneumophila Pneumocystis carinii M. tuberculosis atypische Mykobakterien

Tabelle 14.10: Initialtherapie der Pneumonie ohne Erregerkenntnis

Form	Wahrscheinlicher Keim	Mittel erster Wahl	Alternative
Außerhalb des Krankenhauses erworben			
1. Akuter Beginn lobär	Str. pneumoniae	Penicillin G oder V	Makrolide
2. Akuter Beginn älterer Bronchitiker nicht lobär	Str. pneumoniae H. influenzae	Aminopenicilline	Cefalosporine Erythromycin Co-trimoxazol
3. Jüngerer Patient, subakuter Beginn „schwere Grippe"	M. pneumoniae	Erythromycin Clarithromycin	Doxycyclin
4. Pneumonie sekundär bei schwerer Erstkrankheit	Str. pneumoniae H. influenzae Staph. aureus	Aminopenicilline + Flucloxacillin bei V.a. S. aureus	Cefalosporine oder Acylureidopenicilline + Flucloxacillin
Im Krankenhaus erworben			
5. Wegen Behandlung aus anderer Ursache oder	wie 4, und Klebsiella pneumoniae E. coli	Cefalosporine + Aminoglykosid	Acylureidopenicilline + Aminoglykosid
6. Unter antibiotischer oder immunsuppressiver Therapie	wie 5, zunehmend auch Ps. aeruginosa, Enterobacter, Proteus	Piperacillin + Flucloxacillin + Tobramycin	a) Cefotaxim + Flucloxacillin + Tobramycin b) Imipenem + Tobramycin

(4) *Expektoranzien:* s. ds. Kap., 2.
(5) *Antitussiva:* Nur bei quälendem, unproduktivem Husten (z.B. Codipront®).

Allgemeine Hinweise zur Therapie von Pneumonien im Krankenhaus
Grundsätze: Vor Therapiebeginn *Erregernachweis* einleiten (aus lege artis behandeltem Sputum [Sputum bleibt das Standarduntersuchungsmaterial, mit Ausnahme bei Verdacht auf Anaerobier], bronchoskopisch gewonnenem Material [BAL], Blutkulturen, in seltenen Fällen aus Transtrachealaspiraten, s. ds. Kap., 2 „Antibakterielle Therapie"). Die Therapieentscheidung vor bzw. ohne Kenntnis des Erregers wird erleichtert durch anamnestische Kriterien, Röntgenbefund sowie makro- und mikroskopische *Sputumbegutachtung:*
(1) Blutig-eitriges Sputum spricht für bakterielle Erreger.
(2) Muköses, nicht-eitriges Sputum ist ein Hinweis auf Erreger wie Mycoplasma pneumoniae, Viren, Chlamydia psittacosi etc.

Tabelle 14.11: Gezielte Chemotherapie der wichtigsten Pneumonieerreger

Erreger	Mittel erster Wahl	Alternative
Streptococcus pneumoniae	Penicillin G 1 mal 10^6 E/8 h i.v. Penicillin V	Clarithromycin 0,25 g/12 h p.o. oder Erythromycin 0,5–0,75 g/6 h i.v.
Haemophilus influenzae	Amoxicillin 2 g/8 h i.v.	Cefalosporine (z. B. Cefotaxim) 1–2 g/8 h i.v.
Mycoplasma pneumoniae und Chlamydien	Erythromycin 0,5–0,75 g/6 h i.v. Clarithromycin 0,25 g/12 h p.o.	Doxycyclin 100–200 mg/24 h i.v. oder p.o.
Staphylococcus aureus	Flucloxacillin 1–2 g/6 h i.v.	Vancomycin 7,5 mg/kg/6 h i.v.
Klebsiellen	Fluorchinolone (z.B. Ciprofloxacin) 0,4 g/12 h i.v.).	Cefotaxim 2 g/8 h i.v. Amikacin 5 mg/kg/12 h i.v.
Pseudomonas aeruginosa	Piperacillin 2 g/8 h i.v. Azlocillin 2 g/8 h i.v. Ceftazidim 1–2 g/12 h i.v.	Tobramycin 1 mg/kg/8 h i.v. oder Ciprofloxacin 0,4–0,8 g/12 h i.v.
E. coli, Proteus mirabilis	Ampicillin 2 g/8 h i.v.	Cephalosporine (z. B. Cefotaxim) 1–2 g/8 h i.v.
Serratia	Cefotaxim 2 g/8 h i.v.	Ciprofloxacin 0,2–0,4 g/12 h i.v.
Anaerobier	Penicillin G 1,5 Mega/6 h i.v. Cefoxitin 2 g/8 h i.v. Clindamycin 600 mg/8 h i.v.	Piperacillin 2 g/8 h i.v. oder Metronidazol 500 mg/8 h i.v.
Legionellen	Erythromycin 1 g/8 h i.v. (+ Rifampicin 10 mg/kg KG/24 h i.v. bei bedrohlichem Bild)	Clarithromycin 0,25–0,5 g/12 h p.o.
Pneumocystis carinii	Co-trimoxazol in hoher Dosis (20 mg/kg/Tag Trimethoprim und 100 mg/kg/Tag Sulfamethoxazol p.o. oder i.v.), in leichten Fällen: Pentamidin per inhalationem	Pentamidin 4 mg/kg/Tag i.m.
Aspergillen	Amphotericin B 0,1–1,0 mg/kg/Tag i.v.	
Candida sp.	Fluconazol 200–400 mg/Tag p.o. oder i.v.	Ketoconazol 1–2 × 200 mg p.os.
Herpes simplex, Varicella Zoster	Aciclovir 5–10 mg/kg/8 h i.v.	
Zytomegalievirus	Ganciclovir 5 mg/kg/12 h i.v.	

14 Krankheiten der Atemorgane

(3) Stinkendes Sputum weist auf Anaerobier (Bacteroides, Peptostreptokokken) hin. – Die *mikroskopische Sofortbegutachtung* nach Gram- und Ziehl-Neelsen-Färbung läßt eine orientierende Differenzierung zwischen grampositiven und gramnegativen sowie säurefesten Erregern schnell treffen.

Die *Initialtherapie schwerer Erkrankungsformen wird dennoch zunächst ohne Erregerkenntnis erfolgen müssen* (mikrobiologische Untersuchung dauert 2–3 Tage!). Anamnese und klinischer Befund geben dann wichtige Hinweise für die einzuschlagende Behandlung (Tab. 14.10). Die gezielte Therapie der wichtigsten Pneumonieformen bei Kenntnis des Erregers ist in Tabelle 14.11 zusammengestellt. Weitere Hinweise und Therapieempfehlungen s. Kap. 5.1.

Therapie seltener Pneumonieformen

(1) *Mykotische Pneumonie bzw. Lungenmykose:* selten zu erwarten bei konsumierenden Leiden, zytostatischer oder immunsuppressiver Therapie, Langzeit-Antibiotikatherapie und Lungengerüsterkrankungen sowie bei zirrhotischen Defektzuständen mit Hohlraumbildungen tuberkulöser Genese. – Als Erreger sind in unseren Breiten von Bedeutung: Candida albicans, Aspergillus fumigatus sive niger, Mucor, selten Cryptococcus u.a. – Nach eindeutigem kulturellen und möglichst auch histologischen Nachweis von Aspergillen ist Amphotericin B das Mittel der 1. Wahl. Liegt eine Candida-Pneumonie vor, so kommen Fluconazol oder Ketoconazol zum Einsatz (z. Dosierung s. Tab. 14.11).

(2) *Aspirationspneumonie* (nach Operationen im HNO-Bereich, bei Bewußtlosen, Alkoholikern, Unfallpatienten, bei Schluckstörung): Nach Möglichkeit bronchoskopische Fremdkörperentfernung, sonst Therapieregime siehe Tabelle 10, bevorzugt mit Cefoxitin 3–4mal 2 g i.v. + Tobramycin 3mal 1 mg/kg. Neben Anaerobiern (Bacteroides, Peptostreptokokken u.a.) sind häufig auch Klebsiella und Pseudomonas zu erwarten (Therapie s. Tab. 14.11).

(3) *Infarktpneumonie:* Stets Pleurabeteiligung, meistens Hämoptysen, Röntgenbefund (typisch: Keilform, atypisch: wie Herdpneumonie) und Anamnese können atypisch sein. Thromboemboliequelle nicht immer erkennbar. Einschmelzungsgefahr. Therapie s. Tabelle 14.10 unter „Im Krankenhaus erworben" bzw. gezielt bei Kenntnis des Erregers. *Wichtig:* Differentialdiagnose zu Bronchialkarzinom und Lungentuberkulose. Endobronchialer Erregernachweis.

(4) *Käsige Pneumonie:* Die käsige Pneumonie durch Mycobacterium tuberculosis ist heute vor allem bei Patienten aus Entwicklungsländern, aber auch bei verwahrlosten Einheimischen und bei Alkoholikern nicht so selten. Sie wird häufig nicht erkannt, da nicht daran gedacht wird. *Wichtig:* Bei jeder „therapierefraktären" Pneumonie an Tuberkulose denken! Differentialdiagnostisch helfen eine Sputumfärbung nach Ziehl-Neelsen sowie die Tuberkulinprobe weiter. Bei mikroskopischem Nachweis säurefester Stäbchen sind stets Kulturen zur Typendifferenzierung und Sensibilitätstestung anzulegen, und dann ist sofort eine antituberkulöse Therapie einzuleiten (s. Kap. 5, 2).

(5) *Pneumonie bei Patienten mit aktiver oder passiver Immunsuppression* (z.B. Transplantationspatienten, AIDS): Eine beidseitige interstitielle Infiltrat-

bildung läßt in erster Linie an eine Pneumocystis-carinii-Infektion denken. Differentialdiagnostisch ist an eine Zytomegalievirus-Pneumonie oder an eine Zoster-Pneumonie zu denken. Darüber hinaus treten bei diesen Patienten gehäuft Mykobakteriosen und Lungentuberkulosen, aber auch bakterielle Pneumonien auf. Therapie s. ds. Kap., Tabelle 14.11 und Kap. 5, 2.

Komplikationen
Lungenabszeß und -gangrän sowie Pleuraempyem fordern häufig eine chirurgische Therapie. Immer chirurgischen Konsiliarius hinzuziehen zur Indikationsstellung für Drainagebehandlung oder Resektion. Frühzeitige Erkennung ist entscheidend. Therapie entsprechend Antibiogramm. *Wichtig:* Häufig Anaerobier bzw. Mischinfektion. Bei Verdacht auf Sepsis (septische Temperaturen, Schüttelfrost) sind mehrfache Blutkulturen angezeigt; sie sollten am Beginn des Fieberanstiegs angelegt werden.

11 Pleurakrankheiten

11.1 Pleuritis sicca
Definition: Meist nur lokal begrenzter Prozeß und keine eigene Krankheit. Als Vorstadium einer entzündlichen Pleuritis exsudativa oder als Begleitprozeß zahlreicher, meist pleuranahe gelegener Lungenerkrankungen oder bei Urämie.
Klinik: *Leitsymptome und -befunde:* Physikalische Zeichen (Pleurareiben, „Lederknarren") bei sorgfältiger Auskultation häufiger als der typische atemabhängige Pleuraschmerz; Schmerz zeigt immer eine Beteiligung der Pleura parietalis an. Epigastrische Schmerzen weisen auf Reizzustand der seitlichen Anteile des Diaphragmas, Schulter-Nacken-Trapezius-Schmerz auf die gleichseitigen, zentralen Zwerchfellanteile hin (N. phrenicus) – Patient liegt auf der kranken Seite, um diese ruhigzustellen. Nachlassen des Schmerzes spricht meist für Übergang in die exsudative Form. – *Differentialdiagnose:* Interkostalneuralgien, Herpes zoster, Bornholmsche Erkrankung, Tietze-Syndrom, Tumorinfiltration der Thoraxwand, Frakturen (ohne Unfall: Hustenfraktur!).

Therapie

(1) Wenn bekannt, *Grundkrankheit behandeln.*
(2) *Schmerzstillung* durch Analgetika (s. Kap. 1, 2) oder – in schweren Fällen – 1% paravertebrale Novocain®-Infiltration im zugehörigen Segment.
(3) *Antitussiva:* Silomat®, Tussoretard®, Codipront®, Dicodid® u.a. bei trockenem, schmerzhaftem Husten.

11.2 Pleuraergüsse
Nur entzündlich bedingte Ergüsse sind als *Pleuritis exsudativa* zu bezeichnen. Meist Begleitprozeß einer entzündlichen oder malignen pulmonalen oder extrapulmonalen Grundkrankheit.
Klinik: *Diagnostische Hinweise:*
(1) *Thoraxnativbild* in 2 Ebenen, Sonographie des Thorax.
(2) *Diagnostische Ergußpunktion:* Aussehen (bernsteinfarben, blutig, chylös), Bestimmung von spezifischem Gewicht, LDH und Eiweißgehalt (Transsudat: spezifisches Gewicht < 1,015, Eiweißgehalt < 3 g/dl, LDH < 200 E/l. Exsudat: spezi-

14 Krankheiten der Atemorgane

fisches Gewicht > 1,016, Eiweißgehalt > 3 g/dl, LDH > 200 E/l) sowie zytologische und mikrobiologische Untersuchung.

(3) Gelingt es mit den unter a) und b) angegebenen Maßnahmen nicht, den Pleuraerguß ätiologisch abzuklären, müssen *Pleurabiopsie* (Nadelbiopsie) oder besser *Thorakoendoskopie* mit Biopsie unter Sicht eingesetzt werden.

Therapie

Behandlungsziel: Beseitigung der *Ergußursache* und Verhinderung einer *ausgedehnten Verschwartung*, im besonderen der diaphragmalen Pleuraanteile. Deletäre Folgekrankheit: „Gefesselte Lunge", alveoläre Hypoventilation (respiratorische Globalinsuffizienz), chronisches Cor pulmonale. Bei ausgedehnter Verschwartung frühzeitige Indikationsstellung zur Pleurektomie (Frühdekortikation ist innerhalb der ersten 8 Wochen durchzuführen, später in der Regel ineffektiv).

Allgemeine Maßnahmen

(1) *Ruhigstellung,* bei Fieber Bettruhe. Analgetika, Antitussiva, Antiphlogistika.

(2) *Pleurapunktion* zur Entlastung bei zunehmender Dyspnoe, Tachykardie, Mediastinalverdrängung, Stauungszeichen, im besonderen Einflußstauung, Hypoxämie. *Wichtig:* Bei noch unklarer Diagnose: *Immer umfassende Punktatdiagnostik;* 800 bis max. 1000 ml in einer Sitzung abpunktieren. *Wichtig:* Elektrolytbilanzierung; Einsatz von Saluretika (s. Kap. 4 und Kap. 10, 1).

(3) *Physikalische Maßnahmen:* Ergußseite immer wieder nach oben lagern, bei beginnender Rückbildung vorsichtige Atemgymnastik = Zwerchfellmobilisierung und *Vorbeugung* gegen frühzeitige Adhäsionen, Atelektasenbildung und Sekretstase durch aktive Ventilation. – Nach Ergußresorption wenigstens 14tägige Weiterführung der Physikotherapie und Atemgymnastik.

Therapie bei speziellen Ergußformen

(1) *Tuberkulöser Erguß* (Pleuritis exsudativa tuberculosa): s. Kap. 5, 2.

(2) *Serofibrinöse Ergüsse:* Meta- und parapneumonisch als infektiöse (bakterielle, virale, parasitäre und mykotische) Begleitpleuritiden.
Antibiotische Therapie nach den bekannten Grundregeln (s. Kap. 5, 2 und ds. Kap., 10 „Medikamentöse Therapie").
Glukokortikoide: Bei schweren Verlaufsformen in rasch fallender Dosierung (s. ds. Kap., 2, „Schleimhautabschwellung ...", Kap. 3, 3.1 und Kap. 5, 2).
Therapie der Grundkrankheit.
Allgemeinmaßnahmen: (s.o.). Bei größeren Ergüssen mehrfache Punktionen. Eiweißverluste bei proteinreichen Ergüssen ausgleichen.

(3) *Eitriger Erguß, Pleuraempyem: Vorbemerkung:* Entstehung durch 1. direkte Keimeinstreuung gleichzeitig oder postpneumonisch als Folge einer entzündlichen Lungenkrankheit (= häufigste Ursache); 2. Pleuraruptur bei Lungenabszeß, Kaverne, infizierter Emphysemblase; 3. über subdiaphragmale Prozesse (subphrenischer Abszeß, Leberabszeß, eitrige Peritonitis, Pankreasprozesse u.a.); 4. durch mediastinale Prozesse; 5. traumatisch (Thoraxwandverletzung).
Antibakterielle Behandlung: s. Kap. 5, 1 und ds. Kap., 10 „Allgemeine Hinweise ...".

Lokale Behandlung: Saugdrainage mit wechselnden Soghöhen. Nach Absaugen des eitrigen Pleuraergusses Spülungen mit physiologischer NaCl-Lösung, Polyvidon-Jod-Lösung oder Taurolin® und ggf. Antibiotikainstillationen nach Antibiogramm. Gute Ergebnisse werden dabei mit einem doppellumigen Drainageschlauch nach van Sonnenberg erzielt (Dauerspülung!). Handelt es sich um ein gekammertes Empyem, sollten frühzeitig thoraxchirurgische, videoassistierte Maßnahmen in minimal invasiver Technik erfolgen. Gelingt es unter dieser Therapie nach 4–6 Wochen nicht, das Empyem zu beseitigen, so muß dieses operativ saniert werden (Entfernung des Empyemsackes).

(4)   *Kardiale Ergüsse, dekompensierte Leberzirrhose, Niereninsuffizienz:* Kleine Ergußmengen (600–800 ml) ablassen; Grunderkrankung behandeln.

(5)   *Rheumatische Ergüsse und andere autoimmunologisch bedingte Erkrankungen:* Therapie der Grundkrankheit.

(6)   *Erguß bei Lungeninfarkt:* Meist hämorrhagisch. Nach Möglichkeit nicht punktieren (wegen gleichzeitiger Antikoagulation). Bei diagnostischer Punktion und gleichzeitiger Antikoagulanzientherapie nur dünne Nadel (ca. 1 mm $\varnothing$) verwenden.

(7)   *Maligne Ergüsse:* Ursachen sind metastasierende, organfremde Tumoren (am häufigsten), Lungentumoren, autochthone Pleuratumoren (Mesotheliom). Eine *chirurgische Behandlung* ist in seltenen Fällen für Lungen- und Pleuratumoren bei *frühzeitiger Diagnosestellung* möglich. Der Nachweis eines malignen Ergusses schränkt jedoch operative Maßnahmen sehr ein. *Therapiemöglichkeiten:* Versuch einer Pleuraverklebung (sog. Pleurodese) bei rasch nachlaufendem Erguß durch wiederholte Instillationen von sauren Tetracyclinen (z.B. Supramycin® 1 g/Tag) nach vorheriger Entleerung der Pleurahöhle; die Instillation von Zytostatika und radioaktiven Substanzen (s. Kap. 20, 1.5.2), z.B. kolloidal gelöstes ^{198}Gold oder ^{90}Yttrium, bringt keinen besseren Erfolg. – Vorsicht bei gekammerten Ergüssen.

Bei Supramycin®-Unverträglichkeit Versuch einer Pleurodese mit Mitoxantron (1–2mal 30 mg Novantron® intrapleural).

12 Pneumothorax

Definition: Luftansammlung im Intrapleuralraum. – Man unterscheidet den *offenen* Pneumothorax mit Verbindung des Pleuraraumes zur atmosphärischen Luft (entweder über die Thoraxwand oder die Pleura visceralis via Atemwege) und den *geschlossenen* PnTh. Die pleurale Läsion verschließt sich hierbei meist spontan. Der statistisch am häufigsten auftretende sog. idiopathische *Spontanpneumothorax* ist im allgemeinen geschlossen. Der symptomatische Spontanpneumothorax entwickelt sich vor allem bei Patienten mit Emphysem, Asthma bronchiale, Lungenzysten, intrapulmonalen Einschmelzungshöhlen, Lungenfibrosen und nach Thoraxwandtrauma.

12.1 Spannungspneumothorax

Definition: Zunehmender Druckanstieg im Pleuraraum durch inspiratorisch wirksamen Ventilmechanismus = akut lebensbedrohlicher *Notfall*, der ein *sofortiges Eingreifen* erforderlich macht.

14 Krankheiten der Atemorgane

Klinik: *Leitsymptome und -befunde: Subjektiv:* Akut auftretender, meist einseitiger, erheblicher thorakaler Schmerz oder Substernalschmerz (bei linksseitigem PnTh nicht von Ischämieschmerz unterscheidbar), zunehmende Dyspnoe, Tachypnoe und Zyanose, Reizhusten, Vernichtungsgefühl. *Objektiv:* Abgeschwächtes Atemgeräusch oder „stille Lunge", Tympanie, verstrichene Interkostalräume. Zeichen der zentralen Venendruckerhöhung, Tachykardie.
Röntgenkontrolle (Aufnahme in Exspirationsstellung!): Mediastinalverdrängung, strukturlose periphere Aufhellung.
Differentialdiagnose (bei langsam progredienter Symptomatik und subtotalem PnTh): Lungenembolie – Herzinfarkt; Pleuritis sicca, Mediastinal- oder Zwerchfellhernie; subphrenischer Abszeß.

Therapie

(1) *Sofortiges Einstechen einer großlumigen Injektionskanüle* am Oberrand der Rippe (Interkostalarterien verlaufen am Unterrand!) in 3. oder 4. ICR zwischen MCL und vorderer Al (A. mammaria interna!): Hörbares Entweichen der Luft = diagnostischer und therapeutischer Eingriff. – Bei Transport mit steriler Gaze abdecken.
(2) *Sedierung* (z. B. Valium®, Atosil® u. a.; kein Morphium) und bei starkem Hustenreiz Antitussiva.
(3) *Puls- und Blutdruckkontrollen;* wenn möglich *EKG* schreiben und mitgeben.
(4) *Sauerstoffzufuhr* über Maske oder Nasensonde (2–4 l/min) bei Zyanose oder starker Dyspnoe.
(5) Anlegen einer intrapleuralen *Saugdrainage:* Einlegen eines Drainageschlauches (mehrfache, seitliche Perforationen, möglichst großlumig) durch einen Trokar (12–18 Charr) im 3.–4. ICR im Bereich der Medioklavikularlinie. Schlauchverbindungen über Sogregler zum Wasserschloß. Initiale Sogeinstellung 5–10 cmH_2O.
(6) Bei stabilen Kreislaufverhältnissen und kompensiertem Gaswechsel: Röntgenaufnahmen bei In- und Exspiration.

12.2 Geschlossener Pneumothorax

Das therapeutische Vorgehen hängt im wesentlichen ab: vom Ausmaß des Lungenkollapses (ohne oder mit Serothorax), einer zugrundeliegenden Lungenkrankheit, der speziellen Symptomatik, dem Alter des Patienten und schon vorangegangenen PnTh-Ereignissen.

Indikationen für eine intrapleurale Dauersaugdrainage

(1) Ausbildung eines Sero- oder Hämato-PnTh, unabhängig vom Kollapsvolumen;
(2) schon bestehender respiratorischer Störung mit Gefahr der Ausbildung einer respiratorischen Insuffizienz;
(3) einem Lungenkollapsvolumen > 10% (radiologisch bestimmt im dv-Strahlengang);
(4) einem PnTh-Rezidiv;
(5) ungenügender Entfaltung eines kleinen PnTh nach 3–4tägiger Beobachtung.

Vorgehen
(1) Bettruhe, flach lagern, Hustenstillung und Sedierung; wenn erforderlich, Sauerstoffzufuhr über Nasensonde (1–2 l/min) (Blutgasanalyse!).
(2) Anlegen einer Saugdrainage (s. o.).
(3) Initiale Sogeinstellung zwischen 5–10 cmH$_2$O.
(4) Röntgen-Kontrolle: Bei Zunahme der Symptomatik kurzfristig. Ansonsten nach 3–4 Tagen Sogbehandlung Röntgen-Thoraxkontrolle. Lunge nicht entfaltet, weitere Sogbehandlung (Sog auf max. 30 cmH$_2$O erhöhen). Ist die Lunge entfaltet, Abklemmen der Drainage. Röntgen-Kontrolle nach 24 h. Falls Lunge weiter entfaltet, Drainageschlauch entfernen.
(5) Nach Abschluß der PnTh-Behandlung ggf. weitergehende Diagnostik (z. B. Lungenemphysem bei α_1-PI-Mangel, Zystenlunge etc.).

Indikationen für die chirurgische Behandlung
(1) Nicht erfolgter Fistelverschluß (d. h. Versagen der o. a. Maßnahmen über max. 12 Tage).
(2) Großes Luft-Shunt-Volumen (persistierende bronchopleurale Fistel).
(3) Bestehen oder Ausbildung eines Pyo- und Hämato-PnTh.
(4) Kavernen- oder Abszeßperforation.
(5) Progredientes Mediastinalemphysem.
(6) Vorbestehende ausgedehnte chronische Lungenerkrankung.
(7) Mehrfacher Spontan-PnTh (2. Spontan-PnTh auf der gleichen Seite).

Primär konservative Behandlung
Vertretbar bei Volumenreduktion < 10%, d.h. unkompliziertem (erstem) Spontanpneumothorax, in Form eines Mantel- oder Teil-PnTh (besonders bei jugendlichen Patienten). Allgemeine Maßnahmen wie oben; Vermeiden von Pressen (Stuhlregulierung!). – Röntgen-Kontrollen in 2–3tägigen Abständen. – Bei fehlender Expansion nach spätestens 4 Tagen Anlegen einer Dauer-Saugdrainage. Bei primär konservativer Behandlung ist die Rezidivrate höher und die Rückbildungszeit des PnTh bedeutend länger. Deshalb ist grundsätzlich die aktive Saugtherapie zu bevorzugen.

Therapie der Komplikationen
(1) Sterile, exsudative Begleitpleuritis (Winkelerguß): keine besondere Behandlung.
(2) Lokales Hautemphysem: keine besonderen Maßnahmen.
(3) Gleichzeitiges Mediastinalemphysem: s. dort.
(4) Infektion über das Drainagesystem oder die pleurale Fistel mit eitriger Ergußbildung (s. ds. Kap., 11.2).
(5) Hämatothorax: Chirurgische Intervention.

14 Krankheiten der Atemorgane

13 Mediastinalemphysem

Ätiopathogenese: Entstehung durch Einriß gefäßnaher Alveolarbezirke; Luft wandert entlang den Gefäßscheiden ins Mediastinum, von dort Ausbreitung in die großen hilären Gefäßgebiete, Ausbildung eines kleinen „Luftmantels" zwischen den mediastinalen Pleurablättern, Aufsteigen zum Hals, in extremen Fällen auch in das Gesicht („verschwollene Augen"). Auftreten bei bzw. nach schweren Hustenattacken, starkem Pressen, abruptem Anheben schwerer Lasten, als Komplikation eines Spontan-Pneumothorax und traumatisch (Verletzungen im Bereich der Trachea, zentralen Bronchien und des Ösophagus).
Klinik: *Leitsymptome und -befunde:* Gelegentlich Atemnot, Retrosternalschmerz (meist inspiratorisch), Zunahme des Halsumfanges, Verstreichung der Supraklavikulargruben, „Knisterhaut" bei der Palpation, pulssynchrones, kratzendes Knistergeräusch präkordial und über dem Sternum, Schluckbeschwerden. – Beweisend ist *Röntgenaufnahme* in 2 Ebenen mit den typischen Zeichen der mediastinalen Luftansammlung. – *Differentialdiagnose:* Wie bei Pneumothorax (s. ds. Kap., 12).

Therapie

(1) Absolute Bettruhe – wirksame Hustenstillung – Sedativa oder Analgetika. Wenn erforderlich Sauerstoffzufuhr (2–4 l/min) über eine Nasensonde.
(2) Puls- und Blutdruckkontrollen; bei ausgeprägtem Befund Messung des zentralen Venendrucks (Katheter einlegen).
(3) Chirurgischer Konsiliarius – kollare Mediastinotomie nur selten erforderlich. Nach Trauma oder schwieriger notfallmäßiger Intubation Fiberbronchoskopie zum Ausschluß oder Nachweis einer Verletzung im Bereich der zentralen Atemwege.
Sorgfältige Verlaufsbeobachtung = wichtigste Maßnahme, insbesondere bei alten Patienten mit Herzleiden. Im allgemeinen günstige Prognose, da Luft rasch resorbiert wird.

14 Lungenmykosen

Vorbemerkungen: Zunahme der Pilzerkrankungen, auch sog. außereuropäischer Formen in Europa (Nato-Manöver, Bundeswehr, Tourismus). *Primäre Mykosen* im allgemeinen *selten*, sekundäre dagegen *häufiger* („sekundäre Mykosen der Atemorgane sind iatrogene Krankheiten"), z.B. nach Langzeittherapie mit Antibiotika, Glukokortikoiden, Zytostatika und Immunsuppressiva, ferner bei Diabetes mellitus, Hypothyreose, Alkoholabusus, AIDS.
Klinik: Erregernachweis durch direkte mikroskopische Untersuchung von Sekreten, Exkreten, Punktaten oder Gewebeproben und durch Pilzkultur mit Keimzahldiagnostik erforderlich, bronchoskopische Sekretentnahme oder durch transtracheale Aspiration, vorher Mundspülen mit Dequonal®. Der Nachweis von Pilzen im normal expektorierten Auswurf besitzt keinerlei Beweiskraft! Häufig saprophytäres und parasitäres Pilzvorkommen *ohne primären* Krankheitswert. Seroreaktionen und Hauttests als zusätzliche diagnostische Maßnahmen bei den sog. außereuropäischen Formen (s. Tab. 14.12). Schwach ausgeprägte Hautreaktion und hoher KBR-Titer sind bei entsprechendem klinischen Bild eine Indikation für sofortige antimykotische Therapie. Bei Lungenmykosen durch Candida und Cryptococcus Hauttests und Seroreaktionen wenig befriedigend. Wichtig ist die Titerdynamik.

Wolff/Weihrauch: Internistische Therapie 11. Auflage

Zu folgenden Therapieformen habe ich keine Antwort gefunden:

Folgende Kapitel haben mir gut gefallen:

Anmerkungen:

Zu folgenden Therapieformen habe ich eine andere Meinung:

IHRE BERUFLICHE POSITION:

☐ Arzt/Ärztin
☐ Medizinstudent/in
☐ Krankenschwester/-pfleger
☐ medizinischer Assistenzberuf

Absender:

Lektorat Medizin
Herrn Dr. Thomas Hopfe
c/o Verlag Urban & Schwarzenberg
Postfach 20 19 30

80019 München

Tabelle 14.12: Lungenmykosen (außereuropäische Formen, örtliche Begrenzung durch klimatische und geologische Faktoren)

Erreger	Erkrankung	Therapie
Histoplasma capsulatum*	Histoplasmose	1, 2
Coccidioides immitis*	Kokzidioidomykose	1, 2
Blastomyces dermatitis*	Blastomykose (Nordamerika, Afrika)	1, 2
Blastomyces brasiliensis* (Paracoccidioides brasiliensis)	(Südamerika)	1, 2
Sporothrix schenckii	Sporotrichose (USA-Südstaaten)	1

1 = Amphotericin B; 2 = Ketoconazol
* Therapie nur bei ausgedehnten oder persistierenden Formen, sonst Spontanverlauf abwarten

Therapie

Allgemeine Hinweise
Indikationsstellung nur unter Berücksichtigung der Erregerempfindlichkeit. Möglichst Ausschluß aller die Pilzausbreitung begünstigenden Faktoren (s. o.). Chirurgische Behandlung nur bei lokalisiertem Organbefund unter Therapie mit Antimykotika (s. u.). Vakzinebehandlung nur bei tropischen Mykosen versuchen. Bei zusätzlicher allergischer Alveolitis Glukokortikoide und Expositionsprophylaxe (s. Tab. 14.11 [S. 481] und 14.12).

Antimykotische Substanzen
Klinische Anwendung unter Benutzung von Tabelle 14.11 (S. 481) und 14.12 (s. a. Kap. 24, 4):
(1) *Amphotericin B:* Standardsubstanz zur systemischen Behandlung von Organmykosen trotz Toxizität mit breitem Spektrum und fungistatischer Wirkung (erst bei höherer Dosierung fungizide Wirkung): Grundsätzlich nur stationär mit wöchentlicher Kontrolle von Blutbild, Leber- und Nierenfunktion. Häufig Unverträglichkeitserscheinungen wie Schüttelfrost, Phlebitiden an den Infusionsstellen (Zusatz von Liquemin® zur Infusionsflüssigkeit), Übelkeit, Durchfälle; bei ca. 25% aplastische Anämien und irreversible Nierenschäden. *Cave:* Hypokaliämie. *Dosierung:* Individuelle, langsame Steigerung von 0,1 mg/kg auf 1 mg/kg/Tag (oder 2 mg/kg alle 2 oder 3 Tage, um Nebenwirkungen zu vermindern). – Infusion: Substanzlösung (= 50 mg) in 10 ml Aqua bidest., hiervon z. B. 10 mg/500 ml 5%iger Glukose (kein physiologisches NaCl). 20 mg oft schon unverträglich, höhere Dosierung möglich (max. 75 mg!). Langsame Einlaufgeschwindigkeit (5–8 h). Serumhalbwertszeit etwa 24 h; möglichst Blutspiegelbestimmung zur optimalen Dosisfindung. Behandlungsdauer 3–6 Wo-

chen. Durch die vorherige und anschließende Infusion von Mannit soll die Nephrotoxizität gemindert sein. – *Aerosol-Behandlung:* 1 Ampulle „zur Infusion" (= 50 mg) in 10 ml Aqua bidest., 2 mal 1–2 ml (= 5–10 mg)/Tag inhalieren (Aerosol-Applikation s. ds. Kap., 2 „Aerosoltherapie").

(2) *5-Fluorocytosin* (Ancotil®, Ancobon®): 1 % als Aerosol; oral 150 mg/kg KG/Tag auf 4 Einzeldosen *genau* alle 6 h verteilt. – Gute Verträglichkeit. Resistenzentwicklung beachten, Blutbildkontrollen (Leukopenie, Thrombozytopenie, aplastische Anämie). Leberfunktion überprüfen. – Reduktion der Tagesdosis bei eingeschränkter Nierenfunktion. – Kombination mit Amphotericin B in besonderen Fällen; synergistische Wirkung mit der Möglichkeit der Dosisminderung von Amphotericin B (z. B. 20 mg Amphotericin-B-Infusion und 150 mg 5-Fluorocytosin/kg KG/Tag).

(3) *Fluconazol* (Diflucan®): 200–400 mg/Tag p. o. oder i.v. Nicht anwenden bei schwerer Leberfunktionsstörung. – Nebenwirkungen: Gastrointestinale Beschwerden, Hautveränderungen und Veränderungen der hepatischen, renalen und hämatologischen Laborparameter. Regelmäßige Laborkontrollen!

(4) *Ketoconazol* (Nizoral®): Besonders geeignet zur Therapie außereuropäischer Mykosen. 200–400 mg/Tag. Unter Langzeittherapie regelmäßige Kontrolle der Leberenzyme (Hepatitisgefahr!).

15 Lungensarkoidose (Morbus Boeck)

Ätiopathogenese: Granulomatöse Systemerkrankung unbekannter Ursache. Sie wird zu den fibrosierenden Alveolitiden gezählt. Im Bereich der Lunge findet sich zunächst eine Lymphozyten-Alveolitis. Im weiteren Verlauf entwickeln sich Granulome in der Bronchialschleimhaut und im Lungenparenchym. Neben Lungen, hilären und mediastinalen Lymphknoten können Leber, Milz, periphere Lymphknoten, Haut, Augen, exkretorische Drüsen, ZNS, Herz und Knochen befallen sein.

Klinik: Vom Verlauf her unterscheidet man eine akute Form (Löfgren-Syndrom: bihiläre Lymphadenopathie, Gelenkschwellungen und -schmerzen, Erythema nodosum sowie Fieber) von primär chronischen, symptomarmen Verlaufsformen (häufig radiologischer Zufallsbefund!).

Diagnostische Hinweise:

(1) *Thorax-Röntgenbild:* Bihiläre Lymphadenopathie und/oder retikulo-noduläre Infiltratbildungen in beiden Lungen. Eventuell Zeichen einer Lungenfibrose.

(2) *Serum-Angiotensin-Converting-Enzyme* (SACE) häufig erhöht, Ca^+ im 24-h-Urin gelegentlich erhöht, Bestimmung des Neopterinspiegels im Urin oder Serum.

(3) Zur Sicherung der Diagnose *Bronchoskopie* mit bronchoalveolärer Lavage (BAL) und mehrfacher transbronchialer Lungenbiopsie (Nachweis einer Lymphozyten-Alveolitis in der BAL mit erhöhtem Verhältnis T_4/T_8-Lymphozyten; Nachweis nicht-verkäsender epitheloidzelliger Granulome in Bronchialschleimhaut und Lungenparenchym). Ggf. Mediastinoskopie oder Laparoskopie.

Therapie

Keine kausale Therapiemöglichkeit! *Akute* Verlaufsformen bilden sich meist spontan zurück und erfordern deshalb oft *keine* medikamentöse Behandlung. Bei erheblichen subjektiven Beschwerden, schweren Lungenfunktionsstörun-

gen, Komplikationen durch weitere Organmanifestationen (Herzrhythmusstörungen, Iridozyklitis, neurologische Symptome, Nierenbeteiligung, Hyperkalzämie u.a.), bei Progreß der Veränderungen (radiologisch oder funktionell) und bei zusätzlich ansteigendem SACE und/oder Neopterinspiegel *Indikation* für Glukokortikoide: initial 50–60 mg/Tag Prednisolon in fallender Dosierung (entsprechend der Rückbildung der klinischen Symptomatik); Einstellung der individuell niedrigsten Erhaltungsdosis (5–15 mg/Tag); Langzeitbehandlung über 6–12 Monate und länger. Bei *Rezidiven* unter Therapie nur geringe Dosiserhöhung um 5–10 mg. – Beurteilung der Therapiewirkung röntgenologisch und durch bronchoalveoläre Lavage, wenn vorhanden, anhand der Augenprozesse (Iridozyklitis-Test) sowie funktionell (Diffusionskapazität) möglich.
Wichtig: Glukokortikoid-Nebenwirkungen s. Kap. 3.1.
Da die Erkrankung in der Regel symptomarm verläuft und sehr häufig Spontanremissionen zeigt, ist in der Mehrzahl der Fälle keine Therapie erforderlich. In seltenen Fällen findet sich trotz korrekt durchgeführter Steroidtherapie ein Progreß der Erkrankung mit drohendem Übergang in eine Lungenfibrose. In solchen Fällen kann ein Therapieversuch mit Ciclosporin A (Sandimmun®) zur T-Lymphozytensuppression in der Lunge durchgeführt werden. Alternativ kann eine immunsuppressive Therapie mit Steroiden und Azathioprin (Imurek®) versucht werden.

16 Fibrosierende Alveolitis (interstitielle Lungenkrankheiten)

Ätiopathogenese: Zahlreiche, größtenteils noch unbekannte Faktoren können zu einer diffusen interstitiellen Lungenerkrankung oder fibrosierenden Alveolitis führen. Ödem und Entzündung in Alveolen (Alveolitis!) und im Interstitium mit entzündlicher zellulärer Infiltration und Desquamation von Alveolardeckzellen führen zu Fibrosierung im Bereich des Lungeninterstitiums bis hin zu narbigen Endzuständen mit sekundärer Wabenlunge. Es handelt sich um eine besondere Form der mesenchymalen Reaktion mit initialer Exsudation und nachfolgender Proliferation von Fibroblasten (Kollagenbildung!), die in das gleichförmige Narbenstadium, die Fibrose, übergeht. Entsprechend werden heute zahlreiche, ätiologisch zumeist ungeklärte interstitielle Lungenerkrankungen unterschieden, z.B. im Rahmen von Systemerkrankungen oder von Angiitiden oder als idiopathische fibrosierende Alveolitis. Ferner die Lungenerkrankungen durch physikalische Einflüsse, durch anorganische und organische Stäube (tierischen oder pflanzlichen Ursprungs – Typ Vogelhalterlunge, Farmerlunge), schließlich Schädigungen durch toxische Stoffe und Arzneimittel, z.B. Nitrofurantoin u.v.a. (s. Tab. 14.13).
Klinik: *Leitsymptome und -befunde:* Initial zumeist uncharakteristische Beschwerden: *obligat:* Belastungsatemnot, trockener Reizhusten, später konstante Ruhedyspnoe; *fakultativ:* Gewichtsverlust, Anorexie, Schwäche, subfebrile Temperaturen oder auch (hohes) Fieber, retrosternale Enge, Thoraxschmerzen, Frösteln u.a. – Oft erhebliche Diskrepanz zwischen Röntgenbefund und Grad der Lungenfunktionsstörung. Auskultatorisch: Sklerosiphonie (Knisterrasseln), Quietschen und Knarren als Ausdruck der Fibrosierung des Lungeninterstitiums. *Initial:* Vitalkapazität, Atemwiderstand, FEV_1 und pO_2 in Ruhe oft *normal!* Diffusionskapazität für CO erniedrigt; pO_2 fällt unter Belastung ab. – *Verlauf:* Zumeist chronisch progredient – spontane Remissionen bis zur Heilung sind selten (Aus-

14 Krankheiten der Atemorgane

Tabelle 14.13: Interstitielle Lungenerkrankungen und deren Ätiologie

Krankheitsbezeichnung	Ätiologie
Idiopathische fibrosierende Alveolitis	Unbekannt, möglicherweise überschießende Immunreaktion, getriggert durch virale Infekte
Exogen-allergische Alveolitis	Allergische Reaktionen (Immunkomplexreaktion, Typ-III-Allergie sowie zellvermittelte Typ-IV-Allergie) nach Inhalation von organischen Stäuben: Farmerlunge, Vogelhalterlunge, Befeuchterlunge u. a. m.
Fibrosierende Alveolitis bei Kollagenosen und Autoaggressionskrankheiten (LED, CP, Sklerodermie, Panarteriitis, Dermatomyositis etc.)	Unbekannt
Medikamentös induzierte fibrosierende Alveolitis	Acetylsalicylsäure, Azathioprin, Bleomycin, Busulfan, Cyclophosphamid, Hexamethonium, Mephalan, Methotrexat, Methysergid, Niridazol, Nitrofurantoin, Sulfasalazin, Sulfonamide u. a.
Paraquat-Lunge	Paraquat-Intoxikation
Fibrosierende Alveolitis nach Inhalation toxischer Gase	Reizgase
Strahlenpneumonie	Thorakale Bestrahlung, ab 60 Gy obligat
Silikose	Inhalation siliziumhaltiger Stäube
Asbestose	Asbestexposition
Siderosilikose	Inhalation von Eisenoxiden *und* Silikaten
Berylliose	Inhalation von Beryllium
Hartmetall-Lunge	Inhalation von Hartmetallstäuben (Wolfram, Vanadium, Titan)
Sarkoidose	Unbekannt, Immunregulationsstörung der Lunge auf einen unbekannten antigenen Reiz hin
Goodpasture-Syndrom	Antialveoläre Basalmembran-Antikörper
Idiopathische Lungenhämosiderose	Unbekannt
Wegener-Granulomatose	Unbekannt

nahmen: Sarkoidose, exogen-allergische Alveolitis und Frühformen von medikamentös induzierten Alveolitiden!). Ein initial normales Thorax-Röntgenbild schließt eine fibrosierende Alveolitis im Frühstadium nicht aus.

Therapie

Für die erfolgreiche Behandlung ist die *frühzeitige* Erkennung der Krankheit von entscheidender Bedeutung (Tab. 14.13). Durch immer wieder erhobene Anamnesen ursächliche Faktoren zu erkennen suchen! Beispiel: exogen-allergische Alveolitis. Wenn frühzeitig erkannt, führt strikte Expositionsprophylaxe (z.b. Tauben, Wellensittiche, schimmeliges Heu) zu einer Remission, in Frühphasen zu einer völligen Restitutio ad integrum. Für das *medikamentöse*, therapeutische Vorgehen sind histologische Befunde (bioptische Diagnosestellung) hinweisend, doch ist *ein* einziger histologischer Befund selten repräsentativ für das Stadium der Krankheit.

Verbindliche Richtlinien für die Therapie können aufgrund der vielfältigen Ätiologien der interstitiellen Lungenerkrankungen z.Z. *nicht* gegeben werden. Wenn immer möglich, konsequente Therapie der auslösenden Grunderkrankung! Ein spezifisches Therapeutikum gibt es nicht.

Zum Einsatz kommen in üblicher Dosierung Glukokortikoide, Immunsuppressiva und Zytostatika, die verschiedentlich kombiniert werden (antiexsudative und antiproliferative Wirkung, Hemmung der Proliferation von Fibroblasten, Beeinflussung der Kollagenfaserreifung und -vernetzung). Die Angaben in der Literatur sind uneinheitlich; Glukokortikoid-Monotherapie ist oftmals ausreichend; falls damit kein Regreß eingeleitet werden kann, Kombination von Prednisolon und Azathioprin bzw. Prednisolon und Cyclophosphamid. Bei fortgeschrittener Fibrose kann durch die Therapie nicht selten ein Stillstand des Progresses erreicht werden, jedoch keine Rückbildung.

Im Einzelfall ist eine individuelle Therapieführung erforderlich. Einleitung der Therapie immer unter stationärer Kontrolle. Die Nebenwirkungen einer immunsuppressiven Langzeittherapie sind zu beachten (regelmäßige Blutbildkontrollen!).

Für alle interstitiellen Lungenerkrankungen ist infolge des geminderten Gasaustausches in der Lunge eine entsprechende, zumeist dauernde körperliche Schonung notwendig! Symptomatische Atemtherapie und Thoraxmassage (Interkostal- und Atemhilfsmuskulatur) als entspannende Maßnahme. Im übrigen: Behandlung der respiratorischen Insuffizienz und einer evtl. chronischen Bronchitis s. ds. Kap., 1, 2 und 4 (häufig O_2-Langzeittherapie angezeigt!).

Zeigt das Krankheitsbild trotz korrekter Therapie einen raschen Progreß mit chronischer respiratorischer Insuffizienz, so muß besonders bei jüngeren Patienten die Indikation zu einer einseitigen Lungentransplantation diskutiert werden.

17 Bronchialkarzinom

(s. Kap. 20, 2.3)

15 Krankheiten des Magen-Darmtraktes

(K. Ewe, H. J. Weis und T. R. Weihrauch)

1	**Akute obere gastrointestinale Blutung**	495		
	Sofortmaßnahmen in der Praxis	496		
	Sofortmaßnahmen im Krankenhaus	496		
	Sofortmaßnahmen bei frischen Blutungen	496		
	Therapie nach Blutungsstillstand	498		
	Operationsindikationen bei oberer Gastrointestinalblutung	499		
2	**Krankheiten der Speiseröhre**	499		
2.1	**Gastroösophageale Refluxkrankheit**	499		
	Therapieziele	500		
	Allgemeinmaßnahmen	500		
	Medikamentöse Therapie	500		
	Medikamente zur Säureneutralisation bzw. -suppression	500		
	Motilitätswirksame Substanzen	503		
	Weitere Substanzen	503		
	Operation	503		
	Bougierung	504		
	Rezidivprophylaxe und Barrett-Ösophagus	504		
2.2	**Achalasie und verwandte Motilitätsstörungen**	504		
	Behandlung bei Achalasie	505		
	Behandlung bei diffusem Ösophagusspasmus und anderen Motilitätsstörungen	506		
2.3	**Infektionen des Ösophagus**	506		
	Vorgehen	506		
	Prophylaxe	507		
2.4	**Schädigung der Speiseröhre durch Medikamente**	507		
2.5	**Mallory-Weiss-Syndrom, Boerhaave-Syndrom**	508		
2.6	**Ösophaguskarzinom** (s. Kap. 20, 2.4.1)	508		
3	**Gastritis**	508		
3.1	**Akute Gastritis (hämorrhagische, erosive Gastritis)**	508		
3.2	**Chronische Gastritis**	509		
4	**Funktionelle Störungen des Magen-Darmtraktes**	510		
	Allgemeine Maßnahmen	511		
	Medikamentöse Therapie	512		
	Therapie des Reizmagensyndroms	512		
	Therapie des Reizdarmsyndroms	512		
5	**Ulcus pepticum („Ulkuskrankheit")**	513		
5.1	**Unkompliziertes peptisches Ulkus**	513		
	Behandlungsziele	514		
	Allgemeine Maßnahmen	514		
	Pharmakotherapie und -prophylaxe	514		
	Pharmaka	514		
	Rezidivprophylaxe	517		
5.2	**Streßulkus**	517		
5.3	**Therapieresistentes Ulcus pepticum**	518		
5.4	**Ulkuskomplikationen**	518		
5.4.1	**Ulkusblutung**	518		
5.4.2	**Penetration und Perforation**	518		
5.4.3	**Magenausgangsstenose**	519		
5.5	**Therapierefraktäre Ulzera und häufige Rezidive**	519		
5.6	**Operationsindikationen bei Ulkuskomplikationen**	520		
5.7	**Verdauungsstörungen nach Magenoperationen**	520		
5.7.1	**Verdauungsstörungen nach Vagotomie**	520		
5.7.2	**Dumping-Syndrom**	520		
5.7.3	**Postoperative Mangelsyndrome**	521		
5.7.4	**Ulcus pepticum jejuni**	521		
6	**Malabsorptions- und Maldigestionssyndrome**	522		
	Symptomatische Therapie	522		
	Kausale Therapie	523		
7	**Diarrhö** (s. Kap. 1, 6)	524		
8	**Akutes Abdomen und Appendizitis**	524		
8.1	**Akutes Abdomen**	524		
8.2	**Appendizitis**	528		
9	**Ileus**	529		
	Allgemeinmaßnahmen	530		
	Spezielle Therapie des mechanischen Ileus	531		
	Spezielle Therapie des paralytischen Ileus	531		

10	**Morbus Crohn** 531	12.3	**Chronisch-rezidivierende**	
	Therapieziele 532		**Divertikulitis** 540
	Allgemeine Maßnahmen, Diät .. 532	13	**Akute Darmblutung**	
	Pharmakotherapie 533		**(Hämatochezie)** 540
	Rezidivprophylaxe 534		Sofortmaßnahmen in der Praxis	
	Komplikationen und ihre		bei schwerer Darmblutung 540
	Behandlung 534		Sofortmaßnahmen im	
11	**Colitis ulcerosa** 535		Krankenhaus 541
11.1	**Allgemeine Therapieziele** ... 535		Kausale Therapie 541
11.2	**Hämorrhagische („ulzerative")**	14	**Chronische Obstipation**	
	Proktitis, Rektosigmoiditis ... 536		(s. Kap. 1, 7) 541
11.3	**Ulzerative Kolitis** 536	15	**Hämorrhoidalleiden** 541
	Allgemeine Maßnahmen 536		Allgemeine Maßnahmen 542
	Pharmakotherapie und adjuvante		Symptomatische Behandlung .. 542
	Psychotherapie 536		Sklerosierungsbehandlung 543
11.4	**Fulminante Kolitis, toxisches**		Gummibandligatur nach Barron . 543
	Megakolon 538		Infrarotkoagulation nach Neiger . 543
12	**Divertikulose, Divertikulitis** ... 538		Operation 543
12.1	**Divertikulose** 539	16	**Gastrointestinale Tumoren**	
12.2	**Akute Divertikulitis** 539		(s. Kap. 20, 2.4) 543

Notfälle:
Akute obere gastrointestinale Blutung (ds. Kap., 1)
Akutes Abdomen (ds. Kap., 8.1)
Appendizitis (ds. Kap., 8.2)
Ileus (ds. Kap., 8 und Tab. 15.5)
Toxisches Megakolon (ds. Kap., 11.4 und Tab. 15.8)
Ulkusperforation (ds. Kap., 5.4.2)
Ösophagusvarizenblutung (Kap. 16, 1.6.3)

---

1 Akute obere gastrointestinale Blutung

Definition: Blutungen aus Ösophagus, Magen oder Duodenum (85% aller Blutungen aus dem Magen-Darmtrakt).

Ätiopathogenese: *Häufigste* Blutungsquellen: Ulcus duodeni, Ulcus ventriculi, Ösophagusvarizen, erosive Gastritis (evtl. durch Medikamente, Alkoholexzesse oder Streß induziert). *Seltenere* Blutungsursachen: Anastomosenulkus, erosive Ösophagitis; Magenkarzinom, akuter Schleimhautriß im Kardiabereich nach heftigem Erbrechen (Mallory-Weiss-Syndrom). *Begünstigende Faktoren:* hämorrhagische Diathese, Antikoagulanzientherapie, ulzerogene Medikamente (Salizylate, andere nicht-steroidale Antiphlogistika).

Klinik: Schwallartiges oder fraktioniertes Erbrechen: Hämatemesis (rotes Blut, Blutkoagula oder „Kaffeesatz") und/oder rektale Entleerung als Teerstuhl (Meläna) bzw. bei massiver Hämorrhagie auch als Abgang von rotem Blut (Hämatochezie). Bei Unklarheit, ob es sich um Blut handelt: Hb-Nachweis (Hämoccult®). *Folgeerscheinungen des Blutverlustes:* Blässe, Schwäche, Schwindel, Schwitzen, Durst, Kollapsneigung, Schock. *Differentialdiagnose:* Bluthusten (Hämoptoe) ausschließen.

15 Krankheiten des Magen-Darmtraktes

Therapie

Bei akuter gastrointestinaler Blutung müssen die ersten therapeutischen Maßnahmen sofort eingeleitet werden, bevor der Transport des Patienten in das Krankenhaus erfolgt.

Sofortmaßnahmen in der Praxis

Zielsetzung: Verhütung von Kreislaufkomplikationen; rasche Krankenhauseinweisung. *Wichtig:* Jeder Kranke mit akuter schwerer GI-Blutung bedarf der Behandlung und Diagnostik (Blutungsquelle!), möglichst unter Intensivpflegebedingungen im Krankenhaus.

(1) *Kreislaufkontrolle:* Messung von Blutdruck und Pulsfrequenz. Bei schwerer Blutung und drohendem hypovolämischem Schock (Blutdruck < 100 mmHg systolisch, Pulsfrequenz > 100/min, blasse, feuchtkalte Haut, schlechte Venenfüllung) i.v. Tropfinfusion von 500 ml einer Elektrolytlösung, bevorzugt eines Plasmaexpanders (z.B. Haemaccel®). Keine salzfreien Lösungen wie Glukose, Lävulose (s. a. Kap. 2, 3 „Allgemeine Schocktherapie").

(2) *Adäquate Lagerung:* Keine Schockgefahr: Oberkörper leicht erhöht wegen Gefahr der Aspiration. Drohender oder manifester Schock: Flach- und Seitenlagerung, evtl. Anheben der Beine.

Klinikeinweisung: Telefonische Anmeldung, Krankenhauseinweisung, möglichst auf Intensivstation. Angabe des geschätzten Blutbedarfs, chirurgisches Konsil. *Wichtig:* Ärztliche Begleitung auf dem Transport unerläßlich bei drohendem oder manifestem Schock, fortdauerndem Blutverlust oder längerer Anfahrt.

Sofortmaßnahmen im Krankenhaus

Zielsetzung: Schnelle Stabilisierung des Kreislaufs, Lokalisierung der Blutungsquelle, rasche Blutstillung.

Sofortmaßnahmen bei frischen Blutungen

(1) Bei schwerer Blutung und/oder hypovolämischem Schock Überwachung und weitere Therapie auf Intensivstation (Zentralvenenkatheter, ZVD, Blutdruck, Puls, Atmung, EKG, klinischer Zustand, Magensonde aspirieren alle 2–4 h, Kontrolle von Hb, Hkt, Kreatinin, Elektrolyte, Gerinnungsstatus, Diurese) nach den Richtlinien in Kapitel 2 (s. Kap. 2, 3 „Allgemeine Schocktherapie").

(2) Blutgruppenbestimmung und 2–4 Blutkonserven kreuzen. Siehe Tabelle 15.1 für Hinweise auf weitere oder erneute Blutung.

(3) Initiale Volumensubstitution: anfangs am schnellsten mit Plasmaexpander (z.B. Haemaccel®, HAES-steril® 6%, Humanalbumin 5%). Bei starker Blutung mit Hb unter 10 g% Transfusionen. Der Hkt sollte um 30–35%, bei Herz- und Lungenkranken um 35–40% gehalten werden, weil diese Patienten Blutverluste schlechter tolerieren. *Wichtig:* Der Hämatokrit fällt oft erst 8–10 h nach Blutungsbeginn ab. 500 ml Blut erhöhen den Hämatokrit um 3–4%.

(4) *Notfalldiagnostik* zur Erkennung der Blutungsquelle: *Anamnestische Hilfen:* Hämatemesis spricht eher für Blutungsquelle im Ösophagus/Magen,

Tabelle 15.1: Hinweise für Fortbestehen oder Wiederauftreten der Blutung

Klinische Hinweise
1. Aspiration bluthaltiger Spülflüssigkeit durch die Magensonde.
2. Merklicher Abfall des Blutdruckes und/oder Wiederanstieg der Pulsfrequenz beim Aufsetzen des Kranken.
3. Symptome der Hypovolämie: Blässe, feuchte und kalte Extremitäten, Schwitzen, Schwindel, Herzklopfen, Tachykardie, Dyspnoe, Ohnmachtsneigung, Durst.
4. Absinken des systolischen Blutdruckes eines vorher normotensiven Patienten auf < 100 mmHg oder eines bekannten Hypertonikers auf 120–130 mmHg, Abfall des ZVD.
5. Abnahme der Diurese auf < 40 ml/h (= hypovolämische Oligurie mit Gefahr der Entstehung eines ANV).

Laborbefunde
1. Abfall des Hämatokrits, beginnt in der Regel erst 8–10 h nach Blutungsbeginn mit fortschreitender Hämodilution.
2. Abnahme des Blutvolumens (Messung mit Hilfe des Volumetrons). Besonders aufschlußreich bei Patienten mit eingeschränkter Herzreserve und erhöhtem ZVD.
3. Abfall des Hämoglobins unter 10g%.

Teerstuhl ohne Hämatemesis eher für Ulcus-duodeni-Blutung. Ulkus- oder Leberanamnese, Art der vorangegangenen Beschwerden (Sodbrennen, Nüchternschmerz, starkes Erbrechen), Medikamenteneinnahme (Antikoagulanzien, Kortikosteroide, ASS, Antirheumatika u.a.), Streß (Unfall, Schädel-Hirntraumen, schwere, akute Erkrankungen), Alkoholabusus.
Klinische Hinweise: Ikterus, Spider-Nävi, Aszites, Hepatomegalie, Druckschmerz im Epigastrium. *Wichtig:* Auch wenn Ösophagusvarizen vorhanden sind, erfolgt die Blutung in ca. 50% der Fälle nicht aus den Varizen, sondern aus Ulzera, Erosionen, Mallory-Weiss-Syndrom.
(5) *Notfallendoskopie:* Nach Kreuzen von Blut und Hb-Bestimmung Durchführung einer Ösophagogastroduodenoskopie zur Diagnostik und Therapie, sobald es die Kreislaufsituation ermöglicht. Endoskopie erkennt die Blutungsquelle in über 90%, eine Röntgenuntersuchung nur in ca. 70%. Die direkte endoskopische Behandlung des blutenden Ulkus vermindert das Risiko einer fortdauernden Blutung, die Notwendigkeit einer Notfalloperation und die Gesamtletalität etwa auf die Hälfte. *Durchführung:* Keine Rachenanästhesie zur Vermeidung einer Aspiration, nur geringe Sedierung, wenn nötig, z.B. 5–10 mg Diazepam i.v. (Valium®, Stesolid®) oder Midazolam (Dormicum®) 3,5–7 mg i.v. Wenn bei blutgefülltem Magen trotz Umlagerung keine Übersicht zu gewinnen ist, Magenspülung. Magenspülung zur Entfernung von Blutkoagula für die Lokalisation der Blutungsquelle: Einführen eines weichen Magenschlauchs (Charrière 14–16) bis knapp unter die Kardia (50 cm von der Zahnreihe), Lagekontrolle: Auskultation über dem Magen nach Luftinsufflation (100-ml-Spritze). Spülen mit Leitungswasser (Eiswasser bringt keinen Vorteil!), bis Rücklauf klar ist (oft mehrere Liter notwendig). Endoskopie sofort anschließen.
Therapeutische Konsequenzen: Bei Nachweis einer Varizenblutung: Vorgehen

s. Kap. 16, 1.6.3. Magenblutungen werden eingeteilt nach Forrest Ia: arterielle Blutung (pulsierend, spritzend); Forrest Ib: Sickerblutung (kapillär oder venös); Forrest II: Blutkoagula oder Hämatinbelag ohne aktive Blutung; Forrest III: Ulkus ohne Blutungszeichen. *Wichtig:* Ein Ulkus mit sichtbarem Gefäßstumpf, aber ohne derzeitige Blutung wird zu 50% erneut bluten und ist prognostisch wie eine arterielle Blutung zu werten!

Endoskopische Blutstillung: Ist akut in über 90% erfolgreich, auch bei arterieller Blutung. Dazu 2–8 ml Suprarenin® (1 Amp. à 1 ml 1:1000 verdünnt auf 10 ml NaCl 0,9%) um das spritzende Gefäß bzw. Ulkus mit Sickerblutung bzw. Koagel (Forrest I oder II) injizieren. Die Blutstillung wird erreicht durch Kontraktion und Kompression der Arterie! Zur Sklerosierung empfiehlt sich, 2–4 ml Polidocanol (Aethoxysklerol Kreussler® 1%) zusätzlich direkt an den Gefäßstumpf zu injizieren (auch bei Gefäßstumpf ohne Blutung!). Alternativ kann Gewebekleber (Tissucol®, Beriplast®), 1 ml, injiziert werden, da hierbei keine Gewebsschädigung erfolgt. Evtl. Verschluß des Gefäßstumpfes mit einem Clip. Der Therapieerfolg ist möglicherweise besser.

Die Koagulation der Blutungsstelle mit Elektrohydrothermosonde, Elektrokoagulation („Bicap") oder mit Laser ist technisch aufwendiger, sehr viel teurer und bringt keine besseren Ergebnisse als die Injektionstherapie.

Magensonde legen zur Kontrolle eines Blutungsrezidivs.

(6) *Säurehemmung:* Sollte hoch dosiert nach endoskopischer Blutstillung bzw. nach stattgefundener Blutung (Forrest II und III) sofort einsetzen durch Omeprazol.

Protonenpumpenhemmer (Antra®): 80 mg (= 2 Amp.) sofort i.v. nach Notendoskopie, dann 2mal 1 Amp./Tag i.v.

(7) Bei Intensivüberwachung mit liegender Magensonde nur intravenöse Flüssigkeits- und Kalorienzufuhr (Kap. 9), Verhütung eines ANV (Kap. 17) und eventuelle Korrektur der Hämostase (Kap. 19).

(8) *Maßnahmen bei anhaltender Blutung:* Wenn blutiges Erbrechen oder Aspiration blutiger Speichelflüssigkeit auf ein Fortbestehen oder erneutes Einsetzen der Blutung hinweisen oder andere blutungsverdächtige Symptome auftreten (s. Tab. 15.1): Transfusionen, Maßnahmen zur Verhütung eines ANV (s. Kap. 17.1), Ausgleich von Störungen der Hämostase (s. Kap. 19), erneute Endoskopie und Blutstillung, chirurgisches Konsil, Klärung der Operationsindikation (s. u.).

Therapie nach Blutungsstillstand

Mit Normalisierung des Kreislaufs und Ausschluß einer Operationsindikation (s. ds. Kap., S. 499 „Operationsindikationen bei oberer Gastrointestinalblutung") wird die Magensonde nach 12–24 Stunden entfernt, wenn keine blutige Spülflüssigkeit aspiriert werden kann. Kontrollendoskopie nach 1–2 Tagen und eventuell erneute Sklerosierung bei Gefäßstumpf, auch ohne Blutung! Dann Übergang auf orale Ernährung mit passierter Kost. Fortsetzung der gastralen Säurehemmung durch orale Gabe von Protonenpumpenhemmern (Antra®) 40 mg Kps. morgens (s. ds. Kap., 5.3). Bei oder nach Ösophagusvarizenblutung sofortige Darm-„Sterilisierung" und Laxanziengabe zur Einschränkung der

Resorption von Substanzen, die die hepatische Enzephalopathie begünstigen (s. Kap. 16, 1.6.4).

Operationsindikationen bei oberer Gastrointestinalblutung
(1) *Sofortige Operation* (Letalität bis zu 20%: Ulkusübernähung und/oder selektive, proximale Vagotomie, Ulkusexzision, Magenresektion, Varizenumstechung): anhaltender Schock trotz reichlicher Volumensubstitution (ca. 2 l Blut, Plasma oder Dextranlösung), anhaltende, starke Blutung trotz Transfusionen (2–3 l/24 h). Im Alter ist längeres Zuwarten gefährlich, da größere Blutverluste schlecht toleriert werden. Wenn endoskopisch die arterielle, „spritzende" Blutung (Forrest Ia) nicht gestillt werden kann, ist eine sofortige Operation indiziert.
(2) *Frühzeitige Operation* (innerhalb 2–3 Tagen; Letalität 5%): Rezidivblutung (außer Varizenblutung), blutendes, chronisches Magenulkus bei Patienten über 60 Jahre, bei Notwendigkeit weiterer Transfusionen von 1 l Blut/24 h oder mehr oder bei seltenen Blutgruppen.

2 Krankheiten der Speiseröhre

2.1 Gastroösophageale Refluxkrankheit
Das Zurückströmen von Magen- oder Duodenalinhalt in die Speiseröhre ohne Erbrechen wird erst pathologisch, wenn die Menge des Refluats, die Dauer der Refluxepisoden und die chemische Zusammensetzung des Refluxmaterials, z. B. Gallensäuren nach Magenresektion als sekundärer Reflux, quantitativ das normale physiologische Maß überschreiten.
Ätiopathogenese: Die Ursache der *primären „idiopathischen" Refluxkrankheit* ist multifaktoriell. Wichtige Faktoren sind die Störung der Verschlußfunktion des unteren Ösophagussphinkters (UÖS) und die Selbstreinigungsfunktion der Speiseröhre (sog. Ösophagusclearance) durch primäre und sekundäre Peristaltik sowie die unzeitgemäße Erschlaffung des UÖS. Ursachen der *sekundären Refluxkrankheit* sind Störungen der Ösophagusmotilität, wie Tonusminderung des UÖS, und gestörte Peristaltik, wie z. B. bei Sklerodermie und anderen Kollagenosen, Ausschaltung des UÖS durch Operationen, totale Gastrektomie sowie mechanische Hindernisse, wie z. B. eine Magenausgangsstenose. Refluxpatienten haben häufiger eine axiale Hiatushernie als Gesunde, dennoch ist sie nicht gleichzusetzen mit gastroösophagealem Reflux, da die Funktion des unteren Ösophagussphinkters auch bei Vorliegen einer Hiatushernie meist normal ist. 80% der Refluxpatienten sind übergewichtig. Übermäßiger Alkoholgenuß spielt eine wichtige Rolle bei der Pathogenese der Refluxkrankheit (weitere pathogenetische Faktoren s. Tab. 15.2). Die Erkrankung verläuft in etwa 40% der Fälle schubweise, sonst kontinuierlich. Die Rezidivrate ist hoch, bei erosiv-ulzerösen Ösophagitiden treten sie innerhalb der ersten 6 Monate nach Abheilung in 30–80% der Fälle auf, weshalb nicht selten eine medikamentöse Langzeittherapie oder eine Operation erforderlich wird.
Klinik: *Leitsymptome und -befunde:* retrosternales Brennen und/oder Schmerz, epigastrischer Schmerz, seltener pharyngeales Brennen und Dysphagie. 18% der gesunden Bevölkerung klagen im Laufe eines Jahres über Refluxbeschwerden. Refluxassoziierte Symptome zählen damit zu den häufigen Störungen, die Patienten zum Arzt führen. Die Symptome treten am häufigsten beim Bücken, im Liegen und postprandial auf und können durch psychischen Streß, Süßigkeiten, Rauchen oder Alkoholgenuß verstärkt werden. *Diagnostische Hinweise:* Bei sorgfältig er-

hobener Anamnese kann die Diagnose einer Refluxkrankheit bereits in mehr als 50% der Fälle aufgrund der Symptomatik gestellt werden. Bei anhaltenden, vieldeutigen oder heftigen Beschwerden erfolgt die Abklärung der Ösophagusmorphologie (Stadieneinteilung der Refluxösophagitis und Malignomausschluß) durch Endoskopie (höchste Spezifität) und Biopsie, diejenige der Funktionsstörungen in speziellen Fällen durch Langzeit-pH-Metrie (hohe Sensitivität und Spezifität), Manometrie, Barium-Breischluck (Nachweis von Strikturen, Hiatushernien) und Szintigraphie.
Differentialdiagnostische Probleme bestehen bei vorwiegend epigastrischen (DD: Ulkus) oder retrosternalen Schmerzen (= nichtkardialer Thoraxschmerz, „angina-like chest pain" bzw. „non-cardiac chest pain"; DD: Angina pectoris). Dysphagie und Regurgitation weisen direkt auf eine Störung der Speiseröhrenfunktion hin. Chronischer Husten, rezidivierende Bronchopneumonie und Laryngitis können Zeichen des nächtlichen Refluxes – in den ersten beiden Fällen mit unbemerkter Aspiration – sein.

Therapie

Therapieziele
Primäre Ziele der Refluxtherapie sind:
(1) Beseitigung der Symptomatik, Läsionen zur Abheilung bringen
(2) Rezidivprophylaxe
(3) Prävention/Beseitigung signifikanter Komplikationen (*ösophageal:* Blutungen, Barrett-Ösophagus und -Ulkus, Stenosen, maligne Veränderungen; *extraösophageal:* Asthma sowie respiratorische Veränderungen, säurebedingte Laryngitis).
Hauptziele der konservativen Therapie sind: die Neutralisation, Reduktion bzw. Adsorption aggressiver Bestandteile des Refluats und die Verbesserung der Ösophagusmotilität (Steigerung des UÖS-Tonus, Verbesserung der Ösophagusclearance). Dies kann *medikamentös* erreicht werden (Antazida, H_2-Rezeptorantagonisten, Protonenpumpen-Hemmer und motilitätswirksame Substanzen), unterstützt durch *allgemeine Therapiemaßnahmen* (Tab. 15.2). In Tabelle 15.3 ist die Anwendung der genannten Therapieprinzipien mit Bezug auf den Grad der gastroösophagealen Refluxkrankheit dargestellt.
Wichtig: Ausreichend lange Therapie in Abhängigkeit vom Stadium der Ösophagitis, z.B. beim Nachweis von Epitheldefekten mindestens 12 Wochen.

Allgemeinmaßnahmen
Das Hochstellen des Bettkopfendes um mindestens 10–15 cm oder ein entsprechend hoher Schaumstoffkeil stellen die einzige Allgemeinmaßnahme dar, deren Wirksamkeit in kontrollierten Studien belegt ist. Die übrigen Maßnahmen der Tabelle 15.2 werden aufgrund allgemeiner Überlegungen empfohlen.

Medikamentöse Therapie
(s. auch Tab. 15.3)

Medikamente zur Säureneutralisation bzw. -suppression
(1) *H_2-Rezeptorenantagonisten:* Die Wirksamkeit der H_2-Rezeptorenantagonisten Ranitidin, Cimetidin, Famotidin u.a. ist überzeugend belegt. Sie wir-

Tabelle 15.2: Refluxmindernde Allgemeinmaßnahmen (? = nicht durch kontrollierte Studien belegt)

---

1. *Motilität*
   a) *Meiden motilitätsschwächender Nahrungs-/Genußmittel:* fettreiche Kost, Alkohol, Rauchen, späte Abendmahlzeiten (Stimulation der Säuresekretion), Mahlzeiten kurz vor dem Hinlegen, voluminöse Mahlzeiten
   b) *Meiden motilitätsschwächender Pharmaka:* Anticholinergika, Nitrate? Kalziumantagonisten? β_2-Adrenergika (Broncholytika), Progesteron

2. *Mechanische Refluxminderung*
   a) Bettkopfende 10–15 cm hochstellen (oder Schaumstoffkeil), Gewichtsreduktion bei Übergewicht
   b) Stuhlregulierung (Bauchpresse!), Meiden enger Kleidung (intraabdominelle Druckerhöhung)

3. *Psychische Faktoren* (Bedeutung?): Streß meiden (?)

4. *Stimulation des unteren Ösophagussphinkters* (UÖS): eiweißreiche Kost, häufige kleine Mahlzeiten (?)

---

ken gut auf die Refluxsymptomatik, ihre Wirkung auf Epitheldefekte wie Erosionen, Ulzera und peptische Strikturen ist jedoch nur bei einem Teil der Patienten nachweisbar. Die Dauer der Therapie hängt vom endoskopischen Befund ab. Wichtig ist, daß die objektive Wirkung bei Refluxösophagitis nicht so prompt wie beim peptischen Ulkus erzielt wird.
Dosierung: Ranitidin (Zantic®, Sostril®): 2mal 150 mg/Tag für 6–8, evtl. bis 12 Wochen, selten ist eine Dosiserhöhung auf 2mal 300 mg erforderlich. Bei leichteren Formen der Ösophagitis ist die Gabe von 300 mg abends ebenso wirksam. *Cimetidin* (Tagamet®) 2mal 400 mg/Tag, Famotidin (Ganor®, Pepdul®) 20–40 mg/Tag.
Dosierung bei *Barrett-Ulkus:* 2mal 150–300 mg/Tag Ranitidin, 2mal 400 bis 800 mg/Tag Cimetidin über 6–8, evtl. bis 12 Wochen.
Rezidivprophylaxe: Die Ergebnisse der Rezidivprophylaxe mit reduzierten Dosen der H_2-Blocker sind bisher enttäuschend (in mehr als 80% treten Rezidive nach Absetzen der Medikamente auf). Neuerdings gibt es Hinweise, daß Rezidive durch Dauertherapie mit der vollen therapeutischen Dosis von Ranitidin, 2×150 mg/Tag, verhindert werden können. Zur Rezidivprophylaxe s. ds. Kap., 2 „Rezidivprophylaxe und Barrett-Ösophagus".
(2) *Protonenpumpenhemmer:* Omeprazol (Antra®) und neuere Entwicklungen (Lansoprazol, Agopton®, Pantoprazol, Pantozol®, Rifun®).
Außerordentlich potente Säuresekretionshemmer mit den bisher höchsten Heilungsraten: Für Omeprazol: 90–100% Heilung bei Grad I und II unter 40 mg tgl., bei Ösophagitis Grad IV bis 48% und 62% nach 8 Wochen. Möglicherweise sind bei Grad II–IV 20/mg ebenso wirksam wie 40 mg Omeprazol. Auch in Fällen wirksam, in denen die Therapie mit H_2-Rezeptorantagonisten erfolglos

Krankheiten des Magen-Darmtraktes

Tabelle 15.3: Therapeutischer Stufenplan bei gastroösophagealer Refluxkrankheit (s. a. Text)

Ösophagitisstadium	0	I	II	III	IV
Basistherapie					
Allgemeine Maßnahmen					
(s. Tab. 15.2)	+	+	+	+	+
plus					
Antazida (symptomatisch)	+	+	+	+	+
plus					
spezielle Therapie					
H$_2$-Rezeptorantagonisten	–/+	+	+	+	+
oder					
Protonenpumpenhemmer	–	–/+	+	+(*)	+(*)
evtl. kombiniert mit:					
motilitätswirksamen Substanzen	–/+	–/+	–/+	–/+	–/+
Bei Versagen der konservativen Therapie:					
Operation	–	–	–	–/+	bei Versagen +

+ indiziert; – nicht indiziert; –/+ Ermessensfrage
* Medikament der ersten Wahl

Stadien der Refluxösophagitis (n. Savary u. Miller):
Stadium 0: normale Schleimhaut
Stadium I: einzelne Erosion oder isolierte Erosionen, die entlang einer longitudinalen Schleimhautfalte liegen
Stadium II: multiple Erosionen auf mehr als einer longitudinalen Schleimhautfalte, konfluierend oder nicht-konfluierend
Stadium III: zirkulär, konfluierende Erosionen
Stadium IV: Ulkus, Striktur, Endobrachyösophagus (= Barrett-Syndrom), Zylinderepithelmetaplasie. Die Veränderungen können allein oder assoziiert mit Läsionen der Grade I bis III auftreten.

bleibt (s. a. Tab. 15.3). Sie sind daher bei der Refluxösophagitis Grad III–IV Medikamente der ersten Wahl.
Dosierung: 1mal 20 mg/Tag Omeprazol (bzw. 1mal 30 mg Lansoprazol, 1mal 40 mg Pantoprazol), morgens für 4–8 Wochen. Zur Behandlung therapierefraktärer Ösophagitiden (keine Abheilung unter hohen Dosen von H$_2$-Blockern) 1mal 40 (–60) mg/Tag. Als Rezidivprophylaxe/Langzeittherapie in diesen Fällen 10–20 mg/Tag. 80–90% der Patienten lassen sich so in Remission halten.

(3) *Antazida:* Eine Beschleunigung der Abheilung erosiver Ösophagitiden ist für Antazida mit Ausnahme von Gaviscon® nicht belegt. Ihr Einsatz ist daher vor

allem als Basistherapie in der Behandlung akuter Refluxbeschwerden zu sehen (s. a. Tab. 15.3). *Cave:* Magnesium-/Aluminiumintoxikation bei Niereninsuffizienz.
Dosierung: Aluminiumhydroxidhaltige Antazida, z. B. Maalox® 70, Gelusil® Liquid, Riopan®, Talcid® Beutel oder Tbl., 4–6mal täglich, 1 h, evtl. zusätzlich 3 h nach den Mahlzeiten sowie eine Dosis vor dem Zubettgehen.
Diese aluminiumhydroxydhaltigen Antazida sind auch bei niedriger oder fehlender Magensäure (alkalische Refluxösophagitis nach Magenresektion) zur Adsorption der Gallensalze indiziert.

Motilitätswirksame Substanzen
Diese Medikamente können zur Therapie von Refluxbeschwerden und bei leichterer Refluxkrankheit Grad 0–II sowie zur Kombination mit H_2-Rezeptorantagonisten oder Protonenpumpenhemmern eingesetzt werden (Tab. 15.3). Nach bisherigen Untersuchungen ist Cisaprid zur Akuttherapie und Erhaltungstherapie die am besten wirksame Substanz bei guter Verträglichkeit. Auch bei alkalischer Refluxösophagitis (nach Gastrektomie oder Kardiaresektion) als Monotherapie alternativ zu Sucralfat (s. u.) indiziert.
Dosierung: Cisaprid (Propulsin®) 4mal 10 mg mindestens 15 min vor den Mahlzeiten, Domperidon (Motilium®) 4mal 10 mg/Tag p.o., ggf. 3–4mal 20 mg, Bromoprid (Cascapride®, Viabene®), Metoclopramid (Paspertin®) 4mal 10 mg/ Tag. Arzneimittelinteraktionen (pharmakodynamisch bedingt – beschleunigte Magenentleerung –, aber auch substanzspezifisch) beachten (s. a. Kap. 1, 4 „Medikamentöse Behandlung"). Bei Metoclopramid auf mögliche extrapyramidalmotorische und sedierende Nebenwirkungen (Verkehrswarnhinweis!) achten.

Weitere Substanzen
Filmbildner: Antazidum-Alginat (Gaviscon®) (s. oben). Die Kombination Antazidum-Alginat besitzt die Besonderheit, auf dem Magensaft zu schwimmen. Die Pufferkapazität ist allerdings gering, so daß seine Wirkung wohl eher physikalisch-mechanisch ist: Der viskose Schaum, der auf dem Mageninhalt schwimmt, soll durch eine „Pfropfenfunktion" gastroösophagealen Reflux erschweren oder – wenn es zu Reflux kommt – statt Magensaft refluieren und somit die Ösophagusschleimhaut vor Säure und Pepsin schützen.
Dosierung: 2 Tbl. ½–1 h nach den Mahlzeiten und vor dem Zubettgehen.
Sucralfat (Ulcogant®): Dieses basische Aluminium-Saccharosesulfat geht mit dem Protein einer Läsion eine Verbindung ein, die einen wirksamen Schutz gegenüber aggressiven Substanzen wie Salzsäure und Pepsin darstellt. Auch bei alkalischer Refluxösophagitis als Monotherapie evtl. mit Cisaprid (s.o.) indiziert.
Dosierung: 4mal 1 g für 6–8 Wochen.

Operation
Heute wegen der effizienten Pharmakotherapie, speziell mit Protonenpumpenhemmer, nur noch selten indiziert (Fundoplicatio, Gastropexie, Angelchick-Prothese u.a.)

15 Krankheiten des Magen-Darmtraktes

Die axiale Hiatushernie per se stellt bei Refluxösophagitis keine Operationsindikation dar. Entsprechend Tabelle 15.3 ist eine Antirefluxoperation im Stadium III und IV der Refluxösophagitis nach Versagen einer mindestens über 6 Monate konsequent durchgeführten konservativen Therapie, bei Epitheldysplasien oder bei schweren Komplikationen indiziert. Bei alkalischer (galliger) Refluxösophagitis Umwandlung von BI in BII mit Braunscher Enteroanastomose oder Roux-Y-Anastomose.

Bougierung

Bei peptischer Striktur (Ösophagitis Grad IV) kann die Dilatation der Stenose (bei einem Durchmesser unter 9 mm, da dann mit dysphagischen Beschwerden zu rechnen ist) mit Bougies oder auf endoskopischem Wege durchgeführt werden. Mit Beginn der Behandlung gleichzeitige hochdosierte Gabe von Protonenpumpenhemmern (s. ds. Kap., 2 „Medikamentöse Therapie"), damit der nach Erweiterung der Stenose wieder stärkere Reflux nicht zu einem Wiederaufflammen der Ösophagitis proximal der Stenose führt.

Rezidivprophylaxe und Barrett-Ösophagus

Bei 30–80% der Patienten, bei denen die Ösophagitis komplett abgeheilt ist, tritt ohne weitere Therapie innerhalb der nächsten 6 Monate ein Rezidiv auf. Etwa 10% aller Patienten mit erosiver und 25% mit ulzeröser Ösophagitis entwickeln eine Zylinderzellmetaplasie (Endobrachyösophagus, Barrett-Syndrom); bei diesen besteht wiederum in 10% die Gefahr der Entwicklung eines Adenokarzinoms. Daher jeden Schub einer erosiven oder ulzerösen Refluxösophagitis unter endoskopischer Kontrolle durch effiziente Pharmakotherapie zur Ausheilung bringen, um der Entwicklung einer Zylinderepithelmetaplasie bzw. einer Progression vorzubeugen. Dosierung: s. ds. Kap., 2 „Medikamentöse Therapie" (1). Bei Rezidiv nach Beendigung der Therapie: Dauermedikation als Rezidivprophylaxe (Omeprazol 20 mg/Tag [bis zu 40 mg/Tag bei Fortbestehen der Beschwerden]). Damit konnte die Rezidivrate über 1 Jahr auf 15% gesenkt werden. Bei Vorliegen einer Zylinderzellmetaplasie endoskopische Kontrolle mit Stufenbiopsie alle 2–3 Jahre zur rechtzeitigen Erfassung von Epitheldysplasien. Der Wert der Rezidivprophylaxe zur Verhütung der Zylinderzellmetaplasie kann noch nicht abschließend beurteilt werden. Bei *sekundärem gastroösophagealem Reflux*, z.B. im Rahmen einer schweren Ösophagusfunktionsstörung durch eine Sklerodermie oder eine operative Entfernung des unteren Ösophagussphinkters, kann durch Erhöhen des Bettkopfendes nächtlicher Reflux quantitativ reduziert und damit die Wahrscheinlichkeit einer Refluxösophagitis vermindert werden. Bei hochgradigem Reflux ist eine lebenslange Säuresuppression erforderlich.

2.2 Achalasie und verwandte Motilitätsstörungen

Definiton: *Achalasie:* Primäre Motilitätsstörung der Speiseröhre unklarer Ätiologie, die durch die inkomplette bzw. ganz fehlende reflektorische Öffnung des unteren Speiseröhrensphinkters beim Schlucken und durch das Fehlen einer geordneten Peristaltik gekennzeichnet ist. Hierdurch Behinderung des Speisentransportes mit zunehmender Retention der verschluckten Ingesta und Dilatation der Speiseröhre, u.U. Entwicklung eines Megaösophagus. *Diffuser Ösophagus-*

spasmus (DÖS): Funktion des unteren Ösophagussphinkters meist normal, Kontraktionsamplituden können peristaltisch, aber häufig repetitiv oder simultan (nicht peristaltisch) sein. Ihre Amplitude ist erhöht, die Dauer verlängert. *Hyperkontraktiler Ösophagus* (engl. „nutcracker esophagus"): Funktion des unteren Ösophagussphinkters ebenfalls normal, Kontraktionsamplituden peristaltisch, jedoch von stark erhöhter Amplitude (> 200 mmHg), Dauer verlängert. *Hypertensiver unterer Ösophagussphinkter:* Erhöhter Tonus (> 40 mmHg), normale Relaxation; Peristaltik normal.

Ätiopathogenese: Die Ätiologie der *Achalasie* und der anderen primären Motilitätsstörungen ist nicht bekannt. Bei Achalasie findet sich u.a. eine signifikante Verminderung der Ganglienzellenzahl des Auerbachschen Plexus. Psychische Probleme können die Symptomatik verstärken, haben jedoch keine kausale Bedeutung. Bei einem *diffusen Ösophagusspasmus (DÖS)* ist pathologisch-anatomisch bei den meisten Patienten eine signifikante Hypertrophie der glatten Ösophagusmuskulatur, besonders in den unteren zwei Dritteln, zu beobachten.

Klinik: *Leitsymptome und -befunde: Achalasie:* Dysphagie, bei festen Speisen ausgeprägter als bei flüssiger Nahrung, Regurgitation, im Verlauf der Erkrankung Gewichtsverlust, retrosternale krampfartige Schmerzen, speziell bei der hypermotilen Form der Achalasie. Komplikationen: Nächtliche Aspiration mit chronischer Bronchitis bzw. Bronchopneumonien, selten Blutung, Tracheakompression, Singultus oder Arrhythmien. *DÖS:* Dysphagie gleichermaßen für Flüssigkeiten wie feste Speisen, retrosternale Schmerzen, die einer Angina pectoris ähneln und differentialdiagnostische Probleme bereiten können. Im Gegensatz zur Achalasie selten Gewichtsabnahme. *Diagnostische Hinweise:* Anamnese, Ösophagus-Breischluck, Endoskopie (Tumorausschluß) und – soweit verfügbar – Ösophagusmanometrie mit pharmakologischen Provokationstests zur exakten Klassifikation der Funktionsstörungen. Differentialdiagnostischer Ausschluß mediastinaler Prozesse sowie einer koronaren Herzerkrankung.

Therapie

Die Behandlung der ösophagealen Funktionsstörungen ist palliativ, da keine Maßnahme die gestörte Motilität auf Dauer normalisieren kann. Das Ziel der Behandlung bei Achalasie besteht in der Reduktion des Sphinkterwiderstandes primär durch mechanische Maßnahmen. Bei den übrigen Syndromen zielt die Therapie auf die Beseitigung von Dysphagie und Schmerz durch Herabsetzung der starken Kontraktionen. In diesen Fällen wird dies primär medikamentös, in zweiter Linie mechanisch (Dilatation oder Myotomie) versucht.

Behandlung bei Achalasie

(1) *Dilatationsbehandlung:* Durch die Dilatation des Sphinktersegmentes mittels pneumatischer Dilatatoren kann in entsprechend eingerichteten und erfahrenen Zentren die Symptomatik der Achalasie in ca. 70–93% gut bis sehr gut gebessert werden. Häufig sind mehrere Dilatationen notwendig. Die Erfolge der Dehnungsbehandlung sind bei älteren Patienten signifikant besser als bei jüngeren. Perforationen kommen in etwa 2–4% vor, die Mortalität liegt bei 0,2%. Durch die Dilatationsbehandlung wird eine signifikante Druckreduktion im unteren Ösophagussphinkter mit konsekutiver Passageverbesserung erreicht. Die nach Operationen (s.u.) beobachtete gefürchtete Refluxösophagitis mit möglicher Entwicklung einer peptischen Striktur wurde bisher nach pneumatischer Dilatation nicht beobachtet.

(2) *Myotomie* nach Heller: Die Indikation zur Operation sollte nur dann gestellt werden, wenn die Dehnungsbehandlung durch Elongation mit Abknickung des Ösophagus technisch unmöglich ist oder wenn wiederholte Dehnungen nicht zu einer anhaltenden Beschwerdefreiheit geführt haben. Der therapeutische Erfolg des Eingriffs ist in 80–85% der Fälle sehr gut. Die Komplikationsrate liegt bei 3–4%. Die Mortalität wird mit bis zu 1,4% angegeben. Komplikation der Operation ist die z.T. schwere Refluxösophagitis, die sich bei 20–30% der Patienten entwickeln kann. Die Frage einer routinemäßigen Antirefluxoperation wird gegenwärtig noch kontrovers beurteilt.

(3) *Medikamentöse Therapie:* Die medikamentöse Senkung des Sphinkterwiderstandes ist in Einzelfällen erfolgreich, muß jedoch generell noch als unbefriedigend angesehen werden. Erprobt wurden die Kalziumantagonisten Nifedipin (Adalat®), Verapamil (Isoptin®), Diltiazem (Dilzem®) und langwirkende Nitrate (z.B. Isosorbiddinitrat, Isoket®); die umfangreichsten Erfahrungen liegen mit Nifedipin vor. Dosierung: Nifedipin als Kapsel 3–4mal 10–20 mg/Tag $^{1}/_{2}$ h vor den Mahlzeiten. Isosorbiddinitrat: 3–4mal 5–10 mg/Tag, ebenfalls vor den Mahlzeiten.

Behandlung bei diffusem Ösophagusspasmus und anderen Motilitätsstörungen

(1) *Medikamentöse Therapie:* „Kleine Psychotherapie", d.h. Beruhigung des Patienten. Die günstige Wirkung einer niedrig dosierten Antidepressivatherapie konnte erstmals mit Trazodon-HCl (Thombran®) nachgewiesen werden. Dosierung: Einschleichend bis zu 3mal 50 mg/Tag p.o. Behandlung heftiger Schmerzanfälle mit Kalziumantagonisten (Adalat®), 3mal 10–30 mg/Tag.

(2) *Operative Maßnahmen:* Bei hartnäckigen und gravierenden Beschwerden, die sich durch keine der genannten Maßnahmen bessern lassen, kann in Ausnahmefällen eine lange, extrasphinktere Myotomie indiziert sein.

2.3 Infektionen des Ösophagus

Definition: Entzündliche Veränderungen der Speiseröhre, ausgelöst z.B. durch Candida oder Herpes-simplex-Virus (HSV).

Ätiopathogenese und Klinik: Die häufigsten prädisponierenden Faktoren dieser Infektionen sind Störungen der Abwehrlage durch Immunsuppressiva, Breitbandantibiotika, Tumorerkrankungen, Diabetes mellitus, AIDS oder Zytostatikatherapie, können sich jedoch in seltenen Fällen auch ohne diese Faktoren entwickeln. Häufig werden diese Infektionen erst zufällig bei der Autopsie oder während einer aus anderen Gründen durchgeführten Endoskopie entdeckt, wenn nicht Dysphagie oder Odynophagie (Schmerzen beim Schlucken) auf einen Ösophagusbefall hinweisen. Sicherung der Diagnose durch Endoskopie mit Bürstenabstrich, Biopsie und Kultur (häufig Mischinfektion von Candida und Herpes simplex).

Therapie

Vorgehen
Die Vorgehensweise richtet sich nach dem klinischen und immunologischen Status des Patienten.
Da es bei *Soor-Ösophagitis* zu einer systemischen Infektion durch Pilzinvasion in die Blutbahn kommen kann, ist eine Einleitung der Therapie auch vor bakte-

riologischem Erregernachweis berechtigt. Das Vorgehen der Wahl ist die Lokalbehandlung mit Amphotericin B oder Nystatin als Suspension. Systemische Behandlung bei schweren Formen oder hochgradiger Abwehrschwäche zusätzlich zur Lokalbehandlung.

(1) *Lokalbehandlung:* Amphotericin-B(Ampho-Moronal®)-Suspension 4mal 1 ml oder 4mal 1 Lutschtablette pro Tag.
Nystatin (Moronal®, Biofanal®): 5–15 ml Suspension alle 6 h oral. Wegen der Rezidivneigung kann bei Patienten mit AIDS eine Dauertherapie notwendig sein.

(2) *Systemische Behandlung:* (s. a. Kap. 24, 4): Ketoconazol (Nizoral®): 1mal 200, ggf. 400 mg/Tag p.o. bis 1 Woche nach Beschwerdefreiheit und Negativierung der Kultur. Therapieversagen kommt vor aufgrund von Resistenzbildung und herabgesetzter Absorption von Ketoconazol bei Hypazidität oder gleichzeitiger Antazida-, H_2-Blocker- oder Protonenpumpenhemmergabe, da Säure zur Absorption nötig ist.

Eine noch raschere Besserung des endoskopischen Befundes und der Klinik wurde mit Fluconazol (Diflucan®) 1mal 100, ggf. 200 mg p.o. erreicht; zur Rezidivprophylaxe 50–100 mg p.o. (Kps. oder Saft) täglich.

Eine kausale Therapie der *Herpes-Virus-Ösophagitis* ist bis jetzt nicht etabliert. Bei Patienten unter immunsuppressiver Therapie führt die Dosisreduktion meist zur Abheilung der Ösophagitis; bei Tumorpatienten nächsten Therapiezyklus verschieben bis zur Abheilung. Der Wert virustatischer Medikamente (z.B. Aciclovir) für die HSV-Ösophagitis ist noch nicht belegt. Ein Therapieversuch erscheint jedoch bei denjenigen Patienten gerechtfertigt, bei denen keine Besserung nach Reduktion der immunsuppressiven Therapie eintritt oder die eine solche Reduktion nicht tolerieren.

Dosierung: Aciclovir (Zovirax®) 5–7,5 mg/kg alle 8 h i.v. für mindestens 5 Tage (s. a. Kap. 24, 2 und Kap. 5, 3.1.1).

Symptomatisch kann zur Linderung der Schmerzen beim Schlucken Xylocain®-Viskös bzw. Tepilta® (Oxetacain + Aluminium-/Magnesiumhydroxid) gegeben werden.

Prophylaxe
Die prophylaktische Gabe von Amphotericin B (Ampho-Moronal®) p.o. vor Beginn einer Zytostatikabehandlung hat sich in den meisten onkologischen Zentren etabliert.

2.4 Schädigung der Speiseröhre durch Medikamente
Iatrogenes Leiden. Eine Reihe von Medikamenten (Emeproniumbromid, Doxycyclin und andere Tetrazykline, KCl-retard, Eisensulfat u.a.) kann, wenn mit zu wenig Wasser eingenommen, Schleimhautläsionen bis hin zu akuten Ulzerationen mit der Gefahr von Perforation und Striktur am Ösophagus erzeugen. Beobachtet werden Schleimhautläsionen besonders bei bettlägerigen und alten Patienten, kommen jedoch auch bei jüngeren Patienten vor, wenn die genannten Medikamente ohne oder mit sehr wenig Flüssigkeit unmittelbar vor dem Zubettgehen eingenommen werden.

Therapie

Medikamentös induzierte Ösophagusulzera heilen ohne spezielle Therapie rasch innerhalb von 1–3 Wochen ab. Der Wert zusätzlicher Maßnahmen, wie Gabe von Antazida oder H_2-Rezeptorantagonisten, ist nicht belegt; zur symptomatischen Behandlung der Schluckbeschwerden kann Tepilta® 4mal 2 Teelöffel/Tag bis zur Schmerzfreiheit gegeben werden.

Zur Verhütung von Ösophagusläsionen Tabletten oder Kapseln, speziell der genannten Substanzklassen, in aufrechter Position (für mindestens 90 sec) mit mindestens 100 ml Wasser einnehmen lassen. Bei bettlägerigen Patienten sollte darüber hinaus nach Möglichkeit auf flüssige Darreichungsformen, soweit möglich, ausgewichen werden. Bei Ösophagusstenosen und Motilitätsstörungen der Speiseröhre potentiell schleimhautschädigende Medikamente vermeiden!

2.5 Mallory-Weiss-Syndrom, Boerhaave-Syndrom

Definition: Als Mallory-Weiss-Syndrom wird ein durch Erbrechen hervorgerufener Schleimhautriß am gastroösophagealen Übergang bezeichnet und ist häufig von einer gastrointestinalen Blutung begleitet. Unter Boerhaave-Syndrom wird eine komplette Ruptur des Ösophagus verstanden, die ebenfalls nach Erbrechen, aber auch nach starken intraabdominalen Druckerhöhungen, wie schwerem Heben, auftreten kann. Kommt gehäuft vor bei Alkoholikern.

Therapie

Die meisten Mallory-Weiss-Läsionen heilen unter konservativer Therapie ab (Antazida, H_2-Rezeptorantagonisten, s. Ulkustherapie). Die Ösophagusruptur muß sofort operativ versorgt werden. Läßt der Zustand des Patienten einen operativen Eingriff nicht zu, so kann konservativ mit Absaugen des Mageninhaltes, Breitbandantibiotika-Prophylaxe und ggf. Drainage des Mediastinums therapiert werden.

2.6 Ösophaguskarzinom
(s. Kap. 20, 2.4.1)

3 Gastritis

3.1 Akute Gastritis (hämorrhagische, erosive Gastritis) (s. a. ds. Kap., 4)

Definition: Polyätiologische, mit Hyperämie, Zellinfiltration und Erosionen einhergehende passagere Entzündung der Magenschleimhaut.

Ätiopathogenese: Streß (schwere Traumen, Operationen, Sepsis), Infektionskrankheiten (Streptokokken, Viren, Salmonellen), Alkoholexzesse, Medikamente, verdorbene Nahrungsmittel, Nahrungsmittelallergie. Häufige Ursache einer erosiven Gastritis: Einnahme salizylsäurehaltiger Medikamente und anderer nichtsteroidaler Antiphlogistika (NSAID), die die Prostaglandinsynthese hemmen und die Magenschleimsekretion verändern.

Klinik: Druckgefühl, Schmerzen im mittleren Oberbauch, Nausea, evtl. Erbrechen.

Therapie

(1) *Diät und Flüssigkeitszufuhr:* Bei schweren Formen Nahrungskarenz 24 bis 48 h, ausreichende Flüssigkeitszufuhr (Tee; elektrolythaltige Wasser [z. B. Vichy etc.]), Noxen meiden (Kaffee, Alkohol, Nikotin). Bei Rückgang der Beschwerden vom 2. Tag an leicht verdauliche Kohlenhydrate (Haferschleim, Haferflocken, Grieß- oder Reisbrei, Toast). Bei guter Verträglichkeit Zulage leicht verdaulichen Eiweißes (Milch, Quark, gekochtes Kalbfleisch, Fisch, weichgekochtes Ei), langsamer Übergang auf normale Kost.

(2) *Spezielle Maßnahmen:* Bei schwerer Dehydratation infolge Erbrechen parenterale Flüssigkeitszufuhr (s. Kap. 10, 1). Behandlungsversuch mit motilitätsbeeinflussenden, antiemetisch wirkenden Medikamenten wie Metoclopramid (Paspertin®), Domperidon (Motilium®) 3mal 1–2 Tbl./Tag, Cisaprid (Propulsin®) 5–10 mg 3mal tägl. und einem Antazidum (s. ds. Kap., 5.1 „Pharmakotherapie und Prophylaxe" [3]). Wenn durch NSAID verursacht, dann absetzen und Gabe von H_2-Blockern oder Antazidum Trigastril® über 1–2 Wochen. Ist Dauertherapie mit NSAID erforderlich, z. B. bei chronischer Polyarthritis, dann sollte gleichzeitig ein H_2-Blocker, z. B. Ranitidin (Zantic®) 300 mg, 1 Tbl. abends, oder Prostaglandin Misoprostol 200 µg (Cytotec® mite) 2mal 1 Tbl., verabreicht werden.

3.2 Chronische Gastritis

Definition: Häufige, mit dem Lebensalter zunehmende, chronische Magenschleimhautentzündung. Histologisch läßt sich eine Oberflächengastritis (lymphozytäre und plasmazelluläre Infiltration) von einer chronisch-atrophischen Form (Drüsenschwund mit Entdifferenzierung der spezifischen Zellen) abgrenzen. Die seltene atrophische Gastritis Typ A vom Perniziosatyp im Korpus gilt als fakultative Präkanzerose.

Ätiopathogenese: Bei der seltenen atrophischen Gastritis A bestehen Autoantikörper gegen die Parietalzellen. Die Antrumgastritis Typ B wird durch Helicobacter pylori induziert und die Gastritis Typ C durch Noxen wie Gallereflux. Die chronische Gastritis mit Helicobacter pylori wird als prädisponierend für Magenkarzinom diskutiert (New Engl. J. Med. 330 [1994] 1267).

Klinik: *Wichtig:* Gastritis ist eine histologische Diagnose, sie ist klinisch und röntgenologisch nicht zu stellen. Histologisch nachgewiesene Gastritiden mit und ohne Helicobacterpylori-Nachweis verlaufen ebensooft beschwerdefrei, wie Beschwerden vom „Gastritistyp" (s. ds. Kap., 4 „Klinik") auch ohne Gastritis bestehen können.

Therapie

Entsprechend ds. Kap., 4; Sub- bzw. Anazidität bedarf nicht der Therapie. Eine ausreichende Säuresubstitution ist praktisch nicht erreichbar, die Verdauung wird durch das Pankreas ausreichend gewährleistet. Gehen die Beschwerden auf motilitätsregulierende Medikamente wie Cisaprid (Propulsin®), Metoclopramid (Paspertin®, Gastrosil®) oder Domperidon (Motilium®) nicht zurück, sollte die Diagnose durch Gastroskopie überprüft werden. Es sei in diesem Zusammenhang aber nochmal darauf hingewiesen, daß ein Zusammenhang zwischen dyspeptischen Beschwerden und Helicobacter-pylori-Befall nicht belegt werden konnte. Heilt eine erosive Gastritis mit Helicobacter pylori nach Absetzen von Noxen wie NSAD nicht ab, ist eine Eradikation zu empfehlen, da über 50% dann ausheilen und beschwerdefrei werden (s. ds. Kap. 5.1 „Pharmakotherapie und -prophylaxe"). Blutungen aus Magenerosionen sistieren rasch unter Nahrungskarenz und Omeprazol (Antra®) 40 mg 2mal 1 Infusion/Tag für 2 Tage, oder H_2-Blocker (Zantic® 50 mg Amp. 2mal 2 i.v. für 2 Tage).

4 Funktionelle Störungen des Magen-Darmtraktes

Fast die Hälfte aller Patienten, die einen Gastroenterologen aufsuchen, leiden an funktionellen Magen-Darmbeschwerden, für die sich keine organische oder biochemische Erklärung findet. Die klinische Bedeutung dieses funktionellen Symptomenkomplexes liegt neben seiner Häufigkeit darin, daß dieser Symptomatik auch schwerwiegende organische Ursachen, wie z.B. ein Karzinom, zugrunde liegen können.

Definition: Man unterscheidet zwei Hauptformen:

(1) *Reizmagensyndrom* (Syn.: Dyspepsie, non-ulcer dyspepsia bzw. nichtulzerative Dyspepsie [NUD]): Hierbei wird in einen Refluxtyp (Sodbrennen, Aufstoßen), einen Motilitätstyp mit Stasesymptomen und einen Ulkustyp mit entsprechenden Schmerzen unterschieden. Insgesamt sind die Beschwerden vorwiegend im Oberbauch angesiedelt.

(2) *Reizdarmsyndrom* (Syn.: irritables Kolon, Colica mucosa, Reizkolon): Die Beschwerden sind hierbei vorwiegend im Unterbauch lokalisiert und mit Stuhlunregelmäßigkeiten assoziiert und durch Blähungen gekennzeichnet.

Da beiden Syndromen Störungen der Sensorik (herabgesetzte Reizschwelle) und der Motorik (Spastik und Hypotonie) des Magen-Darmtraktes sowie der Psyche zugrunde liegen, ist im Einzelfall eine strenge Trennung voneinander nicht möglich und letztlich wegen vielfach identischer therapeutischer Maßnahmen auch nicht immer nötig.

Ätiopathogenese: Die Ätiopathogenese der funktionellen Magen-Darmstörungen ist nicht bekannt. Die Interaktionen auf neuro-endokrin-motorischer Ebene sind zu komplex, als daß sich bisher ein allgemeingültiges Konzept entwickeln ließe. Die Auswirkungen von Fehlsteuerungen dieser Systeme sind an einer herabgesetzten Reizschwelle im Magen-Darmtrakt und an den mannigfaltigen motorischen Störungen zu erkennen, die heute durch die Möglichkeiten einer Langzeitmanometrie besser definiert sind als zuvor.

Als psychische Fehlreaktionen wurden Depressionen, Hypochondriasis (Somatisierung von Beschwerden) und pathologische Streßverarbeitung beschrieben. Es sei aber angemerkt, daß Patienten mit funktionellen gastrointestinalen Beschwerden, die jedoch wegen dieser Beschwerden keinen Arzt aufsuchen – und das ist die große Mehrzahl –, sich psychisch nicht von der Normalbevölkerung unterschieden. Ungesichert in ihrem Zusammenhang mit funktionellen Magen-Darmsyndromen ist die Bedeutung von Nahrungsmittelunverträglichkeiten, Infektion mit Helicobacter pylori, gastroösophagealem Reflux bei fehlenden morphologischen Veränderungen und der Aerophagie.

Klinik:
(1) Reizmagensyndrom (non-ulcer dyspepsia): Als charakteristisch werden folgende Symptome angesehen:
Refluxtyp (Aufstoßen, Sodbrennen; abzugrenzen von einer Refluxösophagitis), *Motilitätstyp mit Stasesymptomen* (Druck im Oberbauch, Völlegefühl, Übelkeit, Brechreiz, schnelles Sättigungsgefühl. Differentialdiagnose: Gastroparese z. B. bei Diabetes mellitus, Sklerodermie) und *Ulkustyp:* Schmerzen im Epigastrium, Nüchternschmerz, Ulkusausschluß! Werden die Beschwerden im rechten Oberbauch lokalisiert, sprechen manche von einer „Gallenwegsdyskinesie".
(2) Reizdarmsyndrom (irritable bowel syndrome): Dem früher gebräuchlichen Begriff des irritablen Kolons oder des Reizkolons wird heute meist die Bezeichnung des Reizdarmsyndroms vorgezogen, da auch die Motilitätsstörungen des Dünndarms zum Beschwerdebild beitragen. In einer Klassifizierung von Kruis und den sog. Manning-Kriterien sind die charakteristischen Beschwerden zusammengefaßt: Bauchschmerzen, Blähungen, Stuhlunregelmäßigkeiten (Obstipation – Diarrhö oder beides im Wechsel); Schafkotstuhl mit Schleimbeimengungen; Besserung der Bauchschmerzen sowie das Gefühl der unvollständigen Darmentleerung nach der Defäkation.
Die *Diagnose* funktionelle Magen-Darmerkrankung ist eine Ausschlußdiagnose. Die folgenschwerste Differentialdiagnose betrifft das Karzinom. Hinweise auf die funktionelle Natur der beiden Syndrome sind eine Verlaufsdauer von > 2 Jahren, die Wechselhaftigkeit der Beschwerden und ein Lebensalter von < 45 Jahren, fehlender Gewichtsverlust, fehlende nächtliche Beschwerden.
Diagnostik: Bei der Vielzahl der differentialdiagnostischen Möglichkeiten ist eine umfassende Diagnostik praktisch weder durchführbar noch in der Regel erforderlich. Das Ausmaß der Diagnostik wird bestimmt durch die technischen Möglichkeiten, die Kosten und besonders von der Erfahrung des Untersuchers. Die Basisdiagnostik, die besonders den Karzinomausschluß zu berücksichtigen hat, besteht in einer ausführlichen Anamnese, die auch die Familienanamnese, die Dauer und Wechselhaftigkeit der Beschwerden, Fragen nach den Lebensumständen, Streß, Medikamenteneinnahme, Milchintoleranz und Genußgiften einbezieht, sowie in der körperlichen Untersuchung. Bei älteren Menschen und bei der Erstmanifestation auch in jüngeren Jahren soll eine Endoskopie des oberen und unteren Magen-Darmtraktes bzw. eine entsprechende Röntgenuntersuchung erfolgen. *Laboruntersuchungen:* BB (Anämie, Entzündung, Eosinophilie), BSG, Elektrolyte (Hypokaliämie, Hyperkalzämie, T_3, T_4, Hämokkult-Test, Oberbauchsonogramm, Stuhluntersuchung auf Wurmeier und Lamblien).

Therapie

Allgemeine Maßnahmen
(1) *Aufklärung über die Art der Erkrankung:* Nach der negativ verlaufenen klinischen Durchuntersuchung muß dem Patienten eingehend das Fehlen einer organischen Erkrankung erläutert, ihm vor allem die Angst vor Krebs genommen (Kanzerophobie!), müssen psychosomatische Zusammenhänge aufgezeigt und Beziehungen zu seiner Lebensweise hergestellt werden. Die Beschwerden

sind für den Patienten real und lästig, sie sollten nicht bagatellisiert, sondern vom Arzt als therapiebedürftig angenommen werden. Gesprächstherapie im Sinne einer kleinen Psychotherapie mit Erläuterung des Stellenwertes funktioneller Beschwerden ist die wichtigste therapeutische Maßnahme in der Behandlung funktioneller gastroenterologischer Syndrome.

(2) *Hilfen der Streßverarbeitung:* Regelmäßigkeit im Tagesablauf (ausreichender Schlaf), täglich körperliche Bewegung mit ausreichender körperlicher Belastung (Jogging, Gymnastik, Schwimmen etc.) für mindestens 20 min; Wechseldusche mit Bürstenmassagen; autogenes Training; Meditation; Hobbypflege (Musizieren, Sammeln, Malen etc.). Urlaubszeiten einhalten.

Medikamentöse Therapie
Therapie des Reizmagensyndroms

Die medikamentöse Therapie ist durch die Untergruppen teilweise vorgegeben:

(1) Stehen *Refluxbeschwerden* und *Sodbrennen* im Vordergrund, werden bevorzugt Antazida oder H_2-Blocker eingesetzt (z.B. Riopan®, Maaloxan®) bzw. Ranitidin (Sostril®, Zantic®) 2mal 150 mg tgl. oder Famotidin (Pepdul® mite, Ganor®) 2mal 20 mg tgl. Die motorische Komponente wird beeinflußt durch Prokinetika: Cisaprid (Propulsin®) 5–10 mg jeweils 3mal tgl. vor den Mahlzeiten oder Domperidon (Motilium®) 20 Tr. oder Metoclopramid (Paspertin®) 1 Kps.

(2) Diese Präparate wirken in derselben Dosierung besonders gut auch beim sog. *Motilitätstyp* mit Stasesymptomen (Völlegefühl, Druck, schnelle Sättigung, Übelkeit, Brechreiz).

(3) Beim „*Ulkustyp*" *(NUD)* stehen wiederum die H_2-Blocker im Vordergrund (s. ds. Kap., 5.1 „Pharmakotherapie und Prophylaxe" [2]).

Neben den medikamentösen Maßnahmen ist das Meiden von individuellen Nahrungsunverträglichkeiten und gegebenenfalls der Abbau eines Genußmittelabusus (Kaffee, Nikotin, Alkohol) zu berücksichtigen.

Therapie des Reizdarmsyndroms

Es gibt kein universelles Mittel gegen das Reizdarmsyndrom. *Anticholinergika* sind die hierbei am häufigsten verschriebenen Medikamente: Mebeverin (Duspatal® 3–4 Tbl. tgl.; Buscopan® 3mal 1–2 Dragées tgl.).
Die Mittel gegen *Blähungen* (z.B. Lefax®) sind in der Regel wenig erfolgreich. Bei funktioneller, habitueller *Obstipation* (s.a. Kap. 1, 7) steht die Gabe von Ballast- und Faserstoffen an erster Stelle (Weizenkleie, Leinsamen 2 El. morgens, vorher eingeweicht, evtl. abends wiederholen). Wenn sie trotz einschleichender Dosierung wegen Zunahme der Blähungen schlecht vertragen werden, kann ein Versuch mit Quellsubstanzen (Mukofalk®, Metamucil®) 2mal 1 Tl. tgl. unternommen werden. Nimmt die funktionelle *Diarrhö* behandlungsbedürftige Formen an, bietet sich Loperamid (Imodium®) bis zu 6 Kps./Tag als effektives Antidiarrhoikum mit minimalen systemischen Nebenwirkungen an.

5 Ulcus pepticum („Ulkuskrankheit")

5.1 Unkompliziertes peptisches Ulkus

Definition: Das peptische Ulkus ist ein kraterförmiger Schleimhautdefekt, der über die Lamina muscularis mucosae hinaus in die Magen-Darmwand penetriert.

Ätiopathogenese: Ätiologisch ungeklärte Resistenzminderung der Schleimhaut gegen Salzsäure und Pepsin. „Ohne Säure kein peptisches Ulkus." Die Sekretion von Gastrin und Salzsäure kann (Ulcus duodeni), muß jedoch nicht (Ulcus ventriculi) vermehrt sein. Die Infektion der Schleimhaut mit *Helicobacter pylori* hat bei der Pathogenese akuter und rezidivierender Ulzera besondere klinische Bedeutung. *Begünstigende Faktoren:* Psychische Belastungen, Medikamente (Azetylsalizylsäure, NSAID etc.), Rauchen, Krankheitsstreß (Schock, Sepsis, Verbrennungen), Leberzirrhose, portokavaler Shunt, chronische Lungenkrankheiten, primärer Hyperparathyreoidismus, gastrinsezernierende Tumoren (Zollinger-Ellison-Syndrom, Gastrinom), Polycythaemia vera. Der Ulkusschmerz scheint durch Säureeinwirkung und Störungen der Motilität zu entstehen.

Klinik: Das Ulcus ventriculi ist seltener (♂ : ♀ = 1 : 1) als das Ulcus duodeni (♂ : ♀ = 2 : 1). *Leitsymptome und -befunde:* Brennende, bohrende, nagende, gelegentlich krampfartige Schmerzen im Epigastrium, evtl. durch Nahrungsaufnahme gebessert (Säureneutralisation). *Wichtig:* Bis zu 30% der Ulzera machen keine subjektiven Beschwerden. Oft keine Korrelation der Beschwerden zu Größe und Abheilungsstadium des Ulkus.

Komplikationen: Blutung, Penetration, Perforation, Stenose. Rezidive treten in 50–80% auf, wenn die Ursachen nicht beseitigt wurden.

Differentialdiagnostisch können ähnliche Symptome durch funktionelle Magen-Darmstörungen, durch Gastritis, Cholezystolithiasis, Pankreatitis, Refluxösophagitis, Angina pectoris, Tumoren des Magens, Pankreas und Kolons ausgelöst werden. Laborwerte und Ultraschall können die Diagnose Ulcus pepticum nicht sichern. Diese wird gesichert durch eine Gastroduodenoskopie. Eine Röntgenuntersuchung des Magens ist nur bei Verdacht auf funktionelle Stenosierung erforderlich.

Ein Ulcus duodeni geht zu über 90% mit einer Helicobacter-pylori-Infektion einher und bedarf keiner bioptischen Absicherung, wenn die Ulkusumgebung scharfrandig und glatt und nicht höckrig und unregelmäßig erscheint, z.B. exulzeriertes Duodenalkarzinom oder ins Duodenum penetriertes Pankreaskarzinom. Beim Ulcus ventriculi sollten neben den Biopsien aus Ulkusrand zum Karzinomausschluß auch Biopsien (je 2) aus Antrum und Korpus entnommen werden zum Nachweis von Helicobacter pylori, der bei etwa 70% nachweisbar ist (schon bei etwa 50% der Normalbevölkerung in Europa!).

Helicobacter pylori (Hp): Von Warren und Marschall 1983 als Ursache von Gastritis nachgewiesen, ist sein Übertragungsweg nicht gesichert. Außer Urease produziert er zytotoxische Enzyme, die zur Entzündungsreaktion in der Mukosa und zur Bildung von Serumantikörpern führen. Er siedelt nur auf Magenschleimhaut und eine gastrale Metaplasie im Bulbus duodeni ist Voraussetzung für 90% aller Duodenalulzera. Auch nach Eradikation von Hp kommt es zur Wiederbesiedlung (etwa 2%/Jahr), wobei die Faktoren noch unklar sind. Nachweis von Hp: Schon in der üblichen Hämatoxilin-Eosinfärbung des histologischen Präparats sichtbar, können die Giemsa-Färbung und Silberfärbung ihn besser darstellen. Klinisch ist der Ureaseschnelltest (CLO-, HUT-Test) mit Biopsie in ein vorgefertigtes Medium nach 4–6 h ablesbar und von hoher Sensitivität und Spezifität. Serumantikörper können mit ELISA-Tests, z.B. Enzygnost-Anti Hp-IgG (Firma Behring) mit 93%iger Sensitivität und Spezifität, nachgewiesen werden. Nach erfolgreicher

15 Krankheiten des Magen-Darmtraktes

Eradikationstherapie fallen die Titer nach 6 Monaten um 50% ab. Der Atemtest mit ^{13}C-Harnstoff ist nicht invasiv und besitzt eine hohe Spezifität und Sensitivität (über 90%), erfordert jedoch Massenspektrometrie (sehr teuer). Ebenso bleibt die Kultivierung von Hp für die Routinediagnostik zu anspruchsvoll.
Das seltene Zollinger-Ellison-Syndrom, z.B. bei häufig rezidivierenden Ulzera, wird durch Bestimmung des Serum-Gastrinspiegels oder quantitative Magensekretionsanalyse diagnostiziert.

Therapie

Behandlungsziele
Beseitigung der Schmerzen, Ausheilung des Geschwürs, Vermeiden von Komplikationen und Verhinderung eines Rezidivs.

Allgemeine Maßnahmen
(1) *Allgemeines:* Das unkomplizierte peptische Ulkus heilt mit und ohne Therapie in der Regel aus. Aus diesem Grund und aus sozioökonomischen Gründen ist eine stationäre Behandlung nur bei ambulant therapieresistenten Ulzera oder Komplikationen gerechtfertigt. Aufgeben des Zigarettenrauchens ist eine der wenigen Maßnahmen, die eine statistisch gesicherte Verkürzung der Heildauer und eine Senkung der Rezidivhäufigkeit bewirken.
(2) *Sedierung (wenn Streß und psychische Faktoren eine erhebliche Rolle zu spielen scheinen):* Trizyklische Antidepressiva (Doxepin, Trimipramin) haben einen gewissen Effekt bei der Heilung von Ulcera duodeni (z.B. Aponal® 5 mg 3mal 1–2 Tbl./Tag, Stangyl® 3mal 1 Tbl./Tag).
(3) *Diät:* Im Gegensatz zu früheren Ansichten gibt es keine die Beschwerden verhindernde und die Abheilung beschleunigende spezifische „Ulkusdiät". Wegen der Erwartungshaltung der Patienten und des möglichen Plazebo-Effektes empfiehlt es sich jedoch, eine Diät anzuraten: Gemischte, vollwertige, leichtverdauliche Kost unter Vermeidung von Säurelockern (Alkohol, Bohnenkaffee, starker Tee). Stark gebratene, sehr saure, heiße oder kalte Speisen oder Getränke werden im allgemeinen schlecht vertragen. Die früher empfohlenen „häufigen, kleinen Mahlzeiten" bringen keinen Vorteil gegenüber 3–4 Mahlzeiten pro Tag. Zur Vermeidung nächtlicher Hypersekretion keine Spätmahlzeit. Vermieden werden soll alles, was „nicht vertragen wird".

Pharmakotherapie und -prophylaxe
Pharmaka
(1) *Protonenpumpenhemmer (PPI) (H^+-K^+-ATPase-Inhibitor):* PPI sind derzeit die wirksamsten Medikamente in der Therapie des peptischen Ulkus und erreichen Heilungsraten über 90% nach 4–6 Wochen Behandlung. Für die Ulkusheilung ist die Anhebung des pH-Wertes im Magen über pH 4 für mehr als 15 h entscheidend. Solche Werte erreichen 40 mg Omeprazol oder 60 mg Lanzoprazol täglich nach 1 Woche Therapie. PPI blockieren den Säuretransport der Parietalzelle irreversibel. Die Pumpenmoleküle werden täglich zu rund 30% erneuert. Die oral applizierten PPI sind säureempfindlich und werden erst im Dünndarm resorbiert und über den Blutweg in die Parietalzelle gebracht. Die

Wirkung setzt nach 4–6 h ein. Nach i.v. Gabe von 80 mg Omeprazol ist eine Wirkung schon nach 20 min zu beobachten.
- *Omeprazol* (Antra®): Kapseln zu 20 und 40 mg, Ampullen à 40 mg für i.v. Infusion. Wird nur zu etwa 60% oral resorbiert und erreicht Wirkungsmaximum bei oraler Applikation erst nach 6 Tagen. I.v. Gaben bis 240 mg/d werden problemlos vertragen. Das Bundesinstitut für Arzneimittel und Medizinprodukte hatte wegen Verdacht auf anteriore ischämische Optikusneuropathie die Zulassung für i.v. Gabe eingeschränkt. Sowohl die internationale Expertenkommission der Europäischen Union als auch eine deutsche Expertenrunde haben dafür keinen Anhalt gefunden (Zs. Gastroenterol. Suppl. 1 ([1995]). Als Kurzinfusion sollen 3 mal 40 mg Antra® i.v./Tag über 2–3 Tage gegeben werden, danach 40 mg Kapsel oral (1 mal 1) morgens. Zur Langzeittherapie nur 20 mg Kapsel zugelassen.
- *Lanzoprazol* (Agopton®, Lanzor®): Kapseln zu 15 und 30 mg, keine i.v. Form. Wird zu 80% resorbiert.
- *Pantoprazol* (Pantozol®, Rifun®): Tabletten zu 40 mg, keine i.v. Form. Wird zu 80% resorbiert, erreicht Wirkungsmaximum erst nach 6 Tagen. Steigerung auf 2 Tabletten bringt keine höhere Wirkung.

Sowohl hochdosierte H_2-Rezeptorenblocker als auch PPI führen zum Anstieg des Serumgastrins und zu einer antralen G-Zell-Hyperplasie, doch wurde dadurch weder ein Gastrinom noch ein Karzinoid beim Menschen ausgelöst.

(2) *H_2-Rezeptorenblocker:* Sie hemmen die histaminstimulierte Magensäuresekretion. Heilungsraten nach 6–8 Wochen 70–80%. In der Rezidivprophylaxe und Langzeittherapie gilt Ranitidin als Mittel der ersten Wahl.
- *Ranitidin* (Sostril®, Zantic®): 2 mal 150 mg oder 1 mal 300 mg abends
- *Famotidin* (Pepdul® mite, Ganor®): 2 mal 20 mg oder 1 mal 40 mg abends
- *Nizatidin* (Gastrax®, Nizax®): 2 mal 150 mg oder 1 mal 300 mg abends
- *Roxatidin* (Roxit®): 2 mal 75 mg oder 1 mal 150 mg abends
- *Cimetidin* (Tagamet®): 2 mal 400 mg oder 1 mal 800 mg abends

Nebenwirkungen sind selten, höchste Rate bei Cimetidin (antiandrogener Effekt, ZNS-Nebenwirkungen); mögliche Interaktionen mit anderen Medikamenten durch Hemmung des hepatischen Arzneimittelabbaus (Antikoagulanzien etc.)

(3) *Antazida: Grundlagen der Antazidatherapie:* Die Bedeutung der Antazida in der Ulkustherapie ist durch die Einführung der bequemer einzunehmenden H_2- und H^+K^+-ATPase-Blocker zurückgegangen. Sie beschleunigen die Ulkusheilung und können zur schnellen Beseitigung akuter Ulkusschmerzen eingesetzt werden.

Wahl des Präparats: Die verabreichte Dosis sollte 50–80 mval Säure neutralisieren. Am besten eignen sich Kombinationspräparate in Gelform, z.B. Maaloxan®, Riopan®, Talcid®, Trigastril®.

Komplikationen und Nebenwirkungen der Antazidatherapie: Aluminiumhydroxid enthaltende Antazida binden oral verabreichte Antibiotika und hemmen hierdurch ihre Resorption (Senkung der Blutspiegel auf Werte unter 50%). Durch Resorption der in den Antazida enthaltenen Metallionen, Ca, Mg, Al, kann es besonders bei eingeschränkter Nierenfunktion zu Intoxikationen kommen.

Dosierung: Eine Beschleunigung der Ulkusheilung wurde nachgewiesen bei hochdosierten Gaben (20–30 ml) eines potenten Antazidums (wegen der unterschiedlichen Pufferkapazität der einzelnen Präparate generelle Angabe nicht sinnvoll) 1 und 3 h nach dem Essen und vor dem Schlafengehen über 4 Wochen. Geschmacksprobleme und Nebenwirkungen erschweren oft die hochdosierte Antazidatherapie auch nach eingetretener Beschwerdefreiheit. Einige Untersucher fanden eine Beschleunigung der Ulkusheilung auch unter einer niedrigeren Dosierung (100–150 mval/Tag).

(4) *Pirenzepin* (Gastrozepin®): „Magenspezifisches" Anticholinergikum, schwächer als H_2-Blocker. Dosierung: 2mal 50 mg/Tag. Nebenwirkungen im Sinne eines Atropin-Effektes möglich.

(5) *Misoprostol (Prostaglandin-E-Analogon; Cytotec® mite):* Zytoprotektion und Hemmung der Säuresekretion. Besondere Indikation: Ulzera unter NSAID-Therapie, wenn diese Medikamente nicht abgesetzt werden können. Dosierung: 3–2mal 200 µg/Tag. Nebenwirkungen: Durchfall, Übelkeit, Kopfschmerzen. Bei Schwangerschaft Abortgefahr.

(6) *Sucralfat* (Ulcogant®): Das sulfatierte Aluminium-Disaccharid soll über dem Ulkus eine festhaftende Schutzschicht bilden; der Proteinkomplex haftet 3–6 h. Dosierung: 4mal 1 g, Einnahme je 2 h nach den Mahlzeiten und vor dem Schlafengehen. Nebenwirkungen: Obstipation (5–10%).

(7) *Parasympathikolytika und Sedativa:* Sie beschleunigen die Ulkusheilung nicht. Sie können bei spastischen Schmerzen als adjuvante Therapie eingesetzt werden.

Synthetische Parasympathikolytika: Buscopan® 4–6mal 1 Drg. o. Supp./Tag.

Kontraindikationen der Parasympathikolytika: Pylorusstenose, Prostatahypertrophie, organische Herzerkrankungen, Glaukom, Refluxösophagitis, Achalasie.

(8) *Eradikation von Helicobacter pylori (Hp):* Bei allen Patienten mit Ulcus duodeni und bei jenen mit Ulcus ventriculi, die Hp im Magen beherbergen, sollte eine Eradikationsbehandlung durchgeführt werden, weil damit das Ulkusleiden geheilt werden kann. So sank die Rezidivrate von 91% in 2 Jahren auf 3,5%, und die Ulkuskomplikationen gingen von 39,5% auf Null zurück nach erfolgreicher Eradikation von Hp! Von den über 10 verschiedenen Therapieschemata haben sich uns die 2 folgenden bewährt: Omeprazol (Antra®): 2mal 40 mg oral täglich und 2mal 1 g Amoxicillin (Amoxypen®) täglich (nicht als Suspension!) über 2 Wochen. Danach Weiterbehandlung mit 20 mg Antra® oral für 4 Wochen. Hohe Wirksamkeit von über 80%, wenn die Patienten nicht rauchen und die Medikamente gewissenhaft einnehmen! Gegen Amoxicillin gibt es keine resistenten Hp-Stämme. Tripeltherapie: Omeprazol 20 mg (Antra®) oder Lanzoprazol 30 mg (Agopton®) oder Pantoprazol 40 mg (Pantozol®) je 2mal 1 Tablette tgl. mit Clarithromycin (Klacid®) 250 mg 2mal 1 tgl. und Metronidazol (Clont 400®, Flagyl 400®) 400 mg 2mal 1 tgl. über 7 Tage. Wirksamkeit über 80%; gegen Clarithromycin entwickelt Hp in 5–10% eine Resistenz. Die Therapie mit Wismut hat keine größere Wirksamkeit und viele Nachteile wie metallischer Geschmack, schwarze Stuhlverfärbung und geringe intestinale Resorption mit der Möglichkeit der Neurotoxizität.

Rezidivprophylaxe
Nach Eradikation von Helicobacter pylori sinkt die Rezidivrate auf weniger als 5%/Jahr. Beim Rezidiv wieder auf Helicobacter pylori und andere Ursachen überprüfen (s. ds. Kap., S. 513 „Ätiopathogenese"). Bei Allergie gegen Protonenpumpenhemmer kann Ranitidin (Zantic®) 150 oder 300 mg als 1 Tbl. abends verabreicht werden. Nach Absetzen des H_2-Blockers rezidivieren die Ulzera in gleicher Häufigkeit wie ohne Therapie.

5.2 Streßulkus
Die Blutung aus einem Streßulkus ist eine lebensbedrohliche Komplikation. Die Häufigkeit von Streßulzera nach schweren Traumen (Schädelverletzungen, Verbrennungen, große chirurgische Eingriffe), bei Sepsis und künstlicher Beatmung über 24 h etc. kann durch eine prophylaktische Behandlung signifikant gesenkt werden. Wichtige Risikofaktoren sind Beatmung über 4 Tage, Koagulopathie (Thrombozyten unter 50 000 oder partielle Thromboplastinzeit über dem zweifachen Normwert), Hypotonie.

(1) *Sucralfat:* Ulcogant®-Granulat oder -Suspension 4–6 × 1 g oder duracralfat® Granulat oral bzw. über Magensonde. Reduziert nicht die Magensäure; dadurch weniger nosokomiale Pneumonien bei Beatmungspatienten!

(2) *H_2-Rezeptorenblocker:* Wegen parenteraler Applikationsmöglichkeit oft bevorzugt! pH-Wert des Magenaspirats muß > 4 bleiben: Ranitidin (Sostril®, Zantic®) 1 Amp. 50 mg als Bolus i.v., dann 6–8 Amp./Tag als Dauerinfusion. Famotidin (Pepdul®) 1 Amp. 20 mg als Bolus i.v., dann 4–6 Amp./Tag als Dauerinfusion. Bei Niereninsuffizienz Dosis reduzieren!

(3) *Antazida:* Stündliche Gabe von 30 ml eines potenten Antazidums, z. B. Maaloxan® Suspension oder 10 ml Maalox® 70 oral oder über Magensonde, damit pH-Wert > 4 bleibt. Problematisch dabei ist die Geschmackstoleranz des Antazidums, Diarrhö oder Obstipation sowie die Überwachung des pH. Bei Niereninsuffizienz besteht Intoxikationsgefahr.

(4) Dauergabe von *Elementardiät* über nasogastrale Sonde (pH-Wert des Magenaspirats > 3,5 halten!) verringert ebenfalls Streßulkusblutungsgefahr. Vorsicht: H_2-Rezeptorenblocker und Antazida erhöhen die Pneumonierate bei Patienten mit künstlicher Beatmung. Bei einem Magensaft pH-Wert > 3,5 überwuchern meist gramnegative Keime innerhalb von 4 Tagen, die 2 Tage später in der Trachea nachweisbar sind.

Prostaglandine zeigten wenig Wirkung; Somatostatin und Sekretin sind zu teuer für die Streßulkusprophylaxe.

(5) *Protonenpumpenhemmer:* Es gibt z. Zt. keine Studie über die Streßulkusprophylaxe mit PPI. Da mit ihnen jedoch die stärkste pH-Anhebung des Magensaftes erzielt wird, wurde vorgeschlagen: Omeprazol (Antra®) 80 mg i.v., dann 200 mg über 24 h als Dauerinfusion (Dtsch. med. Wschr. 120 [1995] 573).

Therapie
Bei manifestem Streßulkus und nach Blutstillung Gabe von Omeprazol (Antra®) 80 mg i.v. als Bolus, danach 40 mg alle 12 h. Die Blutung muß nach den Richt-

15 Krankheiten des Magen-Darmtraktes

linien der Notendoskopie behandelt werden (s. ds. Kap., 1 „Sofortmaßnahmen im Krankenhaus").

5.3 Therapieresistentes Ulcus pepticum

Definition: Ein Ulcus pepticum, das trotz Therapie über 3 Monate nicht abgeheilt ist.

Überprüfen: Compliance (Tabletten in richtiger Dosierung regelmäßig eingenommen?), Rauchen, Einnahme ulzerogener Medikamente (NSAID), Endoskopie mit mindestens 10 Biopsien des Ulkus zum Ausschluß eines Malignoms (Ulkus am gleichen Ort? Größe?), Ausschluß eines Gastrinoms u.a. (s. ds. Kap., 5.1, S. 513).

Therapie

Omeprazol (Antra®) 40 mg oral morgens über 6 Wochen oder Kombination von Ranitidin (Zantic®), 300 mg, 1 Tbl. abends, mit Ulcogant® 4 mal 1 g/Tag. Wenn auch unter dieser Therapie keine Heilung bzw. Verkleinerung über $1/3$ des Ulkusdurchmessers erreicht wird, muß operiert werden.

5.4 Ulkuskomplikationen

Etwa 25% aller Ulkus-Patienten erleiden im Laufe ihrer Erkrankung eine Komplikation, am häufigsten eine Blutung.

5.4.1 Ulkusblutung

Hämatemesis (Bluterbrechen) ist immer ein Notfall! Praktisches Vorgehen s. ds. Kap., 1 „Sofortmaßnahmen bei frischen Blutungen". Verdächtig auf Ulkusblutung sind ferner Teerstuhl, Abgang von rotem Blut peranal, Anämie, Hypotonie mit Tachykardie, positiver Hämoccult-Test.

5.4.2 Penetration und Perforation

(1) *Penetration eines Duodenalulkus in das Pankreas:* Oft charakteristischer Wechsel von periodischen Beschwerden zu Dauerschmerz, der in den Rücken ausstrahlt. Häufig Erhöhung der Serum- und Urinamylase, Ausbildung einer Pankreatitis jedoch selten. Zur Diagnostik Röntgen-Abdomenübersicht und Gastroskopie. Das Ulcus penetrans stellt in der Regel eine Operationsindikation dar.

(2) *Perforation in die Bauchhöhle:* Fast stets unter dem Bild des akuten Abdomens. Gedeckte Perforation, z.B. Ulcus pepticum jejuni mit oft verschleierter Symptomatologie, offene Perforation stets mit Peritonitis und ihren dramatischen Begleiterscheinungen (s. ds. Kap., 8.1). *Wichtig:* In der Abdomenübersichtsaufnahme in Linksseitenlage *Luftsichel unter der Bauchwand.* Zusätzlich Leberwerte, 2–3 Erythrozytenkonzentrate kreuzen lassen, Oberbauchsonographie. Bei den ersten verdächtigen Hinweisen chirurgisches Konsil. Wenn rasche Operation gewährleistet ist, kann eine Gastroskopie mit möglichst wenig Luftinsufflation unter Kontrolle der Kreislaufsituation durchgeführt werden. *Therapie:* Sofortoperation mit Revision, Übernähung der Perforationsstelle, evtl. mit Vagotomie.

5.4.3 Magenausgangsstenose
Definition: Akute, *funktionelle* (reversible) Stenose bei frischer Ulkusbildung im Pylorusbereich mit Tonussteigerung, entzündlicher Schwellung und Ödembildung, begünstigt durch narbige Residuen alter Ulzera. Chronische *organische* Stenose durch narbige Schrumpfung nach wiederholten, juxtapylorischen oder duodenalen Geschwüren. Die Stenose wird funktionell wirksam, wenn der Pylorusdurchmesser unter 5 mm bleibt.
Klinik: *Leitsymptome und -befunde:* Erbrechen von Nahrungsresten des Vortages, bei chronischem Erbrechen Entwicklung einer hypochlorämischen, hypokaliämischen Alkalose. *Wichtig:* Galle im Erbrochenen schließt eine Pylorusstenose praktisch aus. *Differentialdiagnose:* Neigung zu chronischem Erbrechen bei nervösen Störungen (Migräne, Anorexia nervosa), Nahrungsretention nach Vagotomie, Gastroparese bei diabetischer Gastropathie, hypertropher Pylorusstenose, Magenkarzinom. *Diagnostik:* Nach Absaugen des Mageninhaltes Gastroskopie mit Biopsie oder MDP. *Wichtig:* Bei Pylorusobstruktion mit Anazidität liegt fast stets (95%) ein Magenkarzinom vor.

Therapie

Bei akut entzündlicher Pylorusstenose konservativer Behandlungsversuch. Medikamentöse Therapie: Omeprazol (Antra®) 40 mg Infusion 3 mal 1 für 2 Tage, dann 2 mal 1 für weitere 5 Tage (s. ds. Kap., 5.1 „Pharmakotherapie und Prophylaxe" [2]), ferner kontinuierliches Absaugen des Mageninhaltes über 5–7 Tage unter bilanzierter, parenteraler Substitution. Prokinetikum: Metoclopramid (Paspertin®) 2–3 mal 1 Amp. (10 mg)/Tag i.v. Bei Ansprechen Übergang auf orale Verabreichung von Antra® 40 mg 1 Tbl. morgens und Umstellung auf Flüssigkost (z.B. Sonana®, Biosorb Drink®). Bei guter Verträglichkeit Verabreichung von Brei oder pürierten Speisen nach weiteren 24–36 Stunden. Wenn nach Abklingen der Entzündung die Stenose weiterbesteht, kann eine Ballondilatation auf 10–15 mm versucht werden (Erfolgsrate über 70%). Liegt eine irreversible Stenose vor, ist eine Operation unvermeidlich.

5.5 Therapierefraktäre Ulzera und häufige Rezidive
Die meisten Ulkuskranken werden innerhalb von 1–2 Wochen nach Therapiebeginn beschwerdefrei. Therapierefraktäre Schmerzen sind eine Indikation zur stationären Aufnahme mit Überprüfung der Compliance und der Diagnose: Ausschluß einer Penetration oder Perforation des Ulkus, einer funktionellen Pylorusstenose, eines Magenkarzinoms, eines Zollinger-Ellison-Syndroms oder einer G-Zellhyperplasie des Antrums (Gastrinom), einer anderen Erkrankung (z.B. Cholelithiasis, Pankreatitis) sowie des Fortwirkens säurelockender oder ulzerogener Noxen (Medikamente, Alkohol, Nikotin, Überprüfung der Compliance). Untersuchung auf *Helicobacter pylori,* wenn positiv: Eradikation (s. ds. Kap., 5.1 „Pharmakotherapie und Prophylaxe" [8]).

Therapie

Lassen sich die Ulzera und die Beschwerden durch eine intensive konservative Therapie wie Omeprazol, Kombination von H_2-Rezeptorenblockern und Pirenzepin oder Antazida und durch eine Eradikation des *Helicobacter pylori* nicht beseitigen, so ist ein chirurgisches Vorgehen zu erwägen. Die Entscheidung, wann man Patienten mit häufigen Ulkusrezidiven, heftigen Beschwerden und Beeinträchtigung des allgemeinen Wohlbefindens zur Operation raten soll, ist schwierig, da die Operation die „Ulkuspersönlichkeit" nicht verändert und nicht selten postoperativ andere Beschwerdeäquivalente auftreten. Die neuen, weniger eingreifenden, „physiologischeren" Operationsmethoden (selektive proximale Vagotomie), bei denen nur die innervierenden Fasern der Belegzellen durchtrennt werden und die Motilität nicht beeinträchtigt wird, erleichtern diesen Entschluß etwas.

5.6 Operationsindikationen bei Ulkuskomplikationen
Während die Inzidenz der Operation wegen unkomplizierter Ulzera nach der Einführung der H_2- und H^+K^+-ATPase-Blocker drastisch gesunken ist, blieb sie für die Ulkuskomplikationen praktisch unverändert.
(1) *Ulkusblutung:* s. ds. Kap., 1 „Sofortmaßnahmen in der Praxis".
(2) *Ulkusperforation:* s. ds. Kap., 5.4.2 „Penetration und Perforation".
(3) *Ulkusrezidiv:* Als Richtlinie für eine Operationsindikation gilt nach Ausschluß einer Helicobacter-pylori-Infektion: 2 Ulkusschübe pro Jahr in zwei aufeinanderfolgenden Jahren.
(4) *Therapierefraktäre Ulzera.*
Argumente für eine Operation: frühere Blutung, Perforation oder Penetration, wiederholte Ulkusbildung im Pyloruskanal oder postbulbär, Arbeitsunfähigkeit infolge hartnäckiger, starker Beschwerden. *Argumente gegen* eine Operation: hohes Operationsrisiko, erhebliche Untergewichtigkeit.
(5) *Verdacht auf maligne Entartung* (Ulcus callosum, therapieresistentes Magengeschwür).

5.7 Verdauungsstörungen nach Magenoperationen
5.7.1 Verdauungsstörungen nach Vagotomie
Bei 30–50% der Patienten bestehen in den ersten postoperativen Wochen Störungen der Motilität mit Druck- und Völlegefühl, Erbrechen und Diarrhö, die sich meistens spontan bessern.
Therapie: Sorgfältiges Kauen, langsames Essen, häufige kleine Mahlzeiten. Medikamente: Cisaprid (Propulsin®) 5–10 mg, Domperidon (Motilium®) 10–20 Tr., Metoclopramid (Paspertin®) 5–10 mg oral vor dem Essen.

5.7.2 Dumping-Syndrom
(1) *Postalimentäres Frühsyndrom:* Polysymptomatischer, durch Verlust der Reservoirfunktion des operierten Magens (meist Billroth II, selten oder nur vorübergehend bei Billroth I) verursachter, postprandialer Beschwerdekomplex.
Die Pathogenese des Syndroms ist nicht völlig geklärt, wesentliche Auslösungsursachen sind: a) *mechanisch:* Überdehnung des Jejunums durch Sturzentleerung des Magens – Zerrung der Mesenterialwurzel – reflektorische Kreislaufreaktion. b) *osmotisch:* hypertone (zuckerreiche) Nahrung im Jejunum – Einstrom von Wasser aus der Blutbahn in das Darmlumen – hypovolämische Kreislaufveränderungen. Die Freisetzung vasoaktiver Polypeptide (Serotonin, Bradykinin) scheint an der Entstehung der Kreislaufveränderungen ursächlich beteiligt zu sein.
Die klinische Symptomatik ist in ihrer Kombination gastrointestinaler und zirkulatorischer Symptome typisch: innerhalb von 30 Minuten nach der Nahrungsauf-

nahme Auftreten von Nausea, Rumoren im Leib, Druck im Oberbauch, Koliken, Blässe, Schwindel, Herzklopfen, Hypotonie bis zur Kollapsneigung in individuell verschiedenen Kombinationen.

(2) *Postalimentäres Spätsyndrom:* Bei Magenresezierten kann durch den schnellen Eintritt und die beschleunigte Resorption größerer Mengen von Kohlenhydraten im Dünndarm die Insulinsekretion überschießend stimuliert werden, so daß 2–3 h nach dem Essen eine reaktive Hypoglykämie auftreten kann.

Prophylaxe und Therapie

Herabsetzung der Osmolarität des Intestinalinhaltes durch Einschränkung der Kohlenhydratzufuhr (besonders Mono- und Disaccharide). Verkleinerung des Volumens des Intestinalinhaltes durch Beschränkung der Flüssigkeitszufuhr. Eventuell Einsatz der in der Diabetestherapie angewandten Prinzipien der verzögerten Kohlenhydratresorption durch Guar (Glucotard®).
Praktische Durchführung:
(1) *Diät:* Häufige, kleine, feste, eiweiß- und fettreiche, kohlenhydratarme und „trockene" Mahlzeiten. Postprandial 40–60 min horizontale Lagerung. Eine schlackenreiche Kost wirkt oft günstig.
(2) *Pharmakotherapie:* Bei starken gastrointestinalen Beschwerden (gesteigerte Peristaltik, Diarrhöneigung) Versuch mit kleinen Dosen Kalziumkarbonat (2–3 g) zu den Mahlzeiten oder 1 Kps. Imodium®. Stehen Kreislaufsymptome im Vordergrund, ist ein Versuch mit β-Rezeptorenblockern (z.B. 10–20 mg Dociton®, Visken®) ca. 30 min vor der Nahrungsaufnahme zu empfehlen.
(3) *Operative Korrektur:* Die Beschwerden beim Dumping-Syndrom verlieren sich in den meisten Fällen einige Monate postoperativ spontan wieder. Bei Beschwerden über 1 Jahr hinaus muß die chirurgische Herstellung günstiger anatomischer Verhältnisse erwogen werden (z.B. Verkleinerung der Anastomosenöffnung, Umwandlung in Billroth-I- oder Roux-Y-Anastomose). Voraussetzungen und Empfehlungen vor Überweisung zur operativen Korrektur:
– Dumping-Syndrom mit ausgeprägter Symptomatik mehr als 6 Monate nach der Operation.
– Stationäre Überprüfung der Symptome unter strenger Diät und Medikamentenkontrolle.
– Psychiatrisches Konsil.

5.7.3 Postoperative Mangelsyndrome
Die Symptomatik und Therapie der durch Resorptionseinschränkung hervorgerufenen Unterernährungs- und Mangelzustände (besonders von Eisen, Kalzium, Vitamin B_{12} und Folsäure) s. ds. Kap., 6.

5.7.4 Ulcus pepticum jejuni
Nach resezierenden Magenoperationen mit und ohne Vagotomie tritt in 0,7–4% innerhalb von 5 Jahren ein Ulcus pepticum jejuni auf. Wegen der schlechten Heilungstendenz wurde bisher meist eine operative Therapie (Nachresektion, Vagotomie) durchgeführt. Wegen der guten Behandlungsergebnisse mit Protonenpumpenhemmern oder H_2-Blockern (s. ds. Kap., 5.1 „Pharmakothera-

pie und Prophylaxe" [1] und [2]) kann diese Therapie jetzt empfohlen werden, ebenso wie die Rezidivprophylaxe (s. ds. Kap., 5.1 „Rezidivprophylaxe").

6 Malabsorptions- und Maldigestionssyndrome

Definition: Selektive bis globale, lokale oder generalisierte Einschränkung der Aufnahme von Nahrungsstoffen durch den Darm infolge Störungen der Resorption *(Malabsorption)* oder Verdauung *(Maldigestion)*.
Ätiopathogenese: Es gibt sehr heterogene Entstehungsursachen intestinaler Resorptionsstörungen:
(1) *Malabsorption: Schleimhauterkrankungen:* Laktasemangel (Milchintoleranz), einheimische Sprue und Zöliakie, Amyloidose, Sklerodermie, Strahlenenteritis, intestinale Lymphangiektasie, M. Whipple; infolge *Verringerung der Resorptionsfläche:* ausgedehnte Dünndarmresektion, Ausschaltungsoperationen, enterale oder enterokolische Fisteln, Mesenterialarterienstenose; infolge *parasitärer Erkrankungen:* Lambliasis, Dibothriocephalus latus, Hakenwürmer oder bei *endokrinen Tumoren* mit chronischen Durchfällen: Zollinger-Ellison-Syndrom, Verner-Morrison-Syndrom oder bei angeborenen enteralen *Enzymdefekten*.
(2) *Maldigestion: Pankreasinsuffizienz:* Chronische Pankreatitis, Pankreaskarzinom, Pankreaszysten, Pankreasresektion oder *Störungen des Gallensäurestoffwechsels:* intra- oder extrahepatische Cholestase bzw. Gallensäurendekonjugation aufgrund bakterieller Fehlbesiedelung des Dünndarms („blinde Schlinge", Fistelbildung, Strikturen) mit Fettstühlen und Gallensäurenverlustsyndrom bei Erkrankungen (M. Crohn) oder Resektion des terminalen Ileums mit chologenen Diarrhöen.
Klinik: *Leitsymptome und -befunde:* Gewichtsabnahme u.U. bis zur extremen Abmagerung. Bei beiden Formen: massige, breiige, pastenartige Fettstühle, Stuhlgewicht meist über 400 g/Tag, Stuhlfettausscheidung über 6 g/Tag. *Spezifische Mangelerscheinungen:* Eisen (Eisenmangelanämie), Kalzium (kalzipenische Osteopathie, Osteomalazie oder Osteoporose s. Kap. 10, 1.4), Kalium (s. Kap. 10, 1.3), fettlösliche Vitamine (A, D, E, K) sowie Vitamin B_{12} (perniziöse Anämie s. Kap. 18). In ausgeprägten Fällen *Eiweißmangelödeme.* Diese Mangelerscheinungen können auch dissoziiert auftreten.
Diagnostische Hinweise: Stuhlgewicht, quantitative Stuhlfettbestimmung. *Resorptionstests:* D-Xylose-Belastung. H_2-Atemtest mit Laktulose (bakterielle Überwucherung), Vitamin-B_{12}-Resorptionstest (Schilling-Test), Laktose-Toleranztest, Antigliadin-Antikörper bei Sprue.
Pankreasdiagnostik: Ultraschall, Computertomogramm, ERCP, Angiographie, Pankreolauryltest, Elastase oder Chymotrypsin im Stuhl, Sekretin-Pankreozymintest.
Radiologische Befunde: Malabsorptionsmuster mit Dilatation der Dünndarmschlingen, vermehrtem Flüssigkeitsgehalt sowie Segmentation und fleckiger Verteilung („Schneeflockengestöber") des Kontrastmittels. Ferner Faltenödem bei Schleimhauterkrankungen, Nachweis von blinden Schlingen oder Fisteln (M. Crohn), veränderte, anatomische Verhältnisse als Operationsfolgen.
Dünndarmbiopsie: Sicherung der Diagnose „glutensensitive Enteropathie" (einheimische Sprue), M. Whipple, intestinale Lymphangiektasie.

Therapie

Symptomatische Therapie
Bei der Mehrzahl der Malabsorptions- und Maldigestionssyndrome ist eine kausale Behandlung nicht möglich oder nicht ausreichend. Die symptomatische

Therapie besteht in diätetischen Maßnahmen, Gabe von Verdauungsfermenten und Substitution von Elektrolyten und Vitaminen bei Mangelerscheinungen (Einzelheiten s. Tab. 15.4).

Kausale Therapie

(1) *Einheimische Sprue* (glutensensitive Enteropathie): Da sie durch Unverträglichkeit von Gluten, Eiweißbestandteil des Weizenkeims, verursacht wird, ist Verabreichung einer glutenfreien Diät Grundlage der Behandlung. Wegen des Glutengehaltes sind verboten: Weizen-, Roggen-, Gersten- und Hafermehl und aus ihnen zubereitete Nahrungsmittel (Grieß, Nudeln, Haferflocken, Paniermehl, Puddingpräparate). Kostvorschriften und Bezugsquellen glutenfreier Nahrungsmittel zu beziehen über: Deutsche Zöliakie-Gesellschaft e.V., Filderhauptstraße 61, 70567 Stuttgart. Der Fettgehalt der Diät soll anfänglich (2–3 Wochen) nur ca. 20–30 g/Tag ausmachen, dann innerhalb von 4–6 Wochen auf 60–80 g/Tag gesteigert werden. Bei Fortbestehen einer Reststeatorrhö (über 10 g/Tag) trotz konsequenter Diät sollte ein Teil der Fette als *mittelkettige Triglyzeride* (z.B. Ceres-Margarine bzw. -Öle) gegeben werden. Da gleichzeitig meist ein Laktasemangel besteht, sollte eine Milchunverträglichkeit durch schrittweises Zulegen nach geringen Anfangsmengen getestet werden. Bei

Tabelle 15.4: Symptomatische Therapie der Malabsorptions- und Maldigestionssnydrome

Diät
Allgemeine Richtlinien: Häufige, kleine Mahlzeiten leicht aufschließbarer Nahrungsmittel. Als Zulagen Fertigprodukte angereicherter, hochwertiger Nahrungsbestandteile, z.B. Biosorbin MCT® (Dose zu 400 g = 2000 kcal) oder Portagen® (Dose zu 450 g = 2000 kcal). Proten plus (200 ml mit 20 g Eiweiß = 200 kcal).
Fett: Fettarm, ca. 80 g/Tag in Form mittelkettiger Triglyzeride (z.B. Ceres-Margarine bzw. -Öl).
Eiweiß: Eiweißreich, 100 g/Tag oder mehr, vorwiegend als tierisches Eiweiß.

Substitution von Verdauungsfermenten
Fermentsubstitution zu den Mahlzeiten (z.B. fermento duodenal, Kreon®, Panzytrat® 25000 oder 40000). Bei pankreatogener Maldigestion müssen die vom Hersteller angegebenen Dosen um das 2–4fache erhöht werden.

Substitution von Vitaminen, Elektrolyten und Eisen
Vitamine: oral Vitamin C (z.B. Cebion® 1–2×50 mg/Tag)
 parenteral: 1 Injektion alle 2–4 Wochen
 fettlösliche Vitamine (Adek-Falk), *Vitamin-B-Komplex* (z.B. BVK „Roche"® oder Polybion® 1 Amp. alle 1–2 Wochen).
 Vitamin B_{12} (z.B. Aqua-Cytobion® oder Depogamma® 1000, 1×monatlich).
 Folsäure (z.B. Folsana® oder Cytofol® 15 mg).
Elektrolyte: **Kalzium** oral (z.B. Calcium-Sandoz® forte oder fortissimum 1–3 Brausetabletten/Tag).
 Kalium: Kaliumreiche Nahrungsmittel, Kaliumchlorid (z.B. Kalinor Brausetabletten 1×1/Tag).
 Eisen: z.B. Eryfer® oder Kendural® C 1–3 Kps. bzw. Depot-Tabletten täglich, Lösferron 1–2 Brausetabletten/Tag.

gleichzeitiger Maldigestion (fehlende Freisetzung pankreasstimulierender Hormone aus der Schleimhaut) kann eine Verabreichung von Verdauungsfermenten (s. Tab. 15.4) versucht werden. Bei ungenügendem Erfolg der diätetischen Behandlung Versuch mit zusätzlichen Gaben von Glukokortikoiden in niedrigen Dosen (z. B. 10–15 mg Prednisolon/Tag).
(2) *M. Crohn* (Enteritis regionalis): Glukokortikoide (s. ds. Kap., 10).
(3) *M. Whipple:* Tetracyclinpräparate (z. b. Vibramycin® 100 mg/Tag) oder Trimetoprim-Sulfamethoxazol (z. B. Bactrim® 2×2 Tbl./Tag) über Monate bis 1 Jahr.
(4) *Maldigestion durch Gallensäurendekonjugation* infolge Bakterienüberwucherung beim Syndrom der „blinden Schlinge": Tetracycline (z. B. Vibramycin® 100 mg/Tag) über 1–2 Wochen, danach therapiefreies Intervall bis zum Wiedereinsetzen der Symptome. Eventuell operative Korrektur von Gallenabflußhindernissen, Fisteln, blinden Schlingen.

7 Diarrhö

(s. Kap. 1, 6)

8 Akutes Abdomen und Appendizitis

8.1 Akutes Abdomen

Definition: Ein Syndrom, gekennzeichnet durch akute, starke Schmerzen im Bauchraum.
Ätiopathogenese: Ursachen starker Schmerzen sind Spasmen von Hohlorganen (z. B. Niere, Gallenblase, Darm), akute Entzündung mit peritonealer Reizung bzw. Peritonitis, Durchblutungsstörungen (arteriell, venös, Einblutung), Trauma mit Organruptur, metabolische, neurologische und psychische Störungen sowie Schmerzeinstrahlungen in den Bauchraum durch Erkrankungen im Thorax und Genitalbereich.
Wichtige Ursachen abdomineller Schmerzen (gegliedert nach Häufigkeit in Europa):
(1) Entzündungen: Appendizitis, Adnexitis, Cholezystitis, Pyelonephritis, Pankreatitis, Divertikulitis, Ulkusperforation.
(2) Koliken durch Gallensteine, Nierensteine, Darmverschluß (Leistenbruch), Tubargravidität, Spasmen im Kolon bei schwerer Obstipation, irritablem Darm.
(3) Durchblutungsstörungen: Embolie, Thrombose von Mesenterialgefäßen, Aneurysmaruptur, Einblutung nach Trauma, Marcumar®-Therapie.
(4) Stoffwechselkrankheiten: diabetische Ketoazidose, Urämie, Allergie, Porphyrie.
(5) Schmerzeinstrahlung durch extraabdominelle Erkrankung: Pneumonie, Lungenembolie, Herzinfarkt, Wirbelsäulenerkrankung, Radikulitis, Hodentorsion.
Klinik: Die diagnostische Treffsicherheit wird beeinflußt durch die subjektive Schmerzerfahrung und Schilderung des Patienten sowie die Erfahrung und Sorgfältigkeit des Arztes bei Anamnese, körperlicher Befunderhebung und Anordnung von Untersuchungen. *Differentialdiagnose:* s. Tab. 15.5.
Anamnese: Die wichtigste Maßnahme zur Klärung eines akuten Abdomens ist eine sehr sorgfältige Anamnese, die über 70% der Diagnosen klärt!

Dazu gehören: Schmerzen, wo? Seit wann? Wie? Ausstrahlung? Begleiterscheinungen (Fieber, Erbrechen, Durchfall)? Andere bekannte Krankheiten (Diabetes mellitus, Nieren-, Gallensteine, Angina pectoris, Ulkus)? Medikamente? Voroperationen? Reisen und Beruf? Menstruationsstörungen? Allergien? Trauma? Erkrankungen der Brustorgane (Husten mit Auswurf, Angina pectoris, Dysphagie, Dyspnoe, Schmerzen im Thoraxbereich)? Schmerzen bei Miktion und Defäkation? Schmerzen an Wirbelsäule und Gelenken? *Klinische Befunde:* Wichtig: Patienten, die sich vor Schmerzen stöhnend bewegen, haben keine Perforation eines abdominellen Hohlorgans, eher Gallenkolik, Nierenkolik etc. Bei Peritonitis liegt der Patient bewegungslos und atmet flach, da jedes Husten und Berühren des Bauches seinen Schmerz verstärkt.

In der Reihenfolge Inspektion, Auskultation, Perkussion und Palpation des Abdomens präzisiert man das wahrscheinliche Geschehen im Bauchraum, z. B. Ikterus, Herpes zoster, Hyperperistaltik mit hochgestellten, klingenden Darmgeräuschen oder Totenstille, Gefäßgeräusch, viel Luft oder Aszites, klopfschmerzhafte Bauchdecke, tastbarer Tumor, Untersuchung der Bruchpforte und rektale digitale Austastung (mit Stuhl am Fingerling Hämoccult-Test!). Temperaturmessung axillär und rektal, Lymphknoten an Hals, Achseln und Leisten, Klopfschmerz über Wirbelsäule und Nierenlager, periphere Gefühlsstörung und Ödeme. Weitere körperliche Untersuchung!

Weiteres Vorgehen in rascher Folge:
(1) *Laborwerte:* Blutbild, Amylase, Blutzucker, CK, Kreatinin, Elektrolyte, Urinstatus. Später weitere Werte wie Lipase, Laktat, Elektrophorese, alkalische Phosphatase etc.
(2) *Abdomen-Sonographie:* bei Hinweis auf Flüssigkeit im Bauchraum Punktion: Blut? Amylase? Exsudat?
(3) EKG: Herzrhythmusstörungen, Hinweise auf Herzinfarkt, Lungenembolie?
(4) *Röntgen:* Thorax und Abdomen (freie Luft unterm Zwerchfell, Luft in den Gallenwegen, Verkalkungen im Pankreas, Gallensteine, Nierensteine, Flüssigkeitsspiel im Darm, Nierengröße). Wenn Patient nicht stehen kann, dann a.p. Aufnahme des Abdomens in linker Seitenlage.
(5) Konsile durch Chirurgen und bei Frauen durch Gynäkologen.
(6) Bei Schmerzen im Oberbauch Notfall-Gastroskopie, im Unterbauch Notfall-Sigmoidoskopie.

Therapie

Die therapeutischen Maßnahmen richten sich nach der ursächlichen Krankheit. Wenn die o.g. Maßnahmen die Ursache des akuten Abdomens nicht rasch klären und der Patient Zeichen einer schweren Erkrankung hat:
(1) Überwachung auf Intensivstation mit zentralem Venenkatheter zum Ausgleich von Wasser, Elektrolyten und Kalorien, evtl. Blutersatz, bei hohem Fieber Blutkulturen, danach Gabe von Antibiotika.
(2) Kontrolle des klinischen Befundes alle 4 h: Vorsicht mit Schmerzmittel und Fiebersenkung, die das typische Bild verändern: z. B. Metamizol (Novalgin®) 2–5 ml oder Pentazocin (Fortral®) 30 mg, 1 Amp., langsam i. v.
(3) Wenn weiterhin Unklarheiten bestehen, Angiographie und/oder Computertomographie des Bauchraumes.
Wichtig: Wenn starke Blutung und Hypotension den Patienten gefährden, darf die rasche Laparotomie zur Klärung der Diagnose und evtl. Therapie nicht hinausgezögert werden!

Tabelle 15.5: Differentialdiagnose des akuten Abdomens

Ätiopathogenese	Häufige Erkrankung	Anamnese	Palpation
1. Akute intraabdominelle Entzündung mit lokaler oder allgemeiner Peritonitis	Appendizitis (s. a. ds. Kap., 8.2)	Übelkeit, Erbrechen, in den rechten Unterbauch wandernder Schmerz	anfänglich lokale Symptomatik (z.B. McBurney), später zunehmend diffuse peritonitische Symptomatik (diffuse Abwehrspannung, Loslaßschmerz)
	Cholezystitis	Übelkeit, Erbrechen, kolikartige, in den Rücken ausstrahlende Schmerzen	
	Adnexitis, Divertikulitis, Ileitis terminalis	nach Ursache unterschiedlich	
2. Perforation, Ruptur	Ulcus duodeni oder ventriculi	plötzlicher, bohrender, heftigster Schmerz, Ulkusleiden, parenterale Ernährung	bretthartar Bauch!
	Extrauteringravidität	häufig 6 Wochen nach letzter Regelblutung	diffuse Abwehrspannung
	Milz-, Leberruptur	stumpfes Bauchtrauma	
3. Ileus a) mechanisch	Hernien, Briden, Invagination, Tumor, Volvulus, Meckel-Divertikel	kolikartige Bauchschmerzen, Erbrechen, Wind- und Stuhlverhalten (nicht bei hohem Dünndarmileus), blutige Stühle (bei Invagination und Volvulus), Meteorismus	anfänglich keine allgemeinen peritonitischen Erscheinungen
b) paralytisch	Peritonitis (meist), reflektorisch (Gefäßverschluß, Nieren-, Gallenkolik, Pankreatitis)	Stuhlverhalten, evtl. Erbrechen	diffuse Druckschmerzhaftigkeit
4. Gefäßerkrankung	Mesenterialinfarkt (90% arteriell, 10% venös)	plötzlicher, diffuser Abdominalschmerz, Blutstuhl, Rhythmusstörungen, Herzinsuffizienz, Gefäßsklerose	anfänglich keine Abwehrspannung
5. Retroperitoneale Erkrankung	Pankreatitis	diffuser Oberbauchschmerz (häufig Linksschmerz), Cholelithiasis, Alkoholabusus, kolikartiger Oberbauchschmerz (evtl. in rechte Schulter ausstrahlend), kolikartiger Flankenschmerz, in die Leiste ausstrahlend	Bauch eindrückbar!
	Cholelithiasis		evtl. diffuse Abwehrspannung
	Urolithiasis		evtl. druckdolentes Nierenlager (je nach Steinlokalisation)
6. Extraabdominelle Erkrankungen	Herzinfarkt, Pleuritis, Pneumonie, Aortenaneurysma		
7. Allgemeinerkrankungen, Stoffwechselentgleisung, Systemerkrankungen, Vergiftungen, Infektionen	Diabetes, Urämie, Nebenniereninsuffizienz, Hyperparathyreoidismus, Porphyrie, Panarteriitis nodosa, Blei-, Thalliumvergiftung, Typhus		Anamnese, Befund und therapeutisches Vorgehen richten sich nach der Grunderkrankung
8. Neurologische Erkrankungen	Tabes dorsalis, Meningitis		

Sonstige Befunde und diagnostische Maßnahmen	Röntgen-Übersichtsaufnahme, Sonographie von Abdomen und Thorax	Vorgehen
Temperaturdifferenz rektal – axillär über 1 °C, rektale Untersuchung! Leukozytose	anfänglich unauffällig, später evtl. Zeichen des Ileus (s. u.), Sonographie	Operation
Leukozytose, evtl. Ikterus		bei drohender Perforation Operation, sonst primär konservativ
Leukozytose		evtl. operative Beseitigung des Infektionsherdes
Notfallgastroskopie Leukozytose	subphrenische Luftsichel (in 60 % der Fälle)	Operation
rektale Untersuchung! Hb- und Hämatokritabfall	anfänglich unauffällig	Operation
Bruchpforten!, anfangs verstärkte (spritzende, klingende) Darmgeräusche, später Zeichen des paralytischen Ileus („Totenstille"), Sigmoidoskopie	Spiegelbildung, gashaltige Darmschlingen, proximal geblähter Darm	Operation
keine Darmgeräusche („Totenstille"), ausgeprägter Meteorismus („Trommelbauch")	Meteorismus, Spiegelbildung, gashaltige Darmschlingen	in Abhängigkeit von der Ursache
evtl. Angiographie	Gefäßverkalkung	Operation
Lipase, α-Amylase erhöht, Leukozytose, ERCP, später i.v. Cholezystogramm	Gallensteine, Pankreasverkalkungen, paralytischer Ileus, Nekrosestraßen Sonographie, CT	konservativ, evtl. Operation
	Gallensteine, Sonographie	zunächst konservativ
Erythrozyturie; Sonographie, später i.v. Urographie	Konkrement, Harnstau	zunächst konservativ

8.2 Appendizitis

Definition: Akute Entzündung der Appendix, häufig verursacht durch Obstruktion des Lumens und sekundärer bakterieller Infiltration der Wand mit Ausbildung von Mikroabszessen und drohender Perforation.

Ätiopathogenese: Die Entstehung der Entzündung ohne Obstruktion ist unklar. Ursachen für die Obstruktion des Appendixlumens sind Fäkolithen, Fremdkörper, Parasiten wie Ascaris sowie benigne und maligne Tumoren (Karzinoid). Appendizitis kann gleichzeitig auftreten bei Infektionskrankheiten wie Masern, Mononukleose, HIV-Erkrankung. Häufigste Bakterien sind Bacterioides fragilis, E. coli und Peptostreptokokken.

Klinik: Beginn mit leichten Bauchschmerzen meist periumbilikal, schlecht lokalisierbar, manchmal krampfartig mit Übelkeit. Nach 4–6 h Verschlimmerung mit deutlicherer Lokalisation im rechten Unterbauch und Ausstrahlung je nach Lage der Appendix in Oberbauch (subhepatisch), rechte Flanke (retrozökal) oder suprapubisch (im Becken gelegen). Fieber, Schüttelfrost, Erbrechen, Schmerzverstärkung bei Bewegungen, Husten und Hüpfen. *Untersuchungsbefunde:* Fieber (Temperaturdifferenz axillär zu rektal über 0,5 °C). Klopfschmerz im rechten Unterbauch im Vergleich zu links, Bauchdeckenspannung rechts mehr als links, Druckschmerz am McBurney, Losslaßschmerz rechts bei Eindrücken der Bauchdecke links (Blumberg-Zeichen), bei Reizung des Retroperitoneums über dem M. psoas spürt der Patient Erleichterung durch Beugen des rechten Beines in der Hüfte (Psoasschmerz), seltener positiv das Rovsing-Zeichen (bei Ausstreichen des Kolons vom linken Unterbauch zur Appendix hin wird dort ein Schmerz angegeben). Die Darmperistaltik ist meist verlangsamt. Wichtig ist eine rektale Untersuchung, bei der ein Druckschmerz an der rechten Darmwand ausgelöst werden kann! *Labor:* Meist Leukozytose und CRP erhöht. Ultraschall des Abdomens gehört zu den wichtigsten Untersuchungen und kann zu 90% die Diagnose sichern. *Röntgen:* Auf der Abdomenübersicht evtl. Flüssigkeitsspiegel in den Darmschlingen im rechten Unterbauch, bei Perforation evtl. freie Luft im Bauchraum. Bei unklarer klinischer Situation Kolonkontrasteinlauf, wobei eine Appendizitis ausgeschlossen werden kann, wenn sich die Appendix darstellt, aber eine nicht dargestellte Appendix nicht immer eine Appendizitis bedeutet! Eine Computertomographie ist allgemein nicht indiziert! Nur bei Verdacht auf Abszeß und schwieriger Differentialdiagnose kann manchmal das CT mehr liefern als der Ultraschall. Die Diagnose ist schwierig bei Schwangeren, AIDS- und hochbetagten Patienten. *Differentialdiagnostisch* müssen mesenteriale Lymphadenitis (Yersiniose), Gastroenteritis, Cholezystolithiasis, Ulcus pepticum, Pankreatitis, Leistenhernie, Morbus Crohn, Meckel-Divertikulitis, Harnwegsinfekt, Endometriose, gedrehte Ovarialzyste, Adnexitis und Tubargravidität in Betracht gezogen werden. *Komplikationen:* Perityphlitis mit Abszeßbildung, Perforation mit Peritonitis, Zökalphlegmone, Pylephlebitis mit Leberabszessen und Sepsis.

Therapie

Die *chirurgische Entfernung* der Appendix ist die häufigste Bauchoperation mit minimaler Komplikationsrate (unter 0,5%), wenn keine Abszedierung oder Perforation der Appendix besteht. Eine Appendektomie ist indiziert, wenn sie aufgrund der klinischen Diagnostik nicht mit hinreichender Sicherheit ausgeschlossen werden kann. Trotz aller diagnostischen Möglichkeiten werden schätzungsweise 5–10% verkannt, wobei die Komplikationsrate nach 48 h Abwarten erheblich steigt und die Letalität bei 5–10% liegt. Daher besser eine Appendektomie zu früh als zu spät! Frühzeitig zu operieren ist ungefährlicher, als

abzuwarten, da kein auch noch so erfahrener Arzt sagen kann, wie sich der weitere Ablauf der Erkrankung vollziehen wird. Es werden daher auch Patienten appendektomiert, bei denen keine Appendizitis pathologisch anatomisch gefunden wird.
Neben der klassischen Operation mit einem 4–5 cm langen Schnitt im rechten Unterbauch ist in manchen Kliniken die *laparoskopische Appendektomie* möglich. Nach einer Zwischenbilanz ist dabei die Liegedauer um 1 Tag kürzer, die Rehabilitation schneller, die Operationszeit rund 50% länger, die postoperativen Wundinfekte sind seltener und die Kosten noch höher. Die Vorteile der laparoskopischen Appendektomie sind nach Meinung der Chirurgen noch nicht so überzeugend, daß ein Übergang zu dieser Operationsform zwingend geboten erscheint.
Als *postoperative Komplikationen* sind Infekte der Bauchdecke, Nachblutungen, Zökalfistel und Ileus bekannt.
Antibiotika sind bei einer Appendizitis, die ohne Komplikationen entfernt wurde, weder prä- noch postoperativ indiziert. Sie sollten vor allem nicht vor Diagnosestellung verabreicht werden, da sie das klinische Bild (Fieber, Leukozytose etc.) verschleiern können. Bei *Komplikationen* einer Appendizitis ist bereits präoperativ eine Antibiotikatherapie indiziert, z. B. Cefotaxim (Claforan®) 3mal 1,0 g i. v. mit Metronidazol (Clont®) 3mal 0,5 g i. v. pro Tag.

9 Ileus

Definition: Je nach Ursache und Lokalisation lassen sich ein *mechanischer* von einem *paralytischen* und ein *Dünndarm-* von einem *Dickdarmileus* unterscheiden. Es besteht eine Transportstörung des Darminhaltes mit Distension und Funktionsstörung des Darmes.
Ätiopathogenese: *Mechanischer Ileus:* Obstruktion (Tumor, entzündliche Stenose, Gallensteine, Fremdkörper, Hämatom), Kompression (Tumor, Zyste), Strangulation, Brucheinklemmung (> 50% der Fälle), Invagination, Volvulus. Häufig werden Blutgefäße komprimiert, so daß Darmwandischämien eintreten können.
Paralytischer Ileus: bakteriell, tryptisch oder toxisch bedingte *Peritonitis*, reflektorisch nach Trauma oder postoperativ, Gallen- und Nierenkoliken, akute Pankreatitis, toxisches Megakolon, ferner metabolisch (Hypokaliämie, Coma diabeticum), Mesenterialarterien- oder -venenthrombose.
Klinik: Die Leitsymptome sind in Tabelle 15.6 zusammengestellt. *Wichtig:* Gefahren bei längerem Bestehen des Ileus: Hypovolämie mit Tachykardie, Blutdruckabfall, Kollapsneigung und *gramnegative Sepsis* (Gefahr des Schocks und/oder der Verbrauchskoagulopathie) infolge Durchwanderungsperitonitis mit Darmkeimen.
Notfalldiagnostik entsprechend den Richtlinien bei akutem Abdomen (s. Kap. 15, 8).

Therapie

Zielsetzung: Entblähung des Darmes, Normalisierung des Wasser- und Elektrolythaushaltes, Beseitigung einer Darmobstruktion oder -atonie. *Wichtig: Ileusverdacht ist stets eine Indikation zu sofortiger Krankenhauseinweisung.*

15 Krankheiten des Magen-Darmtraktes

Tabelle 15.6: Leitsymptome des Ileus

Schmerz
Mechanischer Ileus: krampfartig, meist lokalisiert.
Paralytischer Ileus: keine oder nur leichte, diffuse Schmerzen, solange keine Peritonitis besteht. Bei Peritonitis ausgeprägter, regionaler oder diffuser, abdomineller Spontanschmerz, Abwehrspannung.
Ileus mit Peritonitis: Patient meidet jede Bewegung; Abwehrspannung, starker Druckschmerz.

Darmgeräusche
Mechanischer Ileus: Hyperperistaltik mit lauten, oft klingenden Spritzgeräuschen, evtl. begleitet von sichtbaren Darmsteifungen (Hinweis auf Verschlußlokalisation).
Paralytischer Ileus: keine Peristaltik; „Totenstille".

Meteorismus
Meist Frühsymptom bei Dickdarm- und paralytischem Ileus, bei hohem Dünndarmileus meist fehlend.

Stuhl- und Windabgang
Bei Dünndarmileus anfänglich vorhanden, bei Kolonileus fehlend. Bei blutigem Stuhl Verdacht auf ulzerative Kolitis, Divertikulitis, ischämische Kolitis, Mesenterialinfarkt, Karzinom.

Erbrechen
Je nach Dauer bzw. Höhe oder Ausdehnung des Verschlusses in der Reihenfolge: Mageninhalt, Galle, fäkulentes Erbrechen. Allgemein gilt: je höher der Verschluß, desto früher und stärker das Erbrechen. Bei paralytischem Ileus meist erst nach 24 Stunden, bei Dickdarmileus später.

Palpationsbefund
Mechanischer Ileus: Abdomen anfänglich weich, nicht druckschmerzhaft, später zunehmende Abwehrspannung (peritoneale Reizung).
Paralytischer Ileus: weiches, geblähtes, nicht-druckempfindliches Abdomen, solange sich keine Peritonitis entwickelt.

Allgemeinmaßnahmen

(1) Völlige *Nahrungskarenz.*

(2) Beobachtung und Behandlung *unter Intensivpflegebedingungen.*

(3) *Ausgleich von Störungen des Wasser- und Elektrolythaushaltes* unter Berücksichtigung der durch Absaugen entstehenden Elektrolyt- und Wasserverluste bei der Bilanzierung, meist metabolische Azidose (s. Kap. 10).

(4) *Darmentlastung* durch Duodenalsonde: Zunächst Absaugen von Luft und Flüssigkeit aus dem Magen. Weiterführung der Sonde in den Dünndarm in Rechtsseitenlage. Durch ständige Absaugung Entspannung der geblähten Darmschlingen.

(5) *Antibiotikaschutz:* Präoperativ, aber auch bei konservativem Therapieversuch zur Behandlung bestehender Infekte. Mittel der Wahl: Kombination von Breitbandantibiotika mit Wirkung auf gramnegative Keime, z.B. Azlocillin

(Securopen®) 3 mal 5 g i.v. oder Cefotaxim (Claforan®) 3 mal 2 g i.v. und Gentamicin (Refobacin®), 2 mal 80 mg/Tag, i.m. oder i.v.

Spezielle Therapie des mechanischen Ileus

(1) *Frühzeitige exploratorische Laparotomie* zur Beseitigung des Passagehindernisses, wenn kontinuierliches Absaugen das klinische Bild nicht bessert und/oder Temperatur und Leukozytenzahl ansteigen bzw. peritonitische Symptome auftreten. Vor der Operation sollten Störungen des Wasser- und Elektrolythaushaltes weitgehend ausgeglichen werden.
(2) *Abwartende Haltung* unter ständigem Kontakt mit den Chirurgen, wenn die Obstruktionszeichen postoperativ aufgetreten sind oder eine inkomplete Obstruktion sich unter konservativer Therapie (s. ds. Kap., S. 530 „Allgemeinmaßnahmen") ständig bessert.
Wichtig: Bei mechanischem Ileus sind Prostigmin, Parasympathikolytika und Morphinderivate kontraindiziert.

Spezielle Therapie des paralytischen Ileus

Indikation zum *chirurgischen* Eingreifen bei Peritonitis, (noch operablem) Mesenterialarterienverschluß, sonst stets *konservative* Behandlung nach folgenden Richtlinien:
(1) *Allgemeinmaßnahmen:* s. ds. Kap., S. 530 „Allgemeinmaßnahmen".
(2) *Anregung der Darmperistaltik* durch Neostigmin (Prostigmin®) oder Distigminbromid (Ubretid®) 0,5 mg i.m. oder 0,5–1 mg als langsame i.v. Infusion in 250 ml 0,9%igem NaCl oder Pyridostigmin (Mestinon® 1–2 mg i.m.) über 2 h. Ceruletid (Takus®) 40 μg in 500 ml NaCl 0,9% i.v. (2,5–4 ml/min).
(3) Bei *schwerem Kaliummangel* bewirkt intensive Substitution (Dosierungsrichtlinien s. Kap. 10, 1.3.1) meist schnelle Rückbildung der Ileussymptome.
(4) Ein Versuch der therapeutischen Koloskopie mit wenig Luftinsufflation und Absaugen des Darminhaltes ist gerechtfertigt, vor allem bei der Pseudoobstruktion, bei der es sich um eine passagere Motilitätsstörung mit Ileus-Symptomatik handelt. Anschließend Darmrohr legen, Serumkalium ergänzen und Darmperistaltik anregen (s. [2]).
(5) *Beim Versagen der konservativen Therapie:* Entlastung durch Ileostomie oder Zökostomie, operatives Einlegen der Sonde.

10 Morbus Crohn

Synonyma: regionale Enterokolitis, Ileitis terminalis; granulomatöse Kolitis.
Definition: Unspezifische, granulomatöse, segmentär angeordnete, chronisch-remittierende Darmentzündung unbekannter Genese mit Neigung zur Fistelbildung.
Ätiopathogenese: Die Ursache des M. Crohn ist unbekannt. Von den zahlreichen diskutierten Faktoren wie Infektionen (z. B. mit Mykobakterien), Diät (raffinierte Kohlenhydrate, gehärtete Fette), vermehrte Schleimhautpermeabilität, Rauchen, genetische Faktoren hat sich keiner als alleiniges pathogenetisches Prinzip sichern lassen. Es spricht jedoch viel für eine verstärkte Aktivierung des lokalen mukosalen Immunsystems als pathogenetische Basis der Schleimhautläsionen.

15 Krankheiten des Magen-Darmtraktes

Klinik: Beginn und häufige Lokalisation (ca. ³/₄ der Fälle) im terminalen Ileum („Ileitis terminalis") und Zökum, seltener im Ileum oder Kolon allein (je ca. ¹/₄ der Fälle). Beginn der Erkrankung meist vor dem 30. Lebensjahr, manchmal akut unter dem Bild einer Appendizitis.

(1) *Leitsymptome und -befunde: Durchfälle* (3–5 oder mehr breiige Stühle, meist ohne Blut und Eiter), Druckempfindlichkeit der erkrankten Darmabschnitte, oft kolikartige Schmerzen im rechten und mittleren Unterbauch (klassische Fehldiagnose: „chronische Appendizitis"), Konglomerattumor, Neigung zu analer und enteraler Fistelbildung. *Extraintestinale Krankheitsmanifestationen:* Erythema nodosum, Polyarthritis-Spondylitis ankylopoetica, Sakroileitis, Pyoderma gangraenosum, Iridozyklitis, Chorioiditis, primär sklerosierende Cholangitis, Hepatitis. *Allgemeinerscheinungen:* Schwäche, Anorexie, Gewichtsverlust, subfebrile Temperaturen, hypochrome Anämie, BSG-Erhöhung, Leuko- und Thrombozytose, Dysproteinämie vom Entzündungstyp (↓ Albumin, ↑ α_2- und β-Globuline), erniedrigtes Serumeisen.

(2) *Diagnostische Hinweise:* Unklare, auch oligosymptomatische Erkrankungen mit chronischer Diarrhö oder Analfisteln sind verdächtig auf M. Crohn. *Radiologische Veränderungen:* Zerstörung des Schleimhautreliefs, pflastersteinartige Füllungsdefekte, longitudinale Ulzera, stellenweise bandförmige Stenosen (besonders terminales Ileum) und/oder Fistelbildung (entero-enteral, enterokolisch, rekto-vesikal, entero-vaginal, entero-kutan). Wechsel von erkrankten und nichtbefallenen Darmabschnitten („skip lesions"). *Ileokoloskopie:* Aphthenähnliche Schleimhautläsionen bis zu tiefen, longitudinal verlaufenden Ulzera in relativ normaler Umgebung, Pflastersteinrelief. Oft Analfissuren, perianale und perirektale Fisteln und/oder Abszesse. Bei Verdacht immer Biopsien aus dem Ileum und Kolon.

(3) *Differentialdiagnose:* Der M. Crohn kann auch isoliert das Kolon befallen und muß von der *Colitis ulcerosa* unterschieden werden (s. [2]). *Infektion mit Yersinia enterocolitica* abgrenzen, die dem M. Crohn in der Lokalisation, dem röntgenologischen, endoskopischen und selbst dem histologischen Bild ähnelt, aber durch Stuhlkultur und eine erhöhte KBR erkannt werden kann. Unter der Behandlung mit Tetrazyklinen (Vibramycin 100 mg/Tag) oder auch spontan heilt die Yersiniose nach 1–3 Monaten ab.

Therapie

Therapieziele

Rückbildung der entzündlichen Veränderungen, Erhaltung, u. U. chirurgische Wiederherstellung normaler Passageverhältnisse. Eine spezifische Therapie der Enterocolitis regionalis gibt es bislang nicht. Die Erkrankung kann wegen ihrer Chronizität, ihrer Tendenz zu Stenosierung und Fistelbildung sowie ihrer Rezidivneigung nach Operationen schwierige therapeutische Probleme aufwerfen.

Allgemeine Maßnahmen, Diät

Zwar essen Patienten mit M. Crohn signifikant mehr raffinierte Kohlenhydrate als Normalpersonen, eine kausale Beziehung zum Krankheitsverlauf ist jedoch nicht erwiesen. Dieses gilt auch für gehärtete Fette (Margarine) und schlackenreiche Kost. Wichtig ist die Verhütung bzw. der Ausgleich von Mangelzuständen (Unterernährung, Eiweiß-, Vitamin-, Eisenmangel). Die Patienten ernähren sich aus Furcht vor postprandialen Schmerzen und Durchfällen oft nicht ausreichend. Die Diät entspricht den Richtlinien, die in Tabelle 15.4 (S. 523) für das Malabsorptionssyndrom gegeben sind.

Im akuten Stadium bessert eine *schlackenfreie Diät* („Astronautenkost", Formuladiäten, s. Kap. 9, 3) oder totale parenterale Ernährung über 1–2 Wochen häufig die Symptome und eignet sich daher, die akute Phase mit zu überwinden. Eine Heilwirkung („Ruhigstellung") bei chronischem Verlauf ist nicht erwiesen. Als Substitution bei Unterernährung und Mangelerscheinungen ist sie jedoch geeignet (s. Tab. 15.4).

Zu vermeiden: Grobe und blähende Speisen, besonders bei Stenosen; individuelle Unverträglichkeiten (z. B. Milch) beachten.

Pharmakotherapie

(1) *Glukokortikoide:* Wichtigste Maßnahme im akuten Schub ist die Glukokortikoidtherapie (z. B. Decortin®, Ultracorten®, Ultralan®, Urbason® oder Decortilen®, s. Kap. 3, 3.1 und Tab. 15.7).

(2) *Salazopyrin* (Azulfidine®). Wirkung nicht so sicher wie bei Colitis ulcerosa. Bei Kolonbefall: 3 mal 2 Tbl./Tag oder Olsalazin (Dipentum®) 3 mal 2 Tbl./Tag. Bei Ileum- oder Ileozökalbefall Mesalazinpräparate, die sich bereits im

Tabelle 15.7: Dosierungsschema (Tagesdosis) von Prednisolon bei aktivem M. Crohn

	Prednisolon
Aktivitätsindex[1] > 150	
1. Woche	60 mg
2. Woche	40 mg
3. Woche	30 mg
4. Woche	25 mg
5. Woche	20 mg
6. Woche	15 mg
Bei ausbleibender Besserung in der jeweiligen Dosisstufe verharren bis zum Ansprechen.	
Aktivitätsindex < 150	
7.–12. Woche	10 mg
Bei anhaltender Remission	
über Monate bis zu ½ Jahr	5/10 mg, 0/10 mg alternierend
Bei Kolonbefall Kombination mit Salazosulfapyridin 3 g/Tag oder einem Mesalazinpräparat 1,5–3 g/Tag während der gesamten Behandlungsperiode.	

[1] „Der Aktivitätsindex berücksichtigt subjektive Beschwerden (Zahl der dünnen Stühle, Bauchschmerzen, Allgemeinbefinden) und klinische Befunde (Crohn-assoziierte Symptome, Resistenz im Abdomen, Hkt, Gewicht) und wertet sie durch Multiplikation mit unterschiedlichen Faktoren. Eine Punktzahl > 150 bezeichnet einen aktiven M. Crohn, eine Punktzahl > 350 einen sehr schweren Schub, der in der Regel zur stationären Behandlung zwingt." (Gastroenterology 70 [1976] 439; Formulare zu erhalten von Pharmacia, Erlangen oder Falk Foundation, Freiburg)

distalen Dünndarm lösen (Salofalk®, Claversal®, Asacolitin®, Pentasa®) 1,5 bis 3 g/Tag. Bei schweren Verlaufsformen in Kombination mit Glukokortikoiden.

(3) *Azathioprin:* Mittel der zweiten Wahl bei Therapieresistenz oder Nebenwirkung von Steroiden. Verzögerter Wirkungseintritt erst nach 2–4 Monaten! Die Anwendung anderer Immunsuppressiva beim M. Crohn, wie Methotrexat oder Ciclosporin, ist noch nicht etabliert. Imurek®, 2–3 mg/kg/Tag zunächst in der Kombination mit Prednison (10–20 mg oder nach dem Dosierungsschema Tab. 15.7). Bezüglich Nebenwirkungen s. Kap. 21, 2.1 „Pharmakotherapie".

(4) *Antibiotika:* Antibiotika haben keinen Platz in der Behandlung des unkomplizierten M. Crohn. Lediglich bei Überwucherung mit pathogenen Keimen, z. B. Clostridium difficile, und bei Fisteln wurde bei therapieresistenten Fällen (s. [1] und [2]) ein günstiger Effekt mit Metronidazol (Clont®) 25 mg/kg/Tag beschrieben.

Rezidivprophylaxe

Die medikamentöse Rezidivprophylaxe beim M. Crohn ist weniger effektiv als bei der Colitis ulcerosa. Nach Erreichen der Remission wurde eine günstige Wirkung niedriger Cortisondosen (10 mg Prednison jeden 2. Tag) bis über 1 Jahr beschrieben. Eine gewisse prophylaktische Wirkung hatte auch Mesalazin (Salofalk®; Claversal®; Azacolitin®; Pentasa® 1,5–2,4 g/Tag) bei der postoperativen Prophylaxe, darüber hinaus auch noch Salazosulfapyridin (Azulfidine®) 3 g/Tag. Mit Azathioprin (Imurek®) 1,0–1,5 mg/kg KG tgl. scheint die sicherste Rezidivprophylaxe bei M. Crohn zu erzielen zu sein.

Komplikationen und ihre Behandlung

(1) *Schwere, fulminante Verlaufsform* mit septischen Temperaturen, häufigen Durchfällen und schwerer Beeinträchtigung des Allgemeinbefindens. *Therapie* wie bei akuter, fulminanter, ulzeröser Kolitis (s. ds. Kap., 11.4).

(2) *Bildung von Stenosen, Fisteln, Perforation, Abszessen* stellt früher oder später eine *Operationsindikation* dar, wenn die konservative Behandlung versagt. Auch bei Resektion im Gesunden beträgt die Rezidivquote 50% und mehr.

(3) *Malabsorptions- oder Maldigestionssyndrome:* Ernährung sowie Substitution von Fermenten, Vitaminen, Elektrolyten und Eisen entsprechend Tabelle 15.4 (S. 523).

(4) *Exsudative Enteropathie:* Eiweißreiche (100 g/Tag), salzarme (s. Kap. 10) Kost, mittelkettige Triglyzeride (s. ds. Kap., 6), Bekämpfung des Eiweißmangelödems durch *Saluretika* und *Antikaliuretika* entsprechend der im Kapitel 4 gegebenen Richtlinien.

(5) *Chologene Diarrhö:* Bei Erkrankungen oder Resektion des terminalen Ileums gelangen vermehrt Gallensäuren in das Kolon und verursachen eine Diarrhö. Diese kann durch Bindung der Gallensäuren an Colestyramin (Quantalan®) oft schlagartig gebessert werden: Quantalan® individuell $1/2$–1–2–3 Beutel/Tag, morgens beginnend. Bei ausgedehnten Resektionen von $\geq$ 1 m ist diese Therapie wegen zu starker Gallensäureverluste jedoch kontraindiziert.

11 Colitis ulcerosa

Definition: Unspezifische, entzündliche, ulzerative Erkrankung des Kolons unklarer Genese.
Ätiopathogenese: Die Ursache der Colitis ulcerosa ist unbekannt. Es ließ sich weder eine infektiöse noch eine diätetische Genese sichern. Dagegen sprechen mehrere Befunde für eine Autoimmungenese (verstärkte Expression von HLA-Klasse-II-Antigenen, spezifische Antigene in der Kolonschleimhaut). Ein auffälliges Phänomen ist die Exazerbation oder der Ausbruch der Erkrankung, wenn die Patienten aufhören zu rauchen.
Klinik: Beginn und häufigste Lokalisation (ca. 80%) im Rektum und Sigmoid, von dort Tendenz zum Aufsteigen nach oben. Seltener ist der gesamte Dickdarm befallen. Je nach Lokalisation lassen sich eine *isolierte, hämorrhagische Proktitis*, eine Rektosigmoiditis, eine linksseitige und eine totale Kolitis unterscheiden und vom Verlauf her chronisch-rezidivierende, milde und fulminante Formen. Bei ausgedehntem Kolonbefall und einer Verlaufsdauer über Jahrzehnte ist die Karzinomgefahr erhöht.
Leitsymptome und -befunde je nach Schwere der Erkrankung: Bei isolierter, *hämorrhagischer Proktitis* oft normal geformte Stühle mit Schleim- und Blutauflagerung oder nur Abgang von Schleim und Blut, bei wenig beeinträchtigtem Allgemeinbefinden. Bei *ausgedehnter, chronischer Kolitis* blutig-eitrige Durchfälle, Neigung zu Meteorismus und Tenesmen. Reduktion des Allgemeinzustandes durch Anorexie, Gewichtsverlust, Fieber. Bei *fulminant toxischer Verlaufsform* (toxisches Megakolon) schwerstes Krankheitsbild mit septischen Temperaturen, wäßrig-blutig-eitrigen Durchfällen, Druckschmerzhaftigkeit und Überblähung des Kolons (meist des Transversums), Dehydratation, Hypotonie, Hypoproteinämie, Hypokaliämie, Leukozytose, erhöhte BSG.
Extraintestinale Manifestationen: Kutane (Erythema nodosum, Pyoderma gangraenosum), polyarthritische, hepatische (unspezifische Hepatitis, sklerosierende Cholangitis), ophthalmologische (Iridozyklitis, Uveitis), kardiale (Myokarditis) Beteiligung.
Diagnostische Hinweise: Rektoskopisch: Rötung, vermehrte Verletzlichkeit der Schleimhaut, Ödem, aufgehobene Gefäßzeichnung, granulierte Oberfläche, Erosionen. Die Ausdehnung der Krankheit kann am sichersten koloskopisch festgestellt werden. Im KKE sägezahnähnliche, angenagte Dickdarmkonturen, „Kragenknopfabszesse", Haustrenverlust bei Befall der Muskularis, starrer, verengter Darm bei chronischem Verlauf („Gartenschlauchphänomen"), Pseudopolypen.

11.1 Allgemeine Therapieziele

Sie richtet sich nach der Ausdehnung, Aktivität und Lokalisation des Krankheitsprozesses und der Schwere der durch ihn hervorgerufenen Begleiterscheinungen. Salazopyrin (Azulfidine®, Colopleon®) war das Mittel der Wahl; mit Mesalazin (Salofalk®, Claversal®, Asacolitin®, Pentasa®) und Olsalazin (Dipentum®) lassen sich ähnlich günstige Wirkungen erzielen; bei schweren Verläufen Glukokortikoide. Bei distalem Befall (Proktitis, linksseitige Kolitis) hat die lokale Behandlung (Supp., Schaum, Einlauf) Vorteile gegenüber der oralen Therapie. Die neuen topischen Glukokortikoide mit hohem „First pass"-Effekt in der Leber (z.B. Budesonid) haben den vollen Steroideffekt ohne die systemischen Nebenwirkungen (noch nicht im Handel).

11.2 Hämorrhagische („ulzerative") Proktitis, Rektosigmoiditis

Im Schub lokale Anwendung als Rektalinstillationen: *Glukokortikoide* (Rektalschaum: Colifoam®; Einläufe: Betnesol®). Geringere Nebenwirkungen als bei oraler Therapie bei besserem Therapieerfolg. Nach Ansprechen langsames Ausschleichen über Wochen: alle 2 Tage 1 Klysma. Salazopyrin; Mesalazin (Azulfidine®; Salofalk®-Klysmen). Nach Ansprechen: Rezidivprophylaxe $^{1}/_{2}$–1 Jahr. Bei Einschränkung der Kolitis auf das Rektum ist die lokale Behandlung mit Salofalk®-Suppositorien die Therapie der Wahl. Dosierung: 3 mal 1(–2) Supp./Tag. Dauer und Dosierung der Behandlung richten sich nach dem therapeutischen Erfolg. Bei schlechter Toleranz von Suppositorien oder Klysmen oder bei Therapieresistenz: Colifoam® (kortisonhaltiger Schaum, aber praktisch keine Steroidresorption) 1–2 mal 1 Applikatorfüllung (5 ml) tgl.

11.3 Ulzerative Kolitis
Allgemeine Maßnahmen

(1) *Hospitalisierung:* Über 60% aller Patienten mit Colitis ulcerosa sind und bleiben ambulante Patienten. Bei schweren Verlaufsformen ist eine Hospitalisierung des Patienten zur Einleitung der Therapie zweckmäßig. Die Dauer richtet sich nach der Schwere der Erkrankung (Durchfälle, Fieber, Anämie).

(2) *Diät:* Diätetische Maßnahmen haben keinen Einfluß auf den Verlauf der Kolitis. Es sind die individuellen Unverträglichkeiten zu berücksichtigen. Im übrigen normale, gemischte, kalorienreiche (2500–3000 Kalorien) und eiweißreiche (125–150 g/Tag) Kost.

(3) *Ausgleich von Mangelzuständen:* Kalium- und Eisensubstitution entsprechend Tabelle 15.4. Bei ausgeprägten Anämien Transfusion.

(4) *Stuhlregulierung:* Bei quälenden Diarrhöen, die ungenügend auf Aminosalizylate und Steroidtherapie ansprechen oder in der Initialphase der Behandlung Versuch mit Imodium® 3 mal 1–2 Tbl./Tag. *Wichtig:* Vorsicht mit Imodium®, Tinctura opii und Anticholinergika bei floriden Formen: begünstigt Entwicklung eines toxischen Megakolons. Gelegentlich trotz blutig-schleimiger Abgänge oder distalem Kolonbefall hartnäckige Obstipation. Behandlung mit Quell- und Faserstoffen nach dem empfohlenen Obstipationsschema (s. Kap. 1, 7, Tab. 1.5).

Pharmakotherapie und adjuvante Psychotherapie

(1) *Aminosalizylate:* Basistherapie. Eine Besserung des klinischen Zustandes (Abnahme von Zahl und Blut-Schleimgehalt der Stühle, Temperaturrückgang) tritt oft schon nach einigen Tagen ein, Besserung des rektoskopischen Befundes ist erst nach einigen Wochen zu erwarten. Salazopyrin (Azulfidine®, Colo-Pleon®). Das „klassische" Therapeutikum bei Colitis ulcerosa (3 mal 2 Tbl./Tag). Allerdings relativ häufig *Nebenwirkungen:* Nausea, Erbrechen, Schwindelneigung und/oder allergische Hautreaktionen in ca. 15% der Fälle; ferner reversible männliche Infertilität. Sie treten bei der Behandlung mit Mesalazin (Salofalk®, Claversal®, Asacolitin®, Pentasa®) und Olsalazin (Dipentum®), bei der die Sulfonamidkomponente fehlt, nicht auf, so daß diese Mittel als Alternative zum Azulfidine® empfohlen werden können (3 mal 2 Tbl. à 250 mg bzw.

3 mal 1 Tbl. à 500 mg/Tag). In der akuten Phase kann die Dosis zunächst verdoppelt werden.

(2) *Glukokortikoide: Indikation:* schwerer, progressiver, auf Salazopyrin oder Mesalazin nicht oder ungenügend reagierender Krankheitsprozeß im akuten Schub und/oder extraintestinale Manifestationen (Iridozyklitis, Arthritis, Erythema nodosum, Pyoderma gangraenosum). *Initialdosis:* Dosisäquivalent von 40–60 mg Prednison (Decortin®, Decortilen®, Ultralan®, Ultracorten®, Urbason®) als morgendliche Einzeldosis oder über den Tag verteilt (s. Tab. 15.7). Bei Ansprechen auf die Behandlung gradueller Abbau der Kortikoidtherapie um 10 mg wöchentlich über 1–2 Monate. *Nebenwirkungen und Kontraindikationen* der Glukokortikoidtherapie: Kap. 3, 3.1. Bei Versagen der Steroidtherapie und Kontraindikation gegen Operation wurde in jüngster Zeit eine Therapie mit Ciclosporin A 4 mg/kg KG bis zu 14 Tagen empfohlen.

(3) *Psychotherapie:* Besonders wichtig ist bei dieser chronischen Erkrankung die verständnisvolle, geduldige und anteilnehmende Führung durch den behandelnden Arzt im Rahmen eines engen Vertrauensverhältnisses. Bei ausgeprägter psychischer Störung kann eine Betreuung durch einen Psychotherapeuten empfohlen werden.

(4) *Immunsuppressiva:* Sie sind den Glukokortikoiden und Salazopyrin unterlegen und können bei deren Unverträglichkeit oder Nebenwirkungen als Mittel der 2. Wahl versucht werden (z.B. Imurek®). Dosierung: 2 mg/kg KG oder 100 mg täglich.

(5) *Antibiotika:* bei unkomplizierter Colitis ulcerosa kontraindiziert. Antibiotika bei fulminanter Kolitis und toxischem Megakolon s. Tabelle 15.8.

Tabelle 15.8: Therapie der fulminanten Kolitis und des toxischen Megakolons

1. *Intensivüberwachung* entsprechend Kap. 2 mit Bilanzierung der gastrointestinalen Wasser- und Elektrolytverluste.
2. *Nahrungskarenz, Absaugen* von Luft und Sekret durch nasogastrale Sonde.
3. *Infusionstherapie* der Dehydratation (s. Kap. 10, 1.2), Ausgleich des Kaliummangels (s. Kap. 10, 1.3.1) und anderer Störungen des Elektrolyt- und Säure-Basenhaushaltes. *Wichtig:* Oft sind erhebliche Mengen an Flüssigkeit (> 5 l/Tag) und Kalium (120 mmol/Tag) erforderlich.
Anschließend parenterale Ernährung und Berücksichtigung der gastrointestinalen Verluste (s. Kap. 10, 1.1).
4. Bei Bedarf *Bluttransfusionen.*
5. Sofortige parenterale Gabe von *Glukokortikoiden* (z.B. Solu-Decortin®-H, Hostacortin®-H solubile, Ultracorten®-H „wasserlöslich", 50–100 mg/Tag i.v. in 2 Einzelgaben).
6. Sofortige parenterale Gabe von *Antibiotika,* bevorzugt Cefoxitin (Mefoxitin®), 3×2 g i.v. plus Azlocillin (Securopen®), 3×5 g i.v. bzw. Gentamicin (Refobacin®), initial 6 mg/kg/Tag, dann 3 mg/kg/Tag i.v.
7. *Keine* Parasympatholytika (Verstärkung der Darmatonie). Sedativa oder Narkotika, wenn unumgänglich, nur in kleinen Dosen.
8. Enge Zusammenarbeit mit dem *Chirurgen.* Wenn nach 3tägiger konservativer Therapie keine deutliche klinische Besserung, Operation (Proktokolektomie) erforderlich. Die Letalität des toxischen Kolons steigt mit der Verlaufsdauer.

15 Krankheiten des Magen-Darmtraktes

(6) *Parasympathikolytika:* beseitigen die durch Tenesmen entstandenen Beschwerden gelegentlich, jedoch nicht immer. *Wichtig:* Hohe Dosen können das Auftreten einer Darmatonie oder eines Megakolons begünstigen.

(7) *Rezidivprophylaxe:* Nach eingetretener Remission verhindert oder vermindert die prophylaktische Gabe von Olsalazin (Dipentum®) 1 g/Tag oder Salazopyrin (Azulfidine®) 2–3 g/Tag oder Mesalazin (Salofalk®, Claversal®, Asacolitin®, Pentasa®) 1–1,5 g/Tag im Gegensatz zu Glukokortikoiden das Auftreten des Rezidivs. Dauer der Prophylaxe: 1–2 Jahre, bei oder nach erneuten Rezidiven evtl. lebenslang.

(8) *Operation:* Manche Fälle mit Colitis ulcerosa sprechen auf die konservative Therapie nicht oder nicht ausreichend an oder erleiden häufig Rezidive. In diesen Fällen kann die Erkrankung durch die Entfernung des Kolons geheilt werden. Die Operation hat wegen der Rezidivgefahr immer in einer totalen Prokto-Kolektomie zu bestehen, auch wenn die proximalen Kolonanteile nicht befallen sind. Mit der ileo-analen Anastomose mit Pouch hat man heute trotz Proktokolektomie eine kontinenzerhaltende Operation zur Verfügung. Eine evtl. auftretende Entzündung der Pouch (Pouchitis) kann mit Metronidazol (Clont®) 3mal 400 mg tgl. behandelt werden.

11.4 Fulminante Kolitis, toxisches Megakolon

Die Kolitis kann eine schwere, bisweilen lebensbedrohliche Verlaufsform annehmen. Charakteristika derartiger Schübe sind schwere Durchfälle von mehr als 6–9/Tag, Fieber über 39°C, Tachykardie sowie Anämie, Leukozytose und deutlich erhöhte BSG. Die schwerste und gefährlichste Form der Colitis ulcerosa ist das toxische Megakolon, die toxische Kolondilatation (nur etwa 2% aller Kolitis-Patienten). Sie entwickelt sich meist aus schweren, fulminanten Krankheitsverläufen. Röntgenologisch imponiert eine segmentale oder totale Kolondilatation von 6–10 cm Durchmesser, klinisch Abnahme oder Fehlen der Darmgeräusche mit Übergang zum paralytischen Ileus.

Therapie: Die fulminante Kolitis und das toxische Megakolon sind Notfälle. Behandlung entsprechend Tabelle 15.7.

12 Divertikulose, Divertikulitis

Ätiopathogenese: Bei der Diverticulosis coli prolabiert die Schleimhaut durch die Muskelschicht an den Durchtrittsstellen der Gefäße. Ihre Bildung wird durch Darmwandschwäche und Erhöhung des intraluminalen Druckes (Obstipation) bei ballastarmer Kost begünstigt. Selten vor dem 35. Lebensjahr, im Alter an Häufigkeit zunehmend (im 7. Lebensjahrzehnt ca. 50%). Meist multipel auftretend, bevorzugte Lokalisation im Sigmoid. Aus unbekannten Gründen kommt es in ca. 10% der Fälle zur Entzündung (Divertikulitis) und in etwa 15% zu einer Blutung daraus.

Klinik: Die Divertikulose ist meist ein Zufallsbefund und macht in der Regel erst dann Beschwerden, wenn Komplikationen auftreten.

Akute Divertikulitis: Symptome einer „linksseitigen Appendizitis", die zu einer (in der Regel) gedeckten Perforation führen kann. Druckschmerz, Bauchdeckenspannung, Subileus, Fieber, Leukozytose, erhöhte CRP. Bei rektaler Untersuchung

in 25% Blut im Stuhl. Entzündung meistens durch Bacteroides fragilis und E. coli. Vor Antibiotikagabe Blutkultur abnehmen!
Chronische Divertikulitis: Druck, krampfartige Schmerzen im linken Unterbauch. Dort u. U. tastbarer, druckempfindlicher Tumor. Sekundärkomplikationen: Blutung, Stenose.
Differentialdiagnose: Leistenhernie, Sigmakarzinom, Parametritis, gedrehte Ovarialzyste, Ureterstein links, Mesenterialinfarkt, Volvulus.
Diagnose durch Palpationsbefund, Abdomenleeraufnahme, Oberbauchsonogramm (verdickte Darmwand, Abszeß, gestaute Niere, Ovarialzyste), CT beste Methode zur Erkennung von Peridivertikulitis und Abszessen, vorsichtiger KKE mit Gastrografin® ohne Druck, evtl. Koloskopie, letztere jedoch möglichst nicht bei akuter Divertikulitis (Perforationsgefahr!)
Komplikationen: Blutung, Abszeß, Perforation, Peritonitis, Fistelbildung evtl. in die Blase („Luftschiffer"), Stenose. Mit Ausnahme der Divertikelblutung, die zu 90% innerhalb 3 Tagen spontan steht, stellen alle Komplikationen eine Operationsindikation dar.

12.1 Divertikulose

Die Divertikulose per se erfordert keine Behandlung. Als günstig gilt die Stuhlregulierung durch ballastreiche Kost, da der Druck auf die Darmwand bei steigender Füllung des Darmes herabgesetzt wird (s. Kap. 1, 7, Punkt 6 und 7 des Behandlungsschemas Tab. 1.5). Weizenkleie 3–5 Eßl./Tag in Flüssigkeit oder Joghurt (einschleichend dosieren) oder Präparate mit Quellstoffen aus Psyllium (Muco-Falk®) oder Schale der Plantago ovata (Metamucil®) je 2–3 Teelöffel und viel Flüssigkeit (2 l/Tag) können alternativ eingesetzt werden. Die Divertikel bilden sich nicht zurück, und es ist nicht bewiesen, daß unter diesen Maßnahmen seltener Komplikationen auftreten. Verstärkte körperliche Aktivität soll die Ausbildung weiterer Divertikel bremsen (Gut 36 [1995] 276). Bei Spasmen können vorübergehend Buscopan® oder Duspatal® (1–2 Tbl.) verabreicht werden. Ziel der Behandlung: 1–2 weiche Stühle pro Tag.

12.2 Akute Divertikulitis

Behandlungsziele: Verhütung eines akuten Abdomens und Rückbildung der Entzündung.

(1) Stationäre Aufnahme, Wasser- und Elektrolytbilanzierung, Blutkulturen.
(2) Nahrungskarenz, bei Erbrechen und Ileus Absaugen von Luft und Mageninhalt durch nasogastrale Sonde.
(3) Parenterale Ernährung (s. Kap. 9).
(4) Intravenöse Antibiotikatherapie: Mezlocillin (Baypen®), Piperacillin (Pipril®) 3 mal 4 g/Tag i.v. oder Cefotiam (Spizef®) 2 mal 2 g/Tag i.v., kombiniert mit Metronidazol (Clont®) 3 mal 500 mg/Tag i.v. (Anaerobier).
(5) Parenterale Spasmolytikagabe (z.B. Buscopan®), nach Bedarf mehrmals täglich 1 Ampulle.
(6) *Keine Laxanzien:* Einläufe, wenn unvermeidbar, nur mit großer Vorsicht (Perforationsgefahr!).
(7) Enge Zusammenarbeit mit dem Chirurgen. Bei größerem Abszeß evtl. Drainage, um später einzeitige Resektion mit niedriger Letalität (bei 2%) zu ermöglichen (Letalität der zweizeitigen Resektion 7–10%). Eine Fistel ist eine

absolute OP-Indikation. Bei akutem Abdomen (Perforation) mit Sepsis sofortige OP indiziert.
Nach Abklingen der Entzündung weitere Behandlung s. ds. Kap., 12.1.

12.3 Chronisch-rezidivierende Divertikulitis

Rezidive treten in etwa 25% auf und werden behandelt wie die akute Divertikulitis. Nach 2 Rezidiven sollte die Indikation zur Operation gestellt werden. Die sich wiederholenden Schübe und gedeckte Perforationen führen zu Darmwandveränderungen, entzündlichen Infiltrationen, multiplen Abszessen, Vernarbungen und Stenosen, es ist ein Konglomerattumor im linken Unterbauch tastbar. Die Tendenz geht heute zu einer frühen Operation, bevor sich diese Veränderungen ausgebildet haben. Die konservative Therapie entspricht derjenigen der Divertikulose (s. ds. Kap., 12.1) und des irritablen Kolons (s. ds. Kap., 4).

13 Akute Darmblutung (Hämatochezie)

Definition: Abgang von hellrotem, geronnenem Blut (Hämatochezie), aber auch von Teerstuhl (Meläna) bei längerer Verweildauer des Blutes im Kolon und Zersetzung durch Bakterien je nach Blutungslokalisation, Menge und Passagegeschwindigkeit. Sie ist seltener als die obere gastrointestinale Blutung (Verhältnis 1:10).
Ätiopathogenese: Die wichtigsten Blutungsquellen sind Hämorrhoiden, angeborene oder erworbene Gerinnungsstörungen, Angiodysplasie, Kolondivertikel, Kolontumoren, faktitive Verletzungen (durch Einläufe, Thermometer), Colitis ulcerosa, M. Crohn, Dünndarmtumoren, Hämangiome, Meckelsche Divertikel. Zustand nach endoskopischer Polypektomie oder Gummibandligatur von Hämorrhoiden. *Wichtig:* Bei massiver Blutung aus dem oberen Magen-Darmtrakt kann ebenfalls rotes Blut per anum abgehen. „Roter Stuhl" auch durch rote Bete und schwarzer Stuhl durch Heidelbeeren und Medikamente (Eisen, Kohle, Wismut).
Diagnostisches Vorgehen:
(1)   Digitale Untersuchung (Blut am Fingerling? Mit Stuhl Hämokkult-Test),
(2)   Rektoskopie, Proktoskopie,
(3)   Ösophagogastroduodenoskopie,
(4)   Koloskopie,
(5)   Angiographie (nur aussichtsreich, wenn > 2 ml Blut/min ins Darmlumen gelangen),
(6)   radioaktiv markiertes Technetium i.v. und Untersuchung mit Gammakamera. Kein Kolonkontrasteinlauf, da er nur Hinweise (z.B. Divertikel), aber keine Sicherheit gibt, viele Blutungsquellen übersehen werden (Angiodysplasien) und sowohl Angiographie wie Tc-Scan behindert und eine notwendig werdende Operation des Dickdarms erschwert.

Therapie

Sofortmaßnahmen in der Praxis bei schwerer Darmblutung

(1)   Bei Kollaps- und Schockgefahr venöser Zugang und i.v. Infusionen von Hydroxyäthylstärke (HAES-steril 6%) oder isotoner Vollelektrolytlösung (z.B. Sterofundin®, Tutofusin® o.ä.), s. auch ds. Kap., 1.
(2)   Telefonische Anmeldung im Einweisungskrankenhaus (Blutbank, chirurgisches Konsil).

(3) Transport ins Krankenhaus. Bei Schockgefahr oder schwerer, rezidivierender Blutung Transport unter Begleitung des Arztes.

Sofortmaßnahmen im Krankenhaus
(1) Venöser Zugang, Labor: Hb, Hkt, Leuko- und Thrombozyten, Elektrolyte, Kreatinin, Gerinnungsstatus, Blutgruppe, Säure-Basen-Status, Laktat.
(2) 3–5 Blutkonserven kreuzen.
(3) Infusions- und/oder Transfusionstherapie entsprechend klinischem Befund (s. Tab. 15.1). Bis Blut transfundiert werden kann, evtl. Gabe von Plasmaexpander (HAES-steril 6%) oder Humanalbumin 5%.
(4) Sedierung, falls erforderlich (Diazepam®, Tranxilium® 5 mg i.v.).
(5) Digitale Untersuchung, Rektoskopie. Wenn negativer Befund:
(6) Ösophagogastroduodenoskopie; selektive Angiographie oder rasche Vorbereitung zur Koloskopie: Freispülen des Kolons über Magensonde mit 4 l Goletely-Lösung (Klean Prep®) in 2 h und 20 mg Paspertin® i.v.; 2–3 h nach Goletely-Gabe koloskopieren! (Zusammensetzung der Goletely-RSS: [mval/l] Na^+ 65; K^+ 5; Cl^- 53; HCO_3^- 17; PEG [MG 3350] 105 g/l; Gastroenterology 98 [1990] 11).
(7) Chirurgisches Konsil. In seltenen Fällen kann die Blutungsquelle nicht sicher geklärt werden, zwingt aber zur Operation. Hierbei kann die intraoperative Endoskopie, z.B. durch Dünndarmöffnung (Koloskop einführen und Vorschieben durch Operateur), behilflich sein.

Kausale Therapie
Je nach Art des Grundleidens konservatives oder chirurgisches Vorgehen.

14 Chronische Obstipation

(s. Kap. 1, 7)

15 Hämorrhoidalleiden

Definition: Hämorrhoiden sind schwammige, blutreiche, von Rektumschleimhaut überzogene, indolente Knoten unmittelbar vor der Linea dentata.
Ätiopathogenese: In Deutschland hat sich die Anschauung von Stelzner et al. (1962) durchgesetzt, daß es sich um Hyperplasien und Ektasien eines Schwellkörpers, des Corpus cavernosum recti handelt. Er ist als Teil des Kontinenzorgans wesentlich an der Verschlußfunktion des Schließapparates beteiligt. Prädilektionsstellen der Hämorrhoiden sind die Einmündung der zuführenden arteriellen Gefäße aus dem inneren Hämorrhoidalplexus bei 2,5 und 9 Uhr in Knie-Ellenbogenlage (3, 8, 11 Uhr in Steinschnittlage). Die Hämorrhoidalknoten sind nicht schmerzempfindlich. Berührung, Nadelstiche und Fassen mit der Pinzette werden nicht wahrgenommen. Es sind die sekundären Erscheinungen, die das Vorhandensein von Hämorrhoiden zum Hämorrhoidalleiden machen können: Brennen, Jucken, Blutung.
Klinik: Entsprechend ihrer Größe und ihrem Verhalten beim Pressen unterscheidet man vier Stadien:

15 Krankheiten des Magen-Darmtraktes

Grad I: Die Hämorrhoiden sind nur endoskopisch und nicht digital zu erfassen, sie prolabieren ins Protoskop. Häufigste Form (70% aller Erwachsenen über 30 Jahre); es besteht Blutungsneigung.
Grad II: Hämorrhoiden prolabieren beim Pressen bis zum Analrand und darüber hinaus, retrahieren sich aber spontan wieder. Blutungsneigung; oft Nässen.
Grad III: wie II, aber keine spontane Retraktion, jedoch digital reponierbar. Blutungsneigung geringer, da beginnende Fibrosierung.
Grad IV: wie III, jedoch nicht mehr reponibel wegen Fibrosierung.
Synonyme für Grad II–IV: Analprolaps.
Äußere Hämorrhoiden (selten) gehen vom Plexus venosus rectalis inferior aus (häufig falsche Bezeichnung für Prolaps oder andere anale Knoten [s. unten]).
Symptome: Hämorrhoiden per se machen keine Beschwerden. Erst vaskuläre Stauung und entzündliche Veränderungen führen zum Hämorrhoidalleiden mit vermehrtem Feuchten in der Analregion, Nässen mit sekundär mazerierter Haut, Sekundärinfektion und Ekzem, Schmerzen und Blutung. Durch die Eröffnung der oberflächlichen Schleimhautkapillaren ist das Blut hellrot, dem Stuhl aufgelagert, oder es wird am Toilettenpapier bemerkt, oder es tropft Blut nach der Defäkation ab. *Differentialdiagnose:* Häufig werden alle Knoten in der Analregion pauschal als „Hämorrhoiden" bezeichnet. Das wichtigste Differenzierungsmerkmal ist die Tatsache, daß Hämorrhoiden von Schleimhaut überzogen sind. Andere Knoten im Analbereich: Mariskien (Hautlappen), von Epidermis bedeckt; perianale Thrombose (meist plötzlich entstehender livider, prall elastischer, schmerzhafter Knoten); Vorpostenfalte bei Analfissur (infiltrierter, schmerzhafter Zapfen, in den die Fissur ausläuft); Condylomata accuminata (Feigwarzen, einzelstehende oder rasenförmig angeordnete Papeln); Analkarzinom (sehr selten, indolenter, evtl. exulzerierter Knoten); Analfibrom (nach außen prolabierte hypertrophe Analpapille).

Therapie

Hämorrhoiden erfordern keine Behandlung, wenn sie keine Beschwerden machen. Mit den zahlreichen Hämorrhoidensalben und -zäpfchen lassen sich sekundäre Beschwerden lindern oder bessern, die Hämorrhoiden selbst werden nicht beseitigt. Die Hämorrhoidentherapie umfaßt die Sklerosierung, die Gummibandligatur und die Infrarotkoagulation. Hinzu kommen allgemeine Maßnahmen. *Wichtig:* Keine Hämorrhoidenbehandlung wegen Blutung ohne vorherigen Ausschluß eines Rektumkarzinoms.

Allgemeine Maßnahmen

Stuhlregulierung durch Faser- und Ballaststoffe (z. B. 1–2× täglich 1–2 Eßl. Weizenkleie) zum Vermeiden von starkem Pressen. Vorsichtige, aber gründliche Reinigung der Analregion nach dem Stuhlgang mit weichem Schwamm oder Lappen und Wasser statt des Toilettenpapiers. Danach sorgfältig abtrocknen. Einlegen eines Salbenlappens (Kompressen 10×10 cm) mit abdeckender Salbe bzw. Paste (Zinkpaste, Penatencreme) zum Vermeiden des Feuchtens und Nässens.

Symptomatische Behandlung

Durch die Einlage von Analtampons mit Mullstreifen (Sagittaproct®, Faktu®) in den Analkanal kann ein Rückgang von Stauung und entzündlicher Schwellung gefördert werden. Bei den vielen auf dem Markt befindlichen Hämorrhoidalsalben ist zu bemerken, daß sie die Hämorrhoiden gar nicht erreichen. Es werden die perianalen Sekundärsymptome behandelt. Cortisonhaltige Salben können, wenn sie über Wochen und Monate angewandt werden, selbst zu sekundären Hautschäden führen. Sie sollten in der Regel nicht länger als 2–3 Wochen verwendet werden.

Sklerosierungsbehandlung
Durch das Proktoskop wird mit einer speziellen Nadel das Sklerosierungsmittel oberhalb des oder in den Hämorrhoidalknoten injiziert. Dadurch wird die Blutzufuhr abgedrosselt und das Gewebe fibrosiert.
Methode nach Bensaude: Injektion von 0,5–1 ml Natriumtetradexylsulfat, Polidocanol (Aethoxysklerol 4%) oder des jodhaltigen Varigloban® submukös in die Basis der Knoten. 2–3 Sitzungen in 1–4wöchigen Intervallen.
Methode nach Blanchard: Injektion von ca. 10 ml einer 5%igen Phenollösung in Mandelöl submukös proximal der Knoten, bis die Schleimhaut abblaßt. 1–3 Sitzungen.

Gummibandligatur nach Barron
Bei dem Ligaturinstrument wird ein Gummiband über eine Hülse von 1 cm Durchmesser gestreift, die Hämorrhoide in die Hülse hineingesaugt und das Gummiband über den Knoten geschoben. Die Hämorrhoide wird nekrotisch und fällt nach 1–2 Tagen ab. Seltene Komplikationen sind Blutungen und Sepsis. Bei ausreichendem Abstand zur Linea dentata ist die Methode schmerzlos.

Infrarotkoagulation nach Neiger
Ein Infrarotstrahl wird durch einen Lichtleiter durch das Proktoskop oberhalb des Hämorrhoidalknotens auf die Schleimhaut gesetzt. Hierdurch wird in einem umschriebenen Bezirk Schleimhaut und darunterliegendes Gewebe koaguliert. 2–5 Sitzungen in Abständen von 3–4 Wochen.

Operation
In der Regel werden heute die 3-Zipfel-Methode nach Milligan-Morgan und eine Modifikation nach Parks durchgeführt. Für die Behandlung von Hämorrhoiden I. Grades eignet sich die Sklerosierung und besonders bei größeren Hämorrhoiden die Gummibandligatur. Hämorrhoiden II. Grades werden mit der Gummibandligatur und eventuell mit Sklerosierung behandelt. Bei Hämorrhoiden III. Grades kann eine Gummibandligatur und Sklerosierung versucht werden, sonst Hämorrhoidektomie. Bei Hämorrhoiden IV. Grades Operation, Versuch einer Sklerosierungsbehandlung zur Verringerung der Beschwerden. Bei Schwangeren sollte die Hämorrhoidalbehandlung möglichst konservativ und operativ erst postpartal durchgeführt werden. Vorsicht auch bei dekompensierter Leberzirrhose, da Hämorrhoiden Teil des Pfortaderumgehungskreislaufes sind!

16 Gastrointestinale Tumoren

(s. Kap. 20, 2.4)

16 Krankheiten der Leber, des Pankreas und der Gallenwege

(K.-H. Meyer zum Büschenfelde, T. Poralla, H. J. Weis und K. Ewe)

1	**Erkrankungen der Leber** (K.-H. Meyer zum Büschenfelde und T. Poralla)	545		
1.1	Akute Virushepatitis	545		
	Allgemeine Maßnahmen	547		
	Pharmakotherapie	548		
	Nachbehandlung	549		
	Infektionsprophylaxe	549		
	Allgemeine hygienische Maßnahmen	549		
	Immunprophylaxe der Hepatitis A	550		
	Immunprophylaxe der Hepatitis B (und damit auch D)	550		
	Prophylaxe der Hepatitis C	552		
1.2	**Akutes Leberversagen**	552		
	Allgemeine Maßnahmen	553		
	Spezielle Maßnahmen	554		
1.3	**Chronische Hepatitis**	555		
	Allgemeine Maßnahmen	558		
	Medikamentöse Therapie bei chronischer Hepatitis B	558		
	Medikamentöse Therapie bei chronischer Hepatitis C und D	559		
	Medikamentöse Therapie bei autoimmuner CH	560		
1.4	**Leberzirrhose**	560		
	Allgemeine Maßnahmen	562		
	Pharmakotherapie	562		
	Lebertransplantation	563		
1.5	**Besondere Formen der Leberzirrhose**	564		
1.5.1	Primär biliäre Zirrhose (PBC)	564		
	Symptomatische Therapie	564		
	Prophylaxe der Komplikationen	565		
	Lebertransplantation	566		
1.5.2	Primär sklerosierende Cholangitis	566		
1.5.3	Hämochromatose	566		
1.5.4	Morbus Wilson	567		
1.6	**Komplikationen bei Leberzirrhose**	568		
1.6.1	Aszites	568		
	Allgemeine Maßnahmen	569		
			Spezielle Maßnahmen	569
		1.6.2	**Spontane bakterielle Peritonitis**	571
		1.6.3	Portale Hypertension – Ösophagusvarizenblutung	571
			Allgemeine Maßnahmen	572
			Spezielle Maßnahmen bei gesicherter Ösophagusvarizenblutung	572
			Rezidivprophylaxe bei Ösophagusvarizenblutung	574
		1.6.4	**Hepatische Enzephalopathie**	575
			Allgemeine Maßnahmen	576
			Spezielle Maßnahmen	576
		1.6.5	**Gerinnungsstörungen**	578
			Allgemeine Maßnahmen	578
			Spezielle Maßnahmen	578
		1.6.6	**Nierenfunktionsstörungen, sog. hepatorenales Syndrom**	579
		1.7	**Alkoholische Leberschäden**	580
		1.8	**Toxische Leberschäden**	581
		1.9	**Hyperbilirubinämie**	582
		1.10	**Leberfunktionseinschränkungen bei Stoffwechselerkrankungen**	582
		1.11	**Lebertumoren**	583
		1.11.1	Leberzelladenome	583
		1.11.2	Hämangiome	583
		1.11.3	Fokal-noduläre Hyperplasie	583
		1.11.4	Primäres Leberzellkarzinom	583
		1.12	**Arzneimitteltherapie bei Lebererkrankungen** (s. Kap. 8, 3)	584
		2	**Erkrankungen des Pankreas** (H. J. Weis und K. Ewe)	584
		2.1	**Akute Pankreatitis**	584
			Therapie der akuten Phase	585
			Vorgehen	585
			Komplikationen bei schwerem Verlauf und ihre Therapie	588
			Operationsindikationen	589
			Therapie in der Wiederherstellungsphase	589
		2.2	**Chronische Pankreatitis**	590
		3	**Erkrankungen der Gallenblase und Gallenwege** (H. J. Weis und K. Ewe)	593

3.1	Cholelithiasis	593
	Therapie der Gallenkolik	594
	Cholezystektomie	595
	Medikamentöse Gallenstein- auflösung	596
	Maßnahmen vor Therapiebeginn	596
	Durchführung der Cholelitholyse	596

	Cholelitholyse mit MTBE	597
	Therapie der Choledocholithiasis	597
	Cholelithotripsie	598
	Voraussetzungen	598
	Durchführung	598
3.2	**Cholezystitis**	598
3.3	**Cholangitis**	600

Notfälle:
Akutes Leberversagen (ds. Kap., 1.2)
Akute Pankreatitis (ds. Kap., 2.1)

Hepatische Enzephalopathie (ds. Kap., 1.6.4)
Ösophagusvarizenblutung (ds. Kap., 1.6.3)
Spontane bakterielle Peritonitis (ds. Kap., 1.6.2)

---

1 Erkrankungen der Leber
(K.-H. Meyer zum Büschenfelde und T. Poralla)

1.1 Akute Virushepatitis

Definition: Akute, diffuse Entzündung der Leber, induziert durch Viren.

Ätiopathogenese: Hepatitisviren im engeren Sinne sind das Hepatitis-A- (HAV), Hepatitis-B- (HBV), Hepatitis-C- (HCV), Hepatitis-D- (HDV) und Hepatitis-E-Virus (HEV); darüber hinaus existieren noch weitere (Nicht-A-, Nicht-B-, Nicht-C-) Hepatitisviren. Hierzu gehören die erst kürzlich charakterisierten Hepatitisviren GB-A, GB-B und GB-C. Es handelt sich um RNS-Viren, die parenteral übertragbar sind und auch zu chronischen Verläufen führen können. Über ihre Häufigkeit in Europa liegen ebenso wie über eventuelle Therapiemöglichkeiten noch keine Erkenntnisse vor. Zu den Hepatitisviren im weiteren Sinne gehören Erreger, bei denen die Hepatitis nicht regelmäßig auftritt oder klinisch nicht im Vordergrund steht (insbesondere Zytomegalie-, Herpes-, Epstein-Barr-, Mumps-, Coxsackie- und Gelbfieber-Infektionen).

(1) *HAV*: RNS-Virus, Übertragung fäko-oral, Inkubationszeit 2–7 Wochen, keine Virusdauerträger, keine chronischen Verläufe, fulminante Verläufe um 1‰, Auftreten sporadisch und epidemisch. Virus hinterläßt lebenslange Immunität.

(2) *HBV*: DNS-Virus, Übertragung durch Blut- und Blutbestandteile (Nadelstichverletzung, Drogenabusus), Sexualkontakte sowie perinatal (vertikale Transmission auch durch e-Antigen negative, chronisch infizierte Mütter!). Inkubationszeit 4 Wochen bis 6 Monate, chronische Verläufe bei 5–10%, fulminante bei 0,5–1%, hohe Prävalenz in Südafrika und Ostasien, weltweit ca. 250 Millionen Infizierte.

(3) *HCV*: RNS-Virus, parenterale Übertragung wie bei HBV, häufigster Erreger von Posttransfusionshepatitiden, stark verbreitet unter Drogenabhängigen, Übertragung bei Sexualkontakt und vertikale Transmission seltener als bei HBV, Infektionsmodus häufig nicht eruierbar („sporadische Fälle"). Inkubationszeit 2 Wochen bis 6 Monate, chronische Verläufe bei etwa 70%, fulminante bei ca. 0,5%.

(4) *HDV*: Defektes RNS-Virus, das die Hülle des HBV (HBsAg) benutzt. Erkrankung daher nur bei gleichzeitiger (simultan) oder vorbestehender HBV-Infektion (Superinfektion) möglich. In Deutschland im wesentlichen auf Personen aus dem Mittelmeergebiet, Drogenabhängige und Hämophile beschränkt, Übertragung wie bei HBV, chronische Verläufe bei 20–50%, fulminante bei 1–25%.

16 Krankheiten der Leber, des Pankreas und der Gallenwege

(5) *HEV:* RNS-Virus mit bevorzugter geographischer Verbreitung in Ostafrika, Indien und angrenzenden Gebieten sowie Mittelamerika, Übertragung fäko-oral, besonders durch kontaminiertes Trinkwasser. Gefürchtet ist die hohe Rate fulminanter Hepatitiden bei Schwangeren (ca. 25%), denen deshalb von Reisen in die genannten Gebiete dringend abzuraten ist, keine chronischen Verläufe.

Entscheidend für den Verlauf einer Virushepatitis sind Immunreaktionen der Betroffenen und darüber hinaus auch besondere Eigenschaften der Erreger (insbesondere Virusmutanten).

Klinik: *Leitsymptome und -befunde:* Klinisch lassen sich die Virushepatitiden nicht unterscheiden. Prodromalstadium mit unspezifischen Symptomen wie subfebrilen Temperaturen, grippalen Symptomen, Juckreiz, Appetitlosigkeit, Übelkeit, Druckschmerz im rechten Oberbauch, Arthralgien (5–20%), seltener flüchtige Exantheme. Im Manifestationsstadium: Ikterus, dunkel verfärbter Urin und heller Stuhl, Leber vergrößert und druckempfindlich, Milz kann vergrößert sein, Krankheitsdauer 4–8 Wochen. *Laborbefunde:* Bilirubin (überwiegend direktes) gering bis stark erhöht, aber insbesondere bei Hepatitis C häufig auch anikterische Verläufe mit normalem Bilirubin, Transaminasen in der Regel stark erhöht bis 3000 U/l, GPT stärker erhöht als GOT, DeRitis-Quotient < 1, alkalische Phosphatase und γ-GT nur initial und bei cholestatischen Verläufen erhöht. Serumeisen erhöht, Gerinnungsfaktoren bei unkomplizierten Verläufen nicht verändert, bei schweren Verläufen Abfall von Faktor VII und V und später des Quick-Wertes auf kritische Spiegel < 20%. *Blutbild:* Relative Lymphozytose mit atypischen Zellen.

Besondere Verlaufsformen:
- *Anikterische Hepatitis:* nicht selten, vor allem bei HBV und HCV.
- *Cholestatische Hepatitis:* Schwer verlaufende Hepatitis mit starker Hyperbilirubinämie und Anstieg der Cholestaseenzyme. Differentialdiagnose gegenüber intrahepatischer Cholestase aus anderer Ursache kann schwierig sein.
- *Protrahiert verlaufende Hepatitis:* Transaminasen über einen Zeitraum von mehr als 3 Monaten erhöht. Fließende Übergänge zur chronischen Hepatitis.
- *Subakute Hepatitis:* Schwere, progrediente Verlaufsform, bei der innerhalb von Wochen Aszites, Leberversagen und letaler Ausgang drohen.
- *Fulminante Hepatitis:* Seltene Verlaufsform mit zunehmender Leberinsuffizienz und Enzephalopathie wenige Tage bis zu 3 Wochen nach Krankheitsbeginn. Mortalität bei konservativer Intensivtherapie etwa 80%.

Extrahepatische Manifestationen: Serumkrankheitsähnliche Bilder im Prodromalstadium mit Arthralgien oder Arthritis bzw. makulösen und urtikariellen Exanthemen. Im Kindesalter membranöse Glomerulonephritis bei Hepatitis-B-Infektionen. 30–50% der Fälle von Panarteriitis nodosa sind HBV-induziert (Immunkomplexkrankheit). Seltene Organmanifestationen: Myokarditis, Meningitis, Pankreatitis, Thrombopenie und aplastische Anämie. Die überwiegende Mehrzahl der essentiellen gemischten Kryoglobulinämien ist ursächlich mit einer (chronischen) HCV-Infektion assoziiert.

Serologische Diagnostik: Nachweis von Virusantigenen bzw. korrespondierenden Antikörpern (mittels Enzym-[ELISA] bzw. selten noch Radioimmuno[RIA]-assays) und Nachweis der Virusnukleinsäuren (bei Hepatitis B routinemäßig im Dot-Blot-Verfahren, bei Hepatitis B, C, D und E bei speziellen Fragestellungen mittels Polymerasekettenreaktion [PCR]).
- *Hepatitis A:* frische Infektion durch Anti-HAV-IgM charakterisiert, Anti-HAV-IgG kann lebenslang persistieren.
- *Hepatitis B:* Akute Krankheitsphase charakterisiert durch HBsAg, HBeAg und Anti-HBc i. S., Abnahme von HBsAg i. S. und Serokonversion von HBeAg nach Anti-HBe typisch für unkomplizierten Verlauf mit Ausheilung der Erkrankung. Persistenz von HBsAg und HBeAg länger als 13 Wochen Hinweis auf Ent-

wicklung chronischer Verläufe. Bei atypischen Verlaufsformen können Virusmutanten (z. B. Mutante im Bereich der Prä-C-Region, die zu einem Defekt der e-Antigenproduktion führt und bei e-Antigen-negativen Patienten fulminante Verläufe induzieren kann) vorliegen, die mittels PCR identifizierbar sind. Anti-HBc kann bei einem kleinen Teil der Patienten (u. a. auch solchen mit fulminanter Hepatitis B) den einzigen serologischen Marker darstellen.
- *Hepatitis C:* Antikörpernachweis mittels ELISA der 2. oder 3. Generation, wobei positive Befunde insbesondere bei Fehlen typischer Risikofaktoren (z. B. i. v. Drogenabusus) durch einen Bestätigungstest (RIBA) überprüft werden sollten. Antikörper sind nach Infektion erst mit ca. 2-, in Einzelfällen 6monatiger Latenz nachweisbar, bei immundefizienten Patienten kann die Antikörperbildung auch ausbleiben. Infektionsnachweis dann nur durch PCR möglich, die als einziges Verfahren bei chronisch Infizierten auch den Nachweis einer noch fortbestehenden Virusreplikation und damit fortschreitenden entzündlichen Aktivität sowie Infektiosität gestattet und durch Modifikationen auch über die Menge der im Serum vorhandenen RNS Aufschluß geben kann (s. ds. Kap., 1.3).
- *Hepatitis D:* Neben den Zeichen der HBV-Infektion (HBsAg) Anti-D im Serum nachweisbar. Weiterführende serologische Diagnostik in unklaren Fällen durch Anti-D-IgM oder PCR in Speziallaboratorien. Verdächtig auf D-Infektion sind insbesondere rasch progrediente Verläufe.
- *Hepatitis E:* Antikörpernachweis (Anti-HEV), in besonderen Fällen RNS-Nachweis (PCR).

Therapie

Allgemeine Maßnahmen

(1) *Bettruhe:* Solange die Patienten sich subjektiv beeinträchtigt fühlen, ist Bettruhe angebracht, die jedoch keinen nachgewiesenen Einfluß auf den Krankheitsverlauf hat. Patienten dürfen zum Waschen und zu den Mahlzeiten aufstehen.

(2) *Diät:* Das Essen soll ansprechend, leicht verdaulich und ausgewogen sein. Spezielle Vorschriften, wie besonders eiweißreiche Diät, sind nicht erforderlich (Ausnahme: fulminante Hepatitis, s. ds. Kap., 1.2 „Allgemeine Maßnahmen").

(3) *Isolierung von Patienten mit Hepatitis:* Solange die Ursache einer akuten Hepatitis unbekannt ist, sind die Patienten zu isolieren (Einzelzimmer, separate Toilette, sorgfältige Händedesinfektion, Einmalhandschuhe bei möglichem Kontakt mit Ausscheidungen oder Blut). Allerdings besteht die höchste Infektiosität der *Hepatitis A* im Prodromalstadium, die Virusausscheidung im Stuhl verschwindet bereits einige Tage nach Krankheitsausbruch. Isolierungsmaßnahmen können daher eine Woche nach Auftreten des Ikterus aufgehoben werden.

Die Virämie bei Patienten mit akuter *Hepatitis B* ist ebenfalls vor Krankheitsausbruch am stärksten und hält möglicherweise bis zur Serokonversion von HBeAg nach Anti-HBe, spätestens jedoch bis zur Elimination von HBsAg an. Für Familienangehörige (ausgenommen Sexualpartner) oder Mitpatienten im Krankenhaus besteht angesichts des parenteralen Übertragungsmodus kein nennenswert erhöhtes Infektionsrisiko.

Für die *Hepatitis C* gelten dieselben Verhältnisse. Ärztliches und pflegerisches Personal ist besonders bei Blutentnahmen und Injektionen gefährdet. Ein größeres Infektionsrisiko als bei akuten Hepatitiden geht von chronischen

Hepatitis-B- und -C-Trägern aus, die in hohem Prozentsatz asymptomatisch sind. Einzelunterbringung von Patienten mit Hepatitis B oder C ist in der Regel (Ausnahme z. b. verhaltensgestörte Patienten) nicht erforderlich, prophylaktische Maßnahmen bei möglichem Kontakt mit Blut oder Körpersekreten sind dagegen besonders wichtig (Einmalhandschuhe, Vermeidung von Nadelstichverletzungen etc.).

Pharmakotherapie
Auf Infusionen mit Lävulose-Lösungen und Medikamente wie Vitamine der B-Gruppe, essentielle Phospholipide, Orotsäure, Cholin, Silymarin u. a., die als sog. Leberschutztherapie empfohlen werden, sollte wegen ihrer nicht erwiesenen Wirksamkeit verzichtet werden. Mit der Gabe von möglicherweise hepatotoxischen Medikamenten sollte man sehr zurückhaltend sein (s. Tab. 16.1); auch sollte Alkohol gemieden werden. Bei schwerem Verlauf (Transaminasen über 1000 U/l) kann eine prophylaktische Therapie mit Lactitol oder Lactulose empfohlen werden (s. ds. Kap., 1.6.4 „Spezielle Maßnahmen").
Kortikosteroide sind bei der akuten Hepatitis nicht indiziert, da sie chronische Verläufe begünstigen. Lediglich bei den seltenen, schweren, protrahiert verlaufenden cholestatischen Hepatitisformen mit Bilirubinerhöhung über 30 mg/dl kann eine kurzfristige Steroidtherapie erwogen werden.
Wegen ihrer hohen Neigung zur Chronizität ist bei der akuten Hepatitis C die Gabe von α-Interferon (3mal 3, wahrscheinlich noch besser 3mal 5 Mio. E./Woche s.c. über 24 Wochen) bei Patienten, bei denen nach einmonatigem Krankheitsverlauf die Transaminasen noch erhöht sind bzw. noch HCV-RNS im Serum nachweisbar ist, wahrscheinlich empfehlenswert. Die vorliegenden Erfahrungen an noch kleinen Patientenzahlen rechtfertigen derzeit allerdings noch keine allgemeine Therapieempfehlung, für die bei dieser Indikation auch noch keine offizielle Zulassung vorliegt. Für alle anderen akuten Hepatitiden ist diese Therapie nicht indiziert.

Tabelle 16.1: Auswahl von Medikamenten, die besonders häufig zu Leberschäden führen

α-Methyldopa	Phenothiazine
Ajmalin	Phenylbutazon
Azathioprin	Probenecid
Chlorambuzil	Propylthiouracil
Chlorpromazin	Rifampicin
Diphenylhydantoin	Sulfonamide
Erythromycin	Sulfonylharnstoffe
Halothan	Synthetische Androgene
Isoniazid	Synthetische Gestagene
6-Mercaptopurin	Synthetische Östrogene
Methotrexat	Tetracycline
Monoaminooxidasehemmer	Thiamazol
Paracetamol	Trimethoprim
Phenobarbital	Trizyklische Antidepressiva

Wichtig ist die sorgfältige Kontrolle der klinischen und laborchemischen Parameter (rasche Abnahme der Lebergröße oder Abfall der Gerinnungsparameter sind prognostisch dubiös, dann ggf. Einleitung therapeutischer Maßnahmen wie bei fulminanter Hepatitis).

Nachbehandlung

Die akute *Hepatitis A* geht nicht in chronische Verläufe über, dies gilt auch für die Hepatitis E. Nachuntersuchungen mit Kontrolle der Leberwerte sind lediglich bis zur Normalisierung der biochemischen Parameter angezeigt. Die akute *Hepatitis B* darf als ausgeheilt angesehen werden, wenn innerhalb von 3 Monaten HBeAg und HBsAg aus dem Serum eliminiert sind und die Enzymaktivitäten im Normbereich liegen. Ein chronischer Verlauf muß angenommen werden, wenn HBsAg mehr als 13 Wochen im Serum persistiert; nur bei wenigen Patienten kommt es noch danach im Laufe von 12 Monaten zur Viruselimination. HBsAg-Träger sollten unabhängig davon, ob sie HBeAg- oder Anti-HBe-positiv sind, je nach Aktivität des Krankheitsbildes in 4-, 8- bzw. 12-Wochen-Intervallen klinisch und biochemisch überwacht werden. Eine Leberbiopsie ist bei einer Persistenz des HBsAg länger als 13 Wochen sowie bei atypischen Verlaufsformen indiziert. Bei Patienten mit Hepatitis C und D gelten ähnliche Richtlinien. Patienten, die eine akute Hepatitis komplikationslos überstanden haben, können – je nach körperlichem Wohlbefinden – in der Regel spätestens nach 3 Monaten ihre berufliche Tätigkeit wieder aufnehmen. In Einzelfällen wird aber eine verzögerte Rekonvaleszenz mit Restbeschwerden wie Druck- und Völlegefühl im Oberbauch, Orthostase, Schwindel, Schweißneigung, schneller Ermüdbarkeit und Antriebsmangel beobachtet. In der Regel ist es ausreichend, den Patienten aufzuklären und zu beruhigen. In Einzelfällen kann das Beschwerdebild die Wiederaufnahme der Arbeit verzögern. Alkohol sollte für mindestens 6 Monate gemieden oder auf geringe Mengen (max. 20 g/Tag) beschränkt werden.

Infektionsprophylaxe

Allgemeine hygienische Maßnahmen

Handschuhe: Bei direktem Kontakt mit Stuhl, Blut und kontaminierten Gegenständen (z. B. Injektion, Blutentnahme). *Hände desinfizieren:* Vor und nach direktem Kontakt mit Patienten, bei direktem oder indirektem Kontakt mit Blut, Stuhl oder kontaminiertem Material. *Schutzkleidung:* Wenn Kontakt mit Blut oder Stuhl möglich. *Nadeln und Spritzen:* Ordnungsgemäße Entsorgung (Kanülen in geeignete Behälter abwerfen, nicht in die Hülsen zurückstecken, Kennzeichnung von infektiösem Müll). *Urin und Stuhl:* Hygienische Maßnahmen vor allem bei Hepatitis A von Bedeutung, besondere Sorgfalt bei Erkrankungen im Kindesalter. *Desinfektion von medizinischen Geräten:* insbesondere Thermometer, Endoskope, Beatmungssysteme u. ä. *Gebrauchsgegenstände:* Entsorgung der Bettwäsche als infektiös. *Laborproben:* Vermeiden von Außenkontaminationen, sicherer Transport, Kennzeichnung als „Hepatitis". Patienten mit akuter (und in weit stärkerem Umfange noch chronischer) Hepatitis B stellen ein besonderes Risiko für ihre Intimpartner dar. Sie

16 Krankheiten der Leber, des Pankreas und der Gallenwege

müssen hierüber informiert werden ebenso wie über Möglichkeiten der Prävention (aktive Impfung der Sexualpartner/-innen, konsequenter Gebrauch von Kondomen).

Immunprophylaxe der Hepatitis A

(1) *Aktive Immunprophylaxe:* Ein aktiver Impfstoff (Havrix®) hat sich als sehr gut verträglich und immunogen erwiesen. Die Impfung erfolgt zweimal, im Abstand von 4 Wochen (bei Zeitdruck von 2 Wochen), danach ist bei etwa 90% der Geimpften ein ausreichender Schutz über 1 Jahr zu erwarten, der durch eine dritte Impfung nach 6–12 Monaten wahrscheinlich auf 5–10 Jahre ausgedehnt werden kann. Empfehlenswert ist die Impfung für Menschen, die in Gebiete mit hoher HAV-Durchseuchung reisen bzw. dort arbeiten (Südosteuropa, Mittlerer und Ferner Osten, ganz Afrika, Mittel- und Südamerika), Pesonal medizinischer Einrichtungen, Personal in Kinderheimen und Einrichtungen für geistig Behinderte sowie Kanalisations- und Klärwerkarbeiter.

(2) *Passive Immunprophylaxe:* Die intramuskuläre Gabe von Immunserumglobulin (z. B. Beriglobin®) post- oder präexpositionell kann eine apparente Virus-A-Hepatitis in 80–90% der Fälle verhindern, die Infektion jedoch nicht in jedem Falle verhüten. Eine aktiv-passive Simultanimpfung ist gegenüber der alleinigen passiven Immunisierung daher prinzipiell zu bevorzugen. Postexpositionell sollte die Impfung innerhalb 24 h erfolgen. Die passive Impfung ist indiziert postexpositionell (einmalig, 0,02 ml/kg) bei Kontaktpersonen von Hepatitis-A-Erkrankten in Haushalt oder geschlossenen Einrichtungen (Heime für geistig Behinderte, Strafanstalten), bei anderweitigen Kontaktpersonen (Krankenhaus, Schule) dagegen nur im Falle einer Epidemie. Präexpositionell ist die Impfung vor Reisen in tropische oder unterentwickelte Länder zu empfehlen, sofern eine aktive Impfung nicht mehr rechtzeitig erfolgen kann (0,02 ml/kg).

Immunprophylaxe der Hepatitis B (und damit auch D)

(1) *Aktive Immunprophylaxe:* Zur aktiven Immunisierung steht die Hüllsubstanz des HBV (HBsAg) zur Verfügung, die derzeit überwiegend gentechnologisch hergestellt wird (Gen-HB-Vax®, Engerix® B), daneben aus dem Serum von HBsAg-Trägern gewonnen werden kann (H-B-Vax® und Hevac B®). Für Patienten mit einer Allergie gegen Formalin steht ein formalinfreies Präparat (Engerix® B) zur Verfügung. Im Falle der aus Serum präparierten Vakzinen liegen keine Hinweise auf die Übertragung von Infektionskrankheiten (z.B. HIV) durch den Impfstoff vor. Die Effektivität der verschieden hergestellten Impfstoffe unterscheidet sich praktisch nicht. Gravierende Nebenwirkungen sind extrem selten. Bei etwa 10% der Geimpften kommt es zu kurzfristigen Schmerzen im Bereich der Injektionsstelle, die übrigens im Bereich des M. deltoideus liegen sollte, oder leichten Allgemeinsymptomen. Die Impfschemata umfassen 3–4 Impfungen (vgl. Beipackzettel) mit Wiederholungsimpfungen 1 und 6 bzw. 1, 2 und 12 Monate nach der Erstimpfung.

Etwa 95% der gesunden Impflinge zeigen nach der letzten Impfung protektive Anti-HBs-Konzentrationen. Bei Patienten mit terminaler Niereninsuffizienz oder unter medikamentöser Immunsuppression kann der Anteil der Non-Responder 30–40% betragen. Bei diesen Patienten kann durch eine zusätzliche Impfung 12 bzw. 5 Monate nach Erstimpfung je nach Impfschema oder durch eine Verdopplung der Dosis die Responderrate um bis zu 20% gesteigert werden. Vor Immunisierung ist die Bestimmung von HBsAg und Anti-HBs empfehlenswert. Wenn einer dieser Tests positiv ist, wird eine Impfung überflüssig. Der Impferfolg kann durch die Bestimmung von Anti-HBs 4 Wochen nach der letzten Impfung überwacht werden. Konzentrationen von Anti-HBs unter 10 U/l wirken gegen Hepatitis B (und D) nicht protektiv. Es sollte in solchen Fällen sofort wiedergeimpft werden. Bei Anti-HBs bis 100 U/l sollte nach spätestens 6 Monaten, bei 100–1000 U/l nach 1 Jahr, bei 1000–10000 U/l nach 2½ Jahren und bei Anti-HBs von mehr als 10000 U/l nach 5 Jahren kontrolliert und ggf. eine Auffrischimpfung verabreicht werden.

Die Personen, bei denen eine aktive Immunisierung dringend zu empfehlen ist, sind in Tabelle 16.2 zusammengefaßt. Da die Impfung der in dieser Tabelle aufgeführten Risikogruppen (in den USA) die Häufigkeit von Neuerkrankungen in der Gesamtbevölkerung nicht zu senken vermochte, erscheint die Aufnahme der aktiven Hepatitis-B-Schutzimpfung in den allgemeinen Impfkalender zweifellos gerechtfertigt. In einigen Nachbarländern ist dies bereits verwirklicht, für Deutschland liegt eine entsprechende Empfehlung der ständigen Impfkommission vor, die bisher allerdings leider noch nicht umgesetzt wurde.

(2) *Passive Immunprophylaxe:* Eine passive Immunisierung mit Hepatitis-B-Hyperimmungammaglobulin (z.B. Hepatitis-B-Immunoglobulin Behringwerke), das einen hohen Anti-HBs-Titer aufweist, kommt nur für nicht aktiv gegen HBV geimpfte Personen in Frage, die über Hautverletzungen oder Schleimhäute Kontakt mit HBsAg-positivem Material hatten (z.B. Nadelstichverletzungen mit HBsAg-positivem Blut). Sie sollte möglichst unmittelbar, spätestens jedoch innerhalb von 24–48 h nach der Exposition erfolgen. Die empfohlene Dosis beträgt 0,06 ml/kg. Die versehentliche Gabe von Hyperimmungammaglobulin an HBsAg-Träger war in den bisher berichteten Fällen unschädlich. Personen, die Anti-HBs aufweisen, brauchen selbstverständlich nicht geimpft zu werden.

Tabelle 16.2: Personen, für die eine aktive Hepatitis-B-Impfung dringend *zu empfehlen* ist

1. Medizinisches und zahnmedizinisches Personal (auch Reinigungspersonal, das Kontakt mit potentiell Hepatitis-B-Virus-kontaminiertem Abfall hat)
2. Dialysepatienten sowie Patienten mit häufiger oder massiver Übertragung von Blut oder Blutbestandteilen (z.B. Hämophilie oder vor großen chirurgischen Eingriffen)
3. Patienten und Personal von psychiatrischen Anstalten und vergleichbaren Institutionen
4. Familienmitglieder und Sexualpartner von HBsAg-positiven Personen
5. Personen mit häufigem Wechsel der Sexualpartner, Drogenabhängige, länger einsitzende Strafgefangene, Tumorpatienten mit geschwächter Immunabwehr
6. Reisende in Hepatitis-B-Endemiegebiete, bei denen ein enger Kontakt zur einheimischen Bevölkerung zu erwarten ist.

16 Krankheiten der Leber, des Pankreas und der Gallenwege

Die passive Immunisierung sollte grundsätzlich mit der aktiven Impfung kombiniert werden. Hepatitis-B-Hyperimmungammaglobulin kann eine Hepatitis-B-Virusinfektion nämlich nicht sicher verhindern. Es wird häufig nur der Verlauf gemildert und die Inkubationszeit verlängert. Insgesamt muß daher die alleinige Gabe von Hyperimmungammaglobulin nach HBV-Exposition als unzureichend beurteilt werden.

(3) *Aktiv/passive Immunprophylaxe:* Die aktiv/passive Immunisierung verfolgt das Konzept, den zweifelhaften Sofortschutz von Hepatitis-B-Hyperimmungammaglobulin mit dem Langzeitschutz der Hepatitis-B-Vakzine zu verbinden. Personen, bei denen eine aktiv/passive Immunisierung indiziert ist, sind in Tabelle 16.3 zusammengestellt.

Tabelle 16.3: Personen, bei denen eine aktiv/passive Immunisierung gegen das Hepatitis-B-Virus *indiziert* ist

1. Nicht aktiv gegen HBV geimpfte Personen, die über Hautverletzung (z. B. Nadelstich) oder Schleimhaut (z. B. Sexualkontakt) Kontakt mit HBsAg-positivem Material hatten
2. Neugeborene von HBsAg-positiven Müttern (unabhängig vom HBe-Status der Mutter ist sofort nach der Geburt aktiv und passiv zu impfen!)
3. Patienten mit terminaler Niereninsuffizienz, wenn vor Aufnahme der Dialyse die aktive Impfung nicht mehr zum Abschluß gebracht werden kann

Prophylaxe der Hepatitis C

Zur Prophylaxe der Hepatitis C stehen derzeit (und wegen der außerordentlich großen genetischen Variabilität des HCV sehr wahrscheinlich auch mittelfristig) leider ausschließlich die Möglichkeiten der Expositionsprophylaxe zur Verfügung (Bekämpfung des i. v. Drogenkonsums, insbesondere mit „Needle-Sharing", strenge Indikationsstellung bei Verabreichung von Blut und Blutprodukten, Vermeidung von Risiken bei unsterilen Tätowierungen oder Akupunkturen etc.)!

1.2 Akutes Leberversagen

Definition: Innerhalb von Tagen bis zu wenigen Wochen auftretende schwerste Beeinträchtigung der Leberfunktion ohne vorbestehende Lebererkrankung (endogenes oder Leberzerfallskoma im Gegensatz zum exogenen oder Leberausfallskoma als stärkster Ausprägung der hepatischen Enzephalopathie bei chronischen Lebererkrankungen; s. ds. Kap., 1.6.4).
Ätiopathogenese: Zusammenbruch der hepatischen Entgiftungsfunktion und Syntheseleistung ähnlich den Verhältnissen bei fortgeschrittener chronischer Leberinsuffizienz. Ätiologisch finden sich folgende Erkrankungen in abnehmender Häufigkeit: fulminante Virushepatitis in 30–50% (s. ds. Kap., 1.1), Medikamente (Paracetamol, Halothan u. a.) in 30–50%, direkte Hepatotoxine (Knollenblätterpilzvergiftung, Tetrachlorkohlenstoff u. a.) in 5–10%, akute Fettleber (Schwangerschaft, Alkohol, Reye-Syndrom u. a.) in 5%, andere Ursachen etwa in 6% der Fälle.
Klinik: Klinisch stehen die Zeichen der hepatischen Enzephalopathie im Vordergrund (s. ds. Kap., 1.6.4). Komplizierend können hinzutreten komplexe Gerin-

nungsstörungen, Elektrolytstörungen (Hypokaliämie, Hyponatriämie trotz erhöhten Gesamtkörper-Natriums), Nierenfunktionseinschränkung (prärenal durch Hypovolämie oder renal durch akute tubuläre Nekrose oder hepatorenales Syndrom), arterielle Hypotonie, respiratorische Insuffizienz, schwere gastrointestinale Blutungen, Hirnödem sowie Infektionen.

Therapie

Allgemeine Maßnahmen

Kalorienzufuhr: Die Therapie basiert auf einer besonders sorgfältigen internistischen Intensivbehandlung. Dabei ist auf ausreichende Kalorienzufuhr ggf. über zentralen Venenkatheter zu achten. Der Basisbedarf beträgt 30–35 kcal/kg. Glukose dient als bevorzugter Energieträger, Zuckeraustauschstoffe (Fruktose, Sorbit, Xylit) sollten nicht eingesetzt werden. Zusätzliche Fettemulsionen (0,7 g/kg, individuelle Steigerung bis auf max. 50% der Gesamtkalorien möglich) können verwendet werden. Eine Mischung von lang- und mittelkettigen Triglyzeriden bietet dabei wahrscheinlich Vorteile. Vitamin-B-Komplex, Vitamin C, Spurenelemente sowie Natrium (Bedarf i.d.R. 0–2 mM/kg täglich), Kalium (Bedarf i.d.R. 1–2 mM/kg täglich) und Phosphat (Bedarf ca. 20 mM täglich) sind unter Kontrolle der Serumspiegel zusätzlich zu applizieren. Die Neigung zu Hypo- oder Hyperglykämien verlangt engmaschige Kontrollen des Blutzuckers und entsprechende Korrekturen durch Glukose (*cave:* Blutzuckerabfall unter 70 mg/dl) oder (Normal-)Insulin. Eine Hyponatriämie ist meist Ausdruck einer Überwässerung (klinische Kontrolle, ZVD!) und sollte dann durch Flüssigkeitsrestriktion behandelt werden. Bei arterieller Hypotonie steht die Volumengabe (am besten in Form von Frischplasma) unter Kontrolle des zentralen Venen- bzw. Pulmonalarteriendruckes im Vordergrund. Katecholamine kommen erst in zweiter Linie in Frage; dabei sind Adrenalin, Noradrenalin und Vasopressin wirksamer als Dopamin oder Dobutamin. Für die Gabe verzweigtkettiger Aminosäuren ergibt sich angesichts der generellen Hyperaminoazidämie beim akuten Leberversagen keine Indikation. Eine Darmsterilisation sollte erfolgen (s. ds. Kap., 1.6.4 „Spezielle Maßnahmen" [3]).

Hirnödem: Im Falle eines Hirnödems, das bei etwa 80% der Patienten im Koma auftritt und neben der Sepsis die häufigste Todesursache darstellt, sind Steroide unwirksam. Die Patienten sollen mit erhöhtem Oberkörper (45°) gelagert werden, alle unnötigen Reize sind zu vermeiden. Eine kontrollierte Hyperventilation (pCO$_2$ unter 25 mmHg) kann zwar kurzfristig Hirndruckanstiege beeinflussen, ist längerfristig jedoch nicht effektiv. Behandlungsmethode der Wahl stellt die Bolusinfusion von 0,3–0,4 g (bis 1 g)/kg Mannit dar (ggf. alle 4 h wiederholen, solange die Nierenfunktion intakt ist und die Plasmaosmolarität 320 mOsmol/l nicht überschreitet).

Nierenfunktionsstörungen: Bei gestörter Nierenfunktion kann eine Hämofiltration (ersatzweise Hämodialyse) eingesetzt werden. Sie sollte bei sonst nicht beeinflußbarer Hypervolämie oder Hyperkaliämie sowie relativ früh bei Auftreten eines Nierenversagens (etwa bei Kreatininwerten > 5 mg/dl) erfolgen.

Magen-Darm-Blutungen: Zur Prophylaxe gastrointestinaler Blutungen sollten ein H$_2$-Rezeptorenblocker (z.B. Ranitidin, Sostril®, das auch den Hirndruck in gewissem Umfang zu senken vermag) und Sucralfat (Ulcogant®) verabreicht werden.

Beatmung: Bei respiratorischer Insuffizienz muß *relativ früh beatmet werden.*
Gerinnungsstörungen: Bei Gerinnungsstörungen stellt frisch gefrorenes Plasma (FFP) die Therapie der Wahl dar. Initial sollten 250 ml FFP und 2000 Einheiten Antithrombin III (z. B. Kybernin HS®) gegeben werden. FFP kann in gleicher Menge alle 6–8 Stunden erneut eingesetzt werden, die Antithrombin-III-Substitution sollte (500 E alle 6–8 h) nur so lange erfolgen, wie der Antithrombin-III-Spiegel unter 70% liegt. Ab 30 Thrombozyten/nl sind Thrombozytenkonzentrate indiziert. Heparin darf nur bei eindeutigen Hinweisen auf eine Verbrauchskoagulopathie und beim Fehlen einer aktuellen Blutung in sehr geringer Dosis (125 E/h) gegeben werden. Gerinnungsfaktorenkonzentrate (PPSB, z. B. Beriplex® HS) sollten nur ausnahmsweise zum Einsatz kommen, wenn FFP sich als nicht effektiv erwiesen hat (bei Volumenproblemen durch FFP besser Hämofiltration) und der Antithrombin-III-Spiegel über 50% liegt. Wegen der möglichen Übertragung aktivierter Gerinnungsfaktoren sollte Vollblut nicht übertragen werden, Erythrozytenkonzentrate und FFP sind zu bevorzugen.

Antibiotika: Wegen der ausgeprägten Gefährdung durch *bakterielle und Pilzseptitiden* sind täglich Kulturen von Blut und den übrigen einschlägigen Materialien anzulegen. Bei Patienten mit Enzephalopathie im Stadium II hat nach jüngsten Erfahrungen eine selektive systemische antibiotische Therapie (Cefuroxim [Zinacef®]) 1,5 g 8stdl. für 4 Tage in Kombination mit einer selektiven Darmdekontamination (100 mg Colistin + 80 mg Tobramycin [Gernebcin®] + 500 mg Amphotericin B [Amphomoronal®] über Magensonde alle 6 h und zusätzlich Applikation dieser Substanzen als 2%ige Salbe 6stdl. für den Oropharynx, staphylokokkenwirksame Nasensalbe sowie bei Frauen 5 g Clotrimazol (z. B. Canesten®) als 10%ige Vaginalcreme (1mal wöchentlich) zwar nicht die Gesamtüberlebensrate signifikant verbessern, aber häufiger die Voraussetzung für eine spätere Lebertransplantation erhalten können. Ist eine gezielte antibiotische Therapie notwendig, sollten nephrotoxische Antibiotika möglichst vermieden werden.

Zusätzliche Maßnahmen: Zusätzliche Maßnahmen im Sinne der sog. Leberassistenz haben bisher keinen Einzug in die Routinetherapie gehalten. Eine wesentliche Verbesserung versprechen Verfahren, bei denen das Blut extrakorporal an semipermeablen Membranen vorbeigeleitet wird, auf deren Außenseite xenogene Hepatozyten kultiviert wurden. Weitere Erfahrungen mit diesem Prinzip in naher Zukunft verdienen sicher Beachtung.

Spezielle Maßnahmen

Über diese, bei allen Formen des akuten Leberversagens anzuwendenden Therapiemaßnahmen hinaus stehen spezielle Behandlungsmöglichkeiten bei der Paracetamol- und der Knollenblätterpilzvergiftung zur Verfügung.

Paracetamolvergiftung: Bei Paracetamolvergiftung (Einnahme von mindestens 10 g, bei vorgeschädigter Leber [Alkoholiker!] auch weniger) sollte neben den üblichen Maßnahmen zur Giftelimination möglichst rasch N-Acetylcystein (z. B. Fluimucil®) gegeben werden. Beim Erwachsenen zunächst 150 mg/kg i.v., dann 50 mg/kg über 4 h und nochmals 100 mg/kg über weitere 16 h, entsprechend 300 mg/kg in 20 h. Mehr als 15 h nach Ingestion ist diese Therapie allerdings nicht mehr aussichtsreich. Ihr Wirkmechanismus liegt in der Bindung reaktiver Paracetamol-Metaboliten. Jüngste Mitteilungen deuten an, daß diese Therapie auch bei akutem Leberversagen anderer Ätiologie positive Effekte entfalten kann, die Erfahrung ist allerdings noch begrenzt.

Knollenblätterpilzvergiftung: Nach Knollenblätterpilzingestion sollten Silbinin (Legalon®) und Penicillin G über 3 Tage gegeben werden, da beide die Giftaufnahme durch die Leber hemmen (Silibinin 20 mg/kg/Tag, verteilt auf 4 Infusionen von mindestens 3stündiger Dauer, Penicillin G 1 Mio. E/kg/Tag).

Die *Prognose* des akuten Leberversagens ist unter der genannten konservativen Therapie schlecht, insgesamt überleben nur etwa 20% der Patienten, deutlich bessere Aussichten haben nur junge Menschen mit niedrigen Enzephalopathiestadien (s. ds. Kap., 1.6.4), für Patienten jenseits des 40. Lebensjahres und komatöse Patienten gilt das Gegenteil.

Eine entscheidende Verbesserung der Prognose ist nur von einer Lebertransplantation zu erwarten. Diese sollte deshalb bei allen Patienten mit akutem Leberversagen rechtzeitig erwogen werden. Die Transplantationsindikation ist individuell zu stellen, beim akuten Leberversagen sind ein Lebensalter über 40 Jahre, Bilirubinanstieg über 17 mg/dl, Abfall des (Spontan-) Quick-Wertes bzw. des (früher reagierenden!) Faktors V auf 20% sowie Auftreten einer hepatischen Enzephalopathie 7 oder mehr Tage nach Eintreten des Ikterus besonders ungünstige prognostische Zeichen, die unbedingt zur Verlegung des Patienten in ein Transplantationszentrum veranlassen sollten, sofern keine Kontraindikation gegen eine Transplantation besteht (Sepsis, AIDS, aktive Psychose, Alkohol- oder Drogenabusus, Alter > 65 Jahre). Die Verlegung sollte rechtzeitig erfolgen, z.B. bei Entwicklung einer hepatischen Enzephalopathie vom Grad II bzw. bei Erreichen der o.g. biochemischen Werte, da bei zu später Transplantation irreversible Schäden, insbesondere infolge eines Hirnödems, drohen.

1.3 Chronische Hepatitis

Definition: Die chronische Hepatitis ist eine Erkrankung unterschiedlicher Ätiologie und Pathogenese. Die histologischen Veränderungen zusammen mit charakteristischen laborchemischen und serologischen Befunden über einen Zeitraum von mindestens 6 Monaten sind für die Diagnose entscheidend. Aufgrund histologischer und klinischer Befunde wurden zwei Formen der chronischen Hepatitis unterschieden:

(1) chronisch-persistierende Hepatitis (CPH) mit i.d.R. günstiger Prognose,
(2) chronisch-aktive (früher auch chronisch-aggressive) Hepatitis (CAH), die eine ungewisse Prognose hat.

Diese derzeit noch weitverbreitete Unterteilung trägt den tatsächlichen Gegebenheiten allerdings nur unzureichend Rechnung, da der histologische Befund lediglich eine Momentaufnahme darstellt, zudem verschiedene Bereiche der Leber Unterschiede aufweisen können und histologisch routinemäßig nicht erfaßbare Parameter, insbesondere eine fortbestehende Virusreplikation bei chronischer Hepatitis B oder C, für den Verlauf von großer Bedeutung sind. Für die Therapieentscheidung ist es daher wichtig, die Ursache einer Hepatitis sicher zu identifizieren, bei den virusinduzierten Formen festzustellen, ob noch eine aktive Virusreplikation vorliegt, das Ausmaß der entzündlichen Aktivität festzustellen sowie Aufschluß über eine eventuell schon eingetretene Fibrose sowie einen etwaigen zirrhotischen Umbau zu gewinnen. Die entzündliche Aktivität kann anhand biochemischer Parameter (insbesondere Transaminasenhöhe) eingeschätzt, am zuverlässigsten allerdings histologisch beurteilt werden. Besonders bei der Hepatitis C können die histologischen Aktivitätszeichen dabei wesentlich ausgeprägter sein, als aufgrund der (phasenhaft durchaus normalen) Transaminasen zu erwarten wäre. Fibrosegrad und Zirrhose sind zuverlässig nur histologisch erkennbar. Beispielhaft könnte die vollständige Charakterisierung einer (in diesem Falle sicher behandlungsbedürftigen) chronischen Hepatitis lauten: „Chronische Hepatitis B mit fortbestehender Virusreplikation, hoher entzündlicher Aktivität, geringgradiger Fibrose ohne Zirrhose".

Ätiopathogenese: Die chronische Hepatitis ist ätiologisch heterogen. Es werden unterschieden:

(1) die virusinduzierte chronische Hepatitis als Folge einer Hepatitis-B-, -C- oder -D-Infektion;

(2) die autoimmune Hepatitis, die überwiegend Frauen befällt;

(3) zum weiteren Kreis der Erkrankungen, die unter dem Bild einer chronischen Hepatitis verlaufen können, gehören: primäre biliäre Zirrhose, Morbus Wilson, α_1-Antitrypsinmangel, medikamenteninduzierte Hepatitis (z. B. durch Isoniazid, α-Methyldopa);

(4) kryptogene chronische Hepatitis. Hierbei ist die Ätiologie nicht erkennbar. Sicher ist ein Teil dieser Fälle virus- oder medikamenteninduziert.

Tabelle 16.4: Differentialdiagnose chronischer Hepatitiden

Parameter	Hepatitis-B-Virus-induzierte CH	Hepatitis-C-Virus-induzierte CH	auto-immune CH	medikamenten-induzierte CH	primäre biliäre Zirrhose (PBC)
HBV-Marker	+	–	–	–	–
Anti-HCV	–	+	–/(+)[1]	–	–
AMA	–	–	–/(+)[2]	(+)	+[3]
ANA	–	–	+	(+)	–
SMA	(+)	(+)	+	(+)	–
LKM	–	–/(+)[1]	+	(+)	–
SLA	–	–	+	–	–
IgG im Serum	(↑)	(↑)	↑↑↑	(↑)	(↑)[4]

Anti-HCV = Antikörper gegen HCV; AMA = antimitochondriale Antikörper; ANA = antinukleäre Antikörper; SMA = Antikörper gegen glatte Muskulatur; LKM = Antikörper gegen mikrosomale (M) Antigene in Leber (L) und Niere (kidney, K); SLA = Antikörper gegen lösliche (soluble, S) Leberantigene

[1] unspezifisch positive Reaktionen bei starker Hypergammaglobulinämie möglich, ein Teil der LKM-positiven Hepatitiden ist tatsächlich auf eine HCV-Infektion zurückzuführen. Spezifische Resultate durch Anti-HCV-RIBA, im Zweifelsfalle PCR zum Nachweis von HCV-RNS

[2] bei cholestatischen Verlaufsformen bzw. Mischformen autoimmune CH/PBC

[3] gegen PBC-spezifische mitochondriale Antigene

[4] IgM erhöht

Durch zahlreiche Untersuchungen ist die Bedeutung von humoralen und zellulären Immunreaktionen für die chronische Hepatitis nachgewiesen worden. Dies trifft sowohl für die virusinduzierten chronischen Hepatitiden als auch für die autoimmune Hepatitis zu, wobei die immunpathogenetischen Mechanismen wahrscheinlich unterschiedlich sind. *Differentialdiagnose* mit Hife serologischer Befunde: Tabellen 16.4 und 16.5. Beachtet werden sollte, daß bei Hepatitis-B-Virusinfektionen Virusmutanten auftreten können, die z.B. bei e-Antigen-negativen Patienten einen hochaktiven Verlauf induzieren können. Exakt lassen sich derartige Mutanten, die bisher gehäuft im Mittelmeerraum gefunden wurden, mit Hilfe der PCR identifizieren. Bei der autoimmunen CH brauchen nicht alle dort genannten Autoantikörper gemeinsam auftreten, vielmehr sind Untergruppen durch den Nachweis lediglich eines einzelnen Antikörpers charakterisiert. Die alleinige Bestimmung der ANA kann daher dazu führen, daß (behandlungsbedürftige!) autoimmune chronische Hepatitiden der Diagnostik entgehen.

Klinik: Das klinische Bild ist sehr unterschiedlich. So können Beschwerden fehlen, in uncharakteristischer Form oder als schweres Krankheitsbild parallel zur entzündlichen Aktivität in Erscheinung treten. Zu den Beschwerden gehören verminderte Leistungsfähigkeit, Druck im rechten Oberbauch, Appetitlosigkeit, Arthralgien, dunkel verfärbter Urin und entfärbter Stuhl. Die Leber ist häufig konsistenzvermehrt und vergrößert tastbar. Bei den virusinduzierten CH ist die Milz seltener, bei den autoimmunen Formen in der Regel palpabel. Hautzeichen wie bei Leberzirrhose treten nicht selten auf. Die Transaminasen sind in Abhängigkeit vom Ausmaß der entzündlichen Aktivität erhöht, bei Hepatitis C jedoch auch bei Fortschreiten der Entzündung häufig normal. In der Elektrophorese sind bei den virusinduzierten CH die γ-Globuline mäßig, bei den autoimmunen Formen in der Regel stark erhöht. Für die Therapie sind die serologischen Unterscheidungsmerkmale der verschiedenen Verlaufsformen besonders wichtig. Sie sind in den Tabellen 16.4 und 16.5 zusammengefaßt.

Tabelle 16.5: Interpretation von Untersuchungsbefunden bei chronischer Hepatitis B

HBsAg	HBeAg	Anti-HBe	HBV-DNS	entzündliche Aktivität	häufigste Diagnosen
+	+	–	+	hoch aktiv	CH, Zirrhose
+	–	–	+	hoch aktiv	CH, Zirrhose
+	–	+/–	+	aktiv	CH, Zirrhose, HCC
+	–	+	–	inaktiv	asymptomatische Träger, inaktive chronische Hepatitis, Zirrhose, HCC
–	–	+	+	aktiv oder inaktiv	CH, Zirrhose
–	–	+	–	inaktiv	normale Leber, inaktive Zirrhose

HCC = hepatozelluläres Karzinom

16 Krankheiten der Leber, des Pankreas und der Gallenwege

Therapie

Allgemeine Maßnahmen

Lediglich bei ausgeprägter entzündlicher Aktivität der CAH ist körperliche Schonung angezeigt. Eine spezielle Diät ist nicht erforderlich. Die Kost sollte gemischt und eher eiweißreich sein. Alkohol soll grundsätzlich gemieden werden. Dies gilt bei allen Formen der CH mit stärkerer entzündlicher Aktivität, bei chronischer Hepatitis C jedoch grundsätzlich, da sich die schädigenden Effekte des HCV und des Alkohols an der Leber offensichtlich wechselseitig verstärken.

Medikamentöse Therapie bei chronischer Hepatitis B

Therapie der Wahl ist *α-Interferon* (Roferon A® oder Intron A® 4,5–6 Mio. I.E. 3mal/Woche s.c. für 4–6 Monate), das bei 40–50% der Patienten eine Serokonversion von HBeAg zu Anti-HBe und bei bis zu 10% auch eine Elimination von HBsAg bewirkt. Nach Therapieende können innerhalb weniger Jahre allerdings noch weitere Responder (30–60%) HBsAg eliminieren. Parallel zur Elimination von e-Antigen kommt es zu einer Beendigung oder Hemmung der Virusreplikation sowie zu einer Besserung der klinischen und biochemischen Parameter und auch einer Rückbildung der histologischen Aktivitätszeichen.

Indikationen: Die Therapie ist indiziert bei entzündlich aktiver Hepatitis B mit positivem e-Antigen und positiver HBV-DNS im Serum. Bei Patienten mit nur geringer Transaminasenerhöhung kann möglicherweise eine Prednisolontherapie (2 Wochen 40 mg täglich, 2 Wochen 20 mg täglich) vor Aufnahme der Interferonbehandlung die Ergebnisse günstiger gestalten. Sie darf bei dekompensierter Zirrhose nicht eingesetzt werden, überdies sind die Erfahrungen hiermit für eine generelle Empfehlung noch nicht ausreichend.

Kontraindikationen für eine Interferontherapie stellen dar: dekompensierte Leberzirrhose im Child-Stadium C, Autoimmunerkrankungen, insbesondere autoimmune Hepatitis, Depression (auch anamnestisch!), Schwangerschaft, schwere extrahepatische Erkrankungen, eine anamnestisch bekannte oder aktuell bestehende Psychose, Thrombopenie < 70/nl oder Leukopenie < 2/nl, eine HIV-Infektion (fehlendes Ansprechen, allenfalls kombinierte Therapie mit AZT innerhalb von Studien).

Prognostisch günstige Faktoren für ein Ansprechen auf die Interferonbehandlung sind eine kurze Verlaufsdauer der chronischen Hepatitis (< 2 Jahre), weibliches Geschlecht, hohe Transaminasen, niedrige HBV-DNS im Serum (< 200 pg/ml), Erwerb der Infektion im Erwachsenenalter sowie Fehlen einer zusätzlichen Hepatitis-D-Infektion.

Nebenwirkungen der Therapie bestehen regelhaft in grippeähnlichen Symptomen mit Fieberanstieg (die durch Paracetamol [z. B. ben-u-ron®] therapiert werden können), Abgeschlagenheit und Gewichtsverlust, die im Verlauf der Anwendung jedoch zunehmend geringer werden, seltener sind Haarausfall, Übelkeit und Erbrechen, Leuko- und Thrombopenie (*cave* vorbestehende portale Hypertension mit Hyperspleniesyndrom), Transaminasenanstieg, Autoantikörperbildung und die Induktion von Depressionen. Bei bereits bestehender,

jedoch kompensierter Zirrhose ist eine einschleichende Dosierung zu empfehlen (0,5–1 Mio. E. 3mal/Woche mit Steigerung alle 14 Tage auf schließlich 3mal 3–4,5 Mio. E./Woche über 6 Monate).
Eine immunsuppressive Behandlung ist bei diesen Patienten nicht indiziert, sie begünstigt die Virusreplikation und behindert die Elimination des Virus. Eine Beendigung der Virusreplikation kann durch plötzliches Absetzen einer Steroidtherapie bei einigen Patienten induziert werden, es kommt dabei jedoch zu einem entzündlichen Schub, der in Einzelfällen, insbesondere bei bereits vorliegender Zirrhose, zum Leberversagen führen kann.

Medikamentöse Therapie bei chronischer Hepatitis C und D

Für die Therapie der chronischen Hepatitis C gelten ähnliche Grundsätze wie bei der chronischen Hepatitis B. Eine immunsuppressive Therapie ist auch hier nicht indiziert. Die Gabe von *Interferon* (Intron A®, 4,5–6 Mio. E s.c. 3mal/Woche) führt zwar bei ca. 50% der Behandelten zu einem Rückgang oder zur Normalisierung der Transaminasen, nach Absetzen der Behandlung entwickelt jedoch etwa die Hälfte dieser Patienten erneute Transaminasenanstiege, so daß dauerhaft wahrscheinlich nur 20–25% von den bisher überwiegend eingesetzten Therapieschemata mit einer Behandlungsdauer von 6 (–12) Monaten profitieren. Patienten mit bereits bestehender Zirrhose sprechen schlecht an, günstig sind dagegen erst kurzer Krankheitsverlauf, niedrige HCV-RNS im Serum, junges Lebensalter sowie (soweit zur Zeit beurteilbar) andere Genotypen als der Typ 1b (wobei eine Bestimmung des individuell vorliegenden HCV-Genotyps mittels PCR derzeit vor Einleitung einer Interferontherapie allerdings nicht zu fordern ist). Bei Patienten, die auf die Therapie nicht ansprechen, kann diese nach 2 Monaten beendet werden. Die optimale Therapiedauer ist derzeit noch nicht sicher anzugeben. Bei Respondern ist in der Regel eine Therapie über mindestens 12 Monate, wahrscheinlich besser 18 Monate zu empfehlen, wobei eine abschließende Beurteilung derzeit allerdings nicht möglich ist. Im Falle einer erneuten entzündlichen Aktivität nach Therapieende kann nach einem Intervall von 6 Monaten eine Re-Therapie (mit einem anderen Interferon, d.h. bei Vortherapie mit Intron® statt dessen Roferon-A® bzw. umgekehrt) versucht werden. Bei Patienten, die auf eine Interferontherapie nicht ansprechen, kann nach derzeit allerdings noch sehr beschränkten Erfahrungen durch eine Aderlaßtherapie (*Ziel:* Senkung des Ferritins auf < 10 ng/ml) eine günstige Beeinflussung der entzündlichen Aktivität erreicht werden. Eine allgemeine Therapieempfehlung in diesem Sinne wäre zur Zeit allerdings verfrüht (zu Nebenwirkungen und Kontraindikationen für Interferon s. ds. Kap., „Medikamentöse Therapie bei chronischer Hepatitis B", S. 559).

Im Gegensatz zur Hepatitis B ist unter einer Interferontherapie nicht mit einem Transaminasenanstieg (der bei Hepatitis B die erfolgreiche Beendigung der Virusreplikation ankündigen kann) zu rechnen. Steigen die Transaminasen deutlich an, ist die Therapie in der Regel unverzüglich abzubrechen und die Diagnose zu überprüfen (insbesondere bezüglich einer eventuellen autoimmunen Hepatitis, bei der Interferon zu gefährlichen Exazerbationen der entzündlichen Aktivität führen kann).

Auch bei der chronischen Hepatitis D ist α-Interferon (3mal 9 Mio. E./Woche) verwendet worden, die Ergebnisse sind allerdings schlechter als bei der Hepatitis B, die optimale Therapiedauer ist noch nicht festgelegt.

Ungesicherte oder nicht bewährte Maßnahmen bei virusinduzierter CH: Weder die Anwendung von Immunstimulanzien (Thymosin) noch der Einsatz antiviraler Substanzen (Ribavirin u. a.) können für virusinduzierte chronische Virushepatitiden allgemein empfohlen werden. Die Ergebnisse größerer Studien mit neuen Therapieansätzen (z. B. Kombination von antiviralen Substanzen wie Famciclovir oder Ribavirin mit α-Interferon, der Gabe von Immunkomplexen aus HBsAg und Anti-HBs-Antikörpern bei chronischer Hepatitis B) bleiben abzuwarten. Auf eine sog. Leberschutztherapie (s. ds. Kap., 1.1 „Pharmakotherapie") sollte verzichtet werden.

Medikamentöse Therapie bei autoimmuner CH

Durch eine immunsuppressive Therapie kann die Mortalität dieser Form der chronischen Hepatitis deutlich verringert und bei etwa 90% der Patienten eine Remission erreicht werden. Eine Kombination von Prednisolon und Azathioprin wird dabei i.d.R. bevorzugt wegen deutlich geringerer Nebenwirkungen als unter einer höher dosierten Prednisolon-Monotherapie.

Dosierung: Prednisolon (z. B. Decortin H®), beginnend mit 50 mg/Tag, Reduktion um 5 mg alle 5 Tage bis zu einer Erhaltungsdosis von 10–15 mg/Tag. Azathioprin (Imurek®): 1,5–2 mg/kg KG (s. Kap. 3).

Die Behandlung soll über mindestens 2–3 Jahre fortgeführt werden. Nach Normalisierung der Laborparameter und des histologischen Bildes kann die Therapie langsam im Laufe von einem weiteren Jahr reduziert und schließlich abgesetzt werden. Anschließend sind Kontrollen in 4–6wöchigen Abständen notwendig, da etwa die Hälfte der Patienten ein Rezidiv erleidet, das zu einer Dauertherapie zwingt.

Nebenwirkungen und *Kontraindikationen:* s. Kap. 3.

1.4 Leberzirrhose

Definition: Chronische Lebererkrankung mit Zerstörung der Läppchenstruktur und knotigem Umbau des Leberparenchyms.

Ätiopathogenese: Durch die Leberzellalteration (viral, toxisch, autoimmun etc.) kommt es einerseits zur Entzündung mit nachfolgender Bildung aktiver Septen oder über eine Nekrosebildung zum Auftreten passiver Septen, die zur Fibrose führen. Nekrosebildung und Fibrose können zur nodulären Regeneration führen, die gemeinsam mit der Fibrose im zirrhotischen Umbau endet. Die weiteren möglichen Folgen sind die Ausbildung von Shunts, ischämischen Veränderungen, weiteren Nekrosen sowie eines primären Leberzellkarzinoms.

Chronischer Alkoholismus und Virushepatitiden sind in Deutschland die Ursache von 3/4 aller Leberzirrhosen. Eine Autoimmungenese kann in ca. 10% der Fälle angenommen werden (autoimmune CAH, primäre biliäre Zirrhose). Seltene Ursachen sind Hämochromatose, Morbus Wilson, Gallenwegserkrankungen (sekundäre biliäre Zirrhose), Medikamente und Toxine, Budd-Chiari-Syndrom, konstriktive Perikarditis, Rechtsherzinsuffizienz. Bei 10–15% bleibt die Ursache unklar (kryptogene Zirrhosen).

Klinik: Die klinische Manifestation der Leberzirrhose ist unterschiedlich. Der

Krankheitsprozeß, der zur Zirrhose führt, dauert in der Regel viele Jahre, zum Teil 1–2 Jahrzehnte. Nicht selten wird die Zirrhose als Zufallsbefund entdeckt oder erst durch Komplikationen wie Ösophagusvarizenblutung, Ikterus, Aszites, Ödeme und Enzephalopathie klinisch manifest. Das Vollbild der Erkrankung ist durch charakteristische Hautzeichen, z. B. Gefäßsternchen, Palmarerythem, Weißfleckung, Lackzunge und hormonelle Störungen (Gynäkomastie, Abnahme der Libido und Potenz beim Mann, Menstruationsstörungen bei der Frau), gekennzeichnet.

Die Leber ist derb, vergrößert oder volumenreduziert, mikro- oder makronodulär umgebaut tastbar; die Milz ist häufig tastbar vergrößert. Daneben können Zeichen der portalen Hypertension sichtbar sein. Die Transaminasen können in Abhängigkeit von der entzündlichen Aktivität unterschiedlich stark erhöht sein, bei inaktiver Zirrhose jedoch vollständig normal gefunden werden. Die laborchemischen Parameter der Leberfunktion (Quick-Wert, Albumin, Bilirubin) liegen bei kompensierten Zirrhosen ebenfalls im Normbereich. Unauffällige Laborparameter sind daher nicht geeignet, das Vorliegen einer Zirrhose auszuschließen! Zur Einschätzung des Schweregrades einer Zirrhose hat sich die Einteilung nach Child (Tab. 16.6) bewährt, die auch prognostische Aussagen anhand leicht erhebbarer Parameter zuläßt. Kompensierte Zirrhosen lassen sich von den dekompensierten Zirrhosen mit portaler Hypertension, Aszites und Enzephalopathie unterscheiden.

Für eine kausale Therapie und Prävention ist eine ätiologische Differenzierung notwendig. Bei jeder Leberzirrhose vor dem 40. Lebensjahr müssen eine Hämochromatose und ein Morbus Wilson ausgeschlossen werden.

Therapie

Der bindegewebige Umbau der Leber ist irreversibel. Die Behandlung richtet sich somit vorrangig gegen das Fortschreiten der Erkrankung und dient der Vermeidung von Komplikationen. Der *Prävention* kommt entscheidende Bedeutung zu. Sie besteht in Alkoholkarenz, Virushepatitisprophylaxe, einer konsequenten immunsuppressiven Therapie bei autoimmuner chronischer Hepatitis, der Vermeidung von hepatotoxischen Medikamenten, in einer frühzeitigen und konsequenten Behandlung einer Hämochromatose und eines Morbus Wilson oder in einer rechtzeitigen Sanierung von Galleabflußstörungen. Auch die

Tabelle 16.6: Child-Pugh-Klassifikation von Leberzirrhosen

Punkte je Parameter	1	2	3
Bilirubin i.S.	< 2 mg/dl	2–3 mg/dl	> 3 mg/dl
Albumin i.S.	> 3,5 g/dl	3,0–3,5 g/dl	< 3,0 g/dl
Aszites	nicht vorhanden	leicht therapierbar	schwer therapierbar bzw. therapierefraktär
Enzephalopathie	nicht vorhanden	gering	schwer
Quick-Wert	> 70%	40–70%	< 40%
Child-Pugh-Stadium:	A 5– 7 Punkte		
	B 8–10 Punkte		
	C ≥ 11 Punkte		

Interferontherapie chronischer Virushepatitiden hemmt die Entwicklung einer Leberzirrhose bei den Patienten, die auf diese Theapie ansprechen.

Allgemeine Maßnahmen

(1) *Ausschaltung von Noxen:* Neben der konsequenten Ausschaltung von Noxen (Alkohol, potentiell lebertoxische Medikamente: s. Tab. 16.1) sollten körperliche Überanstrengungen vermieden werden. In fortgeschrittenen Fällen sollten am Tage zusätzliche Ruheperioden eingeschaltet werden. Bettruhe und stationäre Behandlung sind nur bei entzündlichen Schüben oder zur Therapie von Komplikationen angezeigt.

(2) *Diät:* Wegen des häufig reduzierten Allgemeinzustandes sollte in jedem Falle versucht werden, den Ernährungszustand durch eine ausreichende Kalorienzufuhr zu verbessern, wobei der Eiweißanteil der Nahrung lediglich bei Patienten mit Enzephalopathie beschränkt werden sollte (s. ds. Kap., 1.6.4 „Spezielle Maßnahmen"). Kochsalz- und Flüssigkeitsrestriktionen sind bei manifestem Aszites indiziert. Grundsätzlich sollte die Kost vielseitig zusammengesetzt und leicht verdaulich sein. Individuelle Speiseunverträglichkeiten sind zu berücksichtigen.

Pharmakotherapie

Eine Reihe von Medikamenten ist bei bereits bestehender Leberzirrhose eingesetzt worden, um die Prognose zu verbessern. Trotz einzelner positiver Berichte über Substanzen wie Colchicin, Silymarin, Malotilat, Vitamin E, essentielle Phospholipide u. a. ist deren Wert für die Therapie bisher nicht ausreichend belegt, ihre generelle Anwendung daher nicht indiziert. Aufmerksamkeit verdienen in Zukunft wahrscheinlich Prolin-Hydroxylasehemmer, die die Kollagensynthese hemmen. Bisher fehlen aber auch hier noch ausreichende Erfahrungen am Menschen.

(1) *Substitutionstherapie:* Die Resorption fettlöslicher Vitamine (A, D, E und K) kann gestört sein. Bei oraler Substitution ist dann eine höhere Dosierung erforderlich (z.B. Vitamin A = Arovit®, Vogan® 50000 E/Tag, Vitamin D = Vigantol® 5–10 mg/Tag, Vitamin E = Evion® 100 mg/Tag, Vitamin K_1 = Konakion® 10–20 mg/Tag. Kombinationspräparate A + E = Rovigon® 2 Drg./Tag). Bei manifesten Mangelzuständen empfiehlt sich die parenterale Gabe, z.B. Adek-Falk 1 Amp. alle 2 Wochen. Bei Erniedrigung des Prothrombinspiegels unter 50% Versuch einer anfänglich parenteralen Verabreichung von Vitamin K, z.B. Konakion® 3mal 10 mg/Tag i.v. Nichtansprechen weist auf fortgeschrittene Leberstörung hin.

(2) *Glukokortikoide:* Patienten mit kompensierter Leberzirrhose auf dem Boden einer autoimmunen chronischen Hepatitis (s. ds. Kap., 1.3) sollen mit Prednisolon (z.B. Decortin H®) behandelt werden. Eine Kombination mit Azathioprin (Imurek®) ist zu empfehlen, wenn keine Leuko- oder Thrombozytopenie vorliegt. Bei allen übrigen Formen einer Leberzirrhose sind Glukokortikoide nicht indiziert.

(3) *Weitere symptomatische Therapiemaßnahmen:* Diese kommen insbesondere bei deutlicher Cholestase in Betracht. Sie werden daher bei der primä-

ren biliären Zirrhose als klassischem Beispiel eines solchen Verlaufs erwähnt (s. ds. Kap., 1.5.1). Muskelkrämpfe bei Patienten mit Leberzirrhose können (nach Korrektur eventueller Elektrolytstörungen) durch Chinidin (z.B. Chinidin-Duriles®, 2mal 200 mg/Tag) günstig beeinflußt werden.

(4) *Sedativa und Hypnotika:* Bei strenger Indikationsstellung kann Oxazepam (z.B. Adumbran®), bei alkoholtoxischen Lebererkrankungen auch Clomethiazol (Distraneurin®) in jeweils möglichst niedriger Dosierung eingesetzt werden. Eine Verstärkung der Wirkung durch verminderte Clearance und herabgesetzte hepatische Extraktionsrate ist zu beachten (s. Kap. 8, 3).

Lebertransplantation

Die Transplantation hat sich inzwischen zu einem etablierten Therapieverfahren entwickelt. Die 5-Jahres-Überlebensrate erreicht in Abhängigkeit von der Grundkrankheit z.B. bei primärer biliärer Zirrhose bis zu 80%. Prinzipiell sollte daher bei allen Patienten, die unter konservativer Therapie (ggf. unter Einschluß der Shuntchirurgie) nur noch eine geringe Lebenserwartung haben, eine Transplantation in Erwägung gezogen werden. Parameter, die den Zeitpunkt für eine Transplantation bei chronischen Lebererkrankungen festlegen helfen, sind Tabelle 16.7 zu entnehmen. Kontraindikationen sind in Tabelle 16.8 zusammengestellt. Wichtig ist, daß die Patienten für die Transplantation noch einen möglichst guten Allgemein- und Ernährungszustand aufweisen. Die Indikationsstellung bzw. die Kontaktaufnahme mit einem hepatologischen oder Transplantationszentrum zur Klärung der Indikation sollte daher nicht zu spät erfolgen, insbesondere auch angesichts der Wartezeit, die durch die mangelnde Anzahl an Spenderlebern bedingt wird. Besonders problematisch ist die Indikation bei Patienten mit alkoholtoxischer Leberzirrhose. Sie sollte i.d.R. nur gestellt werden, wenn die Patienten zuvor mindestens 6 Monate abstinent waren und psychische Verfassung sowie soziales Umfeld der Patienten stabil erscheinen.

Auch bei Zirrhosen auf dem Boden einer chronischen Hepatitis B ist die Situation schwierig. Bei Patienten, bei denen eine Replikation des Hepatitis-B-Virus sicher nicht mehr besteht (HBV-DNS im Serum negativ, PCR negativ), sollte eine

Tabelle 16.7: Parameter für die Indikationsstellung zur Lebertransplantation bei chronischen Lebererkrankungen

- Bilirubin im Serum > 8 mg/dl
- Albumin im Serum < 2,5 g/dl
- Quick-Wert < 40%
- Cholinesterase < 1 kU/l
- progrediente Katabolie
- therapieresistenter Aszites
- spontane hepatische Enzephalopathie
- spontane bakterielle Peritonitis
- hepatorenales Syndrom
- fortgeschrittene Osteopathie

Tabelle 16.8: Kontraindikationen einer Lebertransplantation

Absolute Kontraindikationen
- Sepsis
- extrahepatisches Malignom oder fortgeschrittenes hepatozelluläres Karzinom
- fortgesetzter Alkohol- oder Drogenabusus
- aktive Psychose
- fortgeschrittene kardiopulmonale Erkrankung
- AIDS

Relative Kontraindikationen
- Alter > 60 Jahre
- Kachexie
- HIV-Infektion
- aktive gastrointestinale Blutung
- Z. n. ausgedehnten oder wiederholten Oberbauchoperationen
- fortgeschrittene chronische Niereninsuffizienz
- Pfortaderthrombose
- $pO_2 < 50$ mmHg

Transplantation unter den genannten Umständen erwogen werden. Bei fortbestehender Virusreplikation kommt es dagegen regelhaft zu einer Reinfektion des Transplantats, die sich mit bisher verfügbaren (aufwendigen) Methoden nur zeitlich hinausschieben läßt und die bei einem Teil der Patienten rasch zu einer schwerwiegenden Beeinträchtigung der Transplantatfunktion führt. Eine Transplantation bei diesen Patienten ist daher augenblicklich als experimentell zu betrachten.

Bei der Hepatitis C kommt es zwar regelhaft zur Reinfektion des Transplantats, die die Überlebensrate der meisten Patienten mindestens während der ersten Jahre nach einer Transplantation jedoch nur wenig beeinträchtigt.

1.5 Besondere Formen der Leberzirrhose
1.5.1 Primär biliäre Zirrhose (PBC)
Definition: Die PBC ist eine eigenständige Erkrankung mit charakteristischer Morphologie und Immunserologie. Sie ist das Endstadium einer chronischen nicht-eitrigen, destruierenden Cholangitis. Ihre Ätiologie ist unklar. Überwiegend werden Frauen jenseits des 40. Lebensjahres betroffen.

Klinik: Allgemeinsymptome wie uncharakteristische Oberbauch- und dyspeptische Beschwerden werden im Laufe von Jahren durch Juckreiz, Zeichen der intrahepatischen Cholestase, Xanthom- und Xanthelasmenbildung ergänzt. Nicht selten treten ein Sicca-Syndrom und Symptome einer chronischen Polyarthritis oder Sklerodermie hinzu. Diagnostisch beweisend sind PBC-spezifische antimitochondriale Antikörper.

Therapie

Symptomatische Therapie
Eine *kausale Therapie* ist nicht bekannt. Eine immunsuppressive Behandlung hat bislang keine überzeugenden Effekte gezeigt.

(1) *Ursodesoxycholsäure:* Therapie der Wahl ist Ursodesoxycholsäure (z.B. Ursofalk®, 10–15 mg/kg tgl.). In mehreren Studien hat sich hierunter eine deutliche Besserung der subjektiven Symptome, der Leberfermentaktivitäten und des Bilirubins sowie im Vergleich zu Placebo auch histologisch ein günstigerer Verlauf objektivieren lassen, wobei dies insbesondere für die frühen Stadien der Erkrankung gilt. Ursodesoxycholsäure wird in der Regel sehr gut vertragen. Zu beachten sind Mischformen zwischen autoimmuner CAH und PBC, die sich durch den Nachweis von Autoantikörpern gegen Mitochondrien und weitere Antigene wie bei autoimmuner CH (s. Tab. 16.5) sowie eine entsprechende Histologie auszeichnen. Diese sollten zusätzlich immunsuppressiv behandelt werden (s. ds. Kap., 1.3).

(2) *Therapie des Juckreizes:* Die symptomatische Therapie des Juckreizes kann mit dem Ionenaustauschharz Colestyramin (z.B. Quantalan® 4–6 g/Tag) erfolgen. Besonders wichtig ist die morgendliche Dosis, weil sich nachts die Gallensäuren in der Gallenblase ansammeln. Die Wirkung tritt erst nach ca. 10 Tagen ein. Die Dosis kann erhöht werden, wenn der Patient es in Verbindung mit geschmacksverbessernden Getränken und Speisen verträgt. Colestyramin soll grundsätzlich nicht gleichzeitig mit anderen Medikamenten, sondern nach einem mindestens 1stündigen Intervall verabreicht werden. Gastrointestinale Störungen sind seltenere Nebenwirkungen, eine Steatorrhö kann verstärkt werden.

Der Juckreiz kann weiterhin durch orale Gabe von Antihistaminika mit sedierendem Effekt (z.B. Clemastin, Tavegil® 2mal 1 Tbl./Tag) günstig beeinflußt werden. Nebenwirkungen können Mundtrockenheit, eingeschränktes Reaktionsvermögen und Schwindelzustände sein. Die lokale Anwendung von Antihistaminika kann versucht werden. Bei starkem Juckreiz bringt die Injektion von Procain (Novocain®), 100 mg langsam i.v. verabreicht, vorübergehende Besserung. Auch UV-Bestrahlung kann einen Rückgang des Pruritus erreichen.

(3) *Therapie der Steatorrhö:* Die durch den Mangel an Gallensäuren hervorgerufene Steatorrhö, die durch Colestyramin noch verstärkt werden kann, sollte durch Reduktion der üblichen Nahrungsfette auf etwa 40 g/Tag und Gabe von Fetten, die mittelkettige Fettsäuren enthalten (Ceres-Margarine bzw. -Öl), behandelt werden. Fettlösliche Vitamine müssen dann parenteral substituiert werden.

Prophylaxe der Komplikationen

Zur Therapie der hepatischen Osteopathie haben sich parenterale Gaben von Vitamin D_3 in Kombination mit oraler Kalziumzufuhr bewährt. Hiermit läßt sich vor allem die Osteomalazie, weniger die hepatische Osteoporose beeinflussen. Kalzium wird in der Regel in Form von Kalziumglukonat (Calcium-Sandoz® forte 3mal 1 Brausetbl./Tag) verabfolgt.

Prophylaktisch sollte neben Kalzium Vitamin D_3 – je nach Ausmaß der Cholestase – alle 2–3 Wochen 100 000 IE zusammen mit anderen fettlöslichen Vitaminen, z.B. in Form von Adek-Falk®, verabreicht werden. Alternativen sind die 3monatlichen Gaben von 1 Amp. D_3-Vicotrat® forte i.m. (600 000 IE Colecalci-

ferol) oder orale Gaben von hydroxylierten Vitamin-D_3-Metaboliten (z. B. Rocaltrol® 1–2 Kps. oder Delakmin® 2000 E/Tag oral). Die Dosis sollte individuell am besten so bemessen werden, daß der 25-OH-Vitamin-D-Spiegel im Normbereich liegt.
Die Gabe von Vitamin D und Kalzium bedarf der regelmäßigen Kontrolle des Serumkalziums und der Kalziumausscheidung. Auf Einschränkungen der Nierenfunktion ist zu achten.

Lebertransplantation
Patienten mit primärer biliärer Zirrhose weisen nach Lebertransplantation eine besonders günstige Prognose auf (5-Jahres-Überlebensrate über 80%). Die Transplantation sollte bei Patienten mit fortgeschrittenen Stadien dieser Erkrankung daher unbedingt rechtzeitig vorbereitet werden. Hierbei hat es sich bewährt, abweichend von den Angaben in Tabelle 16.7 bereits bei Bilirubinwerten > 6 mg/dl, Cholinesterasewerten < 2 kU/l und einem Quick-Wert < 60% oder einer Verlaufsdauer der Erkrankung über mehr als 10 Jahre die Patienten in einem geeigneten Zentrum vorzustellen.

1.5.2 Primär sklerosierende Cholangitis
Die primäre sklerosierende Cholangitis stellt eine chronisch fibrosierende Entzündung der intra- und extrahepatischen Gallenwege unbekannter Ätiologie dar, die gehäuft im Zusammenhang mit einer Colitis ulcerosa, seltener auch bei Morbus Crohn auftritt. Überwiegend werden junge männliche Erwachsene betroffen.
Die *Diagnose* wird durch den Nachweis charakteristischer Veränderungen in der ERC gestellt.

Therapie

Die medikamentöse Therapie mit Ursodesoxycholsäure erfolgt wie bei der primären biliären Zirrhose (s. ds. Kap., 1.5.1 „Symptomatische Therapie" [1]). In fortgeschrittenen Stadien sollte auch bei dieser Erkrankung eine Lebertransplantation erfolgen (s. ds. Kap., 1.5.1 „Lebertransplantation").
Darüber hinaus ist eine Besserung durch endoskopische Therapiemaßnahmen (Ballondilatation von Stenosen, Steinentfernung, evtl. Stent-Einlage) möglich, die jedoch eine besondere Erfahrung des Endoskopikers voraussetzen.

1.5.3 Hämochromatose
Ätiologie: Die primäre, idiopathische Hämochromatose ist eine autosomal-rezessiv vererbte Stoffwechselerkrankung. Aus noch nicht klarer Ursache kommt es zur Ablagerung von Eisen in verschiedenen Organen, vor allem in Leber, Bauchspeicheldrüse, Herz, Hoden, Nebenniere, Hypophyse und Haut. Die Eisenablagerung führt in der Leber zu einer Fibrosierung und schließlich zur Zirrhose, zu einem Diabetes mellitus, zur Herzinsuffizienz und zu hormonellen Störungen. Sekundäre, erworbene Hämosiderosen bei Eisenverwertungsstörungen sowie nach häufigen Bluttransfusionen sind abzugrenzen.
Klinik: Klinisch stehen grau-braunes Hautkolorit, Hepatomegalie bzw. mikronoduläre Form einer Leberzirrhose, Diabetes mellitus und schließlich Kardiomyopathie im Vordergrund. Die Diagnose läßt sich sichern durch einen erhöhten

Serum-Eisenspiegel über 170 µg/dl, eine erhöhte Transferrinsättigung über 60% sowie ein erhöhtes Serumferritin. Die größte Aussagekraft besitzt eine Leberbiopsie, bei der sich Eisen in den Hepatozyten, weniger im RES nachweisen läßt. Das Lebereisen ist deutlich erhöht (über 6 mg/g).

Therapie

(1) *Aderlaßtherapie:* Dies ist die wichtigste Therapieform bei der primären Hämochromatose. Durch wöchentliche Aderlässe von 500 ml Blut können ca. 250 mg Eisen entfernt werden. Durchschnittlich sind wöchentliche Aderlässe über 1–2 Jahre notwendig, um das Eisendepot zu mobilisieren. Nach Erreichen eines Serumferritins von weniger als 30 µg/l müssen Aderlässe nur noch in etwa 3monatigen Abständen erfolgen; dabei sollte das Serumeisen unter 150 µg/dl gehalten werden bzw. das Ferritin nicht wieder über 30 µg/l ansteigen.

(2) *Medikamentöse Therapie:* Der Eisenentzug durch Deferoxamin (Desferal®), einen Chelatbildner, allein hat sich als zu wenig wirksam erwiesen, so daß diese Maßnahme nur noch bei sekundären Hämosiderosen als Mittel der Wahl angesehen wird. Bei der Hämochromatose kommt sie nur für Patienten mit zusätzlichen Problemen wie Anämie oder schwerer Kardiomyopathie in Betracht. Die zusätzliche Gabe von Ascorbinsäure (Vitamin C) hat sich als nützlich erwiesen, da die Chelatbildung hierdurch erhöht werden kann. *Nebenwirkungen:* lokale Reaktionen, Blutdruckabfall und Exantheme, unter Dauertherapie auch Linsentrübungen.

(3) *Diätetische Eisenrestriktionen* sind – soweit möglich – zu beachten. Diese Empfehlung hat jedoch erst nach Mobilisierung der Eisendepots durch Aderlässe prophylaktische Bedeutung.

Wichtig ist eine Untersuchung der Familienangehörigen, bei denen ggf. eine Aderlaßtherapie bereits im asymptomatischen Stadium erfolgen muß.

1.5.4 Morbus Wilson

Definition: Der Morbus Wilson ist eine autosomal-rezessiv vererbte Kupferspeicherkrankheit.

Ätiopathogenese: Der Gendefekt, der zu einer zunehmenden Kupferablagerung bevorzugt in Hepatozyten, Gehirn, Augen und Nieren führt, konnte inzwischen genau definiert werden. In der Leber führt die Kupferablagerung schließlich zur Zirrhose.

Klinik: Vor dem 5. Lebensjahr keine Symptome. Dann zunächst erhöhte Serumtransaminasen, später Bild der chronischen Hepatitis bzw. Leberzirrhose, Anämie durch hämolytische Krisen. Bester Hinweis Kayser-Fleischerscher Kornealring (1–2 mm breiter, braunschwarzer Ring am äußersten Rand der Kornea, bedeutet auch Ablagerung von Kupfer im ZNS), kann jedoch im Frühstadium und nach Therapie fehlen. Neurologische Zeichen (nur bei Kupferablagerung im ZNS): Tremor, Rigor, Akinesie, dystone Störungen, Ataxie, Dysarthrie, Wesensveränderung bis zur Demenz, Psychosen.

Wichtig: Bei jeder chronischen Hepatitis vor dem 30. Lebensjahr muß ein Morbus Wilson ausgeschlossen werden. In seltenen Fällen kann sich ein M. Wilson auch als fulminante Hepatitis manifestieren.

Labor: Transaminasen, Bilirubin und γ-Globuline meist erhöht, oft Anämie. Coeruloplasmin unter 20 mg/dl und Kupfer unter 70 µg/dl im Serum sind sehr verdächtig. Hohe Kupferausscheidung im Urin (über 100 µg/24 h; Norm unter 50 µg/24 h). Hohe Kupferkonzentration in der Leber (über 250 µg/g, Norm unter 50 µg/g) ist beweisend. Nach Gabe von 500 mg D-Penicillamin (z. B. Metalcaptase®) scheidet eine Normalperson im Urin weniger als 300 µg Kupfer in 6 h, ein Patient mit Morbus Wilson über 700 µg aus. In Zweifelsfällen Diagnosesicherung durch Radiokupfertest.

Therapie

(1) *D-Penicillamin:* D-Penicillamin (z.B. Metalcaptase®) ist das Mittel der Wahl. Tägliche Gabe von 3mal 500 mg über Jahre führt zum Verschwinden des Kayser-Fleischerschen Kornealringes sowie zum Rückgang der hepatischen und zerebralen Symptome. Unterstützend wirkt die Beschränkung der oralen Kupferzufuhr durch Benutzung von Kochgefäßen aus Glas und Verwendung von entmineralisiertem Wasser, wenn das Leitungswasser am Wohnort des Patienten Kupferwerte über 80 µg/l enthält. Jährliche Kontrollen der Kupferausscheidung im 24-h-Urin. Sinkt diese unter 1000 µg/24 h, kann die D-Penicillamin-Dosis auf 1000 mg reduziert werden. Die Therapie muß jedoch lebenslänglich fortgeführt werden. Begleitend wird Pyridoxin (z.B. Benadon®, 25 mg/Tag) empfohlen.
Nebenwirkungen von D-Penicillamin: Nephropathie, Nausea, Leukopenie, Thrombozytopenie, Purpura, Myasthenie, Myositis und Symptome eines Lupus erythematodes disseminatus.

(2) *Zink:* Bei Unverträglichkeit von Penicillamin kann Zink (Dosierung etwa 100 [75–300] mg Zink täglich in Form von Zinksulfat oder Zinkaspartat in 4 geteilten Einzeldosen jeweils 1 h vor den Mahlzeiten) verabreicht werden. In der Schwangerschaft kann wegen der potentiellen Teratogenität von Penicillamin eine Zinkbehandlung als Therapie der Wahl angesehen werden. Eine signifikante Besserung nach Zinkgabe kann allerdings erst nach 6–12 Monaten eintreten. Die Wirksamkeit wird insgesamt zur Zeit noch unterschiedlich beurteilt. Wichtig ist die Untersuchung der Familienangehörigen.

1.6 Komplikationen bei Leberzirrhose
1.6.1 Aszites
Ätiopathogenese: Die Bildung von Aszites kommt durch das Zusammenwirken mehrerer Faktoren zustande:
Hierzu zählen eine vermehrte Natriumretention infolge hormoneller Veränderungen, die Katecholamine, Renin-Aldosteron-System, atrialen natriuretischen Faktor, intrarenale Prostaglandine u. a. betreffen, eine Verminderung des onkotischen Druckes des Plasmas infolge Hypalbuminämie und eine vermehrte Produktion von Leberlymphe, die teilweise in die freie Bauchhöhle gelangt, infolge des Druckanstieges in den Lebersinusoiden.
Die Leberzirrhose ist die weitaus häufigste Ursache einer Aszitesbildung. Differentialdiagnostisch ist an intraabdominelle Malignome, entzündliche Ursachen, insbesondere eine Peritonealtuberkulose, Rechtsherzinsuffizienz, Budd-Chiari-Syndrom und Pfortaderthrombose zu denken. Bei geringsten Zweifeln an der Ursache ist daher eine diagnostische Aszitespunktion mit Eiweißbestimmung, Leukozytenzählung, zytologischer und mikrobiologischer Untersuchung des Punktats unerläßlich.
Klinik: Klinisch faßbar wird Aszites erst oberhalb einer Menge von etwa 1000 ml. Die Sonographie weist auch kleinere Aszitesmengen zuverlässig nach.

Therapie

Allgemeine Maßnahmen

(1) *Bettruhe* begünstigt durch hydrostatische Druckänderung und Zunahme der Nierendurchblutung die Ausschwemmung von Aszites und Ödemen.

(2) *Kochsalzrestriktion:* Durch Meiden salzreicher Nahrungsmittel und Verzicht auf Salzen bei der Zubereitung und dem Verzehr der Speisen läßt sich eine Verminderung der Kochsalzzufuhr auf etwa 3 g bzw. 50 mM/Tag in durchaus zumutbarer Weise erreichen. Darüber hinausgehende Kochsalzrestriktionen erfordern spezielle Diätvorschriften, die in der Regel allenfalls vorübergehend in der Klinik befolgt werden dürften. Bei stärkerer Kochsalzrestriktion sollte eine Kaliumsubstitution von etwa 100 mM/Tag vorgenommen werden. Auf die Kochsalzrestriktion ist auch bei diuretischer Therapie nicht zu verzichten.

(3) *Flüssigkeitsrestriktion:* Die Flüssigkeitszufuhr sollte auf 1000 ml/Tag beschränkt werden; dabei hat sich zumindest anfänglich eine schriftliche Aufzeichnung der aufgenommenen Volumina bewährt. Die Flüssigkeitsrestriktion ist entscheidend beim Vorliegen einer Hyponatriämie.

Spezielle Maßnahmen

Sind die allgemeinen Maßnahmen nicht ausreichend wirksam, sind zusätzlich anzuwenden:

(1) *Diuretika:* In erster Linie empfiehlt sich die Gabe von Aldosteronantagonisten (Spironolacton, z.B. Aldactone®, 100–300 mg/Tag, Wirkungseintritt nach 2–3 Tagen). Auf das mögliche Auftreten einer Hyperkaliämie ist zu achten. Wenn nötig, ist zusätzlich ein Schleifendiuretikum zu verabreichen. Häufig ausreichend ist dabei das preisgünstige Furosemid (z.B. Lasix®, 40–120 [–240] mg/Tag), bei unzureichendem Effekt empfehlen sich statt dessen Xipamid (Aquaphor®, 10–40 mg/Tag) oder Torasemid (Unat® RR 5–40 mg täglich). *Wichtig:* Da der Rückstrom von Aszites maximal 700–900 ml/Tag erreicht, soll unter der diuretischen Therapie der tägliche Gewichtsverlust 500–750 g nicht überschreiten, bei zusätzlichen peripheren Ödemen können täglich 1000 bis 1500 g ausgeschwemmt werden. Bei massivem Aszites empfiehlt es sich, wegen eingeschränkter enteraler Resorptionsfähigkeit die Therapie intravenös einzuleiten. Eine zu stark forcierte diuretische Behandlung kann zu einer Verschlechterung der Nierenfunktion, einer Hyponatriämie, Hypochlorämie, Alkalose, hepatischen Enzephalopathie und schließlich zum Leberkoma führen. Engmaschige klinische und laborchemische (Elektrolyte, Kreatinin) Kontrollen sind daher erforderlich, beim Auftreten der genannten Erscheinungen ist die diuretische Therapie zu unterbrechen bzw. deren Dosierung stark zu reduzieren. Alle Diuretika sollten zunächst niedrig dosiert werden, falls nötig, ist die Dosis langsam zu steigern (s. a. Kap. 4).

(2) *Albuminsubstitution:* Bei einer deutlichen Hypalbuminämie und fehlendem Ansprechen auf die diuretische Therapie kann der Versuch unternommen werden, durch salzarmes Humanalbumin (50 ml 20%ig täglich) das intravasale Volumen anzuheben und damit günstigere Voraussetzungen für die diuretische Therapie zu schaffen. Der Erfolg ist meist nur vorübergehend.

(3) *Aszitespunktion:* Therapeutische Aszitespunktionen sind bei Patienten, die auf die vorgenannten Maßnahmen nur unzureichend reagieren, indiziert sowie bei stark gespanntem Abdomen infolge des Aszites bzw. einer fraktionellen Natriumausscheidung im Urin unter 0,2% als primäres Therapieverfahren zu empfehlen. Parazentesen führen im Rahmen einer stationären Behandlung gegenüber der Diuretikabehandlung zu einer kürzeren Verweildauer bei gleicher oder sogar niedrigerer Komplikationsrate. Bei ausreichenden Gerinnungsverhältnissen (Quick-Wert mindestens 40%, Thrombozyten mindestens 40/nl) wird nach sorgfältiger Desinfektion und Lokalanästhesie spiegelbildlich zum McBurneyschen Punkt eingegangen. Es empfiehlt sich, vor dem Einstich die Haut tangential zu verschieben, damit nach der Punktion kein durch alle Wandschichten gerade verlaufender Punktionskanal zurückbleibt, der zu einem weiteren Nachlaufen von Aszites führen kann. Es werden bis zu 4 l täglich über 60–120 min abgelassen, anschließend wird der Albuminverlust, der sich aus dem Eiweißgehalt des Aszites und dessen Volumen errechnen läßt, intravenös substituiert (üblicherweise 8 g bzw. 20 ml einer 20%igen Lösung/l abgelassenem Aszites). Anstelle von Albumin kann auch Haemaccel (Haemaccel® 35, 150 ml/l abgelassenem Aszites) oder Dextran 70 (8 g/l Aszites, *cave:* Hypersensitivitätsreaktion, vorherige Gabe von Promit®) verwendet werden, die billiger als Albumin sind, bei deutlichen Störungen der Blutgerinnung jedoch nicht verwendet werden sollten. Anstelle der wiederholten Punktionen kann der gesamte Aszites innerhalb einer Sitzung (bis zu 16 l über 8 h bei gleichzeitiger Substitution wie oben) abgelassen werden. Weitere Erfahrungen mit letztgenanntem Vorgehen erscheinen allerdings erforderlich, bevor es allgemein empfohlen werden kann. Eine sorgfältige Überwachung der Patienten (Kreislaufparameter, Elektrolyte, Nierenfunktion) ist unbedingt erforderlich. Im Anschluß sind die o.g. Allgemeinmaßnahmen sowie in der Regel eine individuell dosierte diuretische Therapie erforderlich, um ein erneutes Nachlaufen des Aszites zu vermeiden.

(4) *Peritoneo-venöser Shunt:* Etwa 10% der Patienten mit hochgradiger Aszitesbildung bei Leberzirrhose (insbesondere Patienten mit stark reduzierter fraktioneller Natriumausscheidung unter 0,1% bzw. eingeschränkter Nierenfunktion) sprechen auf die o.g. Therapieformen nicht ausreichend an. In diesen Fällen kann alternativ zu regelmäßig zu wiederholenden Aszitespunktionen die Anlage eines peritoneo-venösen Shunts (Denver-Shunt) erfolgen. Allerdings muß dabei mit Komplikationen, insbesondere Verbrauchskoagulopathie, Lungenödem oder Ösophagusvarizenblutung infolge der Erhöhung des intravasalen Volumens, gerechnet werden. Bei noch guter Syntheseleistung der Leber sind jedoch erfolgreiche Shuntbehandlungen über mehrere Jahre möglich. Auch durch die Anlage eines *transjugulären intrahepatischen Stent-Shunts* (TIPS, s. ds. Kap., 1.6.3 „Rezidivprophylaxe der Ösophagusvarizenblutung" [3]) können Patienten mit sonst therapierefraktärem Aszites erfolgreich behandelt werden. Als wesentliche Komplikation ist jedoch mit einer Verstärkung oder Auslösung einer hepatischen Enzephalopathie zu rechnen. Für die genannte Indikation sind die Erfahrungen mit diesem Verfahren derzeit auch noch nicht so umfangreich, daß sich die Indikation gegenüber peritoneo-venösem Shunt oder wiederholten Parazentesen exakt abgrenzen ließe.

(5) Bei therapierefraktärem Aszites sowie Aszites bei Patienten mit Varizenblutung und/oder spontaner bakterieller Peritonitis in der Anamnese sollte eine *Lebertransplantation* erwogen werden (s. ds. Kap., 1.4.3).

1.6.2 Spontane bakterielle Peritonitis (SBP)

Bei Patienten mit Aszites auf dem Boden fortgeschrittener Lebererkrankungen stellt die SBP eine gravierende Komplikation dar, die nicht selten übersehen wird. Die klinischen Zeichen können sehr diskret sein (subfebrile oder auch normale Temperatur, nur geringe Druckdolenz des Abdomens, jedoch in der Regel Verschlechterung des Allgemeinzustandes und unzureichendes Ansprechen des Aszites auf die o.g. Therapie). Diagnostisch beweisend ist eine Zahl von > 250 neutrophilen Granulozyten/µl im Aszites.

Therapie

Die Therapie sollte unverzüglich (noch vor Erhalt mikrobiologischer Befunde) intravenös eingeleitet werden, wobei sich Cefotaxim (Claforan®) oder Amoxicillin/Clavulansäure (Augmentan®) gut bewährt haben. Die Therapiedauer sollte unter Berücksichtigung von Kontrollen der Leukozytenzahl im Aszites in der Regel 5–10 Tage betragen. Patienten mit niedrigem Eiweißgehalt im Aszites unter 1 g/l, haben ein deutlich erhöhtes Risiko, ein Rezidiv einer SBP zu erleiden. Vermehrt gefährdet sind auch Patienten mit vorangegangener intestinaler Blutung. Bei dieser Gruppe ist im Anschluß an die o.g. Therapie eine Rezidivprophylaxe empfehlenswert (nichtresorbierbare Antibiotika, s. ds. Kap., 1.6.4 oder Norfloxacin [Barazan®] 400 mg täglich). Dies gilt insbesondere für Patienten, bei denen eine Lebertransplantation vorgesehen ist.

1.6.3 Portale Hypertension – Ösophagusvarizenblutung

Ätiopathogenese: Die Leberzirrhose ist in Mitteleuropa weitaus am häufigsten die Ursache einer portalen Hypertension, weltweit ist die Schistosomiasis am bedeutsamsten. Weitere Ursachen sind das Budd-Chiari-Syndrom und die Pfortaderthrombose.

Klinik: Neben den klinischen Zeichen der Leberzirrhose als solcher macht sich die portale Hypertension häufig erst durch das Auftreten einer Hämatemesis bemerkbar. Typische Veränderungen stellen im übrigen eine Splenomegalie mit deutlich vermehrter Konsistenz der Milz, eine Venenerweiterung im Bereich der Bauchwand (Caput medusae) und ein venöses Strömungsgeräusch im Bereich des Nabels (Cruveilhier-Baumgarten-Syndrom) dar. Die Splenomegalie kann eine Anämie, Leuko- oder Thrombopenie im Sinne eines Hypersplenie-Syndroms induzieren. Zum Nachweis von Ösophagusvarizen ist die endoskopische der radiologischen Untersuchung eindeutig überlegen. Hämorrhoiden sind wegen ihrer allgemeinen Häufigkeit diagnostisch unbedeutend, können jedoch gelegentlich bei Leberzirrhose zu starken Blutungen führen. Die endoskopische Gummibandligatur stellt dann eine einfache Behandlungsmethode dar. Die Ösophagusvarizenblutung manifestiert sich mit Hämatemesis und (gelegentlich auch nur) Meläna, bei starker Blutung kann auch rektal noch rotes Blut abgehen.

16 Krankheiten der Leber, des Pankreas und der Gallenwege

Therapie

Allgemeine Maßnahmen

Die allgemeinen Sofortmaßnahmen entsprechen grundsätzlich den in Kap. 15 für die oberen gastrointestinalen Blutungen angegebenen Empfehlungen (s. Kap. 15, 1.1 „Sofortmaßnahmen in der Praxis"). Die Blutungsquelle sollte endoskopisch nachgewiesen werden, da auch bei gesicherter Leberzirrhose eine obere gastrointestinale Blutung in bis zu 50% der Fälle nicht aus Ösophagusvarizen, sondern aus Magen- oder Duodenalulzera bzw. Magenschleimhauterosionen stammt. Zur Schockbekämpfung sollten bei Leberzirrhose, sobald verfügbar, wegen der bestehenden oder drohenden Gerinnungsstörung Erythrozytenkonzentrate und frisch gefrorenes Plasma verwendet werden; auf Einzelheiten der Korrektur der Gerinnungsstörungen wird weiter unten noch eingegangen. Der Elektrolyt- und Säure-Basenhaushalt muß engmaschig kontrolliert und, wenn nötig, korrigiert werden. Zur Prophylaxe der hepatischen Enzephalopathie sollten z.B. initial 50 ml Laktulose (z.B. Bifiteral®), dann 3mal 20 bis 3mal 50 ml/Tag, 25 ml 20% Magnesiumsulfat und hohe Einläufe verabreicht werden.

Spezielle Maßnahmen bei gesicherter Ösophagusvarizenblutung

(1) *Endoskopische Therapie:* Durch Injektionen von z.B. 0,5–2%igem Polidocanol (Aethoxysklerol®, jeweils etwa 2–10 ml para- bzw. intravasal) kann bei ausreichender Erfahrung des Endoskopeurs ein Blutungsstillstand bei etwa 80–95% der Patienten erreicht werden. Die endoskopische Therapie stellt daher die Therapie der Wahl zur Behandlung einer Ösophagusvarizenblutung dar. Sofern sie bei sehr starker Blutung und infolgedessen massiv beeinträchtigter Übersicht nicht durchführbar oder nicht erfolgreich ist, sollte zunächst eine Ballonsonde eingelegt und evtl. der Versuch einer medikamentösen Therapie unternommen werden. Nach einigen Stunden gelingt es dann in der Regel, eine endoskopische Varizensklerosierung vorzunehmen. Komplikationen der Sklerosierung bestehen vor allem in einer Aspiration von Blut, Ösophagusperforation, Mediastinitis sowie Ulkus- und Strikturbildung im Ösophagus. Bei entsprechender Erfahrung kann anstelle der Sklerosierung auch bei der akuten Blutung die endoskopische Varizenligatur eingesetzt werden, die sich prinzipiell besonders zur Rezidivblutungsprophylaxe (s.u.) empfiehlt, während die Sklerosierung wegen ihrer einfacheren Handhabung bei der akuten Blutung meist bevorzugt wird. Bei Blutungen aus Fundusvarizen kann eine endoskopische Therapie mit Cyanoacrylat (Histoacryl blau®) vorgenommen werden. Bei Erfolglosigkeit der bisher genannten Maßnahmen:

(2) *Varizenkompression: a) Sengstaken-Blakemore-Sonde:* Hierbei handelt es sich um eine dreiläufige Doppelballonsonde, die etwa 55 cm tief eingeführt wird. Nach Lagekontrolle (Aspiration von Mageninhalt) wird der Magenballon mit 150 ml Luft aufgeblasen, die Sonde bis zur Kardia (federnder Widerstand) zurückgezogen und mit Heftpflaster fixiert (kein Zug an der Sonde, da er eine Dislokation begünstigt!). Dann wird der Ösophagusballon mit Hilfe eines Blutdruckmanometers bis auf 30–40 mmHg aufgeblasen und der zuführende Schlauch abgeklemmt. Anschließend Magenspülung, bis die Spülflüssigkeit klar

ist. Die Anwendung der Sengstaken-Blakemore-Sonde ist eine nicht ungefährliche Maßnahme. *Komplikationen* sind insbesondere Aspirationen, Ersticken beim Hochrutschen der Sonde und Drucknekrosen der Ösophaguswand. Es empfiehlt sich daher, neben der unverzichtbaren Dauerüberwachung der Patienten entweder andauernd oder mindestens alle 30 min Mund- und Rachensekret abzusaugen, alle 60 min eine Magenspülung und alle 120 min eine Druckkontrolle des Ösophagusballons vorzunehmen. Alle 6 h muß eine kurze (mindestens 5 min) Druckentlastung des Ösophagusballons zur Vermeidung von Druckulzera erfolgen. Die Sonde darf nicht länger als 24 h belassen werden, vor dem Entfernen sollte der Patient etwas Speiseöl trinken.

b) Linton-Nachlas-Sonde: Alternativ wird bei Blutungen aus Magenfundusvarizen die birnenförmige Linton-Nachlas-Sonde verwendet. Diese wird nach Vorschieben in den Magen mit 300–600 ml Luft aufgefüllt und nach dem Zurückziehen bis zur Kardia unter einem Zug von etwa 250 p fixiert.

(3) *Senkung des Pfortaderdruckes durch Medikamente:* Zur medikamentösen Senkung des Drucks im Pfortadersystem sowie zum Sistieren einer Varizenblutung können Vasopressinanaloga und Nitroglyzerin oder Somatostatin angewandt werden. Eingesetzt wird *Triglyzyl-Lysin-Vasopressin* (Glycylpressin®, 1–2 mg i.v., ggf. alle 4 h zu wiederholen), dessen Effekt bis zu 6 (bis 12) h anhält. Nebenwirkungen sind Hypertonie, Kontraktion der Koronarien und der Hautgefäße, abdominelle Krämpfe und Durchfälle. Die Anwendung ist daher bei Patienten mit koronarer Herzerkrankung und schwerer Hypertonie gefährlich. Zur Vermeidung von Nebenwirkungen sollte zusätzlich Nitroglyzerin appliziert werden, das auch seinerseits den Varizendruck zu senken vermag (z.B. Trinitrosan® 3–5 mg/h über Perfusor oder transdermale Applikation von 10 mg/12 h über 24 h).

Alternativ kann *Somatostatin* (z.B. Somatostatin Ferring®, initial 250 µg i.v. als Bolus, dann 250 µg/h über mindestens 24 h bzw. bis zum Blutungsstillstand, bei Bedarf auch zusätzlich Wiederholung von Bolusinjektionen) bzw. das Somatostatinanalogon Octreotid (Sandostatin®, 25 µg/h über 12 h i.v., anschließend 100 µg Stunde 12 und 18 s.c.) eingesetzt werden. Beide Substanzen besitzen gegenüber Vasopressinanaloga wahrscheinlich gleiche Wirksamkeit, rufen dagegen kaum relevante Nebenwirkungen hervor. Allerdings verursachen sie hohe Kosten.

Verschiedene Studien haben leider eine sehr unterschiedliche, z.T. auch fehlende Effektivität der medikamentösen Therapieversuche einer Ösophagusvarizenblutung gezeigt. Sie sollten daher nur zum Einsatz kommen, wenn eine endoskopische Therapie nicht verfügbar ist oder nicht erfolgreich war.

(4) *Intrahepatischer Stent-Shunt oder operative Therapie:* Bei endoskopisch nicht stillbarer Blutung können ein transjugulärer intrahepatischer portosystemischer Stent-Shunt (TIPS s. ds. Kap., S. 574, „Rezidivprophylaxe der Ösophagusvarizenblutung" [3]), eine Notfall-Shuntoperation bzw. eine Ösophagussperroperation (Dissektionsligatur) erwogen werden. Notfall-Eingriffe dieser Art sind jedoch mit einem hohen Risiko (Letalität bis über 50%, im wesentlichen abhängig von der Restleberfunktion) verbunden.

16 Krankheiten der Leber, des Pankreas und der Gallenwege

Rezidivprophylaxe der Ösophagusvarizenblutung

Zur Rezidivprophylaxe nach einer Ösophagusvarizenblutung können medikamentöse, endoskopische, chirurgische Maßnahmen und intrahepatische Stent-Anlage eingesetzt werden:

(1) *Betablocker und Nitrate:* Betablocker können sowohl das Risiko einer Rezidivblutung als auch die Gefahr einer Erstblutung bei vorhandenen Varizen senken. Bei prophylaktischer Gabe vor einer ersten Blutung an abstinente Patienten mit voraussichtlich ausreichender Compliance läßt sich auch die Überlebenszeit verlängern, während dies beim Einsatz zur Rezidivprophylaxe nicht oder nicht in signifikantem Ausmaß gelingt. Die Zahl der Rezidivblutungen wird jedoch signifikant vermindert. Betablocker sind (unter Berücksichtigung von Kontraindikationen) für diese Indikationen daher grundsätzlich angezeigt. Die größten Erfahrungen liegen mit Propranolol (z. B. Dociton®) vor. Die Dosis wird individuell so bemessen, daß die Herzfrequenz um 25% sinkt, in der Regel sind Dosen zwischen 20 und 240 mg/Tag erforderlich, die einschleichend angewendet werden sollten. Alternativ zur Betablockade haben sich Nitrate (etwa Isosorbit-Mononitrat, z. B. Ismo® 2–3mal 20 mg/Tag) als wirksam erwiesen. Ihr Vorteil liegt in der Vermeidung der bekannten Nebenwirkungen der Betablockertherapie. Zur Zeit allerdings noch beschränkte Erfahrungen deuten darauf hin, daß Betablocker und Nitrate synergistisch wirken können, wobei unter der Kombination auf die Nierenfunktion allerdings besonders zu achten ist und eine Aszitesbildung ungünstig beeinflußt werden kann.

Die Kombination von Betablockade und Sklerotherapie hat sich (in der Phase bis zur vollständigen Obliteration der Varizen) als wirksamer erwiesen als eine alleinige Sklerosierungstherapie. Außer bei Ösophagusvarizen sind günstige Effekte der Betablockade auch bei portal-hypertensiver Gastropathie nachgewiesen worden.

An derzeit noch kleinen Patientenzahlen konnte gezeigt werden, daß auch eine orale Nitrattherapie zur Primärprophylaxe wirksam sein kann. Auch Spironolacton (z. B. Aldactone®) vermag in Kombination mit einer kochsalzarmen Diät den Pfortaderdruck zu senken, ohne daß bisher allerdings hierdurch eine Verminderung des Blutungsrisikos gezeigt worden wäre.

(2) *Endoskopische Varizensklerosierung und -ligatur:* Die endoskopische Varizensklerosierung (Technik s. o.) im Intervall nach einer Ösophagusvarizenblutung führt zu einer deutlichen Senkung der Rezidivblutungsrate. Ein lebensverlängernder Effekt dieser Therapie konnte allerdings nicht gesichert werden. Nach Verödung sämtlicher Varizen, in der Regel nach mehreren Sitzungen in etwa 14tägigen Abständen, bedürfen die Patienten weiterhin regelmäßiger endoskopischer Kontrollen (in etwa halbjährigen Intervallen) und eventueller Nachsklerosierung. Eine prophylaktische Sklerosierung bei Patienten mit Ösophagusvarizen, die noch nicht geblutet haben, sollte dagegen nicht erfolgen, nachdem in umfangreichen Studien überwiegend negative Effekte dieses Vorgehens nachgewiesen wurden. Die endoskopische Varizenligatur bietet nach den bisher allerdings noch begrenzten Erfahrungen der Sklerosierung gegenüber Vorteile aufgrund niedrigerer Komplikationsraten, insbesondere Ulzera und Strikturen im Ösophagus betreffend.

(3) *Shuntoperation und transjugulärer intrahepatischer portosystemischer Stent-Shunt (TIPS):* Durch eine Shuntoperation lassen sich eine sichere Drucksenkung im Pfortaderbereich und eine Prophylaxe von Rezidivblutungen erreichen. Bei strenger Auswahl der Patienten (Alter möglichst unter 50 Jahren, Serumbilirubin unter 2,5 mg/dl, Serumalbumin über 3 g/dl, TPZ über 50%, fehlender Aszites und fehlende Zeichen einer hepatischen Enzephalopathie, präoperative Sicherung erhöhter portaler Druckwerte) beträgt das Operationsrisiko 6–15%. Allerdings ist bei 20–40% der Operierten mit dem Auftreten einer hepatischen Enzephalopathie zu rechnen. Außerdem ist nicht gesichert, daß die mittlere Überlebenszeit nach einer Shuntoperation ansteigt. Prophylaktische Shuntoperationen sind nicht indiziert.

Eine vielversprechende Weiterentwicklung stellt der TIPS dar, der unter radiologisch-sonographischer Kontrolle implantiert wird und eine effektive Drucksenkung im Pfortadergebiet bewirkt. Er bietet Vorteile insofern, als er Blutungen auch aus Fundusvarizen und portal hypertensiver Gastropathie zu verhüten vermag, eine (nach bisher vorliegenden Erfahrungen bei 75–90% der Patienten) effektive Behandlung eines „therapierefraktären" Aszites ermöglicht und eine evtl. spätere Lebertransplantation nicht beeinträchtigt. Nachteilig gegenüber der endoskopischen Sklerosierung oder Ligatur sind allerdings das Auftreten bzw. die Verschlechterung einer hepatischen Enzephalopathie, die bei 20–40% der Patienten nach TIPS-Anlage zu erwarten ist, die Notwendigkeit relativ häufiger Zweiteingriffe zur Therapie von Stenosen oder Verschlüssen der Stents sowie der hohe Preis der notwendigen Materialien. Die Implantation dieser Stents sollte an einem Zentrum mit ausreichender Erfahrung erfolgen. Vor- und Nachteile gegenüber operativ angelegten Shunts bedürfen noch der Analyse in prospektiven Studien.

1.6.4 Hepatische Enzephalopathie

Definition: Komplexes Syndrom zerebraler Funktionsstörungen infolge einer Leberinsuffizienz.

Ätiopathogenese: Die Pathogenese der hepatischen Enzephalopathie ist multifaktoriell. Durch die gestörte Entgiftungsfunktion der Leber gelangen endogene und exogene toxische Substanzen, z.B. Ammoniak, überwiegend aus dem Darm in die systemische Zirkulation, die im Gehirn zu Störungen von Membranfunktionen und des Energiestoffwechsels führen. Ein wesentlicher Teil dieser Toxine stammt aus dem bakteriellen Eiweißkatabolismus im Darm. Eine Störung der Blut-Hirn-Schranke sowie Verschiebungen im Elektrolyt- und Säure-Basen-Haushalt begünstigen die zerebralen Funktionsstörungen.

Häufig wird eine hepatische Enzephalopathie infolge auslösender Faktoren manifest, nach denen daher immer gefahndet werden sollte, um sie möglichst rasch therapeutisch angehen zu können. Zu diesen Faktoren zählen insbesondere: Forcierte diuretische Therapie oder Aszitespunktionen mit nachfolgender Hypovolämie und evtl. Alkalose, gastrointestinale Blutungen, die zu einem vermehrten bakteriellen Eiweißabbau im Darm führen, Alkoholintoxikationen, eiweißreiche Mahlzeiten sowie eine Obstipation, die zu einer vermehrten enteralen Ammoniakresorption führen, Analgetika und Sedativa, die infolge der Leberinsuffizienz langsamer metabolisiert werden und denen gegenüber ohnehin eine verminderte Toleranz des Gehirns besteht, Infektionen und Schockzustände aller Art, auch (kleinere) operative Eingriffe.

16 Krankheiten der Leber, des Pankreas und der Gallenwege

Klinik: Der Beginn der Symptomatik kann schleichend oder, besonders beim Vorliegen der o. g. auslösenden Faktoren, auch akut sein. Es lassen sich eine latente, nur durch psychometrische Tests (z. B. Zahlen-Verbindungs-Test) erfaßbare, die Fahrtauglichkeit jedoch bereits beeinträchtigende Enzephalopathie und vier Stadien der manifesten Enzephalopathie unterscheiden:
Stadium I: Verlangsamung, Neigung zu Depressionen, Merkstörungen, verwaschene Sprache, Schlafstörungen.
Stadium II: Zunehmende Schläfrigkeit, völlige Interessenlosigkeit, Apathie, deutliche Störungen der Koordination (Schriftproben) und des EEG, meist erheblicher Flapping-Tremor.
Stadium III: Unzusammenhängende Sprache, Patient schläft fast dauernd, ist jedoch erweckbar, Foetor hepaticus.
Stadium IV (Koma): Patient reagiert nicht mehr oder nur noch ganz kurz auf Schmerzreize, Kornealreflex erloschen, tiefe Atmung, ausgesprochener Foetor hepaticus.

Therapie

Allgemeine Maßnahmen
Unverzichtbar sind in höheren Stadien der Enzephalopathie die intensive Überwachung der Vitalfunktionen, insbesondere des Elektrolyt- und Säure-Basen-Haushaltes, der Ein- und Ausfuhr, eine ausreichende Kalorienzufuhr sowie die Erkennung und Behandlung bestehender auslösender Faktoren (s. o.)!

Spezielle Maßnahmen
Die Intensität der speziellen Maßnahmen hängt vom Ausmaß der hepatischen Enzephalopathie ab. Bei mehr als nur geringfügigen Störungen sollte die Therapie initial unbedingt stationär erfolgen.
(1) *Ausreichende Kalorienzufuhr und Reduktion der Eiweißzufuhr:* Im Präkoma und Koma erfolgt bei oraler Nahrungskarenz eine kalorisch ausreichende Ernährung sowie die Substitution von Elektrolyten, Vitaminen und Spurenelementen über einen zentralen Venenkatheter (s. ds. Kap., 1.2 „Allgemeine Maßnahmen").
Initial sollte eine Reduktion der oralen Eiweißzufuhr auf 0,5 g/kg tgl. erfolgen, die nach Besserung der Symptomatik schrittweise auf etwa 1 g/kg tgl. gesteigert werden kann. Eine eiweißfreie Ernährung sollte lediglich nach gastrointestinalen Blutungen für 2–3 Tage vorgenommen werden. Pflanzliches Eiweiß und Milcheiweiß sollten gegenüber Fleisch, Fisch und Wurst bevorzugt werden. Auch faserreiche Nahrung wirkt günstig.
(2) *Darmentleerung:* Eine Darmentleerung durch hohe Einläufe und Laxanzien wirkt insbesondere bei akut aufgetretener hepatischer Enzephalopathie durch Entfernung des bakterien-, eiweiß- und toxinhaltigen Stuhls günstig. Auf eine sachgerechte Durchführung der Einläufe ist zu achten (Flüssigkeitsmenge 1–2 l, zunächst Links-, dann Rechtsseitenlage, dann Hochlagerung), eine Ansäuerung der Einlaufflüssigkeit mit 0,25–1%iger Essigsäure vermindert zusätzlich den Ammoniakanfall, zu diesem Zweck können auch Laktose oder Laktulose zugesetzt werden. Grundsätzlich ist darauf zu achten, daß die Patienten in der Folge mindestens 1mal täglich den Darm entleeren.

(3) *Reduktion der Darmflora:* Durch eine Reduktion der bakteriellen Darmflora lassen sich die enterale Ammoniakproduktion und der Anfall weiterer Toxine verringern. Hierzu eignen sich:

Laktulose (z. B. Bifiteral®): Dieses synthetische Disaccharid aus Galaktose und Fruktose wird praktisch nicht resorbiert und von den Darmbakterien zu organischen Säuren hydrolysiert. Dadurch kommt es zu einer Begünstigung des Wachstums weniger proteolytisch wirksamer Bakterien mit Verringerung der Ammoniakproduktion. Die Dosis beträgt im Koma initial 100 ml per Magensonde, anschließend wie auch bei weniger schweren Formen der hepatischen Enzephalopathie 3mal 10 bis 3mal 50 ml/Tag. Die richtige Dosis kann an der Anzahl der täglichen Darmentleerungen (optimal sind 2–3) abgelesen werden. Nebenwirkungen bestehen in Übelkeit, Diarrhöen und abdominellen Krämpfen. Für die Langzeittherapie ist wegen der geringeren Toxizität Laktulose den schwer resorbierbaren Antibiotika vorzuziehen. Bei schwerer hepatischer Enzephalopathie sollten beide Medikamente kombiniert werden. Gleich wirksam wie Laktulose ist Lactitol (Importal®), das sich gegenüber Laktulose durch seine Geschmacksneutralität auszeichnet. Die Anfangsdosis beträgt 0,5–0,7 g/kg tgl., verteilt auf 3 Einzeldosen.

Schwer resorbierbare Antibiotika wie Neomycin (Bykomycin® initial 6 g, dann 2–4 g/Tag oral bzw. per Magensonde, als Langzeittherapie möglichst nicht über 2 g/Tag) oder Paromomycin (Humatin®, initial 3 g, danach 1–3 g/Tag): Komplikationen bestehen in gelegentlichen Diarrhöen sowie in der Oto- und Nephrotoxizität aufgrund der, wenn auch geringen (3%) Resorption. Dies ist besonders bei gleichzeitiger Niereninsuffizienz zu beachten. Bei Anwendung dieser Medikamente ist Vitamin K parenteral zu substituieren.

(4) *Weitere Maßnahmen:* Eine leichte Alkalisierung fördert die Harnstoffsynthese und kann dadurch günstig wirken. Parenteral zu verabreichende Aminosäurengemische mit hohen Konzentrationen an verzweigtkettigen aliphatischen Aminosäuren und geringen oder fehlenden Anteilen an aromatischen Aminosäuren (z. B. Aminosteril N-Hepa®, Tagesdosis etwa 40 g Aminosäuren) können bei einem Teil der Patienten mit schwerer Enzephalopathie günstige Wirkungen entfalten. Sie sollten zur Anwendung kommen, wenn die vorgenannten Maßnahmen keinen ausreichenden Erfolg hatten. Auf die gleichzeitige Zufuhr essentieller Aminosäuren sowie die Einhaltung der angegebenen Gesamtproteinzufuhr (maximal 1 g/kg) ist unbedingt zu achten. Beim akuten Leberversagen sind derartige Aminosäuren wegen der allgemeinen Hyperaminoazidämie nicht indiziert.

Oral einzunehmende Präparationen (z. B. Falkamin® Pellets) können eine hepatische Enzephalopathie bessern und insbesondere den häufig anzutreffenden Muskelschwund von Patienten mit Leberzirrhose günstig beeinflussen. Ihr Preis rechtfertigt ihren Einsatz jedoch nur nach konsequenter Anwendung der genannten Standardtherapieformen.

Benzodiazepin-Antagonisten (Flumazenil, Anexate®) vermögen die Enzephalopathiesymptome bei einem Teil der behandelten Patienten zu bessern, ihr Effekt ist jedoch zeitlich sehr begrenzt.

Sedativa sollten so sparsam wie möglich und nur in niedriger Dosis eingesetzt werden. Im Stadium III und IV sind H_2-Rezeptorantagonisten (z.B. Ranitidin, Sostril®) zur Prophylaxe von gastrointestinalen Blutungen angezeigt. Kortikoide sind nicht indiziert. Auf die Möglichkeit der Lebertransplantation in ausgewählten Fällen wurde bereits hingewiesen (s. ds. Kap., 1.5.1).

1.6.5 Gerinnungsstörungen

Ätiopathogenese: Die Pathogenese der hepatischen Gerinnungsstörungen ist außerordentlich komplex. Neben einer verminderten Synthese der in der Leber gebildeten Gerinnungsfaktoren infolge schwerer Leberparenchymschädigungen führt eine Abnahme der Gallensäureproduktion zur verminderten Vitamin-K-Resorption. Weiterhin eliminiert die gesunde Leber rasch aktivierte Gerinnungsfaktoren; diese Funktion ist bei Leberinsuffizienz und portosystemischen Anastomosen beeinträchtigt. Bei portaler Hypertension kann es zusätzlich zu einer vermehrten Sequestration von Thrombozyten in der Milz mit nachfolgender Thrombopenie kommen. Außerdem ist bei Lebererkrankungen die Produktion des wichtigsten physiologischen Inhibitors einer abnormen intravasalen Gerinnungsaktivierung, des Antithrombin III, vermindert.

Klinisch bedeutsame Gerinnungsstörungen treten bei der unkomplizierten akuten Hepatitis ebenso wie bei der überwiegenden Mehrzahl der chronischen Lebererkrankungen nur sehr selten auf. Sie können dagegen bei Leberzirrhose mit fortgeschrittener portaler Hypertension, nach Auftreten einer Blutung, bei Sepsis oder Schockzuständen sowie beim akuten Leberversagen zu schwer lösbaren Problemen führen.

Klinik: Je nach Schweregrad der Gerinnungsstörung zeigen sich Neigung zu Hämatomen bei Bagatelltraumata, Petechien, Suffusionen, Hämaturie und Konjunktivalblutungen. Differentialdiagnostische Hinweise sind Kap. 19 zu entnehmen.

Therapie

Allgemeine Maßnahmen

Eine genaue Analyse des Gerinnungsstatus ist unerläßlich. Schockzustände und Infektionen müssen konsequent therapiert werden. Blutungen sind durch lokale Maßnahmen bzw. medikamentöse Therapie (s. ds. Kap., 1.6.3 „Therapie") möglichst rasch unter Kontrolle zu bringen.

Spezielle Maßnahmen

Abhängig von der Gerinnungsanalyse sollten folgende Maßnahmen ergriffen werden:

(1) *Bei Vitamin-K-Mangel:* Vitamin K (Konakion®, 10–20 mg/Tag initial langsam i.v., dann bedarfsabhängig).

(2) *Bei manifester Blutung ohne Anzeichen einer Verbrauchskoagulopathie:* Transfusion von Erythrozytenkonzentraten und FFP, wobei allerdings weniger Thrombozyten verabreicht werden. Gerinnungsfaktorenkonzentrate sollten wegen der Gefahr, aktivierte Faktoren zu übertragen, möglichst vermieden werden. Thrombozytenkonzentrate können eine vorübergehende Wirkung entfalten.

(3) *Bei Verbrauchskoagulopathie* (Thrombozytenabfall, Erniedrigung von Fibrinogen und Antithrombin III, Nachweis von Fibrinspaltprodukten): Antithrombin III (z.B. Kybernin® HS 1000). Die Antithrombin-III-Konzentration

sollte auf mindestens 70% des Normalwertes angehoben werden. Bei Fibrinogen unter 100 mg/dl bzw. Quick-Wert unter 30% sollte gleichzeitig FFP zugeführt werden, ggf. zusätzlich zum Antithrombin III Heparin in kleinsten Dosen (etwa 125 E/h). Die alleinige Gabe von Heparin hat sich weder beim akuten Leberversagen noch bei der Leberzirrhose bewährt; es ist mit einem hohen Blutungsrisiko zu rechnen. Bezüglich weiterer Einzelheiten s. a. ds. Kap., 1.2 „Allgemeine Maßnahmen".

1.6.6 Nierenfunktionsstörungen, sog. hepatorenales Syndrom

Definition: Nierenfunktionsstörungen bei Patienten mit Leberinsuffizienz infolge primärer Nierenerkrankung (selten), akuter Tubulusnekrose (selten bei chronischen Lebererkrankungen, häufiger bei akutem Leberversagen) oder im Gefolge von Störungen des Salz-, Wasser- und Hormonhaushalts bzw. der Nierendurchblutung (hepatorenales Syndrom im engeren Sinn).

Ätiopathogenese: Häufig kommt es zu einer funktionellen Einschränkung der Nierenfunktion infolge einer Verminderung bzw. Umverteilung des zirkulierenden Blutvolumens aufgrund der Lebererkrankung. Intrarenal besteht unter hormonellem Einfluß eine Durchblutungsumverteilung zuungunsten der Rinde. Häufig sind Hypovolämien bei Blutungen oder infolge einer inadäquaten diuretischen Therapie (oder auch Laktulosebehandlung mit enteralem Flüssigkeitsverlust), nichtsteroidale Antiphlogistika oder nephrotoxische Medikamente (insbesondere Aminoglykoside) auslösende Faktoren. Ursächlich können schwere akute oder chronische Leberfunktionsstörungen jeder Art vorliegen.

Klinik: Gewöhnlich werden die Symptome der Niereninsuffizienz von denen der schweren Lebererkrankung überdeckt, in fortgeschrittenen Stadien der Niereninsuffizienz treten Übelkeit, Erbrechen, Durstgefühl und zentralnervöse Symptome, die denen der hepatischen Enzephalopathie ähneln können, deutlicher hervor.

Prognose: Die Prognose des sog. hepatorenalen Syndroms (mit Ausnahme der Fälle mit primärer Nierenerkrankung) ist abhängig von den Therapiemöglichkeiten der zugrundeliegenden Lebererkrankung sowie der unverzüglichen Korrektur der ggf. vorliegenden o.g. iatrogenen Einflüsse. So ist die Normalisierung einer schwer eingeschränkten Nierenfunktion nach erfolgreicher Lebertransplantation möglich.

Therapie

Wichtig ist es, eine Überdosierung von Diuretika zu vermeiden, Elektrolytentgleisungen auszugleichen, Infektionen unverzüglich zu behandeln und auf nephrotoxische Medikamente zu verzichten. Ausreichende Kreislauf- und Volumenverhältnisse müssen gewahrt sein. Zur Differentialdiagnose und damit richtigen Therapie trägt die Natriumausscheidung im Urin wesentlich bei: Eine Natriumausscheidung von über 30 mM/l legt den dringenden Verdacht auf eine akute Tubulusnekrose nahe, die nur durch Dialyse behandelt werden kann. Dialysen sind bei fortgeschrittenen chronischen Lebererkrankungen allerdings nur indiziert, wenn durch voraussichtlich korrigierbare Umstände ein akutes Nierenversagen eingetreten oder (bei chronischer Niereninsuffizienz) eine Lebertransplantation vorgesehen ist. Bei niedriger Natriumausscheidung im Urin (< 5–10 mM/l) sollte der ZVD kontrolliert werden; sofern er erniedrigt ist (< 5 mmHg), ist ein prärenales Nierenversagen infolge Hypovolämie anzunehmen und unter ZVD-Kontrolle eine Rehydratation vorzunehmen. Nach Ausschluß einer Hypovolämie (ZVD ≥ 10 mmHg) liegt ein in der Regel nur sehr schwer therapierbares hepatorenales Syndrom im engeren Sinne vor. Nephrotoxische Medikamente (NSA, Aminoglykoside) sollten auch hier unbedingt vermieden werden. Punktionen bei gespanntem Aszites und die Anlage eines peritoneo-venösen Shunts können zur Verbesserung der Nierenfunktion führen, auch ein intrahepatischer Stent (TIPS) kann die Nierenfunktion günstig beeinflussen (s. ds. Kap., 1.6.3 „Rezidivprophylaxe der Ösophagusvarizenblutung" [3]. Sofern auch diese Maßnahmen nicht erfolgreich sind, ist eine dauerhafte Stabilisierung in der Regel nur von einer Lebertransplantation zu erwarten. Sofern der Patient hierfür in Frage kommt, sollte die Wartezeit durch Dialysen bzw. Hämofiltrationen überbrückt werden.

1.7 Alkoholische Leberschäden

Definition: Durch Alkohol bedingte Leberschädigung in Form der alkoholtoxischen Fettleber, der Alkoholhepatitis und der alkoholtoxischen Zirrhose.

Ätiopathogenese: Die Leber stellt das wichtigste Organ für den Alkoholabbau dar. Bei der Metabolisierung des Alkohols entsteht unter dem Einfluß der Alkoholhydrogenase Azetaldehyd, der eine Reihe toxischer Effekte entfaltet und sich an Proteine bindet, wodurch Immunreaktionen induziert werden. Weiterhin kommt es zu einer Verschiebung des NAD/NADH-Quotienten mit nachfolgender Hemmung der Fettsäureoxidation. Abhängig vom Ausmaß des Alkoholkonsums entwickelt sich hierdurch eine Fettleber. Die Alkoholhepatitis in ihrer akuten und subakuten Form tritt ebenso wie die Leberzirrhose, in die erstere häufig übergeht, bevorzugt bei chronischen Alkoholikern auf. Neben der Menge des getrunkenen Alkohols und der Dauer des Alkoholmißbrauchs scheinen in gewissem Umfang genetische Faktoren sowie immunologische Reaktionen Einfluß zu haben. Ursache alkoholischer Leberschäden ist der Alkohol, zusätzliche Schädigungen durch weitere Inhaltsstoffe alkoholischer Getränke sind nicht auszuschließen, dem Alkohol gegenüber jedoch sicher weniger bedeutend.

Klinik und Diagnostik: Die alkoholische Fettleber verursacht häufig keine oder nur unspezifische Symptome wie Druckgefühl im rechten Oberbauch und Inappetenz. Die Alkoholhepatitis in ihrer akuten Verlaufsform ist gekennzeichnet durch Oberbauchschmerzen, Fieber, Übelkeit, Erbrechen, Ikterus, Hepatomegalie und gelegentlich Enzephalopathie, die subakute Verlaufsform zeigt weniger deutliche bzw. unspezifische Symptome. Symptomatik der alkoholischen Leberzirrhose: s. ds. Kap., 1.4 „Klinik". Bei differentialdiagnostischen Problemen kann die (allerdings teure) Bestimmung des Desialotransferrins (DST) oder Carbohydrat-deficient-transferrin (CDT) weiterhelfen. Bei einer Sensitivität von allerdings nur ca. 60 % weist dieser Test einen chronischen Alkoholabusus mit einer Spezifität von fast 100 % nach. Er läßt sich auch zur Kontrolle der Abstinenz verwenden, da er sich nach Beendigung eines Alkoholkonsums bereits nach 2–3, die γ-GT dagegen erst nach 6–8 Wochen normalisiert.

Therapie

(1) *Alkoholabstinenz:* Wichtigste und unersetzliche Maßnahme bei allen Formen der alkoholischen Leberschädigung ist die Alkoholabstinenz. Bei der Fettleber ist keine weitere Therapie erforderlich. Hier sind die Veränderungen reversibel. Alkoholkonsum in geringen Mengen (bis zu 20 g täglich) kann daher nach etwa 3monatiger Karenz gestattet werden, führt bei vielen Patienten je-

doch wieder zu steigendem Konsum und letztlich zu Abhängigkeit mit irreversiblen Organschäden.
Bei den anderen Formen der alkoholischen Leberschädigung ist neben strikter und dauerhafter Alkoholkarenz häufig eine symptomatische Therapie erforderlich, wie sie für die Virushepatitiden (s. ds. Kap., 1.1 „Allgemeine Maßnahmen" und „Pharmakotherapie") bzw. die Leberzirrhose (s. ds. Kap., 1.4 „Allgemeine Maßnahmen" und „Pharmakotherapie" und 1.5.1 „Symptomatische Therapie") beschrieben wurde. Abstinenz allein führt auch zu einer signifikanten Senkung des Pfortaderdruckes und zu einer Verbesserung der Überlebensrate bei bereits bestehender Zirrhose.

(2) *Medikamente:* Von einer Vielzahl von Medikamenten (z.B. Thyreostatika, Vitamine, Orotsäure, Cholin, Silymarin), die bei alkoholischen Leberschädigungen angewendet worden sind, konnte ein günstiger Effekt in größeren kontrollierten Studien nicht nachgewiesen werden.

(3) *Ernährung:* Eine ausreichende Ernährung (am besten auf oralem Wege, mindestens 2500 kcal täglich) ist bei unterernährten Patienten besonders wichtig. Bei mittelgradiger Unterernährung konnte durch zusätzliche Gabe des anabolen Steroids Oxandrolon (in Deutschland nicht im Handel) eine Reduktion der Mortalität nach 6 Monaten beobachtet werden.

(4) *Glukokortikoide:* Bei schwer verlaufender Alkoholhepatitis mit Ikterus, Abfall des Quick-Wertes oder hepatischer Enzephalopathie werden Glukokortikoide (initial 40–80 mg Prednisolon, z.B. Decortin®-H/Tag mit anschließend schrittweiser Dosisreduktion [s. Kap. 3, 1] bei einer Gesamttherapiedauer von 4 Wochen) häufig angewendet, obwohl ihr Wert nach einer kürzlich publizierten Metaanalyse auch für diese Indikation als nicht bewiesen betrachtet werden muß. Alle anderen Formen alkoholischer Leberschäden sollten sicher nicht mit Steroiden behandelt werden. Zur Transplantation s. ds. Kap., 1.4 „Lebertransplantation".

(5) *Vitamin B_1:* Bei gleichzeitiger alkoholischer Kardiomyopathie oder Wernicke-Enzephalopathie (die häufig nicht erkannt wird, daher großzügige Indikationsstellung!) ist die hochdosierte Gabe von Vitamin B_1 (Betabion®), initial 300(–1000) mg/Tag, anschließend 100 mg/Tag, indiziert.

1.8 Toxische Leberschäden
Definition: Obligate und fakultative Hepatotoxine werden unterschieden. Bei den obligaten Hepatotoxinen tritt die Leberzellschädigung dosisabhängig und regelhaft bei exponierten Menschen auf, gewöhnlich in kurzem zeitlichen Abstand. Die Leberschädigung durch fakultative Hepatotoxine ist dagegen nicht dosisabhängig und variabel in ihrer Intensität, Häufigkeit und ihrem zeitlichen Ablauf.

Ätiopathogenese: Die zentrale Rolle der Leber im Stoffwechsel macht es verständlich, daß exogene Toxine und Medikamente ebenso wie deren Metaboliten leberschädigende Wirkungen entfalten können (direkte Toxizität). Auch durch Hypersensitivitätsreaktionen kann, insbesondere bei wiederholter Gabe des entsprechenden Stoffes (z.B. Halothan), eine schwere Reaktion ausgelöst werden (indirekte Toxizität). Ätiologisch kommt eine Vielzahl von Gewerbegiften in Frage wie: Vinylchlorid, Nitroverbindungen, Amine, aromatische Kohlenwasserstoffe wie Benzol, halogenierte Kohlenwasserstoffe wie Tetrachlorkohlenstoff und Trichloräthylen, Blei, Mangan, Kupfer, Phosphor u.a. Dabei handelt es sich um obligate Hepatotoxine. Daneben ist von mehr als 2000 Medikamenten der verschiedensten Substanzgruppen ein hepatotoxischer Effekt nachgewiesen worden.

Klinik: Die klinische Symptomatik kann einer Hepatitis, einer intrahepatischen Cholestase oder einer Mischform zwischen diesen beiden entsprechen, die in eine chronische Hepatitis und eine Leberzirrhose übergehen können. Besonders bei den fakultativen Hepatotoxinen können Eosinophilie, Exantheme, Fieber und Arthralgien auftreten. Besonders häufige und schwerwiegende medikamenteninduzierte Leberschädigungen finden sich nach Einnahme der in Tabelle 16.1 (S. 548) genannten Medikamente.

Therapie

Die Therapie besteht im Meiden der entsprechenden Noxe. Bei schweren cholestatischen Reaktionen sowie bei ausgeprägten Reaktionen auf indirekte Hepatotoxine kann eine kurzfristige Steroidtherapie (z.B. 30–50 mg/Tag Prednisolon [Decortin H®] mit schrittweiser Reduktion über etwa 10 Tage) günstig wirken. Im übrigen entspricht die gegebenenfalls notwendige symptomatische Therapie derjenigen bei den entsprechenden Erkrankungen viraler Genese.

1.9 Hyperbilirubinämie

Definition: Das klinische Symptom des Ikterus ist bei einer Bilirubinerhöhung auf mindestens 2 mg/dl erkennbar.

Therapie

Eine Hyperbilirubinämie kann im Rahmen fast aller bisher genannten Lebererkrankungen auftreten und dabei teilweise ein besonders hervorstechendes Symptom darstellen. Weiterhin kommt sie bei hämolytischer Anämie (s. Kap. 18, 1.3) vor. Darüber hinaus sind jedoch noch einige Krankheitsbilder zu erwähnen, bei denen die Hyperbilirubinämie ganz im Vordergrund steht:

(1) *Morbus Gilbert* (Synonyma: Morbus Meulengracht, Icterus juvenilis intermittens), eine harmlose, autosomal-dominant vererbte Stoffwechselanomalie bei etwa 3–7% der Bevölkerung, bei der die Bilirubinaufnahme in die Leberzelle und die Glukuronidierung gestört sind. Das Bilirubin steigt nicht über 4 mg/dl an, eine Therapie ist nicht erforderlich.

(2) *Crigler-Najjar-Syndrom:* Diese sehr seltene Erkrankung infolge eines Glukuronyltransferasemangels verläuft entweder in der frühen Kindheit tödlich (Typ I) oder manifestiert sich bei guter Prognose innerhalb des 1. Lebensjahres (Typ II). Über eine Enzyminduktion kann Phenobarbital (Luminal®) einen deutlichen Abfall des Bilirubins induzieren.

(3) *Dubin-Johnson-Syndrom und Rotor-Syndrom:* seltene, autosomal-rezessiv vererbte Störungen der Bilirubinexkretion. Eine spezifische Therapie ist nicht erforderlich.

1.10 Leberfunktionseinschränkungen bei Stoffwechselerkrankungen

Die Leber kann durch eine Reihe primär extrahepatischer Stoffwechselerkrankungen betroffen werden:
Am häufigsten gilt dies für den Diabetes mellitus (s. Kap. 23) und die Adiposi-

tas, die zu einer Fettleber führen können. Die Therapie richtet sich gegen das Grundleiden.

1.11 Lebertumoren

Zu unterscheiden von den primären Lebertumoren sind Lebermetastasen bei extrahepatischen Primärtumoren. Deren Therapie entspricht jener des Grundleidens (s. Kap. 20). Bei kolorektalen Karzinomen kann die Resektion solitärer Lebermetastasen indiziert sein. Von den primären Lebertumoren sind von besonderer praktischer Bedeutung unter den gutartigen Tumoren das Leberzelladenom, das Hämangiom und die fokal-noduläre Hyperplasie, unter den malignen vor allem das primäre Leberzellkarzinom.

1.11.1 Leberzelladenome

Diese gutartigen Tumoren werden in den letzten Jahren häufiger beobachtet, es besteht eine eindeutige Beziehung zur Einnahme oraler Kontrazeptiva. Therapeutisch ist beim Fehlen von Symptomen bei kleineren Adenomen das alleinige Absetzen der Kontrazeptiva vertretbar, da sich danach eine Rückbildung der Tumoren einstellen kann. Größere Adenome sollten dagegen operativ entfernt werden, da sie rupturieren und dabei lebensbedrohliche Blutungen hervorrufen können. Darüber hinaus ist bei etwa 10% eine maligne Entartung zu erwarten. Orale Kontrazeptiva bleiben bei diesen Patientinnen auch postoperativ kontraindiziert.

1.11.2 Hämangiome

Kleinere Hämangiome sollten in der Regel belassen werden, da das Risiko der Blutung gering ist. Bei größeren Hämangiomen kann die technisch nicht immer einfache Resektion erwogen werden.

1.11.3 Fokal-noduläre Hyperplasie

Meistens handelt es sich bei diesen kleinen, subkapsulär gelegenen Knoten um einen Zufallsbefund. Eine Beziehung zur Einnahme oraler Kontrazeptiva ist vielfach vermutet, bisher aber nicht eindeutig belegt worden. In der Regel ist eine weitere Beobachtung ausreichend.

1.11.4 Primäres Leberzellkarzinom (s. a. Kap. 20, 2.4.5)

Ätiologie und Klinik: Das primäre Leberzellkarzinom entsteht ganz überwiegend auf dem Boden einer Zirrhose, es tritt bei 5–10% der Patienten mit Leberzirrhose auf. Chronische Hepatitis-B- und -C-Infektionen bedingen ein stark erhöhtes Risiko. Allerdings kann sich auch auf dem Boden von Leberzirrhosen anderer Genese (z. B. Alkohol) ein primäres Leberzellkarzinom entwickeln. Etwa 90% der Kranken zeigen eine starke Erhöhung des α-Fetoprotein-Spiegels im Serum.

Klinisch können die unspezifischen Symptome des Tumors von den Symptomen der gleichzeitig bestehenden Zirrhose nur schwer abgegrenzt werden. Dadurch erklärt sich auch, daß die Diagnose vielfach erst in einem fortgeschrittenen Stadium gestellt wird. Aufgrund frühzeitiger hämatogener und lymphogener Metastasierung ist die Prognose schlecht mit einer mittleren Überlebensrate ohne Therapie von etwa 3 Monaten nach Diagnosestellung.

16 Krankheiten der Leber, des Pankreas und der Gallenwege

Therapie

Bei begrenzter Tumorausdehnung (Tumorgröße 3 bis max. 5 cm, nicht mehr als vier Herde, Befall nur eines Leberlappens, keine Blutgefäßinfiltration, keine Lymphknoten- oder Fernmetastasen) sollte bei guter Leberfunktion (Child A) eine Resektion, bei beeinträchtigter Funktion (Child B oder C) eine *Lebertransplantation* angestrebt werden.

Bei Patienten, die aufgrund von Begleiterkrankungen für eine operative Therapie nicht in Frage kommen, sollte bei begrenzter Tumorausdehnung (≤ 5 cm i.D.) eine *perkutane Alkoholinjektion* erfolgen, da diese wie auch die operativen Verfahren bei den genannten Patienten die Prognose signifikant verbessern kann.

Bei Patienten, bei denen eine operative Therapie in Betracht kommt, sollte auf eine Biopsie wegen der Gefahr einer Tumorzellverschleppung übrigens verzichtet werden. Bei ausgedehnteren, jedoch auf einen Leberlappen beschränkten Tumoren und noch guter Leberfunktion kann eine *Chemoembolisation* vorgenommen werden, deren Wert jedoch eher in einer (passageren) Besserung der Symptomatik liegt und bei der eine Beeinträchtigung der verbliebenen Leberfunktion als wichtigste Nebenwirkung droht. Wenn alle genannten Verfahren nicht in Betracht kommen, kann nach allerdings noch beschränkten Erfahrungen durch Tamoxifen (z.B. Nolvadex® mindestens 30 mg [–60 mg?]/Tag) bei einem Teil der Patienten ein palliativer Effekt erreicht werden.

Andere Therapieverfahren (systemische Chemotherapie, auch neoadjuvant, regionale Chemotherapie u.a.) haben keine eindeutigen Erfolge gezeigt oder müssen zur Zeit als experimentell betrachtet werden.

1.12 Arzneimitteltherapie bei Lebererkrankungen (s. Kap. 8, 3)

2 Erkrankungen des Pankreas
(H. J. Weis und K. Ewe)

2.1 Akute Pankreatitis

Definition: Akute, lokale oder generalisierte, primär von den Azinuszellen ausgehende, enzymatische Autodigestion des Pankreas mit Ödembildung und Neigung zu nekrotischem Gewebsuntergang (ödematöse und hämorrhagisch nekrotisierende Pankreatitis). Die akute Pankreatitis kann ein einmaliges Ereignis sein oder rezidivieren.

Ätiopathogenese: Verschiedene Faktoren, deren Bedeutung und Zusammenspiel noch nicht geklärt sind, können ursächlich beteiligt sein. Die wichtigsten sind: Druckerhöhung in den Pankreasgängen mit Aktivierung der Enzyme (z.B. Gallensteine), Alkoholabusus, Infektionen (Mumps, Hepatitis, AIDS, Scharlach, Typhus), stumpfes Bauchtrauma, postoperativ nach Abdominalchirurgie und kardiopulmonalem Bypass, nach ERCP, Medikamente (Azathioprin, 6-Mercaptopurin, Chlorothiazid, Östrogene, Furosemid, Sulfonamide, Tetracyclin, 5-Aminosalizylsäure, Didanosin, Pentamidin) und Stoffwechselstörungen (Hyperlipidämie, Hyperparathyreoidismus), nach Nieren- und Herztransplantationen, in etwa 5% idiopathisch. Die *häufigsten Krankheitsursachen* sind chronischer Alkoholismus (ca. 40%) und

Gallenwegserkrankungen (ca. 40%), die *häufigsten Auslösungsursachen* Gallenkoliken, Alkoholexzesse und voluminöse, fettreiche Mahlzeiten. Durch die Entzündung werden große Mengen (2–6 l) extrazellulärer Flüssigkeit in die retroperitoneale Pankreasregion, das Mesenterium und den Darm sequestriert. Die Freisetzung vasoaktiver Substanzen, besonders bei der nekrotisierenden Pankreatitis, führt zu einer hyperdynamischen Kreislaufsituation (Puls > 90/min, Gefäßwiderstand sinkt).

Klinik: *Leitsymptome und -befunde:* Starker, meist abrupt einsetzender Oberbauchschmerz, stumpf oder bohrend, aber stetig, oft mit gürtelförmiger Ausstrahlung in den Rücken. Häufig Nausea und Erbrechen, Meteorismus (Subileus), Schmerzen bei tiefer Palpation im mittleren Oberbauch, aber anfangs keine Abwehrspannung, kein Loslaßschmerz. Verminderte Darmgeräusche, Fieber bis 38,5 °C rektal. *Labor:* Anstieg der Serumamylase über das Dreifache der Norm nach einer Latenzzeit von 2–4 h, der Serumelastase und der Serumlipase nach 12–14 h. Die Höhe dieser Serumenzymwerte hat prognostisch keine Bedeutung. Gleichzeitig oft Anstieg des Blutzuckers, der Transaminasen, des Bilirubins und/oder der alkalischen Phosphatase (Beteiligung des Gallenwegssystems). Zusätzlich bestimmen Kreatinin, Harnstoff, Elektrolyte, Fibrinogen und Spaltprodukte, Blutbild, Elektrophorese und bei Fieber > 39 °C Blutkulturen. Prognostisch ungünstig sind Hyperglykämie (> 200 mg/dl), Leukozytose > 16000, SGOT > 100 U/l, Hypokalzämie (< 2,0 mmol/l), C-reaktives Protein (> 120 mg/l), erhöhte Granulozytenelastase und Verlaufsindizes (innerhalb 48 h) wie Absinken von Hämatokrit > 10%, Basendefizit > 4 mval und arterieller pO_2 < 60 mmHg. Mehr als 3 dieser Befunde sowie blutiger Aszites und Methämoglobin im Serum (> 5 mg%) sprechen für eine nekrotisierende Pankreatitis (Letalität > 20%) im Gegensatz zur ödematösen Pankreatitis (Letalität um 1%). Eine ungünstige Prognose zeigen klinische Komplikationen an wie Schock, ARDS, Nierenversagen und Gerinnungsstörungen (s. u., Letalität über 20%).

Diagnostische Hinweise: Hohe Serumamylase, -lipase (spezifischer!) und -elastase. Nach weitgehender Zerstörung des Pankreas kann der Anstieg dieser Enzyme sehr gering sein oder fehlen. Unspezifische Anstiege der Amylase finden sich u. a. bei eingeklemmten Choledochussteinen, Magen-Darmperforationen, Niereninsuffizienz, Makroamylasämie. Oberbauchsonogramm: Nur zu 80% aussagefähig wegen Luftüberlagerung; häufig verdicktes Pankreas mit unscharfer Begrenzung, evtl. Pseudozyste. Achten auf erweiterten Gallengang! Nekrosen sind im Sonogramm nicht nachweisbar! Computertomogramm mit oder ohne Kontrastmittel (i.v.). Intravenöses Kontrastmittel kann in seltenen Fällen eine Pankreatitis verschlimmern. Das CT wird durch Luftüberlagerung nicht beeinflußt. Pankreasschwellung, peripankreatisches Exsudat und Nekrosen gut nachweisbar. Kernspintomographie nicht sinnvoll! Nur Positronenemissionstomographie kann gut zwischen Tumor und Entzündung des Pankreas unterscheiden.

Therapie

Therapie in der akuten Phase
Vorgehen
Wichtig: Bei jeder Pankreatitis ist eine endoskopisch retrograde Cholangiographie (ERC) so früh wie möglich durchzuführen. Die ERC verschlechtert nicht den Verlauf der Pankreatitis. Die frühzeitige Diagnostik der Choledocholithiasis bzw. von Gallenschlamm (Sludge) ermöglicht die einzig kausale Therapie der biliären Pankreatitis durch Papillotomie und Steinextraktion! Der therapeutische Nutzen einer Papillotomie bei anderen Formen der akuten Pankreatitis erscheint nicht gesichert.

16 Krankheiten der Leber, des Pankreas und der Gallenwege

(1) *Intensivüberwachung* (Grundregeln s. Kap. 2, 1.6). Thorax- und Abdomenleeraufnahme, Nulldiät, zentraler Venenkatheter.

(2) *Schmerzbekämpfung:* Bei mäßigen Schmerzen Pentazocin (Fortral®, 20 mg i.v., 30 mg s.c. oder i.m. 3–4stündlich). Bei schweren Schmerzzuständen hat sich Procain® (2 g/24 h i.v.) bewährt als Basis und bei Bedarf zusätzlich Pethidin (Dolantin®, 50 mg i.v. oder 50–100 mg s.c. oder i.m. 3–4stündlich). *Wichtig:* Opiate sind kontraindiziert, da sie zu Druckerhöhung im Gallen- und Pankreasgangsystem durch Sphinkterspasmus führen! Spontaner Schmerzrückgang (i.a. nach 48 h) weist auf Rückbildung des akuten Entzündungsprozesses hin. Fortbestehen der Schmerzen ist verdächtig auf Entstehung von Pseudozysten.

(3) *Volumensubstitution:* Bei leichter Erkrankung (keine prognostisch ungünstigen Symptome, s. ds. Kap., 2.1 „Therapie in der Wiederherstellungsphase") sollten mindestens 3 l Flüssigkeit/Tag (1,5 l 0,9%ige NaCl-Lösung parallel mit 1,5 l 5%ige Glukoselösung unter Zugabe von insgesamt 60 mval KCl/Tag) intravenös verabreicht werden. Dabei müssen alle 6–8 h ärztliche Kontrollen stattfinden (klinisches Bild, RR, ZVD, Urinmenge, Temperatur etc.). Bei schwerer Erkrankung, d.h. 3 oder mehr prognostisch ungünstigen Symptomen (s. ds. Kap., 2.1 „Klinik"), besteht stets eine Hypovolämie als Folge von Flüssigkeitsverlusten in Bauchhöhle und Retroperitonealraum, die größenordnungsmäßig denen bei schweren Verbrennungen entsprechen. *Wichtig:* Sofortige und ausreichende Volumensubstitution zur Verhütung eines Kreislaufschocks und/oder akuten Nierenversagens. Richtlinien: Initial 500–1000 ml Plasmaersatzmittel (Macrodex® 6%, Plasmafusin® oder Haemaccel®) plus 1000 ml isotone Elektrolyt-Zuckerlösungen. Über den Rest des Tages 3000 ml Zucker-Elektrolytlösungen plus 50 g Humanalbumin als Ersatz des infolge erhöhter Kapillardurchlässigkeit verlorenen Plasmaeiweißes, Korrektur von Kalium-, Kalzium-, Natrium- oder Chloridverlusten durch entsprechende Zusätze. Errechnung des Korrekturbedarfs aus dem Magensaftverlust (s. Kap. 10, 1.3.1), der Urinausscheidung und dem Ionogramm unter Berücksichtigung des ZVD, des Hämatokrits und der Diurese.

Folgende Maßnahmen werden meist durchgeführt, doch ihre klinische Wirksamkeit ist nicht sicher erwiesen:

(4) *Ausschaltung der Pankreasstimulation:* Wichtiges therapeutisches Prinzip, das auf verschiedenen Wegen erreicht wird:
- *Absolute Nahrungskarenz* bis zur Besserung des klinischen Bildes (etwa 5–10 Tage): Speisebrei im Duodenum ist der stärkste physiologische Stimulus für die Pankreozyminsekretion.
- *Nasogastrale Absaugung* nur bei schwerer Pankreatitis (Kriterien s. ds. Kap., S. 585, „Klinik") (Dauersog, günstigster Druck minus 30–60 cmH$_2$O) mit paralytischem Ileus, bei geringem Absaugvolumen radiologische Kontrolle der Sondenlage. Absaugen beenden nach Verschwinden des Subileus.
- Hemmung der Magensäuresekretion durch Omeprazol (Antra®) 2mal 40 mg i.v. oder H$_2$-Blocker (Zantic® 6 Amp./Tag oder Pepdul® 3 Amp./Tag als Dauerinfusion) über 5 Tage, dann je nach klinischer Besserung Antra® 40 mg Kps. oral (1mal 1 morgens). In kontrollierten Studien haben Somatostatin,

Atropin, Glukagon, Kalzitonin, Protease-Inhibitoren (Trasylol®) und Enzym-Inhibitoren (ε-Aminokapronsäure) und Gabelat-Mesilat bis heute keine signifikante Wirkung auf die Heilungsrate der Pankreatitis gezeigt.

(5) *Antibiotika:* Sie sollten prophylaktisch nicht generell verabreicht werden. Nur beim Auftreten von Temperaturen über 38,5 °C rektal erscheint die Gabe eines Antibiotikums, z. B. Ampicillin (Binotal® 3 × 1–2 g/Tag) oder Mezlozillin (Baypen® 3 × 2–4 g/Tag) oder Ceftazidim (Fortum® 3 × 1–2 g/Tag) gerechtfertigt. Bei nekrotisierender Pankreatitis besteht in 40 % der Fälle eine bakterielle Kontamination, daher immer Antibiotika. Bei schweren Infektionen Imipenem (Zienam® 4 × 500 mg/Tag i.v.) und zusätzlich Metronidazol (Clont® 2–3 × 500 mg/Tag i.v.) geben. Keine Tetracycline!

(6) *Parenterale Erhaltungstherapie und Ernährung* (s. Kap. 9): Nach initialer Volumensubstitution (s. [3]) parenterale Erhaltungstherapie bzw. Ersatz von Verlusten. Ermittlung des Korrekturbedarfs an Kalium, Kalzium, Magnesium, Natrium oder Chlorid aus den Magensaftverlusten (s. Kap. 10, 1.3.1), der renalen Elektrolytausscheidung und dem Ionogramm. Zum Ausgleich der durch Kalkseifenablagerung im Pankreas und in den umgebenden Geweben entstehenden Hypokalzämie zusätzliche Gabe von Kalziumglukonat (10 ml 10%ig über 10 min i.v.) so oft, wie es zur Beseitigung einer gesteigerten neuromuskulären Erregbarkeit oder Tetanie notwendig ist. Oft sind erhebliche Gesamtmengen erforderlich. Abfall des Serumkalziums unter 2,0 mmol/l ist ein prognostisch schlechtes Zeichen. Bei der Infusionstherapie sollten nur Glukose (300–400 g/Tag), Elektrolyte und Aminosäuren (50–100 g/Tag) verabreicht werden, z. B. Nutriflex® 32/125 G-E (2 l/Tag), Aminomix® (2 l/Tag), keine Fettinfusionen. Bei Normalgewicht genügen 1500–2000 Kalorien/Tag.

(7) *Insulin:* Nur bei anhaltender Hyperglykämie über 250 mg/dl indiziert. Patienten mit akuter Pankreatitis sind oft sehr insulinempfindlich; kleine, am Blutzuckerverhalten orientierte Dosen von Normalinsulin (5–15 E in 6stündigen Intervallen s.c.) sind daher der Gabe von Depotinsulin vorzuziehen.

(8) *Antioxidanzien:* Wenn auch nicht durch Doppelblindstudien belegt, ist der Einsatz bei schweren Verlaufsformen einen Versuch wert: 0,2 mg Selen (Selenase® pro injectione 1 Amp. à 0,1 mg) als Bolus, gefolgt von 0,8 mg/24 h am 1. Tag, dann 0,5 mg pro Tag für weitere 4 Tage. Danach Vitamin C (1 g/24 h i.v.), Acetylcystein (Fluimucil® 3mal 2 Amp. à 300 mg langsam i.v./Tag) und Adek-Falk 1 Amp. i.m. jeden 2. Tag für 1 Woche.

(9) *Prüfung des Therapieerfolges:* Alle 6–12 h Überprüfung klinischer Befunde (Abdomenschmerz, Peristaltik, Lungenauskultation, RR, ZVD, Temperatur, Urinmenge), Laborwerte (Amylase, Blutzucker, Kreatinin, Elektrolyte, Leukozyten, Hämoglobin, Hämatokrit, pO_2) und täglich Oberbauchsonogramm. Wenn ohne Besserung über 2 Tage, ist ein CT erforderlich. Bei hämorrhagisch nekrotisierender Pankreatitis (Pankreasnekrose > 30 %, Schock, Leukozytose, Hb-Abfall, blutiger Aszites) kann eine frühzeitige Hämofiltration (etwa 20 l/Tag über 1–2 Wochen) oder eine Operation versucht werden (s. „Operationsindikationen", S. 589).

16 Krankheiten der Leber, des Pankreas und der Gallenwege

Komplikationen bei schwerem Verlauf und ihre Therapie

(1) *Hyperglykämie:* Durch vermehrte Glukagonsekretion, meist nur vorübergehende Stoffwechselstörung. Bei nekrotisierender Pankreatitis mit Zerstörung der Inselzellen kann ein Diabetes mellitus resultieren. Werte über 200 mg/dl sind Zeichen einer schlechten Prognose! *Therapie:* Gabe von kleinen Dosen Normalinsulin (5–15 E s.c.) und häufige Blutzuckerkontrollen.

(2) *Hypokalzämie:* Senkung des Serum-Kalziumspiegels durch Bindung von Kalzium an Fettnekrosen und Entwicklung einer Hypalbuminämie. Unter 2,0 mmol/l Kalzium im Serum weist auf ungünstige Prognose hin! *Therapie:* Gabe von Kalzium 10% langsam i.v. und Humanalbumin (50 ml 20%).

(3) *Kreislaufschock:* Offenbar nicht nur Volumenmangel durch Sequestration und Flüssigkeit, sondern auch durch vasoaktive Substanzen (Bradykinin, Kallikrein). *Therapie:* Erhöhung der oben angegebenen Infusionsmengen (1/3 Plasmaersatzmittel, 2/3 Elektrolyt-Zuckerlösung). Nur wenn der Schock durch Volumensubstitution und Dopamin nicht behoben wird, sollte Prednison versucht werden (s. Kap. 2, 3.2).

(4) *Gestörte Nierenfunktion:* Von geringer Einschränkung bis zu akutem Nierenversagen durch Volumenmangel, Sauerstoffsenkung und verminderte tubuläre Resorption niedrigmolekularer Serumproteine. Vasodilatatoren bringen keine Besserung. Zum ANV s. Kap. 17, 1 „Klinik".

(5) *Akute respiratorische Insuffizienz* (ARDS): Tachypnoe durch Schädigung der Kapillarendothelien der Alveolen mit Permeabilitätsstörung. Wenn unter Spontanatmung und geringer O_2-Gabe (Nasensonde) der arterielle pO_2-Wert unter 60 mmHg sinkt, ist rasch eine kontrollierte, volumengesteuerte Beatmung mit positiv endexspiratorischem Druck (PEEP) einzuleiten; s. Kap. 14, 1.2.

(6) *Aszites und Pleuraerguß:* Pankreasgangruptur ist meist die Ursache zur freien Drainage von Pankreassaft in Abdomen und Pleurahöhle, wobei der Aszites hohe Konzentrationen von Amylase, Lipase und Eiweiß zeigt, ebenso der meist linksseitige Pleuraerguß. Therapeutisch kann die Gabe von Somatostatin über 10 Tage versucht werden bei gleichzeitiger total parenteraler Ernährung (Sandostatin® 250 µg/h).

(7) *Pankreaspseudozyste:* Abgekapselte, manchmal gekammerte Ansammlung von Flüssigkeit mit hohem Gehalt an Pankreasenzymen (Amylase über 1000 U/l). Klinisch weisen anhaltende Oberbauchschmerzen und hohe Serum-Amylasespiegel nach einer Woche konsequenter Therapiedauer darauf hin. Selten wird die Zyste rupturieren (akutes Abdomen), vereitern (Abszeß!) oder bluten. Deswegen sollten Zysten über 5 cm nach 4 Monaten spätestens operativ beseitigt werden. Während akute Zysten, festgestellt durch Ultraschall oder Computertomogramm, in 50% wieder innerhalb von 4 Monaten verschwinden, bilden chronische Zysten eine dicke Wand und zeigen keine spontane Remission. Zysten über 5 cm können bei klinischen Beschwerden unter sonographischer Kontrolle und sterilen Kautelen mit der Feinnadel wiederholt abpunktiert werden. Eine wirksame Zystenobliteration durch Injektion einer Substanz über die Feinnadel gibt es derzeit nicht. Die Gabe von Ocreotid (Sandostatin®) oder Papillotomie mit Pigtail-Katheter im Pankreasgang führte bei mehr als der Hälfte der Patienten zum Verschwinden der Pankreaspseudozysten. Eine operative

Drainage (Y-Anastomose mit Jejunalschlinge) sollte erst nach Konsolidierung der Zystenwand (meist nach 6–8 Wochen) durchgeführt werden.

(8) *Pankreasabszeß:* Meist 1–4 Wochen nach akuter Pankreatitis. Bei nekrotisierender Pankreatitis finden sich in 40% Bakterien des Gastrointestinaltraktes im nekrotischen Gewebe. Seltener Sekundärinfektion einer Pseudozyste. Klinisch weisen hohes Fieber mit Schüttelfrost, zunehmende Bauchschmerzen und Leukozytose über 15000/µl darauf hin. Bei Verdacht ist eine Feinnadelpunktion unter sonographischer oder computertomographischer Steuerung (nicht durch Darm!) gerechtfertigt. *Therapie:* Operation mit postoperativer Drainage, Antibiotika wie Piperacillin (Pipril® 3mal 4 g i.v.) und Gentamicin (Refobacin® 2mal 80 mg i.v.) oder Ceftazidim (Fortum® 3mal 1–2 g/Tag), jeweils kombiniert mit Metronidazol (Clont® 2–3mal 500 mg/Tag i.v.), geben. Eventuell Spülung der Abszeßhöhle mit 100 ml Taurolidin (Taurolin® 2%).

(9) *Blutung bei schwerer Pankreatitis:* Bluterbrechen, Teerstuhl, Abfall von Hb und Hkt. Mögliche Ursachen: Erosionen im Magen und Duodenum, Ulcus ventriculi oder duodeni, Mallory-Weiss-Läsion, Blutung aus dem Pankreasgang, Blutung in eine Pseudozyste oder in die Bauchhöhle. *Diagnostik:* (a) Ultraschall des Abdomens, evtl. mit Punktion, (b) Notfallgastroskopie, (c) selektive Mesenterialangiographie. Dabei gleichzeitig Versuch, das Gefäß zu verschließen; wenn unmöglich, dann Operation.

(10) *Verbrauchskoagulopathie* (disseminierte intravaskuläre Gerinnungsstörung): Bildung von pulmonalen intravaskulären Mikrothromben mit Verbrauch von Gerinnungsfaktoren s. Kap. 19, 3.

Operationsindikationen

Die akute Pankreatitis per se ist keine Indikation zur Operation. Die Operation kann erforderlich sein, wenn sich trotz Ausschöpfen aller konservativen Möglichkeiten der Zustand des Patienten innerhalb von 3 Tagen verschlechtert. Für eine Operation sprechen große extra- und intrapankreatische Nekrosen, Verdacht auf Pankreasabszeß, pankreatogener Aszites (hoher Amylasegehalt!), akutes Abdomen, Schock, Versagen der Intensivtherapie von Organkomplikationen wie ARDS, ANV über 3 Tage und Sepsis (oft bakterielle Kontamination der Nekrosen). Akute Pankreasresektionen und reine Nekrosektomien sind mit einer hohen Letalität verbunden (30–50%), evtl. Besserung durch Nekrosektomie mit Bursa-Lavage (Letalität < 10%). Vor einer Operation ist möglichst ein Computertomogramm des Pankreas durchzuführen.

Therapie in der Wiederherstellungsphase

(1) *Parenterale Erhaltungstherapie und Ernährung:* Fortsetzung der bilanzierten Wasser- und Elektrolytsubstitution. Vom 2. Tag an können neben Kohlenhydratlösungen zusätzlich Aminosäurelösungen (Gesamtkaloriengehalt 1800–2000 kcal) gegeben werden, z.B. Nutriflex® 32 G-E oder Aminomix® (2 l/Tag), keine Fettemulsionen (Einzelheiten s. Kap. 9, 4). Bei totaler parenteraler Ernährung (3 l Flüssigkeit/Tag) sollten Spurenelemente, z.B. Inzolen-KM[21®], und Vitamine ergänzt werden, z.B. 1 Amp. Multibionta®/Tag mit der Infusion. Bei Alkoholikern fehlt häufig Vitamin B_1, daher zusätzlich Betabion® 1 Amp./

Tag i.m. Je nach Entwicklung des klinischen Bildes kann nach 1 Woche von der parenteralen auf die orale Ernährung übergegangen werden.
(2) *Orale Ernährung:* Bei Schmerzfreiheit kann am 5. Tag probatorisch Tee und Zwieback verabreicht werden. Treten keine Beschwerden auf, wird die orale Nahrungszufuhr weiter langsam aufgebaut unter Reduktion der Infusionen (gut gesalzener Hafer- oder Reisschleim, Zwieback- oder Toastzulage ohne Milch- und Fettzusatz, Tee). *8. und 9. Tag:* Zusätzlich Kartoffelbrei mit etwas Milch, Nudeln, Magerquark, Joghurt, Infusionen beenden. *10.–14. Tag:* Weitere leicht verdauliche Eiweißzulage (mageres gekochtes Hühner- oder Kalbfleisch, magerer Schinken), ferner Kartoffel- oder Reisbrei mit Milchzusatz, passiertes Gemüse, schwach gesüßter Tee. In den folgenden 4–8 Wochen weiterer Diätaufbau unter Vermeidung von schwer verdaulichen Speisen (Gebratenes, Kohlgemüse, scharfe Gewürze, hoher Fettgehalt). Alkohol ist in jeder Form zu meiden, bei der ödematösen Pankreatitis mindestens für 6 Monate, bei der nekrotisierenden lebenslang.
(3) *Magensekretionshemmung:* Bei Schmerzfreiheit ab dem 5. Tag Protonenpumpenhemmer (Omeprazol, Antra ® 40 mg Kps. oral 1mal 1) oder H_2-Blocker oral (Zantic® 300 oder Pepdul®, 1mal abends) für weitere 2 Wochen.
(4) Pankreasfermente mit der oralen Nahrungsaufnahme, verabreicht zur schnelleren Schmerzfreiheit, sollen einen hohen Proteaseanteil haben, z. B. Pankreon®-Granulat 3mal 2 Teelöffel/Tag. Nach spätestens 8 Wochen nur noch bei Maldigestion indiziert (s. ds. Kap., 2.2 „Therapie" [4]).
Wichtig: Wiederaufflackern der akuten Symptomatik macht ein sofortiges Wiedereinsetzen der parenteralen Ernährung erforderlich. Falls kein Sonogramm angefertigt werden kann, sollte die Röntgenuntersuchung der Gallenblase erst 8 Wochen nach der Pankreatitis durchgeführt werden, bevor die Indikation zur Cholezystektomie gestellt wird. Ein Sekretin-Pankreozymin-Test sollte nicht in der akuten Erkrankungsphase, sondern erst 2 Monate später durchgeführt werden.
Ausnahme: Bei dringendem Verdacht auf präpapillären Gallenstein ist die endoskopische Papillotomie mit Steinextraktion baldmöglichst durchzuführen.

2.2 Chronische Pankreatitis

Definition: Fibrosierende Entzündung mit fortschreitendem Untergang des Parenchyms und narbigem Ersatz, manchmal mit Pseudozysten und Verkalkungen im Gangsystem. Die chronische Pankreatitis mit nachgewiesenen Organveränderungen kann in akuten Schüben („chronisch-rezidivierend") oder kontinuierlich und progredient verlaufen („primär-chronisch").
Ätiopathogenese: Hauptursachen sind chronischer Alkoholismus (*kalzifizierende* Form, besonders bei jüngeren Männern) und Cholelithiasis; selten Hyperparathyreoidismus und Hyperlipidämie. Ablagerungen von Proteinplaques sowie eine Drucksteigerung in den Pankreasgängen scheinen pathogenetisch eine Rolle zu spielen. Maldigestion und Diabetes mellitus erst nach Ausfall von mehr als 80% des Pankreas.
Klinik: *Leitsymptome und -befunde:* Rezidivierende, selten ständiger heftiger Oberbauchschmerz von einigen Stunden bis mehreren Tagen Dauer und Ausstrahlung in den Rücken und/oder Hyperästhesie im Bereich von D 7–9 links. Etwa 10% der Patienten haben keine Schmerzen. Völlegefühl, Nausea, Erbrechen, Meteorismus. Jede

Nahrungsaufnahme verschlimmert meist die Beschwerden. Dadurch Gewichtsverlust, ebenso durch Anorexie bei Äthylismus und evtl. Maldigestion. Diese nur in fortgeschrittenen Fällen bis zur schweren Verdauungsinsuffizienz mit voluminösen, faulig riechenden Stühlen, schließlich pankreatogene Kachexie.
Diagnostische Hinweise: Selten palpabler Tumor im Oberbauch (Differentialdiagnose Pankreaskopfkarzinom) mit Verlegung des Gallen- und Pankreasganges, Verschlußikterus und Courvoisier-Zeichen. Im Schub erhöhte Serumlipase, Serum- und Urinamylase, oft Leukozytose. Ständig erhöhte Serumamylase weist auf Pankreaszyste hin (Differentialdiagnose Niereninsuffizienz, Makroamylasämie). Röntgenzielaufnahmen des Pankreas in 30% Kalzifikationen. Sonographisch vergrößertes Pankreas oft mit erweitertem Gang, unregelmäßigem Reflexmuster, Zysten. Herabgesetzte Glukosetoleranz bzw. manifester Diabetes mellitus. Elastase und Chymotrypsin im Stuhl vermindert (vorher orale Pankreasenzympräparate mindestens 4 Tage lang absetzen!), Pankreolauryl®-Test (Lipaseaktivität) pathologisch. Der Sekretin-Pankreozymin-Test ist sehr teuer, kompliziert und zeitaufwendig. Er bringt nur in speziellen Fällen wichtige Mehrinformationen, z.B. dissoziierte Enzymstörung. Steatorrhö in fortgeschrittenen Stadien (Stuhlfett über 7 g/Tag, bei oraler Aufnahme von 100 g Fett/Tag, Stuhlgewicht über 200 g/Tag). Immer durchzuführen sind Oberbauchsonogramm und endoskopische retrograde Cholangiopankreatikographie (ERCP). Bei Tumorverdacht zusätzlich Computertomographie, Endosonographie, Ca-19-9-Test im Serum und sonographisch gelenkte Feinnadelpunktion. Keine diagnostische Bedeutung mehr haben MDP, hypotone Duodenographie und Pankreasszintigraphie. Der Stellenwert einer Ki-ras-Mutation im Pankreassekret und Punktionszytologie wird noch geprüft (Dtsch. med. Wschr. 120 [1995] 830).

Therapie

In der akuten Exazerbation entspricht die Behandlung der einer akuten Pankreatitis (s. ds. Kap., 2.1, „Therapie"). Da eine spezifische kurative Therapie fehlt, gelten als symptomatische Therapieziele: Beseitigung von Noxen und lokalen Komplikationen, Schmerzlinderung und Substitution der Pankreasinsuffizienz. Für die Behandlung der chronischen Verlaufsform gelten folgende Richtlinien:

(1) *Absolute* und lebenslange *Alkoholkarenz:* Prävention von Schmerzen und eines akuten Schubes.

(2) Vermeidung potentiell pankreastoxischer Medikamente (s. ds. Kap., 2.1, „Ätiopathogenese").

(3) *Diät:* Grundsätzlich reichlicher Kohlenhydrat-, hoher Eiweißgehalt, Fett soviel wie verträglich ohne Steatorrhö. Keine schwerverdaulichen Speisen. Bei Maldigestion zusätzliche Gabe mittelkettiger Triglyzeride, die ohne Pankreaslipase resorbiert werden: Ceres-Diätspeiseöl und -margarine 50–100 g/Tag. Wander Pharma, Nürnberg, stellt spezielle Kochrezepte zur Verfügung (da MKT nicht hitzestabil, erst nach Erhitzen der Speisen zugeben!).

(4) *Fermentsubstitution:* Indiziert bei Steatorrhö über 15 g/Tag, Gewichtsverlust, Therapieversuch bei Schmerzen, Diarrhö und dyspeptischen Beschwerden. Hochdosierte Gaben von Pankreasfermentpräparaten kurz vor oder während der Mahlzeiten. Richtlinie: Als Tagesdosis 100000–200000 FIP-Einheiten Lipase/Tag. Präparate sollten magensaftresistent verkapselt sein, da Lipase säurelabil ist. Keine gallensäurehaltigen Enzympräparate verwenden. Da Tabletten und Kapseln erst in der interdigestiven Phase den Magen verlassen, sollten immer magensaftresistente Granula oder Mikropellets (Durchmesser unter 1,4 mm aus den Kapseln genommen) verabreicht werden, z.B. Pankreon Granulat® 3mal 2 Beutel/Tag, Kreon Granulat® 3mal 2 Beutel/Tag, Kreon 40000 Pellets® (3mal 1–2 Beutel). Bei schwerer Malabsorption kann die Fermentwirkung durch Hemmung der Magensäuresekretion in manchen Fällen deutlich verbessert werden: Protonenpumpenhemmer z.B.: Omeprazol, Antra® 40 mg/Tag 1mal 1 Tbl. morgens. Bei Meteorismus zusätzlich Lefax®, Paractol® 3mal 1–2 Tbl./Tag oder Paractol® liquid 3mal 1–2 Teelöffel/Tag. Fermentsubstitution beseitigt nicht immer vollständig die Steatorrhö. Klinisches Ziel ist Gewichtskonstanz oder -zunahme.

(5) *Vitamin- und Kalziumsubstitution:* Kann bei Maldigestion erforderlich werden. Richtlinien s. Kap. 15, 6, Tabelle 15.4.

(6) *Schmerzbekämpfung:* Schmerzen können durch Entzündung, Nervenschädigung, Pseudozysten und Abflußbehinderung bei Pankreasgangstenose verursacht werden. *Wichtig:* absolute Alkoholabstinenz! Fermentsubstitution kann auch bei Fehlen einer Maldigestion zur Schmerzlinderung führen. Bei ausgeprägten Schmerzen sollen die Schmerzmittel nicht nur bei Bedarf, sondern gleichmäßig über den Tag verteilt eingenommen werden. Bei Auftreten von Schmerzen trotz konsequenter Diätbehandlung Spasmoanalgetika (z.B. Spasmo-Cibalgin® S Drg. oder Supp., Buscopan plus® 3mal 1–2 Tbl. oder Supp). Weiterhin mit zunehmender Wirkungsstärke seien genannt Paracetamol (ben-u-ron®) 500–1000 mg 3–4mal/Tag, evtl. kombiniert mit einem Neuroleptikum, z.B. Levopromazin (Neurocil®) 3mal 20 mg/Tag, Pentazocin (Fortral®) 4–6mal 50 mg Tbl./Tag. Gute Erfolge wurden nach CT-gesteuerter Blockade des Ganglion coeliacum gesehen (Anästhesist, „Schmerzklinik"). Eine Sympathektomie ist unwirksam. Zurückhalten mit Opiaten, da Patienten oft süchtig werden (Polytoxikomanie). Da bei chronischer Pankreatitis ein erhöhter Basaltonus des Pankreassphinkters nachgewiesen wurde, führt eine endoskopische Sphinkterotomie mit Entfernung von Pankreasgangsteinen und vorübergehendem Einlegen eines Drains in über 50% zur Schmerzfreiheit und sollte unbedingt vor einer Operation versucht werden (s. unten [8] „Operationsindikationen"). Pankreasgangsteine können vorher durch extrakorporale Stoßwellenlithotripsie zerkleinert werden. Über eine Zeit von 4–8 Jahren wird das Pankreas durch die fortschreitende Entzündung weiter zerstört, wobei die Schmerzen in 85% der Fälle ebenfalls verschwinden. In einer Pilotstudie wirkten Antioxidanzien günstig innerhalb von 6 Wochen: Seltrans® peroral Trinkamp. 3mal 1/Tag, A+E Thilo® 1 Tbl./Tag, Ascorvit® 200 1 Drg./Tag, Acimethin® 4mal 1 Tbl./Tag.

(7) *Diabetes mellitus:* Fast immer insulinbedürftig. Schwer zu steuern, da auch Glucagon fehlt. Häufig Hypoglykämien, weil Patienten wegen Schmerzen ungleichmäßig Nahrung aufnehmen. Daher keine Kalorieneinschränkung bei den durch Malabsorption schon unterernährten Patienten! Meist genügen etwa 40 E eines kurzwirkenden Kombinationsinsulins, aufgeteilt in 2 Tagesdosen (s. Kap. 23) oder intensivierte Insulintherapie.

(8) *Operationsindikationen:* Bei Fortbestehen rezidivierender Schmerzzustände ist eine sorgfältige Abklärung ihrer Ursache im Gallen-Pankreasbereich erforderlich durch Sonographie, ERCP und CT. Indikationen zum chirurgischen Eingreifen sind: Cholelithiasis, Kopfpankreatitis mit biliärer Stauung, Pseudozysten sowie schwer beherrschbare chronische Schmerzustände (Gefahr des Narkotikamißbrauchs!). Je nach Lage kommen in Frage: Bei Pankreatitis durch Choledocholithiasis und Cholezystolithiasis kann nach ERCP mit Papillotomie und Steinextraktion das Abklingen der meist leichten Pankreatitis abgewartet und nach 10–15 Tagen die laparoskopische Cholezystektomie angeschlossen werden. Sonst Pankreatikojejunostomie, Pankreaslinksresektion, Duodenum-erhaltende Pankreaskopfresektion oder Whipplesche Operation (Duodenopankreatektomie mit Splenektomie und partieller Gastrektomie). In ca. 70% der Fälle führt die Operation zur Schmerzfreiheit (Letalität 3–20%). Die Langzeitergebnisse nach Unterbindung bzw. intraoperativer Blockade des Pankreasganges mit Ethibloc®, wodurch der exokrine Drüsenanteil des Pankreas atrophiert, während die Inselzellen erhalten bleiben, haben enttäuscht, so daß diese Verfahren verlassen wurden.

3 Erkrankungen der Gallenblase und Gallenwege
(H. J. Weis und K. Ewe)

3.1 Cholelithiasis
Ätiopathogenese: Selten vor dem 20. Lebensjahr, danach ansteigende Frequenz mit zunehmendem Alter (im 8. Lebensjahrzehnt 30%). Frauen erkranken 2mal häufiger als Männer an Gallensteinen. Man unterscheidet hauptsächlich Cholesterolgallensteine (20%), Pigmentsteine (= Kalzium-Bilirubinat, 5%) und Mischformen der beiden Steinarten. In Europa bestehen 80% aller Steine zu über 90% aus Cholesterol.
Pigmentsteine entstehen, wenn vermehrt unkonjugiertes Bilirubin in die Galle gelangt, z.B. bakterielle Dekonjugation, hämolytische Anämien, Herzklappenersatz.
Cholesterolgallensteine entstehen nur in Cholesterol-übersättigter Galle. Als Ursachen der Cholesterolübersättigung sind bekannt erhöhte Cholesterol-, verminderte Gallensäuresynthese der Leber und fettreiche Ernährung. Zusätzlich fehlt ein Antinukleationsfaktor in der Galle. Schlamm (Sludge) in der Gallenblase aus eingedicktem Mukoprotein und winzigen Cholesterolkristallen ist die Wiege der meisten Gallensteine und entsteht häufig bei Schwangerschaft, längerer totaler parenteraler Ernährung, Hunger und raschem Gewichtsverlust. Ceftriaxon (Rocephin®) kann in der Gallenblase präzipitieren und Steine induzieren. Auch eine gestörte Motilität der Gallenblase spielt eine wichtige Rolle in der Pathogenese.
Klinik: Über 50% aller Gallensteinträger sind beschwerdefrei. *Symptome:*
(1) *Spezifische Symptome:*
– *Gallenkoliken:* Durch Einklemmung eines Gallensteins im Ductus cysticus oder choledochus treten krampfartige Schmerzen im rechten Oberbauch auf, die entlang dem rechten Rippenbogen ausstrahlen in Rücken und Schulterblatt. Häufig Übelkeit, Erbrechen und leichter Temperaturanstieg bis 38,5 °C rektal (Therapie s. ds. Kap., S. 594 „Therapie der Gallenkolik"). Differentialdiagnosen: Ulcus duodeni, Herzinfarkt, Nierenkolik, Lungenembolie.
– *Ikterus:* Bei totalem Verschluß des Ductus cysticus steigt das Serumbilirubin vorübergehend auf 1–3 mg/dl an; bei Verschluß des Ductus choledochus dagegen tritt nach 4–6 h ein deutlicher Ikterus auf, meist verbunden mit Juckreiz.

16 Krankheiten der Leber, des Pankreas und der Gallenwege

(2) *Unspezifische Beschwerden:* Druck im rechten Oberbauch, Völlegefühl, Meteorismus, Obstipation und Fettunverträglichkeit.
Diagnostische Hinweise: Umschriebener Druckschmerz in der Gallenblasenregion, eventuell leichte Abwehrspannung der Bauchdecken bei Koliken. Häufig Klopfschmerz über der Gallenblase und dem rechten unteren Rippenbogen. Positives Murphysches Zeichen. Bei totalem Verschluß des Ductus choledochus durch einen Gallenstein wird erst nach 4–6 h das direkte Bilirubin im Serum über 2 mg/dl betragen. Dabei können die Serum-Transaminasen kurzfristig auf das 5–8fache ansteigen. Eventuell erhöhte Serumamylase durch Begleitpankreatitis. Sicherung der Diagnose durch Ultraschall und Röntgen.
1. Oberbauchsonogramm: Gallenblasensteine mit ≥ 4 mm Durchmesser können in über 90% sofort diagnostiziert werden. Daher auch bei unspezifischen Beschwerden frühzeitig sonographieren. 2. Abdomenleeraufnahme: Nur 10% aller Gallensteine können darauf erkannt werden. 3. Orales Cholezystogramm, wenn kein Ikterus und keine Cholezystektomie vorliegen. 4. Intravenöses Cholezyst-Cholangiogramm, wenn sich die Gallenblase nach oraler Kontrastmittelgabe nicht darstellt oder das Serumbilirubin 2–5 mg/dl beträgt.
Bei Serum-Bilirubinwerten über 5 mg/dl bestehen folgende Möglichkeiten: a) Kontrastmittelinfusion, b) Choleszintigraphie, c) endoskopisch retrograde Gallengangsdarstellung (ERC), d) perkutane transhepatische Cholangiographie, e) Punktion der Gallenblase unter laparoskopischer Sicht.
Komplikationen: Begleitpankreatitis, Gallenblasenhydrops, akute und chronische Cholezystitis, Gallenblasenempyem und Perforation. Totaler Verschluß des Ductus choledochus über mehr als 4 Wochen kann zu Cholangitis, biliärer Zirrhose und Leberversagen führen.

Therapie

Bei subjektiven Beschwerden sollten prinzipiell die Gallensteine entfernt werden, da sie in 35% innerhalb von 10 Jahren zu Komplikationen führen. Bei völlig beschwerdefreien Patienten mit zufällig entdeckten Gallensteinen ist Abwarten bis zur Symptomatik gerechtfertigt. Bei diesen eventuell Versuch der medikamentösen Auflösung (s. ds. Kap., S. 596 „Medikamentöse Gallensteinauflösung").

Therapie der Gallenkolik

(1) *Schmerzbekämpfung:* Bei leichten Koliken Gabe von 1–2 Kps. Glyceroltrinitrat (Nitrolingual®). Der Patient sollte dabei liegen wegen Hypotonie-Gefahr! Bei schweren Koliken Gabe von Pethidin (Dolantin® 50–100 mg) oder Pentazocin (Fortral®) 30 mg, 1 Amp. langsam i.v., gefolgt von einem Spasmolytikum, Butylscopolamin (Buscopan®) 20 mg, 1 Amp., oder Diazepam 10 mg (Valium MM®, Diazepam®-Lipuro), 1 Amp. i.v. Nach 4–6 h Gabe von Spasmo-Cibalgin® comp. S (Supp.).
Wichtig: Morphium und seine Derivate dürfen wegen Erhöhung des Sphinktertonus nicht gegeben werden!
(2) Für 24 h sollte der Patient nur Tee und Zwieback einnehmen.
(3) Bei Fortbestehen der Kolik, Auftreten eines Ikterus oder Fieber (über 38,5 °C rektal) Klinikeinweisung wegen dringenden Verdachts auf akute Cholezystitis (s. ds. Kap., 3.2).
(4) *Indikationen zur Sofortoperation:* Fortbestehen der Kolik und Auftreten

eines Ikterus trotz intensiver spasmolytischer Therapie (Steineinklemmung!), Zunahme der allgemeinen und lokalen Entzündungszeichen (Fieber, Leukozytose, Abwehrspannung) mit Gefahr der Empyembildung, Perforation und lokaler Peritonitis. Bei hohem Operationsrisiko eventuell zuerst Cholezystostomie mit Drainage, später Cholezystektomie und Gallenwegsrevision.

Cholezystektomie
Die chirurgische Entfernung der Gallenblase und -steine sollte bei symptomatischen Patienten möglichst frühzeitig durchgeführt werden. Vorher Gastroskopie zum Ausschluß einer Erkrankung des Magens und Duodenums (z. B. gleichzeitig Ulcus pepticum). Je nach Alter des Patienten und Komplikationen beträgt die Operationsletalität 0,5–3%. Bei etwa 5% kann ein Gallensteinrezidiv auftreten. In jüngster Zeit wird die Cholezystektomie vorwiegend laparoskopisch durchgeführt. Diese Methode bringt für den Patienten weniger Schmerzen postoperativ, eine rasche Entlassung aus der Klinik, meist schon am 3. Tag postoperativ, Arbeitsfähigkeit nach 2 Wochen und kleinere Narben (meist 4 kleine Schnitte). Diesen Vorteilen stehen gegenüber ein größerer technischer Aufwand, mehr Personal, längere Operationszeit (etwa 50 min) und gleich hohe postoperative Komplikationen von 5% wie bei der klassischen Cholezystektomie. Dennoch werden etwa ³/₄ aller Cholezystektomien heute laparoskopisch durchgeführt, wenn auch manchmal intraoperativ auf die klassische Laparotomie „umgestiegen" werden muß. Wenn auch 10–20% der Gallenblasensteine mit Choledocholithiasis einhergehen, so wird keine endoskopische retrograde Cholangiographie (ERC) routinemäßig vor jeder Cholezystektomie empfohlen; nur wenn Hinweise wie sonographisch erweiterter Ductus choledochus, erhöhte γ-GT etc. bestehen, dann ERC mit Papillotomie präoperativ. Ansonsten werden bei der laparoskopischen Cholezystektomie entdeckte Gallengangsteine sofort oder postoperativ durch ERC und Papillotomie entfernt (Gastroenterology 109 [1995] 252). Ist die Cholezystolithiasis offensichtlich mit Choledocholithiasis und Cholangitis, evtl. sogar Sepsis und biliärer Pankreatitis verbunden, so sollte unbedingt präoperativ durch ERC mit Papillotomie und Steinextraktion das Abflußhindernis beseitigt werden. Nach Abheilen der Cholangitis und Pankreatitis unter Antibiotikatherapie (s. ds. Kap., 3.3 „Therapie" [4]) kann dann die laparoskopische Cholezystektomie erfolgen. Kontraindikationen für eine laparoskopische Cholezystektomie sind hochakute Cholezystitis, Empyem der Gallenblase, Schrumpfgallenblase, frühere große Bauchoperationen, Gerinnungsstörungen, erhöhtes respiratorisches und kardiales Risiko, Verweigerung der Einwilligung zur Laparotomie und Kontraindikationen für die konventionelle Cholezystektomie.
Postcholezystektomie-Syndrom: Etwa 25% der Patienten klagen auch nach Cholezystektomie über Oberbauchbeschwerden. In rund 50% der Fälle finden sich Ursachen wie Ulcus pepticum, chronische Pankreatitis, Colon irritabile etc. In diesen Fällen waren die präoperativen Beschwerden meist nicht auf Gallensteine zurückzuführen! Um auch Narbenneurinome, Rezidivsteine, Papillensklerose etc. auszuschließen, ist eine intensive Diagnostik mit Durchführung von Gastroskopie, ERCP, Koloskopie und evtl. Computertomographie, neuro-

logisch-psychiatrischen, orthopädischen und gynäkologischen Untersuchungen erforderlich.

Medikamentöse Gallensteinauflösung

Bis heute nur möglich für Cholesterolsteine in der Gallenblase.
Voraussetzungen: Röntgenologisch nicht schattengebende Gallensteine unter 1,5 cm Durchmesser. Kontraktionsfähige Gallenblase.
Kontraindikationen: Kalzifizierte Gallensteine, Steine über 2 cm Durchmesser, im intravenösen Cholezystogramm nicht darstellbare Gallenblase, chronische Hepatitis, Leberzirrhose, Malabsorption, Choledocholithiasis, Gravidität.

Maßnahmen vor Therapiebeginn

(1) Aufklärung des Patienten über Therapiedauer (12–18 Monate), Erfolgsrate (60%), Röntgen der Gallenblase und Nebenwirkungen (keine).
(2) Röntgen-Gallenleeraufnahme zum Ausschluß von Steinverkalkungen oder CT der Gallenblase (Dichte der Gallensteine soll unter 100 Houndsfield-Einheiten betragen).
(3) Intravenöses Cholezystogramm mit Reizmahlzeit: Kleine Steine (≤ 4 mm ⌀) mit unregelmäßiger Oberfläche, die im Stehen sedimentieren, sind meist Pigmentsteine (ungeeignet).
(4) Labor: Leukozyten, Retikulozyten (Hämolyse!) SGPT, Elektrophorese.
Die sorgfältige Selektion geeigneter Patienten ist entscheidend für den Therapieerfolg!

Durchführung der Cholelitholyse

(1) *Diät:* Fettarme Kost (Fett unter 60 g/Tag), wodurch gleichzeitig die tägliche orale Cholesterolaufnahme unter 250 mg gesenkt wird. Übergewichtige Patienten sollen eine Reduktionskost von 1000 Kalorien/Tag einhalten bis zur Normalisierung ihres Körpergewichtes.
(2) *Ursodesoxycholsäure* (UDC: Ursofalk®, Cholit-Ursan®, Ursochol 150®): 8–12 mg/kg KG/Tag, 2 Kps. nach dem Abendessen einnehmen, den Rest über den Tag verteilt. UDC hemmt die intestinale Cholesterolresorption und löst Cholesterol aus den Gallensteinen in Form von Flüssigkristallen. Nebenwirkung: in 5% Gallensteinverkalkung.
Chenodesoxycholsäure (CDC: Chenofalk®): Dosierung 13–15 mg/kg KG/Tag. CDC hemmt die intrahepatische Cholesterolsynthese und löst Cholesterol aus den Gallensteinen in Form von Mizellen. Wegen Nebenwirkungen (in 30% Diarrhö oder Transaminasenanstieg bei voller Dosierung) heute nur noch in Kombination mit UDC.
Kombinationstherapie: 6–8 mg UDC/kg KG/Tag plus 6–8 mg CDC/kg KG/Tag, wodurch auch die unterschiedlichen Angriffspunkte genutzt werden. Die Hälfte jeder Substanz morgens und abends. Keine Nebenwirkungen. Lithofalk® (= je 250 mg CDC + UDC), UrsoMix forte®, Ursofalk® + Chenofalk® Kombinationspackung.
(3) *Kontrollen:* SGPT alle 3 Monate, Sonogramm bzw. Cholezystogramm alle 6 Monate. Die Behandlungsdauer beträgt 6–18 Monate je nach Steingröße.

Wenn sich nach 12 Monaten Therapie die Steine nicht über 1/3 verkleinert haben, ist die Fortsetzung der Behandlung nicht sinnvoll.
Nach Cholelitholyse weiterhin fettarme, faserreiche Kost und normales Körpergewicht einhalten. Ein Glas Milch bzw. Kakao vor dem Schlafengehen hat in Pilotstudien Rezidive vermieden, die sonst in 50% der Fälle auftreten. Sonogramm alle 6 Monate für 3 Jahre. Wird ein Rezidiv erneut medikamentös behandelt (Dosierung wie oben, Auflösung in 90% in 6–9 Monaten), so muß anschließend eine Dauertherapie mit Chenodesoxycholsäure (Chenofalk®) 500 mg/Tag (2 Kps. abends) oder UDC 300 mg/Tag (Ursochol® 150, 2 Tbl./Tag) durchgeführt werden. Die Erfolgsrate der medikamentösen Steinauflösung beträgt derzeit 60%.

Cholelitholyse mit MTBE (Methyl-Tert-Butyl-Äther)
Ein Katheter wird perkutan-transhepatisch in die Gallenblase gelegt. Kontinuierliche Spülung mit MTBE über 8–24 h führt zur Auflösung von Cholesteringallensteinen in über 80%. Rasches Verfahren mit geringen Komplikationen, nur in wenigen Zentren durchgeführt (z.B. Zentrum für Innere Medizin, Universitätsklinik Frankfurt a.M.).

Therapie der Choledocholithiasis
Bei Patienten in operablem Zustand mit Cholezysto- und Choledocholithiasis ist die Operation die Therapie der Wahl. Bei hohem Operationsrisiko (z.B. Sepsis bei Verschlußikterus, hohes Alter) kann zunächst durch endoskopische Papillotomie und Steinextraktion die klinische Situation verbessert werden. Die Cholezystektomie kann später nach Besserung der Cholangitis bzw. respiratorischen und kardialen Situation durchgeführt werden. Bei sehr alten oder Hochrisiko-Patienten kann die Gallenblase mit Steinen belassen werden, da Komplikationen und Koliken in weniger als 20% in 10 Jahren auftreten. Die ERC mit Papillotomie sollte nicht routinemäßig präoperativ vor jeder Cholezystektomie durchgeführt werden (s. ds. Kap., S. 595 „Cholezystektomie"). Die Cholelitholyse hat bei Choledocholithiasis nur geringen Erfolg (15%) und kann daher nicht empfohlen werden. Bei cholezystektomierten Patienten sowie bei Patienten mit Cholezystolithiasis in inoperablem Zustand steht die endoskopische Papillotomie mit Steinextraktion therapeutisch an erster Stelle.
Diese Eingriffe von etwa 30 Minuten Dauer werden unter Sedierung, aber ohne Narkose durchgeführt und auch von alten Patienten gut toleriert (Letalität unter 2%). Bei großen Gallengangssteinen (> 1 cm) ist manchmal eine Steinzertrümmerung durch ein Lithotriptor-Drahtkörbchen endoskopisch nicht möglich. Bei Patienten mit hohem Operationsrisiko kann evtl. durch eine Stoßwellentherapie (s. ds. Kap., S. 598 „Cholelithotripsie") eine Zerkleinerung des Steines mit anschließender endoskopischer Entfernung erreicht werden oder durch Laserlithotripsie über Cholangioskopie. Eine Steinverkalkung spielt hierbei meist keine Rolle. Eine ERCP mit Papillotomie ist nicht möglich nach Billroth-II-Magenresektion mit langer zuführender Schlinge oder Roux-Y-Anastomose, Gastrektomie, manchmal auch bei großem Duodenaldivertikel, in dem die Papilla Vateri sitzt. Alternativ in diesen Fällen

16 Krankheiten der Leber, des Pankreas und der Gallenwege

perkutan transhepatische Cholangiographie und Entfernen der intraduktalen Steine.
Bei Patienten mit liegendem T-Drain direkt nach Cholezystektomie und noch bestehender Choledocholithiasis gibt es folgende Möglichkeiten: (1) Steinextraktion über T-Drain, (2) endoskopische Papillotomie oder Papillendilatation und Steinextraktion (ohne oder mit Lithotripsie) und (3) Relaparotomie.

Cholelithotripsie
Zerkleinerung von Gallensteinen durch extrakorporal erzeugte Stoßwellen, die unter Röntgen- oder Ultraschallkontrolle auf die Gallensteine in Gallenblase oder -gängen gerichtet werden.

Voraussetzungen
(1) Gallensteinbeschwerden, z.B. Koliken
(2) röntgenologisch nicht schattengebende Cholesterolgallensteine, da anschließend die Steintrümmer durch Litholyse beseitigt werden müssen (s. ds. Kap., S. 596, „Medikamentöse Gallensteinauflösung")
(3) Steingröße 4–30 mm Durchmesser
(4) kontraktionsfähige Gallenblase bei Cholezystolithiasis
Kontraindikationen bei Cholezystolithiasis: Kalzifizierte Gallensteine, Steine über 3 cm Durchmesser, im i.v. Cholezystogramm nicht darstellbare Gallenblase, kontraktionslose Gallenblase auf Reizmahlzeit, asymptomatische Gallensteinträger, chronische Hepatitis, Malabsorption.

Durchführung
(1) i.v. Cholezystcholangiographie, EKG, Röntgen-Thorax.
(2) Laborwerte: Kreatinin, SGPT, γ-GT, Amylase, Lipase, Blutbild mit Retikulozyten, Blutgerinnung.
(3) Verabreichung von 1600–2000 Stoßwellen in 30–60 min ohne Narkose, aber mit Schmerzmedikation. Dadurch werden die Steine zu 2–6 mm großen Bruchstücken zertrümmert.
(4) *Choletitholyse:* Gabe von UDC plus CDC (je 6–8 mg/kg KG/Tag), wie beschrieben unter Kombinationstherapie (s. ds. Kap., S. 596, „Medikamentöse Gallensteinauflösung"), zur Auflösung der Bruchstücke über 3–12 Monate, Beginn schon 2 Wochen vor der Lithotripsie.
Komplikationen: Lokal am Eintrittsort der Stoßwellen kleine Hämatome (14%), Hämaturie (3%). Beim Abgang größerer Bruchstücke (über 3 mm) durch Gallengänge kann es zu Koliken (etwa 30%) und Pankreatitis (etwa 2%) kommen.
Erfolgsrate: Bei richtiger Indikationsstellung und Nachbehandlung sind 50% der Patienten nach 3 Monaten und 80% nach 12 Monaten steinfrei. Rezidive in 20% über 4 Jahre.

3.2 Cholezystitis
Ätiopathogenese: Akute oder chronische Entzündung der Gallenblase, bei der in über 90% gleichzeitig Gallensteine vorliegen. Manchmal kommt es auch bei

schweren Erkrankungen mit Septikämie zur Ausscheidung der Erreger über die Gallenwege (z.B. Salmonellen bei Typhus abdominalis). Häufigste Erreger sind E. coli, Klebsiellen und Enterokokken.
Klinik: Schmerzen im rechten Oberbauch, Fieber, Übelkeit, Erbrechen, Appetitlosigkeit, Ikterus.
Komplikationen: Empyem, Perforation, Sepsis mit sog. gramnegativen Schock, s. Kap. 24, 1.1.
Diagnostische Hinweise: Häufig frühere Gallenkoliken, druckempfindliche Gallenblasenregion mit Abwehrspannung, manchmal Gallenblasenhydrops tastbar. Labor: Erhöht sind BSG, Leukozyten, Serumbilirubin und γ-GT. Weiterhin sollten durchgeführt werden: Serum-Transaminasen, Amylase, alkalische Phosphatase, Hb, Hkt, Kreatinin, Elektrolyte, Blutkulturen (aerob und anaerob) bei hohem Fieber, Urinstatus, EKG, Röntgen-Thorax, Abdomenübersicht, Oberbauchsonogramm (Gallensteine, verdickte Gallenblasenwand mit Flüssigkeitssaum, erweiterte Gallenwege).
Differentialdiagnosen: Akute Hepatitis infectiosa, Pankreatitis, Ulcus pepticum, Herzinfarkt, Appendizitis, subdiaphragmatischer Abszeß, Pyelonephritis, Pneumonie rechts.

Therapie

Prinzip: Die Cholezystektomie ist die Therapie der Wahl. Bis dahin Ruhigstellung des entzündeten Organs, Schmerzlinderung und Antibiotika gegen die Entzündung, häufige Kontrollen zur frühzeitigen Erkennung einer eventuellen Komplikation.

(1) Jede akute Cholezystitis muß in die Klinik eingewiesen werden.

(2) In der Klinik Nulldiät und parenterale Ernährung über zentralen Venenkatheter (z.B. 2 l Nutriflex® 32/125 G-E oder Aminomix®, 500 ml Sterofundin®, 500 ml Glucose 5%, weitere Flüssigkeit nach ZVD); sofort chirurgisches Konsil. Bei kurzer Anamnese (1–2 Tage) ist die Frühoperation innerhalb 48 h am besten durchzuführen und zeigt die niedrigste Letalität. Bei längerer Anamnese und erhöhtem Risiko durch Begleiterkrankungen bringt die Cholezystektomie nach 2–6 Wochen Vorbehandlung die besseren Ergebnisse.

(3) Überwachung von Blutdruck, Puls, zentralem Venendruck und Urinausscheidung über 48 h. Bei hohem Fieber Blutkulturen (aerob und anaerob) abnehmen vor Antibiotikagabe.

(4) Antipyretikum Paracetamol (ben-u-ron® Supp.), Treupel® N Supp., Aspisol® i.v. und Spasmolytikum (Buscopan® i.v. oder Spasmo-Cibalgin® comp. S Supp.).

(5) *Antibiotika:* Mezlocillin (Baypen® 4mal 2 g/Tag) oder Piperacillin (Pipril® 3mal 4 g/Tag i.v.). Bei Penicillinallergie sollte ein Cefalosporin gegeben werden: Cefotiam (Spizef®) 3mal 1–2 g/Tag oder Cefoperazon (Cefobis®) 3mal 2 g/Tag i.v. Diesen Präparaten fehlt jedoch die Wirkung auf Streptococcus faecalis und Bacteroides. Zur Bekämpfung der Anaerobier empfiehlt sich die gleichzeitige Gabe von Metronidazol (Metronidazol Braun, Clont® 3mal 500 mg/Tag i.v.). Bei Gallenblasenempyem und Sepsis können auch Tobramycin (Gernebcin®) 3mal 80 mg/Tag i.v. zusätzlich oder Ciprofloxacin (Ciprobay® 3mal 0,2 g/Tag) als Kurzinfusionen eingesetzt werden. Keine Tetracycline!

(6) Bei starken Schmerzen Pentazocin (Fortral®) 30 mg oder Pethidin (Do-

16 Krankheiten der Leber, des Pankreas und der Gallenwege

lantin®) 50–100 mg i.m. oder langsam i.v. Nicht zuviel Schmerzmittel, um eine Perforation nicht zu verschleiern.

(7) Befundkontrolle alle 4–6 h. Wenn nach 48 h unter dieser Therapie keine Besserung eingetreten ist, dann rasche Operation unter Antibiotikaschutz. Bessert sich das klinische Bild unter dieser konservativen Behandlung, dann soll die Cholezystektomie etwa 2–6 Wochen später, nach Therapie der Begleiterkrankungen, durchgeführt werden.

3.3 Cholangitis

Definition: Bakterielle, durch Abflußhindernisse begünstigte Entzündung der Gallenwege.

Ätiopathogenese: Primär meist inkomplette Abflußbehinderung der Gallenwege durch Konkremente, Tumoren, Narbenstrikturen, Papillenstenose oder Askaris im Gallengang. Sekundäre Keimeinwanderung und -ausscheidung in die gestauten Gallenwege, Aerobier (meist E. coli, Enterokokken u.a.) oder seltener Anaerobier (Clostridien, Bacteroides). Streptococcus viridans (= Cholangitis lenta) führt zu chronischer Entzündung der Gallenwege mit schubweiser Exazerbation.

Klinik: Episoden mit Fieber, eventuell Schüttelfrost (Sepsis!), Schmerzen im rechten Oberbauch, Ikterus. Häufig im Anschluß an eine Gallenkolik. Eventuell acholischer Stuhl und dunkler Urin.

Diagnostische Hinweise: Bei Palpation vergrößerte, schmerzhafte Leber, selten tastbare Gallenblase. Erhöht sind Leukozyten, γ-GT, alkalische Phosphatase, Serumbilirubin. Selten Aerocholie auf Abdomenübersicht. Im Sonogramm oft erweiterte Gallenwege. Rasche Durchführung einer ERCP (s. unten „Therapie" [7]).

Komplikationen: Leberabszesse, Sepsis mit gramnegativem Schock und akutem Nierenversagen.

Therapie

Die schwere akute Cholangitis mit septischem Bild ist ein Notfall (s. a. Kap. 24, 1.1).

(1) Sofortige Klinikeinweisung.

(2) Überwachung unter Intensivpflegebedingungen (s. Kap. 2). Chirurgisches Konsil!

(3) Sorgfältige *Kreislaufkontrolle* (Blutdruck, ZVD, Hämatokrit). Bei Bedarf Volumensubstitution (500 ml HAES®-steril 6% oder Plasmafusin®).

(4) *Antibiotika:* Nach Blutentnahme für Blutkulturen (aerob und anaerob) und Antibiogramm sofort Gabe von Mezlocillin (Baypen® 3×4 g/Tag i.v.) oder Piperacillin (Pipril® 3×4 g/Tag i.v.) zusammen mit Metronidazol (Clont® 3×500 mg/Tag i.v.). Bei Penicillinallergie kann ein Ciprofloxacin (Ciprobay® 3×200 mg/Tag i.v.) zusammen mit Metronidazol gegeben werden, um die Anaerobier zu bekämpfen. Zienam® und Tarivid® erreichen in der Galle keine MHK.

Wichtig: Tetracyclin-Präparate sind kontraindiziert.

(5) Bei *Auftreten einer Oligurie* trotz Volumensubstitution Maßnahmen zur Verhütung eines drohenden akuten Nierenversagens (s. Kap. 17, 1).

(6) *Ernährung:* Anfangs Nulldiät, parenterale Flüssigkeitszufuhr in Form von äquilibrierten Elektrolyt-Zuckerlösungen (s. Kap. 9, 4). Nach Besserung leichte Kost.

(7) *Endoskopische retrograde Cholangiopankreatikographie* (ERCP) sobald als möglich unter Antibiotikaschutz und Kenntnis der Gerinnungsparameter. In rund 90% der Fälle wird die Ursache der Abflußstörung geklärt und oft sofort auch beseitigt, z.B. Papillotomie und Steinextraktion. Antibiose allein führt nicht zum dauerhaften Erfolg, nur die gleichzeitige Beseitigung der Abflußstörung.

(8) Die *Operation* bei erfolgloser ERCP hat eine hohe Letalität (25–50%).

(9) *Bei weniger schweren Krankheitsbildern* müssen sich nach Abklingen der Infektion die radiologische Diagnostik zur Lokalisation des Abflußhindernisses (s. ds. Kap., 3.2, „Ätiopathogenese") und chirurgische Revision der Gallenwege anschließen. Verzögerungen der Operation bringen die Gefahr erneuter Infektionsschübe und Komplikationen mit sich.

17 Krankheiten der Nieren und Harnwege

(H. Köhler)

1	**Akutes Nierenversagen**	603	5.2	**Nierentransplantation** 632
	Behandlungsziele	607		Vorbemerkungen 632
	Prophylaxe des ANV	607		Immunsuppression 633
	Allgemeine Maßnahmen	608		Akute Transplantatabstoßungs-
	Pharmakotherapie des ANV	609		reaktion 634
	Vorbemerkungen	609		Organspende 635
	Vorgehen	609	6	**Glomerulonephritis** 635
	Allgemeine Pharmakotherapie bei		6.1	**Akute GN** 637
	eingeschränkter Nierenfunktion	610	6.1.1	Akute Poststreptokokken-GN 638
	Therapie der Komplikationen	610		Vorbemerkungen 638
	Therapie des polyurischen			Allgemeine Maßnahmen 638
	Stadiums	612		Diät und Flüssigkeitszufuhr 639
	Vorbemerkungen	612		Pharmakotherapie 639
	Vorgehen	612		Herdsanierung 640
	Häufige Fehler bei Diagnostik			Prognose 640
	und Therapie des ANV	613	6.1.2	Andere postinfektiöse Nieren-
2	**Hepatorenales Syndrom**	613		erkrankungen 640
3	**Chronische Niereninsuffizienz**	614	6.2	**Rasch progrediente GN** 640
	Behandlungsziele	616		Therapie der Anti-GBM-RPGN
	Allgemeine Maßnahmen	616		(u.a. Goodpasture-Syndrom) 642
	Prophylaxe und Therapie von			Therapie der immunkomplex-
	Komplikationen bzw. Spätfolgen			induzierten RPGN 643
	der CNI	619		Therapie der RPGN ohne
	Überwässerung	619		Immundepots 643
	Herzinsuffizienz	619	6.3	**Chronische GN** 643
	Hypertonie	619		Behandlungsziele 644
	Renale Osteopathie, Störungen			Allgemeine Maßnahmen 645
	des Kalzium-Phosphat-			Vermeidung einer zusätzlichen
	stoffwechsels	620		Schädigung des Nierenparenchyms 645
	Renale Anämie	622		Progressionshemmung bei
	Renale Azidose	623		diabetischer Nephropathie und GN 645
	Hyperurikämie	624		Spezifische Pharmakotherapie 646
	Urämische Perikarditis und		6.4	**Asymptomatische Proteinurie**
	Polyneuropathie	624		**und/oder Hämaturie** 646
	Dialysebeginn	624	6.5	**Nephrotisches Syndrom** 647
4	**Pharmakotherapie bei Nieren-**			Allgemeine Maßnahmen 649
	insuffizienz (s. Kap. 8, 2)	624		Allgemeine Pharmakotherapie des
5	**Blutreinigungsverfahren und**			NS unabhängig vom Grundleiden 649
	Nierentransplantation	625		Spezielle Pharmakotherapie des
5.1	**Blutreinigungsverfahren**	625		NS bei Minimalveränderungen
	Vorbemerkungen	625		(Minimal-changes-GN) und fokaler
	Indikationen von Dialyse und			Sklerose 650
	Hämofiltration	625		Spezielle Pharmakotherapie bei
	Indikationen der Plasmaseparation	632		den übrigen GN-Formen 652

	Idiopathische membranöse GN	652	
	Membranoproliferative GN	653	
	IgA-Nephropathie	653	
7	**Systemkrankheiten mit Glomerulonephritis**	654	
7.1	**Lupus erythematodes disseminatus**	654	
7.2	**Panarteriitis nodosa**	656	
7.3	**Purpura Schoenlein-Henoch**	656	
7.4	**Wegenersche Granulomatose**	657	
7.5	**Sklerodermie**	657	
7.6	**Goodpasture-Syndrom (s. ds. Kap., 6.2)**	658	
8	**Hämolytisch-urämisches Syndrom (HUS) und thrombotisch-thrombozytopenische Purpura (TTP)**	658	
9	**Harnwegsinfektion**	659	
	Behandlungsziele	661	
	Allgemeine Maßnahmen	662	
	Antibakterielle Chemotherapie	662	
	Unkomplizierte Harnwegsinfektion	662	
	Harnwegsinfektionen mit Parenchymbeteiligung	662	
	Rezidivierende Harnwegsinfektionen in engen zeitlichen Abständen („relapses")	664	
	Wiederholte symptomatische Harnwegsinfektionen in großen zeitlichen Abständen	665	
	Asymptomatische Bakteriurie	665	

	Urethralsyndrom	666	
10	**Interstitielle Nephritis**	666	
10.1	**Akute nicht-bakterielle interstitielle Nephritis**	666	
10.2	**Chronische nicht-bakterielle interstitielle Nephritis**	667	
11	**Medikamentöse Nierenschäden**	668	
12	**Nephrolithiasis**	669	
	Allgemeine Maßnahmen	670	
	Vorbemerkungen	670	
	Vorgehen	671	
	Prophylaxe	671	
	Allgemeine Richtlinien	671	
	Kalziumhaltige Steine	672	
	Infektsteine	673	
	Harnsäuresteine	673	
	Cystinsteine	673	
13	**Nieren- und Hochdruckkrankheiten in der Schwangerschaft**	674	
	Allgemeine Maßnahmen	675	
	Pharmakotherapie	675	
	Vorbemerkung	675	
	Vorgehen	676	
	Prophylaxe der Schwangerschaftshypertonie	676	
	Therapie der Eklampsie	677	
14	**Spezielle therapeutische Probleme**	677	
14.1	**Diabetische Nephropathie**	677	
14.2	**Polyzystische Nierendegeneration (Erwachsenen-Typ)**	678	

Notfälle:

Akutes Nierenversagen (s. ds. Kap., 1)
Dialysebeginn (s. ds. Kap., 3)
Nierentransplantation/Transplantatabstoßung (s. ds. Kap., 5.2)

Rasch progrediente Glomerulonephritis (s. ds. Kap., 6.2)
Goodpasture-Syndrom (s. ds. Kap., 6.2)
Hämolytisch-urämisches Syndrom (s. ds. Kap., 8)
Nephrolithiasis/Nierenkolik (s. ds. Kap., 12)

---

1 Akutes Nierenversagen

Definition: Akutes Nierenversagen (ANV) = akute „renale" Insuffizienz ohne vorbestehende Nierenschädigung, die zur Olig-/Anurie (in 10% primär zur Polyurie) mit Retention der harnpflichtigen Substanzen und in weiteren Stadien zur Polyurie und weitergehenden Normalisierung der Nierenfunktion führt. Als Ursache kommen vor allem *zirkulatorisch-ischämische* Faktoren (80%) und *Nephrotoxine* (20%) in Frage.

17 Krankheiten der Nieren und Harnwege

Nicht zum ANV i. e. S. gerechnet werden die akute prärenale und postrenale Niereninsuffizienz, auch nicht die akute „renale" Niereninsuffizienz auf dem Boden entzündlicher Nierenerkrankungen, wie z. B. Glomerulonephritis, akute interstitielle Nephritis, Vaskulitis u. a. (Differentialdiagnose s. Tab. 17.1).

Ätiopathogenese: Die häufigste Ursache des ANV ist eine zirkulatorisch-ischämische Störung (Schockniere). Die im Rahmen der Zentralisation auftretende Vasokonstriktion führt zum Rückgang der Nierendurchblutung auf 30–50% und zur überproportionalen GFR-Einschränkung. Trotz der physiologischerweise guten Nierendurchblutung (20% des HMV) besteht im Nierenmark alles andere als eine „Luxusperfusion", da av-Shunts zu einer niedrigen av-Differenz und grenzwertigen Oxygenierung des Marks führen. Zusätzlicher O_2-Mangel, sei es durch vermindertes Angebot (Schock) oder durch erhöhten Bedarf (gesteigerte Zellaktivität), führt zur hypoxischen tubulären Schädigung, besonders der aufsteigenden Henleschen Schleife. Besonders betroffen sind die oberflächlichen Nephrone mit langer, ins Nierenmark reichenden Henleschen Schleife. Somit dürfte die kortikale Ischämie ihren Ursprung in der Ischämie des Nierenmarks haben.

Die GFR-Einschränkung wird durch die folgenden Mechanismen aufrechterhalten, deren Bedeutung in den letzten Jahren unterschiedlich bewertet wird: a) tubuläre Obstruktion (überwiegend im Tierexperiment), b) tubuläre Rückdiffusion, c) präglomeruläre arterioläre Konstriktion, d) mesangiale Kontraktionen mit Einschränkung der GFR-Fläche. Die beiden letzten Mechanismen werden durch den tubuloglomerulären Feedback begünstigt. Als Mediatoren werden diskutiert: Renin, Adenosin, Thromboxan, Endothelin.

Tabelle 17.1: Differentialdiagnose der akuten prärenalen, renalen und postrenalen Niereninsuffizienz (das ANV i.e.S. entspricht 2a und b)

---

1. Akute „prärenale" Niereninsuffizienz (= prärenale Zirkulationsstörung mit renaler Hypoperfusion)
Nach Beseitigung der prärenalen Zirkulationsstörung normalisieren sich Nierendurchblutung und -funktion rasch (unmittelbare Reversibilität).
Ursachen: Hypovolämie (Dehydratation, Blut-, Plasmaverluste), kardiale Insuffizienz (z. B. Herzinfarkt mit Schock), terminale Leberinsuffizienz.

2. Akute „renale" Niereninsuffizienz (akute renale Schädigung)
Keine Normalisierung durch Beseitigung einer prärenalen Zirkulationsstörung oder einer postrenalen Obstruktion.
Ursachen:
a) Schockniere (Hypovolämie, Sepsis, kardiogen), Crush-Hämolyse-Hitze-Niere, intravasale Gerinnung.
b) Nephrotoxine (s. ds. Kap., 11).
c) Akute Glomerulonephritis, akute interstitielle Nephritis, Vaskulitis (Panarteriitis nodosa, LED, Sklerodermie, M. Wegener, medikamentös-allergisch), Hyperurikämie, Hyperkalzämie, bilateraler Nierenarterienverschluß, bilaterale Nierenvenenthrombose.

3. Akute „postrenale" Niereninsuffizienz (= Obstruktion der Harnwege)
Nach Beseitigung der Obstruktion setzt die Diurese ein.
Ursachen: Obstruktion beider Ureteren oder eines Ureters bei kontralateral funktionsloser Niere (Urolithiasis, Papillennekrose, Tumoren, operative Ligatur, retroperitoneale Fibrose), Obstruktion der Urethra.

Bei leichter Schädigung bleiben vorwiegend die Nephrone mit kurzer Henlescher Schleife funktionsfähig, die weniger empfindlich sind und ein geringeres Konzentrationsvermögen aufweisen. Durch ihre erhöhte osmotische Belastung entsteht dann das Bild des primären norm- oder polyurischen ANV.

Klinik: *Leitsymptom* ist die Oligo-/Anurie, die anhand des Harnzeitvolumens definiert ist: Oligurie < 500 ml/Tag oder < 20 ml/h; Anurie < 100 ml/Tag, totale Anurie = 0 ml („kein Tropfen"). Für das ANV charakteristisch ist der Ablauf in 4 Stadien:

(1) *Schädigungsphase:* Je nach Schädigungsereignis (Schock, Nephrotoxine) dauert sie Stunden bis Tage.

(2) *Oligo-/anurisches Stadium* (Dauer 2 Tage bis 9 Monate, im Mittel 10 Tage): Die Folgen sind:

– *Natrium- und Wasserretention,* die zur Ausbildung generalisierter Ödeme führt. Die „fluid lung", ein vorwiegend interstitielles Lungenödem, tritt nach 5–8 l Überwässerung auf und läßt sich zuerst röntgenologisch nachweisen. Hirnödem (Unruhe, gesteigerte neuromuskuläre Erregbarkeit, Bewußtseinsstörung), Herz-Kreislaufüberlastung, Hochdruck.

– *Hyperkaliämie,* besonders bei erhöhtem Kaliumanfall: exogen (Diät, Transfusionen) und endogen (Azidose, Hyperkatabolismus, Trauma, Hämolyse). Gefahr von Herzrhythmusstörungen und Herzstillstand (EKG!). Serum-Kaliumanstieg: 0,3–0,5 mval/Tag, beim hyperkatabolen ANV bis 3 mval/Tag!

– *Retention harnpflichtiger Substanzen:* Anstieg von Kreatinin (1–3 mg%/Tag, Harnstoff (20–50 mg%/Tag, bei Hyperkatabolismus durch Eiweißmangel, Fieber, Steroide bis 200 mg%/Tag), Harnsäure und „Urämietoxinen". *Klinisch* treten nach 1–5 Tagen die Symptome der *Urämie* auf: Übelkeit, Erbrechen, gastrointestinale Blutungen, gesteigerte neuromuskuläre Erregbarkeit und Bewußtseinsstörungen.

(3) *Polyurisches Stadium* (Dauer ca. 3 Wochen): Stufenweise Zunahme der Diurese auf ca. 5 l und mehr. In der „frühpolyurischen Phase" fällt das Serumkalium bereits ab, Serumkreatinin und Serumharnstoff können initial aber noch weiter ansteigen.

(4) *Stadium der Restitution* (Dauer Monate bis ca. 2 Jahre): Nicht immer kommt es zur vollständigen Restitutio ad integrum, Defektheilung ist möglich.

Wichtig: Unter dem oft dramatischen Eindruck des auslösenden Ereignisses (Schock, Trauma, Vergiftung) wird häufig der Beginn eines ANV übersehen. Ebenso aber auch bei einem täuschend undramatischen Verlauf, wobei die periphere Vasokonstriktion das Vollbild eines Schocks verhindert, aber gleichzeitig eine ischämische Nierenschädigung hervorruft.

Diagnose und Differentialdiagnose: Entscheidend für das therapeutische Vorgehen (s. „Therapie") ist die diagnostische Klärung der Niereninsuffizienz (prärenale, renale oder postrenale Niereninsuffizienz, s. Tab. 17.1). Die Übergänge zwischen *prärenaler Niereninsuffizienz* („Niere im Schock"), die sich durch Beseitigung des Schockzustandes rasch beheben läßt, und *akuter „renaler" Niereninsuffizienz* („Schockniere"), die dann unabhängig vom auslösenden Ereignis abläuft, sind fließend und werden u.a. durch die Dauer eines Schockzustandes bestimmt. Für das Vorliegen einer akuten *„renalen"* Niereninsuffizienz spricht: Urin-/Plasmaosmolalität < 1,1, Urinnatrium > 40 mval/l, Serumkalzium > 7 mval/l, Serumharnsäure < 15 mg%, Abfall von Thrombozyten und Gerinnungsfaktoren (I, V, VIII) sowie der Nachweis von Erythrozyten, Erythrozytenzylindern und tubulären Epithelien im Sediment (Tab. 17.2). Von der akuten renalen Niereninsuffizienz ist das Terminalstadium der chronischen Niereninsuffizienz abzugrenzen (Anamnese, Schrumpfnieren, Hochdruck und seine Folgen, Anämie, Hypokalzämie). Eine *postrenale Niereninsuffizienz* ist immer auszuschließen (Sonographie!): Sie geht oft mit kompletter Anurie einher (DD: Glomerulonephritis, Vaskulitis, Nierenarterienverschluß, totale Nierenrindennekrose).

17 Krankheiten der Nieren und Harnwege

Tabelle 17.2: Differentialdiagnostik der oligurischen Niereninsuffizienz. Das hepatorenale Syndrom, bei dem definitionsgemäß keine extrarenale Zirkulationsstörung vorliegt, unterscheidet sich von der prärenalen Niereninsuffizienz in diesen Parametern nicht.

	Prärenale Niereninsuffizienz, hepatorenales Syndrom	Akutes oligurisches Nierenversagen
U-Na (mval/l)	< 10	> 40
U osm (mOsmol/kg)	> 500	< 350
U/P osm	> 1,3	< 1,1
U/P Harnstoff-N	> 8	< 3
U/P Kreatinin	> 40	< 20
Fraktionelle Na-Exkretion (%)	< 1	> 1
Urinsediment	normal (evtl. hyaline und feingranulierte Zylinder)	grobgranulierte und tubuläre Zylinder

Wichtig: Die *Nierenrindennekrose* tritt oft in der Schwangerschaft und bei Sepsis auf. Die auslösenden Begleitumstände entsprechen denen bei ANV. Lokale, intravasale Gerinnungsvorgänge führen nicht nur zur Nekrose von Tubuli, sondern auch von Glomeruli und Gefäßbindegewebe, so daß keine Wiederherstellung mehr möglich ist (komplette Anurie, später röntgenologisch kortikale Nierenverkalkung). Lediglich bei partieller Nierenrindennekrose ist eine teilweise Restitution möglich.

Diagnostisches Vorgehen:
(1) *Urinproduktion: Blasenkatheter* zum Ausschluß eines subvesikalen Hindernisses und zur Feststellung des Harnzeitvolumens (während der ersten Stunden). Wenn die Oligo-/Anurie (< 20 ml/h) nachgewiesen ist, sollte der Blasenkatheter entfernt werden, da er überflüssig und infektionsbegünstigend ist. Totale Anurie („kein Tropfen") oder Wechsel zwischen Anurie und Polyurie sprechen für eine postrenale Obstruktion.
(2) *Klinische Untersuchung:* Blutdruck, Venendruck, Pulsfrequenz, Atmung, Temperatur, Hautturgor, Ödeme, Reflexe, Krampfneigung, Bewußtseinslage, Augenhintergrund.
(3) *Laboruntersuchungen:* Im Blut: Kreatinin, Harnstoff, Harnsäure, Phosphat, Kalium, Natrium, Kalzium, Blutbild, Säure-Basenstatus, Gesamteiweiß, Osmolalität; ggf. Thrombozyten, Gerinnungsfaktoren. Im Urin: Osmolalität, Natriumkonzentration, Sediment. Zusatzuntersuchungen: Myoglobin und Hämoglobin im Serum und im Urin.
(4) *Sonographie:* Aufstau des Nierenhohlraumsystems bei postrenaler Obstruktion, vergrößerte Nieren beim ANV.
(5) *Röntgen-Thorax:* Überwässerung: „fluid lung".
Fakultative diagnostische Maßnahmen:
(6) *Retrograde Pyelographie:* Infektionsgefahr! Nur noch selten als diagnostische Maßnahme erforderlich, da die Sonographie meist ausreichende Information liefert. Bei postrenaler supravesikaler Obstruktion (z.B. Uratschlammniere) kann die Ureterensondierung allerdings die entscheidende therapeutische Maßnahme darstellen.
(7) *Farbkodierte Duplexsonographie:* Sie kann den nichtinvasiven Nachweis von arteriellen oder venösen Gefäßverschlüssen ermöglichen.

(8) *Abdominelle Aortographie, ggf. intraarterielle digitale Subtraktionsangiographie:* Bei Verdacht auf Verschluß der Nierenarterien.
(9) *Nierenbiopsie:* Bei persistierender Oligo-/Anurie und Verdacht auf Glomerulonephritis, akute interstitielle Nephritis, Vaskulitis oder primäre maligne Nephrosklerose kann die Nierenbiopsie prognostisch und therapeutisch weiterhelfen. Sie ist in der Regel erst einige Tage nach dem akuten Ereignis nach Ausschöpfung der übrigen diagnostischen Maßnahmen sinnvoll.

Therapie

Behandlungsziele
(1) Beseitigung der auslösenden Ursache (Schock, Nephrotoxine); besonders wichtig ist aber der Ausschluß einer postrenalen Niereninsuffizienz;
(2) Bilanzierung des Wasser- und Elektrolythaushaltes;
(3) Verhinderung der Urämie und ihrer Komplikationen durch adäquate Diät und extrakorporale Eliminationsverfahren (kontinuierliche oder intermittierende Hämodialyse/-filtration)
(4) Behebung von Komplikationen (z.B. Anämie, Hyperkaliämie, Katabolie, Infektionen u.a.).

Prophylaxe des ANV
Die prompte und wirksame *Beseitigung potentieller Schockursachen* (Hypovolämie, Sepsis, kardiale Insuffizienz) verhindert die häufigste Form des ANV, die Schockniere. Potentiell *nephrotoxische Substanzen* sollten nur unter Abwägung von Nutzen und Risiken, in adäquater Dosis und unter Kontrolle der Nierenfunktion eingesetzt werden. Besonders gefährlich ist die gleichzeitige Einwirkung von mehreren nephrotoxischen Substanzen. Außerdem kann eine wirksame Prophylaxe des ANV durch eine *Erhöhung des Urinflusses* (> 100 ml/h) und/oder eine *Alkalisierung* in folgenden Fällen erreicht werden:
(1) *Methotrexattherapie:* Natriumbikarbonat-Infusion, Beginn 12 h vor Methotrexatgabe. Ziel: Urin-pH 7,0–7,5, Urinfluß > 100 ml/h.
(2) *Cisplatintherapie:* Wirksam ist die Erhöhung des Urinflusses > 100 ml/h durch Flüssigkeitszufuhr, evtl. Mannitol- oder Furosemidgabe. Beginn 12 h vor Cisplatinapplikation. Keine pH-Abhängigkeit.
(3) *Myoglobinurie* und *Hämoglobinurie:* Alkalisierung und Steigerung des Urinflusses.
(4) *Akute Hyperurikosurie:* Alkalisieren (Urin-pH 7,0–7,5), Urinfluß > 100 ml/min, Allopurinol p.o.
(5) *Kontrastmittel(KM)-Belastung* von Risikopatienten (Ausgangskreatinin > 1,5 mg/dl, Diabetes mellitus, Proteinurie, Plasmozytom):
- Hydrieren: 1 ml NaCl 0,45%/kg/h jeweils 12 h vor und 12 h im Anschluß an KM-Belastung (Solomon, New Engl. J. Med. 331 [1994] 1416). Bei ambulanten Patienten mit ausreichender Compliance wird eine entsprechende Flüssigkeitsmenge peroral zugeführt.
- Verwendung von nichtionischen, niederosmolaren KM
- Vermeiden von Diuretika, die, wenn sie zum falschen Zeitpunkt gegeben werden, nachteilig sind. So kann das mit einem KM gleichzeitig applizierte

Diuretikum das Intravasalvolumen und die Nierenperfusion zusätzlich verringern und die Gefahr des ANV erhöhen.
- Bei Hochrisikopatienten mit Ausgangskreatinin > 3,5 mg/dl oder Kreatinin-Clearance < 30 ml/min ist eine High-Flux-Hämodialyse im Anschluß an die KM-Belastung in folgenden Fällen in Erwägung zu ziehen: diabetische Nephropathie, Plasmozytom mit großer Proteinurie und Hyperkalzämie, große KM-Menge. Außerdem bei Risikopatienten zur Reduktion der Jod-Belastung bzw. Vermeidung einer hyperthyreoten Stoffwechselentgleisung. Der Wert einer Dialyse nach KM-Belastung ist nicht durch kontrollierte Studien gesichert.
- *Potentiell nachteilige Medikation:* Diuretika, auch Mannitol, Dopamin, ANP. *Unzureichend belegt:* Kalziumantagonisten, Bikarbonat, Theophyllin, Prostaglandinanaloga, Endothelinantagonisten.

Allgemeine Maßnahmen

Die Flüssigkeitsbilanzierung, die korrekte Ernährung sowie die frühzeitige, intensive Dialyse sind für die Behandlung und Prognose des ANV entscheidend. Voraussetzung ist ein zentraler Gefäßzugang. Demgegenüber ist die spezielle Pharmakotherapie von untergeordneter Bedeutung.

(1) *Flüssigkeitsbilanzierung:* Der Nettowasserverlust beträgt ca. 500 ml/Tag: Flüssigkeitsverlust durch Perspiratio sensibilis und insensibilis (700 ml) und Fäzes (100 ml) abzüglich des endogen produzierten Oxidationswassers (300 ml). *Die Flüssigkeitszufuhr bei Oligo-/Anurie ergibt sich demnach aus maximal 500 ml/Tag und dem Ersatz von zusätzlichen Verlusten* (durch Fieber, Schwitzen, Hyperventilation, Erbrechen, Durchfall, Fisteln). Hyperkatabole Stoffwechsellage und Gewebsuntergang erhöhen den endogenen Wasseranfall. Um die Entstehung einer schleichenden Überwässerung zu vermeiden, ist eine Gewichtsabnahme von ca. 300 g/Tag (0,05 kg/kg KG/Tag), je nach Hyperkatabolismus, anzustreben. Wichtig ist die tägliche Gewichtskontrolle!

(2) *Ernährung:* Keine zusätzliche *Kaliumzufuhr* (Hyperkaliämie!). *Natriumzufuhr* auf Ersatz extrarenaler Verluste beschränken (Überwässerung, Hypertonie!). Ausreichende *Kalorienzufuhr* > 35 kcal/kg/Tag (Katabolie, Infektneigung, Wundheilungsstörung). Das *Eiweißangebot* 0,5–0,6 g/kg/Tag bzw. ca. 40 g/70 kg/Tag stellt einen Kompromiß dar zwischen erforderlichem Angebot zur Verhinderung von Hyperkatabolismus und Infekten einerseits und erhöhtem Anfall von toxischen Abbauprodukten des Eiweißmetabolismus andererseits. Die strengen Ernährungsvorschriften älterer Empfehlungen haben mit Einführung der Dialyse in die Therapie des ANV an Bedeutung verloren.

Bei Dialysebehandlung kann und soll das Eiweißangebot erhöht werden, zumal bei einer konventionellen Hämodialysebehandlung ca. 5–10 g Aminosäuren über die Dialysemembran verlorengehen. Zur Vermeidung eines Hyperkatabolismus ist eine hochkalorische *parenterale Ernährung* erforderlich. Auch bei Übelkeit, Brechreiz, Schluckstörung oder Bewußtseinsstörung ist die parenterale Zufuhr unumgänglich: *Kohlenhydrat-Lösungen* 10–70%, deren Konzen-

tration sich nach der Wasserbilanz richtet. Gleichzeitige Infusion von *Aminosäuren* 1–1,4 g/kg/Tag. Das gesamte Aminosäurenspektrum umfassende Lösungen sind sinnvoll (u. a. Nephrosteril®) (s. Kap. 9, 4).
(3) *Nierenersatzverfahren bei ANV:* Über Indikation und Auswahl des Verfahrens (kontinuierlich oder intermittierend) s. ds. Kap., 5.

Pharmakotherapie des ANV
Vorbemerkungen
Der Übergang von der prärenalen Niereninsuffizienz ins akute „renale" Nierenversagen (ANV) ist fließend, wenn die ursächliche Störung (z.b. Hypovolämie) persistiert. Setzt nach Flüssigkeitszufuhr und/oder Diuretikagabe die Diurese ein, so ist nicht mit letzter Sicherheit zu entscheiden, ob hier „nur" eine prärenale Niereninsuffizienz oder aber ein „beginnendes ANV" beeinflußt wurde. In einigen Fällen bleibt die alleinige Flüssigkeitszufuhr ohne Effekt. Erst nach Gabe von Mannitol oder Furosemid setzt hier die Diurese ein. Das hat zu der nicht bewiesenen Vorstellung geführt, das beginnende ANV könne durch Diuretikagabe vermieden bzw. behandelt werden. Bisher hat sich jedoch weder für Diuretika noch für andere Subtanzen zeigen lassen, daß sie ein manifestes ANV wieder rückgängig machen können. Obendrein darf eine Polyurie nicht darüber hinwegtäuschen, daß die Einschränkung der GFR und die Urämie unverändert weiterbestehen können. Dennoch hat eine Diuresesteigerung, auch wenn das ANV persistiert, eine Reihe von theoretischen und praktischen Vorteilen: Verdünnung von toxischen Substanzen im Tubulus, Verminderung der tubulären Obstruktion, vermehrte Kaliumexkretion, Erleichterung der Flüssigkeitsbilanzierung. In einigen Fällen läßt sich außerdem die Dialysefrequenz senken. Ein Einfluß auf die Mortalität des ANV durch iatrogene Steigerung der Diurese ist allerdings nicht nachgewiesen. Zur Diuresesteigerung kommen NaCl, Mannitol oder Furosemid in Frage. Der Nachteil einer NaCl- oder Mannitolzufuhr liegt in der Gefahr der Überwässerung, wenn die Oligo-/Anurie bestehenbleibt. Bei ausgeglichener Flüssigkeitsbilanz empfiehlt sich deshalb Furosemid.

Vorgehen
(1) *Initiale Furosemidgabe:* Furosemid (Lasix®) 250 mg/h i.v. Bei fehlendem Erfolg 1000 mg/4 h (Infusionsgeschwindigkeit < 4 mg/min, ca. 1 g/4 h), da bei rascherer Zufuhr eine Innenohrschädigung auftreten kann. *Kontraindikationen:* Hypovolämie und Exsikkose (Furosemid kann die prärenal bedingte Hypoperfusion verstärken und hierdurch ein ANV auslösen oder verschlimmern!), postrenale Obstruktion. Unter Abwägung von Nutzen und Risiken ist der *initiale Gebrauch* von Furosemid (über 1–2 Tage) durchaus hilfreich, nicht jedoch eine längere hochdosierte Furosemidapplikation. Mit Beginn der Dialysebehandlung wird die Diuretikaapplikation überflüssig. Eine durch Furosemid erhöhte Tubulotoxizität gegenüber nephrotoxischen Antibiotika dürfte vorwiegend über einen Natriumentzug entstehen und in der Phase der Oligo-/Anurie ohne Bedeutung sein. Außerdem sprechen neuere experimentelle Untersuchungen eher für eine protektive Wirkung von Furosemid auf die Tubuluszelle. Danach soll durch Furosemid die basolaterale Na/K-ATPase gehemmt werden, der

Natriumeinstrom und damit sekundär der ATP-Verbrauch auf ein Minimum reduziert werden.

(2) *Weitere Substanzen:* Dopamin kann eine Schocksymptomatik beheben und unabhängig hiervon über spezifische Rezeptoren die Nierendurchblutung und die GFR verbessern. Die kombinierte Gabe von niedrigdosiertem Dopamin (1–3 µg/kg/min) und von hochdosiertem Furosemid (30–50 mg/h) führt zur Zunahme der Diurese. Dopamin scheint hierbei über eine verbesserte Nierendurchblutung die Konzentration von Furosemid an seinem tubulären Wirkort zu erhöhen. Diese Behandlung sollte innerhalb von 24 h nach Auftreten der Oligo-/Anurie einsetzen. Ob diese Medikamentenkombination auch einen günstigen Einfluß auf die Prognose des ANV hat, ist nicht gesichert (Graziani et al., Nephron 37 [1984] 39–42).

Keinen Effekt auf das ANV haben: ACE-Hemmer, Prostaglandine, β- und α-Rezeptorenblocker, Isoproterenol, Adrenalin, Thyroxin u.a.

Allgemeine Pharmakotherapie bei eingeschränkter Nierenfunktion

Die Dosierung von Medikamenten ist der jeweiligen Nierenfunktion anzupassen. Zu berücksichtigen ist, daß beim ANV die Nierenfunktion rasch wechselt (z.B. bei Einsetzen der Oligo-/Anurie oder Polyurie) und daß die einzelnen Substanzen in Abhängigkeit von Molekulargewicht und Proteinbindung eine unterschiedliche Dialysierbarkeit aufweisen. Außerdem können Pharmakokinetik und Pharmakodynamik der einzelnen Substanzen durch die Urämie selbst verändert werden (s. Kap. 8, 2).

Therapie der Komplikationen

Die Mehrzahl der aufgeführten Komplikationen läßt sich durch *frühzeitige und häufige Dialyse* vermeiden. Die genannten konservativen Maßnahmen sind in erster Linie als Überbrückung bis zum Dialysebeginn und in einigen Fällen als unterstützende Maßnahmen zu verstehen:

(1) *Überwässerung:* Symptome sind Hyponatriämie, Flüssigkeitslunge, Herzinsuffizienz, Hypertonie, Steigerung der neuromuskulären Erregbarkeit. In einigen Fällen ist eine Diuresesteigerung durch Furosemid möglich. Osmotische Diarrhö mit Sorbit 50–200 g (Karion® F) als Übergangsmaßnahme. Meist liegt eine dringliche Dialyseindikation vor. Bei Herzinsuffizienz wird die Digitalisierung erst dann eingeleitet, wenn die Symptomatik trotz Flüssigkeitsentzug bestehenbleibt. Digitalisnebenwirkungen sind durch die veränderte Medikamentenelimination und durch dialysebedingte Elektrolytschwankungen erhöht.

(2) *Hyperkaliämie:* Die *schwere Hyperkaliämie* erfordert Sofortmaßnahmen (Serumkalium > 7,5 mval/l, bei rascher Entwicklung und kardialer Vorschädigung schon bei niedrigeren Kaliumwerten):

- Unmittelbare Hemmung des depolarisierenden Kaliumeffektes an der Zellmembran: *10–30 ml Kalziumglukonat* 10% über 2 min i.v. unter EKG-Monitorkontrolle. Die Wirkung tritt nach 1–3 min ein. Bei persistierenden EKG-Veränderungen erneute Kalziuminjektion nach ca. 5 min. Cave: Keine Kalziuminjektion bei digitalisierten Patienten!
- Da sich durch diese Maßnahme die Serum-Kaliumkonzentration nicht ver-

mindert, wird eine extra-intrazelluläre Umverteilung von Kalium angestrebt: *200 ml Glukose 20% + 20 E Altinsulin* in 20 min i.v. transportieren Kalium nach intrazellulär. Alternativ oder additiv mit vergleichbarem Effekt können *200 ml Natriumbikarbonat 8,4%* in 20 min infundiert werden. Wirkungseintritt dieser Maßnahmen in 15–30 min, Wirkungsdauer ca. 2 h.

– Anschließend sollte die Kaliumelimination eingeleitet werden: *Kationenaustauscherharze* binden Kalium und führen zur intestinalen Kaliumausscheidung. 3 mal 20 g Sorbisterit® in Kalziumphase p.o. oder 3 mal 50 g Sorbisterit® in 200 ml Glukose 5% als Klysma, das 30–60 min gehalten werden muß. Resonium® A tauscht Kalium gegen Natrium aus und ist bei Hypertonie und Hypervolämie ungünstiger. Zu beachten ist, daß die Wirkung der Kationenaustauscher erst nach ca. 8 h einsetzt. Bei intakter Nierenfunktion ist eine vermehrte renale Kaliumelimination durch *Diuretika* möglich (Furosemid i.v.). Läßt sich mit diesen Maßnahmen die Hyperkaliämie nicht beherrschen, werden extrakorporale Verfahren (*Hämodialyse* gegen kaliumarmes oder -freies Dialysat) erforderlich. Bei *mäßiggradiger Hyperkaliämie* genügt meist die Gabe von Kationenaustauscherharzen (Sorbisterit® in Kalzium- oder Natriumphase, Resonium® A). Bei peroraler Gabe ist auf die Einnahme während der Mahlzeiten zu achten.

In der *Prophylaxe der Hyperkaliämie* sind die Beseitigung der auslösenden Ursachen, u.a. auch von Medikamenten, wie kaliumsparenden Diuretika, Konversionsenzymhemmer und nicht-steroidalen Antiphlogistika, sowie die diätetische Kaliumrestriktion von entscheidender Bedeutung.

(3) *Metabolische Azidose:* Nachdem früher erst bei klinischer Symptomatik und bei Abfall des Serumbikarbonats auf < 15–12 mmol/l, pH < 7,25 eine Behandlung empfohlen wurde, wird jetzt ein Bikarbonat ≥22 mmol/l angestrebt, da eine Vielzahl von experimentellen Daten über die nachteiligen Einflüsse der Azidose auf den Stoffwechsel vorliegen. Kalzium-Natriumzitrat (Acetolyt®) 5–15 g/Tag p.o. Natriumbikarbonat-Gabe ist möglich, aber wegen der Volumenexpansion problematischer.

(4) *Hypokalzämie und Hypermagnesiämie:* Die Hypokalzämie führt selten zu einer therapiebedürftigen Symptomatik, da der Anteil des freien Kalziums durch die Azidose erhöht ist. Bei Ausgleich der Azidose tritt gelegentlich eine Tetanie auf, die durch 10–20 ml Kalziumglukonat 10% zu beseitigen ist.

Magnesiumhaltige Antazida und Abführmittel sind wegen einer evtl. Hypermagnesiämie zu vermeiden.

(5) *Infektionen:* Allgemeine Infektionsprophylaxe! Blasenkatheter entfernen, sobald die Olig-/Anurie gesichert ist. Strenge Asepsis bei Venen- und Blasenkathetern. Antibiotische Therapie bei nachgewiesenen Infekten in einer der Nierenfunktion angepaßten Dosierung. Keine prophylaktische Antibiotikagabe!

(6) *Anämie:* Sie entwickelt sich innerhalb weniger Tage, wobei sich der Hämatokrit in der Regel bei 20–25% stabilisiert. Extrarenale Ursachen (Blutverlust, Hämolyse) müssen ausgeschlossen oder behandelt werden. Transfusionen sind erst bei klinischer Symptomatik (Schwäche, Schwindel, Bewußtseinsstörungen, Stenokardien) indiziert. Bei ANV sollten Bluttransfusionen allerdings eher als bei der chronischen Niereninsuffizienz erfolgen, da dem Organismus keine Zeit zur Anpassung an die Anämie bleibt.

(7) *Blutungen:* Intestinale Blutungen (erosive Gastritis, gastroduodenale Ulzera) sind besonders häufige Komplikationen des ANV. Die Blutung wird begünstigt durch die urämische Hämostasestörung (im wesentlichen Thrombozytenfunktionsstörung), in bestimmten Fällen zusätzlich durch die medikamentöse Behandlung (Penicilline, Cefalosporine, Heparin). Vorgehen: Endoskopische Lokalisierung der Blutung, Dialyse zur Beseitigung der Urämie als Ursache der Gerinnungsstörung und Gabe eines H_2-Rezeptorenblockers in nierenangepaßter Dosierung. Bei massiver umschriebener Blutung notfallmäßige chirurgische Versorgung.

(8) Eine *Perikarditis* tritt in bis zu 10% der Patienten mit fortgeschrittener Niereninsuffizienz und unter Dialysebehandlung auf. Sie ist ein Zeichen der Urämie, d. h. einer zu spät einsetzenden oder unzureichenden Dialysebehandlung sowie einer Hyperhydratation. Darüber hinaus sind die gängigen Ursachen einer Perikarditis wie Infektionen (z. B. Staphylokokkensepsis) in Betracht zu ziehen. Eine epikardiale Beteiligung mit ST- und T-Hebung ist bei der „urämischen" Perikarditis selten. Therapeutisch steht eine intensive, zunächst tägliche Dialysebehandlung mit Beseitigung der urämischen Intoxikation und einer eventuellen Hyperhydratation an erster Stelle. Bei unzureichendem Effekt oder bei hämodynamischen Auswirkungen des Ergusses ist die Anlage eines intraperikardialen Verweilkatheters erforderlich.

Therapie des polyurischen Stadiums
Vorbemerkungen
Ursache der Polyurie ist eine allmähliche Zunahme der GFR bei noch eingeschränkter tubulärer Konzentrationsleistung sowie eine Osmodiurese durch die während der Olig-/Anurie retinierten osmotischen Substanzen. Bei Beginn der Polyurie findet sich häufig eine tägliche Verdoppelung der Urinvolumina bis auf im Mittel 4–6 l/Tag. Die massive Diurese von plasmaisotonem Urin kann zu erheblichen Verlusten von Natrium, Kalium und Chlorid führen. Die harnpflichtigen Substanzen können zu Beginn des polyurischen Stadiums noch ansteigen, besonders bei Katabolie. Die Dialysebehandlung sollte so lange fortgesetzt werden, wie die Harnstoff-N-Werte 100 mg/dl übersteigen. Im Rahmen der Polyurie kommt es zu einer raschen Änderung der Nierenfunktion. Um eine Unterdosierung von Medikamenten zu vermeiden, ist die Dosierung der verbesserten Nierenleistung anzupassen.

Vorgehen
(1) *Überwachung:* Körpergewicht, Urinvolumen, Serumnatrium und Serumkalium (täglich). Außerdem harnpflichtige Substanzen, Serumkalzium, Hämatokrit. Eine tägliche Messung der Natrium- und Kaliumausscheidung im Urin ist meist nicht erforderlich.

(2) *Dialysebehandlung:* Fortsetzen der Dialyse, bis Harnstoff-N-Werte spontan aufgrund der Niereneigenleistung unter 100 mg/dl bleiben.

(3) *Diät, Flüssigkeits- und Elektrolytzufuhr:* Kalorisch ausreichende Er-

nährung (40–50 kcal/kg/Tag). Die Einschränkung der *Eiweißzufuhr* darf parallel zum Verschwinden der Azotämie stufenweise gelockert und schließlich aufgehoben werden. Die täglichen Verluste von *Wasser* und *Natrium* (u. U. > 300 mval/Tag) müssen quantitativ ersetzt werden. In der Regel genügen hierzu ein reichliches Flüssigkeitsangebot und eine kräftig gesalzene Normalkost. Eine negative Flüssigkeits- und Natriumbilanz läßt sich aus dem Verhalten des Körpergewichts und des Serumnatriums unschwer ablesen. Konstanz bzw. tägliche Reduktion des Körpergewichts um 200–500 g bei steigender Kreatinin-Clearance bzw. sinkendem Serumkreatinin spricht für eine angemessene Flüssigkeitszufuhr. Nimmt die Harnmenge 5–6 Tage nach Diuresebeginn weiterhin zu, so sollte die Flüssigkeitszufuhr für 6 Stunden eingestellt und während dieser Zeit das Harnzeitvolumen gemessen werden. Fällt es signifikant ab, so ist zuviel Flüssigkeit gegeben worden. Die Hyperkaliämie bildet sich in der polyurischen Phase meist schneller zurück als die Azotämie. Bei Harnvolumina über 1500 ml/Tag ist in der Regel eine diätetische Kaliumrestriktion nicht mehr nötig. Im Unterschied zum olig-/anurischen Stadium besteht bei Polyurie die *Gefahr der Hypokaliämie*. Zum Ausgleich der Verluste genügt oft eine kaliumreiche Vollkost (s. Tab. 6 im Anhang), nur bei Serumkalium < 3,5 mval/l wird eine medikamentöse Substitution erforderlich (s. Kap. 10. 1.3.1).

Mit fortschreitender Normalisierung der Nierenfunktion (Normalisierung des Serumkreatinins und der Kreatinin-Clearance, Anstieg der Konzentrationsleistung bei kurzfristiger probatorischer Flüssigkeitsrestriktion) können Flüssigkeitszufuhr und Elektrolytsubstitution schrittweise bis zur Norm abgebaut werden.

Häufige Fehler bei Diagnostik und Therapie des ANV
(1)   Verspätetes Erkennen des ANV infolge Vernachlässigung der Nierenfunktionsdiagnostik (Harnzeitvolumen, harnpflichtige Substanzen i. S.) bei ausschließlicher Konzentration auf das oft dramatische auslösende Ereignis.
(2)   Fehlerhafte Durchführung der Diuretikatherapie. Ihre Anwendung bei Hypovolämie bzw. Exsikkose *vor Volumensubstitution* kann den Volumendefekt als auslösende prärenale Ursache verstärken und damit das ANV verschlimmern.
(3)   Ungenügende Asepsis bei der Sondierung der Harnwege.
(4)   Überwässerung bzw. Herz-Kreislaufüberlastung („fluid lung", Lungenödem) als Folge wiederholter Versuche, die initiale Oligurie durch forcierte Flüssigkeitszufuhr („Wasserstoß") oder hohe Mannitoldosen zu durchbrechen.
(5)   Elektrolytstoffwechselstörungen durch fehlerhafte und/oder ungenügend kontrollierte Intensivbehandlung.
(6)   *Zu späte Verlegung des Patienten zur Nierenersatzbehandlung.*
(7)   Rechtzeitiger Übergang von kontinuierlichem auf ein intermittierendes Nierenersatzverfahren, um einer Immobilisation entgegenzuwirken.

2 Hepatorenales Syndrom (HRS)

Unter HRS wird eine funktionelle Niereninsuffizienz bei fortgeschrittener Lebererkrankung verstanden. Die funktionelle Natur zeigt sich u. a. auch darin, daß eine erfolgreiche Lebertransplantation zur Normalisierung der Nierenfunktion führt, und umgekehrt kann die Niere eines Patienten mit hepatorenalem Syndrom erfolgreich einem Patienten mit gesunder Leber transplantiert werden. Das HRS entwickelt sich meist erst im Terminalstadium einer Lebererkrankung. Fast immer liegt ein Aszites vor, in 75% außerdem eine hepatische Enzephalopathie.

Mit zunehmender Störung der Leberfunktion nimmt der periphere Gesamtwiderstand ab, überwiegend im Splanchnikusgebiet, wodurch die vasopressorischen Systeme (RAS, Sympathikus, Endothelin) aktiert werden und zu einer Vasokonstriktion von Nieren und Extremitäten führen. Typischerweise bestehen eine Oligurie, eine niedrige Natriumexkretion (< 10 mmol/d), eine fraktionelle Natriumexkretion < 1% sowie eine progrediente Erhöhung der harnpflichtigen Substanzen (Tab. 17.2).

Da das HRS eine Ausschlußdiagnose mit ungünstiger Prognose und eingeschränktem therapeutischem Handeln ist, müssen vor allem folgende Krankheitsbilder ausgeschlossen werden:
- akutes Nierenversagen (evtl. durch Aminoglykoside, Röntgen-Kontrastmittel, Sepsis oder Blutungen)
- prärenale Niereninsuffizienz (probatorische Volumenzufuhr).

Therapie

(1) Natrium- und Wasserrestriktion
(2) Beseitigung zusätzlicher renodepressiver Faktoren (nicht-steroidale Antiphlogistika, ACE-Hemmer, nephrotoxische Substanzen)
(3) Bei V. a. prärenale Niereninsuffizienz probatorische Volumenzufuhr (NaCl 0,9% oder Humanalbumin)
(4) Ein künstliches Nierenersatzverfahren ist indiziert zur Überbrückung bei akuten Lebererkrankungen, bei geplanter Lebertransplantation und in diagnostisch noch unklaren Fällen mit Überwässerung.
(5) Die anzustrebende Behandlung des HRS ist die Lebertransplantation, wenn diese indiziert ist.

3 Chronische Niereninsuffizienz

Definition: Fortschreitender, irreversibler Ausfall funktionstüchtiger Nephrone (auf dem Boden unterschiedlicher Nierenerkrankungen) mit entsprechender Einschränkung der Nierenfunktion, die bis zur terminalen Niereninsuffizienz (= Urämie) gehen kann. Stadieneinteilung I–IV, s. Abschnitt Klinik.

Ätiopathogenese: Die wichtigsten Ursachen der terminalen Niereninsuffizienz, des Endstadiums der chronischen Niereninsuffizienz (CNI), sind: Glomerulonephritis ca. 40%, Pyelonephritis ca. 10%, Analgetika-Nephropathie, Zystennieren, vaskuläre Nephropathie, diabetische Glomerulosklerose, hereditäre chronische Nephropathie, angeborene Hypoplasie, traumatischer oder operativer Verlust der Nieren u.a. Diese einzelnen Grundkrankheiten können unterschiedlich schnell zur terminalen Niereninsuffizienz (TNI) führen. Mit fortschreitender Niereninsuffizienz treten die Symptome der Grundkrankheit zunehmend in den Hintergrund, und die uniforme, urämische Symptomatik beherrscht das klinische Bild. Die urämischen Symptome erklären sich a) durch den Ausfall der *exkretorischen Nierenfunktion:* Abnahme von GFR (Anstieg der harnpflichtigen Substanzen) und von tubulären Leistungen (Retention von Wasser, Natrium, Kalium, sauren

Valenzen, Phosphat) und b) durch eine Störung der *inkretorischen Nierenfunktion:* Verminderte Bildung von Erythropoetin und aktivem Vitamin D, Aktivierung des Renin-Angiotensin-Systems.

Klinik: *Leitsymptome und -befunde:* Die CNI wird in 4 Stadien eingeteilt (s. Tab. 17.3). Im *Stadium der vollen Kompensation I* (z. B. bei funktionell intakter Einzelniere) besteht im allgemeinen keine Symptomatik und auch keine Behandlungsbedürftigkeit. Im *Stadium der kompensierten Retention II* finden sich oft bereits eine Zwangspolyurie (Mehrausscheidung harnpflichtiger Substanzen pro Nephron unter den Bedingungen einer osmotischen Diurese) sowie Durstgefühl und Polydipsie. Klinisch relevante Zeichen der CNI (z. B. Osteopathie, Azidose, Anämie) treten erst im *Stadium der dekompensierten Retention III* auf. Der Übergang ins dialysepflichtige *Stadium der terminalen Niereninsuffizienz IV* ist gekennzeichnet durch rasche Abnahme des Urinvolumens, Überwässerung, Hyperkaliämie und Azidose. Insgesamt nimmt mit progredienter Nierenfunktionseinschränkung die urämische Symptomatik zu und damit auch die Notwendigkeit einer Behandlung. Liegt das Vollbild der terminalen Niereninsuffizienz (Urämie) vor, so ist im Prinzip die Funktion aller Organe gestört: Zentralnervensystem (Kopfschmerz, Übererregbarkeit des neuromuskulären Systems, Wesensveränderung, Somnolenz, Koma), peripheres Nervensystem (Polyneuropathie), Gastrointestinaltrakt (Übelkeit, Erbrechen, Durchfälle, Blutungen), Blut (Anämie, hämorrhagische Diathese, Leukozytose), Herz-Kreislaufsystem (Hochdruck, Herzinsuffizienz, Perikarditis), Lunge („fluid lung"), Haut (blaß, trocken, schuppig, Juckreiz), Knochen (Osteomalazie und Ostitis fibrosa).

Diagnostische Hinweise: Einige Nierenerkrankungen verlaufen symptomarm mit jahre- und jahrzehntelanger Latenz, ohne erkannt zu werden. Der Übergang ins Stadium der terminalen Niereninsuffizienz erfolgt meist rasch (sog. pseudoakuter Beginn eines chronischen Nierenleidens), so daß eine Abgrenzung gegenüber der akuten Niereninsuffizienz erforderlich ist. Für eine CNI (und gegen eine akute Niereninsuffizienz) sprechen u. a. Anamnese (Polyurie), Hypokalzämie, ausgeprägte Anämie sowie röntgenologisch bzw. sonographisch kleine Nieren. Aller-

Tabelle 17.3: Stadien der chronischen Niereninsuffizienz. Die Einteilung richtet sich nach Glomerulusfiltrat, Retentionswerten, klinischen Zeichen der Niereninsuffizienz und therapeutischer Konsequenz. Die Serum-Kreatininwerte sind nur als Anhaltspunkte zu verstehen, da große individuelle Unterschiede (Muskelmasse) vorkommen.

Stadium		GFR (ml/min)	Retentionswerte (SKr) (mg/dl)	Klinische Zeichen	Maßnahmen
I	Volle Kompensation	< 90	< 1,5	∅	(∅)
II	Kompensierte Retention	< 60	> 1,5	∅/(+)	konservativ
III	Dekompensierte Retention	< 10	> 5	„Präurämie"	konservativ
IV	Terminale Niereninsuffizienz	< 5	> 10	Urämie	Dialyse, Transplantation

dings können bei CNI auch große Nieren vorkommen: Amyloidniere, Plasmozytomniere, maligne Nephrosklerose, diabetische Glomerulosklerose.
Diagnostische Maßnahmen: Eiweiß- und Zellausscheidung im Urin, bakteriologische Untersuchung. Harnpflichtige Substanzen, Elektrolyte, Blutbild u. a. Augenhintergrund, Sonographie, Nierenleer-Tomographie, ggf. Computer- oder Kernspintomogramm. Das *i.v. Urogramm* mit Schichtaufnahmen liefert auch bei fortgeschrittener Niereninsuffizienz (SKr > 5 mg/dl) noch brauchbare Information, kann dann aber meist durch die anderen o.g. bildgebenden Verfahren ersetzt werden. Die potentiell nephrotoxischen Kontrastmittel bewirken eine Osmodiurese und können deshalb zur Dehydratation führen (Gefahr der weiteren Nierenfunktionseinschränkung). Deshalb darf keine Flüssigkeitskarenz vor der Urographie erfolgen! Prinzipiell ist das Risiko einer kontrastmittelinduzierten Nierenschädigung erhöht bei hohem tubulären Kontrastmittelangebot, Nierenfunktionseinschränkung, Dehydratation, Plasmozytom, Diabetes mellitus, Proteinurie. Wenn der Verdacht auf eine diffuse glomeruläre Nierenerkrankung besteht, kann eine Nierenbiopsie erforderlich sein.

Therapie

Behandlungsziele

(1) *den weiteren Untergang von Nierengewebe zu verhindern* (konsequente Hochdruckbehandlung, Vermeidung von nephrotoxischen Substanzen, Therapie interkurrenter Infekte, Behandlung von Elektrolytstörungen und Herzinsuffizienz, Prophylaxe eines sekundären Hyperparathyreoidismus, s. a. ds. Kap., S. 619, „Prophylaxe und Therapie von Komplikationen bzw. Spätfolgen der CNI"),
(2) *Besserung der urämischen Symptome,*
(3) *rechtzeitiges Abbrechen der konservativen Therapie* und Einleiten einer Dialysebehandlung bzw. Transplantation.

Allgemeine Maßnahmen

(1) *Lebensweise:* Angemessene körperliche Aktivität, um Eiweißkatabolismus einzuschränken und möglichst günstige physische und psychische Voraussetzungen für eine Rehabilitation durch chronische Hämodialyse oder Transplantation zu erhalten.
(2) *Überwachung:* Blutdruckkontrolle, tägliche Gewichtskontrolle! Bei Übergang von der „Zwangspolyurie" in die „Pseudonormalurie" zusätzlich Bestimmung des Urinvolumens. In Abhängigkeit vom Grad der Niereninsuffizienz regelmäßige (im Abstand von 2 Wochen bis 2 Monaten) Kontrollen von Serumkreatinin, Harnstoff, Harnsäure, Phosphat, Kalium, Natrium, Kalzium und Blutbild. Zur Bestimmung der GFR < 10 ml/min eignet sich die kombinierte Kreatinin-Harnstoff-Clearance; für praktische Belange genügt die Bestimmung des Serumkreatinins. *Wichtig:* Schonung der Unterarmvenen, die zu einem späteren Zeitpunkt zur Anlage einer Cimino-Fistel dringend erforderlich sind!
(3) *Flüssigkeitszufuhr:* Bei der CNI ist die Konzentrationsfähigkeit frühzeitig, die Verdünnungsfähigkeit später gestört. Aufgrund der verringerten Anpassungsfähigkeit an unterschiedliche Volumenbelastungen entwickelt sich bei vermindertem Flüssigkeitsangebot rasch eine Exsikkose, bei erhöhtem Flüssigkeitsangebot eine Überwässerung. Die Retention von osmotischem Gut führt

über eine Mehrbelastung der noch intakten Nephrone zur osmotischen Diurese. Das Durstgefühl ist in der Regel ungestört und sorgt für einen ausreichenden Ersatz der durch die osmotisch bedingte „Zwangspolyurie" verlorenen Flüssigkeit. Eine Flüssigkeitszufuhr von 2–3 l/Tag ist sinnvoll, da über einen höheren Urinfluß mit geringerer tubulärer Kontaktzeit eine Mehrausscheidung von Harnstoff möglich ist. Das Maximum der Harnstoffausscheidung liegt bei einer Diurese von ca. 2,5 l/Tag. Darüber hinausgehende Flüssigkeitszufuhr ist nutzlos und gefährlich. Die tägliche Gewichtskontrolle ist zur Flüssigkeitskontrolle unumgänglich! Prinzipiell gilt die Regel: *Flüssigkeitszufuhr = 500 ml + Urinvolumen vom Vortag.*

(4) *Natriumzufuhr:* Der Natriumbedarf der einzelnen Patienten variiert in Abhängigkeit von der Größe der renalen Natriumverluste zwischen 10 bis ca. 300 mval/Tag. Die Natriumbilanzierung muß deshalb individuell erstellt werden. Eine generelle Kochsalzbeschränkung darf nicht erfolgen! Sie führt häufig zur Natriumverarmung, Schrumpfung der EZF, Einschränkung der GFR und zum Anstieg der harnpflichtigen Substanzen. Herzinsuffizienz mit Lungenstauung und/oder Ödembildung sowie Hypertonie sind eine Indikation zur NaCl-Restriktion (< 6 g NaCl/Tag), die Urämie per se nicht. Bei Neigung zur Exsikkose, Hypertonie, Hypovolämie sind NaCl-Zulagen erforderlich. Die tägliche NaCl-Zufuhr wird um 2 g erhöht, und es werden dabei Körpergewicht, Blutdruck und eine evtl. Ödementwicklung überwacht.

(5) *Kaliumzufuhr:* Die Kaliumausscheidung erfolgt vorwiegend über die Nieren, so daß bei NI in erster Linie mit einer Hyperkaliämie zu rechnen ist. Bei Urinvolumina > 1000 ml tritt eine Hyperkaliämie nur selten auf, so daß eine diätetische Kaliumrestriktion oft erst bei dialysepflichtiger NI eingeleitet werden muß. Bei Serumkalium > 6 mval/l sind diätetische (kaliumreiche Nahrungsmittel meiden, Gemüse und Kartoffeln zweimal abkochen) und ggf. medikamentöse Maßnahmen (Sorbisterit® in Kalziumphase zu den Mahlzeiten) erforderlich. In einigen Fällen, vorwiegend bei interstitiellen Nierenerkrankungen, können Zwangspolyurie, kaliumarme Ernährung und Diuretikagabe zur therapiebedürftigen Hypokaliämie führen.

(6) *Eiweißzufuhr:* Eine reduzierte Eiweißzufuhr hat zum Ziel, das urämische Syndrom zu bessern und möglicherweise die weitere Progredienz des Nierenleidens zu verhindern. *Besserung des Urämiesyndroms:* Durch eine reduzierte Eiweißzufuhr läßt sich eine Senkung des Harnstoff-N im Serum, eine Besserung der gastrointestinalen Symptomatik und der Azidose erreichen. Eine Beeinflussung weiterer Urämiesymptome ist nicht gesichert. Anzustreben ist ein Eiweißminimum, das für den Bau- und Betriebsstoffwechsel ausreicht. Wir empfehlen bei *Harnstoff-N > 75 mg/dl und/oder gastrointestinalen Beschwerden eine mäßig eiweißreduzierte Diät* (0,5–0,6 g biologisch hochwertiges Eiweiß/kg, d. h. ca. 40 g/70 kg/Tag). Damit wird einerseits eine negative Eiweißbilanz vermieden und andererseits der Anfall von toxischen Eiweißmetaboliten auf ein tolerables Maß reduziert. Die zusätzliche Gabe von essentiellen Aminosäuren oder Ketosäuren ist bei dieser etwas großzügigeren Eiweißzufuhr nicht erforderlich. Eine geringere Eiweißzufuhr bei höhergradiger Niereninsuffizienz, wie sie teilweise noch empfohlen wird (z. B. ca. 20 g Eiweiß/Tag), führt zum Abbau

des körpereigenen Eiweißes, wird von den Patienten als sehr belastend empfunden und ist unter ambulanten Bedingungen nur selten realisierbar. Eine Normalisierung der Stickstoffbilanz kann auch durch die zusätzliche Gabe von essentiellen Aminosäuren (ca. 10 g/Tag) zu einer nicht selektiven, streng eiweißarmen Kost (20–25 g Eiweiß/Tag), sog. „Schwedendiät", erreicht werden. Wenn es unter der o.g., im Vergleich zu früheren Vorschlägen liberaleren Eiweißzufuhr (0,5–0,6 g Eiweiß/kg/Tag) zum progredienten Harnstoffanstieg kommt, so ist in den meisten Fällen eine Dialysebehandlung indiziert. Bei Dialysepatienten, die wie üblich 3mal/Woche behandelt werden, ist meist keine Eiweißbeschränkung erforderlich. Pro Hämodialyse gehen 5–10 g Aminosäuren ins Dialysat verloren. Bei nur zweimaliger Dialyse pro Woche beträgt die Eiweißzufuhr ca. 1 g/kg/Tag.

Experimentelle Befunde sprechen dafür, daß durch Eiweißreduktion die weitere Progredienz einer chronischen Niereninsuffizienz verzögert wird (Brenner, Kidney Int. 23 [1983] 647–655). Eine hohe Eiweißbelastung führt bei Niereninsuffizienz zur glomerulären Hyperperfusion der noch intakten Glomeruli, deren Mesangium überlastet wird, wodurch die Entwicklung einer fokalen Sklerose mit Proteinurie und Niereninsuffizienz induziert wird. Auf dem Boden dieser Befunde wäre schon bei funktioneller Einnierigkeit, d.h. bei SKr > 1,5 mg/dl, eine Eiweißreduktion auf ca. 0,7 g/kg/Tag sinnvoll. Eine diesbezügliche generelle Empfehlung wäre zum jetzigen Zeitpunkt jedoch verfrüht, da die vorliegenden klinischen Studien kontrovers sind.

(7) *Kalorien- und Vitaminzufuhr:* Wichtig ist eine ausreichende Kalorienzufuhr > 35 kcal/kg/Tag, um den Abbau körpereigener Substanz zu vermeiden. Eine routinemäßige Substitution von Vitaminkomplexen ist bei dieser Ernährung nicht erforderlich. Bei der Gabe von Multi-Vitaminpräparaten ist Vorsicht geboten, da Vitamin A bei Niereninsuffizienz kumuliert und Intoxikationserscheinungen verursachen kann, die das Bild einer Urämie, u.a. einer unzureichenden Dialysebehandlung vortäuschen können. Vitaminpräparate sollten kein Vitamin A oder andere fettlösliche Vitamine enthalten. Bei Dialysepatienten empfiehlt sich die Zufuhr von wasserlöslichen Vitaminen: B_1 (Thiamin) 8 mg/Tag (oder 3mal 16 mg/Woche), B_2 (Riboflavin) 3mal 8 mg/Woche, B_6 (Pyridoxin) 3mal 20 mg/Woche, Folsäure 160 µg/Tag und C (Ascorbinsäure) 100 mg/Tag. Diese Dosierung entspricht in etwa 1 Tbl. Dreisavit®-N tgl.

(8) *Pharmakotherapie bei Niereninsuffizienz:* Medikamente und/oder ihre Metaboliten werden von den Nieren wie harnpflichtige Substanzen behandelt. Besonders solche Medikamente, die normalerweise vorwiegend renal ausgeschieden werden, weisen bei NI eine gestörte Elimination auf. Medikamente mit normalerweise vorwiegend extrarenaler Elimination werden durch eine Nierenfunktionseinschränkung weniger beeinflußt. Allerdings kann es bei terminaler NI (Urämie) für diese Substanzen ebenfalls zu einer Störung der Elimination kommen, weil die urämische Intoxikation eine Vielzahl von Stoffwechselvorgängen und damit auch die extrarenalen Eliminationsmechanismen verändern kann (s. Kap. 8, 2).

Prophylaxe und Therapie von Komplikationen bzw. Spätfolgen der CNI

Wichtig: Bei Einschränkung der GFR (< 30 ml/min) kann eine Reihe z.T. reversibler Störungen die Nierenfunktion weiter verschlechtern. Hierzu gehören besonders: Hypovolämie (infolge ungenügender Salz-Wasserzufuhr oder infolge von Verlusten durch Erbrechen, Diarrhö oder Blutung), Infektionen, Herzinsuffizienz, maligne Hypertonie und Harnwegsobstruktion. Diese Störungen sollten möglichst rasch beseitigt werden.

Überwässerung

Aufgrund der eingeschränkten Adaptationsfähigkeit entwickelt sich bei überproportionalem Flüssigkeitsangebot rasch eine Überwässerung. Klinische Zeichen der Überwässerung sind Hyponatriämie, Flüssigkeitslunge, Herzinsuffizienz und Hypertonie. In Abhängigkeit von der Nierenfunktion empfehlen sich steigende *Furosemid*-Dosen, 40–1000 mg/Tag (s. Kap. 8, Tab. 8.5). Bei fortgeschrittener NI mit ausgeprägter Überwässerung liegt meist Dialysepflichtigkeit vor. Bei Serumkreatinin > 2 mg/dl sollten kaliumsparende Diuretika (unzureichend wirksam, Hyperkaliämie!) und Thiaziddiuretika (unzureichend wirksam) nicht mehr eingesetzt werden.

Herzinsuffizienz

Wenn nach Beseitigung der Überwässerung noch Zeichen der Herzinsuffizienz bestehen, ist eine *Digitalisierung* angezeigt. Als nächster Schritt ist der Einsatz eines ACE-Hemmers in der der Nierenfunktion angepaßten Dosierung zu empfehlen (z.B. Captopril, Benazepril, Enalapril, Lisinopril). Beim Einsatz eines ACE-Hemmers ist vor allem auf eine mögliche Verschlechterung der Nierenfunktion und die Entwicklung einer Hyperkaliämie zu achten. Bei Dialysepatienten besteht zusätzlich die Möglichkeit, daß eine Anämie begünstigt wird.
Digitalisierung: Bei instabiler, wechselnder Nierenfunktion ist Digitoxin aufgrund seiner vorwiegend extrarenalen Elimination vorzuziehen (0,1 mg/Tag an 4–5 Tagen/Woche). Bei stabiler Nierenfunktion (u.a. bei chronischer Dialysebehandlung) kann Digoxin oder Digitoxin gegeben werden. Bei Digoxin ist in Abhängigkeit von der Nierenfunktion eine Dosisreduktion erforderlich, die bei terminaler NI ca. $1/4$ der Normdosis beträgt. Bei fortgeschrittener NI ist die Empfindlichkeit gegenüber Digitalis durch Hyperkaliämie, Hypermagnesiämie, Hypokalzämie und Azidose herabgesetzt. Durch die Dialysebehandlung kommt es zum raschen Ausgleich dieser Störungen und damit zur Zunahme der Digitalisempfindlichkeit mit gehäuftem Auftreten von Rhythmusstörungen. Bei Dialysepatienten und Patienten mit Schwankungen im Elektrolythaushalt ist die Indikation zur Digitalisierung besonders streng zu stellen (s. Kap. 8, 2.3).

Hypertonie

Die Hypertonie entsteht bei fortgeschrittener NI vorwiegend durch Natrium- und Wasserretention. Therapeutisch ist eine Blutdrucknormalisierung anzustreben, um eine kardiale Entlastung zu erreichen und einen weiteren Nierenparenchymuntergang zu verhindern. Drastische Blutdrucksenkungen sind zu vermeiden. Eine mögliche Nierenfunktionsverschlechterung bildet sich in der

Regel nach Tagen bis Wochen zurück. Bei maligner Hypertonie korreliert die Prognose eng zur Drucksenkung, die hier von besonderer Wichtigkeit ist. *Die antihypertensive Therapie* wird dadurch vereinfacht, daß die erforderliche Dosis unabhängig von der Nierenfunktion durch Blutdruckmessung zu ermitteln ist. Es gelten die üblichen Regeln der Hochdruckbehandlung. Bei Serumkreatinin > 2 mg/dl keine kaliumsparenden Diuretika oder Thiazide. Dosisreduktion ist *nicht* erforderlich für: Dihydralazin, Prazosin, Minoxidil, Diazoxid, Reserpin, Guanethidin, Alprenolol, Oxprenolol, Propranolol, Pindolol, Labetalol, Nitrendipin, Nifedipin, Diltiazem, Verapamil. Eine Dosisreduktion entsprechend Wirkung und Nebenwirkungen erfolgt bei: Clonidin, α-Methyldopa, Atenolol, Nadolol, Sotalol, Enalapril, Lisinopril und Captopril (s. Kap. 8, 2).

Renale Osteopathie, Störungen des Kalzium-Phosphatstoffwechsels

Bei einer GFR < 30 ml/min finden sich aufgrund der verminderten renalen Bildung erniedrigte Spiegel des aktiven Vitamin D (1,25-$[OH]_2$-Vitamin D_3 = Kalzitriol) und aufgrund der verminderten Elimination erhöhte Serum-Phosphatkonzentrationen. Kalzitriol (1,25-$[OH]_2D_3$)-Mangel induziert auf folgenden Wegen einen sekundären *Hyperparathyreoidismus:* 1. Der direkte supprimierende Effekt auf die Parathyreoidea-Proliferation und Parathormonbildung fällt bei Kalzitriolmangel weg. 2. Aufgrund der verminderten intestinalen Kalziumresorption kommt es zur Hypokalzämie, die einen starken Stimulus für die Parathormonsekretion darstellt. Darüber hinaus wird die Parathormonsekretion über die *Hyperphosphatämie* stimuliert, die sich aufgrund der reduzierten GFR entwickelt.

(1) Die *Ostitis fibrosa* (vermehrter Skelettumbau mit erhöhter osteoklastärer Resorption) entsteht im wesentlichen aufgrund der Parathormonwirkung am Skelett.

(2) Die *Osteomalazie* (fehlende Mineralisation des Osteoids) ist in ihrer Genese unzureichend geklärt. Es besteht keine Korrelation zu 1,25-$(OH)_2$-Vitamin-D_3-Spiegeln. Diskutiert wird eine pathogenetische Bedeutung von 24,25-$(OH)_2$-Vitamin D_3. Abzugrenzen ist die Sonderform der *aluminiuminduzierten Osteopathie*, die durch toxische Aluminiumablagerungen in der Mineralisationsfront des Osteoids entsteht.

(3) Die *Osteopenie* (Reduktion der kortikalen und spongiösen Knochenmasse) findet sich selten bei dialysierten Patienten und ist in der Genese ungeklärt.

(4) Die *Osteosklerose* (Vermehrung der periostalen und spongiösen Knochenmasse) entsteht in der prädialytischen Phase der CNI, wohl durch Hyperparathyreoidismus, Hyperphosphatämie und Osteoidakkumulation.

(5) Die $β_2$-*Mikroglobulin($β_2M$)-Amyloidose* tritt bei über 5jähriger Dialysedauer gehäuft auf. Die Amyloidablagerungen bestehen aus $β_2$-Mikroglobulin und finden sich in Gelenken, Bandscheiben und Sehnenscheiden. Klinische Manifestationen sind destruierende Arthropathie und Spondarthropathie sowie das Karpaltunnel-Syndrom. $β_2M$, das bei terminaler Niereninsuffizienz nicht mehr renal eliminiert wird, durch herkömmliche Dialysatoren nicht effizient aus der Zirkulation entfernt werden kann und möglicherweise über eine Dialysemembranbedingte Aktivierung von Monozyten und Granulozyten vermehrt gebildet wird, muß im Serum über einen Zeitraum von mehreren Jahren um ein Mehrfaches der Norm erhöht sein, bevor erste klinische Zeichen der $β_2M$-Amyloidose auftreten.

Prophylaxe und Therapie
Therapeutischer Ansatz ist die Normalisierung von Kalzitriol, Kalzium und Phosphat, um dem Hyperparathyreoidismus sowie Veränderungen des Knochenstoffwechsels und extraossären Verkalkungen entgegenzuwirken:

(1) *Diätetische Phosphatrestriktion:* Durch reduzierte Zufuhr von Fleisch- und Milchprodukten kann die Phosphatzufuhr von 1–2 g/Tag auf 0,5–1 g/Tag gesenkt werden. Die diätetische Phosphatrestriktion ist die Voraussetzung für die weiteren medikamentösen Maßnahmen.

(2) *Hemmung der intestinalen Phosphatresorption:* Die oralen Phosphatbinder sollten zu den Mahlzeiten und entsprechend der zugeführten Phosphatmenge eingenommen werden. An erster Stelle sollten die kalziumhaltigen Phosphatbinder eingesetzt werden (Kalziumkarbonat, Kalziumazetat), da sie zusätzlich die Hypokalzämie ausgleichen können und kein Aluminium enthalten. Andererseits besteht bei ihnen die Gefahr der Hyperkalzämie und von Weichteilverkalkungen. Kalziumkarbonat (6–10 g/Tag) hemmt über eine Fällungsreaktion im Sauren die Phosphatresorption. Kalziumazetat hemmt die Phosphatresorption auch im neutralen Bereich. Ziel ist eine Normalisierung des Serumphosphats (4,5–6 mg/dl). Aufgrund des Kalziumgehaltes von Kalziumkarbonat und Kalziumphosphat ist eine Senkung des Dialysatkalziums von den früher üblichen 3,5 auf 3 bzw. 2,5 mval/l erforderlich.

Oft ist zur initialen Behandlung die kombinierte Gabe von Kalziumkarbonat und Aluminium erforderlich. Nach Normalisierung des Serumphosphats kann Aluminiumhydroxid stark reduziert und in den meisten Fällen ganz abgesetzt werden. Es sollte die minimal erforderliche Aluminiumhydroxiddosis eingesetzt werden, um eine aluminiuminduzierte Enzephalopathie, Osteopathie und Anämie zu vermeiden. Bei peroraler Gabe von aluminiumhaltigen Phosphatbindern wird Aluminium in kleinen Mengen resorbiert, ein Vorgang, der durch Zitronensäure, Ascorbinsäure, Milchsäure und andere Säuren sowie durch zusätzliche individuelle Faktoren begünstigt wird. Aluminiumhaltige Phosphatbinder sollten nicht gleichzeitig mit Kalzium*zitrat* gegeben werden. Bei CNI (ab GFR 30 ml/min, bzw. Kreatinin > 3–4 mg/dl) ist bei den meisten Patienten eine Hemmung der intestinalen Phosphatresorption erforderlich.

(3) *Normalisierung des Serumkalziums* (nach Senkung des Serumphosphats): Eine zusätzliche Kalziumzufuhr (z.B.: 1 g Kalzium ≙ 25 mmol/Tag in 1 Tbl. Kalzium Sandoz® fortissimum) zum Ausgleich der Hypokalzämie ist nur selten erforderlich, wenn kalziumhaltige Phosphatbinder gegeben werden. Die früher übliche Dialysatkonzentration von 3,5 mval Kalzium/l wird bei wirksamer Kalziumkarbonat-Therapie auf 2,5–3,0 mval/l gesenkt. Liegt das Kalzium-Phosphat-Produkt im Serum > 70 mg/dl, besteht Gefahr der metastatischen Verkalkungen (Kalziumkontrollen!).

(4) *Vitamin D:* Alle wesentlichen Effekte werden durch $1,25\text{-}(OH)_2D_3$ = Kalzitriol (Rocaltol®) vermittelt. Die prophylaktische Dosis beträgt 0,125–0,25 µg/Tag, die therapeutische Dosis 0,5–2 µg/Tag. Die Indikation zur Kalzitriolsubstitution ist bei allen Patienten mit Symptomen einer Osteopathie gegeben, wobei der Grad der Niereninsuffizienz keine Rolle spielt. Es hat sich gezeigt, daß Kalzitriol zu keiner Progredienz der Niereninsuffizienz führt, solange Hyperkalzämie und Hyperkalzurie vermieden werden. Im Unterschied zur Therapie ist die prophylaktische Gabe von Kalzitriol bei Frühformen der Niereninsuffizienz nicht generell indiziert, sondern nur bei Patienten mit erhöhtem HPT-Risiko, d. h. bei langsam progredienter Niereninsuffizienz oder bei erhöhtem Vitamin-D-Bedarf. Serumkal-

zium und Urinkalzium sind dann engmaschig zu kontrollieren. Bei Dialysepatienten hat sich eine generelle Prophylaxe weitgehend durchgesetzt, da hier mit der Entwicklung eines sekundären HPT zu rechnen ist. Als experimentell und noch nicht gesichert sind die folgenden beiden Therapieformen anzusehen: (a) Hochdosierte intravenöse Kalzitriolgabe, die durch Spitzenkonzentrationen überproportional Parathyreoidea-Rezeptoren besetzen soll. Dadurch soll die Parathyreoidea-suppressive Wirkung ausgeprägter als die intestinale Kalziumresorption sein. (b) Die wöchentlich dreimalige orale Kalzitriol-Pulstherapie. Durch die früher eingesetzten Substanzen werden keine zusätzlichen Effekte vermittelt.

(5) *Parathyreoidektomie:* Die Indikation zur Parathyreoidektomie ist gegeben, (a) wenn eine schwere, therapieresistente Hyperkalzämie vorliegt, (b) bei schwerer Hyperphosphatämie, (c) bei Ostitis fibrosa mit orthopädischen Problemen und (d) bei einer großen Parathyreoidea, da diese sich nur verzögert rückbilden kann. Eine Reihe von Vorteilen bietet die totale Parathyreoidektomie mit Autotransplantation von Parathyreoideagewebe in den Unterarm.

(6) *Desferrioxamin* (DFO; Desferal®) wird bei aluminiuminduzierter Osteopathie eingesetzt. Eine DFO-Behandlung ist indiziert, wenn Symptome der Aluminiumintoxikation bestehen oder wenn bei asymptomatischen Patienten die Serumaluminiumspiegel wiederholt über 60 µg/l und über 150 µg/l nach 5 mg/kg DFO-Gabe liegen. DFO sollte niedrig dosiert werden (5 mg/kg 1×wöchentlich) und während der letzten 60 min. Dialysesitzung unter gleichzeitiger Verwendung einer Highfluxmembran gegeben werden. Bei asymptomatischer Aluminiumintoxikation sollte die DFO-Gabe nach 3monatiger Therapie für 4 Wochen unterbrochen werden und ein erneuter DFO-Test durchgeführt werden. Bei symptomatischer Aluminiumintoxikation ist eine längere Behandlungsdauer erforderlich. Eine seltene, aber gravierende Nebenwirkung (90% Mortalität) der DFO-Behandlung ist die Mukormykose. DFO geht mit Al und auch mit Fe einen Gelatkomplex ein, wobei der Fe-Komplex das Wachstum von Rhizopus microsporus fördert. Weitere Nebenwirkungen sind Hypotension, Anaphylaxie und eine passagere Verschlechterung der neurologischen Symptome durch Übertritt des DFO-Al-Komplexes in den Liquor.

(7) $β_2$-*Mikroglobulin-Amyloidose:* Es gibt keine gesicherte Therapie der $β_2$-Mikroglobulin-Amyloidose. Ein Wechsel der Dialysemembran zu einem High-flux-Dialysator kann gelegentlich zur Besserung der Schmerzsymptomatik führen. Die Nierentransplantation verhindert zusätzliche Ablagerungen, ein Rückgang der Amyloidose ist nicht gesichert. Allerdings ist die frühzeitige Nierentransplantation die einzige gesicherte prophylaktische Maßnahme bei Patienten mit terminaler Niereninsuffizienz.

Renale Anämie
Sie ist normochrom und normozytär. Ihre wesentlichen Ursachen sind Erythropoetinmangel, Erythroblastenhemmung durch Kumulation von „Urämietoxinen", verkürzte Erythrozytenüberlebenszeit und Eisenmangel (besonders bei Hämodialysepatienten). Die Schwere der Anämie entspricht i.a. dem Grad der Niereninsuffizienz. Eine Therapie ist meist nicht erforderlich. Hämatokritwerte um 20% werden in der Regel gut toleriert.

(1) *Bluttransfusionen:* Eine Bluttransfusion sollte *nur bei dringlicher klinischer Indikation* gegeben werden (Atemnot, Stenokardien, Tachykardie, Schwindelgefühl), weil dadurch die bereits eingeschränkte Blutbildung zusätzlich gehemmt wird. Außerdem entsteht eine Gefährdung durch mögliche Erregerübertragung, Transfusionsreaktionen und Hämosiderose.

(2) *Ausgleich von Mangelzuständen:* Meist ist die Eisenzufuhr indiziert, da ein erhöhter intestinaler Verlust besteht. Eisentherapie (100 mg/Tag Ferrosanol® duodenal oder Kendural® C) führt bei Eisenmangel (Ferritinbestimmung) zur Besserung der Anämie. Bei makrozytärer Anämie (selten) sollte Folsäure und/oder Vitamin B_{12} ersetzt werden, die über die Dialyse verlorengehen können.

(3) *Desferrioxamin* (Desferal®): Desferrioxamin kann bei Patienten mit Aluminiumüberlastung, auch ohne daß Zeichen der Aluminiumtoxizität vorliegen, die Anämie bessern: 1mal wöchentlich 5 mg/kg Desferrioxamin i.v. nach Dialyseende bei gleichzeitigem Einsatz eines High-flux-Dialysators (s. ds. Kap., S. 620, „Renale Osteopathie, Störungen des Kalzium-Phosphatstoffwechsels").

(4) *Erythropoetin:* Das gentechnologisch hergestellte Erythropoetin (EPO) führt zu einer Normalisierung der renalen Anämie. Der Einsatz ist gerechtfertigt bei transfusionsbedürftiger Anämie (Hb < 8,5 g%) und/oder bei Auftreten von Symptomen. Erythropoetin-*Dosierung:* 3mal 20 µg EPO/kg/Woche s.c. Der Hämatokritanstieg sollte 0,5–0,75%/Woche betragen. Bei HK-Anstieg < 0,5/Woche Steigerung um 20 µg/kg 4wöchentlich. Meist ist eine zusätzliche Eisensubstitution erforderlich, die zunächst peroral oder aber intravenös durch Eisengluconat (40 mg) erfolgt. Zeichen des Eisenmangels: Ferritin < 100 µg/l oder Transferrinsättigung < 20%. *Nebenwirkungen* der EPO-Behandlung sind Hochdruck (erhöhter peripherer Widerstand durch Aufhebung der kompensatorischen Vasodilatation), Thromboseneigung in Fistel und Dialysator, Hyperkaliämie (erhöhter Appetit, verminderte Dialyseeffektivität) und etwas höher liegende harnpflichtige Substanzen.

(5) *Anabolika:* Demgegenüber haben Anabolika an Bedeutung verloren. Testosteronester (Testoviron®) 250 mg/Woche i.m., Nandrolondecanoat (Deca-Durabolin®) 100 mg/Woche i.m., Mesterolon (Proviron®) 150 mg/Tag p.o. Sie stimulieren die Erythropoetinproduktion und werden über einige Wochen bis Monate gegeben. Nebenwirkungen sind Prostatahypertrophie, Virilisierung, Hypertriglyzeridämie, Flüssigkeitsretention. Die Testosteronester sind besonders wirksam, sollten aber wegen ihrer ausgeprägten Virilisierung nur bei Männern eingesetzt werden. Nur wenig virilisierend ist Nandrolondecanoat (Deca-Durabolin®).

(6) *Weitere Maßnahmen:* Wichtig ist außerdem die Beseitigung von Faktoren, die zusätzlich eine Anämie begünstigen (z.B. Beseitigung eines Hyperparathyreoidismus).

Renale Azidose

Bei CNI kommt es erst im Spätstadium mit erheblicher Reduktion der GFR zur Azidose. Oft wird diese durch eine akute endogene (vermehrter Katabolismus) oder exogene (z.B. Acetylsalicylsäure, Methionin) Säurebelastung und/oder zusätzlichen Alkaliverlust (Durchfälle) ausgelöst. Alkalisierende Therapiemaßnahmen sollten bei Serumbikarbonatwerten < 18 mval/l erfolgen, da dann mit erhöhtem Proteinkatabolismus zu rechnen ist. Behandlung mit Kalziumkarbonat, Natriumbikarbonat oder Kalziumnatriumzitrat (Acetolyt®) 5–15 g/Tag per os. Durch Zitrat wird die intestinale Resorption von Aluminium begünstigt. Liegt eine renale Azidose vor, die mit klinischen Symptomen einhergeht, so muß meist mit der Dialyse begonnen werden. Nicht zu empfehlen sind Natriumlaktat (Gefahr der Laktatazidose bei gleichzeitig eingeschränkter Leberfunktion) und Tris-Puffer (Risiko der Hyperkaliämie, Hypoglykämie, Atemdepression).

Hyperurikämie

Sie beginnt i.a. bei einer GFR < 40 ml/min. Gichtattacken sind, außer bei Patienten mit primärer Gicht, selten. Bei chronischer, nicht dialysepflichtiger NI empfehlen wir bei Serumharnsäure > 10 mg/dl Allopurinol, um eine weitere Nierenfunktionsverschlechterung (Nephrokalzinose, Nephrolithiasis) zu vermeiden. Bei Dialysepatienten sollte Allopurinol nur mit Zurückhaltung eingesetzt werden, zumal die Nierenfunktion dann eine untergeordnete Rolle spielt. Die Allopurinolgabe sollte auf die symptomatische Gicht und sehr hohe, diätetisch nicht zu beeinflussende Harnsäurewerte begrenzt werden.

Urämische Perikarditis und Polyneuropathie

Sie sind Ausdruck einer zu spät einsetzenden und manchmal auch unzureichenden Dialysebehandlung. Therapeutisch ist eine Intensivierung der Dialyse erforderlich. Die Therapie der Perikarditis besteht in häufiger, evtl. täglicher Dialyse mit niedriger Heparindosis und dem Ziel, eine Hyperhydratation zu beseitigen; außerdem hochkalorische, eiweißreiche Ernährung. Bei rasch zunehmendem Perikarderguß mit hämodynamischen Auswirkungen (ZVD-Anstieg, Blutdruckabfall) ist ein Perikardverweilkatheter erforderlich.

Dialysebeginn

Die chronische Dialysebehandlung sollte vor Eintreten von urämischen Komplikationen begonnen werden. Hinweise sind Abnahme der Urinproduktion, Gewichtszunahme, Auftreten von urämischen Symptomen wie Übelkeit, Brechreiz, Müdigkeit und Juckreiz sowie Anstieg der harnpflichtigen Substanzen (SKr > 10–12 mg/dl, Harnstoff-N > 120 mg/dl). Absolute Indikationen sind therapieresistente Überwässerung und Hypertonie, schwere Azidose, urämische Perikarditis und Polyneuropathie und das nur noch selten auftretende urämische Koma. Die Vorbereitung auf die chronische Dialysebehandlung und/oder Transplantation sollte allerdings schon frühzeitiger beginnen. Die Anlage einer Brescia-Cimino-Fistel empfiehlt sich in Abhängigkeit von der Progredienz der Nierenerkrankung bei SKr-Werten von 8 ± 2 mg/dl.

4 Pharmakotherapie bei Niereninsuffizienz

(s. Kap. 8, 2)

5 Blutreinigungsverfahren und Nierentransplantation

5.1 Blutreinigungsverfahren
Vorbemerkungen
Im letzten Jahrzehnt wurden eine Reihe extrakorporaler Eliminationsverfahren neu entwickelt, und andere, schon bestehende Verfahren wurden weiterentwickelt. Extrakorporale Eliminationsverfahren werden vorwiegend eingesetzt, um kleine Stoffmengen aus einem vergleichsweise großen Flüssigkeitsvolumen zu entfernen. Dies gechieht durch den Einsatz von künstlichen Membranen mit unterschiedlicher Permeabilität (Hämodialyse, Hämofiltration, Plasmaseparation) unter Verwendung der natürlichen Peritonealmembran (Peritonealdialyse) oder aber von Absorbentien (Hämoperfusion, Plasmaperfusion). In bestimmten Fällen ist aber nicht die Elimination eines gelösten Stoffes, sondern die des Lösungsmittels das wesentliche therapeutische Ziel. Dies ist beispielsweise der Fall, wenn mit Hilfe der Ultrafiltration ein Überwässerungszustand beseitigt werden soll. Im Folgenden werden die einzelnen Verfahren kurz charakterisiert. Auf spezielle technische Fragen sowie auf die Problematik der intermittierenden Dauerdialysebehandlung kann hier nicht eingegangen werden.

(1) *Hämodialyse (HD):* Stoff- und Flüssigkeitsaustausch über eine semipermeable Membran, die Blut und Dialysat voneinander trennt. Die gelösten Substanzen werden durch Diffusion, die Flüssigkeit wird durch Ultrafiltration entfernt.
(2) *Bikarbonatdialyse (BD):* Im Unterschied zur konventionellen Azetatdialyse (AD) wird Bikarbonat als Dialysatpuffer eingesetzt.
(3) *Ultrafiltration (UF):* Flüssigkeitsentzug über einen Druckgradienten oder über einen osmotischen Gradienten.
(4) *Sequentielle Ultrafiltration und Dialyse:* Ultrafiltration und Dialyse erfolgen nacheinander und nicht wie bei herkömmlicher Hämodialyse simultan.
(5) *Hämofiltration (HF):* Ultrafiltration mit weitgehender Substitution.
(6) *Kontinuierliche Nierenersatzverfahren:* CAVHF = kontinuierliche arteriovenöse Hämofiltration, CVVHF = kontinuierliche veno-venöse Hämofiltration, CVVHD = kontinuierliche veno-venöse Hämodialyse.
(7) *Membranplasmaseparation (MPS):* Filtration von Proteinen und höhermolekularen Substanzen durch Membranen mit sehr hoher Permeabilität.
(8) *Peritonealdialyse (PD):* Das Peritoneum dient als „physiologische Dialysemembran". Der Stoffaustausch erfolgt durch Diffusion und Konvektion, der Flüssigkeitsentzug über einen osmotischen Gradienten.
(9) *Hämoperfusion (HP):* Die Stoffelimination erfolgt durch Adsorption an granulierte Adsorbentien, die mit Blut perfundiert werden.
(10) *Plasmaperfusion (PP):* Die Stoffelimination erfolgt durch Adsorption an granulierte Adsorbentien, die mit Plasma perfundiert werden.

Indikationen von Dialyse und Hämofiltration
(1) *Akute Vergiftungen:* Medikamente mit ausreichender Blutkonzentration können durch extrakorporale Verfahren entfernt werden. Tabelle 17.5 gibt eine Übersicht.
(2) *Akutes Nierenversagen (ANV):* Die Entwicklung von Nierenersatzverfahren hat die Prognose des ANV zunächst dramatisch verbessert. Allerdings hat sich das frühere Konzept der *„prophylaktischen Dialyse"* (= früh einsetzende und häufige Dialyse mit dem Ziel, den Harnstoff-N < 100 mg/dl zu halten) in den letzten Jahren nicht sichern lassen. Demgegenüber gibt es Hinweise, daß die Dialyse bzw. extrakorporale Eliminationsverfahren auch nachteilige Effekte für die Nieren und deren Restitution haben können (wiederholte Hypotensionen mit ischämischer Nierenschädigung, Diureserückgang, Komplementaktivierung durch die Dialysemembran).

Von daher sollten Nierenersatzverfahren bei ANV zur Behebung von urämischen Symptomen oder von Störungen des Wasser-Elektrolyt- und Säure-Basenhaushaltes eingesetzt werden (Überwässerung, Urämie, Hyperkaliämie, Azidose) und nicht zur kosmetischen Korrektur eines bestimmten Harnstoffwertes. Dennoch empfiehlt sich bei ANV mit progredientem Harnstoff-N-Anstieg > 150 mg/dl der Einsatz eines Nierenersatzverfahrens, da der Harnstoff als Indikatorsubstanz für die urämische Intoxikation gelten kann.

Die kontinuierlichen Nierenersatzverfahren haben in der Behandlung des ANV eine zunehmende Bedeutung erlangt. Die klassische CAVHF, die eine arterielle und venöse Punktion erforderlich macht, wird nur noch selten durchgeführt. Demgegenüber haben die Pumpen-unterstützten veno-venösen Verfahren einen breiten Raum eingenommen. Wir favorisieren die CAVHD, die eine hohe Effizienz in der Elimination von nieder- und mittelmolekularen Substanzen hat sowie eine gute Flüssigkeitskontrolle ermöglicht (Vergleich der Effizienz der Nierenersatzverfahren s. Tab. 17.4).

Vorteile der kontinuierlichen Verfahren sind: optimale Volumenkontrolle durch kontinuierliche Ultrafiltration, dadurch bessere hämodynamische Stabilität, Erleichterung der parenteralen Ernährung und der Applikation von Transfusionen. Außerdem gibt es Hinweise, daß die kontinuierlichen Verfahren die Phase der Oligurie verkürzen können.

Zusammenfassend haben die kontinuierlichen Eliminationsverfahren einen zunehmenden Stellenwert in der Behandlung des ANV erlangt. Sie haben eine Reihe von Vorzügen. Allerdings hat sich durch die kontinuierlichen Verfahren bisher keine Verbesserung der Prognose des ANV zeigen lassen. Bei leichten Verläufen eines ANV und mobilen Patienten ist weiterhin die Bikarbonat-Hämodialyse mit biokompatibler Membran das Verfahren der Wahl. Wird der Einsatz eines kontinuierlichen Verfahrens erforderlich, bevorzugen wir die CVVHD. Im weiteren

Tabelle 17.4: Nierenersatzverfahren: Clearance von niedermolekularen (Harnstoff) und mittelmolekularen (Inulin) Urämie-Toxinen (Golper et al., Contrib. Nephrol. 33 [1991] 146).

Verfahren	Durchführung	Harnstoff-Clearance ml/min	l/d	Inulin-Clearance ml/min	l/d
CAVH	Postdilution UFR 14 ml/min	14	20	11	16
	Prädilution UFR 14 ml/min	16	23,5	11	16
CAVHD	Qd 1 l/h UFR 3 ml/min	19,7	28	2,4	3,5
CVVH	UFR 17 ml/min	17	24	13,6	19,6
CVVHD	Qd 1 l/h UFR 12 ml/min Postdilution	29	42	9,6	13,8
CAPD	8 l/d 1 l Ultrafiltrat	6,3	9	2	3
HD	4 h	160	38	6	2

Abkürzungen: CAVH = kontinuierliche arterio-venöse Hämofiltration, CVVH = kontinuierliche veno-venöse Hämofiltration, CVVHD = kontinuierliche veno-venöse Hämodialyse.

Tabelle 17.5: Giftindex-Liste nach G. Seyffart, 3. Ergänzung (1983). Differentialindikationen zur Entfernung exogener Gifte durch: forcierte Diurese (FD), Peritonealdialyse (PD), Hämodialyse (HD), Hämoperfusion über Aktivkohle (HP_A), Hämoperfusion über neutrale Austauschharze (HP_R), Plasmafiltration (PS)

Substanz	FD	PD	HD	HP_A	HP_R	PS
Acebutolol	+		+			
Acetessigsäure	+	++	+++			
Aceton	+	(+)	(+++)			
Adriamycin	–		(+)	(++)	(++)	
Äthylalkohol	+	++	++++	++		
Äthylenglykol	+	++	+++			
Allobarbital	+					
Aluminium	+	(+)	(+)			++
Amikacin	+	+	+++			
Aminophenazon	(+)		+			
Amitriptylin	(+)	(+)	(+)	+	++	
Ammoniak	+	++	+++	–	(+)	
Amobarbital	+	(++)	(++)	(+)		
Amoxicillin	+	+	+++			
Amphetamin	+	+	+	++		
Amphotericin B	(+)n	(+)	(+)			
Ampicillin	+	(+)	++	+		
Anilin	+	+	++			
Aprobarbital	+	–	++			
Arsen	(+)n	++	+++			
Ascorbinsäure	+		++			
Atropin	+	–	(+)			
Azathioprin	(+)		++			
Bacitracin	(+)n	+	+			
Barbital	++	++	+++	++		
Barbiturate	++	++	+++	++++	++++	++++
Benzydamin	+					
Benzylalkohol	+	+	++			
Blei	+	+	+			
Borsäure	++	++	++++	+		
Bromide	+	++	++++	–	+++	
Bromisoval	+	+	+++	+++	++++	
Butabarbital	+	++	+++	+++		
Carbamazepin	+	(+)	(+)	++		
Carbenicillin	+	+	++			
Carbromal	+	+	+++	+++	++++	
Cefalexin	(+)n	+	+++			
Cefaloridin	(+)n	+	+++			
Cefalotin	+	+	++			
Cefapirin	+	+	+++			
Cefazolin	(+)n	(+)	++			
Chinidin	+	+	+	+		++
Chinin	(+)n	+	+	++		++
Chloralhydrat	+	+	++			
Chloramphenicol	+(n)	(+)	+	++		++

Tabelle 17.5 (Fortsetzung)

Substanz	FD	PD	HD	HP$_A$	HP$_R$	PS
Chlorat	(+)n	++	++			++
Chlordiazepoxid	+		(+)	(+)		
Choroquin	+	+	+	++	++	
Chlorpromazin	+	(+)	(+)	++		
Chlorpropamid	+					
Chlortetracyclin	+(n)	+	+			
Chrom	+	(+)	+			++
Clindamycin	(+)	+	+			
Clobazam	+	(+)	(+)			
Clofibrat	+	(+)	(+)			
Cloxacillin	+	+	+			
Colchicin	+	(+)	(+)			
Colistin	(+)n	(+)	+			
Cyclobarbital	+	+	+++			
Cyclophosphamid	+		++			
Cycloserin	+		++			
Desipramin	+	(+)	(+)	++		
Diacetylmorphin	+		++			
Diäthylpentenamid	+	+	++	+++	++++	
Diazepam	+	(+)	(+)	+++		
Diazoxid	+	(+)	+			
Dibenzepin	+		+	++		
Dichloräthan	+	+	++			
Dicloxacillin	+	(+)	(+)			
Digitoxin	+	–	(+)	+	++	++
Digoxin	+	(+)	(+)	(++)	(++)	(++)
Dinitro-o-kresol	+	+	++			
Diphenhydramin	+		++	+++		
Diquat	+	+	+++	++++		
Doxepin	+		++			
Doxycyclin	+	(+)	+			
E 605	+		++	+++		
Eisen	(+)n		++			
Ergotamin	+	+	(+)			
Erythromycin	+(n)	+	(+)?			
Essigsäure	+	+++	++++			
Ethambutol	+	++	+++			
Ethchlorvynol	+	+	++	+++	++++	
Ethinamat	+		++			
Eukalyptusöl	+		+++			
Fenfluramin	+		+			
Fluor	+	++	+++			
Fluorouracil	+	+	++			
Gallamin	+	++	+++			
Gentamicin	+(n)	+	++			
Gliquidon	(+)		–			
Glutethimid	+	+	++	+++	++++	
Hexachlorcyclohexan	+		(+)			

Tabelle 17.5 (Fortsetzung)

Substanz	FD	PD	HD	HP$_A$	HP$_R$	PS
Hexobarbital	+	++	+++	+++		
Hydralazin	+					
Imipramin	+	+	++	+++		
Isoniazid	++	++	+++	+		
Isopropylalkohol	+	++	+++			
Kalium	++	+++	++++	−	+++	
Kampfer	+		++	+		
Kanamycin	(+)n	+	+++	+		
Knollenblätterpilz						
Amanitin	+	(+)	(++)	(++)		(++)
Phalloidin	+	(+)	(++)	(++)		(++)
Kohlenmonoxid	−	−	−			
Kresol	+	−	(+)			
Kupfer	+	+++	++++			
Lincomycin	+	+	++			
Lithium	++	++	+++	−		
LSD	+			+		
Magnesium	++	++	++++			
Malathion	+	(+)	(++)	+		
Mannit	+	+	+++			
Maprotilin	+		+	+	+	+
Meprobamat	+	++	+++	+++	+++	+++
Methacyclin	+	(+)	+			
Methadon	+		++			
Methanol	+	+++	++++	(+)		
Methaqualon	+	++	+++	++++	++++	
Methicillin	+	+	+			
Methotrexat	++	(+)	(++)	(+++)	(+++)	
Methoxyfluran	+		++			
α-Methyldopa	+	++	+++			
Methylprednisolon	+	+	+			
Methyprylon	+	+	+++	++++		
Minoxidil	+					
Nafcillin	+	(+)	+			
Nalidixinsäure	+					
Natriumchlorid	+	++++	++++	−	+++	+++
Natriumnitrit	+		++	−	+++	
Neomycin	(+)n	+	+++			
Nitrazepam	+	(+)	(+)	++		
Nitrofurantoin	+	−	++			
Nortriptylin	(+)	−	(+)	(+)		
Orphenadrin	+	+	+			
Oxacillin	+	(+)	+			
Oxalsäure	+	(+)	+++	++		
Oxazepam	+	(+)	(+)	++		
Oxychlordan	+	(+)	(+)	++		
Oxytetracyclin	+	+	++			
Paracetamol	++	+	++	+++		

Tabelle 17.5 (Fortsetzung)

Substanz	FD	PD	HD	HP$_A$	HP$_R$	PS
Paraldehyd	(+)	++	+++	(+)	(+)	(+)
Paraquat	+	+	++	+++		+++
Pargylin		+				
Penicillin G	+(n)	+	++	+		
Pentachlorphenol	(+)n?					
Pentobarbital	+	+	+++	+++	++++	++++
Peruvosid	++	+	+			
Phenacetin	+	+	++	+++		
Phenazon	+					
Phenelzin	+					
Phenformin	(+)n	(+)	++	++	(+)	
Phenobarbital	+	++	+++	+++	++++	++++
Phenylbutazon	+	(+)	(+)	++		++
Phenytoin	++	+	++	++		++
Polymyxin B	(+)n	+	++			
Practolol	+					
Primidon	+	+	++			
Procainamid	+	++	++		++++	
Promazin	+	(+)	(+)	++		
Promethazin	+	(+)	(+)			
Propafenon	+					
Propoxyphen	+	+	+++	+		
Propranolol	(+)	(+)	+			++
Protriptylin	(+)	−	(+)	(+)		
Pyrithyldion	+					
Quecksilber	+	+	++	+++		
Reserpin	(+)		(+)			
Rifampicin B	+(n)	+	+			
Röntgenkontrastmittel	+	++	+++			
Rubidium	+		+			
Salicylsäure	+	++	++++	+++		+++
Schlangengift	− n	−	−	−		
Secobarbital	+	+	+++	+++		+++
Sisomicin	+(n)	+	++			
Streptomycin	+(n)	+	++			
Strontium	+		+++			
Strophanthin	+	(+)	+			
Strychnin	+		++			
Sulfonamide	(+)n	+	+++			
TCDD	(+)n					
Tetanustoxin	−	−	−	(+)?		(+)?
Tetraäthylen	(+)n					
Tetrachlormethan	(+)	(++)	(+++)	+++		
Tetracyclin	+(n)	(+)	+			
Thallium	+	++	++++	+++	++	
Theophyllin	+	(+)	+	+++	+++	
Thiopental	(+)		(++)	++		
Thioridazin	+	(+)	(+)	++		

Tabelle 17.5 (Fortsetzung)

Substanz	FD	PD	HD	HP$_A$	HP$_R$	PS
Thiozyanat	+		++++			
Tilidin	+					
Tobramycin	+		++			
Toluol	+		+++			
Tranylcypromin	?		++			
Trichloräthylen	+		++	+++		
Trifluorperazin	+	(+)	(+)	++		
Tritium	+	+++	++++			
Vancomycin	+(n)	(+)	+			
Zink	(+)		++			
Zinn	+	(+)	(+)			

Zeichenerklärung:
- − = Elimination nicht möglich
- + = schlechte Elimination
- ++ = mäßige Elimination
- +++ = gute Elimination
- ++++ = sehr gute Elimination
- (+) = Elimination möglich, toxikologisch uninteressant
- (++) = Elimination möglich, toxikologisch uninteressant
- (+++) = Elimination möglich, toxikologisch uninteressant
- n = nephrotoxisch
- n? = fraglich nephrotoxisch
- (n) = bedingt, potentiell nephrotoxisch
- (+)n = Eliminationsweg vermeiden, Substanz nephrotoxisch
- +(n) = Eliminationsweg möglich, jedoch Substanz potentiell nephrotoxisch
- ? = Eliminationsweg bisher nicht untersucht

Verlauf ist der rechtzeitige Übergang auf ein intermittierendes HD-Verfahren zu beachten, da die kontinuierlichen Verfahren den Patienten immobilisieren. Der Nephrologe hat dadurch nicht nur die Indikation zu einem bestimmten Nierenersatzverfahren zu stellen, sondern auch auf den rechtzeitigen Übergang von einem kontinuierlichen auf ein intermittierendes Verfahren bzw. dessen Aussetzen zu achten.

(3) *Hyperkaliämie,* die mit konservativen Maßnahmen nicht beherrschbar ist (s. Kap. 10, 1.3.2). Geeignet ist hier vor allem die Hämodialyse.

(4) *Überwässerung* mit Herz-/Kreislaufüberlastung: Geeignet sind die verschiedenen Formen der Hämofiltration sowie die Dialyse.

(5) *Metabolische Azidose* kann eine Dialyseindikation darstellen, insbesondere wenn ein gleichzeitig bestehender Volumenüberschuß die Verabreichung von Natriumbikarbonat verbietet. Kombinierte Säure-Basen- und/oder Wasser- und Elektrolythaushaltstörungen sind bei Niereninsuffizienz nicht selten. Die Dialyse stellt ein wirksames Mittel zur Beseitigung dieser komplexen Störungen dar.

(6) *Urämische Intoxikation:* s. ds. Kap., 3 „Dialysebeginn".

17 Krankheiten der Nieren und Harnwege

Indikationen der Plasmaseparation

Die Plasmaseparation ist ein inzwischen sehr weit verbreitetes, jedoch unspezifisches Verfahren des Plasmaaustausches. Welcher Wirkungsmechanismus von Bedeutung ist, ist vom Grundleiden abhängig und im einzelnen weitgehend unbekannt. Möglich ist eine Entfernung von Antikörpern, zirkulierenden Immunkomplexen und von Mediatoren des Immun- und Entzündungsgeschehens. In einigen Fällen ist es offensichtlich weniger die Entfernung einer schädigenden Substanz, sondern vielmehr die Zufuhr einer nützlichen, dem Plasma fehlenden Substanz. Die Indikation zur Plasmaseparation sollte kritisch gestellt werden, da sie ein invasives, mit Komplikationen behaftetes Verfahren darstellt und die Kosten nicht unerheblich sind. Die folgenden Indikationen der Plasmaseparation können z. Zt. als weitgehend gesichert gelten, wenn auch bei einigen der Krankheitsbilder kontrollierte Studien schwer oder überhaupt nicht durchführbar sind, weil sie sehr selten sind und vital bedrohlich verlaufen. Zu beachten ist, daß bei immunologisch induzierten Erkrankungen die Plasmaseparation nur als zusätzliche, potentiell rasch wirksame Maßnahme und nicht als alleinige Therapie anzusehen ist. Sie kann eine Langzeit-Basismedikation nicht ersetzen. Indikationen:

(1) *Goodpasture-Syndrom*, besonders bei schwerem Verlauf und bei Lungenblutungen.

(2) *Myasthenia gravis*, besonders bei schweren und krisenhaften Verläufen. Die Entfernung des gegen den Azetylcholin-Rezeptor der Muskelendplatte gerichteten Autoantikörpers hat häufig einen prompten Effekt.

(3) *Guillain-Barré-Syndrom*. Bei rascher Progredienz (< 1 Woche) und Respiratorpflichtigkeit scheint die Plasmaseparation am wirkungsvollsten. Demgegenüber stehen zwei negative Studien.

(4) *Hyperviskositätssyndrom:* Die IgM-Paraproteinämie mit Hyperviskosität läßt sich aufgrund des hohen intravasalen Anteils von IgM besonders gut beeinflussen.

(5) *Kryoglobulinämie* mit hoher Aktivität (hohe Kryoglobulin-Titer und rasche Verschlechterung der Organfunktion).

(6) *Hämolytisch-urämisches Syndrom* (HUS) und *thrombotisch-thrombozytopenische Purpura* (TTP).

Die Plasmaparation mit gleichzeitiger Substitution von Frischplasma (FFP) ist deutlich wirksamer als die alleinige Plasmainfusion. Rock et al., New Engl. J. Med., 325, 393–397 (1991). Darüber hinaus empfiehlt sich die Gabe von 2,0 mg Methylprednisolon/kg/Tag p.o. oder i.v., das in leichteren Fällen mit HUS/TTP als Monotherapie wirksam zu sein scheint (Bell et al., New Engl. J. Med. 325 (1991) 398–403. Andere Maßnahmen, wie Aspirin®, Dipyridamol, Antikoagulantien, Fibrinolytika und Prostacyclinderivate sind ohne Effekt.

5.2 Nierentransplantation
Vorbemerkungen

Die Nierentransplantation als „natürliches" Nierenersatzverfahren ist bei Patienten mit terminaler Niereninsuffizienz die Behandlung der Wahl, wenn keine Kontraindikationen bestehen. Etwa 30–40% der Patienten mit terminaler Niereninsuffizienz sind für eine Nierentransplantation geeignet. Diese Schätzgröße wurde in den letzten Jahren aufgrund der verbesserten Transplantationsergebnisse und der erweiterten Indikationsstellung zur Nierentransplantation angehoben. Sie wird andererseits dadurch begrenzt, daß sich auch die Indikation für das Alternativverfahren Dialyse erweitert hat und der Altersdurchschnitt der Dialysepatienten stetig angestiegen ist, so daß ein Teil der Dialysepopulation aufgrund des hohen Alters und zusätzlicher Komplikationen nicht für eine Transplantation in Frage kommt. Die Transplantatprognose wird neben anderen Faktoren vor allem durch die Qualität der Immunsuppression und, im Hinblick auf die Langzeitfunktion, durch das Übereinstimmen im HLA-System bestimmt.

Immunsuppression

Die mittlere Transplantatfunktionsrate unter einer Ciclosporin-Kombinationsbehandlung beträgt bei der Leichennierentransplantation 80–90% nach 1 Jahr und 60% nach 5 Jahren. Ciclosporin hat zu einer Verbesserung der Transplantatfunktionsrate um 10–15% geführt, unabhängig davon, ob eine 2-, 3- oder 4fach-Kombination an Immunsuppressiva eingesetzt wird. Überwiegend wird heutzutage eine sogenannte Tripeltherapie durchgeführt, die Glukokortikoide, Ciclosporin und Azathioprin einschließt. Dadurch ist es möglich, die Dosis der Einzelsubstanzen und deren Nebenwirkungen niedrig zu halten.

Das Risiko einer Transplantatabstoßungsreaktion ist innerhalb der ersten drei Monate am größten, so daß hier eine höher dosierte Immunsuppression erforderlich ist („Induktionstherapie"). Die anschließende „Erhaltungstherapie" liegt deutlich niedriger und soll sowohl eine Abstoßungsreaktion verhindern als auch die langfristigen Nebenwirkungen der Immunsuppression (Infektionen, Tumoren, medikamentenspezifische Nebenwirkungen) niedrig halten. Die Immunsuppression wird von den einzelnen Transplantationszentren unterschiedlich gehandhabt, so daß hier lediglich Empfehlungen abgegeben werden können. Darüber hinaus muß die Immunsuppression individuelle Gegebenheiten berücksichtigen und unter folgenden Voraussetzungen intensiviert werden: Retransplantation, vorausgegangene Abstoßungsreaktion, geringe HLA-Übereinstimmung, hochimmunisierter Empfänger.

Wir führen eine Tripel-Immunsuppression als Induktions- und Erhaltungstherapie mit *Glukokortikoiden, Ciclosporin A* und *Azathioprin* durch. Antilymphozytenwirksame Substanzen, wie OKT 3 oder ATG, setzen wir in erster Linie zur Abstoßungsbehandlung ein, prophylaktisch lediglich bei Hochrisikopatienten, insbesondere bei Hochimmunisierten. OKT 3 und ATG sind vergleichbar wirksam, wobei CMV-Infektionen unter ATG häufiger zu sein scheinen. Die Tripeltherapie wird von uns in der Regel weitergeführt, es sei denn, daß eine Substanz Nebenwirkungen verursacht.

(1) *Glukokortikoide:* Glukokortikoide hemmen die Aktivierung von akzessorischen Zellen, indem sie die Transkription des IL-1- und IL-6-Gens blockieren. Darüber hinaus können Glukokortikoide den nächsten Schritt, die Freisetzung von IL-1, IL-6 und Tumor-Nekrose-Faktor, verhindern.
- Methylprednisolon MP (Urbason®): intraoperativ nach Narkoseeinleitung 250 mg MP i.v. und 10 min vor Anastomosenfreigabe erneut 250 mg MP i.v.
- 1. postop. Tag 250 mg MP i.v., 2. postop. Tag 125 mg MP i.v. und 3. postop. Tag 100 mg MP i.v.
- ab 4. postop. Tag perorale Gabe: 100 mg MP p.o. morgens, dann tägliche Reduktion der Dosis um 10 mg bis auf 40 mg am 10. Tag. Vom 12.–20. Tag Reduktion der MP-Dosis um 4 mg jeden 2. Tag auf 20 mg MP am 20. postop. Tag.

- Angestrebte Dosis nach 6 Monaten 4–12 mg MP tgl. oder 5–15 mg Prednison tgl.

(2) *Ciclosporin:* Ciclosporin greift im Verlauf der T-Zell-Aktivierung später ein als Glukokortikoide. Es bindet an ein Protein des Zytosols und hemmt die Peptidyl-Prolyl-Isomerase(PPI)-Aktivität des Proteins. Dadurch wird die Aktivierung der Gene für IL-2, IL-3, IL-4 und γ-Interferon gehemmt.

- Präoperativ etwa 6 h vor Operation CsA (Sandimmun®) 6 mg/kg p.o.
- Postoperativ 6 mg CsA/kg/d (d.h. 3 mg/kg im Abstand von 12 h). Die CsA-Plasmaspiegel sollten in den ersten 4 Wochen 100–150 ng/ml betragen, später um 100 ng/ml.
- Die angestrebte Richtgröße der Erhaltungsdosis beträgt 3–5 mg CsA/kg/d, verteilt auf zwei Gaben im Abstand von 12 h.

Da CSA durch Cytochrom P450IIIA4 abgebaut wird, sind eine Reihe von *Arzneimittelinteraktionen* zu beachten.

- Medikamente, die das Cytochrom-P450-Isoenzym hemmen und die CsA-Spiegel erhöhen:

Kalziumantagonisten: Verapamil (CsA-Spiegelerhöhung um etwa 300%), Diltiazem (20–30%), Nicardipin (200%); Nifedipin und Nitrendipin haben keinen Einfluß.

Antiinfektiöse Substanzen: Erythromycin (75–215%), Clarithromycin, Ketoconazol (200–1000%), Itraconazol und Fluconazol. *Grapefruitsaft.*

- Medikamente, die die Cytochrom-P450-Aktivität induzieren und damit die CsA-Spiegel erniedrigen: Antikonvulsiva: Phenytoin, Phenobarbital, Carbamazepin. Antituberkulotika (Rifampicin).

(3) *Azathioprin:* Azathioprin hemmt die T-Zell-Aktivierung im Stadium der Zellproliferation. Es ist für die Prophylaxe, nicht für die Therapie der Abstoßungsreaktion geeignet.

- 6 h postoperativ 2 mg Aza/kg i.v.
- 1. bis 4. postop. Tag 2 mg Aza/kg p.o., ab 5. postop. Tag 1,5 mg Aza/kg/d p.o. Bei Leukozyten < 4000/µl Dosisreduktion oder vorübergehendes Aussetzen.

Akute Transplantatabstoßungsreaktion

Bei Ersttransplantation ist in 30%, bei Zweittransplantation in 37% mit einer Transplantatabstoßungsreaktion zu rechnen. Frühe akute Transplantatabstoßung (innerhalb der ersten beiden Monate) vermindert die Transplantatfunktionsrate nach einem Jahr um 27%. Zeichen der Transplantatabstoßungsreaktion sind Anstieg des Serumkreatinins, Rückgang der Diurese, Blutdruckanstieg. Unter CsA sind die klassischen Zeichen wie Fieber, Transplantatschmerz und -schwellung wenig ausgeprägt oder fehlen.
Therapie der akuten interstitiellen Transplantatabstoßungsreaktion: Methylprednisolon (MP) 500 mg i.v. über 3–5 Tage. Der Erfolg dieser Maßnahme beträgt 60–70%. Bei Steroidresistenz (Serumkreatinin und Diurese bleiben unbeeinflußt) führen wir die perkutane Nierenbiopsie durch und schließen eine Behandlung mit OKT 3 an. Etwa 50% der Patienten entwickeln humane Anti-Mausantikörper (HAMA), meist in niedrigem Titer (< 1:100). Das Vorliegen von niedrigtitrigen HAMA vermindert nicht den Behandlungserfolg von OKT 3,

wenn innerhalb der ersten drei Monate nach Transplantation eine erneute OKT 3-Gabe erforderlich sein sollte. Titer über 1:100 oder erneute Abstoßung nach dem dritten Monat vermindern den OKT 3-Erfolg auf 25%. Trifft beides zu (Titer > 1:100 und Abstoßung nach dem dritten Monat), so ist mit keinem Erfolg der Behandlung zu rechnen. Risiko der OKT 3- oder ATG-Gabe bzw. der hochdosierten Immunsuppression ist die Begünstigung von Infektionen und Malignomen.

Organspende
Die Identität von Hirntod mit Tod des menschlichen Individuums ist weltweit nahezu generell anerkannt. Nur in der Phase des „dissoziierten" irreversiblen Funktionsverlustes des Hirns gegenüber den übrigen Organen können funktionstüchtige Transplantate entnommen werden. Der Hirntod ist durch den irreversiblen Verlust der Großhirn- und der Hirnstammfunktion und das Auftreten der folgenden Symptome gekennzeichnet:
(1) Bewußtlosigkeit (Koma),
(2) Ausfall der Spontanatmung,
(3) Lichtstarre beider, wenigstens mittel-, meistens maximal weiten Pupillen, wobei keine Wirkung eines Mydriaticums vorliegen darf,
(4) Fehlen des occulozephalen Reflexes,
(5) Fehlen des Kornealreflexes,
(6) Fehlen von Reaktionen auf Schmerzreize im Trigeminusbereich,
(7) Fehlen des Pharyngeal-Trachealreflexes.
Das Vorliegen aller dieser Befunde muß übereinstimmend von zwei Untersuchern festgestellt werden, die unabhängig von der Transplantations- oder Entnahmegruppe sind. Als wichtigste ergänzende Untersuchung dient das Null-Linien-EEG über 30 min oder entsprechende Beobachtungszeiten.
Ursachen des dissoziierten Hirntodes sind:
(1) Primäre Ursachen: Schädelhirntrauma, spontane intrakranielle Blutung, Hirninfarkt, primärer Hirntumor, akuter Verschlußhydrozephalus.
(2) Sekundäre Ursachen: Hypoxie, kardial bedingter Kreislaufstillstand, lang dauernder Schock.
Eine Organspende ist dann in Betracht zu ziehen (Spenderkriterien), wenn
(1) die klinischen Zeichen des Hirntodes sich andeuten,
(2) ein vorbestehender irreversibler Schaden des zu entnehmenden Organs ausgeschlossen werden kann,
(3) eine Übertragung von Krankheiten (Sepsis, Malignom) unwahrscheinlich ist (eine lokale Infektion stellt keine Kontraindikation dar),
(4) das Lebensalter < 65 Jahren liegt (keine absolute Grenze).

6 Glomerulonephritis

Bei ca. 40% der Patienten, die dialysiert oder transplantiert werden, hat sich die terminale Niereninsuffizienz (TNI) auf dem Boden einer Glomerulonephritis (GN) entwickelt. Zwischen Ätiologie (Tab. 17.6), (Immun-)Pathogenese (Tab. 17.7), Pathomorphologie (Tab. 17.8) und Klinik besteht keine feste Beziehung: Z.B. kann bei der Poststreptokokken-GN eine exsudativ-proliferative GN, eine mesangial-proliferative GN oder eine intra-/extrakapillär-proliferative GN vorliegen. In Tabelle 17.8 sind praktisch wichtige „Vorzugsbeziehungen" zwischen Morphologie und Klinik dargestellt. Trotz einer Vielzahl von bekannten ätiologischen Faktoren (s. Tab. 17.8) bleibt die Ursache oft „idiopathisch", d.h. ungeklärt. Eine brauchbare

17 Krankheiten der Nieren und Harnwege

Tabelle 17.6: Ätiologie der Glomerulonephritiden/Glomerulopathien (ausgewählte Beispiele)

---

1. GN mit bekanntem Antigen (ohne Systemerkrankung)
   - Streptokokken, Staphylokokken, Pneumokokken, Treponema pallidum, Plasmodium falciparum, Toxoplasmose, Hepatitis B
   - Penicillamin, Gold- und Quecksilberpräparate
   - Vakzine
   - maligne Tumoren
2. GN ohne bekannte Ursache (ohne Systemerkrankung)
   - „minimal change"-GN (sog. Lipoidnephrose)
   - übrige Formen der idiopathischen GN (s. Tab. 17.7)
3. GN bei Systemerkrankungen
   - Lupus erythematodes disseminatus, Panarteriitis nodosa, Sklerodermie-Niere, Purpura Schoenlein-Henoch, Wegenersche Granulomatose, Goodpasture-Syndrom
4. Glomerulopathie bei Stoffwechselerkrankungen
   - Diabetes mellitus, Amyloidose
5. Heredofamiliäre Glomerulopathien (z.B. Alport-Syndrom)

Tabelle 17.7: Pathogenese der Glomerulonephritiden

---

1. Immunkomplexe (IC)
1.1. zirkulierende IC
1.2. „in situ"-Bildung

2. Autoantikörper
2.1. Basalmembran-Antikörper
2.2. „C3-Nephritisfaktor"

3. Zelluläre Immunität?

4. Nicht immunologisch

Einteilung nach der Ätiologie ist deshalb z.Z. nicht möglich. Ebensowenig brauchbar für Klinik und Praxis ist eine Unterteilung nach pathogenetischen Gesichtspunkten (Tab. 17.6). Die Morphologie (Tab. 17.7) kann wichtige prognostische Hinweise liefern, besonders wenn sie durch Einbeziehung des Lebensalters ergänzt wird. Primär entscheidend für Diagnostik und Therapie ist jedoch das klinische Bild. Hierbei lassen sich die folgenden Syndrome bzw. Krankheitsbilder abgrenzen: akute GN, rasch progrediente GN, chronische GN, asymptomatische Proteinurie und/oder Hämaturie, nephrotisches Syndrom (Tab. 17.9).
Eine histologische Klärung mit Hilfe der *Nierenbiopsie* sollte erfolgen, wenn das Ergebnis eine *therapeutische Konsequenz* erwarten läßt. Dies gilt für folgende Fälle: nephrotisches Syndrom, rasche Verschlechterung der Nierenfunktion unklarer Genese (z.B. rasch progrediente Glomerulonephritis), akute Niereninsuffizienz unklarer Genese, ungeklärte Systemerkrankung (z.B. SLE), Transplantatabstoßungsreaktion. Eine *prognostische Aussage* kann ebenfalls so wichtig sein (z.B. Berufswahl), daß eine Nierenbiopsie sinnvoll ist. Außerdem kann die Nieren-

Tabelle 17.8: Pathologisch-anatomische Nomenklatur der Glomerulonephritis

W. Thoenes 1972–1974	WHO 1982
Diffuse GN	
exsudativ-proliferative GN	endocapillary proliferative GN
mesangial-proliferative GN	mesangial proliferative GN
intra-/extrakapillär-proliferative GN	crescentic GN
membranoproliferative GN	mesangio-capillary (membranoproliferative) GN
(peri-)membranöse GN	membranous GN
Minimalveränderungen	minor glomerular abnormalities
Minimalglomerulonephritis	(incl. minimal change NS)
Fokal-segmental akzentuierte GN	
fokal-segmental-proliferative GN	focal GN
fokal-segmental-sklerosierende GP/GN	focal segmental glomerulosclerosis

Tabelle 17.9: „Vorzugsbeziehung" zwischen klinischem Verlauf der Glomerulonephritis und der Histologie

Klinik	Histologie
akute GN	exsudativ-proliferative GN
rasch progrediente GN	intra-extrakapillär-proliferative GN
chronische GN	sklerosierende Veränderungen
asymptomatische Proteinurie und/oder Hämaturie	Minimalglomerulonephritis mesangial-proliferative GN
nephrotisches Syndrom	Minimalveränderungen fokal-segmental sklerosierende GN membranöse GN

biopsie einen diagnostischen Schlußstrich ziehen und einen Patienten vor einer Vielzahl weiterer belastender Untersuchungen (z. B. wiederholte Zystoskopien) bewahren.

6.1 Akute GN
Definition: Plötzlich einsetzende, glomeruläre Nierenerkrankung mit dem Bild des akuten nephritischen Syndroms, d. h. mit unterschiedlich ausgeprägter Hämaturie, Proteinurie, Nierenfunktionseinschränkung, Salz-Wasserretention, Blutdruckerhöhung und auch Oligurie, wobei eine Tendenz zur Spontanheilung besteht.

Die Glomerulonephritis (GN) kann im Anschluß an eine Reihe von Infektionen auftreten, bevorzugt jedoch nach Streptokokkeninfektion. Im einzelnen kommen die folgenden Erreger in Frage: Bakterien (β-hämolysierende Streptokokken, Pneumokokken, Klebsiellen, Staphylokokken, Meningokokken u. a.), Viren (Varizellen, Mumps, Masern, infektiöse Mononukleose, Hepatitis B, Zytomegalie u. a.), Protozoen (Malaria, Toxoplasmose, Trichinose) und Pilze (Histoplasmose). Histologisch findet sich meist das Bild der exsudativ-proliferativen GN (Tab. 17.7). Die klassische Poststreptokokken-GN zeigt klinisch den eindrucksvollsten Verlauf.

6.1.1 Akute Poststreptokokken-GN

Ätiopathogenese: Die akute Poststreptokokken-GN wird heute in der Klinik selten gesehen (frühzeitige antibiotische Behandlung von Racheninfektionen, häufig oligosymptomatischer Verlauf). Insbesondere folgende Infektionen mit nephritogenen β-hämolytischen A-Streptokokken (Typ 1, 4, 12 oder 49) gehen der akuten GN voraus: Angina tonsillaris, seltener Sinusitis, Pharyngitis, Otitis media, Scharlach, Erysipel oder andere Hautinfekte. Pathogenetisch handelt es sich um eine Immunkomplexnephritis. Die Streptokokken wirken als Antigen und induzieren eine Antikörperbildung. Die Antigen-Antikörperkomplexe gelangen dann auf dem Blutwege in den Glomerulus und wirken dort über die klassische Aktivierung der Komplementkaskade (erniedrigter Komplementtiter) entzündungserregend.

Klinik: *Leitsymptome und -befunde:* 1–4wöchige Latenz zwischen Infekt und Auftreten der akuten GN. Zu Beginn allgemeines Krankheitsgefühl, evtl. Kopf- und/oder Lendenschmerzen. Folgende Symptome und Befunde können in verschiedenen Kombinationen und mit unterschiedlicher Schwere auftreten: Proteinurie (selten > 3 g/Tag), Mikro-, Makrohämaturie (Akanthozyturie), mäßiggradige Leukozyturie, Zylindrurie; Abfall der GFR (selten < 50%), initiale Oligurie (wenn länger als 1 Woche, Nierenbiopsie, um rasch progredienten Verlauf zu erfassen), NaCl-H_2O-Retention mit Suppression des Renin-Angiotensin-Aldosteron-Systems: Neigung zur Hyperkaliämie und hyperchlorämischen Azidose, auch ohne daß wesentliche Oligurie vorliegt. Ödeme (besonders Lidödem), Hypertonie (selten > 150–170/110–115 mmHg), Linksherzinsuffizienz mit Lungenstauung und Belastungsdyspnoe. Erhöhter AST in ca. 50% (Maximum 3–4 Wochen nach Infekt); erhöhter Anti-Streptokokken-DNAse-B-Titer, besonders nach Hautinfektionen. BKS-Erhöhung, Hyperproteinämie, Retention harnpflichtiger Substanzen mäßig ausgeprägt. *Diagnostische Hinweise:* Oligo- bzw. monosymptomatische Formen sind häufig. Differentialdiagnostisch sind Glomerulonephritiden mit rasch progredientem Verlauf, die akute diffuse interstitielle Nephritis und auch das akute Nierenversagen abzugrenzen. Hierzu ist in vielen Fällen, besonders bei nephrotischem und oligurischem Verlauf, die Nierenbiopsie erforderlich. Der AST ist nur beim Streptokokkeninfekt und hier nicht immer signifikant erhöht. Stets erniedrigter Komplementtiter (CH_{50} und C 3), der sich nach 3–6 Wochen normalisiert.

Therapie und Prophylaxe

Vorbemerkungen

Die Nierenveränderungen bzw. die Ausheilung lassen sich durch medikamentöse Maßnahmen nicht nachweislich beeinflussen. Auch die Elimination des Streptokokken-Antigens hat keinen gesicherten Einfluß auf den weiteren Krankheitsverlauf. Diät und Medikamente werden deshalb zur Behandlung von Komplikationen und zur Prophylaxe eingesetzt.

Allgemeine Maßnahmen

Im akuten Stadium *Bettruhe,* besonders wenn Ödeme, Hochdruck, Oligurie und Azotämie vorhanden sind. Darüber hinaus hat eine strenge, prolongiert durchgeführte Bettruhe keinen Einfluß auf die Langzeitprognose der akuten

Poststreptokokken-GN (McCrory et al., 1959). Schulbesuch und körperlich leichte Berufstätigkeit sind dann möglich. Vermeidung von Durchnässung, Abkühlung und körperliche Erschöpfung (Leistungssport und Schwerarbeit).

Diät und Flüssigkeitszufuhr
Diätetische Maßnahmen haben die Vermeidung von Komplikationen zum Ziel. Allerdings ist das früher vorgeschlagene Dursten und Hungern wegen der Gefahr der Exsikkose und Zunahme des endogenen Eiweißanfalls gefährlich. *Kochsalzrestriktion* 1–2 g/Tag bei schwerer Hypertonie, ausgeprägten Ödemen und Oligurie. Die Kochsalzrestriktion genügt oft zur Ausschwemmung der Ödeme. Bei Besserung schrittweise Erhöhung der Kochsalzzufuhr unter Kontrolle von Blutdruck, Ödemen und Diurese. Eine *Eiweißrestriktion* (< 0,5 g/kg/Tag) ist nur bei Oligurie und Azotämie (Serum-Harnstoff-N > 75 mg/dl) notwendig. Lockerung der Restriktion parallel zur Besserung der Nierenfunktion. Die *Kaliumzufuhr* (Obst, Fruchtsäfte u.a. kaliumreiche Nahrungsmittel) ist bei Hyperkaliämie einzuschränken. Bei Azotämie *kalorienreiche Ernährung*, überwiegend durch Kohlenhydrate und Fette, sonst leichtverdauliche Normalkost. *Flüssigkeitsrestriktion* nur bei Oligurie. Tägliche Flüssigkeitszufuhr = 500 ml + Summe der Ausscheidung vom Vortag (Urin, Sonde, Erbrechen).

Pharmakotherapie
(1) Eine *Penicillinbehandlung* sollte möglichst frühzeitig eingeleitet werden, um eine Infektion der Umgebung mit nephritogenen Streptokokken zu verhindern. Nicht gesichert ist, ob sich der Verlauf der Glomerulonephritis durch eine frühzeitige antibiotische Behandlung beeinflussen läßt. Die *Penicillintherapie erfolgt während des Infektes, in der Regel über 10 Tage*. Der Nutzen einer Langzeitbehandlung mit Antibiotika ist nicht erwiesen! *Dosierung:* Depot-Penicillin G 800 000–1 000 000 E/Tag i.m. oder Phenoxymethylpenicillin (z.B. Beromycin®, Immunocillin®, Isocillin®) 1–1,2 Mio. E/Tag p.o. Bei Penicillinallergie erfolgt die Behandlung mit einem anderen Streptokokken wirksamen Antibiotikum (z.B. Cefalosporine, Erythromycin, s. Kap. 5.1).
(2) Neben der Kochsalzrestriktion *Diuretikagabe* (s. Kap. 4), wenn Ödeme und eine Hypertonie vorliegen. Keine kaliumsparenden Diuretika, die bei eingeschränkter GFR nur schwach wirksam sind und die Entwicklung einer Hyperkaliämie begünstigen! Geeignet sind die stark wirksamen Schleifendiuretika (Furosemid, Etacrynsäure). Dosierung unter Berücksichtigung der Nierenfunktion (s. Kap. 8, Tab. 8.5).
(3) *Antihypertensive Behandlung* (s. Kap. 8, 2.4).
(4) Eine *Digitalisierung* ist nur bei Herzinsuffizienz indiziert.
(5) *Steroide* und *zytotoxische Substanzen* sind bei der Poststreptokokken-GN mit und ohne nephrotischem Syndrom wirkungslos. Bei der rasch progredienten Verlaufsform der akuten Poststreptokokken-GN werden sie gelegentlich eingesetzt (s. ds. Kap., 6.5).

Herdsanierung

Die *Tonsillektomie* (oder auch die Beseitigung einer chronischen Sinusitis oder Otitis) wird zur Vermeidung von Infektrezidiven durchgeführt. Allerdings hat diese Maßnahme keinen darüber hinausgehenden Einfluß auf den Verlauf der GN. Die Herdbeseitigung sollte nur bei eindeutiger Indikation (nachgewiesene Eiterherde in Tonsillen oder Nebenhöhlen) 4–6 Wochen nach Abklingen der akuten Symptome und unter Penicillinschutz (1–3 Mio. E/Tag, ab 1 Tag vor Operation über ca. 8 Tage) durchgeführt werden.

Prognose

Im Erwachsenenalter ist die Prognose der seltenen, epidemisch auftretenden Poststreptokokken-GN wie im Kindesalter gut (Heilung > 80%). Bei der häufigeren sporadischen Poststreptokokken-GN ist die Prognose dagegen ungünstiger: 50% heilen aus (innerhalb von 2 Jahren), 10% verlaufen rasch progredient und können innerhalb von Wochen bis Monaten in eine terminale Niereninsuffizienz übergehen, 40% zeigen eine unvollständige Remission (histologisch meist mesangial-/endokapillär-proliferative GN) mit Wiederauftreten von Proteinurie, Hypertonie und Nierenfunktionseinschränkung innerhalb von 10 Jahren (Baldwin et al., 1973). Die Ursache der Progression ist nicht klar. Prognostisch ungünstig (chronischer Verlauf) ist das Auftreten eines nephrotischen Syndroms zu Beginn der Poststreptokokken-GN, mit dem in 20% der Fälle zu rechnen ist.

6.1.2 Andere postinfektiöse Nierenerkrankungen

Im Anschluß an eine Reihe von nicht durch Streptokokken hervorgerufenen Infektionen kann es zur akuten GN mit meist milder klinischer Symptomatik kommen (s. ds. Kap., S. 637). In den meisten Fällen heilt die Nierenerkrankung spontan aus und hat keine Tendenz zur Progression. Die allgemeinen und symptomatischen Maßnahmen entsprechen denen bei akuter Poststreptokokken-GN. Bei viraler Genese der akuten GN wird keine Antibiotikatherapie durchgeführt. *Differentialdiagnostisch* ist eine akute interstitielle Nephritis abzugrenzen, die ebenfalls im Rahmen einer Vielzahl dieser Infektionen auftreten kann (s. ds. Kap., 10).

6.2 Rasch progrediente GN

Definition: Rasch fortschreitende, teils schleichend beginnende, oft olig-/anurische glomeruläre Nierenerkrankung, die meist innerhalb von Wochen bis Monaten zur terminalen Niereninsuffizienz führt (GFR-Abfall > 50% innerhalb von 3 Monaten). Histologisch findet sich vorwiegend eine intra-/extrakapillär-proliferative GN (s. Tab. 17.8 und 17.9).

Ätiopathogenese: Die Ätiologie ist vielgestaltig. Als Auslöser kommen in Frage: Bakterien, Medikamente (D-Penicillamin) und monoklonale Gammopathien. Virale Infekte, Kohlenwasserstoffe und Zigarettenrauchen dürften eher permissive Faktoren darstellen. Darüber hinaus ist die Reaktionsbereitschaft des Organismus entscheidend für die Entwicklung einer rasch progredienten Glomerulonephritis. So findet sich ein gehäuftes Auftreten bei HLA-DR2 und -B7. Immunpathogenetisch lassen sich drei Formen unterscheiden, die Anti-GBM-RPGN, die Immunkomplex-RPGN und die RPGN ohne Immundepots (Tab. 17.10).

Klinik der Anti-GBM-RPGN (u. a. Goodpasture-Syndrom): *Leitsymptome und -befunde:* Die Anti-GBM-RPGN geht in 70% mit Lungenblutungen einher und findet sich vorwiegend bei jungen Männern. Die auf die Niere beschränkte Form tritt überwiegend bei Frauen im 50.–60. Lebensjahr auf. Das *Goodpasture-*

Tabelle 17.10: Immunpathogenetische Klassifikation der RPGN

1. *Basalmembran-Antikörper* mit Lungenblutung (Goodpasture-Syndrom) ohne Lungenblutung als Komplikation einer membranösen GN	20%
2. *Immunkomplexe* – postinfektiös (Poststreptokokken, nach Weichteilabszeß u. a.) – Vaskulitis (SLE, Purpura Schoenlein-Henoch, Kryoglobulinämie) – primäre GN (IgA-GN, membranproliferative GN, idiopathisch)	40%
3. *Ohne Immunablagerungen* – Vaskulitis (Panarteriitis nodosa, Hypersensitivitäts-Vaskulitis, Wegenersche Granulomatose) – idiopathisch	40%

Syndrom ist gekennzeichnet durch die Trias Lungenblutungen, RPGN und GBM-Antikörper. Beginn meist mit Bluthusten (blutig tingiertes Sputum bis zur massiven Hämoptoe), Atemnot, Müdigkeit, Abgeschlagenheit. Zur Nierensymptomatik mit Hämaturie, Proteinurie und evtl. Ödemen, Übelkeit, Erbrechen kommt es meist später. Die Erkrankung kann aber auch mit den Zeichen der Niereninsuffizienz beginnen. Außerdem besteht meist eine ausgeprägte Anämie, die sich durch Hämoptoe und Niereninsuffizienz nicht ausreichend erklären läßt. Röntgenologisch finden sich feine, milchglasartige Eintrübungen bis zu grobfleckigen, unscharf begrenzten, teilweise konfluierenden Herden. Die Veränderungen können vollkommen verschwinden und dann überraschend schnell wieder auftreten. Die GN ist, von seltenen Ausnahmen abgesehen, rasch progredient und führt dann innerhalb eines Jahres zur terminalen Niereninsuffizienz. *Diagnostische Hinweise:* Die Diagnose des Goodpasture-Syndroms wird durch das Vorhandensein der Trias Lungenblutungen, Glomerulonephritis und antiglomeruläre Basalmembran-Antikörper gestellt. Die antiglomerulären Basalmembran-Antikörper lassen sich anhand der linearen Immunfluoreszenz im Nierenbiopsiematerial und/oder in der Zirkulation (ELISA) nachweisen. Diagnostisch bedeutsam ist außerdem die Bestimmung von ANCA, ANA, Anti-DNS und Kryoglobulinen. *Differential- diagnostisch* kommen eine Reihe weiterer Erkrankungen in Betracht, die ebenfalls mit Hämoptoe und Nierenbeteiligung einhergehen, wobei aber die antiglomerulären Basalmembran-Antikörper fehlen (s. Tab. 17.10): Lupus erythematodes disseminatus, Panarteriitis nodosa, Wegenersche Granulomatose, Schoenlein-Henoch-Purpura, essentielle Kryoglobulinämie, Nierenvenenthrombose mit Lungenembolie, Herzinsuffizienz bei Urämie. Lediglich bei der idiopathischen Lungenhämosiderose bestehen ebenfalls Lungenblutungen, antiglomeruläre Basalmembran-Antikörper und auch glomeruläre Veränderungen, die allerdings nur geringgradig sind und zu keiner wesentlichen renalen Symptomatik bzw. Niereninsuffizienz führen.

Klinik der immunkomplexbedingten RPGN: *Leitsymptome und -befunde:* Häufige Ursachen sind hier die postinfektiösen Glomerulonephritiden mit vergleichsweiser günstiger Prognose (Spontanheilung 50%, partielle Heilung 18%). Die Klinik der einzelnen immunkomplexbedingten RPGN-Formen (z. B. SLE, Purpura Schoenlein-Henoch) ist naturgemäß heterogen (s. Tab. 17.10), der renale Verlauf kann jedoch sehr gleichartig sein. Differentialdiagnose der RPGN s. u. „Klinik der RPGN ohne Immundepots".

Klinik der RPGN ohne Immundepots: *Leitsymptome und -befunde:* Die häufigste Form ist hier die idiopathische RPGN, die eine enge Verwandtschaft zu den vaskulitischen Formen wie Wegenersche Granulomatose und Panarteriitis nodosa zeigt. Hierfür spricht u. a., daß die ursprünglich als für M. Wegener typischen ANCA auch bei der idiopathischen RPGN und der mikroskopischen Form der Panarteriitis nodosa vorkommen können. Die renale Symptomatik entspricht der von anderen Formen der RPGN. Beginn häufig im Anschluß an respiratorische oder grippale Infekte. Allgemeines Krankheitsgefühl, evtl. Lendenschmerzen, Hämaturie, Proteinurie, Hochdruck, Augenhintergrundveränderungen, rascher Anstieg der harnpflichtigen Substanzen, Zeichen der Überwässerung (Gewichtszunahme, Ödeme, Flüssigkeitslunge) und der Urämie. Der Beginn ist dem bei akuter GN vergleichbar, in vielen Fällen eher schleichend. Bei RPGN findet sich wesentlich häufiger eine Oligo-/Anurie.

Differentialdiagnose: Folgende Erkrankungen können klinisch unter dem Bild einer RPGN verlaufen: akute Glomerulonephritis, akute diffuse interstitielle Nephritis, primäre und sekundäre maligne Nephrosklerose, hämolytisch-urämisches Syndrom, Sklerodermie-Niere, akute Nierenvenenthrombose. In den meisten Fällen ist zur Klärung eine Nierenbiopsie angezeigt. Ein ausgedehnter glomerulärer Befall und eine persistierende Oligo-/Anurie weisen auf eine ungünstige Prognose hin.

Therapie

Therapie der Anti-GBM-RPGN (u.a. Goodpasture-Syndrom)
Die Prognose ist ohne Behandlung sehr ernst, wenn auch in den letzten Jahren leichte Verläufe beschrieben wurden. Da es sich um eine autoantikörpervermittelte Erkrankung handelt, ist der Versuch naheliegend, diese Autoantikörper mit Hilfe der *Plasmaseparation* zu entfernen. 22 unkontrollierte Studien haben im Mittel eine Besserung der Lungenblutung in 90% gezeigt und eine Verbesserung der Nierenfunktion in 40%, wobei die hochdosierte Steroidbehandlung die Nierenfunktion ebenfalls in ca. 30% verbessert. Insgesamt ist der Wert der Plasmaseparation durch keine kontrollierte Untersuchung gesichert, aufgrund der bestehenden großen Erfahrung jedoch sehr wahrscheinlich. Die bilaterale Nephrektomie ist nicht indiziert, da sie eher zur Zunahme der zirkulierenden Antikörper mit Verschlechterung der Lungensymptomatik führt. Bei Vorliegen einer Oligurie, bei Kreatininwerten > 6,5 mg/dl und bei bereits erforderlicher Dialysebehandlung ist die Plasmaseparation weniger erfolgversprechend. Es empfiehlt sich folgendes therapeutisches Vorgehen:
(1) Cyclosphosphamid 2–3 mg/kg/Tag p.o. über mindestens 8 Wochen, in Abhängigkeit von der Krankheitsaktivität über mehrere Monate.
(2) Prednison 1 mg/kg/Tg p.o. über ca. 1 Monat und dann Dosisreduktion in Abhängigkeit von der Krankheitsaktivität.
(3) Plasmaseparation, die über mindestens 2 Wochen intensiv (täglicher Austausch von 4 l) durchgeführt werden sollte. Nach 2 Wochen Entscheidung über die Fortführung der Plasmaseparation anhand des klinischen Verlaufs und der Anti-GBM-Titer.
Zu bedenken ist, daß die Autoantikörper im Mittel nach 11 Monaten auch ohne Behandlung verschwinden. Auch aus diesem Grund ist die Immunsuppression zu limitieren. Da ein Therapieerfolg bei fortgeschrittener Niereninsuffizienz (Se-

rumkreatinin > 6,5 mg/dl und bereits bestehende Dialysebehandlung) begrenzt ist, sollten hier beim Einsatz einer Immunsuppression deren Risiken besondere Berücksichtigung finden.

Therapie der immunkomplexinduzierten RPGN
Bei der postinfektiösen RPGN ist die entscheidende therapeutische Maßnahme die *Elimination des Infektionsherdes* (z.B. Entfernen eines infizierten ventrikulojugulären Shunts, Spaltung eines Abszesses, antibiotische Behandlung einer Endokarditis). In einigen Fällen, wenn sich ein solcher Herd nicht nachweisen läßt, wird man sich zur Immunsuppression entschließen. Die Therapie der lupusinduzierten RPGN erfolgt durch Cyclophosphamid und Steroide (s. nächsten Abschnitt). Die Immunsuppression bei RPGN auf dem Boden einer Purpura Schoenlein-Henoch ist zwar nicht gesichert, kann jedoch gerechtfertigt sein.

Therapie der RPGN ohne Immundepots
Die Behandlung der RPGN ohne Immundepots erfolgt in erster Linie durch eine *Steroidstoßtherapie*. Die ursprünglich schlechte Prognose hat sich hierdurch deutlich verbessern lassen. Es findet sich eine Zunahme der GFR auf über 30% in ca. 75% der Patienten. Der Wert einer zusätzlichen Plasmaseparation im Vergleich zur alleinigen Immunsuppression war in zwei prospektiven Untersuchungen nicht nachzuweisen. Aufgrund dieses nicht gesicherten Effektes der Plasmaseparation, der einfachen Handhabung der Steroidstoßbehandlung und unter Berücksichtigung der Kosten/Nutzen-Relation erscheint uns der Einsatz der Plasmaseparation nicht gerechtfertigt. Bei systemischen Veränderungen, d.h. bei vaskulitischen Zeichen, empfiehlt sich der zusätzliche Einsatz von Cyclophosphamid, zumal davon auszugehen ist, daß einige Vaskulitiden mit einer renalen Manifestation beginnen.

(1) Methylprednisolon-Stoßtherapie: 250–1000 mg i.v. über 3 Tage und anschließend

(2) Prednison 1 mg/kg/Tag p.o. in absteigender Dosis über einige Monate.

(3) Bei Zeichen der Vaskulitis zusätzlich Cyclophosphamid 2–3 mg/kg/Tag p.o.

6.3 Chronische GN
Definition: Über Jahre oder Jahrzehnte persistierende oder rezidivierende GN, die bis zur terminalen Niereninsuffizienz (Urämie) fortschreiten oder aber zum Stillstand kommen kann. Es handelt sich also um die mögliche Folge aller primären und sekundären Glomerulonephritiden.

Ätiopathogenese: Nur bei einigen GN-Formen ist das Antigen bekannt (s. Tab. 17.6). In einigen Fällen kommt es nach Antigenelimination (z.B. Penicillamin, Gold- oder Quecksilber-haltige Medikamente) zum Sistieren der Erkrankung, in anderen Fällen dagegen nicht (Streptokokken, Plasmodium falciparum). Die Mehrzahl der Fälle scheint idiopathisch. Wenn bereits eine Nierenfunktionseinschränkung vorliegt, spielen zusätzliche, nicht-immunologische Faktoren für die weitere Progredienz der Nierenerkrankung eine Rolle. System- und Stoffwechselerkrankungen können ebenfalls mit einer GN einhergehen.

Klinik: Diagnostisch und therapeutisch bedeutsam ist die Unterscheidung zwischen *GN mit nephrotischem Syndrom* und *GN ohne nephrotisches Syndrom*

17 Krankheiten der Nieren und Harnwege

(oligosymptomatische GN). Die oligosymptomatische GN geht mit einer rezidivierenden oder persistierenden Mikrohämaturie (auch Makrohämaturie) und/oder einfachen Proteinurie (< 2 g/Tag) einher. Aufgrund der geringgradigen Symptome werden diese Glomerulonephritiden oft rein zufällig oder erst bei fortgeschrittener Niereninsuffizienz festgestellt. Oft über viele Jahre oder Jahrzehnte Latenz, unterhalb einer GFR von 10 ml/min dann rasche Progredienz (sog. „pseudo-akuter Beginn" eines chronischen Nierenleidens).

Entgegen der früheren Anschauung handelt es sich bei der *IgA-Nephritis* keineswegs nur um eine „benigne" Hämaturie. Verschiedene Verlaufsformen sind möglich: persistierende Mikrohämaturie, intermittierende Makrohämaturie mit Verschlechterung der Nierenfunktion, rasch progrediente Glomerulonephritis, nephrotisches Syndrom, maligne Hypertonie. In ca. 25% der Fälle ist mit einer terminalen Niereninsuffizienz innerhalb von 5–20 Jahren zu rechnen. Eine sichere therapeutische Beeinflussung ist nicht bekannt.

Die *arterielle Hypertonie* ist bei beiden Verlaufsformen (chronische GN mit oder ohne NS) häufig und nimmt bei fortgeschrittener Niereninsuffizienz zu. Sie kann im Vordergrund der klinischen Symptomatik stehen („vaskulär-hypertone Verlaufsform"). Kommt es im Rahmen der GN zur progredienten Niereninsuffizienz, so bestimmt mit zunehmender Nierenfunktionseinschränkung der Grad der Niereninsuffizienz das klinische Bild (Anämie, Hypertonie, Osteopathie, Flüssigkeitsretention u.a., s. ds. Kap., 3). *Diagnostische Hinweise* und *Differentialdiagnose:* Differentialdiagnostisch sind benigne und maligne Nephrosklerose, Pyelonephritis, Analgetikaniere und Glomerulonephritis bei Systemerkrankungen abzugrenzen. Bei fortgeschrittener Niereninsuffizienz wird die Diagnose durch hypertensive Gefäßveränderungen und interkurrente Pyelonephritiden erschwert.

Therapie

Behandlungsziele

(1) *Beeinflussung des entzündlichen Nierenprozesses:* Elimination des Antigens (Bakterien, Viren, Medikamente, Tumoren), Hemmung der Antikörperbildung und Entzündung (Steroide und Immunsuppressiva).

(2) *Verhindern einer zusätzlichen Nierenschädigung* durch Hochdruck, interkurrente Infekte, nephrotoxische Substanzen, Herzinsuffizienz, Salzverlust, Hyperparathyreoidismus,

(3) *Prophylaxe und Therapie der Symptome der GN* (z.B. nephrotisches Syndrom, urämische Symptomatik).

(4) *Progressionshemmung bei diabetischer Nephropathie und GN:* ACE-Hemmer dilatieren vorwiegend das Vas efferens, senken den intraglomerulären Druck, vermindern die Entwicklung einer Glomerulosklerose und damit die Progression bei diabetischer Nephropathie Typ I (Lewis et al., New Engl. J. Med. 329 [1993] 1456) und auch bei Glomerulonephritiden.

Für alle Glomerulonephritiden gelten in unterschiedlicher Abstufung die unter 2) und 3) aufgeführten therapeutischen Bestrebungen. Die Beeinflussung des entzündlichen Nierenprozesses ist nur bei einigen GN möglich. Deshalb sollen die allgemeinen und symptomatischen Maßnahmen, die für alle GN-Formen gleichermaßen gelten, den „spezifischen" Behandlungsmöglichkeiten vorangestellt werden.

Allgemeine Maßnahmen

Diätetische Maßnahmen: Sie richten sich nach dem Grad der Niereninsuffizienz, dem Auftreten von Hochdruck und Ödemen.

(1) Wichtig ist eine *ausreichende NaCl- und Flüssigkeitszufuhr*, da generelle NaCl-Restriktion und Dursten eine rasche Verschlechterung der Nierenfunktion zur Folge haben können. NaCl-Restriktion nur bei Hochdruck und Ödemen!

(2) *Eiweißrestriktion* (0,5–0,6 g biologisch hochwertiges [$^2/_3$ tierisches] Eiweiß/kg/Tag) bei Serum-Harnstoff-N > 75 mg/dl und/oder gastrointestinalen Beschwerden. Neuere, vor allem tierexperimentelle Untersuchungen sprechen für den progressionshemmenden Effekt einer frühzeitigen (funktionelle Einnierigkeit, SKr > 1,5 mg/dl) Eiweißrestriktion (ca. 0,7 g Eiweiß/kg/Tag). Danach scheint eine hohe Eiweißzufuhr bei vorbestehender Nierenfunktionseinschränkung zur glomerulären Hyperperfusion mit Überladung des Mesangiums durch Proteine zu führen. Dies bedeutet einen Proliferationsreiz auf die Mesangiumzellen, wodurch die Entwicklung einer fokalen Sklerose und damit eine weitere Verschlechterung der Nierenfunktion mit Zunahme der Proteinurie begünstigt wird (Brenner, Kidney Intern. 23 [1983] 647–655). Für eine entsprechende generelle Empfehlung bedarf diese interessante Hypothese weiterer Bestätigung. Dies um so mehr, als in einer neuen kontrollierten Untersuchung eine Proteinrestriktion ohne nennenswerten Einfluß auf den Verlauf von überwiegend nicht-diabetischen Nierenerkrankungen war (Klahr et al., MDRD Study Group, New Engl. J. Med. 330 [1994] 877).

Vermeidung einer zusätzlichen Schädigung des Nierenparenchyms

(1) *Konsequente Hochdruckbehandlung* (besonders wichtig! s. ds. Kap., 3 „Hypertonie" und Kap. 13).

(2) *Vermeiden von nephrotoxischen Substanzen* (Phenacetin, Paracetamol oder zu hoch dosierte Aminoglykoside): s. ds. Kap., 11.

(3) *Behandlung interkurrenter Infekte.*

(4) *Therapie einer Herzinsuffizienz:* Sie entspricht den allgemeinen Richtlinien (Diuretika, Digitalis, s. Kap. 11, 2) unter Berücksichtigung der Nierenfunktion (s. Kap. 8, 2).

(5) *Behebung von Elektrolytstörungen, insbesondere eines Natriummangels*, der oft rasch zur Hypovolämie und Verschlechterung der Nierenfunktion führt (keine generelle Kochsalzrestriktion!).

(6) *Prophylaxe des sekundären Hyperparathyreoidismus* (Nephrokalzinose, Nephrolithiasis) mit phosphatbindenden Substanzen (z. B. Kalziumkarbonat, Aluminiumhydroxid), Kalziumsubstitution sowie evtl. Gabe von Vitamin D bzw. Vitamin-D-Analoga (s. ds. Kap., 3 „Renale Osteopathie ...").

Progressionshemmung bei diabetischer Nephropathie und GN

Captopril verzögert die Progression bei diabetischer Nephropathie (Diabetes mellitus Typ I). Dieser Effekt scheint auch den anderen ACE-Hemmern zuzukommen und hat sich auch für unterschiedliche Glomerulonephritiden (Benazepril) zeigen lassen.

17 Krankheiten der Nieren und Harnwege

Spezifische Pharmakotherapie
Bei *idiopathischer chronischer GN* läßt sich der Nierenprozeß nur in wenigen Fällen beeinflussen: Bei Minimalveränderungen (s. ds. Kap., 6.5 „Spezielle Pharmakotherapie des NS bei Minimalveränderungen"); therapeutische Ansätze gibt es außerdem bei membranöser GN und membrano-proliferativer GN (s. ds. Kap., 6.5 „Spezielle Pharmakotherapie bei den übrigen GN-Formen). Im Unterschied hierzu können Nierenveränderungen und Prognose von Glomerulonephritiden bei Systemerkrankungen z.T. weitgehend gebessert werden.

6.4 Asymptomatische Proteinurie und/oder Hämaturie

Definition: Milde Proteinurie (< 2 g/Tag) und/oder Hämaturie, wobei Symptome wie Hypertonie oder Ödeme fehlen.

Ätiopathogenese: Häufige Ursache der asymptomatischen *glomerulären Hämaturie* sind mesangial-proliferative Veränderungen und hier die sog. IgA-Nephritis. Außerdem: hereditäre Nephropathie (Alport-Syndrom), postinfektiöse GN, fokal-segmental sklerosierende GN, Systemkrankheiten wie Purpura Schoenlein-Henoch. Die Belastungshämaturie ist in der Regel nicht-glomulärer Genese. Die milde *glomeruläre Proteinurie* kann Zeichen einer beginnenden Glomerulonephritis sein oder aber auch Ausdruck eines Restzustandes nach abgeheilter GN. Häufige Ursachen sind fokale Sklerose, Nephrosklerose, diabetische Glomerulosklerose.

Klinik: *Leitsymptome und -befunde:* Eine Hämaturie kann auf dem Boden zahlreicher Ursachen entstehen, die von unterschiedlicher prognostischer Bedeutung sind (Tab. 17.11). Für eine glomeruläre Genese der Hämaturie spricht das Vorliegen von dysmorphen Erythrozyten (Akanthozyten, d.h. Erythrozyten mit Ausstülpungen > 5%), außerdem eine Zylindrurie sowie eine begleitende Proteinurie. Grenzwerte der pathologischen Zellausscheidung im Urin sind: im *Urinsediment*

Tabelle 17.11: Häufige Ursachen einer Hämaturie

1. **Renale Ursachen**
   1.1 glomerulär
   Glomerulonephritis primär oder sekundär, andere glomeruläre Läsionen
   (z.B. hereditär, stoffwechselbedingt)
   1.2 nicht-glomerulär
   akute interstitelle Nephritis, chronische interstitielle Nephritis (u.a. Analgetikaniere), zystische Nierenerkrankungen, Tumoren, Gefäßmißbildungen, Ischämie (arterieller und venöser Verschluß), Trauma, Hyperkalzurie und Hyperurikosurie

2. **Postrenale Ursachen**
   mechanisch (Steine und Stenosen der Harnwege), entzündlich (Urethritis, Zystitis, Prostatitis, Epididymitis), Tumoren (Prostata, Uroepithel), Prostatahypertrophie, Fremdkörper, Fehlbildungen, Endometriose, Belastungshämaturie

3. **Weitere Ursachen**
   Gerinnungsstörung (oft zusätzlicher Faktor)
   Pigmenturie: Hämoglobinurie, Myoglobinurie, Porphyrie, Nahrungsmittel (rote Bete, Rhabarber), Medikamente
   vaginal
   artifizielle Blutbeimengung

Glomerulonephritis **17, 6**

(semiquantitativ) ≥ 5 Erys/GF, ≥ 10 Leukos/GF, im *Kammerurin* ≥ 8 Erys/μl, ≥ 10 Leukos/μl und im *Addis-Count* ≥ 3 Mio. Erys/Tag, ≥ 5 Mio. Leukos/Tag. Differentialdiagnostisch sind Hyperkalzurie und Hyperurikosurie auszuschließen, die ebenfalls eine Hämaturie verursachen können.
Bei der Proteinurie ist zwischen Überlaufproteinurie (z. B. freie L-Ketten, Myoglobinurie), glomerulärer, tubulärer und sekretorischer Proteinurie zu unterscheiden. Zum Screening ist der Stäbchentest geeignet, der eine Reaktivität gegenüber Albumin (aber keine gegenüber freien L-Ketten) hat und Konzentrationen von ca. 20 mg Albumin/dl nachweist. In die ergänzende quantitative Eiweißausscheidung mit der Biuretreaktion gehen auch die freien L-Ketten ein. Die symptomatische Proteinurie und/oder Hämaturie ist naturgemäß häufig ein Zufallsbefund. Die Diagnostik sollte intensiv, aber möglichst wenig invasiv sein: Urinsediment, Addis-Count, Erythrozytenmorphologie (Akanthozyturie), Proteinurie, Urinzytologie, Kalzium- und Harnsäureexkretion, GFR, Sonographie. Weiterführende Untersuchungen sind: gynäkologische Untersuchung, i.v. Urographie mit Leeraufnahme, Zytoskopie, Urethroskopie, Computertomographie, Angiographie und ggf. Nierenbiopsie. Entscheidend ist es, prognostisch ungünstige Erkrankungen, insbesondere Tumorleiden, auszuschließen.

Therapie

Eine kausale Therapie der glomerulär bedingten asymptomatischen Proteinurie und/oder Hämaturie ist nicht möglich. Verlaufsbeobachtungen sind angezeigt, um bei Zunahme von Erythrozyturie, Proteinurie und bei GFR-Einschränkung bzw. bei Auftreten von Hochdruck und Ödemen die Diagnostik zu intensivieren, um ggf. ein therapierbares Nierenleiden frühzeitig zu erfassen.

6.5 Nephrotisches Syndrom

Definition: Große Proteinurie (meist > 3,5 g/Tag/1,7 m²) und Lipidurie aufgrund einer erhöhten glomerulären Permeabilität mit der Neigung zu Hypo-Dysproteinämie, Ödemen und Hyperlipidämie.
Ätiopathogenese: Die große Proteinurie (> 3,5 g/Tag/1,7 m²) kommt in erster Linie durch Albumine zustande, da deren Molekulargewicht niedrig und die Serumkonzentration hoch ist. Die sich entwickelnde *Hypoproteinämie* hat eine globale Steigerung der hepatischen Eiweißsynthese zur Folge, wobei sich für die einzelnen Proteine aufgrund ihrer unterschiedlichen glomerulären Permeabilität ein neues Gleichgewicht, d. h. eine *Dysproteinämie*, einstellt: Albumin ↓↓, α_1- ↓, α_2- und β-Globuline ↑, γ-Globuline ↓. Die *Hyperlipidämie* (Hypertriglyzeridämie und Hypercholesterinämie) entsteht durch den renalen Verlust von Lipoproteinlipase und eine gesteigerte Lipoproteinsynthese. Das *Ödem* ist nach der gängigen Vorstellung Folge des renalen Eiweißverlustes mit Abfall des kolloidosmotischen Druckes und Aktivierung des Renin-Angiotensin-Aldosteron-Systems. Nach neueren Untersuchungen (Dorhout Mees, Contr. Nephrol. 43 [1984] 64) scheint dagegen eine primär verminderte glomeruläre Permeabilität von niedermolekularen Substanzen, Wasser und Elektrolyten für die Ödempathogenese eine große Rolle zu spielen. Zusätzlich kommt es zu Veränderungen der tubulären Natriumresorption, die aufgrund des erniedrigten peritubulären onkotischen Druckes im proximalen Tubulus vermindert ist, in der Henleschen Schleife im wesentlichen unverändert abläuft und dann im distalen Tubulus vermehrt erfolgt.
Im Prinzip kann jede Glomerulonephritis mit einem nephrotischen Syndrom einhergehen, außer wenn die Glomeruli durch den Krankheitsprozeß zu schnell zerstört werden. In Tabelle 17.12 sind die häufigsten Ursachen des nephrotischen Syndroms zusammengestellt.

17 Krankheiten der Nieren und Harnwege

Tabelle 17.12: Ursachen des nephrotischen Syndroms

A. Idiopathisches nephrotisches Syndrom
(bei idiopathischer Glomerulonephritis):
- membranöse GN (25–30%)
- „minimal change"-GN (23–30%)
- fokal-sklerosierende GN (15–20%)
- bei anderen GN seltener

B. Nephrotisches Syndrom bekannter Ätiologie
Sekundäre Glomerulonephritiden:
- Bakterien: Poststreptokokken-GN, „Shunt"-Nephritis, Endokarditis
- Viren: Hepatitis B, HIV, EBV
- Protozoen: Malaria, Toxoplasmose
- Würmer: Schistosomiasis, Filariasis

Medikamentös-toxisch: Quecksilber-, Goldverbindungen, Penicillamin, Probenecid, Captopril, nicht-steroidale Antiphlogistika, Heroin

Allergene: Pollen, Bienenstich

Neoplasmen:
- solide Tumoren (Karzinome oder Sarkome): Lunge, Kolon, Magen, Mamma
- Leukämien und Lymphome: M. Hodgkin, Myelom

Vaskulitiden und Systemerkrankungen: SLE, Panarteriitis nodosa, M. Schoenlein-Henoch, Kryoglobulinämie, Amyloidose

Verschiedene Erkrankungen: Diabetes mellitus, Alport-Syndrom, familiäres Mittelmeerfieber, Gestose, chronische Transplantatabstoßung, schwere Herzinsuffizienz, Refluxnephropathie, Nephrosklerose

Klinik: *Leitsymptome und -befunde:* Die klassischen Symptome des NS sind Proteinurie, Hypoproteinämie, Dysproteinämie, Ödeme, Hyperlipidämie und Lipidurie (im Urin Fettkugeln in Zylindern und Epithelzellen, Fettkörnchenzellen sowie Cholesterinkristalle als „Malteserkreuze"). Von klinischer Bedeutung sind weiterhin eine gesteigerte *Thromboseneigung* (Verlust von gerinnungshemmenden Proteinen, wie Antithrombin III, und eine gesteigerte Thrombozytenaggregation), eine erhöhte *Infektneigung* (Verlust von γ-Globulinen) und eine *veränderte Pharmakokinetik* von Substanzen mit hoher Eiweißbindung. Außerdem findet sich eine Abnahme von Eisen, Kufer und Gesamtthyroxin im Serum, da das entsprechende Transportprotein verlorengeht. Das NS entwickelt sich meist schleichend. Ausmaß und Persistenz hängen von der Art der zugrundeliegenden Nierenerkrankung ab. Das NS auf dem Boden von Minimalveränderungen ist durch spontane Remissionen und Rezidive gekennzeichnet. Das medikamenteninduzierte NS persistiert in der Regel und verschwindet nach Aussetzen der Noxe innerhalb eines wechselnden Zeitraumes. Da eine Vielzahl von Nierenerkrankungen dem NS zugrunde liegen können, die in unterschiedlichem Maße einer Therapie zugänglich sind, stellt das *NS die wichtigste Indikation für die perkutane Nierenbiopsie* dar. Das nephrotische Ödem ist *differentialdiagnostisch* gegenüber den Ödemen anderer Pathogenese abzugrenzen: renales Ödem anderer Genese (nephritisch, bei fortgeschrittener Niereninsuffizienz), kardiales Ödem, hepatisches Ödem, exsudative Enteropathie (betrifft alle Eiweißfraktionen), medikamenteninduziertes Ödem (Laxantien, nicht-steroidale Antiphlogistika, Kalziumantagonisten), Lymph-, Myx-, Lipödem.

Glomerulonephritis **17, 6**

Therapie

Allgemeine Maßnahmen

(1) *Ausschalten der Noxe:* Das medikamenteninduzierte NS ist nach Absetzen der Medikamente reversibel, in seltenen Fällen allerdings erst nach 6 bis 12 Monaten (Penicillamin). Auch die Behandlung des Grundleidens (LED, Tumor oder chronische Entzündung mit sekundärer Amyloidose) kann die Proteinurie beseitigen.

(2) *Kochsalzrestriktion* (< 6 g NaCl/Tag): Die NaCl-Zufuhr muß deutlich unter der Ausscheidung liegen. Bei schwerem Ödem sind die Bestimmung der Natriumexkretion im Urin und eine darauf abgestimmte Zufuhr erforderlich.

(3) *Eiweißzufuhr:* Der Wert einer eiweißreichen Kost (> 1,5 g Eiweiß/kg/Tag) ist nicht gesichert, da exogen zugeführtes Eiweiß einen proteinurischen Effekt hat. Im Gegensatz hierzu scheint eine mäßiggradige Eiweißrestriktion von 0,7 g Eiweiß/kg/Tag zu einem Rückgang der Proteinurie und zu einem Anstieg der Serum-Protein-Konzentration zu führen (Kaysen et al., Kidney Intern. 29 [1986] 572). Eine *intravenöse* Albuminzufuhr sollte nur in Ausnahmefällen und kurzfristig erfolgen, da > 90% der zugeführten Proteine innerhalb von 1–2 Tagen renal wieder ausgeschieden werden. Bei Niereninsuffizienz Eiweißrestriktion (s. ds. Kap., 3 „Allgemeine Maßnahmen" [6]).

Allgemeine Pharmakotherapie des NS unabhängig vom Grundleiden

(1) *Ödembehandlung:* Bei NS liegt oft eine *Diuretikaresistenz* vor, die in erster Linie durch eine Dissoziation zwischen dem Wirkort der stark wirksamen Schleifendiuretika und der bei NS weiter distal erfolgenden Natriumresorption zustande kommt. Hinzu kommt (bei ca. 50%) eine mäßiggradige Einschränkung der GFR. Es empfiehlt sich die Gabe eines Schleifendiuretikums in steigender Dosis: *Furosemid* 40–80–120–250 mg. Bei unzureichender Wirkung zusätzliche Gabe einer weiter distal am Tubulus angreifenden Substanz: Bei Hyperkaliämie vorzugsweise ein Thiazid, bei Hypokaliämie ein kaliumsparendes Diuretikum. Die *Kombination von Furosemid, Thiazid und kaliumsparendem Diuretikum* ist oft besonders wirkungsvoll: Lasix® und Moduretik® oder Dytide® H. Diuretikagabe nur unter strenger Kontrolle des Volumenstatus! Eine Hypovolämie, die aufgrund der Kompensationsmechanismen sicher seltener vorliegt, als angenommen wird, kann durch Diuretika verstärkt werden mit der Folge einer akuten Niereninsuffizienz.

Bei Hypovolämie, hochgradiger Hypoproteinämie mit Oligurie intravenöse Zufuhr von Kolloiden: 100–250 ml 20% *Humanalbumin.* Der Einsatz von Humanalbumin hat folgende Nachteile: kurze Wirksamkeit, Rückgang der Natriumexkretion aufgrund einer erhöhten proximal-tubulären Resorption (Zunahme des peritubulären onkotischen Druckes) bei Vorliegen einer Volumenexpansion, hohe Kosten.

(2) *Hyperlipoproteinämie:* Sie sollte nur bei sehr schweren, diätetisch nicht zu beeinflussenden Formen medikamentös behandelt werden. Eine Zunahme von kardiovaskulären Komplikationen bei NS ist nicht gesichert. Entscheidend hierfür dürften Ausmaß und Dauer des Bestehens einer Hyperlipoproteinämie sein.

(3) *Erhöhte Thromboseneigung* (Fibrinogenerhöhung, Antithrombin-III-Verlust, gesteigerte Thrombozytenaggregation, Hypovolämie, evtl. Steroidmedikation): Sie kann eine antithrombotische Behandlung erfordern (UF-Heparin 2–3 mal 5000 E, niedermolekulares Heparin s.c. oder Marcumar®). Der Wert einer prophylaktischen Antikoagulation ist durch keine Studie gesichert. Sie empfiehlt sich aber bei klinischen Zeichen der Hyperkoagulabilität und bei Serumalbumin < 2 g/dl. Es liegen keine gesicherten Daten über die beste Form der Thromboseprophylaxe vor. Die Wirksamkeit von Heparin kann aufgrund eines evtl. renalen Antihrombin-III-Verlustes vermindert, die Kinetik von Marcumar® aufgrund seiner hohen Eiweißbindung mit renalem Verlust verändert sein. Acetylsalicylsäure erscheint in bestimmten Fällen mit gesteigerter Thrombozytenaggregation wirksam zu sein. *Wichtig:* Eine bedrohliche Komplikation des nephrotischen Syndroms ist die *Nierenvenenthrombose:* Typisch sind Flankenschmerz, Hämaturie, Niereninsuffizienz! Weitere mögliche Zeichen sind Hämoptoe, Lungenembolie, asymmetrische Beinschwellung, Beinvenenthrombose. Vorgehen: Bei älterer Thrombose und fortgeschrittener Niereninsuffizienz symptomatische Maßnahmen (u.a. Dialyse). Keine Antikoagulantien- und fibrinolytische Behandlung, da hohes Blutungsrisiko; bei frischer Thrombosierung und normaler bzw. gering eingeschränkter Nierenfunktion wird ein Therapieversuch mit Streptokinase und anschließender Heparinisierung empfohlen (hohes Blutungsrisiko!).

(4) *Verminderte Infektabwehr:* Sie macht eine frühzeitige antibiotische Behandlung von Infekten erforderlich.

Spezielle Pharmakotherapie des NS bei Minimalveränderungen (Minimal-changes-GN) und fokaler Sklerose

Vor Beginn einer differenten Pharmakotherapie sollte eine Nierenhistologie vorliegen. Die Wirkung von Steroiden und Cyclophosphamid auf Proteinurie und Überlebensrate ist in erster Linie für die Minimalveränderungen (Minimal-changes-GN, „Lipoidnephrose") gesichert, wenn man von den Systemerkrankungen mit GN absieht. Die *„Minimalveränderungen"* sind charakterisiert durch ein nephrotisches Syndrom, spontane Remissionen und Rezidive, gute Ansprechbarkeit auf Steroide und Zytostatika sowie durch eine günstige Prognose. Keine Entwicklung zur Niereninsuffizienz. Die Letalität beträgt 5% innerhalb von 10 Jahren durch Komplikationen des NS (Infektanfälligkeit, Hypovolämie, Thrombembolien) und der Therapie (Steroide, Cyclophosphamid). Insgesamt „gutartiges Ödemleiden", bei dem nicht in allen Fällen die Indikation zur medikamentösen Behandlung gegeben ist. Nach Steroidbehandlung Rückgang des NS meist innerhalb von 4 Wochen, gelegentlich erst nach 8 Wochen. Es besteht eine enge Beziehung zwischen Minimal-changes-GN (MCGN) und fokal-segmental-sklerosierender GN bzw. fokaler Sklerose (FS). Es ist weiterhin strittig, ob es sich um den gleichen pathophysiologischen Prozeß oder um unterschiedliche Entitäten handelt. Die fokale Sklerose beginnt in der marknahen Rinde und kann somit im Frühstadium der Nierenbiopsie entgehen). Im Unterschied zur MCGN geht die FS mit einer Verschlechterung der Nierenfunktion einher. Mit einer terminalen Niereninsuffizienz ist bei Steroidresistenz in 55%

Glomerulonephritis

zu rechnen, bei Steroidempfindlichkeit in 8%. Steroide führen zu einer kompletten Remission des nephrotischen Syndroms bei MCGN in 75%, bei FS in 16%, zur partiellen Remission bei MCGN in 7%, bei FS in 20%. Steroidresistenz besteht bei MCGN in 18%, bei FS in 64%. Diese Daten sind relativ zu bewerten, da sie von der Höhe und Dauer der Steroiddosis abhängen. Es gibt Hinweise, daß eine initial höher dosierte und länger anhaltende Steroidgabe die Remissionsrate erhöht und die Rezidivhäufigkeit senkt.

(1) *Kortikosteroide:* Höhe und Dauer der Steroidgabe sind bisher nicht standardisiert. Die folgenden Therapieschemata sind als Empfehlung zu verstehen: *Schema I:* 1.–4. Woche: 1,5 mg Prednisolon/kg/Tag. 5.–8. Woche bzw. nach Eintreten der Remission schon früher: 1 mg Prednisolon/kg/Tag jeden 2. Tag. Diese Dosis sollte nach Einsetzen der Remission noch über 4 Wochen beibehalten werden. Anschließend schrittweise Reduktion und Absetzen innerhalb von 4 Wochen. Bei Rezidiv (Zunahme von Proteinurie, Ödemen) während Dosisreduktion erneuter Beginn des o.g. Steroidzyklus.

Schema II: 1 mg Prednisolon/kg/Tag über 4–8 Wochen. Dann Reduktion auf minimal effektive Dosis. Gesamte Behandlungsdauer 2–3 Monate. Bei häufigen Rezidiven (> 2jährlich) und bei Steroidabhängigkeit treten oft die Nebenwirkungen der Steroidbehandlung in den Vordergrund. Dann ist zu entscheiden, ob Steroide ganz abzusetzen sind oder eine zusätzliche Zytostatikabehandlung eingeleitet wird. Bei geringgradiger Proteinurie empfiehlt sich versuchsweises Aussetzen der Steroide und symptomatische Behandlung (Kochsalzrestriktion, Diuretika), wobei mögliche Komplikationen des NS in Betracht gezogen werden müssen.

Schema III: Bei geringen Steroidnebenwirkungen ist eine länger anhaltende Therapie in Erwägung zu ziehen, um die Remissionsrate niedriger zu halten: Prednison 2 mg/kg jeden 2. Tag über 3 Monate, dann schrittweise Reduktion über die folgenden 9 Monate (Meurier).

(2) *Cyclophosphamid:* Bei Steroidresistenz führt die zusätzliche Cyclophosphamid-Gabe zu einer kompletten Remission bei MCGN in über 80% (FS 25%), zur partiellen Remission in 8% (FS 13%) und zum fehlenden Ansprechen in ca. 10% (FS 62%). Die Remission hält im Mittel über 3 Jahre an. Cyclophosphamid ist in Kombination mit Kortikosteroiden, die wie bei alleiniger Steroidgabe dosiert werden, wirksamer: 2–3 mg/kg/Tag Cyclophosphamid (Endoxan®) über 8 Wochen. Anpassung der Dosis an Leukozytenwerte (> 4000 Leukozyten/µl). Teils irreversible Gonadenschäden nach 1 Monat, meist allerdings erst nach 5 Monaten. Strenge Indikationsstellung bei einem „gutartigen Ödemleiden": ausgeprägtes NS mit häufigen Rezidiven, Steroidabhängigkeit oder Steroidresistenz.

(3) Ciclosporin (CsA) kann bei Minimal-change-Glomerulonephritis und fokaler Sklerose mit Steroidabhängigkeit oder Steroidresistenz eine partielle oder komplette Remission in 60% erzeugen. Nach Absetzen von CsA tritt meist ein Rezidiv auf (Pontichelli et al.: Kidney Int. 43 [1993] 1377): 5 mg CsA/kg tgl. (2 mal 2,5 mg/12 h) über 6 Monate. Dann Dosisreduktion um 25% alle zwei Monate.

(4) *Azathioprin:* Unkontrollierte Studien sprechen dafür, daß bei Steroidresistenz eine Dauerbehandlung mit Azathioprin als Monotherapie Remissionen induzieren und erhalten kann. Azathioprin-Dosierung: 50 mg Azathioprin/Tag über 2 Wochen, dann 100 mg/Tag über weitere 2 Wochen und anschließend als Erhaltungsdosis 2–2,5 mg/kg/Tag (Cade et al.: Arch. Intern. Med. 146, 737–731 [1986]). Eine generelle Empfehlung kann z. Zt. nicht gegeben werden.

Spezielle Pharmakotherapie bei den übrigen GN-Formen
Idiopathische membranöse GN

Die Ätiologie der membranösen GN ist heterogen. Dementsprechend ist auch die Prognose sehr unterschiedlich. Ca. ⅓ der Patienten mit idiopathischer GN behalten eine stabile Nierenfunktion, ca. ⅓ schreiten fort bis zur terminalen Niereninsuffizienz. Bislang gibt es kein sicheres prognostisches Kriterium, um zwischen den Patienten mit guter Prognose und denen mit progredientem Nierenleiden zu differenzieren. Patienten mit nephrotischem Syndrom, besonders bei Proteinurie > 10 g/Tag, scheinen eher mit einer Nierenfunktionseinschränkung belastet zu sein. Da ca. ⅓ der Patienten eine recht gute Prognose haben, ist es gerechtfertigt, den Spontanverlauf der membranösen GN abzuwarten. Allerdings ist zu berücksichtigen, daß eine Therapie weniger Aussicht auf Erfolg bietet, wenn sie erst im Stadium der Niereninsuffizienz (SKr > 1,5 mg/dl) beginnt. Die Beobachtungszeit muß deshalb eng sein, damit die Therapie frühzeitig bei Anstieg des SKr einsetzen kann.

(1) Die alleinige Steroidtherapie hat sich nicht als wirksam erwiesen (Cattran et al., New Engl. J. Med. 320 [1989] 210), so daß bei Therapieindikation eine Kombination mit zytotoxischen Substanzen angebracht ist. Die größte Erfahrung besteht mit *Chlorambucil*. Es gibt eine Reihe von Hinweisen, daß auch *Cyclophosphamid* wirksam ist.

Die alternierende Methylprednisolon- und Chlorambucilgabe (Ponticelli et al., New Engl. J. Med. 320 [1989] 8) über einen Zeitraum von 6 Monaten hatte einen günstigen Einfluß bei Ausgangswerten mit einer Proteinurie >3,5 g/Tag und einem SKr < 1,8 mg/dl. Ein Anstieg des SKr > 50% des Ausgangswertes fand sich in der Behandlungsgruppe nur in 10%, in der Kontrollgruppe dagegen in 49% der Patienten bei einer mittleren Nachbeobachtungszeit von 5 Jahren.

Alternierendes Steroid-Chlorambucil-Schema über 6 Monate:
1. Monat: Methylprednisolon (Urbason®) an 3 aufeinanderfolgenden Tagen jeweils 1 g i.v. in 20–30 min. Dann 27 Tage 0,4 mg Methylprednisolon/kg/Tag p.o. (oder 0,5 mg Prednisolon/kg/Tag). Danach Aussetzen der Steroidmedikation.
2. Monat: 0,2 mg/kg/Tag Chlorambucil (Leukeran®) über 30 Tage. Danach Aussetzen der Medikation. Dosisreduktion bei Leukozyten < 5000/µl.
3. Monat: Alleinige Steroidgabe wie Monat 1.
4. Monat: Alleinige Chlorambucilgabe wie Monat 2.
5. Monat: Alleinige Steroidgabe wie Monat 1.
6. Monat: Alleinige Chlorambucilgabe wie Monat 2.

(2) Nicht-kontrollierte Studien sprechen für die Wirksamkeit einer *kombinierten Cyclophosphamid-Steroidtherapie:* Cyclophosphamid 2–3 mg/kg/Tag und Prednison 1 mg/kg/Tag.

(3) Der Einsatz von Ciclosporin A in einer niedrigen Dosis von 4–5 mg/kg/Tag über einen Zeitraum von etwa 15 Monaten ist bei therapieresistenten, schweren und prognostisch ungünstigen Formen der membranösen Glomerulonephritis gerechtfertigt (Ciclosporin-A-Spiegel = 100–250 ng/ml). Bei fehlendem Ansprechen sollte die Behandlung nach 3–4 Monaten abgesetzt werden. Kontrollierte Studien stehen aus.

Membranoproliferative GN

Typ I ist am häufigsten. Auszuschließen sind die sekundären Formen, die eine spezifische Behandlung erforderlich machen: Hepatitis-B-Virusinfektion, Hepatitis-C-Virusinfektion mit gemischter Kryoglobulinämie (Interferon-α), akute bakterielle Endokarditis, Infektion eines ventrikulo-atrialen Shunts (antibiotisch), SLE (immunsuppressiv).
Typ II (dense-deposit disease)
Typ III (subepitheliale Immunkomplexablagerungen).
Die Prognose der *idiopathischen MPGN* ist weniger günstig. Etwa 50% der unbehandelten Patienten sind nach 10 Jahren terminal niereninsuffizient. Prognostisch ungünstig sind das Vorliegen eines nephrotischen Syndroms, einer Niereninsuffizienz und einer arteriellen Hypertonie sowie Halbmonde in der Nierenbiopsie. Es liegen keine kontrollierten Studien vor, die den Behandlungserfolg sichern. Aufgrund des progredienten Verlaufes halten wir eine Behandlung, auch beim Erwachsenen, nach folgendem Schema für gerechtfertigt:
Nichtkontrollierte Untersuchungen sprechen für einen günstigen Einfluß einer früh einsetzenden und auf etwa 2 Jahre begrenzten Kortikosteroidbehandlung bei membranoproliferativer Glomerulonephritis von Kindern und jungen Erwachsenen.
Die Intensität der Behandlung wird an die Krankheitsaktivität angepaßt: *Stadium I* (C-Krea > 80 ml/min, Proteinurie < 1 g/m^2/Tag): 20 mg Prednison jeden zweiten Tag; *Gruppe II* (C-Krea > 80 ml/min, Proteinurie > 1 g/m^2/Tag): 2 mg/kg jeden zweiten Tag; *Gruppe III* (C-Krea < 80 ml/min, Proteinurie > 1 g/m^2/Tag): 2 mg/kg/Tag; *Gruppe IV* (C-Krea < 50 ml/min, Proteinurie ±): Methylprednison 30 mg/kg/Tag intravenös über 3 Tage, dann 2 mg/kg/Tag.
Bei Verbesserung der Aktivitätsstadien erfolgt eine entsprechende Dosisanpassung mit dem Ziel einer Dosisreduktion auf 20 mg jeden zweiten Tag und einer zeitlichen Begrenzung der Gesamtbehandlungsdauer auf 2 Jahre (Ford, D. M., et al.: Childhood membranoproliferative glomerulonephritis type: Limited steroid therapy, Kidney Int. 41 [1992] 1606–1612).
Die Behandlung mit Acetylsalicylsäure (500 mg/Tag) und Dipyridamol (75 mg/Tag) hat zu keiner gesicherten Beeinflussung des Krankheitsverlaufes geführt (Zauner et al.: Nephrol. Dial. Transplant. 9 [1994] 619).

IgA-Nephropathie

Die IgA-Nephropathie ist die häufigste idiopathische Glomerulonephritis. Im Unterschied zu früheren Auffassungen ist sie nicht nur eine „benigne Hämaturie", sondern führt in 20% der Patienten innerhalb von 20 Jahren zur terminalen Niereninsuffizienz. Einige Patienten zeigen den Verlauf einer progredienten

Glomerulonephritis, einige gehen mit einem nephrotischen Syndrom einher, und selten findet sich eine maligne Hypertonie. Aufgrund des langsamen Verlaufes gibt es keine kontrollierten Daten, die den Wert einer Behandlung belegen.

In folgenden Fällen empfiehlt sich eine Behandlung:

(1) Rasch progrediente Glomerulonephritis mit Halbmondbildung und IgA-Ablagerung: Methylprednisolon i.v. in hoher Dosis (siehe rasch progrediente Glomerulonephritis) (Galla, Kidney Int. 47 [1995] 377).

(2) Bei nephrotischem Syndrom auf dem Boden einer Minimal-change-Glomerulonephritis mit IgA-Ablagerungen findet sich oft ein gutes Ansprechen auf Glukokortikoide (ggf. Cyclophosphamid) (siehe Behandlung der Minimal-change-Glomerulonephritis).

(3) Wichtig erscheint eine konsequente Blutdrucknormalisierung, vorzugsweise mit einem ACE-Hemmer. Möglicherweise ist hierdurch eine Verbesserung der Langzeitprognose zu erreichen (Cattran et al., Amer. J. Kidney Dis. 23 [1994] 247).

(4) Der Wert von Fischöl zur Progressionshemmung der IgA-Nephropathie wird kontrovers beurteilt (Donadio et al., New Engl. J. Med. 331 [1994] 1194) und kann nicht generell empfohlen werden.

7 Systemkrankheiten mit Glomerulonephritis

7.1 Lupus erythematodes disseminatus

Klinik: Die „Lupusnephritis" stellt eine häufige und prognostisch wichtige Manifestation des LED dar. In 70% der Patienten mit LED finden sich ein pathologischer Urinbefund und/oder eine Niereninsuffizienz, in 90% lichtmikroskopische und in ca. 100% elektronen- und immunfluoreszenzmikroskopische Veränderungen. Häufig stehen extrarenale Manifestationen im Vordergrund (Pleuritis, Perikarditis, hämolytische Anämie, thrombopenische Purpura, Vaskulitis des ZNS) und bestimmen dann auch das therapeutische Vorgehen. An der Niere findet sich eine Vielzahl von histologischen Veränderungen, die mit einer unterschiedlichen Prognose einhergehen und deshalb eine unterschiedlich intensive Therapie erfordern.

Therapie

Die *Steroide* stellen das wichtigste Medikament zur Behandlung der renalen und extrarenalen Manifestation des LED dar. Liegt eine renale Beteiligung vor, ist die Höhe der Steroiddosis und damit das Risiko von Nebenwirkungen an die Art und Prognose der Nierenveränderung bzw. deren Beeinflußbarkeit anzupassen. Nur die diffuse proliferative Lupusnephritis wird durch eine hochdosierte Steroidtherapie in ihrer Prognose günstig beeinflußt. Die Indikation zur *Nierenbiopsie* ist dann gegeben, wenn der Einsatz der hochdosierten Steroidbehandlung in Erwägung gezogen werden muß (Neuauftreten oder Zunahme einer Proteinurie, Zunahme der Hämaturie, Verschlechterung der Nierenfunktion!).

(1) *Diffuse proliferative GN:* meist NS und progrediente NI. Schwerer Hochdruck und initiale NI verschlechtern die Prognose, die durch eine aggressive Immunsuppression günstig beeinflußt werden kann. Eine *hochdosierte Prednisontherapie* 1 mg/kg/Tag allein kann die Prognose verbessern. Darüber hinaus hat eine kontrollierte Untersuchung gezeigt, daß sich im Vergleich hierzu die Kombination einer *intravenösen Cyclophosphamid-Stoßtherapie* mit niedriger dosierter, 0,5 mg/kg/Tag, Prednisonbehandlung signifikant günstiger auf die renale Prognose bzw. den Erhalt der Nierenfunktion auswirkt (Austin et al., New Engl. J. Med. 314 [1986] 614). Der Vorzug der intravenösen Cyclophosphamid-Stoßtherapie gegenüber der oralen Dauertherapie liegt in der guten Verträglichkeit, die sich in weniger hämorrhagischen Zystitiden, Malignomen und Infektionen ausdrückt. Der Wert von Azathioprin dürfte vor allem in der Erhaltungstherapie (als Cyclophosphamid-Ersatz) und in der Steroideinsparung liegen.

Empfohlenes Vorgehen:
- Cyclophosphamid-Stoßtherapie 0,5–1 g/m² i.v. unter Hydrierung (3 l/Tag) und Mesna (Uromitexan®) 200 mg i.v. oder p.o. nach 0–4–8–12 h. Bis zu 6 Zyklen in 4wöchigem Abstand, anschließend in 3monatigem Abstand über 1–3 Jahre. (Die niedrigere Cyclophosphamiddosis empfiehlt sich bei ca. Kreatinin > 2,5 mg/dl.)
- Zusätzlich 0,5 mg Prednison/kg/Tag p.o. In Abhängigkeit von der Krankheitsaktivität später Dosisreduktion auf < 20 mg/Tag als Erhaltungstherapie. Bei rasch progredientem Verlauf: intravenöse Cyclophosphamid-Stoßtherapie und initiale Methylprednisolon-Stoßbehandlung (s. ds. Kap., 6.2 „Therapie der RPGN ohne Immundepots").

Ein Effekt der Plasmaseparation hat sich weder für die milden noch für die schweren Lupusnephritiden nachweisen lassen (Louis et Lupus nephritis Collaborative Study Group; New Engl. J. Med. 326 [1992] 1373–1379). Dennoch halten wir bei sehr schweren und therapieresistenten Verläufen den Einsatz der Plasmaseparation für gerechtfertigt.

- Die intravenöse Immunglobulingabe kann immunsuppressiv wirken, wohl über Interaktion mit den Fc-Rezeptoren der Effektorzellen oder über eine Beeinflussung von Autoantikörpern durch antiidiotypische Antikörper. Diese Behandlung kann nicht empfohlen werden, da sowohl eine Besserung als auch eine Aktivierung des SLE in Einzelbeobachtungen gesehen wurde und keine ausreichende Erfahrung besteht.

(2) *Membranöse GN:* meist NS (in ²/₃ Steroidresistenz). Günstige Prognose, langsame Progredienz. Geringes Ansprechen auf Steroide und Immunsuppressiva. Steroiddosis meist durch extrarenale Manifestation bestimmt.

(3) *Fokal-segmental-proliferative GN:* meist oligosymptomatisch. NS in 20%. Prognose günstig, NI selten. Verlaufskontrollen wichtig, da in 10% Übergang in diffuse proliferative GN.

(4) *Fortgeschrittene Niereninsuffizienz:* Liegt histologisch eine *glomeruläre Sklerose* vor, sind Steroide und Immunsuppressiva im Hinblick auf die renale Prognose nicht indiziert, da keine Beeinflussung des Nierenleidens mehr zu erwarten ist. Im Stadium der *Präurämie* sollte die Immunsuppression überwiegend an die extrarenalen Manifestationen des SLE angepaßt werden, da die renale Prognose nur noch geringfügig beeinflußt werden kann, die Nebenwirkungen zunehmen und die Aktivität des SLE mit zunehmender NI abnimmt, z.T. erlischt.

7.2 Panarteriitis nodosa

Klinik: Bei 75% der Patienten mit Panarteriitis nodosa findet sich eine Nierenbeteiligung. Niereninsuffizienz und/oder Hypertonie zu Beginn der Erkrankung liegen in 25% vor. Es lassen sich zwei Formen unterscheiden:
(1) *Makro-Form* (klassische Panarteriitis nodosa der Niere): Entzündung und fibrinoide Nekrosen der mittelgroßen und kleinen Nierenarterien. *Klinisch* Proteinurie, Mikro-/Makrohämaturie, meist Hochdruck. Schubweiser Verlauf mit zunehmender Niereninsuffizienz, evtl. Flankenschmerz, Rindeninfarkte.
(2) *Mikro-Form:* Intra-/extrakapillär-proliferative GN, z.T. herdförmige fibrinoide Nekrosen der Arteriolen. *Klinisch* meist ausgeprägte Hämaturie und Proteinurie („aktives Urinsediment"). Selten Hochdruck. Rasch progredienter Verlauf und evtl. Lungenbeteiligung (Differentialdiagnose siehe Goodpasture-Syndrom).
Diagnostische Hinweise: Biopsie von Niere und Muskulatur. Renovasographie (Gefäßabbrüche, Infarkte, arterielle Mikroaneurysmen).

Therapie

5-Jahres-Überlebenszeit ohne Behandlung 13%, mit Steroiden 48%. Zusätzliche Zytostatikagabe soll die Letalität weiter senken. Unter kombinierter Behandlung mit Steroiden und Zytostatika 26-Monate-Überlebenszeit von 93%, komplette Remission in 20%. Allerdings liegen bisher keine kontrollierten Untersuchungen vor. Für beide Formen (Makro- und Mikro-Form) kann folgendes Vorgehen empfohlen werden:
(1) Rascher Therapiebeginn mit hochdosierter Steroidgabe (1,5 mg Prednisolon/kg KG) und zusätzlich 2 mg Cyclophosphamid/kg KG (Leukozytenkontrolle!). Langsamer Abbau der Steroiddosis, wenn die systemischen Veränderungen zum Stillstand gekommen sind. Abbau der Cyclophosphamiddosis auf 1 mg/kg Erhaltungsdosis. Bei progredienter Niereninsuffizienz Absetzen von Cyclophosphamid.
(2) Konsequente antihypertensive Medikation (prognostisch wichtig).

7.3 Purpura Schoenlein-Henoch

Klinik: Neben Veränderungen der Haut (95%), der Gelenke, des Gastrointestinaltraktes (Durchfall, Koliken, Invaginationsileus) sind die Nieren in über 30% beteiligt. In seltenen Fällen kommt es zum Lungenbefall mit Hämoptoe (Differentialdiagnose s. ds. Kap., 6.2) und rezidivierenden Pleuritiden. Die histologischen Veränderungen an den Nieren variieren von fokal-segmental betonten, proliferativen Glomerulonephritiden über die diffuse membrano-proliferative GN bis zur seltenen, rasch progredient verlaufenden intra-/extrakapillär-proliferativen GN. Dementsprechend unterscheiden sich Symptome, Verlauf und Prognose: z.T. lediglich Mikrohämaturie, z.T. nephrotisches Syndrom, Hypertonie und Oligo-/Anurie. Insgesamt ist die Prognose günstig (10-Jahres-Überlebenszeit über 90%). In über 50% ist die Nierenerkrankung innerhalb von 2 Jahren ausgeheilt, in weniger als 8% findet sich eine fortgeschrittene Niereninsuffizienz.

> **Therapie**

Steroide, Zystostatika und Heparin führen zu keiner Besserung der renalen Symptomatik. Allerdings lassen sich extrarenale Symptome (Gelenke, Gastrointestinaltrakt) durch Steroidmedikation günstig beeinflussen.

7.4 Wegenersche Granulomatose
Klinik: Nekrotisierende granulomatöse Angiitis der oberen Luftwege (Sinusitis, Otitis, Pseudotumor der Orbita und Rundherde der Lunge). In 80% Nierenbeteiligung: fokal-segmental-proliferative GN, aber auch intra-/extrakapillär, evtl. nekrotisierende Veränderungen, selten periglomeruläre Epitheloidzell-Granulome. Generalisierte Angiitis in allen Organen möglich. Diagnostisch hilfreich sind die antineutrophilen zytoplasmatischen Antikörper (c-ANCA).

> **Therapie**

Ohne Behandlung 1-Jahres-Überlebenszeit < 20%. Wesentliche Verbesserung der Prognose durch Cyclophosphamid (Remissionsrate 93% in über 4jährigem Beobachtungszeitraum, Fauci et al., 1983).
Vorgehen: Cyclophosphamid 2 mg/kg/Tag bis zur Remission und dann ein weiteres Jahr. Danach schrittweise Reduktion um 25 mg Cyclophosphamid/ 2–3 Monate. In Abhängigkeit von der Aktivität des Grundleidens niedrig dosierte Cyclophosphamidgabe (z.B. 25 mg jeden 2. Tag, evtl. vollständiges Absetzen). Leukozytenkontrolle > 3000/mm^3! (Komplette Remission: keine Aktivitätszeichen, d.h. normale BKS, stabile Nierenfunktion ohne aktives Urinsediment. Proteinurie kann als Zeichen der vorangegangenen glomerulären Schädigung persistieren. Partielle Remission: keine Progredienz, sondern Rückgang der Aktivitätszeichen. ANCA-Titer korrelieren zur Krankheitsaktivität.)
Zusätzlich *Prednisolon* 1 mg/kg/Tag für 2–4 Wochen. Dann schrittweise Dosisreduktion innerhalb von 1–2 Monaten auf 60 mg jeden 2. Tag. Danach weitere Dosisreduktion innerhalb von 6–12 Monaten auf 20 mg jeden 2. Tag bzw. vollständiges Absetzen. Nach 2–4 Jahren evtl. Erhaltungstherapie mit Azathioprin. Bei *rasch progredientem Verlauf* empfiehlt sich die Kombination einer intra- venösen Cyclophosphamid- und Methylprednisolon-Stoßtherapie. Anschließend Weiterbehandlung entsprechend obigem Schema.

7.5 Sklerodermie
Klinik: Eine Nierenbeteiligung findet sich meist erst im fortgeschrittenen Stadium, z.T. *akut* verlaufend mit maligner Hypertonie und Niereninsuffizienz (histologisch auch der malignen Hypertonie ähnlich), z.T. in Form eines *chronischen* Verlaufes, anfänglich oligosymptomatisch, evtl. mit Hypertonie und allmählicher Progredienz (unspezifische, vielfältige glomeruläre Veränderungen). Bei Nierenbeteiligung schlechte Prognose (mittlere Überlebenszeit < 1 Jahr).

> **Therapie**

Die Behandlung beschränkt sich auf symptomatische Maßnahmen (*Hochdrucktherapie!* Niereninsuffizienz). Eine wirksame kausale Therapie ist nicht bekannt. Der Nutzen einer Kombinationsbehandlung mit Antikoagulanzien, Antithrombotika, Steroiden und Cyclophosphamid ist nicht nachgewiesen.

7.6 Goodpasture-Syndrom
S. ds. Kap., 6.2.

8 Hämolytisch-urämisches Syndrom (HUS) und thrombotisch-thrombozytopenische Purpura (TTP)

Vorbemerkungen: Beim HUS/TTP handelt es sich um eine mikroangiopathische hämolytische Anämie mit Thrombozytopenie und unterschiedlicher Funktionsstörung von Niere, ZNS sowie anderen Organen. Definitionsgemäß steht beim TTP der Befall des ZNS, beim HUS der Befall der Niere im Vordergrund. Insgesamt dürfte es sich jedoch um eine Krankheitseinheit mit unterschiedlicher Organmanifestation handeln.

Ätiopathogenese: Im Mittelpunkt der Pathogenese steht ein Endothelschaden mit verminderter Produktion von vasodilatatorischen Prostaglandinen. Die Folge ist ein Überwiegen des thrombozytären vasokonstriktorischen und aggregationsfördernden Thromboxans. Die Mikrothrombosierungen werden begünstigt durch die Bildung von Multimeren des von-Willebrand-Faktors, der aufgrund einer endothelialen Stimulierung vermehrt freigesetzt wird. Ätiologisch führt eine Vielzahl von unterschiedlichen Faktoren zum Endothelschaden und zum HUS/TTP: Ciclosporin A, Mitomycin, Östrogene/Gestagene sowie Infektionen viraler und bakterieller Genese. Häufig wird das Virotoxin von E. coli (vorausgehende Diarrhö) gefunden, das mit hoher Affinität an den Glykolipid/Gb3-Rezeptor an der Oberfläche von Endothelzellen, kortikalen Nierenzellen, Dünndarmzellen und Erythrozyten bindet. Über diesen Rezeptor gelangt das Virotoxin nach intrazellulär und blockiert die Proteinbiosynthese.

Klinik: Das klassische HUS ist durch Niereninsuffizienz, Hämolyse (LDH-Erhöhung, Fragmentozyten) und Thrombozytopenie gekennzeichnet. Histologisch finden sich meist glomeruläre Veränderungen (G-Typ). Daneben kann auch ein arteriolärer Typ (A-Typ) mit überwiegendem Befall des Vas afferens auftreten, klinisch meist mit Hypertonie und wenigen Hämolysezeichen vergesellschaftet. Diese Form ist der primären malignen Nephrosklerose verwandt.

Therapie

(1) Beseitigung der auslösenden Ursache, soweit dies möglich ist.

(2) Bei leichteren Verlaufsformen ohne ZNS-Symptomatik, Serumkreatinin < 1,5 mg/dl, Thrombozytenzahl > 50 000/µl, keine neu aufgetretene maligne Hypertonie, ist die alleinige Glukokortikoidbehandlung gerechtfertigt: 2,0 mg Methylprednisolon/kg/Tag i.v. oder peroral. Dosisreduktion nach Normalisierung der Thrombozytenzahl und der LDH-Aktivität (Bell et al., New Engl. J. Med. 325 [1991] 398–403).

(3) Bei allen schweren Verläufen sollte neben der Methylprednisolongabe gleichzeitig mit der Plasmaaustauschbehandlung begonnen werden. Die Plasmaseparation bei gleichzeitiger Substitution mit Frischplasma (FFP) ist der alleinigen Plasmainfusion deutlich überlegen (Rock et al., New Engl. J. Med. 325 [1991] 393–397). Der Plasmaaustausch sollte tgl. bis zu einem Thrombozytenanstieg auf

> 50 000/µl erfolgen, anschließend 3 × wöchentlich. Fortführung der Behandlung bis zur Normalisierung der Thrombozytenzahl und der LDH-Aktivität.
(4) Nicht empfehlenswert ist die Behandlung mit Acetylsalicylsäure, Dipyridamol, Antikoagulanzien, Fibrinolytika, Immunglobulinen, Prostacyclinderivaten, Splenektomie oder eine Thrombozytensubstitution.

9 Harnwegsinfektion

Vorbemerkungen: Der Begriff Harnwegsinfektion (HI) umfaßt eine Reihe unterschiedlicher Krankheitsbilder mit sehr verschiedener prognostischer Bedeutung:
(1) *Akute Pyelonephritis* = bakterielle Entzündung von Niere und Nierenbecken.
(2) *Chronische Pyelonephritis* = deformierende Entzündung von Niere und Nierenbecken unterschiedlicher Genese, ohne daß Bakterien oder andere Erreger eine Rolle spielen müssen.
(3) *Akute Zystitis* = HI (Dysurie und Pollakisurie) mit Leukozyturie und signifikanter Bakteriurie (> 100 000 Keime/ml), zusätzlich oft Hämaturie.
(4) *Urethralsyndrom* = HI (Dysurie und Pollakisurie) ohne signifikante Bakteriurie (in 40–50% dennoch Bakterien im Blasenpunktat), aber meist mit Leukozyturie (diagnostische Bedeutung der Leukozyturie bei der akuten Dysurie von Frauen!).
(5) *Asymptomatische Bakteriurie* = Bakteriurie ohne klinische Zeichen einer HI. Im Unterschied zu früheren Auffassungen scheinen die asymptomatische Bakteriurie und auch symptomatische HI beim Erwachsenen zu keiner Nierenschädigung zu führen, wenn keine prädisponierenden Faktoren vorhanden sind (z. B. Obstruktionen, Harnwegsfehlbildungen). Die pathogenetische Bedeutung einer Bakteriurie muß in Zusammenhang mit dem Lebensalter und dem Vorliegen von prädisponierenden Faktoren gesehen werden. Insgesamt gibt es *drei Lebensphasen*, die mit *erhöhtem Risiko* eines symptomatischen HI bzw. einer *Pyelonephritis* einhergehen: das Säuglings-/Kleinkindesalter (Harnwegsmißbildungen, Schmierinfektion), das Erwachsenenalter der Frau (Schwangerschaft, sexuelle Aktivität), das Senium (Prostatahypertrophie, Diabetes mellitus, Hochdruckkrankheit).
Ätiopathogenese: Die Erreger von HI kommen in aller Regel aus der *Darmflora*. Der häufigste Erreger ist E. coli (> 70%). Bei Knaben findet sich häufig Proteus, bei sexuell aktiven Frauen auch Staphylococcus albus. Der Invasion in die Blase geht eine Besiedlung des *Introitus vaginae* (Stamey und Sexton, 1975) bzw. beim Mann der Prostata voraus. Die Invasion in die *Blase* wird begünstigt durch instrumentelle Eingriffe bzw. Katheterismus, Mißbildungen (z. B. vesikoureteraler Reflux!), neurogene Störungen, Abflußhindernisse und den Geschlechtsverkehr. Nicht jede Blasenbesiedlung führt zum symptomatischen HI. Voraussetzung hierfür ist das Haften der Bakterien am Uro-Epithel. Das Verhältnis von Haften und Wachstumsgeschwindigkeit der Bakterien einerseits und von Mukosa-Abwehrmechanismen und Harnfluß andererseits bestimmt, ob aus der Bakterieninvasion eine Infektion wird. Auch die Besiedlung und Infektion von *Nierenbecken* und *Nierenmark* kommt in erster Linie durch *Keimaszension* im Ureterlumen zustande. Demgegenüber ist die lymphogene Aszension eher unwahrscheinlich. Neben der intraureteralen Aszension kann es (seltener) zur *hämatogenen* Infektion der Nieren kommen. Eine *chronische* Infektion von Nierenbecken und -mark (chronische PN) entwickelt sich wohl nur bei gleichzeitigem Vorliegen von prädisponierenden Faktoren. Zu narbigen Veränderungen kommt es besonders im Kleinkindesalter (erhöhte Empfindlichkeit der wachsenden Niere).

17 Krankheiten der Nieren und Harnwege

Das **Urethralsyndrom** hat verschiedene Ursachen: In 40–50% finden sich im Blasenpunktkat und Katheterurin Bakterien trotz insignifikanter Bakteriurie im Mittelstrahlurin (100–100000 Keime/ml), in 20% eine Urethritis mit Chlamydia trachomatis. Seltener sind Urethritiden durch Neisseria gonorrhoeae, Trichomonas vaginalis, Candida albicans und Herpes simplex, die einer spezifischen Therapie bedürfen.

Klinik: Oft besteht nur die Symptomatik der *akuten Zystitis* (sog. unterer HI) mit Pollakisurie und Brennen beim Wasserlassen. Bei der *akuten Pyelonephritis* (sog. oberer HI) finden sich im typischen Fall Dysurie, Pollakisurie, Fieber, Flankenschmerz, druck- und klopfempfindliches Nierenlager, Leukozyturie, Bakteriurie, BKS-Beschleunigung, Leukozytose. Die Symptomatik der *chronischen Pyelonephritis* ist eher uncharakteristisch, z. T. schleichend, aber auch akut exazerbierend wie bei akuter PN. Intermittierend oder persistierend Leukozyturie, Bakteriurie und Leukozytenzylinder. Meist nur geringe Proteinurie. Nierenfunktionseinschränkung, beginnend mit Abnahme der Konzentrationsfähigkeit. Evtl. arterielle Hypertonie.

Diagnostische Hinweise: Das Vorgehen sollte von der möglichen therapeutischen Konsequenz abhängig gemacht werden. Bei *Kindern* mit Harnwegsinfekt, d. h. mit gesichertem Keimnachweis, ist eine rasche urologische Diagnostik (i.v. Urogramm, Miktionszystourethrogramm und Urethrozystoskopie) durchzuführen, um anatomische Veränderungen, wie z. B. einen vesikoureteralen Reflux, zu erfassen und ggf. operativ zu beseitigen. Beim *Mädchen* kann vor Einsetzen dieser intensiven Diagnostik eine zweite HI-Episode abgewartet werden, da die Möglichkeit einer Schmierinfektion gegeben ist. Bei der *erwachsenen Frau* kann der erste HI ohne großen diagnostischen Aufwand, d. h. ohne i.v. Urogramm, rein symptomatisch behandelt werden. Bei weiteren HI muß nach prädisponierenden Faktoren gesucht werden. Bei asymptomatischer Bakteriurie und HI während der Schwangerschaft sollte nach dem Wochenbett ein i.v. Urogramm angefertigt werden. In *höherem Lebensalter* müssen in erster Linie Tumoren, Steinleiden, beim Mann eine Prostatahypertrophie und bei der Frau eine Inkontinenz ausgeschlossen werden.

Diagnostische Maßnahmen:

(1) *Keimnachweis:* Reinigung des äußeren Genitales mit Leitungswasser (Desinfektionsmittel können das mikrobiologische Ergebnis verfälschen). Das Routineverfahren zum Keimnachweis stellt der *Mittelstrahlurin* mit quantitativer Urinkultur und Antibiogramm dar. Die quantitative Urinkultur (z. B. mit Hilfe von Eintauchnährböden wie Uricult®) sollte vom frisch gelassenen Urin, d. h. innerhalb von 20 min, angelegt werden. Je länger der Urin bei Zimmertemperatur steht, desto höher wird das Risiko einer falsch hohen Keimzahl (die E.-coli-Generationszeit liegt bei 20 min). Bewertung: < 10000 Keime/ml = unverdächtig, < 100000/ml = kontrollbedürftig, > 100000/ml = signifikante Bakteriurie. Allerdings kann auch bei insignifikanter Bakteriurie eine HI vorliegen, insbesondere wenn der Patient antibiotisch behandelt wird oder eine massive Diurese besteht. Ein sehr wichtiger Hinweis auf das Vorliegen einer HI ist der Nachweis eines Bakterienorganismus in *Reinkultur* (oder fast in Reinkultur) mit *begleitender Leukozyturie*. Bei nicht eindeutiger klinischer Symptomatik und wenn nicht die Notwendigkeit zur sofortigen Behandlung besteht, sollte vor Therapiebeginn der Mittelstrahlurin mit Antibiogramm wiederholt werden. Bei Mischinfektionen und in unklaren Fällen empfiehlt sich die *Blasenpunktion*, eine einfache, schmerz- und risikoarme Methode. *Technik* der suprapubischen Blasenpunktion: Reichlich Flüssigkeitszufuhr am Vorabend, so daß am nächsten Morgen die Blase prall gefüllt ist (Perkussion). Nach antiseptischer Hautvorbereitung (ohne Applikation eines Lokalanästhetikums) erfolgt die Punktion der Blase 1–2 QF oberhalb der Symphyse in der Linea alba. Der Vorzug der Blasenpunktion liegt in den zuverlässigen

Ergebnissen, die ohne Infektionsrisiko zu gewinnen sind. Der Blasenpunktionsurin ist im Normalfall keimfrei.
Eine *Katheterisierung* ist bis auf Ausnahmefälle zu vermeiden; nach Blasenkatheterisierung findet sich in 1–3% der Fälle eine bleibende Bakteriurie mit oft resistenten Keimen.
(2) Quantitative Bestimmung der *Zellausscheidung* (Addis-Count): Normalwerte sind < 5 Mio. Leukozyten/24 h und < 3 Mio. Erythrozyten/24 h. Übliche Sammelperiode von 10 Stunden. Charakteristisch für den HI ist die Leukozyturie (> 5 Mio./24 h). Verfälschung der Ergebnisse im alkalischen Milieu (Zersetzung der Zellen) und bei Fluor vaginalis. Vergleichbare Ergebnisse liefert auch der sog. *„Kammerurin"*, wobei der spontan gelassene Urin auf seine Zellzahl untersucht wird. Normwerte: < 10 000 Leukozyten/ml und < 8000 Erythrozyten/ml. Bei der mikroskopischen *Sedimentsbeurteilung* (40er-Objektiv) finden sich normalerweise < 10 Leukozyten/Gesichtsfeld. Die mikroskopische Urinanalyse ist das Standardverfahren zum Nachweis einer Leukozyturie und Erythrozyturie. Sie sollte möglichst rasch, zumindest innerhalb von 2 h, nach der Miktion erfolgen. Bei Dysurie ist die sofortige Untersuchung unerläßlich, da Trichomonaden nur im warmen Urin durch ihre Geißelbeweglichkeit zu erkennen sind.
Im Urinsediment lassen sich Erythrozyten, Leukozyten, Epithelien, Zylinder, Erreger (Bakterien, Trichomonaden, Pilze) sowie Kristalle erfassen. Demgegenüber dienen Teststreifenmethoden zum Screening und sollten hier Testfelder für Blut, Eiweiß, Glukose und pH beinhalten (Combi-Uristix®).
(3) *i.v. Urogramm:* Das i.v. Urogramm sollte nicht routinemäßig durchgeführt werden, sondern nur bei klarer diagnostischer und therapeutischer Zielsetzung. Röntgenologische Zeichen einer *chronischen PN* sind Verminderung der Nierengröße, Seitendifferenz (> 2 cm), Narbenbildung (bei vesikoureteralem Reflux vorwiegend im oberen und unteren Nierenpol), Deformierung des Nierenhohlraumsystems (Verplumpung und Ausweitung der Kelche), Verschmälerung des Nierenparenchymsaums, verminderte Kontrastmittelanreicherung im Nierenhohlraumsystem.
Differentialdiagnose: Chronische Glomerulonephritis: Eine große Proteinurie (> 3,5 g/Tag), Erythrozyturie und Erythrozytenzylinder im Sediment sprechen für Glomerulonephritis, Leukozyturie und Leukozytenzylinder für Pyelonephritis. *Analgetikanephropathie* (s. ds. Kap., 10.2): Charakteristisch sind die Kopfschmerzanamnese mit entsprechendem Analgetikaverbrauch (> 3 kg insgesamt), die abakterielle („sterile") Leukozyturie sowie Papillennekrosen. Intermittierend Bakteriurie (Superinfektion) und Hämaturie (Papillennekrosen). *Diabetische Nephropathie* und *Sichelzellanämie* gehen ebenfalls häufig mit Papillennekrosen einher. *Nierentuberkulose:* Meist Hämaturie und ausgeprägte Leukozyturie (Kultur, Tierversuch). *Niereninfarkt:* Flankenschmerz, Fieber und Hämaturie (Narbenentwicklung ist röntgenologisch erst später sichtbar).

Therapie

Behandlungsziele

Die *Beseitigung prädisponierender Faktoren* (wie z.B. funktioneller oder anatomischer Obstruktionen) stellt die entscheidende kausale Maßnahme dar. Diese prädisponierenden Faktoren begünstigen die Bakterienbesiedlung und die Entwicklung einer progredienten Niereninsuffizienz. Das Ziel der *antibakteriellen Chemotherapie* ist, die klinischen Symptome zu beseitigen und darüber hinaus die Risiken einer Urosepsis und eines weiteren Parenchymverlustes zu vermindern.

17 Krankheiten der Nieren und Harnwege

Allgemeine Maßnahmen
(1) *Lokale Wärmeapplikation* und *Spasmolytika* (Buscopan®, Baralgin®).
(2) Ausreichende *Diurese* (> 1,5 l/Tag): Sie wirkt einer Keimbesiedlung des Urogenitaltraktes entgegen.
(3) *Antihypertensive Behandlung* (s. Kap. 13): Sie ist für den weiteren Krankheitsverlauf bei rezidivierenden Harnwegsinfekten wichtig, da ein Hochdruck einerseits Folge der chronischen Pyelonephritis sein kann, andererseits deren Entwicklung begünstigt.

Antibakterielle Chemotherapie
(Handelsnamen der einzelnen Substanzen s. a. Kap. 5,1)
Intensität und Dauer der antibakteriellen Chemotherapie orientieren sich an Schwere der Infektion, Empfindlichkeit der Erreger, Möglichkeit, die Bakteriurie zu beseitigen, Vorliegen von Risikofaktoren (anatomische oder funktionelle Obstruktion, Katheterismus, Steinleiden).

Unkomplizierte Harnwegsinfektion
Die Kriterien der *unkomplizierten HI* (oberflächliche Schleimhautinfektion) sind eine Symptomdauer < 48 h, nur wenige vorausgegangene HI, das Fehlen einer anatomischen oder funktionellen Obstruktion, von Katheter oder Steinleiden. Zur Behandlung der unkomplizierten HI der Frau bietet die *Kurzzeit-Chemotherapie* mit Überprüfung ihrer Wirksamkeit (Urinkultur nach 1 Woche) eine Reihe von Vorteilen (Kunin 1981, Bailey 1983): Die Kurzzeit-Chemotherapie ist einfach, wirksam (> 80% bei sensiblen Erregern), nebenwirkungsarm, preisgünstig, erzeugt weniger Resistenzen, gewährleistet gute Patienten-Compliance und hat darüber hinaus einen gewissen diagnostischen Wert. Fehlendes Ansprechen kann als Hinweis auf das Vorliegen einer komplizierten HI gewertet werden, der intensiverer Diagnostik und Therapie bedarf. Im einzelnen werden folgende Verfahren unter Kurzzeit-Chemotherapie verstanden:
Einmalbehandlung (single dose treatment): Einmalige Verabreichung einer Standard-Tagesdosis (z.B. 4 Tbl. Co-trimoxazol à 480 mg [Bactrim®] oder 2 Tbl. à 960 mg [Bactrim® forte] oder 3 g Amoxicillin [Amoxypen®, Clamoxyl®]).
Eintagesbehandlung (single day treatment): Standard-Tagesdosis (z.B. Co-trimoxazol 2mal 2 Tbl. à 480 mg oder 2mal 1 Tbl. à 960 mg oder 3mal 1 g Amoxicillin).
Dreitagesbehandlung: Standard-Tagesdosis über einen Zeitraum von 3 Tagen.
Voraussetzungen für eine Kurzzeit-Chemotherapie:
(1) Vorliegen einer *unkomplizierten HI.*
(2) Überprüfung der Wirksamkeit nach 1 Woche anhand einer *Urinkultur,* um ggf. weitere Diagnostik und Therapie einzuleiten.

Harnwegsinfektionen mit Parenchymbeteiligung
Vorbemerkungen
Bei Parenchymbeteiligung, d.h. bei Pyelonephritiden (Rückenschmerzen, Fieber), und bei Harnwegsinfektionen von Männern ist die Kurzzeit-Chemotherapie unzureichend, da sie mit einer hohen Rezidivrate von ca. 50% einhergeht.

Die Dauer der antibiotischen Behandlung sollte deshalb bei Frauen mindestens 2–3 Wochen und bei Männern (4–)6 Wochen betragen. Bei nur 1wöchiger Behandlung sind 91% der Patienten beschwerdefrei und 28% keimfrei. Bei 3wöchiger Behandlung sind dagegen 97% der Patienten beschwerdefrei und 69% keimfrei. Außerdem zeigt sich bei einer 2wöchigen Behandlung der akuten Pyelonephritis bei 15% der Frauen und bei 40% der Männer ein Rezidiv innerhalb von 4 Wochen nach Beendigung der Therapie. Die Entscheidung über Intensität und Dauer der antibakteriellen Chemotherapie, parenterale oder enterale Applikation, ambulante oder stationäre Therapie, orientiert sich am Allgemeinzustand des Patienten, an der Schwere der Infektion, an der Empfindlichkeit der Erreger und am Vorliegen von prädisponierenden Faktoren. Zur Behandlung der Pyelonephritis sollten Chemotherapeutika eingesetzt werden, die ausreichende Blut-, Gewebs- und Urinspiegel erreichen.

Wenn die bakterielle Resistenzlage bekannt ist, kann eine wirksame, möglichst atoxische Monotherapie eingeleitet und fortgesetzt werden. Meist sind jedoch die Erreger unbekannt, so daß vor Therapiebeginn Urin und Blut zur bakteriologischen Analyse gewonnen werden und eine „blinde" intravenöse Kombinationsbehandlung eingeleitet wird. Die ungezielte Monotherapie mit einem Ampicillin- oder Cefalosporinpräparat der ersten Generation ist unzureichend, da auch bei nicht-hospitalisierten Patienten in über 25% der Fälle Resistenzen vorliegen. Folgende Chemotherapeutika-Kombinationen haben sich bewährt:

Vorgehen
(1) Kombination eines *Aminoglykosids* (Netilmycin, Gentamicin, Tobramycin) mit einem *Breitspektrum-Penicillin* (Ampicillin, Amoxicillin, Mezlocillin, Piperacillin). Bei normaler Nierenfunktion beträgt die Dosis für das Aminoglykosid initial 1,5 mg/kg KG und dann 8stündlich 1 mg/kg KG. Für die Breitspektrum-Penicilline liegt die Dosis bei 3mal 2–5 g, wenn die Nierenfunktion normal ist. Nach Eintreffen des Antibiogramms kann die Behandlung als Monotherapie fortgesetzt werden. In der Regel ist das Antibiogramm bekannt, bevor die Aminoglykosidtoxizität relevant wird. Bei längerer Applikation empfiehlt sich die Bestimmung der Aminoglykosid-Blutspiegel.

(2) Alternativ kann ein *Breitspektrum-Cefalosporin* (Cefotaxim, Ceftriaxon), das unzureichend gegenüber Pseudomonas wirkt, mit einem *Acylaminopenicillin* (Mezlocillin, Piperacillin), das unzureichend gegenüber Staphylokokken wirkt, kombiniert werden. Bei normaler Nierenfunktion werden 2mal täglich 1–2 g Cefotaxim oder Ceftriaxon verabreicht.

(3) Bei Unwirksamkeit oder Unverträglichkeit der ersten beiden Therapieregime können Chinolone wie Ciprofloxacin (Ciprobay®) 2mal 200 mg/Tag eingesetzt werden. Liegt ein septisches Geschehen vor, sollte eine Kombination mit einer Pseudomonas-wirksamen Substanz, z.B. einem Aminoglykosid oder Acylaminopenicillin, eingesetzt werden.

24–48 h nach Entfieberung kann die Behandlung oral fortgeführt werden. Wenn das Antibiogramm bekannt ist, wird in der Regel eine gezielte Monotherapie durchgeführt. Bei leichtem Krankheitsverlauf kann die Behandlung bereits initial ambulant mit einer breit wirksamen, oral resorbierbaren Substanz

begonnen und fortgeführt werden, beispielsweise mit Co-trimoxazol oder Chinolon wie Ciprofloxacin oder Ofloxacin.
Bei 50% der HI kommt es innerhalb eines Jahres zu einer weiteren Infektion (s. ds. Kap., 9 „Rezidivierende HI in engen zeitlichen Abständen" und „Wiederholte symptomatische HI in großen zeitlichen Abständen"). Dabei handelt es sich meist (> 80%) um eine Reinfektion, die nach einem längeren Intervall auftritt, seltener um ein Rezidiv mit demselben Organismus („relapse"), das durch sein frühzeitiges Auftreten charakterisiert ist. Ein Rezidiv mit demselben Organismus bedeutet ein Versagen der Behandlung und kann folgende Ursachen haben: (a) falsches Medikament, (b) zu kurze Behandlungsdauer, (c) mangelhafte Medikamenteneinnahme, (d) zu niedrige Konzentration des Medikamentes am Wirkort, (e) Auftreten von resistenten Keimen, (f) Vorliegen von Nierensteinen.

Rezidivierende Harnwegsinfektionen in engen zeitlichen Abständen („relapses")
Vorbemerkungen
Bei rezidivierenden HI in engen zeitlichen Abständen sollte eine Langzeitbehandlung über ca. 6 Monate eingeleitet werden. Danach versuchsweise Aussetzen der antibakteriellen Chemotherapie. Die Häufigkeit von Rezidiven im Anschluß an die Langzeitbehandlung läßt sich durch dieses Vorgehen nicht sicher beeinflussen. Da die symptomatische Behandlung am möglichen Grundleiden nichts ändert und über längere Zeiträume erfolgt, sollten primär solche Substanzen eingesetzt werden, die wenig Nebenwirkungen haben und in der Kolonflora keine Resistenzentwicklung hervorrufen. Die Medikation sollte abends erfolgen, um die Bakterienvermehrung in den nächtlichen miktionsfreien Intervallen zu hemmen.

Vorgehen
(1) *Co-trimoxazol* (½ Tbl. Bactrim®) abends p.o. senkt die Häufigkeit von rezidivierenden HI auf ca. 2,5%. Co-trimoxazol und Nitrofurantoin dürften in der Praxis etwa gleichwertig sein. Zur Langzeitbehandlung sind außerdem geeignet:
(2) *Methenaminmandelat* (Mandelamine®): 1–2 g als abendliche Dosis *oder* 3–6(–9) g/Tag p.o. auf 4 Portionen verteilt (1 Drg. Mandelamine® à 0,5 g). Als wesentliche Wirkkomponente wird die Mandelsäure angesehen. Sie hemmt in erster Linie die mitochondriale Sauerstoffaufnahme der Bakterien. Mandelsäure ist eine schwache organische Säure (pK = 3,3), die im sauren Milieu vorwiegend undissoziiert vorliegt und nur in undissoziierter Form die Bakterienmembran penetrieren kann. Bei alkalischem Urin ist die Substanz unwirksam. Das gleiche gilt für Methenamin, das ebenfalls nur im sauren Milieu das bakterizide Formaldehyd freisetzt. Bei Urin-pH > 6 (Kontrollen des Urin-pH) sollte deshalb die Dosis gesteigert oder der Urin angesäuert werden (Ascorbinsäure oder L-Methionin 3 mal 1–2 Tbl. à 0,5 g/Tag). Anzustreben sind Urin-pH-Werte um 5, ohne daß sich eine systemische Azidose einstellt. Die Dosissteigerung (6–9 g Mandelamine®/Tag) allein bewirkt meist eine ausreichende Harnansäuerung. Bei höheren Dosen können durch vermehrte Freisetzung von Formaldehyd Reizzustände von Blase und Magen auftreten. Die Substanz sollte deshalb nach den

Mahlzeiten und auf 4 Portionen verteilt eingenommen werden. Die Behandlung wird mit 3 g Mandelamine® tgl. begonnen und dann im Abstand von 3–5 Tagen um je 1 g/Tag erhöht, bis der Urin keimfrei ist. Häufig läßt sich nach einigen Wochen die Dosis reduzieren. Bei gastrointestinalen oder Blasenbeschwerden sollte die Dosis reduziert und der Harn durch L-Methionin bzw. Ascorbinsäure sowie durch fleischreiche Ernährung angesäuert werden. Bei Patienten mit Niereninsuffizienz besteht die Gefahr einer systemischen Azidose. Die Dosis muß dann entsprechend reduziert werden (ca. 2 g/Tag), außerdem sind Kontrollen des Blut-pH erforderlich.

(3) *Nitrofurantoin* 50 mg (Furadantin®) abends p.o. senkt die Häufigkeit von HI auf < 10%. Nitrofurantoin wird vorwiegend im proximalen Dünndarm resorbiert, ohne in der Kolonflora Resistenzen zu erzeugen. Voraussetzung ist eine normale Nierenfunktion. Nitrofurantoin sollte als ein Reserve-Chemotherapeutikum eingesetzt werden, da es toxikologisch nicht unbedenklich ist: akutes allergisches interstitielles Lungenödem, chronische Lungenfibrose, akute medikamenteninduzierte Hepatitis, chronisch-aktive Hepatitis, Thrombopenie, Anämie, Polyneuropathie, mutagene Wirkung im Experiment. Diese Zurückhaltung gilt besonders für eine Langzeitapplikation.

Treten die HI häufig im Anschluß an den Geschlechtsverkehr auf, so wird folgendes Vorgehen empfohlen: Postkoitale Blasenentleerung, da der Urinfluß einer Keimbesiedlung entgegenwirkt, und die prophylaktische, einmalige Gabe von Co-trimoxazol 240 mg (½ Tbl. Bactrim®) oder Nitrofurantoin 50 mg (Furadantin®).

Wiederholte symptomatische Harnwegsinfektionen in großen zeitlichen Abständen

Im Gegensatz zum sonstigen Vorgehen ist es gerechtfertigt, dem Patienten einen begrenzten Antibiotikavorrat zu verschreiben und ihn anzuweisen, bei Auftreten der ersten Symptome Mittelstrahlurin zum Keimnachweis zu gewinnen und dann die antibiotische Behandlung selbst einzuleiten. Eine Behandlungsdauer von 1–3 Tagen genügt *(Kurzzeit-Chemotherapie).*

Asymptomatische Bakteriurie

Die Behandlung der Bakteriurie „um jeden Preis" führt zu Resistenzen in der Kolonflora mit der Folge von therapieresistenten Harnwegsinfekten (z.B. keine antibiotische Therapie der asymptomatischen Bakteriurie bei Dauerkatheterismus). Die asymptomatische Bakteriurie *sollte* behandelt werden:

(1) In der *frühen Kindheit* (Empfindlichkeit der wachsenden Niere).
(2) In der *Schwangerschaft* (Häufigkeit ca. 2%): *Kurzzeit-Chemotherapie.* Die unbehandelte Bakteriurie führt hier in 30% zur akuten PN und gehäuft zur Anämie. Allerdings ist nicht bekannt, ob diese Schwangerschafts-Pyelonephritis zur Niereninsuffizienz führt. In der Schwangerschaft sollten nur Antibiotika Verwendung finden, die atoxisch sind und bei denen in der Spätschwangerschaft auch ausreichende Fruchtwasserspiegel erzielt werden (Ampicillin, Cephalosporine, s. Kap. 5,1).

Urethralsyndrom
Beim akuten Urethralsyndrom (Dysurie mit Leukozyturie ohne signifikante Bakteriurie!) liegt dennoch in 46% eine Infektion mit Bakterien und in 20% mit Chlamydia trachomatis vor. Nach Ausschluß einer Vaginitis stellt die *Kurzzeit-Chemotherapie* (wie bei der unkomplizierten HI) ein pragmatisches Vorgehen dar. Wenn die Beschwerden persistieren, empfiehlt sich die Blasenpunktion. Bei sterilem Blasenpunktat und fehlendem Hinweis auf Neisseria gonorrhoeae, Trichomonas vaginalis oder Candida albicans dürfte am ehesten eine Infektion mit Chlamydia trachomatis vorliegen. Die Behandlung der Chlamydien-Urethritis erfolgt mit Doxycyclin (Vibramycin®) 2×100 mg/Tag über einen Zeitraum von 10 Tagen.

10 Interstitielle Nephritis

Der Begriff „interstitielle Nephritis" faßt die bakteriellen und nicht-bakteriellen Formen zusammen. Die bakterielle interstitielle Nephritis (Pyelonephritis) wird in ds. Kap., 9 besprochen.

10.1 Akute nicht-bakterielle interstitielle Nephritis
Ätiopathogenese: Die *parainfektiöse* akute interstitielle Nephritis entsteht im Gefolge von Infektionen mit verschiedenen Erregern, wie Streptokokken, Diphtheriebakterien, Leptospiren, Brucellen, Rickettsien und Viren. Typisch ist die parainfektiöse AIN, die bei Scharlach als Frühreaktion innerhalb der ersten Tage vorkommt. Im Unterschied hierzu tritt die akute Glomerulonephritis als postinfektiöse Zweiterkrankung ca. 2–3 Wochen nach Krankheitsbeginn auf.
Bei der *medikamenteninduzierten* AIN dürfte es sich in den meisten Fällen um eine Überempfindlichkeitsreaktion handeln. Für die allergische Genese sprechen Begleitphänomene wie Exanthem und Eosinophilie. Nach Methicillin-induzierter AIN fanden sich längs der tubulären Basalmembran Ablagerungen von IgG und C3 sowie ein Abbauprodukt von Methicillin. Für einen toxischen Mechanismus spricht, daß diese Veränderungen besonders bei hochdosierter, längerer Applikation der betreffenden Medikamente auftreten. Eine Vielzahl von Medikamenten kommt als Auslöser einer AIN in Frage (s. ds. Kap., 11).
Klinik: *Leitsymptome und -befunde:* Die Symptome der AIN reichen von der mäßiggradigen Erythrozyturie, Proteinurie und evtl. Leukozyturie, die möglicherweise nur zufällig entdeckt werden, bis zum Vollbild des dialysepflichtigen akuten Nierenversagens. In typischen Fällen finden sich allergische Begleitphänomene wie Exanthem, Eosinophilie des peripheren Blutbildes sowie ein Komplementabfall. Weitere Symptome sind Fieber, Krankheitsgefühl, Hämaturie, Proteinurie und, je nach Schweregrad der Nierenschädigung, eine Retention harnpflichtiger Substanzen. Der Blutdruck ist meist normal, kann jedoch bei Olig-/Anurie mit entsprechender Salz-Wasserretention erhöht sein. Die Nieren sind meist druck- und klopfschmerzhaft, wohl infolge der Kapselspannung. Röntgenologisch stellen sich die Nieren normal groß bis vergrößert und mit glatter Oberfläche dar. Histologisch findet sich ein interstitielles Ödem mit diffusen peritubulären Rundzellinfiltrationen von Lymphozyten, Plasmazellen und Eosinophilen. Die tubuläre Basalmembran ist verdickt und kann unterbrochen sein, wobei die distalen Tubuli die deutlichsten Veränderungen aufweisen.
Differentialdiagnose: Akute Glomerulonephritis: Zweiterkrankung, 2–3 Wochen nach einem Streptokokkeninfekt, im typischen Fall Ödeme, Hypertonie und

Hämaturie. Im Unterschied hierzu entsteht die AIN parainfektiös, d.h. wenige Tage nach Infektionsbeginn. Die histologische Abgrenzung ist eindeutig. *Akute Pyelonephritis:* Bakteriurie, Leukozyturie, Fieber und klopfschmerzhaftes Nierenlager. Eine akute renale Insuffizienz entsteht nur bei schweren septischen Verläufen. *Akutes Nierenversagen:* Bei der AIN fehlt der stadienhafte Ablauf mit Olig-/Anurie und darauffolgender Polyurie. Eine Norm-/Polyurie ist bei AIN besonders häufig. Den klinischen Kriterien kommt in der Beurteilung ein großer Stellenwert zu. In unklaren Fällen sollte eine rasche bioptische Sicherung der Diagnose angestrebt werden. Nicht immer läßt sich unterscheiden, ob die AIN durch eine bestimmte Erkrankung (z. B. Streptokokken-Angina) oder durch die entsprechende Pharmakotherapie (z. B. Penicillin) entstanden ist. Im ersten Fall wäre die Penicillinbehandlung konsequent weiterzuführen, im zweiten Fall das sofortige Absetzen des Antibiotikums angezeigt.

Therapie

(1) Bei *parainfektiöser* AIN konsequente Fortführung der antimikrobiellen Chemotherapie des infektiösen Grundleidens. Kommt das Antibiotikum als Auslöser der AIN in Betracht, so sollte ein Antibiotikum eingesetzt werden, das keine gekreuzte Allergie erwarten läßt.

(2) Bei *medikamenteninduzierter* AIN genügt meist das Weglassen der Noxe. Bei fehlender Besserung und bei schweren Verläufen sollten zusätzlich Steroide gegeben werden (60 mg Prednisolon/Tag p.o. in absteigender Dosis), wenn auch der Wert dieser Maßnahme nicht gesichert ist.

(3) Die symptomatischen Maßnahmen von der Diät bis zur Dialysebehandlung richten sich nach dem Grad der Niereninsuffizienz (s. ds. Kap., 3).

Die Prognose der AIN ist günstig. Trotz massiver Zellinfiltrationen ist die Parenchymschädigung gering. Meist kommt es zur Normalisierung der Nierenfunktion, nur selten bleibt die Niereninsuffizienz irreversibel. Voraussetzung ist allerdings, daß eine Phase der Olig-/Anurie mit Hilfe der Dialyse überbrückt wird.

10.2 Chronische nicht-bakterielle interstitielle Nephritis

Vorbemerkungen: Ursachen der chronischen nicht-bakteriellen interstitiellen Nephritis sind Analgetikaabusus, vesikoureteraler Reflux und andere Harntransportstörungen, metabolische Störungen (Hypokaliämie, Hyperurikämie, Hyperoxalurie, Hyperkalzämie), Blei, Lithium, Balkan-Nephropathie und andere seltene Ursachen (Zytostatika, immunologische Ursachen). Aufgrund ihrer großen praktischen Bedeutung wird an dieser Stelle auf die *Analgetikanephropathie* eingegangen.

Ätiopathogenese der Analgetikanephropathie: Die langjährige Einnahme von Mischanalgetika (> 1 g/Tag über 3 Jahre oder > 3 kg unabhängig vom Zeitraum) kann zur chronischen interstitiellen Nephritis führen. Die Schädigung erfolgt über einen direkten medikamententoxischen Effekt auf Tubuli und Gefäße sowie über eine Hemmung der Prostaglandinsynthese mit Abnahme der Markdurchblutung. Eine Dehydratation erhöht die tubuläre Analgetikakonzentration und die Toxizität. Nephrotoxische Analgetika sind: *Phenacetin,* dessen hochreaktiver Hauptmetabolit *Paracetamol, Acetylsalicylsäure* und *Salicylamid.*

Klinik der Analgetikanephropathie: Charakteristisch sind Kopfschmerzanamnese (> 50% Migräne seit früher Jugend) mit entsprechendem Analgetikaverbrauch (> 3 kg Mischanalgetika). Abakterielle, „sterile" Leukozyturie, sonographisch oder radiologisch Papillennekrosen. Komplikationen sind Superinfektionen (klinisch PN) und Abgang von Papillennekrosen (Hämaturie, Koliken). Neigung zur Polytoxikomanie. Chronisch schleichender Verlauf bis zur terminalen Niereninsuffizienz. Wird der Analgetikakonsum eingestellt, ist die Prognose günstig, sofern keine fortgeschrittene Niereninsuffizienz vorliegt (GFR ca. 30 ml/min).

Therapie der Analgetikanephropathie

(1) Striktes Aussetzen der Noxe.
(2) Behandlung interkurrenter Harnwegsinfekte.
(3) (Kopf-)Schmerzbekämpfung (Patientenführung).
(4) Die übrigen Maßnahmen richten sich nach dem Grad der Niereninsuffizienz.

11 Medikamentöse Nierenschäden

Die klinische Bedeutung von medikamentösen Nierenschäden liegt in deren Häufigkeit und in den z. T. fatalen Folgen. Die Symptome reichen von der leichten, passageren und nur zufällig entdeckten Nierenfunktionsverschlechterung über das reversible, akute Nierenversagen bis hin zur chronischen, dialysepflichtigen Niereninsuffizienz. Die einzelnen Medikamente führen zu bevorzugten *morphologischen* Läsionen, die sich in glomeruläre, tubuläre, interstitielle und vaskuläre Schäden unterteilen lassen. Überschneidungen sind möglich (z. B. bei Gold, das ein nephritisches Syndrom, aber auch ein akutes Nierenversagen oder eine Angiitis hervorrufen kann). Unabhängig von der morphologischen Lokalisation der Schädigung ist von der *Pathogenese* her zu unterscheiden zwischen einem rein toxischen Schaden (z. B. Aminoglykosid-induziertes ANV) oder einer Überempfindlichkeitsreaktion (Penicillin-induziertes AIN). Auch hier kann eine Substanz über beide Pathomechanismen ihre Schädigung entfalten (z. B. tubulo-toxisches ANV bzw. AIN durch Cefalosporine). Klinisch brauchbar ist eine Unterscheidung der medikamentösen Nierenschäden aufgrund ihrer *klinischen Symptomatik:*
(1) *Akutes Nierenversagen:* Folgende Substanzen können ein akutes Nierenversagen auslösen: Aminoglykoside, Amphotericin B, Cefalosporine, Polymyxin E, Röntgenkontrastmittel, nicht-steroidale Antiphlogistika, Dextrane, EDTA-, Glykolverbindungen, Methoxyfluran, Oxalsäure, Phenylbutazon, Pilzgifte, Tetrachlorkohlenstoff, Arsen, Blei, Cadmium, Chrom, Eisen, Gold, Kupfer, Platin, Quecksilber, Silber, Thallium, Uran, Uranylnitrat, Wismut, *Klinik:* s. ds. Kap., 1.
(2) *Nephritisches Syndrom:* Medikamente, die eine *akute interstitielle Nephritis* auslösen können, sind bei den Antibiotika/Chemotherapeutika häufig Penicillin G, Methicillin, Ampicillin, Rifampicin, Sulfonamide und selten Oxacillin, Amoxycillin, Azlocillin, Carbenicillin, Nafcillin, Cefalotin, Cefalexin, Minocyclin, Co-trimoxazol, Piromidsäure. Bei anderen Medikamenten häufig Phenindion, selten Thiazide, Furosemid, Allopurinol, Azathioprin, Phenazon, Phenylbutazon, Phenytoin, Phenobarbital, Fonoprofen, Naproxen, Glafenin, Cimetidin, Clofibrat, Paraaminosalicylsäure, Gold- und Wismutsalze. Eine *renale Angiitis* kann ausgelöst werden durch Allopurinol, Amphetamin, Arsen, Gold, Jodverbindungen, Penicillin G, Phenytoin, Propylthiouracil, Sulfonamide, Thiazide und Wismut. *Klinik:* s. ds. Kap., 10.1.
(3) *Nephrotisches Syndrom:* Medikamente, die ein nephrotisches Syndrom auslösen können, sind Quecksilberverbindungen, Gold, Wismut, Thallium, Penicillamin, Heroin-assoziiert, Captopril, Paramethadion, Trimethadion, Mepheny-

toin, Phenindion, Tolbutamid, Perchlorat, Trichloräthylen und Probenecid. *Klinik:* s. ds. Kap., 6.5.
(4) *Chronische NI: Analgetika. Klinik:* s. ds. Kap., 10.2.
(5) *Störung des Konzentrierungsmechanismus:* Substanzen, die zur *Flüssigkeitsretention* führen können, sind Nikotin, Narkotika (Opiate), Clofibrat, Carbamazepin und Vincristin (durch eine ADH-Freisetzung). Cyclophosphamid (durch eine ADH-Imitation). Orale Antidiabetika (Chlorpropamid, Tolbutamid), Biguanide, Analgetika (wie Acetylsalicylsäure, Indometacin, Paracetamol) (durch zelluläre ADH-Potenzierung), Diuretika (Hydrochlorothiazid, Furosemid) (ADH-unabhängig) und Thioridazin (dursterzeugend). Bei chronischer Applikation können auch Diuretika, ADH-unabhängig, zur Hyponatriämie, zur Abnahme der GFR mit vermehrter Reabsorption des Restfiltrats und damit zur Flüssigkeitsretention führen. Außerdem dürfte eine Hypertrophie des juxtaglomerulären Apparates von Bedeutung sein.
Substanzen, die eine *Polyurie* bewirken, sind Alkohol, Phenytoin, Noradrenalin, Levallorphan (durch eine verminderte ADH-Freisetzung). Lithium, Demeclocyclin, Fluoride (Methoxyfluran), Colchicin, Amphotericin B, Gentamicin (durch ADH-abhängige Störung des Konzentrierungsmechanismus) sowie Lithium, Sulfonylharnstoffe (durch ADH-unabhängige Störung des Konzentrierungsmechanismus).

12 Nephrolithiasis

Vorbemerkungen: 5% der Erwachsenen haben während ihres Lebens eine oder mehrere Nierensteinepisoden. Die Rezidivhäufigkeit beträgt 20–50%. Nach der Zusammensetzung werden unterschieden:
(1) kalziumhaltige Steine (70–80%); davon > $2/3$ Kalziumoxalat, $1/3$ Kalziumphosphat,
(2) Infektsteine = Struvitsteine (7–20%),
(3) Harnsäuresteine (5–15%),
(4) Cystin- und Xanthinsteine (< 2%).
Ätiopathogenese: Nierensteine entstehen durch Ausfällung von Salzen aus übersättigter Lösung, wenn ein kritisches Löslichkeitsprodukt (sog. Formationsprodukt) überschritten wird. Liegt das Ionenprodukt etwas niedriger als das Formationsprodukt, so ist die Salzlösung zwar schon übersättigt, aber es fehlt die zur Spontanausfällung erforderliche Aktivierungsenergie (metastabiler Bereich). Präexistente Kristalle wachsen in diesem metastabilen Bereich allerdings weiter, wenn die „inhibitorische Aktivität" unzureichend ist. Steinrezidive bei vorbestehenden „Steinkeimen" können deshalb leichter entstehen als neue Steine. Ein wichtiger Mechanismus der Steingenese ist das Verkleben *(Aggregatbildung)* einzelner Kristalle, die normalerweise beim Gesunden im Urin ausgeschieden werden. Das Risiko der Steinbildung nimmt zu:
(1) *mit steigendem „Aktivierungsprodukt"* (= Sättigungsgrad der lithogenen Ionen). Das Aktivitätsprodukt steigt an bei vermindertem Urinfluß (Dursten) und bei vermehrter Ausscheidung von Kalzium, Oxalat, Phosphat und Urat.
(2) *Mit Abnahme der „inhibitorischen Aktivität",* wobei alle Vorgänge eingeschlossen sind, die eine Nukleation und Aggregation der Ionen verhindern. Inhibitoren sind Zink, Zitrat, Magnesium, Pyrophosphat, saure Mukopolysaccharide.
(3) Bei Vorhandensein weiterer *prädisponierender Faktoren: Urinstase* begünstigt bakterielle Infektionen. *Fremdkörper* dienen als Steinnukleus, an dem im „metastabilen Bereich" der übersättigten Lösung das Steinwachstum einsetzt. *Urin-pH:* Saurer Urin begünstigt die Entstehung von Uratsteinen, alkalischer Urin von Phosphatsteinen.

17 Krankheiten der Nieren und Harnwege

Klinik: *Leitsymptome und -befunde:* Die Symptomatik ist vielgestaltig, je nach Größe, Form und Lokalisation des Nierensteines. Der *Nierenstein* kann beim Durchtritt durch den Kelchhals (erste physiologische Enge) zur Nierenkolik führen, ebenso bei Einklemmung oder Passage des Nierenbeckenausganges (zweite physiologische Enge). Als *Harnleiterstein* passiert er die Gefäßkreuzung und das Ureterostium (dritte und vierte physiologische Enge). Der *Blasenstein* wird normalerweise bei der Miktion entleert, kann aber durch appositionelles Wachstum Hühnereigröße erreichen. Der große Blasenstein verursacht außer der Pollakisurie wenig Beschwerden. Ebenso symptomarm ist der *Nierenbeckenausguß-* oder *Korallenstein,* der zusammen mit bakteriellen Infekten zum schleichenden Parenchymverlust führt.

Die *Nierenkolik* ist das führende, aber insgesamt doch seltene Symptom: besonders bei kleinen, beweglichen Steinen. Bei Lokalisation im Ureter meist krampfartige Schmerzen längs des Ureterverlaufes, bei Nierenbeckensteinen eher ein dumpfer Druck im Nierenlager. Die meisten Nierensteine sind jedoch asymptomatisch und werden zufällig entdeckt. Die Nierenkolik kann mit Übelkeit, Erbrechen, Meteorismus, fluktuierender Diurese, *Oligo-/Anurie* und passagerem Ileus einhergehen. Beim aseptischen Stein besteht fast immer mikroskopische *Erythrozyturie,* seltener makroskopische Hämaturie, beim infizierten Stein *Leukozyturie.* Im Sediment evtl. Kristalle des steinbildenden Kristalloids. Bei bakterieller Infektion Symptome des akuten Harnwegsinfektes (Dysurie, Pollakisurie, Fieber).

Diagnostische Hinweise:
(1) *Urinuntersuchung:* pH, Sediment, Kammerurin, Mittelstrahlurin mit Keimzahl- und Resistenzbestimmung.
(2) Sonographie: Sie stellt eine wertvolle nicht-invasive Methode dar.
(3) *Röntgenuntersuchung:* (Abdomenübersichtsaufnahme mit Tomographie, *i.v. Urogramm). Wichtig:* I.v. Urographie erst nach Abklingen der Nierenkolik oder nach deren spasmo-analgetischer Behandlung durchführen! Das rasch anflutende Kontrastmittel führt zum weiteren Anstieg des Binnendrucks (Gefahr der Ruptur des Nierenhohlraumsystems). Die *retrograde Pyelographie* ist wegen der Infektionsgefahr möglichst zu vermeiden. Die *Computertomographie* ist besonders hilfreich zum Nachweis von Harnsäurekonkrementen.
(4) *Chemische Steinanalyse:* Mit Beginn der Kolik Wasserlassen durch Gaze.
(5) Beim *„metabolisch aktiven",* d. h. behandlungsbedürftigen Nierensteinleiden (= Bildung von Steinen oder Grieß innerhalb der letzten 12 Monate bei bekannter Steinanamnese oder bei Wachstum eines vorhandenen Steines) werden im spezialisierten Labor zusätzlich die u. g. Parameter bestimmt, wenn kein Grundleiden (Gicht, Zystinurie) bekannt ist: (a) *Im frisch gelassenen Morgenurin und im nüchternen Zustand:* Kalzium/Kreatinin-Quotient, pH-Wert (mit pH-Meter), qualitativer Cystinnachweis. (b) *Im 24-h-Urin:* Kalzium- und Harnsäureausscheidung, Kreatinin-Clearance. Bei Normokalzurie (Kalziumausscheidung nimmt mit Rückgang der GFR ab!): Kalziumausscheidung im 24-h-Urin nach Belastung mit 1 g Kalzium. Renale Phosphatbearbeitung (Phosphat-Clearance, tubuläre Phosphatreabsorption). (c) *Im Serum:* ionisiertes Kalzium, Gesamt-Eiweiß, Phosphat, Harnsäure, Kreatinin, Parathormon.

Therapie

Allgemeine Maßnahmen
Vorbemerkungen
Nicht jeder Nierenstein erfordert eine medikamentöse oder operative Therapie bzw. eine Behandlung mit der Schlinge. 70% der Steine gehen spontan ab. Für

die Beurteilung ist das Verhältnis von „Geburtswegen" (ableitende Harnwege) und „Geburtsobjekt" (Stein) wichtig. Eine *operative Behandlung* ist i.a. dann indiziert, wenn nach Größe, Form und Lage des Konkrementes ein spontaner Abgang unwahrscheinlich ist, die Schlingenextraktion nicht in Frage kommt oder durch Stauung und Infektion die Gefahr einer Nierenschädigung besteht. Die *berührungsfreie Nierensteinzertrümmerung* durch *Stoßwellen* (extrakorporale Stoßwellenlithotripsie) ist ein neueres nicht-invasives Verfahren, das in zahlreichen Fällen eine Operation wirkungsvoll ersetzt. Die *Schlingenbehandlung* wird in der Regel dann eingesetzt, wenn im Prinzip eine operative Indikation besteht (s. o.) und der Stein „schlingengerecht" ist (bis Bohnengröße, unterhalb der Ureter-Iliakalgefäßkreuzung lokalisiert).

Vorgehen

(1) Bei abgangsfähigem Konkrement (ca. 80%): Reichliche Flüssigkeitszufuhr (z.B. Wasserstöße), Urinausscheidung > 1,5 l/Tag.

(2) Körperliche Bewegung, die den Steinabgang begünstigt (Treppensteigen, Radfahren, Seilhüpfen, Schwimmen u.a.).

(3) Bei Fieber: Urinkultur und hochdosierte antibiotische Behandlung (Gefahr der *Urosepsis!*, die foudroyant verläuft und häufig mit Verbrauchskoagulopathie einhergeht).

(4) Bei *Nierenkolik:* Intravenöse Gabe von Spasmolytika und Analgetika (z.B. 1–2 Amp. Buscopan® i.v., 1 Amp. Baralgin® i.v., ggf. Pentazocin [Fortral®]). Daueranästhesie über Epiduralkatheter bei persistierenden Koliken. Möglichst keine Morphinderivate (Begünstigung eines paralytischen Ileus). Indometacin 50–100 mg Supp. zur Weiterbehandlung. Lokale Wärmeapplikation.

Prophylaxe

Allgemeine Richtlinien

(1) *Erhöhte Flüssigkeitszufuhr* (natrium-, kalzium- und oxalsäurearme Flüssigkeit!): Urinausscheidung > 1,5 l/Tag, spezifisches Gewicht < 1015! Vor Schlafengehen ca. 0,5 l trinken, um Ionenkonzentration während der Nacht niedrig zu halten. Bei übermäßigem Schwitzen (z.B. Sauna) möglichst rascher Flüssigkeitsersatz.

(2) *Vermeidung übermäßiger Zufuhr von Natrium* (Expansion des EZV und Hemmung der Thiazidwirkung), *Kalzium* (Milchprodukte) und *Oxalsäure* (Schokolade, Spinat, Rharbarber und schwarzer Tee).

(3) *Normalisierung des Körpergewichtes,* insbesondere Reduzierung der eiweißreichen Ernährung.

(4) Eine *medikamentöse Prophylaxe* (je nach Steintyp, s. S. 672ff.) sollte nach vorheriger Diagnostik beim „metabolisch aktiven" Nierensteinleiden, d.h. bei Bildung von Steinen oder Grieß in den letzten 12 Monaten bei bekannter Steinanamnese oder bei Wachstum eines vorhandenen Steines, durchgeführt werden.

17 Krankheiten der Nieren und Harnwege

Kalziumhaltige Steine

Vorbemerkung

Die Urinkalziumausscheidung ist ein „kontinuierlicher Risikofaktor". *Hyperkalzurie = Urinkalzium* > 300 mg ($\hat{=}$ 7,5 mmol)/Tag bei Männern und 250 mg ($\hat{=}$ 6,25 mmol)/Tag bei Frauen. 25% der gesunden Männer liegen im hyperkalzurischen Bereich. Ursachen der Hyperkalzurie: 90% „idiopathisch" (renale Hyperkalzurie und intestinale = absorptive Hyperkalzurie), in 8% primärer Hyperparathyreoidismus! (knochen-resorptive Hyperkalzurie), selten distale tubuläre Azidose und Hyperoxalurie.

Vorgehen

(1) *Thiazide:* Thiazide führen zur vermehrten tubulären Kalziumrückresorption und damit zur Senkung der Urin-Kalziumausscheidung, ein Effekt, der z. T. über eine Kontraktion der Extrazellulärflüssigkeit zustande kommt und deshalb durch Natriumbelastung wieder aufgehoben wird. Mit der Thiazidbehandlung sollte deshalb eine natriumarme Diät eingeleitet werden (keine natriumhaltigen Mineralwasser!).
Dosierung: Einschleichende Thiazidgabe, da anfänglich evtl. eine Orthostasereaktion auftritt. Initialdosis (Maximaldosis): 25 mg (100–200 mg) Hydrochlorothiazid (Esidrix®) oder 25 mg (200 mg) Chlorthalidon (Hygroton®) oder 2,5 mg (10–20 mg) Butizid (Saltucin®)/Tag p.o. Die Initialdosis wird wöchentlich gesteigert, bis etwa die Hälfte der angegebenen Maximaldosis erreicht ist. Die Dosierung richtet sich nach der Urin-Kalziumausscheidung pro Tag, die < 150 mg/Tag liegen und um 50% zurückgehen sollte. Durch eine höhere Dosierung wird die therapeutische Sicherheit erhöht, da die normalerweise wechselnde Natriumzufuhr den hypokalzurischen Effekt der Thiazide limitieren kann. Unter der Thiazidbehandlung kann das Serumkalzium bei Gesunden und Steinträgern um ca. 1,0 mval/l ansteigen. Nach 1 Monat und später in 3monatigen Abständen Kontrolle von: Kalzium und Harnsäure im Urin; Kalium, Kalzium, Harnsäure und Glukose im Serum. Indikationen der Thiazidbehandlung: Absorptive Hyperkalziurie, kalziumhaltige Rezidivsteine bei Normokalzurie, nicht-operierte Reststeine (Wachstumshemmung). Kontraindikationen: „Resorptive" Hyperkalzurie (z. B. primärer Hyperparathyreoidismus, Metastasen), da sich hier rasch eine bedrohliche Hyperkalzämie entwickeln kann.
(2) *Allopurinol:* Die Allopurinolgabe bei Kalziumoxalat-Steinträgern senkt die Steinrezidivrate. Die verminderte Harnsäureausscheidung verbessert die Löslichkeit für Kalziumoxalat-Ionen und erhöht die inhibitorische Aktivität der sauren Mukopolysaccharide. Zum jetzigen Zeitpunkt kann die generelle Allopurinolgabe bei Kalziumoxalat-Steinen noch nicht empfohlen werden. Zunächst sollten die Möglichkeiten einer *purinarmen Diät* ausgeschöpft werden. Allopurinol sollte zusätzlich dann eingesetzt werden, wenn die Thiazide *unzureichend* wirken oder wenn eine *ausgeprägte Hyperurikosurie* vorliegt.
(3) *Natrium-Zellulose-Phosphat:* Natrium-Zellulose-Phosphat (3–5 g/Tag) ist ein Ionenaustauscher mit hoher Kalzium- und Magnesiumaffinität, der intestinal praktisch nicht resorbiert wird. Magnesiumsubstitution erforderlich, schwierige Einnahme. Einsatz bei Thiazid-unverträglichkeit in Betracht ziehen.

(4) *Orthophosphat:* Phosphat vermindert die intestinale Absorption und die renale Ausscheidung von Kalzium und erhöht die renale Phosphat- und Pyrophosphatausscheidung (Zunahme der inhibitorischen Aktivität). Dosierung: 1–2 g auf 3 Einzelgaben verteilt (3mal 2–3 Drg. Reducto® zu den Mahlzeiten). Die Erhöhung der renalen Phosphatexkretion erhöht die Gefahr von Phosphatsteinen. Voraussetzungen für die Orthophosphattherapie sind deshalb Steinfreiheit, ungehinderter Abfluß und absolute Infektfreiheit. Die Orthophosphattherapie stellt eine Alternative zur Thiazidbehandlung dar und ist ebenfalls in der Lage, die Steinrezidivrate zu senken.

Infektsteine
Vorbemerkung
Bakterien als Nukleus produzieren Urease, die Ammoniak aus Harnstoff abspaltet. Kristallbildung durch Erhöhung des Aktivitätsproduktes von Magnesium – Ammonium – Phosphat sowie durch Zunahme des Urin-pH mit Bildung von schwerlöslichen sekundären und tertiären Phosphaten.

Vorgehen
(1) *Chirurgische Beseitigung prädisponierender Faktoren.*
(2) *Antibiotische Behandlung des Harnwegsinfektes (meist Proteus).*
(3) *Harnansäuerung* auf pH < 6,0. Ziel: Bakterienwachstum zu hemmen und Anteil an besser löslichem primären Phosphat ($H_2PO_4^-$) zu erhöhen: Methenaminmandelat (Mandelamine®) 3–9 g/Tag (s. ds. Kap., 8.2), Ammoniumchlorid (Mixtura solvens N Compretten® 3mal 2–3/Tag), L-Methionin 3mal 1–2 Tbl. à 0,5 g/Tag.

Harnsäuresteine
Vorbemerkung
Hyperurikosurie = Harnsäureausscheidung > 800 mg (4,8 mmol) beim Mann und > 750 mg (4,5 mmol) bei der Frau. Bei 30% aller Harnsteinpatienten liegt eine Hyperurikosurie vor. *Behandlungsziel:* (1) Harnsäureausscheidung < 400 mg/Tag. (2) Urin-pH 6,2–6,8 (gute Löslichkeit der Harnsäure, deren pK-Wert 5,75 beträgt). Bei vorhandenen Steinen Maßnahmen (1) bis (3), bei reiner Prophylaxe (1), ggf. (2).

Vorgehen
(1) *Purinarme Kost:* Vermeiden von kernhaltigen Innereien wie Leber, Milz, Hirn sowie von Fisch, Fleisch und Geflügel.
(2) *Allopurinol:* Harnsäureausscheidung im Urin sollte < 400 mg/Tag liegen.
(3) *Alkalisierung des Urins* auf pH 6,2–6,8 (bei pH > 7 Gefahr der Phosphatsteinbildung!): Kalium-Natrium-Zitrat (Uralyt-U®) nach Urin-pH. Steinauflösung möglich.

Cystinsteine
Vorbemerkung
Normale Cystinausscheidung im Urin < 80 mg/Tag. Bei Cystinurie 300–1000 mg/Tag. Semiquantitative Bestimmung mit Cystinognost-Test, Fa. Heyl, Berlin; Urocystin-Test, Fa. Fresenius, Bad Homburg v.d.H. Im Sediment sechseckige Cystin-

kristalle, Steinanalyse. Bei weitgehendem Verdacht auf Cystinurie: quantitative Bestimmung erforderlich.

Vorgehen
(1) Alkalisierung des Urins auf pH > 7,4 (Kalium-Natrium-Zitrat [Uralyt-U®]). Dabei erhöhtes Risiko der Phosphatsteinbildung, deshalb
(2) *massive Flüssigkeitszufuhr:* Urinvolumina ca. 4 l/Tag. Nächtliches Trinken erforderlich.
(3) *D-Penicillamin* 1–2 g/Tag (Metalcaptase®, Trolovol®). Zur Prophylaxe evtl. 300 mg ausreichend. Die Löslichkeit von Cystin wird durch die Bildung eines Disulfids erhöht. Nebenwirkungen: Fieber, Exanthem, Thrombozytopenie, Leukopenie, perimembranöse GN.

13 Nieren- und Hochdruckkrankheiten in der Schwangerschaft

Vorbemerkungen: In der Schwangerschaft können Nieren- und Hochdruckkrankheiten neu auftreten, fortbestehen oder sich verschlimmern, dadurch eine Eklampsie verursachen und für Mutter und Kind ein Risiko darstellen. Unter *Präeklampsie* wird ein *Symptomenkomplex* von *Hypertonie* (> 140/90 mmHg) und *Proteinurie* (> 0,3 g/Tag) verstanden. Die Ödembildung ist prognostisch von untergeordneter Bedeutung. Zum Symptom *Eklampsie* gehören zusätzlich *Krampfanfälle*. Im Unterschied hierzu kennzeichnet der Begriff „*Gestose*" ein der Schwangerschaft eigenes Krankheitsbild. Das prognostisch und therapeutisch entscheidende Symptom ist die Hypertonie. Deshalb setzt sich zunehmend die u. g. Klassifikation des American College of Obstetricians and Gynecologists durch:
(1) *Idiopathische Gestose:* Schwangerschaftsbedingte Hypertonie mit Proteinurie. Auftreten meist nach 20. Schwangerschaftswoche.
(2) *Pfropfgestose:* Zunahme von Hypertonie und Proteinurie bei vorbestehender Nieren- und Hochdruckkrankheit. Auftreten meist vor 20. Schwangerschaftswoche.
(3) *Chronische, schwangerschaftsunabhängige Hypertonie* essentieller oder sekundärer Genese.
(4) *Passagere Schwangerschaftshypertonie:* Schwangerschaftsbedingte Hypertonie ohne Proteinurie. Entsteht im 3. Trimenon oder im Wochenbett und normalisiert sich innerhalb von 10 Tagen nach Entbindung. Bei späteren Schwangerschaften in 80% erneut Hypertonie.
Es ist zu unterscheiden zwischen dem Risiko für die Mutter, für das Kind und für den weiteren Verlauf des Nieren- und Hochdruckleidens: Das Symptom Präeklampsie kann bei (1)–(3) auftreten und bedeutet aufgrund der Eklampsiegefahr ein unmittelbares Risiko für die Mutter, vor allem durch eine mögliche Hirnblutung. Das kindliche Risiko ist bei der Pfropfgestose am höchsten (Totgeburt und perinatale Mortalität > 20%), bei der idiopathischen Gestose und chronischen, schwangerschaftsunabhängigen Hypertonie ebenfalls erhöht (ca. 10%), bei der passageren Schwangerschaftshypertonie aber unverändert. Ein Serumkreatinin > 2 mg/dl bedeutet eine deutlich verminderte Chance einer gesunden Geburt. Nierenerkrankung und Hochdruck verschlechtern sich zwar in 25% vorübergehend während der Schwangerschaft, eine bleibende Verschlimmerung ist aber nicht zu erwarten. Eine Ausnahme bildet die Lupusnephritis, bei der in ca. 50% eine Progredienz eintritt. Auch bei Amyloidose auf dem Boden eines familiären Mittelmeerfiebers ist mit einer Verschlechterung des Nierenleidens durch die Schwangerschaft zu rechnen.

Ätiopathogenese: Ätiologie unzureichend bekannt. Plazentare Minderdurchblutung aufgrund utero-plazentaren Mißverhältnisses (deshalb gehäuft bei Erstgebärenden mit kleinem Uterus und bei Mehrlingsschwangerschaften) führt zu einem generellen *Gefäßspasmus* mit Abnahme des Plasmavolumens und mit Hämokonzentration.

Klinik: *Leitsymptome und -befunde:* a) Die *Hypertonie* ist prognostisch am bedeutsamsten. *Definition der Schwangerschaftshypertonie:* RR ≥ 140/90 mmHg oder Zunahme um mindestens 30 mmHg systolisch oder 15 mmHg diastolisch (milde Schwangerschaftshypertonie ≥ 140/90, mittelschwere Schwangerschaftshypertonie ≥ 155/100, schwere Schwangerschaftshypertonie ≥ 170/110 mmHg). Beachte: Der diastolische Blutdruck entspricht hier Phase IV nach Korotkow (= leiser werdende Töne). Charakteristisch ist Umkehr der zirkadianen Rhythmik mit nächtlichen RR-Spitzen! b) *Proteinurie* > 0,3 g/Tag erhöht das fetale Risiko, wenn sie zusätzlich zur Hypertonie auftritt. c) *Ödeme* sind prognostisch von untergeordneter Bedeutung, da in der Schwangerschaft physiologischerweise unter hormonellem Einfluß die interstitielle Wasserbindungsfähigkeit zunimmt. *Diagnostische Hinweise:* Zur Früherkennung sind folgende Kontrollen erforderlich: Blutdruck, Proteinurie, Gewicht, Harnsäure im Serum! (Laktat hemmt tubuläre Harnsäuresekretion), Augenhintergrund, Hb, Hämatokrit, gynäkologische Kontrolluntersuchung.

Therapie der Schwangerschaftshypertonie

Allgemeine Maßnahmen

(1) *Bettruhe:* verbessert die Uterusdurchblutung (wichtig!). Einige Stunden/Tag in linker Seitenlage, um Kompression der V. cava durch Uterus zu vermeiden. Im Einzelfall erscheint die Bettruhe sehr hilfreich, wenn ihr Wert auch durch keine kontrollierte Studie gesichert ist (Mathews et al., Pred. J. Obstet. Gynecol. 89 [1982] 228).

(2) *Kochsalzarme Ernährung:* ist weiterhin umstritten, dürfte von untergeordneter Bedeutung sein.

(3) *Sedierung:* Diazepam (Valium®) 30–50 mg/Tag.

Pharmakotherapie
Vorbemerkung

Das Ziel der Behandlung der Schwangerschaftshypertonie ist, Hochdruckkomplikationen bei der Mutter zu verhindern und die fetale Reifung sicherzustellen. Aus mütterlicher Sicht gilt als absolute Indikation zur Hochdrucktherapie ein Blutdruck ≥ 170/110 mmHg bzw. arterielle Mitteldrücke > 130 mmHg, da oberhalb dieser Werte mit zerebralen Blutungen durch ein Versagen der Autoregulation der Hirndurchblutung zu rechnen ist. Da es sich um junge Frauen mit meist gesundem Gefäßsystem handelt, dürfte es aus mütterlicher Sicht ausreichend sein, die Therapie erst bei Blutdruckwerten ≥ 170/110 mmHg zu beginnen. Im Vergleich hierzu ist die Indikation zur antihypertensiven Therapie bei milder und mittelschwerer Hypertonie umstritten. Zu bedenken ist hierbei jedoch, daß das Hochdruckrisiko nicht abrupt, sondern kontinuierlich zunimmt und daß der Nachweis der Wirksamkeit einer Therapie bei milden Hypertonieformen naturgemäß schwieriger sein muß. Neuere Untersuchungen ergeben Hinweise darauf, daß ein Therapiebeginn bereits bei milder Hypertonie (≥ 140/90 mmHg) die

Hochdruckkomplikationen bei der Mutter verhindern und die Prognose des Fetus verbessern kann bzw. zumindest nicht nachteilig ist. Zur medikamentösen Behandlung sind vor allem α-Methyldopa und β_1-selektive Rezeptorenblocker geeignet:

Vorgehen
(1) Mit *α-Methyldopa* (Presinol® 3 mal 1–2 Tbl./Tag) liegt die größte Erfahrung vor. Ein Therapiebeginn zwischen der 16. und 20. Schwangerschaftswoche sollte vermieden werden, da in diesen Fällen eine Verminderung der Kopfumfänge der Neugeborenen beobachtet wurde. Diesem Befund kommt offensichtlich keine Bedeutung zu, wie sich anhand einer Nachuntersuchung dieser Kinder nach 7 Jahren zeigte. α-Methyldopa gelangt in niedriger Konzentration in die Muttermilch und kann während der Stillperiode weiter eingenommen werden.

(2) *β_1-selektive Rezeptorenblocker* (Atenolol, Metoprolol, Acebutolol) haben sich in prospektiven Untersuchungen bewährt. β_1-selektive Rezeptorenblocker sollten bevorzugt werden, da die Uterusmuskulatur überwiegend mit β_2-Rezeptoren besetzt ist und β_1-Blocker eine evtl. notwendige β_2-adrenerge Tokolyse nicht beeinträchtigen. Atenolol, Metoprolol und Acebutolol werden über die Muttermilch ausgeschieden, so daß bei den Säuglingen von behandelten Müttern auf die Zeichen einer β-Rezeptorenblockade geachtet werden sollte. Insgesamt wird die Einnahme von Atenolol und Metoprolol als mit dem Stillen vereinbar beurteilt.

(3) *Weitere Antihypertensiva:* Der primäre Einsatz von *Diuretika* ist nicht zu empfehlen. Als Ausnahme hiervon gilt die Gabe von Schleifendiuretika bei vitalbedrohlicher Linksherzinsuffizienz der Mutter. Diuretika vermindern bei Gestose das Plasmavolumen und die uteroplazentare Durchblutung. Auch während der Stillperiode sind Diuretika nicht geeignet. Thiazide unterdrücken die Laktation, für Furosemid, Amilorid und Triamteren existieren keine entsprechenden Untersuchungen. *Clonidin* erwies sich bei milder Schwangerschaftshypertonie in einer prospektiven Doppelblindstudie dem α-Methyldopa als gleichwertig. Dennoch sind die Erfahrungen mit dieser Substanz vergleichsweise gering. Nicht eingesetzt werden sollte *Reserpin,* das bei der Mutter Depressionen auslösen und beim Fetus eine Schleimhautschwellung mit Behinderung der Nasenatmung bewirken kann. *Captopril* sollte ebenfalls nicht in der Schwangerschaft eingesetzt werden, da aus Tierversuchen hohe fetale Mortalitätsraten bekannt sind und beim Neugeborenen ein akutes Nierenversagen induziert werden kann. In der Stillperiode scheint Captopril allerdings keine nachteiligen Nebeneffekte zu haben. Die klinischen Erfahrungen mit *Nifedipin* sind noch zu gering, als daß sein Einsatz während der Schwangerschaft empfohlen werden kann. Für die Stillperiode liegen keine Daten vor.

Prophylaxe der Schwangerschaftshypertonie
ASS in niedriger Dosierung (60–100 mg) verschiebt das Thromboxan-Prostacyclin-Gleichgewicht zugunsten des vasodilatatorischen Prostacyclins. In kleineren klinischen Untersuchungen bei Risikopatientinnen verhinderte ASS eine

Schwangerschaftshypertonie, wenn es frühzeitig gegeben wurde. Es wird empfohlen, ASS fünf Tage vor dem erwarteten Geburtstermin abzusetzen, um Blutungskomplikationen zu vermeiden.
Dieser prophylaktische Effekt von ASS auf die Entwicklung einer Schwangerschaftshypertonie ließ sich in drei großen klinischen Studien aber nicht nachweisen. Dabei handelte es sich um Patientinnen mit mittlerem bis niedrigem Risiko einer Schwangerschaftshypertonie (Lancet 341 [1993] 396), New Engl. J. Med. 329 [1993] 1213, Lancet 343 [1994] 619). Darüber hinaus ist ASS ohne Effekt, wenn sich die Schwangerschaftshypertonie bereits entwickelt hat.
Somit kann das prophylaktische Prinzip der niedrigdosierten ASS-Gabe zum jetzigen Zeitpunkt nicht generell empfohlen werden. Sein Einsatz soll vorerst auf Hochrisikopatientinnen beschränkt bleiben, hier dann möglichst frühzeitig (z. B. ab 12. Schwangerschaftswoche) erfolgen.

Therapie der Eklampsie
Behandlungsziel: Beseitigung der Krampfbereitschaft und rasche Blutdrucksenkung, ohne die plazentare Durchblutung zu gefährden.
(1) *Dihydralazin* (Nepresol®) i.v.: Beginn mit niedriger Dosis, 5–25 mg.
(2) β_1-*Rezeptorenblocker* oder α-*Methyldopa* als antiadrenerges Prinzip, wenn auf Dihydralazin eine Reflextachykardie auftritt.
(3) *Diazepam* (Valium®): 10–30 mg i.v.
(4) *Magnesiumsulfat:* 3–4 g (30–40 ml 10%ige Lösung) langsam innerhalb von 5 min i.v. Dann ca. 1 g/h als Dauertropf. Serum-Magnesiumspiegel sollte 3–4 mmol/l betragen. Tagesmaximaldosis 20 g.
(5) *Geburtseinleitung:* 4–6 h nach letztem eklamptischen Anfall.

14 Spezielle therapeutische Probleme

14.1 Diabetische Nephropathie
Vorbemerkungen: Unter diabetischer Nephropathie i.e.S. wird die diabetische *Glomerulosklerose (M. Kimmelstiel-Wilson)* verstanden. Arterio-Arteriolosklerose sowie interstitielle Veränderungen sind jedoch ebenfalls Bestandteile der diabetischen Nephropathie. Die *diabetische Glomerulosklerose* ist Folge der diabetischen Stoffwechselstörung und führt zu einer besonders tiefgreifenden Störung der Nierenfunktion. Anfänglich vergrößerte Nieren, Zunahme von GFR und Nierendurchblutung (erhöhte STH-Produktion?). Zunächst Mikroalbuminurie, besonders bei Belastung, dann nach ca. 15 Jahren Manifestation der diabetischen Glomerulosklerose mit großer Proteinurie bzw. nephrotischem Syndrom, nach weiteren 5 Jahren terminale Niereninsuffizienz.

Therapie

(1) Optimale *Blutzuckereinstellung* ist die entscheidende prophylaktische Maßnahme (HbA_{1c}). Mit zunehmender Niereninsuffizienz geht der Insulinbedarf zurück, bei terminaler Niereninsuffizienz auf ca. 50%.
(2) Die konsequente *Hochdruckbehandlung* auf subnormale Werte (< 140/90 mmHg) ist besonders wichtig, da die Höhe des diastolischen Blut-

drucks mit der Abnahme der GFR korreliert. Zu bevorzugen sind ACE-Hemmer, die stoffwechselneutral sind und bei Typ-1-Diabetikern eine spezifische organspezifische Wirkung haben. ACE-Hemmer verzögern die Progression der diabetischen Glomerulosklerose zusätzlich zur erreichten Blutdrucksenkung. Bei insulinpflichtigem instabilem Diabetes mellitus möglichst keine β-Rezeptorenblockade, da die sympathoadrenerge Gegenregulation bei Hypoglykämie (Blutzuckeranhebung, alarmierende vegetative Symptomatik) gebremst wird.

(3) Prophylaktische *Photokoagulation* der diabetischen Retinopathie! Bei Dialysepatienten ist das Blutungsrisiko aufgrund der intermittierenden Heparinisierung und der Volumen- bzw. Blutdruckschwankungen erhöht.

(4) *Frühzeitige Dialyse* oder *Transplantation*, da bei vorbestehender diabetischer Angiopathie urämische Komplikationen (z. B. Volumenschwankungen) gravierender verlaufen.

14.2 Polyzystische Nierendegeneration (Erwachsenen-Typ)

Vorbemerkungen: Autosomal-dominant vererbliche Erkrankung. Immer beidseits, meist asymmetrisch. Wachsende Zysten führen zum fortschreitenden Nierenparenchymverlust. Proteinurie < 2 g/Tag, intermittierende oder persistierende Hämaturie, bei interkurrentem Infekt Leukozyturie und Bakteriurie. Zysten in anderen Organen, besonders häufig Leberzysten (30%). Intrakranielle Aneurysmen in 10%. Polyglobulie bei 50% der Patienten.

Therapie

(1) Konsequente *antihypertensive Behandlung*.

(2) *Prophylaxe* und *rasche Behandlung von Harnwegsinfekten* (kein Katheterismus!). Bei infizierten Zystennieren Gefahr der Urosepsis. Evtl. Nephrektomie erforderlich.

(3) *Spasmoanalgetische Behandlung* von Schmerzen (Kapseldehnung, Zystenruptur, Druck auf Nachbarorgane, Zug am Nierenstiel, Konkrement- bzw. Blutkoagulabgang. Ausschluß einer Obstruktion!

(4) Hämaturie kann *Transfusion* oder Nephrektomie erfordern.

(5) Angiographie bei neurologischer Symptomatik. Operation von intrazerebralen Aneurysmen.

(6) Keine chirurgischen Maßnahmen zur Nierendekompression (wie z.B. Inzision, Nierendekapsulation, Injektion sklerosierender Substanzen etc.), da nachteilige Beeinflussung der Nierenfunktion. Operationsindikation bei septischer Niere, massiver Blutung und Raumforderung.

(7) Übrige Maßnahmen entsprechend dem Grad der Niereninsuffizienz.

18 Krankheiten des blutbildenden und lymphatischen Systems

(R. Mertelsmann)

1	**Anämien**	680	**4**	**Akute Leukämie**	699
1.1	**Hypochrome Anämien**	680		Therapieplanung	700
1.1.1	**Eisenmangelanämien**	680		Therapie der akuten lymphatischen Leukämie	702
	Behandlungsziele	681		Therapie der akuten Nicht-Lymphoblastenleukämie	702
	Orale Eisentherapie	681			
	Parenterale Eisentherapie	682		Supportivmaßnahmen bei akuten Leukämien	703
1.1.2	**Hypochrome Anämien ohne Eisenmangel**	682		Prophylaxe und Behandlung von Infekten	703
1.1.3	**Anämie bei chronischen Krankheiten**	683		Thrombozytopenische Blutungen	704
1.2	**Hyperchrome Anämien**	683		Prophylaxe und Behandlung der Meningosis leucaemica	705
	Vorgehen bei perniziöser Anämie	685		Stammzelltransplantation (SZT)	705
	Vorgehen bei Folsäuremangel	685		Voraussetzungen für die Durchführung einer allogenen SZT	705
1.3	**Hämolytische Anämien**	685			
1.3.1	**Korpuskuläre Defekte**	686		Durchführung	706
	Hereditäre Sphärozytose	686	**5**	**Maligne Lymphome**	707
	Hereditäre Enzymdefekte	686	**5.1**	**Morbus Hodgkin (Lymphogranulomatose)**	707
	Thalassämie	687			
	Paroxysmale nächtliche Hämoglobinurie	687	**5.2**	**Maligne Non-Hodgkin-Lymphome**	710
1.3.2	**Extrakorporale – erworbene – Störungen**	688		Vorbemerkungen	711
				Indolente Lymphome	711
	Autoimmunhämolytische Anämien durch Wärmeantikörper	688		Aggressive Non-Hodgkin-Lymphome	713
	Autoimmunhämolytische Anämien durch Kälteantikörper	689		Hochaggressive Lymphome	714
			5.3	**Chronisch-lymphatische Leukämie**	714
	Paroxysmale Kältehämoglobinurie	690	**5.4**	**Haarzell-Leukämie**	717
1.4	**Aplastische Anämien**	690	**5.5**	**Paraproteinämien**	717
1.5	**Myelodysplastisches Syndrom**	692		Einteilung	717
2	**Granulozytopenien**	693	**5.5.1**	**Multiples Myelom (Plasmozytom)**	718
3	**Thrombozytopenien**	695			
3.1	**Idiopathische thrombozytopenische Purpura (M. Werlhof)**	695	**5.5.2**	**Makroglobulinämie (M. Waldenström)**	720
	Vorgehen bei akuter ITP	697	**6**	**Myeloproliferative Krankheiten**	721
	Vorgehen bei chronischer ITP	697	**6.1**	**Chronisch-myeloische Leukämie**	721
3.2	**Thrombotisch-thrombozytopenische Purpura (M. Moschcowitz)**	698	**6.2**	**Polyzythämie**	723
			6.3	**Osteomyelofibrose**	725
3.3	**Heparininduzierte Thrombozytopenie**	699	**6.4**	**Essentielle Thrombozythämie**	726

18 Krankheiten des blutbildenden und lymphatischen Systems

Notfälle:
Thrombozytopenien (s. ds. Kap., 3.1, 3.2, 3.3, 4 „Thrombozytopenische Blutungen")
Sepsis bei Neutropenie (s. ds. Kap., 4 „Supportivmaßnahmen bei akuten Leukämien")
Tumorlyse-Syndrom (s. ds. Kap., 4) „Meningosis leucaemica")
Heparininduzierte Thrombozytopenie (s. ds. Kap., 3.3)
Hämolytische Anämie (s. ds. Kap. 1.3.2)

1 Anämien

Vorbemerkungen: Eine Anämie ist häufig ein Symptom und sollte deshalb primär nicht als isolierte hämatologische Erkrankung betrachtet werden. Ihre wirksame Behandlung setzt eine sichere Diagnose voraus, die sich auf zuverlässige Laboratoriumsuntersuchungen stützen muß.

Die klinische Einteilung erfolgt durch Messung und rechnerische Ermittlung der peripheren Blutdaten. Die Betrachtung des Blutausstriches und die morphologische Beurteilung der roten Blutkörperchen hinsichtlich Größe, Form, Anfärbbarkeit und eventuell Einschlüssen kann die weitere Diagnostik entscheidend beeinflussen (Tab. 18.1) und darf nicht vernachlässigt werden.

1.1 Hypochrome Anämien
1.1.1 Eisenmangelanämien

Vorbemerkungen: Der Eisenhaushalt des Körpers ist wegen der geringen Speicherkapazität (nur 20% des gesamten Körpereisens von 4–5 g) und dem ständigen physiologischen Verlust in einem labilen Gleichgewicht. Jeder vermehrte Verlust

Tabelle 18.1: Diagnostische Hinweise aus der Morphologie der Erythrozyten

Morphologische Befunde	Hinweise auf
hypochrome Mikrozyten, Anulozyten und Poikilozyten, gelegentlich Targetzellen	schwerer Eisenmangel, β-Thalassämie (Minor-Form)
Makrozyten	Mangel an Vit. B_{12} oder Folsäure aplastische Anämie, MDS, Lebererkrankungen Zytostatikatherapie, ausgeprägte Retikulozytose
Schistozyten (Fragmentozyten)	intravaskuläre, nicht-immunhämolytische Anämie
Kugelzellen (Sphärozyten)	hereditäres Sphärozytose, immunmediierte Hämolyse
Ovalozyten	hereditäre Elliptozytose
Normoblasten	starke Hämolyse, myeloproliferative Erkrankungen (vor allem Myelofibrose), Fremdzellinfiltration des Knochenmarkes
Howell-Jolly-Körperchen	Hypersplenismus
basophile Tüpfelung	Hb-Synthesestörung, z. B. Bleiintoxikation
Plasmodieneinschlüsse	Malaria
Geldrollenbildung	Plasmozytom oder M. Waldenström
Akanthozyten	schwere Lebererkrankung, A-β-Lipoproteinämie

Anämien

führt innerhalb weniger Monate zu einem Eisenmangel, der durch die Nahrungsaufnahme nur bedingt kompensiert werden kann.

Ätiopathogenese:
(1) *Blutverluste:* Starke Menstruationsblutungen, chronische gastrointestinale Blutungen (oft als okkulte oder inapparente Blutungen lange Zeit nicht erkannt); Blutspender; Patienten auf Intensivpflegestationen. Blutverluste sind nicht nur die häufigste Ursache, sondern führen auch am schnellsten zu einem Eisenmangel: *Mit 2 ml Blut wird 1 mg Eisen verloren!* Weltweit stellt die Hakenwurminfektion die häufigste Ursache für gastrointestinale Blutverluste dar (1 Mio. Menschen infiziert).
(2) *Erhöhter Eisenbedarf* in der Schwangerschaft: Eine normal ausgetragene Schwangerschaft bedeutet einen Verlust von 500 mg Eisen (250 mg Eisen für die Ausstattung des Fetus, 90 mg Eisen in der Plazenta und Nabelschnur, 160 mg Eisen infolge Blutungen bei der Geburt); 0,5–1 mg/Tag während der Stillperiode; in der Wachstumsperiode; bei gesteigerter Blutneubildung.
(3) *Ungenügende Eisenzufuhr* durch einseitige Eßgewohnheiten wie Abmagerungskuren oder fleischfreie Ernährung.
(4) *Verminderte Eisenresorption:* Im Rahmen eines Malabsorptionssyndroms (s. Kap. 15.6); eine isolierte Resorptionsstörung für Eisen ist nicht beschrieben. Langdauernde Einnahme von Schwarztee (Tannate) sowie Antazida (Magnesiumtrisilikat) können die Eisenresorption vermindern. Ferner: histaminrefraktäre Achlorhydrie, Z. n. Gastrektomie oder Gastroenterostomie (im alkalischen Milieu wird Fe^{2+} leicht zu Fe^{3+} oxidiert).

Klinik: Für die Beurteilung des Körpereisens ist die Bestimmung des Serum-Eisenspiegels und des Serumferritins erforderlich, gegebenenfalls auch der zytomorphologische Eisennachweis im Knochenmark.

Der Eisenmangel bewirkt zunächst eine Depletion des Speichereisens bei noch normaler Erythropoese (Eisenfärbung des Knochenmarks zeigt verminderte Eisenspeicherung; Serumferritin erniedrigt). Dieser Depletion folgt die Phase des verminderten Eisenangebots an die Erythropoese, was sich noch nicht als Anämie dokumentiert, jedoch meßbar wird durch eine Erhöhung der totalen Eisenbindungskapazität, eine Verminderung des Serumeisens sowie einer deutlichen Verminderung der Transferrinsättigung unter 10%; es resultieren Mikrozytose und Hypochromie. Erst danach wird eine Anämie manifest.

Die klinische Symptomatik des Eisenmangels zeigt sich mit trophischen Störungen der Haut (rauhe und rissige Haut, Rhagaden am Mundwinkel), der Hautanhangsgebilde (brüchige Nägel, Hohlnägel, glanzloses, sprödes Haar mit Aufsplitterung der Haarspitzen) und der Schleimhäute (Glossitis, sideropenische Dysphagie = Plummer-Vinson-Syndrom). Weitere, häufig fehlgedeutete Zeichen des Eisenmangels sind Konzentrationsschwäche, Neigung zu Kopfschmerzen, rasche Ermüdbarkeit und sogenannte vegetative Dystonie.

Therapie

Behandlungsziele
Ausschalten der Ursache und Substitution des Eisenverlustes bis zur Auffüllung der Eisendepots. Transfusionen sind in der Regel überflüssig, da eine rasche Besserung durch eine Eisentherapie zu erwarten ist.

Orale Eisentherapie
Für die orale Eisentherapie stehen viele Präparate (z. B. Eryfer®, Lösferron®) zur Verfügung; es müssen dabei folgende Forderungen erfüllt sein:
(1) Tägliche Zufuhr von ca. 100 mg Elementareisen (Fe^{2+}).

(2) Rasche Löslichkeit im Magen- oder Duodenalsaft.
(3) Vorliegen des Präparats in zweiwertiger Form (Ferro-Verbindungen); deutlich bessere Resorption als Fe^{3+}.
(4) Keine Mischpräparate (z.b. mit Folsäure).
(5) Einnahme nüchtern mit Wasser oder Fruchtsaft. Fast alle festen Speisen vermindern die Resorption; verminderte Eisenresorption s. „Ätiopathogenese".

Die Wirkung der oralen Eisenzufuhr zeigt sich in einem Anstieg der Retikulozytenzahlen einige Tage nach Beginn der Therapie. Der tägliche Hämoglobinanstieg beträgt ungefähr 0,1–0,2 g%. Die orale Eisentherapie soll nach Normalisierung des roten Blutbildes fortgesetzt werden, um auch die Eisendepots aufzufüllen, in der Regel etwa 6 Monate. Das Serumferritin spiegelt den Gesamteisenhaushalt des Körpers wider, so daß die Eisensubstitutionstherapie bis zur Normalisierung des Ferritins fortgesetzt werden sollte.

Spricht ein anämischer Patient mit gesichertem Eisenmangel auf die Therapie *nicht* an, so können folgende Gründe vorliegen:
(1) Das Eisenpräparat wurde nicht oder falsch eingenommen (häufig gastrointestinale Nebenwirkungen durch Fe-Präparate, evtl. Präparat wechseln),
(2) es bestehen weiter Blutverluste,
(3) der Patient kann kein Eisen resorbieren (sehr selten).

Parenterale Eisentherapie

Die Indikation zur parenteralen Eisenzufuhr stellt sich extrem selten (Sprue, ausgedehnte Darmresektionen, fehlende Kooperation des Patienten). Aufgrund der Nebenwirkungen sollte dies stets die Ausnahme sein. Bei der parenteralen Zufuhr (i.v. oder i.m.) wird dreiwertiges Eisen gegeben.

Nebenwirkungen: Wegen des relativ niedrigen Eisenbindungsvermögens des Plasmas können bei der intravenösen Eisentherapie *akute Vergiftungssymptome* (Kopfschmerzen, Hitzegefühl, Übelkeit, Erbrechen, Herzschmerzen, Kollaps) auftreten.

1.1.2 Hypochrome Anämien ohne Eisenmangel

Ätiopathogenese: Während in der überwiegenden Zahl der Fälle die hypochrome Anämie durch Eisenmangel bedingt ist, gibt es seltene Fälle, bei denen das in ausreichender Menge vorhandene Eisen *nicht verwertet werden kann*, die sog. *sideroachrestischen Anämien*. Es besteht eine verminderte Hämoglobinsynthese bei Eisenüberladung des Organismus. Das nicht verwertete Eisen wird im RES und in den parenchymatösen Organen eingelagert. Bei einem Teil dieser Erkrankungen sind im Knochenmark typische Ringsideroblasten (> 5%) nachweisbar.

Klinik: Die heterogene Gruppe der sideroachrestischen Anämien setzt sich zusammen aus der hereditären und der erworbenen sideroblastischen Anämie. Zur hereditären Form zählt die Thalassämie (sehr selten Ringsideroblasten; hypochrome und mikrozytäre Anämie). Zur erworbenen Form zählen das myelodysplastische Syndrom Typ RA (refraktäre Anämie; s. ds. Kap., 1.5) sowie nach toxischen Medikamenten (wie z.B. Chloramphenicol, Isoniazid) oder nach längerer Alkoholeinwirkung; ferner bei Einwirkung exogener Gifte wie z.B. Blei. In sehr seltenen Fällen kann ein B_6-Mangel vorliegen.

Leitsymptome und -befunde: Hypochromie der Erythrozyten, relative Retikulozytopenie, erhöhtes Serumeisen, stark erhöhtes Serumferritin. Mikrozyten finden sich nur bei der hereditären Form sowie bei der Thalassämie. Gesteigerte, z.T. ineffektive Erythropoese im Knochenmark, > 5% Ringsideroblasten, verminderter ^{59}Fe-Einbau in die Erythrozyten, normale oder nur geringfügig verkürzte Erythrozytenüberlebenszeit, Siderophilie mit Eisenablagerung in verschiedenen Organen, vor allem Leber, Pankreas, Herz, Haut und Schleimhäuten.

Therapie

Zur Elimination des zuviel gespeicherten Eisens kann ein Behandlungsversuch mit Desferal® unternommen werden. Bei allen Formen der sideroachrestischen Anämien ist die Eisentherapie kontraindiziert. Bei den erworbenen Formen kann ein 2–3monatiger Versuch mit Vitamin B_6 (300 mg/Tag) versucht werden. Die sehr seltene sog. Pyridoxin-empfindliche sideroblastische Anämie stellt wahrscheinlich eine Sonderform der hereditären sideroblastischen Anämie dar; sie tritt fast nur bei Männern auf, ist mikrozytär und spricht auf B_6-Behandlung an. Therapie des myelodysplastischen Syndroms s. ds. Kap., 1.5, Therapie der Thalassämie s. ds. Kap., 1.3.1.

1.1.3 Anämie bei chronischen Krankheiten

Ätiopathogenese: Die Entstehung der Anämie bei chronischen Infekten und entzündlichen Erkrankungen sowie Neoplasien ist multifaktoriell. Beobachtet werden eine leichte Verkürzung der Erythrozytenüberlebenszeit sowie ein gestörter Eisenstoffwechsel mit niedrigem Serumeisen- und hohem Gewebseisenspiegel (Ferritin erhöht!).

Klinik: Die Klinik dieser milden bis mäßiggradigen Anämie (Hb 7–11 g/dl) wird meist bestimmt durch die Symptome der Grundkrankheit. Die Anämie kann normozytisch/normochrom sein, aber auch mikrozytär/hypochrom (Differentialdiagnose Eisenmangelanämie!). Der immer erniedrigte Serumeisenwert führt häufig zur Fehldiagnose Eisenmangelanämie und Eisensubstitution. Das immer erhöhte Serumferritin bei der „anemia of chronic disease" ist hilfreich, zu berücksichtigen ist, daß Ferritin zu den Akute-Phase-Proteinen gehört und im Rahmen der Grunderkrankung erhöht sein kann.

Therapie

Behandlung der Grundkrankheit, keine Eisensubstitution! Bei symptomatischer Anämie ggf. Bluttransfusionen.

1.2 Hyperchrome Anämien

Ätiopathogenese: Den hyperchromen makrozytären Anämien liegt in über 90% der Fälle ein Mangel an Vitamin B_{12} oder Folsäure zugrunde. Beide Substanzen sind als Koenzyme bei der Nukleinsäuresynthese notwendig. Ein Mangel bedingt Störungen der DNS-Synthese und führt im Knochenmark zu pathologischen Kernteilungen mit ausbleibender oder erschwerter Reifung.

(1) *Vitamin-B_{12}-Mangel:* Vitamin B_{12} kann nur durch Bakterien synthetisiert werden. Pflanzen, Früchte und Gemüse enthalten dieses Vitamin nicht. Fleisch und Milchprodukte sind reich an Vitamin B_{12}, den höchsten Gehalt haben Leber und Niere. Vitamin B_{12} wird durch Kochen nicht zerstört. Der tägliche Bedarf beträgt zwischen 1–3 µg. Die Körperreserven betragen 2–3 mg und reichen für ungefähr 3–5 Jahre bei Ausbleiben der Zufuhr. Der normale Gehalt des Serums an

18 Krankheiten des blutbildenden und lymphatischen Systems

Vitamin B_{12} beträgt 200–1000 pg/ml; Werte unter 150 pg/ml sind beweisend für einen Vitamin-B_{12}-Mangel. Vitamin B_{12} kann nur mit Hilfe des im Fundus und Korpus des Magens gebildeten Intrinsic-Faktors resorbiert werden. Die Resorption findet im unteren Ileum statt. *Hauptursachen der Vitamin-B_{12}-Mangelzustände sind:*
- *Verminderte Zufuhr:* Bei fleischfreier, streng vegetarischer Diät.
- *Verminderte Resorption:* Infolge unzureichender Produktion an Intrinsic-Faktor bei atrophischer Gastritis (Perniziosa = Biermersche Erkrankung), bei angeborenem IF-Mangel, Gastrektomie, Zerstörung der Magenschleimhaut; Anti-IF-Antikörper im Magensaft; infolge von Darmerkrankungen: Malabsorptionssyndromen, Ileitis, Sprue, Dünndarmresektion; bei Therapie mit Paraaminosalicylsäure; infolge kompetitiven Verbrauchs durch Parasiten: Fischbandwurm, pathologische Besiedlung des Dünndarms mit Bakterien, z. B. bei Divertikeln oder in Blindsäcken (Blind-loop-Syndrom).
- *Vermehrter Verbrauch in der Schwangerschaft.*

(2) *Folsäuremangel:* Folsäure kommt in allen grünen Blattpflanzen vor, besonders reichlich in Salatarten; etwa 10% wird aus den Nahrungsmitteln resorbiert. Dieses Vitamin ist hitzelabil; durch Kochen wird es bis zu 90% zerstört. Der tägliche Bedarf beträgt 100–200 µg, in der Schwangerschaft 300 µg, bei hämolytischen Anämien 400 µg und mehr. Bei folsäurefreier Ernährung reicht die Körperreserve etwa 3 Monate, bis es zu megaloblastären Veränderungen im Knochenmark kommt. Die Folsäurekonzentration im Serum beträgt 3–20 ng/ml. Werte unter 2 ng/ml sind verdächtig auf einen Folsäuremangel. *Hauptursachen der Folsäuremangelzustände sind:*
- *Verminderte Zufuhr* infolge einseitiger Diät, insbesondere bei Frühgeborenen und Kindern, bei chronischem Alkoholismus.
- *Verminderte Resorption* bei Steatorrhö, Sprue, nach ausgedehnter Darmresektion; bei Therapie mit Antiepileptika (Diphenylhydantoin), Triamteren sowie bei vermehrtem intraluminalem Verbrauch durch Bakterien (Blind-loop-Syndrom) usw.
- *Vermehrter Bedarf* in der Schwangerschaft, bei hyperaktiver Hämatopoese und bei Patienten mit chronischer Dialyse.

(3) *Medikamente:* Eine *Megaloblastose* kann ferner bedingt sein durch Medikamente, die hemmend eingreifen in die Purinsynthese (Mercaptopurin, Thioguanin), in die Pyrimidinsynthese (6-Azauridin), in die Thymidilatsynthese (Fluorouracil) oder in die Desoxyribonukleotidsynthese (Cytarabin, Hydroxyurea).

Klinik: Der Mangel an Vitamin B_{12} oder Folsäure führt zu einer Markhyperplasie mit Megalozytose der Erythro- (Megaloblasten) und der Granulozytopoese („Riesenmyelozyten", „Riesenstabkernige") und im peripheren Blut zu einer progredienten, schweren Anämie mit Makro- und Megalozyten und Anstieg des MCV und MCH, einer Granulozytopenie mit Hypersegmentierung der Granulozyten, einer Thrombozytopenie sowie einer LDH-Erhöhung. Charakteristisch sind die prompte Rückbildung dieser Erscheinungen und das Auftreten einer Retikulozytose schon nach Zufuhr kleinster Mengen von Vitamin B_{12} oder Folsäure. Neben dem hämatopoetischen Zellsystem kommt es auch zu Defekten an den oralen, gastrointestinalen und vaginalen Epithelien. Bei Vitamin-B_{12}-Mangel werden auch Störungen am Nervensystem beobachtet (funikuläre Myelose mit verminderter oder aufgehobener Tiefensensibilität).

Diagnostische Hinweise und Differentialdiagnose:

(1) Knochenmarkpunktion (muß vor Schilling-Test vorgenommen werden!).
(2) Bestimmung der Vitamin-B_{12}- und Folsäurekonzentration im Serum.
(3) Untersuchung der Vitamin-B_{12}-Resorption ohne und mit Zugabe von Intrinsic-Faktor (Schilling-Test). Wird der Schilling-Test durch Zugabe von Intrinsic-Faktor normalisiert, handelt es sich entweder um eine atrophische Gastritis (Ga-

stroskopie erforderlich), oder es erfolgte früher eine subtotale oder totale Gastrektomie. Erfolgt keine Normalisierung des Schilling-Tests bei gleichzeitiger Gabe von Intrinsic-Faktor, besteht eine Resorptionsstörung. Die Bedeutung des Schilling-Tests besteht auch darin, daß mit seiner Hilfe eine Resorptionsstörung nach bereits eingeleiteter Vitamin-B_{12}-Substitution und in der Phase der kompletten hämatologischen Remission diagnostiziert werden kann.

Therapie

Vorgehen bei perniziöser Anämie
Die Behandlung beginnt mit einer täglichen intramuskulären Injektion von 500–1000 µg Cyanocobalamin oder Hydroxycobalamin über 5–7 Tage, gefolgt von wöchentlichen Injektionen über einen Zeitraum von 10 Wochen und einer lebenslangen Therapie mit 1000 µg i.m. alle 2–3 Monate, sofern die Ursache der Avitaminose nicht beseitigt werden kann.
Bereits am 5.–7. Tag bessert sich das subjektive Befinden der Patienten, und es kommt zur Retikulozytenkrise. Da es im Verlauf der starken Regeneration zu einem erhöhten Folsäure- und Eisenbedarf kommt, ist die gleichzeitige Substitution (per os) für die Dauer von 2–3 Monaten angezeigt. Auch der Kaliumbedarf kann kurzfristig erhöht sein.
Bei initial schwerer Thrombopenie, oder falls die i.m. Applikation andere Probleme bereitet, kann eine hochdosierte orale (!) Therapie eingeleitet werden (1000 µg/Tag, Absorption durch passive Diffusion: J. Amer. Med. Ass. 265 [1991] 94).
Patienten mit neurologischer Symptomatik (funikuläre Myelose) bedürfen keiner höherdosierten B_{12}-Therapie; die Symptome verschwinden jedoch oft erst nach Monaten und zum Teil nur unvollständig.
Bei bestehender Anazidität im Rahmen einer atrophischen Gastritis ist wegen der leicht erhöhten Inzidenz von Magenkarzinomen in 1–3jährigen Abständen eine Gastroskopie zu empfehlen.

Vorgehen bei Folsäuremangel
Die *Initialbehandlung* mit Folsäure erfolgt oral mit 15 mg/Tag oder bei schweren Durchfällen parenteral mit 5 mg/Tag und wird so lange fortgesetzt, bis die Folsäurekonzentration im Serum normalisiert ist.
Als *Erhaltungsdosis* genügen 1–5 mg/Tag. Die relative Häufigkeit eines Folsäuremangels während der Schwangerschaft und der fast immer bestehende latente Eisenmangel rechtfertigen ausnahmsweise die Therapie mit einem *Eisen-Folsäure-Kombinationspräparat*, z. B. Ferro-Folgamma®, während der letzten 3 Monate der Schwangerschaft.
Eine Therapie mit Folsäure kann ebenfalls bei chronischen hämolytischen Anämien sowie bei der Thalassämie und Sichelzellanämie (erhöhter Bedarf) in einer Dosierung von 1–2 mg/Tag indiziert sein.

1.3 Hämolytische Anämien
Ätiopathogenese: Mit dem Begriff „Hämolyse" bezeichnet man die vermehrte Destruktion von Erythrozyten. Sie kann an der Verkürzung ihrer Lebensdauer gemessen werden, die normalerweise etwa 120 Tage beträgt. (Methode der ^{51}Cr-Markie-

rung). Von der „peripheren Hämolyse", d. h. dem vermehrten Abbau der zirkulierenden Erythrozyten, wird die sog. intramedulläre Hämolyse abgegrenzt („ineffektive Erythropoese"); sie ist durch den Untergang von erythrozytären Vorstufen am Ort der Bildung charakterisiert. Sie kommt in einem geringen Umfange auch beim Gesunden vor; der Anteil von Bilirubin aus dem erythropoetischen Gewebe überschreitet normalerweise 10–15% des Bilirubinumsatzes nicht. Als Folge des vermehrten Hämoglobinabbaus bei Hämolyse kommt es im Serum zu einem Anstieg des indirekten Bilirubins und zu einem Absinken der Haptoglobinkonzentration. Ist das Haptoglobin im Serum völlig aufgebraucht, so wird das „freie" Hämoglobin über die Nieren ausgeschieden; es kommt zu einer Hämoglobinurie, die nur bei schwersten intravasalen Hämolysen beobachtet wird. Zeichen der Aktivierung der Erythropoese ist der Anstieg der Retikulozytenzahl. Das Knochenmark kann die Produktion an Erythrozyten auf das Mehrfache steigern und die Verluste durch die Hämolyse soweit kompensieren, daß eine Anämie nicht manifest wird (kompensierte Hämolyse). Besteht die Hämolyse über längere Zeit, kann der vermehrte Abbau der Erythrozyten zu einer Milzvergrößerung, zur Bildung von Gallenwegskonkrementen und zu Organsiderosen führen. Die Splenomegalie ist dadurch zu erklären, daß die Milz ihre normale Funktion, fehlgebildete oder geschädigte rote Blutkörperchen aus dem Blut zu entfernen, in erhöhtem Umfange erfüllen muß. Bei Hämolysen von kurzer Dauer kann die Splenomegalie fehlen.

Allgemeine Zeichen der Hämolyse:
(1) *Als Folge des vermehrten Erythrozytenabbaus:* Vermehrtes indirektes Bilirubin im Serum, erniedrigtes Haptoglobin. Ferner: verkürzte Erythrozytenüberlebenszeit; LDH-Erhöhung (ausgeprägt jedoch nur bei intravasaler und intramedullärer Hämolyse).
(2) *Als Folge der erhöhten Erythrozytenneubildung:* Retikulozytenvermehrung, Knochenmarkshyperplasie mit reaktiver Steigerung der Erythropoese.
(3) Evtl. Milzvergrößerung.
Bei intravasaler Hämolyse finden sich neben einer deutlich erhöhten LDH Hämoglobinämie und Hämoglobinurie sowie Hämosiderinurie (v. a. bei chronisch intravasalen Hämolysen, z.B. PNH, von diagnostischer Bedeutung); der renale Eisenverlust kann zur Eisenmangelanämie führen.

1.3.1 Korpuskuläre Defekte
Hereditäre Sphärozytose
Therapie der Wahl ist die Splenektomie, die, wenn keine starke Wachstumsretardierung vorliegt, nicht vor dem 7.–10. Lebensjahr vorgenommen werden soll (erhöhte Gefahr einer fulminanten Sepsis bei splenektomierten Kindern, langjährige Antibiotikaprophylaxe sowie Pneumokokken- und H.-influenzae-B-Vakzine vor Splenektomie!). Die Milz als „Mikrozirkulationsfilter" entfernt die Sphärozyten aufgrund deren Membrandeformitäten aus der Zirkulation. Die Splenektomie bewirkt eine klinische Heilung (bei Persistenz der Formanomalie der Erythrozyten) und ermöglicht eine normale Entwicklung und Lebensführung des Betroffenen. Tritt nach der Splenektomie kein Erfolg ein, so ist an der Richtigkeit der Diagnose zu zweifeln. Machen sich Jahre nach der Splenektomie wieder Zeichen der Hämolyse bemerkbar, so ist auf Nebenmilzen zu achten.

Hereditäre Enzymdefekte
Zur Hämolyse führen Enzymdefekte im Energiestoffwechsel (Glykolyse). Der infolge seiner Häufigkeit wichtigste Defekt ist der Mangel an Glukose-6-Phos-

phatdehydrogenase der Erythrozyten (häufigstes Erbleiden der Menschen; 1:1000 bei Nordeuropäern bis 1:2 bei kurdischen Juden; X-chromosomal gebunden). Die Hämolyse wird meist erst durch die Einnahme bestimmter Medikamente provoziert. Therapeutisch kommt daher der Erkennung und Vermeidung der die Hämolyse induzierenden Substanzen die größte Bedeutung zu (z. B. Antimalariamittel [Primaquin®], Sulfonamide, Nitrofurane [Furadantin®], Antipyretika/Analgetika [Acetylsalicylsäure, Phenacetin], Chinin, ungekochte Favabohnen [„Favismus"], Erbsen. Hämolytische Krisen können auch durch virale oder bakterielle Infektionen sowie durch eine diabetische Azidose ausgelöst werden. Der Wert einer Splenektomie bei dieser Erkrankung ist zweifelhaft.

Beim Pyruvatkinasemangel handelt es sich um ein Krankheitsbild, das sich als chronische Hämolyse unterschiedlichen Ausmaßes präsentiert. In schweren Fällen kann eine Splenektomie zu erhöhten Erythrozyten- und Hämoglobinkonzentrationen führen und so die Transfusionshäufigkeit reduzieren.

Thalassämie

In Mitteleuropa wird in erster Linie die Thalassaemia minor beobachtet, die in der Regel keine schwere Anämie bedingt. Auf keinen Fall darf diesen Patienten, die eine hypochrome mikrozytäre Anämie zeigen, Eisen verabreicht werden. Es ist manchmal notwendig, eine Deferal®-Therapie (s. Kap. 16, 1.5.3) wegen zunehmender Hämosiderose durchzuführen (vermehrte Eisenablagerungen im Rahmen der intramedullären Hämolyse und gleichzeitiger vermehrten intestinalen Eisenresorption). Die Abgrenzung der Thalassaemia minor von der Eisenmangelanämie ist wichtig (Familienanamnese; leichte hypochrome mikrozytäre Anämie mit normalen bis erhöhten Erythrozytenzahlen [4,5–6 Mio.] und niedrigen Hämoglobinwerten um 9–10 g/dl bei normalen bis erhöhten Serumeisen- und Ferritinwerten; häufig bestehen eine Splenomegalie und ein Subikterus; Hämoglobinelektrophorese ergibt die Diagnose).

Paroxysmale nächtliche Hämoglobinurie

Die PNH ist eine erworbene, nicht-maligne klonale Erkrankung der pluripotenten hämatopoetischen Stammzelle. Die Erkrankung ist charakterisiert durch eine chronische Hämolyse mit plötzlichen Exazerbationen (z.B. durch Infektionen, starke körperliche Anstrengungen). Die PNH-Zellpopulation zeigt eine hohe Sensitivität gegenüber einer Komplementlyse aufgrund von Abnormalitäten der Oberflächenmembran. An eine PNH ist zu denken, wenn eine erworbene, Coombs-negative hämolytische Anämie ohne Splenomegalie, eine Zytopenie (evtl. Panzytopenie) und trotz evtl. Thrombopenie eine Hyperkoagulopathie mit Thrombusbildungen (insbesondere Thrombosen der V. hepatica: Budd-Chiari-Syndrom) auftreten. Man nimmt an, daß die Thromboseneigung bedingt ist durch die nachweisbaren qualitativen Veränderungen an der Thrombozytenmembran.

Bei geeigneten Spendern sollte die Knochenmarktransplantation als kurative Maßnahme unter Abwägung des Risikos erfolgen, insbesondere wenn das klinische Bild einer Panzytopenie vorliegt. Behandlung von Infektionen muß rasch und umfassend erfolgen (New Engl. J. Med. 333 [1995] 1253). Wenn Transfusionen erforderlich sind, dürfen nur gewaschene Erythrozytenkonzentrate verabfolgt werden. Infolge der Hämoglobinurie und der damit verbundenen Eisenverluste kann im Verlauf der Erkrankung ein therapiebedürftiger Eisenmangel auftreten.

1.3.2 Extrakorporale – erworbene – Störungen
Autoimmunhämolytische Anämien durch Wärmeantikörper

Das gemeinsame Merkmal dieser Gruppe ist der Nachweis von inkompletten Wärmeautoantikörpern mit dem direkten Coombs-Test (IgG-Subtyp; Reaktionsoptimum bei 37 °C). Die Inzidenz einer autoimmunhämolytischen Anämie beträgt etwa 10 Fälle auf 1 Mio. (zum Vergleich: Inzidenz der AML: 50/1 Mio.). Sie tritt häufiger bei Frauen auf. Der Abbau der antikörperbeladenen Erythrozyten erfolgt im RES, vor allem in der Milz.

Nicht selten ist die Hämolyse der erste faßbare Hinweis auf eine bis dahin nicht erkannte Grunderkrankung. Coombs-positive hämolytische Anämien werden gehäuft gefunden als Begleiterkrankung bei malignen Lymphomen, beim Lupus erythematodes und anderen Kollagenosen. Ferner medikamentöse Auslösung, am häufigsten durch α-Methyldopa bei längerer Einnahme, wobei jedoch nur ca. 10–20% der Patienten einen positiven Coombs-Test entwickeln und von diesen wiederum nur ca. 10% auch eine Hämolyse aufweisen. Sehr seltene Ursachen sind eine Colitis ulcerosa oder solide Tumoren. Bei ca. 40% der Patienten findet sich keine Grunderkrankung oder erkennbare Ursache.

Die *Therapie der symptomatischen Formen* der AIHA richtet sich nach der Art der Grunderkrankung. Bei den *idiopathischen* Formen werden diese Maßnahmen nach einem Stufenplan eingesetzt: Kortikosteroidtherapie, Splenektomie, Anwendung von Immunsuppressiva.

(1) *Kortikosteroide:* Kortikosteroide sind das Mittel der ersten Wahl. Bei Fällen mit schwerer Hämolyse und Hb-Werten unter 6 g%: Einleitung der Therapie mit intravenös applizierbaren Prednisolonpräparaten 100–250 mg in den ersten 24–48 h; zusätzlich 1–2 mg/kg Prednisolon oral (verteilt auf 3 Einzeldosen). Die orale Dosis wird bis zur Stabilisierung der Hämoglobinwerte beibehalten. Sobald die Hb-Werte ansteigen und die Retikulozytenzahlen sinken, wird die Dosis reduziert (30–45 mg) und auf eine Erhaltungsdosis (12–15 mg) übergegangen (2–3 Monate). In ca. 70% der Fälle kann mit diesem Vorgehen ein Erfolg erzielt werden. Auch nach Rückbildung der Hämolysezeichen und Normalisierung des roten Blutbildes kann der Coombs-Test noch für Wochen und Monate positiv bleiben. Der Effekt der Kortikoide beruht in erster Linie auf deren Wirkung auf Monozyten/Makrophagen (Modulation der Fc-Rezeptoren).

(2) *Erythrozytentransfusionen, Splenektomie:* Erythrozytentransfusionen sind nur bei schweren Formen erforderlich. Probleme können sich ergeben bei der Blutgruppenbestimmung des Empfängers und bei der Kreuzprobe mit dem Spenderblut. Die Erfolge der Transfusion sind infolge der schnellen Zerstörung auch der transfundierten Erythrozyten oft nur kurzfristig. Bei Schwierigkeiten in der Blutgruppenserologie und hohem Transfusionsbedarf trotz hochdosierter Prednisolontherapie muß rechtzeitig an die Milzexstirpation gedacht werden, die gelegentlich aus vitaler Indikation erforderlich ist. Die

Entfernung der Milz, die bei der AIHA im allgemeinen nicht stark vergrößert ist, erfolgt mit dem Ziel, autoantikörperbildendes Gewebe und ein Sequestrationsorgan auszuschalten. Sie ist auch bei jenen Fällen indiziert, bei denen Kortikosteroide in einer Dosierung von täglich mehr als 10–15 mg und länger als 6 Monate gegeben werden mußten. In bedrohlichen Fällen, als Vorbereitung zur Operation oder temporär, bis andere Maßnahmen greifen, kann auch eine Plasmapherese durchgeführt werden (Problem: kontinuierliche Antikörperproduktion; große extravasale Verteilung von IgG).

(3) *Immunsuppression:* Wird der hämolytische Prozeß auch nach der Milzexstirpation nicht unter Kontrolle gebracht oder ist eine Splenektomie aus anderen Gründen nicht möglich, empfiehlt sich die Anwendung von Immunsuppressiva, z. B. Azathioprin (Imurek®) 80 mg/m^2/Tag, in Kombination mit Prednisolon (15–30 mg täglich) oder der Einsatz von Cyclophosphamid (100 mg/m^2/Tag) für mindestens 3 Monate oder evtl. auch der Einsatz von Danazol (Winobanin®) bei Prednison-abhängigen Patienten. Die Prognose bei den AIHA ist abhängig von der Grunderkrankung, den interkurrenten Komplikationen (hohes Thromboserisiko) und der Intensität der ärztlichen Aufsicht. Die AIHA muß stets als ernste und potentiell tödliche Erkrankung betrachtet werden.

Autoimmunhämolytische Anämien durch Kälteantikörper

Im Gegensatz zu den Wärmeantikörpern handelt es sich um IgM-Antikörper mit einem Wirkungsoptimum unter 30 °C (komplette Antikörper; Agglutinine). Das klinische Bild (Akrozyanose) und die Hämolyse resultieren aus der Interaktion zwischen den Antikörpern, Erythrozyten und Komplement in den peripheren Partien des Körpers, insbesondere den Akren, wenn die Temperatur unter 30 °C absinkt. Das Krankheitsbild der chronischen Kälteagglutininkrankheit betrifft ältere Erwachsene und kann symptomatisch bei lymphoproliferativen Erkrankungen auftreten, häufig manifestiert sich das maligne Lymphom erst Jahre später. Die idiopathische Form zeichnet sich durch sehr hohe Kälteagglutinintiter aus. Die akute Verlaufsform, mit meist spontaner Heilungstendenz, beobachtet man bei Infekten mit Viren, vor allem bei der infektiösen Mononukleose, oder Mykoplasmen. Als Regel kann gelten, daß es nur bei höherem Kälteagglutinintiter (über 1:1000) zur Hämolyse kommt. Die Behandlung besteht im Vermeiden von Kälteexposition, insbesondere der Akren. Falls Transfusionsbedarf besteht, sind gewaschene komplementfreie und auf Körpertemperatur aufgewärmte Erythrozytenkonzentrate zu verwenden.

Für die idiopathische Form gilt, daß Kortikoide allenfalls bei niedrigem Kälteagglutinintiter effektiv sind. Gleiches gilt auch für den Einsatz der Immunsuppressiva und Zytostatika (Imurek®, Endoxan®). Eine Splenektomie ist in der Regel ineffektiv, da der Hauptort der Sequestration die Leber darstellt.

Bei sehr starker Hämolyse kann durch den Einsatz einer Plasmapherese der Antikörperspiegel kurzfristig gesenkt und ein passagerer therapeutischer Effekt erzielt werden.

18 Krankheiten des blutbildenden und lymphatischen Systems

Paroxysmale Kältehämoglobinurie
Bei dieser sehr seltenen Form einer autoimmunhämolytischen Anämie (ca. 2%) findet sich ein IgM-Antikörper (Donath-Landsteiner-Hämolysin) mit der Spezifität Anti-P, der bei Kälte (0–15 °C) bindet und bei 37 °C zur intravasalen Hämolyse führt. Der Coombs-Test ist nur für Komplement positiv. Die Erkrankung tritt entweder idiopathisch oder aber bei einer Lueserkrankung (tertiäre Syphilis), vor allem bei der kongenitalen Form, auf. Ferner findet sich eine akute passagere Form vor allem bei Kindern nach Virusinfekten. Eine spezifische Therapie gibt es nicht. Kortikoide sind nicht wirksam.

1.4 Aplastische Anämien
Vorbemerkungen: Die Bezeichnung „aplastische Anämie" umfaßt eine pathogenetisch uneinheitliche Gruppe von Blutkrankheiten, die durch periphere Zytopenie und Knochenmarkhypoplasie charakterisiert ist. Strenggenommen dürfte die Bezeichnung aplastische Anämie nur auf jene – seltenen – Fälle angewandt werden, bei denen eine isolierte Hypo- oder Aplasie der Erythropoese besteht (pure red cell anemia). Im üblichen medizinischen Sprachgebrauch wird darunter im allgemeinen jedoch das sog. *aplastische Syndrom* (weitere Synonyma: Panmyelopathie, Panmyelophthise) verstanden, bei dem – früher oder später – alle drei Zellsysteme des Knochenmarks (Erythro-, Granulo- und Thrombozytopoese) betroffen sind. Die einzelnen Zellsysteme können, besonders bei den chronischen Verlaufsformen, unterschiedlich stark befallen sein.
Die aplastische Anämie ist Ausdruck einer Stammzellerkrankung mit massiver Verminderung proliferierender Vorläuferzellen im Knochenmark sowie exzessiver reaktiver Produktion von hämatopoetischen Wachstumsfaktoren durch akzessorische Zellen. Das häufige Ansprechen auf Immunsuppressiva macht zusätzlich eine autoimmunologisch verursachte Form der aplastischen Anämie wahrscheinlich (primär oder sekundär infolge der Stammzellenerkrankung).
Ätiopathogenese: Ätiologie und Pathogenese des aplastischen Syndroms sind uneinheitlich. Ursächlich kommen in Frage:
(1) *Idiopathische Form* (ca. 70%).
(2) *Medikamente und Chemikalien:* Chloramphenicol kann über 2 Mechanismen zur Hypo- bis Aplasie des Knochenmarks führen: entweder dosisabhängig zu einer vorübergehenden Knochenmarkdepression oder aber dosisunabhängig zu einer irreversiblen Knochenmarkaplasie („idiosyncratic reaction" bei wahrscheinlich vorhandener genetischer Disposition; Inzidenz etwa 1 : 15000 bis 1 : 40000). Bei der dosisabhängigen Form beruht die Wirkung auf einer Bindung des Medikaments an ribosomale RNS. Neben den Zytostatika mit ihrer dosisabhängigen myelotoxischen Wirkung können auch nichtsteroidale Antiphlogistika, vor allem Phenylbutazon (Butazolidin®), Goldverbindungen und viele andere Medikamente sowie Chemikalien wie Benzol oder DDT Knochenmarkaplasien bewirken, gelegentlich nach monatelanger Latenz.
(3) *Ionisierende Strahlen:* Das hämatopoetische und lymphatische Gewebe ist sehr strahlensensibel, und zwar in der Reihenfolge: Granulo-, Thrombo- und Erythrozytopoese. Eine Gesamtdosis von 40 Gy führt häufig zu einer irreversiblen Schädigung des blutbildenden Knochenmarks (Depletion von hämatopoetischen Stammzellen; Schädigung des Knochenmark-Mikroenvironments).
(4) *Virale Infektionen:* Virushepatitis C, EBV-Infektion (infektiöse Mononukleose), AIDS, CMV, Parvoviren (B-19-Parvovirus: vorübergehende aplastische Krise; pure red cell aplasia).
(5) *Miliartuberkulose.*
(6) *Immunologische Störungen:* Thymome, eosinophile Fasziitis, Graft-versus-

Host-Reaktion (nach transfusionsbedingter Übertragung histoinkompatibler Lymphozyten bei Patienten mit schwerer zellulärer Immundefizienz)
(7) *Paroxysmale nächtliche Hämoglobinurie.*
(8) *Kongenitale aplastische Anämien:* Fanconi-Anämie. Verminderung einer Zellreihe bei der Diamond-Blackfan-Anämie, beim Kostmann-Syndrom und bei der amegakaryozytären Thrombopenie (TAR-Syndrom).

Klinik: Beim aplastischen Syndrom findet sich keine extramedulläre Hämopoese: Leber, Milz und Lymphknoten sind nicht vergrößert. Die Anämie ist normochrom; die Erythrozyten sind in der Regel makrozytär, v.a. wenn sich noch eine Resthämatopoese findet; die Retikulozytenzahl ist stark vermindert. Das Serumeisen und die Eisenbindungskapazität sind erhöht. Das meiste Eisen akkumuliert in der Leber. Die Knochenmarkbiopsie zeigt bei der reinen aplastischen Anämie (pure red cell aplasia) eine normale Granulozyto- und Thrombopoese, beim aplastischen Syndrom eine Reduzierung aller Zellen mit vermehrten Lymphozyten, Retikulum-, Plasma- und Mastzellen (Gewebsbasophile). Das normale hämatopoetische Gewebe ist ersetzt durch Fettzellen, wenngleich Inseln hämatopoetischen Gewebes noch bleiben können!

Therapie

Ein *kausales Vorgehen* beim aplastischen Syndrom ist nur bei den sekundären Formen durch Vermeidung der medikamentösen, chemischen oder sonstigen Noxen möglich. In Zweifelsfällen sollten alle Medikamente abgesetzt oder durch andere Substanzen ersetzt werden. Klinisch unterscheidet man 2 Patientengruppen: jene mit schwerer aplastischer Anämie (severe aplastic anemia, SAA, Tab. 18.2) und jene mit nicht schwerer Anämie (non severe aplastic anemia, NSAA). Aufgrund prognostischer Kriterien wird noch eine Untergruppe „very severe aplastic anemia" abgegrenzt, die besonders schlecht auf eine immunsuppressive Therapie anspricht.

Die Behandlung der aplastischen Anämie ist abhängig von der Schwere der Erkrankung, dem Alter des Patienten sowie von dem Vorhandensein eines potentiellen Knochenmarkspenders.

(1) *Knochenmarktransplantation:* Bei Patienten unter 50 Jahren sollte bei Vorliegen einer SAA in erster Linie die Möglichkeit einer Knochenmarktransplantation (HLA-identische Familienspender, evtl. Fremdspender) in Betracht gezogen werden. Besonders gute Ergebnisse mit der Knochenmarktransplantation werden in einem frühen Stadium der Erkrankung bei nicht vortransfundierten Patienten erzielt. Die Verlegung in eine Spezialeinheit ist unbedingt er-

Tabelle 18.2: Kriterien der schweren aplastischen Anämie (SAA)

Peripherie	Neutrophile: < 500/µl Thrombozyten: < 20 000/µl Retikulozyten: < 1%*
Knochenmark	sehr bis mittel zellarm: unter 30% hämopoetische Zellen

* korrigiert: Retikulozyten × (aktueller Hkt/Soll-Hkt)

forderlich, um die Entscheidung zwischen einer Knochenmarktransplantation und einer immunsuppressiven Therapie rasch zu treffen.

(2) *Immunsuppression:* Für die immunsuppressive Behandlung stehen Antilymphozytenserum (Antilymphozytenglobulin), Methylprednisolon und Cyclosporin zur Verfügung bzw. Kombinationen dieser Therapeutika. Neuere Ergebnisse zeigen einen Vorteil der Kombination aus Antilymphozytenglobulin, Metylprednisolon und Cyclosporin gegenüber einer Therapie mit Antilymphozytenglobulin und Methylprednisolon allein (New Engl. J. Med. 324 [1991] 1297). Das Ansprechen auf eine immunsuppressive Therapie erfolgt sehr langsam; eine Normalisierung der peripheren Blutwerte wird in der Regel nicht erreicht. Bei einem Teil der Patienten (10–20%), die eine Partialremission zeigen, entwickelt sich im Verlauf erneut eine schwere Aplasie, eine PNH oder eine Leukämie.

(3) *Steroide:* Der Wert einer Therapie mit anabolen Steroiden, entweder allein oder auch in Kombination mit Antilymphozytenglobulin, ist umstritten. Wenngleich gelegentlich einzelne Patienten eine Besserung zeigen, so haben kontrollierte Studien keinen Überlebensvorteil der androgenbehandelten Patienten gezeigt. Die Wahrscheinlichkeit eines Ansprechens korreliert mit dem Schweregrad der Erkrankung; ein Ansprechen ist allenfalls bei der „non severe aplastic anemia" zu erwarten. Man beginnt in der Regel mit Oxymetholon (Plenastril®) in einer Dosis von 4×50 mg/Tag über etwa 3 Monate. Bei Auftreten von Leberfunktionsstörungen kann auf Mesterolon (Proviron®) 3×15 mg/Tag umgestellt werden.

(4) *Wachstumsfaktoren:* Die Wirksamkeit der derzeit in der Klinik eingesetzten hämatopoetischen Wachstumsfaktoren (IL-3, G-CSF, GM-CSF) bei der aplastischen Anämie ist gering; je ausgeprägter das aplastische Syndrom, d.h., je weniger funktionstüchtige normale Stammzellen persistieren, desto geringer der therapeutische Effekt. Ob eine Kombination der verschiedenen Wachstumsfaktoren mit einer immunsuppressiven Therapie Vorteile bringt, bleibt abzuwarten.

(5) *Transfusion:* Bis zur Entscheidung, ob eine Knochenmarktransplantation durchgeführt wird, ist mit Transfusionen äußerste Zurückhaltung geboten (s.o.); sind dennoch Erythrozytentransfusionen notwendig, so sind CMV-negative und bestrahlte Produkte einzusetzen, ebenso wie Leukozytenfilter. Thrombozytentransfusionen werden in der Regel erst bei Auftreten von Blutungszeichen, insbesondere Schleimhautblutungen, durchgeführt (Leukozytenfilter zur Vermeidung einer Alloimmunisierung).

(6) *Antibiotika:* Bei Auftreten von Infektionen ist sofort mit einer Breitbandantibiotikatherapie zu beginnen (z.B. Aminoglykosid plus β-Laktam-Penicillin); wenn das Fieber über 24–48 h hinaus persistiert, sollten zusätzlich grampositive Keime abgedeckt werden (Vancomycin), bei Weiterbestehen des Fiebers schließlich Amphotericin B verabfolgt werden.

Bei Frauen muß medikamentös die Regelblutung unterdrückt werden.

1.5 Myelodysplastisches Syndrom

Vorbemerkungen: Bei der Myelodysplasie handelt es sich um eine klonale Erkrankung der pluripotenten hämatopoetischen Stammzelle. Die Dysplasie der Hämatopoese führt zur Reifungsstörung in allen Zellreihen mit ineffektiver Blut-

bildung bei hyperzellulärem Knochenmark. Es finden sich typischerweise eine makrozytäre Anämie sowie in der Regel eine Leuko- und Thrombopenie. Das klinische Bild wird bestimmt durch die periphere Zytopenie, wobei der Krankheitsbeginn schleichend und eine Anämie oft erstes Symptom ist. In ca. $^{1}/_{3}$ der Fälle erfolgt ein Übergang in eine akute Leukämie.
Die Myelodysplasie ist eine Erkrankung vornehmlich älterer Menschen und kommt etwa so häufig vor wie die akuten Leukosen. Man beobachtet zum Teil komplexe chromosomale Defekte, wobei insbesondere Veränderungen im Bereich der Chromosomen 2 und 7 eine sehr schlechte Prognose andeuten.
Einteilung: Von einem De-novo-MDS unterscheidet man sog. sekundäre Myelodysplasien, die als mutagen induziert angesehen werden (Chemotherapeutika: Alkylanzien, Procarbazin, Nitrosoharnstoffe; Bestrahlung; chemische Karzinogene).
Nach der Definition der French-American-British Cooperative Group (FAB) wird unterschieden zwischen
(1)   refraktärer Anämie (RA) mit weniger als 5% Blasten im Knochenmark,
(2)   RA mit Ringsideroblasten (> 15%), ebenfalls weniger als 5% Blasten im Knochenmark,
(3)   RA mit Blastenpopulation (= RAEB), 5–20% Blasten im Knochenmark und weniger als 5% Blasten in der Peripherie,
(4)   chronisch-myelomonozytäre Leukämie mit 5–20% Blasten im Knochenmark und peripherer Monozytose (> 1000/µl),
(5)   RAEB in Transformation (RAEB-T) mit 20–30% Blasten im Knochenmark sowie über 5% Blasten im peripheren Blut.
Bei über 30% Blasten im Knochenmark spricht man von einer Sekundärleukämie, die in der Regel eine akute myeloische Leukämie darstellt. Von der De-novo-AML unterscheidet sich die Sekundär-AML einerseits durch den unterschiedlichen pathogenetischen Mechanismus, andererseits durch den klinischen Verlauf, mit einem schlechteren Ansprechen auf die Chemotherapie.

Therapie

Bei Patienten unter 50 Jahren sollte Kontakt mit einem Knochenmark-Transplantationszentrum aufgenommen werden.
Hochdosierte Vitamingaben (B_{12} und B_6) sowie anabole Steroide sind unwirksam, ebenso Kortikoide.
Eine zytostatische Therapie bringt nur dann einen Überlebensvorteil, wenn sie intensiv (entsprechend den Therapieprotokollen bei den akuten Leukämien) erfolgt; bei Patienten, die nicht einer primären Transplantation zugeführt werden können, sollte deswegen geprüft werden, ob sie – falls eine RAEB oder RAEB-T vorliegt – einer intensiven Chemotherapie unterzogen werden können unter Abwägung der Risiken, die mit einer solchen Therapie verbunden sind, bzw. des Risikos durch die unbehandelte Grundkrankheit.
Generell gilt weiterhin, daß das MDS bei älteren Patienten nicht intensiv behandelt wird; es erfolgt nur eine symptomatische Betreuung.

2 Granulozytopenien

Ätiopathogenese: Die klinischen Bedingungen, die zu einer peripheren Neutropenie führen können, sind in Tabelle 18.3 zusammengefaßt. Meistens beobachtet man Granulozytopenien im Rahmen einer Reduktion aller peripheren Blutzellen,

Tabelle 18.3: Einteilung der granulozytopenischen Störungen

Verminderte Granulozytopoese
a) Im Rahmen einer Panzytopenie
  - Knochenmarkhypoplasie/-aplasie (s. ds. Kap., 1.4)
  - Leukämische und andere neoplastische Infiltrationen des Knochenmarkes
  - Megaloblastäre Anämien
b) Medikamentös ausgelöste Idiosynkrasie mit unbekanntem Reaktionsmechanismus (zahlreiche Medikamente)
c) Chronische idiopathische Neutropenie
d) Zyklische Neutropenie
e) Kongenitale Neutropenie (Kostmann-Syndrom)

Verminderte Überlebenszeit der ausgereiften Granulozyten
a) Virale Infekte (meist postinfektiös) sowie bakterielle Infekte (z.B. Typhus, TBC)
b) Sepsis
c) Hypersplenismus
d) Autoimmunneutropenie (z.B. bei AIDS)
e) Arzneimittelallergische Granulozytopenie vom Typ der Pyramidon®-Agranulozytose

Benigne familiäre Leukopenie (ca. 2000 Neutrophile/ml; keine Infektzeichen)
Dominant vererbte Erkrankung, bei verschiedenen ethnischen Gruppen, z.B. bei der schwarzen Bevölkerung. Keine klinische Bedeutung.

---

beispielsweise nach zytostatischer Therapie oder bei Knochenmarkinfiltration. Isolierte Granulozytopenien sind selten.

Prototyp einer isolierten Hemmung der Granulozytopoese ist die arzneimittelallergische Granulozytopenie auf der Grundlage einer Medikamenten-Hapten-Antikörperreaktion vom Typ der Pyramidon®-Agranulozytose. Sie tritt auf, wenn ein Patient Antikörper gegen ein sensibilisierendes Arzneimittel gebildet hat und erneut dieses Medikament einnimmt. Die Zahl der zirkulierenden Granulozyten fällt innerhalb von Stunden auf sehr niedrige Werte, gelegentlich auf Null ab, während das Knochenmark das Bild einer ausgesprochenen Reifungshemmung der Granulozytopoese mit Vorherrschen der Promyelozyten zeigt (sog. Promyelozytenmark).

Klinik: Das klinische Bild wird von der Intensität und der Dauer der Granulozytopenie geprägt. Fieber, Nekrosen und Geschwürsbildungen, zunächst im Bereich der Mundhöhle und des Rachens („Angina agranulocytotica"), später auch im Bereich des Darmtraktes, am Anus und an der Vulva, sowie Abszeßbildungen an der Haut sind Ausdruck von Infekten, die meist von endokommensalen Keimen ausgehen.

Therapie

Die wichtigste Maßnahme zur Behandlung einer Granulozytopenie ist das Weglassen des potentiell auslösenden Medikamentes, im Zweifelsfall aller Medikamente. Bei fieberhaften Zuständen muß sofort eine Antibiotikatherapie eingeleitet werden (Vorgehen s. ds. Kap., 1.4 „Therapie" [6]).

Eine Therapie mit *hämatopoetischen Wachstumsfaktoren* bei Neutropenien, die Folge einer verminderten Granulozytopoese im Knochenmark sind, gewinnt zunehmend an Bedeutung. Zyklische Granulozytopenien, chronische idiopathische Neutropenien sowie vor allem auch das Kostmann-Syndrom sind Prototypen hämatopoetischer Störungen, die mit Wachstumsfaktoren erfolgreich behandelt werden können; so wurde die Prognose von Kindern mit kongenitaler Neutropenie durch den Einsatz von G-CSF entscheidend verbessert. Randomisierte Studien haben zudem gezeigt, daß hämatopoetische Wachstumsfaktoren (GM-CSF, G-CSF) bei einer durch Chemotherapeutika bzw. durch Fremdzellinfiltration induzierten Knochenmarkhypoplasie zu einem früheren und schnelleren Anstieg der neutrophilen Granulozyten führen; verbunden damit konnte eine Reduktion der Fieberepisoden, der Infekte sowie der Dauer des Krankenhausaufenthaltes nachgewiesen werden. Ist allerdings davon auszugehen, daß sich nur noch eine minimale Anzahl hämatopoetischer Vorläuferzellen im Knochenmark findet, so kann kein positiver Effekt dieser Wachstumsfaktoren erwartet werden. Bei der schweren Form der aplastischen Anämie (s. ds. Kap., 1.4) sind sie nicht effektiv. Ein Einsatz dieser Zytokine bei verminderter Überlebenszeit der ausgereiften Granulozyten ist nicht sinnvoll.

3 Thrombozytopenien

Vorbemerkungen: Die normale Zahl der Thrombozyten im peripheren Blut liegt zwischen 150000 und 400000/µl und zeigt nur geringe physiologische Schwankungen. Die Lebenszeit der Thrombozyten beträgt 9–11 Tage.
Ätiopathogenese: Thrombozytopenien sind die häufigste Ursache erworbener hämorrhagischer Diathesen. Liegt keine Thrombopathie und/oder eine zusätzliche Blutgerinnungsstörung vor, so treten spontane Blutungen meist erst bei Thrombozytenzahlen unter 5000/µl auf.
In Tabelle 18.4 sind die Ursachen der thrombozytopenischen Störungen zusammengefaßt. Die klinisch häufigste Form ist die *idiopathische thrombozytopenische Purpura*.
Pseudothrombopenie: Bei ca. $1/1000$ Autoagglutination von Thrombozyten in vitro besonders mit EDTA als Antikoagulans; Kontrolle mit Zitratblut oder im Ausstrich.

3.1 Idiopathische thrombozytopenische Purpura (M. Werlhof)
Klinik: Die ITP tritt unter 2 klinischen Formen auf:
(1) Die *akute thrombozytopenische Purpura* (= postinfektiöse Thrombozytopenie) wird charakterisiert durch die Trias: (a) plötzliches Auftreten einer thrombozytopenischen Purpura (b) unmittelbar oder kurz nach einer Virusinfektion und (c) hohe spontane Rückbildungstendenz innerhalb von 4–6 Wochen.
(2) Die *chronische thrombozytopenische Purpura* (M. Werlhof) zeigt nur ausnahmsweise eine spontane Remission. Sie ist im thrombozytären Zellsystem das Analogon der erworbenen autoimmunhämolytischen Anämie.
Klinische Leitsymptome: Meist schleichender Beginn mit petechialen Blutungen, insbesondere an den unteren Extremitäten und an der Mundschleimhaut, „blaue Flecken" am ganzen Körper nach geringen Traumen: Bei Frauen können verstärkte und verlängerte Periodenblutungen das erste Zeichen einer chronischen ITP sein. Milz und Lymphknoten sind nicht vergrößert; bei Splenomegalie und/oder Lymphadenopathie liegt in der Regel eine andere Erkrankung (häufig malignes Lymphom oder myelodysplastisches Syndrom) vor. Hämatologische Befunde: hochgradige Thrombozytopenie bei stark verkürzter Überlebenszeit der Thrombo-

Tabelle 18.4: Thrombozytopenische Störungen (unter Ausschluß der kongenitalen und frühkindlichen Formen)

A Thrombozytopenie, bedingt durch verminderte Thrombozytenproduktion
1. Knochenmarkhypoproliferation aller Zellreihen
   aplastische Anämie
   Z. n. Chemo-/Radiotherapie
   Knochenmarkinfiltration (Leukämien, Tumoren)
   Myelofibrose
   B_{12}-/Folsäuremangel
   paroxysmale nächtliche Hämoglobinurie
2. Virusinfekte (z.B. AIDS, Masern)
3. Alkohol, Thiaziddiuretika, Östrogene
4. Zyklische Thrombopenie

B Thrombozytopenie, vorwiegend bedingt durch erhöhte Thrombozytendestruktion
1. Immunologisch mediierte Thrombopenie:
   immunthrombozytopenische Purpura
   a) akute Form (z.b. postinfektiös bei zahlreichen Viren wie HIV, EBV, Hepatitisviren)
   b) chronische Form: M. Werlhof
   c) Posttransfusionspurpura
   d) sekundär (z.B. CLL, Non-Hodgkin-Lymphome, systemischer Lupus erythematodes)
   arzneimittelbedingte Thrombopenien
   a) heparininduzierte Thrombozytopenie
   b) Gold
   c) andere Medikamente, z.B. Chinin, Chinidin, Cimetidin und viele andere
   Antiphospholipidantikörper-Syndrom
2. Nicht-immunologisch mediierte Thrombopenie:
   Verbrauchskoagulopathie
   Hypersplenismus
   Infektionen/Sepsis
   thrombotisch-thrombozytopenische Purpura (Moschcowitz-Syndrom)
   hämolytisch-urämisches Syndrom
   Präeklampsie/Eklampsie
   maligne Hypertonie
   extrakorporale Perfusion, kardiale Prothesen

---

zyten. Im Knochenmark ist die Zahl der Megakaryozyten normal oder vermehrt, wobei junge Megakaryozyten auffallen. Der Rumpel-Leede-Stauungsversuch fällt positiv aus. Die Leukozyten- und Erythrozytenzahlen sind normal. Besteht eine Anämie, entspricht diese dem Grad der Blutung. Der Coombs-Test ist negativ.
Das gleichzeitige Bestehen einer Coombs-positiven autoimmunhämolytischen Anämie und einer thrombozytopenischen Purpura wird als *Evans-Syndrom* bezeichnet. Es handelt sich um eine seltene Autoimmunerkrankung, oft im Zusammenhang mit anderen Erkrankungen wie z.B. CLL.

Therapie

Vorgehen bei akuter ITP
Bei der akuten ITP wird die Entscheidung über den Einsatz von Kortikosteroiden in erster Linie von der Blutungstendenz, in zweiter Linie von der Thrombozytenzahl abhängig gemacht. Prednisolon (1–2 mg/kg/Tag) kann für die Dauer von 2 Wochen eingesetzt werden. Die hohe spontane Remission bei der akuten ITP ist zu beachten. Tritt innerhalb von 4–6 Monaten keine Normalisierung ein, so handelt es sich um eine „chronische" Form, die nur noch eine geringe spontane Remissionstendenz hat.

Vorgehen bei chronischer ITP
Eine Therapieindikation ist gegeben bei Blutungsmanifestationen sowie bei Thrombozytenwerten unter 30000–40000/μl. Die therapeutischen Maßnahmen werden in folgender Reihenfolge eingesetzt:
(1) *Kortikosteroide:* Prednisolon 1–2 mg/kg/Tag. ³/₄ der Patienten zeigen einen initialen Thrombozytenanstieg. Langsame Dosisreduktionen bei Erreichen von 100000 Thrombozyten/μl; nur ein kleiner Teil der Patienten bleibt dann allerdings in Remission. Ist nach etwa 4 Wochen keine entscheidende hämatologische Besserung erreicht bzw. falls eine adäquate Thrombozytenzahl (> 30000–40000/μl) nur mit höheren Kortikoiddosen aufrechterhalten werden kann, ist die Splenektomie angezeigt. Bei Nichtansprechen auf Prednisolon kann eine Stoßtherapie mit Dexamethason (40 mg/Tag mal 4 alle 4 Wochen) erfolgreich sein (New Engl. J. Med. 330 [1994] 1560).
(2) *Splenektomie:* Mit der Entfernung der Milz werden der Hauptort der Sequestration (rote Pulpa mit residenten Monozyten/Makrophagen) sowie antikörperbildendes Gewebe (großer B-Zell-Pool) beseitigt. Häufig steigt die Thrombozytenzahl schon wenige Stunden nach der Milzexstirpation an. In etwa 75% kommt es zu einer partiellen Remission oder Normalisierung der Thrombozytenwerte. Als Ursache für auftretende *Rezidive nach Splenektomie* kommen Nebenmilzen in Frage. Der Verdacht kann bei Fehlen von Jolly-Körperchen in den Erythrozyten erhärtet werden, der Nachweis erfolgt szintigraphisch; eine zweite Splenektomie kann erfolgreich sein.
(3) *Weitere therapeutische Maßnahmen:* Eine Indikation zur Gabe von *intravenösen γ-Globulinen* (400 mg/kg/Tag, 5 Tage lang) ist aufgrund der wenigen Nebenwirkungen hauptsächlich gegeben bei der Schwangerschafts-ITP und bei immunkompromittierten Patienten (z. B. AIDS). Ferner soll durch i.v. Immunglobuline ein rascherer Anstieg der Thrombozyten induziert werden können als durch Kortikoide (Einsatz bei Blutungen oder präoperativ). Bei Blutungen ist im Sinne einer *Notfalltherapie* die gleichzeitige Gabe von Erythro- und Thrombozyten angezeigt, verbunden mit kombinierter Gabe von Kortikoiden und hochdosierten i. v. Immunglobulinen. Evtl. Notsplenektomie erwägen.
Bei einer *refraktären ITP* nach Splenektomie sollte nochmals eine Kortikoidtherapie versucht werden; falls erfolglos: Vincristin 1,5 mg 1mal/Wo. für 4–5 Wochen bzw. Vinblastin 0,1 mg/kg (4-h-Infusion) oder alternativ Danazol (Winobanin®) 4mal 200 mg/Tag für 2 Monate, dann Dosisreduktion. Bleiben

alle genannten Maßnahmen erfolglos, so kann evtl. der Einsatz von Cyclosporin, Cyclosphamid oder Azathioprin erwogen werden (Blood 74 [1989] 2309).

3.2 Thrombotisch-thrombozytopenische Purpura (M. Moschcowitz)

Ätiopathogenese: Die Erkrankung ist charakterisiert durch eine diffuse endotheliale Schädigung mit Plättchenokklusion der Mikrozirkulation (Mikrothromben). Neben einer idiopathischen Form findet sich die Erkrankung in Assoziation mit Infektionen (Coli 0157:H7; HIV), Schwangerschaft, Vaskulitiden (Kollagenosen), nach Organtransplantationen (Leber-, Knochenmarktransplantation) sowie bei Medikamenteneinnahme („Hypersensitivitätsreaktion": Ciclosporin, Mitomycin-C).
Derzeit wird eine Bedeutung des „unusually large von Willebrand factor" (ULvWF) als wahrscheinlich angesehen. In den Endothelien wird außer den charakteristischen vWF-Multimeren auch der sogenannte ULvWF gebildet, der normalerweise durch eine Protease zu kleineren Multimeren depolymerisiert wird. Man nimmt an, daß im Rahmen der Endothelschädigung bei der TTP vermehrt ULvWF freigesetzt wird, möglicherweise einhergehend mit Störungen beim normalen Processing dieses Proteins (fehlende „Depolymerisierung"?). Der ULvWF führt zur verstärkten Plättchenaktivierung und zu Mikrozirkulationsstörungen.
Klinik: Kardinalsymptome eines Morbus Moschcowitz sind:
(1) Fluktuierende, ischämisch bedingte ZNS-Dysfunktionen (Verhaltensstörungen, sensomotorische Defizite, Krämpfe, Koma).
(2) Thrombozytopenische Purpura (Thrombozyten oft unter 10000/μl).
(3) Mikroangiopathische hämolytische Anämie (Hb kann bis auf 6,5 g% erniedrigt sein; Coombs-Test ist negativ; starke Erhöhung der Retikulozyten; Nachweis von Fragmentozyten; Nachweis von Normoblasten; stark erhöhte LDH als sensibelster Indikator).
90% der Patienten haben im Verlauf der Erkrankung Fieber. Bei einem Teil der Patienten kommt es zu Nierenfunktionsstörungen. Stehen diese ganz im Vordergrund, so wird auch beim Erwachsenen vom hämolytisch-urämischen Syndrom gesprochen.
Die Mikrothromben können außer zu ZNS-Symptomen auch zu Mikroinfarkten im Bereich des Abdomens, der Augen (Retinaischämie) und des Herzens (Überleitungsstörungen, plötzlicher Herztod) führen.
Neben der typischen akuten Verlaufsform unterscheidet man auch eine intermittierende Form der Erkrankung mit gelegentlichen Episoden in unregelmäßigen Abständen sowie – sehr selten – eine chronisch rezidivierende TTP.
Trotz optimierter Therapie sterben immer noch 20% der Patienten. 15–30% relabieren, in der Regel innerhalb weniger Wochen nach Ende der Therapie. Der Nachweis des ULvWF in der Remission kündigt einen relabierenden Verlauf an.
Differentialdiagnose: Verbrauchskoagulopathie (geringe Hämolyse), Evans-Syndrom, PNH (nur geringe Erythrozytenfragmentation), HELLP-Syndrom (Präeklampsie-assoziierte hämolytische Anämie mit erhöhten Leberenzymen und niedrigen Plättchen).

Therapie

Die TTP ist ein internistisch-hämatologischer Notfall! Folgende Maßnahmen sind zu ergreifen:

(1) Sofortiger Plasmaaustausch mit Fresh Frozen Plasma (FFP): ca. 3–4 l/Tag. Dauer: bis zur Remission, jedoch mindestens 5 Tage. Bis zur Einleitung der Plasmapherese sofortiger Beginn der Zufuhr von FFP.

(2) Kortikoide: 0,75 mg/kg alle 12 h bis zur Remission.
(3) Vincristin 2 mg i.v. an Tag 1 (wird kontrovers diskutiert). Abhängig vom Verlauf evtl. an den Tagen 4, 7 und 10 je 1 mg Vincristin.
(4) ad Acetylsalicylsäure: Gabe erst bei Auftreten einer Rebound-Thrombozytose nach erfolgreicher Therapie.
(5) Evtl. Erythrozytengabe.
(6) Thrombozytengabe kontraindiziert (nur bei Hirnblutung)!
(7) Keine Heparingabe!

Problemverläufe: Wenn die Initialtherapie nicht innerhalb von 3 Tagen anspricht, ist ein Versuch mit Kryo-Supernatant statt FFP angezeigt. Beim 1. Relaps wird eine nochmalige Therapie wie initial versucht. Beim 2. Relaps ist die Splenektomie indiziert. Bei der chronisch-relabierenden TTP, die eine leichte Verlaufsform darstellt, ist evtl. die alleinige Gabe von FFP ausreichend.

3.3 Heparininduzierte Thrombozytopenie

Ätiopathogenese: Die heparininduzierte Thrombozytopenie ist assoziiert mit dem Auftreten von heparinabhängigen IgG-Antikörpern.

Klinik: Die Thrombopenie (< 150 000/mm^3) tritt typischerweise 5 Tage oder später nach Beginn der Heparintherapie bei ≈ 3 % der Patienten auf und ist assoziiert mit thrombembolischen Komplikationen (!). Bei niedermolekularem Heparin tritt diese potentiell lebensbedrohliche Komplikation sehr viel seltener auf (New Engl. J. Med. 332 [1995] 1330).

Therapie

Bei Thrombozytenabfall Heparin sofort absetzen und Antikoagulation mit Marcumar® oder Hirudin (experimentell) fortsetzen. Umsetzung auf niedermolekulares Heparin wird nicht empfohlen, da Kreuzreaktion möglich.

4 Akute Leukämie

Vorbemerkungen: Die Behandlung der akuten Leukämie in hämatologischen Zentren brachte wesentliche Verbesserungen in der Häufigkeit, Dauer und Qualität der Remissionen, eine Verlängerung der mittleren Überlebenszeit und steigende Zahlen „geheilter" Patienten (Langzeitremissionen > 20 %). Diese Erfolge sind das Ergebnis einer zunehmend differenzierteren Chemotherapie und der konsequenten Anwendung von supportiven Maßnahmen. Wegen der besonders schnellen Progredienz der Erkrankung sind die therapeutischen Maßnahmen – angepaßt an den Typ der AL – nach anerkannten Therapieprogrammen unverzüglich einzuleiten.

Jede neu diagnostizierte oder vermutete AL ist daher wie ein *Notfall* zu bewerten und ohne Zeitverlust in ein entsprechend ausgestattetes Zentrum einzuweisen.

Die *Diagnose* der AL wird aus den in üblicher Technik gefärbten Blut- oder Knochenmarkausstrichen gestellt. Die *Typisierung* erfolgt nach morphologischen Befunden, zytochemischen Reaktionen (Peroxidase, PAS, Esterase sowie Sudanschwarz für FAB-Klassifikation), immunologischen (Oberflächenmarker), zyto- (z. B. Philadelphia-Chromosom) und molekulargenetischen Kriterien (z. B. T-Zell-Rezeptor-Gen- oder Immunoglobin-Gen-Rearrangement). Eine Einteilung der

18 Krankheiten des blutbildenden und lymphatischen Systems

Tabelle 18.5: Klassifikation der akuten Leukämien

Klassischer Typ	FAB = französisch-amerikanisch-britische Klassifikation (Ann. Int. Med. 103 [1985] 626)		
Akute Lymphoblasten- leukämie	L1[2] L2[2] L3[3]		B-ALL T-ALL 0-ALL (ohne Marker) cALL (cALL-Antigen +)
Akute Myeloblasten- leukämie		M1 M2	(ohne Ausreifung) (mit partieller Ausreifung)
Akute Promyelozyten- leukämie	M3a M3m		(stark granulierte Promyelozyten) (mikrogranulierte Promyelozyten)
Akute Myelomonozyten- leukämie	M4		
Akute Monozyten- leukämie		M5a M5b	(ohne monozytäre Differenzierung) (mit partieller monozytärer Differenzierung)
Akute Erythroleukämie	M6		(> 50% Zellen der Erythropoese, > 30% Blasten, > 10% dysplastische Vorstufen der Erythropoese)
Akute Megakaryoblasten- leukämie[4]	M7		

[1] 5% der Leukämien sind zytochemisch nicht zu differenzieren (früher: AUL = akute undifferenzierte Leukämie). Durch die Bestimmung der Oberflächenmarker lassen sie sich häufig der ALL zuordnen. Falls sie nicht der ALL zuzuordnen sind, werden sie auch M0 genannt.
[2] Die Unterscheidung basiert auf der Zellgröße, Kern-Plasmarelation, Zahl und Größe der Nukleoli und der zytoplastischen Basophilie.
[3] Der Typ L3 entspricht meist einer B-Zell-ALL mit Burkitt-ähnlichen Blasten, Hauptmerkmal sind die intrazytoplasmatischen Vakuolen.
[4] Nachweis der Blasten v.a. durch positive Reaktion mit Anti-Glykoprotein-IIIa-Antikörpern (Immunzytochemie).

akuten Leukämien ist in Tabelle 18.5 wiedergegeben. Die Unterteilung innerhalb der ANLL dient zur Zeit weniger der Therapieplanung als der Prognose. (*Cave:* mit Ausnahme der M3 = akute promyelozytäre Leukämie).

Therapie

Therapieplanung

Die Therapierichtlinien dienen nur der Information der mitbehandelnden Ärzte. Primäre Therapie im nächsten hämatologischen Zentrum! Ziel der Therapie ist es, die leukämischen Blastenpopulation im Knochenmark und in den anderen Organen zu zerstören und eine Repopulation des Knochenmarks durch die normale Hämatopoese zu erreichen. Damit geht eine Normalisierung des Knochenmarks und des peripheren Blutbildes einher (= komplette Remission). Dieses Ziel kann nur durch eine intensive kombinierte zytostatische

Therapie erreicht werden, wobei der Patient obligat eine Phase der temporären Knochenmarkaplasie durchläuft, in der er vital gefährdet ist. Bei der Therapie der AL ist somit ein kalkuliertes Risiko einzugehen.
Die Behandlung selbst gliedert sich, je nach Protokoll, in verschiedene Phasen mit festgesetzten therapeutischen Maßnahmen.
(1) *Induktionstherapie:* Rasche, möglichst vollständige Reduktion der leukämischen Blastenpopulation (Kombinationen s. Tab. 18.6);
(2) *Konsolidierungstherapie:* Weitere Reduktion der mit den üblichen diagnostischen Maßnahmen (Differentialblutbild, Knochenmarkpunktion) nicht mehr nachweisbaren, jedoch noch vorhandenen leukämischen Blasten;
(3) *Reinduktionstherapie:* Erneute hochdosierte kombinierte Chemotherapie mit dem Ziel der Eradikation restlicher Leukämiezellen.
(4) *Erhaltungstherapie:* Fortführung einer „milderen" Chemotherapie nach Abschluß der intensiven Therapie (nur bei der ALL gesichert).
Die Induktionstherapie wird unabhängig von der peripheren Zellzahl (d.h. auch bei bestehender Leuko- und Thrombozytopenie) durchgeführt. In der kritischen Phase dieser Aplasie ist die supportive Basistherapie (s. ds. Kap., S. 703, „Supportivmaßnahmen bei akuten Leukämien) mit Schutz vor lebensbedrohlichen Infekten und Blutungen für den Patienten unentbehrlich.
Die Voraussetzung für ein rezidivfreies Überleben oder auch für eine Heilung bei den akuten Leukämien ist in jedem Fall das Erreichen einer kompletten Remission, d.h. die Normalisierung aller Leukämie-bedingten Parameter (z.B. im Knochenmark, Blut, ZNS; Organomegalie, Allgemeinsymptome).
Nebenwirkungen der Zytostatika auf andere Organsysteme müssen beachtet werden, besonders die Neurotoxizität des Vincristins (Polyneuropathie, Darmatonie) und die Kardiotoxizität der Anthracycline (Adriamycin, Daunorubicin), die auch in niedriger Dosierung auftreten können. Aufgrund der Seltenheit dieser akut lebensbedrohenden Erkrankung und der Toxizität der Therapie sollten akute Leukämien nur in spezialisierten Zentren aufgenommen werden. In der Regel sollten in einem solchen Zentrum mindestens 20 Patienten mit akuter Leukämie im Jahr behandelt werden, um die nötige Erfahrung bei Ärzten und Pflegepersonal zu gewährleisten.

Tabelle 18.6: Gebräuchliche Kombinationen zur Induktionstherapie der akuten Lymphoblastenleukämie (Übersicht bei Hölzer et al.: Sem. Hemat. 24 [1987] 27)

Phase I			
Vincristin	i.v.	2 mg	Tag 1, 8, 15, 22
Daunorubicin	i.v.	45 mg/m^2	Tag 1, 8, 15, 22
Prednison	p.o.	60 mg/m^2	Tag 1–28
L-Asparaginase	i.v.	5000 E/m^2	Tag 15–28
Phase II			
Cyclophosphamid	i.v	650 mg/m^2	Tag 1, 15, 29
Cytarabin	i.v.	75 mg/m^2	Tag 3–6, 9–12, 16–19, 23–26
Mercaptopurin	p.o.	60 mg/m^2	Tag 1–28
Methotrexat	i.th.!	15 mg	Tag 3, 9, 16, 23

18 Krankheiten des blutbildenden und lymphatischen Systems

Therapie der akuten lymphatischen Leukämie

Die ALL ist die häufigste akute Leukämie bei Kindern. Die häufigste Form der ALL ist die cALL (50%), während die B-ALL sehr selten ist (2%); in der FAB-Klassifikation ist bei Kindern mit 85% der Typ L1 dominierend, bei Erwachsenen jedoch der Typ L2. Der L3-Typ (Burkitt-Typ) ist selten, geht meist mit ZNS- und abdomineller Manifestation einher und wird gehäuft bei HIV-infizierten Patienten beobachtet. Chromosomenanomalien sind bei allen Typen häufig; bei erwachsenen Patienten wird bei ca. 30–40% das Philadelphia-Chromosom (Ph1) beobachtet, das mit einer deutlich ungünstigeren Prognose einhergeht. Eine hohe Ausgangszellzahl, der 0-ALL-Typ sowie Alter über 35 Jahre und verzögertes Ansprechen auf die Therapie bedingen eine schlechtere Prognose.

In Anlehnung an die guten Ergebnisse bei der Therapie der ALL im Kindesalter mit kompletten Remissionen von ca. 95% und einer hohen Heilungsquote von ca. 60% wird auch bei der ALL des Erwachsenen ein analoges komplexes Therapieprogramm eingesetzt.

Die Stammzelltransplantation wird bei der ALL primär nicht durchgeführt, lediglich bei prognostisch ungünstigen Formen (high risk) sollte bei kompatiblem Spender die allogene Transplantation in der 1. Remission durchgeführt werden. In der 2. Remission sollte die allogene Stammzelltransplantation bei kompatiblem Spender in jedem Fall erfolgen. Der Stellenwert der autologen Transplantation nach Entnahme und Kryopräservierung des Markes ist noch nicht eindeutig definiert, sie ist jedoch bei fehlendem kompatiblen Spender anzustreben.

Das häufige Auftreten einer Meningosis leucaemica (s. ds. Kap., S. 705, „Prophylaxe und Behandlung ...") zwingt zu einer prophylaktischen Behandlung des ZNS bei den Patienten, die eine Vollremission erreicht haben. Patienten mit einer T-ALL bzw. einem großen Mediastinaltumor werden einer Mediastinalbestrahlung zugeführt (24 Gy).

Nach Abschluß der Induktions-/Konsolidierungs- und Reinduktionstherapie wird die Behandlung in Form der Erhaltungstherapie über mindestens 2 Jahre fortgesetzt, z.B. Methotrexat 15–30 mg/m^2 1mal wöchentlich i.v./p.o. und Mercaptopurin 50–75 mg/m^2/Tag p.o. Regelmäßige Blut- und Knochenmarkuntersuchungen zur frühen Erfassung eines eventuellen Rezidivs sind wichtig.

Therapie der akuten Nicht-Lymphoblastenleukämie (ANLL, AML)

Die Behandlung aller anderen Typen der akuten Leukämien, d.h. der myeloischen und der monozytären Formen, wird nach einem einheitlichen Therapiekonzept durchgeführt. Die Medikamente der ersten Wahl sind Cytarabin und ein Anthrazyklin, z.B. Daunorubicin, die oft mit anderen Zytostatika kombiniert werden, meist mit Thioguanin (s. Tab. 18.7) oder Etoposid (DAV-Protokoll). (Ausnahme: M3-AML, zusätzliche Therapie mit all-trans-Retinolsäure).

Die Phase der Knochenmarkaplasie ist häufig länger (2–3 Wochen), mit verzögerter Regenerationstendenz der normalen Hämatopoese, so daß diese Therapie bei älteren Patienten (über 70 Jahre) besonders risikoreich ist.

Statt der sehr intensiven Therapie kann im höheren Alter auch eine niedrig dosierte Cytarabintherapie zu Remissionen führen: Cytarabin 10 mg/m^2 s.c. alle

Tabelle 18.7: Gebräuchliche Kombination (TAD) zur Induktions- und Konsolidierungstherapie der akuten nicht-lymphoblastischen Leukämie (Überblick bei Champlin et al.: Blood 69 [1987] 1551)

Cytarabin	p. inf. (24 h)	100 mg/m^2	Tag 1–2
Cytarabin	i.v. (30 min)	2 mal 100 mg/m^2	Tag 3–8
Thioguanin	p.o.	2 mal 100 mg/m^2	Tag 3–9
Daunorubicin*	i.v.	60 mg/m^2	Tag 3–5

* Reduktion bei Alter > 60 auf 30 mg/m^2

12 h für 14 Tage. Generell gilt jedoch, daß eine Lebensverlängerung nur durch intensive Therapiemaßnahmen zu erreichen ist. Patienten unter 50 Jahren, die nach der Induktionstherapie eine Vollremission erreicht haben, sollen bei geeignetem Spender einer allogenen, evtl. auch einer Fremdspender- oder einer autologen Stammzelltransplantation zugeführt werden (s. ds. Kap., S. 705, „Stammzelltransplantation").

Therapie des Rezidivs: Primär wird bei langem freien Intervall die Induktionstherapie wiederholt, bei Versagen kann z.B. eine hochdosierte Cytarabintherapie eingesetzt werden (1–3 g/m^2 alle 12 h. Tag 1–3), meist in Kombination mit einem Anthracyclin, Mitoxantron oder Vepesid. Wegen der erhöhten Knochenmarktoxizität und der Vorschädigung sind ausreichende supportive Möglichkeiten eine absolute Voraussetzung für diese Sekundärtherapien.

Die Gefahr einer Meningosis leucaemica ist bei der ANLL deutlich geringer als bei der ALL. Eine generelle prophylaktische Therapie ist daher nicht indiziert.

Supportivmaßnahmen bei akuten Leukämien

Etwa 70% der erwachsenen Patienten mit akuter Leukämie sterben im Verlaufe ihrer Erkrankung an Infekten und an thrombozytopenischen Blutungen, die als Folge der Grunderkrankung und der intensiven Therapie auftreten. Durch unterstützende therapeutische Maßnahmen, die jedoch eine effektive medizinisch-technische Infrastruktur voraussetzen, können die Häufigkeit und Schwere der Komplikationen gemindert, die Qualität der Remission verbessert und die durchschnittliche Überlebenszeit verlängert werden.

Prophylaxe und Behandlung von Infekten

(1) *Darmdekontamination:* Prophylaxe durch prophylaktische selektive Darmdekontamination, die zum Ziel hat, eine Sepsis vor allem durch Staphylococcus aureus, Enterokokken, Hefen und Pseudomonaden während der Neutropenie zu verhindern. Bislang konnte dieses Ziel noch mit keinem der eingesetzten Darmdekontaminationsprotokollen zufriedenstellend erreicht werden. Eingesetzt werden meistens unterschiedliche Dreierkombinationen (z.B. Polymyxin, Tobramyxin plus Amphotericin B oder Co-trimoxazol, Colistin plus Amphotericin B oder eine Kombination aus Co-trimoxazol, Colistin und einem Gyrasehemmer). Eine Therapie mit Gyrasehemmern allein (z.B. Tarivid®) ist

wirksam, kann jedoch für resistente Pseudomonaden, Enterokokken, Staphylokokken und vergrünenden Streptokokken selektieren.
(2) Durch einfache Isolierung (Einzelzimmer, Mundschutz und Händedesinfektion für das Personal).
Bei systemischen *Pilzinfektionen* ist eine antimykotische Therapie mit Amphotericin B (0,5–1 mg/kg/Tag) notwendig (Dosierungsrichtlinien s. Kap. 24, 4). Eine synergistische Wirkung von Flucytosin ist bislang nur für die Behandlung einer Kryptokokkenmeningitis sicher bewiesen. Bei anhaltendem Fieber in der Neutropenie (trotz Gabe von Breitbandantibiotika sowie von Vancomycin) sollte nach spätestens 48–72 h eine Amphotericin-B-Therapie eingeleitet werden.
Die Bedeutung der neueren Pilztherapeutika wie Fluconazol und Itraconazol bei systemischen Pilzinfektionen ist noch nicht definiert (Ausnahme: Itraconazol bei der Aspergilluspneumonie; das Medikament muß allerdings oral verabreicht werden).
Bei längerdauernder Kortikoidtherapie (v. a. ohne gleichzeitige Begleittherapie mit Co-trimoxazol) kann es zum Auftreten einer Pneumocystis-carinii-Infektion kommen. Die Diagnose wird durch die bronchoalveoläre Lavage gesichert; die Behandlung erfolgt durch Hochdosis-Co-trimoxazol oder mit Pentamidin.
Der *Einsatz hämatopoetischer Wachstumsfaktoren* mit dem Ziel, die Regeneration der normalen Hämatopoese zu beschleunigen bzw. die leukämischen Blasten in eine chemosensitive Zellzyklusphase zu rekrutieren, bleibt derzeit klinischen Studien vorbehalten.

Thrombozytopenische Blutungen

Die Behandlung und Prophylaxe erfolgt durch Substitution mit Thrombozytenkonzentraten. Bei Thrombozytenzahlen unter 10 000 sollte in jedem Fall substituiert werden. Um bei den Patienten, die in der Regel eine monatelange intensive Therapie mit längeren Phasen einer Thrombozytopenie vor sich haben, eine Alloimmunisierung gegen Thrombozyten zu verhindern, ist es neuerdings möglich, eine Leukozytendepletion bei Thrombo- und Erythrozytenkonzentraten durch Einsatz von Leukozytenfiltern durchzuführen (Einsatz bereits bei der ersten Thrombo- bzw. Erythrozytentransfusion notwendig). Der Vorteil dieser Systeme soll ferner in der Depletion CMV-infizierter Leukozyten liegen (Blood 86 [1995] 3398).
Plasmatische Gerinnungsstörungen sind insbesondere bei der Promyelozytenleukämie (FAB-M3) nicht selten Ursache einer hämorrhagischen Diathese. Die therapeutische Bedeutung niedrig dosierten Heparins in dieser Situation ist umstritten; gegebenenfalls muß Frischplasma gegeben werden.
Die Prophylaxe und Behandlung der *Hyperurikämie* zur Vermeidung einer akuten Harnsäurenephropathie erfolgt schon zu Beginn der zytostatischen Therapie mit Allopurinol (300 mg/Tag) und reichlicher Flüssigkeitszufuhr sowie einer Urinalkalinisierung (z. B. mit Acetolyt®). Bei Medikation mit Mercaptopurin muß die Dosis von Allopurinol auf ein Drittel reduziert werden.

Prophylaxe und Behandlung der Meningosis leucaemica

Der Liquorraum ist für die meisten Zytostatika nicht ausreichend erreichbar, so daß trotz erfolgreicher systemischer Therapie leukämische Blasten im Bereich der Hirnhäute überleben und Ausgangspunkt für ein Rezidiv sein können. Eine Meningosis leucaemica kann somit auch bei kompletter Remission im Knochenmark bestehen. Sie kommt seltener bei der ANLL (ca. 10%), jedoch gehäuft bei der ALL (ohne ZNS-Prophylaxe ca. 75%) vor. Aus diesem Grund wird bei der ALL im Rahmen der Standardtherapie bereits während der Induktionstherapie eine Prophylaxe der Meningosis leucaemica durchgeführt. Sie besteht aus der intrathekalen Gabe von Methotrexat mit oder ohne Radiotherapie der zerebralen Meningen mit 24 Gy. Bei manifester Meningosis werden die gesamten Meningen (ZNS und Rückenmark) bis zu einer Dosis von 30 Gy bestrahlt, bei gleichzeitiger intrathekaler Gabe von Methotrexat, Cytarabin und Dexamethason. Zur besseren Applikation kann hierfür evtl. ein Omaya-Reservoir implantiert werden.

Stammzelltransplantation (SZT)

Die SZT hat durch Verbesserung der Konditionierung, der supportiven Maßnahmen, der besseren Beherrschung der Graft-versus-Host-Reaktion und Erhöhung der Bettenkapazität eine wesentliche Erweiterung des Indikationsspektrums erfahren. Stammzellen können entweder aus dem Knochenmark oder nach Mobilisation durch Wachstumsfaktoren +/– Chemotherapie aus dem Blut gewonnen werden. In neuerer Zeit werden auch Stammzellen aus Nabelschnurblut zur Transplantation eingesetzt (bisher nur bei Kindern erfolgreich).

Tabelle 18.8: Einige Indikationen zur Stammzelltransplantation

Schwere aplastische Anämie
Akute nicht-lymphoblastische Leukämie in der 1. Remission
Akute lymphoblastische Leukämie
  bei Risikopatienten in der 1. Remission
  bei den anderen Patienten in der 2. Remission
Myeloproliferative Erkrankungen
  Chronisch-myeloische Leukämie
  Osteomyelofibrose
High-grade-NHL
  Risikopatienten (s. ds. Kap., 5.2) nach Erreichen einer Remission
  chemosensitive Patienten im Relaps
Paroxysmale nächtliche Hämoglobinurie (bei schweren Verläufen)
Kongenitale Defektimmunopathien
Nicht-maligne Erbkrankheiten (experimentelle Therapie!)
  Osteopetrosis, Wiskott-Aldrich-Syndrom. M. Hurler, M. Gaucher,
  Fanconi-Anämie, Thalassämie, Diamond-Blackfan-Anämie
Solide Tumoren (autolog)
  Neuroblastom
  Mammakarzinom (experimentell)
  Hodentumoren (Hoch-Risiko)

18 Krankheiten des blutbildenden und lymphatischen Systems

Die Indikationen sind derzeit sehr im Fluß, deshalb sollte in jedem Fall bei den in Tabelle 18.8 aufgeführten Indikationen mit einem Transplantationszentrum Kontakt aufgenommen werden.

Voraussetzungen für die Durchführung einer allogenen SZT
(1) In der Regel Alter < 50 Jahren (in höherem Alter schlechtere Ergebnisse)
(2) Spender mit möglichst identischem HLA-Muster und negativer Reaktion in der gemischten Lymphozytenkultur (MLC): Geschwister (Chance der Kompatibilität 25%), Nichtverwandte (bei HLA-Identität und negativer MLC).

Durchführung
Zur *Vorbereitung* der Transplantation bei der Leukämie werden eine intensive Konditionierung des Patienten, z.B. mit Cyclophosphamid (60 mg/kg, 2–4 Tage), sowie eine Ganzkörper-Strahlentherapie (6mal 2 Gy) durchgeführt. Letztere entfällt meist bei den nicht-malignen Erkrankungen. Die Konditionierung hat folgende Ziele:
(1) Vernichtung aller leukämischen Blasten,
(2) Zerstörung des Empfänger-Immunsystems (zur Vermeidung der Transplantationsabstoßung).

Das Knochenmark des Spenders wird in Vollnarkose durch Vielfachpunktionen aus dem Becken gewonnen und dem Empfänger intravenös verabreicht. Die Stammzellen beginnen in der Knochenmarkmatrix, der Milz und Leber zu proliferieren und bilden dort neue Blutbildungsherde.

Das Hauptproblem bei der SZT ist die Beherrschung der möglichen Komplikationen. Um lebensgefährdende Infekte zu vermeiden, wird der Patient meist für mehrere Wochen in einer gnotobiotischen Einheit untergebracht. Zur Prophylaxe der GvHR wird bei der allogenen SZT meist eine Ciclosporin-A-Therapie durchgeführt. Derzeit sind bei ausgewählten Kollektiven 5 Jahre rezidivfreies Überleben von etwa 50% bei der ANLL erreichbar, bei der CML bis zu 80%.

Eine autologe SZT mit Mark, das in der ersten kompletten Remission entnommen, evtl. in vitro mit Antikörpern und/oder Zytostatika behandelt und dann kryopräserviert wurde, sollte bei allen jüngeren Patienten ohne kompatiblen Spender in der 1. oder 2. kompletten Remission erwogen werden, da die bisher vorliegenden Ergebnisse dieser Therapie vielversprechend sind (klinische Studien).

Durch CSF (z.B. G-CSF [Neupogen®]) in das periphere Blut mobilisierte hämatopoietische Progenitorzellen werden zunehmend zur autologen und auch allogenen Transplantation verwendet. Diese Zellen werden nach CSF-Vorbehandlung (mit oder ohne vorangegangene Chemotherapie) durch eine Leukophorese gesammelt und bis zur Transplantation kryopräserviert. Hierdurch entfällt die in Vollnarkose durchgeführte autologe Knochenmarkserntung. Darüber hinaus kommt es nach Transplantation mit peripheren Progenitorzellen zur beschleunigten Rekonstitution (ca. 10 Tage vs. 20 Tage bei KMT).

Stammzelltransplantationen werden derzeit u. a. in folgenden Zentren durchgeführt:

Essen: Westdeutsches Tumorzentrum, Hufelandstraße 55, 45147 Essen, Prof. Dr. U. Schaefer, Tel. 02 01/7 99 11;
Freiburg: Abteilung Innere Medizin I. Hämatologie – Onkologie, Hugstetterstraße 55, 79106 Freiburg, Prof. Dr. med. R. Mertelsmann, Tel. 07 61/2 70 34 06;
Hannover: Abteilung für Hämatologie und Onkologie, Medizinische Hochschule, Karl-Wiechert-Allee 9, 30629 Hannover 61, Prof. Dr. G. Ganser, Tel. 05 11/5 32-30 21;
Heidelberg: Medizinische Universitäts- und Poliklinik, Hospitalstraße 3, 69115 Heidelberg, Prof. Dr. W. Hunstein, Tel. 0 62 21/56 56 09;
Kiel: Medizinische Klinik II der Universität, Metzstraße 53–57, 24116 Kiel 1, Prof. Dr. H. Löffler, Tel. 04 31/5 11 32 09;
München: Klinikum Großhadern, Medizinische Klinik III, Marchioninistraße 15, 81377 München 70, Prof. Dr. W. Wilmanns, Tel. 0 89/70 95-25 50/23 56;
Tübingen: Medizinische Klinik, Abteilung Innere Medizin II, Otfried-Müller-Straße, 72076 Tübingen 1, Prof. Dr. L. Kanz, Tel. 0 70 71/29 44 78;
Ulm: Universität Ulm, Medizinische Klinik, Abteilung Innere Medizin III. Steinhövelstraße 9, 89075 Ulm, Prof. Dr. H. Heimpel, Tel. 07 31/1 79 23 20.

5 Maligne Lymphome

Finden sich bei einem Erwachsenen isolierte oder generalisierte Lymphknotenschwellungen, so gelten folgende Grundsätze:

(1) Vergrößerte Lymphknoten, die sich nicht innerhalb von 3–4 Wochen zurückbilden oder deren Genese nicht geklärt ist (Blutbild, Knochenmarkaspiration, HIV-Test, Lues-, Toxoplasmose-Serologie, Paul-Bunnell-Test, EBV-Serologie usw.), *müssen* der Probeexzision zugeführt werden. Supraklavikuläre Lymphknotenschwellungen sind prinzipiell zu biopsieren.

(2) Ist das histologische Ergebnis nicht eindeutig, werden *weitere Biopsien* vorgenommen bis zur Klärung der Diagnose.

5.1 Morbus Hodgkin (Lymphogranulomatose)

Vorbemerkungen: Auf 100 000 Einwohner kommen 2–3 Neuerkrankungen pro Jahr. *Histologisch* unterscheidet man 4 Subtypen: die lymphozytenreiche Form, die noduläre Sklerose, die mischzellige Form sowie die lymphozytenarme Form. Das sog. Paragranulom stellt eine Sonderform des lymphozytenreichen Subtyps dar.
Ätiologie und Pathogenese der Erkrankung sind unbekannt. Die meisten Befunde sprechen derzeit dafür, daß die malignen Zellen *(Reed-Sternberg-Zellen)* sich aus aktivierten lymphoblastoiden Zellen ableiten, so beispielsweise die meisten Fälle einer nodulären Sklerose sowie der gemischtzelligen Form aus der T-Zell-Reihe, die noduläre lymphozytenreiche Form aus der B-Zell-Reihe.
Während früher die Prognose des Morbus Hodgkin infaust war, können heute sogar Patienten in fortgeschrittenen Stadien mit Heilung rechnen. Die 10-Jahresrate für rezidivfreies Überleben, was einer Heilung gleichzusetzen ist, beträgt unter Einschluß aller Stadien 60–70%. Die Prognose eines Patienten mit Morbus Hodgkin wird im wesentlichen durch das Ausbreitungsstadium bestimmt.

18 Krankheiten des blutbildenden und lymphatischen Systems

Tabelle 18.9: Stadieneinteilung des Morbus Hodgkin

Stadium I	Befall einer einzigen Lymphknotenregion (I), evtl. mit Übergriff auf benachbartes Gewebe per continuitatem oder einzelner Herd in extralymphatischem Organ (I_E)
Stadium II	Befall von zwei oder mehr Lymphknotenstationen auf der gleichen Stelle des Zwerchfells (II) oder lokalisierter Befall eines extralymphatischen Organs plus einer oder mehrerer Lymphknotenstationen auf der gleichen Seite des Zwerchfells (II_E)
Stadium III	Befall von Lymphknotenstationen beiderseits des Zwerchfells (III), evtl. mit lokalisiertem Befall extralymphatischer Organe per continuitatem (III_E). Befall von Milz wird speziell angegeben (III_S)
Stadium IV	Nicht lokalisierter hämatogener Befall eines o. mehrerer extralymphatischer Organe o. Gewebe mit o. ohne Befall lymphatischen Gewebes

Alle Stadien werden in A oder B unterteilt. Stadium B bedeutet Vorhandensein eines oder mehrerer der folgenden 3 Symptome: 1. Gewichtsverlust von mehr als 10% des KG innerhalb von 6 Monaten, 2. Temperaturen über 38,0°C, 3. Nachtschweiß

Diagnostik und Stadieneinteilung: Es wird unterschieden zwischen der *klinischen* (CS) und der *pathologisch-anatomischen Stadieneinteilung* (PS) (s. Tab. 18.9). Die klinische Stadieneinteilung umfaßt: Anamnese, Untersuchung, Lymphknoten-, Knochenmarkbiopsie, Laboruntersuchungen, Sonographie des Abdomens und Röntgenuntersuchungen (Thorax, Skelett, Computertomographie, Lymphographie). Die Lymphangiographie ist sensitiver als das Computertomogramm, wenngleich keine Informationen über Lymphknoten im oberen Abdomen zu gewinnen sind. Das CT zeigt im oberen Abdomen eine Sensitivität von 25%, im unteren von 38% sowie für Leber und Milz sogar nur 19 bzw. 15%; ferner ist der CT-Befund strikt von einer Vergrößerung der Lymphknoten abhängig (> 1–1,5 cm) (Cancer 66 [1990] 2294).
Trotz dieser Diagnostik wird gegebenenfalls ein Teil der Tumorherde nicht erfaßt, d. h., die klinische Stadieneinteilung ist falsch und die auf ihr basierende Therapie vielleicht unzureichend. Daher werden bei der pathologisch-anatomischen Stadieneinteilung gegebenenfalls zusätzlich die Ergebnisse der *explorativen Laparotomie mit Splenektomie* berücksichtigt (s. u.). Die Notwendigkeit der explorativen Laparotomie ist nur gegeben, wenn das Ergebnis zu einer Änderung des Therapieplans führen würde. Sie ist für die klinischen Stadien I und II ohne Risikofaktoren (Tab. 18.10) indiziert, in diesen Fällen der Nachweis zusätzlicher Herde zu einer Änderung des Therapieplans führt (Chemotherapie statt bzw. vor Radiotherapie); sie ist nicht indiziert für das Stadium IA mit rechtsseitigem hochzervikalen Befall, da hier nur ganz selten intraabdominelle Herde, die zur Änderung der Therapie führen, festgestellt werden. Sie ist als diagnostische Maßnahme ferner nicht indiziert bei klinischem Stadium IIIB und IV, da hier die Feststellung zusätzlicher Herde keine therapeutischen Konsequenzen hat. Die prophylaktische Pneumokokkenvakzination ist vor der Splenektomie durchzuführen. Bei männlichen Patienten mit Kinderwunsch sollte nach Spermiogramm und ggf. die Kryopräservation durchgeführt werden, da das Risiko einer Sterilität – abhängig von den eingesetzten Chemotherapeutika – sehr hoch ist.
Technik der explorativen Laparotomie:
(1) Inspektion der Bauchhöhle
(2) obligate Splenektomie
(3) Keilexzision aus der Leber

Tabelle 18.10: Risikofaktoren beim Morbus Hodgkin

Bulky disease
>   > 10 cm im Durchmesser
>   mediastinaler Tumor
>   > ⅓ des Thorax-Durchmessers bei Th 5–Th 6
Anzahl der betroffenen Lymphknotenareale > 3
Massiver Milzbefall mit mehr als 5 Einzelherden
Extranodale Erkrankungen
Lymphknotenbefall unterhalb des Truncus coeliacus im Stadium III
Deutlich erhöhte BSG
Alter > 60 Jahre
Männliches Geschlecht

Die relative Wertigkeit der einzelnen Risikofaktoren ist umstritten.

---

(4) multiple Nadelbiopsien aus beiden Leberlappen
(5) multiple Lymphknotenbiopsien paraaortal, iliakal und mesenterial, Markierung verdächtiger Lymphknotenstationen mit röntgendichten Plastikclips für spätere Strahlentherapie
(6) bei prämenopausalen Frauen evtl. Oophoropexie, bevorzugt an die laterale Beckenwand, falls eine Strahlentherapie geplant ist, um bei einer Strahlentherapie die Kastration zu vermeiden.

Therapie

Wegen der kurativen Intention der Therapie (in allen Stadien) sowie der Problematik der Definition von Risikofaktoren sollte grundsätzlich eine Vorstellung an einem hämatologischen Zentrum erfolgen! Es ist anzustreben, daß alle Patienten im Rahmen laufender kontrollierter Studien behandelt werden. Es können hier nur allgemeine Richtlinien angegeben werden, die dem derzeitigen internationalen Stand der Therapie des Morbus Hodgkin entsprechen.

Eine *Staging-Laparotomie mit Splenektomie* ist in den klinischen Stadien I und II (CS I, II) ohne Risikofaktoren (s. Tab. 18.10) durchzuführen, sofern die Therapieentscheidung vom Ergebnis abhängig ist.

Die *Radiotherapie* wird in der Großfeldtechnik entweder als obere Mantelfeldbestrahlung und/oder als untere „umgekehrte Y"-Bestrahlung angewandt („extended field"-Bestrahlung).

Bei der *zytostatischen Therapie* werden derzeit in Europa überwiegend alternierend das C-MOPP- und das ABVD-Protokoll angesetzt (Tab. 18.11); die Remissionsraten liegen dabei (alle Stadien zusammengefaßt) über 80%. Die Überlegenheit des alternierenden C-MOPP-/ABVD-Protokolls über das klassische „de-Vita-Schema" (MOPP) ist jedoch bisher in randomisierten Studien nicht bewiesen worden. Eine Erhaltungstherapie wird nicht durchgeführt.

Für die Therapie nach abgeschlossenem Staging gelten folgende Richtlinien:
(1) Stadium I und II ohne Risikofaktoren: Extended-field-Bestrahlung.
(2) Stadium I und II mit Risikofaktoren sowie Stadium IIIA: kombinierte

Tabelle 18.11: Chemotherapie des Morbus Hodgkin (C-MOPP/ABVD-Protokoll)

1. C-MOPP			
Cyclophosphamid	i.v.	650 mg/m²	Tag 1+8
Oncovin (Vincristin)	i.v.	1,4 mg/m² ①	Tag 1+8
Procarbazin	p.o.	100 mg/m²	Tag 1–14
Prednison	p.o.	40 mg/m²	Tag 1–14
2. *ABVD*			
Adriamycin	i.v.	25 mg/m² ②	Tag 29 + 43
Bleomycin	i.v.	10 mg/m² ③	Tag 29 + 43
Vinblastin	i.v.	6 mg/m²	Tag 29 + 43
Dacarbazin	i.v.	375 mg/m²	Tag 29 + 43

Wiederholung am Tag 57 = Tag 1

① maximale Einzeldosis: 2 mg, ② maximale Gesamtdosis: 500 mg/m², ③ maximale Gesamtdosis: 300 mg/m²

Chemo-/Radiotherapie (2–3 Zyklen C-MOPP/ABVD mit anschließender Extended-field-Bestrahlung).

(3) Stadium IIIB und IV: 4 Zyklen Chemotherapie C-MOPP/ABVD. Für Areale mit großer Tumorausdehnung (bulky disease) sowie für Areale, die auf die initiale Chemotherapie nur langsam angesprochen haben (slow-responding area), sollte sich eine sog. „involved field"-Bestrahlung anschließen.
Bei Chemotherapieversagern oder bei Frührezidiven (d.h. Relaps nach Chemotherapie innerhalb von 1 Jahr) erfolgt eine Chemotherapie mit nicht-kreuzresistenten Zytostatika (z.B. IMEP-, CEP- oder CEVD-Protokoll). Bei jüngeren Patienten sollte bei Ansprechen anschließend eine autologe Knochenmark- oder Stammzelltransplantation oder eine Dosisintensivierung der Zytostatika mit Hilfe hämatopoetischer Wachstumsfaktoren erwogen werden. Bei Spätrezidiven wird zunächst die ursprüngliche Therapie nochmals angewandt, sofern nicht eine lokale Strahlentherapie indiziert ist (spätes nodales Rezidiv). Bei einem Relaps nach initialer Radiation erfolgt eine Kombinationschemotherapie (C-MOPP/ABVD).

5.2 Maligne Non-Hodgkin-Lymphome

Klassifizierung: Durch immunologische Untersuchungsverfahren ist es in Zusammenhang mit den histologischen Kriterien möglich, eine Klassifizierung zu erlangen, die der physiologischen Entwicklungsreihe der lymphatischen Zellen entspricht. Im deutschsprachigen Raum wird die *Kiel-Klassifikation* angewandt, während im anglo-amerikanischen Bereich die Klassifikationen nach Rappoport oder Lukes und Collins (die sich mehr nach morphologischen Kriterien richten) bzw. die „working formulation" Verwendung finden. Die „working formulation" gestattet es, Ergebnisse von Therapiestudien näherungsweise zu vergleichen. Die „Übersetzbarkeit" der verschiedenen Entitäten in den drei Klassifikationen beträgt dabei etwa 80 %.
Stadieneinteilung: Die Stadieneinteilung, wie sie für die Hodgkin-Lymphome entwickelt worden ist, gilt analog auch für die NHL, mit Ausnahme der CLL (s. ds. Kap., 5.3), der Haarzell-Leukämie und des multiplen Myeloms (s. ds. Kap., 5.5.1).

Im Gegensatz zum M. Hodgkin haben die NHL schon primär eine frühe Tendenz zum disseminierten Lymphknotenbefall und zu einem häufigen extranodalen Organbefall.
Das Vorgehen bei den Staginguntersuchungen unterscheidet sich vom Vorgehen bei M. Hodgkin. Falls in den Stadien I/II hochmaligner NHL *nicht* die alleinige Strahlentherapie angestrebt wird, ist prinzipiell ein klinisches Staging beim NHL ausreichend.
Das klinische Staging bei den Non-Hodgkin-Lymphomen sollte eine Computertomographie des Abdomens und des Thorax beinhalten sowie eine beidseitige (!) Knochenmarkbiopsie und -aspiration. Eine Lumbalpunktion ist notwendig bei nachgewiesenem Befall des Knochenmarks, der Nasenhöhlen, der Orbita sowie des Hodens. Eine Gastroskopie plus röntgenologische Darmpassage ist notwendig bei Befall des Waldeyerschen Rachenringes, wie umgekehrt eine Laryngoskopie bei Befall des Gastrointestinaltraktes erforderlich ist.

Therapie

Vorbemerkungen

Die Therapie richtet sich grundsätzlich nach dem klinischen Stadium der Erkrankung, dem histologischen Typ sowie zunehmend nach Risikofaktoren (hinsichtlich des Erreichens einer kompletten Remission bzw. Langzeitüberlebens). Die Therapie kann weit weniger als beim M. Hodgkin standardisiert werden, sie ist vielfältig und kompliziert und, was Subtypen anbelangt, im ständigen Umbruch begriffen. Die primäre Therapieplanung sollte deshalb an einem hämatologischen Zentrum durchgeführt werden. Die weitere Behandlung erfolgt dann in enger Zusammenarbeit mit anderen Krankenhäusern und den niedergelassenen Ärzten. Es können hier nur allgemeine Therapierichtlinien dargestellt werden.
Für das praktische Vorgehen ist es zweckmäßig, die Non-Hodgkin-Lymphome nach klinischen Kriterien in indolente (low grade), aggressive (high grade) und hochaggressive Lymphome einzuteilen; diese Einteilung, wie sie in Tabelle 18.12 angegeben ist, entspricht dem derzeitigen Stand der klinischen Forschung; sie kann allerdings aufgrund der Komplexität der Erkrankung nur Richtlinien entsprechen. Bei den aggressiven und hochaggressiven Lymphomen ist es ferner sinnvoll, das Vorhandensein von Risikofaktoren zu berücksichtigen (Tab. 18.13).

Indolente Lymphome

Bei den indolenten Lymphomen dominiert eine Population klonaler, kleiner Zellen („-cyten"), die eine niedrige Wachstumsfraktion aufweisen und infolge eines verlängerten Überlebens (z.B. dereguliertes bcl-2-Gen) akkumulieren. Sie zeigen eine ausgeprägte Tendenz zu zirkulieren, so daß es sich meist um eine primär disseminierte Erkrankung handelt. Bei den *indolenten Lymphomen* ist prinzipiell davon auszugehen, daß sie zwar nur eine langsame Progredienz aufweisen, jedoch nicht geheilt werden können. Das Therapieziel ist deshalb die Palliation, d.h., eine Therapie ist nur bei vorhandenen oder zu erwartenden Symptomen indiziert. Wegen der latenten myeloischen Insuffizienz beim Knochenmarkbefall sollte mit einer intensiven Polychemotherapie größte Zurückhaltung geübt werden. Unter einer milden, wiederholten Chemotherapie – dem

Tabelle 18.12: Einteilung der Non-Hodgkin-Lymphome nach therapeutischen Kriterien

indolente Lymphome („low grade") ca. 50%
plasmozytisches Lymphom
lymphozytisches Lymphom (B- und T-Zell-Typ)
peripheres kutanes T-Zell-Lymphom
immunozytisches Lymphom
zentrozytisch-zentroblastisches Lymphom
zentrozytisches Lymphom

aggressive Lymphome ca. 45%
zentroblastisch-zentrozytisches Lymphom mit Dominanz von Blasten und diffusem Wachstum
zentroblastisches Lymphom (diffuse large cell lymphoma)
immunoblastisches Lymphom (T- und B-Zell-Typ)
periphere nodale T-Zell-Lymphome im Stadium I–III
pleomorphes T-Zell-Lymphom
Ki1+ großzellig-anaplastisches T-Zell-Lymphom
Lymphoepitheloidzell-Lymphom (= Lennert-Lymphom)
angioimmunoblastische Lymphadenopathie (= Lymphogranulomatose X)
Ki1 großzellig-anaplastisches B-Zell-Lymphom
großzelliges sklerosierendes B-Zell-Lymphom des Mediastinums

hochaggressive Lymphome ca. 5%
lymphoblastisches Lymphom
Burkitt-Lymphom (endemisch, nicht-endemisch)
periphere nodale T-Zell-Lymphome im Stadium IV

Tabelle 18.13: Risikofaktoren bei Patienten mit aggressiven Non-Hodgkin-Lymphomen

hohe Tumorlast (Tumor > 10 cm; LDH > 500/µl)
mehr als 1 extranodaler Herd
tumorbedingter schlechter Allgemeinzustand
(ECOG-WHO 3–4 [Karnofsky-Index < 50])
langsames Ansprechen des Tumors bei der Initialtherapie

Befinden des Patienten und der Progredienz der Erkrankung angepaßt – kann eine gute Lebensqualität erreicht werden. Der Krankheitsverlauf ist oft sehr langsam, mit Phasen der spontanen Regression. Es ist daher oft möglich, nach der Diagnose – falls nicht ein limitiertes Stadium vorliegt – abzuwarten. Es können mehrere Jahre vergehen, bis ein Fortschreiten der Erkrankung eine Therapie notwendig werden läßt; dies gilt jedoch in der Regel nicht für das zentrozytische Lymphom. Es ist bei Patienten mit indolenten Lymphomen zu beachten, daß bei etwa 15–20% im Verlauf eine Transformation zu den hochmalignen Lymphomen stattfindet, so daß bei einer deutlichen Akzeleration der Erkrankung weitere Lymphknoten bzw. Organbiopsien erfolgen müssen. Therapierichtlinien für indolente Lymphome sind in Tabelle 18.14 vereinfacht dargestellt.

Tabelle 18.14: Therapierichtlinien für indolente Lymphome

---

limitiertes Stadium (ca. 10%)
(Stadium I/II, keine B-Symptome, Tumor < 10 cm)
  Strahlentherapie (involved field oder extended field; umstritten)

fortgeschrittenes Stadium (ca. 90%)
(Stadium III/IV, B-Symptome, „bulky disease")
a) *jüngere Patienten in gutem Allgemeinzustand*
   intensive Chemotherapie +/– Stammzelltransplantation
   (insbesondere bei zentrozytischen Lymphomen sowie bei zentrozytisch-zentroblastischen Lymphomen)
b) *ältere Patienten in schlechtem Allgemeinzustand*
   „watch and see"
   palliative Radiation
   nicht-aggressive Chemotherapie*

---

* zunächst Alkylanzien-Monotherapie (Knospe-Protokoll, s. ds. Kap., 5.3), im Verlauf evtl. Steigerung der Intensität über das CHOP-Protokoll (s. ds. Kap., 5.3) bis zu anthracyclin-/mitoxantronehaltigen Protokollen. Fludarabin wird derzeit in klinischen Studien erprobt.

Aggressive Non-Hodgkin-Lymphome

Bei den *aggressiven Non-Hodgkin-Lymphomen* liegt eine schnelle Zellproliferation vor; das Ansprechen auf die zytostatische Therapie ist primär gut, und mit einer intensiven Polychemotherapie können Vollremissionen und Heilungen der Patienten erreicht werden. Das Therapieziel bei den NHL vom hohen Malignitätsgrad ist kurativ, so daß intensive Therapien mit entsprechenden Risiken gerechtfertigt sind. Man unterscheidet Therapieprotokolle der 1. Generation (z.B. CHOP) mit kompletten Remissionsraten um 50–60% und einer Langzeit-Überlebensrate von etwa 30% von Protokollen der 2. Generation (z.B. COP-BLAM) mit kompletten Remissionsraten von 75% und angenommenen Langzeit-Überlebensraten um 50%; Therapieprotokolle der 3. Generation schließlich (z.B. MACOP-B, VACOB-B oder ProMACE-CytaBOM) führen in einigen Studien bei über 80% der therapierten Patienten zu einer kompletten Remission; ob die Langzeit-Überlebensraten tatsächlich bei etwa 60–70% liegen, bleibt derzeit noch offen. Es ist zum jetzigen Zeitpunkt umstritten, ob Protokolle der 3. Generation tatsächlich bessere Langzeitergebnisse im Vergleich zur CHOP-Therapie erbringen. Aufgrund der unbestritten höheren initialen kompletten Remissionsraten sowie aufgrund der theoretisch vorteilhaften Möglichkeit, in kurzer Zeit eine sehr hohe Intensität mit früher Exposition gegenüber zahlreichen nicht-kreuzresistenten Zytostatika zu erreichen, ziehen wir eine Therapie mit Protokollen der 3. Generation vor. Diese Therapien sind aufgrund ihres Morbiditätsrisikos nur von erfahrenen Onkologen erfolgversprechend einzusetzen.

Aggressive Lymphome im Stadium I und II ohne Risikofaktoren lassen sich durch eine Radiotherapie allein nur kurieren, wenn durch ein intensives Staging kein „Upgrading" zu höheren Krankheitsstadien erfolgt. Da die postoperativen Komplikationen beim pathologischen Staging beträchtlich sein können (die Patienten sind in der Regel deutlich älter als Hodgkin-Patienten), und da Zeit bis zum Abschluß des Stagings verlorengeht, ziehen wir im Stadium I/II ohne Risikofaktoren eine kombinierte Strahlen-/Chemotherapie vor (combined modality): zunächst Durchführung einer Polychemotherapie mit verkürzter Dauer (z. B. 6 Wochen einer Therapie nach dem VACOP-B-Protokoll), gefolgt von einer „involved field"-Bestrahlung von 40 Gy. Patienten im Stadium I und II mit Risikofaktoren sowie Patienten im Stadium III und IV werden einer intensiven Polychemotherapie zugeführt. Es ist besonders wichtig, daß die Patienten bereits zu Beginn der Therapie die volle, dem Protokoll entsprechende Dosis erhalten; es konnte für das CHOP-Protokoll gezeigt werden, daß jene Patienten, die initial nur 50% der Dosis erhielten, wesentlich schlechtere Langzeitergebnisse erzielten.

Für Patienten, die eine komplette Remission erreichen, jedoch nur sehr langsam („slow responder"), sowie bei Patienten im Stadium III und IV mit Risikofaktoren (Tab. 18.13), ist zu diskutieren, ob der Polychemotherapie eine sog. Dosisintensivierung angeschlossen werden sollte. Insbesondere bei jüngeren Patienten ist in diesen Situationen eine Hochdosistherapie mit nachfolgender autologer Stammzelltransplantation zu erwägen; mehrere Studien konnten zeigen, daß Patienten im Stadium III und IV mit Risikofaktoren durch diese Maßnahme langzeitprognostisch solchen Patienten entsprechen, die keine Risikofaktoren aufweisen. Bei Patienten, die keine Remission erreichen, gilt es, frühzeitig Alternativen (Salvage-Therapie, s. u.) mit nachfolgender Transplantation durchzuführen.

Hochaggressive Lymphome

Hochaggressive Lymphome (lymphoblastisches Lymphom sowie Burkitt-Lymphome) werden wie akute T- bzw. B-Zell-Leukämien behandelt (Therapie nur an einem Zentrum).

Therapeutische Besonderheiten ergeben sich auch bei den Lymphomen im Rahmen einer AIDS-Erkrankung, bei gastrointestinalen Lymphomen oder bei ZNS-Lymphomen. Die Behandlung dieser Patienten sollte immer onkologischen Zentren vorbehalten sein und erfolgt in der Regel wie bei nicht an AIDS erkrankten Patienten.

Bei einem *Relaps* eines High-grade-NHL ist die Langzeitprognose sehr schlecht. Es sollte daher versucht werden, mit einer intensiven Chemotherapie (sog. Salvage-Protokolle) ein Ansprechen der Erkrankung zu erreichen. Patienten mit einem „chemotherapiesensitiven" Relaps, sollten dann einer Transplantation zugeführt werden, da allein mit dieser Maßnahme in dieser Situation längere Überlebenszeiten erzielt werden konnten.

5.3 Chronisch-lymphatische Leukämie

Vorbemerkungen: Die CLL zählt zu den malignen Non-Hodgkin-Lymphomen vom niedrigen Malignitätsgrad (s. ds. Kap., 5.2). Es handelt sich um die leukämische Verlaufsform eines lymphozytischen Lymphoms mit diffuser Knochenmark-

Tabelle 18.15: Klinisches Stadium und Überlebenszeit von Patienten mit CLL

Klassifikation nach Rai

Stadium 0	Blutlymphozytose (> 15000/μl) und Knochenmarkslymphozytose (> 30%), mittlere Überlebenszeit > 150 Monate
Stadium I	Lymphozytose und Lymphadenopathie, mittlere Überlebenszeit 101 Monate
Stadium II	Lymphozytose plus Splenomegalie oder Hepatomegalie oder beides (mit oder ohne Lymphadenopathie), mittlere Überlebenszeit 71 Monate
Stadium III	Lymphozytose plus Anämie (Hb < 11 g/100 ml) (mit oder ohne Adenopathie oder Organomegalie), mittlere Überlebenszeit 19 Monate
Stadium IV	Lymphozytose plus Thrombozytopenie (< 100000 μl) (mit oder ohne Adenopathie oder Organomegalie; mit oder ohne Anämie), mittlere Überlebenszeit 19 Monate.

Klassifikation nach Binet

Stadium A	keine Anämie, keine Thrombopenie, < 3 betroffene Lymphknotenareale, Überlebenszeit normal
Stadium B	keine Anämie, keine Thrombopenie, > 3 beteiligte Lymphknotenareale Überlebenszeit 6 Jahre
Stadium C	Anämie < 10 g/% oder Thrombopenie < 100000/μl, mediane Überlebenszeit 2 Jahre

Als betroffene Lymphknotenareale gelten axilläre, zervikale und inguinale Lymphknoten (unabhängig ob ein- oder beidseitig), Leber und Milz (beide Organe gelten als ein betroffenes Areal).

beteiligung. Wegen der besonderen Manifestationsform, der eigenen klinischen Stadieneinteilung (s. Tab. 18.15) und nicht zuletzt auch aus historischen Gründen wird die CLL aus der Gruppe der malignen Lymphome herausgenommen und gesondert abgehandelt. Abzugrenzen von der klassischen CLL sind andere leukämische Verlaufsformen maligner Lymphome des niedrigen Malignitätsgrades (Sicherung durch Lymphknotenexzision). Eine Unterteilung in eine B-Zell- und T-Zell-CLL (sehr selten) kann durch die Bestimmung der Oberflächenmarker der peripheren Lymphozyten erfolgen.

Klinik: Das klinisch-hämatologische Erscheinungsbild der CLL ist sehr variabel: Formen mit hoher Zellausschwemmung, mit voluminösen Lymphknotenpaketen, mit dominierender Splenomegalie, Hypogammaglobinämie, autoimmunhämolytischen Anämien (in ca. 10% der Fälle) und Hypersplenismus komplizieren häufig den Verlauf der Erkrankung und können krankheitsbeherrschend werden. Infolge starker Durchsetzung des Knochenmarks mit lymphatischen Zellen besteht eine latente myeloische Insuffizienz, die zur erhöhten Infektbereitschaft beiträgt.

Wie aus Tabelle 18.15 zu entnehmen ist, gelten Stadium III und IV nach Rai sowie Stadium C nach Binet als prognostisch ungünstig. Als weitere ungünstige Prognosefaktoren gelten eine Lymphozytenverdopplungszeit unter 12 Monaten sowie ein diffuses Bild der Lymphozyteninfiltration im Knochenmark.

Therapie

Grundsatz für die Therapie ist: Zytostatika so spät und so schonend wie möglich einsetzen. In manchen Fällen ist die Progredienz der chronisch-lymphatischen Leukämie so langsam, daß längere Zeit keine Therapie erforderlich ist. Vor Therapiebeginn sollte in den *Stadien 0–II* der Spontanverlauf beobachtet werden. Wenn eine Behandlung nötig wird (Tab. 18.16), sollte zunächst eine schonende Therapie mit Chlorambucil und Prednison begonnen und so lange beibehalten werden, bis keine Symptome mehr vorhanden sind (*Knospe-Protokoll:* Chlorambucil 18 mg/m^2 p.o. an Tag 1, Prednison 75 mg p.o. an Tag 1, 50 mg an Tag 2 sowie 25 mg an Tag 3; Wiederholung alle 2–3 Wochen. Dosissteigerung von Chlorambucil um 5 mg/m^2 bis Wirkungseintritt oder bis Toxizität). Bei fehlendem Erfolg kann auch eine Behandlung mit CHOP (Adriamycin, Endoxan, Vincristin und Prednison) oder mit Fludarabin versucht werden. Wegen der latenten myeloischen Insuffizienz muß diese Therapie behutsam erfolgen und engmaschig kontrolliert werden. Bei großen bzw. störenden Lymphknotenpaketen ist die lokale Strahlentherapie (bis ca. 20 Gy) zu erwägen.

Kortikoide allein in einer Dosis von 50–75 mg/m^2 sind indiziert bei Zeichen einer autoimmunhämolytischen Anämie oder einer Autoimmunthrombopenie.

Patienten im *Stadium III und IV* werden mit Diagnosestellung therapiert, da mit Erreichen einer partiellen Remission die Überlebenszeiten verlängert werden. Üblicherweise wurde bisher auch bei diesen Patienten die Therapie mit Chlorambucil plus Prednison initiiert und bei Progression ein anthracyclinhaltiges Protokoll eingesetzt. Neuere Studien konnten jedoch zeigen, daß bei unvorbehandelten Risikopatienten (Stadium C nach Binet sowie Stadium III und IV nach Rai) durch eine Initialtherapie mit CHOP längere Überlebenszeiten erreicht werden.

Im Rahmen klinischer Studien werden derzeit Deoxycoformicin (Pentostatin), Fludarabin und Chlorodeoxyadenosin (*cave:* bei repetitiven Zyklen langfristiger T-Zell-Defekte mit entsprechenden opportunistischen Infektionen) geprüft, entweder als Primärtherapie bei „high risk"-Patienten oder bei Progression unter einer Standardtherapie. Einige Zentren überprüfen ferner, ob bei jüngeren Patienten mit CLL durch eine Knochenmarktransplantation bessere Langzeitergebnisse erzielt werden können.

Tabelle 18.16: Therapieindikation bei CLL

Stadium III/IV nach Rai, Stadium C nach Binet
progressive Hyperlymphozytose (zwingende Therapieindikation jedoch erst bei
  > 200 000 Lymphozyten/µl)
progressive Knochenmarkhypoplasie
krankheitsassoziierte Symptome wie Gewichtsverlust, Nachtschweiß und Fieber
autoimmunhämolytische Anämie
massive Splenomegalie
bulky disease
vermehrte Anfälligkeit gegenüber Infektionen

Als supportive prophylaktische Maßnahme ist bei *rezidivierenden Infekten* und Hypogammaglobulinämie die Gabe von hochdosierten γ-Globulinen (10 g alle 3–4 Wo.) sinnvoll.

Bei ausgeprägter Splenomegalie besteht häufig ein *Hypersplenismus*, der oft infolge der Knochenmarkinfiltration durch die Grunderkrankung nur schwer zu erkennen ist. Zeigt die eingeleitete Chemotherapie keine deutliche Besserung der Hypersplenismusfolgen, so kann durch Milzexstirpation die Anämie und/oder Thrombozytopenie positiv beeinflußt werden. Weitere Indikationen zur Splenektomie sind nicht beherrschbare immunhämolytische Anämien und exzessive Milzvergrößerungen mit Infarzierungen oder gastrointestinalen Verdrängungserscheinungen.

Bei einem Teil der Patienten kann die CLL nach unterschiedlich langem Zeitintervall in ein High-grade-NHL *(Richter-Syndrom)* übergehen (meist immunoblastische Lymphome im Abdomen). Die Prognose ist ungünstig, eine Therapie mit einem Protokoll für hochmaligne NHL sollte erwogen werden. Dadurch kann häufig eine Remission des High-grade-NHL erzielt werden bei Persistenz des Low-grade-NHL.

5.4 Haarzell-Leukämie
Klinik: Die Haarzell-Leukämie ist eine lymphoproliferative Erkrankung von B-Zellen (sehr selten T-Zellen) mit charakteristischer Morphologie; häufig wenige Haarzellen im Blut bei deutlicher Knochenmarkinfiltration. Mittleres Alter 50 Jahre, 80% Männer, Panzytopenie und Splenomegalie mit entsprechenden Komplikationen stehen meist im Vordergrund. Häufige neutropenische Infektionen, Anämie und Thrombozytopenie. Häufig auch opportunistische Infektionen (z.B. atypische Mykobakterien).

Therapie

Früher stand die Splenektomie im Vordergrund, die meist zu Remissionen führte. Heute steht die Therapie mit α-Interferon an erster Stelle (Roferon®), neuerdings auch die Therapie mit Chlorodeoxyadenosin, das nach einmaliger Therapie bei über 75% zu langfristigen Remissionen führt. Bei schwerer Neutropenie auch Therapie mit Kolonie-stimulierenden Faktoren (z.B. G-CSF, Neupogen®, oder GM-CSF, Leukomax®). Eine frühe Vorstellung und Therapieplanung mit einem Zentrum sind zwingend. Bei gutem Management sehr günstige Prognose.

5.5 Paraproteinämien
Einteilung

Man unterscheidet folgende Erkrankungen, die zu einer Paraproteinämie (d.h. Freisetzung eines monoklonalen Immunglobulins oder Teilen des Moleküls) führen:
(1) Multiples Myelom (IgG, IgA und selten IgE und IgD)
(2) Makroglobulinämie „M. Waldenström" (IgM)
(3) Bence-Jones-Plasmozytom (isolierte Ausscheidung von Leichtketten)
(4) Schwerkettenkrankheit

Von diesen malignen Erkrankungen abzugrenzen ist die sogenannte *benigne Gammopathie*. Sie ist bei etwa 3% der über 70jährigen nachzuweisen und

macht insgesamt 70% der Gammopathien aus. Sie ist charakterisiert durch folgende „gutartige" Befunde:
(1) konstanter, über längere Zeit (2 Jahre) nicht zunehmender Paraproteingradient im Serum (meistens IgG, Konzentration < 3 g/dl, somit Gesamteiweiß nicht wesentlich erhöht)
(2) fehlendes Antikörpermangelsyndrom (alle 3 Immunglobuline nicht unter 50% des mittleren Normalwertes)
(3) keine signifikante polymorphzellige Plasmazellinfiltration des Knochenmarks (< 20%)
(4) unauffälliger, durch die Gammopathie nicht beeinflußter klinischer Befund
(5) keine röntgenologischen Skelettveränderungen, keine Hyperkalzämie, keine Anämie sowie keine anderweitig erklärbare Niereninsuffizienz.
Hiervon abzugrenzen sind die sog. sekundären monoklonalen Gammopathien. Sie finden sich im Rahmen lymphoproliferativer Erkrankungen (NHL, CLL), bei Kollagenosen, chronischen Infekten (z.B. Osteomyelitis), ferner gelegentlich bei der Myasthenia gravis und nur ganz selten bei soliden Tumoren (wahrscheinlich handelt es sich dabei um ein zufälliges gleichzeitiges Vorhandensein einer benignen idiopathischen Gammopathie).

5.5.1 Multiples Myelom (Plasmozytom)

Klinik: Der klinische Verlauf des MM ist schleichend, so daß Patienten oft erst in einem fortgeschrittenen Stadium zur Diagnostik gelangen. Hinweise auf das Vorliegen eines MM sind eine maximal beschleunigte BSG (fehlt bei reinem Bence-Jones-Plasmozytom), ein schmalbasiger *M-Gradient* in der Serumelektrophorese und uncharakteristische Knochenschmerzen. Die Diagnose eines Plasmozytoms kann nur gestellt werden, wenn mindestens 2 der nachfolgenden Kriterien erfüllt sind:
1. Nachweis von mehr als 30% polymorpher Plasmazellen im Knochenmarkausstrich.
2. Nachweis eines monoklonalen Paraproteins in der Serum- oder Urin-Immunelektrophorese.
3. Nachweis von osteolytischen Knochenherden oder fortgeschrittener strähniger diffuser Osteoporose.

Davon unabhängig kann auch ein *isoliertes* Plasmozytom mit und ohne Paraproteinausscheidung als Weichteil- (extramedulläres Plasmozytom) oder Knochentumor durch histologische Untersuchung nachgewiesen werden (ca. 4%).

Therapie

Die Therapie richtet sich nach dem Krankheitsstadium (Tab. 18.17). Die Erkrankung ist mit den derzeitigen therapeutischen Ansätzen nicht heilbar; Therapieziel ist somit die Palliation. Die *Prognose* ist abhängig vom Initialstadium der Erkrankung (medianes Überleben im Stadium I 60 Mo., im Stadium II 55 Mo., im Stadium IIIA 30 Mo. und im Stadium-IIIB 15 Mo.). Als prognostisch besonders bedeutungsvoll gelten die Serum-β_2-Mikroglobulinspiegel sowie der LDH-Wert.
Im *Stadium I* wird nicht behandelt, sondern der spontane Verlauf abgewartet.
Im *Stadium II und III* wird als Standardtherapie eine intermittierende Mel-

Tabelle 18.17: Stadieneinteilung des multiplen Myeloms nach Durie und Salmon

Stadium I	alle nachfolgenden Kriterien müssen erfüllt sein: Hämoglobin über 10 g/dl, Serumkalzium normal, keine röntgenologischen Veränderungen am Skelettsystem oder nur ein osteolytischer Herd, IgG unter 5 g/dl, IgA unter 3 g/dl und Bence-Jones-Protein im Urin unter 4 g/24 h
Stadium II	weder I noch III
Stadium III	eines oder mehrere der nachfolgenden Kriterien: Hämoglobin unter 8,5 g/dl, Serumkalzium über 3 mval/l, fortgeschrittene Osteolysen bzw. ausgeprägte Osteopenie, IgG über 7 g/dl, IgA über 5 g/dl, Bence-Jones-Proteinausscheidung über 12 g/24 h
Zusatzkriterien (alle Stadien)	A – normale Nierenfunktion B – gestörte Nierenfunktion (Kreatinin > 2 mg/dl)

phalan-/Prednisontherapie verabreicht (Melphalan [Alkeran®] 0,25 mg/kg Tag 1–4 und Prednison 2 mg/kg Tag 1–4 p.o.; Wiederholung alle 4–6 Wo.). Wegen der unsicheren, interindividuell stark variierenden intestinalen Resorption von Melphalan sollte die Dosis der Knochenmarkstoxizität angepaßt werden. Bei der Initialbehandlung der Erkrankung ist eine intensive Kombinationstherapie (z.B. M-2-Protokoll) der Melphalan-/Prednisongabe hinsichtlich der medianen Überlebenszeit nicht überlegen.

Die objektivierbare Ansprechrate (50%ige Reduktion des Paraproteins) liegt nur bei etwa 60%. Die Therapie wird zunächst für etwa 1–2 Jahre konzipiert und dann ausgesetzt, wenn sich die Paraproteinspiegel für mindestens 6 Monate stabil zeigten.

Das Aussetzen der Behandlung führt bei allen Patienten früher oder später zum *Relaps*. Ob eine α-Interferongabe mit dem Ziel der Remissionsverlängerung insgesamt bessere Therapieergebnisse bringt, ist noch nicht eindeutig geklärt. Der Relaps nach Therapiepause wird zunächst erneut mit Melphalan/Prednison behandelt.

Falls sich während der Therapie eine *Progredienz* zeigt, kann VAD (s. Tab. 18.18) eingesetzt werden. Bei ausgeprägter Panzytopenie oder anderen Kontraindikationen ist eine Therapie allein mit Dexamethason (Tag 1–4, 9–12 sowie 17–20) möglich. Bei der Dexamethason-Therapie, entweder als Monotherapie oder im Rahmen des VAD-Protokolls, muß begleitend Trimethoprim/Sulfamethoxazol verabfolgt werden zur Prophylaxe einer Pneumocystis-carinii-Infektion.

Neuere Ansätze beinhalten in ausgewählten Fällen, v.a. junge Patienten, den Versuch einer allogenen oder autologen Knochenmarktransplantation bzw. peripheren Stammzelltransplantation oder den Einsatz von hämatopoetischen

Tabelle 18.18: VAD-Protokoll zur Behandlung des fortgeschrittenen multiplen Myeloms

VAD			
Vincristin	0,4 mg	inf. (24 h)	Tag 1–4
Adriamycin	9 mg/m²	inf. (24 h)	Tag 1–4
Dexamethason	40 mg	p.o.	Tag 1–4 (9–12, 17–20, nur im 1. Zyklus)

Wiederholung nach 4–5 Wochen

Wachstumsfaktoren zusammen mit einer Hochdosis-Melphalantherapie; diese klinisch-experimentellen Verfahren bleiben Zentren vorbehalten.

Bei einem *Hyperviskositätssyndrom* im Rahmen der Hyperproteinämie wird durch eine Plasmapherese eine rasche Reduktion der Blutviskosität erreicht. Eine *Hyperkalzämie* wird durch Infusionstherapie mit NaCl, Steroiden, Kalzitonin und Diphosphonaten (Aredia®, Ostac®) in der Regel sehr gut beherrscht; Voraussetzung ist eine gute Diurese (s. Kap. 10, 1.4.2). Zur Prophylaxe einer *Nierenfunktionsstörung* bei Bence-Jones-Proteinurie sollte eine Alkalinisierung des Urins durchgeführt werden (z.B. mit Acetolyt®). Bei frakturgefährdeten Osteolysen ist eine palliative Strahlentherapie indiziert. Bei diffuser Osteoporose und Osteolysen kann ein Stützkorsett erforderlich sein zur Linderung der Schmerzen und zum Erhalt der Mobilität der Patienten.

5.5.2 Makroglobulinämie (M. Waldenström)

Die Makroglobulinämie ist durch eine Proliferation von lymphoiden Zellen im Knochenmark mit massiver Produktion von monoklonalem IgM (Makroglobulin) charakterisiert. Histologisch entspricht es einem Immunozytom. Klinisch stehen Anämie, Hepatosplenomegalie, Blutungen sowie Phänomene, die mit der erhöhten Blutviskosität zusammenhängen, im Vordergrund. Symptome und Manifestationen der Makroglobulinämie sind: Raynaud-Symptomatik, insbesondere bei Kälteexposition; Augenhintergrundveränderungen (Fundus paraproteinaemicus) mit Hämorrhagien, Exsudationen und Sehstörungen; zerebrale Durchblutungsstörungen mit mannigfaltigen neurologischen Ausfallserscheinungen bis zum „Coma paraproteinaemicum"; hämostaseologische Störungen als unmittelbare Auswirkung der Interaktion zwischen dem IgM und den Thrombozyten/Gerinnungsfaktoren.

Therapie

(1) Die *Plasmapherese* ist als Notfallmaßnahme bei Hyperviskositätssyndrom indiziert. Es muß ungefähr die Hälfte des Plasmavolumens (ca. 1,5 l) ausgetauscht werden.

(2) Die *Chemotherapie* umfaßt eine Kombination von Prednisolon und Zytostatika, z.B. Chlorambucil (Knospe-Protokoll s. ds. Kap., 5.3) oder Procarbazin (Natulan®) 100 mg/m²/Tag über mehrere Wochen.

6 Myeloproliferative Krankheiten

Unter der Bezeichnung *myeloproliferative Erkrankungen* faßt man die chronisch-myeloische Leukämie (s. ds. Kap., 6.1), die Polycythaemia vera (s. ds. Kap., 6.2), die Osteomyelofibrose (s. ds. Kap., 6.3) und die essentielle Thrombozythämie (s. ds. Kap., 6.4) zusammen. Dieses Konzept hat sich für die Klinik als nützlich erwiesen, da (1) die Störungen meist das gesamte blutbildende Knochenmark betreffen, (2) in einer frühen Phase der Erkrankung die Abgrenzung von Grenzfällen schwierig sein kann, z.b. der thrombozythämische Beginn einer chronisch-myeloischen Leukämie, und (3) häufig Übergänge von einer Form in die andere beobachtet werden.

6.1 Chronisch-myeloische Leukämie

Vorbemerkungen: Die CML ist eine myeloproliferative Erkrankung, die durch eine neoplastische Transformation einer pluripotenten Knochenmarkstammzelle entsteht. Sie manifestiert sich klinisch in einer Überproduktion v.a. von Zellen der granulo- und thrombopoetischen Reihe mit Auftreten einer *pathologischen Linksverschiebung* (permanentes Auftreten von Vorstufen – Metamyelozyten bis Blasten) im Differentialblutbild und einem Milztumor.
Differentialdiagnostisch sind eine Myelofibrose, eine Knochenmarkarzinose oder eine leukämoide Reaktion (z.B. Miliartuberkulose) abzugrenzen. Die Sicherung der Diagnose erbringt den Nachweis des Ph1(Philadelphia)-Chromosoms bzw. des bcr-abl-Rearrangements.

Therapie

Eine Heilung der Erkrankung ist zur Zeit nur durch die allogene *Stammzelltransplantation* möglich. Diese sollte bei Patienten unter 50 Jahren als erste Therapiemodalität angestrebt werden. Die Langzeit-Überlebensraten für Transplantation in der chronischen Phase werden zwischen 50 und 75% mit Relapsraten zwischen 5 und 10% angegeben; die Stammzelltransplantation sollte so früh wie möglich im Verlauf der chronischen Phase angestrebt werden. Bei Fehlen eines geeigneten Familienspenders wird zunehmend auch eine Fremdspendertransplantation durchgeführt; erste Ergebnisse deuten an, daß ein krankheitsfreies Überleben ähnlich wie bei solchen Patienten möglich ist, die ihre Transplantate von Familienmitgliedern erhielten.
Die „Standardmittel" zur Behandlung der CML in der chronischen Phase sind *Hydroxyurea* (Litalir®) oder *Busulfan* (Myleran®). Aufgrund der besseren Steuerbarkeit und geringeren Toxizität (Lungenfibrose nach Busulfan) wird von den meisten Therapeuten Hydroxyurea bevorzugt. Man verabreicht initial 40 mg/kg/Tag p.o. und reduziert dann bei Leukozytenwerten < 10000/µl die Dosis auf die Hälfte. Die individuelle Erhaltungsdosis liegt zwischen 0,5 und 2 g/Tag. Generell gilt, daß vor allem in der Initialphase der Behandlung auf eine reichliche Flüssigkeitszufuhr sowie die Gabe von Allopurinol zu achten ist.
Seit Mitte der 80er Jahre hat sich als weitere Therapiemodalität in der chronischen Phase *α-Interferon* etabliert. Bei etwa 70% der behandelten Patienten kommt es zu einer guten Kontrolle der Hämatopoese, wenngleich der Effekt nur sehr langsam eintritt. Ein Nachteil der Therapie sind die vor allem in der Initial-

phase auftretenden grippeähnlichen Symptome; die meisten Patienten leiden jedoch nur unter geringgradigen Nebenwirkungen. Im Gegensatz zur Therapie mit Hydroxyurea oder Busulfan gelingt es mit α-Interferon, das Philadelphia-Chromosom in etwa 10–15% der Behandelten zum Verschwinden zu bringen, und in sehr seltenen Fällen ergeben sich selbst unter Einsatz der hochsensiblen Polymerase-Kettenreaktionen keine Hinweise mehr für residuale Leukämiezellen. Bei weiteren etwa 30% kommt es zu einer Reduktion des Philadelphia-Chromosom-positiven Klons im Knochenmark. Es mehren sich die Hinweise, daß sich durch eine anhaltende α-Interferontherapie möglicherweise die chronische Phase der Erkrankung verlängern läßt, insbesondere bei Patienten ohne ungünstige Prognosefaktoren (s. u.); diese Beobachtungen bedürfen jedoch der Bestätigung in randomisierten Studien.

Bei jüngeren Patienten sollte sofort die allogene Knochenmarktransplantation angestrebt werden. Liegt kein Familienspender vor, so sollte die Fremdspendertransplantation erwogen bzw. dieser ein Versuch einer α-Interferontherapie mit dem Ziel eines zytogenetischen Ansprechens vorgeschaltet werden. Bei älteren Patienten kann ebenfalls zunächst für 1/2–1 Jahr versucht werden, mit α-Interferon ein zytogenetisches Ansprechen zu erreichen; gelingt dies nicht, empfiehlt sich der Einsatz von Hydroxyurea.

Im Mittel nach 3–4 Jahren kommt es bei den Patienten (abhängig von Prognosefaktoren; als prognostisch ungünstig hinsichtlich der Dauer der chronischen Phase gelten eine ausgeprägte Splenomegalie, > 1% Blasten in der Peripherie sowie eine ausgeprägte Thrombozytose und komplexe chromosomale Störungen) zum Auftreten der sog. *akzelerierten Phase* (Kriterien s. Tab. 18.19). Die Überlebenszeit beträgt in dieser Situation im Median nur 3 Monate. Therapie der Wahl ist Hydroxyurea (4–6 g/Tag).

Nimmt der Anteil der Blasten auf > 30% in der Peripherie oder im Knochenmark zu, so spricht man von der *Blastenkrise,* die eine infauste Prognose anzeigt. Die Fortsetzung oder Intensivierung der Therapie mit Hydroxyurea oder Busulfan ist wirkungslos. Die Wahl der Therapie in dieser Phase ist abhängig

Tabelle 18.19: Zeichen der Akzeleration bei der CML

> 5% Blasten im Blut oder Knochenmark
> 20% Basophile im peripheren Blut
Auftreten einer Kollagenfibrose im Knochenmark
Auftreten einer Anämie oder Thrombopenie im Laufe der Erkrankung
Auftreten neuer chromosomaler Abnormalitäten (weiteres Philadelphia-Chromosom, Isochromosom 17, Trisomie 8)
Auftreten einer ausgeprägten Thrombozytose, nachdem zuvor die Plättchenzahlen stabil waren
Progressive Milzvergrößerung
Extramedulläre Manifestationen (Chlorome, Lymphadenopathie)
Knochenschmerzen
Hyperkalzämie
Neuauftreten von Fieber, Nachtschweiß und Gewichtsverlust

von dem Ergebnis der zytochemischen/immunzytologischen Charakterisierung der Blasten. Bei einem lymphatischen Blastenschub (30% der Patienten; Nachweis von TdT sowie lymphoiden Oberflächenmarkern) ist Vincristin in Kombination mit Prednison die Therapie der Wahl. Bei jüngeren Patienten kann versucht werden, eine längere Remission durch eine intensivere Therapie wie bei der ALL zu erzielen. Bei der myeloischen Blastenkrise kann bei einigen Patienten durch eine Behandlung mit Vindesin und Prednisolon vorübergehend eine Stabilisierung erzielt werden.

Die *Splenektomie* kann in keiner Phase der Erkrankung die Prognose verbessern. Auch im Sinne eines „debulking" vor Knochenmarktransplantation erbringt die Splenektomie keine besseren Ergebnisse.

6.2 Polyzythämie

Vorbemerkungen: Unter physiologischen Bedingungen ergibt die Blutvolumenbestimmung (Isotopenverdünnungsmethode) folgende Normwerte:
Erythrozytenmasse: 28–32 ml/kg
Plasmavolumen: 34–38 ml/kg
Gesamtblutvolumen: 62–70 ml/kg

Ätiopathogenese und Klinik: Eine echte Vermehrung der Erythrozytenmasse wird als (absolute) *Polyzythämie* bezeichnet. Von *scheinbarer (relativer) Polyzythämie* spricht man bei einem erhöhten venösen Hämatokrit, aber normaler Erythrozytenmasse. Sie kann von den echten Polyzythämien durch die Bestimmung der Erythrozytenmasse abgegrenzt werden. Sie ist keine hämatologische Erkrankung.

Bei den echten Polyzythämien unterscheidet man (1) die primäre und (2) die sekundäre Polyzythämie (Tab. 18.20).

Die *primäre Polyzythämie* (= Polycythaemia vera) ist eine seltene Erkrankung der pluripotenten hämatopoetischen Stammzelle (ca. 5 Neuerkrankungen auf 1 Mio. der Bevölkerung) mit unbekannter Ursache, die zu einer Hyperplasie aller 3 Knochenmarkzellreihen, insbesondere aber der Erythropoese, führt. Nach den Empfehlungen der U.S. National Polycythemia Vera Study Group werden zur Diagnose folgende Parameter herangezogen:

Kategorie A
A_1 Erhöhte Erythrozytenmasse (gemessen mit radioaktiv markierten Erythrozyten)
  Männer: $\geq$ 36 ml/kg
  Frauen: $\geq$ 32 ml/kg
A_2 Normale O_2-Sättigung des arteriellen Blutes $\geq$ 92%
A_3 Splenomegalie

Kategorie B
B_1 Thrombozytose: Thrombozyten $\geq$ 400000/µl
B_2 Leukozytose: Leukozyten $\geq$ 12000/µl (bei Fehlen von Fieber und Infekten)
B_3 Erhöhter Index der alkalischen Leukozytenphosphatase (bei Fehlen von Fieber und Infekten)
B_4 Erhöhte Vitamin-B_{12}-Konzentration im Serum oder erhöhte latente Vitamin-B_{12}-Bindungskapazität: Vitamin B_{12} > 1000 pg/ml: $LB_{12}BK$ > 2200 pg/ml

Eine primäre Polyzythämie ist anzunehmen, (1) wenn alle 3 Parameter der Kategorie A erfüllt sind oder (2) wenn bei erhöhter Erythrozytenmasse und normaler O_2-Sättigung des arteriellen Blutes 2 Parameter der Kategorie B vorliegen.

18 Krankheiten des blutbildenden und lymphatischen Systems

Tabelle 18.20: Einteilung und Ursachen der Polyzythämien

I. Primäre Polyzythämie (Polycythaemia rubra vera)

II. Sekundäre Polyzythämie
   a) hypoxämisch bedingte Formen:
   adaptiv bei Höhenaufenthalt
   chronische pulmonale Erkrankungen
   kardialer Rechts-Links-Shunt
   Schlafapnoe-Syndrom
   chronische CO-Intoxikation
   abnorme Hämoglobine mit hoher O_2-Affinität
   b) nicht-hypoxämisch bedingte Formen:
   Nierenzysten und Hydronephrosen
   Z. n. Nierentransplantation
   Tumoren
      Hypernephrone
      Myome und Fibrome des Uterus
      Hepatome
      Kleinhirnhämangiome
   endokrine Störungen (z. B. M. Cushing, Androgentherapie)

III. Familiäre Erythrozytose

IV. Relative Polyzythämie
   Dehydratation (Hämokonzentration)
   Streß-Polyzythämie
   Polycythaemia hypertonica (Gaisböck-Syndrom)
   Raucher-Polyzythämie (gleichzeitig oft CO-Hb)

Wenn die o. g. Kriterien nicht erfüllt sind, liegt in aller Regel eine sekundäre Polyzythämie vor, die in die hypoxämischen und nicht-hypoxämischen Formen unterteilt wird (s. Tab. 18.20). Eine Bestimmung des Serum-Erythropoetins kann bei der Differentialdiagnose helfen (niedrig bis normal bei primärer Polyzythämie).

Therapie der Polycythaemia vera

Die Behandlung hat das Ziel, subjektive Beschwerden wie Schwindel, Hypertonus oder Juckreiz zu vermeiden sowie v. a. thrombotische Ereignisse oder auch Blutungskomplikationen zu verhindern. Entscheidender Risikofaktor ist der erhöhte Hämatokrit; die Anzahl der Thrombozyten korreliert nicht signifikant mit der Häufigkeit thrombo-hämorrhagischer Komplikationen.

Angestrebt werden:
(1) rasche Reduzierung der Blutviskosität durch Senkung des Hämatokrits auf normale Werte (< 45 %) durch Aderlässe (Vorsicht bei älteren Patienten!)
(2) Hemmung der Zellproliferation im Knochenmark

Die Wahl der Therapie richtet sich nach dem Alter der Patienten:
Alter < 70 Jahre: primär ausschließlich Aderlaßtherapie. Lassen sich jedoch Risikofaktoren für thrombo-hämorrhagische Komplikationen finden (in der Vorgeschichte thrombo-hämorrhagische Ereignisse, hoher Phlebotomiebedarf)

oder besteht eine massive symptomatische Splenomegalie bzw. ein nicht beherrschbarer Pruritus, sollte eine Chemotherapie mit Hydroxyurea eingeleitet werden (30 mg/kg KG in der 1. Woche, dann Dosishalbierung).
Alter > 70 Jahre: Da sich mit höherem Alter schon die Komplikationsrate erhöht, besteht eine effektive Therapie aus einer Kombination von Phlebotomie plus Hydroxyurea. Alternativ kann bei fehlender Patienten-Compliance eine ^{32}P-Therapie vorgenommen werden (2,5–3 mCi/m^2 i.v.; erste Kontrolle nach 6 Wo.). Es bleibt allerdings zu berücksichtigen, daß insbesondere nach dem 5. Jahr der Beobachtung akute myeloische Leukämien, Lymphome und Karzinome vor allem der Haut und des Gastrointestinaltraktes auftreten können.
Bei starkem *Pruritus* kann Megaphen®, Natulan® oder Tagamet® versucht werden. Die Hyperurikämie wird mit Allopurinol behandelt. Acetylsalicylsäure ist bei der Thrombozytose nicht immer indiziert, da einerseits die Thrombozytenzahl nicht mit der Komplikationsrate korreliert und andererseits die Blutungsgefahr erhöht wird.

6.3 Osteomyelofibrose
Ätiopathogenese und Klinik: Die Osteomyelofibrose wird auch als Myelosklerose, idiopathische myeloische Metaplasie oder – im amerikanischen Schrifttum – als „agnogenic myeloid metaplasia" bezeichnet. Es handelt sich um eine Erkrankung aus dem Formenkreis der myeloproliferativen Störungen mit unbekannter Ursache, schleichendem Beginn und chronischem Verlauf. Es liegt eine Stammzellerkrankung vor; die Fibrose ist reaktiv. Die Erkrankung ist durch eine Anämie, ein leukoerythroblastisches Blutbild, unterschiedlich ausgeprägte Fibrose des Knochenmarks und eine extramedulläre Hämatopoese in Milz und Leber charakterisiert. Typisch ist eine deutliche Splenomegalie (z. T. Riesenmilzen). Die Knochenmarkaspiration erbringt kein Material (Punctio sicca); daher ist eine Jamshidi-Punktion notwendig. Mit Hilfe der Knochenmarkszintigraphie sowie der Kernspintomographie kann das Fortschreiten der Fibrosierung im Knochenmark dokumentiert werden. Differentialdiagnostisch kommt in erster Linie die Abgrenzung gegenüber den anderen myeloproliferativen Erkrankungen in Frage, die alle eine Myelofibrose entwickeln können (bei der Polycythaemia vera in 10% der Fälle „spent phase"), ferner die Abgrenzung gegenüber der akuten Myelofibrose (FAB-M7-Leukämie). Andere benigne oder maligne Krankheitsbilder, die mit einer Myelofibrose einhergehen können, bereiten in der Regel keine differentialdiagnostischen Schwierigkeiten.

> **Therapie**

Die Therapie beschränkt sich auf konservative und palliative Maßnahmen. Eine kurative Knochenmarktransplantation ist bei jungen Patienten anzustreben; erfolgreiche Transplantationen gehen mit einer allmählichen Rückbildung der Knochenmarkfibrose einher.
Die Behandlung orientiert sich an den jeweiligen Hauptsymptomen:
(1) *Anämie:* Die Anämie bei der OMF ist multifaktoriell, bedingt durch ineffektive Erythropoese, sog. Verdünnungsanämie (erhöhtes zirkulierendes Plasmavolumen bei Splenomegalie), Hypersplenismus oder Eisenverluste via Blutungen infolge portaler Hypertension. Manche Patienten profitieren von einer Behandlung mit Androgenen und/oder Kortikoiden.

(2) *Splenomegalie* (evtl. mit Infarzierungen): Versuch der Milzverkleinerung durch Hydroxyurea. Bei Milzinfarkten sollte zunächst eine Analgetikatherapie versucht werden, gegebenenfalls wird eine lokale Bestrahlung notwendig (*cave:* Gefahr der schweren Panzytopenie). Bei anhaltender symptomatischer Splenomegalie und ausgeprägtem Hypersplenismus ist die Splenektomie zu erwägen; sie stellt bei der OMF einen Risikoeingriff dar, bedarf intensiver präoperativer Diagnostik und muß von einem sehr erfahrenen Chirurgen durchgeführt werden. Postoperativ besteht aufgrund des plötzlich stark vermehrten Plasmavolumens die Gefahr einer Dekompressionsblutung. Eine Hepatomegalie kann nach erfolgreicher Splenektomie auftreten; durch Gabe von Hydroxyurea soll der myeloischen Metaplasie in der Leber entgegengewirkt werden.

(3) *Blutungen* bei der OMF können Folge nicht nur der Thrombozytopenie, sondern auch einer Thrombozytopathie sowie intravasaler Gerinnungsstörungen sein. Eine Substitution mit Thrombozyten erfolgt nur bei Blutungen.

(4) *Allgemeinsymptome* wie Gewichtsverlust und Nachtschweiß werden durch Kortikoide und/oder Hydroxyurea behandelt.

(5) Eine Allopurinolbehandlung ist in der Regel indiziert (hoher Zellumsatz).

(6) Bei ausgeprägtem *Aszites* ist außer an die Auswirkungen einer portaler Hypertension auch an die Folgen einer peritonealen extramedullären Hämatopoese zu denken (Megakaryozyten in Aszitesflüssigkeit nachweisbar).

6.4 Essentielle Thrombozythämie

Klinik: Die essentielle Thrombozythämie ist eine Erkrankung der pluripotenten Stammzelle. Sie ist durch eine Hyperplasie des Knochenmarks, insbesondere des megakaryozytären Systems, eine stark erhöhte Thrombozytenzahl sowie durch thromboembolische und hämorrhagische Episoden charakterisiert. Sowohl die Blutungs- als auch die Thrombosekomplikationen erklären sich durch zahlreiche funktionelle Plättchendefekte. Die häufigeren thrombotischen Komplikationen manifestieren sich meist als tiefe Beinvenenthrombose, jedoch werden auch verschiedene vasookklusive Erkrankungen, vom akuten Myokardinfarkt bis zur zerebralen Thrombose, beobachtet. Manche Patienten präsentieren sich mit Gastrointestinalblutungen, Epistaxis oder schweren Blutungen nach Traumen. Die rezidivierenden Gastrointestinalblutungen (evtl. okkult) erklären, warum bis zu 50% der Patienten hypochrome mikrozytäre Erythrozyten zeigen. Die Milz, anfangs meist vergrößert, kann im Laufe der Erkrankung infolge von intrasplenischen Thrombosen und Infarkten atrophieren (Howell-Jolly-Körperchen nachweisbar). Differentialdiagnostisch gilt es, neben den anderen myeloproliferativen Erkrankungen vor allem sekundäre Thrombozytosen auszuschließen (s. Tab. 18.21). Bei diesen Erkrankungen finden sich nur äußerst selten thrombo-hämorrhagische Komplikationen.

Therapie

Bei *symptomatischen Patienten* (u. a. Kopfschmerzen, Parästhesien, Schwindel) oder bei Patienten, die in der Vorgeschichte bereits eine Komplikation erlitten hatten, ist eine Therapieindikation gegeben.

Patienten, die sich *mit lebensbedrohlichen hämorrhagischen oder thrombotischen Episoden* vorstellen, werden einer Thrombozytenapherese zugeführt; parallel dazu wird eine Therapie mit Hydroxyurea eingeleitet.

Tabelle 18.21: Differentialdiagnose der Thrombozytose (in abnehmender Häufigkeit)

maligne Tumoren (möglicherweise z.T. Interleukin-6-mediiert; selten > 800 000 µl)
Eisenmangel
entzündliche Erkrankungen (vor allem des Gastrointestinaltrakts)
Kollagenosen
postoperative Blutungen
Rebound-Thrombozytose nach myelosuppressiver Therapie oder nach Alkoholexzeß
reaktiv nach Einnahme von Epinephrin oder Gabe von Vincristin
nach starker körperlicher Anstrengung

Ob *asymptomatische Patienten* behandelt werden müssen, ist sehr umstritten. Wie auch für alle anderen myeloproliferativen Erkrankungen besteht kein direkter Zusammenhang zwischen dem Ausmaß der Thrombozytose und möglichen Blutungs- oder Thrombosekomplikationen; ferner gibt es keine überzeugenden Daten darüber, ob eine Senkung der Thrombozytenzahl durch Zytostatika bei asymptomatischen Patienten die Komplikationsrate senkt. Des weiteren ist zu berücksichtigen, daß meist mehrere funktionelle Thrombozytendefekte nebeneinander existieren, und daß abnorme Populationen zirkulierender Thrombozyten entweder durch die Therapie oder im Rahmen des natürlichen Verlaufs sich verändern; dies macht die Abschätzung von Komplikationen besonders schwierig. Schließlich sind die einsetzbaren Chemotherapeutika mit einem erhöhten Risiko einer Sekundärleukämie behaftet (dies gilt, wenngleich in deutlich vermindertem Ausmaße, auch für Hydroxyurea), und der Einsatz von Thrombozyten- aggregationshemmern birgt die Gefahr evtl. letaler Blutungen in sich. Wenngleich die Notwendigkeit einer therapeutischen Intervention bei asymptomatischen Patienten nicht bewiesen ist, bleibt dennoch die Furcht vor dem Auftreten klinisch signifikanter thrombotischer oder hämorrhagischer Komplikationen während des Verlaufs der Erkrankung. Deshalb werden die meisten Patienten derzeit mit Hydroxyurea und bei vorangegangener Thrombose mit Acetylsalicylsäure therapiert, bis normale Plättchenzahlen erreicht werden.

Eine Alternative ist durch den Einsatz von *α-Interferon* gegeben. Etwa 60–70% der therapierten Patienten sprechen sehr gut auf diese Behandlung an, und nach Erreichen einer kompletten Remission kann meistens eine sehr niedrig dosierte Erhaltungsdosis gegeben werden. Von besonderem Interesse sind experimentelle Hinweise, daß durch α-Interferon nicht nur die Plättchenzahl gesenkt wird, sondern es auch zur Reduktion des malignen megakaryozytären Klons im Knochenmark kommt, was die Inzidenz von Komplikationen deutlich reduzieren könnte.

In klinischen Studien wird derzeit *Anagrelide* geprüft; bereits in niedrigen Dosen führt diese Substanz zu einer Verminderung der Thrombozyten durch vorwiegende Hemmung der megakaryozytären Ausreifung. Da auch Partialfunktionen der Thrombozyten gehemmt werden, bleibt die klinische Bedeutung abzuwarten.

Der Einsatz von *Plättchenaggregationshemmern* bleibt sehr umstritten (s. o.). Transitorisch-ischämische Attacken sowie die Erythromelalgia sprechen sehr gut auf Acetylsalicylsäure an. Ferner ist eine Indikation bei Patienten mit rezidivierenden thrombotischen Komplikationen gegeben.

19 Störungen der Hämostase

(W. Ohler)

1 Hämorrhagische Diathesen 729	2 Hyperfibrinolytische Syndrome ... 739
Zielsetzung 734	3 Verbrauchskoagulopathie 740
Therapeutisches Vorgehen 734	Behandlungsziele 742
Therapie der plasmatisch bedingten Hämostasestörungen 736	Allgemeine Maßnahmen 742
	Spezielle Maßnahmen 742
Therapie der thrombozytären Hämostasestörungen 738	4 Inhibitorendefizite der Blutgerinnung 742
Therapie der vaskulären Hämostasestörungen 739	

Notfälle:
Akute obere gastrointestinale Blutung (s. Kap. 15, 1)
Akute Darmblutung (s. Kap. 15, 13)
Ösophagusvarizenblutung (s. Kap. 16, 1.6.3)
Lungenblutung – Bluthusten (s. Kap. 14, 9)

---

1 Hämorrhagische Diathesen

Ätiologie: Hämorrhagische Diathesen sind angeborene oder im Verlauf einer Grundkrankheit auftretende Hämostasestörungen, die zu Spontanblutungen führen oder zu Hämorrhagien, die in keinem Verhältnis zu dem sie auslösenden Trauma stehen. Sie werden durch folgende Störungen der Hämostase hervorgerufen:
(1) substantieller Mangel eines Gerinnungsfaktors
(2) Fehlbildung und damit Funktionsstörung eines Gerinnungsfaktors
(3) Überschuß eines Inhibitors der Blutgerinnung
(4) pathologische Steigerung der Fibrinolyse
(5) Verminderung der Thrombozyten
(6) Funktionsstörung der Thrombozyten
(7) Umsatzstörung (höherer Verbrauch an Gerinnungsfaktoren und Thrombozyten, als nachgebildet werden)
(8) Störung der Gefäßpermeabilität (Endothelschäden)

Pathophysiologie: Die Hämostase (Blutstillung) wird durch das Zusammenwirken der drei Teilkomponenten Blutgefäßsystem, Thrombozyten und plasmatisches Blutgerinnungssystem gewährleistet. Das plasmatische Gerinnungssystem gliedert sich in ein „inneres System", dessen Einzelfaktoren im Blut vorhanden sind, und in ein „äußeres System", dessen Komponenten teilweise aus dem Gewebe stammen. Für die Funktionsfähigkeit des „inneren Systems" sind außerdem Phospholipide der Thrombozyten erforderlich. Die Aktivierung des plasmatischen Gerinnungssystems erfolgt durch die Umwandlung des Faktors XII (Kontaktfaktor) in seine aktive Form XIIa an Fremdoberflächen. Er löst eine kaskadenförmig ablau-

19 Störungen der Hämostase

fende enzymatische Reaktion aus, die zur Umwandlung des Fibrinogens in Fibrin führt. Inhibitoren (z.B.: AT III, Protein C, Protein S) beschränken den Gerinnungsprozeß auf den lokal notwendigen Verschluß eines Endotheldefektes. Der Abbau eines gebildeten Blutgerinnsels im Rahmen der Reparationsprozesse erfolgt durch die Fibrinolyse. Diese wird durch blut- und gewebsständige Aktivatoren zur Wirkung gebracht, die Plasminogen in das aktive Enzym Plasmin umwandeln. Auch die Fibrinolyse wird durch Inhibitoren auf die lokal notwendige Lyse eines Fibrinthrombus begrenzt. Blutgerinnung und Fibrinolyse bewirken demnach den Wundverschluß und die Wiederherstellung einer intakten Strombahn.

Entsprechend der Einzelkomponenten des Hämostasesystems unterscheidet man *plasmatische, thrombozytäre* und *gefäßbedingte* Hämostasestörungen, die jeweils *angeboren (hereditär)* oder *erworben im Rahmen einer anderen Erkrankung* auftreten können. Besondere pathophysiologische Mechanismen verursachen eine Verbrauchskoagulopathie oder eine Hyperfibrinolyse (s. ds. Kap., 2 und 3).

Klinik: *Leitsymptome und -befunde:* Die Blutungsbereitschaft bei hämorrhagischen Diathesen zeigt sich in Spontan- und Verletzungsblutungen ungewöhnlicher Stärke. Eine Spontanblutung droht in der Regel bei Verminderung eines Gerinnungsfaktors oder der Thrombozyten auf Werte unter 10% der Norm. Ohne traumatische Provokation bleiben hämorrhagische Diathesen klinisch oft symptomlos. Alle Blutungserscheinungen der Haut, der Schleimhäute und der inneren Organe können durch eine Hämostasestörung hervorgerufen werden, wenn es auch einige charakteristische Symptome bei bestimmten Hämostasestörungen gibt.

Tabelle 19.1: Tabellarische Auflistung einfacher Laboruntersuchungen und ihrer Ergebnisse bei hämorrhagischen Diathesen. Die aufgeführten Tests müssen ggf. noch durch Sonderuntersuchungen (z.B. Faktoreneinzelbestimmung) ergänzt werden. Verbrauchskoagulopathie und Hyperfibrinolyse kommen oft gleichzeitig vor. Dementsprechend treten unterschiedliche Kombinationen der Laborergebnisse auf.

	Blutungszeit	Gerinnungszeit	Thrombozytenzahl	Thromboplastinzeit
Hypo-/Afibrinogenämie	(↑)	↑	N	↑
Hämophilie A und B	N	↑	N	N
Faktor-II-, -VII-, -X-Mangel (z.B. durch Leberschaden, Vitamin-K-Mangel, Antikoagulanzientherapie)	N	(↑)	N	↑
Heparineffekt	N	(↑)	N	N
Verbrauchskoagulopathie +	N	↓ (↑)	↓	(↓)
Hyperfibrinolyse +	↑	↑	N	↑
Thrombozytopenie	↑	N	↓	N
Thrombozytopathie	↑	N	N	N
Vaskuläre hämorrhagische Diathesen	↑	N	N	N

N = normal; ↑ = verlängert oder erhöht; ↓ = verkürzt oder erniedrigt; + = Werte stadienabhängig variabel

Hämorrhagische Diathesen

Diagnostische Hinweise: Oft gelingt es, bereits mit einfachen Methoden eine Klassifizierung einer Hämostasestörung zu erreichen (s. Tab. 19.1), wodurch eine gezielte Basistherapie ermöglicht wird. Letztlich ist jedoch für die optimale Therapie eine exakte Diagnose erforderlich, die technisch sehr aufwendig sein kann. Daher sollte die genaue Diagnose im beschwerdefreien Intervall gestellt werden. Nur so schützt man den Patienten im Notfall vor zeitraubenden diagnostischen Maßnahmen und ermöglicht eine schnelle, optimale Behandlung. Das Eintragen der Diagnose in Notfallausweise und/oder Impfpässe erleichtert in Notfällen das therapeutische Handeln.

In seltenen Fällen treten natürliche oder erworbene Hemmkörper (z. B. Hemmkörperhämophilie, Faktor-VIII-Hemmkörper bei LE) als Ursache einer hämorrhagischen Diathese auf, die sich klinisch nicht von Aktivatordefiziten unterscheidet. Hier versagt die übliche Substitutionstherapie. Diagnostisch helfen in derartigen Fällen spezielle Hemmkörperuntersuchungen weiter.

Klinik der plasmatisch bedingten Hämostasestörungen: Flächenhafte Hautblutungen sind neben lokalen, traumatisch bedingten Blutungen ein relativ typisches Zeichen einer plasmatischen Hämostasestörung. Besonders kennzeichnende Blutungsereignisse sind spontane Gelenkblutungen bei Hämophilie A und B und Wundheilungsstörungen bei Faktor-XIII-Mangel. Der Faktor-XII-Mangel zeichnet sich zwar durch eine stark verlängerte PTT aus, aber klinisch treten eher thromboembolische Ereignisse als Blutungen auf. Operationen können in der Regel ohne Substitutionsbehandlung ausgeführt werden. Die übrigen plasmatischen Gerinnungsstörungen sind durch keine typische klinische Symptomatik ausgewiesen. Tabelle 19.2 gibt eine Übersicht über die Systematik der plasmatischen Hämostasestörungen (Koagulopathien).

PTT (partielle Thromboplastinzeit)	Thrombinzeit	Retraktion	Clotlyse	Thrombin-Koagulase- oder Reptilasezeit	Fibrinogenspiegel	AT-III-Spiegel
↑	↑	N	↑	↓		
↑	N	N	N	N	N	N
↑	N	N	N	N	N	N
↑	↑	N	N	N	N	N
↓ (↑)	N (↑)	(N)	N	N	(N) (↓)	↓
↑	↑	(N)	↑	↑	↓	N
N	N	↓	N	N	N	N
N	N	(↓)	N	N	N	N
N	N	N	N	N	N	N

19 Störungen der Hämostase

Tabelle 19.2: Übersicht über die erworbenen und hereditären Koagulopathien

Gerinnungsfaktor	Blutgerinnungsstörung durch qualitativen oder quantitativen Faktorenmangel		Biologische Halbwertszeit (h)	Hämostaseologische Mindestaktivität (% der Norm)
	hereditär	**erworben**		
Faktor I: Fibrinogen	Hypo-/Afibrinogenämie Dysfibrinogenämie	Hypo-/Afibrinogenämie durch a) Bildungsstörung (z. B. Leberschaden) b) Hyperfibrinolysen (z. B. Prostatakarzinom; therapeutische Fibrinolyse) c) Verbrauchserhöhung (Verbrauchskoagulopathie)	96–120	20–30 (= 80–100 mg%)
Faktor II: Prothrombin	Hypoprothrombinämie	Hypoprothrombinämie durch Bildungsstörungen bei Leberschäden, Vitamin-K-Mangel, Antikoagulanzien	48–60	20
Faktor V: Proaccelerin	Parahämophilie	Faktor-V-Mangel bei schweren Leberschäden, Hyperfibrinolyse	12–15	10–15
Faktor VII: Prokonvertin	Faktor-VII-Mangel	Faktor-VII-Mangel bei Leberschäden, Vitamin-K-Mangel, Antikoagulanzien	1,5–6	5–10
Faktor VIII: Antihämophiles Globulin A	Hämophilie A, von-Willebrand-Jürgens-Syndrom	Faktor-VIII-Mangel bei schweren Leberschäden, Hyperfibrinolyse	8–12	25–30
Faktor IX: plasma thromboplastin component	Hämophilie B	Faktor-IX-Mangel bei Leberschäden, Vitamin-K-Mangel, Antikoagulanzien	20–24	20–25
Faktor X: Stuart-Prower-Faktor	Stuart-Prower-Defekt	Faktor-X-Mangel bei Leberschäden, Vitamin-K-Mangel, Antikoagulanzien	24–48	10–20
Faktor XI: plasma thromboplastin antecedent	PTA-Mangel	Faktor-XI-Mangel bei Leberschäden	60–80	15–20

Tabelle 19.2 (Fortsetzung)

Gerinnungs-faktor	Blutgerinnungsstörung durch qualitativen oder quantitativen Faktorenmangel		Biologische Halbwerts-zeit (h)	Hämostaseo-logische Min-destaktivität (% der Norm)
	hereditär	**erworben**		
Faktor XII: Hageman-Faktor	Hageman-Faktor-Mangel	Faktor-XII-Mangel nicht bewiesen	48–60	(10–20)
Faktor XIII: Fibrinstabili-sierender Faktor (FSF)	FSF-Mangel	FSF-Mangel bei Verbrauchs-koagulopathien	100–120	10

Klinik des von-Willebrand-Jürgens-Syndroms: Die häufigste angeborene Hämostasestörung ist das von-Willebrand-Jürgens-Syndrom. Dabei handelt es sich um eine Fehlbildung des Faktor-VIII:vWF-Moleküls, die zu einer Störung der Thrombozytenadhäsion führt. Das Syndrom ist labortechnisch in unterschiedlicher Ausprägung durch eine Verminderung der Faktoren VIII C, VIII:vWF und Ristocitin-Kofaktor sowie eine Verlängerung der Blutungszeit bei gestörter Thrombozytenaggregation charakterisiert. Die verschiedenen Formen des von-Willebrand-Jürgens-Syndroms sind durch die unterschiedlichen Defekte des Faktor-VIII-Molekülkomplexes zu unterscheiden (Typ I; II A, B, C; III). Klinisch tritt sehr häufig Nasenbluten auf. Meistens sind die Patienten unter normalen Lebensbedingungen symptomfrei. Nur bei operativen Eingriffen, auch leichterer Art (Zahnextraktion), und Verletzungen kommt es zu starken Blutungen und Nachblutungen.

Klinik des Vitamin-K-Mangels und der Vitamin-K-Verwertungsstörungen: Ein Vitamin-K-Mangel kann sich bei gestillten Neugeborenen oder bei Resorptionsstörungen (Malabsorptionssyndrom, Sprue) einstellen. Dabei kommt es zu einer hämorrhagischen Diathese infolge eines Defizits der Gerinnungsfaktoren II, VII, IX und X. Eine reversible Vitamin-K-Verwertungsstörung durch Synthesehemmung tritt bei der Behandlung mit Vitamin-K-Antagonisten (s. Kap. 6, 5.3, [1]) und mit bestimmten Cephalosporinen (s. Kap. 5, 1.3.3) auf. Schließlich führen schwere Leberschäden zur irreversiblen Vitamin-K-Verwertungsstörung durch Ausfall der Syntheseleistung der Leber (s. Kap. 16, 1.6.5).

Klinik der thrombozytär bedingten Hämostasestörungen: Thrombozytär bedingte Hämostasestörungen können ebenfalls hereditär oder erworben sein. Petechiale Hautblutungen sind oft neben Nasenbluten das klinische Leitsymptom. Neben der numerischen Verminderung der Plättchen (Thrombozytopenien) (s. Kap. 18, 3) gibt es funktionelle Störungen (Thrombozytopathien). Eine Thromboseneigung und hämorrhagische Zeichen treten bei Thrombozythämie auf (s. Kap. 18, 6.4).

Klinik der vaskulären Hämostasestörungen: Vaskuläre Hämostasestörungen können sich erheblich in ihrem klinischen Bild unterscheiden. Klinisch kann man den M. Osler an den typischen Teleangiektasien im Gesicht erkennen, die allerdings erst mit zunehmendem Lebensalter ausgeprägt auftreten. Petechiale Haut-

19 Störungen der Hämostase

Tabelle 19.3: Typische vaskulär bedingte Hämostasestörungen

Kongenitale vaskuläre Hämostasestörungen
 Hereditäre Teleangiektasie (Morbus Osler)
 von-Hippel-Lindausche Krankheit
 Ehlers-Danlos-Syndrom

Erworbene vaskuläre Hämostasestörungen
 Purpura Schoenlein-Henoch
 Vaskuläre allergische Purpura
 Thrombotische Mikroangiopathie
 C-Avitaminose
 Purpura senilis

---

blutungen sind bei verschiedenen anderen Hauterscheinungen (z. B. Pigmentierungen, Hautatrophien) kombiniert und stellen dann typische dermatologische Erkrankungen dar. In Tabelle 19.3 ist eine Übersicht über die Systematik der vaskulären Hämostasestörungen aufgeführt.

Therapie

Zielsetzung

Die Therapie hämorrhagischer Diathesen dient in der Regel der Beherrschung einer Verletzungsblutung, der Stillung einer spontanen Blutung, einer operativ induzierten, ungewöhnlich starken Blutung oder der Prophylaxe dieser Erscheinungen. Nur in seltenen Fällen ist im blutungsfreien Intervall eine Therapie erforderlich und sinnvoll. Bei manifesten Blutungen richtet sich die Behandlung nach der Lokalisation und Stärke der Hämorrhagie. Bei schweren hämorrhagischen Diathesen (z. B. Hämophilie A und B) ist eine prophylaktische Substitutionstherapie sehr wirkungsvoll und verhindert schwere Spontanblutungen. Diese Prophylaxe wird von den Patienten meist in Form der „Selbstbehandlung" ausgeführt. Bei der Auswahl des therapeutischen Vorgehens muß die Nutzen/Gefahrenrelation wegen möglicher unerwünschter Therapiefolgen (Hepatitis-, HIV-Risiko, Hemmkörperinduktion, Hypervolämie, ökonomische Aspekte) beachtet werden. Erworbene hämorrhagische Diathesen (s. Tab. 19.2) erfordern die Behandlung der Grundkrankheit. Bei Verbrauchskoagulopathien gelten besondere Therapieregeln (s. ds. Kap., 3).

Therapeutisches Vorgehen

Ein gezieltes therapeutisches Vorgehen muß folgende Maßnahmen umfassen:
(1) *Allgemeine Maßnahmen:* Behandlung der Hypovolämie (hämorrhagischer Schock!) unter Einschluß der Erhaltung eines großvolumigen venösen Zugangs (s. Kap. 2, 1.2); ggf. Frischplasma-Gabe und/oder frische Erythrozytenkonzentrate. Intramuskuläre Injektionen sind absolut kontraindiziert.
(2) *Lokale Maßnahmen:* Druckverbände; Tamponaden (z. B. Bellocq-Tamponade; chirurgische Blutstillung; Anwendung besonderer lokaler Maßnahmen, z. B. Alveolentamponade, „Bluterschienen" bei Zahnextraktionen; Fibrin-

kleber [Beriplast®, Tissucol®]; Ausnutzung spezieller hämostyptischer Effekte: Uterustonika, Ovulationshemmer).

(3) *Spezielle Therapie:* Sie erfolgt in Abhängigkeit von der Diagnose. Bei erworbenen Hämostasestörungen ist die Behandlung der sie auslösenden oder unterhaltenden Grundkrankheit erforderlich. Bei einem Blutgerinnungsfaktorenmangel ist eine konsequente Substitutionsbehandlung notwendig, die zur Anhebung der Faktorenkonzentration deutlich über das hämostaseologische Minimum führt. Bei schwereren Blutungen, größeren Operationen muß das Faktorendefizit weitgehend normalisiert (50–80% der Norm) sein. Dabei gilt der Grundsatz der hohen, hämostatisch effektiven Anfangsdosierung und einer ausreichenden Erhaltungsdosis bis zur Abheilung des Gewebsdefektes. Als Dosierungshilfe bei der Substitutionstherapie kann folgende Faustregel empfohlen werden:
Erhöhung der Konzentration eines Gerinnungsfaktors im Blut um 1% im Mittel wird durch die Infusion von 1 E/kg KG erreicht. Dabei entspricht 1 E eines Gerinnungsfaktors seiner Gerinnungsaktivität in 1 ml Plasma.

Beispiel	
Faktor-VIII-Konzentration im Patientenblut:	10%
Angestrebte Konzentrationserhöhung:	20%
Körpergewicht des Patienten:	70 kg
Berechnung: 20 × 70 = 1400 E Faktor-VIII-Konzentrat als Initialsubstitutionsdosis	

Die Substitutionstherapie muß unbedingt durch geeignete Laboruntersuchungen überprüft werden. Hierzu sollte am besten die Aktivität des substituierten Faktors oder notfalls eine Globalmethode mit entsprechender Sensitivität für den Gerinnungsdefekt bestimmt werden:
– bei Fibrinogenmangel: Fibrinogenbestimmung
– bei Defizit der Faktoren II, V, VII, X: PTZ (Quick-Wert)
– bei Defizit der Faktoren VIII, IX, X, XI, XII: PTT

(4) *Faktor-VIII-Stimulation:* Desmopressin-Diacetat (Minirin®) bewirkt nach i.v. Gabe einen Anstieg der Faktoren VIII C, VIII:vWF und Ristocitin-Kofaktor und eine leichte Fibrinolyse im Blut. Der Effekt kann bei zweimaliger Applikation im Abstand von 12 h über 3–4 Tage aufrechterhalten werden. Dazu wird Minirin® in einer Dosis von 0,3 µg/kg KG in 50–80 ml 0,9%iger Kochsalzlösung über 30 min i.v. infundiert. Der Erfolg der Faktor-VIII-Stimulation muß durch Bestimmung der Faktoren VIII C und VIII:vWF kontrolliert werden. Außerdem ist die Gabe eines Antifibrinolytikums (z.B. 3 × 1–2 Tbl./Tag Ugurol®) erforderlich. Mit dieser Therapie können bei milder Hämophilie und von-Willebrand-Jürgens-Syndrom leichtere Blutungen gestillt oder einfache Operationen (Zahnextraktionen) ausgeführt werden. Beim Versagen der Stimulation muß eine sachgerechte Substitutionstherapie angewandt werden (s.o.). Mögliche Nebenwirkungen: Gelegentlich Flush-Erscheinungen, Kopfschmerzen, geringer Anstieg der Pulsfrequenz. Kontraindikationen zur Minirin®-Therapie: Herzfehler, arterielle Hypertonie, chronische Nierenkrankheiten.

(5) *Therapie mit Vitamin K:* Ein Vitamin-K-Mangel oder eine reversible Vitamin-K-Verwertungsstörung wird mit einer einmaligen Dosis von 5–20 mg Konakion® p.o. oder i.v. (Vorsicht, Schockreaktion möglich) behandelt. Die Dosis kann nach Bedarf ein- oder mehrmals wiederholt werden. Ihre Wirkung tritt mit 1–2tägiger Verzögerung ein. Bei irreversiblen Verwertungsstörungen oder sofort notwendiger Normalisierung der Faktor-II-, -VII-, -IX- und -X-Konzentration im Blut ist nur die Substitutionsbehandlung mit FFP oder auch PPSB-Plasma wirksam (s. a. Kap. 6, 5.3 [5]). Beim PPSB-Einsatz muß jedoch beachtet werden, daß dieses Konzentrat keine Inhibitoren (Protein C, Protein S) enthält. Somit besteht bei seiner Anwendung ein Thromboserisiko. Die Substitutionsbehandlung mit FF-Plasma ist dagegen weniger effektiv, aber auch praktisch mit keinem Thromboserisiko behaftet.

(6) *Prophylaxe:* Patienten mit einer Hämostasestörung sollten sich keinem vermeidbaren Verletzungsrisiko (z.B. gefährliche Sportarten oder Berufe mit hohem Verletzungsrisiko) aussetzen. Bei schweren Hämostasestörungen (schwere Hämophilie A und B) ist eine prophylaktische Substitutionsbehandlung notwendig, die nach dem Faktorendefizit durch mehrfache Gerinnungsfaktorenkonzentrat-Gabe pro Woche den fehlenden Faktor auf ein vertretbares Maß anhebt. Diese prophylaktische Therapie wird heute meist in Form der Selbstbehandlung ausgeführt. Die Patienten werden hierzu in verschiedenen Hämophiliezentren geschult.

Bei vorgesehenen *operativen Maßnahmen* ist ebenfalls in Abhängigkeit vom Umfang und Blutungsrisiko des operativen Eingriffs eine Substitutionsbehandlung auszuführen. Über die dabei erforderlichen Mindestaktivitäten des fehlenden Gerinnungsfaktors orientiert Tabelle 19.2. Die dort angegebenen Mindestwerte müssen bei schweren operativen Eingriffen entsprechend überschritten werden. Nach Applikation einer ausreichend hohen Initialdosis (s. ds. Kap., S. 735, „Therapeutisches Vorgehen" [3]) ist in der postoperativen Phase eine konsequente Erhaltungstherapie mit Gerinnungsfaktorenkonzentrat bis zur blutungssicheren Wundheilung erforderlich. Die Effektivität der Substitutionsbehandlung ist täglich bis zur nachblutungssicheren Wundheilung zu überprüfen.

Therapie der plasmatisch bedingten Hämostasestörungen

Alle plasmatischen Hämostasestörungen können mit Frischblut, Frischplasma oder Fresh-frozen-Plasma substituiert werden. Nur ist das erforderliche Substitutionsvolumen hierbei sehr groß, so daß das Risiko einer Hypervolämie entsteht, wenn ausreichend hohe Faktorenkonzentrationen erreicht werden sollen. Deshalb beschränkt sich die Anwendung von Blut und Plasma auf Notfallsituationen, wenn keine Faktorenkonzentrate zur Verfügung stehen. Im einzelnen sollten daher die verschiedenen plasmatischen Hämostasestörungen, wie in Tabelle 19.4 aufgeführt, substituiert werden. Dabei sind Präparate mit hoher spezifischer Aktivität, niedrigem Proteingehalt und effektiver Virusinaktivierung zu bevorzugen. Die Chargendokumentationspflicht ist bei Erythrozytenkonzentraten, FFP und bei allen Faktorenkonzentraten sowie Fibrinkleber zu beachten.

Hämorrhagische Diathesen

Tabelle 19.4: Plasmatische Hämostasestörungen und ihre Therapie (Auswahl)

Hypo-/Afibrinogenämie	
Substitutionspräparat	Fibrinogen
Handelsname/Hersteller	Haemocomplettan® HS, Behringwerke
	Human-Fibrinogen, Kabi
Konzentration/Aktivität	1 g Fibrinogen
Faktor-II- und -X-Mangel	
Substitutionspräparat	PPSB-Plasma
Handelsname/Hersteller	Medactin PPSB®, medac
	PPSB-Komplex, Alpha
Konzentration/Aktivität	Faktoren II, VII, IX und X: 300 bzw. 600 E
Faktor-V-Mangel	
Substitutionspräparat	Frischplasma
Handelsname/Hersteller	Blutbanken
Konzentration/Aktivität	Faktor V und VIII: mindestens 1 E/ml
Faktor-VII-Mangel	
Substitutionspräparat	Faktor-VII-Konzentrat
Handelsname/Hersteller	Faktor VII S-TIM 4, 200/500® Immuno
Konzentration/Aktivität	Faktor VII: 200/500 E, 60/150 E Heparin
Hämophilie A (Faktor-VIII C-Mangel)	
Substitutionspräparat	Faktor-VIII-Konzentrat
Handelsname/Hersteller	Beriate® HS, Behringwerke
	Faktor VIII S-TIM 3 H Konzentrat®, Immuno
	(In besonderen Fällen gibt es blutgruppengleiche Faktor-VIII-Konzentrate.)
	Kogenate®, Bayer (gentechn. hergesteller Faktor VIII C)
Konzentration/Aktivität	Faktor VIII: 250/500/1000 E
Anmerkung	Ggf. bei leichten Fällen Minirin®-Therapie erwägen.
Hemmkörperhämophilie A	
Substitutionspräparat	aktivierter Prothrombin-Komplex
	Fraktion FEIBA (*Factor Eight Inhibitor Bypassing Activity*)
Handelsname/Hersteller	Feiba S-TIM 4, 250, 500, 1000® Immuno
	Autoplex®, Baxter
Konzentration/Aktivität	250, 500, 1000 FEIBA-Einheiten
Anmerkung	Kontraindiziert bei Verdacht oder Nachweis einer Verbrauchskoagulopathie. Entsprechende Laborkontrollen erforderlich. Thrombozytenzahl sollte über 100000/mm^3 sein. Weitere Hinweise des Herstellers beachten!
Hämophilie B (Faktor-IX-Mangel)	
Substitutionspräparat	Faktor-IX-Konzentrat
Handelsname/Hersteller	Faktor IX, S-TIM 4, 200, 500, 1000®
	Berinin® HS, Behringwerke
Konzentration/Aktivität	300/600/1200
	Beide Präparate enthalten geringe Mengen an Heparin.

19 Störungen der Hämostase

Tabelle 19.4 (Fortsetzung)

Faktor-X-Mangel	S. unter Faktor-II-Mangel.
Faktor-XII-Mangel	In der Regel keine Therapie erforderlich.
Faktor-XIII-Mangel Substitutionspräparat Handelsname/Hersteller Konzentration/Aktivität	Faktor-XIII-Konzentrat Fibrogammin® HS 250, 1250, Behringwerke Faktor XIII: 250 oder 1250 E

Therapie des von-Willebrand-Jürgens-Syndroms: Bei stärkeren Blutungen und größeren operativen Eingriffen Substitutionsbehandlung wie bei Hämophilie A. Bei den Substitutionspräparaten ist darauf zu achten, daß sie die Deklaration „mit Willebrand-Jürgens-Faktor" aufweisen oder ausdrücklich zur Therapie des von-Willebrand-Jürgens-Syndroms zugelassen sind (z.B.: Haemate HS®). Leichtere Blutungen oder kleinere operative Eingriffe können mit der Faktor-VIII-Stimulation (Minirin®, s. ds. Kap., S. 735, „Therapeutisches Vorgehen" [4]) behandelt werden.

Nebenwirkungen: Bei wiederholter und hochdosierter Anwendung von Faktorenkonzentraten kann es zur Antikörperbildung gegen den jeweils substituierten Faktor kommen *(Hemmkörperhämophilie)*. Dadurch wird die Substitutionsbehandlung wirkungslos. Bei Faktor-VIIIC-Inhibitoren < 5 Bethesda-E/ml können hohe Dosen Faktor-VIIIC-Konzentrat blutstillend wirken. Liegt die Inhibitor-Aktivität darüber, muß aktivierter Prothrombinkomplex (FEIBA) angewandt werden. Notfalls ist auch die Anwendung porcinen Faktor-VIIIC-Konzentrates zu erwägen. Die mögliche Desensibilisierungsbehandlung sollte Hämophiliezentren vorbehalten bleiben.

Selten entwickeln sich unter einer hochdosierten Therapie mit Faktor-VIII- oder -IX-Konzentraten Isoagglutinine, die zur Hämolyse führen. Unter diesen Bedingungen ist die Substitutionstherapie mit blutgruppengleichen Faktor-VIII- oder -IX-Präparaten durchzuführen.

Ferner besteht grundsätzlich die Gefahr der Übertragung von Virusinfektionen. Daher sollte bei den einzelnen Substitutionspräparaten auf Hepatitis- und HIV-Sicherheit geachtet werden. Die Aspiration von Blut in die Faktorenkonzentrate muß wegen der Gefahr der Gerinnselbildung vermieden werden. Zusätze von Medikamenten in Faktorenkonzentraten sind nicht zulässig.

Erfolgskontrolle: Jede Substitutionsbehandlung ist durch die Bestimmung der Konzentration des substituierten Faktors im Empfängerblut auf ihre Wirksamkeit zu überprüfen. Falls Einzelfaktorenbestimmungen nicht ausgeführt werden können, müssen mindestens adäquate Globalmethoden (s. ds. Kap., S. 735, „Therapeutisches Vorgehen" [3]) angewandt werden.

Therapie der thrombozytären Hämostasestörungen
S. Kap. 18, 3 und 6.4.

Therapie der vaskulären Hämostasestörungen
Die unterschiedliche Genese der vaskulären Hämostasestörungen ermöglicht keine allgemeingültigen Therapiemaßnahmen. Soweit es sich bei Vasopathien um Folgeerscheinungen anderer Erkrankungen handelt, sind diese primär zu behandeln. Im einzelnen können folgende Empfehlungen gegeben werden:
(1) *M. Osler:* Lokale Blutstillung (Tamponaden). Erythrozytenkonzentrate bei größerem Blutverlust. Massive Auftransfusion kann aber die Blutung wieder induzieren. Behandlung der oft entstehenden Eisenmangelanämie. Ätzbehandlung der Nasenschleimhaut ist erfolglos.
(2) *Purpura Schoenlein-Henoch:* Da Infekt- und Arzneimittelallergien zu den häufigsten Ursachen zählen, ist eine gezielte antibiotische Therapie (Risiko: Herxheimersche Reaktion), Beseitigung eines Streuherdes oder Absetzen von unverträglichen Arzneimitteln zu empfehlen. Symptomatisch kann Prednison wirksam sein. Organkomplikationen spezifisch behandeln (z.B. Nephritis) (vgl. Kap. 17, 7.3). Bei Faktor-XIII-Mangel adäquate Substitution.
(3) *Vaskuläre allergische Purpura:* In dieser Gruppe werden verschiedene Purpuraformen (u.a. auch Purpura pigmentosa progressiva) zusammengefaßt. Bei Arzneimittel-, Kontakt- oder Nahrungsmittelallergie ist die Noxe zu meiden. Medikamentös kann 100 mg Prednison/Prednisolon in absteigender Dosis angewandt werden.
(4) *Thrombotische Mikroangiopathie* (M. Moschcowitz): s. Kap. 18, 3.2.
(5) *Skorbut:* Vitamin C, 0,2–1,0 g/Tag.
(6) *Purpura senilis:* Vitamin E (200–400 mg parenteral über Wochen, danach peroral) soll wirksam sein.

2 Hyperfibrinolytische Syndrome

Ätiopathogenese: Die Fibrinolyse ist die physiologische Ergänzung des Blutgerinnungsvorgangs. Sie bewirkt den Abbau eines fibrinhaltigen Gerinnsels und trägt damit wesentlich zur Rekanalisation eines thrombotischen Gefäßverschlusses und zum Abraum von Fibrinablagerungen im Gewebe bei. Der Fibrinolysevorgang wird durch das Enzym Plasmin hervorgerufen, das Fibrin in Fibrinopolypeptide zerlegt. Plasmin entsteht aus seiner Vorstufe Plasminogen unter der Einwirkung verschiedener im Blut oder Gewebe auftretender Aktivatoren (z.B. Urokinase, Gewebsplasminogenaktivator). Diese wiederum entwickeln sich aus Proaktivatoren (s. a. Kap. 6, 6). Unter pathologischen Bedingungen kann es zu einer starken Fibrinolyse (Hyperfibrinolyse) kommen, wodurch nicht nur Fibrin, sondern auch Fibrinogen, Faktor V und VIII lysiert werden. Erfolgt die Zerstörung dieser Faktoren in kurzer Zeit, so übersteigt der Abbau der Gerinnungsfaktoren ihre Nachbildung. Daraus entwickelt sich ein Gerinnungsfaktorenmangel, der zu einer hämorrhagischen Diathese führt.
Hyperfibrinolytische Syndrome sind seltene Erscheinungen. Häufiger sind jedoch „reaktive Hyperfibrinolysen" als Folge einer zu intensiven Fibrinolyse bei Verbrauchskoagulopathie (s. ds. Kap., 3).
Klinik: *Leitsymptome und -befunde:* Hyperfibrinolytische Syndrome sind klinisch durch flächenhafte Haut-, Verletzungs- und typischerweise durch Nachblutungen aus Punktionsstellen (Gefäß-, Sternalpunktion) gekennzeichnet. Diese Symptome können auch bei einer entgleisten Thrombolysetherapie beobachtet

werden (s. Kap. 6, 6). Hyperfibrinolysen kommen vor bei Prostataoperationen, Prostatakarzinom, Pankreaskarzinom, intrauterinem Fruchttod, Fruchtwasserembolie, Abruptio placentae.
Diagnostische Hinweise: Bei einer Hyperfibrinolyse sind Thrombinzeit, Reptilasezeit, Quick-Wert und PTT verlängert, der Fibrinogenspiegel ist erniedrigt und die Thrombozytenzahl normal. Der Clotlyse-Test ist positiv, im Plasma lassen sich Fibrinspaltprodukte nachweisen. Differentialdiagnostisch kann die Hyperfibrinolyse gegenüber der reaktiven Hyperfibrinolyse bei Verbrauchskoagulopathie durch eine normale Thrombozytenzahl abgegrenzt werden. Diese Differentialdiagnose ist häufig jedoch schwierig wegen der fließenden Übergänge zwischen beiden Hämostasestörungen.

Therapie

Primär wichtig ist die Behandlung der Grundkrankheit, welche die Hyperfibrinolyse induziert. Außerdem ist bei ausgeprägter Hyperfibrinolyse die Gabe von Antifibrinolytika unter fortlaufender Laborkontrolle zur Dosisanpassung zu erwägen: ε-Aminocapronsäure (Cyclokapron®) 4–8 g/Tag; Tranexamsäure (Ugurol®, Anvitoff®) 0,5–2 g/Tag langsam i.v. oder p.o.; Proteinaseinhibitoren (Antagosan®, Trasylol®) primär 500 000 KIE, danach 50 000 KIE/h als langsame Infusion i.v. Eine biologische Vorprobe mit 10 000 KIE i.v. ist wegen möglicher allergischer Reaktionen zu empfehlen. Schließlich kann die Substitution von Fibrinogen und/oder Gerinnungsfaktorenkonzentraten erforderlich werden.

3 Verbrauchskoagulopathie

Ätiologie: Verbrauchskoagulopathien können bei zahlreichen, in ihrer Ätiologie unterschiedlichen Erkrankungen vorkommen (s. Tab. 19.5). Sie entwickeln sich aus einer gesteigerten Gerinnungsbereitschaft, die zu einer intravasalen Fibrinausfällung in verschiedenen Abschnitten der Endstrombahn führt.
Pathophysiologie: Die Verbrauchskoagulopathie wird durch das Auftreten von gerinnungsaktiven Substanzen, Gewebstrümmer, Aktivierung der Blutgerinnung im Bereich von Stasen in der Endstrombahn und/oder gleichzeitig mangelnder Inaktivierung dieser Substanzen durch Inhibitoren ausgelöst. Außerdem versagt bei der Entstehung einer Verbrauchskoagulopathie das Monozyten-Makrophagen-System (MMS) bei seiner Aufgabe, Eiweißabbauprodukte aus dem Blut abzufangen, zu speichern und abzubauen (Clearance-Funktion des MMS). Die dadurch induzierte, disseminierte intravaskuläre Koagulation (DIC) führt zur Mikrothrombenbildung in der Endstrombahn verschiedener Organe (Niere, Lunge, Leber) mit entsprechender Organfunktionsstörung. Verläuft dieser Prozeß schnell, dann ist der Verbrauch an Gerinnungsfaktoren und Thrombozyten größer als ihre Produktion. Es entsteht ein Hämostasedefekt und damit eine Blutungsneigung. Dieser Vorgang wird noch durch die sich einstellende „reaktive Fibrinolyse" kompliziert, die den Abbau des intravasal entstandenen Fibrinniederschlags zum Ziel hat. Oft wird aus der im Mikrothrombosebereich sinnvollen Lyse ein generalisierter Prozeß, der zu einer weiteren Schädigung der Hämostase führt: Verminderung der Faktoren V, VIII und Fibrinogen, Fibrinogenpolymerisationsstörung (Antithrombin-VI-Effekt). Es folgt daraus ein Circulus vitiosus, der einen völligen Zusammenbruch des Hämostasesystems mit einer schweren hämorrhagischen Diathese zur Folge hat. Das Vollbild der Verbrauchskoagulopathie läuft daher in 3 Stadien ab:

Tabelle 19.5: Erkrankungen, die zu einer Verbrauchskoagulopathie führen können

schwere Infekte, Sepsis durch gramnegative Keime	Meningokokkeninfektion, Malaria, Cholera, Rickettsiosen, Viruserkrankungen
hämatologische Erkrankungen	Promyelozytenleukämie, multiples Myelom, hämolytisch-urämisches Syndrom, Hämangiome (Kasabach-Merritt-Syndrom)
Vergiftungen	chemische Gifte, Schlangengifte
Mikrozirkulationsstörungen	Fettembolien, Hitzschlag, Transfusionszwischenfälle
akute Nekrosen und Malignome	akute Pankreatitis, große Malignomnekrosen, akute Lebernekrose, ausgedehnte Weichteilverletzungen
Schockzustände	hämorrhagischer Schock, Endotoxinschock, anaphylaktischer Schock, Verbrennungsschock, Elektroschock
gynäkologische und geburtshilfliche Erkrankungen	Eklampsie, *Erkrankungen*, HELLP-Syndrom, vorzeitige Plazentaablösung, intrauteriner Fruchttod, Fruchtwasserembolie, septischer Abort

Stadium I: Hyperkoagulabilität: Absinken der Thrombozytenzahl und des AT-III-Spiegels bei Verkürzung der PTT, TAT erhöht.
Stadium II: Dekompensation der Hämostase: Weitere Abnahme der Thrombozyten, des AT-III-Spiegels, der Gerinnungsfaktoren, insbesondere des Fibrinogens, hohe Fibrinmonomerkonzentration im Blut. PTT und Quick-Wert sind verlängert, TAT erhöht.
Stadium III: Zusammenbruch der Gerinnung und Entwicklung einer reaktiven Fibrinolyse: Hochgradige Thrombozytopenie, starker Mangel an Fibrinogen und anderen Faktoren, hohe Fibrinogenspaltproduktkonzentration und Hyperfibrinolysezeichen (Labor: PTT, Quick-Wert, Thrombinzeit, Reptilasezeit, AT-III-Wert, Clotlyse-Test pathologisch).
Klinik: *Leitsymptome und -befunde:* Primär entwickeln sich bei einer Verbrauchskoagulopathie die Zeichen einer Mikrothrombosierung in der Endstrombahn mit unterschiedlichen Organfunktionsstörungen (Niere, Lunge, Leber) (Stadium I). Diese Phase bildet sich oft ohne spezielle Therapie zurück, so daß man zunächst nicht an die Entwicklung einer Verbrauchskoagulopathie denkt. Dies bedeutet aber nicht, daß auf die mögliche Behandlung (s. u.) verzichtet werden soll. Im II. und III. Stadium kommt es unter Akzentuierung der Organfunktionsausfälle zu Blutungen an der Haut, den Schleimhäuten oder in inneren Organen. Diese Symptome verstärken sich bei weiterer Entwicklung der Verbrauchskoagulopathie in einem dramatischen Ausmaß, so daß die Erkrankung trotz Therapie oft tödlich endet.
Diagnostische Hinweise: Bei Vorliegen einer zur Verbrauchskoagulopathie disponierenden Erkrankung sollten frühzeitig Laboruntersuchungen vorgenommen werden, die das Krankheitsbild erkennen lassen (Thrombozytenzahl, AT-III-Bestimmung, PTT, Thrombinzeit, Reptilasezeit, Fibrinogenspiegel). Die Bedeutung der Laborergebnisse ist unter der Beschreibung der Stadieneinteilung geschildert.

Im Einzelfall kann die Diagnose einer Verbrauchskoagulopathie schwierig sein. Deshalb sind häufige Laborkontrollen durchzuführen, um den Ablauf der Erkrankung frühzeitig zu erfassen.

Therapie

Behandlungsziele
Die Prophylaxe und Therapie der Verbrauchskoagulopathie zielt auf die Vermeidung einer intravaskulären Gerinnung und im weiteren Verlauf auf die Substitution der verbrauchten Gerinnungsfaktoren ab.

Allgemeine Maßnahmen
Konsequente Behandlung einer Erkrankung, die potentiell eine Verbrauchskoagulopathie induzieren kann (z.b. Schockbehandlung, antibiotische Therapie, vorzeitige Entbindung). Vermeidung zusätzlicher iatrogener Blutungsrisiken (z.B. i.m. Injektionen, Verletzungen der Schleimhäute bei Sondierungen und Intubation). Bei lokalisierbaren Blutungen mechanische Blutstillung.

Spezielle Maßnahmen
In Abhängigkeit vom Stadium der Verbrauchskoagulopathie ist folgendes therapeutisches Vorgehen zu empfehlen:
(1) *Prophylaxe:* Low-dose-Heparinbehandlung: 2–3mal 5000 E Heparin/Tag s.c. oder 300–500 E Heparin/h i.v. als Dauerinfusion. Kein niedermolekulares Heparin oder Heparin-DHE benutzen!
(2) *Stadium I:* 500–1000 E Heparin/h i.v. als Dauerinfusion. Falls der AT-III-Spiegel unter 70% liegt, AT-III-Substitution (Kybernin®), um das Defizit auszugleichen.
(3) *Stadium II:* Unter Verzicht auf Heparingabe muß der abgesunkene AT-III-Spiegel substituiert werden. Ferner kann jetzt eine Gerinnungsfaktorensubstitution notwendig werden: FFP, Fibrinogen, wenn Konzentration im Blut unter 100 mg% abgesunken ist. PPSB-Plasma, falls Quick-Wert unter 30%. Faktor-XIII-Konzentrat (Fibrogammin®), wenn Faktor XIII unter 50%. Erythrozytenkonzentrat bei Anämie. Entwickelt sich die Gerinnungsstörung zum Stadium I zurück, wird die Therapie diesem Stadium entsprechend fortgeführt.
(4) *Stadium III:* Therapie wie im Stadium II, wobei in der Regel höhere Substitutionsdosen erforderlich sind. Eine antifibrinolytische Therapie ist kontraindiziert.
Die Therapie muß unbedingt durch häufige Laborkontrollen überwacht werden!

4 Inhibitorendefizite der Blutgerinnung

Ätiologie: Ein Mangel eines physiologischen Inhibitors der Blutgerinnung verhindert die Kompensation der Gerinnungsaktivierung und führt zur Thromboseneigung (Thrombophilie). Die Defizite der Inhibitoren treten entweder genetisch bedingt angeboren auf, oder es handelt sich um erworbene Defekte bei verschiedenen Grundkrankheiten (z.B.: Leberschäden, Verbrauchskoagulopathie).

Inhibitorendefizite der Blutgerinnung 19, 4

Pathophysiologie: Inhibitoren der Blutgerinnung neutralisieren aktivierte Gerinnungsfaktoren im strömenden Blut und begrenzen dadurch die Hämostase auf den Ort einer Endothelverletzung. Klinisch relevante Gerinnungsinhibitoren sind Antithrombin III, Protein C und Protein S. Antithrombin III wird in der Leber gebildet und hemmt äqimolar die aktiven Gerinnungsfaktoren Thrombin (IIa), VIIa, IXa, Xa, XIa und XIIa. Die Reaktion wird durch Heparin katalysiert. Ohne AT-III ist Heparin praktisch wirkungslos (s. Kap. 6, 5.1). Protein C wird in der Leber unter Mitwirkung des Vitamin K gebildet. Es wird über den Endothelrezeptor Thrombomodulin durch Thrombin aktiviert und baut die aktivierten Faktoren V und VIII ab. Protein S beschleunigt diesen Vorgang. Außerdem wurde als relativ häufiges Thromboserisiko eine Resistenz gegen aktiviertes Protein C (aPC-Resistenz) erkannt, die durch eine Punktmutation auf dem Faktor-V-Gen hervorgerufen wird.
Klinik: Angeborene Inhibitorendefizite steigern in Abhängigkeit vom Grad des Defektes die Thrombosebereitschaft. Bei AT-III-, Protein-C- und Protein-S-Mangel unter 60% treten bereits in jungen Jahren schwere venöse Thrombosen und Lungenembolien auf. Weitere Thromboserisiken (Immobilisation, operative Eingriffe, Ovulationshemmer) begünstigen die Thromboseentstehung zusätzlich. Ein homozygoter Protein-C-Mangel ruft schon kurz nach der Geburt eine Purpura fulminans hervor. Die Entwicklung einer Cumarinnekrose wird durch Protein-C-Mangel begünstigt (s. Kap. 6, 5.3, „Nebenwirkungen" [8]). Unter der Gabe von Vitamin-K-Antagonisten sinken Protein C und Protein S ab. Dabei wird aber die Gerinnungsbalance in der Regel nicht gestört, weil die Faktoren II, VII, IX und X ebenfalls vermindert werden.
Schwere Leberschäden, Überbeanspruchung des Gerinnungssystems (Polytrauma, Verbrauchskoagulopathie) führen zu einem Inhibitorenmangel und begünstigen die Entstehung einer Thrombose.
Die Diagnose erfolgt durch Bestimmung der AT-III-, Protein-C- und Protein-S-Werte im Blut.

Therapie

Das Thromboserisiko bei Inhibitorenmangel wird durch gerinnungshemmende Mittel oder Substitutionsbehandlung kompensiert. Die Prophylaxe bei asymptomatischen Merkmalsträgern wird unterschiedlich beurteilt. Sie sollte aber ausgeführt werden, wenn bereits thromboembolische Ereignisse aufgetreten sind. Bei zusätzlichen Thromboserisiken (Operationen, Schwangerschaft) sollte unbedingt eine Therapie ausgeführt werden:

(1) *AT-III-Mangel:* Als Thromboseprophylaxe über längere Zeit: Vitamin-K-Antagonisten (s. Kap. 6, 5.3). In der Schwangerschaft und bei anderen besonderen Situationen (größere Operationen): AT-III-Substitution (Kybernin®) und 2mal 5000 E Heparin/Tag. Der AT-III-Spiegel sollte über 70% liegen.

(2) *Protein-C-, Protein-S-Mangel:* Unter Heparinschutz (minimal 3mal 5000 E Heparin/24 h s.c. oder 500–800 E Heparin/h als Dauerinfusion) langsam einschleichende Therapie mit Vitamin-K-Antagonisten bis zum therapeutischen Bereich (INR: 2,0–3,0). Danach Fortsetzung der Behandlung bis zum Ende des erhöhten Thromboserisikos oder lebenslang bei vorausgegangenen schweren Thrombosen. Therapierisiken, Therapiekontrolle und Nebenwirkungen: s. Kap. 6, 5.3.

20 Onkologische Krankheiten

(J. Preiß)

1	Allgemeine Grundlagen	745		Seminom	782
1.1	Zytostatika	746		Nicht-seminomatöse Hodentumoren	783
1.1.1	Indikationen, Toxizität, Interaktionen, Besonderheiten	746	2.2.6	Prostatakarzinom	785
				Vorgehen entsprechend der Stadieneinteilung	785
1.1.2	Allgemeine Toxizität von Zytostatika	757		Therapieformen	786
1.2	Tumorklassifikation	758	2.2.7	Nierenkarzinom	787
1.3	Erfolgsbeurteilung	759	2.2.8	Blasenkarzinom	787
1.4	Tumormarker	760	2.3	Bronchialkarzinom	789
1.4.1	Indikationen	760	2.3.1	Nicht-kleinzelliges Bronchialkarzinom	790
1.4.2	Regeln	760		Vorgehen entsprechend der Stadieneinteilung	790
1.4.3	Einteilung	761			
1.5	Besondere Therapieformen	761		Chemotherapie	791
1.5.1	Adjuvante Chemotherapie	761		Weitere Maßnahmen	792
1.5.2	Regionale Therapie	762	2.3.2	Kleinzelliges Bronchialkarzinom	792
	Intrakavitäre Therapie	762	2.4	Gastrointestinale Tumoren	793
	Intraarterielle Therapie	766	2.4.1	Ösophaguskarzinom	794
1.5.3	Immuntherapie und Biomodulatoren	767	2.4.2	Magenkarzinom	794
				Adjuvante Therapie	795
1.5.4	Supportive Therapie	768		Palliative Therapie	795
2	Chemotherapie solider Tumoren	768	2.4.3	Kolorektale Karzinome	796
2.1	Mammakarzinom	768		Operative Therapie	796
2.1.1	Mammakarzinom der Frau	768		Adjuvante Therapie	796
	Operative Therapie	769		Palliative Therapie	797
	Adjuvante Therapie	770		Regionale Therapie der Leber	798
	Adjuvante Strahlentherapie	771	2.4.4	Tumoren des Pankreas	799
	Nachsorge	772		Karzinome des exokrinen Pankreas	799
	Palliative Therapie	772		Maligne Tumoren des endokrinen Pankreas	799
	Palliative Hormontherapie	772			
	Palliative Chemotherapie	773	2.4.5	Primäre Lebertumoren	799
2.1.2	Mammakarzinom des Mannes	775	2.4.6	Gallenblasenkarzinom	800
2.2	Urogenitalkarzinome	776	2.4.7	Karzinoid	801
2.2.1	Zervix-, Vagina- und Vulvakarzinome	776		Chemotherapie	801
				Symptomatische Therapie des Karzinoidsyndroms	802
2.2.2	Korpuskarzinom	777			
2.2.3	Ovarialkarzinom	777	2.5	Karzinome im Kopf- und Halsbereich	802
	Operative Therapie	778			
	Strahlentherapie	779	2.5.1	Mund-, Rachen-, Nasennebenhöhlen- und Larynxkarzinome	802
	Chemotherapie	779			
	Systemische Chemotherapie	779		Primärtherapie (neoadjuvante Chemotherapie)	802
	Intraperitoneale Chemotherapie	780			
	Hormontherapie	780		Rezidivtherapie	803
2.2.4	Chorionkarzinom	780			
2.2.5	Hodenkarzinom	781	2.5.2	Schilddrüsenkarzinom	804

2.6	**Malignes Melanom** 804	2.8	**KUP-Syndrom** 808
	Adjuvante Therapie 804	3	**Therapie wichtiger Komplika-**
	Systemische Chemotherapie . . 804		tionen 809
	Regionale Chemotherapie 805	3.1	**Hyperkalzämie** 809
	Immuntherapie 805	3.2	**Obere Einflußstauung** 809
	Radiotherapie 806	3.3	**Querschnittssyndrom** 810
2.7	**Sarkome** 806	3.4	**Hirnmetastasen** 810
2.7.1	**Weichgewebssarkome** 806	3.5	**Zytostatika-Paravasate** 810
2.7.2	**Kaposi-Sarkom** 807	3.6	**Allgemeine Komplikationen** . . 811

Notfälle:	Komplikationen (s. ds. Kap., 3)

1 Allgemeine Grundlagen

Die Behandlung der malignen Neoplasien richtet sich nach der *Organspezifität, der Ausdehnung der Erkrankung und dem Allgemeinzustand des Patienten. Die Früherkennung ist der wichtigste Faktor einer kurativen Therapie. Die Krebsvorsorgeuntersuchung sollte daher allen Patienten immer wieder angeraten werden. Bei lokalisierten Tumoren stehen die chirurgische Intervention und die lokale Strahlentherapie an erster Stelle, während bei metastatischen Prozessen und bei ausgedehnten Rezidiven eine systemische zytostatische Therapie indiziert ist. Heilungen sind in diesem Zustand selten, ein palliativer Effekt (Minderung von Beschwerden ± Lebensverlängerung) häufig möglich.

Eine adjuvante Chemotherapie (s. ds. Kap., 1.5.1) kann bei den Tumoren, die frühzeitig zu einer okkulten Fernmetastasierung neigen, indiziert sein. Bei einigen Tumoren ist präoperativ eine zytoreduktive Chemotherapie („neoadjuvante Chemotherapie") sinnvoll.

Eine regionale Chemotherapie (z.B. bei isolierten Lebermetastasen) über das zuführende arterielle Gefäß sollte wegen der höheren Selektivität in Erwägung gezogen werden, ist jedoch aus technischen Gründen meist nur in größeren Zentren durchführbar.

Eine zytostatische Monotherapie ist nur in Ausnahmefällen indiziert, da die Remissionsraten geringer und die spezifischen unerwünschten Nebenwirkungen entsprechend der notwendigen Dosis höher liegen. Durch die Kombination mehrerer Zytostatika mit unterschiedlichem Ansatzpunkt im Verlauf des Zellzyklus werden die Remissionsraten verbessert. Durch die alternierende Gabe mehrerer Kombinationen kann zumindest hypothetisch einer sekundären Resistenz entgegengewirkt werden.

Die Berechnung der Solldosis im Rahmen der zytostatischen Therapie geschieht nach der Körperoberfläche in m^2. Ein Nomogramm zur Errechnung von Körperoberfläche aus Größe und Gewicht ist im Tabellenanhang (s. Tabellenanhang, Tab. 1) aufgeführt.

20 Onkologische Krankheiten

Tabelle 20.1: Aufteilung der Zytostatika nach Stoffgruppen

1. Alkylanzien	2. Antimetaboliten	4. Pflanzenalkaloide
– Amsacrin	– Hydroxyurea	– Podophyllinderivate
– Bendamustin	– Methotrexat	• Etoposid
– Busulfan	– Pentostatin	• Tenoposid
– Chlorambucil	– Pyrimidinanaloga	– Taxoide
– Hexamethylmelamin	• Cytarabin	• Paclitaxel
– Melphalan	• Fluorouracil	• Taxotere
– Nitrosoharnstoff-	• Fludarabin*	– Vincaalkaloide
derivate	• Gemcitabin*	• Vinblastin
• Carmustin	– Purinanaloga	• Vincristin
• Lomustin	• Mercaptopurin	• Vindesin
• Nimustin	• Thioguanin	
• Streptozotozin*	• Chlorodesoxyadenosin	5. Hormone
– Oxazaphosphorine	– Trimetrexate*	– Antiöstrogene
• Cyclophosphamid		• Tamoxifen
• Ifosfamid	3. Antibiotika	• Droloxifen*
• Trofosfamid	– Anthrazykline	– Aromatasehemmer
– Platinderivate	• Daunorubicin	• Aminoglutethimid
• Cisplatin	• Adriamycin	• Formestan
• Carboplatin	• Epirubicin	– Gestagene
– Procarbazin	• Idarubicin	• Medroxyprogestron-
– Thiotepa	– Bleomycin	acetat
– Treosulfan	– Camptothecin (CPT-11)*	• Megestrolacetat
	– Dactinomycin	
	– Mitomycin	6. Enzyme
	– Mitoxantron	– Asparaginase

* zum Zeitpunkt der Drucklegung noch nicht zugelassen

1.1 Zytostatika

1.1.1 Indikation, Toxizität, Interaktion, Besonderheiten

In Tabelle 20.1 sind die Zytostatika nach Stoffgruppen zusammengefaßt.
In der nachfolgenden Aufstellung sind die klinisch relevanten Daten der einzelnen Zytostatika alphabetisch aufgeführt (Handelsname des Erstanbieters in Klammern). Zu beachten sind die besondere Toxizität und die Interaktion mit anderen Zytostatika und der Begleitmedikation. Nur ihre genauen Kenntnisse und Berücksichtigung in der Therapie können den Patienten vor Schaden bewahren.

ACNU

Applikation: i.v., i.a.
Indikation: Maligne Gliome, Hirnmetastasen (kleinzelliges BC); Hämoblastosen (CML, maligne Lymphome), solide Tumoren (kolorektale Karzinome, kleinzelliges Bronchialkarzinom, Mammakarzinom)
Dosisred.: Knochenmarkinsuffizienz
Toxizität: Knochenmark (verzögert nach 2–4 Wochen); lokaler Schmerz; selten: Leber, Niere

Interaktion: Verstärkte KM-Schädigung bei Kombinationstherapie
Cave: Injektionslösung enthält Alkohol, Verdünnung 1:10 mit NaCl 0,9% sofort verwenden.

Adriamycin (Adriblastin®)

Applikation: i.v., i.a., (Nekrose bei Paravasat), topisch (Harnblase)
Indikation: Solide Tumoren, maligne Lymphome, Leukämien
Max. Dosis: Kumulative MD: 550 mg/m^2 (mit Epirubicin und Mitoxantron verrechnen)
Dosisred.: Bilirubin > 2 mg: um 50%; > 3 mg: um 75%
schwere kardiale Vorschädigung
Toxizität: Knochenmark, Herzmuskel, Anorexie-Nausea-Emesis(ANE)-Syndrom, Mukositis, Alopezie; Verstärkung der Kardiotoxizität unter Strahlentherapie (max. Dosis auf 400 mg/m^2 begrenzen)
Interaktion: Keine Mischung mit Heparin (chemische Inkompatibilität)
Cave: Überwachung der kardialen Funktion durch Messung der Ejektionsfraktion des linken Ventrikels mit Echokardiographie oder Radionuklidangiographie. Ein EKG ist unzureichend zur Beurteilung einer möglichen Kardiotoxizität. Bei Paravasat sofortiges Handeln (s. ds. Kap., 3.5)

Amsacrin (Amsidyl®)

Applikation: i.v.
Indikation: Akute lymphatische und nicht-lymphatische Leukämie
Toxizität: Knochenmark, ANE-Syndrom, Grand-mal-Anfälle, zentralnervöse Störungen, Alopezie, Phlebitis, allergische Hautreaktionen, Herzrhythmusstörungen, -insuffizienz, Leber, Augen

Asparaginase

Applikation: i.v., i.m.
Indikation: Akute Leukämien, Non-Hodgkin-Lymphome
Dosisred.: Leberfunktionsstörungen, Hypofibrinogenämie
Toxizität: Allergische Reaktionen, Leberfunktions-, Blutgerinnungsstörungen (Fibrinogensynthesehemmung), ANE-Syndrom, Abfall der Glukosetoleranz mit Abfall des Insulinspiegels (Hyperglykämie, Ketoazidose); ZNS: *akut:* Lethargie, Somnolenz, bis zum Koma; *chronisch:* organisches Hirnsyndrom
Interaktion: Mit Methotrexat, je nach Dosierung und „Timing" ein synergistischer oder antagonistischer Effekt

Bleomycin

Applikation: i.v., i.a., i.m., s.c., topisch
Indikation: Maligne Lymphome, Hodenteratome, Plattenepithelkarzinom im Kopf-Hals-Bereich, Vulva- und Peniskarzinom
Dosierung: ED 15–30 mg; kumulative Max.-Dosis 360 mg/m^2
Dosisred.: Kreatininclearance < 35 ml/min: um 50–70%
Nicht anwenden bei manifester Pneumonie, eingeschränkter Lungenfunktion und simultaner Bestrahlung der Lungen

Toxizität:	Lunge (führt in 10% der Fälle zur Pneumonitis), Haut (Erytheme, Exantheme – können auch bei späterer Bestrahlung auftreten!), Mukositis, Diarrhö, Hyperpyrexie (Vortestung!)
Interaktion:	Verstärkung der pulmonalen Toxizität durch Cyclosphosphamid, Inaktivierung durch Chelatbildung mit 2- und 3wertigen Kationen (Kupfer); nicht mischen in Lösungen mit essentiellen Aminosäuren, Dexamethason, Aminophyllin oder Furosemid
	Strahlentherapie der Lunge oder hohe O_2-Konzentration während der Narkose können die pulmonale Toxizität erhöhen (auch nach langer Zeit [Jahre] nach der Therapie!).

Busulfan (Myleran®)

Applikation:	p.o., rasche, vollständige Resorption
Indikation:	Chronisch-myeloische Leukämie, Polyzythämie
Toxizität:	Knochenmark, Lunge (Pneumonitis), Hyperpigmentierung
Einnahme:	Einnahme mit reichlich Flüssigkeit während oder kurz nach der Nahrungsaufnahme
Cave:	Einsetzen des Effektes nach 10–14 Tagen und Fortdauer der Wirkung nach Absetzen bis 4 Wochen. Blutbildkontrolle mindestens wöchentlich

Carboplatin (Carboplat®)

Applikation:	i.v.
Indikation:	Epitheliale Ovarial-, Zervixkarzinome, kleinzelliges Bronchialkarzinom, Plattenepithelkarzinom im Kopf-Hals-Bereich
Dosisred.:	Niereninsuffizienz (Kreatininclearance < 60 ml)
Toxizität:	Knochenmark (stärker als Cisplatin); Niere, Gehör, periphere Nerven, Emesis (geringer als Cisplatin), Hyperurikämie (Allopurinolgabe), selten: Alopezie, allergische Reaktionen, Fieber, Schüttelfrost
Interaktion:	Erhöhung der Nephro- und Ototoxizität durch andere Medikamente (z.B. Aminoglykoside, Schleifendiuretika)

Carmustin *(BCNU)* (Carmubris®)

Applikation:	streng i.v. unter Lichtschutz
Indikation:	Hirntumoren, Hirnmetastasen, multiples Myelom, maligne Lymphome, Tumoren des Gastrointestinaltrakts, malignes Melanom in Kombination mit anderen Zytostatika und Strahlentherapie
Dosierung:	Kumulative Max.-Dosis < 1000 mg/m² (Gefahr der Lungenfibrose)
Dosisred.:	Nieren-, Knochenmarkinsuffizienz
Toxizität:	Knochenmark (verzögert nach 2–4 Wochen); ANE-Syndrom, lokaler Schmerz; selten: Lunge (Pneumonitis), Leber, Niere, Alopezie
Interaktion:	Verstärkte KM-Schädigung bei Kombinationstherapie
Cave:	Carmubrislösungen in Plastikflaschen sind instabil, Injektionslösung enthält Alkohol

Chlorambucil (Leukeran®)

Applikation: p.o.; schnelle und gute Resorption
Indikation: Maligne Lymphome (selten Mammakarzinom)
Dosisred.: Knochenmarkinsuffizienz
Toxizität: Knochenmark; selten gastrointestinale Toxizität, Mukositis, Lungenfibrose, Pneumonitis, Amenorrhö und Azoospermie (bei Gesamtdosis > 400 mg), Fieber, Allergien, Leberfunktionsstörungen, periphere Neuropathie
Interaktion: Verstärkung der Nebenwirkungen unter Phenylbutazonderivaten (Dosisred.)

Cisplatin (Platinex®)

Applikation: i.v., i.a., topisch (intraperitoneal)
Indikation: Hodentumoren, Ovarial-, Endometrium-, Zervix-, Blasen-, Prostata, Bronchialkarzinom, Kopf-Hals-Karzinome, Sarkome, Melanome
Dosierung: Kumulative Max.-Dosis ca. 500 mg/m^2
Dosisred.: Kreatininclearance < 80 ml/min
Toxizität: ANE-Syndrom, Hyperurikämie, Knochenmark, Innenohrschäden (prätherapeutisches Audiogramm), periphere Neurotoxizität (Reflexausfall, Muskelschwäche); selten: Alopezie, allergische Reaktionen, Fieber, Schüttelfrost
Niere: Wegen hoher Nephrotoxizität (Tubulusschäden) ist obligat eine prä- und posttherapeutische Hydratation (Urin > 200 ml/h) über mindestens 24 h erforderlich.
Interaktion: Erhöhung der Nephro- und Ototoxizität durch andere Medikamente (z.B. Aminoglykoside, Schleifendiuretika)
Im Tiermodell besteht ein Synergismus mit Etoposid und Vindesin, in vitro wirkt es strahlensensibilisierend auf hypoxische Zellen.

Cyclophosphamid (Endoxan®)

Applikation: i.v., p.o. (Bioverfügbarkeit bei ca. 90%)
Indikation: Maligne Hämoblastosen und solide Tumoren
Dosisred.: Nierenfunktionsstörung
Toxizität: Knochenmark, ANE-Syndrom, Alopezie, Gonaden mit Hypo-/Azoospermie, Lunge (Pneumonitis), Leber, Haut, in hoher Dosierung kardiotoxisch, verstärkt die Kardiotoxizität der Anthrazykline. Zystitisprophylaxe mit MESNA (ab Dosis > 400 mg/m^2) 20% von CTX zum Zeitpunkt 0, 3 und 8 h
Interaktion: Erhöhung der Halbwertzeit unter Allopurinol; Verstärkung der Wirkung der Sulfonylharnstoffderivate (Blutzuckersenkung) und der depolarisierenden Muskelrelaxanzien durch Verringerung der Pseudocholinesterase-Konzentration (anhaltende Apnoe)
Cave: Bei oraler Applikation erhöhter „First-pass"-Effekt und Aktivierung in der Leber. I.v. Gabe häufig nur aus Gründen der Patienten-Compliance!

Cytarabin (Alexan®, Udicil®)

Applikation: i.v., i.m., s.c., i.th.

Indikation:	Akute Leukämie, Blastenschub einer CML, hochmaligne Lymphome
Dosisred.:	Leberfunktionsstörung
Toxizität:	Knochenmark, ANE-Syndrom, Mukositis, Diarrhö, pulmonale Toxizität (akutes Lungenödem, bes. bei HD-Therapie). Cytarabin-Syndrom: Fieber, Myalgien, Knochen- und Brustschmerzen, makulopapulöser Ausschlag, Konjunktivitis, Unwohlsein → Kortikoide
Interaktion:	Keine simultane Infusion mit Fluorouracil und Methotrexat (physikalische Unverträglichkeit)

Dacarbazin (DTIC®, Deticene®)

Applikation:	i.v. unter Lichtschutz in große Venen (lokaler Schmerz)
Indikation:	Malignes Melanom, Weichteilsarkome, maligne Lymphome, solide Tumoren des Kindesalters
Dosisred.:	Niereninsuffizienz
Toxizität:	Knochenmark (verzögert nach 2–4 Wochen), ANE-Syndrom, Fieber, Alopezie, Haut; selten Leber (Budd-Chiari-Syndrom), Lungen (Pneumonitis)
Interaktion:	potenziert die Kardiotoxizität der Anthrazykline Eine Wirkungsverstärkung von anderen Zytostatika (5-Fluorouracil, Methotrexat, Cyclophosphamid, Adriamycin, BCNU und CCNU) wurde festgestellt.
Cave:	Schnelle Injektion (1 min) lichtgeschützt, starke emetogene Potenz

Dactinomycin (Lyovac-Cosmegen®)

Applikation:	streng i.v., i.a. (Nekrose bei Paravasat)
Indikation:	Kindliche Tumoren, Sarkome, Chorionkarzinom
Dosisred.:	Leber- u. Nierenfunktionseinschränkung (?)
Toxizität:	Anaphylaxie, Knochenmark, ANE-Syndrom (!), Stomatitis, Ulzera (bis zu 14 Tagen nach Ende der Therapie)
Interaktion:	verstärkt die Strahlentoxizität: Haut und Gastrointestinaltrakt
Cave:	Nicht anwenden bei bestehenden Herpesinfektionen Gefahr der schweren Generalisierung

Daunorubicin (Daunoblastin®)

Applikation:	streng i.v. (Nekrose bei Paravasat!)
Indikation:	Akute Leukämien
Dosierung:	Kumulative Max.-Dosis 550 mg/m², bei Vorschädigung des Herzens nur 400 mg/m²
Dosisred.:	Bilirubin 1,2–3 mg/dl: um 25%; > 3 mg/dl: um 50%
Toxizität:	Knochenmark, Herzmuskel, ANE-Syndrom, Alopezie, Mukositis, Pigmentstörungen, Exantheme, Tubulusschädigung der Nieren
Interaktion:	Siehe *Adriamycin*
Cave:	Überwachung der kardialen Funktion: siehe *Adriamycin* Bei Paravasat sofortiges Handeln (s. ds. Kap., 3.5)

4-Epidoxorubicin (Farmorubicin®)

Applikation:	i.v., i.a. (Nekrose bei Paravasat!), topisch (intravesikal)

Allgemeine Grundlagen **20, 1**

Indikation: Mamma-, Ovarial-, Magen-, Pankreas-, Prostata-, Rektum-, kleinzelliges Bronchialkarzinom, Non-Hodgkin-Lymphome und Weichteilsarkome, Blasenkarzinome (intravesikal)
Dosierung: Kumulative Max.-Dosis 850 mg/m² (Kumulation mit anderen Anthrazyklinen)
Dosisred.: Bilirubin > 2 mg: um 50%; > 3 mg: um 75%
schwere kardiale Vorschädigung
Toxizität: Knochenmark, Herzmuskel, ANE-Syndrom, Alopezie, Mukositis, Verstärkung der Kardiotoxizität unter Strahlentherapie (max. Dosis auf 650 mg/m² beschränken).
Interaktion: siehe *Adriamycin*
Cave: Überwachung der kardialen Funktion: siehe *Adriamycin*
Bei Paravasat sofortiges Handeln (s. ds. Kap., 3.5)

Estramustin (Estrazyt®)

Applikation: i.v., p.o.: Bioverfügbarkeit (p.o.) 50%
Indikation: Prostatakarzinom
Dosisred.: Leberparenchymschaden, Thromboserisiko
Toxizität: Lokale Thrombophlebitiden, gastrointestinale Störungen, Knochenmark, ANE-Syndrom, Leber, Thrombosen; Gynäkomastie (Radiation der Mamillen!)
Interaktion: Wirkverlust bei Einnahme stark kalziumhaltiger Nahrung (Milch, Milchprodukte, Mineralwasser mit > 200 mg/l Ca⁺⁺)
Cave: Als Infusionsträger ausschließlich Glukose 5% verwenden.

Etoposid *(VP 16)* (Vepesid® J, K)

Applikation: i.v. (Kurzinfusion), i.a., p.o. Resorption p.o. 30–100%
Trägerlösung: NaCl 0,9%, Glukose 5%: 0,2–0,4 mg/ml
Indikation: Bronchialkarzinome, maligne Lymphome, akute myeloische Leukämie, Hodentumoren, Ovarial- und Chorionkarzinom
Dosisred.: Knochenmarkinsuffizienz
Toxizität: Knochenmark, Alopezie, seltener Neuropathie, Mukositis, ANE-Syndrom, Leberfunktionsstörungen, Überempfindlichkeitsreaktionen
Interaktion: Neurotoxizität verstärkt bei Vorbehandlung mit Vincaalkaloiden
Cave: Experimentell nachgewiesen ist ein Synergismus mit Platinderivaten, Mitomycin C, Cyclophosphamid, BCNU, Vincristin, Dactinomycin und Cytosinarabinosid, es besteht eine Kreuzresistenz zwischen Anthrazyklinen und Etoposid.

5-Fluorouracil *(5-FU)*

Applikation: i.v., i.a., p.o., topisch (Peritonealhöhle)
Indikation: Solide Tumoren
Dosisred.: Schlechter Allgemeinzustand, Leber- und Nierenfunktionsstörung
Toxizität: Akut: psychotische Reaktionen, Somnolenz, mnestische Störungen, Erhöhung der Alkoholtoxizität;
Chronisch: Knochenmark, Alopezie, Mukositis, Diarrhö, Photodermatitis; ZNS: bei hohen Dosen Kleinhirnsymptomatik (Ataxie, Schwindel, verwaschene Sprache)

	Herz: selten Koronarspasmus mit Angina pectoris; Fortsetzung der Therapie nur mit Kalziumantagonisten, trotzdem besteht die Gefahr des Myokardinfarktes! Bei Langzeitinfusion: „Hand-Fuß-Syndrom" mit schmerzhafter Ablösung der Haut an Hand- und Fußinnenflächen
Interaktion:	Modulation der Wirkung durch Folinsäure, Methotrexat und α-Interferon; Reduktion von Toxizität und Wirkung durch Allopurinol
Cave:	Einsatz zur regionalen Chemotherapie von Lebermetastasen kolorektaler Karzinome, dabei besteht eine hohe Extraktion durch die Leber (ca. 50%)

Gemcitabin (Gemzar®)

Applikation:	i.v., 30 min Kurzinf. (Tag 1, 8, 15, Wdh. Tag 28)
Indikation:	lokal fortgeschrittene oder metastasierte nichtkleinzellige Bronchialkarzinome, Pankreaskarzinom
Toxizität:	milde bis moderate Myelosuppression, reversibler Anstieg der Transaminasen, selten: Übelkeit und Erbrechen, Proteinurie, Hämaturie, Hautausschlag, Dyspnoe, influenzaartiges Bild, Ödem, vereinzelt Alopezie

Hydroxycarbamid (Litalir®)

Applikation:	p.o., gute Resorption (fast 100%)
Indikation:	Myeloproliferative Erkrankungen
Dosisred.:	Bei Kreatininclearance < 10 ml/min um 50%
Toxizität:	Knochenmark, selten ANE-Syndrom, Mukositis, Neurotoxizität, Allergien, Neuropathien
Interaktion:	Verstärkung des Strahlentherapie-Erythems und der Knochenmarktoxizität, Einschränkung der Reaktionsfähigkeit bei Gabe von Psychopharmaka

Idarubicin (Zanosar®)

Applikation:	i.v. (Nekrose bei Paravasat)
Indikation:	Induktionstherapie der AML, ANLL
Dosierung:	Kumulative Max.-Dosis 120 mg/m² (Kumulation mit anderen Anthrazyklinen/Anthrachinonen!)
Dosisred.:	Nieren- und Leberschädigung (Kreatinin > 2,5 mg/dl; Bilirubin > 2 mg/dl; vorbestehende kardiale Schädigung (Grad IV) Kontraindikation bei Alter > 65 Jahre
Toxizität:	Knochenmark, Herzmuskel, Alopezie, Mukositis, Fieber, Erythem und Exanthem; Erhöhung der Leberenzyme
Interaktion:	Ausfällung bei Infusion mit Heparin
Cave:	Bei Verdacht auf Paravasat sofortiges Handeln (s. ds. Kap., 3.5)

Ifosfamid (Holoxan®)

Applikation:	i.v., Kurzinfusion
Indikation:	Hodentumoren, Weichteilsarkome, maligne Lymphome, Bronchial-, Ovarial-, Mamma-, Pankreas- und Endometriumkarzinom, Hypernephrom

Allgemeine Grundlagen **20, 1**

Dosisred.: Nieren- und Leberfunktionsstörungen
Toxizität: ANE-Syndrom, Knochenmark, Alopezie, ZNS, Zystitisprophylaxe siehe *Cyclophosphamid*

Lomustin (CCNU®)

Applikation: p.o.
Indikation: Morbus Hodgkin, primäre und sekundäre Tumoren des ZNS, Bronchialkarzinom
Dosisred.: Knochenmarkinsuffizienz
Toxizität: Knochenmark (verzögert nach 2–4 Wochen), Emesis (nach ca. 6–8 h), Lunge (Fibrose), selten Leber, Niere, Alopezie

Melphalan (Alkeran®)

Applikation: i.v., p.o., i.a. (regionale Perfusion)
Resorption und Bioverfügbarkeit sehr unterschiedlich (zwischen 20 und 90%), Bioverfügbarkeit nimmt im Laufe der Behandlung zu (gesteigerte Resorption)
Indikation: Multiples Myelom, Ovarial-, Mammakarzinom
Dosisred.: Schwere Nierenfunktionseinschränkung
Toxizität: Knochenmark (verzögert nach 2–4 Wochen), ANE-Syndrom, Alopezie, Amenorrhö, Lungenfibrosen, hämolytische Anämie, sekundäre akute Leukämien
Interaktion: Cimetidin verringert die Bioverfügbarkeit des oral applizierten MPL um 30% und die Plasmahalbwertzeit um 20%.
Einige Aminosäuren (Leucin, Glutamin, Tyrosin und Methionin) verringern die Aufnahme von Melphalan in Tumorzellen.
Einnahme: Nüchtern, $1/2$ h vor den Mahlzeiten mit viel Flüssigkeit
Cave: Häufige Überwachung des Blutbildes und der Harnstoffwerte

Mercaptopurin (Purinethol®)

Applikation: p.o.; gastrointestinale Resorption ca. 50%, Bioverfügbarkeit 5–37%
Indikation: Akute Leukämien, chronisch-myeloische Leukämie
Dosisred.: Leber- und Nierenfunktionsstörungen
Toxizität: Knochenmark, Lebernekrose und Cholestase (häufiger bei Dosierung > 2,5 mg/kg/Tag); selten: ANE-Syndrom, Mukositis, Arzneimittelfieber und Exantheme
Interaktion: Toxizitätssteigerung unter Allopurinol: Reduktion auf 25%!
Mercaptopurin verringert die Wirkung von Warfarin
Cave: Häufige Überwachung des Blutbildes in der Induktionsphase und der Leberfunktion 1× wöchentlich; Einnahme mit reichlich Flüssigkeit

Methotrexat

Applikation: i.v., i.m., i.th., p.o.
Indikation: Maligne Hämoblastosen, Mammakarzinom, Chorionepitheliom, Zervix-, Ovarial-, kleinzelliges Bronchialkarzinom, Malignome im Kopf-Hals-Bereich, ZNS-Tumoren
Dosisred.: Nierenfunktionsstörung

20 Onkologische Krankheiten

Toxizität:	Knochenmark, Mukositis, Diarrhö, Leber, Niere, ZNS, seltener Allergien, Haut (Hand-Fuß-Syndrom) HD-Therapie: Urinausscheidung > 200 ml/h, Urin-pH > 7,0; Rescue mit Kalziumfolinat nach 24 h über mindestens 36 h, je nach Serumspiegel ZNS-Toxizität bei intrathekaler Anwendung (Meningismus, selten periphere Lähmungen), bei zusätzlichen Liquorzirkulationsstörung schwere Hirnverletzungen
Interaktion:	Verstärkung der Nephrotoxizität durch Cisplatin; verminderte Ausscheidung durch ASS, Benemid ZNS: Leukenzephalie bei Bestrahlung des ZNS (auch bei späterer Strahlentherapie)
Cave:	Bei Ergüssen (Pleura, Aszites) ist die verzögerte Rückresorption aus diesen Kompartimenten zu beachten = unberechenbare Toxizität! Kontraindikation bei Hochdosistherapie!

Mitomycin C

Applikation:	i.v., i.a. (Nekrosen bei Paravasat); topisch (Harnblase)
Indikation:	Solide Tumoren, chronisch-myeloische Leukämie, Osteosarkom, Blastentumoren (intravesikal)
Dosierung:	Kumulative Max.-Dosis 100 mg/m² (3–5 Zyklen)
Dosisred.:	Nierenfunktionsstörung
Toxizität:	Knochenmark (verzögert nach 2–4 Wochen), ANE-Syndrom, Leber, Lunge und Niere, Allergien, Alopezie. Selten: Mikroangiopathie, hämolytisch-urämisches Syndrom
Interaktion:	Inaktivierung durch gleichzeitige Gabe von Vitamin B_2, B_6, B_{12}, C, K_1, Inosin, ATP, Glutathion, Orotsäure, Cystein, Natriumdithionit Erhöhte Gefahr eines Bronchospasmus bei gleichzeitiger oder auch späterer Gabe von Vincaalkaloiden
Cave:	Beim Paravasat sofortiges Handeln (s. ds. Kap., 3.5)

Mitoxantron (Novantron®)

Applikation:	i.v., i.a., topisch
Indikation:	Mammakarzinom, Non-Hodgkin-Lymphome, AL, Blastenschub der CML, hepatozelluläres Karzinom
Dosierung:	Kumulative Max.-Dosis 200 mg/m² (kardiale Überwachung, Kumulation mit Anthrazyklinen)
Dosisred.:	Leberfunktionsstörung
Toxizität:	Knochenmark, Herz
Interaktion:	Keine Mischung mit Heparin (Ausfällung)
Cave:	Überwachung der kardialen Funktion: siehe *Adriamycin*

Paclitaxel (Taxol®)

Applikation:	i.v., i.p.
Indikation:	Resistente Ovarialkarzinome und Mammakarzinome
Dosierung:	ED: 135–200 mg/m²; kumulative Max.-Dosis 1000 mg/m²
Toxizität:	Knochenmark, allergische Reaktionen; Kardio-, Neuro- und Hepatotoxizität, Alopezie, ANE-Syndrom
Interaktion:	Infusion nur in PVC-freien Systemen

Allgemeine Grundlagen **20, 1**

	In der Kombinationstherapie zeitlich *vor* Cisplatin applizieren, da sonst Clearance vermindert
	Keine gleichzeitige Gabe von Ketoconazol
Cave:	Wegen der allergischen Reaktionen ist eine Vorbehandlung mit Kortikosteroiden sowie H_1- und H_2-Antagonisten erforderlich

Procarbazin (Natulan®)

Applikation:	p.o.; Bioverfügbarkeit nahezu 100%
Indikation:	Maligne Lymphome, Polyzythämie
Max. Dosis:	6000 mg/Therapie (Monotherapie)
Dosisred.:	Bei antidepressiver Therapie (Phenothiazine, Barbiturate)
Toxizität:	ANE-Syndrom, Knochenmark, Sekundärmalignome
	ZNS: Veränderung der Bewußtseinslage, Agitiertheit, Depression
Interaktion:	Tyraminhaltige Speisen (Milch u.ä.), Alkoholunverträglichkeit, Verstärkung der Wirkung von Barbituraten, Phenothiazinderivaten und Präparaten vom Imipramintyp

Teneposid (VM-26®)

Applikation:	i.v. (Kurzinfusion)
Indikation:	Maligne Lymphome, ZNS-Tumoren, Harnblasenkarzinom
Dosisred.:	Manifeste Knochenmarkinsuffizienz
Toxizität:	Knochenmark, Überempfindlichkeitsreaktion (Erythem, Schüttelfrost, Fieber, Tachykardie), Urtikaria, ANE-Syndrom, Alopezie

6-Thioguanin

Stoffgruppe:	Antimetabolit (Guaninderivat)
Applikation:	p.o.
Indikation:	Akute Leukämien, chronisch-myeloische Leukämie
Dosisred.:	Leber- und Nierenfunktionsstörung
Toxizität:	Knochenmark, gastrointestinale Intoleranz, Stomatitis, intestinale Nekrose und Perforation, Leberfunktionsstörungen und Lebervenenverschluß (nach Absetzen reversibel)
Interaktion:	Synergistischer Effekt mit Cytarabin
Einnahme:	Einnahme mit reichlich Flüssigkeit außerhalb der Mahlzeiten
Cave:	Häufige Überwachung des Blutbildes in der Induktionsphase
	Keine Wirkung bei Patienten mit Lesch-Nyhan-Syndrom (wegen Fehlen eines Enzyms)

Thiotepa

Applikation:	i.v., topisch (Blase, Peritoneum, Pleura)
Indikation:	Lokale Anwendung: oberflächige Harnblasenkarzinome, maligne Exsudate
	Systemische Anwendung: Mamma-, Ovarialkarzinom, chronische Leukämien
Dosisred.:	Leber-, Nieren- und Knochenmarkfunktionsstörungen
Toxizität:	Knochenmark
Interaktion:	Bei Vorbehandlung mit Sulfonamiden, Chloramphenicol, Amidopyrin-Derivaten und Diphenylhydantoin besteht die Gefahr ausgeprägter Störungen der Blutbildung.

Onkologische Krankheiten

Treosulfan

Applikation: p.o., gute Resorption, Bioverfügbarkeit ca. 50%
Indikation: Ovarialtumoren
Dosisred.: Bei gleichzeitiger Radiotherapie
Toxizität: Knochenmark, schwache gastrointestinale Beschwerden und Allergien

Trophosphamid (Ixoten®)

Applikation: p.o.; hohe Bioverfügbarkeit
Indikation: Erhaltungstherapie bei malignen Hämoblastosen und soliden Tumoren
Toxizität: Knochenmark; selten und bei höherer Dosierung (> 10 mg/kg): ANE-Syndrom, Zystitis, Alopezie
Interaktion: Verstärkung der Wirkung von Sulfonylharnstoffen (Hypoglykämie), geringere Immunsuppression als Cyclophosphamid
Einnahme: Oral mit viel Flüssigkeit

Vinblastin (Velbe®)

Applikation: i.v. (Nekrose bei Paravasat!)
Indikation: Maligne Lymphome, Hodenkarzinom, Kaposi-Sarkom, Chorion-, Mammakarzinom
Dosierung: ED: 6 mg/m^2; Therapieende bei manifester Neurotoxizität
Dosisred.: Um 50% bei Bilirubin > 3 mg/dl
Toxizität: Knochenmark, Konstipation, Neuropathie, Hypertonie, Bronchospasmus
Interaktion: In Kombination mit Mitomycin C besteht die Gefahr des Bronchospasmus, mit Asparaginase wird die hepatische Clearance von Vinblastin vermindert (Gabe 12–24 h vorher); Verminderung der Wirkung von Phenytoin.
Cave: Kumulative neurologische Toxizität.
Bei Verdacht auf Paravasat sofortiges Handeln (s. ds. Kap., 3.5)

Vincristin

Applikation: i.v. (Nekrose bei Paravasat)
Indikation: Akute Leukämien, maligne Lymphome, Mammakarzinom, Plattenepithelkarzinom des Bronchus, Sarkome, Wilms-Tumor, Neuroblastom, malignes Melanom, Mycosis fungoides
Dosierung: ED 2 mg (Alter > 60 Jahre 1 mg!), kumulative Max.-Dosis 20 mg
Dosisred.: Um 50% bei Bilirubin > 3 mg/dl, Konstipation, Neuropathie
Toxizität: Peripheres Nervensystem: Ausfall der Sehnenreflexe, Dysästhesien (Fingerspitzen und Fußzehen), motorische Schwäche
Autonomes Nervensystem: Gastrointestinaltrakt (Obstipation, Ileus), Blasenatonie, Bronchospasmus
Zentrales Nervensystem: Hirnnervenstörungen (selten), Doppelbilder, Fazialisparese, Schluckstörungen
Eine Neurotoxizität zwingt zum sofortigen Absetzen der Therapie (Reversibilität möglich).

Interaktion:	Verstärkung der Neurotoxizität durch Cisplatin und VP 16 (Ileus); paralytischer Ileus bei Gabe von Opiaten, Gefahr des Bronchospasmus bei Gabe von Mitomycin C. Mit Asparaginase wird die hepatische Clearance von Vincristin vermindert (Gabe 12–24 h vorher); Verminderung der Wirkung von Phenytoin.
Cave:	Kumulative neurologische Toxizität. Bei Verdacht auf Paravasat sofortiges Handeln (s. ds. Kap., 3.5)

Vindesin (Eldesine®)

Applikation:	i.v. (Nekrose bei Paravasat)
Indikation:	Akute Leukämien, Blastenschub der CML, maligne Lymphome, Melanom, nicht-kleinzelliges Bronchialkarzinom, (Mamma-, Ösophagus-, kleinzelliges Bronchialkarzinom, in Einzelfällen auch bei Kopf-Hals-Tumoren und Hodenkarzinomen)
Dosierung:	ED 5 mg
Dosisred.:	Bei Bilirubin > 3 mg/dl um 50%, bei manifesten Neuropathien
Toxizität:	Knochenmark, peripheres Nervensystem (s. *Vincristin*), Obstipation, Blasenatonie, Bronchospasmen
Interaktion:	siehe *Vincristin*
Cave:	Bei Verdacht auf Paravasat sofortiges Handeln (s. ds. Kap., 3.5)

1.1.2 Allgemeine Toxizität von Zytostatika

Mit Ausnahme von Bleomycin, Vincristin und L-Asparaginase sind alle Zytostatika knochenmarktoxisch! Während sich eine Anämie nur langsam ausbildet, stellen Leuko- und Thrombozytopenien oft eine Begrenzung der Therapie dar. Der nächste Zyklus der Therapie kann erst nach Erholung der Werte durchgeführt werden, oder es muß eine Dosisreduktion erfolgen (s. Tab. 20.2). Bei einer „Nadir-adaptierten" Therapie kann der nächste Zyklus auch noch in der Leukozytendepression erfolgen, wenn der Aufwärtstrend der peripheren Granulozyten die Erholung des Knochenmarkes signalisiert.

Bei einem Abfall der Granulozyten in dem Therapieintervall < 1000/µl und gleichzeitigem Infekt ist der Einsatz von G-CSF (Neupogen®30/48) oder GM-CSF (Leukomax®) im nächsten Zyklus indiziert, wenn keine Dosisreduktion der Zytostatika durchgeführt wird. Durch den Einsatz dieser Zytokine wird die Phase der Hypo- und Agranulozytose verkürzt und damit die Gefahr einer lebensbedrohlichen Infektion mit hohen Therapiekosten vermindert. Beginn: 24 h nach Ende der

Tabelle 20.2: Richtlinien der Anpassung der Zytostatikadosierung

Leukozytenzahl	Thrombozytenzahl	Dosis
> 5000	> 100 000	100%
4000–5000	75 000–100 000	75%
3000–4000	50 000– 75 000	50%
< 3000	< 50 000	0%

20 Onkologische Krankheiten

Zytostatikatherapie zur Erholung des Knochenmarkes, am ehesten zu erkennen am Anstieg der Thrombozyten. Bei zu frühem Absetzen nach dem ersten Anstieg der Granulozyten kann ein erneuter Abfall auf kritische Werte eintreten! In unterschiedlichem Ausmaß sind alle Zytostatika potentiell mutagen, kanzerogen und teratogen. Eine Schwangerschaft sollte prinzipiell in den ersten 2 Jahren nach einer Chemotherapie vermieden werden.

1.2 Tumorklassifikation

Für die Erfolgsbeurteilung der Therapie ist eine exakte Dokumentation und standardisierte Stadieneinteilung unbedingte Voraussetzung. Für die Vergleichbarkeit von Therapieergebnissen wurde ein internationales System der Tumorklassifikation geschaffen, das *TNM-System,* das die ungenaue alte Stadieneinteilung weitgehend abgelöst hat. Ausnahme sind die malignen Hämoblastosen und Hirntumoren; bei den gynäkologischen Tumoren (FIGO-Klassifikation), den Dickdarmkarzinomen (Dukes-Stadium) und den kleinzelligen Bronchialkarzinomen (limited/extensive disease) werden beide Klassifikationen nebeneinander benutzt, da für die Therapieentscheidung häufig größere Entitäten benötigt oder andere Kriterien mit herangezogen werden.

Das *TNM-System* beruht auf

der Tumorgröße:	T1–3 (4)
dem Befall von Lymphknoten:	N0–3
und dem Nachweis von Metastasen:	M0/1

Die Unterteilungen sind für jede Tumoridentität definiert (s. TNM-Atlas, Illustrierter Leitfaden zur TNM/pTNM-Klassifikation maligner Tumoren, Springer, Heidelberg 1990).

T1–3:	in der Regel auf das Organ begrenzt
T4:	Überschreitung der Organgrenze
N0:	kein Lymphknotenbefall
N1/2:	in der Regel regionaler LK-Befall
N3:	Befall entfernterer LK
M1:	Fernmetastasen, die befallenen Organe werden durch Affix gekennzeichnet (z. B. HEP für Hepar)
$T_X/N_X/M_X$:	Minimalanforderungen für eine Stadienbeurteilung liegen nicht vor

Mit der Bezeichnung *C* (certainty factor) wird die Sicherheit der Einteilung bezeichnet.

C1:	klinische Untersuchung	} klinisches Stadium
C2:	spezielle apparative Untersuchung	
C3:	chirurgische Exploration	} pathologisches Stadium
C4:	vollständige pathologische Aufarbeitung	
C5:	Autopsie	

Das *Präfix vor dem TNM-System* bedeutet:

c:	klinisches Stadium
m:	multiple Primärtumoren

p: pathologisches Stadium
r: Rezidiv
y: Zustand nach Therapie
a: Klassifikation erst durch Autopsie

Die histologische Klassifikation der Malignität erfolgt nach dem *Grading:*

G1: gut differenziert, wenige Mitosen
G2: mäßig differenziert
G3: schlecht differenziert, viele Mitosen
G4: anaplastisch

Die Vollständigkeit der operativen Entfernung eines Tumors wird durch die *R-Klassifikation* bestimmt:

R0: kein Residualtumor
R1: nur histologisch nachweisbarer Residualtumor (Resektionsrand)
R2: makroskopisch nachweisbarer Residualtumor bzw. nicht resektable Metastasen
Rx: keine Angaben

Weiterhin sind Schlüsselzahlen der ICD (International Classification of Disease) für die Tumorlokalisation und die histologische Diagnose definiert.

1.3 Erfolgsbeurteilung

(1) *Definitionen:*
- *Komplette Remission* (complete remission, CR): Vollständige Rückbildung sämtlicher Tumorherde. Eine objektive KR ist in der Regel begleitet von einer vollständigen Rückbildung aller subjektiven Symptome, Dauer mindestens 4 Wochen.
- *Teilremission* (partial remission, PR): Rückbildung der Tumorherde um mehr als 50%, kein Auftreten neuer Herde. Eine PR ist meist mit einer erheblichen Verbesserung der subjektiven Symptome verbunden.
- *Stationäres Verhalten* (no change, NC): Rückbildung um weniger als 50% bzw. kein Tumorwachstum. Kann mit subjektiver Besserung einhergehen. NC ist als Teilerfolg zu werten, wenn vor Therapiebeginn Tumorwachstum dokumentiert wurde.
- *Progression* (P): Vergrößerung bekannter Tumorherde um mehr als 25% oder Auftreten neuer Tumorherde.

(2) *Probleme bei der Beurteilung:*
Eine exakte Erfolgsbeurteilung ist oft schwierig bei malignen Ergüssen, subjektiven Beschwerden oder pathologischen Laborparametern. Problematisch ist ferner die Bestimmung des Erfolges oder Mißerfolges bei osteoplastischen und osteolytischen Knochenmetastasen, da auch bei weitgehender Vernichtung der Tumorzellen der radiologische Befund sich nicht oder nur langsam ändert. Bei Knochenmetastasen kann jedoch das Verschwinden von Knochenschmerzen bei gleichzeitiger Normalisierung einer zuvor erhöhten alkalischen Phosphatase oder eine Sklerosierung von Osteolysen als Parameter des Erfolges benutzt

werden. Gleiches gilt für den Abfall des Serumspiegels der „Tumormarker" (CEA, AFP, HCG, Carbohydratantigene u.a.).

(3) *Dokumentation:*
Die möglichst exakte Dokumentation des Erfolges bzw. Mißerfolges ist die Basis weiterer therapeutischer Entscheidungen: Die historische Zahl von 6 Therapiezyklen ist willkürlich gefaßt und bedarf der individuellen Anpassung nach folgenden Richtlinien:
- *Bei CR:* Abschluß der Therapie, evtl. noch 1 (2) Sicherheitszyklen
- *Bei PR:* Fortführung der Therapie, solange eine weitere Verkleinerung der Metastasen nachweisbar ist, Abschluß der Therapie bei fehlender weiterer Reduktion oder bei Progression der Erkrankung
- *Bei NC:* Bei prätherapeutisch nachgewiesener Progression wird die Therapie fortgeführt
- *Bei P:* Abbruch der Therapie, gegebenenfalls Umsetzen auf andere, nicht kreuzresistente Zytostatika-Kombinationen

Bei hochsensiblen Tumoren, die durch eine zytostatische Therapie vernichtet werden können (Hodenkarzinome, Chorionepitheliom, kleinzellige Bronchialkarzinome in „limited disease"), kann das Ziel der Therapie nur die schnelle und komplette Remission sein. Bei ungenügendem Ansprechen ist die Therapie daher frühzeitig umzustellen.

1.4 Tumormarker

Zur Primärdiagnostik und besonders in der Nachsorge maligner Erkrankungen ist der Nachweis von Tumormarkern im Serum ein wichtiges Hilfsmittel. Es ist dabei zu unterscheiden zwischen Hormonen und Serumenzymen, die Hinweise auf Befall eines bestimmten Organs geben, und den „Tumormarkern" im engeren Sinne. Die Indikationen und Regeln zu ihrer Bestimmung sind nachfolgend aufgeführt:

1.4.1 Indikationen

(1) Abschätzung der Tumormasse und als prognostisches Kriterium: sehr vage, weil nur eine statistische Korrelation besteht.
(2) Als Parameter für die Radikalität der Operation, ein fehlender Abfall auf den Normwert spricht für Resttumor/Metastasen.
(3) Als Erfolgsbeurteilung einer Chemo- oder Radiotherapie: primärer Anstieg aufgrund von Tumorzellschädigung und dadurch bedingter Freisetzung der Tumormarker, anschließender Abfall in Relation zur Tumorrückbildung.
(4) Zur Nachsorge nach erfolgreicher Therapie: Wiederanstieg gibt Hinweis auf ein Rezidiv (auch an Zweittumoren denken!).

1.4.2 Regeln

(1) Die Bestimmungen von Tumormarkern als Screeningmaßnahme ist sinnlos.
(2) Die gezielte Indikation und die Auswahl der Marker ersparen hohe Kosten.
(3) Ein positiver Marker reicht als Verlaufsparameter.
(4) Spezifität und Sensitivität der Marker sind zu beachten.

1.4.3 Einteilung

Eine ausführliche Beschreibung aller Tumormarker würde den Rahmen dieses Kapitels sprengen, die diagnostisch wichtigen Marker sind in den Organ-Kapiteln aufgeführt und werden hier nur tabellarisch aufgelistet:

(1) *Enzyme oder Isoenzyme* (geringe Spezifität und Sensitivität): γ-GT, LDH, alkalische Phosphatase, saure Phosphatase, NSE (Neuron-spezifische Enolase, kleinzelliges BC)

(2) *Hormone* (hohe Spezifität und Sensitivität) auch bei paraneoplastischen Syndromen: HCG (Human-Choriogonadotropin), Thyreoglobulin, Kalzitonin, Parathormon

(3) *Tumorantigene* (Tumorstoffwechselprodukte oder tumorassoziiert mit unterschiedlicher Spezifität sowie hoher Sensitivität):
– onkofetale Antigene: CEA, AFP
– Carbohydratantigene: Ca 125 (Ovar), Ca 15–3 (Mamma), Ca 19–9 (Magen, Pankreas), Ca 50 (GIT)
– Proliferationsantigen: TPS
– Tumorassoziierte Antigene: Ferritin, Paraprotein, PSA (Prostata), SCC (Plattenepithelkarzinom), MCA (Muzin-produzierende Tumoren – z.B. Mammakarzinom).

1.5 Besondere Therapieformen
1.5.1 Adjuvante Chemotherapie

In der Regel ist eine zytostatische Therapie nur indiziert, wenn ein Tumor mit lokalen Maßnahmen (Chirurgie und/oder Bestrahlung) nicht beherrschbar ist, d.h. bei sehr großen Primärtumoren, ausgedehnten Lokalrezidiven oder Fernmetastasen. In diesen Fällen ist die Chemotherapie jedoch oft deshalb wenig effektiv, weil die Empfindlichkeit des Tumors mit wachsender Tumormasse abnimmt. Hierfür sind die schlechtere Blutversorgung der zentralen Tumorareale und der mit Fortschreiten des Tumors wachsende Anteil von Zellen in der Ruhephase (G0), die auf Zytostatika kaum ansprechen, verantwortlich.

Bei einigen Karzinomen besteht zum Zeitpunkt der Diagnose auch bei kleinem Primärtumor ein statistisch hohes Risiko einer hämatogenen Tumorzellaussaat. Es handelt sich somit nicht mehr um eine lokalisierte, sondern um eine systemische Erkrankung. Die lokale Therapie kann daher nicht mehr kurativ sein. Die adjuvante Chemotherapie ist der Versuch, durch eine zytostatische Therapie prä-, peri- oder unmittelbar postoperativ vermutete, aber noch nicht nachweisbare *Mikro*metastasen zu vernichten, also nicht erst den Zeitpunkt der klinischen Manifestation abzuwarten.

Dem Nutzen einer adjuvanten Chemotherapie stehen erhebliche Gefahren gegenüber: Unter den zytostatisch behandelten Patienten befinden sich auch solche, die bereits geheilt sind und somit überflüssigerweise allen Risiken einer zytostatischen Behandlung ausgesetzt werden, und solche, deren Tumorzellen wenig sensibel für die „blind" eingesetzten Zytostatika sind. Diese Patienten werden trotz der Therapie manifeste Metastasen bekommen. Schließlich ist zu berücksichtigen, daß durch die Therapie potentiell die Immunabwehr zumindest zeitweise geschwächt wird.

20 Onkologische Krankheiten

Für eine adjuvante Chemotherapie kommen nur Tumoren in Betracht, bei denen die Gefahr einer Fernmetastasierung trotz radikaler Entfernung des Primärtumors sehr hoch ist und die ferner erfahrungsgemäß gegenüber Zytostatika empfindlich sind. Gesichert ist der Nutzen einer adjuvanten Chemotherapie erst bei wenigen Tumoren: Lymphome, Mammakarzinome (nur bestimmte Untergruppen), kleinzelliges Bronchialkarzinom, kolorektale Karzinome (bestimmte Stadien), bestimmte Hodentumoren, einige Sarkome (besonders Osteosarkom, Ewing-Sarkom), Wilms-Tumor, Neuroblastom. Nur in prospektiven, randomisierten Studien kann der Stellenwert der adjuvanten Chemotherapie bei anderen Tumoren geprüft werden, *vor einer kritiklosen Anwendung der adjuvanten Chemotherapie muß gewarnt werden.*

1.5.2 Regionale Therapie

Sinn und Ziel der regionalen Chemotherapie ist die Erhöhung der Zytostatikakonzentration im Tumorgebiet. Dies kann erreicht werden durch eine Erhöhung der Dosis bei selektiver Applikation oder durch eine Verlängerung der Expositionszeit im Tumor. Mit der Durchführung der regionalen Therapie sind bestimmte Anforderungen verbunden: wirksame und dosisabhängige systemische Therapie, deren Dosis durch die Nebenwirkungen limitiert ist, und die Begrenzung der Tumorerkrankung auf ein anatomisch definiertes Gebiet, das technisch zu erreichen ist. Das verwendete Zytostatikum muß in aktiver Form vorliegen. Die regionale Therapie umfaßt ein breites Spektrum verschiedener Möglichkeiten (s. Tab. 20.3) von der häufig angewendeten intrakavitären Therapie bis zur Extremitätenperfusion, die nur an wenigen Zentren durchgeführt wird.

Intrakavitäre Therapie

Die intrakavitäre Therapie des Liquorraumes wird routinemäßig bei der Behandlung der ALL (s. Kap. 18) durchgeführt, bei einer Leptomeningiosis carcinomatosa (z. B. beim Mammakarzinom) kann sie in Verbindung mit der lokalen Strahlentherapie sinnvoll sein.

Die Therapie des *Pleuraergusses* stellt häufig ein großes Problem dar, da eine Entlastungspunktion als alleinige Maßnahme wegen des raschen Nachlaufens unzureichend ist.

Ein Erguß tritt am häufigsten auf beim Mamma-, Bronchial-, Ovarialkarzinom und bei Lymphomen. Sie können durch Pleurakarzinose bedingt sein, die sich regelmäßig durch den Nachweis maligner Zellverbände im Punktat sichern läßt (= maligner Pleuraerguß). Ein tumorzellfreier Erguß kann als Reizerguß durch Thoraxwandmetastasen oder durch Resorptionsstörungen bei Lymphabflußstörungen bedingt sein. Eine lokale Therapie (siehe [2] + [3]) in die Pleurahöhle ist nur beim malignen Erguß sinnvoll, eine Verklebung des Pleuraspaltes (siehe [4] + [5]) hilft in beiden Fällen. Wiederholte *Entlastungspunktionen* können erforderlich sein, der Erfolg ist jedoch zeitlich begrenzt, der Eiweißverlust erheblich. Folgende weitere Maßnahmen kommen in Betracht:

(1) Die *systemische Chemotherapie*, die in der Mehrzahl der Fälle ohnehin indiziert ist, führt vielfach zu dauerhafter Rückbildung des Ergusses.
(2) Die *lokale Chemotherapie*, d. h. Instillation von Zytostatika in die Pleurahöhle, ist unzuverlässig. Die instillierten Substanzen wirken häufig nicht direkt zytostatisch, sondern führen über eine chemisch induzierte Pleuritis zur Verklebung

Tabelle 20.3: Möglichkeiten der regionalen Chemotherapie

Behandlungs-form	Applikationsort	Indikationen
intratumorale Therapie		malignes Melanom
intrakavitäre Therapie	Liquorraum	AML, Leptomeningiosis carcinomatosa
	Pleuraraum	Mammakarzinom
	Perikardhöhle	Mammakarzinom, maligne Lymphome
	Peritonealhöhle	gastrointestinale Tumoren, Ovarialkarzinom
	Harnblase	Harnblasenkarzinom
intraarterielle Infusion	A. hepatica	primäre und sekundäre Lebertumoren
	A. mammaria interna	Mammakarzinom, Lokalrezidiv
	A. carotis externa	Kopf-Hals-Tumoren
	Aa. bronchiales	Bronchialkarzinom
	Aa. axillares, Aa. femorales	Sarkome der Extremitäten
intraportale Infusion		sekundäre Lebertumoren
regionale Perfusion	Extremitätenperfusion	malignes Melanom, Sarkome
	Leberperfusion	primäre und sekundäre Lebertumoren
	experimentelle Formen	Stop-flow-Therapie des Beckens und des Abdomens
Chemoembolisation	Leber	primäre Lebertumoren, Karzinoidmetastasen
	Niere	Nierenzellkarzinom

der Pleurablätter. Die Substanzen werden großenteils resorbiert, so daß eine gleichzeitige systemische Chemotherapie in voller Dosierung unmöglich ist. Wegen der geringen subjektiven Toxizität hat sich Mitoxantron besonders bewährt. Methodik: Vollständige Drainage des Pleuraraumes, Dauersog mit 25–30 cmH$_2$O über 24 h. Sonographische Kontrolle der Vollständigkeit der Punktion. Instillation von Mitoxantron (30 mg) mit 50 ml 0,9% NaCl. Ablassen nach 48 h mit Dauersog, evtl. Wiederholung der Mitoxantrontherapie bei erneutem Erguß > 250 ml (nach E. Musch, 1988).

(3) Instillation von *radioaktivem [99]Yttrium-Kolloid*.
(4) *Pleurodese*.
(5) Instillation von Fibrinklebern.

Der *Begleitaszites* bei malignen Erkrankungen ruft regelmäßig eine starke Beeinträchtigung der Lebensqualität hervor, eine Therapie ist meistens erforderlich. Das Auftreten des Aszites kann unterschiedlich schnell geschehen, in Spätphasen ist die tägliche Menge von mehreren Litern nicht ungewöhnlich. Häufig ist der Aszites auch das erste Anzeichen der malignen Erkrankung.

Die häufigsten Tumoren, bei denen ein Aszites durch eine Peritonealkarzinose auftreten kann, sind Ovarial-, Magen-, Endometrium-, Kolon-, Leber- und Pankreaskarzinome. Die Diagnose wird klinisch und sonographisch gestellt, die Bestätigung erfolgt zytologisch, wobei sich die Tumorzellen häufig an Fibringerinnsel anlagern. Der Nachweis durch einen hohen Tumormarker im Aszites (Aszitesspiegel >> Serumspiegel) ist ebenfalls möglich.

Therapie

Zur Therapie stehen verschiedene Möglichkeiten zur Auswahl, Diuretika (Aldosteronantagonisten) sind nur bei hepatischer Abflußbehinderung sinnvoll, bei zytologischem Tumorzellnachweis sind diese wie auch alle anderen diuretischen Maßnahmen sinnlos.

Weitere Möglichkeiten sind in Tabelle 20.4 aufgelistet. Die intraperitoneale Zytostatikaapplikation ist am besten untersucht und hat bei einigen Tumoren (Ovarial- und Magenkarzinom) einen guten palliativen Effekt zumindest auf die Aszitesbildung gezeigt. Ungelöst ist das Verteilungsproblem, da häufig trotz fehlender Verwachsungen keine homogene Verteilung erreicht wird. Die interne Strahlentherapie mit radioaktivem Kolloid setzt eine nuklearmedizinische Station mit Möglichkeit der Dekontamination voraus. Probleme können entstehen, wenn die Therapie versagt und rasch nachlaufender Aszites abgelassen werden muß, da dabei die Strahlenschutzbestimmungen schwer einzuhalten sind. Der peritoneo-venöse Shunt ist nur als letzte palliative Maßnahme einzusetzen, da das Ventil durch Tumorzellen verstopft und durch den Shunt vitale Tumorzellen in den Kreislauf gelangen. Bei begrenzter Lebenserwartung geht jedoch die Palliation des Aszites vor.

Indikation: Bei der adjuvanten Therapie von Ovarialkarzinomen oder Mesotheliomen nach kompletter operativer Tumorentfernung oder effektiver Debulkingtherapie erfolgt die intraperitoneale Chemotherapie in kurativer Intention. Da die Penetrationstiefe der Zytostatika nur wenige Zellschichten umfaßt und auch bei mehrfacher Therapie 1 cm nicht überschreitet, können größere Tumorknoten nicht effektiv zerstört werden, und die Therapie bleibt immer palliativ! Gleiches gilt für eine feinknotige Peritonealkarzinose anderer Tumorentitäten (Magenkarzinom, kolorektale Karzinome).

Eine weitere wichtige Indikation ist die palliative Therapie des Aszites – zum Erhalt der Mobilität und zur Verbesserung des Allgemeinbefindens der Patienten.

Technik: Der Zugang erfolgt bei manifestem Aszites zur Entlastung (Diagnostik) am „linken" McBurney-Punkt, aus Sicherheitsgründen unter sonographischer Kontrolle, um Darmverletzungen zu vermeiden. Der Aszites wird möglichst vollständig abgelassen, obwohl dabei erhebliche Eiweißmengen verlorengehen; in wenigen Fällen gelingt es mit einmaligem Ablassen, eine anhaltende Reduk-

Tabelle 20.4: Therapie des malignen Aszites

- Aldosteronantagonisten (nur bei zytologisch negativem Aszites)
- Zytostatikaapplikation
- Zytokine (rekombinanter TNFα)
- interne Radiotherapie (^{90}Yttrium-Kolloid)
- peritoneo-venöser Shunt

Allgemeine Grundlagen

tion der Neubildung des Aszites zu erreichen. In der Situation der adjuvanten Therapie ohne Aszites wird die Peritonealhöhle über ein für diesen Zweck implantiertes Portsystem oder mit einer Verres-Nadel punktiert.

Bei Gabe von Zytostatika mit hoher Eiweißbindung (Mitoxantron, Cisplatin, Taxol) erfolgt eine Spülung des Peritonealraumes über den liegenden Zugang mit 2–4 l NaCl 0,9% (auf 30 °C anwärmen), bei fehlender Eiweißbindung (5-Fluorouracil, Cytarabin) kann diese Spülung entfallen.

Da Verwachsungen eine gleichmäßige Verteilung des Zytostatikums im Abdomen verhindern, wird eine Kontrolle durchgeführt: entweder durch Instillation von 100 ml Kontrastmittel in 1–2 l NaCL 0,9% und CT-Kontrolle mit großem Schnittabstand (ca. 4–8 Schnitte) oder durch die Sonographie unter Lageänderung (etwas unsicherer).

Das Zytostatikum wird über die liegende Drainage appliziert, in der Regel in 1–2 l einer 0,9%igen NaCl-Lösung (30–35 °C) und für einen Zeitraum von 2–24 h im Abdominalraum belassen. Danach wird die Lösung abgelassen (in der Regel weniger als bei der Instillation, da das NaCl zum Teil resorbiert wurde) und die Drainage entfernt. Die Zeitdauer der Therapie bis zum Ablassen des Instillates richtet sich nach der peritonealen Clearance und der Penetration in den Tumor; frühzeitiges Ablassen verringert die systemische Resorption und Toxizität.

Die Wahl des Zytostatikums für die intraperitoneale Applikation richtet sich nach dem Primärtumor (Tab. 20.5). Eine Cisplatin- oder Carboplatintherapie beim Ovarialkarzinom ist in der Regel erfolgreich nach vorausgegangenem Response auf eine i.v. Therapie mit der gleichen Substanz. Bei Versagen der i.v. Therapie ist eher Mitoxantron anzuwenden.

Komplikationen treten auf beim Zugang zur Peritonealhöhle (Blutungen, Darmverletzungen), unter Therapie (chemische oder auch bakterielle Peritonitis) und im Verlauf bei dauerhaft implantiertem Zugang mit Tenkhoff-Katheter und subkutanem Port (Verstopfung durch Fibrin oder Adhäsionen).

Zur intrakavitären Therapie der *Harnblase* s. ds. Kap., 2.2.8.

Tabelle 20.5: Intraperitoneale Zytostatikatherapie

Zytostatikum	Tumor	Dosis (mg/m^2)	Zeit (h)
Mitoxantron	Ovarial-Ca., Mamma-Ca.	15–25	4–24
Cisplatin*	Ovarial-Ca., Magen-Ca.	100–120	2–12
Carboplatin	Ovarial-Ca., Magen-Ca.	300–600	6–12
Taxol	Ovarial-Ca.	135–175	24
Cytarabin	Ovarial-Ca., Mesotheliom	500–6000	2–4
5-Fluorouracil**	kolorektales Ca.	1000–2000	2–4
Bleomycin	Plattenepithel-Ca.	30–90	6–24
Etoposid	Ovarial-Ca.	350–700	4

* mit protrahierter Diurese (≈ 24–48 h)
** Die Gabe von 5-FU kann 4stdl. mehrfach wiederholt werden, um einen langfristig hohen Spiegel in der Peritonealhöhle zu erreichen (9 mal = 36 h).

Onkologische Krankheiten

Intraarterielle Therapie

Die intraarterielle Therapie wird unverändert kontrovers diskutiert. Ein Vorteil hinsichtlich Gesamtüberlebenszeit ist umstritten, in einigen Studien jedoch belegt. Gesichert ist die Überlegenheit dieser Therapie in der höheren Ansprechrate und der Schnelligkeit des Tumorrückganges – und damit auch der Symptome. In der Hand des Geübten ist diese Therapieform bei ausgewählten Patienten von Vorteil sowohl hinsichtlich Remission, Lebensqualität als auch Überlebenszeit.

Grundsätzlich kann jedes Stromgebiet therapiert werden, da durch die moderne Kathetertechnik mit Treckern und dünnen Ballonkathetern die Sondierung fast aller Gefäße gelingt. Von der Häufigkeit der Indikation steht jedoch die Leber an erster Stelle, da bei den gastrointestinalen Tumoren eine isolierte Lebermetastasierung über das portale Stromgebiet häufiger vorkommt. Der technisch einfache Weg ist die transkutane Plazierung über die A. femoralis, Nachteile dieser Methode sind ist die häufig fehlende Selektivität (von der A. hepatica propria können noch kleine Äste zum Duodenum abgehen), die zeitliche Limitierung und die ausschließlich stationäre Behandlung. Die transkutane Plazierung in die A. hepatica sollte daher der primären Diagnostik der Gefäßversorgung (ca. 30% atypischer Gefäßverlauf) und der primären Therapie vorbehalten bleiben. Wenn sich nach dieser Therapie ein Ansprechen zeigt, kann anschließend ein Katheter dauerhaft in die A. hepatica operativ implantiert werden. Schemata zur Therapie sind bei den Organtumoren aufgeführt (s. ds. Kap., 2).

Dem Vorteil der Therapie stehen aber auch Nachteile (s. Tab. 20.6) und Komplikationen unter anderem durch die Pumpen- und Portsysteme gegenüber. Die Indikation zu einer regionalen Therapie muß im Einzelfall abgewogen werden. Häufig kann eine systemische Therapie begonnen werden, und erst bei Versagen der Therapie oder bei späterem Progreß kann dann die regionale Therapie eingesetzt werden.

Eine weitere Therapiemöglichkeit besteht beim inoperablen Lokalrezidiv des Mammakarzinoms über die A. mammaria interna oder A. subclavia und bei Kopf-Hals-Tumoren über die A. carotis externa und ihre Seitenäste. Dies gilt besonders bei Lokalrezidiven im vorbestrahlten Gebiet, da eine systemische Therapie hier wenig ausrichten kann.

Tabelle 20.6: Vor- und Nachteile der regionalen Therapie

Vorteile
hohe Remissionsrate
leichte Verlängerung der Überlebenszeit
weniger Toxizität in regionaler Applikation
ambulante Langzeittherapie möglich

Nachteile
Metastasen außerhalb des regionalen Bereiches
Katheterkomplikationen
operative Implantation des Katheters

1.5.3 Immuntherapie und Biomodulatoren

Die „Immuntherapie" mit den Zytokinen und monoklonalen Antikörpern allein oder in Verbindung mit einer zytostatischen Therapie hat in den vergangenen Jahren erste erfolgreiche Schritte getan. Bei den soliden Tumoren ist der Einsatz beschränkt auf therapieresistente Tumoren, da die zytostatische Therapie – noch – bessere Erfolge erzielen kann.

(1) *Interferone:* Zugelassene Indikationen sind derzeit neben einigen Hämoblastosen nur Tumoren mit gesicherter Virusgenese: Nasopharynx-Karzinom und Kaposi-Sarkom. Remissionen werden aber auch beim Melanom, besonders bei intratumoraler Gabe, und beim Nierenzellkarzinom gesehen. Weitere experimentelle Ansätze sind in der Remissionserhaltung und Zelldifferenzierung gegeben sowie besonders in der Therapie der malignen Hämoblastosen (s. Kap. 18, 4).

(2) *Interleukine:* Noch eine experimentelle Therapie ist die Gabe von Interleukin 2 mit oder ohne Gabe von LAC-Zellen. Diese Zellen sind eine besondere Untergruppe von peripheren Lymphozyten, die durch In-vitro-Inkubation mit Interleukin zu „Killerzellen" aktiviert werden und in der Lage sind, nach Retransfusion Tumorzellen zu vernichten. Hier sind besonders beim Nierenzellkarzinom und beim malignen Melanom Remissionsraten bis 30% erzielt worden. Es handelt sich aber um eine experimentelle Therapie, die mit großen Nebenwirkungen (Fieber, Blutdruckabfall, Ödeme) verbunden ist und nur in großen onkologischen Fachabteilungen durchgeführt werden kann. Es besteht eine sehr strenge Indikationsstellung – nicht zuletzt wegen der hohen Kosten dieser Therapie. Derzeit werden weniger toxische Kombinationen von Interleukin 2 (Proleukin®), α-Interferon (Roferon®, Intron A®) und Zytostatika überprüft. Die Ergebnisse sind positiv, so daß die Weiterentwicklung hoffen läßt.

(3) *Colony-stimulating factors:* Ein weiterer Fortschritt in der Therapie zeichnet sich durch den Einsatz von Faktoren (GM-CSF, G-CSF, Erythropoetin, Thrombopoetin, IL-3) ab, die das Knochenmark nach einer zytostatikabedingten Schädigung zu stimulieren vermögen und entweder die Phase der Knochenmarkdepression verkürzen oder eine aggressivere Therapie ohne Gefahr der anhaltenden Agranulozytose ermöglichen. Indikationen zu dieser Therapie ergeben sich bei soliden Tumoren (Mamma-, Ovarial-, kleinzelligem Bronchial- und Hodenkarzinom) und bei Hämoblastosen (s. Kap. 18, 4).

(4) *Monoklonale Antikörper:* Monoklonale Antikörper, gerichtet gegen spezifische Merkmale (Antigene) auf der Zelloberfläche von Tumorzellen, sind in der Labordiagnostik von Tumormarkern seit langem im Einsatz. Sie können aber auch mit verschiedenen weiteren Substanzen gekoppelt werden und diese als Schlepper direkt an die Tumorzelle bringen. Der Einsatz zeichnet sich bisher nur im diagnostischen Bereich ab. Gebunden an radioaktive Isotope (^{99m}Tc, ^{111}In oder ^{131}J), gelingt die Suche nach okkulten Metastasen. Die Sensitivität ist derzeit aber den konventionellen Methoden noch nicht überlegen, die Spezifität ist jedoch deutlich höher. Im therapeutischen Bereich wurde jetzt der erste Antikörper zur postoperativen adjuvanten Therapie von kolorektalen Karzinomen im Dukes-Stadium C zugelassen (Panorex®). In einer kontrollierten Studie war eine deutliche Verbesserung der 6-Jahres-Überlebenszeit gegenüber einem unbehandelten Kontrollkollektiv erreicht worden. Die Ergebnisse sind aber umstritten (kleine Fallzahl), die Behandlung ist teuer, und große randomisierte Studien gegen und/oder mit einer adjuvanten Therapie werden erst jetzt begonnen, das Ergebnis ist nicht vor 5 Jahren zu erwarten.

1.5.4 Supportive Therapie

(1) *Allgemeinmaßnahmen:* Schmerzbehandlung (s. Kap. 1, 2). Sicherstellung ausreichender Kalorien- und Flüssigkeitszufuhr (s. Kap. 9), sorgfältige Pflege, evtl. auch eine antidepressive Therapie.

(2) *Pathologische Frakturen:* Behandlung in Zusammenarbeit mit dem Orthopäden; Vermeidung drohender pathologischer Frakturen durch Radiotherapie oder prophylaktische Osteosynthese oft möglich.

(3) *Anämie:* s. Kap. 18, 4 „Supportivmaßnahmen".

(4) *Granulozytopenie:* Durch die Zytokine G-CSF und GM-CSF sowie IL-3 und Stammzellfaktor (letztere noch in Erprobung) kann die Myelopoese stimuliert werden und die Stärke und Dauer eine Agranulozytose vermindert und verkürzt werden. Dem prophylaktischen Einsatz stehen die hohen Kosten entgegen. Sinnvoll ist die Therapie nur bei vorangegangener Granulozytopenie (< 1000) mit einem Infekt, der sich ohne Therapie mit Wachstumsfaktoren oder ohne Dosisreduktion bei 80% der Patienten wiederholen wird. Bei Patienten mit Granulozytopenie ohne Infekt ist im weiteren Verlauf nur bei 5% mit einem Infekt zu rechnen, eine vorsorgliche Behandlung muß daher nicht obligatorisch durchgeführt werden.

(5) *Thrombopenische Blutung:* s. Kap. 18, 4 „Supportivmaßnahmen".

(6) *Hyperemesis:* Die starke emetische Wirkung vieler Zytostatika (besonders Cisplatin) bedarf einer intensiven Therapie, da die Patienten häufig bis zur Grenze ihrer Belastbarkeit behandelt werden müssen. Einzelheiten der Therapie der Emesis s. Kap. 1, 4 „Medikamentöse Behandlung".

(7) *Alopezie:* Die anthrazyklininduzierte Alopezie kann durch die Applikation einer „Kältekappe" bei einer Dosierung unter 50 mg/m^2 vermieden werden. Dauer der Applikation bei feuchten Haaren: 5 min vor und 30 min nach der Adriamycin/Epirubicin-Gabe. Bei den anderen Zytostatika kann wegen der unterschiedlichen Pharmakokinetik die lokale Hypothermie der Kopfhaut die Alopezie wenig oder gar nicht verhindern.

2 Chemotherapie solider Tumoren

Nachfolgend wird eine Übersicht über die Chemotherapie der wichtigsten malignen Erkrankungen gegeben; ausgenommen sind Tumoren des zentralen und peripheren Nervensystems und die Tumoren des Kindesalters.

2.1 Mammakarzinom
2.1.1 Mammakarzinom der Frau
Vorbemerkung: Beim Mamma- wie beim Ovarialkarzinom gelten eine Reihe von Risikofaktoren, die letztendlich alle den Hormonhaushalt der Frauen berühren. Es wurden 2 Brustkrebsgene entdeckt, ein drittes wird noch postuliert. Die Bestim-

mung der Mutation dieser Gene ist möglich, aber nur ca. 5% aller Mammakarzinome sind genetisch bedingt! Der Wert dieser Untersuchung bleibt zunächst zweifelhaft. Die Vorsorgeuntersuchung einschließlich Mammographie und Sonographie ist gesetzlich geregelt, wird aber zu selten wahrgenommen: ab dem 30. Lebensjahr eine Basismammographie (bei Hochrisikopatienten ab dem 25. Lebensjahr); Folgemammographien ab dem 40. Lebensjahr alle 2 Jahre; diese Maßnahmen und die Selbstuntersuchung der Frau können die Prognose wirkungsvoll verbessern.

Prognosefaktoren: Die Behandlung des Mammakarzinoms richtet sich wesentlich nach den Prognosefaktoren. Durch moderne Untersuchungstechniken haben sich diese sehr verfeinert, die Zahl steigt ständig – derzeit ca. 85 – nach dem Konsensus 1995 werden für die Routine nur die unten aufgeführten, kursiv gedruckten Faktoren benötigt und für die Therapieentscheidung berücksichtigt:
1. Anzahl der histologisch *befallenen LK;* Tumorgröße
2. Histologischer Typ, *Grading,* Lymph- und Blutgefäßinvasion
3. *S-Phase-Index,* Ki-67-Antigen, Thymidin-labeling-Index
4. *Östrogen- und Progesteronrezeptoren,* EGF-Rezeptor, Onkogene (HER-2)

Weiterhin wird wegen der unterschiedlichen Prognose, Behandlungen und Konsequenzen hinsichtlich der Nachsorge unterschieden zwischen In-situ- und invasiven Karzinomen. Erstere sind eine Domäne der Gynäkologie und werden hier nicht besprochen.

Die invasiven Karzinome weisen eine sehr unterschiedliche Histologie auf: *infiltrierend duktal (75%), infiltrierend lobulär (5–10%)* und Übergangsformen. Die Tumortypen zeigen eine häufige axilläre Metastasierung, haben aber einen unterschiedlichen Typus der Fernmetastasierung: Duktale Karzinome metastasieren häufiger in Knochen und parenchymatöse Organe (Lunge, Leber, Hirn), während lobuläre Karzinome überwiegend meningeal, auf die Serosa und an anderen atypischen Stellen Metastasen setzen. Sonderformen sind das *Paget-Karzinom,* das einem in die Mamille eingewachsenen duktalen Karzinom entspricht, und das *inflammatorische Karzinom,* das durch erysipelartige Veränderungen der Brusthaut mit histologischem Hautbefall und begleitender lymphatischer Infiltration der Haut charakterisiert ist.

Therapie

Operative Therapie

Primär ist immer die komplette Entfernung des Tumors durchzuführen, entweder als Mastektomie oder durch die Exstirpation des Tumors mit Sicherheitsmantel und anschließender Bestrahlung der „Rest"-Brust. Beide Verfahren sind hinsichtlich des rezidivfreien sowie des Gesamtüberlebens gleichwertig. Grundsätzlich ist der Erhalt des Organs „Brust" anzustreben. Bei großen Tumoren, die primär nicht brusterhaltend reseziert werden können, besteht durch eine präoperative Chemotherapie die Möglichkeit der Tumorverkleinerung mit postprimärer brusterhaltender Resektion!

Axilläre Lymphknotenentfernung: Mammakarzinome metastasieren häufig in die axillären LK, seltener in die retrosternalen LK. Die Wahrscheinlichkeit der Metastasierung hängt vom Malignitätsgrad und vom Tumorsitz ab. Die Exstirpation der axillären LK (nur Level 1+2) geschieht obligat zur Reduktion der Lokalrezidivrate und vorrangig zur Abschätzung der Prognose, der Lymphknotenbefall ist der wichtigste Prädiktor einer möglichen okkulten Fernmetastasierung. Eine ausgedehnte LK-Dissektion (auch Level 3) hat gegenüber der Strahlentherapie keinen Vorteil erbracht, erhöht aber signifikant das Risiko des Lymphödems.

Adjuvante Therapie

Auf der 2. Konsensus-Konferenz in St. Gallen wurden 1995 neue Richtlinien zur adjuvanten Therapie erarbeitet, die ohne zwingenden Grund nicht außer acht gelassen werden dürfen, da der Vorteil gegenüber unbehandelten Patienten eindeutig nachgewiesen wurde (Tab. 20.7).

Das *inflammatorische Mammakarzinom* hat bei primärer operativer Therapie eine schlechte Prognose (mittlere ÜLZ < 18 Monate). Durch eine primäre Chemotherapie mit anschließender sekundärer Resektion und/oder Strahlentherapie kann die 5-Jahres-Überlebenszeit auf 35–55% angehoben werden.

(1) *Adjuvante Hormontherapie:* Die Regeltherapie bei postmenopausalen Patientinnen ist Tamoxifen 20 mg täglich für 4 Jahre. Bei einer Indikation zur Chemotherapie wird die Hormontherapie erst nach Abschluß der Chemotherapie begonnen. Bei prämenopausalen Patientinnen mit schlechter Prognose und positiven Rezeptoren kann eine ablative Hormontherapie (medikamentöse oder operative Kastration) erfolgen (Zoladex®, Enantone Gyn®).

(2) *Adjuvante Chemotherapie:* Standardschema der adjuvanten Chemotherapie ist das „CMF-Schema". Aus pharmakologischen Gründen sollte das Cyclophosphamid p.o. appliziert werden (wird erst bei der Passage durch die Leber

Tabelle 20.7: Empfehlungen zur adjuvanten Therapie (St. Gallen 1995). Die in Klammern angegebenen Optionen basieren auf kontroversen Untersuchungen. Es wird überprüft, ob diese zusätzliche Therapie die Langzeitergebnisse zu verbessern vermag.

	prämenopausal	postmenopausal	Senium > 70 Jahre
ohne LK-Befall*			
minimales Risiko	Ø (TAM)	Ø (TAM)	Ø (TAM)
niedriges Risiko	TAM (Ovarektomie, GnRH-A.)	TAM	TAM
hohes Risiko und ER pos.	ChTh (TAM)	TAM (ChTh)	TAM
hohes Risiko und ER neg.	ChTh	ChTh-> TAM	TAM
mit LK-Befall			
und ER pos.	ChTh ± TAM (Ovarektomie, GnRH-A.)	TAM ± ChTh	TAM
und ER neg.	ChTh	ChTh (TAM)	TAM; (?) ChTh

ChTh = Chemotherapie; ER = Östrogenrezeptor; GnRH-A. = Antagonisten der Gonadotropin freisetzenden Hypothalamushormone; TAM = Tamoxifen;
* Definition der Risikogruppen ohne Lymphknotenbefall:
  minimales Risiko: nicht invasives Ca. (duktales Ca. in situ), invasives Ca. < 1 cm (als Zufallsbefund bei Op. aus anderem Grund) sowie tubuläre oder muzinöse Ca. < 2 cm.
  niedriges Risiko: Tumor > 1 cm, aber < 2 cm, ER positiv
  hohes Risiko: Tumor > 1 cm, ER negativ (–) oder Tumor > 2 cm, ER ± und/oder G3-Tumoren.

aktiviert), nur bei gastrointestinaler Unverträglichkeit kann das Präparat ersatzweise intravenös appliziert werden. Anthrazyklinhaltige Schemata (EC) weisen ein geringfügig besseres rezidivfreies Intervall auf, die Risiken hinsichtlich Nebenwirkungen und einer späteren Therapie sind aber zu beachten. Die Therapie wird möglichst bis zum 14. postoperativen Tag begonnen. Es bestehen Hinweise, daß die Therapie bei einem verspäteten Beginn (nach der 6. Woche) eine deutlich verminderte Wirkung hat.

Bei *ungünstiger Prognose* (Befall von > 3 Lymphknoten in der Axilla und Alter < 55 Jahren wird derzeit in Studien überprüft, ob eine Verstärkung der adjuvanten Chemotherapie die Prognose verbessern kann:
- *4–9 LK:* konventionelle Chemotherapie versus verstärkte Chemotherapie: HD-EC 4 mal und anschließend CMF 3 mal.
- *≥ 10 LK:* verstärkte Chemotherapie versus Hochdosistherapie mit peripherer Stammzellseparation und nachfolgender Transplantation. Dieses Verfahren ist experimentell und sollte außerhalb von Studien nicht angewendet werden.

Schemata zur adjuvanten Chemotherapie des Mammakarzinoms

1. CMF	Cyclophosphamid*	100 mg/m^2	p.o.	Tag 1–14
	Methotrexat	40 mg/m^2	i.v.	Tag 1 + 8
	Fluorouracil	600 mg/m^2	i.v.	Tag 1 + 8
2. EC	Epirubicin	40 mg/m^2	i.v.	Tag 1
	Cyclophosphamid*	200 mg/m^2	p.o.	Tag 3–6
3. HD-EC	Epirubicin	90 mg/m^2	i.v.	Tag 1
	Cyclophosphamid	600 mg/m^2	i.v.	Tag 1

* bei oraler Unverträglichkeit auch i.v. zu applizieren:
CMF: 500 mg/m^2; Tag 1 + 8; EC: 600 mg/m^2 Tag 1
Wiederholung am Tag 28 (CMF) oder 22–28 (EC)

Adjuvante Strahlentherapie

(1) *Nach Ablatio mammae:* Als generelle Routinemaßnahme abzulehnen. Durch die lokale Strahlentherapie wird weder die mittlere Überlebenszeit verlängert noch die Heilungsrate verbessert. Die Strahlentherapie ist jedoch in der Lage, die Häufigkeit von Lokalrezidiven wirkungsvoll zu vermindern. Die Indikation zur lokalen Strahlentherapie ergibt sich nur aus dem potentiellen Risiko des Lokalrezidivs:
- bei Infiltration von Muskel oder Faszie der Brustwand
- bei Lymphangiosis carcinomatosa der Axilla
- bei unterlassener oder inkompletter Axilladissektion

Sie ist umstritten
- bei negativem axillärem Lymphknotenbefund und medialem Tumorsitz (Lymphabfluß substernal)
- bei adjuvanter Chemotherapie (Übertherapie).

(2) *Nach brusterhaltender Operation:* Hier ist die postoperative Strahlentherapie grundsätzlich durchzuführen, da keine Sicherheit der kompletten Resektion (Primärtumor und/oder multifokale Karzinome) gegeben ist. Bei Indikation zu einer adjuvanten Chemotherapie (s. Tab. 20.7) wird diese unmittelbar postoperativ begonnen. Der optimale Zeitpunkt für die Strahlentherapie ist umstritten. Bei simultaner Applikation ist das kosmetische Risiko höher, die Strahlentherapie wird daher häufig nach der Chemotherapie oder zwischen dem 3. und 4. Zyklus eingesetzt.

Untersuchungen mit dem Ziel, die obligate Strahlentherapie bei brusterhaltender Operation zu umgehen, sind z.Zt. widersprüchlich. Da klare Kriterien der Selektion fehlen, ist der Verzicht auf die Strahlentherapie derzeit nicht gerechtfertigt.

Nachsorge (nach der Primärtherapie)

Die postoperative Nachsorge wird vielfach über Leitzentren und Nachsorgepässe schematisiert durchgeführt. Sie wird derzeit sehr kontrovers beurteilt. Außer Frage steht die Kontrolle der operierten und der kontralateralen Brust. Die technische Nachsorge mit dem Ziel der Früherkennung von klinisch asymptomatischen Fernmetastasen hat nicht zu einer Verbesserung der Prognose geführt und ist daher abzulehnen, dies gilt aber nicht für beschwerdeorientierte Untersuchungen! Der Haupteinsatz in der Nachsorge liegt in der psychischen Führung und der Rehabilitation der Patientinnen.

Palliative Therapie

Bei Nachweis von Fernmetastasen ist eine kurative Therapie wahrscheinlich nicht mehr möglich. In einigen Zentren wird derzeit versucht, bei Patientinnen über 55 Jahre mit gutem Allgemeinzustand und geringer „Tumorlast" dieses Ziel mit einer Hochdosistherapie und anschließender peripherer Stammzelltransplantation zu erreichen. Der Beweis durch eine randomisierte Studie steht aber noch aus. Generell ist das Ziel jeder Therapie der Erhalt und die Verbesserung der Lebensqualität. Demzufolge wird – wenn möglich – immer zuerst die Möglichkeit der Hormontherapie ausgeschöpft. Lokale Probleme (Lokalrezidiv, isolierte Knochenmetastasen) können strahlentherapeutisch behandelt werden.

Palliative Hormontherapie

Indikationen für eine palliative Hormontherapie sind postmenopausale (ältere) Patientinnen, hormonrezeptorpositive Tumoren, eine erfolgreiche vorangegangene Hormontherapie und – bei unbekanntem Rezeptorstatus – ein langes rezidivfreies Intervall.

Die Hormontherapie wird sequentiell durchgeführt. Bei Ansprechen auf die Therapie dauert die erste Remission 9–18 Monate, jede weitere Remission nach Umstellung der Therapie ist deutlich kürzer.

Reihenfolge der Hormontherapie:

(1) Bei *prämenopausalen* Patientinnen (> 50 Jahre) wird zunächst die ablative Hormontherapie durch Kastration durchgeführt: medikamentös durch GnRH-Analoga (Zoladex®, Pro Fact®-Depot), durch Ovariektomie oder durch eine Radiomenolyse. Wegen der geringeren Belastung wird immer mit den GnRH-Ana-

loga begonnen, bei positivem Response kann im Verlauf aus Kostengründen die Ovariektomie durchgeführt werden. Nach der Kastration gilt die Patientin als postmenopausal.

(2) Bei *postmenopausalen* Patientinnen ist Tamoxifen das Mittel der ersten Wahl, das gilt auch bei Patientinnen, deren adjuvante Therapie mit Tamoxifen vor > 12 Monaten beendet wurde, bei negativen Östrogen-, aber positiven Progesteronrezeptoren und für Patientinnen mit negativen Östrogen- und Progesteronrezeptoren, wenn keine statische oder vitale Bedrohung besteht und ein Zeitraum von 6 Wochen ohne Gefährdung der Patientin abgewartet werden kann. Neue Analoga des Tamoxifens mit höherer Selektivität (Droloxifen, Toremifen) sind derzeit in der klinischen Erprobung. An zweiter Stelle der Hormontherapie stehen die Aromatasehemmer (Formestan = Lentaron®). Aminoglutethemid (Orimeten®) sollte wegen stärkerer NW nicht mehr eingesetzt werden. An dritter Stelle stehen die Gestagene, die deutlich höhere Nebenwirkungen aufweisen (s. u.). Wegen der hohen Kosten ist die individuelle Dosierung durch Bestimmung des Serumspiegels (mindestens 100 ng/ml) festzulegen. Androgene werden derzeit wegen der ungünstigen Nebenwirkungen nicht mehr eingesetzt.

Gestagene sind auch indiziert als „letzte" Maßnahme zu oder nach einer zytostatischen Therapie, da ihnen eine knochenmarkprotektive Wirkung nachgesagt wird und gleichzeitig das Befinden der Patientin durch Appetitsteigerung, Schmerzlinderung und Gewichtszunahme positiv beeinflußt wird.

Therapieabfolge bei Mammakarzinom

1. Antiöstrogen (Tamoxifen*)	20–30 mg p.o.	tgl.
2. Aromatasehemmer (Formestan)	250 mg i.m.	alle 2 Wochen
3. Gestagene		
a) Megestrolazetat**	160 mg p.o.	tgl.
b) Medroxprogesteronazetat**	500–1000 mg p.o.	tgl.

* NW: selten: passagere Leuko- und Thrombozytopenien, Völlegefühl, Endometriumproliferation, Depressionen und Hitzewallungen; Hyperkalzämiesyndrom
** NW: Wassereinlagerung, Gewichtszunahme (ungünstig bei Knochenmetastasen!), *cave:* Blutzucker

Palliative Chemotherapie

Das Mammakarzinom gehört zu den durch Zytostatika gut zu beeinflussenden Tumoren; die enttäuschenden Ergebnisse früherer Zeit wurden durch den Übergang von der Monotherapie zur kombinierten Chemotherapie und durch die Einführung neuer Substanzen erheblich verbessert. Die Remissionsquoten liegen bei 50–80%, Vollremissionen sind keine Seltenheit (4–27%), die Remissionsdauer beträgt im Mittel 13 Monate. Über die notwendige Dauer der Chemotherapie nach Erreichen einer Remission fehlen derzeit genauere Kenntnisse, es besteht jedoch die überwiegende Meinung, daß nach 6–12 Monaten die Therapie unterbrochen werden sollte bis zum Auftreten eines erneuten Rezidivs. Die Aggressivität der Therapie richtet sich nach der prognostischen Beurteilung (Tab. 20.8). Patientinnen mit einer günstigen Prognose können bei gleichem

Tabelle 20.8: Prognose-Bewertungsskala (nach Possinger 1987)

Kriterien	Punkte
krankheitsfreies Intervall	
< 2 Jahre	1
> 2 Jahre	3
Metastasen	
Knochen, Haut, Weichteile, Erguß	je 1
Knochenmarkkarzinose (symptomatisch)	4
Lunge (< 10 Herde)	3
Lunge (> 10 Herde)	5
Lymphangiosis pulmonem (symptomatisch)	6
Leber	6
Rezeptorstatus	
positiv	1
unbekannt	2
negativ	3
günstige Prognose	< 7
ungünstige Prognose	> 7

Therapieerfolg mit Schemata geringerer Nebenwirkungen behandelt werden, während Patienten mit ungünstiger Prognose von einer aggressiveren Therapie deutlich besser profitieren. Eine einheitliche Sequenz in der Therapieabfolge ist nicht etabliert, die angegebenen Schemata sind eine kleine Auswahl der Möglichkeiten und sollten nur als grobe Richtschnur für eine individuelle Therapie gelten. Die Folgebehandlung beim Rezidiv oder besonders bei Versagen der Primärtherapie ist sehr problematisch. Eine Standardtherapie als „second line" ist nicht etabliert. Bei einer vorangegangenen CMF-Therapie kann Epirubicin oder Mitoxantron häufig noch mit Erfolg eingesetzt werden, bei EC-Therapie das VMP-Schema. Die erzielten Remissionen sind jedoch deutlich schlechter und kürzer. Folgende Zytostatika werden weiterhin in unterschiedlichen Kombinationen eingesetzt: Mitomycin C, BCNU/CCNU, Etopsid, Vindesin, Melphalan, Prednimustin und auch Cisplatin. In mehreren (kleinen) Studien konnte gezeigt werden, daß Paclitaxel (Taxol®) eine hohe Aktivität hat, so daß bei jüngeren Patientinnen im guten Allgemeinzustand ein Therapieversuch sinnvoll ist. Eine weitere Innovation in der palliativen Therapie des Mammakarzinoms ist Gemcitabin, das besonders geringe Nebenwirkungen hat. In der Monotherapie beträgt die Remissionsrate ca. 35%, Kombinationsschemata werden derzeit entwickelt. Im weiteren Verlauf der Erkrankung ist den Frauen häufig keine aggressive Therapie mehr zumutbar, die Festlegung der Therapie muß individuell erfolgen und sollte nur von einem erfahrenen Onkologen geplant werden. Der Anschluß an ein Therapieprogramm eines Tumorzentrums oder onkologischen Schwerpunktkrankenhauses ist sinnvoll.

Bei *inoperablem Lokalrezidiv* (insbesondere nach vorangegangener Strahlentherapie), kann eine regionale Chemotherapie mit Epirubicin häufig eine rasche und andauernde Remission erbringen (A. mammaria interna, A. subclavia). Bei *Cancer en cuirasse* und bei anderen Hautmetastasen kann nach Versagen oder im Rezidiv nach der lokalen Strahlentherapie eine lokale Therapie mit Miltefoscin (Miltex®) eine passagere Besserung bringen.

Bisphosphonattherapie: Bei Knochenmetastasen kann die lytische Aktivität der Osteoklasten durch Biphosphonate (Clodronat, Pamidronat) gehemmt und dadurch unabhängig von der kausalen Tumortherapie eine progrediente Knochendestruktion hinausgezögert werden (Clodronat = Ostac®, Bonfoss®; Pamidronat = Aredia®).

Schemata zur Behandlung des metastasierten Mammakarzinoms

A: Monotherapien

1. Epi-we.	Epirubicin	30 mg/m²	i.v.	Tag 1, 8, 15, ...
2. Fs/FU⁺	Folinsäure	100 mg/m²	i.v.	Tag 1–5
	Fluorouracil	375 mg/m²	i.v.	Tag 1–5
3. VDS	Vindesin	3 mg/m²	i.v.	Tag 1, 15, ...
4. MITX⁺⁺	Mitoxantron	14 mg/m²	i.v.	Tag 1
5. B⁺⁺	Bendamustin	100 mg/m²	Inf. (1 h)	Tag 1–3

B: Kombinierte Therapien mit geringeren Nebenwirkungen

6. CMF⁺ (⁺⁺)	Cyclophosphamid	600 mg/m²	i.v.	Tag 1 (+8)
	Methotrexat	40 mg/m²	i.v.	Tag 1 (+8)
	Fluorouracil	600 mg/m²	i.v.	Tag 1 (+8)
7. EC⁺	Epirubicin	40 mg/m²	i.v.	Tag 1
	Cyclophosphamid	600 mg/m²	i.v.	Tag 1
8. VMP⁺⁺	Vindesin	3 mg/m²	i.v.	Tag 1
	Mitomycin	6 mg/m²	i.v.	Tag 1–3
	Prednison	100 mg	p.o.	Tag 1–3

C: Aggressivere Therapien mit höheren Nebenwirkungen

9. FEC⁺⁺	Fluorouracil	500 mg/m²	i.v.	Tag 1
	Epirubicin	50 mg/m²	i.v.	Tag 1
	Cyclophosphamid	500 mg/m²	i.v.	Tag 1
10. HD-EC⁺⁺	Epirubicin	90 mg/m²	i.v.	Tag 1
	Cyclophosphamid	600 mg/m²	i.v.	Tag 1
11. ViEC⁺⁺	Vindesin	3 mg/m²	i.v.	Tag 1
	Epirubicin	100 mg/m²	i.v.	Tag 1
	Cyclophosphamid	600 mg/m²	i.v.	Tag 1
12. T⁺	Paclitaxel	135 mg/m²	Inf. (3 h)	Tag 1

⁺ Wiederholung Tag 21   ⁺⁺ Wiederholung Tag 28

2.1.2 Mammakarzinom des Mannes

Die Inzidenz ist gering, Risikofaktoren sind unbekannt, es ist keine gesetzliche Vorsorgeuntersuchung sinnvoll.

Therapie

Die Behandlung ist wie beim Mammakarzinom der Frau: eingeschränkte radikale Mastektomie mit Axilladissektion mit Bestimmung der Hormonrezeptoren, Grading und evtl. weitere prognostische Parameter. Die postoperative Strahlentherapie ist häufiger indiziert, da der Tumor in der Regel sehr dicht der Thoraxwand aufgesessen hat. Über den Wert einer adjuvanten Chemotherapie liegen wegen der Seltenheit der Tumoren keine gesicherten Daten vor, sie wird aber analog dem Karzinom der Frau gehandhabt. Die Prognose ist insgesamt ungünstiger, da der Tumor zum Zeitpunkt der Diagnose häufiger okkult metastasiert ist.

Die palliative Hormon- und Chemotherapie ist mit der Therapie des Mammakarzinoms der Frau identisch.

2.2 Urogenitalkarzinome
2.2.1 Zervix-, Vagina- und Vulvakarzinome

Karzinome der Zervix, Vagina und Vulva werden primär operativ und/oder radiotherapeutisch behandelt. Nach Ausschöpfen der radioonkologischen Möglichkeiten ist eine zytostatische Therapie im vorbestrahlten Gebiet nur sehr beschränkt wirksam. Bei Fernmetastasen (selten) ist jedoch ein palliativer Effekt möglich, die toxischen Nebenwirkungen sind jedoch zu beachten und limitieren die Indikation.

Eine Änderung der therapeutischen Konzepte bei fortgeschrittenen Tumoren mit primärer Chemotherapie (möglicherweise besonders der lokoregionären Chemotherapie über die Aa. iliacae internae) ist zu überlegen, mit dem Ziel, durch Verkleinerung des Tumors eine günstigere Voraussetzung für Operation oder Strahlentherapie zu erreichen.

Eine Indikation für eine postoperativ adjuvante Chemotherapie ist derzeit noch nicht gegeben, obwohl einzelne Studien positive Ergebnisse zeigen.

In der palliativen Situation ist zu unterscheiden zwischen dem Lokalrezidiv und Fernmetastasen. Ein Lokalrezidiv im vorbestrahlten Gebiet ist mit einer systemischen Chemotherapie kaum anzugehen (radiogene Gefäßrarefizierung), Fernmetastasen haben eine Ansprechrate von ca. 25–35%. Bei jüngeren Patientinnen in gutem Allgemeinzustand ist eine Therapie möglich (Schema).

Eingesetzt werden Schemata, die auch bei anderen Plattenepithelkarzinomen wirksam sind. Von geringerer subjektiver Toxizität ist eine Carboplatin-Monotherapie.

Schemata zur Behandlung von Karzinomen der Zervix, Vagina, Vulva			
1. Carboplatin	340–400 mg/m^2	Inf.	Tag 1
(Alter > 65)	300–320 mg/m^2	Inf.	Tag 1
2. Carboplatin	300 mg/m^2	Inf.	Tag 1
Ifosfamid*	5000 mg/m^2	Inf. (24 h)	Tag 1

3. Bleomycin	30 mg	i.v.	Tag 1
Ifosfamid*	2000 mg/m²	i.v.	Tag 1–3
Carboplatin	200 mg/m²	i.v.	Tag 1
Wiederholung			Tag 22–29

* Uromitexan® 20% der IFO-Dosis zum Zeitpunkt 0, 3 und 6 h nach Therapie

2.2.2 Korpuskarzinom

Bei radiotherapeutisch nicht kontrollierbarem Rezidiv oder Fernmetastasen eines Korpuskarzinoms ist eine Hormontherapie möglich. Bei einem Drittel der Patientinnen kommt es zu objektiver Tumorregression, die Jahre anhalten kann. Eine Vorhersage der Tumorresponse auf Gestagene ist möglich, wenn primär positive Hormonrezeptoren im Tumorgewebe nachgewiesen worden sind. Eingangs ist die hohe Dosierung erforderlich, nach Eintritt der Remission kann die Dosis reduziert werden. Remissionen treten gelegentlich noch nach 3–6 Monaten auf, Therapie nicht vorzeitig abbrechen! An Nebenwirkungen sind zu beachten: Übelkeit, Wasserretention, thromboembolische Komplikationen. Behandlung z. B. mit Megestrolazetat 80–160 mg/Tag oder mit Medroxyprogesteronazetat 300–1000 mg/Tag. Die Höhe der Dosis ist vom Tumorgrading abhängig, bei G3-Tumoren ist primär eine Dosis von 1000 mg MPA/Tag p.o. anzusetzen. Nach sekundärem Versagen der Gestagentherapie kann ein weiterer Therapieversuch mit Tamoxifen durchgeführt werden (30 mg/Tag).

Bei jüngeren Patientinnen ist ein Versuch einer Kombination von Gestagen- und Chemotherapie möglich.

Schemata zur Behandlung des Korpuskarzinoms

1. Cyclophosphamid	100 mg/m²	p.o.	Tag 1–14
Fluorouracil	500 mg/m²	i.v.	Tag 1+8
Cisplatin	60 mg/m²	i.v.	Tag 1
2. Fluorouracil	500 mg/m²	i.v.	Tag 1
Adriamycin	50 mg/m²	i.v.	Tag 1
Cyclophosphamid	500 mg/m²	i.v.	Tag 1
Wiederholung			Tag 22–29

2.2.3 Ovarialkarzinom

Vorbemerkung: Die Mehrzahl der Ovarialkarzinome sind epitheliale Karzinome, daneben kommen – seltener – Stroma- und Keimzelltumoren vor. Die folgenden Therapierichtlinien gelten für die epithelialen Tumoren. Bei den anderen Tumoren kommen Schemata wie bei den Keimzelltumoren (s. ds. Kap., 2.2.4 und 2.2.5) zum Einsatz. Die 5-Jahres-Überlebenszeit des Ovarialkarzinoms (alle Stadien) hat sich in den letzten 20 Jahren bei verbesserter Operationstechnik, verbesserter Bestrahlungstechnik und zunehmendem Einsatz der Chemotherapie deutlich verändert, sie liegt je nach Differenzierung zwischen 20 und 60%. Die ersten Symptome (Schmerz- oder Druckgefühl, Resistenz im Unterbauch, Zunahme des Leibesumfanges) sind in den meisten Fällen Zeichen fortgeschrittenen Tumorwachstums. Zur Verlaufsbeobachtung eignet sich der Tumormarker Ca 12-5, weniger spezifisch auch CEA.

Histologische Klassifikation: Die Klassifizierung der Ovarialtumoren geht von der Histogenese aus. Die Mehrzahl aller Tumoren geht vom Müllerschen Keimepithel aus; sie werden unterteilt in seröse, muzinöse, endometroide, mesonephrische und unklassifizierbare Tumoren. Die malignen Tumoren des Müllerschen Keimepithels machen etwa 85% aller malignen Ovarialtumoren aus. Nur 15% der Malignome nehmen ihren Ausgang vom Ovarialstroma oder vom Dottersack (maligne Granulosazelltumoren, Arrhenoblastome, Sarkome, Dysgerminome usw.); Klinik und Therapie dieser Tumoren weisen in vielen Punkten Unterschiede gegenüber den vom Keimepithel ausgehenden Karzinomen auf, eine Besprechung in diesem Rahmen ist nicht möglich.

Stadieneinteilung: Von größter prognostischer Bedeutung ist das Stadium des Tumors zum Zeitpunkt der Diagnose. Die Stadieneinteilung wird nach den Richtlinien der FIGO (International Federation of Gynecology and Obstetrics) von 1964 oder – seltener – nach der TNM-Klassifizierung von 1966 vorgenommen. Die Stadieneinteilung nach den FIGO-Richtlinien ist in Tabelle 20.9 wiedergegeben.

Tabelle 20.9: Stadieneinteilung der Ovarialkarzinome (FIGO)

Stadium I		beschränkt auf die Ovarien
	IA	beschränkt auf ein Ovar, kein Aszites
	IB	beschränkt auf beide Ovarien, kein Aszites
	IC	beschränkt auf ein oder beide Ovarien; Kapseldurchbruch und/oder Aszites mit Tumorzellen
Stadium II		Befall eines oder beider Ovarien und Ausdehnung in das kleine Becken
	IIA	Ausdehnung oder Metastasen auf oder in den Uterus und/oder die Tuben
	IIB	Ausdehnung auf andere Organe des kleinen Beckens
	IIC	wie IIB, zusätzlich Aszites mit Tumorzellen
Stadium III		Befall eines oder beider Ovarien mit intraperitonealer Metastasierung außerhalb des kleinen Beckens oder Befall retroperitonealer Lymphknoten
	IIIA	kein Resttumor nach Operation
	IIIB	Resttumor nach Operation < 2 cm
	IIIC	Resttumor nach Operation > 2 cm
Stadium IV		Befall eines oder beider Ovarien mit Fernmetastasen außerhalb der Peritonealhöhle (Pleuraerguß wird nur als IV gewertet, wenn Tumorzellen nachweisbar Leber: oberflächliche Kapselmetastasen gelten nicht, intrahepatische Herde immer als IV)

| Therapierichtlinien |

Operative Therapie

Ziel ist die radikale Entfernung aller Tumoranteile je nach Stadium, wenn möglich sollten keine Tumorknoten > 2 cm verbleiben. Das intraoperative Staging auf mögliche Tumorzellaussaat muß vorliegen: verbliebene Restknoten, Douglas-Lavage, Zwerchfellabstrich!

Strahlentherapie
Eingeschränkte Indikation zugunsten der adjuvanten Chemotherapie, nur bei definitiv lokalisierten Stadien:
(1) Beckenfeld
(2) Abdominalbad
(3) intraperitoneale Instillation (s.u.)

Chemotherapie
Hohe Remissionsraten mit negativer Histologie beim „second look"; aber häufige Rezidive!

Systemische Chemotherapie
Ab Tumorstadium IC (FIGO) wird sowohl bei radikal operierten Patientinnen (makroskopisch ohne Resttumor) als auch bei nicht resezierbaren Resttumormassen < 2 cm eine aggressive zytostatische „adjuvante" Chemotherapie durchgeführt. Die Frage der Reduktion der Zyklen bei radikal operierten Frauen wird derzeit überprüft.
Diese Therapie erfolgt mit kurativer Zielsetzung. Indikation und Durchführung gehören in die Hand eines erfahrenen Onkologen. Bei jüngeren Patientinnen wird diese adjuvante Therapie wegen der häufigen Rezidive derzeit verstärkt. In einer großen randomisierten Studie konnte ein eindeutiger Vorteil für die Kombination Cisplatin/Paclitaxel (Taxol®) gegenüber Cisplatin/Cyclophosphamid gezeigt werden, wobei die höhere Toxizität zu beachten ist! In weiteren Studien wird überprüft, ob die Hochdosistherapie mit peripherer Stammzelltransplantation eine weitere Verbesserung der Langzeitergebnisse erbringen kann. Diese Therapie ist aber obligat nur in Studien durchzuführen. Die Kombination Cisplatin/Treosulfan ist deutlich verträglicher und nicht mit einer obligaten Alopezie verbunden.
Bei Resttumoren nach Operation, die eine Größe von 2 cm überschreiten, ist eine Chemotherapie mit kurativer Zielsetzung nicht mehr gegeben. Bei jüngeren Patientinnen kann eine „debulking"-Chemotherapie mit 2–4 Zyklen durchgeführt werden mit anschließendem Second look und Versuch der sekundären Resektion der Resttumoren. Bewährt hat sich die Kombination eines Platinderivates mit einem Alkylans, wobei drei Schemata (Cisplatin/Cyclophosphamid; Carboplatin/Cyclophosphamid und Cisplatin/Treosulfan) gleiche Wirksamkeit, die beiden letzteren jedoch eine deutlich geringere Toxizität zeigen. Hier gilt aber das gleiche wie oben angeführt. Die Kombination Cisplatin/Paclitaxel (Taxol®) ist wirksamer und im Versuch der kurativen Therapie zu bevorzugen, wenn der Allgemeinzustand und das Alter der Patientin dies erlauben. In der palliativen Therapie gehört Paclitaxel wegen der Nebenwirkungen nur eingeschränkt in die Primärtherapie. Bei Rezidiven nach der Primärtherapie stehen u. a. noch Etoposid, Mitoxantron, Adriamycin/Epirubicin, Treosulfan sowie als neue Substanz Gemcitabin zur Verfügung.

Schemata zur adjuvanten Therapie des Ovarialkarzinoms

1. Cisplatin**	75 mg/m²	i.v.	Tag 1
Paclitaxel*	135 mg/m²	Inf. (3h)	Tag 1
2. Cisplatin**	80 mg/m²	i.v.	Tag 1
Cyclophosphamid***	1000 mg/m²	i.v.	Tag 1
3. Cisplatin**	100 mg/m²	i.v.	Tag 1
Treosulfan	5000 mg/m²	i.v.	Tag 1
Wiederholung			Tag 22–29

* mit Gabe von Cortison und H_1/H_2-Antagonisten
** mit prä- und posttherapeutischer Hydratation
*** mit Uromitexan® (20% von CTX zum Zeitpunkt 0, 3 und 6 h nach CTX)

Schemata zur palliativen Therapie des Ovarialkarzinoms

1. Etoposid-Monotherapie	150 mg/m²	Inf. (2h)	Tag 1–3
Fortführung bei Response	200 mg/m²	p.o.	Tag 1–3
Wiederholung			Tag 29
2. Treosulfan	1000–1250 mg	p.o.	Tag 1–7
Wiederholung			Tag 43
3. Epirubicin	20–30 mg/m²	i.v.	1 mal wöchentl.

Intraperitoneale Chemotherapie

Beim Ovarialkarzinom ist eine häufige primäre oder sekundäre Komplikation der exzessive maligne Aszites, der ganz im Vordergrund der Beschwerden steht. Da eine Punktion der Abdominalhöhle für die Entlastung notwendig ist und der Tumor häufig auf diesen Bereich beschränkt ist, bietet sich hier die lokale topische Therapie durch Instillation eines Zytostatikums oder einer radioaktiven Substanz an. Das therapeutische Ziel, das Nachlaufen des Aszites zu verhindern oder zu vermindern, wird bei sorgfältiger Indikation und Durchführung der Therapie in einem hohen Prozentsatz erreicht. Zur Technik der intraperitonealen Therapie s. ds. Kap., 1.5.2.

Hormontherapie

Bisher keine überzeugenden Resultate, als palliative Maßnahme nach Ausschöpfen der Chemotherapie aber versuchsweise möglich.

2.2.4 Chorionkarzinom

Vorbemerkungen: Das Chorionkarzinom ist ein seltener aber besonders bösartiger Tumor mit früher hämatogener Metastasierung. Es tritt in einer Häufigkeit von 1 pro 50000–100000 Schwangerschaften auf, kann sich jedoch auch ohne die Vorstufen Blasenmole und invasive Blasenmole im Rahmen einer normalen Schwangerschaft entwickeln; in Einzelfällen ist kein Zusammenhang mit einer Schwangerschaft nachweisbar, in diesen Fällen nimmt der Tumor seinen Ausgang wahrscheinlich vom Ovar (vergleichbar dem Chorionkarzinom des Hodens beim Mann). Von größter Bedeutung für Diagnose und Therapiekontrolle ist die endokrine Aktivität aller trophoblastischen Tumoren. Die in Urin und Serum nachweisbare Menge an *Choriongonadotropin* (HCG) geht der Masse des Tumors parallel. Regelmäßige Serumspiegel-Bestimmungen dieses „Tumormarkers" sind daher unbedingt erforderlich.

Therapie

Therapie der Wahl bei invasiver Blasenmole und Chorionkarzinom ist die Chemotherapie. Mit ihr läßt sich in einem hohen Prozentsatz der Fälle (80%) langfristige KR und wahrscheinlich Heilung in der Mehrzahl der Fälle erreichen. Bei chirurgischem Vorgehen sind die Ergebnisse erheblich schlechter, die Radiotherapie spielt nur eine ergänzende Rolle in Einzelfällen.

Die Chemotherapie wird sofort nach Diagnosestellung eingeleitet und fortgeführt bis zum Verschwinden aller Tumormassen und zur Normalisierung des HCG-Titers; danach folgen 2–3 Konsolidierungszyklen; anschließend engmaschige Kontrolle des HCG-Titers, des gynäkologischen Befundes und des Thorax über 1 Jahr, später alle 6 Monate.

Schema zur Behandlung trophoblastischer Tumoren

Methotrexat	12 mg/m^2	i.v.	Tag 1–5
Dactinomycin	0,3 mg/m^2	i.v.	Tag 1–5
Wiederholung			Tag 22

Als wirksamste Kombination ist die von Methotrexat und Dactinomycin anzusehen (s. Schema). Bei Patientinnen mit schlechter Prognose (ZNS- oder Lebermetastasen, hoher Serum-HCG-Spiegel: > 100 000 IU/l, vorangegangene erfolglose Therapie oder Chorionkarzinom nach kompletter Schwangerschaft) sollte primär mit einem aggressiven Schema (s. Spezialliteratur) begonnen werden, da auch dann noch Heilungen erreicht werden; wegen der Aggressivität sollte diese Therapie nur in einer onkologischen Abteilung durchgeführt werden.

2.2.5 Hodenkarzinom

Vorbemerkungen: Die Tumoren des Hodens sind fast ausnahmslos maligne. Sie treten gehäuft im Kindesalter, zwischen 18 und 35 Jahren sowie nach dem 50. Lebensjahr auf. Der Leistenhoden und insbesondere der abdominelle Hoden beinhalten ein wesentlich erhöhtes Risiko einer malignen Entartung, so daß hier entsprechende operative Maßnahmen unbedingt frühzeitig erfolgen müssen. Der klinische Verdacht bzw. eine unklare Hodenvergrößerung sollte sofort zu einer Klärung der Diagnose durch eine hohe inguinale Hodenfreilegung führen. Verzögerungen seitens des Patienten oder des Arztes bringen den Patienten um eine hohe Heilungschance. Nach Sicherung der Diagnose muß obligat ein komplettes klinisches Staging erfolgen (Röntgen-Thorax, Lymphangiographie, Sonographie und CR von Thorax und Abdomen, evtl. MRT, sowie die Palette der Tumormarker: HCG, AFP, LDH und evtl. CEA; s. ds. Kap., 1.4). Die Prognose der Erkrankung ist abhängig von dem histologischen Typ, dem Stadium der Erkrankung und der

Erfahrung der behandelnden Ärzte. Wegen des hohen kurativen Anspruchs der Therapie sollten die weiteren diagnostischen und therapeutischen Maßnahmen ausschließlich in Abteilungen durchgeführt werden, die über die notwendige Erfahrung verfügen.

Histologische Klassifizierung: Fast alle Hodentumoren nehmen ihren Ausgang von den Keimzellen. Nach der Klassifizierung von Dixon und Moore handelt es sich in 40% um Seminome. In 55% liegen Teratome, embryonale Karzinome oder Chorionkarzinome vor; häufig sind sie mit Seminomanteilen vergesellschaftet. Tumoren des Stromas sind selten (weniger als 5%); auf sie wird im Folgenden nicht eingegangen.

Die günstigste Prognose hat das Seminom, da es relativ langsam infiltrierend wächst, relativ spät lymphogen und hämatogen metastasiert und sehr strahlensensibel ist. Erheblich schlechter ist die Prognose aller anderen Typen, insbesondere der Tumoren, die choreale Anteile enthalten, da die Metastasierung rascher erfolgt und die Strahlenempfindlichkeit geringer ist.

Im Kindesalter kommen Seminome fast nie vor, im Alter jenseits von 50 Jahren überwiegen die spermatozytischen Seminome; dazwischen kann das gesamte Spektrum der histologischen Unterformen auftreten.

Stadieneinteilung: Die TNM-Klassifikation der Hodenkarzinome ist für die Indikation zur Chemotherapie unzureichend, da sie den postoperativen Zustand nicht definiert. Es werden daher neben dieser Klassifikation weitere klinische Stadieneinteilungen benutzt, die untereinander nur partiell übereinstimmen. Die stadiengerechte Therapie wird in der Bundesrepublik am häufigsten anhand der Lugano-Einteilung durchgeführt (Tab. 20.10).

Therapie

Nach Abschluß des klinischen Stagings ist das weitere therapeutische Vorgehen vom histologischen Typ abhängig. Es wird dabei zwischen den Seminomen und den nicht-seminomatösen Hodentumoren unterschieden, da das Seminom als einziger maligner Hodentumor besonders strahlensensibel ist.

Seminom

Reine Seminome sind in aller Regel HCG- und AFP-negativ. Vereinzelt kann beim spermatozytischen Seminom des Erwachsenen eine mittelgradige HCG-Erhöhung (bis 500 U/l) auftreten. Ein pathologischer AFP-Titer oder eine starke Erhöhung des HCG sind beweisend für einen Mischtumor und bedingen eine Änderung der Therapie!

Die grundlegende Behandlung des Seminoms ist die Strahlentherapie. Mit einer Dosis von 20–30 Gy kann eine Tumorvernichtung erreicht werden, im Stadium I und II kann die retroperitoneale Lymphadenektomie unterbleiben. Die retroperitonealen Lymphknotenstationen bis Th11 – d. h. bis zum Beginn des Ductus thoracicus – unter Einschluß des ipsilateralen Nierenstiels erhalten eine Herddosis von 30 Gy, bei großen Lymphknotenpaketen eventuell bis 40 Gy. Die prophylaktische Radiation des Mediastinums ist heute verlassen worden, da eine Strahlentherapie bei Rezidiv in diesem Bereich gleich gute Ergebnisse erbringt. Die Heilungsrate beträgt im Stadium I 95–100% und im Stadium II 75–95%.

Patienten mit sehr großen Tumormassen (Stadium II C + D), Stadium III oder mit „Bulky Disease" (s. Tab. 20.10) werden initial intensiv zytostatisch behandelt. Erst nach Tumorverkleinerung kann eine operative Tumorreduktion oder

Tabelle 20.10: Stadieneinteilung der Hodentumoren (Lugano, 1979)

Stadium		Kriterium
I		*auf den Hoden beschränkt, keine Metastasen*
II		*Lymphknotenmetastasen unterhalb des Zwerchfells*
	A	alle Lymphknotenmetastasen < 2 cm
	B	mindestens 1 Lymphknotenmetastase > 2 cm
	C	Lymphknotenmetastasen > 5 cm – makroskopisch total entfernt oder Invasion der Retroperitonealvenen
	D	Lymphknotenmetastasen inoperabel oder inkomplett reseziert oder fixierte Leisten-Lymphknotenmetastasen
III–0		Tumormarker erhöht, keine Metastasen sichtbar
III		*hämatogene Metastasen und/oder Lymphknotenmetastasen oberhalb des Zwerchfells*
	A	Lymphknotenmetastasen supraklavikulär oder mediastinal
	B	nur Lungenmetastasen „minimal": bis 5 Herde in jeder Lunge bis 2 cm und retroperitoneale Lymphknoten bis Stadium IIB; „massiv": mehr als 5 Herde in jeder Lunge bis 2 cm oder 1 Herd > 2 cm oder Pleuraerguß
	C	hämatogene Metastasen außerhalb der Lungen

Bulky Disease (Definition des Tumorzentrums München)
- Lymphknoten intraabdominell oder mediastinal > 10 cm
- Lungenmetastasen > 5 cm
- \> 10 Lungenmetastasen pro Lunge
- Metastasen in ZNS, Leber oder Knochen
- hoher Tumormarker (HCG > 10 000 U/l, AFP > 1000 ng/ml, LDH > 500 U/l)
- primär extragonadaler Keimzelltumor

Strahlentherapie erfolgen. Die Chemotherapie entspricht der Therapie der nichtseminomatösen Tumoren (s.u.).

Nicht-seminomatöse Hodentumoren

Nach Diagnosestellung ist die Überweisung an ein Krankenhaus oder Zentrum, das mit der Technik der retroperitonealen Lymphadenektomie und den speziellen Problemen der aggressiven Chemotherapie vertraut ist, erforderlich. Die unten beschriebene Therapie dient zum besseren Verständnis für mitbehandelnde Ärzte und sollte niemanden dazu veranlassen, diese Therapie selbständig durchzuführen. Bei entsprechender Erfahrung kann ein großer Teil der oft jungen Patienten auch in fortgeschrittenen Stadien noch geheilt werden. Die aufgeführte *stadienadaptierte Therapie* gilt daher auch nur für die Zentren, in denen die Therapie und Nachsorge sicher gewährleistet sind. Vor der Therapie sollte die Möglichkeit der Spermakonservierung besprochen werden. Der Beginn der Therapie darf durch die Spermagewinnung jedoch nicht verzögert werden, da sonst die kurative Potenz der Therapie reduziert wird!
- *Stadium I:* eingeschränkte (ejakulationserhaltende) Lymphadenektomie oder aber abwartende Haltung mit engmaschiger Nachsorge

- *Stadium IIA:* Lymphadenektomie – keine weitere Therapie
- *Stadium IIB/C:* Lymphadenektomie – adjuvante Chemotherapie (PEB 2 mal; s. u.) oder engmaschige Überwachung
- *Stadium IIC/IIIA/B:* risikogruppenadaptierte Chemotherapie (z. B. PEB/PEI 3–4 mal), eventuell mit anschließender Lymphadenektomie oder Resektion von Restmetastasen
- *Stadium III–0:* Chemotherapie (PEB/PEI 2–4 mal)

Das Ziel der *Chemotherapie* ist die komplette Remission. Hierfür müssen im Rahmen der hochaggressiven Therapie auch lebensbedrohliche Komplikationen in Kauf genommen werden, die jedoch unter entsprechenden supportiven Maßnahmen beherrscht werden können. Teilremissionen erbringen keine Lebensverlängerung. Die Standardtherapie ist in dem nachfolgenden Schema aufgeführt. Aufgrund verminderter Toxizität wurde Velbe durch Etoposid ersetzt.

Schemata zur Behandlung der Hodenkarzinome

1. PEB⁺	Cisplatin*	20 mg/m²	Inf. (1 h)	Tag 1–5
	Etoposid	100 mg/m²	Inf. (1 h)	Tag 1–5
	Bleomycin	30 mg	i. v.	Tag 1, 8, 15
2. PEI⁺	Cisplatin*	20–25 ng/m²	Inf. (1 h)	Tag 1–5
	Etoposid	100–120 mg/m²	Inf. (1 h)	Tag 1–5
	Ifosfamid**	1500 mg/m²	Inf. (3 h)	Tag 1–5

* mit prä- und posttherapeutischer Hydratation
** Uromitexan® 20% der IFO-Dosis zum Zeitpunkt 0 , 3 und 6 h
⁺ Wiederholung Tag 22–29

High-risk-Patienten wird eine noch aggressivere Therapie mit Dosiserhöhung von Cisplatin und Etoposid sowie Hinzunahme von Ifosfamid (PEI-Schema mit G-CSF/GM-CSF) durchgeführt. Carboplatin ist auch als Monotherapie beim Seminom (bulky disease) sehr wirksam, kann aber generell das Cisplatin nicht ersetzen.

Insgesamt sind derzeit Dauerheilungen im Stadium I von nahezu 100%, im Stadium II (mit kleiner Tumormasse) von 70–80% und im Stadium III (mit großer Tumormasse) von 20–25% zu erreichen. Der Therapieerfolg bei der letztgenannten Gruppe kann wahrscheinlich durch eine noch aggressivere Therapie auch auf 50–60% angehoben werden. Die Möglichkeit der peripheren Stammzelltransplantation erlaubt eine weitere Therapieverstärkung, so daß bei primär ungünstiger Prognose („Bulky Disease") diese Möglichkeit in Betracht gezogen werden sollte (Tumorzentren!).

Wenn bei bekannter Lungenmetastasierung einzelne kleinere Lungenrundherde trotz Chemotherapie in ihrer Größe unverändert persistieren, kann bei einer günstigen Operationssituation eine Exstirpation vorgenommen werden. In den meisten Fällen zeigte sich hierbei reifes Teratomgewebe oder nur noch eine fibröse Narbe und kein Tumorgewebe.

2.2.6 Prostatakarzinom

Vorbemerkungen: Das Prostatakarzinom macht etwa 10% aller Tumorerkrankungen des Mannes aus und steht nach den Karzinomen der Lunge, des Magens und des Darmes an 4. Stelle. In vielen Fällen besteht es jahrelang, beschränkt auf die Prostata, und verursacht keinerlei Symptome. Rasches Wachstum des Tumors mit klinischen Manifestationen erfolgt in der Mehrzahl der Fälle erst in der Periode zurückgehender Androgenproduktion. Paradoxerweise führt beim fortgeschrittenen Prostatakarzinom jedoch nicht Androgenzufuhr, sondern weiterer Androgenentzug durch Orchiektomie oder antiandrogene Maßnahmen zu einer Remission. Trotz seiner für eine frühe Diagnose günstigen Lokalisation sind die Heilungsziffern für das Prostatakarzinom außerordentlich enttäuschend: 5–10% der Fälle werden definitiv geheilt. In den nicht-kurablen Fällen werden zwar sehr oft dramatische subjektive und objektive Besserungen unter Hormontherapie gesehen, die Verlängerung der Überlebenszeit ist aber wohl gering und wird von einigen Autoren sogar verneint.

Stadieneinteilung und Histologie: Die Prostatakarzinome sind fast ausnahmslos Adenokarzinome. Die Differenzierung der Karzinome ist jedoch sehr unterschiedlich, und das vom Pathologen vorgenommene „Grading", d.h. die Bestimmung des Differenzierungsgrades, hat prognostische Bedeutung. Undifferenzierte Tumoren sind mit einer schlechteren Prognose verbunden. Ein anfangs hochdifferenziertes Prostatakarzinom kann im Laufe der Zeit entdifferenzieren.

Neben der TNM-Klassifikation existiert die Stadieneinteilung nach Flocks, die für die klinischen Belange in der Regel ausreichend ist:

Stadium A (T1 N0 M0): Isolierter, kleiner, auf die Prostata beschränkter Knoten, klinisch nicht diagnostizierbar. Dieses Stadium wird nur zufällig diagnostiziert, wenn aus anderen Gründen (meist Prostatahypertrophie) die Prostata oder ein Teil derselben reseziert wird. Lymphknoten, Skelett und saure Phosphatase normal, Prostata-spezifisches Antigen (PSA) in der Regel noch normal.

Stadium B (T2 N0 M0): Bei der Untersuchung palpabler Knoten, auf die Prostata beschränkt, kein Kapseldurchbruch, Sicherung der Diagnose durch Nadelbiopsie. Lymphknoten, Skelett und saure Phosphatase normal, PSA in > 50% erhöht.

Stadium C (T3–4N0–4M0): Der Tumor überschreitet die Kapsel und infiltriert die Umgebung (Samenblasen, Harnröhre, Blasenboden, Rektum, Lymphknoten). Skelett und saure Phosphatase normal, PSA regelmäßig erhöht; Befall der ersten Lymphknotenstation (im kleinen Becken) möglich, aber lymphographisch nicht erfaßbar. Durch Lymphographie ist erst ein Befall der zweiten Lymphknotenstation (iliakal und paraaortal) erfaßbar.

Stadium D (Tx Nx M1): Fernmetastasen, Skelett fast immer befallen, saure Phosphatase in der Mehrzahl der Fälle (nicht immer!) erhöht, PSA massiv erhöht.

Therapie

Vorgehen entsprechend der Stadieneinteilung

(1) *Stadium A (T1 N0 M0):* Ein durch Zufall diagnostiziertes, kleines und in toto entferntes Prostatakarzinom bedarf nur einer Nachresektion nach 6 Wochen. Der Nutzen einer radikalen Prostatektomie oder adjuvanter hormoneller Maßnahmen ist nicht gesichert. Häufige Nachkontrollen (Skelett, saure Phosphatase sowie insbesondere das PSA) erforderlich.

(2) *Stadium B (T2 N0 M0):* Radikale Prostatektomie mit pelviner Lymphonodektomie oder, wenn eine Operation aus anderen Gründen nicht möglich ist: lokale Strahlentherapie. Keine adjuvanten hormonellen Maßnahmen. Häufige Nachkontrollen erforderlich.

20 Onkologische Krankheiten

(3) *Stadium C (T3–4 N0–4, M0):* Das therapeutische Vorgehen ist abhängig vom Alter des Patienten und vom Differenzierungsgrad des Tumors. Die chirurgische Radikaloperation kann bei negativen Lymphknoten (T 3–4 N0) und niedrigem Grading (G1–2) versucht werden, mit Lymphadenektomie und postoperativer Strahlentherapie, evtl. auch mit ablativer Hormontherapie. Bei positivem Lymphknotenbefall und G1–2 wird zunächst die ablative Hormontherapie durchgeführt (s. u.). Bei schlechter Prognose (G3) kann der primäre Einsatz von Estramustinphosphat sinnvoll sein.

(4) *Stadium D (Tx Nx M1):* In der Regel ältere Patienten ohne subjektive Beschwerden (Zufallsbefund) mit niedrigem Grading (G1–2): Ablative Hormontherapie (s. u.), bei jüngeren Patienten und hohem Grading kann auch hier primär Estramustinphosphat eingesetzt werden. Lokale Probleme mit schmerzhaften oder osteolytischen Knochenmetastasen lassen sich durch die palliative Strahlentherapie lösen.

Bei Versagen der Estramustintherapie kann, wenn Allgemeinzustand und Alter des Patienten es erlauben, auf eine „reine" zytostatische Therapie übergegangen werden.

Nach Ausschöpfung aller genannten Möglichkeiten bleibt bei *ausgedehnter, schmerzhafter Skelettmetastasierung,* die mit konventioneller *Palliativbestrahlung* nicht beherrschbar ist, der Versuch einer Schmerzbehandlung mit *radioaktivem Phosphor oder Yttriumzitrat.*

Therapieformen

(1) *Hormontherapie:*
- Androgenentzug
  Hoden: Grundsätzlich anzustreben ist die subkapsuläre Orchiektomie; bei psychischer Belastung kann primär die medikamentöse Kastration mit LH/RH-Agonisten (Zoladex®) 1 mal 1 Depot alle 4 Wochen s.c. durchgeführt werden. Nach ca. 6 Monaten ist auch diese Kastration irreversibel!;
  Nebenniere: Antiandrogene, z.B. Flutamid (Flugerel®) 4 mal 250 mg/Tag.
- Östrogenzufuhr als Stoßtherapie: Honvan® i.v. 1,2 g/Tag über 10 Tage, dann p.o. 60–240 mg/Tag (Mamillenbestrahlung zur Vermeidung einer Gynäkomastie).
- Hochdosis-Gestagentherapie: MPA (Farlutal®, Clinovir®) 1000 mg p.o./Tag.
- Hemmung der Androgensynthese durch Aminoglutethimid, Spironolacton, Ketoconazol (mit fraglichem Erfolg).

(2) *Hormon-/Chemotherapie:* Estramustinphosphat (Estracyt®) i.v. 450 mg/m^2 über 10 Tage, dann weiter p.o. 280–560 mg/Tag.

(3) *Suramin:* Suramin – primär zur Therapie der Trypanosomiasis entwickelt – hat besondere Eigenschaften. Es blockiert eine Reihe von Wachstumsfaktoren (Zytokinen), die eine Rolle in der Regulation der Tumorproliferation beim Prostatakarzinom spielen. In ersten klinischen Studien zeigte sich beim hormontherapierefraktären Prostatakarzinom eine überraschend hohe Ansprechrate (30–50%). Derzeit wird überprüft, ob durch exaktere Dosierung mit Serumspiegelbestimmung die Toxizität gesenkt werden kann.

(4) *Bisphosphonate:* Knochenschmerzen lassen sich durch Bisphosphonate positiv beeinflussen: Clodronat (Ostac®, Bonefoss®) inf. 300 mg 1 mal wöchent-

lich oder 1000–1600 mg p.o. tgl.; Pamidronat (Aredia®) 60–90 mg inf. alle 3–4 Wochen. Gelegentlich hilft auch Calcitonin den Schmerz deutlich zu beeinflussen.
(5) *Chemotherapie:* Als Einzelsubstanzen haben Fluorouracil, Cyclosphosphamid, Cisplatin, Adriamycin, Methotrexat und Mitomycin C eine Ansprechrate zwischen 15 und 30%, in Kombination zwischen 30 und 60%. Generell kann derzeit noch keine optimale Kombination empfohlen werden (z.B. Epirubicin 20 mg/m^2, 1 mal wöchentlich).

2.2.7 Nierenkarzinom
Das Adenokarzinom (Hypernephrom) ist der häufigste Nierentumor. Die 5-Jahres-Überlebenszeit beträgt (alle Stadien) etwa 45% bei Vorbestrahlung mit nachfolgender Operation.

Therapie
Liegen Fernmetastasen vor, so sind die therapeutischen Möglichkeiten außerordentlich gering. In Einzelfällen ist eine *Metastasenresektion* bzw. *Bestrahlung* indiziert. Eine zytostastische Therapie ist mit einer geringen Wirksamkeit und hohen Nebenwirkungen belastet. Die Gestagentherapie – ohne Nachweis von Hormonrezeptoren – ist ebenfalls nicht wirksam. Eine Kombination von Tamoxifen (Nolvadex® u.a.) 80 mg/Tag und Vinblastin (Velbe) 6 mg/m^2 1mal wöchentlich hat in mehreren Studien eine Ansprechrate von 15–25% gezeigt.
Bei jüngeren Patienten und gutem Allgemeinzustand ist eine Therapie mit Zytokinen gerechtfertigt. Die Hochdosistherapie mit Gabe von „Interleukin-aktivierten Killerzellen" (LAC-Zellen) ist zu toxisch und kostenintensiv, die Kombination von α-Interferon und Interleukin 2 in niedriger Dosis ist dagegen weniger toxisch und ambulant durchführbar und hat ähnliche Remissionsraten (30%). Zur Senkung der Toxizität kann die IL-2-Therapie auch als kontinuierliche intravenöse oder subkutane Langzeit-Therapie durchgeführt werden. Grundsätzlich sollte diese Therapie wegen des noch experimentellen Charakters onkologischen Fachabteilungen vorbehalten bleiben.

2.2.8 Blasenkarzinom
Vorbemerkung: Das Harnblasenkarzinom ist eine Erkrankung des höheren Lebensalters. Die Mehrzahl der Karzinome ist exogen bedingt, überwiegend durch Tabakkonsum (ca. 20 Pack-Year), weiterhin durch Exposition aromatischer Amine, Phenacetinabusus, chronische Blasenentzündung. Besonders kritisch ist die Summation mehrerer Risikofaktoren. *Frühsymptom* ist die Hämaturie! Wenn eine entzündliche Ursache ausgeschlossen ist oder nach Therapie weiterbesteht, muß eine weitere Diagnostik unverzüglich erfolgen. Das Blasenkarzinom zeichnet sich aus durch eine hohe Rezidivrate und Neigung zur Progression im lokalen Tumorstadium, insbesondere bei primär oberflächlichen Tumoren. Es ist häufig eine panurotheliale Erkrankung (weitere Tumoren im Urethraltrakt möglich).

Therapie
Die Behandlung richtet sich nach dem Stadium und dem Grading sowie nach Rezidiv- und Tumorprogressionsverhalten.
(1) *Operative Therapie:* Oberflächliche Tumoren (bis Stadium pTa): Trans-

urethrale Resektion (TUR) und Instillationsbehandlung (s. u.); bei rezidivierenden In-situ-Karzinomen (Tis) und ab Stadium pT1, abhängig vom Allgemeinzustand, ist eine radikale Zystektomie mit pelviner Lymphadenektomie anzustreben. Harnab- oder -umleitung mittels Ileum- oder Colon-Conduit, Harnleiter-Darm-Implantation, Blasenersatz durch Pouchbildung. Palliative TUR bei rezidivierenden Blutungen und nicht mehr radikal operablen Tumoren.

(2) *Medikamentöse Therapie:* Bei In-situ-Karzinomen (Tis) oder bei oberflächlichen Karzinomen (pTa) kann nach der transurethralen Resektion (TUR) als adjuvante Maßnahme eine intravesikale Instillation vorgenommen werden, um Rezidive zu verhindern. Bewährt haben sich dafür die Zytostatika Epirubicin und Mitomycin C sowie im randomisierten Vergleich als wirksamste Substanz eine BCG-Instillation (BCG-Connaught): 120 mg in 30 ml NaCl 0,9 %, Instillation für mindestens 120 min. Therapiedauer insgesamt 6 Wochen. Die Zytostatikainstillation ist wesentlich teurer und über mindestens 6–12 Monate durchzuführen.

Die systemische Chemotherapie des Urothelkarzinoms wird vorwiegend bei Metastasen (primär oder nach Lokaltherapie) eingesetzt. Die Chemotherapie mit induktiver und adjuvanter Indikation ist derzeit noch in klinischer Erprobung. Die z.Zt. wirksamsten Substanzen sind Cisplatin und Methotrexat. Ein signifikanter Vorteil der Polychemotherapie gegenüber einer Monotherapie (Cisplatin) oder Zweierkombination ist nicht gesichert.

Schemata zur Behandlung des metastasierten Blasenkarzinoms

A: Aggressive Schemata

EORTC	Cisplatin*	70 mg/m^2	Inf. (30 min)	Tag 1
	Methotrexat	40 mg/m^2	i.v.	Tag 8 + 15
M-VAC+	Methotrexat	30 mg/m^2	i.v.	Tag 1, 15, 22
	Vinblastin	3 mg/m^2	i.v.	Tag 2, 15, 22
	Adriamycin**	30 mg/m^2	i.v.	Tag 2
	Cisplatin*	70 mg/m^2	Inf. (30 min)	Tag 2
VPI+	Ifosfamid***	1500 mg/m^2	Kurzinf.	Tag 1–5
	Etoposid	120 mg/m^2	Inf. (60 min)	Tag 1–5

+*Cave:* hohe Knochenmarktoxizität, nur bei normaler Nierenfunktion

B: Weniger aggressives Schema

MtxVb++	Methotrexat	30–40 mg/m^2	i.v.	Tag 1
	Vinblastin	3–4 mg/m^2	i.v.	Tag 1

* mit prä- und posttherapeutischer Hydratation
** kann durch Epirubicin ersetzt werden
*** Uromitexan® 20 % der IFO-Dosis zum Zeitpunkt 0, 3 und 6 h nach Therapie

+Wiederholung	Tag 28
++Wiederholung	Tag 8 (4mal)

(3) *Strahlentherapie:* Bei infiltrierenden Tumoren (> T3b) (oder Inoperabilität): lokale Strahlentherapie unter kurativer Zielsetzung, Herddosis 45 Gy (Becken) plus Boost 15–20 Gy auf die Harnblase; evtl. in Kombination mit einem Radiosensitizer (Cisplatin).

2.3 Bronchialkarzinom

Vorbemerkungen: Das Bronchialkarzinom ist in den westlichen Ländern in den letzten Jahrzehnten zum häufigsten Karzinom des Mannes geworden. Es wurde eine Zunahme der Inzidenz um das 5fache bei Männern und um das Doppelte bei Frauen in den letzten 30 Jahren beobachtet. Hauptursache des Bronchialkarzinoms ist das Rauchen; über 90% der Patienten mit Bronchialkarzinom sind oder waren über einen längeren Zeitraum Raucher. Demgegenüber treten andere Ursachen wie Luftverschmutzung, Asbest, radioaktive Substanzen weit zurück. Gegenüber der rapiden Zunahme des Bronchialkarzinoms sind die Fortschritte bei seiner Bekämpfung deprimierend. Obwohl das Bronchialkarzinom eine der wenigen malignen Neoplasien ist, deren Ursachen bekannt und eliminierbar sind, haben alle Aufklärungskampagnen gegen das Rauchen nur geringe Erfolge gehabt.

Von 100 Patienten mit Bronchialkarzinom haben 50 zum Zeitpunkt der Diagnose bereits Fernmetastasen und kommen für eine kurative Resektion oder Bestrahlung nicht mehr in Betracht. Bei weiteren 25% finden sich bei der Mediastino- bzw. Bronchoskopie im Mediastinalbereich Metastasen, die eine radikale Operation unmöglich machen. Von 100 Patienten werden somit nur 25 operiert, von den Operierten überlebt ein Viertel 5 Jahre, d. h., nur 6% aller Patienten sind heilbar. Bei den Patienten, die wegen eines zu ausgedehnten Primärtumors mit regionären Metastasen nicht operabel sind, bei denen jedoch keine Fernmetastasen vorliegen, kann der Versuch einer kurativen Radiotherapie gemacht werden.

Histologische Klassifizierung: Nach der international akzeptierten Einteilung der World Health Organization unterscheidet man 4 Haupttypen des Bronchialkarzinoms, die zusammen 96% aller malignen Neoplasien des Bronchialsystems ausmachen:
- kleinzelliges Karzinom: 20%
- nicht-kleinzellige Karzinome: 75%
  - Plattenepithelkarzinom 40%
  - Adenokarzinom 15%
  - Großzelliges Karzinom 20%
- Sonstige: 5%

Die *Prognose* der einzelnen histologischen Typen ist unterschiedlich. Dies beruht auf ihrer unterschiedlichen Lokalisation und ihrer unterschiedlich ausgeprägten Tendenz zur frühen Metastasierung. So sind das Plattenepithelkarzinom und das kleinzellige Karzinom oft zentral gelegen, was die Resektion erschwert und – vor allem beim kleinzelligen Karzinom mit seiner extremen Metastasierungsneigung – zu raschem Befall mediastinaler Strukturen führt. Das Adenokarzinom und das großzellige Karzinom finden sich häufiger peripher gelegen, was für eine chirurgische Intervention vorteilhaft ist. Dennoch verhindert auch bei dieser Lokalisation meist die rasche Metastasierung einen kurativen Eingriff. Die extrem ungünstigen Ergebnisse der Operation des kleinzelligen Karzinoms haben dazu geführt, daß an den meisten Zentren dieser Typ nicht mehr operiert wird; in über 95% liegt eine, klinisch oft zunächst nicht faßbare hämatogene Metastasierung vor.

Auch die *Strahlenempfindlichkeit* der histologischen Typen ist unterschiedlich. Am empfindlichsten ist das kleinzellige Bronchialkarzinom. Die Erfolge einer lokalen Bestrahlung werden aber in der Regel überschattet durch die ausgedehnte hämatogene Metastasierung.

20 Onkologische Krankheiten

Ebenfalls unterschiedlich ist die Empfindlichkeit der histologischen Typen gegenüber *Zytostatika*. Das aggressivste Karzinom – das kleinzellige – reagiert am empfindlichsten. Alle anderen Typen sind schlechter zu beeinflussen. Bis heute liegen jedoch noch keine zuverlässigen Daten darüber vor, welches Zytostatikum bzw. welche Kombination von Zytostatika bei den einzelnen histologischen Typen optimal ist.

Stadieneinteilung: Die in Tabelle 20.11 wiedergegebene Klassifizierung des Bronchialkarzinoms (American Joint Committee) berücksichtigt die Sonderstellung des kleinzelligen Bronchialkarzinoms mit seiner intensiven frühen Metastasierung: Jedes kleinzellige Bronchialkarzinom – unabhängig davon, ob sich regionäre oder Fernmetastasen nachweisen lassen – gilt als inoperabel; die Erfahrung hat gezeigt, daß praktisch immer Mikrometastasen vorliegen.

Tabelle 20.11: Stadieneinteilung der Bronchialkarzinome (TNM und AJCC)

TNM-System						
Tx	positive Zytologie					
T1	< 3 cm					
T2	> 3 cm/Ausbreitung in Hilus/Invasion von viszeraler Pleura/partielle Atelektase					
T3a	Atelektase oder obstr. Pneumonie (– andere Kriterien von T3b)					
T3b	Invasion von Brustwand/Zwerchfell/Perikard/mediastinaler Pleura					
T4a	Invasion von Mediastinum/Herz/großen Gefäßen/Trachea/Ösophagus					
T4b	Invasion von Karina oder maligner Erguß					
N1	ipsilateral/hilär peribronchial					
N2	ipsilateral mediastinal					
N3	kontralateral mediastinal/Skalenus- und supraklav. LK					
Stadium (AJCC)						
I	T1/2	N0	M0	II	T1/2	N1	M0
IIIA	T1/2	N2	M0	IIIB	T1–3	N3	M0
	T3	N0–2	M0		T4	N0–3	M0
IV	T1–4	N0–3	M1 und jedes kleinzellige Bronchialkarzinom				

2.3.1 Nicht-kleinzelliges Bronchialkarzinom
Vorgehen entsprechend der Stadieneinteilung

(1) *Stadium I oder II:* Alle Tumoren, bei denen bronchoskopisch/mediastinoskopisch ein Stadium I oder II festgestellt wurde, sollten radikal reseziert werden, sofern der Allgemeinzustand der oft älteren Patienten und die Funktion der verbleibenden Lunge den Eingriff gestatten. Nur das kleinzellige Karzinom wird nicht operiert (s.o.). Eine prä- oder postoperative *Bestrahlung* verbessert die Ergebnisse *nicht*. Der Nutzen einer *adjuvanten Chemotherapie* ist bis heute nicht gesichert.

(2) *Stadium IIIA und B:* Das optimale Vorgehen bei diesen noch lokalisierten, aber inoperablen Tumoren ist umstritten. Die aggressivere Therapie besteht in *Bestrahlung* des Tumors unter Einschluß des Mediastinums und der supraklavikulären Lymphknoten. Die Wirkung der Strahlentherapie kann durch die Gabe von Cisplatin als Radiosensitizer verstärkt werden. Dosierung: 20 mg/m^2, 5mal in der 1. und 5. Woche der Strahlentherapie. Vor der Strahlentherapie

kann bei jüngeren Patienten und gutem Allgemeinzustand eine adjuvante „debulking"-Chemotherapie erfolgen (Schemata s. u.). Eine kleine Gruppe von Patienten kann so geheilt werden. Die Entscheidung für eine weniger aggressive Therapie berücksichtigt die Tatsache, daß die Heilungsquote außerordentlich niedrig, die Belastung des Patienten jedoch hoch ist; eine Therapie erfolgt dabei nur bei Komplikationen (Atelektase, Einflußstauung) oder starken Beschwerden (Schmerz, Hämoptysen, unkontrollierbarer Husten); die Behandlung erfolgt mit einer *lokalen Strahlen- oder kombinierten Chemotherapie*.

(3) *Stadium IIIC und D:* Kombinierte *Chemotherapie* als individuelle Entscheidung, wenn es der Allgemeinzustand des Patienten gestattet. *Bestrahlung* beim Plattenepithel- und großzelligen Karzinom nur bei Komplikationen (Atelektase, Einflußstauung) oder starken, unter Chemotherapie nicht zurückgehenden Beschwerden (Schmerz, Hämoptysen, unkontrollierbarer Husten, frakturgefährdete Osteolysen). Das Adenokarzinom ist sehr strahlenresistent.

Chemotherapie

Die Chemotherapie des inoperablen, nicht-kleinzelligen Bronchialkarzinoms ist unverändert problematisch. Die Remissionsraten schwanken auch bei gleichen Schemata zwischen 20 und 40%, selten über 50%. Der Allgemeinzustand ist vor Therapiebeginn meist schon deutlich reduziert und wird durch die Therapie weiter verschlechtert. Die Langzeitergebnisse sind schlecht, die mittlere Überlebenszeit schwankt zwischen 30 und 60 Wochen und wird durch die Therapie nicht verlängert. Ein Lokalrezidiv nach Vorbestrahlung spricht nicht auf eine Chemotherapie an (unter 5% partielle Remission). Bei jüngeren Patienten ist jedoch ein therapeutischer Nihilismus nicht indiziert. Hier kann aufgrund des guten Ausgangsbefundes eine aggressive Therapie durchgeführt werden mit der Hoffnung auf eine Verlängerung der Überlebenszeit.

Schemata zur Behandlung des nicht-kleinzelligen Bronchialkarzinoms

A: Aggressives Schema (Wdh Tag 22)

1. MIC	Cisplatin*	120 mg/m^2	Kurzinf.	Tag 1
	Ifosfamid**	3000 mg/m^2	Kurzinf.	Tag 2
	Mitomycin***	6 mg/m^2	i. v.	Tag 2

B: Weniger aggressive Schemata (Wdh Tag 29)

2. MIV	Mitomycin***	10 mg/m^2	i. v.	Tag 1
	Vindesin	3 mg/m^2	i. v.	Tag 1
	± Ifosfamid	1500 mg/m^2	Kurzinf.	Tag 1–5
3. CBVP++	Carboplatin	300 mg/m^2	Inf. (30 min)	Tag 1
	Etoposid	120 mg/m^2	Inf. (60 min)	Tag 1–3

* mit prä- und posttherapeutischer Hydratation
** Uromitexan® 20% der IFO-Dosis zum Zeitpunkt 0, 3 und 6 h nach Therapie
*** zur Prophylaxe der pulm. Toxizität: 250 mg Solu-Decortin® i. v.

Weitere Maßnahmen

Eine Verbesserung der enttäuschenden Ergebnisse ist möglicherweise bei jüngeren Patienten durch ein multimodales Therapiekonzept zu erzielen mit der Reihenfolge: aggressive Chemotherapie – Operation – Nachbestrahlung. Der Vorteil der vorgezogenen Chemotherapie liegt in der ungestörten Blutzirkulation des Tumors und der guten Objektivierbarkeit der Therapieergebnisse mit rascher Entscheidung zum nachfolgenden Schritt bei Versagen der Chemotherapie. Inwieweit der Einsatz neuer Zytostatika, insbesondere der Taxoide (Paclitaxel, Taxotere), die Situation verbessern kann, ist nicht geklärt; ein Durchbruch ist nicht gelungen.

Eine prophylaktische ZNS-Bestrahlung wird nicht durchgeführt, da die meisten Patienten vor der Manifestation der ZNS-Metastasen versterben. Bei Langzeitremissionen besonders beim Adenokarzinom sollte die neurologische Symptomatik gut überwacht werden.

2.3.2 Kleinzelliges Bronchialkarzinom

Das kleinzellige Bronchialkarzinom gilt als systemische Erkrankung, da eine hämatogene Metastasierung sehr früh eintritt (Stadieneinteilung s. Tab. 20.12). Die Wachstumsgeschwindigkeit ist sehr hoch mit entsprechend hohem Ansprechen auf eine zytostatische Therapie. Die Therapie der Wahl ist daher im Gegensatz zu den nicht-kleinzelligen Bronchialkarzinomen der sofortige Einsatz der aggressiven Chemotherapie.

Unter der Therapie ist eine mittlere Lebenserwartung von 8–12 Monaten zu erwarten, Langzeit-Überlebende liegen zwischen 10 und 15%. Bei guter Therapieresponse (PR und CR) wird eine konsolidierende Strahlentherapie des Primärtumorgebietes (oder operative Entfernung) empfohlen, bei CR (bronchoskopisch gesichert!) auch eine prophylaktische Strahlentherapie des ZNS. Die Therapie mit spezifischen monoklonalen Antikörpern ist noch im Stadium des präklinischen Experimentes.

Im Stadium „limited disease" besteht potentiell durch die Chemotherapie eine Chance der Heilung. Bei jüngeren Patienten in gutem Allgemeinzustand und bei fehlenden gravierenden Begleiterkrankungen sollte die Chance durch eine kon-

Tabelle 20.12: Stadieneinteilung des kleinzelligen Bronchialkarzinoms (nach Seeber et al.)

Kategorie A: „limited disease"	Begrenzung auf *einen* Hemithorax unter Einschluß der ipsilateralen supraklavikulären Lymphknotenstationen und/oder Atelektase und/oder Rekurrensparese und/oder Pleuraerguß (*ohne* Nachweis maligner Zellen)
Kategorie B: „extensive disease"	*Beide* Thoraxhälften befallen und/oder Pleuraerguß (*mit* Nachweis maligner Zellen) und/oder Vena-cava-superior-Syndrom und/oder extrathorakale Metastasen

sequente aggressive Chemotherapie genutzt werden. Auch hier wird versucht, mit einer Hochdosistherapie und peripherer Stammzelltransplantation den kurativen Therapieansatz zu verbessern. Im Stadium „extensive disease" bestehen insbesondere bei einer Lebermetastasierung nur noch palliative Therapiemöglichkeiten, so daß weniger aggressive Therapieschemata angewendet werden.

Schemata zur Behandlung des kleinzelligen Bronchialkarzinoms

A: Primärtherapie

1. ACE	Etoposid	120 mg/m^2	Inf. (60 min)	Tag 1–3
	Adriamycin*	45 mg/m^2	i.v.	Tag 1
	Cyclophosphamid	1000 mg/m^2	i.v.	Tag 1
	oder Epirubicin	65 mg/m^2	i.v.	Tag 1
	Wiederholung			Tag 22
2. AIP/PE	Adriamycin	50 mg/m^2	i.v.	Tag 1
	Ifosfamid	2000 mg/m^2	i.v.	Tag 1–4
	Vincristin	2mg/m^2	i.v.	Tag 1
	im Wechsel mit			
	Cisplatin	90 mg/m^2	Inf. (30 min)	Tag 1
	Etoposid	150 mg/m^2	Inf. (60 min)	Tag 1–4
	Wiederholung jeweils			Tag 29

B: Schemata zur palliativen Behandlung bei schlechtem Allgemeinzustand:

3.	Carboplatin	300 mg/m^2	Inf. (30 min)	Tag 1
	Etoposid	150 mg/m^2	Inf. (60 min)	Tag 1–3
	Wiederholung			Tag 22–29
4.	Etoposid	150 mg/m^2	Inf. (60 min)	Tag 1–3
	Vincristin	2 mg	i.v.	Tag 1
5.	Etoposid*	50 mg	p.o.	täglich

* (wö. BB-Kontrolle: Aussetzen der Therapie bei Leuko < 3000/µl)

2.4 Gastrointestinale Tumoren

Die Tumoren des oberen Gastrointestinaltraktes haben eine außerordentlich schlechte Prognose, da sie im allgemeinen erst in weit fortgeschrittenem, häufig inoperablem Zustand diagnostiziert werden. Die 5-Jahres-Überlebenszeit beträgt für das Magenkarzinom (alle Stadien) 5%, für das Karzinom des exokrinen Pankreas nur 3%. Die Prognose der kolorektalen Karzinome ist deutlich besser. Die 5-Jahres-Überlebenszeit beträgt 45%. In vielen Fällen ist eine Radikaloperation nicht mehr möglich. Ein weiteres Problem ist die geringe Strahlensensibilität. Schließlich sind diese Tumoren nur schwer durch Zytostatika zu beeinflussen. Die unbefriedigenden Ergebnisse der einzelnen Behandlungsmethoden haben in letzter Zeit dazu geführt, die vorhandenen Therapiemöglichkeiten zu kombinieren.
Die Indikation für eine zytostatische Behandlung ist wegen der geringen Ansprechrate streng zu stellen. Eine Behandlung kommt in Frage bei jungen Patienten, bei kleiner Tumormasse und bei gutem Allgemeinzustand (siehe Aktivitätsindex nach

Karnofsky); sie sollte in der Regel bei höherem Alter, ausgedehnter Metastasierung oder ausgedehnten Lokalrezidiven und schon deutlich beeinträchtigtem Allgemeinzustand unterbleiben. Die Kontrolle des Therapieerfolges ist oft schwierig, da die intraabdominell liegenden Herde meist nicht exakt meßbar sind und Aszites nur schwer quantifizierbar ist. In den Fällen, in denen es sich um Tumormarker-produzierende Neoplasien handelt (60–90% aller gastrointestinalen Tumoren), kann der *CEA-, TPA- oder Ca-19-9-Titer* ein Verlaufsparameter sein (s. ds. Kap., 1.6).

2.4.1 Ösophaguskarzinom

Beim Ösophaguskarzinom ist zu unterscheiden zwischen dem Plattenepithelkarzinom vorwiegend des oberen und mittleren Drittels und dem Adenokarzinom, das häufig aus dem Barret-Ösophagus entsteht. Gesicherte Risikofaktoren sind Nikotin- und Alkoholabusus.

Therapie

Die Therapie des Adenokarzinoms ist die primäre Operation, während beim Plattenepithelkarzinom nur kleine Tumoren (< 3 cm Wandinfiltration) primär operiert werden sollten. Bei größeren Tumoren ist durch eine kombinierte Radio-/Chemotherapie eine Verbesserung der Heilung, der Gesamtüberlebenszeit und der Lebensqualität gegenüber der primären Operation zu erreichen. Die Diagnostik und Indikation zu einem der beiden Therapieverfahren kann durch die Endosonographie des Ösophagus entscheidend verbessert werden.

Die palliative Chemotherapie von Lokalrezidiven und Fernmetastasen ist weiterhin enttäuschend, erstes Ziel in dieser Phase ist die ungestörte Nahrungspassage, die durch Bougierung (evtl. Lasertherapie) mit anschließender endoskopischer Implantation eines Stents erreicht werden kann. Zusätzlich kann in dieser Phase trotz vorangegangener perkutaner Strahlentherapie die Brachytherapie eingesetzt werden, ebenfalls mit dem Ziel des Erhaltes der Nahrungspassage.

Schema zur Behandlung des Ösophaguskarzinoms

DDP/FU	Fluorouracil	1000 mg/m^2	kont. Inf. (24 h)	Tag 1–4
	Cisplatin	75 mg/m^2	i. v.	Tag 1

Simultane perkutane Strahlentherapie über 5 Wochen, Chemotherapie 4mal, alle 4 Wochen

2.4.2 Magenkarzinom

Vorbemerkung: Eine generelle Vorsorgeuntersuchung für das Magenkarzinom ist in der Bundesrepublik Deutschland nicht geplant, bei Risikogruppen (M. Biermer, partielle Gastrektomie) jedoch in regelmäßigen Abständen (alle 2–3 Jahre) sinnvoll. Das Frühkarzinom wird nur zufällig oder durch rasches Handeln bei unspezifischen Symptomen entdeckt. Die operativen Ergebnisse sind hervorragend, ganz im Gegensatz zu den Ergebnissen bei fortgeschrittenen Tumoren. Während in den frühen Stadien (I/II) bis zu 80% der Patienten durch die radikale Operation geheilt werden, sinkt dieser Prozentsatz bereits im Stadium III auf unter 15%; trotz radikaler Operation und makroskopisch erfolgreicher kompletter Resektion (R0) sind die mittleren Überlebenszeiten auf wenige Monate beschränkt.

Therapie

Adjuvante Therapie

Die adjuvante Therapie hat bisher keine eindeutigen Ergebnisse gebracht. Während in Japan in den meisten Studien ein Vorteil im Therapiearm erreicht wurde, konnte dies bei Studien mit gleichen Therapieregimen in den westlichen Industrieländern nicht nachvollzogen werden. Die postoperative adjuvante Therapie ist beim Magenkarzinom weiterhin nicht indiziert.

Eine präoperative aggressive Therapie mit dem Ziel, eine Operabilität primär nichtoperabler Tumoren zu erreichen, ist ausschließlich in Studien durchzuführen.

Palliative Therapie

In der palliativen Therapie des metastasierten Magenkarzinoms sind mehrere Schemata etabliert mit Ansprechraten zwischen 35 und 50%. Eine eindeutige Überlegenheit eines Schemas konnte in einer vergleichenden Studie nicht belegt werden. In Phase-II-Studien hatte das Schema 4 (Wilke, Essen) die höchsten Ansprechraten, und es ist ambulant durchführbar. Das FAMtx-Schema ist wegen der Methotrexat-Hochdosistherapie risikoreicher und insbesondere nicht bei Aszites durchzuführen!

Schemata zur palliativen Therapie des Magenkarzinoms

1. ELF+	Folinsäure	300 mg/m²	10 min Inf.	Tag 1, 2, 3
	Etoposid	120 mg/m²	50 min Inf.	Tag 1, 2, 3
	5-Fluorouracil	500 mg/m²	10 min Inf.	Tag 1, 2, 3
2. FAMtx+	Methotrexat*	1500 mg/m²	30 min Inf. 60 min Pause	Tag 1
	5-Fluorouracil	1500 mg/m²	30 min Inf.	Tag 1
	Folinsäure	15 mg/m²	24 h nach MTX 8 ED alle 6 h	
	Adriamycin	30 mg/m²	30 min Inf.	Tag 15
3. DDP/FU+	Cisplatin*	100 mg/m²	120 min Inf.	Tag 2
	5-Fluorouracil	1000 mg/m²	24 h Inf.	Tag 1–5
4. FsFU/DDP++	Folinsäure	300 mg/m²	i.v.	wöchentl. 6mal
	Fluorouracil	2400 mg/m²	kont. Inf. (24 h)	wöchentl. 6mal
	Cisplatin**	50 mg/m²	i.v.	jede 2. Woche

* Cave: Vorsichtsmaßnahmen der Hochdosis-MTX-Therapie!
** mit prä- und posttherapeutischer Hydratation
\+ Wiederholung Tag 21–28   ++ Wiederholung Tag 57

Bei gutem Allgemeinzustand (Karnofski-Index > 70%), tumorbedingten Beschwerden und nachgewiesener Tumorprogression ist eine zytostatische Therapie sinnvoll. Idealerweise sollten objektive Meßparameter des Ansprechens auf die Therapie vorhanden sein, um eine unwirksame Therapie nicht über einen längeren Zeitraum überflüssigerweise fortzuführen. Wegen der Nebenwirkungen sind diese Therapien dem erfahrenen Onkologen vorbehalten und dürfen keinesfalls kritiklos angewendet werden.

2.4.3 Kolorektale Karzinome

Vorbemerkung: Das kolorektale Karzinom kann durch eine konsequente Vorsorgeuntersuchung – an der leider nur ein geringer Anteil der Bevölkerung teilnimmt – früh erkannt werden. Auch wenn die Untersuchung auf okkultes Blut im Stuhl nicht optimal ist und auch größere Karzinome negative Resultate zeigen können, ist die Rate der richtig positiven Ergebnisse so hoch, daß diese Vorsorgeuntersuchung allen Patienten immer wieder angeraten werden sollte. Testdurchführung: Drei Tage vor Beginn und während der Testperiode schlackenreiche Kost (Salate, Vollkornbrot, Gemüse), kein rohes oder halbrohes Fleisch, keine Blutwurst und keine Vitamin-C-Tabletten! Aus drei verschiedenen Stuhlproben von mehreren Tagen jeweils eine kleine Portion mit dem Papierspatel auf das Testbriefchen auftragen, und Briefchen verschließen. Möglichst in der gleichen Woche auswerten!
Falsch negative Ergebnisse (bedingt durch Diätfehler: rohes Fleisch, Vitamin C) können durch den Nachweis von Humanalbumin im Stuhl vermieden werden (BM-Test Colon-Albumin). Der Test ist für den Patienten identisch durchzuführen, etwas komplizierter im Analysenteil, im Ergebnis gering sensibler.

Therapie

Operative Therapie
Im Frühstadium sind die Resektionsergebnisse hervorragend, ab dem Stadium Dukes B2 (T4 N0 M0) ist häufiger mit einer okkulten Fernmetastasierung zu rechnen, die 5-Jahres-Überlebenszeit sinkt unter 40%. Eine Lymphknotenmetastasierung (Dukes-Stadium C) ist unabhängig von der Primärtumorausdehnung ein stark negativer Prognosefaktor und generell ein Zeichen einer systemischen Metastasierung.

Adjuvante Therapie
Die postoperative adjuvante Therapie hat in den Risikogruppen (Tab. 20.13) einen festen Platz im Therapiekonzept. Eine Ausweitung auf günstigere Stadien ist nicht gerechtfertigt. Die primäre Therapieempfehlung mit Levamisol/ 5-FU kann nicht mehr aufrechterhalten werden. Als adjuvante Therapie hat sich die Kombination von Folinsäure und 5-FU durchgesetzt, wobei die Folinsäure ohne Wirkverlust wahrscheinlich auch in der niedrigen Dosierung (20 mg/m^2) appliziert werden kann. Die Zeitdauer der Therapie ist weiterhin nicht geklärt, die erreichte Verbesserung der Gesamtüberlebenszeit wurde mit einer 12monatigen Therapie erreicht.

Adjuvante Chemotherapie kolorektaler Karzinome			
Folinsäure	20 (200) mg/m^2	i.v.	Tag 1–5
Fluorouracil	400 mg/m^2	i.v.	Tag 1–5
Wiederholung			Tag 22–29

Tabelle 20.13: Adjuvante Chemotherapie bei kolorektalen Karzinomen (Dtsch. Ärzteblatt 91A [1994] 2246–2249)

Kolonkarzinom
T3 N0 M0 + Risikofaktor
   präoperativer CEA-Spiegel > 5,0 ng/ml
   aneuploider DNS-Satz
   hoher S-Phasen-Anteil
   Siegelring- oder wenig differenzierter Tumor
   Chromosomenaberration (17p- oder 18q-Deletion)
T4 N0 M0
T4 N1–3 M0

Rektumkarzinom
alle Patienten ab Stadium T3 N0 M0
(Kombination von Chemotherapie mit lokaler Bestrahlung)

Als neue Therapieform wurde ein monoklonaler Antikörper (Panorex®) in der adjuvanten Chemotherapie des operierten Kolonkarzinoms im Stadium Dukes C zugelassen. Die Zulassung basiert auf einer Studie mit kleiner Fallzahl. Die Stellung dieser Therapie als Ersatz oder Zusatz zur adjuvanten Chemotherapie ist noch völlig offen.

Beim Rektumkarzinom wird diese Chemotherapie mit der lokalen Strahlentherapie kombiniert. Aus Gründen der Toxizität wird die Dauer der Zytostatikagabe während der simultanen Strahlentherapie in der 9. und 13. Woche (Zyklus 3 + 4) auf 3 Tage verkürzt, die Zyklen 1 + 2 sowie 5 + 6 werden in voller Dosierung gegeben, die Therapie endet nach dem 6. Zyklus. Bessere Ergebnisse werden mit einer kontinuierlichen Fluorouracil-Infusion (250 mg/m^2/Tag) während der gesamten 5 Wochen der Strahlentherapie erreicht. Diese Therapie erfordert die Implantation eines venösen Portsystems und eine tragbare Pumpe, um sie ambulant durchführen zu können. Bei Toxizität sollte eher eine Pause bei der Chemotherapie eingelegt werden, da eine kontinuierliche Durchführung der Strahlentherapie Vorrang hat.

Palliative Therapie

Die palliative Therapie führt bei der Mehrzahl der Patienten zu einer verbesserten Lebensqualität sowie zu einer Verlängerung der Überlebenszeit. Ein therapeutischer Nihilismus ist bei Patienten in gutem Allgemeinzustand nicht gerechtfertigt, zumal die Therapie gut kontrollierbare Nebenwirkungen hat. Der Therapiebeginn sollte bei nachgewiesenem Tumorprogreß möglichst früh angesetzt werden. Das Abwarten bis zur klinischen Symptomatik führt zu deutlich schlechteren Ergebnissen. Nach 2–3 Zyklen der Therapie kann der Nachweis über die Wirksamkeit der Therapie erbracht werden und bei Therapieversagen die unsinnige Therapie beendet werden. Die einzige bisher wirksame Therapie ist die Kombination aus Folinsäure und Fluorouracil, wobei verschiedene Applikationen und Dosierungen untersucht wurden. Die ersten beiden unten auf-

20 Onkologische Krankheiten

Tabelle 20.14: Indikation zur palliativen Chemotherapie

- nachgewiesene Tumorprogression
- tumorbedingte Symptome vorhanden oder zu erwarten
- guter Allgemeinzustand (Karnofski-Index > 60%)
- geschätzte Tumormasse < 1 kg

geführten Schemata sind am besten untersucht, die beiden anderen werden meist als „second-line"-Schema gegeben, da auch nach Versagen der ersten Therapie bei gleichen Substanzen nur durch die andere Applikationsform noch bis zu 25% Remissionen zu erzielen sind. Zu beachten ist die mögliche Dosissteigerung aller Schemata bei fehlender Toxizität (Mukositis, Diarrhö, Leukopenie). Die Therapie muß sofort unterbrochen werden, wenn pektanginöse Schmerzen unter laufender Fluorouracil-Infusion auftreten oder sich die Haut an den Hand- und Fußinnenflächen schmerzhaft löst (Hand-Fuß-Syndrom); letzteres ist bei der Langzeitinfusion häufiger.

Wegen des rein palliativen Charakters der Therapie sollte die Indikation streng gestellt werden (Tab. 20.14) und bedarf der kritischen Überprüfung ihrer Wirksamkeit!

Schemata zu Behandlung des metastasierten Kolonkarzinoms

1. Folinsäure 200 (20) mg/m² i.v. Tag 1–5
   Fluorouracil 375 mg/m² i.v. Tag 1–5
   (Fluorouracil 1 h nach Folinsäure)
   Wiederholung Tag 22–29

2. Folinsäure 500 mg/m² i.v. wöchentlich fortlaufend
   Fluorouracil 500 mg/m² Inf. (2 h) wöchentlich fortlaufend
   (Folinsäure 1 h nach Beginn der Fluorouracil-Infusion)

3. Folinsäure 500 mg/m² i.v. wöchentlich, 6mal
   Fluorouracil 2400 mg/m² kont. Inf. (24 h) wöchentlich, 6mal
   Wiederholung Tag 57

4. Fluorouracil 250 mg/m² kont. Inf. (24 h) fortlaufend

Regionale Therapie der Leber (s. ds. Kap., 1.5.2)
Durch die anatomischen Besonderheiten des Gastrointestinaltraktes werden intravasale Tumorabsiedlungen über das Pfortadersystem in die Leber transportiert und dort im Netz der Sinusoide gefangen. Sehr bald gewinnen diese Metastasen Anschluß an das arterielle System und werden ab einer Größe von ca. 3 mm vorwiegend arteriell versorgt, so daß bei einer makroskopisch sichtbaren Metastasierung über die A. hepatica häufig eine bessere arterielle Perfusion der Metastasen als der gesunden Leber vorhanden ist. Hierauf begründet sich die intraarterielle Therapie der Metastasenleber. Obwohl diese Therapie an vielen Kliniken durchgeführt wird, ist sie nicht als Standardbehandlung anzusehen, da sie häufig mit Komplikationen verbunden ist!

Regionale Chemotherapie der Lebermetastasen

über den Katheter in der A. hepatica:
Folinsäure	200 mg/m²	Kurzinf. (15 min)	Tag 1–5
Fluorouracil	600 mg/m²	Kurzinf. (120 min)	Tag 1–5
Wiederholung			Tag 22–29

2.4.4 Tumoren des Pankreas
Karzinome des exokrinen Pankreas

Die Karzinome sind selten, werden erst im fortgeschrittenen Stadium erkannt und sind häufig inoperabel. Die Prognose ist sehr schlecht.

Therapie

Eine lokale Strahlentherapie kann die Symptome verbessern, evtl. in Verbindung mit einer palliativen Chemotherapie. Etablierte Schemata mit höheren Remissionsraten sind nicht bekannt, bei Einzelbeobachtung hat Ifosfamid in hoher Dosierung (5 mal 1,5–2 g/m²) oder das ELF-Schema, s. ds. Kap., 2.4.2, „Therapie", Remissionen bewirkt. Grundsätzlich ist jedoch die Indikation zur zytostatischen Therapie sehr zurückhaltend zu stellen.

Maligne Tumoren des endokrinen Pankreas

Tumoren des Inselzellapparates sind selten. Etwa 20% der Inselzelltumoren sind endokrin aktiv; sie können Insulin, Gastrin, Glukagon, Pankreas-Polypeptid (PP) u.a. produzieren. Die insulinproduzierenden Tumoren stehen der Häufigkeit nach an erster, die gastrinproduzierenden Tumoren (Zollinger-Ellison-Syndrom) an zweiter Stelle. Der kleinere Teil dieser Tumoren ist maligne.

Therapie

Als wirksame Substanzen haben sich 5-Fluorouracil, Adriamycin und Streptozotocin (Auslandsapotheke, Fa. Upjohn/USA) erwiesen. Im randomisierten Vergleich ist die Kombination Adriamycin/Streptozotocin den anderen Kombination überlegen.

Schema zur Behandlung maligner Tumoren des endokrinen Pankreas

Streptozotocin	500 mg/m²	i.v.	Tag 1–5
Adriamycin	50 mg/m²	i.v.	Tag 1+21

2.4.5 Primäre Lebertumoren

Primäre maligne Lebertumoren sind in den westlichen Industrieländern selten. Man unterscheidet zwischen hepato- und cholangiozellulärem Karzinom sowie einigen seltenen Sarkomen. Der Zusammenhang zwischen der malignen Entartung und dem Hepatitis-B-Virus ist gesichert. In Ländern mit hoher Durchseuchung der Bevölkerung mit dem Hepatitis-B-Virus (z.B. Südostasien) ist dieser Tumor sehr häufig und kann dort sogar an erster Stelle der malignen Erkrankung stehen. Fernmetastasen sind selten.

Therapie

Die Therapie der primären Leberkarzinome richtet sich nach ihrer Größe, der intrahepatischen Metastasierung und dem Zustand der Leber. Bei ausreichender Leberfunktion kann eine ausgedehnte Resektion (bis zur erweiterten Links- oder Rechtshemihepatektomie) mit kurativer Intention durchgeführt werden. Bei zugrundeliegender Leberzirrhose (Child B und C) ist bei kleinen Karzinomen auch eine Lebertransplantation möglich.

Als Alternative bietet sich bei kleinen und solitären Herden (< 3 cm) eine Sonographie- oder CT-gesteuerte Alkoholinstallation an; die Langzeitergebnisse sind in einzelnen Studien mit der Resektion vergleichbar. Bei größeren (> 5 cm) oder multiplen Herden versagt diese Therapie.

Bei dieser Tumorgröße kann die regionale Therapie (s. ds. Kap., 1.4.2), insbesondere in Form der Chemoembolisation, zu anhaltenden Remissionen führen und sollte deshalb immer berücksichtigt werden; in einigen Fällen kann nach einer erfolgreichen Chemoembolisation Operabilität erreicht werden. Voraussetzungen dieser Therapie sind jedoch eine ausreichende Leberfunktion und das Fehlen einer zirrhosebedingten portalen Hypertension mit hepatofugalem Reflux. Bei jüngeren Patienten sollte daher unbedingt Kontakt mit einem Zentrum aufgenommen werden. Zur Embolisation werden Lipoidol, Spherex®, Gelfoam-Puder oder Durapartikel benutzt, als Zytostatika überwiegend Adriamycin/Epirubicin. Die Chemoembolisation erfolgt über einen Katheter, der transkutan von der A. femoralis in die A. hepatica propria oder – mit günstigeren Ergebnissen – in die den Tumor versorgenden Segmentarterien vorgeschoben wird; bei einer Langzeittherapie muß der Katheter operativ in die A. hepatica propria implantiert werden. Eine systemische Chemotherapie ist erfolglos und sollte daher unterbleiben.

Da bei einigen Tumoren positive Hormonrezeptoren auf der Tumorzelloberfläche gefunden wurden, besteht eine relative Indikation zur Therapie mit dem Antiöstrogen Tamoxifen. Die Studienergebnisse sind widersprüchlich, die Dosierungsempfehlungen schwanken zwischen 20 und 60 mg täglich als Dauertherapie. Remissionen werden selten erzielt, eine Progression kann bei einigen Patienten über eine längere Zeit verhindert werden.

Im Rahmen der Nachsorge ist beim hepatozellulären Karzinom die Bestimmung des AFP-Titers ein wichtiger Parameter der Verlaufsbeobachtung.

2.4.6 Gallenblasenkarzinom

Karzinome der Gallenblase und der extrahepatischen Gallenwege sind selten (weniger als 4% aller Malignome). Bei der Mehrzahl der Gallenblasenkarzinome ist ein Zusammenhang mit langjährigem Gallensteinleiden anzunehmen. Nur die Prognose des zufällig entdeckten Karzinoms im Rahmen einer Cholezystektomie aufgrund eines Steinleidens ist günstig. Beim fortgeschrittenen Karzinom sind auch superradikale Operationsverfahren mit einer hohen Mortalität und Morbidität verbunden, ohne die Langzeitprognose zu verbessern. In der Mehrzahl der Fälle sind nur Palliativoperationen (Wiederherstellung des Gallenflusses) möglich, evtl. eine palliative PTCD zur externen oder internen Gallenwegsdrainage.

Therapie

Bei inoperablen Tumoren mit starken Schmerzen und/oder Ikterus kann ein Versuch mit *Bestrahlung* gemacht werden, trotz der relativ hohen Strahlenresistenz dieser Karzinome.

Bei jüngeren Patienten kann ein Versuch einer zytostatischen Therapie analog der Therapie des Magenkarzinoms unternommen werden (s. ds. Kap., 2.4.2).

2.4.7 Karzinoid

Vorbemerkungen: Häufigste Lokalisation des Karzinoids ist der Appendix, es folgen mit absteigender Häufigkeit Ileum, Rektum, Duodenum und Magen. Außerhalb des Gastrointestinaltraktes tritt es im Bronchialsystem auf. Das Leiden verläuft oft protrahiert über viele Jahre. Eine Besonderheit dieses Tumors ist das *Karzinoidsyndrom* mit Flush, Hypermotilität des Darmes mit starken Schmerzen und Diarrhö, Asthmaanfällen; in fortgeschrittenen Stadien finden sich häufig eine Endokardfibrose des rechten Herzens mit Insuffizienz der Trikuspidalis und/oder Stenose der Pulmonalis sowie eine Tendenz zu schweren hypotensiven Episoden. Das Karzinoidsyndrom tritt nicht in allen Fällen auf, es ist auch häufig inkomplett, d.h., der Patient zeigt nur einzelne der genannten Symptome. Ob eine Lebermetastasierung Voraussetzung für die Entwicklung des Karzinoidsyndroms ist, bleibt bis heute umstritten; auch die Annahme, daß alle Symptome des Karzinoidsyndroms durch das vom Tumor produzierte 5-Hydroxytryptamin (Serotonin) hervorgerufen würden, wurde inzwischen widerlegt. Da Tumormasse und 5-Hydroxytryptamin-Spiegel parallel verlaufen, kann das Abbauprodukt 5-Hydroxyindolessigsäure (5-HIES) im Urin bestimmt werden und für die Verlaufsbeobachtung nützlich sein (Normalwert: 2–12 mg/24 h; Grenzbereich 12–25 mg/24 h; bei Werten über 25 mg/24 h liegt sicher ein Karzinoid vor, bei den meisten Patienten finden sich Werte zwischen 100 und 1000 mg/24 h). Neben dem Serotonin scheinen Kinine, Histamin und evtl. Prostaglandine bei der Entstehung des Syndroms eine Rolle zu spielen.

Therapie

Chemotherapie

Für die Chemotherapie des inoperablen Karzinoids kommen folgende Kombinationen in Betracht:

Schemata zur Behandlung des Karzinoids			
1. Cyclophosphamid	1000 mg/m^2	i.v.	Tag 1
Fluorouracil	600 mg/m^2	i.v.	Tag 1, 8, 15
2. Streptozotocin	500 mg/m^2	i.v.	Tag 1–5
Fluorouracil	500 mg/m^2	i.v.	Tag 1–5
Wiederholung			Tag 43

Mit der ersten Kombination werden Remissionen von etwa 20–30% erzielt. Bessere Ergebnisse sind mit Streptozotocin möglich; die Substanz muß importiert werden (Zanosar®, Upjohn/USA).

Vorsicht bei hoher 5-HIES-Ausscheidung: Reduktion der Dosis beim 1. Zyklus auf 50%, um eine Karzinoidkrise zu vermeiden.

Bei einer symptomatischen multizentrischen Lebermetastasierung kann mit einer Chemoembolisierung über die A. hepatica eine lang anhaltende Besserung der Beschwerden erreicht werden. – Überweisung an eine onkologische Fachabteilung.

Symptomatische Therapie des Karzinoidsyndroms
Zur Kontrolle des Karzinoidsyndroms steht eine Reihe von Substanzen zur Verfügung, die keine Wirkung auf das Tumorwachstum haben, aber erhebliche subjektive Besserung bewirken. So läßt sich das Auftreten des Flushs durch Methysergid (Deseril®-retard), Cyproheptadin (Nuran®), Phenoxybenzamin (Dibenzyran®) und α-Methyldopa (Presinol®) verhindern; die Bronchokonstriktion durch Prednison (z. B. Decortin®) und Theophyllin (Euphyllin®); hypotensive Episoden, wie sie vor allem unter der Operation auftreten können, können oft nur durch Angiotensin (Hypertensin®) und hochdosierte Prednisongaben kontrolliert werden. Die Dosierung dieser Substanzen ist individuell entsprechend der Schwere der Symptome und dem Ansprechen des Patienten zu wählen.
Die empirische Somatostatin-Therapie konnte durch die Möglichkeit der Rezeptor-Szintigraphie verbessert werden. Bei positivem Szintigramm ist eine Response mit hoher Wahrscheinlichkeit zu erwarten. Dosierung des Octreotidacetats (Sandostatin) einschleichend mit 50 µg/Tag s.c. bis zu einer Dosis von 200 µg/Tag. Dosislimitierende Nebenwirkungen: körperliche Schwäche, Übelkeit.

2.5 Karzinome im Kopf- und Halsbereich
2.5.1 Mund-, Rachen-, Nasennebenhöhlen- und Larynxkarzinome
Primärtherapie (neoadjuvante Chemotherapie)
Die operative Resektion mit anschließender lokaler Strahlentherapie führt bei den ausgedehnten Tumoren häufig zwangsweise zu erheblichen Substanzdefekten mit Störung wichtiger Funktionen (Schluckakt und Sprache) sowie kosmetischen Entstellungen, deren Korrektur sehr schwierig sein kann. Da die Langzeitergebnisse trotz genügender Radikalität des Eingriffs enttäuschend sind, werden ausgedehnte Tumoren nicht mehr grundsätzlich reseziert, sondern einer sequentiellen oder simultanen Chemo-/Radiotherapie zugeführt. Die kombinierten Therapieverfahren führen nicht zu Funktionsdefekten und insgesamt zu statistisch besseren Langzeitergebnissen. Das primäre Ziel, durch eine präoperative Chemo-/Radiotherapie einen Tumor so zu verkleinern, daß eine Operabilität erreicht wird, wurde wieder verlassen, da kein zusätzlicher Gewinn zu erzielen war. Dies gilt nicht für persistierende Lymphknotenmetastasen am Hals, die auch postprimär reseziert werden können.
Bei der primären zytostatischen Therapie haben sich die Präparate Cisplatin, Carboplatin und 5-Fluorouracil bewährt, besonders in Kombination mit der Strahlentherapie, da sie auch eine Wirkung als Radiosensitizer haben. Die Nebenwirkungen der Therapie sind erheblich mit häufig schwerer Mukositis, die eine Sondenernährung notwendig werden läßt. Da die Therapie jedoch unter kurativem Aspekt geplant wird, sind diese Nebenwirkungen zu akzeptieren. Problematisch ist jedoch ein fortwährender Nikotinabusus auch während der Therapie, da dieser den Erfolg ganz deutlich in Frage stellt (Reduktion der 2-Jahres-Überlebenszeit von 66 auf 39%!).

Bei der Strahlentherapie zeigt sich eine Überlegenheit der akzelerierten Therapie mit täglich 2 Bestrahlungen gegenüber der konventionellen Bestrahlung (1 mal tgl.).

Schema der kombinierten Chemo-/Radiotherapie bei Kopf-Hals-Tumoren

Cisplatin*, +	20 mg	i.v.	Tag 1–4 und 6–8
5-Fluorouracil	1000 mg/m^2	kont. Inf. (24 h)	Tag 1–5
Akzelerierte Radiotherapie 2 mal tgl.			Tag 1–4 und 6–8
Wiederholung			Tag 22

Insgesamt 3 Zyklen mit einer Strahlendosis von 72 Gy HD
* oder Carboplatin   50 mg   i.v.   Tag 1–4 und 6–8
+ Bei alleiniger Chemotherapie (systemische Metastasen) kann die Platindosis an Tag 1 appliziert werden:

Cisplatin	100 mg/m^2	i.v.	Tag 1
oder			
Carboplatin	300 mg/m^2	i.v.	Tag 1

Nicht allein durch die Persistenz des Nikotinabusus, sondern auch durch andere Noxen bedingt, ist die Rate an Zweitkarzinomen nach erfolgreicher Primärtherapie im Kopf-Hals-Bereich sehr hoch (jährlich 3–7%). Durch eine präventive Einnahme von Isoretinoin (13-cis-Retinoidsäure) konnte in einer randomisierten Studie diese Rezidivrate deutlich gesenkt werden: Dosierung: 50–100 mg/m^2 täglich für 12 Monate.

Rezidivtherapie

Bei Fernmetastasen kann die gleiche Therapie wie in der Primärtherapie angewendet werden; die Ergebnisse sind etwas schlechter, die Remissionsdauer ist in der Regel kurz.

Beim lokalen Rezidiv nach vorangegangener Operation und Strahlentherapie ist eine effektive Chemotherapie kaum noch möglich, da die lokale Perfusion durch die vorangegangene Therapie derart verschlechtert ist, daß die Zytostatika das Tumorgewebe nur unzureichend erreichen. Die Indikation zur aggressiven Chemotherapie ist hier sehr zurückhaltend zu stellen. Hier kommen eher die nachfolgenden Schemata in Betracht.

Schemata zur Rezidivtherapie der Karzinome im Kopf-Halsbereich

1.	Methotrexat	25–50 mg/m^2	p.o./i.m.	1 × wöchentlich
	Wiederholung			Tag 22–29
2.	Vindesin	5 mg	i.v.	Tag 1
	Bleomycin	15 mg	i.v./i.m.	Tag 1
	Methotrexat	30 mg/m^2	i.v.	Tag 1
	Wiederholung			Tag 22–29

2.5.2 Schilddrüsenkarzinom (s. a. Kap. 22, 2.9)

Beim operativ und radiotherapeutisch nicht mehr beherrschbaren Schilddrüsenkarzinom kommen in Frage:

(1) *Radiojodtherapie:* Die Therapie mit ^{131}Jod kommt bei jodspeichernden, differenzierten Tumoren (papilläre und follikuläre Karzinome) in Betracht. Remissionen werden in etwa 60% erreicht. Für diese Therapie muß die Substitution mit Schilddrüsenhormonen mindestens 2 Wochen vor Therapie abgesetzt werden, und es darf nicht im Vorfeld der Therapie (radiologische Diagnostik mit Kontrastmittel) zu einer Jodüberladung des Körpers gekommen sein.

(2) *Chemotherapie:* Die Mehrzahl der Schilddrüsenkarzinome ist nicht jodspeichernd. Einzige Zytostatika mit nachgewiesener Wirkung sind Adriamycin und Epirubicin, die Remissionsrate beträgt 30–40%. Dosierung: 50–75 mg/m^2 i.v. alle 3 Wochen bis zur Tumorresistenz oder zum Erreichen der maximalen Gesamtdosis von 550 bzw. 850 mg/m^2.

2.6 Malignes Melanom

Vorbemerkungen: Die Inzidenz der malignen Melanome steigt. Für die Heilung ist die Früherkennung nach der ABCDE-Regel der wichtigste Faktor.
A = Asymmetrie
B = Begrenzung (unregelmäßig)
C = Color (besonders bläuliche Anteile sind suspekt)
D = Durchmesser (> 5 mm)
E = Erhabenheit (> 1 mm)
Regel: Im Zweifelsfall *immer* exzidieren und histologisch untersuchen!
Klinische Melanomvarianten: superfiziell spreitendes Melanom (SSM, etwa 60%), primär noduläres Melanom (PNM, etwa 15%), Lentigo-maligna-Melanom (LMM, etwa 5%), akrolentiginöses Melanom (ALM, etwa 5%), Rest: Sonderformen.
Aufgrund der Prognose unterscheidet man die horizontale Ausbreitungsphase (SSM, LMM, ALM), die über Jahre andauern kann und praktisch nie mit Fernmetastasen einhergeht (Heilung durch Resektion!), und die später einsetzende vertikale Ausbreitungsphase, die bei zunehmender Invasionstiefe stärker zur Fernmetastasierung neigt. Die vertikale Infiltration liegt beim NM immer vor, es ist somit auch die malignste Form des Melanoms.

Stadieneinteilung:

TNM-Stadium		Clarks Level
pT1	≤ 0,75 mm	Level II
pT2	> 0,75–1,5 mm	Level III
pT3	> 1,5–4 mm	Level IV
pT4	> 4 mm	Level V
N1	regionär ≤ 3 cm	
N2	regionär > 3 m und/oder In-transit-Metastase(n)	

Therapie

Die Therapie des malignen Melanoms ist primär immer die chirurgische Resektion weit im Gesunden (Sicherheitsabstand zur Seite *und* Tiefe) mit plastischer Deckung (keine Hautraffung). Bei einem Tumorstadium pT3/pT4 ist auch bei negativem Palpationsbefund eine Ausräumung der nächsten Lymphknotenstation obligat durchzuführen. Bei Metastasen sollte ebenfalls primär die Operabilität geprüft werden, dies gilt insbesondere für eine Spätmetastasierung.

Adjuvante Therapie
Es gibt bisher keinen Beweis, daß eine adjuvante Therapie beim malignen Melanom zu einer Verbesserung der Ergebnisse führt. Diese Therapie ist daher ausschließlich innerhalb von Studien durchzuführen.

Systemische Chemotherapie
Wirksame Zytostatika sind Dacarbazin, Hydroxyharnstoff-Derivate, Platinderivate, Vincaalkaloide und die Alkylanzien Ifosfamid und Melphalan sowie als neue Substanz Fotemustin. In der Monotherapie liegen die Remissionsraten bei 10–15%, in der Kombination (mit erhöhter Toxizität) bei 25–35%. Die Kombination von DTIC und dem Antiöstrogen Tamoxifen erhöht die Remissionsrate (auf den Melanomzellen lassen sich Östrogenrezeptoren nachweisen). Gleiches gilt für die Kombination von DTIC und Interferon, die Therapie mit Interleukin-2 ist noch experimentell.

Schemata zur Therapie der malignen Melanome				
1a	Dacarbacin	250 mg/m^2	i.m.	Tag 1–5
1b	Dacarbacin Wiederholung	850 mg/m^2	i.v.	Tag 1 Tag 29
evtl. zusätzlich *oder*	Tamoxifen Interferon	30 mg 3–5 mal 10^6 IE	s.c.	p.o. täglich Tag 2–7

Regionale Chemotherapie
Als Alternative zur Amputation bei Extremitätenmelanomen kann eine isolierte hypertherme Perfusion (d.h. totale Trennung der Durchblutung vom Körperkreislauf) mit Zytostatika eingesetzt werden. Zur Potenzierung der Zytostatikawirkung (in der Regel Melphalan oder DTIC, evtl. kombiniert mit Vindesin und Cisplatin) wird eine Hyperthermie bis 42°C durchgeführt. Wegen des großen technischen Aufwandes ist diese Therapie jedoch nur an wenigen Zentren möglich. Die Ergebnisse sind deutlich besser als die der systemischen Therapie, wahrscheinlich sind bei einem kleinen Teil der Patienten auch Heilungen möglich. Regionale Therapie mit Tumornekrosefaktor s.u.

Immuntherapie
Immuntherapie in verschiedenen Modifizierungen – sowohl als adjuvante Therapie nach Operation (BCG-Impfung) als auch in fortgeschrittenen Fällen (Interferontherapie) – hat erste positive Ergebnisse gebracht, vor allem bei Tumoransiedlungen in Haut, Lymphknoten und Lunge. Eine weitere Verbesserung ist

in der kombinierten Anwendung der Zytokine (Interleukin 2 und Interferon) mit Zytostatika (Dacarbazin und Carboplatin) erreicht worden. Der Routineeinsatz ist noch nicht gegeben (noch fehlende Zulassung vom BGA), so daß die Patienten in Studien behandelt werden sollten.
In der regionalen Perfusion hat auch der Tumornekrosefaktor (TNF) zu einer überraschend guten Rückbildung geführt, da er hier in Konzentrationen angewendet werden kann, die systemisch wegen Toxizität nicht tolerabel sind.

Radiotherapie
Als palliative Maßnahme kann eine Strahlentherapie durchgeführt werden. Hierbei ist zu beachten, daß die Remissionsrate mit der Höhe der Einzelfraktion korreliert. In der Regel sollte die Einzeldosis bis zu 800 rad betragen.

2.7 Sarkome
2.7.1 Weichgewebssarkome
Vorbemerkungen: Die Sarkome umfassen eine außerordentlich große, pathologisch-anatomisch und klinisch sehr heterogene Gruppe von Tumoren (mehr als 50). Die wichtigsten sind – nach Häufigkeit geordnet – das osteogene Sarkom, das Chondro-, das Fibro-, das Lipo-, das Leiomyo-, das Rhabdomyosarkom, das Synovaliom und das Angiosarkom. Ein Teil der Sarkome ist so undifferenziert, daß eine Zuordnung nach der Histogenese nicht möglich ist. Relativ häufig sind Mischtumoren.
Eine allgemein akzeptierte Stadieneinteilung für die Sarkome existiert nicht. Die Behandlung des Primärtumors – Operation, evtl. in Verbindung mit Bestrahlung – ist bei der sehr wechselnden Lokalisation und unterschiedlichen Malignität der Sarkome nicht zu standardisieren, sondern muß sich dem Einzelfall anpassen.

Schemata zur Behandlung der Weichgewebssarkome

1. Cyclophosphamid	500 mg/m^2	i.v.	Tag 1
Vincristin	2 mg	i.v.	Tag 1+5
Adriamycin	50 mg/m^2	i.v.	Tag 1
Dacarbazin	200 mg/m^2	i.v.	Tag 1–5
2. Adriamycin	75 mg/m^2	i.v.	Tag 1
3. Ifosfamid**	1500–1800 mg/m^2	Inf.	Tag 1–5
4. Adriamycin*	60 mg/m^2	i.v.	Tag 1
Ifosfamid*/**	1600 mg/m^2	Inf.	Tag 1–5
Wiederholung			Tag 21–28

* Nur bei guter Knochenmarkreserve!
** Uromitexan® 20% der IFO-Dosis zum Zeitpunkt 0, 3 und 6 h nach Therapie

Therapie

Adjuvante Therapie: Die Ergebnisse sind weiterhin widersprüchlich, eine adjuvante Therapie sollte nur innerhalb von Studien durchgeführt werden.

Präoperative (neoadjuvante Therapie): Bei nicht metastasierten und primär lokal inoperablen Tumoren kann bei gutem Allgemeinzustand der Versuch einer Tumorreduktion und anschließender sekundärer Resektion durchgeführt werden. Dies gilt insbesondere für den simultanen Einsatz der Hyperthermie und/oder Strahlentherapie. Die Hyperthermie ist derzeit nur in großen Zentren durchzuführen, da ein erheblicher meßtechnischer Aufwand betrieben werden muß, und sollte in kontrollierten klinischen Studien durchgeführt werden.

Palliative Therapie: Im metastasierten Zustand und/oder bei völliger Inoperabilität kann eine systemische Chemotherapie durchgeführt werden, hier sind aggressive Schemata kontraindiziert. Aufgrund vieler Studien konnte belegt werden, daß statt des CyVADIC-Schemas (s. u. Schema 1) auch die Einzelsubstanzen Adriamycin und Ifosfamid (statt Cyclophosphamid) eine gleiche Wirkung zeigen und besser verträglich sind (Schemata 2–4).

Bei drohendem tumorbedingtem Extremitätenverlust kann im metastasierten Stadium als palliative Maßnahme eine isolierte Perfusion der Extremität mit Zytostatika und/oder Zytokinen (z.B. Tumor-Nekrose-Faktor) durchgeführt werden mit dem Ziel, die Extremität und dadurch die Mobilität und die Lebensqualität zu erhalten.

Beim *osteogenen Sarkom* wird eine extrem hoch dosierte Methotrexattherapie ($8-12$ g/m^2) in Kombination mit weiteren Zytostatika (Ifosfamid, Dactinomycin, Bleomycin, Adriamycin und Cisplatin) durchgeführt. Diese Chemotherapie wird auch bei operablen Tumoren an den Extremitäten prä- und postoperativ eingesetzt als adjuvante Chemotherapie. Die Durchführung ist grundsätzlich den erfahrenen Onkologen vorbehalten und im Rahmen einer kooperativen Studie durchzuführen (Studienleiter: Prof. Dr. K. Winkler, Univ. Kinderklinik, UKE, Martinistr. 52, 20251 Hamburg). Durch diese Therapie konnten die Langzeitheilungen von 25 auf 80% angehoben werden!

2.7.2 Kaposi-Sarkom

Das Kaposi-Sarkom ist eine der Tumormanifestationen bei „erworbenem Immunmangel-Syndrom" (AIDS), einer Erkrankung, die durch Infektion mit dem HIV-I-Virus hervorgerufen wird (s. Kap. 24, 2.3).

Bis 1981 trat das Kaposi-Syndrom sehr selten bei älteren Patienten und Afrikanern auf, ohne Zusammenhang mit AIDS. Der Verlauf war benigne, mit seltenen Fernmetastasen. Im Verlauf von AIDS ist dieser Tumor extrem maligne mit sehr früher Generalisierung. Die pigmentierten Hautknoten – häufig entlang von Venen, so daß sie fälschlicherweise für eine Thrombophlebitis gehalten werden – treten bei AIDS im Gegensatz zu den sporadischen Kaposi-Sarkomen vorwiegend an der oberen Körperhälfte, Hals und Nacken auf. Histologisch gehen sie von den Endothelzellen aus.

Lymphknoten sind in 33% der Fälle bereits bei Diagnose befallen, viszerale Metastasen treten im weiteren Verlauf auf und bedingen die schlechte Prognose mit 20% Überlebenden nach 2 Jahren.

20 Onkologische Krankheiten

Therapie

Die Therapie wird analog der bei Sarkomen mit lokaler Exzision, evtl. Nachbestrahlung und systemischer Chemotherapie (Adriamycin-Bleomycin/Vinblastin; Etoposid) bei disseminierter Erkrankung durchgeführt. Die Remissionsrate unter Chemotherapie liegt unter 20%. Wegen der Gefahr von opportunistischen Infekten ist das Risiko einer therapiebedingten Knochenmarkdepression sehr hoch. Als therapeutische Alternative ist auch die lokale und systemische Applikation von Interferon sinnvoll.

2.8 KUP-Syndrom

Vorbemerkungen: Bei etwa 5% aller Tumorpatienten besteht eine diffuse Metastasierung, ohne daß ein Primärtumor gefunden wird (KUP-Syndrom = „Karzinom mit unbekanntem Primärtumor"). Trotz intensiver Diagnostik bleibt im weiteren Krankheitsverlauf bei zwei Drittel der Patienten und bei der Sektion bei einem Drittel der Patienten der Primärtumor unauffindbar, wurde daher offenbar von der körpereigenen Immunabwehr vernichtet.

Obwohl die Tumoren von seiten der Lokalisation und Histologie sehr unterschiedlich sind, bestehen doch im Verlauf Gemeinsamkeiten: Häufig sind mehrere Organsysteme befallen, die Prognose ist schlecht, und lokale chirurgische oder radiotherapeutische Maßnahmen können Symptome bessern, am Krankheitsverlauf jedoch nichts ändern.

Die zytostatische Behandlung dieser Patienten zeigte in großen Studien oft nur wenig Erfolg; zwischenzeitlich sind jedoch erheblich Fortschritte gemacht worden, so daß sich Diagnostik und Therapie gewandelt haben.

Ziel der Diagnostik ist die Suche nach Patienten-Subgruppen, die von einer möglichen Therapie profitieren. Da durch die Möglichkeiten der Immunhistochemie eine Identifizierung des Primärtumors gegeben sein kann, ist die offene Biopsie einer Punktion immer vorzuziehen mit Asservation von Frischmaterial.

Licht- und Immunhistochemie, in besonderen Fällen die Chromosomenanalyse, die Bestimmung von Tumormarkern und die Klinik mit der Lokalisation der Metastasen ergeben eine Arbeitshypothese, die Grundlage einer Chemotherapie sein kann.

Therapie

Aufgrund einer möglichen (nicht belastenden) Hormontherapie oder besonders bei kurativem Therapieansatz müssen folgende Tumoren sicher ausgeschlossen sein:

(1) Maligne Lymphome (Immunhistochemie – common leucocytic antigen, Vimentin)
(2) Terato-Karzinome (extragonadaler Ursprung möglich)
(3) Kleinzelliges Brochialkarzinom (Tumormarker: CEA, NSE)
(4) Schilddrüsenkarzinom (Radio-Jod-Therapie!)
(5) Prostatakarzinom (Tumormarker: PSA)
(6) Besondere Lokalisationen bei Lymphknotenmetastasen:
– Hals-LK bei Kopf-Halstumoren (Plattenepithelkarzinom)
– Leisten-LK bei Urogenitaltumoren (Plattenepithelkarzinom: Zervix, Vagina)
– Axilläre LK bei Mammakarzinom (Adenokarzinom, Tumormarker Ca 15.3)

Wenn die Arbeitsdiagnose mit einer der oben aufgeführten Punkte überein-

stimmt, sollte die Therapie dieser Patienten wie bei gesicherter Diagnose durchgeführt werden, sie ist bei den einzelnen Kapiteln besprochen.
Bei der überwiegenden Zahl der Patienten bleibt nach der Diagnostik jedoch nur „Adenokarzinom" ohne weitere Lokalisation übrig. Entsprechend problematisch ist die Therapie. Grundsätzlich besteht bei schlechter Prognose (mittlere Überlebenszeit 4–6 Monate) und schlechter Response (Ansprechraten von 10–30%) nur eine eingeschränkte Indikation zur Behandlung. Der Therapiewunsch des Patienten ist häufig die Hauptindikation.
Da einige Patienten exzellent ansprechen, der Hauptanteil jedoch nicht, ist eine Evaluation des Therapieerfolgs und der Nebenwirkungen spätestens nach dem zweiten Zyklus erforderlich, um bei fehlender Response dem Patienten weitere Nebenwirkungen der unwirksamen Therapie zu ersparen!

Schemata zur Behandlung des KUP-Syndroms

1. Differenziertes Adenokarzinom:	CMF- oder EC-Schema, siehe Mammakarzinom ELF-Schema siehe Magenkarzinom Folinsäure/FU-Schema siehe Kolonkarzinom
2. Anaplastisches oder undifferenziertes Karzinom:	Cisplatin-haltige Schemata, z. B. PEB-Schema siehe Hodenkarzinome Carboplatin/Etoposid siehe Bronchialkarzinome
3. Plattenepithelkarzinom:	Cisplatin/FU siehe HNO-Tumoren Cisplatin/Etoposid siehe Bronchialkarzinom

3 Therapie wichtiger Komplikationen

Eine Anzahl von schweren, z. T. lebensbedrohlichen Komplikationen, die bei zahlreichen Tumoren auftreten können, wird im Folgenden besprochen.

3.1 Hyperkalzämie
Sie tritt bei Tumoren mit ausgedehnter Skelettmetastasierung (meist Mamma-, Bronchial- oder Nierenkarzinom), bei Tumoren mit ektoper Parathormonbildung (Bronchial-, hepatozelluläres Karzinom) oder im Zusammenhang mit einer Hormontherapie auf.

Therapie

Bei Hyperkalzämie im Rahmen einer Hormontherapie ist sofortiges Absetzen des Hormons erforderlich. Im übrigen erfolgt die Behandlung nach den in Kap. 10, 1.4.2 gegebenen Richtlinien.

3.2 Obere Einflußstauung
Die obere Einflußstauung (Vena-cava-superior-Syndrom) ist eine typische Komplikation des Bronchialkarzinoms, seltener tritt sie bei Lymphomen und anderen Tumoren auf.

Therapie

(1) *Bestrahlung:* Auch bei relativ resistenten Tumoren kann eine Teilrückbildung mit erheblicher klinischer Besserung erreicht werden.
(2) Gleichzeitig Beginn einer *Kortikosteroidtherapie (4–6 mg Dexamethason [Decadron®, Fortecortin®]* alle 6 h i.v. oder i.m.) zur Kontrolle des begleitenden Ödems, welches sich zu Beginn der Bestrahlung kurzfristig verstärken kann.
(3) Systemische *Chemotherapie* gleichzeitig oder nach Abschluß der Bestrahlung.

3.3 Querschnittssyndrom

Relativ häufige Komplikationen aller Tumoren mit Tendenz zu ausgedehnter Skelettmetastasierung (Bronchial-, Mammakarzinom, Hypernephrom). Wichtigster Grundsatz: kein Zeitverlust bei Diagnostik und Therapie! Lähmungen, die länger als 12–24 h bestehen, sind kaum noch beeinflußbar.

Therapie

Nach Sicherung der Diagnose (MRT, CT, Myelo-CT):
(1) *Laminektomie*
(2) *Kortikoide (4–6 mg Dexamethason* alle 4–6 h i.v. oder i.m.)
(3) *Lokale Strahlentherapie*
(4) *Systemische Chemotherapie* nach Abschluß der Wundheilung und/oder der Strahlentherapie

3.4 Hirnmetastasen

Häufige Komplikationen vor allem des Bronchial- und Mammakarzinoms. Hirnmetastasen manifestieren sich häufig unter einer sonst erfolgreichen Chemotherapie, da praktisch alle Zytostatika mit Ausnahme der Harnstoffderivate BCNU, ACNU und CCNU nicht oder nur ungenügend die Blut-Hirnschranke passieren.

Therapie

(1) *Kortikoide, Mannit-Infusion (Osmofundin®)* zur Behandlung des begleitenden Hirnödems.
(2) Bestrahlung des Zentralnervensystems. Auch bei erfahrungsgemäß wenig sensiblen Tumoren (z.B. malignes Melanom) sollte ein Versuch gemacht werden, da die Nebenwirkungen einer ZNS-Bestrahlung bei Dosen bis 60 Gy unter Berücksichtigung der schlechten Langzeitprognose gering sind.
(3) *Chirurgische Intervention* sollte nur in Einzelfällen erwogen werden (Solitärmetastase eines strahlenresistenten Tumors).

3.5 Zytostatika-Paravasate

(1) Bei Verdacht auf Paravasat Injektion/Infusion sofort abbrechen.
(2) Absaugen des Paravasats durch die liegende Kanüle.
(3) Bei Blasen oder großem Paravasat sollte dieses mit 16er-Kanülen von allen Seiten abgesaugt werden.
(4) Infiltration des Paravasatgebietes mit Dexamethason (4–8 mg) sternförmig von peripher nach zentral

(5)   Hochlagern der Extremität.
(6.1)   *Adriamycin, Daunorubicin, Epirubicin, Mitomycin:*
- Nur als Sofortbehandlung: 1–3 ml Natriumhydrogenkarbonat 8,4% über die liegende Nadel (cave: nur kleinste Mengen)
- Lokale Applikation von Dimethylsulfoxid (DMSO) auf die Haut des gesamten Paravasatgebietes alle 3–4 h für mindestens 3 Tage
- Lokale Kühlung mit Eispackungen

(6.2)   *Vincristin, Vinblastin, Vindesin:*
- Infiltration des Paravasatgebietes mit Hyaloronidase (Kinetin) 150 IE
- Einmalig trockene, milde Wärme.

(6.3)   *Etoposid, Teneposid:* Einmalig trockene, milde Wärme

(6.4)   *Dactinomycin, Cisplatin:*
Lokale Infiltration mit einer Mischung von Natriumthiosulfat 10% und Aqua ad injectabile (4:6) 2–4 ml

(7)   Exakte Dokumentation des gesamten Vorganges.
(8)   Chirurgische Wundbehandlung bei Nekrosen.

3.6 Allgemeine Komplikationen

Im Verlauf einer Tumorerkrankung treten häufig Allgemeinsymptome auf, die einer unterstützenden (supportiven) Therapie bedürfen. Vielfach sind diese Symptome der zytostatischen Therapie zuzuordnen, sie können jedoch ebenso Zeichen des fortgeschrittenen Tumorleidens sein. Ihre Behandlung ist von gleich großer Bedeutung, haben diese Symptome doch direkten Einfluß auf die Lebensqualität. Für besondere und intensivere Behandlungsformen wurden Palliativstationen und Hospize aufgebaut, die jedoch nicht den Kontakt zu dem Arzt, der einen Tumorkranken über Jahre hinweg begleitet hat, ersetzen können. Diese palliative/supportive Therapie ist daher Bestandteil der primär onkologischen Behandlung:
- Ernährungstherapie (enteral und parenteral) (s. Kap. 9)
- Schmerztherapie (s. Kap. 1, 2)
- Psychologische Führung des Patienten mit Aufklärung (schonend, aber wahrheitsgetreu)
- Erziehung der Angehörigen zur Hilfe und Selbsthilfe

21 Krankheiten des rheumatischen Formenkreises und Gelenkerkrankungen anderer Genese

(E.-M. Lemmel)

1	Vorbemerkungen	813		Allgemeine Maßnahmen 830
2	Krankheiten des rheumatischen Formenkreises im engeren Sinn („entzündliche rheumatische Krankheiten")	813		Pharmakotherapie 830
			2.4.2	**Sklerodermie** 830
			2.4.3	**Polymyositis – Dermatomyositis** 832
			2.4.4	**Sjögren-Syndrom** 832
2.1	**Rheumatoide Arthritis (RA)**	813	2.4.5	**Vaskulitis-Syndrome** 833
	Vorbemerkungen	816		Arteriitis nodosa 833
	Allgemein unterstützende Maßnahmen	817		Wegener-Granulomatose 834
				Polymyalgia rheumatica – Riesenzell-Arteriitis 834
	Pharmakotherapie	817		
	Allgemeine Regeln zum Einsatz der nichtsteroidalen Antirheumatika (NSAR)	819	2.5	**Infektiöse Arthritis** 835
			2.6	**Lyme-Borreliose** 835
			2.7	**Reaktive Arthritis** 836
	Krankheitsmodifizierende Pharmaka	821	2.7.1	**Akutes rheumatisches Fieber** .. 836
				Allgemeine Maßnahmen 837
	Kortikosteroide	823		Analgetisch-antiphlogistische Therapie 837
	Immunsuppressiva	824		
	Immunmodulatoren	825		Antibakterielle Therapie und Langzeitprophylaxe 838
	Chirurgische Maßnahmen ...	825		
2.2	**Sonderformen der rheumatoiden Arthritis**	826	2.7.2	**Reaktive Arthritis bei gastrointestinalen Infektionen** 838
2.2.1	**Juvenile rheumatoide Arthritis und Morbus Still**	826	2.7.3	**Reaktive Arthritis bei urogenitalen Infektionen** 839
2.2.2	**Felty-Syndrom**	827	2.7.4	**Reaktive Arthritis bei viralen Infektionen** 839
2.3	**Entzündliche Spondarthropathien**	827		
2.3.1	**Spondylarthritis ankylopoetica (Morbus Bechterew-Marie-Strümpell)**	827	2.7.5	**Reiter-Syndrom** 839
			2.7.6	**Sonstige Begleitarthritiden** ... 840
			2.8	**Arthritis psoriatica** 840
2.3.2	**Reaktive Spondarthropathien**	828	2.9	**Arthritis urica (s. Kap. 23,6)** .. 841
2.3.3	**Enteropathische Spondarthropathien**	828	2.10	**Weitere entzündliche Gelenkerkrankungen** 841
2.3.4	**Spondarthritis bei Psoriasis vulgaris**	829	2.11	**Amyloidose** 841
2.4	**„Kollagenosen"**	829	3	**Nicht-entzündliche rheumatische „Krankheiten"** 842
2.4.1	**Lupus erythematodes disseminatus (LED)**	829	3.1	**Arthrosis deformans** 842
			3.2	**Osteoporose** 844

Notfälle:	Magen-Duodenal-Ulkus unter antirheumatischer Medikation (s. Kap. 15)
Kortisonentzug (s. Kap. 3, 3.1 „Besonderheiten bei der Anwendung")	systemische Amyloidose (s. ds. Kap., 2.11)
Kortisonsubstitution, perioperative (s. Kap. 3, 3.1 „Besonderheiten bei der Anwendung")	viszerale Beteiligung bei entzündlich-rheumatischen Systemerkrankungen (s. ds. Kap., 2.4.1)

1 Vorbemerkungen

Die in diesem Kapitel zusammengefaßten klinischen Bilder stellen im Hinblick auf die Ätiologie und Pathogenese eine heterogene Sammlung von Erkrankungen dar. Ein diese Krankheitsbilder verbindendes (aber keineswegs obligates) klinisches Symptom ist der Gelenkschmerz, der in vielen Fällen jedoch lediglich als *ein* Symptom einer generalisierten Erkrankung angesehen werden muß. Ursache und Wirkung sind dagegen vielfältig und rechtfertigen keine einheitlich verbindlichen therapeutischen Maßnahmen. Die Therapie dieser Krankheitsgruppe wird sich insgesamt einzustellen haben einerseits auf die Beseitigung einer angenommenen oder nachgewiesenen auslösenden Ursache, andererseits auf die Unterbrechung der induzierten immunologischen oder entzündlichen Reaktionskette (einschließlich der hiermit einhergehenden Schmerzsymptomatik) und schließlich auf die Behandlung von Funktionseinschränkungen als den Endsymptomen der entzündlichen Reaktionskette, gegebenenfalls auch durch rheumachirurgische Eingriffe.

2 Krankheiten des rheumatischen Formenkreises im engeren Sinn („entzündliche rheumatische Erkrankungen")

Definition: Krankheitsbilder zumeist unbekannter Ätiologie, deren Gemeinsamkeit in entzündlichen Veränderungen im Bereich des Bindegewebes liegt. Es handelt sich um generalisierte Systemerkrankungen, deren Verlauf und klinisches Bild jeweils in Abhängigkeit von den vorwiegend befallenen Organsystemen wechselhaft ist. Der Verlauf ist zumeist chronisch-progredient, wobei akute Schübe mit Zeiten klinischen Stillstandes spontan wechseln können. Immunpathologische Prozesse werden für die Krankheitsgenese diskutiert.

2.1 Rheumatoide Arthritis (RA)

Synonym: chronische Polyarthritis (CP)
Ätiopathogenese: Systemerkrankung unbekannter Ursache mit chronischem Verlauf, wobei der Aktivitätszustand spontan wechseln kann. Frauen werden häufiger befallen als Männer (Krankheitsbeginn überwiegend im dritten Jahrzehnt neben den speziellen Formen der „Altersarthritis" und der „juvenilen Arthritis"). Die vorherrschende, jedoch nicht ausschließliche klinische Manifestation besteht in entzündlichen Veränderungen meist mehrerer kleiner und großer Gelenke in häufig symmetrischem Befall. Eine primäre Affektion der Hüftgelenke ist selten. Es wird angenommen, daß ein immunpathologischer Mechanismus die Krankheit auslöst oder ihren Verlauf unterhält. Pathogenetisch wirksame humorale immunologische Reaktionsträger konnten jedoch bisher nicht nachgewiesen werden. Der bei dieser Erkrankung meist auftretende „Rheumafaktor" muß eher als Sekundärphänomen betrachtet werden (Ausnahme: Vaskulitis, zumeist gleichzeitig

21 Krankheiten des rheumatischen Formenkreises und Gelenkerkrankungen anderer Genese

mit Hyperviskositäts-Syndrom; Vaskulitis, Neuritis). Dagegen wird das Vorliegen einer Erkrankung mit zellulär-immunologischer Komponente diskutiert, die nach neueren Hinweisen auf einer genetisch prädisponierten Regulationsstörung des Immunsystems beruhen könnte.

Klinik: Das vorherrschende klinische *Leitsymptom* ist der Gelenkschmerz, der zumeist symmetrisch in mehreren kleinen und großen Gelenken auftritt und je nach Akuität als chronischer Ruhe-, Belastungs- und/oder Bewegungsschmerz empfunden wird. Die Frühveränderungen (Morgensteife, Weichteilschwellungen) werden von den funktionellen Spätsyndromen (Schwanenhals- bzw. Knopflochdeformität oder der Ulnardeviation in den einzelnen Etagen der Fingergelenke sowie der Hammerzehenbildung im Vorfuß) unterschieden. Die Arthritis wird vorwiegend durch eine chronisch-proliferative Entzündung der Synovialis verursacht, die je nach Dauer und Intensität neben dem Schmerzempfinden klinische Entzündungszeichen am Gelenk verursacht (Rötung, Wärme, Schwellung als Bindegewebsvermehrung oder Zeichen einer Ergußbildung). Hinsichtlich klinischer Symptomatik sowie Ursache (und Korrektur) der entzündungsbedingten Gelenkschäden ist jedoch zu berücksichtigen, daß *alle* intraartikulären Komponenten (Synovialis, Knorpel, Knochen, Bänder, Kapseln), aber auch gelenknahen extraartikulären Komponenten (Sehnen, Sehnenscheiden, Bursen, Muskeln) von den entzündlichen Veränderungen betroffen sein können (z. B. Ruptur des periartikulären Bandapparates als Entzündungsfolge führt zu typischen Fehlstellungen im Gelenk trotz intakter Gelenkflächen). Daneben dürfen gelenkferne Manifestationen der Krank-

Tabelle 21.1: Differentialdiagnose der häufigsten Erkrankungen mit Arthritis

	<20 J.	20–30 J.	30–45 J.	40–60 J.	>60 J.	Geschlecht	akut/chronisch	Gelenkbefall groß	klein
Rheumatoide Arthritis						♀ > ♂	chronisch	+	+
Lupus erythematodes						♀ > ♂	chronisch	(+)	+
Infektiöse Arthritis						♀ = ♂	a		+
Rheumatisches Fieber						♀ = ♂	a	+	
Begleitarthritis						♀ = ♂	a (chronisch)	+	
Reiter-Syndrom						♀ < ♂	a	+	
Arthrose						♀ = ♂	chronisch	+	+
Gicht						♀ < ♂	a	+	+

heit (insbesondere Myalgien und Muskelatrophien) nicht übersehen werden. Bei chronischen Gelenkaffektionen überwiegt häufig die Weichteilschwellung, Rötung und Erwärmung können fehlen. Häufig Atrophie der umliegenden Muskelpartien (Inaktivität bei Schonhaltung). Im Spätstadium irreversible Destruktion des Gelenkbettes (Knorpel- und Knochenschäden) und daraus resultierende Fehlstellung und Bewegungseinschränkung (typisch: Ulnardeviation in den Fingergrundgelenken), Subluxation, Hyperextension in den proximalen Interphalangealgelenken, diese häufig als Folge periartikulärer Veränderungen (s. o.). Häufig Rheumaknötchen über den exponierten Streckseiten der Gelenke, insbesondere entlang der Ulna im Ellenbogenbereich, auch in viszeraler Verteilung (Lunge, Auge, Herz). *Differentialdiagnostisch* sind sie von den Tophi der Gicht und von den derben Knochenappositionen, z. B. an den distalen Interphalangealgelenken (Heberden-Arthrose), zu unterscheiden. Die viszeralen Rheumaknoten (insbesondere Lungen!) ergeben erhebliche differentialdiagnostische Probleme gegenüber einem (auch neben gesicherter RA bestehenden) zusätzlichen Tuberkulom oder Malignom (evtl. Probebiopsie erforderlich!). – *Allgemeinsymptome* bestehen in leichter Ermüdbarkeit, Neigung zu erhöhter Temperatur und Gewichtsverlust. Die Dauer der häufig beschriebenen „morgendlichen Steifigkeit" (besser: „Steifheitsgefühl nach längerer Ruhigstellung") wird als Maßstab für die Intensität des Krankheitsprozesses gewertet.

Diagnostische Hinweise (Differentialdiagnose s. Tab. 21.1): Neben Anamnese und klinischer Symptomatik weitere diagnostische Hinweise durch Labor- und Röntgenuntersuchungen. *Labor:* Unspezifische Entzündungszeichen, die je nach

mono./poly.	Destrukt.	Fieber	BSG	Leuk.	Serol.
p	++	(↑)	↑	(↑)	RF
m (p)	(+)	~	↑	(↓)	ANF (C↓) Anti-DNS
(m)	+	↑	↑	↑	Keimnachweis
m (p)	(+)	↑	↑	↑	AST
p	∅	(↑)	(↑)	(↑)	∅
m (p)	∅	↑	↑	↑	∅
p	+	∅	n	n	∅
m	+	(↑)	(↑)	(↑)	Harnsäure

Stadium, Akuität und Gelenkbefall unterschiedlich stark ausgeprägt sind: Beschleunigung der BSG, gelegentlich Leukozytose, positives CRP, Erniedrigung des Fe- und Erhöhung des Cu-Spiegels im Serum, normo- oder hypochrome Anämie. Serumeiweiß insgesamt unauffällig, je nach Stadium und Entzündungszeichen Erhöhung der α_2-Fraktion, evtl. auch der γ-Globuline. Typisch, aber nicht krankheitsspezifisch ist der Nachweis von „Rheumafaktoren" (= Antikörper gegen körpereigene Immunglobuline, wobei im konventionellen Test die Antikörper der Klasse IgM nachgewiesen werden). Für die Beurteilung des Einzelfalles steht die Titerhöhe in Relation zu der Intensität des Krankheitsverlaufes. *Röntgenologisch* können schon vor den eigentlichen irreversiblen Gelenkdestruktionen (Verschmälerung des Gelenkspaltes als Zeichen der Knorpelreduktion, gelenknahe Usuren und Zystenbildungen usw.) frühzeitig typische Veränderungen (gelenknahe Osteoporosen) nachgewiesen werden.

Es ist heute bekannt, daß Zeichen höherer klinischer und serologischer Entzündungsaktivität als ungünstige Prädiktoren für den Krankheitsverlauf angesehen werden müssen bis hin zu verkürzter Lebenserwartung.

Therapie

Vorbemerkungen
Obgleich eine kausale Therapie mit Aussicht auf volle Heilung nicht zur Verfügung steht, kann durch sorgfältig überwachte und individuell eingestellte Behandlung der Krankheitsverlauf in vielen Fällen günstig beeinflußt, den meisten Patienten zumindest das subjektive Beschwerdebild gemildert werden. Bei der Wahl des therapeutischen Vorgehens ist zu berücksichtigen, daß in den meisten Fällen eine Dauerbehandlung erforderlich sein wird. Diese muß dem spontan wechselnden Krankheitsverlauf durch Wechsel der Medikation und/oder Änderung der Dosierung ständig erneut angepaßt werden. Eine optimale konservative antirheumatische Therapie besteht darüber hinaus in einer sinnvollen Kombination von chemotherapeutischen und physikalischen Maßnahmen (Muskelatrophie, Bewegungseinschränkung!). Obgleich folglich ein verbindliches Therapieschema zur Behandlung der RA nicht gegeben werden kann, bietet die Zusammenstellung der Tabelle 21.2 einen gewissen Anhalt für ein dem jeweiligen *Krankheitsstadium* angepaßtes therapeutisches Vorgehen. Eine weitere wichtige Richtlinie für das therapeutische Vorgehen wird durch die individuelle klinische und serologische *Entzündungsaktivität* vorgegeben; so aggressiv wie notwendig, aber so schonend wie möglich, d.h. dem klinischen Verlauf stets „maßgeschneidert" angepaßt.

Die im Folgenden besprochenen verfügbaren *Pharmaka* sind in unterschiedlichen Wirkgruppen zusammengefaßt, die in der Reihenfolge steigender Nebenwirkungsgefahr aufgeführt werden. Auf die vielfach gebräuchliche Gegenüberstellung von „Basistherapie" und „symptomatische Therapie" wird bewußt verzichtet, da keines der genannten Pharmaka sichere kausale oder ausschließlich symptomatische Wirkungen aufweist. Bei der therapeutischen Einstellung sollte eine *Monotherapie* angestrebt werden.

Therapieziele: Unterdrückung der entzündlichen Reaktion (einschließlich Schmerz), Erhaltung der Gelenkfunktion bzw. Verhinderung von Deformierung, orthopädisch-chirurgische Korrektur von Gelenkschäden, sofern hierdurch die Verbesserung der Gelenkfunktion oder der Statik gewährleistet ist, psychische Stabilisierung der durch chronische Schmerzen und/oder Bewegungseinschränkung alterierten Patienten.

Allgemein unterstützende Maßnahmen

(1) *Ruhigstellung:* Im akuten Schub Schonstellung des betroffenen Gelenkes und Entlastung (ggf. Bettruhe). Bei geringer Aktivität des Entzündungsprozesses oder auch bei monoartikulärem Befall erscheint eine generelle Ruhigstellung jedoch eher kontraindiziert, da hierdurch die krankheitsbedingte Gelenkversteifung und eine Abnahme der Muskelkraft gefördert werden können. Einlegen von Ruhepausen während des Tagesablaufs.

(2) *Physiotherapie:* Trotz selektiver Ruhigstellung von Einzelgelenken während eines akuten Entzündungsstadiums Bewegungsübungen, um einer Versteifung oder Fehlstellung in den befallenen Gelenken und einer muskulären Atrophie entgegenzuwirken. Gezielte aktive oder passive Bewegungsübungen sollten zum täglichen Behandlungsprogramm gehören und innerhalb der Grenzen durchgeführt werden, die durch Schmerz oder Ermüdbarkeit gesetzt sind. Je nach Akuität des Krankheitsprozesses kann die zusätzliche lokale Anwendung von feucht-kühlen Umschlägen oder Eispackungen auf das befallene Gelenk einerseits oder Wärme mit z.B. Fangopackungen (z.B. auf der gelenkfernen Muskelverspannung) andererseits durch Muskelentspannung und analgetische Wirkung den therapeutischen Effekt der kontrollierten Bewegungsübungen unterstützen. Bei weitgehender Inaktivität des Krankheitsprozesses können krankengymnastische Übungen im warmen Bad durch Gewichtsentlastung der Gelenke in ihrer therapeutischen Wirkung gesteigert werden. In diesem Sinn ist auch der Wert einer *Balneotherapie* in Form von Badekuren eher in den am Kurort gegebenen umfassenden physiotherapeutischen Möglichkeiten als in dem Gehalt des jeweiligen Wassers an entsprechenden „Wirkstoffen" zu sehen.

(3) *Psychologische Betreuung:* Der chronische Krankheitsverlauf mit Schmerz und Aktivitätsverlust stellt eine starke psychische Belastung dar. Eine entsprechend unterstützende Betreuung, die u.U. die unmittelbare Umgebung des Patienten einschließen muß, sollte Teil der Langzeitbehandlung sein. Gegebenenfalls können periodisch Sedativa (z.B. Valium®, Lexotanil® o.ä.) oder Antidepressiva (z.B. Tofranil® o.ä., s. Kap. 7) zur Anwendung kommen.

(4) *Weitere Maßnahmen:* Auf die Bedeutung von Ergotherapie, Maßnahmen zum Gelenkschutz, Hilfsmittelversorgung, Anpassung von Lagerungs- und Übungsschienen oder auch Schuhversorgung sei im Hinblick auf funktionelle und auch psychologische Aspekte in diesem Zusammenhang nur hingewiesen.

Pharmakotherapie (s. ds. Kap., 2.1 „Therapie" sowie Tab. 21.2)
Folgende Medikamente stehen zur Auswahl:
(1)   Nichtsteroidale Antirheumatika (NSAR)
(2)   Krankheitsmodifizierende Pharmaka (DMARD)
(3)   Kortikosteroide
(4)   Immunsuppressiva
(5)   Immunmodulatoren

Tabelle 21.2: Krankheitsstadien der rheumatoiden Arthritis und deren Behandlung (Einteilung der Stadien in Anlehnung an die Kriterien der American Rheumatism Association)

Stadium	Klinisches Bild	Therapeutisches Vorgehen
0	1 Arthralgien, keine klinischen oder serologischen Entzündungszeichen	z. B. Salizylate, NSAR
I	1 Arthralgien 2 Entzündungszeichen in einem oder mehreren Gelenken 3 röntgenologisch *keine* Gelenkveränderungen (4) gelegentlich beginnende, gelenknahe Osteoporose	a) NSAR b) DMARD* c) zusätzlich physikalische Therapie d) evtl. Frühsynovektomie
II	1 Polyarthritis 2 röntgenologisch: Osteoporose mit beginnenden Skelettdestruktionen, beginnende Knorpelschäden 3 keine Deformierung, allerdings beginnende Einschränkung der Beweglichkeit (4) Atrophie benachbarter Muskelpartien (5) extraartikuläre Bindegewebsschäden (Knötchen, Tendovaginitis)	a) NSAR b) bei Therapieresistenz ggf. zusammen mit DMARD c) zusätzliche Physiotherapie d) zusätzlich evtl. Synovektomie e) zur Überbrückung akuter Schübe notfalls Kortikosteroide
III	1 Polyarthritis 2 röntgenologisch: Nachweis von Knorpel- und Knochenschäden, Osteoporose 3 Gelenkdeformierung (Subluxation, Ulnardeviation, Hyperextension) ohne Ankylose (4) ausgeprägte Muskelatrophie (5) wie bei II	a) NSAR b) DMARD c) ggf. a + b d) ggf. Kortikosteroide e) ggf. Zytostatika f) Physiotherapie g) Synovektomie h) ggf. operative Stellungskorrektur
IV	1 fibröse oder knöcherne Ankylose (2) zusätzliche Kriterien nach Stadium III in anderen Gelenken	a) NSAR b) Physiotherapie c) operative Stellungskorrektur d) ggf. Endoprothese
„maligner Verlauf" bei II bzw. III	1 hochaktive Polyarthritis 2 exzessive serologische Veränderungen (insbesondere hohe Titer von RF und ANF) 3 zusätzlich entspr. II bzw. III	a) Immunsuppressiva und Kortikosteroide b) D-Penicillamin c) unterstützend NSAR

Zahlen bedeuten obligatorische Zeichen, Zahlen in Klammern mögliche zusätzliche Zeichen
* DMARD = disease modifying antirheumatic drugs

Allgemeine Regeln zum Einsatz der nichtsteroidalen Antirheumatika (NSAR)

Pharmakologie: Es handelt sich insgesamt um Pharmaka mit raschem Wirkungseintritt und relativ schnellem Abbau (Stunden bis maximal Tage), die alle zumindest sowohl antiphlogistische wie auch analgetische Wirkung besitzen. Bevorzugt wird eine Beeinflussung des Arachidonsäure-Metabolismus erreicht, im wesentlichen über Hemmung der Cyclooxygenase (Prostaglandinsynthese) und/oder der Lipoxygenase (Leukotriensynthese). Grundsätzlich ist eine Monotherapie mit den hier aufgeführten Pharmaka indiziert. Die nachfolgende Unterteilung in unterschiedliche biochemische Substanzgruppen darf in ihrer praktischen Bedeutung nicht überschätzt werden, da schon geringe Veränderungen der Muttersubstanz zu ausgeprägten Veränderungen von Wirksamkeit und Verträglichkeit führen können. Diese sind ihrerseits wieder von Patient zu Patient unvorhersehbar unterschiedlich.

Nebenwirkungen: Das Nebenwirkungsspektrum der NSAR ist ähnlich, auch wenn Unterschiedlichkeiten in der Inzidenz (insbesondere auch der Lokalisation) zu beobachten sind. Sie unterscheiden sich für die Einzelsubstanzen nach unerwünschten Wirkungen (gekoppelt insbesondere an die Hemmwirkung der Prostaglandinsynthese mit bevorzugter Lokalisation an Magen-Darmtrakt, Niere mit Wasserretention, ZNS, Uterustonus) und eigentlichen Nebenwirkungen (Zielorgane insbesondere blutbildendes System, Haut, allergische Reaktionen).

Interaktionen: Wegen hoher Eiweißbindung Interaktion möglich mit anderen Pharmaka mit ebenfalls hoher Eiweißbindung (z.B. Marcumar®, bestimmte Kardiaka, Antihypertonika, Antidiabetika u.a.). Risiko insbesondere in der Einstellungsphase oder bei inkonstanter Dosierung (Schwankung des Plasmaspiegels).

Wichtig: In der antirheumatischen Langzeittherapie sind daher neben klinischer Überwachung auch laborchemische Kontrollen erforderlich (Leber, Niere, Blutbild). (Weitere Einzelheiten s. Kap. 1, 2 „Medikamentöse Schmerzbehandlung", bezüglich Interaktionen mit anderen Arzneimitteln s. Kap. 8, Tab. 8.1).

(1) *Salizylate* (z.B. Aspirin®, Colfarit®, Delgesic®, Benortan®, Fluniget®): Salizylate gehören zu den ältesten Analgetika/Antirheumatika und weisen gleichzeitig die geringste Gefährdung durch Nebenwirkungen auf. In den Stadien geringer Entzündungsaktivität sollte ein genügend langer (2–4 Wochen) Einsatz in Monotherapie mit Salizylaten in ausreichender *Dosierung* (3–4 g über den Tag verteilt mit den Mahlzeiten) versucht werden. Salizylate sind aufgrund ihres antiphlogistischen wie auch ihres analgetischen Effektes häufig in der Lage, die Symptome der Gelenkentzündung vollständig zu unterdrücken. *Nebenwirkungen:* s.o. Die individuell unterschiedliche obere Toleranzgrenze gegenüber Salizylaten wird durch Ohrenklingen angezeigt, das nach Reduktion der Dosis rasch reversibel ist.

(2) *Pyrazolidine:* Phenylbutazon (z.B. Butazolidin®, Tomanol®) oder Oxyphenbutazon (Tanderil®) sind die klassischen Substanzen dieser Stoffgruppe. Sie haben analgetische, antiphlogistische und leicht urikosurische Eigenschaften. Durchschnittliche *Dosierung:* 200–600 mg über den Tag verteilt mit den Mahlzeiten. Diese Substanzen sind einer sehr engen Indikationsstellung vorbehalten: Morbus Bechterew bei hoher klinischer und serologischer Entzündungsaktivität; evtl. RA bei hoher klinischer Aktivität und bei Versagen anderer NSAR. Eine zeitlich begrenzte Behandlungsdauer (etwa 10 Tage) sollte beachtet

werden. *Nebenwirkungen:* s.o. Hier insbesondere: Regelmäßige Blutbildkontrollen sind erforderlich. Tendenz zur Salz-Wasserretention; urikosurische Wirkung beachten. *Wichtig:* Interaktion mit verschiedenen Arzneimitteln (s. Tab. 9, Tabellenanhang), besonders mit Cumarinderivaten. Bei entsprechend behandelten Patienten muß die Prothrombinzeit häufig kontrolliert, die Cumarindosis angepaßt werden (s. Kap. 6, 5.3). – Zu dieser Substanzgruppe gehören auch Eumotol®, Prolixan®, Solurol®, Mofebutazon® u.a., die z.T. den strengen Indikationsstellungen der Muttersubstanz nicht unterliegen.

(3) *Arylessigsäure-Derivate* (z.B. Amuno®, Imbaral®, Rantudil®, Tolectin®, Voltaren®): Die klassische Substanz dieser Stoffgruppe ist das Indometacin (Amuno®), das eine entzündungshemmende und ausgeprägte analgetische Komponente besitzt. Seine Wirksamkeit erscheint bei den degenerativen Gelenkerkrankungen und der Gicht besser als bei der RA. *Dosierung:* 50–200 mg über den Tag verteilt mit den Mahlzeiten. *Nebenwirkungen:* s.o. Bei gastrointestinalen Störungen oder Ulkusneigung erweisen sich Suppositorien gelegentlich als besser verträglich. – Die übrigen o.g. Weiterentwicklungen innerhalb dieser Stoffgruppe unterscheiden sich untereinander hinsichtlich Verträglichkeit und Wirksamkeit; eine gute antiphlogistisch/analgetische Wirkung ist für alle benannten Präparate nachgewiesen. Modernere und verträglichere Formen, insbesondere zum Einsatz bei älteren Patienten, sind die löslichen Präparate oder die mikroverkapselten Formen der NSARD, wie z.B. Voltaren Dispers®, Voltaren Resinat®, Brexidol® u.a.

(4) *Arylpropionsäure-Derivate* (z.B. Alrheumun®, Brufen®, Feprona®, Froben®, Opturem®, Orudis®, Proxen®, Naprosyn® u.a.): Die klassische Substanz dieser Stoffgruppen ist das Brufen®, das wegen guter Verträglichkeit und Wirksamkeit insbesondere im angelsächsischen Bereich eine breite Anwendung findet. Dosierung bei Einzelsubstanzen unterschiedlich (s. jeweilige Herstellerempfehlung). – Die o.g. Präparate scheinen insgesamt eine gute Verträglichkeit aufzuweisen. Nebenwirkungen und Interaktionen: s.o.

(5) *Anthranilsäure-Derivate* (z.B. Actol®, Arlef®, Parkemed®, Ponalar®, Tolectin®): Analgetische und antiphlogistische Wirksamkeit war die Voraussetzung für ihre Einführung. Ihre Wirksamkeit in der Langzeitbehandlung rheumatischer Erkrankungen ist jedoch weiterhin offen. Vorsichtsmaßnahmen bei Langzeittherapie: Blutbildkontrollen, Magenverträglichkeitsprüfung.

(6) *Oxicame* (Felden®, Brexidol®, Tilcotil®): Es handelt sich um eine Substanzgruppe, die sich von den übrigen NSAR sowohl in der Serum-Halbwertszeit (länger als 40 h) wie auch in ihrer Wirkungsweise hinsichtlich ihres Angriffsortes im Entzündungsprozeß zu unterscheiden scheint. Aufgrund der Halbwertszeit gewöhnlich nur einmalige Gabe täglich erforderlich. Eine Gefahr der Kumulation von toxischen Serumspiegeln bei Funktionseinschränkung der Ausscheidungsorgane scheint nach neueren Beobachtungen nicht zu bestehen, dennoch schwerere Steuerbarkeit. Neigung zu Salz-Wasserretention.

(7) „*Weitere Antirheumatika*": Abgesehen von weiteren Einzelpräparaten der o.g. Substanzgruppen befindet sich mit Lederfen® ein weiteres Präparat auf dem deutschen Markt, das sich biochemisch den aufgeführten Stoffklassen nicht zuordnen läßt. Auch hierfür ist die analgetisch/antiphlogistische Wirksamkeit nachgewiesen, seine Stellung in der Langzeitbehandlung muß sich

noch erweisen. – Ein neuartiges Therapiekonzept stellt Peroxinorm® dar, das bei lokaler Applikation in den entzündlichen Bereich (auch i.a.) die bei der Entzündungsreaktion freigesetzten und für ihren biologischen Ablauf bedeutsamen O_2-Radikale neutralisiert. – Ein ähnliches Wirkprinzip (verminderte Bildung von O_2-Radikalen) gilt für Vitamin E (z.B. Spondyvit®). Ob zur wirksamen antirheumatischen Therapie ausreichend Wirkstoffkonzentration durch orale Applikation an das Zielgewebe gebracht werden kann, bleibt weiteren Untersuchungen vorbehalten.

(8) *Topische Antirheumatika:* Eine Reihe o.a. NSAR steht in topischer Applikationsform zur Verfügung (z.B. Diclofenac, Ibuprofen, Indometacin, Salizylate u.a.), aber auch z.B. Etofenamat. Ihnen wird über direkte Penetration ein lokaler Therapieeffekt zugeschrieben. Häufig beeinflussen die Trägersubstanzen als Vehikel die Penetration durch die Haut oder über Verursachung zusätzlicher Reizfaktoren (alkoholische Lösung, Hyperämie) den postulierten Effekt der NSAR. Eine tiefe Penetration ist unwahrscheinlich, eine wesentliche systemische Verfügbarkeit muß ausgeschlossen sein (keine transdermale systemische Medikation).

Krankheitsmodifizierende Pharmaka

(disease modifying antirheumatic drugs – DMARD)
Pharmakologie: Substanzen mit langsamem Wirkungseintritt (Wochen bis Monate) und langsamem Abbau eines in der Therapie erzielten Depots nach Beendigung der Therapie. Der eigentliche Wirkungsmodus bei der Behandlung der RA ist weitgehend unbekannt. Eine direkte analgetische oder antiphlogistische Sofortwirkung besteht nicht, eine Beeinflussung der Bindegewebsproliferation und eine direkte Beeinflussung der immunologischen Reaktionsabläufe werden diskutiert. Gegenüber den NSAR muß ihnen somit bei der Behandlung des akuten Schmerz- und Entzündungssyndroms eine sekundäre Bedeutung zukommen, während insbesondere bei der Langzeitbetreuung ihnen häufig ein ausschlaggebender therapeutischer Effekt zuzusprechen ist (Erreichung von Krankheitsremission!). – Sie sind als „primäre" Therapeutika indiziert, sobald die Diagnose einer rheumatoiden Arthritis (evtl. auch einer Psoriasis-Arthropathie oder eines Morbus Bechterew mit hoher Entzündungsaktivität oder peripherer Gelenkbeteiligung) gesichert ist. Die Wahl richtet sich nach der Aggressivität der Erkrankung: Je aggressiver der Krankheitsverlauf, desto aggressiver die Therapie, und zwar auch in der Initialphase (mögliche Verhinderung von Gelenkdestruktionen!).

(1) *Antimalariamittel* (Chloroquin [Resochin®] und Hydroxychloroquin [Plaquenil®, Quensil®]): Antimalariamitteln wird von verschiedenen Autoren ein dämpfender Einfluß auf das Krankheitsgeschehen zugeschrieben, der Wirkungseintritt ist jedoch erst nach mehrwöchiger Behandlung zu erwarten. Diese Therapieform ist eher milden Krankheitsverläufen vorbehalten. Diese Mittel sollten daher vorwiegend in Kombination mit NSAR bei Langzeittherapie zur Anwendung kommen. *Dosierung:* 200–400 mg/Tag mit den Mahlzeiten. *Nebenwirkungen:* Relativ häufig Magenunverträglichkeit, Kopfschmerz, Sehstörungen. Letztere können Ausdruck einer reversiblen Korneaveränderung sein.

Gelegentlich jedoch irreversible Retinaschädigung. Daher: Augenärztliche Überwachung bei Dauermedikation alle 3 Monate!

(2) *Orales Gold:* Neben parenteraler Goldtherapie auch orale Verabreichung möglich (Ridaura®, 2–3 Tbl./Tag). Wirkung evtl. etwas weniger nachhaltig als parenteral, Nebenwirkungen (vorwiegend Exanthem und durchfallartige Stuhlentleerungen) demgegenüber weniger dramatisch.

(3) *Salazosulfapyridin* (Azulfidine RA®): Dieser bei entzündlichen Darmerkrankungen seit langem bewährten Substanz wird nach neueren Untersuchungen ebenfalls eine Beeinflussung des Krankheitsverlaufs der RA zugeschrieben, wobei auch hier der Wirkungseintritt erst nach mehrmonatiger Gabe zu erwarten ist. Es besteht kein direkter analgetischer Effekt. Der Wirkungsmechanismus im Krankheitsgeschehen ist im wesentlichen unbekannt. *Dosierung:* In wöchentlichen Stufen ansteigende Dosierung von anfangs 2- bis maximal 3 mal 2 Tbl./Tag. *Nebenwirkungen:* Gelegentlich Allergie, Cholestase, selten Auswirkungen auf die Blutbildung. Regelmäßige Kontrolluntersuchungen von Blutbild und alkalischer Phosphatase erforderlich.

(4) *D-Penicillamin* (z.B. Metalcaptase®, Trolovol®): Der Wirkungsmechanismus dieser Substanz ist nur ungenügend bekannt. Sie ist in der Lage, Makroglobuline zu spalten, eine kollagenolytische Aktivität wurde nachgewiesen, eine Hemmung zellulärer Immunreaktionen wird diskutiert. D-Penicillamin sollte im Hinblick auf die genannten Wirkprinzipien insbesondere bei Sonderformen der RA mit hohem RF-Titer zur Anwendung kommen (Hyperviskositätssyndrom, Vaskulitis, Neuritis). *Dosierung:* langsam einschleichend, beginnend mit 150 mg/Tag. Dauerbehandlung bei 450–900 mg/Tag. Die toxischen Nebenwirkungen entsprechen in Häufigkeit und Art etwa denen der Goldtherapie (s.o.; Ausschluß eines „medikamenteninduzierten Lupus erythematodes"!). Regelmäßige Kontrolle von Blutbild und Urinstatus ist erforderlich!

(5) *Pyritinol* (Encephabol® forte): Diese Substanz wird in der Literatur in der Wirksamkeit etwa dem D-Penicillamin gleichgesetzt. Erst neuere Untersuchungen bestätigen jedoch diesen Therapieanspruch. – Einschleichende Dosierung von 1 Tbl. auf 2–3 Tbl. Encephabol® forte täglich. *Nebenwirkungen:* Beobachtung des Blutbildes (gelegentlich Leukopenie!) erforderlich.

(6) *Goldsalze* (z.B. Aureotan®, Auro-Detoxin®, Tauredon®): In der Behandlung der RA kommt den Goldsalzen nach wie vor eine große Bedeutung zu. Insbesondere bei Gabe im Frühstadium des Krankheitsprozesses sind volle Remissionen zu beobachten. Die Wirkungsweise ist ungeklärt, jedoch führt eine kumulative Ablagerung im Gewebe zu einer Reduktion entzündlicher Veränderungen. Da es unter ihrer Anwendung relativ häufig zum Auftreten toxischer Nebenwirkungen kommt, sollten Goldsalze nur gegeben werden, wenn die oben aufgeführten therapeutischen Möglichkeiten zu keiner Besserung des klinischen Bildes führten oder nicht vertragen werden. Eine Bedingung für die Durchführung einer Goldtherapie ist die Möglichkeit zu strenger klinischer und laborchemischer Überwachung des Patienten! *Dosierung:* Diese richtet sich nach dem unterschiedlichen Goldgehalt der verfügbaren Substanzen, sie sollte in Anlehnung an die Angaben der Beipackzettel erfolgen. Grundsätzlich: langsam einschleichend (am Beispiel Aureotan®), beginnend mit 10 mg i.m., in 1wöchigen Abständen steigernd, maximal 100 mg einmal wöchentlich. Eventuelle Unverträglichkeitsreaktionen treten meist bereits nach den ersten Injektionen auf; ein therapeutischer Effekt ist frühestens nach einer Gesamtdosis von 400–800 mg zu erwarten. Gesamtdosis einer Goldkur: etwa 2 g metallisches Gold. Anschließende Erhaltungsdosis von ca. 50 mg Gold einmal monatlich wird von verschiedenen Autoren empfohlen. *Nebenwirkungen:* Toxisch-allergische Effekte der Goldtherapie sind insbesondere an Haut (Dermatitis, in milden Fällen lediglich als Juckreiz), Schleimhäuten (Stomatitis) und Nieren (Nephritis mit Albuminurie, Erythrozyturie) zu beobachten. Diese Erscheinungen verschwinden meist spontan im Verlauf von einigen Wochen nach Absetzen der Therapie. Seltenere Veränderungen des Blutbildes (Thrombo-, Granulo-, Panzytopenie) beruhen auf Schädigung des Knochenmarkes. Kontrollen von Blutbild und Urinstatus sind zunächst in 1wöchigen, später in 3–4wöchigen Abständen durchzuführen. – Im Falle von schweren Nebenwirkungen einer Goldbehandlung ist die Gabe von Kortikosteroiden oder D-Penicillamin (Metalcaptase®, Trolovol®) indiziert.

Kortikosteroide
(s. a. Kap. 3)

Pharmakologie: Wegen ihres oft dramatischen Einflusses auf das klinische Beschwerdebild werden Kortikosteroide zu häufig gegeben. Ihr Wirkungsmodus im Krankheitsprozeß der RA ist im einzelnen nicht bekannt, eine entzündungshemmende Komponente und Beeinflussungen immunologischer Reaktionen sind nachgewiesen. Insgesamt haben Kortikosteroide auf den Verlauf der RA nach bisheriger Kenntnis nur einen symptomatischen Einfluß. Unter Berücksichtigung der chronischen Persistenz der Krankheit und der daraus resultierenden Notwendigkeit zur Dauertherapie muß im Hinblick auf die *Nebenwirkungen von Kortikosteroiden* (bei Kombination mit NSAR erhöhtes Risiko „stummer Ulzera", s. a. Kap. 3) vor einer unkritischen Behandlung der RA mit cortisonhaltigen Präparaten gewarnt werden! Ausnahmen sollten streng indiziert sein: Kontraindikation für oder Versagen der oben genannten Medikation; temporäre Überbrückung eines hochakuten Schubes der RA; systemische Komplikationen (z.B. Vaskulitis). Auch in diesen Fällen sollte versucht werden, mit einer Stoßtherapie auszukommen (beginnend mit 40–60 mg/Tag, rasch abfallend auf 5–2,5 mg/Tag Prednisolon oder äquivalente Dosen anderer Kortikosteroide, s. Kap. 3). Bei der Behandlung Cortison-bedürftiger Krankheitsbilder des rheumatischen Formenkreises kann ggf. zur Einsparung der Cortisondosis eine *Kombinationsbehandlung* mit angepaßten Dosierungen oben aufgezählter NSAR oder DMARD angezeigt sein. Keine fixen Kombinationspräparate!

Applikation: Statt der peroralen Kortikosteroidmedikation wird auch die *Gabe von synthetischen ACTH-Präparaten* empfohlen (z.B. Synacthen®, zu Beginn 1 mg täglich i.m., abfallende Intervalldosierung nach Abklingen der Beschwerden):
- *Vorteil:* Iatrogene Nebennierenrindenatrophie und die Nebenwirkungen einer Steroidmedikation werden vermindert.
- *Nachteil:* Die Höhe der effektiv wirksamen Kortikoiddosis bleibt unbekannt; Beeinflussung des Cortisol-Regelkreises auf der Ebene der Hypophyse!

Die *lokale Kortikosteroidinjektion* (peri- und intraartikulär), wasserlöslich oder als Kristallsuspension (z. B. Lederlon®, Scherisolon®, Volon® A), kann bei akutem Befall einzelner Gelenke zu rascher subjektiver Besserung führen, die Nebenwirkungen systemischer Cortisonbehandlung können dabei vermindert, jedoch nicht aufgehoben werden. Auch die lokale Applikation von Kortikosteroiden kann jedoch nicht als Möglichkeit einer Dauerbehandlung angesehen werden. Indiziert erscheint sie allenfalls bei der Behandlung von akuten mono- oder oligoartikulären Formen, zusätzlich auch bei extraartikulärem Befall (Bursitis, Tendovaginitis).

Mittlere Dosierung: Je nach Größe des Gelenkes 10–40 mg Prednisolon oder Äquivalent. Auf strengste Asepsis ist zu achten, eine infektiöse Arthritis muß absolut ausgeschlossen sein! Bei Belastung eines häufig mit Kortikosteroiden lokal injizierten Gelenks, insbesondere nach Druckbelastung durch das Körpergewicht, wird ein verstärktes Auftreten von Osteoarthrose beschrieben.

Immunsuppressiva

Auch mit den Präparaten dieser Gruppe kann klinische Remission erreicht werden. Im Hinblick auf die möglichen *Nebenwirkungen* von Zytostatika (Knochenmarkdepression, Schädigung von Leber, Niere bzw. Magen-Darmtrakt, Sterilität, fragliche Förderung von Tumorwachstum) sollten diese Substanzen nur bei strengster Indikationsstellung angewandt werden: anhaltend akuter, anderweitig therapieresistenter maligner Krankheitsverlauf. Positive Behandlungserfolge liegen insbesondere vor für Alkylanzien (Endoxan®, Leukeran®), aber auch für Antimetaboliten (Imurek®, Lantarel®). Die Wirkung dieser Substanzen dürfte auf einem immunsuppressiven und auch auf einem antiphlogistischen Effekt beruhen. *Dosierung:* Endoxan® 1–3 mg/kg/Tag per os; Leukeran® 2–8 mg/Tag per os; Imurek® 1,5–2 mg/kg/Tag per os; Methotrexat 15–20 mg/Woche einmal wöchentlich am gleichen Wochentag. Die parenterale Applikation hat eine um etwa 30% höhere Wirksamkeit als die gleiche orale Dosis. Bei älteren Patienten und auch bei Zweifeln an der regelmäßigen Einnahme ist die parenterale Gabe 1mal/Woche zu bevorzugen. Eine strenge klinische und laborchemische Überwachung der so behandelten Patienten (insbesondere Differentialblutbild) ist dringend erforderlich!

Die Behandlung mit Methotrexat (Lantarel®) gilt heute als effektivste „antirheumatische" Therapie. Dennoch muß vor einem unkritischen Einsatz gewarnt werden: Die Diagnose muß gesichert sein! Als gelegentliche Nebenwirkungen gelten: Leukopenie, Allergie (Dermatitis, Stomatitis); Erhöhung der Leberenzyme (bei Erhöhung über das Dreifache der Norm Therapiepause bzw. Dosisreduktion und Gabe von Folsäure und evtl. von Vitamin B_{12}).

Eine konsequente klinische und laborchemische Überwachung ist erforderlich, selten wird eine (hyperergische?) Pneumonitis beobachtet (trockener Husten, typisches Röntgenbild). Therapie: sofortiges Absetzen und Gabe von Kortikosteroiden (z. B. 60 mg Prednisolon/Tag) bis zum Verschwinden der Symptomatik. Bei nicht rechtzeitig beachteter Alveolitis kommt es zu Lungenfibrose mit potentiell letaler Rechtsherzbelastung!

Immunmodulatoren

Unter der Annahme einer Fehlregulation des Immun- und/oder des Entzündungssystems als ursächlicher Anteil an der Pathophysiologie mehrerer entzündlicher rheumatischer Erkrankungen kommen Substanzen mit gezielter regulativer Beeinflussung dieser Systeme zum Einsatz. Ermutigende Berichte liegen vor für *Ciclosporin A* (Sandimmun®) und Thymonox®. Rekombinantes γ-Interferon (Polyferon©) wurde zur Behandlung der RA zugelassen. Der klinische Einsatz dieser Präparate bei den rheumatischen Erkrankungen steht jedoch noch in einem eher experimentellen Stadium. Durch die vor kurzem erfolgte Definition von IL-1 und TNF-α als den wesentlichen proinflammatorischen Zytokinen in der Pathophysiologie des entzündlich-rheumatischen Prozesses sind zwei Zielsubstrate bestimmt worden, deren Neutralisation oder Inhibition wesentliche therapeutische Zugänge zu der Erkrankung erwarten lassen!

In besonderen Verlaufsformen spezieller rheumatischer Erkrankungen (rheumatoide Arthritis, systemischer Lupus erythematodes, vaskulitische Verlaufsformen, z.B. auch bei Hyperviskositätssyndromen) hat sich gelegentlich eine *Plasmapheresebehandlung* als therapeutisch wirksam erwiesen.

Chirurgische Maßnahmen

Diese können sowohl präventiv als auch therapeutisch korrigierend ausgerichtet sein.

(1) *Gelenkpunktion:* Gelenkergüsse, die nicht innerhalb von wenigen Tagen/Wochen spontan resorbiert werden, sollten wegen ihres Gehaltes an proteolytischen Enzymen und auch aus diagnostischen Gründen abpunktiert werden (Synoviaanalyse in der Differentialdiagnose s. Tab. 21.3). Punktion unter strengster Asepsis (großflächige Hautdesinfektion, ggf. Rasur, Verwendung von Einmalspritzen). Bei korrekter Technik Lokalanästhesie nicht erforderlich. Vollständige Abpunktion des Ergusses. Anschließend kann ein Kortikosteroid (Lederlon®) oder Peroxinorm® intraartikulär injiziert werden (s.o.). *Kontraindikation:* Infektiöse Arthritis, Infektion in Gelenknähe, Blutgerinnungsstörung. Die *Nachbehandlung* richtet sich nach der Intensität des Gelenkbefalls, die Punktion selbst erfordert keine Ruhigstellung. Der Patient ist jedoch vor einer Überlastung des „gebessert" erscheinenden Gelenks zu warnen.

(2) *Chirurgische Verfahren:* Bei aktiver und therapieresistenter Verlaufsform ist bei Befall vorwiegend großer Gelenke eine *Synovektomie* zu erwägen (alternativ chemisch [z.B. Varicocid® intraartikulär], radiologisch [z.B. Yttrium intraartikulär] oder operativ), bevorzugt arthroskopische Operation, fachkompetente Kooperation vorausgesetzt. Diese kann in der Frühphase indiziert sein, um einer Knorpelschädigung vorzubeugen; sie kann ebenso in der Spätphase durch Entfernung des massiv proliferierten Gewebes zur weitgehenden Wiederherstellung der Gelenkfunktion führen. Gelegentlich wird eine generelle Besserung des Krankheitsverlaufs nach Synovektomie aus einem akut befallenen Gelenk beobachtet. Bei bereits eingetretenen Gelenkdeformationen können sowohl die *Arthroplastik* als auch die *Osteotomie* oder die *Arthrodese,* desgleichen auch endoprothetischer Gelenkersatz eine orthopädisch indizierte Haltungs- und

21 Krankheiten des rheumatischen Formenkreises und Gelenkerkrankungen anderer Genese

Tabelle 21.3: Synoviaanalyse in der Differentialdiagnose der Arthritis

	Aussehen	Viskosität	Leukozyten (N/mm^3)	Granulozyten (%)	diagnostisch
Normal	klar	hoch	500	30	
Rheumatoide Arthritis	gelbl.-grünl. trüb	niedrig	15000	60–80	„Rhagozyten"
Lupus erythematodes	gelblich trüb	hoch (leicht red.)	5000	15	
Infektiöse Arthritis	gelb-grün stark trüb	niedrig	> 30000	70–90	Keimnachweis
Rheumatisches Fieber	gelb klar bis trüb	niedrig	10000	50–60	
Arthrose	gelb klar	hoch	1000	25	
Gicht	weißlich	niedrig	10000	60	Harnsäurekristalle
Trauma	blutig trüb	hoch	1500	30	viele Erythrozyten

Funktionskorrektur darstellen. Außerdem können diese Maßnahmen wesentlich zu einer Minderung der Schmerzen beitragen. Die optimale Versorgung des Rheumapatienten liegt in einer interdisziplinären Versorgung (u. a. von internistischen und orthopädisch-chirurgischen Rheumatologen, zusätzlich von Krankengymnasten, Ergotherapeuten und vielen anderen Disziplinen).

2.2 Sonderformen der rheumatoiden Arthritis
2.2.1 Juvenile rheumatoide Arthritis und Morbus Still

Die klinischen Symptome dieser vorwiegend vor der Pubertät beginnenden Form sind denen der RA beim Erwachsenen ähnlich. Es sind häufiger die großen Gelenke, aber auch die HWS befallen, die morphologischen Veränderungen der Synovialis zeigen gewisse Unterschiedlichkeiten; es kommt bei der juvenilen Form praktisch nie zum Auftreten von IgM-Rheumafaktoren im Serum. Ein zusätzliches Vorliegen von Splenomegalie und Lymphadenopathie ist häufig zu beobachten, gelegentlich auch eine Perikarditis und Pleuritis. Als Spätfolge häufig eine Fusion von Wirbelkörpern, insbesondere im Bereich der HWS.

Therapie

Die Behandlung entspricht im wesentlichen den bei der RA angegebenen Maßnahmen bei altersentsprechender Dosierung der Pharmakotherapie (s. ds. Kap., 2.1 „Pharmakotherapie"). Die Wirksamkeit von Goldsalzen wird jedoch weniger positiv beurteilt, Immunsuppressiva sollten wegen der Gefahr, eine Keimschädigung und/oder Sterilität zu verursachen, hier nur bei strengster Indikationsstellung zum Einsatz kommen. Da die Krankheit in bezug auf den akut entzündlichen Prozeß relativ häufig zu spontaner Remission führt, ist, auch im Hinblick auf die bessere Allgemeinverträglichkeit in dieser Altersgruppe, die überbrückende Kortikosteroidtherapie gegebenenfalls indiziert. Die hierbei zu beobachtende Wachstumshemmung wird meist nach Absetzen der Steroide rasch kompensiert. Besonderes Augenmerk ist auf orthopädische Maßnahmen (Lagerung, Schienung) zur Verminderung von Gelenkdeformationen zu richten.

2.2.2 Felty-Syndrom
Es handelt sich um eine klassische RA mit der zusätzlichen Symptomatik eines Hypersplenismus (auch Leukopenien) auf der Basis einer Splenomegalie. Außerdem (histologisch unspezifisch) Lymphknotenschwellung. Der Kausalzusammenhang ist unbekannt.

Therapie

Zusätzlich zu der Behandlung der RA (s. o.) ist gegebenenfalls aus hämatologischer Indikation die Splenektomie notwendig (s. Kap. 18), jedoch sind – wie bei der RA – DMARD, insbesondere auch Kortikosteroide und Methotrexat wirksam.

2.3 Entzündliche Spondarthropathien
Definition: Auch bei dieser Krankheitsgruppe handelt es sich um entzündliche Systemerkrankungen, die entzündlichen Gelenkveränderungen sind jedoch vorwiegend (wenn auch nicht ausschließlich!) in den kleinen Gelenken des Stammskeletts lokalisiert (Wirbelsäule, Kostovertebral- sowie Kostosternalgelenke, Iliosakralgelenke).

2.3.1 Spondylarthritis ankylopoetica (Morbus Bechterew-Marie-Strümpell)
Klinik: Eine chronisch-progressive Erkrankung vorwiegend der kleinen Gelenke der Wirbelsäule, häufig in den Iliosakralgelenken beginnend, die überwiegend jüngere Männer befällt. Die anfänglich entzündlichen Veränderungen des intra- und periartikulären Gewebes ähneln dem morphologischen Bild der RA. Folge des entzündlichen Prozesses ist die Kalzifizierung und somit Brückenbildung und Versteifung der Wirbelsäule sowie der Kostovertebralgelenke. Gelegentlich aktive polyarthritische Beteiligung peripherer Gelenke. Die Ursache der Erkrankung ist unbekannt. *Diagnostische Hinweise:* Chronische Rückenschmerzen bei jüngeren Männern, insbesondere ohne körperliche Belastung auftretend (frühmorgendlicher Kreuzschmerz mit Durchschlafstörungen), mit und ohne periphere Arthritis (häufig Oligoarthritis) sollten immer an eine Spondylarthritis denken lassen. In etwa 10–20% der Fälle Auftreten einer Uveitis, seltener kardiale Beteiligung (Aortitis, Herzleitungsstörung). *Röntgenologisch* lassen sich frühzeitig Veränderungen im Bereich der Iliosakralgelenke nachweisen. *Laborchemisch* häufig stark erhöhte BSG, übliche unspezifisch-serologische Veränderungen, gelegentlich erhöhte γ-Globulin-Fraktion; Rheumafaktoren negativ. Bei über 90% der Patienten mit Spondylarthritis positiver Nachweis des Gewebsantigens HLA- B27 (positiver Nachweis von HLA-B27 ist kein alleiniger Indikator der Erkrankung! Vorkommen in der nicht-erkrankten Bevölkerung ca. 10%).

Therapie

(1) *Allgemeine Maßnahmen:* Die Behandlung hat sich zu richten auf die Hemmung der entzündlichen Veränderungen und Dämpfung des Schmerzempfindens, das häufig durch reflektorische Muskelspasmen verstärkt ist, auf die Vermeidung einer WS-Versteifung bzw. kontrollierte Versteifung in orthopädisch günstiger Position und die Vermeidung einer Versteifung der Kostovertebralgelenke. Konsequente Kombination aus Chemo- und Physiotherapie. Der *physikalischen Therapie* kommt, insbesondere in Form von aktiven und passiven Bewegungsübungen („Bechterew-Gymnastik"), ein wesentlicher Einfluß auf die Verminderung von Spätschäden (Versteifung) zu. Ständig kontrollierte krankengymnastische Behandlung, geeignete sportliche Betätigung (z.B. Schwimmen) und Atemgymnastik. Insbesondere beim Vorliegen von Muskelverspannungen zusätzlich Wärmeapplikation und Massage.

(2) *Pharmakotherapie:* Zur Hemmung von Schmerz und Entzündung kommen nicht-steroidale Antirheumatika in üblicher Dosierung zum Einsatz (s. ds. Kap., 2.1 „Pharmakotherapie"), insbesondere abends in retardierter Präparation. Phenylbutazon hatte früher einen besonderen Stellenwert. *Goldsalze* und *Azulfidine RA®* werden insbesondere bei Mitbeteiligung peripherer Gelenke mit z.T. gutem therapeutischen Effekt gegeben. (Näheres s. ds. Kap., 2.1 „Pharmakotherapie: Krankheitsmodifizierende Pharmaka", Seite 821). *Kortikosteroide* sollten lediglich bei dem seltenen gleichzeitigen Auftreten einer Iridozyklitis gegeben werden. – Bei der Pharmakotherapie ist nicht nur eine Linderung des Schmerzempfindens, sondern insbesondere eine Normalisierung der serologischen Entzündungszeichen anzustreben.

(3) *Chirurgische Maßnahmen:* In fortgeschrittenen Fällen und nach Abklingen akut-entzündlicher serologischer Veränderungen ist bei hochgradiger Kyphose gelegentlich die Osteotomie der Wirbelsäule als Aufrichtungsoperation indiziert.

2.3.2 Reaktive Spondarthropathien
Definition: Entzündliche Reaktion im Bereich des Stammskeletts im Rahmen einer synovialen „Überempfindlichkeitsreaktion" nach Erkrankung mit verschiedenen viralen oder bakteriellen Erregern (s. ds. Kap., 2.7).
Zur Therapie und Prognose s. ds. Kap., 2.7.

2.3.3 Enteropathische Spondarthropathien
Bei entzündlichen Darmerkrankungen (Morbus Crohn, Colitis ulcerosa, Morbus Whipple) kann es neben dem Befall von peripheren Gelenken zu einer entzündlichen Begleitreaktion der Wirbelsäule kommen, die auch einen destruktiven Verlauf nehmen kann. Die Ursache dieser Mitreaktion ist unbekannt.
Die Therapie richtet sich primär auf die Behandlung der Grunderkrankung, bei deren Besserung häufig auch eine Besserung sowie eine Vollremission der Spondarthropathie zu beobachten sind.

2.3.4 Spondarthritis bei Psoriasis vulgaris

Während ein Teil der Patienten mit Psoriasis vulgaris auch zu einer begleitenden, oft hochgradig destruktiven Arthritis peripherer Gelenke neigt (s. ds. Kap., 2.8), wird eine zusätzliche oder alleinige entzündliche Mitbeteiligung der Wirbelsäule und der Iliosakralgelenke noch häufig übersehen.
Die Ursache des Wirbelsäulenbefalls ist unbekannt.
Die Pharmakotherapie entspricht den Regeln bei Psoriasis-Arthropathie (s. ds. Kap., 2.8), zusätzlich intensive Wirbelsäulengymnastik zum Erhalt der Beweglichkeit.

2.4 „Kollagenosen"

2.4.1 Lupus erythematodes disseminatus
(LED, Synonym: systemischer Lupus erythematodes [SLE])

Ätiopathogenese: Eine generalisierte Erkrankung unbekannter Genese (eine virale Ätiologie wird diskutiert, eine [primäre oder sekundäre?] Regulationsstörung des Immunsystems ist jedoch auch hier nachweisbar), die in relativer Häufung bei jungen Frauen auftritt. Das pathologische Geschehen läßt sich nach dem Nachweis schädigungstüchtiger Reaktionsträger als Ausdruck einer Immunopathie erklären: Bei praktisch allen Patienten lassen sich antinukleäre Faktoren im Serum nachweisen, krankheitsspezifischer sind Antikörper gegen native ds-DNS. Sie können sich mit ihrem Antigen zu Komplexen binden. Solche Komplexe können sich primär im Gefäßbett (Intima) niederschlagen. Durch Bindung und Aktivierung von Komplement entstehen entzündliche Reaktionen in Form von vaskulitischen Veränderungen vorwiegend im Kapillargebiet (Niere, Pleura, Perikard, Gelenke, Haut u.a.).

Klinik: *Leitsymptome und -befunde:* Der klinische Verdacht auf LED besteht insbesondere bei chronisch-rezidivierenden Arthralgien, für die andere Ursachen nicht gefunden werden, bei rezidivierenden Fieberschüben ohne nachweisbare Ursache, bei Pleuritis oder Perikarditis ungeklärter Genese, bei Hautexanthemen auf exponierten Partien (klassisch: „Schmetterlings-Exanthem" im Gesicht), insbesondere bei Zusammentreffen mit anderen genannten Symptomen. Es bestehen Krankheitsgefühl und allgemeine Leistungsminderung. Für den klinischen Verlauf gelten kaum feste Regeln. Einerseits kann ein hochakutes Geschehen innerhalb von Wochen letal enden, andererseits kann der Prozeß chronisch über viele Jahre verlaufen, schließlich können akute Schübe und spontane Remissionen einander abwechseln. Die Prognose wird entscheidend von dem Ausmaß der immunpathologisch bedingten Organmanifestationen (Nephropathie, ZNS, Karditis, Knochenmarkdepression u.a.) bestimmt. Während durch frühzeitige und ausreichende Gabe von Kortikosteroiden, ggf. in Kombination mit Immunsuppressiva, das Entstehen der Nephropathie zumindest verzögert werden kann, ist eine bereits ausgebildete Organschädigung irreversibel. Im Spätstadium steht daher die Niereninsuffizienz mit ihren Folgen im Vordergrund der therapeutischen Überlegungen (s. Kap. 17, 7.1). *Diagnostische Hinweise:* Neben dem Zusammentreffen mehrerer genannter klinischer Symptome kann die Diagnose insbesondere serologisch gesichert werden: Nachweis von antinukleären Faktoren (ANF) im Serum (z.B. Immunfluoreszenz-Test, Anti-DNS-Antikörper-Radioimmunoassay), in hohem Titer, erniedrigte Komplement-Titer im Serum als Ausdruck des Komplementverbrauchs im zugrundeliegenden Immunprozeß, Nachweis von LE-Zellen im Blut. Ferner wird bei LED häufig gefunden: mäßige Anämie, Leukopenie (insbesondere Lymphopenie!) und Thrombozytopenie; Hypergammaglobulinämie; stark beschleunigte BSG. Bei Nierenbefall Proteinurie, Leukozyturie, Erythrozyturie. Mittels Immunfluoreszenz kann die Ablagerung von γ-Globulinen und Komplement subepidermal (Hautbiopsie) oder im Glomerulus (Nierenbiopsie) nachgewiesen werden.

Therapie

Allgemeine Maßnahmen
Streß, körperliche Anstrengungen sowie Sonnenbestrahlung (aber auch Schwangerschaft) sollen vermieden werden, da sie den Krankheitsprozeß aktivieren können. Übrige Maßnahmen allgemeiner Art richten sich nach den jeweils vorherrschenden Symptomen.

Pharmakotherapie
(1) *Salizylate und Antimalariamittel:* Bei geringen klinischen Symptomen (Myalgien, leichte arthritische Beschwerden) reichen *Salizylate* hochdosiert (z.B. Colfarit® 3–5 g/Tag) oder auch andere nicht-steroidale Antirheumatika aus (s. RA). Auch *Antimalariamittel* (s. rheumatoide Arthritis) sollen bei Fällen mit mildem Verlauf einen positiven Einfluß auf das Beschwerdebild zeigen.
(2) *Kortikosteroide:* Im akuten Krankheitsverlauf, insbesondere bei Symptomen akuter Organbeteiligung (Niere, Perikard, Pleura, ZNS) sowie bei peripherer Vaskulitis, besteht für die hochdosierte Gabe von Kortikosteroiden (s.o.) eine vitale Indikation. Die Initialdosis liegt je nach Akuität der Krankheit bei 1–2 mg/kg Prednisolon/Tag bis zum Nachlassen der Aktivitätszeichen (z.B. Proteinurie). Die Steroiddosis wird in Anpassung an das klinische Bild dann konsequent reduziert. Eine Dauermedikation mit Kortikosteroiden in niedriger Dosierung (5–7,5 mg/Tag) ist bei dieser Erkrankung in vielen Fällen erforderlich.
(3) *Immunsuppressiva:* Im Hinblick auf die diskutierten immunpathologischen Schädigungsmechanismen erscheint eine Anwendung von immunsuppressiv wirksamen Substanzen (Alkylanzien: Cyclophosphamid, Endoxan®; Chlorambucil, Leukeran® u.a.; Antimetaboliten: z.B. Azathioprin, Imurek®) insbesondere in Kombination mit Kortikosteroiden sinnvoll. Die Steroiddosis kann hierbei häufig reduziert werden. Die *Indikation* für den Einsatz der Immunsuppressiva sollte streng gestellt werden: Versagen der konventionellen Therapie; Hinweis auf Befall mehrerer Organsysteme; Versagen von/oder Kontraindikationen gegen hochdosierte Steroidbehandlung; Nephropathie mit Proteinurie. Bei immunsuppressiver Medikation, insbesondere bei Gabe des therapeutisch hochwirksamen Endoxan®, muß das Risiko einer solchen Behandlung im Hinblick auf die Hemmung auch der physiologischen Immunreaktivität bei schon bestehender krankheitsbedingter Knochenmarkdepression und auf eine potentielle Kanzerogenese beachtet werden (s. Kap. 18). Endoxan-Pulstherapie (ca. 1 g alle 3–6 Wochen) vermindert die kumulative Gesamtbelastung, sie ist jedoch schwieriger an die Krankheitsaktivität anzupassen. Konsequente Laborkontrolle dringend erforderlich!

2.4.2 Sklerodermie
Ätiopathogenese: Progressive Erkrankung unbekannter Ätiologie mit Fehlvernetzung des Kollagens.

Klinik: Beginn häufig als Raynaudsches Phänomen. Die Krankheit ist charakterisiert durch fortschreitende Fibrosierung, Induration und Verdickung der kollagenen Anteile der Haut meist im Bereich von Gesicht und Extremitäten (Verlust der Mimik und Beweglichkeit). Befall der inneren Organe mit Nachlassen der Motilität von Ösophagus und Dünndarm, Fibrosierung von Lunge, Myokard und Nieren mit entsprechender klinischer Sekundärsymptomatik.

Sonderformen:
(1) *MCTD:* Die MCTD (synonym: Mixed connective tissue disease; Kollagen-Mischerkrankung; *Sharp-Syndrom*) weist gewisse Charakteristika von unterschiedlichen rheumatischen Erkrankungen auf (rheumatoide Arthritis, systemischer Lupus erythematodes, Sklerodermie, Dermatomyositis, s. u.). Die Krankheit wird laborchemisch definiert durch einen hohen Titer antinukleärer Antikörper (granuliertes Färbemuster im Immunfluoreszenztest) und einen erhöhten Titer an Antikörpern gegen extrahierbares nukleäres Antigen (U1-n-RNP). Die therapeutischen Maßnahmen richten sich nach dem klinischen Überwiegen der genannten einzelnen Kollagenosen (Therapiemöglichkeiten s. dort).
(2) *CREST-Syndrom:* Es handelt sich möglicherweise nicht um eine Entität, sondern um eine besondere Verlaufsform der Sklerodermie. Die Diagnose beruht auf den klinischen Symptomen: **C**alcinosis in betroffenen Arealen, **R**aynaud-Symptomatik, Störung der **ö**sophagealen Motilität, **S**klerodaktylie, **T**eleangiektasien. – Der klinische Verlauf entspricht mit Einschluß des Befalls innerer Organe dem der Sklerodermie. Die therapeutischen Maßnahmen haben sich dem klinischen Verlauf und den sich ergebenden sekundären Problemen anzupassen.

Therapie

Bisher keine überzeugende kausale Therapie. Versuchsweise werden folgende Maßnahmen durchgeführt:
(1) *Pharmakotherapie:* Die Anwendung *gefäßerweiternder Substanzen* (z.B. Adalat®, Dilzem®, Dusodril®, Ronicol®, Trental® u.a.) und *kollagenolytisch* wirkender Pharmaka (D-Penicillamin, Metalcaptase®, Trolovol®) erscheint aufgrund der klinischen Symptome gerechtfertigt. Auch für *Reserpin, Gestagene und Aldosteronantagonisten* (Aldactone®) wurde ein positiver Einfluß auf das Krankheitsgeschehen beschrieben. Die Wirksamkeit von *Kortikosteroiden* und Immunsuppressiva ist sehr umstritten; sie sollten, insbesondere auch im Hinblick auf die Nebenwirkungen einer Langzeitbehandlung (s. Kap. 3), nur bei Gegenwart entzündlicher Begleitphänomene zur Anwendung kommen. – Wegen der gastralen oder ösophagealen Motilitätsstörungen mit Neigung zu Refluxsyndrom ggf. Antazida und Propulsin o.ä. Bei häufig zu beobachtenden Arthralgien Einsatz von NSAR (s. ds. Kap., 2.1 „Pharmakotherapie").
(2) *Physikalische Maßnahmen:* Diese haben die Erhaltung betroffener Funktionen zum Ziel, z.B. Atemgymnastik, Bewegungsübungen und Massagebehandlung der Extremitäten, insbesondere vorbeugende Maßnahmen gegen Kontrakturen. Sorgfältige lokale Pflege von Haut und Nägeln.
(3) *Chirurgische Maßnahmen:* Diese werden in Form von Sympathikusblockade und Sympathektomie zur Beeinflussung des Raynaud-Phänomens gelegentlich als erforderlich beschrieben. Ggf. operative Korrektur von Kontrakturen.

2.4.3 Polymyositis – Dermatomyositis

Ätiopathogenese: Die Ursache dieser Krankheit ist unbekannt, es bestehen Hinweise für eine Beteiligung zellulär-immunologischer Mechanismen, außerdem treten die Symptome als paraneoplastisches Syndrom bei malignen Prozessen auf.

Klinik: Befallen sind insbesondere die Muskulatur des Hüftgürtels und des Schulterbereichs mit Zeichen von Schwäche, Muskelschwund und gelegentlich Schmerz. Auffällige „marmorierte" Hautverfärbungen und Indurationen auf der Streckseite der Fingergelenke sowie Nagelfalzveränderungen sind typische Hautmanifestationen. Morphologisch sind entzündliche und degenerative Veränderungen in Haut und quergestreifter Muskulatur der befallenen Regionen nachzuweisen. Von diagnostischer Wichtigkeit sind: Schwäche und Schmerz der proximalen Muskulatur; kutane Veränderungen einschließlich regionaler Straffung der Haut, periorbitales Ödem und Erythem, Calcinosis der Haut, atrophische Plaques über Ellenbogen, Knien und Fingergelenken; verdächtige elektromyographische Befunde; entsprechende histologische Veränderungen (Biopsie!); Erhöhung der Muskelenzyme im Serum (CPK, LDH, Aldolase).

Therapie

(1) *Allgemeine Maßnahmen:* Die physikalische Therapie ist ein wesentlicher Bestandteil der Behandlung. Während der akuten Erkrankung besteht sie vorwiegend in guter Lagerung zur Verhinderung von Kontrakturen, später in kontrollierten aktiven und passiven Bewegungsübungen. Demgegenüber kommt der Massage untergeordnete Bedeutung zu, im entzündlichen Stadium ist sie kontraindiziert. Keine Wärmeanwendungen im aktiven Stadium! Zum Ausschluß eines paraneoplastischen Syndroms sollte zunächst nach dem Vorliegen eines Malignoms gefahndet werden. Nach dessen operativer Entfernung häufig spontane Remission der Myositis.

(2) *Pharmakotherapie:* Die meisten Fälle reagieren gut auf *Kortikosteroide;* Initialdosis ca. 1 mg Prednisolon/kg/Tag. Änderung der Dosierung nach oben oder unten in Abhängigkeit vom klinischen Verlauf. Ggf. Kombination mit *Immunsuppressiva* (Endoxan®, Methotrexat®, Imurek®: Dosierung s. ds. Kap., 2.1 „Pharmakotherapie"). Ein Ansprechen auf die Therapie kann dramatisch innerhalb weniger Tage erfolgen oder auch langsam über mehrere Wochen. Der Therapieerfolg und die Erhaltungsdosierung der Medikation können an der Höhe der Muskelenzyme (CPK) objektiviert werden. – In therapeutisch resistenten oder hochaktiven Verlaufsformen Versuch mit Plasmapherese-Behandlung.

2.4.4 Sjögren-Syndrom

Chronische, normalerweise benigne Erkrankung, gekennzeichnet durch Arthralgien und unzureichende Sekretion aus Tränen- und Speicheldrüsen. Der sekretorischen Dysfunktion liegt eine entzündlich-degenerative Veränderung der Drüsen zugrunde, deren Ätiologie ungeklärt ist. Ein immunpathologischer Mechanismus wird diskutiert. – Neben dem „primären Sjögren-Syndrom" häufig Begleiterkrankungen bei entzündlichen rheumatischen Grunderkrankungen.

Therapie

Die Therapie besteht meist nur in symptomatischen Maßnahmen (Augentropfen, z.B. Methylzellulose, Gewazell®, Oculotect® u.a., zur Verhinderung einer

Conjunctivitis sicca). Evtl. Gabe von Antiphlogistika (s. ds. Kap., 2.1 „Pharmakotherapie"). Die systematische Anwendung von Kortikosteroiden kann therapeutisch wirksam sein, ist aber in Abwägung von Nebenwirkungen und dem gutartigen Verlauf des Krankheitsbildes meist nicht indiziert. *Kontraindikationen für Kortikoide:* Lokale Applikation bei infizierter Kornea oder Kornealgeschwüren. – Bei einem größeren Teil dieser Patienten besteht zusätzlich eine rheumatoide Arthritis (entsprechende Behandlung s. dort).

2.4.5 Vaskulitis-Syndrome
Arteriitis nodosa

Ätiopathogenese: Die Ätiologie dieses Krankheitssyndroms ist unbekannt. Experimentell können immunologisch bedingte Gefäßschäden gleicher Charakteristik erzeugt werden. Eine Immunpathogenese wird daher für die Arteriitis diskutiert, entsprechende Schädigungfaktoren konnten jedoch bisher nicht nachgewiesen werden. Der Erkrankung gehen jedoch gelegentlich Infektionen (z. B. Virus-Hepatitis, Tuberkulose), Seruminjektionen oder Arzneimittelbehandlungen (z. B. mit Sulfonamiden) voraus, vereinzelt kann das Bestehen anderer Erkrankungen nachgewiesen werden (Sarkoidose, Tumorleiden, Hepatitis, M. Boeck), die jeweils als Auslöser einer Hyperergie in Frage kommen könnten.

Klinik: Die Erkrankung ist charakterisiert durch segmentale, entzündliche, nekrotisierende Veränderungen meist kleiner und mittlerer Arterien mit der Folge von Durchblutungsstörungen in den Versorgungsgebieten der betroffenen Gefäße mit entsprechend dramatischer Konsequenz, z. B. bei Befall der Koronarien (Infarkt) oder der A. ophthalmica (Erblindung). Bei der relativ häufig zu beobachtenden Beteiligung der Nierengefäße kann es zur Hypertonie mit deren Sekundärfolgen kommen. In der Kutis (insbesondere der unteren Extremitäten) Auftreten von hämatomartig verfärbten, druckschmerzhaften Indurationen unterschiedlicher Größe. Je nach Befall des Gefäßsystems (segmental oder systemisch) schwanken die subjektiven Beschwerden zwischen geringer Beeinträchtigung und starkem Verfall der körperlichen Kräfte. *Laborchemisch* häufig hohe BSG, Hypergammaglobulinämie, Rheumaserologie und antinukleäre Faktoren meist negativ. Gelegentlich Eosinophilie.

Therapie

Sorgfältige anamnestische Erhebung hinsichtlich evtl. kausal wirkender Allergene (z. B. Arzneimittel) und deren Ausschaltung sowie Suche nach möglichen Grunderkrankungen!

Die Erkrankung ist äußerst therapieresistent. Versuchsweise sollten hohe Dosen von Kortikosteroiden zur Anwendung kommen, initial mit 50–100 mg Prednisolon/Tag, später individuelle Erhaltungsdosis. Bei einem Ausbleiben klinischer Besserung innerhalb weniger Tage kann eine kurzdauernde weitere Erhöhung der Steroiddosis oder eine zusätzliche Gabe von Immunsuppressiva (Endoxan®, Imurek®) versucht werden (Dosierung s. ds. Kap., 2.1 „Immunsuppressiva"). Im fortgeschrittenen Stadium wird sich die Behandlung auf Sekundärphänomene richten müssen, die sich als Folge von Durchblutungsstörungen in den betroffenen Organen ausbilden.

Wegener-Granulomatose

Ätiopathogenese: Die Ätiologie ist unbekannt.

Klinik: Klinisch handelt es sich um eine granulomatös nekrotisierende Vaskulitis mit Befall bevorzugt der oberen und unteren Luftwege sowie der Nieren (Ulzeration im Bereich des Nasopharynx, der Haut, des Nervensystems und der Nieren). Serologisch imponieren hohe unspezifische Entzündungszeichen. Der Nachweis von Antikörpern gegen zytoplasmatische Antigene (c-ANCA) in neutrophilen Granulozyten ist nahezu krankheitsspezifisch. Die häufig initial zum Arzt führenden Arthralgien sind am ehesten als nicht-destruierende „Begleitarthritis" zu deuten.

Therapie

Hoch dosierte Cortisontherapie (60–90 mg Prednisolonäquivalent/Tag). Insbesondere aber durch die zusätzliche Gabe von Cyclophosphamid (1–2 mg/kg/Tag) kann dramatische klinische Besserung und Remission erreicht werden.

Polymyalgia rheumatica – Riesenzell-Arteriitis

Ätiopathogenese: Dem klinischen Beschwerdebild (s. u.) liegt eine Arteriitis insbesondere der Gefäße vorwiegend mit Abgang vom Aortenbogen zugrunde, deren Ätiologie unbekannt ist.

Klinik: Ausgeprägte Schwäche und Schmerzzustände im Bereich der rumpfnahen Muskulatur (insbesondere Nacken- und Schultergürtelbereich, seltener auch Oberschenkelmuskulatur) mit stark schmerzhafter Einschränkung der aktiven Beweglichkeit in den Schultergelenken (passive Beweglichkeit frei!). Ausgeprägte klinische Allgemeinsymptomatik (Abgeschlagenheit, evtl. Fieber, Inappetenz, Gewichtsabnahme), ausgeprägte unspezifische serologische Entzündungszeichen (BSG, Erhöhung von α_2- und β-Fraktion in der Serum-Elektrophorese, häufig auch der γ-Globuline, Erniedrigung des Eisen- bei gleichzeitiger Erhöhung des Kupferspiegels im Serum). Keine spezifische Serologie, insbesondere Rheumaserologie und Autoantikörper meist negativ (Sonderform: *Arteriitis temporalis* = Riesenzell-Arteriitis). Die Erkrankung betrifft häufiger Frauen als Männer, bevorzugte Altersgruppe: ab dem 50. Lebensjahr.

Therapie

Wegen der möglichen Komplikationen im betroffenen Gefäßbereich (z. B. akute Erblindung, Infarkt) ist hochdosierte Cortisonmedikation indiziert (beginnend mit 60–90 mg Prednisolonäquivalent je nach klinischer und serologischer Aktivität). Bei Ausbleiben einer Besserung der klinischen Symptomatik innerhalb von 3 Tagen und der serologischen Veränderungen innerhalb von 1 Woche, beides bis hin zur Normalisierung, muß die Diagnose in Frage gestellt werden (Paraneoplasie?). Schrittweise Reduktion der Cortisondosis unter Kontrolle der serologischen Werte. Sollte deren Normalisierung nur mit Erhaltungsdosen von 20 mg Prednisolon oder mehr zu erreichen sein: zusätzliche Gabe von Zytostatika (insbesondere Endoxan®, 100 mg/Tag, Methotrexat 15 mg 1mal/Woche). Hierbei regelmäßige Kontrolle des Differentialblutbildes erforderlich (*Absolutzahl der Lymphozyten* nicht unter 400/mm^3)!

2.5 Infektiöse Arthritis

Ätiopathogenese: Diese Arthritis ist Ausdruck einer lokalen bakteriellen Infektion, die meist hämatogen metastatisch oder traumatisch, weiterhin nach Gelenkpunktionen entstehen kann. Befallen sind im wesentlichen die großen Gelenke. Als häufigste Ursachen der hämatogenen infektiösen Arthritis sind Tuberkulose oder Gonokokken-Infektionen zu nennen, jedoch können (insbesondere bei traumatischen Infektarthritiden) auch eine Reihe weiterer pyogener Organismen wie Staphylokokken, Streptokokken, Pneumokokken, E. coli u. a. verantwortlich sein. Der Nachweis erfolgt durch Kultur des Gelenkpunktats. – Bei Patienten mit endoprothetischem Gelenkersatz wird häufig eine periphere Hautläsion (Ulcus cruris, Nagelbettvereiterung) an der gleichen, aber auch an der kontralateralen Extremität als „Eintrittspforte" für eine Protheseinfektion gesehen. – Zur *Differentialdiagnose* gegenüber Arthritiden und Gelenkergüssen anderer Genese s. Tabelle 21.1 und 21.3.

Klinik: Plötzlicher Beginn eines hochakuten, meist monoarthritischen Bildes (Schwellung, Rötung, Ergußbildung, ausgeprägter Spontan-Berührungs-Bewegungsschmerz). Fieber bis zu septischen Temperaturen. *Laborchemisch* je nach Akuität unspezifische Entzündungszeichen (BSG, Elektrophorese, Leukozytose) bei negativer Rheumaserologie.

Therapie

(1) *Allgemeine Maßnahmen:* Immobilisierung der befallenen Gelenke in funktionell günstiger Position. Purulente Gelenkergüsse müssen wiederholt abpunktiert werden, wodurch eine subjektive Erleichterung geschaffen wird, insbesondere aber der destruktive Einfluß des enzymhaltigen purulenten Exsudats auf das Knorpelgewebe verhindert wird. Nach Rückgang der Entzündung intensive Bewegungstherapie zur Prophylaxe von Gelenkversteifung.

(2) *Pharmakotherapie:* Entsprechend der bakteriellen Ursache der infektiösen Arthritis gezielte und konsequente antibiotische Therapie. Bis zum Erhalt des Antibiogramms muß das Antibiotikum entsprechend der klinischen Diagnose (Gonorrhö, Tbc, Osteomyelitis) gewählt werden (Präparate und Dosierung s. Kap. 5,1 und Kap. 24). Die jeweiligen Antibiotika sollten in hohen Dosierungen gegeben, jedoch nicht lokal injiziert werden. Ihr Wirkspiegel in der Synovialflüssigkeit entspricht dem im Blut.

(3) *Chirurgische Therapie:* Kann eine eitrige Arthritis nach bis zu einwöchiger Chemotherapie nicht beeinflußt werden, so ist eine Gelenkspülung mit antibiotikahaltigen Lösungen, gegebenenfalls Anlage einer Drainage indiziert. Notfalls operative Revision.

2.6 Lyme-Borreliose (s. a. Kap. 25, 7.3)

Ätiopathogenese: Das (zumeist poly-)arthritische Beschwerdebild ist Ausdruck eines durch mehrere klinische Stadien laufenden Krankheitsbildes einer Infektion mit *Borrelia burgdorferi,* Spirochäten, die durch Zeckenbiß übertragen werden.

Klinik: Neben den klinischen und serologischen (Entzündung) Allgemeinsymptomen imponieren zusätzlichen Erythema chronicum migrans, Lymphadenosis benigna cutis, neurologische und kardiale Manifestationen. Die Diagnose wird durch den Nachweis spezifischer Antikörper gestützt. *Wichtig:* Die „Durchseuchung" der Bevölkerung mit asymptomatisch verlaufenden Infektionen ist heute so hoch, daß ein positiver Titer allein die Diagnose einer floriden, behandlungsbedürftigen Borreliose nicht rechtfertigt. Die klinischen und serologischen Entzündungszeichen sind wichtiger zu bewerten als ein positiver Titer bei klinischen und serologischen Normalbefunden. Folglich kann ein positiver Titer für eine angebliche „persistierende" Symptomatik erhebliche diagnostische Probleme ergeben.

Therapie

Orale antibiotische Therapie: Doxycyclin 100 mg alle 12 h; Penicillin V 1,5 Mega/Tag; Erythromycin 3×500 mg/Tag, jeweils zunächst über 14 Tage. Bei schwerwiegenden, insbesondere auch neurologischen Manifestationen (s. Kap. 25, 7.3) unter Umständen Cephalosporin (Ceftriaxon 1 mal 2 g/Tag i.v. über zunächst 14 Tage; Präparatnamen s. Kap. 5).

2.7 Reaktive Arthritis

Definition: Es handelt sich um ein zumeist akutes oligo- bis polyarthritisches Beschwerdebild als Ausdruck einer allgemeinen hyperergischen Reaktion, für deren Ursache Infektionen unterschiedlicher Art verantwortlich zu machen sind. Im Unterschied zu der eigentlichen infektiösen Arthritis (s. ds. Kap., 2.5) ist bei der reaktiven Arthritis ein Erreger im Gelenk selbst jedoch nicht nachzuweisen. Die Pathophysiologie ist als hypererge Reaktion mit Manifestation an der Synovialmembran (und als Tendovaginitis) zu deuten (Prognose: allergische Reaktionen werden zumeist überwunden ohne Hinterlassen von Funktionsdefekten!)

Klinik: Zumeist kurzfristig auftretende und akut verlaufende arthritische Veränderungen in großen und kleinen Gelenken, häufig asymmetrisch. *Diagnostische Hinweise:* Obgleich eine reaktive Arthritis insgesamt ein häufiges Krankheitsbild darstellt, ist die Diagnosestellung schwer: Ausschluß anderer Ursachen, Hinweise auf das Vorliegen eines akuten oder kürzlich abgelaufenen Infekts, Fehlen von Skelettveränderungen, Neigung zu spontaner Remission. Häufig wird diesen Patienten die Diagnose „seronegative RA" gegeben. Im Hinblick auf die therapeutischen Konsequenzen sollte diese Diagnose mit großer Zurückhaltung gestellt werden. Eine Langzeitbeobachtung der klinischen und serologischen Werte zunächst etwa alle 6–8 Wochen erscheint indiziert.

Wichtig: Der Nachweis von Antikörpern gegen relevante Infekterreger ist nicht alleine beweisend für die Diagnose einer „reaktiven Arthritis"; ein negativer Antikörper-Test schließt diesen Keim als Verursacher des arthritischen Beschwerdebildes aus, widerlegt jedoch nicht alleine die Diagnose einer „reaktiven Arthritis".

2.7.1 Akutes rheumatisches Fieber

Ätiopathogenese: Das rheumatische Fieber (RF) ist als Folgekrankheit einer Infektion mit β-hämolysierenden Streptokokken der Gruppe A anzusehen (z.B. nach Tonsillitis, aber auch ohne klinische Prodrome), die zeitlich dem RF etwa 2–3 Wochen vorausgegangen ist. Der Pathomechanismus ist im einzelnen nicht bekannt, das Vorliegen immunpathologischer Phänomene als Ausdruck einer Sensibilisierung gegen Streptokokken oder der Produkte ist mit Sicherheit anzunehmen. Es handelt sich um eine generalisierte Erkrankung, die Schädigungen betreffen vorwiegend die Gelenke, die Herzklappen (s. Kap. 11), die Nieren (s. Kap. 17) und das ZNS. Zum Zeitpunkt des akuten RF sind Streptokokken selbst zumeist nicht mehr nachweisbar.

Klinik: Betroffen sind vorwiegend Jugendliche oder junge Erwachsene. Das klinische Bild imponiert durch akut einsetzende, wandernde Polyarthritis, zumeist der großen Gelenke, Fieber bis zu 40 °C. Über den Gelenken ist die Hauttemperatur erhöht, Ergußbildung ist häufig nachweisbar. In schweren Fällen zusätzlich Zeichen einer Karditis, Erythema marginatum sowie gelegentlich subkutane Knötchen, Proteinurie. Chronische Veränderungen mit Destruktionen an den Gelenkflächen sind selten. *Diagnostische Hinweise:* Die Diagnose gilt als gesichert, wenn neben den entsprechenden klinischen Symptomen ein stark erhöhter Antistreptolysin-O-Titer nachgewiesen wird, insbesondere ein Titeranstieg in der Frühphase der Erkrankung. Serologisch weiterhin unspezifische Entzündungszeichen (erhöhte BSG, Leukozytose, entsprechende Veränderungen in der Elektrophorese). – Das RF hat früher wegen seiner Häufigkeit und klinischen Dramatik das Bild der Rheumatologie geprägt, es ist heute in unseren Breiten zu einem seltenen Krankheitsbild geworden.

Therapie

Da das eigentliche Infektgeschehen bereits abgelaufen ist, richtet sich die Behandlung kausal auf zwei unterschiedliche Ziele: Behandlung des RF einerseits, prophylaktische Behandlung zur Verhinderung einer Reinfektion andererseits.

Allgemeine Maßnahmen

Strenge Bettruhe insbesondere bei Fieber und/oder Herzbeteiligung bis zum Abklingen aller entzündlichen Erscheinungen von seiten der Gelenke und des Herzens sowie bis zur weitgehenden Normalisierung der BSG. Außer während des akut-entzündlichen Stadiums aktive und passive Bewegungsübungen der befallenen Gelenke im Rahmen schmerzfreier Beweglichkeit.

Analgetisch-antiphlogistische Therapie

(1) *Salizylate* (z.B. Aspirin®, Colfarit®, Salizell® u.a.): Das vorrangige therapeutische Ziel von Salizylaten bei akutem RF ist die Reduktion des Fiebers sowie der entzündlichen Gelenkveränderungen. Salizylate sollten in der höchsten tolerierten Dosis oral gegeben werden, einschleichend mit 1 g alle 1–2 Stunden bis zur Toleranzgrenze (Ohrenklingen). Diese kann bei Erwachsenen bei einer Dosierung von 8–10 g/Tag liegen, die dann in Einzeldosen von 1 g über den Tag verteilt gegeben wird. Ausreichende Blutspiegel werden bei 4–6stündlicher Gabe erreicht. Unter dieser Maximaltherapie sollte innerhalb von 48–72 Stunden eine deutliche bis völlige Remission der Gelenkmanifestation (nicht einer ggf. gleichzeitig vorliegenden Karditis) aufgetreten sein. Bei Ausbleiben eines therapeutischen Effektes ist die Diagnose eines RF in Frage zu stellen. Salizylate sollten in niedriger Dosierung (3 g/Tag) auch nach Fortfall arthritischer Beschwerden bis zur Normalisierung der serologischen Werte weitergegeben werden. *Nebenwirkungen:* Diese sind insbesondere bei Gabe höherer Dosierung vielfältig (s. ds. Kap., 2.1 „Pharmakotherapie" und Kap. 1, 2), jedoch nach Reduktion der Dosis meist rasch reversibel. Die Toleranz gegenüber Salizylaten ist individuell unterschiedlich. Vorsicht bei Nieren- und Leberschaden! Bei leichteren Fällen mit schlechter Verträglichkeit von Salizylaten können *Pyrazolone* (Butazolidin®), *Indometacin* (Amuno®) o.ä. (s.a. Kap. 1, 2 „Medikamentöse Schmerzbehandlung") versuchsweise zur Anwendung kommen.

(2) *Kortikosteroide:* Sie können bei akuten Fällen, insbesondere bei Patienten mit schwerer Peri- und Myokarditis, lebensrettend sein. Sie sollten bei Vorliegen einer Herzbeteiligung gegeben werden, auch wenn die Ausbildung von Herzklappenfehlern durch Kortikosteroide offensichtlich nicht verhindert wird (s. Kap. 11). Die Dosierung richtet sich nach dem klinischen Bild, in der Regel initial 40–60 mg Prednisolon/Tag für 10–14 Tage. Eine möglichst rasche, schrittweise Reduktion der Dosis sollte angestrebt werden; bei klinischer Reaktivierung erneut Erhöhung der Kortikoiddosis oder zusätzlich Versuch mit Salizylaten in hoher Dosierung (s.a. Kap. 3).

Antibakterielle Therapie und Langzeitprophylaxe

Da während der *akuten Phase* die Persistenz einer floriden Streptokokkeninfektion nicht immer sicher auszuschließen ist, antibiotische Radikaleliminierung: Penicillin G (z.B. Megacillin®, Hydracillin®, Pen G Grünenthal®), 5 Mio. IE/Tag über 10 Tage (Dosierung bei Endokarditis und Myokarditis s. Kap. 11, 5.2 und 6). Alternativpräparat bei Penicillinallergie (s.a. Kap. 5, 1.3.9): Erythromycin (z.B. Erycinum®) 4mal 250 mg/Tag für 10 Tage. *Rezidivprophylaxe:* Da das RF als Hypersensitivitätssyndrom gegenüber Streptokokken aufgefaßt werden muß, deren Spätfolgen (Karditis, Klappenfehler, Nephritis) gefürchtet werden, ist eine Verhütung von Neuinfektion das Ziel der prophylaktischen Therapie, insbesondere bei Patienten, die zu Rezidiven neigen: Sorgfältige Herdsanierung (Tonsillektomie, Zahnsanierung, Operation chronisch-entzündlicher Nebenhöhlenprozesse unter Penicillinschutz). Prophylaktische Penicillin-Dauertherapie oral mit einem säurestabilen Präparat (z.B. Baycillin®) 1 Mio. IE/Tag oder parenteral mit Benzathinpenicillin (z.B. Tardocillin® 1200) 1 Amp. i.m alle 4 Wochen. Der langjährigen Rezidivprophylaxe wird eine entscheidende Verbesserung der Prognose zugeschrieben, insbesondere weil Rezidive zu verstärkter Gefährdung der Organbeteiligung (Herz, Niere) zu führen scheinen.

2.7.2 Reaktive Arthritis bei gastrointestinalen Infektionen

Bei Verdacht auf das Vorliegen einer reaktiven Arthritis sollte gezielt nach kürzlich durchgemachter gastrointestinaler Erkrankung (häufig mit kurzdauerndem Fieber) gefragt werden. Zu den häufigsten Erregern gehören Shigellen, Salmonellen, Yersinien, *E. coli*.

Therapie

(1) *Symptomatische Medikation:* Nicht-steroidale Antirheumatika (s. ds. Kap., 2.1 „Pharmakotherapie"). Gegebenenfalls antibiotische Therapie unter der Annahme eines noch persistierenden aktiven Infekts. Bei Chronifizierung der arthritischen Symptomatik gegebenenfalls kurzfristiger Cortisonstoß (initial 30 mg Prednisolonäquivalent über 5–7 Tage, Reduktion der Dosis um 5–6 mg alle 5–7 Tage mit dem Ziel der Beendigung dieser Medikation).

(2) *Antibiotische Intervention:* Zur Radikalelimination eines möglicherweise noch persistierenden Keims Breitbandantibiotikum über 10 Tage (bei vorliegendem Antibiogramm Wahl nach Sensibilität!).

2.7.3 Reaktive Arthritis bei urogenitalen Infektionen

Klinik: Die Diagnose ist meist durch anamnestische Befragung zu sichern: Symptome eines Harnwegsinfekts Tage bis wenige Wochen vor Auftreten der arthritischen Beschwerden (Brennen beim Wasserlassen, Ausfluß aus der Harnröhre, Fluor vaginalis). Als Auslöser können häufig Chlamydien über positiven Antikörpernachweis (in der frühen Infektion auch im Direktpräparat) verantwortlich gemacht werden.

Therapie

(1) *Symptomatische Medikation:* Zur Behandlung des arthritischen Beschwerdebildes Gabe von nicht-steroidalen Antirheumatika (s. ds. Kap., 2.1 „Pharmakotherapie").

(2) *Antibiotische Therapie:* Es handelt sich häufig um eine mittels Geschlechtsverkehr übertragene Infektion, so daß eine Persistenz (insbesondere auch beim klinisch unauffälligen Geschlechtspartner) anzunehmen ist. Eine Chronifizierung dieser reaktiven Arthritis ist häufig Folge klinisch stummer Reinfektionen! In die antibiotische Therapie ist daher auch der Geschlechtspartner einzubeziehen: z.B. Erythromycin 3×500 mg/Tag über 14 Tage. Bei Tendenz zu Chronifizierung Gabe von Azulfidine RA.

2.7.4 Reaktive Arthritis bei viralen Infektionen

Praktisch alle viralen Infektionen können im Rahmen einer hyperergen Reaktion an der Synovialmembran zu dem Bild einer reaktiven Arthritis führen. Die Indikation ist im Einzelfall schwierig, sie gelingt über positiven Antikörpernachweis, das arthritische Beschwerdebild verschwindet nach Überwindung der Infektion. Häufige Auslöser sind Grippeviren, Viren der infektiösen Hepatitis (hier tritt die Arthritis häufig auf noch vor der Erhöhung der Leberenzyme!), Rotaviren und viele andere.

Therapie

Symptomatische Medikation mit nicht-steroidalen Antirheumatika (s. ds. Kap., 2.1 „Pharmakotherapie").

2.7.5 Reiter-Syndrom

Ätiopathogenese: Die Ursache ist unbekannt. Ein infektiöses Geschehen wird diskutiert. Eine genetische Prädisposition ist wahrscheinlich (hohe Assoziation mit dem Gewebsantigen HLA-B27).

Klinik: Es handelt sich klinisch um eine Trias aus akut-entzündlicher Polyarthritis (zumeist Befall der großen Gelenke), Urethritis und Konjunktivitis, gelegentlich Veränderungen an Haut und Schleimhäuten. Die Erkrankung befällt vorwiegend Männer, sie führt gewöhnlich nach einer Dauer von ein bis mehreren Monaten zu voller Remission, meist ohne Hinterlassung von Schäden am Skelettsystem; Neigung zu Rezidiven aus voller Gesundheit. – Die serologischen Veränderungen sind nicht krankheitsspezifisch: Unspezifische, zum Teil ausgeprägte Entzündungszeichen (Erhöhung der BSG, Neigung zu hypochromer Anämie, mäßige Leukozytose, positives CRP). Die gesamte Rheumaserologie ist negativ. Eine diagnostische Abgrenzung gegenüber der Gonokokkenarthritis und Urethritis ist durch Abstrich (Direktpräparat und Kultur) erforderlich.

Therapie

(1) *Analgetika/Antiphlogistika:* Im Hinblick auf die Tendenz zur spontanen Remission sollte das therapeutische Vorgehen, anders als bei den chronischen Arthritiden, vorwiegend in einer symptomatisch überbrückenden Behandlung von Schmerz und Entzündung liegen. Versuch mit *Salizylaten* (z.B. Colfarit® 3–5 g/Tag). Die Gabe von *Phenylbutazon* (z.B. Butazolidin®, Tomanol® 300–400 mg/Tag) oder *Indometacin* (Amuno® täglich 75–100 mg) führt häufig zu raschem Abklingen (innerhalb von 2–3 Tagen) der klinischen Symptomatik. Die Medikation sollte dann, dem jeweiligen Beschwerdebild entsprechend, reduziert werden.

(2) *Antibiotika:* Da bei einigen Fällen von Reiter-Syndrom Mykoplasmen aus Gelenkerguß oder Urethralsekret isoliert werden konnten, erscheint eine zusätzliche Behandlung mit *Tetracyclin* (1–1,5 g/Tag über den Tag verteilt für etwa 10 Tage) gerechtfertigt. Die Behandlung sollte bei Rezidiven oder dem anamnestischen Verdacht auf Übertragung durch Geschlechtsverkehr auch auf den Partner ausgedehnt werden.

(3) *Kortikosteroide:* Bei therapieresistentem Verlauf Stoßtherapie mit Kortikosteroiden.

2.7.6 Sonstige Begleitarthritiden

Eine Vielzahl nicht-infektiöser Ursachen kann als begleitendes Symptom polyarthritische Beschwerden verursachen. Dies gilt insbesondere für alle Arten allergischer Reaktionen, einschließlich Arzneimittelallergien, aber auch für alle Tumoren („paraneoplastisches Syndrom"!) und für eine Reihe seltener metabolischer und endokriner Erkrankungen mit Auswirkungen insbesondere auf das Skelettsystem (Chondrokalzinose, Ochronose, Akromegalie, Hyperparathyreoidismus, Hämochromatose), aber auch bei Diabetes mellitus, primärer biliärer Zirrhose, Dialysearthropathie, Akromegalie, Hyperparathyreoidismus und vielen anderen Ursachen.

Therapie

Behandlung der Grundkrankheit soweit möglich, gegebenenfalls symptomatische Maßnahmen (insbesondere nicht-steroidale Antirheumatika, s. ds. Kap., 2.1 „Pharmakotherapie").

2.8 Arthritis psoriatica

Ätiopathogenese: Die Ursache der Arthritis bei Psoriasis ist unbekannt. Sie ist eine seltene Komplikation bei Patienten mit Psoriasis vulgaris (weniger als 5%).
Klinik: Entzündliche Polyarthritis mit Schwellung und Erwärmung der befallenen Gelenke und mäßigen bis ausgeprägten, jedoch unspezifischen entzündlichen Veränderungen im Serum (erhöhte BSG, positives CRP, Leukozytose, gesamte Rheumaserologie negativ). Häufig asymmetrischer Befall der kleinen Gelenke, jedoch auch der Großgelenke, mit frühzeitigen und ausgeprägten Skelettdestruktionen einhergehend. Typisch: Schwellung eines Fingers oder einer Zehe („Befall im Strahl"), „Tüpfelung" oder Onycholyse der Finger- und Zehennägel bei sonst unauffälligem Integument. – Die Intensität der arthritischen Beschwerden steht nicht in direkter Relation zu dem Ausmaß der Haut- und Nagelveränderungen.

Therapie

Versuchsweises Vorgehen wie bei der RA (s. ds. Kap., 2.1). Jedoch ist die Gabe von Goldsalzen wegen häufig die Haut betreffender allergischer Nebenwirkungen mit Zurückhaltung einzusetzen, die Wirksamkeit von Steroiden ist zweifelhaft. Gute therapeutische Erfolge werden nach Gabe von Methrotrexat erzielt (15–25 mg 1mal/Woche). Beginn dieser Therapie nur unter stationären Bedingungen ratsam. *Nebenwirkungen:* Insbesondere Blutbildveränderungen und gastrointestinale Störungen. Bei Dauerbehandlung regelmäßige Kontrolle von Blutbild und Leberenzymen! Methotrexat ist das wichtigste Präparat, das sowohl zur Verbesserung der Haut- wie auch der Gelenkveränderungen führt.

2.9 Arthritis urica (s. Kap. 23, 6)

2.10 Weitere entzündliche Gelenkerkrankungen

Eine Vielzahl weiterer entzündlicher Systemerkrankungen manifestiert sich mit dem Syndrom einer Oligo- oder Polyarthritis: z.B. Arthritis bei Sarkoidose, Behçet-Syndrom, rezidivierende Polychondritis, Hämoglobinopathien (Thalassämie) u.v.a.

2.11 Amyloidose

Ätiopathogenese: Es handelt sich um die Ablagerung einer in ihrer Struktur und Herkunft nicht endgültig identifizierten Substanz in den unterschiedlichsten Geweben und Organsystemen. Neben der (vermutlich genetisch prädisponierten) „primären Amyloidose" findet sich die *„sekundäre Amyloidose"* bei einer Vielzahl von Erkrankungen mit chronisch-entzündlichem Verlauf. Hierzu gehören aus dem rheumatischen Formenkreis die *rheumatoide Arthritis* (insbesondere die juvenile Verlaufsform) und die *Spondylarthritis ankylopoetica* (gehäuftes Auftreten jedoch auch bei M. Crohn, chronischen Infektionen bei Lepra und Osteomyelitis, M. Waldenström u.a.).

Klinik: Die klinische Manifestation ist vielfältig, die Diagnose von Amyloidablagerungen wird häufig erst bei der Autopsie gestellt (Kongorot-Färbung). Organmanifestationen mit klinischer Bedeutung finden sich bei der „sekundären Amyloidose" in Niere und Gastrointestinaltrakt, bei der „primären Amyloidose" häufig zusätzlich Herzbeteiligung. Die Ausbildung einer „sekundären Amyloidose" setzt zumeist einen vieljährigen (7–15 Jahre) chronisch-entzündlichen Reiz voraus (bei der juvenilen RA gelegentlich schon nach 3jährigem Krankheitsverlauf). Das Vorliegen einer Amyloidose sollte ausgeschlossen werden bei folgenden klinischen Syndromen:
(1) Patienten mit RA, Lepra, langzeitiger Osteomyelitis oder anderen chronischen Infekterkrankungen, die eine Hepatosplenomegalie und/oder Proteinurie entwickeln;
(2) Patienten mit multiplem Myelom, insbesondere bei Bence-Jones-Proteinurie;
(3) Patienten mit Polyneuropathie bzw. myogenem Herzversagen unklarer Ätiologie;
(4) Patienten mit unklaren multisystemischen Erkrankungen.

Therapie

Therapeutische Maßnahmen mit dem Ziel einer Verminderung von bereits im Gewebe abgelagertem Amyloid sind nicht gesichert. Bei Fällen mit „sekundärer

Amyloidose" kann eine konsequente Sanierung des chronischen Infekts oder Entzündungsgeschehens die Progredienz der Amyloidablagerung aufhalten. Der konsequenteste Weg ist eine Kombinationsbehandlung mit Kortikosteroiden und Cyclophosphamid (evtl. MTX) (Dosierung s. ds. Kap., 2.1).

3 Nicht-entzündliche rheumatische „Krankheiten"

3.1 Arthrosis deformans

Ätiopathogenese: Es handelt sich grundsätzlich um nicht-entzündliche Veränderungen der Gelenke durch „Abnutzung" von Knorpelgewebe und Neubildung von Knochen an den Gelenkflächen und -rändern. Diese Veränderungen können in sämtlichen großen und kleinen Gelenken vorliegen. Die vielfach vorgenommene Unterteilung zwischen den bisher beschriebenen „entzündlichen" und der Arthrose als „nicht-entzündlicher" Gelenkerkrankung erscheint jedoch eher als willkürlich, da auch bei dem klinisch relevanten Bild der Arthrose (neben Fehlstellungen) entzündliche Folgereaktionen einer mechanischen Störung des arthrotisch veränderten Gelenks im Vordergrund stehen. Die degenerativen Gelenkerkrankungen können Folge eines *primären* Umbauprozesses sein, dessen Ursachen im einzelnen nicht bekannt sind, die aber u.a. in einer verminderten Durchblutung bestehen und somit der Gelenkerkrankung im Kapselbereich zugeschrieben werden. Zum anderen kann es sich um den Ausdruck *sekundärer* Veränderungen handeln. Hierbei kommen in erster Linie Fehlhaltungen, Überlastung durch Übergewicht oder berufliche Disposition, Traumen, abgelaufene Entzündungen, Stoffwechselerkrankungen u.a. als auslösende Faktoren in Frage. Im Hinblick auf die Behandlung ist diese Unterteilung von untergeordneter Bedeutung. Eine Wiederherstellung untergegangener Knorpel- und Knochenstruktur ist nicht möglich. Bei sekundären Arthrosen kann gegebenenfalls durch Behandlung der Ursache ein Fortschreiten der Veränderungen unterbrochen werden.
Klinik: Die Beschwerden sind je nach befallenem Gelenk mannigfaltig. Bewegungseinschränkung und Schmerz stehen im Vordergrund. Bei letzterem kann es sich um einen lokalen Gelenkschmerz, aber auch um einen Muskel- oder Nervenschmerz periartikulär handeln als Ausdruck eines reflektorischen Spasmus oder einer Reizung am Nervenaustrittspunkt (degenerative Veränderungen der Wirbelsäule). Die Intensität der Beschwerden steht mit dem Ausdruck der Gelenkveränderungen nicht immer in direkter Relation. *Diagnostische Hinweise:* Klinisch Einschränkung der Beweglichkeit, diese ist bei Fehlen entzündlicher Begleiterscheinungen nur in den Endgraden schmerzhaft. Palpatorisch ist über den befallenen Gelenken bei passiver Bewegung Reiben nachweisbar. Typische Veränderungen an den Fingern: Heberdensche Knötchen an den distalen Interphalangealgelenken als Zeichen lokaler Hyperostosen. Röntgenologisch typische Verschmälerung des Gelenkspaltes als Zeichen von Knorpelschwund, Hyperostosen an den Gelenkkanten, gelegentlich „Geröllzysten" unterhalb der Gelenkflächen, im Spätstadium Fusion des Gelenks. Sonderform: Polyarthrose, bei der Frau häufig in den Jahren um die Menopause auftretend, vorwiegend mit Befall der kleinen Fingergelenke (distale Interphalangealgelenke = Heberden-Arthrose; proximale Interphalangealgelenke = Bouchard-Arthrose), aber auch in den großen Gelenken.

Therapie

Die Therapie zielt zum einen auf die Verminderung des Schmerzes, zum anderen auf Verbesserung oder Wiederherstellung der Gelenkfunktion.

(1) *Allgemeine und physikalische Maßnahmen:* Sie sind ein wesentlicher Bestandteil der Behandlung degenerativer Gelenkerkrankungen. Hierzu gehören *orthopädische Maßnahmen* zur Beseitigung von Fehlhaltung, Entlastung von tragenden Gelenken durch Benützung eines Stocks, Reduktion des Körpergewichts bei Übergewichtigkeit. *Lokale Wäremanwendung* sowie aktive und *passive* Bewegungsübungen tragen zur Erhaltung oder Wiederherstellung der Beweglichkeit in den Gelenken bei, verbessern die Durchblutung und somit die Ernährung der Gelenkstrukturen, beseitigen oder verhindern Muskelspasmen und unterstützen oder erübrigen die Pharmakotherapie.

(2) *Pharmakotherapie: Salizylate* (Aspirin®, Colfarit®, Salizell®) sind Analgetika mit leichter antiphlogistischer Komponente, häufig in einer Dosierung von 2–3 g/Tag wirksam. *Indometacin* (Amuno®, 3mal 25 mg/Tag, höhere Dosierungen evtl. als Supp.) erscheint hier wirksamer als bei der RA.

- Andere NSARD können in Fällen mit begleitenden Entzündungsvorgängen versucht werden (Dosierung und Einzelheiten s. ds. Kap., 2.1 „Pharmakotherapie"). Häufig werden durch diese rein analgetisch wirkenden Medikamente (z. B. Paracetamol) auch sekundäre Muskelspasmen gelöst, ggf. können zusätzlich *Muskelrelaxanzien* gegeben werden (z. B. Paraflex® spezial, Valium®, Muskel Trancopal®, Sirdalud® u. a.).
- Eine systemische *Kortikosteroid*-Medikation sollte vermieden werden, dagegen kann gelegentlich eine *lokale intraartikuläre Steroidinjektion,* insbesondere beim Vorliegen lokaler Begleitentzündungen, indiziert sein (Einzelheiten s. ds. Kap., 2.1). Sie sollten jedoch nicht häufig wiederholt werden.
- Die externe Anwendung von „Antirheumatika" (z. B. Rheumon®, Voltaren-Emulgel®) oder von lokal hyperämisierenden Präparaten (z. B. Analgit®, Dolorgiet®, Finalgon®, Rheumasan®, Rubriment®, Salhumin® u. v. a.) hat gerade bei den vielfältigen extraartikulären Symptomen bei Arthrose (z. B. Myogelosen, Tendinosen) ihre Bedeutung.

(3) *Chirurgische Maßnahmen:* Bei jüngeren Patienten, insbesondere bei angeborener oder erworbener Fehlstellung, *Umstellungsosteotomie,* womit die Beweglichkeit des befallenen Gelenkes sowie die physiologische Belastung auch der übrigen Gelenke wiederhergestellt werden. In Fällen schwerster Gelenkveränderungen kann der Einsatz einer *Arthroplastik* (Endoprothese) durchgeführt werden. Ein derartiger Eingriff ist insbesondere bei solchen Gelenken indiziert, deren Funktionsausfall zur Aufhebung der selbständigen Fortbewegung führt (Knie, Hüfte). Mit dem Eingriff sollte jedoch so lange wie möglich gewartet werden, da einerseits das physiologische Knochenwachstum abgeschlossen sein muß, andererseits eine dauernde Festigkeit des Gelenkersatzes nicht sicher gewährleistet ist. Besteht keine Möglichkeit zum Gelenkersatz, so kann die *Arthrodese* (Gelenkversteifung) *in orthopädisch günstiger* Position zur Beseitigung des Schmerzes und zur Reaktivierung des Patienten führen.

3.2 Osteoporose

Definition: Defizit an Knochenmasse im Vergleich zur alters- und geschlechtsentsprechenden Norm.

Ätiopathogenese: Einem klinisch gleichartigen Bild liegen sehr unterschiedliche pathophysiologische Ursachen zugrunde:
(1) *generalisierte Osteoporose:*
I „primär" (idiopathisch juvenil und adult, postmenopausal – Typ I; senile Osteoporose – Typ II)
II „sekundär" (endokrin; iatrogen/medikamentös; myelogen/onkologisch; Inaktivität/Immobilisation; hereditäre Bindegewebserkrankungen; im Rahmen renaler und intestinaler Erkrankungen)
(2) *lokalisierte Osteoporose:*
nur sekundäre Formen bekannt (Immobilisation/Schienung/Parese; neurovaskuläre Störung: M. Sudeck; rheumatische Erkrankungen mit gelenknaher Osteoporose; Malignome mit osteoklastischen Metastasen)

Klinik: *Leitsymptome und -befunde:* Die Osteoporose imponiert als Krankheitsbild zumeist in der Spätphase durch Schmerzen wechselnder Intensität und Lokalisation mit Bevorzugung der Wirbelsäule, Frakturen von Wirbelkörpern, Rippen oder Extremitätenknochen „spontan" oder nach inadäquatem Trauma.
Diagnostische Hinweise: Die *laborchemische* Diagnose ist meist unergiebig, nur gelegentlich Abweichungen der mit dem Knochenstoffwechsel zusammenhängenden Parameter im Serum oder Urin (Kalzium, Phosphor, alkalische Phosphatase, Parathormon, Hydroxyprolin-Ausscheidung, Hormonstatus). – *Röntgenologisch* vermehrte Strahlentransparenz der Knochen; „Rahmenstruktur" der Wirbelkörper; Ausbildung von Keil- und Plattenwirbeln; periphere Frakturen. Moderne Messung der Knochenstruktur mittels *Osteodensitometrie*. *Cave:* Es befinden sich eine Reihe von Meßverfahren mit mangelhafter Reproduzierbarkeit oder falschen „Standard"-Werten im Einsatz! – In der *Histologie* (Knochenbiopsie erforderlich) rarefizierte Spongiosabälkchen oder Vermehrung von Osteoid.

Therapie

(1) *Physikalische Therapie:* Die physikalische Therapie der Osteoporose ist ein grundlegender Bestandteil der Gesamtbehandlung. Gezielte Krankengymnastik im Trockenen und im temperierten Wasser, „Rückenschulung", Haltungsschulung, „weiche" Massagebehandlung, Wärme- und Elektrotherapie können zu einer ausreichenden Schmerzbefreiung führen und wirken einer „Inaktivitätsosteoporose" entgegen.

(2) *Analgetika:* Stehen Schmerzen der Osteoporose oder sekundärer Tendomyopathien im Vordergrund des Beschwerdebildes, ist der Einsatz von milden Analgetika (z.B. Paracetamol bis 3 g über den Tag verteilt) oder in Kombination mit Myotonolytika (z.B. Muskeltrancopal comp.®) indiziert.

(3) *Knochenaufbau:* Eine positive Beeinflussung der Knochenbilanz über Stimulation der Knochenformation durch Gabe von *Fluoriden* (z.B. Ossin® u.a., mittlere Tagesdosis bei 80 mg Fluorid/Tag). Bei zusätzlicher Gabe von Kalzium muß dieses zeitlich versetzt appliziert werden. Lediglich in der Applikationsform von Tridin® können Kalzium und Fluorbestandteil zeitgleich gegeben werden. *Nebenwirkungen:* Bei Überdosierung Knochenschmerzen und „strähnige" Skelettzeichnung bei Röntgenbefunden. – Therapiepause!
Bei ausgeprägter Osteoporose, insbesondere in Zusammenhang mit heftigem Osteoporoseschmerz und nach osteoporotischer Fraktur, Behandlung mit *Kal-*

zitonin (Karil®) über Wochen bis Monate, 0,5–1 ml/Tag. *Nebenwirkungen:* Gelegentlich Übelkeit, Brechreiz, Flush, lokaler Schmerz an der Injektionsstelle (bei subkutaner Gabe).

Vitamin D: Verbesserung von Aufnahme und Einbau von Kalzium wird einer niedrigdosierten Zusatzbehandlung mit Vamin D (z. B. Vigantoletten®) zugeschrieben.

Östrogene: Die häufig in den ersten Jahren nach der Menopause zu beobachtende Ausbildung einer Osteoporose kann erfolgreich durch Einsatz von Östrogenen verlangsamt werden. Eine therapeutische Wirkung bei Einsatz erst im klinisch manifesten Zustand der Osteoporose ist nicht belegt. Ein weiterer Abbau kann jedoch auch bei fortgeschrittenem Alter verhindert werden. – Wegen der möglichen Nebenwirkungen hierbei jedoch gynäkologische Fachberatung!

22 Krankheiten des Endokriniums

(J. Beyer, P. Pfannenstiel)

1	**Krankheiten von Hypothalamus und Hypophyse** (J. Beyer)	847	Operative Therapie	863
			Radiojodtherapie	864
1.1	**Partielle und vollständige Hypophysenvorderlappeninsuffizienz**	847	2.4 **Thyreotoxische Krise**	864
			Sofortmaßnahmen	864
1.2	**Akromegalie**	848	Maßnahmen nach Klinikeinweisung	865
	Medikamentöse Suppression der pathologisch gesteigerten Wachstumshormon(GH)-Sekretion	849	Erweiterte Maßnahmen	865
			2.5 **Immunogene Orbitopathie und prätibiales Myxödem**	865
	Strahlentherapie	850	2.5.1 **Immunogene Orbitopathie**	866
	Behandlung nach Tumorexstirpation oder Strahlentherapie	850	2.5.2 **Prätibiales Myxödem**	866
1.3	**Hyperprolaktinämie**	850	2.6 **Thyreoiditiden**	867
	Medikamentöse Therapie	851	2.6.1 **Akute bakterielle und Strahlenthyreoiditis**	867
	Operative Therapie und Strahlentherapie	851	2.6.2 **Akute/subakute Thyreoiditis**	867
	Behandlung nach Tumorexstirpation oder Strahlentherapie	851	2.6.3 **Chronische lymphozytäre Thyreoiditis**	868
1.4	**Hypophysäres Koma**	851	2.6.4 **Postpartale Thyreoiditis**	868
1.5	**Diabetes insipidus**	852	2.6.5 **Andere Thyreoiditis-Formen**	868
	Therapie des Diabetes insipidus centralis	852	2.7 **Hypothyreose**	868
			2.7.1 **Subklinische Hypothyreose**	869
	Therapie des nephrogenen ADH-resistenten Diabetes insipidus	853	2.7.2 **Manifeste Hypothyreose**	869
2	**Krankheiten der Schilddrüse** (P. Pfannenstiel)	853	2.8 **Hypothyreotes Koma**	870
			2.9 **Schilddrüsentumoren**	870
2.1	**Jodmangelstruma**	853	2.9.1 **Differenzierte Karzinome**	871
	Jodid zur Strumaprophylaxe	854	2.9.2 **Undifferenzierte Karzinome**	872
	Pharmakotherapie	854	2.9.3 **Medulläre Karzinome**	872
	Jodid	854	2.9.4 **Substitutionstherapie nach Thyreoidektomie und Strahlentherapie**	872
	Schilddrüsenhormone	855		
	Operative Therapie	857	3 **Krankheiten der Nebenschilddrüse** (J. Beyer)	873
	Radiojodtherapie	857		
2.2.	**Schilddrüsenautonomie**	857	3.1 **Hyperparathyreoidismus**	873
	Symptomatische Therapie	858	3.1.1 **Primärer Hyperparathyreoidismus**	873
	Thyreostatika	858	Präoperative Behandlung der Hyperkalzämie	874
	Operative Therapie	858	Postoperative Behandlung	874
	Radiojodtherapie	859	3.1.2 **Akuter Hyperparathyreoidismus**	875
2.3	**Basedow-Hyperthyreose**	859	3.1.3 **Sekundärer Hyperparathyreoidismus**	875
	Allgemeine Maßnahmen	860		
	Pharmakotherapie	860	3.1.4 **Tertiärer Hyperparathyreoidismus**	875
	Symptomatische Therapie	860	3.2 **Epithelkörperchenunterfunktion**	876
	Thyreostatika	860	3.2.1 **Hypoparathyreoidismus**	876
	Begleittherapie mit Schilddrüsenhormonen	862	3.2.2 **Pseudohypoparathyreoidismus**	876

4	Krankheiten der Nebenniere (J. Beyer)	876	4.2 Cushing-Syndrom	880
4.1	Nebennierenrindenunterfunktion .	876	Operative Therapie	881
4.1.1	Primäre Nebennierenrinden-		Exakte Klärung der Ursachen . .	881
	unterfunktion	877	Operationsvorbereitung	882
	Chronische Nebennierenrinden-		Kortikoidsubstitution bei	
	insuffizienz (Morbus Addison) . .	877	Adrenalektomie wegen	
	Standardtherapie	877	bilateraler Hyperplasie und	
	Behandlung während Schwanger-		hormonaktiver Nebennieren-	
	schaft und Entbindung	878	rindentumoren	882
	Akute Nebennierenrinden-		Medikamentöse Therapie bei	
	insuffizienz (Addison-Krise)	878	Nebennierenrindenkarzinom . . .	882
	Vorgehen in der Praxis	879	4.3 Adrenogenitales Syndrom mit	
	Therapie im Krankenhaus	879	und ohne Hypertonie und Salz-	
4.1.2	Latente Nebennierenrinden-		verlustsyndrom	883
	insuffizienz	880	4.4 Idiopathischer Hirsutismus	884
			5 Erektile Dysfunktion (J. Beyer) . .	885

Notfälle:
Cortisondelir (Kap. 3)
Hochdruckkrise bei Phäochromozytom (Kap. 13, 1.3.1)
Hyperparathyreoidismus, akuter (hyperkalzämische Krise, Kap. 10, 1.4.2)
Hypophysäres Koma (ds. Kap., 1.4)
Hypothyreotes Koma (ds. Kap., 2.8)
Nebenniereninsuffizienz, akute (Addison-Krise) (ds. Kap., 4.1.1)
Tetanischer Anfall (Hypokalzämie, Kap. 10, 1.4.1)
Thyreotoxische Krise (ds. Kap., 2.4)

---

1 Krankheiten von Hypothalamus und Hypophyse
(J. Beyer)

1.1 Partielle und vollständige Hypophysenvorderlappeninsuffizienz

Ätiopathogenese: Progredienter Ausfall bis zum Totalausfall aller Hypophysenhormone durch verdrängendes Wachstum eines Hypophysentumors, eines hypophysennahen Tumors (z. B. Kraniopharyngeom, Metastase), einer endokrinen Autoimmunerkrankung (Schmidt-Syndrom) oder durch vaskuläre Minderperfusion bedingte Nekrosen des Hypophysenvorderlappens (postpartal „Sheehan-Syndrom", andere vaskuläre, entzündliche oder granulomatöse Prozesse). Zunächst partielle Ausfälle in der Regel der somato- und gonadotropen Zellen, später häufig, aber nicht gesetzmäßig Totalausfall. Als Folge operativer Eingriffe an Hypophyse bzw. Hypophysenstiel (Rezidiveingriffe bei hormonaktiven Tumoren). Wegen der individuell unterschiedlichen Basalsekretion der peripheren Drüsen, besonders von Schilddrüse und Nebennierenrinde, klinisch schleichender Beginn, der erst nach Jahren oder unter speziellen Belastungssituationen kritisch wird.

Klinik: *Leitsymptome und -befunde:* Die Symptomatik ist Folge der Ausfälle der einzelnen hypophysären Hormone und ihrer peripheren Drüsen. Die ersten Ausfälle betreffen in der Regel den somato- und gonadotropen Funktionskreis. Retardierungen auf diesen Sektoren stehen besonders während der Entwicklungsphase des Jugendlichen im Vordergrund.

Im einzelnen: Nachlassen von Libido und Potenz, Oligo- und Amenorrhö, Ausfall der sekundären Geschlechtsbehaarung. Bei Kindern Minderwuchs und verzögerte Pubertät. Blasses Hautkolorit, Adynamie, Hypotonie, Müdigkeit, Hypoglykämien und Hyperlipidämien. Zusätzliche Symptomatik von seiten des Primärge-

schehens. Beim suprasellär wachsenden Hypophysentumor Kopfschmerzen und Chiasmakompressionssyndrom (Bestimmung der Gesichtsfelder).
Röntgenologische Befunde: Nachweis einer Raumforderung im Hypophysen- bzw. Hypothalamusbereich (Computertomogramm oder NMR der Schädelbasis mit Kontrastmittelbolus). Bei Kindern und Jugendlichen nicht verschlossene Ossifikationszonen bzw. Retardierung der Knochenreifung (linke Hand a.p.).
Diagnostische Hinweise: Nachweis der Schädigung des somatotropen (Insulinhypoglykämie, Arginin- oder Clonidinbelastung), gonadotropen (LH-RH-Test), thyreotropen (TRH-Test) und adrenokortikotropen (Insulinhypoglykämie bzw. CRH-Test) Funktionskreises. Dabei Bestimmung der trophen hypophysären und peripheren glandulären Hormone. Die Prolaktinfreisetzung kann entsprechend der Lokalisation der Läsion vermindert oder vermehrt sein.

Therapie

(1) Ausgleich der vital erforderlichen glandulären Ausfallerscheinungen des Hypophysenvorderlappens (sekundäre Nebennierenrindeninsuffizienz und sekundäre Hypothyreose), Behandlung weiterer Sekundärerkrankungen (Herzinsuffizienz, Diabetes mellitus usw.). Siehe auch unter (3).
(2) Operative Entfernung des Hypophysentumors (durch transsphenoidalen Zugang bzw. durch Kraniotomie). Versuch einer Sanierung eines evtl. anderen Grundleidens (Kraniopharyngeom, metastasierender Tumor etc.).
(3) *Vollsubstitution:* Therapeutischer Ausgleich der sekundär-hypophysär bedingten Hypothyreose durch 50–150 µg L-Thyroxin oder Äquivalente eines T_3-T_4-Mischpräparats (L-Thyroxin Henning®, Thyroxin-T_3 „Henning", Euthyrox®, Novothyral®, Thevier® u.a.), der sekundär-hypophysär bedingten Nebennierenrindeninsuffizienz (12,5–50 mg Cortison CIBA oral, 10–30 mg Hydrocortison Hoechst® oral), bei sich sekundär entwickelndem Hypoaldosteronismus (Hypotonie, Aldosteronexkretionsrate ↓, Natrium ↓, Kalium ↑) zusätzlich Mineralokortikoid (z.B. Fludrocortison 0,05–0,1 mg/Tag, Astonin®-H). Therapie des sekundären Hypogonadismus des Mannes mit Testosteron i.m. (z.B. Testoviron®-Depot 250 mg i.m. alle 2–4 Wochen), des sekundären Hypogonadismus der Frau mit Östrogenen bzw. Östrogen-Gestagen-Kombination oral entsprechend Lebensalter (Sequenzpräparat zur Auslösung von Periodenblutungen, z.B. Trisequens®, Cyclo-Progynova® u.a.), Östrogenpräparat bei Vermeidung von Abbruchblutungen (Presomen® mite 0,3–0,6 mg/Tag, Kliogest® u.a.). Gynäkologische Kontrollen erforderlich. Bei Kinderwunsch spezielle Therapieschemata. Bei gleichzeitigem Diabetes insipidus s. ds. Kap., 1.5.
Kontrollintervalle (Überprüfung der Substitutionstherapie, Tumorrezidiv?, Anpassung an Sekundärerkrankungen u.a.) anfangs entsprechend den klinischen Erfordernissen, später ½- bis 1jährig.

1.2 Akromegalie

Die Akromegalie beruht auf einer Mehrsekretion von Wachstumshormon mit den typischen Veränderungen an allen Organen des Körpers.
Ätiopathogenese: Autonome Wachstumshormonmehrproduktion durch Mikro- oder Makroadenom des Hypophysenvorderlappens, selten anderer Genese. In 20% der Fälle gleichzeitige Mehrproduktion von Prolaktin. Zusätzliche hypophysäre Ausfälle entsprechend Größe und Lokalisation des Adenoms.

Krankheiten von Hypothalamus und Hypophyse

Klinik: *Leitsymptome und -befunde:* Vergrößerung der Akren (Nase, Kinn, Hände und Füße – Zunahme der Hutnummer, der Handschuh- und Schuhgröße, Ringe müssen geweitet werden), Kopfschmerz, Menstruationsanomalien bzw. Amenorrhö, Libidoverlust, Hyperhidrose, Hypertrichose, Hautpigmentierungen, Sehstörungen bis zum Chiasmakompressionssyndrom, allgemeine Schwäche, Viszeromegalie: Vergrößerung von Zunge, Herz, Leber, Struma, Uterus myomatosus. Nervale Wurzelreizsymptome, Karpaltunnelsyndrom, Polypen im Kolon und Magen.
Röntgenologische Veränderungen: Nachweis einer Aufweitung der Sella turcica (80%). Hyperostosis frontalis, Vergrößerung der Sinus frontales, Stumpfwerden des Kiefernwinkels und Progenie, Überbiß, Auseinanderweichen der Zähne. Osteoporose und appositionelles Wachstum an den Wirbelkörpern, hypertrophe Arthrose der großen Gelenke. Zunahme der Fersenweichteildicke und Vergrößerung des Sesambeinindexes.
Diagnostische Hinweise: STH im Nüchternserum bei mehrfacher Messung mehr als 15 ng/ml, fehlende Suppression (< 1 ng/ml) durch orale Glukosegabe (100 g). IGF I (Insulin-like Growth Factor I = Somatomedin C) im Serum erhöht. Leichte Hyperprolaktinämie, gestörte Glukosetoleranz, Diabetes mellitus als Spätsyndrom in ca. 20%. Schädelröntgenaufnahme, Computertomographie bzw. NMR der Sellaregion und des suprasellären Raumes mit Kontrastmittelbolus zur zusätzlichen Abgrenzung des Adenoms und Abschätzung seiner Ausbreitung nach kranial. Perimetrie, Messung des Fersenweichteilpolsters (mehr als 23 mm verdächtig auf Akromegalie). Nachweis bzw. Ausschluß weiterer hypophysärer Ausfälle.

Therapie

Therapie der Wahl ist die operative Enfernung des HVL-Adenoms entsprechend Größe und Ausdehnung in der Regel durch transsphenoidale Kraniotomie.
Zusätzlich medikamentöser Ausgleich der tumorbedingten Ausfallerscheinungen des Hypophysenvorderlappens (cave: sekundäre Hypothyreose und sekundäre Nebennierenrindeninsuffizienz), Behandlung weiterer Beierkrankungen (Herzinsuffizienz, Hypertonie, Diabetes mellitus usw.)

Medikamentöse Suppression der pathologisch gesteigerten Wachstumshormon(GH)-Sekretion (Bromocriptin [Pravidel®], Lisurid [Dopergin®], Octreotid [Sandostatin®], Cabergolin [Dostinex®], Quinagolid [Norprolac®])
(1) Bei Kontraindikationen einer operativen Therapie wie schlechtem Allgemeinzustand oder zur Größenreduktion vor neurochirurgischem Eingriff.
(2) Bei verbliebener Tumorrestsekretion nach inkompletter operativer Tumorentfernung, Rezidivwachstum nach Operation, nach neurochirurgischem Zweiteingriff und postoperativ nachweisbarer GH-Mehrsekretion (GH basal und unter maximaler Glukosesuppression größer als 5 ng/ml und erhöhtem IGF I im Serum).
Therapiebeginn wegen Magenunverträglichkeit und orthostatischer Beschwerden einschleichend und mit spätabendlicher Dosis beginnend. Einnahme zu den Mahlzeiten. Dosierungsversuch bis Erreichen der Normwerte für GH. Therapeutische Dosis 5 bis maximal 30 mg/Tag Pravidel® bzw. 0,1–0,6 mg Dopergin®. Mit Cabergolin und Quinagolid stärkere Senkung des GH bei geringeren Nebenwirkungen (therapeutische Erfahrungen noch begrenzt). *Nebenwirkungen:* temporäre periphere Durchblutungsstörungen, insbesondere bei

Nikotingenuß und Kälteexposition, Therapie mit β-Rezeptorenblockern, Ergotismus. Dosisreduktion bis auf niedrigere, therapeutisch noch wirksame Dosis. Octreotidinjektionen s.c. allein oder in Kombination (Regeltherapie 3mal 100 µg/Tag) mit den oral verwendeten Präparaten führt zu einer beträchtlichen Senkung der GH- und IGF-I-Spiegel (in 50% Normalisierung), in hoher Dosierung (bis 1500 µg/Tag) zur Größenreduktion des Hypophysentumors. *Nebenwirkungen:* bei Therapiebeginn Schwindel, Fettstühle, Flatulenz, Durchfälle, Glukosestoffwechselstörungen; Langzeit: Cholelithiasis, Malabsorptionssyndrome. Dauerbehandlung bedarf spezieller Erfahrung.

Strahlentherapie
Externe Hochvoltbestrahlung mit exakt eingegrenzten Bestrahlungsfeldern, Protonenbestrahlung. Die perkutane Strahlentherapie wird in der Regel durchgeführt, wenn eine primäre Operation oder die Operation eines Rezidivtumors nicht durchgeführt werden kann und eine medikamentöse Therapie nicht ausreichend ist.

Behandlung nach Tumorexstirpation oder Strahlentherapie
(1) Überprüfung der verbliebenen Hypophysenvorderlappenfunktionsreserve. Kontrolle der evtl. persistierenden GH-Restsekretion.
(2) Bei weiterhin bestehender GH-Mehrproduktion medikamentöse Therapie (s. ds. Kap. 1.2 „Medikamentöse Suppression der pathologischen GH-Sekretion").
(3) Behandlung hypophysärer Anfälle s. ds. Kap., 1.1 „Therapie" (3).

1.3 Hyperprolaktinämie
Die Hyperprolaktinämie ist eine relativ häufige, klinisch weniger hervortretende Erkrankung mit Veränderungen, die sich in erster Linie auf die gonadale Funktion auswirken.
Ätiopathogenese: Autonome Prolaktin-Mehrproduktion durch Mikro- oder Makroadenom des Hypophysenvorderlappens. In etwa 20% gleichzeitige Hyperprolaktinämie bei Akromegalie. Weitere organische Ursachen: Schädigungen im Bereich des Hypophysenstiels, exzessive TRH-Sekretion bei primärer Hypothyreose, Niereninsuffizienz, ferner Reizung von Thoraxnerven. Häufig medikamentös verursacht durch: Neuroleptika, Antidepressiva, Antiemetika, Antihistaminika, Methyldopa, Reserpin, Östrogene (hohe Dosen), Cimetidin u.a.
Der erhöhte Prolaktinspiegel führt zu einem Anstieg des Dopamins im ZNS und damit zu einer Hemmung der LH-RH-Ausschüttung mit nachfolgendem sekundären Hypogonadismus.
Klinik: *Leitsymptome und -befunde:* Die Symptomatik ist Folge der direkten Wirkung des Prolaktins auf die Brustdrüse, des sekundär bedingten Hypogonadismus und der Symptome der sonstigen Grunderkrankungen (Hypophysentumor, Hypothyreose etc.).
Im einzelnen: Nachlassen von Libido und Potenz, anovulatorische Zyklen, Oligo-, später Amenorrhö, Infertilität. Beim Mann selten Ausbildung einer Gynäkomastie. Galaktorrhö sehr selten, bei der Frau temporär in 20–30%. Bei gleichzeitig bestehendem großen Hypophysentumor Kopfschmerzen, Chiasmakompressionssyndrom, variabler Ausfall hypophysärer Partialfunktionen.
Diagnostische Hinweise: Serumprolaktin morgens bei mehrfacher Messung hö-

her als 30–50 ng/ml; Ausschluß anderer Ursachen der Hyperprolaktinämie. Nachweis des sekundären Hypogonadismus bzw. anderer hypophysärer Partialdefekte (s. ds. Kap., 1.1 „Klinik").

Therapie

Anders als bei den anderen Hypophysentumoren steht beim Prolaktinom eine medikamentöse Therapie zur Verfügung, mit der selbst große, nach suprasellär hinaufreichende Adenome zur Rückbildung gebracht werden können. Operationen bei vitaler Indikation oder bedrohlichen neurologischen Ausfällen. Steht Kinderwunsch im Vordergrund, kann primär die medikamentöse Therapie vorgezogen werden.

Medikamentöse Therapie

Beginn mit täglich ½ Tbl. Bromocriptin (Pravidel®) oder Lisurid (Dopergin®) (1,25 mg bzw. 0,1 mg) zu einer Mahlzeit. Erhöhung der Dosis alle 2–3 Tage um jeweils ½ Tbl., verteilt auf die Mahlzeiten des Tages. Therapiebeginn wegen Magenbeschwerden und orthostatischer Beschwerden einschleichend und spätabends beginnend. Weitere Dosiserhöhung auf später bis zu 4 Dosen täglich bis maximal 15–30 mg Bromocriptin/Tag. *Therapieziel:* Abfall des basalen Prolaktinspiegels unter 10 ng/ml nach längerer Behandlungsphase. Nebenwirkungen: s. ds. Kap., 1.2 „Medikamentöse Suppression der pathologischen GH-Sekretion". Nach heutiger Erkenntnis Dauertherapie, wobei die Dosis später kontrolliert reduziert werden kann. Anfangs enge klinische Kontrolle der Tumorgröße.

Operative Therapie und Strahlentherapie

Die therapeutischen Erfolge vor allem der hochdosierten Bromocriptin-Therapie haben die Entscheidung auch bei Makroprolaktinomen mit Kompressionssyndromen (Chiasmakompressionssyndrom und suprasellärer Ausbreitung) zugunsten der konservativen Therapie entschieden. Auch große Tumoren werden meist unter dieser Therapie rasch kleiner, so daß die operative Therapie auf die wenigen nicht auf Bromocriptin oder Lisurid ansprechenden Tumoren beschränkt bleibt. Mit Cabergolin (Dostinex®) und Quinagolid (Norprolac®) stehen neue hochpotente Substanzen mit geringeren Nebenwirkungen zur Verfügung.

Behandlung nach Tumorexstirpation oder Strahlentherapie

Siehe ds. Kap., 1.2 „Medikamentöse Suppression der pathologischen GH-Sekretion", Kontrolle und weitere medikamentöse Therapie (Pravidel®, Lisurid®, Dostinex®, Norprolac®) der evtl. persistierenden Hyperprolaktinämie. Behandlung hypophysärer Ausfälle s. ds. Kap., 1.1 „Therapie".

1.4 Hypophysäres Koma

Kombination von Addison-Krise und Myxödemkoma. Im Vordergrund steht meist die Symptomatik der Addison-Krise (Behandlung siehe Therapieschemata von Addison-Krise, s. ds. Kap., 4.1.1 „Akute Nebennierenrindeninsuffizienz", und Myxödemkoma, ds. Kap., 2.6) sowie Sexualsteroide (s. ds. Kap., 1.1).

1.5 Diabetes insipidus

Ätiopathogenese: Der Diabetes insipidus centralis beruht auf einem Adiuretinmangel und als Folge ungenügender H_2O-Rückresorption im distalen Teil des Nephrons (Ursachen: Schädigung des Hypothalamus-Hypophysensystems, „idiopathisch" vermutlich als Autoimmunerkrankung, selten hereditär); er spricht therapeutisch auf ADH an. Beim nephrogenen hereditären Diabetes insipidus besteht ein angeborener Defekt im distalen tubulären System der Niere; er ist ADH-resistent. Als Ursachen müssen beim Erwachsenen nephrotoxische Schädigungen am distalen Tubulus und Nebenwirkungen verschiedener Medikamente angenommen werden.

Klinik: *Leitsymptome und -befunde:* Polyurie (4–12 und mehr l/Tag, spezifisches Gewicht unter 1005 (< 200 mOsmol/kg Wasser), Harnosmolalität niedriger als die des Serums, Serumosmolalität nach 6–8stündigem Wasserentzug erhöht, Polydipsie mit Zwangscharakter, Nykturie. Ohne Flüssigkeitszufuhr folgen Exsikkose, Fieber, Delir, Kollaps.

Diagnostische Hinweise: Ausschluß anderer Allgemeinerkrankungen, die eine Polyurie bedingen können (z.B. Diabetes mellitus, Hyperkalzämie, Nierenerkrankungen, Metastasen anderer Primärtumoren). Flüssigkeitsbilanz (Einfuhr/Ausfuhr), Harnosmolalität, Plasmaosmolarität morgens nüchtern nach 6stündigem Flüssigkeitsentzug, Durstversuch, DDAVP-, Carter-Robbins-, Nikotintest etc. Radiologische und neurologische Untersuchung der Schädelbasis. Differentialdiagnostisch schwierig abgrenzbar ist die psychogen bedingte Polydipsie.

Therapie

Bei Adiuretinausfall Therapie des Diabetes insipidus und Behandlung des evtl. vorhandenen Grundleidens. Die Substitution einer vorhandenen Hypophysenvorderlappeninsuffizienz demaskiert einen gleichzeitig vorher asymptomatisch bestehenden Diabetes insipidus.

Therapie des Diabetes insipidus centralis

DDAVP (Desamino-D-8Arg-Vasopressindiacetat, Minirin®), ein Analogon des Vasopressins. Die Desaminierung verstärkt die antidiuretische Wirkung und deren Dauer, der Ersatz von L- durch D-Arginin bringt die pressorische Wirkung des Vasopressins praktisch zum Verschwinden. Wirkdauer 12–20 h. 10–20 µg DDAVP (entsprechend 0,1–0,2 ml Minirin-Lösung) als Spray intranasal. Bei leichten Formen einmalige abendliche Applikation, Kinder 2mal 5 µg/Tag. Nach Nasenoperationen oder Operationen im Bereich von Hypothalamus und Hypophyse zunächst parenterale Zufuhr (1–2mal ½–1 Amp. à 0,04 mg/Tag).

Weitere Präparate: Vasopressin-Sandoz, Dosierung: 3–4 Nasenspraystöße/Tag, Pitressin®-Injektionslösung, Dosierung: 1,5–5 IE i.m. (0,3–1 ml).

Während der Therapie Einschränkung der Flüssigkeitszufuhr wegen Gefahr der Wasserintoxikation. Bei Überdosierung von Vasopressin bzw. Vasopressintannat: Abdominalkrämpfe, Kopfschmerzen, Angina pectoris. Medikamentöse Verstärkung der ADH-Wirkung beachten (Carbamazepin [Tegretal®], Chlorpropramid [Diabetoral®, Diabenese® etc.], Clofibrat [bis 2 g/Tag]). Die Therapie mit den letztgenannten Medikamenten ist nach der Einführung des DDAVP in die Therapie des Diabetes insipidus centralis in den Hintergrund getreten.

Therapie des nephrogenen ADH-resistenten Diabetes insipidus
Diese seltene Krankheit macht sich bald nach der Geburt bemerkbar, die typische Symptomatik kann jedoch beim Säugling unter Dehydratation, Fieber, Krämpfen und Erbrechen verdeckt sein. Diätetisch: Einschränkung von Kochsalz in der Nahrung, gleichzeitiger Ersatz des Kaliumverlustes. Therapeutische Wasserzufuhr. Medikamentös: Hydrochlorothiazid (25–100 mg/Tag, Esidrix®), Chlortalidon (200–400 mg/Tag, Hygroton®), ferner Versuch mit Indometacin oder Acetylsalicylsäure. Eine Senkung der täglichen Urinmenge um 50% kann beim Diabetes insipidus renalis erzielt werden. Kaliumkontrollen und eventueller Ersatz (z. B. 3 g Kalium/Tag).

2 Krankheiten der Schilddrüse
(P. Pfannenstiel)

Für die Diagnose einer *gestörten Schilddrüsenfunktion* und der ihr zugrundeliegenden *Schilddrüsenkrankheit* sowie die Therapie und deren Verlaufskontrolle sind einerseits die Beurteilung der Stoffwechsellage, andererseits die morphologische und funktionelle Beschaffenheit der Schilddrüse zu berücksichtigen.

2.1 Jodmangelstruma
Definition: Nicht-entzündliche und nicht-maligne Anpassung der Schilddrüse an den alimentären Jodmangel bei peripher euthyreoter Stoffwechsellage.
Ätiopathogenese: Täglich werden 180–200 µg Jod zur ungestörten Hormonsynthese benötigt. Intrathyreoidaler Jodmangel führt über eine erhöhte Sensitivität gegenüber TSH zur Hypertrophie und über eine Aktivierung des „epidermal growth factor" (EGF) zur Hyperplasie der Thyreozyten. Bei Fortbestand des Joddefizits kommt es zur Kolloidstruma mit atrophischen Epithelzellen, aus der eine noduläre hyperplastische Struma bzw. ein adenomatöser Knotenkropf mit regressiven Veränderungen wie Zysten, Einblutungen, Verkalkungen, Fibrosen oder gutartigen Knoten entstehen können. Mit der sich wandelnden Morphe kann es zur funktionellen Entgleisung durch Zunahme von Zellen mit autonomer Hormonproduktion kommen (s. ds. Kap., 2.2). „Jodmangel"-Strumen entstehen besonders in Phasen hormoneller Umstellung wie Pubertät, Gravidität und Stillzeit oder Menopause.
Klinik: Jodmangelstrumen kommen bei Frauen häufiger als bei Männern vor. *Beschwerden:* Druck-, Enge- und Kloßgefühl im Halsbereich, Atemnot mit und ohne Stridor, Schluckbeschwerden. *Diagnostische Hinweise:* Inspektion, Palpation, Auskultation, Schilddrüsensonographie (eine Struma wird bei Frauen ab einem Volumen von 18 ml, bei Männern ab 25 ml angenommen). Messung der Jodausscheidung im Harn (Sollwert > 150 µg/g Kreatinin). Ausschluß einer primären Hypo- oder Hyperthyreose durch Messung des basalen TSH im Serum, ggf. vor und nach Stimulation mit TRH, Nachweis der Euthyreose durch im Normbereich liegende Schilddrüsenhormonspiegel (T_3 und/oder T_4 in freier oder gebundener Form). Bei über 40jährigen Patienten Ausschluß einer thyreoidalen Autonomie durch Schilddrüsenszintigraphie mit globaler und regionaler Quantifizierung der Aufnahme von $^{99m}TcO_4$ oder ^{123}J vor und nach Suppression mit Schilddrüsenhormon (s. ds. Kap., 2.2). Ausschluß einer chronischen Thyreoiditis durch Bestimmung der Schilddrüsenantikörper (s. ds. Kap., 2.6) bzw. eines Schilddrüsenkarzinoms (s. ds. Kap., 2.9).

22 Krankheiten des Endokriniums

Therapie

Therapieziel: Einerseits Beseitigung des intrathyreoidalen Jodmangels, andererseits Teilsuppression des TSH und Entlastung der Schilddrüse.

Jodid zur Strumaprophylaxe

Zur Kropfprophylaxe sind 150–300 μg Jodid/Tag (entsprechend etwa 1,5 mg/Woche) erforderlich. Durch Verzehr jodhaltiger Nahrung (Meeresfisch) und/oder die Verwendung jodierten Speisesalzes (20 μg Jodid/kg NaCl) wird das alimentäre Joddefizit von 100–150 μg ungenügend ausgeglichen. Obwohl jodiertes Speisesalz für die Herstellung von Nahrungsmitteln und Gemeinschaftsverpflegung zugelassen ist, ist eine wesentliche Verbesserung der alimentären Jodversorgung bisher nicht eingetreten. Jod muß zunächst aber immer noch individuell und gezielt in Form von Jodidpräparaten (s. ds. Kap., „Pharmakotherapie") vor allem Kindern, Jugendlichen, Schwangeren und stillenden Müttern, insbesondere in Kropffamilien, zugeführt werden, bei Säuglingen evtl. durch mit Jod angereicherte Fertignahrung. Eine Versorgung mit Joddosen von 200 μg/Tag oder 1,5 mg/Woche dient der Vorbeugung. Wenn eine Struma erfolgreich mit Schilddrüsenhormonpräparaten (s. ds. Kap., „Pharmakotherapie") behandelt wurde, ist im Anschluß eine dauerhafte Jodprophylaxe erforderlich.

Pharmakotherapie
Jodid

Handelspräparate: Jodetten® 100, 200 Henning (100 bzw. 200 μg Jodid), Jodetten® depot Henning (1,53 mg Jodid), Jodid 100 (130,8 μg Kaliumjodid ≙ 100 μg Jodid), Jodid 200 (261,6 μg KJ ≙ 200 μg J⁻), Jodid 500 (654 μg KJ ≙ 500 μg J⁻), Jodminerase 100, 2500, Kaliumjodid 200 B.C., Strumedical® 400 Henning (400 μg Jodid), Strumex® (118,1 μg Natriumjodid ≙ 100 μg Jodid).

Bei *Kindern und Jugendlichen* mit klinischer Euthyreose gelingt (ohne labordiagnostische Abklärung) durch therapeutische Dosen von 100–300 μg Jodid im allgemeinen die Rückbildung einer sonographisch nachgewiesenen diffusen Struma. Je früher mit Jodid behandelt wird, desto größer ist die Chance der (vollständigen) Rückbildung. Die Therapie wird 9–12 Monate durchgeführt, anschließend erfolgt eine Jodprophylaxe mit 200 μg Jodid (s. ds. Kap., „Strumaprophylaxe").

Bei *Erwachsenen* bis etwa 40 Jahre mit diffusen Jodmangelstrumen mit einer Größe bis 50 ml wird dagegen durch mittlere Joddosen von 200 μg/Tag meist nur eine teilweise Rückbildung um etwa 30% erreicht, weil z.T. bereits irreversible zelluläre Defekte vorliegen. Kommt es innerhalb von 6–12 Monaten nicht zu einer Rückbildung der Struma oder tritt eine Änderung der Stoffwechsellage auf, ist eine weitere Diagnostik unerläßlich. Mit zunehmendem „Alter" der Strumen nimmt die autonome Aktivität an der Gesamtfunktion einer Jodmangelstruma zu (s. ds. Kap., 2.2). Wegen des Risikos einer jodinduzierten Hyperthyreose vermindern sich die Möglichkeiten einer Therapie mit Jodid. Bei Dosierungen bis zu 200 μg Jodid ist kaum mit einer jodinduzierten Hyperthyreose zu rechnen. Höhergradige Jodexpositionen können zur Entwicklung autoimmunologischer Prozesse führen, insbesondere bei prädisponierten Personen zur lymphozytären Thyreoiditis (s. ds. Kap., 2.6.3).

Schilddrüsenhormone

(1) *Präparate:*
Levothyroxin (T_4): Berlthyrox® 50, 100, 150, Eferox (25, 50, 75, 100, 125, 150 µg), Euthyrox® (25, 50, 75, 100, 125, 150, 175, 200, 300 µg), L-Thyroxin Henning 25/50/75/100/125/150/200, L-Thyroxin Henning® depot (1 mg), L-Thyroxin Henning® inject (0,5 mg), Thevier® (50, 100 µg). Bei Präparatewechsel ist zu beachten, daß die Präparate wegen unterschiedlicher Bioverfügbarkeit nicht unbedingt äquipotent sind.
Liothyronin (T_3): Thybon®, Thybon® forte (20, 100 µg), Thyrotardin®-inject N. (100 µg), Trijodthyronin 50 BC N.
Kombinationspräparate mit T_4 und T_3: Novothyral® (100 µg T_4/20 µg T_3), Novothyral® 75 (75/15 µg), Novothyral® mite (25/5 µg), Prothyrid® (100/10 µg), Thyreotom (40/10 µg), Thyreotom forte (120/30 µg), Thyroxin-T_3 Henning® (100/20 µg).
Kombination von T_4 und Jodid: Jodthyrox® (100 µg T_4/100 µg Jodid), Thyreocomb® N (70 µg T_4/150 µg Jodid), Thyronajod® (50, 75, 100, 125 µg mit jeweils 150 µg Jodid).

(2) *Indikationen:* Die Therapie mit Schilddrüsenhormonen ist zur Suppression des TSH in den unteren Normbereich angezeigt, wenn bei länger bestehenden Strumen ein Behandlungsversuch mit Jodid nicht mehr erfolgversprechend ist. Die Rückbildung gelingt nur in den frühen Stadien der Hypertrophie und Hyperplasie. Nach Beendigung der Therapie kommt es rasch zu einem erneuten Wachstum der Struma, so daß eine prophylaktische Gabe von Jodid erforderlich ist (s. o.).

(3) *Dosierungen:* Bei Jugendlichen und jüngeren Erwachsenen kann mit einer einschleichenden Hormontherapie, meist mit *Levothyroxin* in einer mittleren Dosis von zunächst 50–75 und nach 4–6 Wochen mit 100–150 µg (ca. 1,5–2 µg/kg KG/Tag), über eine Teilsuppression des TSH-Spiegels im Serum eine Verkleinerung der Struma erreicht werden. Aufgrund einer bedarfsadaptierten allmählichen Umwandlung des Prohormons T_4 in das biologisch relevante T_3 hat Levothyroxin Depotcharakter. *Kombinationspräparate* mit T_4 und T_3 sind angezeigt, wenn eine Konversion von T_4 zu T_3 ausbleibt und/oder Patienten unter der Monotherapie an Körpergewicht zunehmen.

Da die Kombination von *Levothyroxin und Jodid* sowohl die Hypertrophie als auch die Hyperplasie der Thyreozyten reduziert, gewinnt die kombinierte Gabe an Bedeutung: entweder in Form eines Kombinationspräparates (s.o.) oder in einer individuellen Levothyroxindosis (z. B. 100–150 µg) mit einem Jodidpräparat (z. B. tgl. 1 Tbl. Jodid 100 bzw. 200 resp. 1 Tbl. Jodette® 100 bzw. 200 oder 1 Jodette® depot/Woche). Bei niedrigem TSH-Spiegel und Jodmangel ist die Jodaufnahme in die Schilddrüse durch das Levothyroxin nicht völlig inhibiert. Durch die Verbesserung des intrathyreoidalen Jodgehaltes wird die Struktur des Schilddrüsengewebes günstig beeinflußt.

Die Rückbildung einer Struma tritt innerhalb der ersten 6 Monate ein und erreicht im Mittel 30–40% gegenüber dem (sonographisch bestimmten) Ausgangsvolumen. Selten gelingt die völlige Rückbildung. Nach 12 Monaten erfolgt meist keine weitere Größenabnahme. Die suppressive Therapie sollte dann durch eine Jodsubstitution, z. B. mit mindestens 100, im allgemeinen 200 µg Jodid/Tag oder mit einer niedrigeren Dosis Levothyroxin (75–100 µg/Tag) im Sinne einer Rezidivprophylaxe, ersetzt werden.

(4) *Vorgehen bei Mißerfolg:* Mißerfolge haben ihre Ursache in Unterdosierungen, inkonsequenter Tabletteneinnahme, Abbruch der Behandlung, z. B. bei interkurrent auftretenden anderen Krankheiten, bei Knotenstrumen, bei sporadischer Struma oder das Schilddrüsenwachstum stimulierenden Antikörpern. Von den etwa 40 Mio. Strumapatienten in Deutschland werden nur etwa 30% behandelt, meist mit zu niedrigen Levothyroxin-Dosen. Insgesamt werden zu viele ältere und zu wenige jüngere Patienten behandelt.

(5) *Vorgehen bei Schwangerschaft:* Da es unter Östrogeneinfluß über eine Vermehrung des Thyroxin-bindenden Globulins (TBG) im Serum zu einer stärkeren Bindung von T_3 und T_4 und damit einem Abfall der biologisch wirksamen freien Schilddrüsenhormonfraktionen mit kompensatorischer Zunahme einer vorbestehenden oder sich entwickelnden Jodmangelstruma kommen kann und eine Jodmangelstruma der Mutter einen Jodmangel beim Fetus verursacht, sollte die für die Mutter wichtige Therapie mit Levothyroxin durch das für die normale Entwicklung des Kindes unentbehrliche Jodid (mittlere Dosis 200 µg/Tag oder 1,5 mg/Woche) ergänzt werden, zumal T_4 im Gegensatz zu T_3 die Plazentaschranke kaum passiert. Die prophylaktische Jodidgabe in der Schwangerschaft ist im Strumaendemiegebiet Deutschlands grundsätzlich zu empfehlen, auch wenn keine Struma vorliegt.

(6) *Verlaufskontrollen:* Eine iatrogene Hyperthyreose sollte vermieden werden. Die Schilddrüsenhormonparameter im Serum (T_3, T_4) sollten (24 h nach letzter Tabletteneinnahme) im oberen Normbereich liegen, der TSH-Basalwert im unteren Bereich der Norm von z. B. 0,3–0,8 mU/l Serum.

(7) *Jodprophylaxe:* Da die Jodprophylaxe mit jodiertem Speisesalz bisher nicht ausreicht (s. ds. Kap., 2.1 „Jodprophylaxe", S. 854), ist nach erfolgreicher medikamentöser Behandlung einer Jodmangelstruma eine *Therapie mit Jodid* (z. B. 100–200 µg/Tag oder 1mal 1,5 mg/Woche) zu empfehlen, um über eine Substitution des intrathyreoidalen Jodmangels die strumigen Faktoren dauerhaft zu beseitigen.

(8) *Nebenwirkungen:* Die in synthetischen Präparaten enthaltenen Schilddrüsenhormone sind identisch mit den körpereigenen Hormonen und deshalb auch bei jahrelanger richtig dosierter Einnahme unschädlich. Nur bei unerkannter thyreoidaler Autonomie kann sich der bereits im oberen Normbereich befindliche endogene Hormonpool erhöhen. Bei einschleichender und durch Laborkontrollen überwachter Dosierung ist eine Hyperthyreosis factitia mit supprimiertem TSH und nicht nachweisbarem Thyreoglobulin im Serum selten. Sie sollte – einerseits wegen der Gewichtszunahme durch Appetitsteigerung, andererseits wegen des Osteoporoserisikos – bei postmenopausalen Frauen ohne Östrogen-Gestagen-Substitution vermieden werden. Schilddrüsenhormonpräparate beeinträchtigen nicht die Wirkung anderer Medikamente. Eine gute In-

formation der Patienten ist die beste Basis für eine erfolgreiche Dauerbehandlung. Beim multimorbiden alten Patienten können Schilddrüsenhormonpräparate allerdings eine kardiale Belastung darstellen.

Operative Therapie
Bei großen (Knoten-)Strumen ist die Strumaresektion angezeigt, vor allem bei mechanischer Behinderung der Luft- und/oder Speiseröhre, sonographisch echoarmen, szintigraphisch funktionslosen („kalten") Knoten. Die beidseits subtotale Strumaresektion tritt gegenüber einer am jeweiligen morphologischen und funktionellen Befund orientierten selektiven Operationstechnik zurück; dies unter den Gesichtspunkten sowohl der sicheren Entfernung allen Knotengewebes als auch der ausreichenden Restfunktion und damit der Senkung des Risikos der Operation (z. B. Rekurrensparese oder Hypoparathyreoidismus) sowie des Rezidivrisikos.

Postoperativ wird nach einseitiger Strumaresektion Jodid (200 µg/Tag) (s. ds. Kap., „Pharmakotherapie"), nach ausgedehnter Resektion Schilddrüsenhormon (z. B. 100–150 µg Levothyroxin/Tag) zur Rezidivprophylaxe gegeben. Da postoperativ oft nur eine passager auftretende Hypothyreose besteht, sollte nach 12 Monaten nach vorübergehender Unterbrechung der Levothyroxin-Medikation geprüft werden, ob bei ausreichend großen Schilddrüsenlappen eine Rezidivprophylaxe mit Jodid in einer Dosis von 100–200 µg/Tag genügt. Bei postoperativem Hypoparathyreoidismus erfolgt eine entsprechende Substitution (s. ds. Kap., 3.1.1).

Radiojodtherapie
Bei Patienten mit erhöhtem Operationsrisiko oder mit Rezidivstrumen bzw. Operationsangst kann durch das Radiopharmakon ^{131}J über eine strahlentherapeutische Parenchymreduktion von 30–50% eine Entlastung der Trachea sowie des venösen Rückstroms erreicht werden. Die zur Strumaverkleinerung erforderlichen Herddosen liegen bei 150–200 Gy (Einzelheiten zur ^{131}J-Therapie s. ds. Kap., 2.3 „Radiojodtherapie", zur Nachbehandlung s. ds. Kap., „Operative Therapie").

2.2 Schilddrüsenautonomie
Definition: Zunahme autonomer Zellen in einer Jodmangelstruma und dadurch nicht mehr der Regulation des HVL unterliegende Hormonproduktion.

Ätiopathogenese: Autonome Funktion und autonomes Wachstum treten in nahezu jeder länger bestehenden Jodmangelstruma disseminiert oder in Form eines oder mehrerer Adenome auf. Über den hypophysären Regelkreis resultiert eine Suppression des umgebenden, nicht der Autonomie unterliegenden Schilddrüsengewebes. Im Anfangsstadium kommt es deshalb nicht zu einer hyperthyreoten Stoffwechsellage, weil einerseits nur geringe Mengen autonomen Gewebes vorhanden sind, andererseits aufgrund des alimentären Jodmangels Jodid zur überschießenden Synthese von Schilddrüsenhormonen fehlt. Eine höhergradige Jodexposition (z. B. durch Medikamente, die Jod in größeren Mengen enthalten, wie Amiodaron, jodhaltige Röntgenkontrastmittel, jodhaltige Antiseptika) kann eine leichte bis schwere Hyperthyreose bis zur thyreotoxischen Krise (s. ds. Kap., 2.4) auslösen.

22 Krankheiten des Endokriniums

Klinik: Thyreoidale Autonomien sind bei 60–70% der über 30 Jahre alten Strumapatienten vorhanden. Aufgrund der verschiedenen Stadien mit Übergängen von der euthyreoten zur latenten und schließlich manifest hyperthyreoten Stoffwechsellage ist das klinische Bild verschieden. Meist besteht eine *Oligosymptomatik:* z. B. Tachykardie, Gewichtsverlust, Schlaflosigkeit oder Diarrhö. Die Schilddrüsenautonomie ist häufig Ursache der *Altershyperthyreose*. Sie wird oft lange Zeit nicht erkannt. Anders als beim Morbus Basedow (s. ds. Kap., 2.3) findet sich keine immunogene Orbitopathie. Abgesehen von einer Selbstheilung durch degenerativ-zystischen Zerfall von Schilddrüsengewebe erfolgt keine Spontanheilung.

Diagnostische Hinweise: Wenn nach einer höhergradigen Jodexposition hyperthyreote Symptome auftreten, sind neben der klinischen Abschätzung der Stoffwechsellage auch die Messung der T_3- und T_4-Spiegel im Serum und die Bestimmung des basalen TSH (ggf. TRH-Stimulation) sowie die Szintigraphie der Schilddrüse mit quantitativer Auswertung der regionalen Aufnahme von $^{99m}TcO_4$ oder ^{123}J in einzelnen (sonographisch echoarmen) Schilddrüsenarealen angezeigt. In multinodösen Strumen finden sich neben autonomen („warmen") Knoten auch inaktive Parenchymanteile („kalte" Knoten). Für die Suppressionsszintigraphie werden 14 Tage 150–200 µg Levothyroxin/Tag oder einmalig 1–3 Tbl. L-Thyroxin Henning® depot (s. ds. Kap., 2.1 „Pharmakotherapie") verabreicht. Bei älteren Patienten sollte die suppressive Levothyroxin-Dosis individuell so gewählt werden, daß eine ausreichende Suppression des TSH-Spiegels im Serum erfolgt. Die Wiederholungsszintigraphie wird bei protrahierter Suppression frühestens nach zwei Wochen, bei einer Einmaldosis nach einer Woche unter identischen technischen Bedingungen durchgeführt. Die Kontraindikationen für den diagnostischen Einsatz hoher Schilddrüsenhormon-Dosen sind besonders bei alten Patienten zu beachten.

Therapie

Symptomatische Therapie

Ruhe, allgemein sedierende Maßnahmen, z. B. Gabe von Diazepam. Durch β-Rezeptorenblocker, vor allem durch Propranolol (z. B. Dociton®, Propranur®) 3mal 20–40 mg, wird die sympathische Aktivität gedämpft und eine Konversion von T_4 zu T_3 in der Körperperipherie vermindert. Propranolol beeinflußt dadurch bis zum Wirkungseintritt anderer Therapiemaßnahmen Tachykardie, Herzminutenvolumen, erhöhte Kontraktilität des Herzens, vergrößerte Blutdruckamplitude, Tremor und Angst des Patienten. Die negativ inotrope Wirkung auf das Myokard ist bei gleichzeitiger Herzinsuffizienz zu beachten. Die Therapie mit β-Blockern sollte ausschleichend abgesetzt werden, wenn der hyperthyreote Stoffwechsel unter Kontrolle ist.

Thyreostatika

Thyreostatika (s. ds. Kap., 2.3 „Thyreostatika") dienen bei manifester Hyperthyreose der überbrückenden Behandlung, um vor definitiven Therapiemaßnahmen wie Strumaresektion oder Radiojodtherapie eine euthyreote Stoffwechsellage herbeizuführen. Eine Langzeittherapie ist nur bei multimorbiden älteren Patienten gerechtfertigt. Bei durch Jod induzierter Hyperthyreose müssen Thyreostatika höher dosiert werden.

Operative Therapie

Die funktionskritische Resektion (s. ds. Kap., 2.1 „Operative Therapie") autonomen Schilddrüsengewebes ist nach Vorbehandlung mit Propranolol (s. ds.

Kap., 2.2 „Symptomatische Therapie") und/oder mit Thyreostatika (s. ds. Kap., 2.3 „Pharmakotherapie") angezeigt bei großen Adenomen, z.B. bei multinodösen Strumen mit einem Nebeneinander von überaktiven und inaktiven Knoten, und ggf. bei Schwangeren, insbesondere bei durch Jod induzierter Hyperthyreose. Postoperativ ist je nach peripherer Stoffwechsellage eine Substitution mit Schilddrüsenhormonen, langfristig evtl. allein mit Jodid erforderlich.

Radiojodtherapie

Die Behandlung mit radioaktivem Jod (^{131}J) (s. ds. Kap., 2.3 „Radiojodtherapie") ist die Therapie der ersten Wahl, sowohl bei der latenten als auch bei der manifesten Hyperthyreose. Eine Altersgrenze besteht bei Erwachsenen nicht. Während der Gravidität und Stillzeit ist die ^{131}J-Therapie kontraindiziert. Herddosen von 150–180 Gy bei disseminierter Autonomie und von 200–400 Gy bei fokaler Autonomie sind erforderlich. Zum Schutz des perinodulären Gewebes werden bei kompensierten autonomen Adenomen je zwei Wochen vor und nach der ^{131}J-Behandlung 200 µg Levothyroxin/Tag (s. ds. Kap., 2.1 „Pharmakotherapie") zur Suppression des basalen TSH gegeben. Die ^{131}J-Therapie hinterläßt nach 3–6 Monaten inaktive Bezirke in einer „gesunden" Restschilddrüse. *Verlaufskontrolle und Nachbehandlung:* Der Therapieerfolg wird durch eine Szintigraphie nach 3–6 Monaten und die periphere Stoffwechsellage durch die Parameter T_3, T_4 und ggf. die TSH-Antwort im TRH-Test überprüft, bei normalem TSH-Spiegel Szintigraphie unter Suppressionsbedingungen. Für eine ausreichende Jodprophylaxe (s. ds. Kap., 2.1 „Jodprophylaxe") ist zu sorgen, um die erneute Entwicklung autonomer Gewebsbezirke in der Restschilddrüse zu vermeiden. Eine Substitution mit Schilddrüsenhormonen ist nur bei einer evtl. auftretenden Hypothyreose (s. ds. Kap., 2.7.1 und 2.7.2) erforderlich.

2.3 Basedow-Hyperthyreose

Definition: Autoimmunkrankheit, bei der die Schilddrüse abnorm stimuliert wird.
Ätiopathogenese: Von den B-Zellen gebildete, Thyreoidea-stimulierende Immunglobuline (TSI) besetzen die TSH-Rezeptoren der funktionsfähigen Schilddrüsenepithelien und führen zu einer ungesteuerten Stimulation der Thyreozyten.
Klinik: Die Basedow-Hyperthyreose kommt ohne oder mit Schilddrüsenvergrößerung sowie in 60% mit immunogener Orbitopathie (s. ds. Kap., 2.5) vor. Im Gegensatz zur thyreoidalen Autonomie tritt die Basedow-Hyperthyreose in jedem Lebensalter, bei Frauen etwa 7mal häufiger als bei Männern auf.
Leitsymptome und -befunde: allgemeine Unruhe, feucht-warme Haut, Dauertachykardie, große Blutdruckamplitude, feinschlägiger Tremor, innere Unruhe, vermehrte Darmmotilität, Gewichtsverlust, immunogene Augenzeichen (s. ds. Kap., 2.5).
Diagnostische Hinweise: Bei Frühformen kann ein negativer Ausfall des TRH-Tests Hinweise geben. Der Schweregrad wird durch die Messung von T_3- und T_4-Spiegel im Serum abgeschätzt. Antikörper gegen die thyreoidale Peroxidase (TPO) sind immer, TSH-Rezeptor-Antikörper in etwa 90% erhöht. Im Sonogramm meist diffus verminderte Echogenität der insbesondere im Tiefendurchmesser vergrößerten Schilddrüse, im farbkodierten Dopplerbild ausgeprägte diffuse Hypervaskularisation, im Schilddrüsenszintigramm, ggf. zur Abgrenzung gegenüber der Schilddrüsenautonomie, meist deutlich erhöhter ^{99m}TcO$_4$-Uptake (s. ds. Kap., 2.2 „Klinik"). Augenärztliche Untersuchung (s. ds. Kap., 2.5).

Therapie

Die medikamentöse Therapie hat das Ziel, den Zeitraum bis zu einer evtl. eintretenden Spontanremission zu überbrücken. Bei 30–50% der Patienten kommt es allerdings nach etwa einjähriger Behandlung zu keiner Remission bzw. zu einem frühzeitigen Rezidiv, so daß eine definitive Therapie erforderlich wird.

Allgemeine Maßnahmen
Ruhe, Vermeidung stärkerer körperlicher Belastung, ausreichende Flüssigkeitszufuhr, hochkalorische Ernährung (eine diabetische Stoffwechsellage kann sich verschlechtern).

Pharmakotherapie
Symptomatische Therapie
(1) *Sedativa:* Bei Unruhe, Übererregbarkeit und Schlafstörungen.
(2) *β-Rezeptorenblocker:* s. ds. Kap., 2.2 „Symptomatische Therapie".
(3) *Glukokortikoide:* (z.B. 20–30 mg/Tag Prednison): Im Anfangsstadium werden die Konversion von T_4 zu T_3, möglicherweise auch der Autoimmunprozeß gehemmt und bei schweren Hyperthyreosen die Nebenniereninsuffizienz substituiert.
(4) *Pflanzliche Präparate:* Lycoaktin® M, Mutellon®, Thyreogutt® mono, thyreo-loges N. Lykopus-Extrakte (z.B. Hewethyreon, Strodecin, thyreo-loges, ThyreoPasc N) senken *bei leichter Hyperthyreose* die T_3- und T_4-Spiegel im Serum und hemmen die Konversion von T_4 zu T_3.

Thyreostatika
Thyreostatika greifen erst, wenn die Hormonvorräte der Schilddrüse weitgehend aufgebraucht sind.

Handelspräparate
(1) *Thiamazol:* Favistan® (20 mg/Tbl., 40 mg/ml), Thiamazol 5 mg/20 mg „Henning", Thiamazol 40 mg inject. „Henning", Thyrozol 5, 10, 20 mg, Methimazol (5 mg).
(2) *Carbimazol:* Carbimazol 5 mg/10 mg „Henning", Neo-Thyreostat® (10 mg).
(3) *Thiouracil:* Propycil® (50 mg Propylthiouracil), Thyreostat® II (25 mg Propylthiouracil).
(4) *Perchlorat:* Irenat®-Tr. (1 ml [ca. 15 Tr.] = 300 mg Natriumperchlorat).

Äquivalenzdosen

	Initialdosis mg/Tag	Erhaltungsdosis mg/Tag
Thiamazol	10– 40	2,5– 10
Carbimazol	15– 60	5– 15
Propylthiouracil	150– 300	50–200
Perchlorat	1200–2000	100–400

Eigenschaften und Dosierung

(1) *Thiamazol und Carbimazol* sind unter Berücksichtigung der Wirkstärke, des raschen Wirkungseintrittes und der relativ geringen Unverträglichkeitserscheinungen zu bevorzugen. Thiamazol wird aktiv von der Schilddrüse aufgenommen und hemmt die Synthese der Schilddrüsenhormone. Carbimazol geht in vivo in Thiamazol über und muß für eine äquipotente Wirkung um den Faktor 1,6 höher dosiert werden. Mit steigender Jodverarmung der Schilddrüse nimmt die thyreoidale Aufnahme von Thiamazol ab, während die Wirksamkeit durch Inaktivierung der TPO-Aktivität ansteigt. Umgekehrt sind bei hohem Jodgehalt der Schilddrüse höhere Dosen erforderlich. Der verzögerte Wirkungseintritt bei Hyperthyreosen infolge höhergradiger Jodexposition kann Probleme bereiten. Eine einmalige Tagesdosis ist ausreichend, beginnend mit Anfangsdosen von 10 (bis maximal 40) mg Thiamazol, bei manifester jodinduzierter Hyperthyreose 40–120 mg, und je nach Stoffwechsellage Übergang auf Erhaltungsdosen von 2,5–10 mg. Da die thyreostatische Medikation die Synthese, nicht aber die Sekretion bereits synthetisierter Schilddrüsenhormone hemmt, tritt die Normalisierung des Stoffwechsels verzögert ein.

(2) *Propylthiouracil* wird eingesetzt, wenn es unter Thiamazol oder Carbimazol zu allergischen und toxischen Nebenwirkungen kommt. Die dem Thiamazol äquipotente Dosis liegt um den Faktor 10 höher. Propylthiouracil hemmt zusätzlich die periphere Konversion von T_4 zu T_3. Aufgrund seiner kürzeren Wirkzeit von 12 h muß Propylthiouracil 2mal täglich, z.B. in einer Dosis von 2mal 100 mg verabreicht werden.

(3) *Perchlorat* hemmt die Jodaufnahme in die Schilddrüse. Es wird zur Therapie kaum noch eingesetzt. Die Anfangsdosierung beträgt 1–1,5 g, die Erhaltungsdosis 0,2–0,5 g. Nach Jodkontaminationen ist der Effekt von Perchlorat fraglich, da eine Kompetition von Jod und Perchlorat um die thyreoidale Aufnahme besteht. Das Jodangebot ist oft größer als die tolerable Perchloratmenge. Perchlorat kann prophylaktisch vor Applikation jodhaltiger Röntgenkontrastmittel verabreicht werden, z.B. 3×25 Tr. Irenat® 3 Tage vor bis 10 Tage nach der Jodexposition, möglichst in Kombination mit 20 mg Thiamazol/Tag während des gleichen Zeitraums.

Lithium (s. ds. Kap., 2.4 „Sofortmaßnahmen") verhindert die Schilddrüsenhormonsekretion.

Nebenwirkungen

Die Rate leichter, in den ersten 3 Monaten auftretender Nebenwirkungen (gastrointestinale Erscheinungen, allergische Exantheme wie Pruritus, Kopfschmerzen, Gelenk- und Muskelschmerzen, Arzneimittelfieber, Geschmacksstörungen) liegt bei Thiamazol und Carbimazol, abhängig von der Höhe der Dosis, bei 2–5%, die schwerer Reaktionen (v.a. eine Granulozytopenie) bei weniger als 0,5%. Signifikante Unterschiede zwischen Thiamazol, Carbimazol und Propylthiouracil sind nicht nachgewiesen. Bei leichten allergischen Reaktionen empfiehlt sich die vorübergehende Gabe eines Antihistaminikums. Oft besteht keine Kreuzreaktion zwischen den einzelnen Thyreostatika (Ausnahme: Thiamazol und Carbimazol), so daß die notwendige Fortführung der Behandlung mit einem anderen Präparat unter sorgfältiger Kontrolle versucht werden kann.

Thrombo-, Granulo- und Panzytopenien treten nicht vorhersehbar plötzlich, insbesondere bei Infekten, z. B. einer Tonsillitis, ein. Erste Anzeichen können Fieber und Halsschmerzen sein. Sie erfordern ein sofortiges Absetzen der Thyreostatika und ggf. den Einsatz von Lithium (s. ds. Kap., 2.4). Die Zytopenie ist meist reversibel. Anzustreben ist in solchen Situationen eine definitive chirurgische oder strahlentherapeutische Behandlung.

Begleittherapie mit Schilddrüsenhormonen

Wegen in unregelmäßigen Zeitintervallen auftretender Remissionen und Rezidiven wird im allgemeinen nach Erreichen einer euthyreoten Stoffwechsellage die thyreostatische Behandlung mit Levothyroxin (50–100 µg/Tag, s. ds. Kap., 2.7.2) kombiniert. Die Monotherapie mit Thyreostatika hat demgegenüber den Vorteil einer niedrigeren Dosierung und besseren Beurteilbarkeit der Schilddrüsenhormonspiegel. Nachteile sind engmaschigere Kontrollen und die Gefahr einer hypothyreoten Stoffwechsellage mit reaktivem Schilddrüsenwachstum. Es wird angenommen, daß die Begleitmedikation von Levothyroxin über eine TSH-Suppression die TSI-Aktivität inhibiert und damit bei Fortführung der Schilddrüsenhormongabe auch nach Beendigung der thyreostatischen Therapie die Rate der Hyperthyreoserezidive reduziert.

Schwangerschaft und Stillzeit

Über einen Jodmangel der Mutter infolge erhöhten fetalen Jodbedarfs und Erhöhung des Thyroxin-bindenden Globulins (TBG) häufig spontane Besserung durch hemmende Wirkung auf den Autoimmunprozeß, so daß eine Interruptio nicht angezeigt ist. Bei leichten Verlaufsformen symptomatische Therapie (s. ds. Kap., 2.3 „Allgemeine Maßnahmen" und „Pharmakotherapie"). Bei schweren Verlaufsformen ist die möglichst niedrig dosierte *Monotherapie mit Thyreostatika* mit 1,25–5 mg Thiamazol oder 5–25 mg Carbimazol bzw. 25–150 mg Propylthiouracil (s. ds. Kap., 2.3 „Pharmakotherapie") obligat, insbesondere zur Vermeidung eines Aborts. Da Thyreostatika diaplazentar übergehen, Schilddrüsenhormone jedoch kaum, besteht für den Fetus, dessen Schilddrüse ab der 10.–12. Woche die Funktion aufnimmt, bei zu hohen Thyreostatika-Dosen die Gefahr einer hypothyreoten Stoffwechsellage mit Entwicklungsretardierung und Strumabildung. Deshalb ist die kombinierte Gabe von Thyreostatika und Schilddrüsenhormonen in der Gravidität kontraindiziert. Auch β-Rezeptorenblocker sollten vermieden werden. Für eine erhöhte Fehlbildungsrate durch Thyreostatika gibt es keinen Anhalt. Eher ist die unbehandelte Hyperthyreose das höhere Risiko. Da die mütterlichen TSI die Plazenta passieren und in der fetalen Schilddrüse wirksam werden können, ist eine Überwachung der kindlichen Herzfrequenz wichtig. Nur bei großen Strumen kann die Strumaresektion bei der Mutter im 2. oder 3. Trimenon angezeigt sein. Beim Stillen unter niedrig dosierter Thyreostatikatherapie mit 15 mg Thiamazol oder 150 mg Propylthiouracil kommt es lediglich zu einer unbedeutenden Thyreostase beim Kind.

Therapiekontrollen

Für die Einstellung der thyreostatischen Therapie ist vor allem der T_3-Spiegel hilfreich, der bei über der Norm liegenden Werten das Persistieren oder ein Rezidiv einer Hyperthyreose sicherer als der T_4-Spiegel anzeigt. Spontanremissionen sind schwer nachzuweisen. Die TSH-Antwort im TRH-Test bleibt oft lange nach Eintritt einer Remission aus. Kriterien können die Normalisierung der bei aktivem Autoimmunprozeß verminderten Echogenität bzw. einer vorbestehenden Hypervaskularisation (Farbdoppler) im Schilddrüsensonogramm sein. Die TSH-Rezeptor-Antikörper-Spiegel im Serum ermöglichen eine Beurteilung des akuten Krankheitsverlaufs, lassen jedoch die Prognose nur selten abschätzen. Persistierend hohe Thyreoglobulin-Spiegel im Serum sprechen für den Fortbestand eines aktiven Autoimmunprozesses.

Therapiedauer und Prognose

Die Behandlung sollte zunächst über 6–12 Monate erfolgen. Persistiert nach Absetzen der Thyreostatika die Hyperthyreose oder kommt es zu einem Rezidiv, sind destruierende Maßnahmen wie Strumaresektion oder Radiojodbehandlung angezeigt (s. ds. Kap., 2.3 „Operative Therapie" und „Radiojodtherapie"). Bei immunogener Rezidiv-Hyperthyreose ist eine thyreostatische Langzeittherapie nur bei erhöhtem Operationsrisiko oder bei Operationsablehnung zu befürworten, außerdem bei Patienten, bei denen eine ^{131}J-Behandlung als Alternative nicht möglich ist, z.B. während einer Schwangerschaft, infolge Jodexposition oder wegen ausgedehnter degenerativer Prozesse innerhalb der Schilddrüse.

Operative Therapie

Nach *erfolgloser medikamentöser Therapie*, z.B. nach Jodexposition oder bei kurzfristig unzureichendem Therapieerfolg, oder bei *mangelnder Kooperation* des Patienten sowie bei wachsenden, über etwa 60 ml *großen Strumen* mit nodulären Veränderungen und mechanischer Beeinträchtigung, insbesondere bei schweren Verlaufsformen mit Frührezidiven oder ausgeprägter Rezidivneigung, sollte die definitive Strumaresektion im allgemeinen nach thyreostatischer Vorbehandlung in euthyreoter Stoffwechsellage erfolgen. Neben Thyreostatika sollte Propranolol (120–160 mg) präoperativ gegeben werden. In besonderen Situationen wird die sog. Plummierung mit 5–10 mg Jod/Tag zur Hemmung der Schilddrüsenhormonsynthese und der Thyreoglobulinproteolyse, d.h. zur akuten Blockade der Hormonfreisetzung, durchgeführt. Die Schilddrüse wird in einer ausgedehnten Resektion zur Verhinderung eines Rezidivs auf 3–5 g Schilddrüsenrestgewebe reseziert, z.B. durch einseitige Lobektomie sowie ausgiebige Resektion des kontralateralen Schilddrüsenlappens. Postoperativ werden β-Rezeptorenblocker weitere 4–5 Tage wegen der bei der Operation erfolgenden Freisetzung von Schilddrüsenhormonen gegeben. Eine Nachbehandlung mit Schilddrüsenhormonen in einer Dosierung von täglich 100–150 μg Levothyroxin ist bei ausgiebiger Resektion bewußt in Kauf genommener Hypothyreose im allgemeinen erforderlich (s. ds. Kap., 2.7.2). Hypothyreote Phasen sind postoperativ zu vermeiden, auch wegen einer möglichen Verschlechterung immunogener Augenzeichen (s. ds. Kap., 2.5). Rezidivhyperthyreosen sind bei weitgehender Resektion gering. Nachsorgeuntersuchungen sind 1 und 6 Monate postoperativ, später jährlich zu empfehlen.

Krankheiten des Endokriniums

Radiojodtherapie

Das Jodisotop ^{131}J zerstört Schilddrüsengewebe, das durch Narbengewebe ersetzt wird. Zur permanenten Normalisierung des hyperthyreoten Stoffwechsels sind Herddosen von 150–200 Gy erforderlich. Je nach Größe und Jodavidität der Schilddrüse werden entsprechende ^{131}J-Mengen zu Beginn eines etwa 5–10tägigen stationären Aufenthaltes in speziellen nuklearmedizinischen Therapieeinheiten verabreicht. Meist ist eine einmalige Radiojodgabe ausreichend. Eine relative Kontraindikation ist eine über 60 ml große Struma. Die ^{131}J-Therapie wird auch bei jüngeren Patienten, bei denen eine Basedow-Hyperthyreose nach thyreostatischer Therapie persistiert bzw. bei denen Rezidive auftreten, vor allem auch bei Rezidiven nach nur subtotaler Strumaresektion, durchgeführt. Die Behandlung kann unter Thyreostatika-Therapie erfolgen. Bei endokriner Orbitopathie sollte vor und nach einer ^{131}J-Therapie eine Therapie mit Prednisolon erfolgen (s. ds. Kap., 2.5.1).

Die Radiojodtherapie führt nicht zu einer erhöhten Karzinomrate. Ein genetisches Risiko konnte nicht nachgewiesen werden. Die Strahlenexposition der Keimdrüsen liegt bei 0,01–0,03 Gy, das theoretische genetische Risiko bei 0,02%. In den USA wird die Radiojodtherapie bei 85% der Basedow-Patienten durchgeführt, in Deutschland bisher wegen der limitierten Therapieplätze nur in etwa 35%. Die einzige absolute Kontraindikation stellt die Schwangerschaft dar. Nach Radiojodtherapie bis zum Eintritt der euthyreoten Stoffwechsellage als Intervallbehandlung Thyreostatika (s. ds. Kap., 2.3 „Pharmakotherapie") in abfallender Dosierung etwa 2–3 Monate lang geben. Die Remission tritt nach 3–18 Monaten ein. Eine regelmäßige Nachsorge ist erforderlich, um eine strahlentherapeutisch induzierte und bewußt in Kauf genommene Hypothyreose zu erkennen und ggf. eine Substitutionstherapie (s. ds. Kap., 2.7.2) einzuleiten.

2.4 Thyreotoxische Krise

Definition: Akute, lebensbedrohliche Exazerbation einer Hyperthyreose (bei thyreoidaler Autonomie oder Morbus Basedow).
Ätiopathogenese: Meist höhergradige Jodexposition, Infekte, Traumen, Streß.
Klinik: *Stadium I:* Hyperthermie mit Fieber von 38–40°C, verbunden mit profusem Schwitzen und Dehydratation, Tachykardie (über 150/min), häufig vom Typ der absoluten Arrhythmie mit großer Blutdruckamplitude und oft mit Zeichen der Herzinsuffizienz, Diarrhöen (die zur Dehydratation beitragen), neurologische Symptome in Form von verstärktem Tremor, Unruhe, Agitation und Hyperkinesie. *Stadium II:* Adynamie, Bewußtseinsstörungen (Verwirrtheit, Desorientiertheit, psychotische Zeichen). *Stadium III:* Stupor und Somnolenz (Koma).
Diagnostische Hinweise: Durch aufwendige Diagnostik darf keine Zeit verloren werden. Der klinischen Erfahrung muß Priorität eingeräumt werden.

Therapie

Sofortmaßnahmen (vor Klinikeinweisung)
(1) Außer bei Somnolenz Sedierung mit Barbituraten (1 Amp. Luminal® i.v.) oder Benzodiazepam (10 mg Valium i.v.).
(2) β-Rezeptorenblocker, z. B. Propranolol 40 mg i.v. (Dociton®).
(3) Thiamazol i.v., z. B. 80 mg (Favistan®, Thiamazol Henning® 40 mg inject.).
(4) Prednisolon i.v., z. B. 100 mg (z. B. Solu-Decortin®-H).

Maßnahmen nach Klinikeinweisung
(1) 40–80 mg Thiamazol alle 8 h (s. ds. Kap., 2.4 „Sofortmaßnahmen"). Der volle Wirkungseintritt dauert Tage.
(2) 3mal 40 bis 3mal 80 mg Propranolol (Propranur®, Dociton®) oral oder in Form einer Dauerinfusion (mit Perfusor), z.B. bis zu 10 mg Dociton®-Injektionslösung. Cave: negativ inotrope Wirkung auf Myokard, AV-Block, dekompensierte Herzinsuffizienz, Bronchospasmus, Lungenödem.
(3) 50 mg Prednisolon i.v. alle 8 h, um die periphere Konversion von T_4 zu T_3 zu hemmen, eine Verminderung der Hormonfreisetzung aus der Schilddrüse zu erreichen und eine partielle Nebennierenrindeninsuffizienz zu substituieren.
(4) Bei Patienten, die oral versorgt werden können, Gabe peripherer α_1-Blocker, z.B. Phenoxybenzamin (z.B. Dibenzyran®) zur Verminderung der Adrenalinkonzentration und damit Reduktion der bei Hyperthyreose verstärkten sympathischen Aktivität.
(5) Additive Maßnahmen: Senkung der Körpertemperatur (Wadenwickel und Eisbeutel), Sedierung, Flüssigkeits- und Kalorienzufuhr (der Kalorienbedarf steigt bis auf 8000 Kalorien/Tag an), evtl. Sondenernährung zur Vermeidung einer Hungerazidose. Ggf. ausreichende Digitalisierung. Thromboembolie-Prophylaxe mit mittleren Heparindosen (3×5000 E s.c., später 3×2500–5000 E i.v.). Breitbandantibiotika. Sauerstoffbeatmung. Substitution von Elektrolyten (K, Na).

Erweiterte Maßnahmen
Bei Therapieresistenz innerhalb von 48 h totale Thyreoidektomie als effektivste Maßnahme zur Verhinderung der Schilddrüsenhormonneubildung und zur Elimination sämtlicher im Kolloid gespeicherten Schilddrüsenhormone im Sinne einer Notfalloperation, insbesondere bei jodinduzierten Hyperthyreosen.
Prognose der thyreotoxischen Krise: 20–50% Letalität.

2.5 Immunogene Orbitopathie und prätibiales Myxödem
Definition: Autoimmunkrankheit des retrobulbären Orbitagewebes bzw. des anterolateralen Unterhautgewebes des Unterschenkels, die sich vor, mit und nach Auftreten einer Basedow-Hyperthyreose aufgrund eines gemeinsamen Antigens manifestieren kann.
Ätiopathogenese: Immunogene Hyperthyreose und immunogene Orbitopathie treten oft gemeinsam, aber auch unabhängig voneinander auf. Durch eine Störung der Immunüberwachung kommt es zu lymphozytären und plasmazellulären Infiltraten in den extraokulären Augenanhangsgebilden sowie selten auch im Bereich der Unterschenkel. Es besteht eine genetische Beziehung zwischen Morbus Basedow und immunogener Orbitopathie.
Klinik: Patienten mit immunogenen Augenzeichen suchen entweder zunächst den Augenarzt auf oder befinden sich bereits in ärztlicher Behandlung wegen einer Basedow-Hyperthyreose. Sie klagen über Lidödeme, Druckgefühl hinter den Augen, Kopfschmerzen, Lichtempfindlichkeit, Fremdkörpergefühl, vermehrtes Tränen, verschwommenes Sehen und schließlich über Doppelbilder.
Leitsymptome und -befunde: Retraktion des Oberlids, Proptosis, seltener Lidschlag und Konvergenzschwäche. Mit Zunahme der infiltrativen Veränderungen im Orbitaraum kommt es zu periokulären Ödemen, Kongestion und Infiltration im subkonjunktivalen Gewebe mit Chemosis und Conjunctivitis sicca, Keratitis, schließlich zu einer Protrusio bulborum mit Einschränkung der Motilität und

22 Krankheiten des Endokriniums

dadurch bedingt zu Doppelbildern, zu mangelhaftem Lidschluß mit Hornhautkomplikationen sowie selten zu einer Einschränkung des Gesichtsfeldes durch Kompression des Nervus opticus.
Diagnostische Hinweise: Abklärung der Schilddrüsenfunktion, eingehende ophthalmologische Untersuchung mit Exophthalmometrie, Messung des Augendrucks bei Blickhebung, möglichst mittels Blickrichtungstonographie, Darstellung der initial entzündlichen Augenmuskelverdickungen (A-Bild-Sonographie, Röntgen-Computertomographie oder Kernspintomographie), ggf. Untersuchung der visuell evozierten Potentiale (bei Verdacht auf Schädigung des N. opticus).

2.5.1 Immunogene Orbitopathie

(1) *Normalisierung des Stoffwechsels* (s. ds. Kap., 2.3 „Pharmakotherapie"): Durch Erreichen einer Euthyreose bei Vermeiden einer Hypothyreose läßt sich bei einem Teil der Patienten bereits eine Besserung erzielen, jedoch sollte mit der Behandlung der Orbitopathie nicht bis zur Normalisierung der Stoffwechsellage gewartet werden. Eine Beendigung eines eventuellen Nikotinabusus ist dringend anzuraten.

(2) *Lokale Maßnahmen:* Nachts Hochlagerung des Kopfes, um den Abfluß in Lymphgefäßen und Venen zu fördern. Tragen getönter Brillen wegen Photophobie. Anwendung künstlicher Tränen bei Conjunctivitis sicca mit reaktivem Tränenträufeln, z. B. methylzellulosehaltiger Augentropfen (z. B. Celluvisc®, Artelac®), und zur Nacht die Applikation gelartiger Gleitmittel (z. B. Actovegin® Augen-Gel.

(3) *Pharmakotherapie: Glukokortikoide:* Bei ausgeprägten entzündlichen Veränderungen der vorderen Augenabschnitte und bei fortgeschrittener Protrusio bulborum sowie bei Auftreten von Augenmuskelparesen Therapie mit Prednison, beginnend mit 60–100 mg/Tag (z. B. Decortin-H®), schrittweiser Abbau innerhalb von 8–12 Wochen auf z. B. 20 mg/Tag für 6 Monate, möglichst in Kombination mit einer Retrobulbärbestrahlung.
Immunsuppressiva sind ebenso wie die Gabe von Immunglobulinen oder die Plasmapherese umstritten.

(4) *Additive Maßnahmen: Orbitaspitzenbestrahlung:* Im floriden Stadium in einer Gesamtdosis von bis zu 20 Gy, verteilt auf 10 Einzeldosen, meist in Kombination mit Glukokortikoiden (s. o.).
- *Thyreoidektomie* bei schwer zu beeinflussendem Verlauf, anschließend Elimination der restlichen Thyreozyten durch radioaktives Jod (s. ds. Kap., 2.3 „Operative Therapie" und „Radiojodtherapie").
- *Prismen* bei Doppelbildern.
- *Uhrglasverband* bei Ulzera der Hornhaut.
- *Dekompression der Orbitae* bei zunehmendem Visusverlust.
- *Tarsorrhaphie.*
- *Schieloperation.*

(5) Interdisziplinäre Betreuung durch Endokrinologen, Augenärzte, Strahlentherapeuten und Hausarzt.

2.5.2 Prätibiales Myxödem

Kortikosteroidsalben über Nacht unter einem Okklusivverband, in hartnäckigen Fällen lokale Infiltrationen von Glukokortikoiden.

Verlauf und Prognose
Der nicht voraussehbare Verlauf einer immunogenen Orbito- und/oder Dermatopathie erschwert die Aussage über die Wirksamkeit der Behandlungsmaßnahmen. Eine völlige Normalisierung ist eher die Ausnahme als die Regel. Eine interdisziplinäre Zusammenarbeit ist Voraussetzung für den Erfolg der meist polypragmatischen Therapie.

2.6 Thyreoiditiden
Definition: Heterogene Krankheitsgruppe, bei der nur das histologische Substrat der entzündlichen Infiltration gemeinsam ist.

Ätiopathogenese: Die sehr seltene bakterielle (eitrige) *akute Schilddrüsenentzündung* infolge hämatogener oder lymphogener Infektion der Schilddrüse neigt zur Abszedierung. Die *subakute Thyreoiditis* de Quervain beruht auf einer Virusinfektion. Die chronische lymphozytäre *Hashimoto-Thyreoiditis* ist eine (dem Morbus Basedow [s. ds. Kap., 2.3] verwandte) Autoimmunkrankheit, die in der hyper- und der atrophischen Verlaufsform vorkommt. Häufig endet sie in einer Atrophie der Schilddrüse. Eine *Strahlenthyreoiditis* tritt gelegentlich nach hochdosierter Radiojodtherapie oder nach externer Bestrahlung der Halsregion, z. B. wegen eines malignen Lymphoms, auf. Die seltene *fibrös invasive Thyreoiditis* Riedel ist eine invasiv sklerosierende Thyreoiditis. *Spezifische Thyreoiditiden* bei Tuberkulose oder Sarkoidose kommen kaum noch vor.

Klinik: *Akute Thyreoiditis:* erhebliche Lokalbeschwerden, Schwellung der Halslymphknoten, Fieber, beschleunigte BSG, Leukozytose mit Verlaufsformen bis zur eitrigen Einschmelzung. *Subakute Thyreoiditis:* starke Schmerzen im Bereich des Halses nach Virusinfekten der oberen Luftwege, ausgeprägtes Krankheitsgefühl, BSG extrem beschleunigt, keine Leukozytose. *Chronische Thyreoiditis:* schleichender Beginn. Wird oft erst an der entstehenden Hypothyreose erkannt.
Diagnostische Hinweise: Akute Thyreoiditis: sonographisch fleckige Echoarmut bis zu Zeichen eines Abszesses. *Subakute Thyreoiditis:* hohe BSG, sonographisch unregelmäßig begrenzte, verminderte Echogenität, im Szintigramm verminderte Radionuklidaufnahme, bei der Feinnadelpunktion Epitheloid- und Riesenzellen. *Chronische Thyreoiditis:* sonographisch verminderte Echogenität und im Farbdoppler Hypervaskularisation, Erhöhung der mikrosomalen (TPO)-Antikörper und der Thyreoglobulin-Antikörper, bei der Feinnadelpunktion lymphozytäre und plasmazelluläre Infiltrate.

2.6.1 Akute bakterielle und Strahlenthyreoiditis
Antiphlogistika, Antibiotika, bei Einschmelzung Punktion/Drainage.

2.6.2 Akute/subakute Thyreoiditis
Bei fehlender Symptomatik abwartende Haltung. Bei Lokalbeschwerden nichtsteroidale *Antiphlogistika* wie Acetylsalicylsäure, Indometacin oder Diclofenac. Bei typischer Ausprägung *Kortikoide* in einer Initialdosis von 30–60 mg Prednison/Tag (z. B. Decortin-H®). Nach Erreichen von Beschwerdefreiheit niedrigere Dosen (z. B. 10–20 mg Prednison) über einen oft wochenlangen Zeitraum. Bei initial gleichzeitig bestehender Hyperthyreose symptomatische Behandlung mit β-Rezeptorenblockern wie *Propranolol* (s. ds. Kap., 2.2 „Symptomatische Therapie"). Bei in Spätphasen auftretender Hypothyreose vorübergehende Substitution mit Schilddrüsenhormonen (s. ds. Kap., 2.7.2). In der Regel kommt es nach 3–6 Monaten zur Restitutio ad integrum. Bei wiederholten

Rezidiven kann in seltenen Fällen eine operative Sanierung erforderlich werden. *Verlaufskontrollen:* BSG, T_3 und T_4, Schilddrüsenantikörper und Thyreoglobulin (sofern diese erhöht waren), Sonogramm (Normalisierung der Echogenität), Szintigramm (Normalisierung der zuvor verminderten Radionuklidaufnahme).

2.6.3 Chronische lymphozytäre Thyreoiditis

Wegen geringer oder fehlender Lokalsymptomatik oft späte Diagnose. Antiphlogistika sind selten erforderlich. Kortikosteroide können den destruierenden Autoimmunprozeß nicht aufhalten. Bei hypertrophischer Verlaufsform mit fester Struma, evtl. mit Knotenbildungen, frühzeitig thyreosuppressive Therapie mit *Levothyroxin* (s. ds. Kap., 2.1 „Pharmakotherapie") und in seltenen Fällen Strumaresektion (s. ds. Kap., 2.1 „Operative Therapie"). Hierdurch wird der weitere Zerstörungsprozeß nicht verhindert. Bei fortschreitender Thyreoiditis, vor allem bei atrophischer Verlaufsform, Substitution mit *Levothyroxin* (s. ds. Kap., 2.7.2). Jodid ist kontraindiziert.

2.6.4 Postpartale Thyreoiditis

Bei dieser Sonderform der Immunthyreoiditis tritt postpartal über 2–3 Monate eine hyperthyreote Phase auf, meist gefolgt von einer passageren hypothyreoten Phase, die meist keiner Substitution bedarf. Die initial hyperthyreote Phase wird bei Bedarf mit β-Rezeptorenblockern behandelt.

2.6.5 Andere Thyreoiditisformen

Die seltene Strahlenthyreoiditis wird vorübergehend symptomatisch mit Antiphlogistika (z.B. Diclofenac, ggf. mit Kortikosteroiden, z.B. mit 10–100 mg Prednison/Tag) behandelt. Die Riedel-Thyreoiditis erfordert meist eine palliative Entlastungsoperation.

2.7 Hypothyreose

Definition: Schilddrüsenhormondefizit in den Zielorganen.
Ätiopathogenese: *Angeborene Hypothyreosen* entstehen durch Schilddrüsendysgenesien. *Erworbene thyreogene (primäre) Hypothyreosen* haben ihre Ursache in einer Zerstörung und/oder einem Verlust von Schilddrüsengewebe aufgrund entzündlicher Prozesse (chronische Hashimoto-Thyreoiditis, s. ds. Kap., 2.6.3), als Folge einer Strumaresektion oder Thyreoidektomie, einer Radiojodbehandlung oder externer Bestrahlung, einer verminderten Hormonsynthese bei extrem alimentärem Jodmangel, einer Überdosierung von Thyreostatika oder anderer strumigener Substanzen. Seltene Ursachen einer Schädigung und Funktionseinschränkung sind Amyloidose, Sarkoidose, fibrös invasive Thyreoiditis Riedel, Infiltration von extrathyreoidalen Tumoren bzw. Metastasen. *Erworbene hypophysäre (sekundäre) Hypothyreosen* haben ihre Ursache in einer Funktionseinschränkung des HVL mit erniedrigter oder aufgehobener TSH-Sekretion, meist infolge von HVL-Tumoren. Selten ist eine periphere Resistenz gegenüber Schilddrüsenhormonen.
Klinik: Schleichender Krankheitsbeginn. Erst spät volle Ausprägung mit Antriebsarmut, Konzentrationsschwäche, dumpfem Desinteresse, Kälteempfindlichkeit, kalter, schuppender, blaßgelber Haut, brüchigen Nägeln, sprödem Haar, kloßiger, verwaschener Sprache, Obstipation, Menstruationsstörungen, Libidoverlust. Bei alten Patienten wird die Hypothyreose zunächst oft als Altersbeschwerden verkannt. Passagere Hypothyreosen können unter Thyreostatika, unter Medikamenten mit thyreostatischem Nebeneffekt (z.B. Lithium), nach Jodexzeß (z.B. durch Amiodaron) und bei Schilddrüsenentzündungen auftreten.

Diagnostische Hinweise: Bei subklinischer Hypothyreose mit asymptomatischem Verlauf liegen T_3 und T_4 im Bereich der Norm, der basale TSH-Spiegel ist erhöht. Bei klinisch manifester Hypothyreose sind T_4 (und T_3) im Serum erniedrigt, TSH bei der primären Hypothyreose erhöht, bei der sekundären Hypothyreose niedrig (ohne Anstieg nach TRH-Stimulation). Mikrosomale, (TPO-) und Thyreoglobulin-Antikörper können eine zugrundeliegende Hashimoto-Thyreoiditis aufdecken. Eine Computertomographie der Hypophysenregion und eine HVL-Diagnostik sind bei sekundärer Hypothyreose angezeigt. Eine verlängerte Achillessehnenreflexzeit erlaubt u. a. die Diagnostik einer peripheren Schilddrüsenhormonresistenz.

2.7.1 Subklinische Hypothyreose

Bedarf nicht unbedingt einer Substitution, kann über Jahre unverändert bestehen, zeigt gelegentlich eine Tendenz zur Spontanheilung. Eine relative Indikation besteht bei Hyperlipidämien. Substitution (s. ds. Kap., 2.7.2), wenn gleichzeitig eine Struma besteht, nach Schilddrüsenoperation oder Strahlenschäden der Schilddrüse und bei Zuständen, die eine optimale Versorgung mit Schilddrüsenhormon erfordern (Pubertät, Kinderwunsch, Gravidität, Hyperprolaktinämie). Ein Therapieversuch mit Rückbildung zuvor nur unspezifischer Symptome rechtfertigt meist die Substitution auch der subklinischen Hypothyreose.

2.7.2 Manifeste Hypothyreose

(1) *Therapie der primären Hypothyreose:* Mit Ausnahme der temporären Hypothyreose (z. B. unter Thyreostatika) bedürfen Hypothyreosen zeitlebens einer Substitution mit etwa 2 µg Levothyroxin/kg KG. Die Therapie wird einschleichend mit 12,5 bzw. 25 µg Levothyroxin/Tag begonnen und nach 4 Wochen um 25–50 µg (bei alten Patienten jeweils im Abstand von 6 Wochen) um diese Größe gesteigert, meist auf eine Erhaltungsdosis von 100 µg *Levothyroxin* (s. ds. Kap., 2.1 „Pharmakotherapie"). Je nach Verlauf und Ausfall der Laborparameter sind höhere Erhaltungsdosen (150–200 µg) erforderlich. Bei hohem Lebensalter sinkt der Hormonbedarf um etwa 30%. Eine intravenöse Gabe von Levothyroxin kann in seltenen Fällen bei durch die Hypothyreose bedingter Resorptionsstörung initial erforderlich sein.

Eine hochdosierte Initialtherapie mit 500 µg Levothyroxin i.v. (1 Amp. L-Thyroxin Henning® inject) nur unter stationären Bedingungen, da die Substitution zu einer Steigerung des Sauerstoffverbrauchs des Myokards führt.

Bei der Behandlung der Hypothyreose von *alten Patienten* mit schwerer Gefäßsklerose kann die volle Substitutionsdosis wegen kardialer Probleme (z. B. Angina pectoris) evtl. nicht erreicht werden.

(2) *Therapie der sekundären Hypothyreose:* Neben der Substitution des Schilddrüsenhormonmangels Substitution der sekundären Nebenniereninsuffizienz und der gonadotropen Partialfunktion des HVL (s. ds. Kap., 4.1 und 1.1).

(3) *Verlaufskontrollen:* Bei primären Hypothyreosen Normalisierung der TSH- und T_4-Serumspiegel (Blutentnahme 24 h nach letzter Einnahme des Levothyroxins) und T_3-Spiegel bei Verdacht auf Überdosierung bzw. Hemmung der Konversion von T_4 zu T_3; bei der sekundären Hypothyreose zusätzlich Kontrolle anderer Ausfallserscheinungen des HVL. Eine Überwachung der Compliance ist bei der Dauertherapie initial alle 3–6 Wochen, später alle 6–12 Monate entscheidend.

22 Krankheiten des Endokriniums

2.8 Hypothyreotes Koma

Definition: Endstadium einer schweren Hypothyreose.
Ätiopathogenese: Meist führen bei nicht behandelter Hypothyreose eine ausgeprägte Kälteexposition bzw. Begleitkrankheiten, sedierend wirkende Pharmaka oder operative Eingriffe zum Koma, verursacht durch zerebrale Insuffizienz infolge zunehmender Depression des Atemzentrums, abnehmenden Herzzeitvolumens und zerebralen Blutflusses.
Klinik: Hypothyreose (blaßgelbe Haut, Myxödem), Hypothermie, Hypoventilation (2–3 Atemzüge/min), Bradykardie, Areflexie, Hypothyroxinämie, Hyponatriämie, Hypoglykämie und bei primärer Hypothyreose erhöhtes TSH.

Therapie

(1) Hyperkapnie (je nach Schweregrad der respiratorischen Azidose) beseitigen, Bronchialtoilette, Intubation mit künstlicher Beatmung, evtl. später Tracheotomie und maschinelle Beatmung auf Intensivstation.

(2) Am ersten Tag 500 µg, an den folgenden Tagen 100 µg Levothyroxin i.v. (L-Thyroxin Henning® inject). Alternativ Liothyronin (Thyrotardin®-inject N), initial 100 µg, später 25 µg i.v. alle 12 h.

(3) 100 mg Prednisolon i.v. (z. B. Solu-Decortin®-H, Ultracorten®-H).

(4) Bei Hyponatriämie Infusion hypertoner Kochsalzlösung, bei Hypoglykämie 20–40%ige Glukoselösung, bei Hypovolämie Plasmaexpander.

(5) Bei ausgeprägter Bradykardie temporärer Schrittmacher oder positiv chronotrope Substanzen, z. B. Adrenalin.

(6) Bei Herzinsuffizienz Digitalis in niedriger Dosierung.

(7) Adjuvante Maßnahmen: vorsichtige Aufwärmung um unter 1 °C/h (cave: Kreislaufkollaps). Zur Infektprophylaxe ggf. Antibiotika.

(8) Nach Erlangen des Bewußtseins Fortsetzung der Substitutionstherapie mit Levothyroxin in einer Dosis von 100–200 µg/Tag.

Prognose: 50% Letalität.

2.9 Schilddrüsentumoren

Definition: Karzinome der Thyreozyten, die als differenzierte (follikuläre [20–30%], papilläre [50–60%] und onkozytäre) bzw. undifferenzierte (spindel-, polymorph-, kleinzellige und anaplastische [5–10%]) Tumoren vorkommen, sowie Karzinome der C-Zellen ([5–10%] medulläre Tumoren) und Plattenepithelkarzinome. Seltenere Tumoren sind Sarkome, malignes Hämangioendotheliom, malignes Lymphom, malignes Teratom, Metastasen extrathyreoidaler Tumoren (Bronchial-, Kolon-, hypernephroides Nierenkarzinom). 80% sind differenzierte Karzinome. Pro Jahr erkranken in Deutschland pro 10 000 Einwohner etwa 3 Patienten an einem Schilddrüsenmalignom.
Ätiopathogenese: Ionisierende Strahlen im Halsbereich können mit einer langen Latenz (vor allem bei Kindern) einen karzinogenen Effekt haben. Jodmangel beeinflußt möglicherweise ebenfalls die Entstehung von Schilddrüsenkarzinomen, da nach Jodprophylaxe die weniger bösartigen papillären Tumoren überwiegen.
Klinik: Neu auftretende Solitärknoten bei Kindern und Jugendlichen (insbesondere nach vorausgegangener Strahlenexposition) sind eher maligne als Knoten in lange unverändert bestehenden (multi)nodösen Strumen.
Diagnostische Hinweise: Schilddrüsensonographie (lokalisiert verminderte Echogenität), Schilddrüsenszintigraphie (funktionsloses Areal), Feinnadelpunktion oder Stanzbiopsie. Die Labordiagnostik versagt bis auf das relativ seltene medulläre

Schilddrüsenkarzinom (C-Zellkarzinom), bei dem ein erhöhter Kalzitoninspiegel sowie gelegentlich ein Anstieg des CEA im Serum gefunden werden. Bei multipler endokriner Neoplasie (MEN; medulläres Schilddrüsenkarzinom, Phäochromozytom und Nebenschilddrüsenhyperplasie) erweiterte Diagnostik.

2.9.1 Differenzierte Karzinome

(1) *Totale Thyreoidektomie:* Operative Entfernung der Schilddrüse und metastasentragender Halslymphknoten. Nur bei okkulten papillären Karzinomen (Durchmesser < 1,0–1,5 cm, kein invasives Wachstum, Tumorstadium pT1N0M0) sind eine Hemithyreoidektomie des befallenen Schilddrüsenlappens, ggf. die subtotale Resektion der Gegenseite wegen der meist sehr guten Prognose berechtigt.

(2) *Radiojodtherapie:* Nach Thyreoidektomie werden alle Patienten mit differenziertem Schilddrüsenkarzinom (mit Ausnahme der papillären Mikrokarzinome ohne Lymphknoten- und Fernmetastasen) der ablativen Therapie mit radioaktivem Jod (^{131}J) zugeführt. Etwa zwei Drittel der papillären und hochdifferenzierten follikulären Karzinome besitzen die Fähigkeit, ^{131}J in therapeutischen Mengen anzureichern, während wenig differenzierte follikuläre Karzinome und onkozytäre Karzinome kaum oder kein Radiojod speichern. Die ^{131}J-Behandlung führt zunächst zu einer Ablation von gesundem, nicht-tumorbefallenem Schilddrüsenrestgewebe. Bei einer zweiten Radiojodtherapie (nach 3 Monaten) kann eine therapeutisch wirksame Strahlendosis in evtl. vorhandenen Tumorresten oder Metastasen wirksam werden. Zur Ablation des Schilddrüsenrestes werden zunächst etwa 1,9–3,7 GBq verabreicht, bei der zweiten Behandlung 3,7–5,6 GBq, bei metastasierenden Karzinomen bis zu 11,1 GBq, womit Herddosen von rund 500 Gy erreicht werden. Ein Posttherapieszintigramm sollte zur Dokumentation der jodspeichernden Herde 3–7 Tage später aufgezeichnet werden. Voraussetzung ist ein erhöhtes basales TSH, so daß nach Thyreoidektomie vor Radiojodtherapie keine Substitution mit Schilddrüsenhormon und bei nachfolgenden Radiojodtherapien Levothyroxin mindestens 5 Wochen vorher abgesetzt und bis 14 Tage vor der Radiojodbehandlung durch das biologisch kurzlebige Liothyronin (z.B. 60 µg Thybon®/Tag) ersetzt werden sollte. Jodhaltige Medikamente und jodhaltige Röntgenkontrastmittel sind bis zur vollständigen Ablation kontraindiziert. Die Strahlenexposition des Ganzkörpers ist gering. Blutbildveränderungen sind rasch reversibel, ebenso meist passagere Geschmacksstörungen und Schwellungen der Speicheldrüsen.

(3) *Perkutane Bestrahlung:* Bei differenzierten Schilddrüsenkarzinomen, die die Schilddrüsenkapsel infiltriert oder durchbrochen haben, wird zusätzlich eine perkutane Strahlentherapie des Schilddrüsenbettes und der ableitenden Lymphwege im oberen Mediastinum unter Hochvoltbedingungen mit einer Gesamtdosis von 30–60 Gy fraktioniert (2 Gy/Tag) appliziert, vor allem bei den nicht ^{131}J-speichernden onkozytären Karzinomen.

Prognose: Der Behandlungserfolg hängt von Tumormasse, dem Differenzierungsgrad sowie der ^{131}J-Anreicherung der Karzinome ab. Die Lebenserwartung bei auf das Organ beschränkten papillären, follikulären und onkozytären Karzinomen (T0–3) ohne Lymphknotenmetastasen (N0) und ohne Fernmetastasen (M0) ist nicht wesentlich verschieden von einem gesunden Kollektiv. Die Tumorerkrankung ist in 80% der Fälle heilbar. Für die restlichen 20% ist die

10-Jahres-Überlebensrate bei organüberschreitenden Karzinomen (T4) oder Lymphknotenmetastasen (N3) sowie bei Fernmetastasen deutlich ungünstiger.

2.9.2 Undifferenzierte Karzinome

Mehr als zwei Drittel der undifferenzierten Schilddrüsenkarzinome kommen in einem nicht mehr resektablen Zustand zur Operation, so daß lediglich eine Tumorreduktion zur Freihaltung der Atemwege möglich ist. Eine Radiojodtherapie ist nicht möglich, eine palliative perkutane Bestrahlung je nach Zustand des Patienten eventuell zu erwägen. Zytostatika wie Doxyrubicin (Adriamycin®) in einer Dosierung von 65–75 mg/m^2 KO i.v. können bei rasch progredienten anaplastischen Karzinomen ebenso wie bei durch Skelettmetastasen ausgelösten Schmerzsymptomen, bei durch Lungenmetastasen hervorgerufenen Beschwerden und progressiven Tumorwachstum im Halsbereich versucht werden.

2.9.3 Medulläre Karzinome

Bei hereditären Formen sollte bei positivem Befund im Familien-Screening bereits etwa im 6. Lebensjahr eine prophylaktische kurative Thyreoidektomie erfolgen. Bei Erwachsenen und bei sporadischem C-Zell-Karzinom radikales chirurgisches Vorgehen mit prophylaktischer Lymphknotendissektion. Die Prognose ist mit einer mittleren Überlebensrate von 50% nach 10 Jahren ungünstig. Sie hängt vom Tumorstadium zum Zeitpunkt der Diagnose ab. Erneute chirurgische Eingriffe sind notwendig, wenn ein erhöhter Kalzitoninspiegel im Serum Persistenz anzeigt oder bei einem Rezidiv des Tumorleidens ansteigt bzw. wenn klinisch oder durch bildgebende Verfahren eine Tumorlokalisation festgelegt wurde. Eine perkutane Strahlentherapie ist umstritten.

2.9.4 Substitutionstherapie nach Thyreoidektomie und Strahlentherapie

Nach Schilddrüsenoperation und nach bzw. zwischen Radiojodbehandlungen sowie während perkutaner Bestrahlung erfolgt zum Ausgleich der Athyreose die Gabe von Schilddrüsenhormonen, in der Regel als *Levothyroxin* in einer Dosis von etwa 2,5 µg/kg KG (s. ds. Kap., 2.1 „Pharmakotherapie") in einer Dosierung von bis zu 300 µg/Tag, zur völligen Suppression der TSH-Sekretion, da sowohl die differenzierten, zum Teil auch die anaplastischen Karzinome eine Abhängigkeit ihres Wachstums von der thyreotropen Stimulation zeigen. Vor Radiojodtherapie wird Levothyroxin vorübergehend auf Liothyronin umgesetzt. Beim C-Zellkarzinom ist eine Substitutionstherapie mit 100–150 µg Levothyroxin ausreichend. Nach Thyreoidektomie kommt es bei etwa 10% der Patienten zu einem manifesten Hypoparathyreoidismus. Substitution s. ds. Kap., 3.2.1.

Verlaufskontrollen: Neben der Ultraschalluntersuchung der Halsregion eignet sich bei differenzierten Schilddrüsenkarzinomen die Bestimmung des Thyreoglobulins (Tg) zum Nachweis von Lokalrezidiven oder Metastasen. Die Sensitivität beträgt nach Unterbrechung der suppressiven Therapie mit Schilddrüsenhormonen 94%, unter Hormontherapie 90% gegenüber 60% bei der ^{131}J-Ganzkörperszintigraphie. Thyreoglobulin eignet sich vor allem auch als Tumormarker beim onkozytären Karzinom, das kein Radiojod speichert. Beim C-Zell-Karzinom werden Kalzitonin und CEA als Tumormarker eingesetzt. Bei allen Schilddrüsenkarzinomen sollten T₃ und T₄ im oberen Bereich der Norm liegen sowie die TSH-Spiegel supprimiert sein und nach TRH-Stimulation nicht ansteigen. Kontrollen zunächst in dreimonatigen, später je nach Verlauf in 6–12monatigen Abständen. Bei differenzierten Karzinomen sind bei Anstieg des Thyreoglobulinspiegels Röntgenaufnahmen der Thoraxorgane, ^{131}J-Ganzkörperszintigraphien, evtl. Skelettszintigraphien, evtl. Röntgen-Computer- oder Kernspintomographien sowie spezielle nuklearmedizinische Szintigraphiemethoden angezeigt.

3 Krankheiten der Nebenschilddrüse
(J. Beyer)

3.1 Hyperparathyreoidismus
Dem Krankheitsbild liegt eine pathologisch gesteigerte Parathormonsekretion zugrunde. In Abhängigkeit von der Ursache kann unterschieden werden:
(1) *Primärer Hyperparathyreoidismus*, verursacht durch autonome PTH-Mehrproduktion (Adenom, Karzinom, nicht der Regulation unterworfene Hyperplasie).
(2) *Sekundärer HPT*, ausgelöst durch Störungen des Kalzium-Phosphatstoffwechsels mit nachfolgender Neigung zur Kalziumsenkung und hierdurch induzierter vermehrter PTH-Freisetzung (sekundär renaler bzw. sekundär intestinaler HPT). Hierbei kann die PTH-Überproduktion sekundär autonom werden mit Entwicklung von
(3) Epithelkörperchenadenomen (sog. *tertiärer Hyperparathyreoidismus;* s. ds. Kap., 3.1.4).

3.1.1 Primärer Hyperparathyreoidismus
Ätiopathogenese: Zugrunde liegt eine pathologisch gesteigerte PTH-Sekretion. Ursachen:
(1) einzelne (83%) oder multiple Adenome (4,3%) der Epithelkörperchen,
(2) Hyperplasie aller 4 Drüsen (ca. 10%)
(3) Epithelkörperchenkarzinome (0,5%).
Die Adenome können in bis zu 10% der Fälle dystop liegen.
Beim Vorliegen eines primären Hyperparathyreoidismus sollte an das Vorliegen einer multiplen endokrinen Neoplasie (MEN I) Typ I und II (in 85% Nebenschilddrüsenhyperplasie oder -adenom) gedacht werden, deren anderseitiger Drüsenbefall auch Jahre versetzt auftritt.
Klinik: *Leitsymptome und -befunde: Allgemeine Symptome:* Müdigkeit, allgemeine Schwäche, Polydipsie, gastrointestinale Symptome wie Anorexie, Übelkeit, Erbrechen, Obstipation. *Renale Symptome:* Rezidivierende Nephrolithiasis (70%), Nephrokalzinose, herabgesetzte Konzentrationsfähigkeit bis Hypo-/Isosthenurie, Polyurie, Azotämie. *Ossäre Symptome* (10–20%): „Rheumatische Beschwerden" bis zu starken Knochenschmerzen, radiologisch nachweisbar Knochenveränderungen, subperiostale Resorptionsherde (besonders an den Händen) und Zystenbildung (Vollbild: Osteodystrophia fibrosa cystica generalisata von Recklinghausen). *Neuropsychiatrische Symptome:* Antriebsstörung, depressive Verstimmung, mürrische Reizbarkeit (besonders bei älteren Patienten), Hypo- bis Areflexie.
Diagnostische Hinweise: Nachweis der Hyperkalzämie, Hypophosphatämie, Hyperkalziurie, Hyperphosphaturie, Chlorid/Phosphat-Quotient > 40. Alkalische Phosphatase bei Knochenbeteiligung erhöht, intaktes PTH erhöht. Harnpflichtige Substanzen im Blut in Abhängigkeit vom Serumkalziumspiegel erhöht. Rönt-

genuntersuchung des Skelettsystems (Hände, Schädel, Akromioklavikulargelenk; Parenchymverkalkungen und Konkremente, evtl. Weichteilverkalkungen. *Lokalisationsdiagnostik:* Sonographie der Halsweichteile, evtl. Computertomographie des Mediastinums. Lokalisationsnachweis keine Vorbedingung für Operation! Selektiver Venenkatheterismus mit PTH-Bestimmung nur vor chirurgischem Zweit- oder Dritteingriff. *Differentialdiagnose:* „normokalzämischer" primärer Hyperparathyreoidismus (Kalziumwerte mehrfach im oberen Normbereich bei rezidivierenden Steinträgern und Hyperkalziurie); paraneoplastisch bedingte Hyperkalzämie (kann alle Laborbefunde des primären Hyperparathyreoidismus imitieren), Plasmozytom, maligne Tumoren, Morbus Boeck, Thiazidtherapie, Milch-Alkali-Syndrom, Vitamin-D-Intoxikation, lang bestehende Hyperthyreose u. a.

Therapie

Nach diagnostischer Sicherung und therapeutischer Senkung stark erhöhter Serumkalziumspiegel (> 7 mval/l, 3,5 mmol/l) sowie ggf. Behandlung anderweitiger Erkrankungen (Exsikkose, Tracheitis, Bronchitis, Niereninsuffizienz etc.) Operation durch einen auf dem Gebiet erfahrenen Chirurgen.

Präoperative Behandlung der Hyperkalzämie

Sinnvoll ist bei Serumkalziumwerten über 7 mval/l, 3,5 mmol/l (entsprechend 14 mg%), Dehydratation und gleichzeitiger Retention harnpflichtiger Substanzen mit einer Infusionstherapie mit 2000–6000 ml physiologischer NaCl-Lösung und 5%iger Glukoselösung im Wechsel unter Kontrolle der Ausscheidung, des zentralen Venendruckes und der Serummineralien bei Kaliumsubstitution und Furosemidgabe (Lasix® i.v.) sowie Kalzitonin (Calcitonin, Karil®, 5–10 E/kg KG/Tag zur Infusion) zu beginnen. Ist es nicht möglich, damit das Serumkalzium unter 7 mval/l zu senken, helfen Ostac®-Infusionen oder 25 µg/kg KG Mithramycin (Mithramycin „Pfizer") alle 2–4 Tage zu der genannten Infusionstherapie. Bei paraneoplastisch bedingter Hyperkalzämie 30–100 mg Prednison/Tag. Als i.v. Akuttherapie sowie zur oralen Therapie Clodronsäure (Ostac®). Weiterhin kalziumarme Kost. Orale Phosphattherapie ist wenig effektiv, intravenöse risikoreich. Serumkalziumwerte über 8 mval/l (16 mg%) sind lebensbedrohlich: Intensivüberwachung (s. Kap. 10, 1.4.2), ggf. Hämodialyse.
Vorsicht bei der Anwendung von Digitalis wegen der positiv inotropen Wirkung des Kalziums (Kammerflimmern und Asystolie). Bei Ulcus ventriculi oder duodeni kalziumfreie Antazida oder Cimetidin bzw. Ranitidin (s. a. Kap. 10, 1.4.2).

Postoperative Behandlung

Engmaschige Kalziumkontrollen (6stündlich für 2–3 Tage) bei Patienten mit ausgeprägter Skelettbeteiligung (hohe alkalische Phosphatase), da durch übersteigerte Rekalzifizierung das Serumkalzium rasch absinkt. Der Serumkalziumspiegel soll so eingestellt werden, daß klinisch Beschwerdefreiheit besteht. Bei leichten tetanischen Beschwerden orale Kalziumgabe (z. B. 2–3 Calcium-Sandoz®-fortissimum-Brausetabletten/Tag), manifester Tetanie bis maximale 6 g/Tag bzw. akut 20 ml Kalziumglukonat 10% i.v. Bei schwerer Tetanie langsame Infusion von 10 Amp. à 10 ml 10%iges Kalziumglukonat auf 500 ml 0,9%ige NaCl-Lösung, danach orale Therapie, evtl. in Kombination mit Magnesium (z. B. Magnesium Verla®). Bei rezidivierenden schweren Hypokalzämien gleichzeitiger

Therapiebeginn mit Calcitriol, Vitamin D_3 oder Dihydrotachysterol (Rocaltrol® 0,25–1,0 µg/Tag, 5 mg Vigantol® forte [Tbl.] oder 3 mal 15 Tr./Tag A.T. 10®) unter Kontrolle von Serumkalzium und Serumphosphat. Die Therapie ist zu reduzieren, sobald die Serumkalziumwerte im unteren Normbereich liegen. Bleibt die Hypokalzämie länger als 6 Wochen bestehen, muß angenommen werden, daß die übrigen Epithelkörperchen entfernt oder geschädigt wurden. In diesem Fall ist eine Dauertherapie mit z.B. Calcitriol (Rocaltrol®) 0,25–1,0 µg/Tag, Vitamin D oder A.T. 10® erforderlich (s. Kap. 10,1). Wegen der rascheren Wirkung und besseren Steuerbarkeit sollte z.B. dem Calcitriol (Rocaltrol®) der Vorzug gegeben werden. Eine dauerhafte Kombinationstherapie mit Kalzium ist zu vermeiden. Serumkalzium, -phosphat, Nierenfunktion und Blutdruck bedürfen weiterer Kontrolle. Der Serumkalziumspiegel sollte im unteren Normbereich gehalten werden.

3.1.2 Akuter Hyperparathyreoidismus
(s. hyperkalzämische Krise, Kap. 10, 1.4.2)

3.1.3 Sekundärer Hyperparathyreoidismus
Ätiopathogenese: Gesteigerte Parathormonsekretion als Antwort auf eine erniedrigte Serumkalziumkonzentration durch:
(1) chronische Nierenerkrankungen mit fortgeschrittener Niereninsuffizienz (s. Kap. 17)
(2) Dünndarmerkrankungen mit Kalzium- und Vitamin-D-Resorptionsstörung (Malabsorptionssyndrome jeder Art, s. Kap. 15, 6).
Klinik: *Leitsymptome und -befunde:* Im Vordergrund steht die Symptomatik der Grundkrankheit. Bei der *renalen Form:* Kalzium im Serum erniedrigt bis normal, Phosphat erhöht, harnpflichtige Substanzen erhöht, Kalzium- und Phosphatausscheidung im 24-h-Urin erniedrigt. Vermehrte Kalziumresorption aus den Knochen führt zu der renalen Osteodystrophie (urämische Osteopathie, s. Kap. 17, 3 „Renale Osteopathie, Störungen des Kalzium-Phosphat-Stoffwechsels"). Bei der *intestinal bedingten Form:* Kalzium und Phosphat im Serum normal bis erniedrigt, Kalziumausscheidung im Urin erniedrigt, die Ausscheidung des Phosphats normal bis erhöht. Bei beiden Formen ist das PTH intakt im Serum erhöht bis stark erhöht.

Therapie

Beim sekundären HPT steht die Behandlung der Grunderkrankung im Vordergrund. Therapie der intestinalen Malabsorption s. Kap. 15, 6. Bei chronischer Niereninsuffizienz rechtzeitige Hemmung der intestinalen Phosphatresorption (Kalziumkarbonatpräparate s. Kap. 17, 3 „Renale Osteopathie, Störungen des Kalzium-Phosphat-Stoffwechsels") und Kalziumgabe; falls nicht ausreichend, Substitution mit Calcitriol (Rocaltrol®) bzw. Vitamin D_3 unter Kontrollen des Serumkalziums; anfangs wöchentlich, später monatlich und länger. Dosis individuell anpassen, bei Überdosierung Gefahr der metastatischen Verkalkung. Therapie der Hypokalzämie s. Kap. 10, 1.4.1 und Kap. 17, 3 „Renale Osteopathie, Störungen des Kalzium-Phosphat-Stoffwechsels".

3.1.4 Tertiärer Hyperparathyreoidismus
Ätiopathogenese: Er entsteht aus dem sekundären HPT durch Autonomie der PTH-Sekretion. Bei der renal bedingten Form (s. ds. Kap., 3.1.1) kann das Serumkalzium erniedrigt sein (infolge Hyperphosphatämie); durch Senkung des Phos-

phatspiegels mittels intestinaler Phosphatbindung durch Kalziumkarbonat kommt es zur Manifestation der zu erwartenden Hyperkalzämie.

Therapie

Totale oder subtotale Parathyreoidektomie, Reimplantation von autologem Epithelkörperchengewebe in die Muskulatur (Vorderarm, M. pectoralis, M. sternocleidomastoideus).

3.2 Epithelkörperchenunterfunktion
3.2.1 Hypoparathyreoidismus
Ätiopathogenese: Fehlende oder verminderte PTH-Sekretion. Ursachen:
(1) Aplasie oder Hypoplasie der Epithelkörperchen (idiopathischer primärer Hypoparathyreoidismus).
(2) Schädigung der Epithelkörperchen bei Strumektomie (parathyreopriver Hypoparathyreoidismus).
(3) Autoimmunologische Schädigung mit Untergang der Epithelkörperchen.
Der PTH-Mangel führt zur Hypokalzämie, Hyperphosphatämie und zu dem klinischen Bild einer Tetanie.
Klinik und Therapie entsprechend der Hypokalzämie, s. Kap. 10, 1.4.1 und Kap. 17, 3 „Renale Osteopathie, Störungen des Kalzium-Phosphat-Stoffwechsels".

3.2.2 Pseudohypoparathyreoidismus
Ätiopathogenese: Ein Hypoparathyreoidismus im eigentlichen Sinn liegt hierbei nicht vor; es handelt sich um ein hereditäres Leiden mit PTH-Resistenz am Erfolgsorgan. Bei einigen Patienten wird ein biologisch nicht vollwertiges PTH gebildet.
Klinik: Zeichen des Hypoparathyreoidismus, zusätzlich Kleinwuchs, Bradymetakarpie, Zahnanomalien, Katarakt, Oligophrenie und Weichteilverkalkungen, tetanische Anfälle.

Therapie

Z.B. Calcitriol (Rocaltrol®), Vitamin D oder A.T. 10®; Dosierung individuell (s. Kap. 10, 1.4.1 und Kap. 17, 3 „Renale Osteopathie, Störungen des Kalzium-Phosphat-Stoffwechsels").

4 Krankheiten der Nebenniere
(J. Beyer)

4.1 Nebennierenrindenunterfunktion
Als Nebennierenrindeninsuffizienz wird ein vollständiger oder unvollständiger Mangel an Gluko- und Mineralokortikoiden bezeichnet. Wichtig ist die Unterscheidung in primäre und sekundäre NNR-I. Die primäre NNR-I beruht auf einer Schädigung oder Zerstörung der Nebennierenrinde. Bei der sekundären Insuffizienz liegt eine hypothalamische oder hypophysäre Schädigung vor; die Nebenniere selbst ist nicht zerstört, sie ist atrophisch. Es müssen mehr als $9/10$ der Nebennierenrinde zerstört sein, bis sich bei chronischem Verlauf Ausfallserscheinungen bemerkbar machen. Zwischen der relativen Nebennierenrindeninsuffizienz mit noch ausreichender Basalsekretion und der absoluten Insuffizienz bestehen fließende Übergänge.

4.1.1 Primäre Nebennierenrindenunterfunktion

Akut auftretender oder chronisch sich entwickelnder Mangel an Nebennierenrindenhormonen (Glukokortikoide, Mineralokortikoide und Nebennierenandrogene).

Chronische Nebennierenrindeninsuffizienz (Morbus Addison)

Ätiopathogenese: Häufigste Ursache: Sogenannte „idiopathische Atrophie" (50–70%) als Folge einer Immunadrenalitis (Autoantikörpernachweis). Es ist nur die Nebennierenrinde betroffen, das Mark bleibt erhalten. Seltener entzündliche Prozesse (Tbc 25%), Amyloidose, Tumormetastasen, Sarkoidose, Hämorrhagien, zytotoxische Substanzen (besonders Adrenostatika). Das Nebennierenmark wird hierbei meist mit zerstört, was sich in einem Mangel an Adrenalin äußert. Beim Morbus Addison sind Gluko- und Mineralokortikoide vermindert. Der erniedrigte Cortisolspiegel führt zur CRH-ACTH-Mehrsekretion. Der Hypoaldosteronismus führt zu Hyponatriämie, Hyperkaliämie und Hyperreninämie. Wegen der engen strukturellen Verwandtschaft zwischen ACTH und β-MSH tritt durch den Überschuß an ACTH eine Stimulation der Melanozyten und damit Braunfärbung der belichteten und mechanisch beanspruchten Hautpartien ein.

Klinik: Das klinische Bild wird durch Dauer und Ausmaß der Unterfunktion geprägt. Verstärkend wirken akut eintretende Streßzustände (Infekte, Operationen, Unfälle etc.). *Leitsymptome und -befunde:* Schwäche und Ermüdbarkeit, Gewichtsverlust, zunehmende braungraue Pigmentierung (lichtexponierte Stellen, Druckstellen, Hautfalten, Mamillen, perigenital und perianal, neuere Narben, Mundschleimhaut etc., gelegentlich in Verbindung mit Vitiligo), Anorexie, Erbrechen, Übelkeit, Abdominalschmerzen, Verstopfung, Salzhunger, Muskelschmerzen, Hypotonie, Ausfall der Schambehaarung bei der Frau. Psychosyndrom: Reizbarkeit, Schwäche, Antriebsarmut.

Diagnostische Hinweise: Hyperkaliämie, Hyponatriämie, niedrige bis hypoglykämische Blutzuckerwerte, Eosinophilie, Retention harnpflichtiger Substanzen, selten Hyperkalzämie. Sicherung der Diagnose durch Nachweis der erniedrigten Plasma- und Urincortisolkonzentration. Das ACTH im Plasma ist erhöht, Aldosteron im Plasma und Urin vermindert, Reninaktivität wegen Hypovolämie erhöht. Geringe oder fehlende Stimulation der Cortisolsekretion im ACTH-Kurztest, DHEA-S herabgesetzt. *Radiologische Diagnostik:* Nebennierenverkalkungen? Hinweise auf abgelaufene Lungen-Nieren- oder Knochentuberkulose.

Therapie

Die lebenslang erforderliche Substitutionstherapie muß den Glukokortikoid- wie den Mineralokortikoidmangel ausgleichen.

Standardtherapie

Cortison- oder Cortisolsubstitution (Cortison CIBA®, Hydrocortison Hoechst®) als Glukokortikoide, Dosis in der Regel 25 mg bzw. 20 mg morgens, 12,5 bzw. 10 mg mittags und abends (Imitation der Sekretionsrhythmik). Die Tagesdosis richtet sich in erster Linie nach dem Wohlbefinden des Patienten, die Serumcortisolspiegel sollten morgens um 20 µg/dl, abends um 10 µg/dl liegen, ohne daß sich eine Cushing-Symptomatik entwickelt (Gesicht!). Die Braunfärbung der Haut muß sich zurückbilden. Als Mineralokortikoid wird Fludrocortisonacetat (Fludrocortison [Squibb-Heyden], Astonin®-H) 0,05–0,2 mg/Tag morgens verabreicht. Hierunter Normalisierung von Natrium und Kalium; bei hart-

näckiger, sonst nicht erklärbarer Hypotonie Dosis erhöhen. Adrenaler Androgenmangel der Frau führt gelegentlich zu Libidoverlust; Ersatz möglich unter Beachtung der Nebenwirkungen durch Androgene (Andriol®). Bei Verdacht auf floride Tbc zusätzlich Therapie mit Tuberkulostatika.
Cave: Unterdosierung mit Glukokortikoiden (Adynamie, Müdigkeit etc.), Überdosierung mit Glukokortikoiden (Cushing-Syndrom, Osteoporose etc.). Unterdosierung mit Mineralokortikoiden (Hyponatriämie, Hyperkaliämie, Hypotonie), Überdosierung mit Mineralokortikoiden (Hypokaliämie, Hypernatriämie, Ödeme, Hypertonie). Regelmäßige Kontrollen von Gewicht, Blutdruck, Elektrolyten, seltener Blutzucker, harnpflichtige Substanzen. Ausstellen eines Notfallausweises, iatrogene Gefährdung der Patienten durch Verwechslung der Substitutionstherapie infolge Verkennung der Äquivalenzdosen mit den antiphlogistisch verwendeten Kortikoiden.
Bei Streßzuständen (Operationen, Infekte, Traumen) ist eine Erhöhung der Glukokortikoiddosis erforderlich. Beispiel: Bei schwerer Erkältung oder besonderer körperlicher Belastung, Zahnextraktionen 2fache Dosis über 1–2 Tage, bei Schluckunfähigkeit parenterale Applikation. Vor größeren Operationen stationäre Voruntersuchung, Vorsicht bei Narkotikagabe, Vermeidung von Morphinderivaten. Am Operationstag 100 mg Cortisol (Hydrocortison Hoechst® in 0,9%iger NaCl-Lösung während der ersten 8 h und weitere 100 mg während der folgenden 16 h). Volumensubstitution beachten, bei Hypotonie z. B. 0,5–2 mg Aldocorten® und 10 mg Arterenol® in 500 ml Infusionslösung. Am 2. Tag 100–150 mg und am 3. Tag 100 mg Cortisol der üblichen Infusionslösung zusetzen. Danach schrittweise Übergang auf orale Standardtherapie (s. oben). Erreichen der Erhaltungstherapie nach 5–10 Tagen.

Behandlung während Schwangerschaft und Entbindung
Fortsetzung der Substitutionstherapie, langsame Erhöhung der Dosis ab Mens III auf 50 mg/Tag. Bei Hyperemesis und bei der Geburt (grundsätzlich im Krankenhaus) parenterale Verabreichung (25–50 mg Cortisol i.v. 8stdl.).

Akute Nebennierenrindeninsuffizienz (Addison-Krise)
Ätiopathogenese: Traumen, Operationen, Infekte bei unbehandelter chronischer NNR-I, Unterbrechung der Steroidtherapie bei bekannter NNR-I, Blutung mit bilateraler Nebennierenrindennekrose, hämorrhagische Diathese, Antikoagulanzientherapie bei Hypertonie, Nebennierenvenenthrombose, Sepsis, Waterhouse-Friderichsen-Syndrom. *Wichtig:* Die Nebennierenrinde kann weitgehend regenerieren – daher Notwendigkeit, die Substitutionstherapie in angemesser Zeit zu überprüfen.
Klinik: Warnsignale: Zunehmende Adynamie, Hypotonie, Nausea, Erbrechen, Oligurie und Exsikkose, Unruhe, Körpertemperatur meist niedrig bis subnormal. Vollbild: Brechattacken, Diarrhöen, Schocksymptomatik, manchmal pseudoperitonitisches Bild mit Abwehrspannung und Druckschmerzhaftigkeit, gelegentlich pseudomeningitische Symptomatik; Somnolenz bis Koma. Terminal nicht selten Hyperpyrexie. *Diagnostische Hinweise:* Hyponatriämie (weniger als 130 mval/l) und Hypovolämie, Hämokonzentration (Hämatokrit immer auf 50% und mehr erhöht), Hyperkaliämie (5,0–5,5 mval/l, normale Werte schließen eine Krise jedoch nicht aus). Hypoglykämie, Retention harnpflichtiger Substanzen, Azidose. *Differentialdiagnose:* Coma uraemicum, hypophysäres Koma (s. Kap. 2, 4).

Therapie

Zielsetzung: Ausreichende Substitution der ausgefallenen Hormone, Bekämpfung von Schock und Hypotonie, Normalisierung der Elektrolyt- (Natriumbilanz bei der Addison-Krise mit ca. 50–100 mval $\triangleq$ ca. 2 g Natrium täglich negativ) und Wasserhaushaltes sowie ausreichende Glukosezufuhr. Hohe Hormondosen sind erforderlich, da die Wirkungsbedingungen, besonders wegen des Natrium-Wassermangels, schlecht sind. Wegen der schockbedingten verzögerten Resorption erfolgt die Medikation zunächst intravenös!

Vorgehen in der Praxis

Bei Entstehung von Warnsignalen (s.o.) 100 mg Hydrocortison oder 25–50 mg Prednisolon (z.B. Solu-Decortin®-H, Hostacortin® H-solubile oder Ultracorten®-H „wasserlöslich") i.v., sofortige Klinikeinweisung.

Bei Vollbild (s.o.):

(1) Blutentnahme vor Therapiebeginn (zur Bestimmung von Natrium, Kalium, Hämatokrit, Cortisol).

(2) 100 mg Hydrocortison (Hydrocortison Upjohn, Hydrocortison Hoechst®) i.v. Wenn nicht vorhanden, 25–50 mg Prednisolon i.v. (s.o.).

(3) Sofortige Klinikeinweisung. Auf dem Transport weitere 100 mg Hydrocortison oder 25 mg Prednisolon (Solu-Decortin®-H) in 500 ml 0,9%iger NaCl plus 50 ml 20–40%iger Glukoselösung innerhalb von 2–3 h.

(4) Bei Schockgefahr (RR systolisch < 100 mmHg) Therapie wie unter (2) und (3), zusätzlich Infusion mit 500 ml Hydroxyäthylstärkelösung und ggf. 3 µg/min/kg KG Dopaminlösung, bis der systolische RR 100 mmHg erreicht. Sofortige Krankenhauseinweisung. Bei Herz-Kreislaufversagen Suprarenin® (1 Amp. auf 10 ml 0,9% NaCl) milliliterweise injizieren, bis RR um 100 mmHg meßbar (s. Kap. 11, 1.2 und Kap. 2). *Cave:* Volumenbelastung.

Therapie im Krankenhaus

1. Tag:

(1) Überwachung (von Blutdruck, Puls, zentralem Venendruck, Gewicht, EKG, Natrium, Kalium, Kreatinin, Glukose, Harnmenge) unter Intensivbedingungen (Richtlinien s. Kap. 2). Bei Hypothermie warme Decken.

(2) Fortsetzung der Hormonsubstitution im Rahmen der Infusionstherapie: 10 mg Hydrocortison (s.o.) oder 4–5 mg Prednisolon/h (s.o.). Bei ausgesprochener Hyponatriämie und Hyperkaliämie Mineralokortikoidzusatz: z.B. Aldosteron (Aldocorten®) 0,5 mg/8 h.

(3) Volumensubstitution: Gesamtmenge wegen Volumenempfindlichkeit nicht mehr als 2,5 l/Tag. Zuerst 1500 ml 0,9%iges NaCl plus 150 g Glukose, danach 1000 ml 0,9%iges NaCl plus 50 g Glukose. Bei ausgeprägter Hypotonie 500–1000 ml Dextranlösung.

(4) Schocktherapie (allgemeine Richtlinien s. Kap. 2, 3). Hier: initial neben Hormonsubstitution 500–1000 ml Dextranlösung, anschließend 0,9% NaCl. Wenn nach Beginn der Hormon- und Volumensubstitution noch immer ausgeprägte Hypotonie (RR systolisch < 100 mmHg), Anwendung vasopressorischer Substanzen (Arterenol®) nach obigem Schema.

(5) Bei Hyperpyrexie: Kalte Wadenwickel, 3×0,5 g/Tag Acetylsalicylsäure.
(6) Gabe eines Breitbandantibiotikums, z.B. Augmentan® 3mal 2,2 g i.v. (Richtlinien s. Kap. 5, 1.3.13).
(7) Bei Fortbestehen der (noch 12 h nach Therapiebeginn) Einschränkung der Bewußtseinslage (Verdacht auf hypoglykämischen Hirnschaden) Erhöhung des Glukoseangebots: 500 ml 20%ige Glukose langsam (100–120 min) i.v. Eventuell neue differentialdiagnostische Erwägungen anstellen.

2. Tag:
Fortsetzung der Hormonsubstitution: Im Rahmen der Infusionstherapie 10 mg Hydrocortison oder 2–5 mg Prednisolon/h i.v. oder bei Schluckfähigkeit p.o. (Hydrocortison 5mal 40 mg, Cortison CIBA 5mal 50 mg plus Fludrocortison 5mal 0,1 mg).
Anschließend: Schrittweiser Abbau der Hormonsubstitution bis zur Dosis der Standardtherapie (s.o.). Nach Rekompensation Suche nach Ursache der Krise.

4.1.2 Latente Nebennierenrindeninsuffizienz (latente primäre Nebennierenrindeninsuffizienz, sekundär hypothalamische und hypophysäre Nebennierenrindeninsuffizienz)

Ätiopathogenese: Partielle Zerstörung der Nebenniere oder Nebennierenrinde (Tuberkulose, Autoimmunadrenalitis), Hypophysenvorderlappeninsuffizienz mit nachfolgender Nebennierenrindeninsuffizienz, Nebennierenrindeninsuffizienz nach Steroidtherapie (primäre Nebennierenatrophie – günstige Prognose, sekundäre Nebennierenrindeninsuffizienz als Folge einer hypothalamo-hypophysären Schädigung – schlechte Prognose).

Klinik: *Leitsymptome und -befunde:* Adynamie, besonders nachmittags und abends, Hypotonie, gelegentlich leichte Hyperkaliämie und Hyponatriämie. Die klinische Symptomatik tritt unter Streßzuständen hervor. „Alabasterblässe" bei hypothalamisch-hypophysärer Insuffizienz, braune Verfärbung beim primären Nebennierenrindenausfall. Bei Hypophysentumoren bzw. Schädigungen des Hypothalamus oder Hypophysenstiels gleichzeitiger Ausfall anderer hypophysärer Partialfunktionen (STH, LH und FSH, Schilddrüsenhormone, ACTH u. Cortisol niedrig) mit entsprechender klinischer Symptomatik.
Diagnostische Hinweise: Subnormaler oder fehlender Anstieg von Cortisol nach ACTH-Injektion, Aldosteronexkretionsrate vermindert. ACTH im Serum bei sekundär hypothalamischer und hypophysärer Nebennierenrindeninsuffizienz niedrig. Bei primärer Nebennierenrindeninsuffizienz erhöht.

Therapie

Entsprechend dem Allgemeinbefinden und der Kontrolle der Serummineralien (Na, K) Substitution von Glukokortikoiden (Cortison CIBA, 12,5–25 mg, Hydrocortison Hoechst® 10–20 mg), bei Mineralveränderungen sowie hartnäckiger Hypotonie 0,05–0,1 mg Fludrocortison (Astonin®-H) täglich. Patienten, bei denen eine Dauersubstitution nicht erforderlich ist, sollten Cortison für außergewöhnliche Belastungen (Infekte, Zahnextraktionen etc.) mit sich führen. Dosierung 50–150 mg/Tag.

4.2 Cushing-Syndrom
Ätiopathogenese: Das Cushing-Syndrom entsteht durch Überproduktion von Steroiden mit Glukokortikoidwirkung, die fast ausnahmslos im Nebennierenrin-

dengewebe gebildet werden. Die Mehrproduktion betrifft in erster Linie Cortisol, in wechselndem Ausmaß, aber insgesamt quantitativ geringer Mineralokortikoide und Androgene. Das klinische Bild wird geprägt durch die quantitative Mehrproduktion. Als Ursache kommen in Betracht:

(1) Mehrproduktion von ACTH als Folge eines basophilen Adenoms des Hypophysenvorderlappens (Mikro- oder Makroadenom) oder einer hypothalamischen CRH-Mehrproduktion.

(2) Autonom sezernierender Nebennierenrindentumor (Adenom, seltener Karzinom).

(3) Paraneoplastisch durch Produktion ACTH- und CRH-ähnlicher Polypeptide aus nicht-endokrinen Tumoren (Bronchial-, Thymus-, Pankreaskarzinoide).

(4) Iatrogen durch Verabreichung von steroidhormonhaltigen Pharmaka mit Glukokortikoidwirkung (Tabletten, Salben, Inhalationen).

In (1) und (3) liegt eine Nebennierenhyperplasie vor, in (2) und (4) Atrophie der normalen Nebennierenrinde.

Klinik: *Leitsymptome und -befunde:* Vollmondgesicht, Stammfettsucht, Hypertonie, gerötetes Gesicht, Amenorrhö bei Frauen, Hirsutismus bei Frauen, Muskelschwäche, Striae rubrae, Hautblutungen, Osteoporose, Knöchelödeme, Büffelnacken, Akne, Rückenschmerzen.

Diagnostische Hinweise: Cortisol im Plasma und im Urin erhöht, Cortisoltagesrhythmik verändert, weitere Differenzierung durch Verhalten von Cortisol und ACTH im 2-Stufen-Dexamethasonhemmtest. CT oder NMR der Hypophyse mit Kontrastmittelbolus, Sonographie und Computertomographie der Nebennieren, ggf. Nebennierenphlebographie mit gezielt vergleichender Blutentnahme zu Hormonbestimmungen. Bei Verdacht auf Metastasierung Arteriographie und Szintigraphie mit ^{131}J-Aldosterol. Differentialdiagnostisch muß die Adipositas abgegrenzt werden, ferner das Cortisolverhalten bei Patienten mit neurotisch gefärbten Depressionen, chronischem Alkoholismus.

Therapie

Operative Therapie
Exakte Klärung der Ursachen

(1) *Mikro- oder Makroadenome des Hypophysenvorderlappens:* Mikrochirurgische Tumorentfernung auf transsphenoidalem Wege; auch bei Fehlen radiologischer Tumorzeichen, aber eindeutiger Hormondiagnostik explorative Freilegung der Hypophyse. Die funktionellen Ergebnisse hängen weitestgehend von Kenntnisstand und Übung des Operateurs ab. Bei Rezidiven Zweitoperation. Ist eine Normalisierung von ACTH und Cortisol nicht zu erreichen, bilaterale Adrenalektomie; überbrückende medikamentöse Therapieversuche mit Adrenostatika sind sinnvoll (s. ds. Kap., 4.2.2).

(2) *Paraneoplastisch bedingtes Cushing-Syndrom:* Therapie des Primärtumors (Operation, zytostatische Therapie oder perkutane Bestrahlung). Bei ausgeprägtem Cushing-Syndrom Therapieversuch mit Inhibitoren der Steroidsynthese (s. ds. Kap., 4.2 „Medikamentöse Therapie bei Nebennierenrindenkarzinom"). Kontrolle der Wirksamkeit durch Cortisolbestimmung; ggf. zusätzliche Substitutionstherapie oder bilaterale Adrenalektomie.

(3) *Adenome bzw. Karzinome der Nebennierenrinde:* Vollständige operative Entfernung des Tumorgewebes. Bei Vorliegen eines NNR-Karzinoms auch bei makroskopisch vollständiger Entfernung Nachbestrahlung des Tumorbettes. Kann ein maligner Tumor nicht in toto entfernt werden, Adrenostatika (s. u.).

Die medikamentöse Therapie während der Operation muß wegen der funktionellen Atrophie des gesunden Nebenierenrindengewebes zunächst wie bei der totalen Adrenalektomie erfolgen. Die spätere Substitutionstherapie richtet sich nach Größe und Funktionszustand der verbliebenen Nebenniere bzw. bei Karzinomen nach der Effektivität der medikamentösen Therapie. Auch nach scheinbar völliger Entfernung des Karzinoms scheinen eine Nachbestrahlung des Tumorbettes und eine eventuelle adrenostatische Therapie über Jahre empfehlenswert. Zur Therapie sind spezielle Erfahrungen erforderlich.

Operationsvorbereitung
Bei bestehendem Diabetes mellitus Insulintherapie, parenteraler Ausgleich einer Hypokaliämie. Die präoperative medikamentöse Blutdrucksenkung muß vorsichtig gehandhabt werden. Senkung auf Werte nicht unter 160 mmHg systolisch. Gefahr des intra- und postoperativen Blutdruckabfalls.

Kortikoidsubstitution bei Adrenalektomie wegen bilateraler Hyperplasie und hormonaktiver Nebennierenrindentumoren
Von Beginn der Narkose an i.v. Infusion von 1 l physiologische Glukose-NaCl-Lösung (2:1) mit 200 mg Hydrocortison über 8 h. In den folgenden 16 h wieder 1 l derselben 2:1-Infusionslösung mit 200 mg Hydrocortison.
Bei Hypotonie (RR < 100 mmHg systolisch) 2. Infusion mit 10 mg Arterenol® oder anderen Sympathikomimetika in 500 ml physiologischer NaCl-Lösung. Die Infusion soll nie unterbrochen werden.
- *1. postoperativer Tag:* 2 l 2:1-Glukose/physiologische-NaCl-Lösung mit je 100 mg Hydrocortison/l i.v.
- *2. postoperativer Tag:* 2 l 2:1-Glukose/physiologische-NaCl-Lösung mit je 100 mg Hydrocortison/l i.v.
- *3. postoperativer Tag:* Wenn möglich, auf Cortisonpräparate p.o. übergehen in Dosierung von 4mal 2 Tbl. à 25 mg Cortison bzw. Hydrocortison.
- *4. postoperativer Tag:* 3mal 2 Tbl. Cortison CIBA oder Hydrocortison per os. Danach je nach Verlauf schrittweise Reduktion im Verlauf von 6–8 Wochen auf die Erhaltungs-Substitutionsdosis von 25–50 mg Cortison CIBA oder Hydrocortison per os plus 0,1 mg Fludrocortison oder Astonin®-H per os.

Medikamentöse Therapie bei Nebennierenrindenkarzinom
Die bisher besten Behandlungserfolge wurden unter der Therapie mit o,p'-DDD (Mitotane = Lysodren® [Bristol Laboratories]) bei Patienten mit Nebennierenkarzinom berichtet. Zunächst sollte möglichst viel Tumorgewebe operativ entfernt werden. Danach Bestrahlung des Tumorbettes und anschließende Behandlung mit 1–10 g Lysodren® täglich unter gleichzeitiger Substitution der Nebennierenrindenhormone. o,p'-DDD stört die Bestimmung der Urinsteroide. Nebenwirkungen: Anorexie, Durchfälle, Erbrechen, Depressionen, Leukopenie, Hypothyreose. Erfolge bei etwa ²/₃ der behandelten Patienten, Regression von Metastasen bei etwa ¹/₃ der Fälle.
Die Behandlung mit Enzyminhibitoren (Metyrapon = Metopiron®, Aminoglutethimid = Orimeten®, Cytadren® [Schweiz, CIBA Geigy], Trilostan = Modrenal®,

Ketoconazol = Nizoral® und Etomidat = Hypnomidate®), die die Kortikoidsynthese blockieren, hat einen therapeutischen Effekt bei inoperablen hormonaktiven Nebennierenrindenkarzinomen und paraneoplastischen Cushing-Syndromen.

Zur raschen Senkung des Plasmacortisols unter o,p'-DDD-Therapie kann gleichzeitig mit Metopiron®, 3×250–500 mg/Tag, behandelt werden. Kontrolle der Therapie durch Plasma-Cortisolbestimmung. Darunter übermäßige Produktion von mineralokortikoidwirksamen Steroiden, daher gleichzeitige Verabfolgung von Dexamethason bis 1,5 mg/Tag und ggf. Spironolacton und Furosemid. Besserung nur kurzfristig. Therapie und weitere Führung in entsprechend spezialisierten Zentren.

4.3 Adrenogenitales Syndrom mit und ohne Hypertonie und Salzverlustsyndrom

Durch Überproduktion androgen- oder mineralokortikoidwirksamer Steroide hervorgerufene Krankheitsbilder, die in der Regel mit abnormer Virilisierung einhergehen. Sie werden unterteilt in kongenitale und erworbene Formen.

Ätiopathogenese: *Kongenitale Formen:* Hervorgerufen durch Enzymdefekte der Nebennierenrinde (21-β-Hydroxylasemangel, seltener 11-β-Hydroxylasemangel oder 3-β-Hydroxydehydrogenasemangel) mit nachfolgender Minderung der Cortisolsynthese und daraus resultierender ACTH-Mehrproduktion mit nachfolgender adrenaler Stimulation und Mehrproduktion von Steroidhormonvorläufern (androgen- und mineralokortikoidwirksame Steroide).

Erworbene Formen: Tumoren der Nebennierenrinde, Ovarien oder Testes, die Steroidhormone oder Metaboliten mit androgener bzw. mineralokortikoider Wirkung produzieren.

Klinik: *Leitsymptome und- befunde:* Kongenitale Formen führen bei Mädchen zu Vermännlichung der äußeren Genitalien, Längenakzeleration mit vorzeitigem Epiphysenverschluß, männlichem Körperbau, Amenorrhö, Fehlen der weiblichen sekundären Geschlechtsmerkmale (Pseudohermaphroditismus femininus). Bei Knaben frühe Virilisierung, Muskelansatz, früher Wachstumsspurt mit vorzeitigem Epiphysenverschluß. Unbehandelt geringe Erwachsenenendgröße.

Postpuberales Auftreten (Tumoren): Bei der Frau Rückgang sekundärer Geschlechtsmerkmale, zunehmende Virilisierung mit Hirsutismus und Klitorishyperplasie. Bei Salzverlustsyndrom Hypotonie, Exsikkose, Erbrechen. Bei 11-β-Hydroxylasemangel Mineralveränderungen und Hypertonie.

Diagnostische Hinweise: Stark erhöhte Ausscheidung von 17-Ketosteroiden, Pregnantriol und Pregnantriolon. Im Serum erhöhte Werte für 17-α-Hydroxyprogesteron, 17-α-Hydroxypregnenolon, DHEA-Sulfat, evtl. Testosteron bzw. andere Metaboliten der Steroidsynthese. Cortisol niedrig, ACTH erhöht. Steroidmuster und Supprimierbarkeit im Dexamethasonhemmtest weisen auf kongenitalen Enzymdefekt, fehlende oder unzureichende Hemmbarkeit auf Tumor hin, Mineralverschiebungen (Natrium, Kalium) auf Fehlen bzw. Überschuß mineralokortikoidwirksamer Steroide. Beim „erworbenen AGS" werden Pregnantriol und Pregnantriolon praktisch nie vermehrt ausgeschieden, der Hauptteil der ausgeschiedenen 17-Ketosteroide (bis 90%) besteht aus Dehydroepiandrosteron.

Differentialdiagnose: Hirsutismus, Stein-Leventhal-Syndrom, Pubertas praecox.

Therapie

(1) *Kongenitales AGS: Therapieziele:* Ausgleich des endogenen Cortisol- und eventuellen Mineralokortikoidmangels. Suppression der ACTH-Produktion und damit Drosselung der pathologischen Hormonbildung der Nebennierenrinde. Eventuell Korrekturoperationen im Genitalbereich.

(2) *Unkompliziertes kongenitales AGS* (ohne Salzverlustsyndrom mit Hypertonie): Medikamentöse Dauertherapie mit Cortisol (Cortison CIBA, Hydrocortison Hoechst®); initial kann die Lebensalter-entsprechende NNR-suppressive Dosis von Prednison bzw. Dexamethason (0,5–1,0 mg spätabends) eingesetzt werden. Prinzipiell sollte die kleinste Dosis, die zum Verschwinden der Symptomatik führt und eine normale Genitalentwicklung (Verschwinden der adrenalen Hormonproduktion, Rückgang von DHEA-S, 17-α-Hydroxyprogesteron) und normale Wachstumsgeschwindigkeit erlaubt, ermittelt werden. Cortison bzw. Cortisol ist später anderen Glukokortikoiden vorzuziehen. Bei gleichzeitig bestehendem Salzverlustsyndrom zusätzlich täglich Kochsalzzufuhr, 1–5 g/Tag, bei gleichzeitig notwendiger Erhöhung der Trinkmenge und Mineralokortikoidgabe (Fludrocortison, Astonin®-H, Dosis individuell 0,025–0,1 mg per os täglich; intravenös: Aldocorten®). *Therapieziele:* Normalisierung der Serummineralien, des 17-α-Hydroxyprogesterons im Serum, von Knochenalter und Wachstumsgeschwindigkeit sowie des Pubertätsverlaufes. Die Hypertonie bei Patienten mit 11-β-Hydroxylasedefekt sollte unter einer adäquaten Cortisoltherapie verschwinden. Sonst zusätzlich Gabe eines Antihypertensivums.

(3) *Erworbenes adrenogenitales Syndrom:* Nach vorausgegangener Diagnostik Operation des Tumors. Diagnostik, prä- und postoperative Therapie s. ds. Kap., 4.2. Weitere medikamentöse Therapie entsprechend dem postoperativen Befund.

4.4 Idiopathischer Hirsutismus

Unter Hirsutismus versteht man eine verstärkte Sexual-, Körper- und Gesichtsbehaarung sowie Akne bei Frauen, gelegentlich mit gleichzeitiger Virilisierung.
Ätiopathogenese: Ursachen einer geschlechtsspezifisch maskulinen Mehrbehaarung sind neben einer fraglich stärkeren Empfindlichkeit der Testosteronrezeptoren der Haarfollikel ein oder mehrere gering ausgeprägte Enzymdefekte der Steroidhormonsynthese mit gering- bis mäßiggradig vermehrter Testosteron- und DHEA-Produktion (Ursprung: Ovarien häufiger als Nebennierenrinde). Dabei spielen Faktoren wie Alter (Pubertät, Menopause), Rasse und familiäre Belastung eine zusätzliche Rolle.
Klinik: *Leitsymptome und -befunde:* Stärkerer Haar- bzw. Bartwuchs im Bereich der Wangen, des Kinns, am Hals, im Bereich der Brust (perimamillär und Busen), zeltförmig aufsteigende Schambehaarung, Akne, fettiges Haupthaar, sich ausbildende Stirnglatze und Geheimratsecken.
Diagnostische Hinweise: Ausschluß einer Nebennierenrindenhyperplasie, eines Nebennierenrindentumors, Ovarialtumors, polyzystischer Ovarien und eines Cushing-Syndroms. Bei wiederholt eindeutig erhöhtem Plasmatestosteron Versuch der Lokalisationsdiagnostik durch selektive Blutentnahmen aus den Nebennierenvenen und Venae ovaricae zur Hormonanalyse. Diagnostik s. ds. Kap., 4.3.

Therapie

Beginnend mit 10–50 mg Cyproteronacetat (Androcur®) vom 5.–14. Zyklustag. Ethinylestradiol (Progynon® C oder Diane®-35) vom 5.–21. Tag, 3–6 Tage spä-

ter erfolgt jeweils eine Entzugsblutung. Therapie muß individuell durchgeführt werden. Als Nebenwirkung gelegentlich Übelkeit, Gewichtszunahme, Mastodynie, Depressionen, Libidominderung. Bei ausschließlich adrenalem Hirsutismus, ggf. alternativ bei Kinderwunsch 0,5–0,75 mg Dexamethason abends oder Spironolacton (Aldactone®), 150–200 mg/Tag unter Berücksichtigung der Mineralveränderungen. Ein Therapieeffekt tritt nach 2–3 Monaten ein. Ferner kosmetische Entfernung unerwünschter Haare durch Elektrokoagulation der Haarwurzeln, Wachs, Bleichung, Anwendung von Enthaarungscremes.
Bei Therapieversagen einer Monotherapie Kombination von Spironolacton und Diane 35® möglich.
Cave: Unter Androcurtherapie wurden unter experimentellen Bedingungen Lebertumoren beschrieben. Bei Einnahme von Androcur und/oder Spironolacton sichere Kontrazeption wegen Risiko von kindlichen Malformationen.

5 Erektile Dysfunktion
(J. Beyer)

Die erektile Dysfunktion ist als partielle oder vollständige Erektionsschwäche (Impotentia coeundi) ein Spezifikum des männlichen Geschlechts, während die Impotentia generandi, die Infertilität, beide Geschlechter betrifft. Sie beinhaltet altersabhängig beim Mann einen zum Teil beträchtlichen Leidensdruck. Es wird angenommen, daß jeder 8. männliche Bundesbürger unter Potenzstörungen leidet.

Ätiopathogenese: Potenzstörungen beruhen auf einer Vielzahl sich zum Teil überlappender Ursachen. Sie können Folge lokaler peniler Erkrankungen, neurogener Erkrankungen, zentraler Funktionsstörungen und häufig Begleiterkrankung von anderweitigen schweren Allgemeinerkrankungen oder Nebenwirkung einer anderen Therapie sein. Während früher angenommen wurde, daß als Ursache der erektilen Dysfunktion psychische Ursachen im Vordergrund stünden, wird heute deutlich, daß in etwa 80% organische Ursachen hierfür verantwortlich sind, wobei arterielle Gefäßerkrankungen und nervale Begleiterkrankungen anderer Grunderkrankungen dominieren. Im einzelnen müssen folgende Erkrankungsgruppen als Ursache einer erektilen Dysfunktion differentialdiagnostisch in Betracht gezogen werden:

(1) Arterielle Stenosen oder Verschlüsse der den Penis versorgenden Gefäße (z. B. Arteriosklerose der Beckengefäße und zuführenden Arterien).
(2) Schädigungen des venösen Klappenapparats der Corpora cavernosa.
(3) Lokale penile Faktoren wie Induratio penis plastica, Urethritis, Prostatitis.
(4) Schädigung der sympathischen und/oder parasympathischen Innervation der penilen Schwellkörper (z. B. diabetische autonome Neuropathie, Intoxikation, Zustand nach Operationen im Beckenbereich und neurologische Erkrankungen).
(5) Erektile Dysfunktion als Nebenwirkung von Medikamenten (z. B. Östrogene, Antiandrogene, Cimetidin, einzelne Antihypertensiva, β-Blocker, Barbiturate, Psychopharmaka, Opiate etc.).
(6) Endokrine Störungen und Testosteronmangel (z. B. primärer und sekundärer Hypogonadismus, östrogenproduzierende Tumoren, Hypothyreosen etc.).
(7) Psychische Einflüsse und Erkrankungen (z. B. Depressionen etc.).

Klinik: Die penile Erektion wird als ein Funktionszustand definiert, bei dem es zu einer Volumenzunahme des Penis kommt, wobei bei einem aufrecht stehenden Mann ein Erektionswinkel von 0–45° über die Horizontalebene erreicht wird. Im

22 Krankheiten des Endokriniums

Vordergrund der Untersuchung steht die exakte Erhebung der Anamnese. In diesem Zusammenhang muß danach gefragt werden, wie lange ein solcher Zustand besteht, ob der Beginn allmählich oder plötzlich war, ob der Verlauf konstant oder wechselnd ist, ob als auslösendes Moment ein psychischer Konflikt aufdeckbar ist oder nicht. Weiterhin muß nach einer Situations- und Partnerabhängigkeit der Beschwerden gefragt werden und der Tatsache, ob morgendliche und nächtliche Erektionen vorhanden sind und mechanische (z.b. Masturbation) und visuelle Stimulation zur Erektion führen können.

Die Konstanz der Befunde bei komplett fehlender Erektion und fehlender Stimulierbarkeit weist entscheidend auf eine organische bedingte erektile Dysfunktion hin, während Partnerabhängigkeit oder situativ bedingte erektile Dysfunktion auf psychische Gründe oder exogene Noxen hinweisen. Im übrigen werden durch die Anamnese Hinweise auf die unter „Ätiopathogenese" genannten organischen Ursachen, aber auch auf chronisch metabolische Erkrankungen (z.B. Diabetes mellitus) und chronische Medikamenteneinnahme aufgedeckt.

Die körperliche Untersuchung gibt weitere Hinweise auf das Vorliegen organischer Ursachen (s. „Ätiopathogenese"). Ein Androgenmangel manifestiert sich in schütter werdendem Barthaar, fehlender Spannkraft, Ausfallen der Axillar- und Schambehaarung, kleinen oder abnorm weichen Testes und auffälligem Fettansatz der Hüfte und Bauchregion.

Laboruntersuchungen, einschließlich der Schlüsselhormone Testosteron, Prolaktin und Östradiol, geben Hinweise auf Unter- oder Überfunktionszustände endokriner Drüsen und des Stoffwechsels (TSH, T_4, Blutzucker, Blutfette etc.). Die weiteren Untersuchungen gelten der Innervation der peripheren Gefäße sowie der Durchblutung der Penisschwellkörper (nächtliche Tumeneszenzmessungen), die Doppler-Untersuchung der penilen Arterien sowie die vom Urologen durchgeführte SKAT-Testung und Pharmako-Kavernosometrie mit Kavernosographie zum Nachweis der Intaktheit der Schwellkörpergefäße. Die weiterführende neurologische (Untersuchung auf autonome Polyneuropathie), radiologische und psychologische Diagnostik wird weitere Ursachen aufdecken können.

Therapie

Im Vordergrund steht der Nachweis oder Ausschluß organischer oder psychiatrischer Erkrankungen, der Nachweis von Nebenwirkungen aus anderer Indikation eingenommener Medikamente (z.B. Cimetidin), von Alkohol, Psychopharmaka oder Drogenabusus.

(1) Die Anamnese, die die Medikamentenanamnese mit einschließen muß, und die klinische Untersuchung werden einen großen Teil der o.a. Erkrankungen aufdecken.

(2) Laboruntersuchungen (Testosteron, Prolaktin, TSH, T_4, Blutzucker etc.) geben Hinweise auf chronische Erkrankungen, die direkt oder indirekt Einfluß auf die erektile Impotenz ausüben. Behandelbar in diesem Zusammenhang ist die endokrin bedingte Impotenz durch Substitution von Testosteron (250 mg Testoviron® Depot i.m. alle 3–4 Wochen), durch die Therapie einer Hyperprolaktinämie oder einer Hypothyreose.

(3) Finden sich keine Hinweise aus Anamnese, klinischem Befund und Laboruntersuchungen, wird die urologische Spezialdiagnostik mit Duplexsonographie mit gepulstem Doppler ohne und mit Papaverin- (15 mg/dl) und Phentolamin(0,5 mg/ml)-Injektion in die Schwellkörper (SKAT-Lösung) weitere Aufschlüsse bringen:

- Ist das arterielle Gefäßsystem unauffällig, wird bei guter Erektion eine neurologische/psychiatrische Abklärung erfolgen müssen. In diese Gruppe fallen die Patienten mit psychischen Erkrankungen, die entsprechend dem Krankheitsbild einer entsprechenden Partnertherapie zugeführt werden müssen. Bei neurologischen Störungen wie einer autonomen Neuropathie, z. B. als Folge eines lang bestehenden Diabetes oder anderer neurologischer Erkrankungen, ist die Durchführung einer individuell abgestimmten intrakavernösen SKAT-Therapie unter Anleitung eines Urologen erfolgreich.
- Ist das arterielle Gefäßsystem unauffällig bei fehlender Erektion, wird eine dynamische Kavernosographie und -metrie den Hinweis auf einen gestörten Klappenapparat der Schwellkörper erbringen. Mit Hilfe einer Okklusion oder Ligatur der venösen Leakagen wird hier Abhilfe geschaffen werden können.
- Ist das arterielle Gefäßsystem pathologisch und kommt eine Erektion nach SKAT-Injektion nicht zustande, wird eine Beckenangiographie mit Papaverin/Phentolamin weiterhin Aufschluß geben können. Therapeutisch kommen Revaskularisierungsoperationen oder die Implantation einer hydraulischen Penisprothese in Frage.

Die Autoinjektionstherapie mit vasoaktiven Substanzen wird immer beliebter und ist in mehr als 70% aller Fälle erfolgreich. Die Kombination aus Papaverin und Phentolamin (SKAT-Lösung) hat eine stärkere erektile Potenz als Papaverin allein. Komplikationen sind der iatrogene Priapismus und eine Schwellkörperfibrose. Eine Alternative ist die hydraulische Penisprothese, die in ca. 90% eine gute Patient-Partner-Akzeptanz erreicht.

23 Störungen der Ernährung und des Stoffwechsels

(G. J. Kremer, J. Schrezenmeir, J. Beyer)

1	**Adipositas** (G. J. Kremer)	890
	Therapieziele	891
	Diätformen	891
	Mischkostdiäten	891
	Modifiziertes Fasten	892
	Erfolgsaussichten	892
	Nulldiät und Außenseiterdiäten	893
	Pharmakotherapie	893
	Magenballon und Operations-	
	verfahren	894
2	**Chronische Unterernährung**	
	(G. J. Kremer)	894
3	**Anorexia nervosa** (G. J. Kremer)	896
4	**Diabetes mellitus** (J. Schrezen-	
	meir und J. Beyer)	897
4.1	**Therapieprinzipien**	900
	Therapieziele	900
	Monitorisierung der Stoffwechsel-	
	situation und Erfassung von	
	Komplikationen	900
	Bestimmung der Blutglukose .	901
	Bestimmung der Uringlukose .	902
	Bestimmung der Ketonkörper	
	im Urin	903
	Bestimmung von Glykohämo-	
	globulin	903
	Bestimmung der Fruktosamine	904
	Nachweis einer Proteinurie bzw.	
	Mikroalbuminurie	904
	Kontrolluntersuchungen ...	904
	Diabetikerschulung	905
	Ernährung	905
	Ernährungsrichtlinien	906
	Allgemeine diätetische	
	Prinzipien	906
	Gewichtsabnahme	906
	Fettverzehr	907
	Kohlenhydratverzehr	907
	Proteinverzehr	908
	Alkoholkonsum	908
	Kochsalzverzehr	909
	Realisierung der Diät	909
	Verordnungsregimes	909
	Berechnungsgrundlage ...	909
	Vorgehen	910
	Ausführung	911
	Sport und Ernährung	911
	Langfristiger Nutzen körperlicher	
	Aktivität	911
	Ernährungsrichtlinien und	
	Auswahl der Sportart bei	
	Diabetikern	912
	Akutwirkungen von körperlicher	
	Aktivität	912
	Orale Antidiabetika	913
	Sulfonylharnstoffe	913
	Biguanide	917
	Glukosidasehemmer	918
	Guar	920
	Fenfluramin/Dexfenfluramin . .	920
	Insulin	921
	Indikationen	921
	Insulinpräparationen	921
	Pharmakokinetik	922
	Methoden der Insulinzufuhr .	928
	Durchführung der Insulin-	
	therapie	930
	Konventionelle Insulintherapie	930
	Basis-Bolus-Konzept (multiple	
	subkutane Injektion, intensi-	
	vierte Insulintherapie)	932
	Pumpentherapie (kontinuier-	
	liche subkutane Insulin-	
	infusion [CSII])	935
	Komplikationen und Neben-	
	wirkungen der Insulintherapie .	936
	Diabetesprophylaxe bzw. Einleitung	
	einer Remission	938
	Pankreas- und Inselzell-	
	transplantation	939
4.2	**Differentialtherapie**	939
4.2.1	**Typ-I-, -IIa- und -IIb-Diabetes** .	939
4.2.2	**Diabetestherapie während der**	
	Schwangerschaft	940
4.2.3	**Diabetestherapie bei Nieren-**	
	insuffizienz (s. ds Kap., 4.4.3) .	941
4.2.4	**Diabetestherapie bei operativen**	
	Eingriffen	941

4.3	Diabetisches Koma und andere Komazustände des Diabetikers	942	6.6	Sekundäre Hyperurikämien und sekundäre Gicht 970
4.3.1	Diabetische Ketoazidose	942	6.7	Akute Harnsäurenephropathie . 971
	Sofortmaßnahmen	945	7	Hyper- und Dyslipoproteinämien (G. J. Kremer) 972
	Erstmaßnahmen	945	7.1	Allgemeine Richtlinien 977
	Weiteres Vorgehen	945		Therapieziele 977
	Intensivmedizinische Maßnahmen	945		Diät 979
	Erstversorgung	945		Pharmakotherapie 983
	Spezifische Maßnahmen ...	946		Colestyramin und Colestipol . 983
	Rehydrierung	946		HMG-CoA-Reduktase-Hemmer . 985
	Insulinsubstitution	947		Probucol 986
	Kaliumsubstitution	949		Fibrate 987
	Bikarbonatgabe	949		Nikotinsäure und Derivate ... 988
	Phosphatsubstitution	950		Phytotherapie, Ballast- und
	Prognose	951		Quellstoffe, sonstige Präparate . 989
4.3.2	Differentialtherapie: Alkoholische Ketoazidose	951		Lipidapherese .... 991 Operative Verfahren 992
4.3.3	Hyperosmolares nicht-keto- azidotisches Koma	952	7.2	Behandlung einzelner Störungen des Fettstoffwechsels 992
4.3.4	Laktatazidose	953	7.2.1	Reine Hyperchloresterinämien,
4.3.5	Diabetische Ketoalkalose	955		Typ IIa 992
4.4	Therapie der Folgeerkrankungen des Diabetes	955		Therapieziele .... 992 Leichte Hypercholesterinämien
4.4.1	Hypertonie	955		bis 250 mg/dl, LDL-Cholesterin
4.4.2	Hyperlipidämien	956		bis 175 mg/dl 992
4.4.3	Nierenkomplikationen	956		Mäßige Hypercholesterinämien von
	Diabetische Nephropathie	956		250–300 mg/dl, LDL-Cholesterin
	Papillennekrose	957		175–215 mg/dl 993
	Kontrastmittel-Nephropathie ..	957		Schwere Hypercholesterinämien
4.4.4	Augenkomplikationen	957		über 300 mg/dl, LDL-Cholesterin
	Diabetische Retinopathie	957		über 215 mg/dl 993
	Diabetische Katarakt	958		Schwerste Hypercholesterinämien
	Glaukom	958		über 500 mg/dl 994
4.4.5	Diabetische Neuropathie	958		Hypercholesterinämien mit
	Kausale Therapie	959		begleitender Hypertriglyzeridämie
	Weiteres Vorgehen	959		bis 400 mg/dl, Typ IIb 994
4.4.6	Diabetischer Fuß	960	7.2.2	Hypertriglyzeridämien 994
4.4.7	Necrobiosis lipoidica	961		Vorbemerkungen und Therapieziele 994
5	Hypoglykämien (J. Schrezenmeir und J. Beyer)	962		Endogene Hypertriglyzeridämie, Typ IV 995
	Therapie der Hypoglykämie ...	963		Gemischte exogen-endogene
	Therapie bei Insulinom	963		Hypertriglyzeridämie, Typ V ... 995
	Operative Behandlung	963		Chylomikronämie-Syndrom ... 996
	Medikamentöse Behandlung .	963		Exogene, fettinduzierte Hyper-
	Therapie der postprandialen Hypoglykämien	964	7.2.3	triglyzeridämie, Typ I ...... 996 Dyslipoproteinämie vom Typ III . 996
6	Gicht und Hyperurikämien (G. J. Kremer)	965	7.2.4	Maßnahmen bei erniedrigtem HDL-Cholesterin 997
6.1	Therapieziele	966	7.2.5	Maßnahmen bei erhöhtem Lp(a) 997
6.2	Asymptomatische Hyperurikämie	967	7.2.6	Symptomatische Dyslipoprotein-
6.3	Akuter Gichtanfall	967		ämien 998
6.4	Dauertherapie bei chronischer Gicht	968		Diabetes mellitus und Dyslipo- proteinämien 998
6.5	Differentialtherapie	970		

23 Störungen der Ernährung und des Stoffwechsels

	Alkohol und Dyslipoproteinämien 999		Steigerung der Porphyrinausscheidung 1001
	Nierenerkrankungen und Dyslipoproteinämien 999		Allgemeinmaßnahmen 1001
8	**Hepatische Porphyrien**	8.2	**Akute intermittierende**
	(G. J. Kremer) 1000		**Porphyrie** 1001
8.1	**Porphyria cutanea tarda** 1000		Therapie des akuten Anfalls ... 1002
	Therapieziel 1001		Dauerprophylaxe 1003

Notfälle:
Gichtanfall (s. ds. Kap., 6.3)
Porphyrieanfall (s. ds. Kap., 8.2)
Chylomikronämie-Syndrom (s. ds. Kap., 7.6.1)
Coma diabeticum (s. ds. Kap., 4.3.1)
Hypoglykämisches Koma (s. ds. Kap., 5)
Nicht-ketotisches hyperosmolares Koma
(s. ds. Kap., 4.3.2)

---

1 Adipositas
(G. J. Kremer)

Definition: Über die Norm erhöhtes Körpergewicht infolge vermehrten Fettansatzes wird als Übergewicht bzw. Adipositas bezeichnet. Für klinische Belange ist zur Ermittlung des Sollgewichts Erwachsener die Broca-Formel ausreichend (Körperlänge in cm minus 100 mal kg = Sollgewicht). Der Quotient aus Istgewicht und Sollgewicht wird als Broca-Index bezeichnet. Ebenso nützlich ist und zunehmend häufiger verwendet wird der Körpermassenindex (= Body Mass Index, BMI), errechnet aus dem Körpergewicht in kg durch Körperlänge in m zum Quadrat: BMI = kg/m^2; Normalwertbereich 21–25 kg/m^2 (Einzelwerte s. Anhang, Tab. 2). Ein BMI zwischen 25 und 30 kg/m^2 bzw. ein Broca-Index zwischen 1,1 und 1,2 wird als *Übergewicht* oder *Adipositas Grad I*, Indizes darüber bis BMI von 40 als *Adipositas Grad II* bezeichnet. Bei BMI > 40 kg/m^2 spricht man von *extremer Adipositas, Grad III*.

Für alle Lebensalter bei Männern und Frauen besteht eine inverse Korrelation zwischen Körpergewicht und Lebenserwartung, die besonders deutlich bei Überschreiten des Sollgewichts um 20% (BMI >30 kg/m^2, Broca-Index >1,2) ausgeprägt ist. Bei jüngeren Menschen sind Übergewichtigkeit und Adipositas mit einem höheren Sterblichkeitsrisiko verknüpft als bei älteren über 60 Jahren. Mit zunehmendem Lebensalter steigt der BMI allmählich an, und zwar auf Werte bis 29 kg/m^2 bei über 65jährigen.

Ätiopathogenese: Übergewicht und Adipositas sind multifaktoriell bedingt, in jedem Fall aber Folge einer gestörten Energiebilanz. Genetische Faktoren (Höhe des Grundumsatzes, Ausmaß der Thermogenese, Ausstattung mit langsamen und schnellen Muskelfasern, Aktivität der Lipoproteinlipase) und Umweltfaktoren (familiäres Umfeld, soziokulturelle Einflüsse, Eß- und Ernährungsgewohnheiten, körperliche Aktivitäten) sind für die Entwicklung der Adipositas von entscheidender Bedeutung. Die genetischen Effekte werden auf 25–50% geschätzt. Bei der Entwicklung der Adipositas nimmt zunächst die Größe der vorhandenen Fettzellen zu (Hypertrophie). Nach Gewichtsreduktion vermindert sich nur die Größe, nicht jedoch die Zahl der Adipozyten. Die Fettspeicherung findet statt im subkutanen Fettgewebe, in der Umgebung der viszeralen Organe, im Mesenterium und Omentum, in den Muskelsepten sowie im Retroperitonealraum; meist besteht auch eine Fettleber. Die Fettverteilung kann sehr unterschiedlich sein und ist Grundlage einer Einteilung in *Fettsuchttypen*, welche offensichtlich genetisch determiniert sind (s.u.).

Klinik: Adipositas ist ein unabhängiger kardiovaskulärer Risikofaktor (koronare Herzkrankheit, Herzinsuffizienz, Schlaganfall, plötzlicher Herztod), bei jüngeren stärker wirksam als bei älteren. Darüber hinaus ist Adipositas ein wichtiges Glied im Bedingungsgefüge einer Reihe von metabolischen Störungen und kardiovaskulären Risikofaktoren sowie anderen Gesundheitsstörungen: Sie ist assoziiert mit Hyperinsulinismus, Insulinresistenz, Hypertonie, Glukosetoleranzstörungen und Diabetes mellitus Typ II, mit verminderter HDL-Cholesterin-Konzentration, erhöhter Triglyzerid-Konzentration, Hyperurikämie und Gicht, ferner mit linksventrikulärer Hypertrophie, mit Cholelithiasis, Varikose und erhöhtem Operationsrisiko. Extreme Fettsucht führt auch zu mechanischen Störungen der Atmung (Pickwick-Syndrom), zu Überlastung der Gelenke und zu Abnahme der körperlichen Leistungsfähigkeit. – Nach dem *Fettverteilungsmuster* unterscheidet man die zentrale oder abdominale, auch androide oder viszerale Fettsucht mit Bevorzugung des Fettansatzes am Stamm und intraabdominal im Bereich des Gekröses und des retroperitonealen Gewebes von der sogenannten peripheren oder gynoiden Adipositas mit Bevorzugung der Hüft- und Oberschenkelregion. Das Verhältnis von Taillen- zu Hüftumfang in cm (Waist/Hip-Ratio = WHR) ist ein zuverlässiges Maß für diese Fettverteilungstypen; Normwerte beim Mann bis 1,0 cm, bei der Frau bis zu 0,85 cm. Höhere Werte zeigen eine zentrale oder androide Adipositas an. Gerade die abdominale oder androide Adipositas, die auch bei etwa 20% adipöser Frauen anzutreffen ist, zeigt eine sehr enge Korrelation zu den oben genannten Risikofaktoren und Gesundheitsstörungen der Adipositas. Bei der gynoiden Adipositas sind demgegenüber die Gesundheitsrisiken gering. Quantitativ läßt sich das abdominale Fett am genauesten mit der Computertomographie erfassen. *Differentialdiagnose:* generalisierte Ödeme, Aszites, Gravidität, große Abdominaltumoren, Bulimie.

Therapie

Therapieziele
Erreichen des Normalgewichts durch kalorienreduzierte Ernährung, verhaltenstherapeutische Schulung zwecks dauerhafter Änderung des Eßverhaltens, durch kontinuierliche Schulung und vermehrte körperliche Aktivität. Übergewicht ist dann behandlungsbedürftig, wenn ohne Vorliegen von sonstigen Risikofaktoren oder Gesundheitsstörungen das Körpergewicht mehr als 20% über der Norm liegt. Sind zusätzliche Risikofaktoren und/oder Gesundheitsstörungen vorhanden, sollte Normalgewicht angestrebt werden.

Diätformen
Mischkostdiäten
Diese enthalten 800–1200 kcal/Tag und führen bei konsequenter Anwendung zu einem stetigen Gewichtsverlust von etwa 0,5–1 kg wöchentlich bei voller Arbeitsfähigkeit des Übergewichtigen. Derartige Diäten können ohne Gefährdung der Gesundheit über lange Zeit beibehalten werden. Die genannte Mischkostdiät sollte sich wie folgt zusammensetzen: 20–25 kcal% Eiweiß, 50–55 kcal% komplexe Kohlenhydrate und 25–30 kcal% Fett, welches zu je $1/3$ aus gesättigten, einfach bzw. mehrfach ungesättigten Fettsäuren bestehen sollte. Die Zufuhr hochwertigen Eiweißes darf 50 g/Tag nicht unterschreiten, da andernfalls körpereigenes Eiweiß zu energetischen Zwecken mobilisiert wird. Auf eine Mindestzufuhr von 7 g Linolsäure/Tag muß geachtet werden. Zucker, Süßwaren,

Weißbrot, gesüßte Speisen und alkoholische Getränke sind weitgehend zu meiden. Die erlaubten Tagesmengen sollten auf mindestens 5 Mahlzeiten verteilt sein. Art und Zusammensetzung der Nahrung sollte möglichst weitgehend an die individuellen Gewohnheiten und Geschmacksrichtungen angepaßt werden. Körperliche Aktivität, Sport und Gymnastik sind wertvolle unterstützende Maßnahmen, wenngleich dadurch nur ein geringer Kalorienmehrverbrauch erzielt werden kann. Auf eine ausreichende Zufuhr von Vitaminen, Spurenelementen und Mineralstoffen ist sorgfältig zu achten. Zu Beginn einer Abmagerungsdiät kann der Gewichtsverlust infolge vermehrten Flüssigkeitsverlustes stärker ausfallen als im weiteren Verlauf der Langzeitbehandlung. Reichliche Flüssigkeitszufuhr von 2–3 l/Tag ist ratsam.

Modifiziertes Fasten

Als proteinmodifiziertes Fasten (PSMF) oder Very Low Calorie Diet (VLCD) wird ein Regime bezeichnet, daß pro Tag mindestens 400 kcal und 40 g hochwertiges Eiweiß (Milch, Ei, Soja) für Frauen bzw. für Männer und Frauen größer als 173 cm 500 kcal und 50 g hochwertiges Eiweiß enthält. Enthalten sind ferner 50–75 g Kohlenhydrate und 5–10 g Fett zwecks Erreichen der genannten Gesamtkalorienzahl sowie alle Vitamine, Mineralien und Spurenelemente in wünschenswerter Höhe. Meist werden sie als Formeldiät (s. u.) verabreicht, lassen sich aber auch bei ausreichenden Kenntnissen selbst zusammenstellen (z.B. Dresdner Schlankheitstrunk). Derartige Produkte sollten nicht länger als 3–4 Monate ununterbrochen angewendet werden wegen der Gefahr des Verlustes körpereigener Eiweißbestände. Eine ausreichende Flüssigkeitszufuhr von 3 l täglich, gegebenenfalls Allopurinol-Therapie (s. ds. Kap., 6), wöchentlich ärztliche und laborchemische Überwachung (Elektrolyte, Eisen, Säure-Basenhaushalt, Kreatinin, Harnsäure, Gesamteiweiß) sind erforderlich. Die Durchführung kann ambulant erfolgen, oft unter Beibehaltung der vollen Arbeitsfähigkeit. Gewichtsverlust 1,5–3 kg/Woche. Im Anschluß an eine derartige Formeldiät ist wiederum Langzeittherapie mit entsprechender kalorienreduzierter Mischkost erforderlich.
Indikation: extreme Fettsucht und Fehlschlagen herkömmlicher kalorienreduzierter Mischkostdiäten.
Kontraindikationen: Kinder, Schwangere, Stillende und ältere Menschen, Gicht, akute Porphyrie, Typ-I-Diabetes, Patienten mit schweren Herz-, Leber- und Nierenerkrankungen.
Handelsprodukte: Modifast®, Cambridge®-Diät, Optifast®, NUPO®, Micro®-Diet, Kurmolke Heirler®.

Erfolgsaussichten

Im wesentlichen hängt der Dauererfolg einer Gewichtsreduktion von folgenden Faktoren ab: Willen und Einsicht des Patienten und seiner Angehörigen hinsichtlich der Notwendigkeit einer Gewichtsreduktion, fundierte Fachkenntnisse des Arztes bezüglich der Eßverhaltensstörungen und anhaltendes Engagement in der therapeutischen Führung und Motivierung seines Patienten, Fähigkeiten und Phantasie des Kochs, abwechslungsreiche und schmackhafte

Speisen mit niedrigem Kaloriengehalt zusammenzustellen, ferner von begleitender Verhaltens- und Gruppentherapie bzw. Teilnahme an Selbsthilfegruppen. Mit einer anfänglichen Gewichtsreduktion ist nur der erste Schritt getan. Die lebenslängliche Umstellung des Eßverhaltens kann erst einen anhaltenden Erfolg garantieren. Häufige Schwankungen des Körpergewichts infolge wiederholter gewollter Gewichtsreduktionen und anschließender Wiederzunahmen stellen per se ein im Langzeitverlauf erkennbares erhöhtes kardiovaskuläres und Mortalitätsrisiko dar, und zwar unabhängig vom Grad der Adipositas und unabhängig von allen anderen bekannten Risikofaktoren und eventuellen Krankheitsursachen.

Nulldiät und Außenseiterdiäten

Totale Unterbrechung der Nahrungszufuhr führt zwar zu raschem Gewichtsverlust, jedoch auf Kosten eines erhöhten Eiweißabbaus, der bei etwa vierwöchiger Dauer 1200 g Protein beträgt. Durch tägliche Zufuhr von etwa 50 g Eiweiß und 25–50 g Kohlenhydrate kann der Eiweißkatabolismus nahezu vollständig aufgehoben werden. Der körpereigene Verlust an Eiweiß bleibt aus. Totales Fasten kann daher nicht als geeignete Methode empfohlen werden.

Außenseiterdiäten, von denen etwa 60 verschiedene Formen propagiert werden, zeichnen sich durch die Einseitigkeit der Nährstoffzusammensetzung aus und führen bei längerer Anwendung zu relevanten Nährstoffdefiziten, oder sie enthalten potentiell schädliche Nahrungsbestandteile im Übermaß und können demzufolge zu schwerwiegenden Komplikationen führen. Ihre Anwendung kann nicht empfohlen werden.

Pharmakotherapie

(1) *Appetitzügler und Anorektika:* Die Anwendung von Appetitzüglern und Anorektika (Amphetamin-, Ephedrin- und Phenylaminopropan-Derivate, Mazindol) sollte nur kurzfristig als unterstützende Maßnahme über 3–4 Wochen eingesetzt werden, da mit Nebenwirkungen zu rechnen ist.
Wirkungsweise: Beeinflussung der serotoninergen bzw. adrenergen Steuerung des Sättigungs- bzw. Hungerzentrums im Hypothalamus. Toleranzentwicklung nach einigen Wochen.
Nebenwirkungen: Unruhe, Konzentrationsstörungen, Leistungsschwäche, Erregungszustände, Reizbarkeit, Persönlichkeitsveränderungen, Erschöpfungszustände, Kopfschmerzen, Schweißausbrüche, euphorisierende Nebenwirkungen, gelegentlich gastrointestinale Störungen.
(2) *Fenfluramin:* Bewährt und über einige Monate anwendbar ist Fenfluramin (Ponderax®) und Dexfenfluramin (Isomeride®) in einer Dosierung von 2 mal 15–30 mg täglich. Aufsteigende Dosierung empfehlenswert.
Nebenwirkungen: Müdigkeit, Benommenheit, Schwindel, Depressionen, eventuell Durchfälle und Meteorismus, Beeinträchtigung des Reaktionsvermögens, Synergismus mit Alkohol- und Beruhigungsmitteln. Unter der Behandlung tritt ein rascheres Sättigungsgefühl ein. Signifikante Gewichtsverluste sind in Langzeitstudien beobachtet worden.
Kontraindikationen: Schwangerschaft, Stillperiode, Kinder, depressive Psy-

chosen und Verstimmungen, Engwinkelglaukom, Epilepsie (s. a. ds. Kap., 4.1 „Orale Diabetika", Fenfluramin, S. 920). Schilddrüsenhormone, Diuretika und Laxanzien sind zur Erzielung eines Gewichtsverlustes kontraindiziert.

Magenballon und Operationsverfahren

(1) *Magenballon:* Intragastrale Ballontamponaden mittels endoskopisch applizierbarer und entfernbarer luft- oder wassergefüllter Ballons von mindestens 400 ml Inhalt werden zur Erzielung eines raschen Sättigungsgefühls eingesetzt. Nach den Richtlinien der Deutschen Gesellschaft für Adipositasforschung sollte die Implantation eines Magenballons zur Induktion einer Gewichtsreduktion nur dann erfolgen, wenn ein Übergewicht von mehr als 60% (BMI > 40 kg/m^2) vorliegt und wenn bereits 3–5 kontrollierte diätetische Abmagerungsversuche innerhalb mehrerer Jahre erfolglos geblieben sind. Der Magenballon soll höchstens 3 Monate liegenbleiben.
Nebenwirkungen und Komplikationen: Erbrechen, erosive Gastritiden, Druckulzera, Refluxösophagitis, Aspirationsgefahr, Obstruktionsileus nach spontaner Deflation des Ballons und transpylorischer Passage oder Regurgitation des Ballons.

(2) *Operationsverfahren:* Operative Verkleinerung des Magens mit erhaltener Darmpassage in Form einer sogenannten Gastroplastik (vertical banding und elastische Gastroplastik) gilt als relativ komplikationsarmes Verfahren. Über ein rasches Sättigungsgefühl soll die weitere Nahrungsaufnahme reduziert werden. Die Methode ist erfolgreich eingesetzt worden. Sorgfältige Patientenauswahl (Alter > 18 und < 50 Jahren, psychische Stabilität, Fehlen von ernsten Begleiterkrankungen) sowie strenge Indikationsstellung sind erforderlich. Der Gewichtsverlust beträgt etwa 30%. Operationsletalität 3–5%.
Jejunoileale Kurzschlußoperationen sowie die Anlage eines Magen-Bypass sind obsolet.
Dermolipektomie und Fettschürzenplastik können aus kosmetischen Gründen nach Gewichtsreduktion erforderlich werden.

2 Chronische Unterernährung
(G. J. Kremer)

Ätiologie: Chronische Unterernährung wird im wesentlichen verursacht durch:
(1) aufgezwungene Hungerzustände in Notzeiten;
(2) Malabsorptions- und Maldigestionssyndrome;
(3) stenosierende Prozesse an Ösophagus, Magen und oberem Verdauungstrakt, welche eine Nahrungsaufnahme behindern;
(4) konsumierende Erkrankungen;
(5) Anorexia nervosa (s. ds. Kap., 3).
Klinik: Im Extremfall führt ein chronischer Mangel an Eiweiß, Fett, Kohlenhydraten, Vitaminen, Spurenelementen zum Bild der *Hungerdystrophie:* starke Abmagerung mit Verlust des subkutanen Fettgewebes, Atrophie von Haut, Muskulatur und parenchymatösen Organen, Maldigestion und Malabsorption, Anämie, Hypoproteinämie, Hypolipidämie, Hypoglykämie, Immunglobulinmangel, Hypotonie, Hypothermie, Bradykardie, endokrine Ausfälle, Polydipsie, Polyurie, Nei-

gung zu Ödemen, Hypohidrosis, Hautpigmentierung und andere Zeichen der Hypo- und Avitaminosen, Infektanfälligkeit, Osteomalazie, Hirnatrophie bei langer Dauer des Hungerns, extremer körperlicher Erschöpfungszustand mit kompletter Leistungsunfähigkeit, Herzmuskel- und Nierenversagen. Unterschreiten des Sollgewichtes um 50% wird meist nicht überlebt. Eine kompensierte chronische Hungerdystrophie (20–40% unter Sollgewicht) kann u. U. Jahre bestehen infolge metabolischer Anpassung.

Chronische Eiweißmangelernährung bei ausreichender Kalorienzufuhr durch Fett und Kohlenhydrate führt zum Bild des Kwashiorkors mit erhaltenen Fettpolstern, Fettleber und hypalbuminämischen Ödemen, Wachstumsstörungen bei Kindern.

Auch nach langjähriger Hungerdystrophie und Überstehen zahlreicher Begleitkrankheiten kann der weitere Lebensablauf ohne erkennbare Beeinträchtigungen bleiben.

Therapie

(1) *Hungerdystrophie:* Zur Restitution muß die Wiederauffütterung mit aller Vorsicht und unter strenger Überwachung des Elektrolyt- und Wasserhaushalts unter stationären Bedingungen erfolgen. Man beginnt mit einer 800–1000-Kalorien-Diät, zunächst vornehmlich in Form von leicht resorbierbaren Kohlenhydraten und Proteinen. Ggf. ergänzende intravenöse Kalorienzufuhr. Zusätzliche Hormonsubstitutionen, Anabolika sowie Insulinapplikation sind kontraindiziert. Dann erfolgt allmählicher Übergang zur vollständigen enteralen Ernährung mit anfangs Haferschleim, Grieß, Magermilchgerichten, schließlich passierten Fleisch- und Gemüsegerichten und steigenden Fettzusätzen. Plasma- und Bluttransfusionen sind nur bei starker Anämie und bei erheblicher Hypoproteinämie indiziert. Mit steigendem Körpergewicht kann schrittweise der Aufbau zu normaler gemischter Kost erfolgen. Der Eiweißgehalt der Nahrung sollte zuletzt 1,5–2 g/kg KG/Tag betragen.

(2) *Leichte Unterernährung* (20–25% Untergewicht): Nach schweren Erkrankungen, infolge qualitativ falscher Ernährung oder nach kurzfristiger Mangelernährung genügt in der Regel eine hochkalorische, eiweißreiche (1,5–2 g/Tag), vitaminreiche Kost, welche in häufigen kleinen Portionen oral verabreicht wird; Gesamtkalorienzufuhr ca. 2800–3000 Kalorien.

(3) *Konstitutionell magere bzw. untergewichtige Personen* bedürfen nur dann einer kalorischen Mastkur, wenn das Untergewicht weniger als 80% des Normalgewichts beträgt oder wenn die körperliche Leistungsfähigkeit eingeschränkt ist.

(4) *Unterernährung* und *Abmagerung* infolge *konsumierender Erkrankungen:* Hier muß in erster Linie das Grundleiden behandelt werden; eiweißreiche hochkalorische Kost ist erforderlich; appetitanregende Maßnahmen (Nuran®, Tinctura amara und Wunschkost) können unterstützend wirken. Bei infausten Grundleiden ist meist kein nennenswerter Gewichtszuwachs zu erzielen. Bei Durchführung einer Polychemo- oder Radiotherapie sollte bei Untergewichtigen eine hochdosierte parenterale Kalorienzufuhr versucht werden (sog. Hyperalimentation; etwa 3000 Kalorien täglich).

23 Störungen der Ernährung und des Stoffwechsels

3 Anorexia nervosa
(G. J. Kremer)

Definition: Die Anorexia nervosa ist eine psychisch bedingte Eßstörung, die durch extremes Fasten und/oder selbstinduziertes Erbrechen nach der Nahrungsaufnahme und eine konflikthafte, nicht korrigierbare Einstellung zu Essen, Nahrungsaufnahme und Körpergewicht gekennzeichnet ist.
Ätiopothogenese: Die Ätiologie ist unbekannt. Störungen der soziokulturellen und familiären Beziehungen sowie biologische und intrapsychische Störungen werden diskutiert.
Infolge der Selbstaushungerung, die trotz erheblicher Abmagerung verleugnet und weiter betrieben wird, stellen sich Zeichen der Unterernährung bis hin zur Kachexie mit zahlreichen Störungen der Körperfunktionen ein. Obstipation, Laxanzienabusus sowie Menstruationsstörungen bei betroffenen Mädchen und Frauen sind häufige Begleitsymptome. Intensive Angst, dick zu werden, Körperschema-Störungen und die Weigerung, das Körpergewicht auf einem für Alter und Größe erforderlichen Niveau zu halten, sowie die obengenannten aktiven Maßnahmen zur Gewichtsreduktion gelten als typische Verhaltensstörungen der Erkrankung. Bulimische Episoden können zeitweilig auftreten. Inzidenz: für Frauen zwischen dem 12. und 25. Lebensjahr 16 auf 100 000.
Klinik: Überwiegend (90%) sind junge Mädchen und Frauen bis etwa 25 Jahre betroffen. Bei Fehlen einer somatischen Ursache sind das Zusammentreffen von starker Abmagerung um mindestens 25%, Appetitstörungen, postprandiales Erbrechen, Menstruationsstörungen, Obstipation mit und ohne Laxanzienabusus diagnostisch wegführend. Je nach Grad der Abmagerung finden sich zahlreiche körperliche Symptome: Anämie, häufig Hypokaliämie, Exsikkose, Eiweiß- und Transferrinmangel, ggf. Ödeme, verstärkte Lanugobehaarung, Hypotonie, Bradykardie, Hypothermie, verschiedene endokrine Ausfälle, Amenorrhö, gelegentlich Hypercholesterinämie. Trotz erheblicher Abmagerung und Unterernährung bleibt die körperliche und seelische Leistungsfähigkeit häufig lange erhalten. Überschneidungen mit der *Bulimia nervosa* kommen vor; bulimische Patienten nehmen in der Regel nicht an Gewicht ab. Wiederkehrende Episoden von Heißhungeranfällen, schnelle Aufnahme großer Speisenmengen innerhalb kürzester Zeit, das Gefühl, während der Heißhungeranfälle die Kontrolle über das Essen zu verlieren, anschließend häufig selbstausgelöstes Erbrechen, ferner Laxanzien- und Diuretikaabusus, Phasen von selbstauferlegtem Fasten und körperlichen Anstrengungen sowie anhaltende Sorge hinsichtlich Körperumfang und Gewicht sind charakteristische Merkmale der Bulimie. Von manchen Autoren werden Anorexia nervosa und Bulimia nervosa als eine nosologische Einheit mit unterschiedlicher Manifestation aufgefaßt.
Differentialdiagnose: somatische Erkrankungen mit Gewichtsverlust, Erbrechen als Konversionssymptom, Nahrungsverweigerung aus wahnhaften Gründen bei Psychosen, Appetitverlust bei Depression.

Therapie

Die Therapie muß *zweigleisig* erfolgen, indem zum einen der erhebliche Abmagerungszustand durch rein *somatische* Methoden der Wiederauffütterung beseitigt und zum anderen die zugrundeliegende seelische Störung durch entsprechende *Psychotherapie* angegangen wird.
(1) *Somatische Behandlung:* Bei erheblichem Gewichtsverlust über 25% ist unter stationären Bedingungen eine Wiederauffütterung durch hochkalorische Sondenkost erforderlich. Gesamtkalorienzufuhr täglich 2500–3000 Kalorien.

Eine Gewichtszunahme von 1,5–2 kg pro Woche kann erzielt werden. Als unterstützende Pharmakotherapie kommen gegebenenfalls Phenothiazine in flüssiger Form durch die Sonde in Frage: 600–1200 mg/Tag Promethazin (Atosil®) oder Promazin (Protactyl®), entweder einzeln oder in Kombination. Bettruhe, gute pflegerische Betreuung und Überwachung sind erforderlich.

(2) *Psychotherapie:* Hand in Hand mit der somatischen Therapie hat eine Psychotherapie zu erfolgen, die in verschiedenen Formen zur Anwendung kommt, je nach Psychodynamik und individueller Problematik: überwiegend autoritär mit starkem Druck oder mehr gewährend und führend im Sinne einer Verhaltenstherapie oder gar in Form einer klassischen Analyse. Die Einbeziehung der Familie in den Therapieplan oder regelrechte Familientherapie ist zu erwägen. Die Lehrmeinungen sind sehr unterschiedlich. In leichten Fällen genügt oft eine Entfernung aus dem häuslichen oder beruflichen Milieu, um eine Änderung des Eßverhaltens herbeizuführen.

(3) *Therapieerfolge:* Alle Therapiebemühungen müssen grundsätzlich die mangelnde Kooperationsbereitschaft und fehlende Krankheitseinsicht der Kranken berücksichtigen. Die Prognose des Vollbildes ist als außerordentlich ernst anzusehen: Chronifizierung oder Übergang der Symptomatik in eine andere psychische Fehlentwicklung. Die Letalität infolge von Suizid oder somatischen Komplikationen der Kachexie beläuft sich auf 10–20%. Etwa ein Viertel der Patienten bleibt lebenslänglich mehr oder weniger abgemagert und zeigt exzentrische Verhaltensweisen. In den übrigen Fällen ist bei konsequent anhaltender psychotherapeutischer Betreuung eine mehr oder weniger vollständige körperliche und seelische Normalisierung zu erwarten.

4 Diabetes mellitus
(J. Schrezenmeir und J. Beyer)

Definition und Diagnose: Das Syndrom des Diabetes mellitus ist definiert durch eine chronische Hyperglykämie und deren Folgen bezüglich anderer Stoffwechselprozesse und Organschädigungen.
Nüchternglukose: Ein mehr als einmal gemessener Plasmaglukosewert von über 140 mg/dl (7,8 mmol/l) belegt die Diagnose. Venöse Blutproben sollten in Röhrchen mit Natriumfluorid entnommen werden, das die Glykolyse in den Blutzellen hemmt. Falls solche Röhrchen nicht verfügbar sind, muß das Blut innerhalb von 30 min zentrifugiert und das Plasma oder Serum bei 4°C bis zur Messung aufbewahrt werden. Die Werte aus dem Vollblut sind 10–15% niedriger, wegen eines geringeren intrazellulären Glukosegehalts.
Oraler Glukosetoleranztest (OGTT): Durchführung: Um die Insulinsekretion und -wirksamkeit zu optimieren und aussagekräftige Werte zu erhalten, muß vor Testdurchführung die Aufnahme von wenigstens 150–200 g Kohlenhydrate täglich gewährleistet sein. Erwachsenen werden 75 g Glukose oder Maltodextrine in 300 ml Wasser gegeben; Kinder erhalten 1,75 g Glukose/kg des Körperidealgewichts. Die Lösung soll innerhalb von 5 min getrunken werden. Die Plasmaglukose wird vor sowie 30, 60, 90 und 120 min (und 180 min in der Schwangerschaft) nach Ingestion bestimmt. *Interpretation: Diabetes* liegt vor, wenn die venöse Blutglukose ≥ 200 mg/dl nach 2–3 h und bei mindestens einem weiteren Abnahmezeitpunkt gemessen wird.
Eine *pathologische Glukosetoleranz* wird angenommen, wenn der 2-h-Wert zwi-

23 Störungen der Ernährung und des Stoffwechsels

schen 140 und 200 mg/dl liegt und ein anderer Wert während der 2stündigen Testperiode ≥ 200 mg/dl ist. Bei diesem Testergebnis muß von einem erhöhten Risiko für die Entwicklung einer Nüchternhyperglykämie im Sinne eines symptomatischen Diabetes ausgegangen werden. Im Individualfall kann jedoch eine Vorhersage nicht getroffen werden. Die meisten Patienten (etwa 75%) entwickeln niemals Diabetes. Selbst bei Vorliegen einer Diabeteskonstellation im Test muß eine Nüchternhypoglykämie oder eine symptomatische Verschlechterung nicht in jedem Fall folgen. Bei einer Schwangerschaft müssen im OGTT mit 100 g Glukose mindestens zwei der folgenden Plasmawerte vorliegen: nüchtern ≥ 105 mg/dl, nach 1 h ≥ 190 mg/dl, nach 2 h ≥ 165 mg/dl, nach 3 h ≥ 145 mg/dl.

Intravenöser Glukosetoleranztest: Durchführung: 50 g Glukose/1,7 m² KO (oder 0,5 g/kg Idealgewicht) werden als 20- oder 50%ige Lösung über 2–3 min i.v. infundiert. Plasmaglukose wird aus dem kontralateralen Arm bei Beginn der Infusion sowie 10, 15, 20 und 30 min danach bestimmt.

Interpretation: Die Plasmaglukosewerte werden auf semilogarithmischem Papier gegen die Zeit aufgetragen. $K = (0,693/t_{1/2}) \times 100$ wird ermittelt, indem die Zeit abgelesen wird, die für den Abfall der Glukosekonzentration auf die Hälfte ($t_{1/2}$) des Ausgangswertes benötigt wird. Diese Konstante spiegelt die Rate des Blutglukoseabfalls in %/min wieder. Bei Nicht-Diabetikern ist der durchschnittliche K-Wert etwa 1,72%/min. Er nimmt mit dem Alter ab, bleibt aber über 1,3%/min. Bei diabetischen Patienten liegt der K-Wert fast immer unter 1%/min.

Ätiopathogenese und Klassifikation: Allen Diabetesformen liegt ein absoluter Insulinmangel im Sinne einer fehlenden oder verminderten Insulinsekretion oder ein relativer Insulinmangel im Sinne einer verminderten Insulinwirkung zugrunde. Entsprechend der Genese werden verschiedene Diabetesformen unterschieden (Tab. 23.1). 85–90% aller Diabetiker haben Typ-II-Diabetes. Die Prävalenz des Typ-I-Diabetes in Deutschland ist ca. 0,2%, die des Typ-II-Diabetes 3–4%. 99% aller Diabetesformen gehören zum primären Diabetes.

Klinik: *Leitsymptome und -befunde des Frühsyndroms:* Polydipsie, Polyurie,

Tabelle 23.1: Klassifikation des Diabetes mellitus (in Anlehnung an die National Diabetes Data Group [Diabetes 28 (1979) 1039])

a) Primärer Diabetes
Insulinabhängiger Diabetes mellitus (IDDM) Syn.: Typ-I-Diabetes, juveniler Diabetes
– Manifestation meist < 40 Jahre – Ausbruch akut oder subakut – klassische Symptome meist vorhanden – Ketoseneigung – Insulin im Serum fehlt oder minimal – Insulinabhängigkeit – familiäre Belastung selten – Ätiologie nur teilweise genetisch (Konkordanz von 35% bei Monozygotie) – Assoziation mit HLA-DR3, -B8; -DR4, -B15; DQα Arg 52[+], DQβ Asp 57[-] (Chromosom 6); Schutz durch HLA-DR2, -B7 – HLA-DR4 häufiger bei Auftreten < 40 Jahre, ohne pluriglanduläre Beteiligung – Antikörper gegen Inselzellen, Insulitis – Assoziation mit anderen Autoimmunerkrankungen in ca. 14% (Hashimoto, Basedow, Addison, atrophische Gastritis, Vitiligo etc.)

Tabelle 23.1: (Fortsetzung)

Nicht-insulinabhängiger Diabetes mellitus (NIDDM)
Syn.: Typ-II-Diabetes, Altersdiabetes, Maturity Onset Diabetes (MOD), metabolisches Syndrom X

- Manifestation meist > 40 Jahre
- Ausbruch allmählich
- klassische Symptome fehlen häufig
- Übergewicht in 60–85% (Typ IIb)
- hyperosmolares Koma als Akutkomplikation
- Insulin im Serum erniedrigt bis erhöht
- Insulinresistenz, Hypertonie, Hypertriglyzeridämie
- Ätiologie genetisch (Konkordanz 100% bei Monozygotie)
- keine Assoziation mit HLA-Typen
- keine Autoimmunphänomene

Typ IIa ohne Adipositas (DD: Typ I mit langsamem Progreß)
meist Postrezeptordefekt bzw. verzögerte Insulinwirkung in der frühen Phase nach Glukose bei normaler Antwort auf andere Stimuli wie Aminosäuren, i.v. Tolbutamid oder Glukose

Typ IIb mit Adipositas (klassische Form des Typ-II-Diabetes)
Sonderformen:
 1. Maturity Onset Diabetes in the Young (MODY) = Mason-Typ: autosomal-dominant vererbt, Manifestation in Kindheit oder Jugend
 2. Insulinmutanten: normale Blutglukoseantwort auf exogenes Insulin

b) Sekundärer Diabetes

- Pankreaserkrankungen
- endokrine Erkrankungen
- genetische Syndrome
- verschiedene andere Ursachen, z.B. insulinresistenter Diabetes mit Akanthosis nigricans; Gruppe A: junge Frauen mit Hirsutismus und polyzystischen Ovarien, mit reduzierter Insulinrezeptorenzahl durch Punktmutation; Gruppe B: ältere Patienten mit Antikörper gegen Insulinrezeptoren, erhöhter BSG und DNS-Antikörpern

c) Gestationsdiabetes

Folge von insulinantagonistischen Wirkungen durch hPL, Cortisol, Progesteron, Prolaktin und erhöhter Insulindegradation bei entsprechender Disposition

Gewichtsabnahme, Leistungsschwäche, Juckreiz, Vulvitis, Balanitis, Muskelkrämpfe.
Akute Komplikationen: Ketoazidose, hyperosmolares Koma, Laktatazidose.
Chronische Komplikationen: Als Folgen von Mikro-, Makroangiopathien und fehlgeleiteter Stoffwechselwege werden folgende chronische Komplikationen des Diabetes mellitus gefunden, die zum großen Teil von der Dauer der Erkrankung und der Güte der Stoffwechseleinstellung abhängen:
(1) *Augen:* diabetische Retinopathie (nonproliferativ, proliferativ), Katarakt (subkapsulär [Schneeflocken], nukleär [senil])
(2) *Nieren:* diabetische Glomerulosklerose (diabetische Nephropathie; diffus,

nodulär) Infektion (Pyelonephritis, pyelonephritischer Abszeß, Papillennekrose), Tubulusnekrose (nach Kontrastmittelgabe)
(3) *Nervensystem (Neuropathie):* periphere Neuropathie (distalsymmetrisch sensorisch, motorisch), Mononeuropathia multiplex (diabetische Amyotrophie), kraniale Neuropathie (Hirnnerven III, IV, VI, VII), autonome Neuropathie (Orthostase, Ruhetachykardie, Sudomotorenlähmung, gastrointestinale Neuropathie [Gastroparese, Enteropathie], Harnblasenatonie, Impotenz, diabetischer Fuß)
(4) *Haut:* diabetische Dermopathie (atrophische braune Flecken im Schienbeinbereich), Necrobiosis lipoidica diabeticorum, Candidiasis, diabetischer Fuß (neurotrop und ischämisch)
(5) *kardiovaskuläres System:* Herzinfarkt (typischerweise stumm durch Neuropathie), Kardiomyopathie, diabetische Gangrän
(6) *Knochen und Gelenke:* diabetische Cheiroarthropathie (Unvermögen, die Handflächen abzuflachen), Dupuytrensche Kontraktur (knotige Verdickung der Palmarsehne), Charcot-Gelenke, Forestier-Osteopathie
(7) *ungewöhnliche Infektionen:* nekrotisierende Faszitis, nekrotisierende Myositis, Mukormeningitis, emphysematöse Cholezystitis, maligne Otitis externa

Therapie und Prävention

4.1 Therapieprinzipien
Therapieziele
(1) Verhütung und Behandlung von akuten Komplikationen (Koma, Hypoglykämien, Infektionen). Bei einer Blutglukose über 150 mg/dl ist die Infektabwehr durch Einschränkung der Phagozytosetätigkeit bereits eingeschränkt.
(2) Verhütung und Behandlung von Folgeerkrankungen (Hypertonie, Hyperlipidämie, Atherosklerose, Retino-, Nephro-, Neuropathie). Da diese von der Güte der Stoffwechseleinstellung und der Diabetesdauer abhängen, ist eine normnahe bzw. euglykämische Stoffwechseleinstellung bei Erstmanifestation vor dem 60. Lebensjahr anzustreben. Bei späterer Erstmanifestation kann diese Forderung im Sinne einer Risiko/Nutzen-Abwägung gelockert werden.
(3) Erhaltung und Wiederherstellung von körperlichem Wohlbefinden, Leistungsfähigkeit und altersgemäßer Lebensqualität.

Monitorisierung der Stoffwechselsituation und Erfassung von Komplikationen
Es kann als gesichert gelten, daß die Entwicklung von Komplikationen des Diabetes von der Stoffwechseleinstellung abhängt. So entwickeln beispielsweise normale Nieren nach Transplantation in Diabetiker eine Glomerulosklerose. Das Ausmaß der Basalmembranverdickung im Glomerulus hängt von der Dauer der diabetischen Stoffwechsellage ab und ist bei guter Diabeteseinstellung weniger ausgeprägt. Auch die Entwicklung der Retinopathie scheint von der Güte der Stoffwechselsituation abzuhängen, insbesondere aber die Neuropathie. Diese ist bei Euglykämie sogar rückbildungsfähig, während dies bei einem ausgeprägten Stadium der Nephro- (Stadium 4) bzw. der Retinopathie offenbar nicht mehr möglich ist. Der Annahme, die Entwicklung der Spätkomplikationen sei genetisch prädeterminiert, widersprechen Tierversuche und die Tatsache, daß auch Patienten mit sekundärem Diabetes typische diabetische Komplikationen entwickeln. Andererseits spielen auch genetische und erworbene Faktoren anderer Art eine Rolle, wie z. B. die Hypertonie.

Bestimmung der Blutglukose

Methoden: Mittels trocken- bzw. elektrochemischer Methoden ist es möglich, jederzeit Glukose mittels Teststreifen zu bestimmen. Hierzu werden Teststreifen angeboten, die unter Nutzung enzymatischer Reaktionen Glukosekonzentrationen über Farbveränderungen ablesbar und meßbar machen (kolorimetrische Methoden) oder über Spannungsänderungen bestimmen lassen (elektrochemische Methoden). Die kolorimetrischen Teststreifen haben den Vorteil, daß die Blutglukose nicht nur reflektometrisch, sondern auch visuell abgelesen werden kann. Die elektrochemischen Methoden bedürfen in jedem Fall eines Geräts (Tab. 23.2). Einige Geräte erfordern eine exakte Einhaltung der Reaktionszeit durch den Bediener und eine sorgfältige Entfernung aller Blutspuren vom Teststreifen vor dem Ablesen der Farbreaktion. Neuere Geräte haben diese möglichen Fehlerquellen eliminiert. Bei Messung mit diesen Methoden muß mit einem Fehler von 10–15% gerechnet werden.

Zur Blutzuckermessung muß dem Patienten mittels einer Lanzette (z.B. Monolet®) Blut aus Finger oder Ohr entnommen werden. Dies kann durch kleine Geräte erleichtert werden, wie z.B. Autoclix® etc.

Tabelle 23.2 Blutglukosemeßgeräte und -teststreifen (Auswahl)

Gerät	Bezugsquelle	Teststreifen
Accutrend (**GC**)	Boehringer Mannheim Hestia, Mannheim	Accutrend-Glukose-Teststreifen (auch Cholesterinmessung möglich mit Accutrend-Cholesterol-Teststreifen)
Accutrend mini Accutrend alpha	Boehringer Mannheim Hestia, Mannheim	Accutrend-Glukose-Teststreifen
Diascan S Diascan Partner (sprechendes Gerät)	Haselmeier GmbH, Buchen IBCOL MEDICAL, Haar	Diascan-Teststreifen Diascan-Teststreifen
Diatek	Boehringer Mannheim	Diatek-Teststreifen
Glucometer 3 Glucometer Elite	Bayer Diagnostics, München Bayer Diagnostics, München	Glucofilm Teststreifen Glucometer Elite Sensoren
ONE TOUCH BASIC und ONE TOUCH II	Ortho Diagnostic, Systems, Neckargemünd	ONE TOUCH-Teststreifen ONE TOUCH-Teststreifen
Hemo CUE	Biotest, Pharma	Mikroküvette
Hestia T II Hestia T II plus	Hestia, Mannheim	T-II-Glukose-Teststreifen T-II-Glukose-Teststreifen
MediSense Card Sensor MediSense Pen Sensor MediSense Precision Q-I-D	Fa. Medisense, München	MediSense Sensor Electrode Plus
Petita-glucosemeter	Hermann Wolf GmbH & Co KG	Glucostik BM-Test-BG Haemo-Glucotest 20-800
Reflolux S	Boehringer Mannheim	Haemo-Glucotest 20-800 R

23 Störungen der Ernährung und des Stoffwechsels

Meßzeiten: Zur Beurteilung der Stoffwechselkontrolle eignen sich am besten die Blutzuckerwerte vor den Hauptmahlzeiten, also morgens, mittags, abends, und vor dem Schlafengehen. Zur Frage der richtigen Abstimmung zwischen Zeitpunkt der Insulingabe und 1. Frühstück bzw. der Verteilung der Kohlenhydrate zu den Frühstücken sind postprandiale Werte wie der Wert 2 h nach dem Frühstück und der morgendliche 2.00-Uhr-Wert von Bedeutung. Zur Frage nächtlicher Hypoglykämien bzw. der richtigen Wahl der Injektionszeit des Verzögerungsinsulins sind Werte um 2.00 Uhr morgens häufig richtungweisend (s. Tab. 23.3).
Zielwerte: Im allgemeinen wird man für eine gute Stoffwechseleinstellung einen mittleren Blutglukosewert von 120 mg/dl vor den Hauptmahlzeiten anstreben. Letztlich hängt der Zielblutzuckerwert aber von der Häufigkeit der damit in Kauf genommenen Hypoglykämien ab. Anfangs ist es häufig sinnvoller, sich mit weniger ehrgeizigen Zielen zu begnügen und beispielsweise mit einem Zielblutzucker von 150 mg/dl zu beginnen und dann allmählich die Zielvorgaben der Normoglykämie zu nähern.

Tabelle 23.3: Richtwerte für die Insulintherapie

	NBZ	2-h-PPBZ	Glukosurie	Ketonurie	GIX	TG	Chol.	Hb A$_1$
	(mg/100 ml)		(g/24 h)	+∅		(mg/100 ml)		(%)
nicht insulinpflichtig								
gut	80–120	< 160	0	∅	< 1,1	< 150	< 200	< 8,5
akzeptabel	< 140	< 180	< 0,5	∅	< 1,2	< 200	< 260	< 10
schlecht	> 140	> 180	> 10	(+) ∅	> 1,2	> 200	> 260	> 10
insulinpflichtig								
gut	80–120	< 160	0	∅	< 1,1	< 150	< 200	< 8,5
schlecht	> 140	> 180	> 5	(+) ∅	> 1,1	> 200	> 260	> 10

Chol. = Cholesterin, GIX (Gewichtsindex) = Quotient Ist/Soll-Gewicht nach Broca; NBZ = Nüchternblutzucker, TG = Triglyzeride, PPBZ = postprandiale Blutzucker

Bestimmung der Uringlukose

Methoden: Unabhängig davon, welche Methode zur Bestimmung benutzt wird, birgt die Messung der Glukose im Urin als Hinweis für die Blutglukose eine Reihe von Problemen. Sie spiegelt die Werte des Zeitpunktes wider, an dem der Urin gebildet wurde, und stellt deshalb lediglich ein Integral über einen vergangenen Zeitraum dar.
Die Schwelle, bei der Glukose in den Urin übertritt, liegt bei etwa 175 mg/dl und schwankt von Individuum zu Individuum. Höhere Nierenschwellen werden bei älteren Menschen (220–250 mg/dl) und Nierenerkrankungen gefunden, niedrigere Schwellen in der Schwangerschaft (bis auf 100 mg/dl gesenkt). In jedem Fall liegt der sensitive Bereich aber deutlich über dem Zielbereich von 120 mg/dl bzw. von < 100 mg/dl in der Schwangerschaft.
Meßzeiten und Interpretation: Wenn Uringlukose deshalb überhaupt zur Stoffwechseleinstellung herangezogen werden soll, dann können lediglich postprandiale Spitzenwerte abgeschätzt bzw. erfaßt werden. Unter diesem Gesichtspunkt empfiehlt sich die Untersuchung der Mittagsfraktion als Spiegel der Vormittagswerte, der Abendurinfraktion als Spiegel der Nachmittagsgeschehnisse und der

spätabendlichen Urinfraktion als Hinweis für das abendliche Intervall. Ein glukosepositiver Morgenurin bedeutet in jedem Fall das Erreichen eines hohen Wertes während der Nacht, schließt jedoch eine zwischenzeitlich aufgetretene Hypoglykämie nicht aus. Mittels trockenchemischer Teststreifenmethoden können Glukosekonzentrationen von 0,1% (100 mg/dl) erfaßt werden (Diabur, Clinistix etc.). Das Testergebnis kann falsch negativ sein, wenn Substanzen wie Salicylsäure oder Ascorbinsäure in größeren Mengen aufgenommen wurden, die mit der Oxidation des Chromogens interferieren.
Zielwerte: $\leq 0{,}1\%$ (100 mg/dl) in der Mittags-, Abend- und Spätabendfraktion, negativ in der Morgenfraktion.

Bestimmung der Ketonkörper im Urin
Methoden: In Abwesenheit von entsprechenden Insulinmengen werden drei Ketonkörper gebildet und im Urin ausgeschieden: β-Hydroxybuttersäure, Acetessigsäure und Azeton.
Acetesttabletten, Ketostix- und Ketodiastix- bzw. Ketodiabur-Teststreifen benutzen die Nitroprussitreaktion. Diese erfaßt nur Azeton und Acetoazetat.
Interpretation: Deshalb kann der Test zu Fehlinterpretationen führen, wenn im wesentlichen β-Hydroxybuttersäure vorliegt. Die Teststreifen haben eine relativ kurze Haltbarkeit, wenn die Packungen einmal geöffnet wurden, und können deshalb falsch negative Ergebnisse erzielen.
Ketonkörper können auch unabhängig vom Diabetes bei Hungern, fettreicher Kost und alkoholischer Ketoazidose, Fieber und anderen Bedingungen auftreten, in denen erhöhte Stoffwechselbedürfnisse bestehen.
Meßzeiten: Die Überprüfung auf Ketonurie ist insbesondere dann angezeigt, wenn mehrere erhöhte Glukosewerte im Blut gemessen wurden (< 300 mg/dl), eine stärkere Glukosurie festgestellt wurde oder wenn Infekte auftreten. Hierdurch kann die Entwicklung einer Ketoazidose frühzeitig erkannt werden.

Bestimmung von Glykohämoglobulin
Hämoglobin wird wie andere Blutproteine nicht-enzymatisch und proportional zu vorliegenden Glukosekonzentrationen über eine Ketoaminreaktion zwischen Glukose und N-terminalen Aminosäuren glykosyliert. Die Hauptfraktion des glykosylierten Hämoglobins ist das Hämoglobin A_{1c}, das normalerweise nur 4–6% des gesamten Hämoglobins ausmacht. Die verbleibenden Hämoglobine betragen 2–4% des Gesamthämoglobins, enthalten phosphorylierte Glukose oder Fruktose und werden Hämoglobin A_{1a} bzw. A_{1b} genannt. Lediglich Hämoglobin A_{1c} korreliert positiv mit der Stoffwechselkontrolle. Aus methodischen Gründen wird häufig nur A_1 in seiner Gesamtheit bestimmt (Normalwert 5–8,5%). Da die Glykosylierungsreaktion nicht reversibel ist, steht die Halbwertzeit des glykosylierten Hämoglobins mit der Überlebenszeit der Erythrozyten von 120 Tagen in Beziehung. Somit spiegelt das Glykohämoglobin die Glykämie über die vorausgegangenen 8–12 Wochen wider. Ein Hb-A_1-Wert nahe des normalen Bereichs von 5–8,5% spricht für eine gute Kontrolle in den vorausgegangenen 2–3 Monaten, ein Bereich zwischen 12 und 15% für eine schlechte Stoffwechseleinstellung.
Eine Reihe von Situationen können mit der Bestimmung des Glykohämoglobins interferieren:
(1) *Falsch hohe Werte:* reversible Albuminform durch passager erhöhte Glukosespiegel, Karbonylierung bei Urämie, Hämoglobin F
(2) *Falsch niedrige Werte:* Hämoglobinopathien (C, D, S), reduzierte Lebensdauer der Erythrozyten (Hämorrhagien, Hämolysen)

23 Störungen der Ernährung und des Stoffwechsels

Bestimmung der Fruktosamine
Wenn anormale Hämoglobine oder hämolytische Zustände die Interpretation des Hämoglobins A_1 stört oder wenn kürzere Zeitabstände beurteilt werden sollen, bietet die Bestimmung der Fruktosamine Vorteile. Hierbei handelt es sich um die nicht-enzymatische Glykosylierung von Serumproteinen, im wesentlichen Albumin. Da Albumin einer deutlich kürzeren Halbwertzeit unterliegt, spiegelt die Bestimmung der Fruktosamine die glykämische Situation der vorausgegangenen 2 Wochen wider.

Nachweis einer Proteinurie bzw. Mikroalbuminurie
Eine Proteinurie liegt vor, wenn die tägliche Eiweißausscheidung 150 mg überschreitet. Nach Art der ausgeschiedenen Proteine können differenziert werden: eine glomeruläre Proteinurie, wenn auch hochmolekulare Proteine (MG > 67000 D) ausgeschieden werden (Proteinurie), eine tubuläre Proteinurie, wenn vermehrt kleinmolekulare Proteine (MG < 50000 D) auftreten. Mit den üblichen Teststreifen zum Nachweis einer Proteinurie beträgt die Nachweisgrenze etwa 0,5 g/24 h. In diesem Fall ist allerdings das *Stadium der unselektiven Proteinurie* erreicht, in dem neben Albumin auch andere Proteine in den Harn übertreten.
Für die Einschätzung der Prognose der diabetischen Nephropathie ist es jedoch von Bedeutung, das *Stadium der selektiven Proteinurie* zu erfassen, in dem es nur zu einer Mikroalbuminurie kommt (dem Stadium III nach Mogensen). In diesem Stadium der Nephropathie kann durch eine bessere Stoffwechseleinstellung noch eine Rückbildung der Befunde ereicht werden, während im Stadium IV ein „point of no return" erreicht scheint.
Unter diesem Gesichtspunkt ist es wichtig, die *Mikroalbuminurie* frühzeitig zu erfassen. Die Grenzwerte unterscheiden sich je nach dem, in welcher Periode Urin gesammelt wird. Von einer Mikroalbuminurie spricht man, wenn folgende Werte gemessen werden: 15–200 µg/min bzw. 20–300 mg/24 h bei 2–3 h Kurzzeitsammlung in Ruhe, 30–200 µg/min bzw. 40–300 mg/24 h bei Urinsammlung über Nacht, 70–200 µg/min bzw. 100–300 mg/24 h im 24-h-Urin.
Um exakte Werte zu ermitteln, müssen Störfaktoren, wie schlechte Stoffwechseleinstellung, Hypertonus, körperliche Belastung, Harnwegsinfekte und Herzinsuffizienz, ausgeschlossen werden.
Hierzu werden quantitative Methoden nach dem Prinzip der radialen Immundiffusion (z. B. VLCD-Artigen, R-Albumin, turbidimetrische Verfahren, z. B. Turbiquant® Albumin/Urin, Turbitimer®) oder radioimmunologische Methoden (z. B. Albumin RIA-1000®) angewendet. Inzwischen werden aber auch für das Screening brauchbare Methoden angeboten, wie der immunchemische Latex-Agglutinationstest (RabiTex®-Albumin) und sogar Streifentests (z. B. Micral-Test®).

Kontrolluntersuchungen
Zur Erfassung der diabetischen Komplikationen gehört eine gründliche klinische Durchuntersuchung, in der klinisch insbesondere folgende Untersuchungen vorgenommen werden: Inspektion der Augen (Fundoskopie), Palpation der Fußpulse, Auskultation der Gefäße, Blutdruckmessung, Inspektion der Füße, Untersuchung der Neuropathie (inkl. Vibrationsempfinden mittels semiquantitativer Stimmgabelverfahren). Hierbei sollten auch Hb A_1, Urinsediment, Proteinurie und, falls negativ, Mikroalbuminurie getestet werden, ebenso Kreatinin und Kalium (zum Ausschluß eines hyporeninämischen Hypoaldosteronismus als Zeichen einer diabetischen Schädigung). Darüber hinaus sollten Cholesterin, Triglyzeride, LDL und HDL untersucht werden. Bei pathologischen Befunden könnte dann eine weitergehende Diagnostik eingeleitet werden. Bei fehlenden pathologischen Befunden empfehlen sich Kontrollen von klinischem und Laborstatus in einjährigen

Intervallen, später entsprechend dem klinischen Verlauf. Die Überprüfung der Stoffwechselkontrolle (Hb A_1 bzw. Hb A_{10}) und die Sichtung des Diabetes-Tagebuchs auf eventuelle Einstellungsfehler und ihre Diskussion sollten in der Regel vierteljährlich erfolgen.

Diabetikerschulung

Aufklärung des Patienten: Um unter den Bedingungen des täglichen Lebens eine gute Stoffwechseleinstellung und eine möglichst hohe Lebensqualität zu erreichen, ist die Einbeziehung des Patienten in die Behandlung von entscheidender Bedeutung. Dies setzt voraus, daß der Patient umfassend und wiederholt therapiebegleitend unterrichtet wird über Verlauf und Gefahren der Erkrankung, über ihre Komplikationen, über Diät, Wirkungsweise und Dosierung von Insulin bzw. Antidiabetika, Diät- und Insulin-Anpassungsmöglichkeiten sowie Maßnahmen zur Verhütung diabetischer Fußläsionen. Insulinspritzende Diabetiker müssen die Injektionstechnik erlernen sowie die Durchführung und Beurteilung von Blutzucker und Harnglukose bzw. Ketonuriekontrollen. Soweit möglich, lernen Diabetiker außerdem, Konsequenzen aus der Selbstkontrolle zu ziehen und selbst entsprechende Anpassungen von Insulindosis und Diät vorzunehmen. Die Fülle an Information kann erfahrungsgemäß nur im Rahmen von Kursen vermittelt werden, die mehrere Tage in Anspruch nehmen. Hierzu wurden strukturierte Programme in Zusammenarbeit mit der Industrie erarbeitet, die über die entsprechenden Firmen erhältlich sind.

Teamarbeit: Es hat sich bewährt, für diese Aufgaben ein Diabetesteam zu bilden, das sich in die entsprechenden Aufgaben eingearbeitet hat und mit ihnen identifiziert. Es wird in der Regel zusammengesetzt aus: Diätassistentinnen bzw. Diabetesberaterinnen, Ärzten und im Idealfall zusätzlich aus Pädagogen und Psychologen.

Ernährung

Wie jede Diabetestherapie hat die diätetische Behandlung im wesentlichen zwei Ziele: die Gewährleistung einer Euglykämie und die Vermeidung diabetischer Folgeerkrankungen.

Um eine Euglykämie herzustellen, müssen die spezifischen Gegebenheiten verschiedener Diabetesformen berücksichtigt werden. Dies erfordert ein differenziertes Vorgehen, je nachdem, ob nur ein relativer Insulinmangel besteht wie beim Typ-II-Diabetes oder ein absoluter Insulinmangel wie beim Typ-I-Diabetes. Darüber hinaus müssen andere therapeutische Maßnahmen wie die Art des Insulinregimes berücksichtigt werden.

Neben diesen differenzierten spezifischen Maßnahmen können jedoch Prinzipien eingesetzt werden, die für alle Diabetestypen und Therapieformen Gültigkeit haben. Sie dienen einerseits dem Ziel, der Euglykämie, andererseits aber auch der direkten Beeinflussung der Entwicklung von Folgeekrankungen.

23 Störungen der Ernährung und des Stoffwechsels

Ernährungsrichtlinien

Allgemeine diätetische Prinzipien

Allgemeine diätetische Prinzipien bei Diabetes mellitus sind:

(1) *Energieaufnahme:* Gewichtsreduktion (von 1–4 kg/Monat) bei Übergewicht von > 10% des Normalgewichts nach Broca bzw. > 25 kg/m2 BIM.

(2) *Fettverzehr:* gesättigte Fette ≤ 10% kcal, somit wenige tierische Produkte, außer Fisch; einfach ungesättigte erlaubt (Olivenöl).

(3) *Kohlenhydratverzehr:* bevorzugt komplexe Kohlenhydrate in Form von ballaststoffreicher pflanzlicher Nahrungsmittel mit möglichst intakter Struktur.

(4) *Proteinverzehr:* Meiden übermäßiger Einweißzufuhr (0,8 g/kg KG reichen für die Bedarfsdeckung aus).

(5) Alkoholkonsum: < 30 g täglich, immer zusammen mit kohlenhydrathaltigen Mahlzeiten wegen Hypoglykämiegefahr.

(6) *Kochsalzzufuhr:* < 7 g/Tag (Hypertonie).

Diese allgemeinen Prinzipien der Diabetesdiät ähneln den Ernährungsrichtlinien für alle Bevölkerungsgruppen mit hohem Atheroskleroserisiko. Deshalb muß dem Diabetiker keine andere Kost verordnet werden, als sie vom Rest der Familie gegessen werden kann. Tatsächlich wird bei Befolgung der Richtlinien die ganze Familie einer gesünderen Ernährung zugeführt. Insofern könnte auch von einer „diabetesgerechten gesunden Ernährung" statt von einer „Diabetesdiät" gesprochen werden.

Gewichtsabnahme

Bei Übergewicht muß auf kontrollierte Energiezufuhr geachtet werden. Selbst eine relativ bescheidene Gewichtssenkung kann eine bestehende Insulinresistenz mindern. Die Empfehlung, das Übergewicht abzubauen, hat außerdem zum Ziel, andere Risikofaktoren zu vermeiden, die mit Adipositas verbunden sind. Im Idealfall sollten Patienten angehalten werden, ihr Gewicht unter einen BMI (s. a. ds. Kap., 1) von 25 abzusenken. Allerdings sollten den Patienten keine unrealistischen Ziele gesetzt werden. Wenn das Übergewicht ausgeprägt ist, dürfte es sinnvoller sein, zunächst bescheidenere Marken zu setzen. Dem Patienten sollten insbesondere klargemacht werden, daß Fettabbau bei dem hohen Energiegehalt des Fettgewebes von ca. 7000 kcal/kg längerer Zeiträume bedarf. Patient und Therapeut müssen erkennen, daß mit der Einsparung des täglichen Energiebedarfs von täglich 1000 kcal nur 1kg/Woche abgebaut werden kann. Bei älteren Patienten wird man unter Abwägung des Nutzens und der Durchführbarkeit häufig weniger ehrgeizig sein. Bei entsprechender Diätanamnese kann es ausreichen, den Verzehr energiedichter Nahrungsmittel einzuschränken; an deren Stelle wird fettarme, ballaststoffreiche Kost empfohlen. Wenn solche einfachen Kostumstellungen nicht ausreichen, wird man versuchen, mittels fester Diätpläne bzw. Energieberechnung mehr zu erreichen. In der Regel muß dies begleitet werden von verhaltenstherapeutischen Ansätzen, um eine dauerhafte Umstellung falscher Lebensgewohnheiten zu bewirken. Insgesamt wird man sich mit einer anhaltenden Gewichtsabnahme von 1–2 kg/Monat durch Reduktion von wenigstens 500 kcal unter den täglichen Energiebedarf zufriedengeben. Eine Abnahme von 2–4 kg/Monat ist bereits als ausgezeichnet anzusehen.

Fettverzehr

Da Fett der energiereichste Nährstoff ist, wird eine Beschränkung des Fettanteils auf weniger als 30–35% kcal empfohlen. Unter diesem Gesichtspunkt soll insbesondere die Aufnahme von gesättigten Fetten reduziert werden, da dies mit einer Senkung der Gesamtcholesterin- und LDL-Cholesterin-Spiegel einhergeht, die mit einem erhöhten Atheroskleroserisiko verbunden sind. Diabetiker aus Ländern, in denen eine Kost mit niedrigem Gehalt an gesättigtem Fett gegessen wird, haben ein geringeres Risiko der koronaren Herzerkrankung.

Wegen des erhöhten Atheroskleroserisikos bei Diabetikern empfiehlt sich nach den Richtlinien von WHO und anderen, nationalen Organisationen die Einschränkung des Verzehrs von gesättigtem Fett unter 8–10% der Gesamtenergie. Wie neuere Studien belegen, übt die Wahl von Nahrungsmitteln mit einfach ungesättigten Fettsäuren günstige Effekte auf den Fett- und Kohlenhydratstoffwechsel aus. Unter diesen Gesichtspunkten wird dort, wo der Verzehr von Olivenöl hoch ist, ein höherer Fettanteil der Kost zugelassen. Aufgrund epidemiologischer Studien wird durch häufigeren Fischverzehr das Atheroskleroserisiko gesenkt. Ob dies mit dem Gehalt an Omega-3-Fettsäuren zusammenhängt, ist Gegenstand der Diskussion. Bei Zugabe von mehrfach ungesättigten Fettsäuren in Fischölen in pharmakologischen Dosen war ein günstiger Effekt auf den Stoffwechsel des Diabetikers nicht sicher zu belegen.

Dementsprechend scheint es sinnvoller, zum Verzehr von Fisch zu ermutigen, denn Fischöl als Zusatz zur Nahrung zu empfehlen. Wenn der Anteil der gesättigten Fettsäuren niedrig gehalten wird, ist hiermit in der Regel eine Reduktion der Cholesterinaufnahme unter 300 mg/dl verbunden. Ob eine weitere Reduktion mit zusätzlichem Nutzen verbunden ist, ist nicht sicher. Möglicherweise sind andere Maßnahmen von größerer Bedeutung, wie die Sicherstellung einer ausreichenden Aufnahme von Vitamin E, Vitamin C, β-Carotin und anderer Radikal-Scavenger bzw. Antioxidanzien wie den Flavonoiden.

Kohlenhydratverzehr

Eine Reduktion gesättigter Fettsäuren läßt sich am ehesten durch Umstellung von Nahrungsmitteln tierischer Herkunft auf überwiegend pflanzliche Kost erreichen. Ob dabei der Ersatz der gesättigten Fettsäuren durch Kohlenhydrate oder pflanzliche Fette (mit ein- oder mehrfach ungesättigten Fettsäuren) günstiger ist, bleibt zu klären.

Die Erhöhung des Kohlenhydratanteils auf mehr als 50%kcal durch Bevorzugung ballaststoffreicher, unraffinierter pflanzlicher Kost, insbesondere von Hülsenfrüchten, verbesserte die Stoffwechsellage von Typ-II- und Typ-I-Diabetikern, erhöhte die Insulinsensitivität und senkte die LDL-Cholesterin-Spiegel und das Gesamtcholesterin. Diese Befunde führten zu der Empfehlung kohlenhydrat- und ballaststoffreicher Kost mit mehr als 50%kcal Kohlenhydratanteil. Jedoch sollte nicht die Erhöhung des Kohlenhydratanteils an sich propagiert werden oder gar eine feste Kohlenhydrat-Energierelation von beispielsweise 50%kcal, sondern der Ersatz von gesättigten Fetten durch ungesättigte oder durch ballaststoffreiche Kohlenhydratträger.

Als besonders günstige Ballaststoffquellen haben sich Hülsenfrüchte, aber auch andere Gemüse und Zerealien erwiesen. Lösliche Ballaststoffe mit Quelleigenschaften wie Guar, Carubin etc. üben echte Eigeneffekte aus und glätten auch als Zusätze postprandiale Glukoseprofile, Mahlen oder Extrudieren von Zerealien führt zur Wirkungseinbuße, und dementsprechend ist Vollkornbrot der Vorzug zu geben. Unter diesen Gesichtspunkten sollten natürlichen ballaststoffhaltigen Nahrungsmitteln (sog. komplexen Kohlenhydratträgern) der Vorzug vor Ballaststoffzusätzen gegeben werden.

Unter der Vorstellung der schnellen Resorbierbarkeit werden gewöhnlich Diabetiker angehalten, *niedermolekulare Kohlenhydrate* in Nahrungsmitteln, insbesondere Haushaltszucker zu meiden. Isokalorischer Austausch von 45 g Saccharose/Tag über 6 Wochen führte zu keiner Verschlechterung der Plasmaglukose- und Hb-A_1-Werte. Bei Typ-II-Diabetikern führte die Steigerung des Saccharoseverzehrs von 2 auf 16%kcal der Energiezufuhr zu Anstiegen von VLDL-Triglyzeriden, aber auch von Gesamtcholesterin und Glukosespiegeln. Insgesamt können somit mäßige Mengen ohne negative Stoffwechselfolgen toleriert werden. Im Gegensatz zu Glukose werden die Zuckeraustauschstoffe Fruktose, Sorbit und Xylit über die Glykolyse insulinunabhängig in den Glukosestoffwechsel eingeschleust. Die Anwendung großer Mengen von Fruktose können Hypertriglyzeridämien, Hyperurikämien und Laktaterhöhungen provozieren, die bei üblichen Verzehrsmengen nicht auftreten. Sorbit und Xylit können bei Aufnahme von mehr als 40 g täglich Diarrhöen verursachen. Alle Zuckeraustauschstoffe müssen kalorisch einberechnet werden, im Gegensatz zu den Süßstoffen Saccharin, Zyklamat (z. B. Natreen®) und Aspartam (Nutrasweet®), die zudem keine glykämischen Wirkungen haben. Im Gegensatz zu früheren Berichten bestehen gegen ihre Verwendung in üblichen Mengen keine Bedenken wegen einer Kanzerogenität.

Proteinverzehr

Der Eiweißverzehr von Diabetikern überschreitet in Deutschland mit ca. 1,5 g/kg KG die Menge von 0,8 g/kg KG, die von der DGE zur Deckung des Proteinbedarfs empfohlen wird, deutlich. Dies führt u.a. zurück auf frühere Diätempfehlungen. Während bei Gesunden Proteinverzehr postprandiale Glukoseprofile über eine vermehrte Insulinfreisetzung weitgehend unbeeinflußt läßt oder gar senkt, werden die Blutzuckerprofile von Diabetikern mit fehlender Insulinstimulierbarkeit bei gleichzeitiger Glukagonstimulierung erhöht. Zudem wird mit einem höheren Anteil an tierischem Protein der Anteil an gesättigten Fettsäuren mit gesteigert. In den letzten Jahren verdichteten sich darüber hinaus Hinweise für einen Einfluß des Eiweißverzehrs auf die Entwicklung einer Nierenfunktionsverschlechterung mit hoher Proteinzufuhr. Deshalb wurde von der Europäischen und der Deutschen Diabetesgesellschaft von unnötig hohem Eiweißkonsum abgeraten und ein Richtwert von 15%kcal angegeben.

Alkoholkonsum

Obwohl Alkoholkonsum vor diabetischen Folgeschäden zu schützen scheint, ist er bei Diabetes in verschiedener Hinsicht problematisch. Alkohol trägt häufig mit seinem hohen Brennwert zur Überernährung bei, kann Hypertriglyzeridämien und protrahierte Hypoglykämien auslösen. Diabetiker sollten Alkohol deshalb nur in mäßigen Dosen von 20–30 g und immer zusammen mit kohlenhydrathaltiger Mahlzeit konsumieren. Übergewichtige sollten ihn meiden.

Kochsalzzufuhr
Eine hohe Kochsalzzufuhr begünstigt die Entwicklung einer arteriellen Hypertonie. Ein erhöhter Blutdruck fördert jedoch die Entwicklung einer Arteriosklerose und der Mikroangiopathie. Zudem ist die Prävalenz der Hypertonie bei Diabetikern im Sinne eines sog. metabolischen Syndrom X und als Folge einer Nephropathie mit ca. 50% sehr hoch. Deshalb sollte Diabetikern mehr noch als der Allgemeinbevölkerung empfohlen werden, die Kochsalzzufuhr einzuschränken. Dementsprechend wurde von der Deutschen Diabetes-Gesellschaft eine maximale Aufnahme von 7 g Kochsalz/Tag empfohlen.

Realisierung der Diät
Verordnungsregimes
Zur praktischen Durchführung der Diät wird vom Arzt in der Regel eine Verordnung ausgeschrieben, die die individuellen Erfordernisse des Patienten berücksichtigt. Prinzipiell können zwei verschiedene Regimes unterschieden werden:
(1) *Regime der Lastminderung:* Bei Patienten mit vorhandener aber eingeschränkter Insulinsekretionsleistung bzw. Insulinwirkung (Typ-II-Diabetiker), die keine hypoglykämisierenden Agenzien wie Insulin oder Sulfonylharnstoffe erhalten, kommt es im wesentlichen darauf an, die einzelnen Belastungen so klein wie möglich zu halten. Dies wird durch eine Verteilung der Nahrung auf möglichst viele (> 5) kleinere Mahlzeiten erreicht. Wieviel Kohlenhydrate die einzelnen Mahlzeiten jeweils enthalten, spielt hierbei keine Rolle.
(2) *Regime der Lastabstimmung:* Wenn hypoglykämisierende Substanzen verabreicht werden, muß die Wirkung von blutzuckersenkenden Prinzipien und blutglukoseerhöhenden Mahlzeiten zeitlich und quantitativ aufeinander abgestimmt werden, um Hypo- bzw. Hyperglykämien zu vermeiden.
Für diese Abstimmung müssen bei *Sulfonylharnstoffbehandlung bzw. konventioneller Insulintherapie* (morgendliche und abendliche Insulingabe) Zeiten und Umfang der Kohlenhydratgaben festgelegt werden.
Bei *Basis-Bolus-Injektion bzw. Pumpentherapie* sind Zeit und Umfang der Mahlzeiten wählbar, die Kohlenhydrate werden entsprechend mit Altinsulin abgedeckt.

Berechnungsgrundlage
Als Berechnungsgrundlage wird meist der Kohlenhydratgehalt der Mahlzeit verwendet, sei es in Gramm oder Broteinheiten (BE; 1 BE = 12 g Kohlenhydrate; s. a. Tab. 23.4). Dieser Kohlenhydratgehalt kann sog. Austauschtabellen entnommen werden (z. B. Kohlenhydrat- und Fettaustauschtabellen für Diabetiker, Hrsg. Dt. Ges. f. Ernährung, DGE; Thieme Verlag, Stuttgart). Bei der Verwendung der verschiedenen Kohlenhydrataustauschtabellen ist allerdings darauf zu achten, ob Ballaststoffe als Kohlenhydrat angerechnet werden oder nicht. In

23 Störungen der Ernährung und des Stoffwechsels

Tabelle 23.4: Kohlenhydratgehalt verschiedener Nahrungsmittel

Nahrungsmittel	1 BE (12 g) entspricht	Nahrungsmittel	1 BE (12 g) entspricht
Brot (1 dünne Scheibe)	25–30 g	Apfel	100 g
Brötchen (½)	25 g	Banane	60 g
Nudeln (trocken)	20 g	Marmelade (Diabetiker)	25 g
Kartoffel	80 g	Milch	250 g
Bohnen (vor Kochen)	25 g	Butter	0 g
dicke Bohnen	170 g	Fleisch	0 g

neueren Tabellarien werden lösliche Ballaststoffe nicht mit einberechnet, da von ihnen keine Blutzuckererhöhung ausgeht.

Vorgehen

(1) Bei Sulfonylharnstoffbehandlung bzw. morgendlicher und abendlicher Insulingabe (= konventionelle Insulintherapie) müssen Kohlenhydratmenge und Zeiten der Nahrungsaufnahme festgelegt werden. Üblicherweise werden die Kohlenhydrate etwa gleich auf die Morgen-, Mittags- und Abendabschnitte des Tages verteilt. Morgens werden mindestens 2 Frühstücke mit etwa gleichem Kohlenhydratgehalt geplant. Das Mittagessen kann etwas höher ausfallen. Zusätzlich zum Abendessen wird in der Regel eine Spätmahlzeit erforderlich, die dem bauchigen Insulinprofil der Abendinjektion und der hohen Insulinsensitivität zu diesem Zeitpunkt Rechnung trägt. Bei der Planung einer solchen Verordnung schätzt man zunächst den Energiebedarf des Patienten ab. Hierzu kann das Normalgewicht nach Broca (s. ds. Kap., 1) für die Berechnung des Energiebedarfs herangezogen werden: Grundumsatz (kcal) = Normalgewicht (kg) mal 24
- Energiezuschlag für leichte Arbeit = $^1/_3$ Grundumsatz
- für mittelschwere Art = $^2/_3$ Grundumsatz
- für schwere Arbeit = $^3/_3$ Grundumsatz

Somit errechnet sich für einen 70 kg schweren normalgewichtigen Mann ein Grundumsatz von 70 mal 24 = 1680 kcal; ein Energiebedarf bei leichter körperlicher Arbeit (Schreibtischtätigkeit) ist 1680 + 560 = 2240 kcal.

Bei Annahme von ca. 50 % Kohlenhydratanteil an der Gesamtenergie entspricht dies ca. 22 BE. Diese werden dann wie oben beschrieben verteilt (Beispiele s. Tab. 23.5).

(2) Bei Basis-Bolusinjektion bzw. Pumpentherapie: Bei dem Konzept der Basis-Bolus-Injektion bzw. der Pumpentherapie werden die Nüchternbedürfnisse mit Intermediärinsulin bzw. kontinuierlicher subkutaner Insulininfusion (CSII) abgedeckt, der mahlzeiteninduzierte Bedarf hingegen mittels entsprechender Bolusgaben von Normal-(Alt-)Insulin. Durch die getrennte Abdeckung von Nüchtern- und mahlzeiteninduziertem Bedarf sind grundsätzlich Zeit und Umfang wählbar. Allerdings werden der Variabilität Grenzen gesetzt durch die Ab-

Tabelle 23.5: Kohlenhydrat-, Protein- und Fettgehalt sowie Beispiele der Kohlenhydrat-Verteilung bei einigen Energiestufen und einer Nährstoffrelation von 50 : 15 : 35

kcal	Ges. (BE)	KH (g)	1. F. (BE)	2. F. (BE)	M. (BE)	V. (BE)	A. (BE)	S. (BE)	Prot. (g)	Fett (g)
1000	10	120	2	2	2	1	2	1	40	40
1500	15	180	2	3	3	2	3	2	60	60
2000	20	240	3	4	4	3	4	2	75	75
2500	25	300	4	5	5	4	5	2	90	90
3000	30	360	5	5	6	5	6	3	110	110

F. = Frühstück M. = Mittagessen V. = Vesper A. = Abendessen S. = Spätmahlzeit

hängigkeit des Insulinbedarfs einer Mahlzeit vom Umfang der vorausgegangenen Mahlzeit.

(3) Enterale und parenterale Ernährung: Enterale und parenterale Ernährung von Diabetikern stellen besondere Anforderungen an den Therapeuten. Durch die Bereitstellung von Sondennahrungen mit günstigen glykämischen Wirkungen wurde die Durchführbarkeit erleichtert (s. a. Kap., 9).

Ausführung

Zur Umsetzung der ärztlichen Verordnung in die Praxis spielen für die Versorgung in der Klinik eine funktionsorientierte Diätküche und für die häusliche Situation die Diätberatung und Schulung durch eine fachkundige Diätassistentin eine entscheidende Rolle. Sie kann beim Patienten das Verständnis der ärztlichen Diätanweisung wecken, deren Einhaltung durch Motivierung stärken und ihm Informationsmaterial zugänglich machen, auf das er sich zu Hause stützen kann, z.B. Kohlenhydrataustauschtabellen, Tabellen über geeignete bzw. weniger geeignete Nahrungsmittel oder – wenn dies erforderlich ist – Diätpläne. Inwieweit hier neuere Informationstechnologien eine weitergehende Hilfe bieten können, muß abgewartet werden.

Sport und Ernährung
Langfristiger Nutzen körperlicher Aktivität

Wie beim Gesunden gehen von körperlicher Aktivität langfristig günstige Wirkungen aus. Die größte Bedeutung für den Diabetiker liegt in der blutzuckersenkenden Wirkung. Durch körperliche Aktivität kommt es zu einer Erhöhung der Sensitivität der Insulinrezeptoren im Muskel. Insbesondere bei Typ-II-Diabetikern mit erhaltener Insulinsekretion kann das Hormon am Muskel wirksam werden und Glukose als Energiestoff in die Muskelzelle gelangen. Außerdem kann Sport durch Erhöhung des Kalorienverbrauchs eine Gewichtsabnahme bei übergewichtigen Diabetikern unterstützen. Dementsprechend wurde durch Reduktion der Risikofaktoren der Atherosklerose eine geringere Inzidenz koronarer Herzkrankheiten bei Sport treibenden Diabetikern beobachtet.

23 Störungen der Ernährung und des Stoffwechsels

Ernährungsrichtlinien und Auswahl der Sportart bei Diabetikern

Für den körperlich aktiven Diabetiker gelten die gleichen Richtlinien wie bei der üblichen Diabetesdiät. Um die Leistungsfähigkeit steigern zu können, ist ein moderates Ausdauertraining mit einer Belastung von ca. 60% der maximalen Leistungsfähigkeit zu empfehlen, während körperliche Anstrengung von > 80% der maximalen Leistungsfähigkeit zu einem Blutzuckeranstieg führen kann. Günstig ist es, $3 \times 30-60$ min/Woche zu trainieren. Vermieden werden sollten isometrische Übungen, da diese zu einer bei Diabetikern ohnehin gehäuft auftretenden Hypertonie führen können.

Akutwirkungen von körperlicher Aktivität

Wegen der akut eintretenden Wirkungen von körperlicher Aktivität ist es von Bedeutung, ob blutzuckersenkende Medikamente (z. B. Sulfonylharnstoffe oder Insulin) eingesetzt werden:

- Bei den Patienten, die ausschließlich mit Diät eingestellt werden können, ist eine Hypoglykämie durch Verstärkung der blutzuckersenkenden Wirkung von Insulin oder oralen Antidiabetika nicht zu befürchten.
- Im Gegensatz hierzu wird bei Patienten, die hypoglykämisierende Substanzen erhalten, Sport wie die Ernährung bei diesen Diabetikern in den Therapicplan einbezogen. Es müssen die Menge Kohlenhydrate und die Dosis der Medikamente auf den Sport abgestimmt werden. Treibt der Diabetiker im Insulinmangel Sport, kann insbesondere zu Beginn der anaeroben Phase keine Glukose in den Muskel aufgenommen werden, so daß es zum Blutzuckeranstieg kommen kann. Durch Ausfall des hemmenden Effekts auf die Lipolyse steigen im Blut die freien Fettsäuren und Ketonkörper an.
- Das Gegenteil beobachtet man, wenn nicht rechtzeitig vor dem Sport die exogen zugeführte Insulin- oder die Antidiabetikadosis reduziert werden. Viel Glukose gelangt in den Muskel, die Glukosefreisetzung aus der Leber wird gebremst, der Blutzucker sinkt. Dieser Blutzuckerabfall kann nur noch durch die Zufuhr von Kohlenhydraten ausgeglichen werden.

Um rechtzeitig entsprechende Kohlenhydratmengen bereitzustellen, sollten schnell resorbierbare Kohlenhydrate, z. B. Glukose in flüssiger Form, zugeführt werden, da die Magenentleerung während des Sports verlangsamt ist. Die Abschätzung, wieviel Kohlenhydrate gegeben werden, muß im Einzelfall durch wiederholte Messungen vor und nach körperlicher Aktivität in Erfahrung gebracht werden. Als Richtlinie kann angenommen werden, daß bei einer halbmaximalen Belastung pro Stunde etwa 40 g Kohlenhydrate verbraucht werden. Dies entspricht etwa 1 BE/h und Schweregrad bei Einteilung des Sports in 4 Schweregrade. Alternativ oder sogar zusätzlich kann die Reduktion der hypoglykämisierenden Agenzien um die Hälfte oder mehr erforderlich werden, z. B. durch Reduktion des Altinsulinanteils vor der geplanten sportlichen Betätigung. Gegebenenfalls ist allerdings zusätzlich eine Reduzierung der Verzögerungsinsulindosis erforderlich, da der blutzuckersenkende Effekt des Sports über 14 h anhalten kann. Treibt man direkt vor einer Hauptmahlzeit, der eine Insulininjektion vorausgeht, Sport, so kann man den üblichen Mahlzeitenumfang belassen und lediglich Insulin reduzieren. Hier sind Einsparungen bis auf 20%

Tabelle 23.6: Anpassung der Therapie bei körperlicher Aktivität

a) Im Sportintervall
Reaktion mit Energiezufuhr
Art   Glukose- oder Saccharoselösung
Menge ca. 40 g KH/h bei halbmaximaler Belastung, also ca. 1 BE/h und Schweregrad (4 Schweregrade)
Zeit   sofort bei Sportbeginn, Wiederholung bei einer Sportdauer ab 3 h
Reaktion mit Insulinreduktion
Art   Altinsulin
Menge Reduktion um 50% bei halbmaximaler Belastung
Zeit   direkt vor Sportbeginn
b) Im Folgeintervall
Reaktion mit Insulinreduktion
Art   Verzögerungsinsulin
Menge Reduktion bis auf 20% je nach Sportdauer und -intensität
Zeit   12–24 h nach dem Sport

notwendig. Eine Zusammenfassung der Richtlinien für die Anpassung der Diabetestherapie an sportliche Aktivität ergibt Tabelle 23.6.

Orale Antidiabetika

Unter oralen Antidiabetika werden Sulfonylharnstoffe, Biguanide, Glukosidasehemmer, Guar und im weiteren Sinne Fenfluramin zusammengefaßt.

Sulfonylharnstoffe

Die Indikation zu ihrem Einsatz hängt von Typ und Stadium des Diabetes ab (s. ds. Kap., 4.2).

(1) *Wirkungsmechanismen und klinisch relevante Wirkungen:* Sulfonylharnstoffe wirken *bei einmaliger Gabe* β-zytotrop, d. h., sie setzen aus den B-Zellen des Pankreas Insulin frei. Dies kann einerseits in Abwesenheit von Glukose geschehen, andererseits wird aber auch die glukoseinduzierte Freisetzung potenziert. Unter *Langzeittherapie* ist das Verhalten des Plasmainsulins unter Sulfonylharnstoffen jedoch uneinheitlich. Bei normalgewichtigen Diabetikern mit niedrigem Plasmainsulin wurde der zu erwartende Anstieg registriert. Bei übergewichtigen Patienten wurde z. T. bei Normalisierung des Blutzuckers ein gleichbleibender oder sogar reduzierter Plasma-Insulinspiegel gemessen mit einer Verbesserung der Insulinsensitivität.

(2) *Nebenwirkungen:* Die häufigste unerwünschte Wirkung ist das Auftreten einer Hypoglykämie aufgrund einer zu starken Dosierung bzw. Akkumulation insbesondere bei älteren Patienten. Daneben werden allergische Hautreaktionen, Photosensibilisierungen, hämatologische Nebenwirkungen, selten Hypothyreosen beschrieben. Lediglich beim Chlorpropamid und Carbutamid treten

23 Störungen der Ernährung und des Stoffwechsels

Antabuseffekte auf, also Flush und Nausea im Zusammenhang mit Alkoholkonsum und eine Wasserretention und Hyponatriämie durch Stimulierung von ADH.

(3) *Indikationen:* Grundsätzlich ist die *Indikation* zur Behandlung mit oralen Antidiabetika bei erfolgloser Behandlung mit Diät und Gewichtsreduktion bei Vorliegen einer endogenen Insulinsekretion gegeben. Diätetische Maßnahmen haben deshalb immer Vorrang, da mit Gewichtsreduktion und diätetischer Umstellung der pathogenetisch wirksame Faktor angegangen werden kann (Tab. 23.7). Außerdem werden mit der Sulfonylharnstofftherapie auch Risiken in Kauf genommen, insbesondere Hypoglykämien. Um diese bei guter Einstellung zu vermeiden, stellt der Einsatz von Sulfonylharnstoffen deshalb auch immer erhöhte Anforderungen an die Regelhaftigkeit der Diät und Lebensführung insgesamt.

Da Substanzen wie Glukosidasehemmer (Glucobay®), Guar (Glucotard®, Guar Verlan®) und Fenfluramin (Ponderax®) kein Hypoglykämierisiko beinhalten und damit auch die Lebensführung (Essenszeiten, Sport) weniger reglementiert

Tabelle 23.7: Therapeutisches Vorgehen mit Antidiabetika.

Vorgehen bei Typ-II-Diabetes			
Diät			
körperliche Aktivität			
Glukosidasehemmer	(1)		
Biguanid (Typ IIb > IIa)		(1)	(2)
Sulfonylharnstoffe		(1)	(2)
Insulin			(1)
Vorgehen bei Typ-I-Diabetes			
Insulin			
Glukosidasehemmer	(3)		
Abstimmung von Nahrungsaufnahme und Insulinzufuhr			

Anmerkungen:
(1) = zusätzliche Maßnahme bei ungenügendem Ergebnis der bisherigen Maßnahmen
(2) = sollte auf weitere Wirksamkeit hin überprüft werden
(3) = fakultativ

sein muß, sollte vor Einsatz von Sulfonylharnstoffen zunächst diesen Substanzen der Vorzug gegeben werden.
Unter dem Gesichtspunkt der Erhöhung der Insulinsensitivität durch Sulfonylharnstoffe ist selbst mit Insulin eine Kombination möglich, wenn bei Typ-II-Diabetikern ein Sekundärversagen eintritt. Bei Kombination kann Insulin eingespart und eine 2. (abendliche) Insulininjektion pro Tag umgangen werden. Allerdings ist die kombinierte Therapie nur sinnvoll, wenn bereits im Akutversuch Insulin freigesetzt bzw. eingespart wird, also eine endogene Sekretion vorliegt. Reicht dies nicht mehr aus, um die abendliche Insulininjektion bei maximaler Sulfonylharnstoffdosis zu vermeiden, sollte auf Insulin-Monotherapie umgestellt werden.

(4) *Kontraindikationen:* Absolute Kontraindikationen für Sulfonylharnstoffe sind Insulinmangeldiabetes, Schwangerschaft, schwere Niereninsuffizienz (Akkumulationsgefahr); *relative* Kontraindikationen sind schwere interkurrente Belastungen (Operation, Schock etc.), Allergie, Niereninsuffizienz mittleren Grades und Leberinsuffizienz (Akkumulations- und Hypoglykämiegefahr).

(5) *Pharmakologie und Durchführung der Therapie:*
Präparate: Die einzelnen Sulfonylharnstoff-Derivate unterscheiden sich durch ihre Wirkungsstärke und ihre pharmakokinetischen Eigenschaften (Tab. 23.8). Präparate der 1. Generation werden in Gramm-Mengen gegeben oder führen relativ häufig zu Nebenwirkungen. Präparate der 2. Generation sind potenter und vergleichsweise nebenwirkungsärmer. Glibenclamid gilt als z. Z. potentestes Sulfonylharnstoff-Derivat.

Pharmakologie: Die Sulfonylharnstoffe werden nach oraler Applikation rasch zu ca. 80% resorbiert und anschließend in der Leber zu verschiedenen Metaboliten abgebaut, die teilweise noch hypoglykämische Wirkungen entfalten. Dann werden sie hauptsächlich renal, zum kleinen Teil auch biliär eliminiert. Gliquidon bzw. seine Metaboliten werden zu 95% über die Galle in den Stuhl ausgeschieden. Deshalb ist bei Patienten mit eingeschränkter Nierenfunktion dieses Präparat bevorzugt einzusetzen; auch Glibenclamid wird zu 50% biliär ausgeschieden. Bei Leberinsuffizienz und Cholestase steigt die renale Ausscheidung von Gliquidon auf 40% an, wobei aber ausschließlich inaktive Metaboliten ausgeschieden werden. Bei schwerer Niereninsuffizienz (glomeruläre Filtrationsrate unter 30 ml/min) keine Sulfonylharnstoffe!

Applikation: Sulfonylharnstoffe werden vor oder zu den Mahlzeiten eingenommen. Bei Präparaten mit längerer Wirkungsdauer wird im Fall der Maximaldosierung eine Dosis zum Frühstück und eine zweite zum Abendessen verordnet. Meist wird die Morgendosis doppelt so hoch wie die Abenddosis gewählt. Wegen der Hypoglykämiegefahr empfiehlt sich eine aufsteigende Dosierung in 3–7tägigen Intervallen. Ein Überschreiten der angegebenen Maximaldosen (Tab. 23.8) hat keine Wirkungssteigerung zur Folge. Liegt unter Sulfonylharnstoffen dauerhaft der Nüchternblutzucker über 200 mg/dl und ist die nachlassende therapeutische Wirksamkeit der Sulfonylharnstoffe nicht durch Diätfehler, interkurrente Infekte, Operationen, Streß, Gravidität und sonstige zusätzliche Erkrankungen bedingt, liegt ein *Sekundärversagen der Sulfonylharnstoff-Therapie* vor. Dies tritt durchschnittlich bei jährlich 8–10% der Be-

23 Störungen der Ernährung und des Stoffwechsels

Tabelle 23.8: Übersicht über die im Handel befindlichen Sulfonylharnstoff-Präparate*

Chemische Kurzbezeichnung	Handelsname	Substanzmenge pro Tablette	Dosierung täglich	biologische Halbwertzeit (h)
I. Generation				
Tolbutamid	Rastinon 1,0 Artosin	1,0 g	0,5–2,0 g	3–7
II. Generation				
Glibenclamid	Euglucon N Semi-Euglucon N Glibenclamid	3,5 mg 1,75 mg	1,75–15 mg	7
Glibornurid	Glutril Gluborid	25 mg	25–75 mg	8,2
Glisoxepid	Pro-Diaban	4 mg	2–16 mg	1,7
Gliquidon	Glurenorm	30 mg	30–120 mg	1,5–24
Glipizid	Glibenese	5 mg	2,5–20 mg	4
Gliclazid	Diamicron	80 mg	40–320 mg	

* ohne Anspruch auf Vollständigkeit

handelten auf. Hier kommen Kombinationsbehandlungen mit oralen Antidiabetika oder schließlich Insulin in Frage.

Dosierung: Bei der *kombinierten Sulfonylharnstoff-Therapie* wird Glibenclamid in der Maximaldosierung gegeben, sei es in üblicher Verteilung der Dosen (2–0–1 oder 1–0–2 Tabletten). Zusätzlich werden morgens 6–12 Einheiten eines Intermediärinsulins verabreicht. Gemessen an den Blutzuckerwerten vor dem Mittag- und Abendessen, kann die Insulindosis weiter angepaßt werden (s. ds. Kap., 4.1 „Insulin: Durchführung der Insulin-Therapie"). An den Nüchtern-Blutzuckerwerten ist dann abzulesen, ob die kombinierte Therapie unter diesen Bedingungen Sinn macht. Reicht die alleinige Gabe der Sulfonylharnstoffe abends nicht aus, ist unseres Erachtens die Indikation zur Insulin-Monotherapie gegeben. Die Dauer des günstigsten Effekts einer kombinierten Therapie ist nicht vorhersehbar.

(6) *Interferenzen mit anderen Pharmaka:* Interferenzen bzw. Wirkungssteigerungen durch Kumulation infolge Hemmung des Abbaus in der Leber zu aktiven Metaboliten durch kompetitive Verdrängung aus der Plasma-Eiweißbindung und durch direkte Eigenwirkung auf den Kohlenhydratstoffwechsel ist bei folgenden Pharmaka gegeben:
- *Steigerung* durch Salicylate, Phenbutazon, Chloramphenicol, Clofibrat, Probenecid und Allopurinol, Dicumarole (nicht bei Phenprocumon), Hydrazinderivate, β-Blocker, Alkohol, Disopyramid.

Elimination	Potenz	Nebenwirkungen (insgesamt) (%)	davon hämato- und dermatologisch	Antabuseffekt Wasserretention
renal	+	1	selten	0
renal	++	1	selten	0
renal	+	1	selten	0
renal	+	1	selten	0
hepatisch	+	1	selten	0
renal	+ bis ++	1	selten	0
renal	+	1	selten	0

- Abschwächung der blutzuckersenkenden Wirkung durch Thiazide, Nikotinsäure, Phenytoin, Schilddrüsenhormone, Steroide, Östrogene.

Biguanide

Die Biguanide stellen nach wie vor eine optimale Ergänzung zur Sulfonylharnstofftherapie dar, da sie sich mit dem Wirkungsspektrum dieser Substanzgruppe (s. Tab. 23.7) synergistisch ergänzen. Seit 1994 sind sie auch wieder zur Monotherapie zugelassen.

(1) *Wirkungsmechanismen und klinisch relevante Wirkungen:* Sie verzögern die Glukoseassimilation aus dem Gastrointestinaltrakt und glätten damit die postprandialen Glukoseprofile, hemmen die hepatische Glukoneogenese, steigern die Glukoseaufnahme durch die Muskulatur, erhöhen die Insulinsensitivität, erleichtern durch Appetithemmung eine Gewichtsreduktion von übergewichtigen Diabetikern, senken die VLDL-Triglyzeridspiegel und führen nicht zu Hypoglykämien.

(2) *Nebenwirkungen:* Aufgrund des primären Wirkungsmechanismus wird in der Muskulatur vermehrt Laktat produziert und in der Leber vermindert verwertet. Bei Vorliegen prädestinierender Erkrankungen kann es so zu einer Akkumulation dieses Metaboliten kommen. Eine Laktatazidose tritt in 0,024 von 1000 Behandlungsjahren auf. Andere Nebenwirkungen (gastrointestinale Störungen, Nausea) sind weniger gravierend und unterstützen z.T. sogar eine erwünschte Gewichtsabnahme. Blutbildveränderungen.

23 Störungen der Ernährung und des Stoffwechsels

(3) *Indikationen und Kontraindikationen:* Das einzige im Handel befindliche Biguanid Metformin (Glucophage®S/-mite, Mediabet®, Mescorit® retard/mite) eignet sich zur Behandlung bei Typ-II-Diabetes, insbesondere mit Übergewicht, sofern diätetische Maßnahmen und körperliche Aktivität nicht ausreichend wirken. Wegen letal verlaufender Laktatazidosen wurde die Indikation sehr eng gestellt und wurden prädisponierende Erkrankungen zur Kontraindikation erklärt: zur Ketose neigender Diabetes, Schwangerschaft, Akutsituationen (ernste Infektionen, größere Operationen, Trauma), fortgeschrittene diabetische Mikroangiopathie, Niereninsuffizienz (Kreatinin > 1,2 mg/dl), Leberinsuffizienz, Alkoholabusus, Pankreatitis, schwere Herz-, Lungen- und Kreislaufkrankheiten, Hypoxie, konsumierende Erkrankungen, hohes Alter (> 65), schlechter Allgemeinzustand, 2 Tage vor und nach i.v. Röntgen-Kontrastmittelgabe. Inzwischen stehen allerdings mit den Glukosidasehemmern und Guar weitere Prinzipien zur Verfügung, die die postprandialen Profile glätten helfen. Ob die Kombination von Sulfonylharnstoffen mit Biguaniden der mit Glukosidasehemmern gegenüber überlegen ist, kann allerdings bislang nicht beantwortet werden. Der gewichtsreduzierende Effekt der Biguanide ist kein ausreichendes Argument für diese Substanzen, da er gering ist und durch Fenfluramin ersetzt werden kann. Wegen des fehlenden Hypoglykämierisikos ist jedoch bei fehlenden Kontraindikationen allen Substanzen gegenüber den Sulfonylharnstoffen der Vorzug zu geben und auch ihre Kombination vor dem Sulfonylharnstoffeinsatz zu erproben.

(4) *Pharmakologie und Durchführung der Therapie:* Metformin hat eine Plasma-Halbwertzeit von 3 h und wird unverändert renal eliminiert. Dosierung: 1–3 Tbl. Glukophage® retard täglich zu den Mahlzeiten.

(5) *Interferenzen mit anderen Pharmaka:*
- *Akkumulationsgefahr* und erhöhtes Laktatazidoserisiko durch Verminderung der renalen Metforminausscheidung bei Gabe nicht-steroidaler Antirheumatika und i.v. Röntgenkontrastmittel.
- *Abschwächung* der blutzuckersenkenden Wirkung durch Thiazide, Nikotinsäure, Phenytoin, Chlorpromazin, Schilddrüsenhormone, Sympathomimetika, Kortikoide, Östrogene.

Glukosidasehemmer

(1) *Wirkungsmechanismen und klinisch relevante Wirkungen:* α-Glukosidasehemmer verzögern die Kohlenhydratassimilation durch spezifische Hemmung von Verdauungsfermenten, die die blutzuckerwirksamsten Disaccharide Saccharose, Maltose und Isomaltose und z.T. auch Laktose vor der Resorption spalten. Dieser Angriffspunkt ist wesentlich effizienter als die Hemmung des Stärkeabbaus durch Amylasehemmer („starch-blockers"). Die einzige z.Z. im Handel befindliche Substanz ist Acarbose (Glucobay® 50/100). Dieses Pseudo-Oligosaccharid bewirkt eine Senkung der postprandialen Glukose- und Insulinspiegel, aber auch der Nüchternglukosespiegel von Typ-II-Diabetikern. Bei insulinpflichtigen Diabetikern kommt es bei besserer Stoffwechseleinstellung zu einer Senkung des Insulinbedarfs. Dieses Wirkungsprinzip hat den Vorteil, daß von ihm keine Hypoglykämien ausgehen und damit eine geringere Reglementierung der Lebensführung erforderlich ist, als dies bei Sulfonylharnstoffen der

Fall ist. Diätetische Maßnahmen können sich auf antiatherogene Richtlinien und die Verteilung der Energieaufnahme auf möglichst viele kleinere Mahlzeiten beschränken.

(2) *Nebenwirkungen:* Acarbose führt in therapeutisch wirksamer Dosierung zu keinen ernsthaften Nebenwirkungen. Die optimale Dosis muß wegen individuell unterschiedlicher Enzymaktivitäten durch einschleichende Gabe gefunden werden und sich am Auftreten von intestinalen Begleiterscheinungen orientieren. Treten vermehrt ungespaltene Kohlenhydrate ins Kolon, werden sie durch Bakterien zu kurzkettigen Fettsäuren, CO_2, H_2 und CH_4 fermentiert. Dies ist ein Zeichen einer ausgeprägten Kohlenhydrat-Assimilationsverzögerung. Selbst bei Beibehaltung der Dosis nehmen häufig mit weiterer Behandlung aufgetretene Symptome wie Meteorismus und Flatulenz ab.

(3) *Indikationen und Kontraindikationen:* Aufgrund der günstigen Risiko-Nutzen-Relation können Glukosidasehemmer sowohl bei Typ-II- wie auch bei Typ-I-Diabetikern eingesetzt werden. Insbesondere sind sie dann von Vorteil, wenn der Patient ein Zusammenziehen der Mahlzeiten auf 3 Hauptmahlzeiten aus beruflichen oder anderen Gründen wünscht. Da keine Hypoglykämiegefahr zu befürchten ist, sollte dies nach der Diät als eines der ersten medikamentösen Behandlungsprinzipien eingesetzt werden. Es eignet sich aber auch zur Kombination mit anderen oralen Antidiabetika und Insulin, da es sich mit deren Wirkung ergänzt, indem es Blutglukosespiegel glättet und die Insulinsensitivität langfristig erhöht. Kontraindikationen ergeben sich nur bei manifester Malassimilation. Bei Gesunden ist allerdings ein Malassimilations-Syndrom durch die Substanz in therapeutischen Dosen nicht zu befürchten. Wegen noch nicht ausreichender Erfahrungen sollten Glukosidasehemmer während der Gravidität nicht gegeben werden.

(4) *Pharmakologie und Durchführung der Therapie:* Acarbose wird im Darm wirksam, selbst aber nur zu einem geringen Teil von ca. 1% resorbiert. Die Substanz wird hepatisch und renal metabolisiert und teils unverändert, teils in Form von Metaboliten renal eliminiert.

Da die Substanz nur bei Präsenz im Darmlumen wirksam ist, ist ihre Einnahme zu den Hauptmahlzeiten vorzusehen. Es empfiehlt sich, mit 2 mal 50 mg zu beginnen und bei fehlenden gastrointestinalen Nebenwirkungen weiter die Einzeldosis in Wochenabständen zu steigern, bis vermehrt Flatulenz und Meteorismus bemerkt werden. Diese Dosis kann dann meist beibehalten werden, da die Symptome nach kurzer Zeit nachlassen. Es kann jedoch auch auf die vorherige Dosierung zurückgegangen werden.

Wichtig: Bei Kombination mit hypoglykämisierenden Substanzen ist der Patient darauf aufmerksam zu machen, daß er bei Hypoglykämien Glukose als Gegenmittel verwenden muß und nicht Haushaltszucker oder komplexere Kohlenhydrate, deren Digestion verzögert wird.

(5) *Interferenzen mit anderen Pharmaka:* Interferenzen mit anderen Pharmaka sind nicht bekannt. Allerdings sind auch hier die Eigeneffekte von blutzuckererhöhenden und -senkenden Pharmaka, Thiaziden etc., zu beachten.

23 Störungen der Ernährung und des Stoffwechsels

Guar
(1) *Wirkungsmechanismen und klinisch relevante Wirkungen:* Guar (Glucotard®, Guar Verlan Granulat®) ist ein Polygalaktomannan aus dem Endosperm der Büschelbohne. Dieser Ballaststoff quillt bei Wasserzusatz und bildet dabei einen hochviskösen Brei. Hierdurch wird die Magenmotilität beeinflußt und durch Erhöhung der „unstirred water layer" die Kohlenhydratresorption aus dem oberen Dünndarm verzögert. Daraus resultieren ein geringerer Anstieg der postprandialen Blutglukosewerte und weitere günstige Stoffwechseleffekte.

(2) *Nebenwirkungen:* Durch die Quelleigenschaften und durch den bakteriellen Abbau der Substanz im Kolon kommt es zu Völlegefühl, Diarrhö, Flatulenz und Meteorismus. Eine Reduktion der Resorption von Kalzium, Magnesium, Eisen, Kupfer und Zink wurde unter Ballaststoffen berichtet. Deshalb sollten diese bei längerfristiger Anwendung von Guar kontrolliert werden.

(3) *Indikationen und Kontraindikationen:* Um eine Obstruktion im oberen Gastrointestinaltrakt zu vermeiden, muß Guar zusammen mit reichlich Flüssigkeit genommen werden. Hieraus ergeben sich entsprechende Kontraindikationen: Ösophagusdivertikel, Stenosen des Verdauungstrakts, Zwang zur Flüssigkeitsrestriktion (Herz-, Niereninsuffizienz, Aszites).

(4) *Pharmakologie und Durchführung der Therapie:* Als Ballaststoff wird Guar nicht resorbiert, aber im Kolon bakteriell abgebaut.
Es empfiehlt sich ebenfalls wie bei Acarbose eine einschleichende Dosierung, bis zu 3mal 5 g oder höher pro Tag. Es ist für die Wirkung wichtig, daß das Granulat gleichzeitig mit der Mahlzeit aufgenommen wird, um eine gute Durchmischung zu gewährleisten. Diese ist Voraussetzung für eine blutzuckerglättende Wirkung. Hier stellt die Durchmischung der Quellstoffe mit den übrigen Ingesta in der Granulatform gegenüber der ursprünglichen Pulverform zusätzliche Probleme. Da von ihm selbst keine hypoglykämisierende Wirkung ausgeht, ist es von der Indikation her wie α-Glukosidasehemmer zu sehen. In der Wirksamkeit und Akzeptanz steht es diesen allerdings nach.

(5) *Interferenzen mit anderen Pharmaka:* Die Resorption von anderen Pharmaka wie Digitalis und Cumarinen scheint nicht wesentlich verzögert zu werden.

Fenfluramin/Dexfenfluramin
(1) *Wirkungsmechanismen und klinisch relevante Wirkungen:* Die Wirkstoffe Fenfluramin (Ponderax®) bzw. Dexfenfluramin (Isomeride®) wurden eigentlich mit dem Ziel entwickelt, durch Verstärkung und Verlängerung der Sättigung die Gewichtsreduktion von Adipösen zu erleichtern, ohne durch gleichzeitige amphetaminartige Nebenwirkungen psychische Abhängigkeiten zu induzieren. Die Substanz hat darüber hinaus aber eine Reihe von Stoffwechseleffekten, die sich z.T. selbst an isolierten Geweben bzw. Zellen nachweisen ließen und bei Diabetes genutzt werden können.

(2) *Nebenwirkungen:* Gastrointestinale Beschwerden, Sedierung, Schwindelgefühl, Benommenheit und leichte Depressionen, pulmonale Hypertonie.

(3) *Indikationen und Kontraindikationen:* Wegen der unterstützenden Wirkung zur Gewichtsreduktion ist Fenfluramin am ehesten bei übergewichtigen

Typ-II-Diabetikern indiziert, bei denen die günstigen anderen Wirkungen auch belegt sind. Bei geringeren Nebenwirkungen und dementsprechend weniger Kontraindikationen ist Fenfluramin in diesen Fällen bevorzugt gegenüber den Biguaniden zu geben. Allerdings scheint die gewichtsreduzierende Wirkung nur ein halbes Jahr anzuhalten. Aufgrund des Wirkungsspektrums kann es als medikamentöse Monotherapie eingesetzt werden, ergänzt jedoch auch andere Therapieprinzipien wie Sulfonylharnstoffe, Glukosidasehemmer, Guar und Insulin. Als Kontraindikationen gelten: Glaukom, Gravidität, antihypertensive β-Blocktherapie, Antidepressiva, MAO-Hemmer, pulmonale Hypertonie.

(4) *Pharmakologie und Durchführung der Therapie:* Aus Gründen der besseren Verträglichkeit soll Fenfluramin zu Beginn und am Ende der Behandlung schrittweise über mehrere Tage gesteigert bzw. verringert werden, z.B. 3 Tage lang 1mal 1, drei weitere 2mal 1 und dann 3mal 1 Drg. täglich bzw. 3 Tage 1mal 1 Isomeride, dann 2mal 1 Isomeride.

(5) *Interferenzen mit anderen Pharmaka:* Gleichzeitiger Alkoholgenuß sowie synchrone Gabe von Neuroleptika und Antidepressiva sind zu unterlassen, insbesondere MAO-Hemmer. Diese sollten 3 Wochen vor Beginn einer Fenfluraminbehandlung abgesetzt werden.

Insulin
Indikationen
Mit Insulin und Diät sind alle Patienten zu behandeln, die mit Diät bzw. oralen Antidiabetika nicht ausreichend eingestellt werden können:
(1) Patienten mit Typ-I-Diabetes.
(2) Diabetisches Koma und jede erhebliche Stoffwechselentgleisung mit Ketonurie.
(3) Typ-II-Diabetiker, die unter Diät mit oder ohne oralen Antidiabetika ständig schlecht eingestellt sind (s. Tab. 23.3, S. 902). Bei älteren Patienten sind allerdings Kompromisse erforderlich.
(4) Diabetiker unter oralen Antidiabetika, wenn schwere Zweiterkrankungen hinzutreten oder größere operative Eingriffe notwendig werden.
(5) Diabetiker mit Unverträglichkeitsreaktionen gegenüber oralen Antidiabetika, sofern eine Diättherapie allein nicht ausreicht.
(6) Gravidität, wenn mit Diät allein keine Normoglykämie bzw. keine Ketonurie-Freiheit zu erzielen ist.

Nach Rekompensation akuter Stoffwechselentgleisung und Überwindung der unter (4) genannten Situationen können häufig zuvor mit Antidiabetika behandelte Patienten wieder auf die orale Therapie umgestellt werden. Bei interkurrenter Insulinapplikation stets ein Humaninsulin-Präparat wählen!

Insulinpräparationen
Im Handel befinden sich Insuline von drei Spezies: Human-, Schweine-, Rinderinsulin. Das *humane Insulin* wird entweder semi- oder biosynthetisch hergestellt. Beim semisynthetischen Herstellungsverfahren wird Insulin aus Schweinepankreas extrahiert und dann die einzig differente Aminosäure Alanin gegen Threonin in der Stellung B_{30} ausgetauscht. Das biosynthetische Human-

insulin wird auf gentechnologischem Wege für die Synthese über rekombinante DNS aus Mikroorganismen gewonnen. Beide Methoden führen zur Herstellung von reinen Präparationen des Humaninsulins, die identische Wirkungsweisen zeigen und nahezu frei von immunogenen Eigenschaften sind. *Schweineinsulin* unterscheidet sich nur durch eine Aminosäure vom menschlichen Insulin, *Rinderinsulin* durch drei Aminosäuren. Dadurch ist Rinderinsulin auch stärker antigen wirksam als Schweineinsulin. Theoretisch führt Humaninsulin mit geringerer Wahrscheinlichkeit zur Bildung von Antikörpern als tierisches Insulin. Gegenüber Schweineinsulin haben sich jedoch bislang keine klinisch relevanten Unterschiede zeigen lassen. Darüber hinaus muß berücksichtigt werden, daß im Rahmen der Autoimmunerkrankungen auch bereits vor der Insulinbehandlung Insulinautoantikörper ohne biologische Relevanz gefunden werden. Ersteinstellungen werden heute mit Humaninsulin vorgenommen. Bereits auf tierische Insuline eingestellte Patienten, die keine Nebenwirkungen aufweisen und deren Stoffwechseleinstellung keine Regimeumstellung fordert, können bei ihrem gewohnten Insulin bleiben. Menschliches Insulin hat eine etwas kürzere Wirkungsdauer als Schweineinsulin und wird etwas schneller aus dem subkutanen Fettgewebe resorbiert. Es gibt einige Hinweise dafür, daß Patienten unter Humaninsulin bei Hypoglykämien weniger Warnsymptome spüren als bei Schweineinsulin. Um die postprandialen Verläufe der Insulinspiegel bei Nichtdiabetikern mit s. c. injiziertem Insulin simulieren zu können, wurde ein Insulinanalogon entwickelt (Lispro-Insulin), welches weniger Dimeren bzw. Hexameren bildet und deshalb schneller aus dem Fettgewebe resorbiert wird. Dies wurde durch das Vertauschen der Reihenfolge zweier Aminosäuren, Lysin und Prolin, am Ende der B-Kette erreicht.

Reinheit: Durch aufwendige Reinigungsverfahren und mehrfache Chromatographie werden heute hochgereinigte Präparate aus Extrakten gewonnen (z. B. Insulin S Hoechst®). Diese sind weitgehend frei von Verunreinigungen pankreatischen Ursprungs (< 10 ppM), von Proinsulin, Insulinderivaten sowie von Kontaminationen anderer pankreatischer Hormone. Hierdurch wurden die immunogenen Eigenschaften weitgehend eliminiert.

Bei biosynthetischen Insulinen sind ebenfalls Vorkehrungen zur Elimination von Kontaminationen aus den synthetisierenden Mikroorganismen getroffen worden.

Konzentrationen: In Deutschland werden üblicherweise Konzentrationen von 40 E/ml (U_{40}) verwendet, im Ausland meist 100 E/ml (U_{100}). Es stehen daneben auch U_{100}-Insuline zur Verfügung, für Pumpenbehandlung und Injektoren („Pens") werden besondere Präparationen verwendet (Tab. 23.13, 23.14 und 23.16). Die derzeit in Deutschland gebräuchlichen Insulinpräparate sind in den Tabellen 23.9 bis 23.16 aufgeführt.

Pharmakokinetik

Grundsätzlich sind drei verschiedene Insulinarten verfügbar:

(1) *Kurzwirksame Insuline:*
- *Lispro-Insulin:* Dieses Insulinanalogon entfaltet seine Wirkung nach 15 min, erreicht sein Wirkmaximum nach 50 min, also doppelt so schnell wie Normalinsulin, und wirkt 2–3 h lang.

- *Normalinsulin* (Altinsulin, Regularinsulin): Es handelt sich um kurzwirksames, lösliches Zinkinsulin, dessen blutzuckersenkende Wirkung bei s.c. Injektion nach etwa 15–30 min bemerkbar wird (s. Tab. 23.9). Normalinsulin ist das einzige Insulin, das sich zur kontinuierlichen s.c. Insulininfusion eignet. I.v. gegeben, ist seine Halbwertzeit wenige Minuten.
Normalinsulin wird eingesetzt bei Coma diabeticum, schweren Stoffwechselentgleisungen, zur raschen Stoffwechselkompensation oder in Kombination mit einem Intermediärinsulin.
Bei Verwendung in Pumpen wird seine Stabilität verbessert durch Pufferung mit Phosphat bzw. speziell entwickelten Stabilisatoren.
- *Semilente-Insulin:* Diese Insuline liegen in amorpher oder mikrokristalliner Form zusammen mit Zink und Azetat in Azetatpuffer vor. Ihr Wirkungseintritt erfolgt nach 30–60 min (Tab. 23.15, S. 927).

(2)   *Intermediär wirkende Insuline* (Tab. 23.10 und 23.11):
Durch verschiedene Zusätze (Zink, Protamin, Globulin, Surfen) und andere Kunstgriffe wird der Depoteffekt von Verzögerungsinsulinen erzielt bzw. variiert. Am meisten haben sich NPH-Insuline durchgesetzt.
- *NPH:* Neutral-Protamin-Hagedorn-Insulin (oder Isophan-Insulin): Zur Verzögerung der Insulinwirkung wird hier Protamin verwendet, welches aus Fischspermien gewonnen wird. Es steht mit Insulin in einem ausgewogenen („isophanen") Verhältnis, so daß weder Insulin noch Protamin im Überschuß

Tabelle 23.9: Kurz wirkende Insulinpräparate*

Präparate	Spezies	Beschaffenheit	pH	Wirkung (h)
Lispro Insulin Lilly	Analogon	klare Lösung	7	$1/4$–3
Huminsulin Normal® 40 bzw. 100 Lilly	human	klare Lösung	7	$1/2$–6
Insulin Hoechst®	Rind	klare Lösung	3,5	$1/2$–6
Insulin S Hoechst®	Schwein	klare Lösung	3,5	$1/2$–6
H-Insulin Hoechst®	human	klare Lösung	7	$1/2$–6
Insulin Actrapid®-HM (ge) Novo Nordisk	human	klare Lösung	7	$1/2$–6
Insulin Velasulin® Human Novo Nordisk	human	klare Lösung	7	$1/2$–6
Insulin Velasulin® MC Novo Nordisk	Schwein	klare Lösung	7,3	$1/2$–6
Berlinsulin® H Normal-U-40 Lilly	human	klare Lösung	7	$1/2$–6
Insulin S.N.C. Berlin-Chemie	Schwein	klare Lösung	7	$1/2$–6
Insulin S. Berlin-Chemie	Schwein	klare Lösung	sauer	$1/2$–6

* kein Anspruch auf Vollständigkeit

23 Störungen der Ernährung und des Stoffwechsels

Tabelle 23.10: Mittellang wirkende Depot-Insulin-Präparate*

Präparate	Spezies	Beschaffenheit	pH	Wirkungsdauer (h) Maximum	insgesamt
Insulin Protaphan®-HM (ge) Novo Nordisk	human	NPH-Insulin-Suspension	7	4–12	18–24
Insulin Insulatard® Human Novo Nordisk	human	NPH-Insulin-Suspension	7,3	4–12	18–24
Insulin Insulatard® MC Nordisk	Schwein	NPH-Insulin-Suspension	7,3	4–12	18–24
Insulin Monotard® HM Novo Nordisk	human	Zink	7	7–15	18–24
Basal-H-Insulin Hoechst®	human	NPH-Insulin-Suspension	7	2–6	16–20
Depot-Insulin S Hoechst®	Schwein	klare Surfen-Lösung	3,5	2–6	10–16
Huminsulin Basal® Lilly 40 bzw. 100		NPH-Insulin-Suspension	7	4–8	18–20
Berlinsulin H Basal U-40 Berlin-Chemie	human	NPH-Insulin-Suspension	7	4–8	18–20

* kein Anspruch auf Vollständigkeit

Tabelle 23.11: Mittellang wirkende Kombinationspräparate*

Präparate	Spezies	Beschaffenheit	pH	Wirkungsdauer (h) Maximum	insgesamt
Huminsulin® Profil I Lilly	human	10% Huminsulin® Normal, 90% Huminsulin® Basal	7	2–9	16–18
Insulin Actraphane® HM 10/90 Novo Nordisk	human	10% Actrapid® HM, 90% Protaphan® HM	7	2–8	18–24
Berlinsulin H 10/90 U-40 Berlin-Chemie	human	10% H Normal 90% H Basal	7	2–9	16–18
Depot-H15-Insulin-Hoechst®	human	15% H-Insulin, 85% Basal-H-Insulin	7	3–6	11–20
Huminsulin® Profil II Lilly	human	20% Huminsulin® Normal, 80% Huminsulin® Basal	7	1,5–8	14–16

Tabelle 23.11 (Fortsetzung)

Präparate	Spezies	Beschaffenheit	pH	Wirkungsdauer (h) Maximum	insgesamt
Insulin Actraphane® HM 20/80 Novo Nordisk	human	20% Actrapid® HM, 80% Protaphan® HM	7	2–8	18–24
Berlinsulin H 20/80 U-40 Berlin-Chemie	human	20% H Normal 80% H Basal	7	2–6	12–16
Depot-H-Insulin-Hoechst®	human	25% H-Insulin, 75% Basal-H-Insulin	7	2–6	12–18
Huminsulin® Profil III Lilly	human	30% Huminsulin® Normal, 70% Huminsulin® Basal	7	1–8	14–15
Insulin Actraphane® HM 30/70 Novo Nordisk	human	30% Actrapid® HM, 70% Protaphan® HM	7	2–8	18–24
Insulin Mixtard® 30/70 Human Novo Nordisk	human	30% Velasulin® Human, 70% Insulatard® Human	7	2–8	18–24
Insulin Mixtard® 30/70 Novo Nordisk	Schwein	30% Velasulin® MC 70% Insulatard® MC	7,3	2–8	18–24
Berlinsulin H 30/70 U-40 Berlin-Chemie	human	30% H Normal 70% Basal	7	2–6	12–16
Komb-Insulin S® Hoechst	Schwein	klare Lösung, 33% Altinsulin, 67% Insulin-Surfen-Lösung	3,3	1,5–4	9–14
Huminsulin® Profil IV Lilly	human	40% Huminsulin® Normal, 60% Huminsulin® Basal	7	1–8	14–15
Insulin Actraphane® HM 40/60 Novo Nordisk	human	40% Actrapid® HM, 60% Protaphan® HM	7	2–8	18–24
Berlinsulin H 40/60 U-40 Berlin-Chemie	human	40% H Normal 60% H Basal	7	1–8	14–15
Huminsulin® Profil V Lilly	human	50% Huminsulin® Normal, 50% Huminsulin® Basal	7	1–7	13–14
Insulin Actraphane® HM 50/50 Novo Nordisk	human	50% Actrapid® HM, 50% Protaphan® HM	7	2–8	18–24
Komb-H-Insulin-Hoechst®	human	50% H-Insulin, 50% Basal-H-Insulin	7	2–4	10–16

* kein Anspruch auf Vollständigkeit

23 Störungen der Ernährung und des Stoffwechsels

Tabelle 23.12: Die gebräuchlichsten Insulinpräparate: langwirkende Insuline

Präparate	Spezies	Beschaffenheit bzw. Zusammensetzung	pH	Wirkungsdauer (h) Maximum	insgesamt
Insulin Novo Ultratard® HM	human semisynthetisch	HM-Insulin-Zink-Suspension	7	8–14	22–28

Tabelle 23.13: U_{100}-Insulinpräparationen

Präparate	Spezies	Beschaffenheit bzw. Zusammensetzung	pH	Wirkungsdauer (h)	Hersteller
Huminsulin® Normal 100	human biosynthetisch	Lösung, 100% Normalinsulin	7	0,5–8	Lilly
Huminsulin Basal® 100	human biosynthetisch	Protamin-Insulin-Suspension	7	1–20	Lilly
Huminsulin Profil® 100	human biosynthetisch	10% Normalinsulin 90% NPH-Suspension	7	0,5–18	Lilly
Huminsulin Profil® II 100	human biosynthetisch	20% Normalinsulin 80% NPH-Suspension	7	0,5–16	Lilly
Huminsulin Long® 100	human	kristallin Insulin-Zink-Suspension, 70/30% kristallin/amorph	7	22–28	Lilly
Huminsulin Ultralong® 100	human	Insulin-Zink-Suspension, 100% kristallin	7	22–28	Lilly

vorliegen. Dadurch kann Normalinsulin unter Beibehaltung seiner Löslichkeit zugemischt werden, ohne daß es seinen schnellen Wirkungseintritt verliert.

Diese Insuline sind trübe Suspensionen. Um eine richtige Dosierung beim Aufziehen zu gewährleisten, müssen deshalb die Flaschen kurz vorher durch Rollen gemischt werden. Schütteln führt zu unerwünschter Schaumbildung.

– *Lente-Insulin:* Bei diesen Präparationen liegt Insulin in weniger löslicher amorpher Form mit einem Überschuß an Zink vor. Deshalb kann zugemischtes Regularinsulin mit präzipitieren und in seiner Wirkung verzögert werden.

(3) *Langwirksame Insuline* (Tab. 23.12):
Um extrem lange Wirkungsprofile zu erreichen, wurde lange auf Rinderinsulin zurückgegriffen, welches größere Kristalle bildet als Schweineinsulin und dadurch weniger löslich ist. Durch Zugabe von Protamin und Insulin wird ein

weiterer verzögernder Effekt erzielt. Diese Insuline können nicht mit Normalinsulin gemischt werden, sie werden manchmal im Rahmen des Basis-Bolus-Regimes (s. dort) zur Abdeckung der Nüchternbedürfnisse verwendet. Hierbei ist allerdings die Pharmakokinetik insofern zu berücksichtigen, als sich beim einmal täglichen Spritzen erst innerhalb einiger Tage endgültige Konzentrationen durch Akkumulation bzw. Überlappung der Profile einstellen.
- *Kombinations- oder Mischinsuline* (s. Tab. 23.10): Gebrauchsfertige Mischungen von Normal- oder Verzögerungsinsulinen in unterschiedlichen Relationen. Diese eignen sich nicht zur Insulindosisanpassung, da Normal- und Verzögerungsinsulinanteile im festen Verhältnis stehen und nicht variiert werden können.

Tabelle 23.14: Pumpeninsuline

Präparate	Spezies	Beschaffenheit bzw. Zusammensetzung	pH	Hersteller
H-Tronin® 100 3,15 ml (100 E/ml)	human semisynthetisch	Lösung, 100% Normalinsulin	7	Hoechst

Tabelle 23.15: Pharmakokinetische Charakteristik von Insulinpräparationen

	Zusammensetzung	Wirkungsprofil (h)		
		Eintritt	Maximum	Dauer
kurzwirksame Insuline				
Normal	Lösung unmodifizierten Zink-Insulins	0,5	1–3	5–7
Semilente	amorphe Azetatpuffer	0,5–1	4–6	12–16
intermediär wirksame Insuline				
NPH	Protamin Zink, Phosphatpuffer	1,5	8–10	18–24
Lente/Monotard	amorphe Azetatpuffer, Zink	2	6–14	18–28
langwirksame Insuline				
Ultralente	Insulin (Rind), Zink	4–6	8–14	25–36
Ultratard	amorphe Azetatpuffer, Zink	4–6	8–14	22–28

- *Störfaktoren der Bioverfügbarkeit:* Intravenös gespritztes Insulin hat eine Halbwertzeit von 5–10 min. Die metabolische Clearancerate ist 700–800 ml/m^2/min. An der Clearance ist zu 50% die Leber, zu 30% die Niere und zum wesentlichen Teil des Restes der Skelettmuskel beteiligt. Bei Störungen dieser Organe sind entsprechende Veränderungen des Insulinabbaus zu erwarten. So kommt es bei nachlassender Nierenfunktion zu einer Reduktion des Insulinbedarfs bei insulinspritzenden Diabetikern. Bei s.c. Applikation spielen eine Reihe von weiteren Faktoren eine Rolle für die Pharmakokinetik. *Faktoren, die die Insulinresorption erhöhen, sind:* kleinere Insulindosen, Verdünnung der Insulinlösung, vermehrte subkutane Durchblutung (Muskelarbeit, Massage, Hitze), versehentliche i.m. Injektionen, Injektion im Bereich des Abdomens. *Faktoren, die die Insulinresorption vermindern, sind:* hohe Insulindosen, konzentrierte Insulinlösungen, Verminderung des subkutanen Blutflusses (Schock, Kälte, Stehen), lipohypertrophischer Injektionsort, intradermale Injektion, Injektionen in die Beine (bei Ruhe) und hohe Antikörperkonzentrationen.

Methoden der Insulinzufuhr

(1) *Insulinspritzen und -nadeln, Insulinpens:* Einmalspritzen aus Kunststoff mit eingeschweißten Nadeln sind für 1, 0,5 und 0,3 ml verfügbar. Sie haben den Vorteil eines minimalen Totraums und eines minimalen Traumas bei der Injektion durch speziell geschliffene und dünne Nadeln (27 oder 28 Gauge). Nach mehreren Berichten können Einmalspritzen mehrfach benutzt werden, bis die Nadeln stumpf werden (in der Regel nach 3–5 Injektionen). Die Sterilität erscheint bei sauberem Umgang wenig Probleme aufzuwerfen. Allerdings wurde darüber berichtet, daß Silikonpartikel in Insulinflaschen gelangen, wenn Einmalspritzen wiederholt durch den Silikonkautschukdeckel eingeführt werden. Dieses Silikon scheint die Aktivität des Insulins zu reduzieren; inwieweit bei Injektionen in das subkutane Fettgewebe spätere Komplikationen induziert werden, kann zum jetzigen Zeitpunkt noch nicht eindeutig abgeschätzt werden. Um die Injektion von Insulin zu erleichtern, wurden Insulinpens entwickelt (Tab. 23.16). Diese Geräte erübrigen das etwas umständliche Aufziehen von Insulin.

(2) *Insulinpumpen:* Mittels einer Reihe von programmierbaren Insulinpumpen kann Insulin aus einem Reservoir bzw. einer Spritze kontinuierlich, unvorherbestimmt abgegeben werden. Grundsätzlich sind subkutane, intravenöse und intraperitoneale Wege denkbar und erprobt worden. Unter den gegebenen Bedingungen empfiehlt sich lediglich die subkutane Infusion. Bei implantierbaren Pumpen, wie sie in neuerer Zeit eingeführt wurden, sind intraperitoneale, intravenöse bzw. intraportale Wege denkbar. Sie hätten den Vorteil einer besseren Steuerbarkeit und im Fall der intraportalen und zum Teil auch intraperitonealen Applikation den der natürlichen Vorschaltung der Leber unter Vermeidung des üblichen Hyperinsulinismus beim Beschreiten kavaler Abflußbahnen. Die unterschiedlichen verfügbaren Pumpen unterscheiden sich in der Menge der Bolusgabe pro Zeiteinheit und in der Zahl der wählbaren Basalraten und ihrer Untersetzung. In der Regel reichen drei wählbare Basalraten.

Tabelle 23.16: Insulinpens und Insulinpräparate*

Name	Hersteller	Insulinpatrone	Dosierschritt
BD Pen	Becton +	alle Penfill-Patronen von Novo	1
BD-Pop-Pen	Dickinson	alle Patronen von Lilly	
BD-Lilly-Pen+			
DIAPEN 1	Lilly	Huminsulin® Normal für Pen (U_{100})	1
		Huminsulin Basal® für Pen	
DIAPEN 2		Huminsulin Profil® (I–V) für Pen	2
D-Pen U 40 ½	Disetronic	Amp. zum Aufziehen für alle	½
D-Pen U 40 1		U_{40}-Insuline,	
D-Pen U 40 2		H-Tronin 40 Hoechst für H-Tron-Pumpe	2
D-Pen U 100 1		Amp. zum Aufziehen für alle	1
D-Pen U 100 2		U_{100}-Insuline,	2
D-Pen U 100 4		H-Tronin 100 Hoechst für H-Tron-Pumpe	4
OptiPen 1 E	Hoechst	H-Insulin 100 Hoechst	1
OptiPen 1 E Starlet		Komb-H-Insulin 100 Hoechst	
OptiPen 2 E		Depot-H-Insulin 100 Hoechst	2
OptiPen 2 E Starlet		Depot-H15-Insulin 100 Hoechst	
OptiPen 4 E		Basal-H-Insulin 100 Hoechst	4
NovoPen	Novo	Actrapid HM Penfill 1,5 und 3 ml (U100)	1
NovoPen 1,5	Nordisk	Actraphane HM Penfill 1,5 und 3 ml	
		(10/90, 20/80, 30/70, 40/60, 50/50) (U100)	2
NovoPen 3		Protaphan HM Penfill 1,5 und 3 ml (U100)	1
NovoLet		Actrapid HM Novolet 1,5 und 3 ml (U100)	2
		Actraphane HM Novolet (10/90 3 ml,	
		20/80 3 ml, 30/70 1,5 und 3 ml, 40/60 3 ml,	
		50/50 3 ml) (U100)	
		Protaphan HM Novolet 1,5 und 3 ml (U100)	
Berli Pen I	Berlin	Insulinkartuschen von Lilly und	1
	Chemie	Novo Nordisk 1,5 ml, U100	
Berli Pen II			2

* kein Anspruch auf Vollständigkeit

(Betatron I und II, CPI/Lilly; H-Tron® V100/V40, D100/D40, C100/C40 Disetronic; B-D 1000 Becton/Dickinson; Minimed 504 und 4045, Haselmeier; Nordisk Infusor, Novo Nordisk; S8 MP Autosyringe/Travenol; Dahedi P41, Sartorius.
(3) *Mischen von Insulin:* Miteinander gemischt werden sollten lediglich NPH-Insuline, bei denen der Normalinsulinanteil nicht an im Überschuß vorhandene Depotstoffe gebunden wird. Im einzelnen wird zunächst in beide Flaschen ein Volumen an Luft injiziert, das dem zu entnehmenden Insulin entspricht. Zunächst wird Normalinsulin entnommen und dann das NPH-Insulin

zur Spritze zugefügt. Dabei muß eine Kontamination der jeweiligen Flasche durch andersartiges Insulin vermieden werden.

(4) *Injektionstechnik:* Jede Körperstelle, die mit ausreichend subkutanem Fettgewebe bedeckt ist, kann als Injektionsort dienen, insbesondere Abdomen, Hüften, Oberarme, Flanken und obere äußere Quadranten der Nates. Allerdings sind am Oberarm größere Variabilitäten aufgrund der stärkeren Bewegung zu erwarten. Um versehentliche intramuskuläre Injektionen zu vermeiden, empfiehlt es sich, im 45°-Winkel unter leichtem Anheben einer Hautfalte zu injizieren.

Durchführung der Insulintherapie

Bedarfsschätzung: Die tägliche Insulinproduktion bei Normalpersonen liegt zwischen 24 und 36 E/Tag. Dieses Insulin wird allerdings ins Portalvenenblut abgegeben. Bei Insulinmangeldiabetikern ist der Bedarf ca. 0,5–1 E/kg KG/Tag. Bei Typ-II-Diabetikern mit Übergewicht ist der Insulinbedarf in der Regel höher, manchmal bis 2 E/kg KG/Tag. Patienten, die weniger als 0,5 E/kg KG/Tag benötigen, haben eine eigene endogene Insulinsekretion oder eine erhöhte Insulinsensitivität aufgrund von Ausdauertraining oder fehlender gegenregulatorischer Hormone bei einer Nebennieren- oder Hypophyseninsuffizienz. Auch eine Niereninsuffizienz kann durch verminderte Degradation zu einem verringerten Insulinbedarf führen.

Regime: Bei subkutaner Applikation flutet Insulin im Vergleich zur Insulinfreisetzung bei Gesunden zu den Mahlzeiten zu langsam an. Daraus resultiert die Neigung zu einer postprandialen Hyperglykämie und einer Hypoglykämieneigung 2–5 h p.i. Durch eine Einhaltung eines Spritz-Eßabstandes von ca. 30 min und die Verteilung der Mahlzeiten auf das Wirkintervall von 4–6 h bzw. Verzögerung der Kohlenhydratresorption durch α-Glukosidasehemmer kann dies kompensiert werden. Mit dem Lispro-Insulinanalogon läßt sich das physiologische Insulinprofil weitgehend simulieren. Der Spritz-Eß-Abstand kann entfallen.

Konventionelle Insulintherapie

- mit fixen Mischungen
- freie Mischungen der Komponenten

(1) *Prinzip:* Eine Insulininjektion morgens, abends und evtl. spät.

Morgens: Normalinsulin zur Abdeckung des Frühstücks, Intermediärinsulin für Mittagessen und Nüchternbedarf.

Abends: Normalinsulin zur Abdeckung des Abendessens, Intermediärinsulin für den Nüchternbedarf.

Die Überlappung der Wirkprofile erzwingt eine strikte Anpassung der Nahrungszufuhr mit Festlegung der Zahl und Zeit der Mahlzeiten sowie ihrem Kohlenhydratgehalt (s. ds. Kap., 4.1 „Ernährung: Ernährungsrichtlinien"). Dies verlangt eine streng reglementierte Lebensweise. Die sofortige Anpassung an Blutglukosewerte ist auf die 2–3maligen Insulininjektionszeiten und auf die Verwendung von freien Insulinmischungen beschränkt. Das abendlich gegebene Intermediärinsulin hat sein Wirkungsmaximum in der Phase der höchsten Insulinempfindlichkeit zwischen 0:00 und 3:00 Uhr. Diesem muß Rechnung getragen werden mit der Gabe der Spätmahlzeit. Wenn dies nicht ausreicht, also bei

Vorliegen eines Dawn-Phänomens mit starken frühmorgendlichen Anstiegen der Insulinbedürfnisse, muß Intermediärinsulin vor dem Schlafengehen gespritzt werden.

(2) *Indikation:* Insulinpflichtige Diabetiker, die ein Minimum an Insulininjektion wünschen, aber bereit sind, nach einem starren Tagesrhythmus zu leben und insbesondere zu essen. Fixe Mischungen sollten nur den Patienten vorbehalten bleiben, die Insulindosen nicht anpassen wollen oder können (Angst, unzureichende Intelligenz, fehlende Einsicht und Motivation, psychiatrische Erkrankungen, Verwahrlosung u.a.).

(3) Einstellung: Der Tagesbedarf von ca. 0,6 E/kg KG wird zu etwa $^2/_3$ auf den Morgen, zu $^1/_3$ auf den Abend aufgeteilt. Hierbei werden jeweils ca. $^1/_3$ der Dosis als Normalinsulin und ca. $^2/_3$ als Intermediärinsulin gegeben. Der Spritz-Eß-Abstand beträgt 10–45 min, je nach aktuell gemessenem Blutglukosewert, bei Vorliegen des Sollwertes von 120 mg/dl ca. 30 min (s. Tab. 23.17).

(4) *Dosisanpassung:* Eine auf den Tagesverlauf zugeschnittene Dosisanpassung ist nur bei freier Mischung oder einzelner Gabe von Normal- und Verzögerungsinsulin möglich. Wir unterscheiden *prospektive Anpassung*, bei der vorausschauend Abweichungen vom gewünschten Wert sofort mit einem Mehr oder Weniger an Insulin korrigiert werden, und *retrospektive Anpassung*, bei der die Abweichungen vom gewünschten Wert in den letzten Tagen zur Neudefinierung der richtigen Insulindosen herangezogen werden.

– *Prospektive Anpassung:* Zu jedem Zeitpunkt, an dem Insulin injiziert wird und an dem Blutglukose gemessen wird, möglich. Morgens und abends wird hierzu mehr oder weniger Altinsulin injiziert; falls eine Spätinjektion an Verzögerungsinsulin gespritzt wird, kann hiermit oder mit einer geringeren Dosis an Altinsulin ebenfalls korrigiert werden. Als Rechengrundlage für die Dosisanpassung kann das Insulin-Blutglukose-Äquivalent

$$\text{Insulinmenge} = \frac{BG_1 - BG_2}{30} \times \frac{TIB}{40}$$

zugrunde gelegt werden, wobei BG = Blutglukose [mg/dl] und TIB = täglicher Insulinbedarf [E].

Aufgrund dieser „Dreißiger"-Regel wird bei einem Insulinbedarf von 40 E/Tag 1 E Insulin mehr bzw. weniger injiziert, wenn der Blutzucker nach oben oder unten um 30 mg/dl vom Zielblutzucker, z.B. 120 mg/dl, abweicht.

– *Retrospektive Anpassung:*

Unter Anwendung der gleichen Regel kann auch die Therapie im folgenden, basierend auf Blutzuckerwerten der vergangenen Tage, angepaßt werden (s. Tab. 23.17).

Als Referenzpunkte dienen hierbei:
- Für die Morgendosis des Normalinsulins die Blutglukosewerte der letzten Tage vor dem Mittagessen.

23 Störungen der Ernährung und des Stoffwechsels

Tabelle 23.17: Beispiel der prospektiven und retrospektiven Anpassung bei konventioneller Insulintherapie mit 2 Injektionen pro Tag
Täglicher Insulinbedarf = 39 Einheiten, Zielblutzucker = 120 mg/dl

morgens			mittags		abends			spät	Kommentar
BZ	BE	Insulin N/B	BZ	BE	BZ	BE	Insulin N/B	BZ	
120	6	6/16	120	7	120	6	8/9	120	Ausgangstag
150	6	7/16	120	7	120	6	8/9	120	morgens: prospektive Anpassung, KORI = + 1 E
150	6	7/16	120	7	120	6	8/10	150	morgens: prospektive Anpassung abends: retrospektive Anpassung, KORI = + 1 E

BZ = Blutzucker, BE = Broteinheiten, N/B = Normal-/Basalinsulin,
KORI = Korrekturinsulin

- Für die Normalinsulindosis am Abend die Blutglukosewerte vor der Spätmahlzeit.
- Für die Verzögerungsinsulindosis die Blutglukosedifferenz zwischen Morgen und Abend. Wird Verzögerungsinsulin spät gespritzt und prospektiv angepaßt, werden die Morgenwerte alleine herangezogen.
- Für die Anpassung des Verzögerungsinsulins am Morgen müssen Mittags- und Abendwerte der letzten Tage herangezogen werden, da sich das Verzögerungsinsulin auf beide Tagesabschnitte auswirkt. Vereinfachend kann die Differenz zwischen Abend- und Mittagswert der letzten Tage herangezogen werden, wenn vorher die Altinsulindosis am Morgen angepaßt wurde.

Basis-Bolus-Konzept (multiple subkutane Injektion, intensivierte Insulintherapie)

(1) *Prinzip:* Beim Basis-Bolus-Konzept wird der Nüchternbedarf durch Verzögerungsinsulin abgedeckt, der mahlzeitenbezogene Bedarf durch Normalinsulin. Durch die Trennung von nüchtern- und mahlzeiteninduzierten Bedürfnissen ergibt sich die Möglichkeit, in gewissen Grenzen die Zeiten der Nahrungsaufnahme und den Umfang der Mahlzeiten zu variieren. Dementsprechend wird Normalinsulin morgens zur Abdeckung der Frühstücke, mittags zur Abdeckung des Insulinbedarfs von Mittagessen und Kaffee und abends zur Abdeckung des Abendessens gespritzt. Der Nüchternbedarf wird i.d.R. mit zwei Intermediärinsulin-Injektionen abgedeckt, z.B. morgens und abends oder morgens und spät oder mittags und spät. Alternativ kann auch Ultratard verwendet werden.

(2) *Indikationen:* Insulinpflichtige Diabetiker, die bereit sind, 3–4 mal täglich Insulin zu injizieren und Blutzucker-Selbstkontrolle durchzuführen. Mit der Bereitschaft hierzu eröffnet sich auch der Weg zu einer freieren Lebensführung, so daß insbesondere auch Patienten mit weniger geregeltem Lebensablauf diese Therapie wählen sollten. Voraussetzungen sind allerdings eine ausreichende Intelligenz und eine relativ hohe Motivation.

(3) *Einstellung:* Für den *Nüchternbedarf* wird im Durchschnitt etwas weniger als die Hälfte des täglichen Insulinbedarfs benötigt. Dies wird zu etwa gleichen Teilen auf die Morgen- und die Abenddosis verteilt (s. Tab. 23.18). Bei Injektion des Verzögerungsinsulins vor dem Schlafengehen muß wegen der Überlappung im Morgenintervall die Morgendosis auf etwa 70% der spätabendlichen Dosis gesetzt werden, um Hyperinsulinisierungen am Morgen zu vermeiden. Die Normalinsulindosen zur Abdeckung *mahlzeiteninduzierter Bedürfnisse* werden nach dem Kohlenhydratgehalt der Mahlzeiten dosiert. Hierzu dient erneut eine Rechenvorschrift, das Insulin-Kohlenhydrat-Äquivalent (mal E Insulin = 1 BE), welches die Beziehung zwischen aufgenommenen Kohlenhydraten und der zur Abdeckung benötigten Insulineinheiten beschreibt. Bei einem Insulinbedarf von 40 E werden am 1. Tag der Einstellung im Durchschnitt 1,5 E/BE morgens, 1,0 E/BE mittags und 1,2 E/BE abends benötigt. Der Spritz-Eß-Abstand beträgt je nach Höhe der Blutglukosewerte 0–45 min.

(4) *Anpassung:*
– *Prospektive Anpassung:* Da Insulin 3–4 mal/Tag injiziert wird, kann ebenso häufig auf den aktuell gemessenen Blutzucker mit mehr oder weniger Insulin reagiert werden. Die Dosis dieses Korrekturinsulins errechnet sich wie bei der konventionellen Insulintherapie über das Insulin-Blutglukose-Äquivalent. Bei einem Zielblutzucker von 120 mg/dl werden somit (120 – BG/30) mal TIB/40 E gespritzt, wobei BG der aktuelle Blutglukosewert (mg/dl) ist. Bei einem täglichen Insulinbedarf von 40 E wird somit bei einer Abweichung

Tabelle 23.18: Formel zur Einstellung auf das Basis-Bolus-Regime

Zeit	kurzwirksames Insulin (E)	Intermediärinsulin (E)
morgens	$1{,}5 \times \dfrac{(0{,}45\ TIB)}{KH/Tag} \times KH + \dfrac{(BG-120)}{30} \times \dfrac{(TIB)}{40}$	0,23 TIB
mittags	$1{,}0 \times \dfrac{(0{,}45\ TIB)}{KH/Tag} \times KH + \dfrac{(BG-120)}{30} \times \dfrac{(TIB)}{40}$	
morgens	$1{,}2 \times \dfrac{(0{,}45\ TIB)}{KH/Tag} \times KH + \dfrac{(BG-120)}{30} \times \dfrac{(TIB)}{40}$	0,21 TIB
	Insulin-Kohlenhydrat-Äquivalent (E/KH) Korrekturinsulin auf der Basis des Insulin-Blutglukose-Äquivalents	Nüchterninsulinbedarf

TIB = täglicher Insulinbedarf unter konventioneller Therapie

vom Sollblutzucker um 30 mg/dl 1 E mehr oder weniger gespritzt als sonst zu diesem Zeitpunkt.
- *Retrospektive Anpassung:* Die Verzögerungsinsulindosis am Abend wird wie bei der konventionellen Insulintherapie in Abhängigkeit von den Spät- und Morgenblutzuckern der letzten Tage angepaßt.

Hiermit kann der Nüchternbedarf in der Nacht stetig erfaßt und die Dosis angepaßt werden. Dies ist über den Tag aus den dort gemessenen Blutglukosewerten wegen der stärkeren Beeinflussung durch die Mahlzeiten nicht möglich. Es

Tabelle 23.19: Retrospektive Anpassung – ein Beispiel

Rechengrundlage	Beispiel
Insulin-Blutglukose-Äquivalent 1 E = 30 mg/dl	*9 E Intermediärinsulin am Abend* BG morgens war im Mittel 30 mg/dl zu hoch → 10 E Intermediärinsulin am Abend
Insulin-Blutglukose-Äquivalent **Insulin-Kohlenhydrat-Äquivalent** 30 mg/dl = 1 E = x BE	*6 E/4 BE (1,5 E/BE) morgens* postabsorptive BG mittags war im Mittel 30 mg/dl zu hoch → (6 + 1) E/4 BE (1,75 E/BE) morgens
Insulin-Blutglukose-Äquivalent 1 [E] = 30 × (TIB/40) [mg/dl]	täglicher Insulinbedarf (TIB) = 40 E Insulin-Blutglukose-Äquivalent = 1 E/30 mg/dl TIB = 44 E → BG-Äquivalent = 1 E/27 mg/dl

Tabelle 23.20: Darstellung der prospektiven und retrospektiven Insulindosisanpassung beim Basis-Bolus-Konzept. Intensivierte Insulintherapie mit Verzögerungsinsulingabe morgens und spät, täglicher Insulinbedarf = 40 Einheiten, Zielblutzucker = 150 mg/dl, Anpassungsdauer = 2 Tage.

morgens				mittags			abends		
BZ	BE	Insulin N/B	ICHE	BZ	BE	Insulin N/B	BZ	BE	Insulin N/B
150	5	7/7	1,32	150	7	6/0	150	5	5/0
150	5	7/7	1,32	90	7	4/0	150	5	5/0
150	5	6/7	1,20	150	7	6/0	150	5	5/0
90	5	3/7	0,84	150	7	6/0	150	5	5/0

BZ = Blutzucker, BE = Broteinheiten, N/B = Normal-/Basalinsulin, ICHE = Insulin-Kohlenhydrat-Äquivalent, KORI = Korrekturinsulin

empfiehlt sich deshalb, die morgendliche Verzögerungsinsulindosis dem konkret ermittelten Insulinbedarf in der Nacht anzugleichen. Bei Injektionen von Verzögerungsinsulindosis am Abend und Morgen empfiehlt sich häufig ein Verhältnis von 1:1 zwischen diesen beiden Dosen; bei Injektion des Verzögerungsinsulins spät und am Morgen muß wegen der Überlappung der Insulinprofile zur Vermeidung eines Hyperinsulinismus am Morgen die Dosis des morgendlichen Insulins auf etwa 0,7 der spätabendlichen reduziert werden. Zur Anpassung der Normalinsulindosen im Morgen-, Mittags- und Abendintervall werden die Mittags-, Abend- und Spätwerte der letzten Tage herangezogen. Wieder kann hier das Insulin-Blutglukose-Äquivalent benutzt werden (s. Beispiel Tab. 23.19 und 23.20).

Pumpentherapie (kontinuierliche subkutane Insulininfusion [CSII])

(1) *Prinzip:* Ähnlich wie beim Basis-Bolus-Konzept werden mahlzeiteninduzierte Bedürfnisse mit Normalinsulin beantwortet. Der Nüchternbedarf wird hier aber durch die kontinuierliche Infusion nach einem definierten Programm infundiert.

(2) *Indikation:* Die Pumpentherapie ist mit dem höchsten Aufwand verbunden und beinhaltet durch die technischen Hilfsmittel der Pumpe und der Katheter zusätzliche Risiken, insbesondere von sich schnell entwickelnden Ketoazidosen bei fehlender Insulinzufuhr durch Katheterkinking bzw. durch unbemerktes Herausgleiten der Nadel und Infektionen dieser Infusionsstellen. Andererseits wurden mit diesem Regime die besten Stoffwechseleinstellungen berichtet, auch wenn mit dem Basis-Bolus-Konzept eine ähnlich gute Kontrolle zu erreichen ist. Klar überlegen ist die Pumpenbehandlung der Basis-Bolus-Therapie, wenn ein ausgepägtes Dawn-Phänomen vorliegt, also in den frühen Morgenstunden zwischen 3.00 und 7.00 Uhr erheblich höhere Insulinbedürf-

	spät		Kommentar
BZ	BE	Insulin N/B	
150	0	0/11	Ausgangstag
150	0	0/11	mittags: prospektive Anp., KORI = bis 2 E
150	0	0/11	morgens: retrospektive Anpassung
150	0	0/10	morgens: retrospekt. Anp., ICHE = 0,84 prospekt. Anp., KORI = bis 1,8 spät: retrospekt. Anp. des Verz.-Ins.

nisse bestehen als zwischen 0.00–3.00 Uhr. Reichen hier die Erhöhung der Spätmahlzeit und die Verlagerung der Intermediärinsulindosis auf die Zeit vor dem Schlafengehen nicht aus, um diesem Dawn-Phänomen Rechnung zu tragen, ist eine klare Indikation zur Pumpentherapie gegeben.

(3) *Einstellung:* Die Bolusgaben werden wie bei der intensivierten Insulintherapie berechnet. Der Nüchternbedarf wird ebenfalls mit etwas weniger als der Hälfte des täglichen Insulinbedarfs angesetzt und zu Beginn etwa gleichmäßig über den gesamten Tag verteilt, z. B. mit 0,8 E/h bei einem täglichen Insulinbedarf von etwa 40 E.

(4) *Anpassung:* Die Anpassung der Bolusgaben entspricht dem Vorgehen beim Basis-Bolus-Konzept. Zur Anpassung der Basalrate für die Nüchternbedürfnisse empfiehlt es sich, 3 Tagesabschnitte zu unterscheiden, die sich nach definierten Blutglukosewerten richten. Die Basalrate zwischen 22.00 und 3.00 Uhr (BR_1) richtet sich nach der Differenz zwischen 22.00- und 3.00-Uhr-Werten, die Basalrate zwischen 3.00 und 7.00 Uhr (BR_2) nach der Differenz zwischen 3.00- und 7.00-Uhr-Blutglukosewerten. Über den Tag reicht eine 3. Basalrate (BR_3). Sie liegt in der Regel etwas näher an der niedrigeren Basalrate zwischen 0.00 Uhr 3.00 Uhr, z. B.: $BR_3 = (2\,BR_1 + BR_2)/3$.

Komplikationen und Nebenwirkungen der Insulintherapie

(1) *Hypoglykämie:* Hypoglykämien können sowohl bei Insulin- wie auch bei Sulfonylharnstoffbehandlung auftreten.

Ursachen: Überdosierung von Insulin oder oralen Antidiabetika, pharmakodynamische und/oder -kinetische Interaktionen, Alkoholeinwirkung, zusätzliche Erkrankungen mit Inappetenz, unvorhergesehene, große körperliche Anstrengungen (s. ds. Kap., 4.1 „Monitorisierung der Stoffwechselsituation und Erfassung von Komplikationen"). *Symptome:* Bei raschem Abfall des Blutzuckers unter 50 mg/dl treten i.d.R. *adrenerge* Zeichen, wie Zittern, Schweißausbruch, Tachykardie, Blässe, Kopfschmerzen und Heißhunger, auf. Bei langsamem Absinken bzw. weiterer Blutglukosesenkung treten vermehrt *neuroglykopenische Symptome* auf: Verhaltens-, Konzentrations-, Gedächtnis-, Sehstörungen, neurologische Ausfälle vielfältiger Art und schließlich Eintrübung bis zum Koma (hypoglykämischer Schock).

Bei langjährigem Bestehen des Diabetes mellitus können Warnsymptome fehlen aufgrund einer autonomen Neuropathie mit Verlust oder Abschwächung der neuroendokrinen Gegenregulation; ebenso können langfristige nahezu normoglykämische Blutglukoseeinstellungen mit häufigen Hypoglykämien zum Verlust der Hypoglykämiewahrnehmung führen. Auch eine β-Blockertherapie kann die Warnsymptome unterdrücken. In diesen Fällen besteht ein erhöhtes Risiko für schwere Hypoglykämien mit zum Teil protahiertem Verlauf. Bei schlecht eingestellten Diabetikern können hingegen Warnsymptome schon bei Blutzuckerwerten zwischen 60 und 80 mg/dl auftreten im Sinne einer relativen Hypoglykämie. Hierbei spielt auch die Geschwindigkeit des Blutzuckerabfalls eine Rolle.

Therapie: Bei leichtgradigen, vom Patienten selbst erkannten Hypoglykämien genügt die orale Zufuhr von ca. 20 g Kohlenhydraten, z.B. in Form von Trinkampullen oder ähnlichem (Hypogluc®) bzw. 2 Glas Obstsaft. Unter einer Acarbosetherapie ist darauf zu achten, daß nur Glukose zur Beseitigung der Hypoglykämie verwendet werden darf. Bei Verlust der Eigenkontrolle oder Koma: 40–60 ml 40%ige Glukoselösung i.v., bei Nichtaufklaren höhere Dosen bzw. Infusionen von 20%iger Glukose über mehrere Stunden. Die Blutzuckerwerte sollten auf etwa 200 mg/dl eingestellt werden. Falls trotzdem kein Erwachen: Verdacht auf Hirnödem, Therapie mit Steroiden und osmotischer Diurese. Ist die Glukosezufuhr aus technischen Gründen nicht möglich, wird 1 mg Glukagon i.m. appliziert. Nach Überwinden des hypoglykämischen Schocks bedarf der Patient einer mehrtägigen Nachbeobachtung, da mit einem protrahierten Verlauf oder mit Rezidivneigungen zu rechnen ist. Nach ausgeprägtem, länger anhaltendem hypoglykämischen Koma kann auch nach Beseitigung der Hypoglykämie ein über mehrere Tage anhaltender Stupor bestehenbleiben.

(2) *Insulinödeme:* Insulin hat einen natriumretinierenden Effekt an der Niere. Ödeme treten bei manchen Diabetikern nach Behandlung einer Stoffwechselentgleisung vorübergehend auf, wobei eine erhöhte kapillare Permeabilität zum Ödem beiträgt.

(3) *Transitorische Refraktionsanomalien:* In gleicher Weise kann es nach der längerfristig bestehenden schlechten Stoffwechseleinstellung bei konsequenter Insulintherapie über eine Linsenquellung zu transitorischen Refraktionsanomalien (Hyperopie) kommen.

(4) *Lipoatrophie:* Selten kommt es zu einer Atrophie des subkutanen Fettgewebes an den Injektionsstellen. Obwohl die Ursache dieser Komplikationen unklar ist, scheint es sich um eine Form der Immunreaktion zu handeln, da sie vorwiegend bei Frauen vorkommt und mit einer Lymphozyteninfiltration einhergeht. Die Komplikation ist selten geworden, seit hochgereinigte Insulinpräparationen mit neutralem pH entwickelt wurden. Wenn hochgereinigtes Insulin in der Umgebung dieser Stellen injiziert wird, verschwindet die Atrophie i.d.R. innerhalb weniger Monate.

(5) *Lipohypertrophie:* Die Lipohypertrophie scheint ein pharmakologischer Effekt des Insulins bei wiederholter Injektion an derselben Stelle zu sein. Sie wird durch häufigen Wechsel der Injektionsorte verhindert.

(6) *Insulinallergie:* Eine Insulinallergie kann in Form einer lokalisierten *Sofortreaktion* (Rötung, Schwellung, Juckreiz am Injektionsort) sowie extrem selten als generalisierte Sofortreaktion (Urtikaria, Quincke-Ödem, anaphylaktischer Schock) zwischen 15–20 min und 2 h nach Injektion IgA-vermittelt auftreten. Allergische Hautreaktionen vom *Spättyp* (Infiltrationen, Schwellungen, Rötung, Schmerz) 24–48 h nach Injektion können als IgG- und komplementmediierte Arthus-Reaktion auftreten. Da die Unverträglichkeiten oft nicht auf Insulin, sondern andere Proteinkontaminationen zurückgingen, wurde die Inzidenz durch die hochgereinigten Präparationen deutlich reduziert. Bei Allergie auf Rinder- oder Schweineinsulin sollte die Spezies gewechselt werden. Häufiger als gegen Insulin kommen Allergien gegenüber Begleitsubstanzen wie Surfen vor. Im einzelnen kann dies durch kutane Testungen differenziert werden.

(7) *Orthostatische Hypotensionen:* Normalerweise stimuliert Insulin das sympathische Nervensystem und erhöht die Natriumretention. Bei Vorliegen einer autonomen Neuropathie kann Insulin jedoch direkt vasodilatatorisch wir-

ken und zur Hypotension führen. Verwechslungen mit Symptomen der Hypoglykämie sind möglich.

(8) *Insulinresistenz:* Selten kann durch Insulin-Antikörper eine Insulinresistenz ausgelöst werden. Diese ist definiert durch einen Insulinbedarf von mindestens 100 E zur Stoffwechselkompensation. Meist ist jedoch eine Insulinresistenz durch andere Faktoren bedingt, wie Rezeptordefekte bei Typ-II-Diabetes und Adipositas, bzw. kontrainsuläre Wirkungen im Rahmen akuter und chronischer Effekte, Polytraumata, Verbrennungen, Hyperthyreose, Akromegalie, Morbus Cushing, Phäochromozytom sowie durch andere Ursachen wie ausgeprägte Hypertriglyzeridämien, schwere chronische Lebererkrankungen, Therapie mit Thiaziddiuretika, Kortikoiden, Diphenylhydantoin, Schilddrüsenhormonen, Hyperinsulinisierung und verminderte Degradation des Insulins am Injektionsort.

Bei immunologisch bedingter Insulinresistenz Übergang auf Humaninsulin; falls dies nicht ausreicht, Versuch der Steroidtherapie. Hier ist ein Rückgang des Insulinbedarfs nach 3–6 Tagen möglich. In anderen Fällen ist auch eine länger und höher dosierte Steroidtherapie erforderlich. Bei Vorliegen anderer Ursachen Beseitigung dieser.

Diabetesprophylaxe bzw. Einleitung einer Remission

Entsprechend der Autoimmungenese des Typ-I-Diabetes wurde mit verschiedenen immunmodulatorischen Substanzen versucht, eine Remission einzuleiten bzw. Diabetes zu verhindern. In kontrollierten Studien konnte lediglich bei Gabe von Azathioprin und Glukokortikoiden, Ciclosporin A und Nikotinamid ein Effekt belegt werden. Selbst bei Ciclosporin A sprachen nur 30–70% der Patienten an. In Anbetracht der Nebenwirkungen einer lebenslangen Therapie mit dieser Substanz (Induktion von Lymphomen, Nephrotoxizität) kann die Behandlung zum jetzigen Zeitpunkt nicht empfohlen werden. Aufgrund seiner geringeren Nebenwirkungen ist am ehesten Nikotinamid versuchsweise zu vertreten in einer Dosierung zwischen 200 mg und 3 g/Tag. Diese Substanz erhöht den NAD-Gehalt durch Hemmung der Poly-(ADP-Ribose)-Synthetase der insulinproduzierenden B-Zellen und könnte über ein Scavenging von Sauerstoffradikalen wirken, die beim Entzündungsprozeß eine Rolle spielen.

Etabliert ist zur Remissionseinleitung eine scharfe Stoffwechseleinstellung in den normoglykämischen Bereich durch konsequente Insulinbehandlung. Hierdurch sind Remissionen bis zu 80% für im Durchschnitt 1 Jahr erreichbar. Die Remissionen entwickeln sich in der Regel innerhalb von 1–3 Monaten. Es kommt hierbei zu einer Reduktion der Insulinbedürfnisse und zu einem Anstieg des C-Peptids als Hinweis für die endogene Insulinsekretion. In dieser Phase besteht außerdem eine Neigung zu postprandialen Hypoglykämien.

Auch wenn ein Absetzen des Insulins bei guter Stoffwechseleinstellung möglich wäre, ist es ratsam, weiter Insulin zu geben und den Blutzucker weiter zu kontrollieren, da es zu relativ abrupten Dekompensationen bei interkurrenten Infekten kommen kann und Hinweise für eine protektive Wirkung der Insulingabe für die B-Zellen vorliegen.

Pankreas- und Inselzelltransplantation

(1) *Pankreastransplantation:* Mittels Pankreastransplantation kann Diabetes reversibilisiert werden. Die Funktion des Transplantats ist bei gleichzeitiger Nierentransplantation in etwa 60–70% über 2 Jahre erhalten und bleibt dann relativ konstant. Bei alleiniger Transplantation eines Pankreas sind die Ergebnisse jedoch erheblich schlechter, weswegen nur eine gleichzeitige Transplantation mit einer Niere zu empfehlen ist. Die Pankreastransplantation ist mit einem erheblichen Risiko verbunden. Es kommt zu Pankreatitiden, Abstoßungskrisen, duodenalen Ulzera, vaskulären Thrombosen und Fisteln. Dementsprechend sterben etwa 10% der Patienten infolge der Operation. Unter den gegebenen Umständen ist eine *Pankreastransplantation* nur bei unbedingt notwendiger Transplantation indiziert. Hier führt sie im Vergleich zu alleiniger Nierentransplantation zu einer Erhöhung der Lebensqualität, einer Verbesserung der Neuropathie sowie zu einem Sistieren der weiteren Entwicklung der Mikroangiopathie.

(2) *Inselzelltransplantation:* Die Inselzelltransplantation, die nicht mit der hohen Komplikationsrate durch den exokrinen Anteil des Pankreas belastet ist, hatte mit einer Reihe von Problemen zu kämpfen, wie der Gewinnung von ausreichend Inselgewebe entsprechender Reinheit. Erste klinische Erfolge wurden aber inzwischen vorgelegt, sind aber noch weiterhin in einem experimentellen Stadium.

4.2 Differentialtherapie
4.2.1 Typ-I-, -IIa- und -IIb-Diabetes

Bei Abwägung der Wirkungen und Nebenwirkungen von Antidiabetika empfiehlt sich bei Typ-I-, -IIa- und -IIb-Diabetikern ein differenziertes Vorgehen in Stufen (s. Tab. 23.21).

(1) Bei normalgewichtigen Typ-IIa-Diabetikern können bei unzureichender Stoffwechseleinstellung unter Diät Glukosidasehemmer, Sulfonylharnstoffe (oder Guar) eingesetzt werden. Da bei den Inhibitoren und Guar kein Hypoglykämierisiko besteht und damit auch an die zeitliche und mengenmäßige Regelhaftigkeit von Mahlzeiten und an die Lebensführung insgesamt weniger hohe Anforderungen gestellt sind und darüber hinaus die Insulinsensitivität erhöht und die Insulinspiegel sowie die Triglyzeride gesenkt werden, ist diesen Substanzen der Vorzug zu geben. Reicht eine Monotherapie nicht aus, müssen Biguanide, wenn nötig auch Sulfonylharnstoffe mit Glukosidasehemmern (oder Guar) kombiniert werden.

(2) Der nächste Schritt in der Stufentherapie bei diesem Diabetestyp ist die Insulingabe, wobei natürlich weiterhin die Profilglättung durch Glukosidasehemmer genutzt werden kann. Eine Kombination von Sulfonylharnstoffen und Insulin hat sich bei den normalgewichtigen im Gegensatz zu den übergewichtigen Typ-II-Diabetikern nicht bewährt. Bei den übergewichtigen Typ-IIb-Diabetikern kommt als wirksames Prinzip Fenfluramin hinzu. Bei diesen Patienten lohnt sich bei Versagen der oralen Antidiabetika dann auch die kombinierte Sulfonylharnstoff-Insulingabe.

Bei Typ-I-Diabetikern sind naturgemäß Diät und Insulintherapie unverzichtbar.

Tabelle 23.21: Differentialtherapeutischer Stufenplan der Diabetestherapie

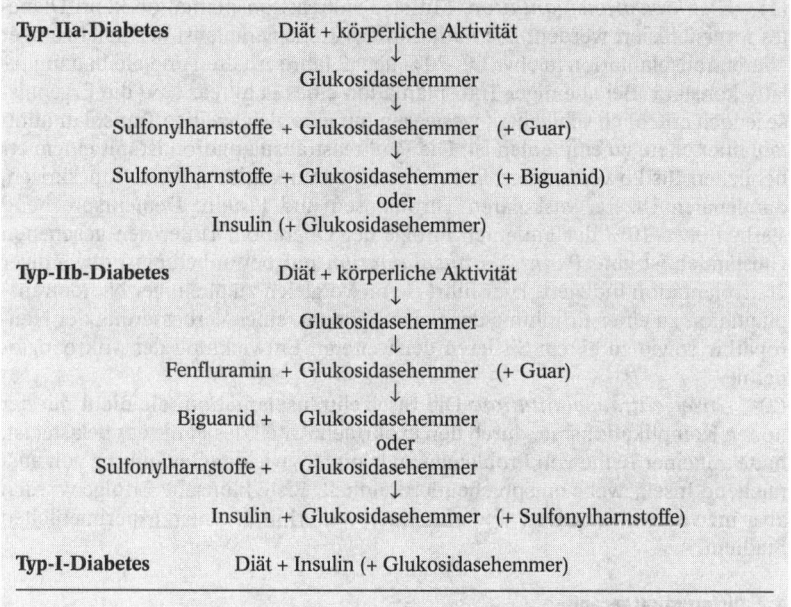

Glukosidasehemmer können jedoch auch hier die täglichen Blutzuckerschwankungen deutlich reduzieren.

4.2.2 Diabetestherapie während der Schwangerschaft

(1) *Behandlungsziele:* In der Gravidität ist das Ziel der Behandlung Normoglykämie sowie die Vermeidung postprandialer Hyperglykämien und präprandialer Hungerketose. Das Vorliegen einer Hyperglykämie hat eine fetale Makrosomie und verzögerte Lungenreifung zur Folge, während von Hypoglykämien keine Schädigungen des Kindes auszugehen scheinen. Das Vorliegen einer Ketose gilt jedoch als teratogen. Deswegen ist das Erreichen einer Normoglykämie allein nicht ausreichend. Es sollten Nüchternblutglukosewerte unter 105 mg/dl und postprandiale Werte unter 140 mg/dl angestrebt werden. Um dies für die gesamte Zeit der Schwangerschaft zu gewährleisten, sollten bereits präkonzeptionell entsprechende Voraussetzungen geschaffen werden.

(2) *Vorgehen:* Bei Typ-I-Diabetes ist eine Einstellung auf das Basis-Bolus-Konzept oder eine Pumpenbehandlung indiziert, um diese Ziele so gut wie möglich zu gewährleisten. Die durchschnittliche Gewichtszunahme ist im 1. Trimenon 0,45 kg/Monat und im 2. und 3. Trimenon 0,2–0,35 kg/Woche. Die Kalorienzufuhr sollte auch bei Übergewichtigen 25–35 kcal/kg Idealgewicht betragen. Die Kohlenhydrate sollten auf mindestens 3 Haupt- und 3 Zwischenmahlzeiten verteilt werden. Die Spätmahlzeit sollte möglichst komplexe Koh-

lenhydrate enthalten, um eine anhaltendere Kohlenhydratwirkung in der Nacht zu gewährleisten.

(3) *Präkonzeptionelle Maßnahmen:* Da eine Fehlbildung bei schlechter Stoffwechseleinstellung in den ersten 8 Wochen der Schwangerschaft in ca. 25% vorkommt, werden heute präkonzeptionelle Optimierungen der Stoffwechselführung angestrebt. Bei der Einschätzung der Stoffwechseleinstellung mittels glykosylierten Hämoglobins ist zu berücksichtigen, daß die Werte bei einer normalen Schwangeren ca. 20% niedriger liegen als die Werte außerhalb der Schwangerschaft. Bei der Einstellung ist ebenfalls zu berücksichtigen, daß die Insulinbedürfnisse im Verlauf der Schwangerschaft bis auf durchschnittlich 1 E/kg KG täglich steigen. Bei Zwillingsgeburten ist dieser Anstieg etwa doppelt so hoch.

(4) *Postpartale Situation:* Post partum kommt es zu einem rapiden Abfall der Insulinbedürfnisse. Das Kind neigt zu Hypoglykämien in den ersten 48 h in Abhängigkeit von der vorbestehenden Stoffwechsellage der Mutter. Diese werden bei gutem Zustand des Kindes mit 10%iger Glukoselösung in der Flasche bzw. bei schlechtem Zustand durch intravenöse Zufuhr behandelt. Weitere häufige Probleme von Kindern diabetischer Mütter sind Hypokalzämie, Hyperbilirubinämie, Polyglobulie und Trinkschwäche.

(5) *Gestationsdiabetes:* Bei Gestationsdiabetes kommt es postpartal in 98% zur Stoffwechselnormalisierung. Bei einer erneuten Schwangerschaft tritt Diabetes in ca. 90% wieder auf. Falls ein Übergewicht bestehenbleibt, entwickelt sich in 60% innerhalb von 20 Jahren ein manifester Diabetes.

4.2.3 Diabetestherapie bei Niereninsuffizienz (s. ds. Kap., 4.4.3)

4.2.4 Diabetestherapie bei operativen Eingriffen

Operationen bedeuten einerseits Streß und können damit zur Insulinbedarfserhöhung führen, andererseits erfordern sie häufig Nahrungskarenz über eine gewisse Zeit. Das Vorgehen hängt von der Art der Behandlung und der Schwere des Eingriffs ab.

– Bei *diätetisch Behandelten* müssen außer einer 4maligen Blutglukosekontrolle täglich keine speziellen Vorkehrungen getroffen werden. Die Blutglukosewerte sollten perioperativ zwischen 150 und 200 mg/dl gehalten werden. Darüber ist die zelluläre Abwehr und Wundheilung deutlich eingeschränkt. Falls eine Entgleisung registriert wird, sollte mit Humaninsulin behandelt werden, wobei ein konventionelles Therapieregime in der Regel ausreicht (Einstellung s. ds. Kap., 4.1 „Insulin: Durchführung der Insulintherapie").
– Bei *Behandlung mit Sulfonylharnstoffen* wird bei kleineren und mittleren Eingriffen die Morgendosis am Tag der Operation weggelassen, ansonsten aber das Therapieregime weitergeführt. In der Zwischenzeit 5%ige Glukoseinfusion bis zur ersten Mahlzeit. Bei schweren Eingriffen ist eine präoperative Umstellung auf Insulin vorübergehend notwendig.
– Bei *Insulinbehandlung* frühzeitiger Beginn der Operation am Morgen. 1 h vor Beginn Infusion mit 5–10%iger Glukoselösung mit einer Rate von ca. 5 g

Glukose/h. Injektion von etwa der Hälfte der sonst üblichen Insulindosis am Morgen bei leichteren Eingriffen. Bei schweren Eingriffen wird die morgendliche subkutane Insulindosis weggelassen und statt dessen 1–1,8 E Insulin/h mal täglicher Insulinbedarf/40 gegeben. Die Plasmaglukose sollte hier alle 2–4 h kontrolliert und gegebenenfalls die Insulininfusionsrate entsprechend modifiziert werden. Falls eine parenterale Ernährung im folgenden erforderlich bleibt, sollten ca. 150–200 g Glukose täglich zugeführt werden. Als Faustregel kann gelten, daß bei täglichem Insulinbedarf von 40 E für 200 g Glukose ca. 20 E notwendig sind und der Rest für den Nüchternbedarf angesetzt werden muß.

Sobald wie möglich sollte, wie bei Nichtdiabetikern auch, auf eine enterale Ernährung umgestellt werden. Inzwischen sind Diabetes-Sondennahrungen im Handel, die bei intragastraler Applikation ein ähnliches Resorptionsprofil aufweisen wie ein übliches Frühstück. Insofern sind bei Bolusgabe der üblichen Kost entsprechende Regimes zu verfolgen, die mit Insulin in gewohnter Weise behandelt werden können.

4.3 Diabetisches Koma und andere Komazustände des Diabetikers

Ein Koma beim diabetischen Patienten kann die Folge von verschiedenen Bedingungen sein, die bei diabetischen und nicht-diabetischen Personen auftreten. Es kann aber auch eine spezifische Komplikation des Diabetes selbst sein, die im Folgenden beschrieben werden.

4.3.1 Diabetische Ketoazidose

Definition und Vorkommen: Die Begriffe diabetische Ketoazidose, Präkoma und Koma werden verwendet, um verschiedene Grade einer akuten Stoffwechselkompensation bei Diabetes mellitus zu beschreiben. Die Stoffwechselentgleisung ist klinisch gekennzeichnet durch Dehydratation und Veränderungen des Sensoriums sowie biochemisch durch *Hyperglykämie* (> 300 mg/dl [16,5 mmol/l]), *Ketonkörpererhöhung* (>2,0 mmol/l), *Azidose* (pH <7,36, Bikarbonat <20 mmol/l). Krisenhafte diabetische Stoffwechselentgleisungen machen etwa 0,5% der Aufnahmen in großen Kliniken aus und stellen bis zu 5% der Aufnahmeursachen aller diabetischen Patienten dar. Lediglich in der Zeit zwischen 1950 und 1954 wurde in Deutschland infolge der „Auffütterungsphase" nach dem Krieg eine besondere Häufung beschrieben.

Ätiopathogenese: Zur diabetischen Ketoazidose kommt es durch schweren Insulinmangel und Überschuß an insulinantagonistischen Hormonen. Dieser absolute oder relative Insulinmangel kann entstehen, wenn die endogene Insulinsekretion versagt (z.B. bei der Erstmanifestation des Diabetes mellitus), bei falscher Diabetesbehandlung [unzureichende Insulintherapie, fehlerhafte Diätanwendung, falsche Therapiewahl]), Insulinresistenz oder wenn sich der Insulinbedarf durch Streß erhöht (z.B. durch Infektionen, Entzündungen, Trauma oder endokrinologische Störungen). Bei den zuletzt genannten Störungen kann der vermehrte Insulinbedarf durch die antagonistischen Hormone Adrenalin, Cortisol, Glukagon und Wachstumshormon sowie Schilddrüsenhormon erklärt werden.

Weitere Ursachen der diabetischen Stoffwechselentgleisung sind Gefäßerkrankungen, Gravidität, Abort, Versagen von Insulinpumpen bzw. Dislokation des zuführenden Katheters.

Die vitale Bedrohung geht aus von der *metabolischen Azidose* (durch die Ketogenese), der *Hyperosmolarität* (durch Hyperglykämie und Wasserverlust), der *De-*

hydratation (durch osmotische Diurese) und vom *Erbrechen*, das die Azidose in der Regel begleitet.
Im Rahmen der mangelnden Insulinwirkung kommt es zu Erhöhung der Blutglukose, Ketogenese, Flüssigkeits- und Elektrolytverlust, Kaliumverlust, Phosphatdepletion (s. Tab. 23.21).

Klinik: *Leitsymptome und -befunde:* Subjektive Beschwerden sind Polydipsie, Polyurie, Inappetenz, Erbrechen, Muskelschwäche, Müdigkeit, unbestimmte Oberbauchbeschwerden. Objektive Befunde sind Exsikkose, Gewichtsverlust, ausgetrocknete Schleimhäute, Rubeosis faciei, Hypotonie, Tachykardie, Schwäche, Apathie, Schläfrigkeit, tiefe Atmung (Kussmaul-Atmung) und charakteristischer Acetongeruch der Atemluft (fehlen bei hyperosmolarem, nicht-ketoazidotischem Dehydratationssyndrom). Bei einigen Patienten bestehen akute abdominelle Beschwerden im Sinne der Pseudoperitonitis diabetica. Sie tritt bevorzugt bei insulinpflichtigen Diabetikern vor dem 40. Lebensjahr mit schwerer Azidose bei Bikarbonatwerten von weniger als 10 mmol/l auf und korreliert mit dem Schweregrad der Azidose, jedoch nicht mit Hyperglykämie oder Dehydratation. Bei mehr als $1/3$ der Fälle findet sich eine Erkrankung im Abdominalbereich als häufigster Auslöser für die diabetische Entgleisung. Patienten mit Pseudoperitonitis sind oft fieberfrei. Allerdings führt auch eine Infektion bei diabetischer Ketoazidose häufig nicht zu Fieber, solange die Patienten nicht dehydriert sind. Eine Leukozytose kann hierbei ebenfalls nicht zur Differentialdiagnose herangezogen werden, da sie bei Ketoazidose ohnehin besteht und mit dem Grad der Ketose höher korreliert als mit dem der Infektion. Aus diesem Grund sollten nach Abnahme von Blut-, Urin- und Sputumkulturen großzügig Breitbandantibiotika eingesetzt werden.

Laborchemische Befunde: Bei der Ketoazidose liegen folgende Befunde vor: Hyperglykämie, Azidose (Reduktion des Serumbikarbonats und des arteriellen pH-Wertes), Zunahme der Anionenlücke, Ketonurie bzw. Ketonämie. Leider erfassen die Tests nur Acetoazetat und Azeton, nicht aber β-Hydroxybutyrat. Dementsprechend versagt das Testverfahren, wenn Acetoazetat weniger als 25% der totalen Ketonkörper beträgt, wie dies bei kombinierter Keto- und Laktatazidose oder bei alkoholischer Ketoazidose der Fall sein kann. Andererseits kann ein falsch hoher Wert nach Insulinbehandlung erhalten werden, weil β-Hydroxybutyrat abfällt, bevor Veränderungen in der Acetoazetatkonzentration auftreten. – Eine große Zahl der Patienten mit Ketoazidose wie auch hyperosmolarem Koma zeigen irreführende Enzymveränderungen, die dem Arzt bekannt sein sollten, um diagnostische Fehler zu vermeiden: 20–65% der Patienten zeigen einen Anstieg von Enzymen wie Amylase, CPK, Transaminase und Glukuronidase. Bei bis zu $2/3$ der Patienten findet sich eine Hyperamylasämie, die bei 15% der Patienten sogar stark ausgeprägt ist. Meist geht damit aber keine Lipaseerhöhung einher, so daß eine Erhöhung der Speicheldrüsenisoamylase angenommen wird. – Häufig findet sich auch eine deutliche Laktaterhöhung über 2,5 mmol/l als Hinweis auf einen größeren Volumenmangel mit Minderperfusion und Gewebshypoxie und als Ausdruck einer besonders starken Azidose. Die Leber wird bei pH-Werten < 7,0 vom Laktatverwerter zum Laktatproduzenten.

Diagnostische Hinweise: Die Diagnose läßt sich in der Regel bereits vor Ort aus Eigen- bzw. Fremdanamnese, körperlichen Befunden und Ergebnissen von Schnelltests stellen. Anamnestisch geben das Vorliegen eines bekannten Diabetes und Prodrome Hinweise. – Bei der körperlichen Untersuchung ist auf die Kardinalzeichen wie Exsikkose (weiche Bulbi, trockene Schleimhäute, schlaffe, rote, in Falten abhebbare Haut; fehlende Venenfüllung; Hypotonie mit flachem, frequentem Puls; Oligurie), Kussmaul-Atmung und charakteristischer fruchtiger Geruch der Exhalationsluft (fehlen bei hyperosmolarem, nichtketoazidotischem Dehydratationssyndrom), Erbrechen und Beschwerden im Sinne einer Pseudoperitonitis diabetica, evtl. akutes Abdomen als Auslöser der diabetischen Ketoazidose zu achten. – Mit Schnelltests können erhöhter Blutzucker und Hyperglykämie, mit Urinteststreifen (Ketodiabur®, Ketodiastix®) die Ketonurie sofort gesichert werden. Der Nachweis von Ketonkörpern im Urin ist allerdings auch bei deutlichem Ausfall wegen der hohen Ketonkörperanreicherung im Urin kein Beweis für eine starke Blutketose. Diese kann aber auch vor Ort durch den Tränen-Ketontest belegt werden. In der Klinik sollte die Ketose durch den Plasma-Ketontest gesichert werden, der auch durch Verdünnung des Plasmas semiquantitativ erfolgen kann. Ebenfalls sollten Blutgase analysiert werden, um die Azidose mit den Zeichen der respiratorischen Kompensationsversuche zu belegen und eine Einordnung in eine der Komaformen vornehmen zu können.

Differentialdiagnose: Bei Vorliegen eines Komas muß natürlich an alle möglichen Ursachen einer Bewußtseinsstörung gedacht werden. Dies gilt auch bei Diabetes mellitus, da hier insbesondere zerebrovaskuläre Erkrankungen in gehäuftem Maße vorkommen bzw. Diabetes im Rahmen von Spätkomplikationen auch zu Urämie führen kann. Die urämische Azidose wird man trotz gleichfalls vorliegender tiefer Kussmaul-Atmung leicht von der Ketoazidose differenzieren können. Statt des typischen fruchtigen „Azeton"-Geruchs imponiert hier der typische urämische Fötor. Die Analyse der harnpflichtigen Substanzen ergibt weiteren Aufschluß. Die Differentialdiagnose der sog. Pseudoperitonitis zum chirurgischen akuten Abdomen ist schwierig.

Therapie

Die Behandlung des diabetischen Komas hat folgende Ziele:
(1) Stabilisierung der Kreislauffunktionen,
(2) Ausgleich des Wasser- und Elektrolytverlustes,
(3) Behebung der Insulinmangelsituation,
(4) Rückbildung der metabolischen Azidose durch Insulin auf zellulärer Ebene, im Extremfall auch symptomatisch durch Bikarbonatgabe,
(5) Behandlung der das Koma auslösenden Primär- bzw. Begleiterkrankungen.

Hierbei ist zu berücksichtigen, daß das, was sich in Tagen entwickelt hat, nicht in wenigen Stunden normalisiert werden soll. Die Defizite sind zu groß (s. Tab. 23.22) für eine kurzfristige Substitution, und die Gradienten zwischen extra- und intrazellulären Räumen müssen klein gehalten werden. Dies bedeutet, daß auf die Kapazität zellulärer transmembranöser Leistungen Rücksicht genommen werden muß.

Tabelle 23.22: Mittleres Flüssigkeits- und Elektrolytdefizit bei Coma diabeticum

Wasser	5 l*	Phosphat	50–100 mmol
Natrium	500 mmol	Kalzium	50–100 mmol
Chlorid	350 mmol	Magnesium	25– 50 mmol
Kalium	300–1000 mmol	Basen	300–500 mmol

* ca. 10% des Körpergewichts.

Diabetes mellitus **23, 4**

Sofortmaßnahmen
Erstmaßnahmen
Erstmaßnahmen bei diabetischer Ketoazidose sind:
(1) Eigen-, Fremdanamnese (Vorerkrankungen, bisherige Therapie, Prodrome, mögliche Auslöser).
(2) Klinisch orientierende Untersuchung (Vitalfunktionen voll erhalten? Tachykardie? Hypotonie? Exsikkose? Tiefe Kussmaul-Atmung? Azetongeruch?).
(3) Hyperglykämie? (z.b. Hämoglucotest 20–800® – notfalls Tränen-Glukosetest nach Berger mit Harnzucker-Teststreifen durchführen).
(4) Glukosurie? (z.B. Glukotest®, Clinistix®; Diabur 5000®).
(5) Ketonurie? (z.B. Ketostix; Ketodiabur®-Test).
(6) Ketonämie? (Tränen-Ketontest mit Ketostix®; evtl. auch Plasma-Ketontest mit Ketostix® durchführen).
(7) Falls keine Schnelltests durchführbar und als Ursache der Bewußtlosigkeit auch Hypoglykämie möglich, sofortige intravenöse Gabe von 40–50 ml 40–50%ige Glukose.
(8) Vor Transport in die Klinik in jedem Fall Anlegen einer Infusion mit physiologischer Kochsalzlösung (ca. 8–10 ml/min, falls keine Überwässerungs- oder Herzinsuffizienzzeichen).
(9) Rascher Transport in die Klinik – möglichst unter ärztlicher Begleitung.

Weiteres Vorgehen
Im Vordergrund der Therapie stehen die Aufrechterhaltung der vitalen Funktionen und die Flüssigkeits-, Elektrolyt- und Volumensubstitution. Am besten geschieht dies durch Infusion einer physiologischen Kochsalzlösung (ca. 8–10 ml/min). Diese Maßnahme ist rasch durchführbar, sicher von Nutzen und stiftet keinen Schaden. Die Gabe von Insulin als Erstmaßnahme wurde früher empfohlen. Im Hinblick auf die hierdurch eingeleiteten Elektrolytverschiebungen sollte hiervon allerdings abgesehen werden. In jedem Fall ist von einer intramuskulären Gabe abzuraten, da hierdurch zusätzlich diagnostische Schwierigkeiten induziert werden. Beispielsweise wird die Diagnostik und Therapie eines Myokardinfarktes erschwert. Auch vor einer sofortigen Bikarbonatgabe kann nur gewarnt werden. Eine hierdurch induzierte Hypokaliämie kann noch während des Transportes bedrohliche Ausmaße annehmen und über Herzrhythmusstörungen zum Tod führen. Ausnahme ist hierbei das Vorliegen einer Schocksituation mit nicht meßbaren Blutdruckwerten. Hier muß im Hinblick auf negativ inotrope Effekte der Azidose eine Anhebung des pH-Wertes angestrebt werden, um die beeinträchtigte Herzleistung zu verbessern.

Intensivmedizinische Maßnahmen
Erstversorgung
(1) *Venenzugang:* Soweit dies nicht bereits bei der Erstversorgung geschehen ist, muß zunächst ein Venenzugang geschaffen werden. Dieser sollte zentral liegen, um ZVD-Messungen zu erlauben für eine hämodynamisch kontrollierte Rehydratation.

(2) *Intensivüberwachung:* Wegen bestehender und während der Therapie häufig auftretender Verschiebungen im Elektrolythaushalt, insbesondere Hypo- und Hyperkaliämien, ist eine Überwachung des EKG erforderlich. Alle üblichen Intensivüberwachungsmaßnahmen wie Kontrolle von Puls, Blutdruck, Harnproduktion und Atemfrequenz sollten stündlich durchgeführt werden. Das gleiche gilt für Blutzucker, Kalium und Urinausscheidung. 2stündlich sollten der Säure-Basenhaushalt und Natrium kontrolliert werden.

(3) *Sauerstoffzufuhr:* Bereits bei einem Sauerstoffpartialdruck unter 80 mmHg sollten über eine Nasensonde 2–4 l O_2/min appliziert werden, um eine Verstärkung der Azidose durch erhöhten Laktatanfall bei peripheren Mikrozirkulationsstörungen und Hypoxämie zu vermeiden.

(4) *Magensonde:* Bei bewußtseinsgetrübten Patienten sollte ein Magenschlauch gelegt werden, um durch Dauerdrainage eine Aspiration zu vermeiden. Häufig liegt bei diesen Patienten eine ausgeprägte Magenatonie mit erheblicher Magensaftansammlung vor.

(5) *Antibiotika:* Im Hinblick auf die hohe Quote von Ketoazidosen im Zusammenhang mit Infektionen (56%) und die Tatsache, daß häufig eine Leukozytose mit oder ohne Vorliegen von Infektionen besteht, auf der anderen Seite auch Infektionen bei Hypothermie und Normaltemperatur vorkommen können, sind Antibiotika einzusetzen, nachdem Blut-, Harn- und evtl. Sputumkulturen abgenommen wurden.

(6) *Thromboseprophylaxe:* Besonderer Wert sollte auf die Thromboseprophylaxe gelegt werden. Immerhin liegt bei 33% der letal ausgehenden diabetischen Ketoazidosen eine arterielle Thrombose als Todesursache zugrunde.

(7) *Behandlung von Begleiterkrankungen:* Natürlich müssen zugrundeliegende auslösende oder Begleiterkrankungen therapiert werden. Hierbei stellt die abdominelle Schmerzsymptomatik, die bei manchen Patienten besteht, eine besondere Herausforderung dar, da die Differentialdiagnose der Pseudoperitonitis schwierig ist. Spätestens dann, wenn trotz konsequenter Behandlung der diabetischen Ketoazidose Schmerzen und Zeichen einer peritonitischen Reizung über mehr als 3–4 h anhalten, sollte eine Probelaparotomie ins Auge gefaßt werden.

Spezifische Maßnahmen

Folgende spezifische Maßnahmen müssen getroffen werden:
Rehydrierung, Insulingabe, Kaliumsubstitution, Bikarbonatgabe, Phosphatsubstitution. Die entsprechenden Substanzen sollten unabhängig voneinander verabreicht werden (also keine Mischlösungen), damit die Therapie gut steuerbar bleibt!

Rehydrierung

Die wichtigste Maßnahme zur Behandlung des diabetischen Komas ist die Beseitigung des intravasalen Volumenmangels. Das Flüssigkeitsdefizit ist mit ca. 10–15% des Körpergewichts anzunehmen. Die eine Hälfte betrifft dabei den intrazellulären, die andere den extrazellulären Raum. Mit der Rehydrierung verbessert sich auch die Nierenfunktion und damit die Situation des Säure-Basenhaushalts. Bei vielen Patienten liegen noch subkutane Insulindepots vor, die in der Hypovolämie wegen der mangelnden Gewebeperfusion nicht effektiv werden konnten. Allein mit der Rehydratation kommt es auf diese Weise zu einem Glukose- und Ketonkörperabfall. Dieser Abfall ist nicht allein verdünnungsbedingt, sondern auch Folge der wiedereinsetzenden Glukoseverluste über die wiederaufgenommene Urinproduktion. Auch fällt der Spiegel der gegenregulatorischen Hormone wie Cortisol, Adrenalin, Glukagon und Wachstumshormon durch Beseitigung der Hypovolämie. Dies unterstreicht, wie wichtig die Rehydrierung als erste Maßnahme ist und daß sie in jedem Fall vor einer Insulinapplikation einsetzen muß. In der ersten Stunde sollte 1 l 0,9%ige NaCl-Lösung infundiert werden, danach 500 ml/h. Die weitere Flüssigkeitssubstitution ist vom Zentralvenendruck abhängig zu machen (s. Tab. 23.23). Insgesamt dürften jedoch im Durchschnitt bei Erwachsenen ca. 5 l in den ersten 12 h notwendig sein ($\triangleq$ 10% KG). Falls mit diesen Maßnahmen kein genügender Kreislaufeffekt erzielt werden kann (d.h. Hypotonie und ZVD < +3) müssen Plasmaexpander, Plasma oder Frischblut appliziert werden.

Tabelle 23.23: Rehydrierung mit 0,9%iger NaCl-Lösung* in Abhängigkeit vom Zentralvenendruck (ZVD) oder Pulmonalarteriendruck (PAD).

ZVD (cmH_2O)	PAD (mmHg)	Infusionsmenge (l/h)
< 3	< 10	1
2–8	10–18	0,5–1
8–12	18–24	0,5
> 12	> 24	0,25

* Mäßige Hypernatriämie ist erlaubt, bei Natrium > 150 mval/l Übergang auf ½-isotone NaCl-Lösung (*cave:* Xylit, Sorbit oder Fruktose in dieser Phase).

Insulinsubstitution (s. Tab. 23.24)

Ziele der Insulinverabreichung sind im wesentlichen die Herabsetzung der hepatischen Glukoneogenese und die Hemmung der Lipolyse. Für eine maximale Hemmung der Lipolyse sind Serumkonzentrationen von 40 mE/l ausreichend. Die hepatische Glukoneogenese wird bereits bei niedrigeren Insulinspiegeln gehemmt. Im Gegensatz hierzu wird die maximale Wirkung von Insulin auf die periphere Glukoseaufnahme des Muskels erst bei Spiegeln um 300 mE/l erreicht. Spiegel von 20–100 mE/l können mit einer niedrig dosierten Insulinzufuhr von 2–10 E/h aufgebaut werden. Ähnlich effektive Insulinspiegel können durch stündliche i.m. Injektionen von 5–10 IE Altinsulin erreicht werden.

In den letzten 10 Jahren wurden niedrige Dosierungen von Insulin (4–10 E/h i.v.) favorisiert. Mit dieser niedrigdosierten Insulingabe werden ebenso gute Effekte erzielt, aber Nachteile einer höherdosierten Therapie vermieden:

– Eine zu schnelle Senkung der Blutglukose birgt die Gefahr eines Hirnödems in sich, da die Osmolaritätsgradienten zu Flüssigkeitsverschiebungen führen

23 Störungen der Ernährung und des Stoffwechsels

Tabelle 23.24: Insulinsubstitution (nur Normal- oder Altinsulin, Humaninsulin, alternativ Schweineinsulin).

a) kontinuierliche intravenöse Insulinapplikation*
– fakultativ sofort Altinsulin-Bolus 5–10 IE (0,1 IE/kg KG) i.v., dann kontinuierliche intravenöse Applikation von 4–10 IE Altinsulin/h (0,1 IE/kg KG/h) in 1%iger Hämaccel- oder Albuminlösung über Perfusor – falls Blutzuckerabfall in den ersten 2 h < 10%: 0,2 IE/kg KG als Bolus i.v. und Kontrolle nach 1 h – falls kein Effekt, Verdopplung der kontinuierlichen Insulinzufuhr/h (Blutzuckerbestimmung und rechtzeitige Rückmeldung)
b) häufige kleine Altinsulindosen intramuskulär*
– initial 20 IE Altinsulin i.m. (0,25 IE/kg KG) – dann 5–10 IE Altinsulin/h i.m. (0,1 IE/kg KG/h) – falls kein Blutzuckerabfall in 2 h, Übergang auf i.v. Applikation (s. o.) im weiteren Verlauf – nach Blutzuckerabfall Niveau bei etwa 250 mg/dl Glukosespiegel über etwa 24 h halten (z. B. 2,5, 1,0, 0,5 oder 0,25 IE/h – etwa 0,06–0,02 IE/kg KG/h) über Perfusor – alternativ 6 IE Altinsulin 2–3stündlich i.m. oder 12 IE 4–6stündlich s.c. – dabei gleichzeitig Glukoszufuhr mit 10%iger Glukose 500 ml + 40 mmol Kaliumchlorid über 4 h i.v. (= 40 Tr./min), bei Bedarf dem aktuellen Blutzucker adaptieren
*Niemals subkutane Applikation. Die Angaben pro kg KG gelten auch für Kinder.

können. Aus diesem Grunde sollten Blutglukosereduktionen auf weniger als 100 mg/dl/h beschränkt und ein Niveau von 250 mg/dl in den ersten 24 h nicht unterschritten werden, da dies die kritische Grenze für das Auftreten eines Hirnödems zu sein scheint.

- Späthypoglykämien werden durch die niedrige Dosierung bei guter Steuerbarkeit und weitgehend linearem Abfall unter niedrig dosierter i.v. Gabe vermieden.
- Ein überschießender Kaliumeinstrom in die Zellen wird vermieden und dadurch das Risiko von Herzrhythmusstörungen, paralytischem Ileus und Atemlähmung verringert.
- Der Einstrom von Phosphat in die Zellen und die daraus erwachsene Gefahr der Hypophosphatämie wird dementsprechend auf das notwendige Maß reduziert.

Sollte der Blutglukosespiegel um weniger als 10% des Ausgangswertes pro Stunde fallen, ist eine Verdoppelung der Insulininfusionsrate anzuraten. Bei der intravenösen Infusion von Insulin ist zu berücksichtigen, daß Insulin an Oberflächen adsorbiert wird. Im ungünstigsten Fall kann dies bis zu 70% der applizierten Menge betreffen. Diese Adsorptionsphänomene lassen sich jedoch verhindern durch die Zugabe von Albumin (1%) oder die Auflösung des Insulins in Haemaccel®. Bei Vorspülen des Infusionssystems mit der Insulinlösung sind die Verluste durch Adsorption ebenfalls zu vernachlässigen.

Kaliumsubstitution

Während der Entwicklung des diabetischen Komas kommt es zu einem Kaliumverlust von etwa 100–1000 mEq, d.h., das totale Gesamtkörper-Kaliumdefizit beträgt mindestens 5 mval/kg KG. Häufig werden jedoch vergleichsweise hohe Serum-Kaliumwerte bei der Aufnahme gemessen, im Mittel um 4,4 mval/l. Dies hängt mit der metabolischen Azidose und dem Insulinmangel zusammen, die beide den Übertritt von intrazellulärem Kalium in das Plasma bewirken. Mit Einsetzen der Therapie des Komas kann es zu einem massiven Abfall des Serumkaliums in kürzester Zeit durch folgende Mechanismen kommen:
- Verdünnung während der Rehydratation,
- anhaltende bzw. wiedereinsetzende Kaliumverluste über den Urin,
- gesteigerter Kaliumeintritt in die Zellen unter der Insulintherapie,
- verstärkter Wiedereintritt von Kalium in die Zelle bei Korrektur der Azidose mit Bikarbonat.

In der Regel wird man zu Beginn der Volumen- und Insulinbehandlung ca. 25 mval KCl/h infundieren. Im Verlauf muß sich dann die Dosierung nach den gemessenen Kaliumkonzentrationen und dem Ausmaß der Azidose richten (s. Tab. 23.25). Die Kaliumzufuhr ist laufend anhand der aktuellen Laborparameter neu festzulegen. Bei Zeichen von Hyperkaliämie im EKG ist die Kaliumzufuhr sofort zu beenden. Bei starker Hypokaliämie (< 3,0 mval/l) sollte die Beendigung der kontinuierlichen Insulinzufuhr erwogen werden, bis der Serum-Kaliumwert wieder angehoben ist. Der Kaliumwert sollte idealerweise zwischen 4 und 5 mval/l gehalten werden.

Tabelle 23.25: Richtwerte für die Kaliumsubstitution

Serumkalium	pH > 7,2	pH < 7,2
6,0 mval/l	0 mval/h	0 mval/h
5,0–5,9 mval/l	10 mval/h	20 mval/h
4,0–4,9 mval/l	10–20 mval/h	20–30 mval/h
3,0–3,9 mval/l	20–30 mval/h	30–40 mval/h
2,0–2,9 mval/l	30–40 mval/h	40–60 mval/h

Bikarbonatgabe

Bei der Behandlung der Azidose durch Bikarbonat müssen sorgfältig die Risiken von Azidose und Bikarbonat selbst abgewogen werden. Ein pH-Wert unter 7,1 wirkt negativ inotrop auf das Herz und senkt die Ansprechbarkeit der peripheren Gefäße auf Katecholamine. Neben diesen deletären Effekten auf das kardiovaskuläre System kommt es zusätzlich aber auch zu einer Störung des Leberstoffwechsels. Dabei kann die Leber vom Laktatverwerter zum Laktatproduzenten werden, was den Säure-Basenhaushalt weiterhin verschlechtert. Darüber hinaus bewirkt die Azidose bei diesen pH-Werten eine Insulinresistenz, die die kausale Rückführung aus der Azidose erschwert. Nimmt die Azidose stärkere Ausmaße an, mit Werten unter 6,8, so kommt es nach der initialen Stimu-

lation des Atemzentrums nun parallel mit der zentralnervösen Depression weiterer Funktionen zur Atemdepression. Die Kompensation der Azidose durch Bikarbonat birgt auch Risiken:
- Im Gegensatz zur Situation im Extrazellulärraum kommt es intrazellulär während Bikarbonatgaben zunächst zu einer weiteren Ansäuerung.
- In der Azidose ist die Sauerstoff-Hämoglobin-Dissoziationskurve nach rechts verschoben im Sinne einer erleichterten Sauerstoffabgabe an die Gewebe. Bei Ausgleich der Azidose kommt es zu einer Rückbildung dieses Bohr-Effektes; es resultiert eine verminderte periphere Sauerstoffabgabe.
- Durch die Alkalisierung kommt es allerdings im Austausch mit den H^+-Ionen zu einem Kaliumeinstrom in die Zelle. Auf diese Weise wird die Gefahr der Hypokaliämie verstärkt.

Aus diesen Gründen sollte Natriumbikarbonat nur zurückhaltend bei pH-Werten unter 7,1 eingesetzt werden. Als Ziel sollte ein Anheben des pH-Wertes auf über 7,25 angesehen werden, bei dem die negativen Effekte der Azidose auf den hepatischen Stoffwechsel und das kardiovaskuläre System nicht mehr bestehen. Im Gegensatz zur üblichen Azidosebehandlung wird nur $1/3$ der Dosis appliziert nach der bekannten Formel: *mmol Natriumbikarbonat = kg KG $\times$ 0,1 $\times$ negativer Basenüberschuß*. Die so errechnete Natriumbikarbonatdosis wird etwa innerhalb von 1 h appliziert. Die weitere Kompensation der Azidose wird dann im Rahmen der Hemmung der Lipolyse durch die Insulingaben erreicht.

Phosphatsubstitution
Im Verlauf einer diabetischen Stoffwechselentgleisung kommt es durch den Insulinmangel zu einer Mobilisierung der energiereichen Phosphatverbindungen in den Zellen und zu deren Austritt in den Extrazellulärraum. Dementsprechend können vor Therapiebeginn Mittelwerte von 7–8 mg/dl und Werte bis mehr als 17 mg/dl vorgefunden werden. Im Rahmen der Hyperphosphatämie kommt es zur Phosphaturie mit Phosphatverlusten von 0,5–1,3 mmol/kg KG. Mit Einsetzen der Insulintherapie kommt es dann zu einer Wiederaufnahme von Phosphat in die Zellen im Rahmen der insulinabhängigen Phosphorylierung und Synthese von energiereichen Phosphatverbindungen. Bei fehlender Substitution fällt dementsprechend das Serumphosphat innerhalb weniger Stunden stark ab bis auf Werte unter 1 mg/dl. So begrüßenswert dieser Einstrom von Phosphat in die Zellen ist, führt die damit vergesellschaftete Hypophosphatämie zu erheblichen Folgewirkungen. Die resultierende Verminderung des 2,3-DPG-Gehalts der Erythrozyten, die Glykosylierung des Hämoglobins und der schnelle Ausgleich einer Azidose (Bohr-Effekt) bewirken über die gesteigerte Sauerstoff-Hämoglobinaffinität die Gefahr einer Hypoxie der peripheren Gewebe. Um diese auszugleichen, muß das Herzminutenvolumen um bis das 3–5fache gesteigert werden. Durch eine Phosphatsubstitution kann die Sauerstoffversorgung der peripheren Gewebe deutlich verbessert werden. Aus diesen Gründen wird heute die konsequente Phosphatsubstitution empfohlen. Allerdings sollten Phosphatinfusionen von Kontrollen der Serum-Kalzium- und -Phosphatkonzentrationen begleitet werden, um die Entwicklung einer Hyperphosphatämie und Hypo-

Tabelle 23.26: Phosphatsubstitution*

5–10 mmol/h Phosphatlösung (Phosphat-Fertiglösung-Pfrimmer: KH_2PO_4 2,7%, K_2HPO_4 7% – 1 ml = 1 mval Kalium und 0,6 mmol Phosphat)
Beachte: Kaliumgehalt! Substitution maximal 70–90 mmol in den ersten 24 h. Bei Phosphatwerten > 4 mg/dl Stopp der Substitution. Als Nebenwirkungen drohen Hypokalzämie mit Tetanie. Deshalb regelmäßige Kalzium- und Phosphatkontrollen!
* Nicht generell notwendig, allerdings spätestens dann, wenn Serumphosphor < 1,5 mg%, jedoch nur bei erhaltener Nierenfunktion.

kalzämie zu vermeiden. In der Regel wird man mit einer Substitution von 5 mmol/h beginnen. Dies kann auch in Form von Kaliumphosphat geschehen, welches mit dem Kaliumchlorid z. B. 1:4 gemischt werden kann (s. Tab. 23.26).

Prognose
Die Gesamtletalität des diabetischen Komas wird in neueren prospektiven Studien mit 28–32% angegeben. Die unmittelbare Komaletalität liegt nach retrospektiv durchgeführten Untersuchungen bei ca. 5–26%. Die 3 Haupttodesursachen sind:
– Herz-Kreislaufversagen ohne pathologisch-anatomische Ursache
– thromboembolische Komplikationen
– Infektionen.

Der Anteil der Infektionen ist in den letzten Jahren zurückgegangen, die thromboembolischen Komplikationen haben als Todesursache zugenommen. Mit der Verbesserung der Infusionstherapie und auch der Einführung niedrig dosierter Insulinregimes hat sich die Prognose in den letzten Jahren deutlich gebessert. Im wesentlichen geht dies auf den Rückgang der Frühletalität in den ersten 3 Tagen von 29 auf 3% zurück, während die Spätletalität infolge schwerer Begleiterkrankungen nicht beeinflußt wurde. Zur Einschätzung der Prognose kann ein einfacher Index herangezogen werden: Je nach Lebensalter, Bewußtseinslage, Fehlen oder Vorhandensein schwerer Komplikationen, Vorliegen einer Pulsfrequenz von mehr als 96/min und einem Blutzuckerwert von über bzw. unter 600 mg/dl können die Aussichten als „gut", „zweifelhaft" oder „schlecht" bewertet werden.

4.3.2 Differentialdiagnose: Alkoholische Ketoazidose
Definition und Vorkommen: Bei Vorliegen einer Ketoazidose und vergleichsweise niedrigen Blutzuckerwerten bis zu 300 mg/dl sollte auch an eine alkoholische Ketoazidose gedacht werden.
Möglicherweise ist eine genetische Prädisposition Voraussetzung für die Entwicklung einer alkoholischen Ketoazidose. Hierfür spricht, daß bei ein und demselben Patienten bis zu 5×/Jahr Entgleisungen beschrieben wurden.
Ätiopathogenese: Alkohol inhibiert die Glukoneogenese, wodurch die hepatischen Glykogenvorräte reduziert werden können. Auch die hepatische Oxidation

23 Störungen der Ernährung und des Stoffwechsels

der freien Fettsäuren ist gehemmt. Auf diese Weise kommt es zu einem Aufstau von freien Fettsäuren, die bei Alkoholentzug und Entfallen der alkoholbedingten Inhibierung der Oxidation für eine verstärkte Ketogenese zur Verfügung stehen. Darüber hinaus ist die Reaktion der pankreatischen B-Zelle auf Glukosereiz unter Alkoholeinfluß gehemmt und dementsprechend die Insulinsekretion reduziert. Im Alkoholentzug kommt es ferner zu einer erhöhten Katecholaminsekretion, die die Hemmung der Insulinsekretion und die Lipolyse weiter verstärkt. In eine ähnliche Richtung geht eine vermehrte Ausschüttung von Wachstumshormon und Kortikoiden. Kommt zu dem Alkoholentzug zusätzlich noch fehlende Nahrungsaufnahme, werden darüber hinaus die Glukagonspiegel erhöht, und die freien Fettsäuren steigen stark, bis auf 2800 mEq/l, und dementsprechend auch die Ketonkörper. Während das Verhältnis zwischen β-Hydroxybutyrat und Acetoazetat bei der diabetischen Azidose bei 3 liegt, wird bei der alkoholischen Ketoazidose der Quotient mit 7,2 angegeben. Das heißt, es liegen mehr Ketonkörper in reduzierter Form vor. Der Laktatspiegel ist bei der alkoholischen Ketoazidose selten auf mehr als 5 mmol/l erhöht.

Klinik: Bei den Patienten handelt es sich meist um Alkoholiker mit längeren Trinkphasen in der Anamnese. Wegen Appetitlosigkeit wurde keine Nahrung mehr aufgenommen. In dieser Hungerphase kommt es wie beim Gesunden zu vermehrtem Anfall von Ketonkörpern. Nach einer Phase des weiteren Alkoholkonsums sistiert meist bei anhaltendem Erbrechen auch die Alkoholaufnahme, und es kommt zur Entzugssymptomatik. Der Patient ist typischerweise durch Polyurie und Erbrechen dehydriert, bewußtseinsgetrübt, und er atmet tief. *Diagnostische Hinweise:* Da die letzte Alkoholaufnahme in der Regel 12–36 h zurückliegt, erbringen Blutalkoholbestimmungen häufig niedrigere oder nicht-erhöhte Werte. Es besteht eine schwere metabolische Azidose mit deutlicher Hyperketonämie und -urie. Der Laktatspiegel ist selten wesentlich erhöht, die Blutzuckerspiegel meist normal oder nur leicht erhöht, bis 300 mg/dl. Bei den Patienten ist häufig kein insulinabhängiger, zur Ketose neigender Diabetes bekannt. Nach dem Krisenereignis ist meist kein exogenes Insulin mehr notwendig. Es besteht allenfalls noch eine Glukosetoleranzstörung.

Therapie

Zur Behandlung werden Volumen-, Elektrolyt- und Glukoseabgaben und in Abhängigkeit von den Blutzuckerwerten Insulinverabreichungen empfohlen. Hierdurch fallen die erhöhten freien Fettsäuren durch Hemmung der Lipolyse ab. Hypoglyk- und Hypokaliämien müssen vermieden werden.
Im übrigen gelten die gleichen Richtlinien wie bei der diabetischen Ketoazidose.

4.3.3 Hyperosmolares nicht-ketoazidotisches Koma

Definition und Vorkommen: Das hyperglykämische, hyperosmolare, nicht-ketoazidotische Koma wird definiert durch
(1) Hyperglykämie durch Werte > 600 mg/dl, von einigen Autoren auch > 1000 mg/dl,
(2) Hyperosmolarität von > 310 mOsmol/l und
(3) geringe bis fehlende Erhöhung der Ketonkörper und minimale Azidose.
Das hyperosmolare Koma wird bei ca. 10–20% aller schweren hyperglykämischen Krisen mit und ohne Ketoazidose bei Diabetes mellitus beobachtet. Es betrifft bevorzugt alte Patienten mit bisher unbekanntem Diabetes mellitus, seltener Jugendliche, Kinder oder gar Säuglinge.

Ätiopathogenese: Warum sich in einem Fall ein hyperosmolares, im anderen Fall ein ketoazidotisches Koma entwickelt, ist letztlich nicht geklärt. Prädisponierende Faktoren sind höheres Alter bzw. Altersdiabetes, relativer und nicht absoluter Insulinmangel, gestörtes Durstempfinden, große Flüssigkeitsverluste anderer Art, z. B. durch starkes Schwitzen, Verbrennungen, Gastroenteritis und fieberhafte Infektionen.

Wie bereits erwähnt, wird die Lipolyse bereits bei niedrigeren Insulinkonzentrationen gehemmt, als sie zur Glukoseaufnahme in die Gewebe benötigt werden. Dementsprechend sind die freien Fettsäuren zwar auch erhöht, jedoch ebenso wie die lipolytischen Hormone Adrenalin, Wachstumshormon und Cortisol deutlich niedriger als bei der diabetischen Ketoazidose. Ein weiterer prädisponierender Faktor ist ein ausgeprägtes Volumendefizit durch inadäquate Zufuhr von Flüssigkeit oder ausgeprägte Flüssigkeitsverluste. Häufig liegt bei älteren Patienten ein gestörtes Durstempfinden vor, so daß eine kompensatorische Flüssigkeitsaufnahme unterbleibt. Besonders deletär wirkt sich aus, wenn zur Stillung des Durstes große Mengen zuckerhaltiger Getränke herangezogen werden.

Auch die massive Zufuhr von Glukoselösungen im Rahmen einer parenteralen Hyperalimentation und die parenterale Zufuhr von Natriumbikarbonat und Mannit können als Auslöser wirken.

Klinik: *Leitsymptome und -befunde:* Wie bei der Ketoazidose kommt es zur Bewußtseinstrübung. Anders als bei der Ketoazidose kommt es jedoch häufiger zu fokalen oder generalisierten Krämpfen. Oft wird das Auftreten einer Nackensteifigkeit bei normalem Liquorbefund beobachtet. Die zerebrale Symptomatik zeigt keine Korrelation zur Höhe des Glukosespiegels oder des pH-Wertes im Blut oder Liquor. Es zeigt sich jedoch eine enge Korrelation zwischen dem Grad der zerebralen Funktionsstörung und der bestehenden Hyperosmolarität.

Laborchemische Befunde: Die Abgrenzung gegenüber anderen Formen des diabetischen Komas erfolgt entsprechend der Definition aufgrund der Osmolarität und des Fehlens einer Ketoazidose. Allerdings kann der aktuelle Blut-pH-Wert nicht als entscheidendes Kriterium zur Differenzierung angesehen werden. Erniedrigte pH-Werte treten beim hyperosmolaren Koma in der Folge der Schocksymptomatik und Hypoxie durch Laktaterhöhung auf. Häufiger kommen beim hyperosmolaren Dehydratationssyndrom erhöhte Nierenretentionswerte vor. Obwohl man bei der hypertonen Dehydratation eine Hypernatriämie erwartet, kann die Serumkonzentration hoch, normal oder auch niedrig sein. Eine Hyponatriämie entwickelt sich besonders dann, wenn durch die Hyperglykämie Wasser aus den Zellen in den Extrazellularraum übertritt. Hinzu kommt, daß mit der Urinausscheidung Natrium in erheblichem Maße verloren wird. In der Regel ist das Serumnatrium pro 100 mg/dl Blutzuckererhöhungen um ca. 3 mval/l erniedrigt. Die Natriumspiegel steigen unter der Therapie an, während andere Parameter, wie beispielsweise das initial erhöhte Hämoglobin oder der Hämatokrit, abfallen. Erhöhung der CPK in extrem hohe Bereiche bis 12000 E/l müssen die Aufmerksamkeit auf eine Rhabdomyolyse lenken, die beim hyperosmolaren Koma vorkommen kann.

Therapie

Die therapeutischen Richtlinien gleichen denen bei der diabetischen Ketoazidose (s. Tab. 23.23 bis 23.26).

4.3.4 Laktatazidose

Definition und Vorkommen: Laktatazidose kann angenommen werden, wenn das Laktat im Serum auf > 8 mmol/l bzw. > 72 mg/dl erhöht ist und zu einer schweren metabolischen Azidose führt (pH < 7,25).

23 Störungen der Ernährung und des Stoffwechsels

Zur Häufigkeit von Laktatazidosen liegen keine prospektiven Studien vor. Im Einzugsbereich von einigen Diabeteszentren wurde bis vor dem Verbot von Phenformin und Buformin 1 Fall auf 2000 Krankenhauspatienten beobachtet.

Ätiopathogenese: Milchsäure entsteht als Endprodukt bei der anaeroben Glykolyse. Sie steht mit Pyruvat und der Wasserstoffionen-Konzentration im Gleichgewicht. Laktatbildende Organe sind Blutzellen, Gehirn, Skelettmuskel, Darmschleimhaut und Haut. Leber, Niere und Herzmuskel können dagegen Laktat aufnehmen. Unter bestimmten Umständen können jedoch auch Laktat-utilisierende Organe wie die Leber zu Laktatproduzenten werden. Ein solches Umschalten geschieht in der Leber bei Bestehen einer metabolischen Azidose mit pH-Werten unter 7,1. Bei Typ A steht die Minderperfusion des Gewebes im Sinne einer Hypoxie im Vordergrund.

In die Gruppe der Typ-B-Laktatazidosen gehören eine Reihe toxischer Substanzen wie Biguanide, Zyanide, Äthanol, Methanol, Streptozotocin, aber auch die hochdosierte parenterale Applikation von Fruktose, Sorbit und Xylit, insbesondere bei Erkrankungen mit Leber- und Niereninsuffizienz.

Klinik: Das *Prodromalstadium* der Laktatazidose ist gekennzeichnet durch Appetitlosigkeit, Übelkeit und Erbrechen, abdominelle Schmerzen, Muskelschmerzen und -schwäche, Adynamie, zunehmende Verwirrtheit und auffallende Unruhe. Beim *Vollbild* werden zusätzlich Untertemperatur, Hinfälligkeit und Koma vorgefunden. Zusätzlich besteht eine tiefe Kussmaul-Atmung bei meist fehlendem „Azetongeruch". Der Patient ist sekundär hypoton; es besteht eine Oligo-/Anurie, und häufig fehlen Eigenreflexe. Die Pupillen sind manchmal auch noch bei ansprechbaren Patienten lichtstarr und entrundet. *Diagnostische Hinweise:* Bei der Laktatazidose liegen pH-Werte unter 7,25 und Laktatwerte über 8 mmol/l vor. Der Kohlendioxid-Partialdruck ist durch eine ausgeprägte Kussmaul-Atmung kompensatorisch stark erniedrigt. In der Regel ist diese Erniedrigung stärker ausgeprägt als bei der ketoazidotischen Entgleisung. Fast immer findet sich eine starke Erhöhung des Serumphosphats, zum Teil über 10 mg/dl. Hierbei handelt es sich offenbar um einen Indikator für die schwere dekompensierte Azidose bei fehlender Nierenschädigung. Der richtungweisende, rasch verfügbare Parameter ist das Anionendefizit. Hierbei handelt es sich um die Differenz aus den Summen der beiden Kationen Na^+ und K^+ einerseits und der beiden Anionen Cl^- und HCO_3^- andererseits. Dieses Defizit ist meist auf Werte über 30 mmol/l erhöht. Gesichert wird die Diagnose allerdings nur durch eine direkte Laktatbestimmung im Blut. Es werden Werte bis 35 mmol/l gefunden.

Therapie

Die Laktatazidose kann mit folgenden Maßnahmen bekämpft werden:
(1) Abbruch bzw. Beseitigung von die Laktatazidose begünstigenden Noxen
(2) Behebung des Schockzustandes und Verbesserung der Zirkulation
(3) Neutralisation der Azidose
(4) Behebung einer diabetischen Ketoazidose – soweit sie vorhanden sein sollte – mit entsprechenden Mengen Insulin, Flüssigkeit und Elektrolyten.

Bei Biguanid-induzierter Laktatazidose kann eine Elimination dieser Substanzen durch *Hämodialyse* erreicht werden. Speziell bei oligo-/anurischen Patienten sollte dieser Weg eingeschlagen werden. Eine Hypoxie sollte durch Sauerstoffzufuhr bzw. künstliche Beatmung behandelt werden. Der häufig ursächliche, fast immer aber in der Folge der Azidose selbst auftretende Schockzustand muß konsequent mit den üblichen *Allgemeinintensivmaßnahmen* behandelt werden. Hierbei ist insbesondere auf ausreichende Blutdruckhöhe und adäquates

Schlagvolumen zu achten. Zur Anhebung des pH-Wertes dient in der Regel Natriumbikarbonat. Da die Leber bei einem pH von weniger als 7,0 Laktat nicht abbaut, sondern produziert, muß in jedem Fall sichergestellt werden, daß dieser pH-Wert so bald wie möglich überschritten wird. Da die hierzu notwendigen Dosen von Natriumbikarbonat besonders bei der häufig gleichzeitig bestehenden Niereninsuffizienz zu gefährlichen Natrium- und Volumenüberlastungen bis hin zum Lungenödem führen, wird bei einem pH von weniger als 7,0 die Hämodialysetherapie empfohlen. Hierbei wird nicht nur das pH ausgeglichen, sondern es werden gleichzeitig von Natriumbikarbonat herrührendes überflüssiges Natrium und Volumen entfernt und große Laktatmengen eliminiert. Darüber hinaus ist eine zentrale Aufwärmung der häufig hypothermen Patienten möglich. Die *Indikation zur Hämodialyse* wird in der Regel gestellt bei pH-Wert unter 7,0, Hypothermie, Azotämie oder Oligo-/Anurie, Biguanidtherapie in der Anamnese, Ausschluß einer Ketoazidose. Laktatwerte über 90 mg/dl stellen eine Indikation per se dar.

Natürlich sollte eine bestehende ketoazidotische Komponente mit Insulin und den weiteren, obengenannten Maßnahmen behandelt werden. Die Insulinwirkung unterbricht im übrigen die Laktatbildung aus Alanin, welches durch eine gesicherte Proteolyse aus der Muskulatur frei wird, und aktiviert die Pyruvatdehydrogenase.

4.3.5 Diabetische Ketoalkalose

Neben Ketoazidosen wurden auch einige wenige Fälle von diabetischer Ketoalkalose beschrieben. Bei diesen Patienten liegen eine Ketonämie und eine Ketonurie vor, ebenso eine Hypovolämie bzw. Exsikkose. Auffällig ist, daß in der Anamnese Medikamente beschrieben wurden, die zu einer Hypochlorämie führen können, wie Diuretika, oder die erhebliche Säureverluste durch Erbrechen begünstigen. So wurde β-Histin, eine histaminähnliche Substanz, die die Magensekretion stimuliert in Kombination mit schwerem Erbrechen, in der Anamnese beschrieben. Letztlich ist jedoch die Pathogenese dieser Störung ungeklärt.

Therapie

Die Behandlung folgt den Richtlinien der Ketoazidose, natürlich mit Ausnahme der Gabe von Bikarbonat.

4.4 Therapie der Folgeerkrankungen des Diabetes
4.4.1 Hypertonie

Hypertonien sind häufige Begleiterkrankungen bei Typ-I- und besonders bei Typ-II-Diabetikern. Sie manifestieren sich als essentielle Hypertonien, als renale Hypertonien bei diabetischer Nephropathie und selten als sekundäre Hypertonien bei anderen Grunderkrankungen. Die pathophysiologischen Zusammenhänge zwischen gestörtem Glukosemetabolismus, Insulinresistenz bzw. Hyperinsulinämie, Hypertonie und Hypertriglyzeridämie sind als Einheit (metabolisches Syndrom X) erkannt. Die Normalisierung hypertoner Werte ist bei Diabetes mellitus zwingend, da sie nicht nur die Makroangiopathie, sondern insbesondere auch die Entwicklung der diabetischen Retino- und Nephropathie fördern. Unter diesem Gesichtspunkt sollten bereits Werte von 130/90 mmHg als zu hoch angesehen werden.

Therapie

Zur Therapie werden salzarme Kost, Diuretika, ACE-Hemmer und Kalziumantagonisten eingesetzt. β-Blocker erscheinen wegen ungünstiger Beeinflussung des Stoffwechsels und der Unterdrückung von Hypoglykämie-Warnsymptomen weniger geeignet. Unter kaliumeinsparenden Diuretika und ACE-Hemmern kann es bei Diabetes im Rahmen eines Schambelan-Syndroms im Sinne eines hyporeninämischen Hypoaldosteronismus zu einer Hyperkaliämie kommen. Deshalb Kalium kontrollieren und ggf. Diuretikum wechseln. Außerdem muß die glukose- und lipidsteigernde Wirkung der Diuretika beachtet werden.

4.4.2 Hyperlipidämien

Bei 40–60% der Patienten mit Typ-II-Diabetes besteht gleichzeitig eine Hyperlipidämie. Am häufigsten sind Hypertriglyzeridämien und kombinierte Formen von erhöhten Cholesterin- und Triglyzeridspiegeln (sogenannte Remnant-Hyperlipidämien). In der Lipid-Elektrophorese werden am häufigsten Typ IV und V nach Fredrickson angetroffen.

Therapie

Eine exakte Diabeteseinstellung und Gewichtsreduktion führen meistens zur Normalisierung. In einem Teil der Fälle bleibt trotz ausreichender Blutzuckersenkung eine Hyperlipidämie bestehen, wobei hier meist eine Adipositas vorliegt. In diesen Fällen sind Gewichtsreduktion und Reduktion des Fettanteils zu empfehlen. Haben diese Maßnahmen keinen Erfolg, sollte eine medikamentöse Therapie eingesetzt werden, wobei Fibrate Mittel erster Wahl sind.

4.4.3 Nierenkomplikationen
Diabetische Nephropathie

Nach 10–20 Jahren Diabetesdauer entwickeln ca. 40% der Typ-I-Diabetiker eine Nephropathie im Rahmen der diabetesspezifischen Mikroangiopathie. Ist das Stadium der klinisch manifesten Nephropathie (Stadium IV) mit Proteinurie über 200 µg/min bzw. 300 mg/24 h einmal erreicht, schreitet die Erkrankung in der Regel bis zur terminalen Niereninsuffizienz fort. Die glomeruläre Filtrationsrate geht jährlich um 12 ml/min zurück, und die kardiovaskuläre Mortalität steigt erheblich an. Ist ein Serumkreatinin von über 2,0 mg/dl erreicht, kommt es innerhalb von $^1/_2$ bis wenigen Jahren zur terminalen Niereninsuffizienz. Inwieweit hier eine echte Euglykämie beispielsweise durch Pankreastransplantation in diesem Stadium einen Stillstand bewirken kann, ist noch Gegenstand von Untersuchungen.

Therapie

Im Stadium III ist jedoch noch eine Rückbildung möglich. Dieses Stadium ist gekennzeichnet durch eine persistierende Mikroalbuminurie (30–200 µg/min), eine oft nur leichte Hypertonie (Diastole über 90 mmHg, arterieller Mitteldruck über 100 mmHg) sowie noch normale glomeruläre Filtrationsrate. In diesem Stadium ist neben der optimalen Stoffwechselkontrolle insbesondere auch auf eine konsequente Blutdrucksenkung auf Werte unter 130/90 mmHg und eine proteinarme Ernährung (0,6–0,8 g/kg KG) zu achten. Unter solchen Maßnahmen kommt es zu einer Rückbildung der Mikroalbuminurie wahrscheinlich durch Ausschaltung der vorliegenden Hyperfiltration. Hierbei haben ACE-Hemmer einen vergleichsweise spezifischen Wirkungsansatz, wobei Effekte selbst bei Normotension belegt sind.

Bei terminaler Niereninsuffizienz kommen Hämodialyse, kontinuierliche ambulante Peritonealdialyse (CAPD) oder Nierentransplantation bzw. Nieren- und Pankreastransplantation (s. ds. Kap., 4.1 „Pankreas- und Inselzelltransplantation") in Frage. Gegenüber der Hämodialyse wird in manchen Zentren die chronisch-ambulante Peritonealdialyse bevorzugt. Sie führt zu einer größeren Stabilität der Stoffwechselsituation. Insulin kann auch zusammen mit Glukose über die Peritonealflüssigkeit appliziert werden. Allerdings müssen entsprechende Vorkehrungen gegenüber Peritoneal-infektionen getroffen werden.

Falls keine Kontraindikationen wie schwere kardiovaskuläre Erkrankungen vorliegen, ist die Nierentransplantation die Behandlung der Wahl. Jedoch empfiehlt sich die gleichzeitige Pankreastransplantation, da hierdurch die Lebensqualität erhöht, die Neuropathie zurückgebildet und das Fortschreiten der Retinopathie aufgehalten wird.

Papillennekrose
Diese seltene Komplikation einer Pyelonephritis kommt primär bei Diabetes vor. Sie ist charakterisiert durch Fieber, Flankenschmerzen, Leukozyturie und die Ausscheidung von Nierenpapillen im Urin.

Therapie

Die Papillennekrose wird durch intravenöse Gabe von entsprechenden Antibiotika behandelt.

Kontrastmittel-Nephropathie
Diabetiker mit einem Serumkreatinin über 2,0 mg/dl oder Proteinurie haben ein deutlich erhöhtes Risiko eines akuten Nierenversagens nach jodierten Kontrastmittelgaben.

Wenn eine entsprechende Untersuchung nicht durch andere Verfahren ersetzt werden kann, sollte der Patient vor Kontrastmittelgabe entsprechend hydriert werden und sollten neuere, weniger osmolare, nicht-ionische Kontrastmittel bevorzugt werden. Nach der Gabe muß das Kreatinin überwacht werden. Bei einem Kreatinin über 3 mg/dl sollten Röntgen-Kontrastmittel nicht gegeben werden.

4.4.4 Augenkomplikationen
Diabetische Retinopathie
Bei Typ-I-Diabetes entwickelt sich eine diabetische Retinopathie in 60% innerhalb von 10 Jahren und fast in 100% innerhalb von 15 Jahren. Die visusbedrohende proliferative Retinopathie tritt in 60% innerhalb von 40 Jahren auf. Typ-II-Diabetiker entwickeln eine proliferative Retinopathie nur in 10–20%.

23 Störungen der Ernährung und des Stoffwechsels

Therapie

Zwei Maßnahmen können das Auftreten bzw. Fortschreiten der Retinopathie günstig beeinflussen: optimale Stoffwechseleinstellung und normotone Blutdruckwerte. Die Wirkung von Aldose-Reduktasehemmern, Kalzium-Dobesilat, Piracetam und Carbazochrom ist hierfür nicht gesichert.
Liegen eine Makulopathie oder proliferative Veränderungen vor, ist eine Photokoagulation indiziert; insbesondere dann, wenn Hochrisiko-Charakteristika vorliegen, wie das Vorliegen größerer und dichter Neovaskularisationsareale, gleichzeitige Einblutungen in Glaskörper oder präretinalen Raum oder die Einnahme von mehr als $1/3$ der Fläche der Papille durch Neovaskularisationen. Um die Läsionen frühzeitig zu entdecken, sind nach 5–10 Jahren jährliche Untersuchungen des Augenhintergrunds erforderlich. Die Photokoagulation mittels Xenon- oder Argon-Laser wird panretinal durchgeführt. Ziel ist hierbei eine Verbesserung der Sauerstoffversorgung der nicht-koagulierten Netzhautanteile, wodurch der hypoxische Stimulus zur Neovaskularisation reduziert werden soll. Die Hypophysektomie, die in der Vergangenheit bei schwerer Retinopathie angewendet wurde, wird seit der Etablierung der Photokoagulationstherapie nur noch selten angewandt.
Wenn rezidivierend Glaskörpereinblutungen auftreten oder sich durch Traktion eine Ablation der Makularegion anbahnt, empfiehlt sich eine Vitrektomie. Sie hat zum Ziel, die Transparenz der brechenden Medien vor der Retina wieder herzustellen und Traktionen auf die Netzhaut zu beseitigen.

Diabetische Katarakt
Die Kataraktentwicklung wird zurückgeführt auf eine Glykosylierung der Linsenproteine und eine Akkumulation von Sorbitol, die über osmotische Veränderungen letztendlich in Fibrose und Kataraktbildung einmünden.

Therapie

Auch wenn die Inhibierung der Sorbitolproduktion durch Aldose-Reduktase-Inhibitoren im Tierexperiment eine Kataraktbildung verhindern konnte, kann zum jetzigen Zeitpunkt noch nicht von einer klinisch gesicherten Wirkung ausgegangen werden.

Glaukom
Prinzipiell gelten hier die gleichen Behandlungsrichtlinien wie bei Nicht-Diabetikern, die verwendeten β-Blocker und Carbonanhydrase-Inhibitoren (Diamox®) erfordern aber besondere Aufmerksamkeit. Insbesondere kann Diamox® metabolische Azidosen verursachen.

4.4.5 Diabetische Neuropathie
Die diabetische Neuropathie tritt in ihren verschiedenen Varianten nach 15–25 Jahren Diabetesdauer bei 50% der Erkrankten auf. In 12% ist sie bereits bei Diagnosestellung des Diabetes vorhanden. Während distal-symmetrische Polyneuropathie und autonome Neuropathie sich in der Regel langsam entwickeln und mit einer diffusen Faserschädigung einhergehen, treten fokale und multifokale Neuro-

pathien häufig abrupt auf und neigen zu kompletter oder partieller Remission innerhalb kürzester Zeit. Aus diesem Grunde wird bei ihnen eher eine vaskuläre Ursache angenommen, während bei den anderen Formen langfristige Stoffwechselattraktionen als Ursache vermutet werden. Im Rahmen der Hyperglykämie kommt es konzentrationsabhängig zu einer vermehrten Bildung von Sorbitol und Fruktose unter der enzymatischen Einwirkung von Aldose-Reduktase und Sorbitol-Dehydrogenase. Beides, Hyperglykämie und erhöhte Polyolkonzentration, führen zu einer Abnahme des Myoinositols in den Nervenzellen und hierdurch zu einer Abnahme der Natrium-Kalium-ATPase-Aktivität. Hierdurch kommt es zu einer akuten Senkung der Nervenleitgeschwindigkeit und einer Abnahme der natriumabhängigen Aminosäureaufnahme.

Therapie

Kausale Therapie

Dementsprechend gibt es zwei kausale Therapieprinzipien: eine gute Stoffwechseleinstellung mittels intensivierter Insulin- bzw. Pumpentherapie und die Gabe von Aldose-Reduktase-Hemmern (Tolrestat zur Zeit in Deutschland nur über internationale Apotheken erhältlich]).

Diese können oftmals zu schlagartiger Besserung des Beschwerdebilds, namentlich der Schmerzsensation, führen. Eine signifikante Besserung der Neuropathie läßt sich allerdings häufig erst nach $1/4 - 1/2$ Jahr nachweisen. Belegt sind auch Effekte von α-Liponsäure (Thioctacid®). Empfohlen werden zweiwöchige i.v. Applikation von 2 mal 300 mg/Tag und anschließende orale Gabe über 4–6 Monate (z.B. 1 Kps. Thiogamma® 600 tgl.). Daneben werden häufig hochdosierte Vitamin-B-Präparate gegeben, z.B. 4 mal 2 Kps. Milgamma®N/Tag.

Zur Schmerzbehandlung dienen außerdem Neuroleptika bzw. Antidepressiva, z.B. Amitriptylin abends 75 mg (z.B. Saroten® retard Kps. 75 mg), ferner 100 mg Phenytoin (z.B. Zentropil®) oder 200 mg Carbamazepin (z.B. Tegretal® 200), je 3 mal 1 Tbl. täglich oral über 2 Wochen. Signifikante Besserung der Schmerzsymptomatik wurde auch nach oraler Einnahme des Antiarrhythmikums Mexitil® mit einer Dosierung von 10 mg/kg KG mitgeteilt. Sollten innerhalb von 2 Wochen nach Ansetzen dieser Medikamente die Beschwerden nicht nachlassen, sollten sie wieder abgesetzt werden.

Weiteres Vorgehen

Zur Abwendung von sekundären Schäden durch die fehlende Sensibilität bzw. Fehlstellungen (Hammerzehen etc.) im Rahmen der motorischen Neuropathie muß auf möglichst gleichmäßige Druckverteilung durch geeignetes weiches, orthopädisch angefertigtes Schuhwerk geachtet werden (s. ds. Kap., 4.4.6).

Bei *autonomer Neuropathie* können folgende Maßnahmen ergriffen werden:

(1) *Orthostatische Hypotonie:* Fludrocortison 0,05–1,0 mg tgl. (Astonin®-H).

(2) *Blasenentleerungsstörungen:* Carbachol i.v. oder oral (Doryl® Tbl. und Amp.) etwa 2–4 × tgl. 2 mg; evtl. Resektion des inneren Blasensphinkters; manuelle Expression der Blase.

(3) *Impotenz:* Injektionen von Papaverin bzw. Phentolamin in das Corpus cavernosum (SKAT-Therapie in Kooperation mit dem Urologen).

(4) *Intestinale Neuropathie bei Diarrhö:* Versuch mit einem Breitspektrum-

Antibiotikum zur Behandlung einer evtl. vorliegenden bakteriellen Übersiedlung bei Stase im Dünndarm. Falls dies nicht hilft, kann symptomatisch mit Loperamid (Imodium®) behandelt werden. Vorher allerdings Ausschluß einer Diarrhö durch Aufnahme zu großer Mengen von Zuckeraustauschstoffen mit laxierender Wirkung. Bei Vorliegen einer *Obstipation* können Substanzen wie Weizenkleie oder alternativ Laktulose eingesetzt werden.

(5) *Gastroparese:* 3 mal 10 mg Cisaprid (Propulsin®), Domperidon (Motilium®) oder Metoclopramid (Paspertin®).

Häufig bereitet die Einstellung des Diabetes bei Vorliegen einer Gastroparese Schwierigkeiten, da sich unvorhergesehen und verspätet die Nahrung aus dem Magen entleert und damit die glykämische Wirkung nicht absehbar ist. Hier kann man sich zunutze machen, daß häufig Flüssigkeiten leichter aus dem Magen entleert werden als feste Speisen, indem man wenigstens die Hälfte der Kohlenhydrate in flüssiger Form zusammen mit den festen Speisen gibt.

4.4.6 Diabetischer Fuß

Das diabetische Fußsyndrom tritt in etwa 25% der Diabetiker auf. Diabetiker entwickeln 17mal häufiger eine Gangrän als Nicht-Diabetiker. 66% der umfangreichen Amputationen werden bei Diabetikern durchgeführt.

Im wesentlichen tragen drei Ursachen zur Entwicklung des diabetischen Fußes bei: Neuropathie, arterielle Verschlußerkrankungen und Infektionen. Fehlende Schmerzempfindung in Zusammenhang mit Fehlstellungen durch distale sensomotorische Neuropathie und trophische Störungen im Rahmen der autonomen Neuropathie führen zum Auftreten von Druckulzera, die im Rahmen der reduzierten Infektabwehr und bei unterbleibender Schonung und Behandlung zu chronischen Infektionen führen.

Therapie

Prophylaxe: Entscheidend bei der Abwendung des diabetischen Fußsyndroms sind sachgerechte Fußpflege und tägliche Inspektion durch den Patienten sowie regelmäßige Inspektion der Füße durch den Arzt. Die entsprechenden Maßnahmen sind dem Patienten im Rahmen eines Schulungsprogramms und in Form einer Checkliste mit auf den Weg zu geben (s. Tab. 23.27).

Therapie: Die ischämisch-gangränöse Form wird nach den Regeln der sonst üblichen angiologischen Diagnostik und Therapie behandelt (s. Kap. 12). Der neuropathisch infizierte Fuß ist oft rein konservativ erfolgreich zu behandeln durch:

(1) Völlige Ruhigstellung und Entlastung des betroffenen Fußes (Bettruhe, Sitzrollstuhl), keinesfalls Gehtraining.
(2) Abnahme von Kultur und mikrobiologische Sensitivitätsbestimmung.
(3) Tägliche Reinigung der Wunde und sorgfältiges Abtragen der Nekrosen.
(4) Steriler Verband (mit Oleotüll-Gaze).
(5) Antibiotische Behandlung nach Antibiogramm. Bis zum Eintreffen des Antibiogramms Staphylokokken-wirksame knochengängige Antibiotika wie z.B. Clindamycin (Sobelin® Kps.) 4 mal 300 mg und Gyrasehemmer, z.B. Ciprofloxacin (Ciprobay®) 2 mal 500 mg oral bzw. Ofloxacin (Tarivid®) 2 mal 200 mg, anfangs in der Regel in Kombination. Aerobe grampositive Kokken

Tabelle 23.27: Instruktionen zur Fußpflege bei Diabetes

Tägliche Inspektion der Füße durch Patient oder Familienangehörige
rote Stellen, Schwielen, Blasen, offene Wunden oder tiefe Fissuren, Pilzinfektionen

Hygiene
- Keine Hitze oder Einweichen der Füße, Waschen mit lauwarmem Wasser (bei Temperatur-Sensibilitätsverlust Thermometerkontrolle), sorgfältiges Abtrocknen durch Handtuch; aufdrücken statt reiben
- Einfetten (Lanolin)
- Feilen der Zehennägel statt Schneiden, um Verletzungen zu vermeiden
- bei Schwielen Abtragung mittels Bimsstein bzw. Feilen
- bei Pilzbefall Antimykotika

Passendes Schuhwerk
- nicht barfuß laufen wegen Verletzungsgefahr, Meiden von engem Schuhwerk
- Entlastung durch speziell angefertigtes weiches Schuhwerk, das eine gleichmäßige Druckverteilung gewährleistet
- konvexe Laufsohle zur Entlastung der Metatarsophalangealgelenke
- keine hohen Absätze
- schrittweises Einlaufen neuer Schuhe

Gefäßorientiertes Verhalten
- nicht rauchen
- Füße warm halten, jedoch keine Hitze anwenden (keine Heizdecken, Wärmflaschen, heißes Badewasser)
- einschnürende Strümpfe meiden.

Frühzeitiges Aufsuchen des Arztes bei Wunden an den Füßen

kommen in 93%, gramnegative Keime in 50% vor. Bei Vorliegen einer Sepsis liegen in 69% Anaerobier zugrunde. In solchen Fällen ist auf entsprechende Antibiotika überzugehen.

4.4.7 Necrobiosis lipoidica

Die Necrobiosis lipoidica diabeticorum geht mit einer Degeneration von Kollagen, einer granulomatösen Entzündung des subkutanen Gewebes und der Blutgefäße und mit Obliterationen der Gefäßlumina einher. Sie beginnt als rotbraune Papel und breitet sich im prätibialen Bereich flächig weiter aus unter Bildung atrophischer Plaques mit dünner, durchscheinend wirkender Oberfläche.

Lokale Kortikoidbehandlung oder Injektion von Kortikoid in die Läsion selbst und in die umgebende Haut sind Mittel der Wahl. Auch die Einnahme von Azetylsalizylsäure (600 mg/Tag) mit Dipyrimadol (Persantin®) wurde zusätzlich mit Erfolg eingesetzt.

5 Hypoglykämien
(J. Schrezenmeir und J. Beyer)

Definition: Im allgemeinen wird eine Hypoglykämie definiert durch einen Plasma-Glukosewert von $\leq$ 50 mg/dl und einem Blut-Glukosespiegel von $\leq$ 40 mg/dl. Es muß jedoch dabei berücksichtigt werden, daß das Auftreten von Symptomen nicht nur von der Höhe des Blutzuckerspiegels abhängt, sondern auch von der Geschwindigkeit des Abfalls, dem vorausgegangenen Niveau der Glukosespiegel, und daß auch bei Gesunden ohne Krankheitssymptome Werte unter 50 mg/dl auftreten können. Bei reaktiven Hypoglykämien muß zusätzlich zum Unterschreiten der o.g. Grenzwerte noch das gleichzeitige Auftreten von hypoglykämischen Symptomen gefordert werden.

Ätiopathogenese und Klassifikation: Zur Unterscheidung der vielfältigen Hypoglykämieursachen ist es hilfreich, zwischen Nüchtern- und postprandialen oder reaktiven Hypoglykämien zu unterscheiden:
(1) *Nüchternhypoglykämien: a) endokrine Ursachen* (Insulinom, Nesidioblastose, große extrapankreatische Tumoren, neonatale Hypoglykämie, bei Kindern diabetischer Mütter, bei Erythroblastose, bei Beckwith-Syndrom, infantile Hypoglykämie (Brodberger-Zetterström), Hypophyseninsuffizienz, Nebennierenrindeninsuffizienz (M. Addison), Hypothyreose, Glukagonmangel), *b) Stoffwechseldefekte* (Glykogen-Speicherkrankheiten, Glykogensynthetase-Mangel, Fruktose-1,6-Diphosphatase-Mangel, azetonämisches Erbrechen, kongenitale renale Glukosurie, „maple syrup urine disease"), *c) hepatische Ursachen* (Lebernekrosen, Leberinfiltrationen), *d) Substratmangel* (schwere Mangelernährung, schwere körperliche Arbeit, Urämie), *e) exogene Ursachen* (Insulin, orale Antidiabetika, Salicylate, Chinin, Disophyramid, Neuroleptika, β-Blocker, Alkohol, Hypoglyzin).
(2) Reaktive Hypoglykämien: *a) idiopathische Ursachen, b) alimentäre Ursachen, c) Spätdumping-Syndrom:* (Z.n. Magenresektion, Z.n. Vagotomie, bei Duodenalulzera), *d) Frühstadium des Diabetes, e) Stoffwechseldefekte* (hereditäre Fruktoseintoleranz, Galaktosämie, Leucinhypersensitivität), *f) Insulinantikörper, g) hepatische Ursachen:* (Leberzirrhose), *h) exogene Ursachen* (Insulin, orale Antidiabetika, Alkohol, Hypoglyzin).
Klinik: Die Symptome der Hypoglykämie werden im wesentlichen durch die sympathikoadrenerge Gegenregulation einerseits und den zerebralen Glukosemangel im Sinne einer Neuroglykopenie andererseits bestimmt. *Zeichen der sympathikoadrenergen Gegenregulation* sind Tachykardie, Blutdruckanstieg, Palpitationen, Schweißausbruch, Angstgefühl, Unruhe, Zittrigkeit, weite Pupillen, Hyperreflexie, Hypertonie, rasch wechselnde Geschichtsfarbe, Heißhunger. *Zeichen des zerebralen Glukosemangels* sind neurale Störungen (Alpträume, Kopfschmerzen, Konzentrationsschwäche, Entschlußlosigkeit, Vergeßlichkeit, Lethargie, Redezwang, Dysphorie, Gereiztheit, Aggressivität, Affektinkontinenz, Persönlichkeitsveränderungen), fokale Zeichen (Sprachstörungen, Sehstörungen, Diplopie, Paresen, positiver Babinski, Parästhesien, Bewegungsstörungen, Trismus), globale Zeichen (Verwirrtheit, Stupor, Schlaffheit, Krämpfe, Koma, Hyperthermie, Dezerebrierungsstarre).
Adrenerge Warnsymptome treten eher bei schnellem Glukoseabfall auf und setzen ein intaktes autonomes Neuroendokrinium voraus, neuroglykopenische Symptome können isoliert bei langsamem Blutzuckerabfall ohne Warnsymptome einsetzen.
Eine fehlende Supprimierbarkeit von Insulin und C-Peptidsekretion und ein Insulin/Glukose-Verhältnis von 0,30 ([mE/l]/(mg/dl]) bei einem Hungerversuch von 72 h sind für einen organischen Hyperinsulinismus beweisend, wenn exogene Sulfonylharnstoffgaben ausgeschlossen werden.

Therapie

Therapie der Hypoglykämie
Besteht bei einem bewußtlosen Patienten der Verdacht auf eine Hypoglykämie, muß so rasch wie möglich Blut zur Glukosebestimmung mit Teststreifen und wenn möglich zur späteren exakten Bestimmung der Glukose im Labor abgenommen werden, wobei möglichst Natriumfloridröhrchen zur Hemmung des Glukoseabbaus verwendet werden sollten.
Direkt über die noch liegende Kanüle kann dann sofort Glukoselösung i.v. injiziert werden. Vorgehen:

(1) *Bei erhaltenem Bewußtsein* Traubenzucker (20 g als Würfel oder gelöst), Haushaltszucker (= Saccharose; bei Einnahme von α-Glukosidasehemmern nicht geeignet), kohlenhydrathaltige Getränke (Cola-Getränke [200 ml ≙ 20 g Kohlenhydrate], Fruchtsäfte, Limonaden).

(2) *Bei Bewußtlosigkeit*
– Glukoselösung i.v. mindestens 40–100 ml einer 40–50%igen Glukoselösung, alternativ höhere Mengen Glukose 5% (bei Morbus Addison allerdings Gefahr der Wasserintoxikation).
– Glukagon 1 mg i.m (besonders bei unruhigen Patienten, auch von geschulten Angehörigen zu applizieren), anschließend in jedem Fall Kohlenhydratzufuhr.
– Aufnahme in einer Klinik bei Gefahr des Wiederauftretens (akkumuliertes Antidiabetikum, große Dosen z.B. in suizidaler Absicht), bei Nichterwachen, bei Residualsymptomatik.
– Hirnödemtherapie (bei Nichterwachen trotz aufgebauter Hyperglykämie): (Furosemid i.v., Dexamethason i.v., Sorbitinfusionen).

Therapie bei Insulinom
Operative Behandlung
Methode der ersten Wahl ist die Operation (80% sind solitäre benigne Adenome, 10% multiple Adenome, 10% Inselzellkarzinome). Der Eingriff sollte möglichst nur nach sicherer präoperativer Lokalisation, z.B. mittels Angiographie, erfolgen. Eine intraoperative Lokalisationsdiagnostik mittels Sonographie wird außerdem empfohlen.

Medikamentöse Behandlung
Falls ein insulinsezernierender Tumor nicht gefunden werden kann, der Patient die Operation ablehnt oder das Tumorgewebe nicht radikal entfernt werden kann, können Medikamente weiterhelfen.

(1) *Diazoxid:* Wirksam ist Diazoxid in mindestens 50% der Fälle. Es vermindert die Freisetzung von Insulin aus dem Tumor. Die übliche Anfangsdosis ist 100–200 mg/Tag (Proglicem®), auf 3 Dosen verteilt. Danach wird die Dosis langsam gesteigert bis auf 600 mg täglich, bei Kindern bis auf durchschnittliche Dosen von 12 mg/kg KG. Häufige Nebenwirkungen sind Anorexie, Ödeme, Tachykardien, vermehrte Lanugobehaarung, Thrombozytopenie. Die Natriumrestriktion und Ödeme sollten durch Kombination mit Thiaziden unter gleich-

zeitiger Nutzung des diabetogenen Effekts dieser Substanzen vermindert werden.

(2) *Phenytoin* (Zentropil®): Phenytoin hemmt die Insulinsekretion. In hohen Dosen (600 mg/Tag) senkt es die Insulinantwort auf Stimulation bei Patienten mit benignen Insulinomen.

(3) *L-Asparaginase:* L-Asparaginase, eine antileukämische Substanz, die die Synthese einer Vielzahl von Proteinen hemmt, und Mitramycin können ebenfalls die Hypoglykämien lindern, indem sie die Synthese von Insulin ohne jeden direkten tumoriziden Effekt senken.

(4) *Somatostatinanaloga:* Das langwirksame Somatostatinanalogon SMS 201-995 = Octreotide (Sandostatin®) hemmt die Sekretion von Insulin durch B-Zelltumoren. Allerdings hat diese Substanz auch inhibierende Eigenschaften auf Glukagon und Wachstumshormonsekretion. Der Nettoeffekt kann deshalb durchaus in einer Senkung der Blutglukose bestehen. Dosierung 1 mal 50 µg bis 3 mal 200 µg/Tag s.c.

(5) *Streptozotocin:* Bei metastasierenden Inselzellkarzinomen ist das Mittel der Wahl Streptozotocin. Es hat alkylierende Eigenschaften und ist ausgesprochen β-zytotoxisch. Wobei diese Wirkung mit der Hemmung der Synthese von Pyridinnukleotiden in Zusammenhang gebracht wird und mit pharmakologischen Dosen von Nikotinamid unterbunden wird. Dosierung 1–1,5 mg/m²/Woche als Einzeldosis oder 500 mg/m²/Tag an 5 aufeinanderfolgenden Tagen bei Einhaltung etwa 4wöchiger Pausen. Es ist zu bedenken, daß Streptozotocin zu Tubulusschädigungen, Nausea, Emesis, Transaminasenerhöhungen und selten zur Myelosuppression führt. Am häufigsten ist die renale Schädigung. Ein Frühzeichen ist die Proteinurie, die in der Regel reversibel ist. Bei fortgesetzter Behandlung kommt es zu ausgedehnten Schädigungen des proximalen Tubulus mit Aminoazidurie, Phosphat-, Urikos-, Glukosurie und renaler tubulärer Azidose. Ernsthafte Schäden können vermieden werden durch tägliche Überwachung dieser Parameter bzw. der Nierenfunktion. Die Kombination mit 5-Fluorouracil mit oder ohne Adriamycin scheint effizienter zu sein als die Monotherapie. 5-Fluorouracil, Adriamycin und Tubercidin wurden auch in der Monotherapie mit Erfolg eingesetzt.

Therapie bei postprandialen Hypoglykämien

Bei Spätdumping, diabetischer postprandialer und idiopathischer Hypoglykämie können folgende diätetische Prinzipien eingesetzt werden:

(1) Verteilung der Mahlzeiten auf mindestens 6/Tag.
(2) Meidung kohlenhydrathaltiger Flüssigkeiten wie Säfte und Softdrinks.
(3) Meiden konzentrierter, leicht aufschließbarer Kohlenhydrate, insbesondere freier Zucker.
(4) Bevorzugen proteinreicher, kohlenhydratärmerer Nahrungsmittel, da diese die Magenentleerung günstig beeinflussen und den Insulinantagonisten Glukagon erhöhen.
(5) Bevorzugen ballastreicher, wenig raffinierter Nahrungsmittel. Ballaststoffe in Form von Guar (Glucotard®, Guarem, Guar Verlan®) oder Pektin wurden ebenfalls mit Erfolg eingesetzt.

Acarbose, ein α-Glukosidase-Inhibitor (Glucobay®) kann zur Verzögerung der Kohlenhydratassimilation eingesetzt werden. Dosierung aufsteigend von 3mal 50 auf 3mal 100 mg titrieren, bis gastrointestinale Nebenwirkungen wie Meteorismus und Flatulenz auftreten.
Kalzium-Antagonisten wie Diltiazem, Nifedipin oder Nicardipin können ebenfalls zur Resorptionsverzögerung von Kohlenhydraten eingesetzt werden.

6 Gicht und Hyperurikämien
(G. J. Kremer)

Definition und Ätiopathogenese: Unter primärer Hyperurikämie und Gicht versteht man eine angeborene Störung des Harnsäurestoffwechsels, welche zu einer positiven Harnsäurebilanz mit stetiger Zunahme des Gesamtharnsäurepools und somit zum Konzentrationsanstieg der Harnsäure im Blutplasma und in der extrazellulären Flüssigkeit führt. In 99% der Fälle besteht ursächlich eine angeborene verminderte renale Harnsäuresekretion. Erbgang multifaktoriell. In seltenen Fällen sind monogenetische Enzymdefekte der Purinsynthese Ursache einer Überproduktion von Harnsäure. Durch Überschreiten des Löslichkeitsvermögens kommt es zur Ausfällung und Ablagerung von Mononatriumuratkristallen in vielen Geweben, hauptsächlich in Synovia und Gelenkkapsel zahlreicher Gelenke, im Gelenkknorpel, im knorpelhaltigen Knochen, in Sehnenansätzen, in Schleimbeuteln und Subkutis, im Nierenparenchym und in den harnableitenden Hohlräumen, wodurch typische Krankheitserscheinungen ausgelöst werden. Männer erkranken 7–10mal häufiger an Gicht als Frauen; die Gesamtmorbidität an manifester Gicht wird derzeit auf etwa 2% geschätzt. Manifestation bei Männern nach der Adoleszenz, bei Frauen nach der Menopause. Hyperurikämie per se ist kein unabhängiger Risikofaktor für kardiovaskuläre Erkrankungen.
Obere Normgrenze für Harnsäure im Blutserum (enzymatische Bestimmung) unter normalen Ernährungsbedingungen und ohne Einfluß von Medikamenten: Männer 6,4 mg/100 ml, Frauen 6,0 mg/100 ml; die Löslichkeitsgrenze liegt bei einer Körpertemperatur von 37°C bei 7,0 mg/100 ml. Je höher der Harnsäurespiegel, desto größer ist die Wahrscheinlichkeit einer Gichtmanifestation, einschließlich Uratnephrolithiasis. Bei Werten über 9 mg/100 ml beträgt die jährliche Inzidenz von Gichtanfällen ca. 5%. Sekundäre Hyperurikämien infolge einer Vielzahl von anderen Erkrankungen (s. ds. Kap., 6.6) machen nur 5% aller Hyperurikämien aus.

Klinik: Folgende Krankheitsstadien sind zu unterscheiden:
(1) *Asymptomatische Gichtanlage:* primäre (familiäre) Hyperurikämie, Prägicht, keine erkennbaren Gichtsymptome.
(2) *Akuter Gichtanfall:* akute Monarthritis urica (heftiger Gelenkschmerz, periartikuläre Rötung und Schwellung, Fieber, Leukozytose, BSG-Beschleunigung); sie stellt bei fast 70% der Gichtkranken die klinische Erstmanifestation dar; in 90% der Fälle ist ein Gelenk der unteren Extremität, bei 50% ein Großzehengrundgelenk befallen. Familiäre Häufung 11–25%. Äußerst selten tritt ein akuter Gichtanfall bei Harnsäurewerten unter 6,5 mg/100 ml auf, allenfalls zu Beginn einer harnsäuresenkenden Therapie.
(3) *Interkritisches Stadium:* klinisch symptomlose Intervalle zwischen akuten Gichtanfällen unterschiedlicher Dauer.
(4) *Chronische Gicht:* gehäufte Anfälle und/oder anfallsfreie fortgesetzte Harnsäureablagerungen, zunehmend polyartikulärer Befall und schließlich Gelenkdeformierungen sowie Ausbildung der pathognomonischen Weichteil- und Kno-

23 Störungen der Ernährung und des Stoffwechsels

chentophi, durchschnittlich nach 8–15jährigem Krankheitsverlauf bei 30–70% der Gichtkranken. Heutzutage dank frühzeitiger Therapie eher selten.

(5) In *allen Stadien* können sich Zeichen der *Gichtnephropathie* hinzugesellen: Uratnephrolithiasis (bei Harnsäure > 10 mg/100 ml in 50% zu erwarten) mit und ohne aufgepfropfte bakterielle Pyelonephritis, ferner interstitielle Nephritis infolge interstitieller und/oder tubulärer Uratablagerungen und Fibrose im Nierenparenchym mit und ohne zusätzliche bakterielle Superinfektion, Glomerulosklerose und zusätzlich oft arterio- und arteriolosklerotische Nierengefäßveränderungen. Eine Kombination der genannten Veränderungen kommt häufig vor, sog. *Gichtniere.*

Diagnostische Hinweise: Monarthritis oder andere Gelenkentzündungen zusammen mit Hyperurikämie sowie Hyperurikämie zusammen mit Uratnephrolithiasis sind beweisend für Gicht; ferner: Nachweis von Uratkristallen im Gelenkpunktat; Nachweis von Tophi. Diskrete Proteinurie bis 1 g/24 h, Harnsäurekristalle im Harnsediment, Leuko- und/oder Erythrozyturie als Hinweis auf Uratnephropathie. *Differentialdiagnose:* Pseudogicht, eitrige Arthritis, u.U. auch Weichteilphlegmonen sowie Oligoarthritiden anderer Genese und aktivierte Arthrosen (s. Kap. 21). Wiederholter Nachweis einer Hyperurikämie ohne sonstige klinische Erscheinungen und nach Ausschluß einer sekundären Hyperurikämie (s. ds. Kap., 6.6) rechtfertigen die Diagnose einer asymptomatischen Gichtanlage bzw. einer primären Hyperurikämie. 20–25% der Angehörigen von Gichtkranken weisen eine Hyperurikämie auf. Auf das Vorkommen von primärer chronischer Gicht namentlich bei älteren Personen, oftmals mit schleichendem polyartikulärem Befall, sei hingewiesen. Erwähnt sei ferner das erbliche Syndrom der familiären juvenilen schweren Hyperurikämie und/oder Gicht mit Niereninsuffizienz.

Begleiterkrankungen: Arterielle Hypertension (40–80%), Adipositas (70%), Hyperlipoproteinämien (40–100%), pathologische Glukosetoleranz (25–35%) und manifester Diabetes mellitus (10–25%), Fettleber (60–90%), frühzeitige schwere Arteriosklerose, Neigung zu manisch-depressiven Verstimmungszuständen.

6.1 Therapieziele

Beseitigung und Verhütung von akuten Gichtanfällen und Uratlithiasis, Abbau und Ausschwemmung von Harnsäuredepots aus Gelenken, Nieren und bei chronischer Gicht aus Tophi sowie Behandlung der Begleiterkrankungen (s. oben). Die Therapie hat in der Regel *lebenslänglich* zu erfolgen. Sie gilt als optimal, wenn der Harnsäurespiegel bei asymptomatischer Hyperurikämie auf Dauer unter 6,5 mg/100 ml, bei chronischer Gicht auf 3–5 mg/100 ml gesenkt wird.

Therapeutische Ansätze:
(1) Diät mit 3 Zielen:
- Verringerung der exogenen Purinzufuhr mit der Nahrung auf wöchentlich 2500–3000 mg Harnsäure; Diäthinweise s. Kap. 24, Tabelle 23.5 (S. 911);
- Erhalt oder Erreichen eines normalen Körpergewichts durch angepaßte Kalorienzufuhr;
- Verminderung der Alkoholzufuhr, insbesondere des purinreichen Bierkonsums.

(2) Pharmakotherapie mit Allopurinol oder Urikosurika.
(3) Ausschaltung aller Faktoren, die zu sekundärer Hyperurikämie führen (s. ds. Kap., 6.6), sowie Behandlung der häufigen Begleitkrankheiten.

6.2 Asymptomatische Hyperurikämie

In Fällen mit mäßiger Hyperurikämie bis etwa 8,5 mg/dl ohne sichere Zeichen einer Gichtmanifestation (Gelenke, Nierensteine, Nephropathie) genügen konsequente Diät und Behandlung etwaiger Begleiterkrankungen; ein Rückgang der Hyperurikämie um optimal 2 mg/dl ist so erzielbar. Eine zusätzliche medikamentöse Therapie ist jedoch indiziert, wenn a) die Hyperurikämie anhaltend über 9 mg/dl liegt; b) eine Hyperuraturie von mehr als 1100 mg täglich besteht und c) eine familiäre Belastung mit Gicht vorliegt. Sobald erstmalig Organsymptome der Gicht auftreten, endet das Stadium der asymptomatischen Hyperurikämie. Dann ist die Indikation zu den Therapiemaßnahmen der akuten und/oder chronischen Gicht gegeben.

6.3 Akuter Gichtanfall

Die schmerzhafte Situation erfordert sofortigen Einsatz von antiphlogistisch und analgetisch wirksamen Pharmaka *ohne* hypourikämisierende Zusätze:

(1) *Colchicin* (Colchicum-Dispert®): stündlich 1 mg p.o. bis zum Nachlassen der Beschwerden oder bis zum Auftreten von Nebenwirkungen (Nausea und Erbrechen oder Durchfall), nicht mehr als 8 mg innerhalb der ersten 24 h; meist tritt Besserung nach 4–6 mg ein, ausschleichende Dosierung über 2–3 Tage; Ansprechquote 75–95%. *Nebenwirkungen:* Leibschmerzen, Nausea, Erbrechen, Durchfall, brennendes Gefühl an Haut und Rachen, bei chronischer Anwendung Haarausfall, aplastische Anämien und Myopathien. *Wirkungsmechanismus:* Nicht sicher geklärt; Colchicum wirkt antiphlogistisch durch Einwirkung auf gewisse Stoffwechselprozesse der Leukozyten im Entzündungsgebiet. Colchicin hat keine hypourikämisierende Wirkung. Nach rascher Resorption aus dem Magen-Darmtrakt Metabolisierung in der Leber, Ausscheidung über die Galle, nur 16% über die Nieren.

(2) *Indometacin* (Amuno® und zahlreiche andere Präparationen) bei Unverträglichkeit oder als Alternative von Colchicin: sofort 100 mg per os bzw. rektal; Wiederholung alle 4–6 h bis zum Nachlassen der Schmerzen, Maximum 300 mg/Tag. Anschließend täglich fallende Dosen von 3 mal 75 mg, 3 mal 50 mg, 3 mal 25 mg, oral. *Nebenwirkungen:* Kopfschmerzen, Schwindel, Benommenheit, Übelkeit, Brechreiz. *Vorsicht* bei Patienten mit vorausgegangener psychiatrischer Erkrankung und Ulkusanamnese. Bei eingeschränkter Niereninsuffizienz besteht die Gefahr des akuten Nierenversagens durch nichtsteroidale Antiphlogistika. Engmaschige Serumkreatininkontrolle und Dosisreduktion! Wirkungsweise antiphlogistisch, nicht urikosurisch. Plasmahalbwertzeit 2 h.

(3) Auch andere nicht-steroidale Antirheumatika haben sich bewährt, z.B. Diclofenac (Voltaren®) 3 mal 50 mg oral über 3–4 Tage. Ketoprofen (Orudis®, Al-rheumon®) 2 mal 100 mg oral über 3–5 Tage; Piroxicam (Felden®) 40 mg oral über 4–6 Tage. Alle Substanzen stehen auch als Suppositorien und als Injektionslösungen zur evtl. einmaligen initialen i.m. Applikation zur Verfügung. *Cave:* Anaphylaxie!

(4) *Steroide* nur bei Nichtansprechen der vorgenannten Antiphlogistika. Dosierung: Prednison 50 mg oral oder parenteral am ersten Tag, fallende Dosierung

über 3–6 Tage. Ansprechquote fast 100%. Auch ACTH 80 IE i.m. an 2 Tagen ist erfolgreich.
Wichtig: Auch unbehandelt klingen Gichtanfälle nach Tagen bis spätestens 2 Wochen ab!

6.4 Dauertherapie bei chronischer Gicht

Nach Abklingen eines akuten Gichtanfalls schließt sich die *Dauerbehandlung* an. Zum Abbau der Harnsäuredepots in Gelenken, Nieren und Tophi und damit auch zur Verhütung von weiteren Anfällen stehen neben der Diät Arzneimittel zur Verfügung, die entweder die renale Harnsäureausscheidung erhöhen (*Urikosurika*) oder die Harnsäurebildung hemmen (*Urikostatika*, Xanthinoxidasehemmer). Diese Substanzen besitzen keine antiphlogistischen Eigenschaften.

(1) *Allopurinol:* Allopurinol ist ein Isomer des Hypoxanthins. Es reduziert ebenso wie sein Hauptmetabolit Oxipurinol durch Hemmung der Xanthinoxidase die Produktion von Harnsäure aus ihren Vorstufen. Anstelle von Harnsäure werden vermehrt wasserlösliches Xanthin und Hypoxanthin ausgeschieden. Überdies kommt es über verstärkt gebildete Inosinsäure zu einer Feedback-Hemmung der Purinsynthese. Allopurinol hat eine Plasmahalbwertzeit von 3 h, der wirksame Metabolit Oxipurinol von 18–30 h. Rasche Resorption nach oraler Gabe; der Harnsäurespiegel beginnt nach 48 h zu sinken, der maximale Effekt tritt nach einer Woche ein. Unter Dauertherapie mit Allopurinol können Harnsäuredepots abgebaut werden. Allopurinol ist auch bei eingeschränkter Nierenfunktion wirksam. Die Dosis muß allerdings wegen Kumulation mit der Gefahr toxischer Nebenwirkungen deutlich reduziert werden (s. u.).

Dosierung: Beginn mit 300 mg Allopurinol täglich oral als Einzeldosis nach dem Frühstück. Erhöhung oder Erniedrigung in zweiwöchigen Intervallen je nach erreichtem Serum-Harnsäurewert. Maximaldosis 600 mg/Tag in 2 Einzeldosen. Retardpräparate haben keine Vorteile. Wichtig ist die *Dosisreduktion bei Niereninsuffizienz:* Kreatininclearance zwischen 60 und 100 ml/min 200 mg/Tag, zwischen 40 und 60 ml/min 150 mg/Tag, zwischen 20 und 40 ml/min 100 mg/Tag, zwischen 10 und 20 ml/min 100 mg jeden 2. Tag, unter 10 ml/min 100 mg 3mal wöchentlich.

Nebenwirkungen: Treten in etwa 2–3% auf in Form von Hautausschlägen, Pruritus, gastrointestinalen Unverträglichkeiten, Trockenheit der Schleimhäute; gelegentlich Alopezie, Fieber, Leukopenie, toxische Epidermolyse, vorübergehende Transaminasenanstiege. Bei gleichzeitiger Ampicillintherapie ist in $2/3$ der Fälle mit einem ausgeprägten Exanthem zu rechnen. Sehr selten sind Xanthinsteinbildungen in den ableitenden Harnwegen. Nur bei 5% der Patienten mit Nebenwirkungen ist ein Abbruch der Therapie erforderlich. Gefürchtet ist das seltene Bild der *Allopurinol-Überempfindlichkeitsreaktion* mit generalisierter Vaskulitis: Exanthem, hohes Fieber, Eosinophilie, gastrointestinale Symptome, Oligo- bis Anurie, Hepatopathie und zerebrale Symptomatik; die Letalität beträgt bis 25%. Diese schweren Nebenwirkungen treten meistens innerhalb der ersten 6 Wochen nach Therapiebeginn auf, häufig bei gleichzeitiger Gabe von Thiaziddiuretika oder Furosemid.

Wichtig: Allopurinol hemmt den Abbau von Mercaptopurin und Azathioprin, daher Dosisreduktion dieser Pharmaka auf 30–50% bei gleichzeitiger Allopurinolgabe (s. ds. Kap., 6.6).
Handelspräparate: Foligan® 300, Urosin®, Zyloric® 300 u. a.
(2) *Urikosurika* bewirken eine vermehrte renale Harnsäureausscheidung durch Hemmung der tubulären Rückresorption. Sie verlieren ihre Wirkung bei eingeschränkter Nierenfunktion. Bei einer Kreatinin-Clearance von weniger als 30 ml/min bzw. einem Kreatininwert von mehr als ca. 4 mg/dl sind sie unwirksam. Wegen der erhöhten Harnsäureausscheidung muß für eine ausreichende Wasserdiurese (2–3 l täglich) sowie für eine Harnalkalisierung auf pH 6,5 (3 mal 3 g Uralyt-U/Tag oder 10–15 g Natriumbikarbonat p.o.) zwecks Vermeidung von Harnsäureausfällung im Nierenhohlraumsystem gesorgt werden. Die Dosierung der Urikosurika sollte niedrig beginnen und allmählich gesteigert werden. *Kontraindikationen:* Niereninsuffizienz, Uratlithiasis, verstärkte Harnsäureausscheidung, gesteigerte Harnsäurebildung (s. ds. Kap., 6.6).
Wichtig: Gleichzeitige Gabe von Salizylaten und Azetylsalizylsäure mit Urikosurika vermindern deren Wirkung u.U. völlig.
Benzbromaron (Uricovac® M, Narcaricin®, Harolan®): Anfänglich 50 mg p.o., evtl. Steigerung auf 100 mg, maximal 200 mg/Tag je nach Effekt auf die Harnsäurekonzentration. Maximale hypourikämische Wirkung nach etwa 5tägiger Therapie. Nach Absetzen kehren die Harnsäurewerte im Lauf von Tagen zur ursprünglichen Höhe zurück. Die Harnsäure-Clearance wird 4–8fach gesteigert. Nach Erreichen eines niedrigeren Harnsäurespiegels geht die anfängliche Hyperuraturie zur Norm zurück. In einer Dosis von 100 mg/Tag auch zur Senkung der Hyperurikämie nach Nierentransplantation geeignet. *Pharmakokinetik:* 50% enterale Resorption, hepatische Metabolisierung, überwiegende biliäre Elimination, nur 8–20%ige renale Ausscheidung. *Nebenwirkungen:* Sehr selten gastrointestinale Störungen, Kopfschmerzen, Diarrhö, Hautausschläge.
Probenicid spielt praktisch keine Rolle mehr als Urikosurikum.
(3) *Kombinationstherapie:* Kombinationen von Allopurinol und Benzbromaron wirken additiv, so daß Dosisverringerungen der Einzelsubstanzen möglich sind. Als fixe Arzneimittelkombinationen sind Präparate im Handel, die 20 mg Benzbromaron und 100 mg Allopurinol enthalten. Nur in äußerst seltenen Fällen ergibt sich die Notwendigkeit zu dieser kombinierten Therapie, wenn nämlich mit den Einzelsubstanzen als Monotherapie keine ausreichende Wirkung zu erzielen ist. Eine Abschwächung der Allpurinolwirkung durch Benzbromaron (Allopurinol bzw. sein Metabolit Oxipurinol unterliegen selbst der urikosurischen Wirkung) wird gelegentlich beobachtet und muß dann doch durch höhere Dosen kompensiert werden. Harnneutralisierung und verstärkte Flüssigkeitsdiurese sind nicht erforderlich. Bezüglich der harnsäuresenkenden Wirkung ist ein Kombinationspräparat einer Monotherapie mit 300 mg Allopurinol ebenbürtig, gelegentlich auch etwas überlegen. Hinsichtlich der Nebenwirkungsquote bestehen keine Unterschiede zwischen den beiden Therapieformen. *Die Kontraindikationen* sind die gleichen wie bei der Therapie mit Urikosurika.

23 Störungen der Ernährung und des Stoffwechsels

Wichtig: Zu Beginn der medikamentösen Therapie mit den genannten Pharmaka können infolge rascher Konzentrationsverschiebungen zwischen der Harnsäure im Blut und in den Geweben (sog. *Gerölldynamik*) häufiger Gichtanfälle auftreten. Gichtanfälle in dieser Phase der Behandlung dürfen nicht zu dem Fehlschluß führen, die medikamentöse Therapie sei unwirksam. Treten Gichtanfälle anfangs auf, ist eine Prophylaxe mit Colchicin 0,5–1,5 mg/Tag über mehrere Wochen wirksam.

6.5 Differentialtherapie

Im *akuten Gichtanfall* nur symptomatische antiphlogistische Therapie.

(1) *Allopurinol* ist absolut indiziert bei: Uratnephrolithiasis, Gichtniere, Niereninsuffizienz mit Harnsäurewerten über 8–9 mg/dl (Dosisanpassung s. ds. Kap., 6.4.[1]), Allergie, Unwirksamkeit und Unverträglichkeit von Urikosurika, sekundären Hyperurikämien (s. ds. Kap., 6.6). Unter langfristiger Harnalkalisierung und Wasserdiurese oder Allopurinolgabe verschwinden Uratsteine und Tophi.

(2) *Urikosurika* können bei nierengesunden und uratsteinfreien Hyperurikämikern im asymptomatischen oder auch chronischen Gichtstadium eingesetzt werden; auf die Notwendigkeit einer Wasserdiurese und Harnalkalisierung sei erneut hingewiesen. Auf Dauer werden Harnsäuredepots abgebaut und eliminiert.

(3) *Kombinationstherapie* von Allopurinol mit Benzbromaronum ist bei allen Formen der Gicht und bei sekundären Hyperurikämien möglich. *Kontraindikationen:* s. ds. Kap., 6.4. Besondere Vorteile gegenüber einer Monotherapie mit Allopurinol oder Urikosurika bestehen nicht, besonders nicht bezüglich Auftretens von Nebenwirkungen.

6.6 Sekundäre Hyperurikämien und sekundäre Gicht

Ätiopathogenese: Sekundäre Hyperurikämien, insgesamt etwa 5% aller Hyperurikämien, treten auf:
(1) Aufgrund vermehrter Harnsäurebildung aus exogenen Purinen: Überernährung, Bevorzugung purinreicher Lebensmittel.
(2) Aufgrund vermehrter Harnsäurebildung aus endogenen Purinen:
- im Gefolge anderer Erkrankungen, die mit erhöhtem Anfall und Umsatz von Nukleoproteiden und dadurch vermehrter Harnsäureproduktion einhergehen: chronisch-myeloische Leukämie; Polycythaemia vera; Osteomyelosklerose; maligne Lymphome, Plasmozytom
- nach raschen Infusionen von Fruktose, Xylit, Sorbit; verschiedenen Stoffwechseldefekten, Nulldiät.
(3) Infolge von verminderter renaler Harnsäureelimination bei chronischen Nierenerkrankungen, durch erheblich verminderte Nierenperfusion (Herzinsuffizienz, Hypothyreose) sowie infolge Beeinträchtigung der renalen Harnsäureausscheidungsmechanismen durch Medikamente (Salüretika, Pyrazinamid, Ciclosporin, Salizylate in niedriger Dosis) und Stoffwechselprodukte (Hyperlaktatämie durch hohe Alkoholspiegel, bei schwerer körperlicher Anstrengung, bei respiratorischer Azidose sowie Ketose durch Fasten oder bei entgleistem Diabetes mellitus).
(4) Aus unbekannter Ursache bei Psoriasis (30–50%), Sarkoidose (8–12%), Berylliose (40%), Mongolismus, Hyperparathyreoidismus, Schwangerschaftstoxikose.

Klinik: Gichtanfälle bei sekundärer Hyperurikämie treten unterschiedlich häufig auf: 2–14% bei Polyzythämie, 27% bei Osteomyelosklerose, bis zu 50% bei Psoriasis, 3–6% bei chronisch-myeloischer Leukämie, um 1% bei chronischer Niereninsuffizienz. Derartige Zustände können eine asymptomatische primäre Gicht zur klinischen Manifestation bringen oder Uratablagerungen in der Niere verursachen. Daher ist Therapie erforderlich. Besonders häufig verursacht *akuter* und *chronischer Alkoholkonsum* (> 100 g) eine Erhöhung des Harnsäurespiegels. Beim Äthanolabbau entsteht vermehrt Laktat, welches die Harnsäureelimination behindert; bei Werten über 3,3 mmol/l Laktat versiegt die tubuläre Harnsäuresekretion fast vollständig. Darüber hinaus führt Äthanolkonsum zu verstärktem Abbau von Adeninnukleotiden in der Leber, woraus erhöhter Anfall von Harnsäure resultiert. Schließlich ist die vermehrte exogene Purinbelastung bei Bierkonsum zu bedenken.

Therapie

Therapieziele gleich denen bei primärer Gicht (s. ds. Kap. 6.1). *Pharmakotherapie:* Allopurinol, 300–600 mg/Tag; Kombinationspräparate aus Allopurinol plus Benzbromaronum sofern keine Nierenerkrankung und keine sekundäre Uratnephrolithiasis.

Wichtig: Allopurinol hemmt den Abbau von Puri-Nethol® und Imurek®. Daher Dosisreduktion dieser Zytostatika auf 25–30% bei gleichzeitiger Allopurinolgabe.

6.7 Akute Harnsäurenephropathie

Ätiopathogenese und Klinik: Unter zytostatischer oder radiotherapeutischer Behandlung maligner Tumoren kann es infolge Tumorzerfalls zu einer raschen und massiven Anflutung von Harnsäure kommen. Dabei werden Plasmaspiegel bis 20 mg/dl und mehr beobachtet. Infolge der dadurch erheblich gesteigerten Urikosurie kommt es dann u. U. zu Ausfällungen von Harnsäure in den Sammelrohren der Nieren in kristalliner oder amorpher Form, woraus sich ein oligurisches Nierenversagen mit allen klinischen und klinisch-chemischen Folgen entwickelt. Vorbestehende Einschränkungen der Nierenfunktion, Dehydratation, Azidose, Nulldiät und höheres Lebensalter fördern die Entwicklung des Syndroms; am häufigsten, allerdings nicht ausschließlich wird dieses *Tumorlyse-Syndrom* bei der Behandlung myeloproliferativer Erkrankungen beobachtet; selten kommt es spontan bei Tumorkranken vor. Es wurde auch im Status epilepticus und nach großen Herzinfarkten beschrieben.

Therapie

Prophylaxe der vermehrten Harnsäureentstehung und -ausfällung durch rechtzeitige Allopurinolgabe mindestens 24 h, besser 48 h vor Beginn einer zytostatischen oder Radiotherapie. Dosierung s. ds. Kap., 6.4 (1). Ferner Flüssigkeitszufuhr von 3 l pro Tag zur Erhöhung des Urinflusses und Harnalkalisierung auf pH 6,4–6,8 beizeiten..

Bei eingetretener Harnsäurenephropathie forcierte Diurese mit Elektrolytlösungen in Kombination mit Furosemid sowie Harnalkalisierung auf pH 6,4 bis 6,8 mittels Bikarbonatinfusionen. Sofortige Gabe von Allopurinol, 8 mg/kg täglich als Einzelgabe; nach 2–3 Tagen Reduktion, sofern die Niereninsuffizienz andauert; ggf. Hämodialyse.

7 Hyper- und Dyslipoproteinämien
(G. J. Kremer)

Vorbemerkungen und Definition: Erhöhte Konzentrationen von Cholesterin (Chol) und/oder Triglyzeriden (TG) im Blutplasma sind als Risikofaktoren für die Entwicklung der Arteriosklerose gesichert. Nicht die Lipide selbst, sondern ihre verschiedenen Transportformen, die sog. Lipoproteine (LP), machen dabei die atherogene Wirkung aus. Besonders enge Korrelationen lassen sich zwischen der Höhe des Gesamt-Chol-Spiegels bzw. des LDL-Chol-Gehaltes (Low-density-LP) und dem zeitlichen Manifestationsbeginn und dem Ausmaß der Koronarsklerose nachweisen. Umgekehrt besteht eine strenge negative Korrelation zwischen der Höhe des HDL-Chol-Spiegels (High-density-LP) und der Koronarsklerose. Bei Gesamt-Chol-Werten über 200 mg/dl (= 5,2 mmol/l) steigt das koronare Risiko linear an und liegt etwa 3fach höher bei Werten von 260 mg/dl (6,8 mmol/l). Darüber hinaus wächst das Risiko weiter steil an. Der Einfluß von TG-Erhöhungen auf die Atherosklerose ist weniger sicher erwiesen, wenn auch wahrscheinlich. Hierbei spielen offensichtlich die metabolischen Zwischen- und Folgeprodukte, die beim Abbau der TG-reichen LP entstehen, eine wichtige Rolle als atherogene Faktoren. Stark erhöhte TG-Werte über 2000 mg/dl führen außerdem zu eruptiven Xanthomen, u. U. zu akuter Pankreatitis, zu Fettleber und Milzvergrößerung. TG-Werte < 200 mg/dl (= 2,3 mmol/l) nach 12–14stündiger Nahrungskarenz gelten als gesundheitlich unbedenklich (Zielwerte s. Tab. 23.26). Für das Verständnis der Klassifikation, Klinik und Therapie der Hyper- und Dyslipoproteinämien (HLP) sind genaue Kenntnisse der Physiologie und Pathophysiologie der LP erforderlich.

Ätiopathogenese: Die im Blutplasma zirkulierenden Lipide liegen als wasserlösliche Lipoproteine, d.h. als Komplexe aus Eiweiß und Lipiden unterschiedlicher Größe und Dichte, vor. Die einzelnen LP unterscheiden sich durch die jeweils unterschiedliche prozentuale Zusammensetzung aus Lipiden sowie durch den Gehalt an verschiedenen Apolipoproteinen (Apo). Letztere sind für Struktur und Stoffwechsel der einzelnen LP essentiell.

Mit der Nahrung aufgenommene TG und Chol werden in der Dünndarmschleimhaut zusammen mit Apo B-48, A-1 und A-4 zu Chylomikronen (Chylo) zusammengesetzt, welche dann auf dem Lymphwege resorbiert werden und im Blutplasma noch die Apo E und Apo C aus der HDL-Fraktion aufnehmen. Durch die endothelständige Lipoproteinlipase (LPL) werden die Fettsäuren der TG größtenteils abgespalten und den Geweben zur Energiegewinnung zur Verfügung gestellt, während der Rest der Chylo als cholesterinreiche und Apo B-48 und Apo E enthaltende Remnants über einen möglicherweise speziellen, aber multifunktionalen Remnant- oder Apo-E-Rezeptor (LRP = LDL-receptor-related protein) bzw. über den LDL-Rezeptor (= Apo-B, E-Rezeptor), von der Leber aufgenommen und dort weiter verwertet werden (Chol-Versorgung der Leber, Gallensäuresynthese, VLDL-Synthese). Im Nüchternplasma sind normalerweise keine Chylo vorhanden. – Endogen werden in der Leber TG-reiche VLDL synthetisiert und ins Blutplasma sezerniert; sie enthalten im wesentlichen Apo B-100, Apo C-1, Apo C-2, Apo C-3 und Apo E. In der Blutbahn werden die TG schrittweise lipolytisch durch LPL gespalten und ihre Fettsäuren den Organen zur Verfügung gestellt. Dabei entstehen an TG ärmere VLDL-Remnants oder IDL (Intermediate-density-LP), die jedoch noch den größten Teil der ApoLP des Ursprungsmoleküls enthalten und über Apo-E- und Apo-B,E-Rezeptoren (= LDL-Rezeptoren) zu etwa 70% von der Leber aufgenommen werden. Apo E kommt infolge eines genetischen Polymorphismus in 3 verschiedenen Isoformen vor, die unterschiedliche Affinitäten zum Apo-B,E-Rezeptor aufweisen. Dadurch wird der Stoffwechsel der Chylo- und VLDL-

Remnants vom jeweiligen Apo-E-Phänotypus mitbestimmt. 4–8% der Varianz von Chol-Spiegeln sind durch diesen Polymorphismus erklärlich. Der andere Teil der IDL wird im Blutstrom unter dem Einfluß von LPL weiter lipolytisch abgebaut und in das Endprodukt des VLDL-Katabolismus, nämlich in die cholesterinreichen LDL, übergeführt; bei diesem Prozeß gehen die Apo C und E verloren, so daß in den LDL nur noch Apo B-100 vorhanden ist. Die kurzlebigen IDL enthalten etwa gleich große Anteile von TG und Chol; in den LDL überwiegt der Chol-Anteil. 70% des gesamten Plasma-Chol-Gehalts werden in den LDL, 5% in den VLDL transportiert. Der Nüchtern-TG-Spiegel ist im wesentlichen VLDL-TG. LDL wird über den spezifischen LDL-, d. h. Apo-B,E-Rezeptor, zu etwa 80% von der Leber sowie auch von den peripheren Geweben aufgenommen und weiter verstoffwechselt. Ca. 20% werden über LDL-Rezeptor-unabhängige Mechanismen (Muskulatur, Gehirn) aufgenommen (sog. Scavenger Pathway). Beim intrazellulären Abbau der LDL entstehen neben Aminosäuren freies Chol, welches den Chol-Bedarf der Zellen deckt, die zelleigene Chol-Synthese durch negative Rückkoppelung hemmt und die Zahl und Funktion der LDL-Rezeptoren an der Zelloberfläche bedarfsentsprechend steuert: Bei hoher Chol-Konzentration werden keine Rezeptoren gebildet, die Aufnahme von LDL aus dem Plasma wird auf ein Minimum reduziert, der Serumspiegel steigt an und umgekehrt. Chemisch modifizierte LDL (Oxidation, Glykosylierung, Aggregatbildung, Immunkomplexbildung) sowie die Remnants aus Chylo- und VLDL-Abbau werden von Makrophagen und glatten Muskelzellen über spezielle Rezeptoren aufgenommen (Scavenger-Rezeptoren). Eine negative Rückkoppelung der zellständigen Chol-Synthese erfolgt in diesen Zellen nicht, so daß sie bei Lipidüberladung zu Schaumzellen degenerieren, bei deren Nekrose freies Chol im Gewebe ausfällt. Schaumzellen sind wesentliche Bestandteile atherosklerotischer Frühläsionen (fatty streaks), woraus sich die atherogene Wirkung der genannten LP erhellt. Ist der LDL-Rezeptorweg defekt oder durch erhöhte Beanspruchung überlastet, z.B. durch Chol-reiche Ernährung, so wird verstärkt der LDL-Rezeptor-unabhängige Scavenger Pathway beschritten. – HDL werden als naszente Partikel (prä-β-HDL) von Leber und Darm synthetisiert. Sie enthalten Apo AI und Apo AIV als wesentliche Apolipoproteine. Die beim Abbau von Chylo und VLDL freiwerdenden Apo und Lipide (Chol und Phospholipide) können von diesen naszenten Partikeln aufgenommen werden, wodurch sie sich zu den reifen, endgültigen HDL-Molekülen HDL_2 und HDL_3 entwickeln. Dabei spielt die Veresterung des freien Chol über das Enzym LCAT (= Lecithin-Cholesterin-Acyltransferase) eine bedeutende Rolle. Umgekehrt können auch Chol-Ester vom HDL auf andere LP intraplasmatisch über spezifische Transportproteine (CETP = Cholesterinester-Transferprotein) übertragen werden, z.T. im Tausch gegen TG, die im HDL durch die hepatische LPL hydrolysiert werden. HDL vermag freies Chol aus peripheren Organen, so auch aus atherosklerotischen Plaques, aufzunehmen, vermittels der LCAT zu verestern und zur Leber zurückzutransportieren, sog. reverser Chol-Transport. Außerdem können diese Chol-Ester von der HDL-Fraktion durch CETP auf LDL oder VLDL übertragen werden und so schließlich wieder über die LDL-Rezeptoren in die Leber aufgenommen werden. In der HDL-Fraktion sind etwa 25% des gesamten Plasma-Chol enthalten. – Im Plasma kommt außerdem ein weiteres, von den genannten LP unabhängiges LP regelmäßig vor, das sogenannte Lp(a). Es ist dem LDL-Molekül verwandt, enthält Apo B-100 und als charakteristisches Apoprotein das sog. Apo(a), welches strukturell dem Plasminogen nahesteht und über Disulfidbrücken mit dem Apo B-100 verknüpft ist. Seine Stoffwechselbedeutung ist noch nicht völlig geklärt. Die Höhe des Serumspiegels ist überwiegend genetisch determiniert und unabhängig von Nahrungseinflüssen. Normalwerte linksschief verteilt, 10 bis über 100 mg/dl. Werte über 30 mg/100 ml stellen einen eigenständigen Risikofaktor dar.

HLP entstehen durch Vermehrung eines oder mehrerer LP: Vermehrungen der

Chylo und/oder der VLDL bedingen vorwiegend eine Erhöhung der TG, Erhöhungen der LDL verursachen eine vorwiegende Erhöhung des Chol-Spiegels. *Rein deskriptiv* werden nach dem jeweils vermehrten LP allgemein 6 verschiedene *Phänotypen nach Fredrickson* unterschieden; Ergänzungen sind heute nötig (Tab. 23.28). Andere Klassifikationen nach klinischen oder genetischen Gesichtspunkten sind durchaus üblich. *Pathogenetisch* sind die HLP auf vermehrte Synthese, verminderten Abbau, Rezeptordefekte, Anomalien der Apolipoproteinstrukturen oder eine Kombination mehrerer Mechanismen zurückzuführen. Nur unvollständig sind die molekularbiologischen Hintergründe aufgedeckt. Teilweise entstehen manifeste HLP erst durch Einwirkung von exogenen Manifestationsfaktoren bei vorbestehender Disposition, wobei Fehl- und Überernährung, Alkoholabusus, Diabetes mellitus, Gicht und Medikamente als Induktoren wirken können. Schließlich gehen eine Reihe weiterer Erkrankungen mit *sekundären HLP* einher, wobei die Pathogenese z.T. nur ungenügend geklärt ist (s. ds. Kap., 7.2.6). Bestimmte Lipoproteinfraktionen wirken prinzipiell *atherogen*, insbesondere LDL und Remnants aus dem Abbau triglyzeridreicher LP sowie Lp(a); hingegen werden der HDL-Fraktion wegen des reversen Chol-Transports antiatherogene Eigenschaften zugeschrieben. Es bestehen inverse Beziehungen zwischen der Höhe des HDL-Chol und dem Risiko einer koronaren Herzkrankheit von statistisch hohem prädiktiven Wert.

Klinik und diagnostische Hinweise: Prinzipiell zu unterscheiden sind primäre, oftmals familiär gehäuft auftretende HLP (ca. 60%) von sekundären, symptomatischen Formen (ca. 40%). Die wichtigsten klinischen und klinisch-chemischen Symptome der HLP sind in Tabelle 23.28 zusammengestellt. Durch quantitative Bestimmung des Gesamt-Chol-Gehalts, des LDL-Chol, des HDL-Chol sowie des TG-Spiegels im Blutplasma und durch optische Beurteilung des Plasmas nach 12stündigem Stehenlassen bei 6 °C läßt sich in den meisten Fällen eine sichere Diagnose des vorliegenden Phänotyps stellen. Etwa 95% aller HLP gehören den Typen IIa, IIb und IV an. Da LDL-Chol die stärkste atherogene Wirkung besitzt, kommt seiner Bestimmung große Bedeutung zu. LDL-Chol errechnet sich nach der Friedewald-Formel: LDL-Chol. = Gesamt-Chol. − HDL-Chol. − TG/5, jeweils in mg/dl. Diese Formel ist korrekt bis zu einem TG-Gehalt von 400 mg/dl. LDL-Chol-Werte bis 135 mg/dl (= 3,5 mmol/l) gelten bei Fehlen sonstiger Risikofaktoren als gesundheitlich unbedenklich, Werte zwischen 135 und 155 mg/dl (= 5,2 mmol/l) bedeuten bereits ein mäßiges Risiko, Werte darüber gelten als prinzipiell behandlungswürdig (s. Tab. 23.26). Für das HDL-Chol. liegen die Normalwerte zwischen 35 und 55 mg/100 ml (= 0,9–1,4 mmol/l) bei Männern und von 45–65 mg/100 ml (= 1,17–1,7 mmol/l) bei Frauen. Je höher HDL-Chol und je geringer LDL-Chol, um so weniger atherogen ist die Lipidkonstellation. Das Verhältnis von LDL/HDL bzw. Gesamt-Chol/HDL-Chol ist für die atherogene Konstellation von großer Wichtigkeit und besitzt hohen prädiktiven Wert für die Risikoabschätzung der koronaren Herzerkrankung: Gesamt-Chol/HDL-Chol sollte < 5, LDL-Chol/HDL-Chol < 4 sein. Gleiches gilt für den Quotienten aus den entsprechenden Apo B/Apo A-1. Zur Beurteilung der Risikokonstellation sollte auch Lp(a) quantitativ bestimmt werden; Werte über 25–30 mg/100 ml bedeuten erhöhtes Risiko. Bevor die Diagnose einer HLP als gesichert gilt, sollten mindestens 3 Lipidanalysen im Abstand von mehreren Tagen erfolgt sein. Für die Chol-Bestimmung ist i.a. kein Nüchternblut, für die TG-Bestimmung eine Blutprobe nach mindestens 12stündigem Fasten erforderlich.

Tabelle 23.28: Klassifizierung und wesentliche Merkmale der Hyperlipoproteinämien

Phänotyp	Pathophysiologie, Genetik, Klinik
Typ I	Exogene Hypertriglyzeridämie infolge fehlenden Abbaus der Chylomikronen; meist genetisch bedingte LPL-Defizienz bei autosomal-rezessiver Vererbung; seltener angeborener CII-Mangel. Gelegentlich auch sekundär-symptomatisch. Exzessive TG-Erhöhung auf 2500 bis über 10000 mg/100 ml; Chol weniger erhöht; Quotient TG/Chol > 5. Aufrahmen der Chylomikronen beim Stehenlassen, Unterstand klar. LDL und HDL erniedrigt. *Klinik:* Manifestation der HLP im Kindesalter; typische Abdominalkrisen, eruptive Xanthome, gelegentlich akute Pankreatitis, Lipaemia retinalis, Hepatosplenomegalie. Sehr seltene Erkrankung. Häufigkeit auf 1:1000000 geschätzt.

Typ IIa	Reine Hypercholesterinämie durch LDL-Erhöhung. 6 Erscheinungsformen:
	(1) Familiäre Hypercholesterinämie, autosomal-dominanter Erbgang:
	   a) homozygot mit Chol zwischen 500 und 1200 mg/100 ml, Häufigkeit 1:1000000. Fehlen oder Defizienz der LDL-Rezeptoren.
	   b) heterozygot mit Chol zwischen 300 und 500 mg/100 ml, Häufigkeit 1:500; ca. 50%ige Reduktion bzw. Fehlfunktion der LDL-Rezeptoren.
	(2) Im Rahmen der familiären kombinierten HLP, kein Rezeptordefekt.
	(3) Polygenetisch bedingte Formen, kein Rezeptormangel. Häufigste Form, meist durch Umweltfaktoren induziert.
	(4) Familiärer Apo-B-100-Defekt (FBD): autosomal-dominant vererbter Ligandendefekt im Apo B-100 durch Punktmutation. Häufigkeit 1 : 700. Lipide wie bei b), bisher nur heterozygote Merkmalsträger bekannt. Vorzeitige Atherosklerose, Xanthome, Xanthelasmen.
	(5) Symptomatisch bzw. sekundär s. ds Kap., 7.2.6.
	Klinik: 1a bereits im Kindesalter manifest, koronare Herzkrankheit vor dem 10. Lebensjahr. Sehnenxanthome und tuberöse Xanthome früh und typisch. Diagnose bereits im Nabelschnurblut möglich. 1b im frühen Erwachsenenalter manifest, koronare Herzkrankheit um das 30.–40. Lebensjahr, Aortenstenose. Sehnenxanthome im Laufe des Lebens zunehmend. Bei 2 und 3 Manifestation im mittleren Lebensalter, nicht im Kindesalter, Xanthome selten. Hohes Atheroskleroserisiko. Bei allen Formen Plasma stets klar.

Typ IIb	Hypercholesterinämien mit begleitender Hypertriglyzeridämie bis etwa 400 mg/100 ml durch LDL- und mäßige VLDL-Vermehrung, ansonsten Erscheinungsformen wie bei Typ IIa, heterozygote Form. *Klinik:* Wie bei heterozygotem IIa. Hohes Atheroskleroserisiko. Differentialdiagnose gegenüber Typ III und mäßiger Ausprägung Typ IV u.U. schwierig; hier eingehende LP-Analysen erforderlich.
Typ III	Dyslipoproteinämie infolge Auftreten von Remnants („β-VLDL") bei Apo-E_2-Homozygotie. Mäßige, etwa gleich starke Erhöhung von TG und Chol bis etwa 600 mg/100 ml. Vorkommen: (1) Familiär-erblich (Häufigkeit 1–2:10000). (2) Sekundär. Diagnose durch Nachweis der β-VLDL und E_2-Homozygotie. Hinzutreten eines zweiten genetischen oder eines Umweltfaktors für Manifestation erforderlich.

Tabelle 23.28 (Fortsetzung)

Phänotyp	Pathophysiologie, Genetik, Klinik
(Typ III)	*Klinik:* Manifestation im Erwachsenenalter. Meist Übergewicht, Glukoseintoleranz, Fettleber, Hyperurikämie. Pathognomonische gelbe Xanthome längs der Handlinien, ferner tubero-eruptive Xanthome bei über 50%. Hohes Atheroskleroserisiko der Koronarien und Extremitätengefäße. Plasma trüb, gelegentlich Chylomikronämie, dann TG bis 1500 mg/100 ml erhöht.
Typ IV	Endogene Hypertriglyzeridämie durch VLDL-Erhöhung, TG bis etwa 1000–2000 mg/100 ml. Vorkommen: (1) Primäre familiäre Erkrankung, heterozygoter Status bei autosomal-dominantem Erbgang. Häufigkeit 2–3:1000. Verstärkte VLDL-Synthese; Defekt unbekannt. (2) Im Rahmen der kombinierten familiären HLP. Häufigkeit 3–5:1000. (3) Sporadische, nicht-familiäre Formen. (4) Sekundäre Hypertriglyzeridämien. Bei TG > 400 mg/100 ml Trübung des Plasmas, kein Aufrahmen. Bei Werten > 1500 mg/100 ml meist zusätzlich Chylomikronen vorhanden = Typ V (s. u.). Quotient TG/Chol bis etwa 5. HDL meist vermindert. *Klinik:* Manifestation überwiegend erst im Erwachsenenalter jenseits des 20. Lebensjahres; meist Übergewicht, Glukoseintoleranz, Fettleber, Hyperurikämie, Hepatosplenomegalie. Bei Werten > 1000 mg/100 ml drohen Oberbauchkoliken, Pankreatitis; Lipaemia retinalis; eruptive Xanthome bei 30–50%. Atheroskleroserisiko erhöht, wenn bei familiärer HLP.
Typ V	Gemischte endogen-exogene Hypertriglyzeridämie durch Erhöhung der VLDL und Chylomikronen; TG stark erhöht von etwa 2000–10000 mg/100 ml. Plasma stark lipämisch, Aufrahmen beim Stehenlassen, Unterstand bleibt lipämisch. Chol mäßig erhöht, TG/Chol > 5. LPL-Aktivität normal. Vorkommen: (1) Primär familiär-erblich. Erbgang und Defekt unbekannt. Selten. (2) Bei primärem Typ IV (s. o.) durch Hinzutreten von Alkohol, erhöhter Fettzufuhr u. ä. (3) Sekundär (s. ds. Kap., 7.2.6). *Klinik:* Im wesentlichen wie bei Typ IV. Pankreatitisgefahr! Eruptive Xanthome. Atheroskleroserisiko nicht erhöht.

Familiäre kombinierte Hyperlipidämie
Die heterozygoten Mitglieder der betroffenen Familien zeigen entweder eine Typ-IIa-, eine Typ-IIb- oder Typ-IV-HLP zu je etwa einem Drittel. Wahrscheinlich dominante monogenetische Vererbung. Manifestation im frühen Erwachsenenalter. Häufigkeit 3–5 pro 1000. Häufig gleichzeitig Adipositas und Glukoseintoleranz. Hohes Atheroskleroserisiko. Familienuntersuchungen zur Diagnostik erforderlich. Überhöhte Apo-B-Produktion. Pathogenese nicht geklärt.

Familiäre Hypoalphalipoproteinämie: Genetisch fixierte niedrige HDL-Chol-Spiegel < 35 mg/100 ml. Hohes Atheroskleroserisiko. Häufigkeit: bei ca. 5%.

Therapie

7.1 Allgemeine Richtlinien
Therapieziele

Die Therapie der HLP strebt eine dauerhafte Senkung erhöhter LP-Spiegel bzw. Normalisierung atherogener Lipidkonstellationen an (Tab. 23.29) mit dem Ziel einer primären oder sekundären Prävention von atherosklerotischen Gefäßerkrankungen sowie der Verhütung von Oberbauchkrisen und der Beseitigung von Xanthomen. Daß durch Lipidsenkung eine primäre oder sekundäre Prävention oder gar Regression atherosklerotischer Gefäßveränderungen möglich ist, muß aufgrund jüngster Studien als sicher gelten. Mitbehandlung weiterer Risikofaktoren (Hypertonie, inhalatives Rauchen, Diabetes mellitus, Übergewicht, niedriges HDL) ist selbstverständliches Gebot, ebenso wie das Meiden von Medikamenten mit ungünstigem Einfluß auf die Lipidspiegel. Richtwerte s. Tab. 23.29).

Tabelle 23.29: Zielwerte der Serumlipide (in Anlehnung an die Empfehlungen der nationalen Cholesterin-Initiative 1990 und der Europäischen Atherosklerose-Gesellschaft 1992)

	ohne weitere Risikofaktoren (mg/dl)	mit weiteren Risikofaktoren (mg/dl)	zur Sekundärprävention (mg/dl)
Gesamtcholesterin	195–230	≤ 200	≤ 190
LDL-Cholesterin	155–175	≤ 135	≤ 110
Triglyzeride	≤ 200	≤ 200	≤ 200
HDL-Cholesterin	> 35 (Männer) > 45 (Frauen)	> 45 (Männer) > 55 (Frauen)	> 45 > 55

Therapieformen: Die Therapie jeder HLP setzt sich aus diätetischen und zusätzlichen medikamentösen Maßnahmen zusammen; unterstützend wirken regelmäßige sportliche Aktivitäten in individuell angepaßtem Ausmaß. Die Diätmaßnahmen sind stets der erste Schritt der Behandlung. Erst bei Versagen oder zu geringer Wirkung ist Pharmakotherapie zusätzlich erlaubt. Bei primären Formen ist meist lebenslängliche Therapie erforderlich. Bei sekundären Formen zunächst Behandlung der Grundkrankheit.

Indikationen: Für Art, Umfang und Intensität der Behandlungsmaßnahmen sind nicht allein bestimmte Lipidgrenzwerte bzw. differenzierte Lipidprofile maßgeblich; vielmehr müssen Lebensalter, Geschlecht, übriges Risikoprofil sowie Familienanamnese und klinischer Status bezüglich kardiovaskulärer Erkrankungen dabei mitberücksichtigt werden. Tabelle 23.30 gibt Richtlinien wieder, die von der Europäischen Atherosklerosegesellschaft 1992 im Rahmen einer Konsensuskonferenz erarbeitet wurden.

Im allgemeinen führen die Therapiemaßnahmen bei etwa 70–80% der Behandelten zu guten bis befriedigenden Erfolgen.

23 Störungen der Ernährung und des Stoffwechsels

Tabelle 23.30: Richtlinien zur Hyperlipidämie-Therapie (Europäische Atherosklerose-Gesellschaft 1992).

Basisdiagnostik	Weitere Risikoevaluierung	Behandlung
A Gesamtcholesterin 200–250 mg/dl Triglyzeride < 200 mg/dl	Abschätzen des Gesamtrisikos für eine koronare Herzkrankheit unter Berücksichtigung der Familienanamnese, der Rauchgewohnheiten, der Hypertonie, des Diabetes mellitus, des männlichen Geschlechts, des jüngeren Alters und niedriger HDL-Cholesterinwerte unter 35 mg/dl.	Bei Übergewicht Kalorienreduktion. Bieten Sie Ernährungsberatung an, und korrigieren Sie etwaige andere Risikofaktoren!
B Gesamtcholesterin 250–300 mg/dl Triglyzeride < 200 mg/dl	Abschätzen des Gesamtrisikos für eine koronare Herzkrankheit unter Berücksichtigung der Familienanamnese, der Rauchgewohnheiten, der Hypertonie, des Diabetes mellitus, des männlichen Geschlechts, des jüngeren Alters und niedriger HDL-Cholesterinwerte unter 35 mg/dl.	Bei Übergewicht Kalorienbeschränkung. Verordnung von fettarmer Kost mit Überprüfung des Effekts und der Compliance. Bleibt das Gesamtcholesterin hoch, kommt ein Lipidsenker in Frage.
C Gesamtcholesterin < 200 mg/dl Triglyzeride 200–500 mg/dl	Suche nach den Ursachen der Hypertriglyzeridämie wie z. B. Adipositas, exzessiver Alkoholgenuß, Diuretika, β-Blocker, Östrogenpräparate, Diabetes mellitus.	Bei Übergewicht Kalorienbeschränkung. Befassen Sie sich, sofern vorhanden, mit den zugrundeliegenden Ursachen! Verschreiben und kontrollieren Sie eine fettsenkende Diät! Überprüfen Sie den Cholesterin- und Triglyzeridspiegel!
D Gesamtcholesterin 200–300 mg/dl Triglyzeride 200–500 mg/dl	Überprüfen Sie das Gesamtrisiko für die koronare Herzkrankheit wie unter A. Suchen Sie nach zugrundeliegenden Ursachen für die Hypertriglyzeridämie wie unter C.	Bei Übergewicht Kalorienbeschränkung. Befassen Sie sich, wenn vorhanden, mit den zugrundeliegenden Ursachen für die Hypertriglyzeridämie, und gehen Sie vor wie unter A oder B! Verordnen Sie fettsenkende Diät, und überprüfen Sie den Effekt! Bleibt die Wirkung auf Serumlipide inadäquat und ist das Gesamtrisiko für eine koronare Herzkrankheit hoch, sollte Sie den Einsatz von Lipidsenkern erwägen!

Tabelle 23.30 (Fortsetzung)

Basisdiagnostik	Weitere Risikoevaluierung	Behandlung
E Gesamtcholesterin > 300 mg/dl und/oder Triglyzeride > 500 mg/dl		Erwägen Sie die Einweisung in eine auf Lipidstoffwechselstörungen spezialisierte Klinik oder die Überweisung an einen Spezialisten zur Diagnostik und Therapieeinleitung!

Diät

Die Diät verfolgt zwei Ziele:
(1) Erzielung und Erhaltung des Normalgewichts durch entsprechende Kalorienzufuhr; bei Übergewicht also zunächst Kalorienrestriktion auf 800–1200 kcal/Tag (s. ds. Kap., 1 „Therapieziele").
(2) Beeinflussung der Pathogenese der HLP durch qualitative Änderungen der Nahrungszusammensetzung.
Grundlage ist eine fettreduzierte und fettmodifizierte, cholesterinarme und ballaststoffreiche Kostform. Der tägliche Fettkonsum ist auf 70–80 g, entsprechend 30 kcal% bei 2000–2400 kcal Gesamtenergiebedarf, zu beschränken (derzeitiger Bundesdurchschnitt 143 g/Tag!); $^1/_3$ davon entfällt als verstecktes Fett auf vorwiegend gesättigte Fettsäuren tierischen Ursprungs in Fleisch- und Vollmilchprodukten; $^2/_3$ werden als Streich- und Kochfett verbraucht, wobei linolsäurereiche (mindestens 50%) Pflanzenfette (z. B. Becel®-Produkte, Maiskeimöl, Sonnenblumenkernöl u. a.) und die einfach ungesättigte Ölsäure (Olivenöl) etwa je zur Hälfte verwendet werden sollen, so daß ca. 10 kcal% auf höher ungesättigte Fette entfallen. Höhere Anteile davon werden nicht empfohlen. Ungeeignet sind Kokos- und Palmkernfett. Sichtbares Fett ist von allen Nahrungsmitteln zu entfernen. Zu bevorzugen sind magere Fleisch- und Wurstsorten, Magermilchprodukte und Käse mit Fettgehalt i. Tr. unter 20%.
Der Cholesterinkonsum sollte höchstens 300 mg/Tag betragen; der derzeitige Bundesdurchschnitt liegt bei 600 mg/Tag. Hauptquellen für Cholesterin und gesättigte Fettsäuren in unserer Ernährung sind: Fleisch- und Wurstwaren (43%), Eier (33%), Butter (9%), Milch (5%) und Käse (3%). Der cholesterinsenkende Effekt geht zu etwa $^2/_3$ auf die Reduktion gesättigter tierischer Fette, zu $^1/_3$ auf den verminderten Cholesterinkonsum zurück. Der tägliche Konsum von Fleisch- und Wurstwaren sollte höchstens 150 g betragen. Überdies sollten 1–2 mal/Woche Mahlzeiten mit Hochseefischen verzehrt werden, da die im Fischöl enthaltenen hochungesättigten langkettigen Fettsäuren (Prototyp Eicosapentaen-Säure) einen vasoprotektiven und TG-senkenden Effekt haben. 12–15% des Energiebedarfs sollten mit Eiweiß gedeckt werden. Die Kost sollte überdies mindestens 35 g Ballaststoffe/Tag enthalten. 50–55 kcal% werden mit Kohlenhydraten gedeckt; dabei müssen stärkehaltige Nahrungsmittel und Produkte aus

23 Störungen der Ernährung und des Stoffwechsels

Vollkornmehlen bevorzugt, Zucker, Honig, Süßwaren, Kuchen, Gebäck, Süßigkeiten und Weißmehlprodukte dagegen weitgehend gemieden werden. Alkohol ist bei normalgewichtigen Patienten mit Hypercholesterinämie in kleinen Mengen bis etwa 30–35 g/Tag erlaubt, in allen anderen Fällen verboten.

Praktikabel sind Diätempfehlungen nach diesen Prinzipien in Form von Auflistungen in erlaubte und verbotene Nahrungsmittel (Tab. 23.31).

Wichtig: Ein großer Teil der Hyperlipidämien kann durch Diät erfolgreich behandelt werden. Cholesterinsenkungen um 15, maximal 20% sind auf diese Weise erreichbar. Bei Hypertriglyzeridämien kann der Diäteffekt sehr drastisch sein. Schulung, Motivationsarbeit und evtl. Verhaltenstherapie fördern den Erfolg einer konsequenten Diättherapie.

Tabelle 23.31: Lebensmittelauswahlliste für Patienten mit Fettstoffwechselstörungen

	Erlaubte Nahrungsmittel	Verbotene Nahrungsmittel
Fleisch	Mageres Kalbfleisch und Rindfleisch: Filet, Roastbeef, Keule, Steak; vom Schweinefleisch: nur Filet.	Alle fetten Fleischsorten: Schweinefleisch, Hammelfleisch, fettes Rindfleisch, Rinderzunge, Hirn, Niere, Leber, Lamm.
Geflügel und Wild	Huhn, Hähnchen, Puter, Taube, Fasan (ohne Fett gegart und ohne Haut!). Hirsch, Reh, Kaninchen, Wildschwein.	Ente, Gans und alle, die nicht unter „erlaubt" aufgeführt sind.
Aufschnitt	Magerer kalter Braten, Rauchfleisch, Rinderschinken, Schweineschinken ohne Fettrand, Lachsschinken, Deutsches Corned beef, Tatar oder Schabefleisch, roh oder gebraten, jedoch ohne Eigelb. Geflügelwurstsorten.	Verboten sind alle Wurstsorten, die nicht unter „erlaubt" aufgeführt sind.
Sülzen	Selbst zubereitete Sülzen von Kalbfleisch, Geflügel, Rindfleisch, Fischfilet (mit Remouladensoße aus Magerjoghurt und Gewürzen).	Alle, die nicht unter „erlaubt" aufgeführt sind.
Fleisch- und Fischsalate	Selbst zubereitet von: Kalbfleisch, Geflügel, Rindfleisch, Fischfilet, zubereitet mit Magerjoghurt, Gewürzen, Senf, Zwiebeln, Gurken, Tomaten, Sellerie, Äpfeln, Spargel, Champignons.	Alle handelsüblichen Fleisch- und Geflügelsalate.

Tabelle 23.31 (Fortsetzung)

	Erlaubte Nahrungsmittel	Verbotene Nahrungsmittel
Fisch	Schellfisch, Kabeljau, Heilbutt, Flunder, Dorsch, Rotzunge, Scholle, Seelachs, Seezunge, Hecht, Zander, Forelle, Felchen, Flußbarsch, Lachs, Makrelen und Hering in sparsamen Mengen.	Mastkarpfen, Flußaal, Thunfisch, Steinbutt, Matjesheringe, Räucherfisch (Bückling), alle Fischkonserven und alle Fischmarinaden.
Eier	Eiklar.	Eigelb und alle mit Eigelb zubereiteten Speisen.
Milch	Magermilch, Buttermilch, Magerjoghurt, Magermilchpulver.	Vorzugs-, Voll-, Kondensmilch, Sahne (süß oder sauer) und alle damit zubereiteten Speisen.
Käse	Alle Käse bis zu 20% F.i.T. (= Fett in Trockenmasse). Besonders: Magerquark, Hüttenkäse, Kochkäse, Magerkäse, Mainzer, Harzer, Limburger, Romadur.	Alle Käsesorten über 20% F.i.T., dazu gehören fast alle Schnittkäse.
Fette	Pflanzenfette mit über 50% Linolsäuregehalt: Becel®-Margarine, Becel®-Öl, Mazola®-soft-Margarine, Mazola®-Keimöl, Sonnenblumenöl, Livio-Speiseöl®, Vitaquell®, Distelöl, Olivenöl.	Butter, Schmalz, Speck, Sahne, käufliche Mayonnaisen und Remouladensoßen, einfache Margarinesorten, einfache Ölsorten, Kokosfett, Palmin, Biskin.
Brot	Alle dunklen Brotsorten sind erlaubt.	Verboten sind Stuten, Weißbrot, Brötchen in größeren Mengen.
Brotaufstriche	Honig, Gelee, Marmeladen, Konfitüren, Apfel- und Birnenkraut, Pflaumenmus, jeweils in geringen Mengen. Siehe auch „Aufschnitt" und „Käse".	Fett und Öl enthaltende Brotaufstriche.
Kuchen	In begrenztem Umfang: Obsttorten ohne Sahne, möglichst selbst hergestelltes Hefegebäck mit wenig Fett und ohne Eigelb.	Alle Sorten von handelsüblichen Kuchen- und Gebäcksorten.

Tabelle 23.31 (Fortsetzung)

	Erlaubte Nahrungsmittel	Verbotene Nahrungsmittel
Kartoffeln	Fettfrei zubereitet, z. B. Salzkartoffeln, Pellkartoffeln, Kartoffelpüree, Kartoffelklöße, jeweils ohne Eigelbzusatz.	Pommes frites, Pommes Chips, Bratkartoffeln, Röstkartoffeln, Reibekuchen, Kroketten.
Reis und Nudeln	Ohne Eigelb zubereitet und fettfrei gegart.	
Gemüse und Obst	Alle Sorten von Frischgemüse, Tiefkühlgemüse, Gemüsesäfte, bei der Zubereitung ohne Mehlschwitze. Ebenfalls erlaubt alle Obstsorten roh oder gekocht ohne Zucker, im Bedarfsfall mit Süßstoff süßen.	Stark kalorienhaltig sind Bananen, Weintrauben, Trockenfrüchte, kandierte Früchte.
Nüsse	Erlaubt sind Walnüsse sowie in begrenzten Mengen Kastanien, Hasel- und Paranüsse, jedoch Kaloriengehalt beachten.	Alle anderen Sorten von Nüssen.
Süßwaren	Selbst hergestellte Süßwaren aus Buttermilch, Magerjoghurt, Zitronensaft, Frischobst, Eischnee, Baiser, alle möglichst ohne Zusatz von Zucker und Honig.	Große Mengen von Marmeladen, Gelees, Konfitüren, Honig, Bonbons, Schokoladen, Pralinen, Nougat, Marzipan, Lakritze, Hustenbonbons u. ä. (in geringen Mengen erlaubt).
Süßmittel	Assugrin, Natreen-Diätsüße, Sukrinetten, Saccharin u. ä.	Fructusan, Sionon, Zucker und Honig in größeren Mengen.
Getränke	Filterkaffee, Tee (bes. grüner Tee), Mineralwasser, Gemüsesäfte, ungezuckerte Fruchtsäfte (sog. Mutter-saft). Alkoholische Getränke nur nach ärztlicher Rücksprache.	Sirup, gezuckerte Fruchtsäfte, Liköre, Südweine, Colagetränke und gesüßte Limonaden.
Gewürze	Alle Gewürze erlaubt.	Vanillezucker.

Einige Hinweise:
a) Garungsarten: Kochen, Dämpfen, Dünsten, Grillen, Braten in kunststoffbeschichteten Pfannen, Garen in Aluminiumfolie.
Verboten sind: Braten in üblichen Pfannen, Garen in schwimmendem Fett.
b) Bratensaft und Bouillon in erkaltetem Zustand entfetten.
c) Fette nicht zu stark erhitzen, Fette nicht bräunen.
d) Erhitzte Fette nach einmaligem Gebrauch vernichten.

Pharmakotherapie

Wenn eine mehrwöchige konsequente Diät nicht ausreichend wirksam ist oder von vornherein stark erhöhte Lipidwerte vorliegen, wird zusätzlich eine Pharmakotherapie eingesetzt. Übersicht s. Tabelle 23.32.
Für alle medikamentösen Behandlungsversuche gilt die Regel, daß das jeweilig angewendete Medikament abgesetzt oder gegen ein anderes ausgetauscht werden sollte, sofern nach 6–8wöchiger konsequenter Verabreichung keine deutliche Wirkung zutage getreten ist. Da es sich um eine Langzeittherapie handelt, müssen das Risiko der Nebenwirkungen und das Risiko der Fettstoffwechselstörungen sorgsam gegeneinander abgewogen werden. Bei Versagen der Pharmakotherapie kommt im Falle von Hypercholesterinämien Lipidapherese zur Anwendung (s. ds. Kap., 7.1 „Lipidapherese").
Im Folgenden werden die wichtigsten pharmakodynamischen und pharmakokinetischen Eigenschaften der meist verwendeten Lipidsenker dargestellt. Differentialtherapie s. ds. Kap., 7.2.

Colestyramin und Colestipol

Colestyramin (Quantalan® 50) und Colestipol (Colestid®) sind wasserunlösliche nicht-resorbierbare Anionenaustauscherharze, die durch Bindung von Gallensäuren im Intestinaltrakt eine Unterbrechung des enterohepatischen Kreislaufs der Gallensäuren und so einen vermehrten Verlust von Chol über eine gesteigerte Gallensäurenbildung herbeiführen. Dies führt zu einer Steigerung der LDL-Rezeptor-Aktivität der Leberzellen und dadurch zu einer Senkung des LDL-Chol im Blut. Die Wirkung ist dosisabhängig. Rückgang von Chol bzw. LDL-Chol um 20–30% zu erwarten. Rückgang von Xanthomen und Xanthelasmen. HDL werden nicht oder nur geringfügig erhöht. Zu Beginn häufig vorübergehende Anstiege der TG durch VLDL-Vermehrung, zumal bei bereits erhöhten TG-Ausgangswerten. Die Substanz ist unwirksam bei homozygoter familiärer Hypercholesterinämie. Auch im späteren Kindes- und Jugendalter erprobt (s. u.).
Pharmakokinetik: keine enterale Resorption, vollständige Ausscheidung mit dem Stuhl. *Dosierung:* Je nach Ausgangshöhe des Cholesterin 8–32 g Colestyramin bzw. 10–30 g Colestipol in 2–4 Portionen jeweils vor oder zum Essen in mindestens 100 ml Flüssigkeit einnehmen. Mit kleinen Dosen beginnen und langsam steigern bis zur gewünschten Wirkung.
Nebenwirkungen: Häufig Obstipation und Stuhlverhärtung (30%), ferner Oberbauchbeschwerden, Meteorismus, Übelkeit und Erbrechen, Sodbrennen, Aufstoßen. Bei Höchstdosierung können Fettmalabsorption und Mangel an fettlöslichen Vitaminen auftreten. Kompensation durch mittelkettige Triglyzeride (Ceres®-Fett) und Vitaminsubstitution.
Interaktionen: Resorptionsbehinderungen für Marcumar®, Schilddrüsenhormone, Thiazide, Kortikoide, Tetrazykline, Digitalisglykoside, Eisenpräparate u. a., daher Einnahme aller begleitenden Medikamente 1 h vor oder 4 h nach Gabe des Anionenaustauschers.
Kontraindikationen: Schwangerschaft und Stillzeit, Hyperparathyreoidismus, Niereninsuffizienz mit Azidose, Kinder unter 6 Jahren.

Tabelle 23.32: Übersicht über die wichtigsten Lipidsenker, ihre Indikationen, Dosierungen und Wirkungsmechanismen

Medikament	Indikation	Dosis	Hauptwirkung
Anionenaustauschharze			
– Colestyramin	reine Hypercholesterin-	4–32 g tgl.	intestinale Bindung der
– Colestipol	ämie = LDL-Vermehrung Typ IIa, (IIb)	5–30 g tgl.	Gallensäuren, Unterbrechung des enterohepatischen Kreislaufs; LDL-Rezeptorenvermehrung
Sitosterin	leichte Hypercholesterinämien	2–10 g tgl.	Hemmung der intestinalen Cholesterinresorption
HMG-CoA-Reduktasehemmer (= CSE-Hemmer)			
– Lovastatin	reine Hypercholesterin-	10–80 mg tgl.	Hemmung der zellulären Cholesterinbiosynthese durch Hemmung der HMG-Reduktase, verstärkte Bildung von LDL-Rezeptoren; mäßige Erhöhung von HDL
– Pravastatin	ämien = LDL-Erhöhung	10–40 mg tgl.	
– Simvastatin	Typen IIa u. IIb;	10–40 mg tgl.	
– Fluvastatin	Remnant-Erhöhung: Typ III	20–40 mg tgl.	
Fibrate			
– Bezafibrat	Hypertriglyzeridämien	200–600 mg tgl.	verminderte hepatische Produktion und verstärkter peripherer Abbau der VLDL; verstärkter LDL-Katabolismus; verminderte Cholesterinsynthese; erhöhte biliäre Cholesterinsekretion; HDL deutlich vermehrt
– Fenofibrat	durch VLDL und	200–300 mg tgl.	
– Gemfibrozil	Remnanterhöhung:	900–1350 mg tgl.	
(– Clofibrat)	Typen IV u. III. Mäßige LDL-Erhöhung: Typen IIa u. IIb	0,5–2 g tgl.	
Nicotinsäure			
– Pyridylkarbinol	Erhöhung der	0,5–1,5 g tgl.	Hemmung der Lipolyse, dadurch verminderte VLDL-Synthese, dadurch auch Absenkung von LDL, Aktivierung der LPL; starke Erhöhung des HDL
– Acipimox	VLDL-TG 1,6 g tgl. und Remnants: Typen IV, III; Leichte Ausprägung von Typen IIa u. IIb	0,5–0,75 g tgl.	
Probucol	erhöhtes LDL-Cholesterin = Hypercholesterinämie Typ IIa, (IIb)	0,5–1 g tgl.	Hemmung der Cholesterinsynthese in Leber und Darm. Antioxidans; verminderte LDL-Oxidation, antiatherogen; HDL vermindert

Wichtig: Eine konsequente langdauernde Therapie namentlich mit hohen Dosen erfordert ein hohes Maß an Einsicht, Disziplin und Motivation. Etwa 30% der Behandelten brechen die Therapie wegen Unverträglichkeit ab.

HMG-CoA-Reduktase-Hemmer

Synonym wird auch der Begriff Cholesterin-Synthese-Enzym-Hemmer *(CSE-Hemmer)* verwendet.

Diese neu entwickelten Substanzen (Lovastatin, Simvastatin, Pravastatin, Fluvastatin) hemmen dosisabhängig kompetitiv das Schlüsselenzym der zellulären Cholesterinsynthese, die HMG-CoA-Reduktase. Der verminderte zelluläre Chol-Gehalt führt zu vermehrter Synthese und Expression von LDL-Rezeptoren an der Zellmembran, so daß LDL und Remnants des Plasmas verstärkt in die Leber aufgenommen und abgebaut werden. Auch sinkt die Rate der VLDL-Synthese in der Leber, so daß weniger LDL beim intraplasmatischen Abbau von VLDL entsteht. Bei Maximaldosierung werden Gesamt-Chol und LDL-Chol um 30–40%, TG um 20% gesenkt, während HDL-Chol um 10% ansteigt. Im Handel sind Mevinacor (Lovastatin®), Zocor® und Denan® (Simvastatin), Pravasin® und Liprevil® (Pravastatin) sowie neuerdings Cranoc® und Locol® 20/40 (Fluvastatin). Simvastatin ist, auf Milligrammbasis betrachtet, doppelt so effektiv wie Lovastatin und Pravastatin.

Dosierung und Anwendung: Lovastatin 10–80 mg, Simvastatin, Pravastatin 10–40 mg und Fluvastatin 20–40 mg täglich oral. Langsam aufbauende Dosierung, möglichst Applikation nach dem Abendessen. Bei Höchstdosierung auch in 2 Portionen, je morgens und abends zu den Mahlzeiten. Allmähliche Dosissteigerung je nach Effekt in 2wöchigen Abständen bis zur Höchstdosis. Die Kombinationstherapie mit Anionenaustauschern führt zu einer deutlichen Steigerung der LDL-Chol-senkenden Wirkung auf über 50%. *Kombinationsmöglichkeiten* auch mit Probucol erprobt und sehr wirksam. *Kombination* mit Nikotinsäure und Fibraten *problematisch* wegen Auslösung einer Myopathie (s.u.).

Pharmakokinetik: Lovastatin und Simvastatin stellen Prodrugs dar, die erst bei der Leberpassage durch Hydrolyse der Laktonform in die wirksame freie Säureform übergeführt werden. *Resorptionsquoten* nach oraler Zufuhr 30–40%. Erheblicher First-pass-Metabolismus in der Leber, so daß für die systemische Verfügbarkeit nur etwa 5% der applizierten Dosis nachgewiesen werden. Mehrere inhibitorisch wirksame Metaboliten erscheinen im Plasma. Beide Substanzen hemmen auch in den peripheren Geweben die Chol-Synthese in geringem Maße. – Pravastatin und Fluvastatin werden als freie Säuren appliziert. Im Gegensatz zu den beiden anderen Substanzen ist dem Pravastatin eine Gewebeselektivität (Leber und Ileum) eigen, so daß eine Cholesterin-Synthesehemmung in anderen Organen nicht beobachtet wird. Resorptionsquote 35%. Ebenfalls First-pass-Effekt von etwa 66% der verabreichten Dosis. Die systemische Bioverfügbarkeit liegt bei etwa 17%, einschließlich aktiver Metaboliten. Lovastatin und Simvastatin durchdringen die Blut-Hirnschranke, Pravastatin und Fluvastatin nicht. Die Unterschiede in der Pharmakokinetik lassen bisher keine prinzipiellen Unterschiede bezüglich der klinischen Wirkungen und Nebenwirkungen erkennen. Alle Substanzen werden überwiegend biliär-fäkal eliminiert, nur geringe Mengen werden renal ausgeschieden. Die Plasma-Eiweißbindung bei Lovastatin, Fluvastatin, Simvastatin liegt bei 95%, bei Pravastatin bei 50–60%.

Nebenwirkungen: Abdominelle Schmerzen, Übelkeit, Durchfall, Verstopfung, Flatulenz und Kopfschmerzen bei 2–3%; Schlafstörungen. Erhöhte Transaminasen, z. T. reversibel und nicht über das 3fache der Norm hinausgehend, bei etwa 3%. Hautausschläge bei 0,4%, bei 5% erhöhte Kreatinin-Kinasewerte, z. T. verbunden mit Myalgien oder einem myositischen Syndrom, teilweise ohne klinische Begleiterscheinungen. Über Haarausfall unter Simvastatin wurde jüngst erstmals berichtet (1993). Ein *Rhabdomyolyse-Syndrom* wurde in 30% bei gleichzeitiger Therapie mit Immunsuppressiva und Ciclosporin, ferner bei Kombinationstherapie mit Nikotinsäure (2%), Fibraten (5%), Erythromycin und Gemfibrozil beobachtet. Neuerdings wurden allerdings auch unter entsprechender Überwachung Kombinationstherapien ohne nennenswerte Nebenwirkungen mitgeteilt. Dennoch Vorsicht bei Kombination mit den genannten Substanzen. Regelmäßige blutchemische Kontrollen der Leber- und Muskelenzyme sind erforderlich. Bisher konnten keine Störungen der Steroidhormonsynthese (Nebenniere und Gonaden) nachgewiesen werden. Wenn auch in den klinischen Studien keine erhöhte Kataraktgefährdung vorkommt, wird sicherheitshalber die regelmäßige augenärztliche Untersuchung empfohlen, da im Tierversuch vermehrt Katarakte nachzuweisen waren.

Indikationen: Mittelschwere und schwere familiäre heterozygote und nichtfamiliäre polygene Hypercholesterinämie. Bei familiärer homozygoter Hypercholesterinämie und bei Apo-B-100-Defekt sind die Substanzen wegen fehlender LDL-Rezeptoren bzw. Ligandendefekts unwirksam.

Interaktionen: Senkung der Prothrombinzeit bei gleichzeitiger Cumaringabe wurde beobachtet. Daher Kontrollen bei Marcumar®-Therapie. Keine Änderung in der Zusammensetzung der Lipoproteine durch die CSE-Hemmer nachweisbar.

Kontraindikationen: Unverträglichkeit, schwere Lebererkrankungen, anhaltende Transaminasenerhöhung, Myalgien und Myositis, Schwangerschaft, Stillzeit, Kinder unter 18 Jahren (s. a. Nebenwirkungen).

Bezüglich Verdacht auf unerwünschte Wirkungen der genannten Substanzen (Linsentrübung, Augenmuskellähmung, Hyperglykämie) s. Dtsch. Ärztebl. 88 (1991), B-925.

Probucol

Probucol (Lurselle®): Seine Chol-senkenden Eigenschaften sind seit vielen Jahren bekannt und klinisch erprobt, in Deutschland selten verwendet. Senkt zuverlässig und anhaltend erhöhte Chol- bzw. LDL-Chol-Spiegel um 10–25%, entsprechender Rückgang auch von Apo B. Selbst bei homozygoter familiärer Hypercholesterinämie kommt diese Senkung zustande. Nach mehrjähriger Einnahme Rückbildung von Cholesterinablagerungen in Haut, Sehnenscheiden und Gefäßwänden, auch bei Patienten mit homozygoter familiärer Hypercholesterinämie. HDL-Cholesterin wird vermindert, der Quotient Gesamt-Chol/HDL-Chol bleibt unverändert. TG nicht nennenswert beeinflußt.

Wirkungsmechanismus: Nicht völlig geklärt. Unter anderem wird die Chol-Synthese in Leber und Darm gehemmt. Ferner Wirkung als Antioxidans, woraus sich

seine unabhängig vom lipidsenkenden Effekt nachweisbare antiatherosklerotische Wirkung erklärt. Kombinationstherapie mit Anionenaustauschern führt zur erheblichen Wirkungssteigerung des Chol-senkenden Effektes und gleichzeitig zu einer Anhebung des HDL-Chol.
Dosierung: 2 mal 500 mg zu den Mahlzeiten per os. Maximale Wirkung nach 2–3 Monaten.
Pharmakokinetik: Nur 5% der Dosis werden enteral resorbiert, daher erst nach Monaten konstante Plasmaspiegel von etwa 20 µg/ml. Probucol wird an die LP gebunden; starke und langanhaltende Anreicherung im Fettgewebe. Ausscheidung über den Stuhl. Eliminationshalbwertzeit mehrere Wochen.
Nebenwirkungen: Weiche Stühle bis Diarrhö, dyspeptische Beschwerden, QT-Verlängerungen im EKG bei 50%, Eosinophilie bei ca. 30%.
Kontraindikationen: Schwangerschaft, Stillperiode, Kindesalter, Lebererkrankungen außer Fettleber, entzündliche Darmerkrankungen, Herzrhythmusstörungen.

Fibrate

Die Fibrate (Clofibrat, Bezafibrat, Fenofibrat, Gemfibrozil) sind eine i.a. gut verträgliche, nebenwirkungsarme Stoffklasse, die in erster Linie triglyzeridsenkende Eigenschaften aufweist, vornehmlich durch Beschleunigung des VLDL-Katabolismus infolge Aktivitätssteigerung der LPL und Hemmung der VLDL-Sekretion aus der Leber. Mittelbar werden auch in geringem Maße VLDL-Remnants und LDL gesenkt, letztere möglicherweise auch über einen verstärkten rezeptorenvermittelten Abbau. Fibrate haben eine HDL-steigernde Wirkung. Sie erhöhen die Chol-Sekretion in die Galle bei verminderter Gallensäureproduktion, woraus eine erhöhte Lithogenität der Galle resultiert. Schließlich haben sie darüber hinaus eine HDL-steigernde Wirkung mäßigen Grades. Sie besitzen wahrscheinlich eine hemmende Wirkung auf die hepatische Chol-Synthese durch nicht-kompetitive Hemmung der HMG-CoA-Reduktase.
Indikationen: Hypertriglyzeridämien infolge erhöhter Konzentrationen von VLDL, IDL und Chylomikronen, also Typen IV, III und V, ferner leichte Ausprägungen von Typen IIa und IIb. TG werden je nach Ausgangswert um 50–70%, Gesamt-Chol bzw. LDL-Chol um 10–20% gesenkt, HDL-Chol steigt um 15–25% an; Apo B-100 fällt, Apo A-1 steigt.
Nebenwirkungen: Gastrointestinale Unverträglichkeiten bis zu 5%, flüchtige Exantheme oder Pruritus, Myalgien oder gar Myositis mit Anstieg der muskelspezifischen Enzymaktivitäten, gelegentlich Auftreten einer schweren generalisierten Myolyse mit myoglobinurischem Nierenversagen. Vorübergehende, meist anfangs auftretende Erhöhung der leberspezifischen Enzymaktivitäten, in der Regel bis zum 2–3fachen der Norm, meist reversibel; schwere Leberschädigungen selten. Kreatininanstieg innerhalb des Normbereichs, bei vorbestehender Kreatininerhöhung deutliche Anstiege möglich. Potenz- und Libidoverlust, Gynäkomastie und Haarausfall gelegentlich. Bei Langzeittherapie ist das Risiko einer Cholelithiasis erhöht.
Interaktionen: Potenzierende Wirkung auf Marcumar®, so daß die Dosis auf $^2/_3$ oder weniger reduziert werden muß; Wirkungsverstärkung von Phenytoin und oralen Antidiabetika; die alkalische Phosphatase (hepatisches Isoenzym)

wird gesenkt, was u. U. zur Kontrolle der Compliance dienen kann. Mäßige Verminderungen der Thrombozyten-Aggregationsfähigkeit, des Fibrinogenspiegels sowie leichte Verbesserung der Glukoseverwertung gelten als Vorteile. Bei Fenofibrinsäure Senkung des Harnsäurespiegels um 30%.
Präparate und Dosierungen: 1. Clofibrat, kaum noch verwendet (Regelan® N 500, Regadrin® 400, Derivate s.u.): 1,5–2 g in 2 Dosen oral nach dem Essen. 2. Bezafibrat (Cedur®, Cedur® ret.): 3 mal 200 mg oder 1 mal 400 mg des Retard-Präparats am Abend. 3. Fenofibrat (Lipanthyl®-Kapseln, Lipanthyl®-ret. 250, Normalip® 250 N u.a.): 200 mg morgens, 100 mg abends nach dem Essen, 250 mg des Retard-Präparats abends. 4. Gemfibrozil (Gevilon®): Valeriansäurederivat, aber in der Wirkungsweise den Fibraten sehr ähnlich: 900 mg, maximal 1200 mg in 1 oder 2 Dosen nach dem Essen.
Pharmakokinetik: Nahezu vollständige enterale Resorption, rasche Umwandlung in die metabolisch aktiven Fibrinsäuren, welche überwiegend renal eliminiert werden. Daher besteht bei allen Präparaten *Kumulationsgefahr bei Niereninsuffizienz;* Dosis ist dann zu reduzieren. 95%ige Plasma-Eiweißbindung, daher nicht dialysabel. Plasmahalbwertzeiten sehr unterschiedlich und interindividuell schwankend zwischen 2 und 25 h. *Sehr wichtig:* Dosisreduktion bei Niereninsuffizienz: für Clofibrat: ab Kreatinin 5 mg/dl Dosis halbieren, ab 8 mg/dl ¼ der Dosis, bei Dauerdialyse ¹/₁₀ der Dosis oder 1,5–2 g/Woche. Für Bezafibrat: bei Kreatinin 1,6–2,5 mg/dl 400 mg täglich, bei Kreatinin 2,6–6 mg/dl maximal 200 mg täglich, ab Kreatinin 6,0 mg/dl keine Therapie mit Bezafibrat. Fenofibrat und Gemfibrozil: Keine Therapie ab Kreatininwerten 2,0 mg/dl, wenngleich bei Gemfibrozil im Stadium der Niereninsuffizienz eine überwiegende hepatische Elimination einsetzt.
Kontraindikationen: Leber- und Niereninsuffizienz, Schwangerschaft, Stillperiode, Kindes- und Jugendalter, Gallenblasenerkrankungen mit und ohne Lithiasis, Muskelerkrankungen. Vorsicht bei gleichzeitiger Verabreichung von Immunsuppressiva.
Derivate: Etofibrat (Lipo Merz®) und *Etofyllinclofibrat* (Duolip®) sind Ester der Clofibrinsäure mit Nikotinsäure bzw. Etofyllin. Sie können mit Vorbehalt bei leichten HLP empfohlen werden. Sie werden niedriger dosiert als bei Monotherapie mit den darin enthaltenen Einzelsubstanzen. Eine günstigere Pharmakokinetik wird als Ursache dafür angenommen. Nebenwirkungen, Interaktionen und Kontraindikationen wie bei den Fibraten. Dosierung: Etofibrat 400 mg, in Retardform 500 mg täglich; Etofyllinclofibrat 1000 mg täglich in 2 Dosen.

Nikotinsäure und Derivate

(1) Nikotinsäure (als Inositol- und Xantinolderivate im Handel, Hexanicit® forte Drg., Complamin® spezial Retardtabletten) und Nikotinylalkohol (Ronicol®, Ronicol® ret.), letzterer in vivo rasch zu Nikotinsäure oxidiert, senken die Konzentrationen von LDL und VLDL durch Reduktion der Syntheserate der VLDL in der Leber infolge Lipolysehemmung. Die Wirkung auf Chol und TG ist bei den einzelnen HLP sehr unterschiedlich ausgeprägt und dosisabhängig. Je nach Dosis Senkungen der TG bis zu 60%, des LDL-Chol bis zu 30% erreichbar, Anhebung von HDL-Chol bis zu 25% möglich. *Dosierung:* Langsam auf-

steigend innerhalb weniger Wochen auf maximal 3(–6) g/Tag oral, bei Ronicol® ret. maximal 1,5 g/Tag. Applikation stets nach den Mahlzeiten.
Pharmakokinetik: Rasche und vollständige enterale Resorption. Überwiegend renale Elimination.
Nebenwirkungen und Interaktionen: Häufig Hautjucken und Hautrötung $^{1}/_{2}$–2 h nach der Einnahme, die bei längerer Anwendung bei einem Teil der Patienten verschwinden. Die Flushsymptomatik kann durch vorherige Gabe von 500 mg ASS gemildert werden. Ferner Oberbauchschmerzen, dyspeptische Beschwerden, gelegentlich Ulkusentstehung; trockene Haut und bräunliche Hauptpigmentierungen vorwiegend subaxillär und inguinal. Störungen der Glukosetoleranz bis zum manifesten Diabetes mellitus, häufig Hyperurikämie und ggf. Provokation eines Gichtanfalls. Hepatotoxizität: Erhöhungen der Transaminasen, der alkalischen Phosphatase, gelegentlich intrahepatische Cholestase.
Indikationen: Typen III, IV und V, mäßige Ausprägungen der Typen IIa und IIb. Gute Kombinationsmöglichkeiten mit Colestyramin, wodurch Wirkungssteigerung beider Substanzen. *Kontraindikationen:* Herzinsuffizienz, frischer Infarkt, zerebrale Blutung, Frühschwangerschaft, Ulkuskrankheit, schwere Leberschädigungen. Relativ kontraindiziert bei Diabetes mellitus, Hyperurikämie.
Wichtig: Wegen der zahlreichen subjektiven und objektiven Nebenwirkungen ist ständige klinische und klinisch-chemische Überwachung erforderlich. Dank neuerer wirkungsarmer Lipidsenker ist Anwendung auf wenige Indikationen und Kombinationstherapien zu beschränken.
(2) *Acipimox* (Olbemox®), ein Pyrazinderivat, bezüglich Wirkungsmechanismus der Nikotinsäure ähnlich, jedoch hemmt es ca. 20mal intensiver die Lipolyse und senkt so die VLDL-Synthese in der Leber. TG werden um 40–50%, Gesamt- und LDL-Chol um 15–20% gesenkt, ebenso Apo B; HDL und Apo AI steigen um 15–20% bzw. 5–10%. Kein Wirkungsverlust bei Langzeiteinnahme. *Dosierung:* 2–3 mal 250 mg zu den Mahlzeiten. *Pharmakokinetik:* Vollständige intestinale Resorption, 100%ige Bioverfügbarkeit; unveränderte renale Elimination, daher bei Niereninsuffizienz Dosisreduktion. Substanz ist dialysierbar. 26% Plasma-Eiweißbindung. *Nebenwirkungen:* Flush und/oder Hautjucken bei ca. 8%, durch Azetylsalizylsäure günstig zu beeinflussen; meist verschwinden die Symptome bei längerem Gebrauch. Anfangs öfter auch gastrointestinale Beschwerden. Keine Beeinträchtigung der Leber- und Nierenfunktion oder der Glukosetoleranz. Bisher keine *Interaktionen* mit anderen Pharmaka bekannt. *Indikationen:* Typ IV und IIb, auch IIa bei mäßiger Ausprägung. *Kontraindikationen:* Wie bei Nikotinsäure, ausgenommen Lebererkrankungen.
(3) Unter einer *Kombinationstherapie* von 3 g *Nikotinsäure* und 2 g *Neomycin* täglich wird LDL-Chol um knapp 50% gesenkt; unter Monotherapie mit Neomycin beträgt die Senkung etwa die Hälfte. *Wichtig:* Die genannte Kombinationstherapie führt auch zu einer Senkung von LP(a) um 45%, Monotherapie mit Neomycin um 24%.

Phytotherapie, Ballast- und Quellstoffe, sonstige Präparate
(1) *β-Sitosterin* (Sito-Lande-®Pastillen, Sitosterin-Delalande®-Granulat), ein pflanzliches Phytosterin, vermindert durch Interaktionen mit den Resorptions-

mechanismen die enterale Resorption von Chol. Dadurch Senkung von Chol und LDL-Chol um 10–20% je nach Dosis, bei 5–10 g etwa um 10–15%. Die Wirkung hängt stark vom Gehalt an reinem β-Sitosterin der Zubereitungen ab. Nur 5% der Substanz werden resorbiert, wie Chol weiter verstoffwechselt und biliär ausgeschieden. Ernste *Nebenwirkungen* und *Interaktionen* sind nicht bekannt, abgesehen von gelegentlicher Obstipation und Meteorismus. *Dosierung:* 3 mal 2 Pastillen (= 6 g) oder 3 mal 1–2 Beutel Granulat (= 5–10 g) vor dem Essen, gegebenenfalls noch steigern. *Kontraindikationen:* Nur die seltene β-Sitosterolämie.

(2) *Guarmehl* (Glucotard®, Guarem, je 5 g), Quellstoff aus den Keimlingen der Büschelbohne, quillt im Magen durch Wasser erheblich auf, dadurch Verzögerung der Magenentleerung und der Chol-Resorption im Dünndarm. Gesamt-Chol und LDL-Chol werden um 10–15% gesenkt, wahrscheinlich durch Bindung von Gallensäuren und damit Entzug von Chol aus dem enterohepatischen Kreislauf. Außerdem Verminderung des postprandialen Blutzuckeranstiegs von 10–15%. HDL und TG werden nicht beeinflußt. Die Substanz wird nicht resorbiert und im Kolon bakteriell zersetzt. Es entwickelt sich keine Maldigestion. *Dosierung und Anwendung:* Einschleichende Dosierung bis zu 3 mal 5 g/Tag, stets vor den Mahlzeiten mit 250 ml Flüssigkeit. Kombinationstherapie mit Bezafibrat führt zur Wirkungsverstärkung auf Chol- und LDL-Chol-Senkung. *Nebenwirkungen:* In 30–70% Flatulenz, Völlegefühl, Sodbrennen, Inappetenz, Oberbauchdruck, Diarrhö; bei längerer Anwendung sollen diese Nebenwirkungen rückbildungsfähig sein. *Interaktionen:* teilweise Resorptionsverzögerung von Paracetamol, Glibenclamid, Penicillin. Keine Einschränkung der Bioverfügbarkeit bei gleichzeitiger Anwendung von Bezafibrat, Digoxin, Methyldigoxin, Acetyldigoxin. Bei oralen Antikonzeptiva ist die Situation noch nicht geklärt.

(3) Auch von anderen *Ballaststoffen* aus verschiedensten Getreideprodukten und *Pektinen* wurden Chol-Senkungen um 10–15% berichtet. Daher auch die Empfehlung einer ballaststoffreichen Kost bei Hyperlipidämien (s. ds. Kap., 7.1 „Diät").

(4) *Knoblauch:* Ob die Inhaltsstoffe des Knoblauchs (Allium sativum), namentlich Allicin, lipidsenkende Effekte haben, wird kontrovers beurteilt. Da keine ernsten Nebenwirkungen bekannt sind, ist ein Therapieversuch immerhin lohnend; z. B. Sapec® 3 mal 300 mg tgl. zu den Mahlzeiten.

(5) *Omega-3-Öle,* natürlicherweise im Phyto- und Zooplankton der Meere vorkommend und deshalb in Fischölen enthalten, vermindern die Synthese der VLDL und senken somit die TG. Keine Wirkungen auf LDL-Chol unmittelbar. Generelle Empfehlungen können noch nicht gemacht werden, da Nebenwirkungen bei Langzeittherapie noch nicht genügend erforscht sind. 2–3 Fischmahlzeiten/Woche können unbedenklich empfohlen werden. In Kurzzeitversuchen wurden sehr unterschiedliche Mengen Fischöl zwischen 5 und 15 g täglich eingesetzt. Zahlreiche andere Wirkungen, u.a. auf den Prostaglandinstoffwechsel, die Thrombozytenfunktion, den Bluthochdruck, die Fließeigenschaften des Blutes, Blutgerinnung, physikalische Membraneigenschaften der Zellen, wurden beobachtet. Eskimos nehmen 5–10 g täglich mit der Nahrung zu sich.

Lipidapherese

Das Verfahren besteht in einer extrakorporalen Elimination von LDL-Chol durch Apherese: Nach Separation des Blutplasmas von den Blutzellen wird durch verschiedene Verfahren LDL selektiv aus dem Plasma entfernt; anschließend wird das behandelte Plasma ebenso wie die Blutzellen dem Patienten wieder zugeführt. Mehrere Verfahren, die in entsprechend ausgerüsteten Zentren durchgeführt werden können, sind bewährt (s.u.). Bei etwa wöchentlich durchzuführenden Behandlungen läßt sich die mittlere LDL-Konzentration auf 50–60% des Ausgangswertes einstellen, ein Gleichgewicht wird nach etwa 4–6 Behandlungen erreicht. Der Lipidanstieg nach Apherese binnen 1 Woche kann durch Lipidsenker (Anionenaustauscher, CSE-Hemmer) verlangsamt werden, so daß unter Umständen die Behandlungsintervalle vergrößert oder die Effektivität des Verfahrens auf maximal 80% Senkung erhöht werden können.

Die LDL-Apherese vermag auch Lipoprotein (a) zu eliminieren, ferner kommt es zu Verbesserungen der Plasmaviskosität und beim HELP-Verfahren zur teilweisen Eliminierung von Fibrinogen.

Die Behandlung wird von den Patienten in der Regel subjektiv gut toleriert. Schwerwiegende Nebenwirkungen sind bisher nicht berichtet worden. Ein arteriovenöser Shunt ist in der Regel nicht erforderlich.

Indikationen sind:
- Homozygote familiäre Hypercholesterinämie.
- Schwere Hypercholesterinämie anderer Genese einschließlich infolge familiären Apolipoprotein-B-Defekts, sofern eine medikamentöse Kombinationstherapie und Diät nicht zum Therapieziel führen.

Methoden:

(1) Immunadsorption über Sepharosesäulen, die mit Anti-Apo-B-100-Antikörpern vom Schaf beladen sind (Therasorb-Säulen, kovalente Bindung, regenerierbar, ca. 50mal verwendbar). Meist reichen pro Behandlung Durchleitung von 4–5 l Plasma aus, um eine Absenkung des LDL auf 35% des Ausgangswerts zu erzielen. HDL, Serumproteine, Immunglobuline und Fibrinogen sind unmittelbar nach der Behandlung um ca. 20% vermindert, 24 h später wieder im Normbereich. Behandlungsdauer 3–4 h, Behandlungshäufigkeit 1 mal wöchentlich.

(2) Heparininduzierte extrakorporale LDL-Präzipitation (HELP): Nach Plasmaseparation wird LDL im sauren Milieu von pH 5,1 mit Heparin präzipitiert; die Präzipitate werden durch Filterung entfernt, das „gereinigte" Plasma wird nach Neutralisation und Entfernung überschüssigen Heparins dem Körper wieder zugeführt. Bei 2,5–3 l behandelten Plasmas sinkt LDL-Chol auf 45%, TG auf 60% des Ausgangswertes. Gleichzeitig werden Fibrinogen, Plasminogen, C3- und C4-Komplement um 50%, HDL nur um 10% gesenkt. Wegen des Fibrinogenabfalls sollten pro Sitzung nicht mehr als 3 l behandelt werden. Behandlungsdauer 2–3 h, Behandlungshäufigkeit 1x wöchentlich.

(3) Adsorption von LDL an Dextransulfat: Das separierte Plasma wird durch Patronen mit Zellulosedextran (MG = 45000 D) geleitet, wobei LDL- und VLDL-Chol absorbiert werden. Bei Apherese pro Behandlung von 3–4 l, Absenkung von LDL auf 35–40%, der TG auf 70% des Ausgangswerts. Keine Beeinflussung von HDL und Immunglobulinen. Fibrinogen um 30% reduziert. Bei Apherese von mehr als 4 l Abfall des Quick-Werts. Bisher keine dextraninduzierten allergischen Reaktionen, kein Nachweis von Dextranantikörpern bekannt geworden. Behandlungsdauer 2,5–3,5 h, Behandlungshäufigkeit 1 mal pro Woche. Auf mögliche anaphylaktische Reaktionen bei Patienten unter Therapie mit ACE-Hemmern wurde kürzlich hingewiesen.

Operative Verfahren

Partieller Ileum-Bypass (200–250 cm terminales Ileum werden ausgeschaltet) führt zu einer LDL-Absenkung von 25–38% und Rückgang der Morbidität an koronarer Herzkrankheit (POSCH-Studie). – Nach portokavalem Shunt resultiert eine LDL-Senkung um 25%. Operationsrisiken und Nebenwirkungen sind vor der Anwendung zu bedenken. Angesichts anderer heute verfügbarer, weniger aggressiver Methoden kommen diese Verfahren wohl nicht mehr in Betracht. Hingegen kommt der *Lebertransplantation* die Bedeutung einer kausalen Therapie bei homozygoter Typ-II-HLP im Kindesalter zu. LDL-Chol-Senkung bis zu 80% möglich. Bei nicht erreichtem Therapieziel zusätzlich Therapie mit Anionenaustauschern oder im Erwachsenenalter mit CSE-Hemmern.

7.2 Behandlung einzelner Störungen des Fettstoffwechsels
7.2.1 Reine Hypercholesterinämien, Typ IIa
Therapieziele

Für gesunde Jugendliche und junge Erwachsene unter 30 Jahren Gesamt-Chol von etwa 180–200 mg/dl, LDL-Chol von 135–155 mg/dl, für Personen zwischen 30 und 50 Jahren ohne sonstige Risikofaktoren und ohne Zeichen einer Atherosklerose Gesamt-Chol von 220–240 mg/dl, LDL-Chol bis höchstens 175 mg/dl anstreben, bei älteren Personen (über 50 Jahre) je nach Risikoprofil, Atherosklerosezeichen und klinischem Gesamtzustand Gesamt-Chol bis allenfalls 260 mg/dl; HDL-Werte optimal halten (Tab. 23.29, S. 977)! Um allerdings eine Progression atherosklerotischer Gefäßläsionen zu vermindern oder gar eine Regression derselben zu erzielen, müssen die LDL-Chol-Werte – auch bei älteren Personen – deutlich unter 110 mg/dl gesenkt werden, wie jüngste Studien zeigten. Absenkungen des Gesamt-Chol unter 140 mg/dl sollten unterbleiben. Mitbehandlung weiterer Risikofaktoren ist selbstverständliches Gebot.

Leichte Hypercholesterinämien bis 250 mg/dl, LDL-Cholesterin bis 175 mg/dl

Meist liegt keine familiäre Hypercholesterinämie, sondern eine sog. polygenetische oder multifaktorielle Form vor, so daß die beschriebenen Diätmaßnahmen oftmals ausreichen, den Chol-Spiegel auf Werte um etwa 200 mg/dl, LDL-Chol auf 135–155 mg/dl zu senken. Reichen die Diätmaßnahmen bei Personen im jüngeren oder mittleren Alter nicht aus, ist nur bei Vorliegen einer erheblichen Risikokonstellation Pharmakotherapie indiziert. Erste Wahl: β-Sitosterin oder CSE-Hemmer in kleinen Dosen; evtl. Fibrate; zweite Wahl: Anionenaustauscher in mittlerer Dosierung, z. B. 8–12 g Colestyramin, Dosis nach Wirkung variieren; dritte Wahl: Probucol.

Wichtig: In manchen Fällen kommt ein erhöhter Gesamt-Chol-Gehalt bis etwa 280 mg/dl durch einen stark erhöhten HDL-Spiegel zustande, was durch entsprechende Analysen zu beweisen ist. In diesen Fällen ist selbstverständlich keine Therapie erforderlich.

Mäßige Hypercholesterinämien von 250–300 mg/dl, LDL-Cholesterin 175–215 mg/dl

Zunächst Diätmaßnahmen konsequent ausnutzen. Wenn dadurch Chol-Senkung nicht ausreichend, CSE-Hemmer einsetzen. Langjährig bewährt, auch bei Jugendlichen, sind Anionenaustauscher in individuell angepaßter Dosierung bis maximal 32 g Colestyramin oder 30 g Colestipol (hohe Nebenwirkungsquote! Compliance?). Als Alternative gelten die besser verträglichen Fibrate, die LDL-Chol um ca. 20–25% senken können. Bei Nichterreichen des Therapieziels Kombinationen von Anionenaustauschern in mittlerer (12–16 g) Dosierung (bessere Verträglichkeit!) mit Nikotinsäure oder mit Fibraten oder mit Probucol oder mit CSE-Hemmern.

Schwere Hypercholesterinämien über 300 mg/dl, LDL-Cholesterin über 215 mg/dl

Diätmaßnahmen sind dahingehend zu verschärfen, daß der Chol-Anteil in der Nahrung auf unter 200 mg/Tag und der Fettanteil auf 20–25 kcal% gesenkt wird. In der Regel ist bei diesen höheren Werten Pharmakotherapie erforderlich nach den Richtlinien wie bei mäßigen Hypercholesterinämien (s. o.).

Bei Werten *zwischen 350 und 500 mg/dl* besteht der dringende Verdacht auf das Vorliegen einer *heterozygoten Form der familiären Hypercholesterinämie* oder eines familiären Apo-B-Ligandendefekts. Hier muß wegen des sehr hohen Atheroskleroserisikos eine drastische Senkung in den Zielbereich (s. Tab. 23.29, S. 977) durch Diät *und* Pharmakotherapie erzwungen werden.

Bewährt ist im Falle der heterozygoten familiären Hypercholesterinämie eine Kombination aus Colestyramin oder Colestipol mit Nikotinsäure in hohen Dosen, sie ist jedoch schwer zu tolerieren. Maximale Senkung von LDL-Chol um 48%. Die Kombination von 80 mg Lovastatin mit 16 g Colestyramin vermag eine Senkung des LDL-Chol um 60% zu erzielen. 40 mg Simvastatin plus 24 g Colestyramin senken um etwa 50%. Kombinationen aus Fibraten mit Colestyramin können LDL um 45% reduzieren; sie haben den Vorteil, ähnlich wie Kombinationen mit Nikotinsäure, den HDL-Chol-Anteil deutlich anzuheben. Auch Dreierkombinationen aus Colestyramin, CSE-Hemmern und Probucol bzw. Nikotinsäure sind gut erprobt und sehr wirksam, LDL-Senkung bei Maximaldosierung bis zu 60% erreichbar. Wird trotz Maximaltherapie das gewünschte Therapieziel nicht erreicht, sollte die Apheresetherapie in Erwägung gezogen werden, zumal wenn zwecks sekundärer Prävention besonders niedrige LDL-Chol-Werte erzielt werden müssen.

Bei Apo-B-100-Defekt versagt die genannte Pharmakotherapie, Lipidapherese ist zu erwägen.

Neben der Erhöhung von LDL-Chol treten bei Hypercholesterinämien auch zusätzliche selbständige *Vermehrungen des Lp(a)* auf, welche sich am effektivsten durch Lipidapherese senken lassen (s. ds. Kap., 7.2.5). Anhaltend erhöhte Lp(a)-Spiegel können u. U. für mangelnde Regression atherosklerotischer Läsionen nach ansonsten erfolgreicher Senkung erhöhter Chol-Werte verantwortlich sein.

Schwerste Hypercholesterinämien über 500 mg/dl
Es muß eine homozygote Form der familiären Hypercholesterinämie als wahrscheinlich gelten; entsprechende Untersuchungen zum Nachweis des LDL-Rezeptordefektes sind nötig. Diät und Pharmakotherapie sind nur ungenügend bzw. gar nicht wirksam wegen fehlenden oder defekten LDL-Rezeptors. In diesen Fällen kommen die etwa 1× wöchentlich durchzuführenden Verfahren der LDL-Apherese zur Anwendung (s. ds. Kap., 7.1 „Lipidapherese"). Evtl. Lebertransplantation! Falls keine homozygote familiäre Hypercholesterinämie vorliegt, Therapie s. ds. Kap., 7.2.1 „Schwere Hypercholesterinämien", ansonsten ebenfalls Apherese.

Hypercholesterinämien mit begleitender Hypertriglyzeridämie bis 400 mg/dl, Typ IIb
Mäßige Erhöhung des TG-Gehalts bis etwa 400 mg/100 ml bei Hypercholesterinämie leichten bis schweren Grades (s. o.). Kommt bei etwa 10% der heterozygoten familiären Hypercholesterinämien vor. Diät wie bei Hypercholesterinämien. Wegen des hohen Atheroskleroserisikos sollen die Therapieziele erreicht werden (s. Tab. 23.29, S. 977). Meist ist zusätzlich Pharmakotherapie erforderlich. Therapie der ersten Wahl: Fibrate, bei unzureichendem Effekt ggf. Kombination mit Nikotinsäure oder deren Abkömmlingen. In leichten Fällen auch Etofibrat oder Etofyllinclofibrat möglich. In schweren Fällen Anionenaustauscher zusammen mit Fibrat oder Nikotinsäure. Neuerdings wurden gute Wirkungen unter CSE-Hemmern in Kombination mit Gemfibrozil mitgeteilt. *Cave:* Myositis und Rhabdomyolyse-Syndrom. Wegen der fehlenden Wirkung auf erhöhte TG ist Monotherapie mit Anionenaustauschern oder Probucol nicht richtig.
Wichtig: Falls bei mittelschwerer und schwerer Hypercholesterinämie die genannten medikamentösen Therapieverfahren keine nennenswerte Wirkungen zeigen, muß an das Vorliegen eines defekten Apo-B-100 gedacht werden.

7.2.2 Hypertriglyzeridämien
Vorbemerkungen und Therapieziele
Hypertriglyzeridämien entstehen infolge vermehrter Synthese und Sekretion und/oder vermindertem Katabolismus der endogenen VLDL (Phänotyp IV) oder infolge gestörten Abbaus der exogenen Nahrungsfette (Phänotypen I und V, s. Tab. 23.28, S. 975). Exzessiv erhöhte TG bis zu etwa 10 000 mg/dl kommen beim seltenen Typ I und beim Typ V vor, es besteht allerdings kein atherogenes Risiko; vielmehr drohen bei derart hohen TG eine akute Pankreatitis (ab 2000 mg/dl) oder gar ein sogenanntes Chylomikronämie-Sydrom (s.u.). Therapieziel ist daher Senkung der TG auf Werte unter 1000 mg/dl.
Bei der endogenen Hypertriglyzeridämie vom Typ IV besteht zumeist eine inverse Relation zur Höhe des HDL-Chol, was bei der Beurteilung des atherogenen Risikos dieser HLP zu berücksichtigen ist. Die TG überschreiten selten Werte von 1000 mg/dl. Größe und Zusammensetzung der VLDL-Partikel sowie möglicherweise auch deren Katabolismus über Remnants zu LDL weisen offen-

sichtlich Unterschiede bei den einzelnen Formen der endogenen Hypertriglyzeridämie auf (s. Tab. 23.28, S. 975), woraus sich das unterschiedliche atherogene Risiko der einzelnen Formen erklären mag. Bei der endogenen Hypertriglyzeridämie im Rahmen einer familiären kombinierten Hyperlipidämie ist eine Normalisierung auf Werte unter 200 mg/dl als Therapieziel anzustreben, bei sporadischer oder familiärer Hypertriglyzeridämie genügen Absenkungen auf Werte unter 500 mg/dl. Familienuntersuchungen sind erforderlich, um die richtige Einordnung der vorliegenden TG-Erhöhung zu ermöglichen. Ein gleichzeitig ungünstiger Quotient LDL/HDL > 5 gilt als zusätzlicher Risikofaktor.

Aus einem Typ IV kann sich infolge Störungen im Klärmechanismus der Chylomikronen aufgrund fettreicher Ernährung, vermehrten Alkoholkonsums, Hinzutreten eines Diabetes mellitus oder Einwirkung verschiedener Pharmaka ein Typ V entwickeln.

Bei der Beurteilung der TG ist in Rechnung zu stellen, daß spontane Schwankungen von mehr als 20% von Tag zu Tag durchaus vorkommen können. Dies ist bei der Beurteilung von Therapiemaßnahmen zu bedenken.

Endogene Hypertriglyzeridämie, Typ IV

Wichtigste Maßnahmen sind Kalorienrestriktion, Gewichtsnormalisierung, Ausschaltung auslösender Faktoren und Diät nach den besprochenen Prinzipien (s. ds. Kap., 7.1). Absolutes Alkoholverbot. In manchen Fällen kann bei fettarmer und somit kohlenhydratreicher Kost eine Verstärkung der Hypertriglyzeridämie induziert werden; in diesen Fällen muß die Kohlenhydratzufuhr drastisch reduziert werden auf etwa 30–25 kcal%. Mit Diät und Gewichtsreduktion häufig erheblicher Rückgang der VLDL- bzw. TG-Konzentrationen. Eine Pharmakotherapie kommt erst nach konsequenter Ausschöpfung der diätischen Möglichkeiten und unzureichender Wirkung in Frage: in erster Linie Fibrate. Bei Unverträglichkeit oder Kontraindikation von Fibraten Nikotinsäure oder deren Derivate einsetzen.

Wichtig: Pharmakotherapie ohne gleichzeitige Diät führt häufig nicht zur Normalisierung. *Bedenke:* Durch den erhöhten Katabolismus der VLDL kann vorübergehend eine Erhöhung der LDL-Fraktion eintreten; sollte diese fortbestehen, ggf. Anionenaustauscher ergänzend hinzufügen.

Gemischte exogen-endogene Hypertriglyzeridämie, Typ V

Fettfreie Reduktionskost führt binnen 1–2 Wochen zum Rückgang der extremen Hypertriglyzeridämie. Auslösende Faktoren, wie Alkoholkonsum, entgleister Diabetes mellitus, Therapie mit Östrogenen, Thiaziden, Steroiden u.a. (s. ds. Kap., 7.2.6), ausschalten. In der Dauertherapie extrem fettarme Ernährung mit maximal 30 g Fett (TG) täglich; gegebenenfalls kalorischer Ausgleich mit mittelkettigen TG (Ceres®-Produkte), welche ohne Chylomikronenbildung portal resorbiert werden. Bei Übergewicht Reduktionskost bis zum Erreichen des Normgewichts. *Medikamentös* kommen Fibrate, hohe Dosen Nikotinsäure und neuerdings Fischölkonzentrate (Omega-3-Fettsäuren) in Höhe von 6–14 g täglich zur Anwendung. Kombinationstherapie der Genannten ist möglich.

23 Störungen der Ernährung und des Stoffwechsels

Chylomikronämie-Syndrom
Bei anhaltend hohen TG-Werten über 2000 mg/dl droht das *Chylomikronämie-Syndrom:* Akutes Abdomen infolge einer hyperlipämischen Pankreatitis, Erhöhung von Blut- und Plasmaviskosität mit nachfolgenden Mikroperfusionsstörungen verschiedenster Organe (Pankreas, Lungen, Herz, peripheres und zentrales Nervensystem), Lipaemia retinalis, Aufschießen von eruptiven Xanthomen an Stamm, Gesäß und oberen Extremitäten. Häufige Auslöser: Alkoholabusus, entgleister Diabetes mellitus. *Therapie:* Bei akuter lipämischer Pankreatitis sollten die Wirkungen einer fettarmen Kost nicht abgewartet, sondern durch Plasmapherese rasch drastische Senkungen der erhöhten TG herbeigeführt werden. Als konservative Therapie empfiehlt sich neben strikter Nahrungskarenz Applikation von Heparin i.v., ca. 10 000 E/24 h im Dauertropf, gegebenenfalls parenterale Glukosezufuhr. In weniger schweren Fällen auch proteinsubstituiertes Fasten (s. ds. Kap., 1 „Diätformen: Modifiziertes Fasten").

Hingewiesen sei auf die *Verfälschungen von Laboranalysen* bei extremer Hypertriglyzeridämie: Wasserlösliche Substanzen und Amylase werden zu niedrig, photometrische Messungen durch lipämische Trübung falsch bestimmt. Falsch erhöht sind Bestimmungen von Bilirubin, Hämoglobin u.a.m.

Exogene, fettinduzierte Hypertriglyzeridämie, Typ I
Sehr seltene Erkrankung; mangelnde Klärung der Chylomikronen durch angeborenen LPL- oder Apo-CII-Mangel liegt vor. Bei fettfreier Diät Normalisierung der erhöhten TG-Werte innerhalb einer Woche erreichbar. Dauertherapie: Restriktion des täglichen Fettkonsums auf maximal 40 g; zum kalorischen Ausgleich Zulage von mittelkettigen Triglyzeriden (Ceres®-Fett). Auf Dauer können TG-Werte im Blutplasma auf 500–800 mg/100 ml eingestellt werden. Unter diesen Bedingungen keine Krisen und keine Xanthome zu erwarten. Sonst keine wirksame Therapie bekannt.

7.2.3 Dyslipoproteinämie vom Typ III
Seltene Erkrankung. Störung im Katabolismus der VLDL mit Auftreten cholesterinreicher Remnants („β-VLDL") infolge Apo-E-2-Homozygotie. Diese Homozygotie ist bei 1% der Bevölkerung nachweisbar, nur jeder 50. erkrankt jedoch an einer Dysbetalipoproteinämie. Exogene Manifestationsfaktoren, namentlich diätetische Einflüsse und andere Erkrankungen, wie z.B. Hypothyreose, erhöhte Östrogenspiegel, Diabetes mellitus sind für die Manifestation entscheidend.

Therapie

In erster Linie Behandlung der auslösenden Erkrankungen, insbesondere Gewichtsnormalisierung durch Reduktionskost und Einhalten einer fett- und cholesterinarmen Ernährung (s. ds. Kap., 7.1 „Diät"). Striktes Alkoholverbot. Konsequente Diät allein führt häufig zur Normalisierung, Langzeittherapie zum Schwinden von Xanthomen und Besserung von atherosklerotischen Stenosen. *Pharmakotherapie:* Mittel der ersten Wahl Fibrate, zweite Wahl Nikotinsäure. Auch CSE-Hemmer sind effektiv.
Wichtig: Die Differentialdiagnose zu Typ IIb und mäßiger Ausprägung eines Typs IV notwendig.

7.2.4 Maßnahmen bei erniedrigtem HDL-Cholesterin

Ein erniedrigter HDL-Chol-Spiegel unter 35 mg/dl ist als selbständiger, unabhängiger Risikofaktor für die Koronarsklerose in zahlreichen Studien nachgewiesen. Es gibt familiäre, offensichtlich genetisch fixierte Verminderungen des HDL-Chol, bei denen trotz ansonsten günstiger Lipidkonstellation das koronare Risiko erhöht ist, ca. 5% der Bevölkerung sind betroffen, sog. familiäre Hypoalphalipoproteinämie. Darüber hinaus gibt es eine Reihe von Faktoren, die sekundär zur Verminderung des HDL führen: Übergewicht, sitzende bewegungsarme Lebensweise, Nikotinabusus, Diabetes mellitus, sehr fettarme Diät, die Anwendung von Probucol, β-Blockern, Progesteron u.a.m. Auch auf die inverse Verminderung bei Hypertriglyzeridämien wurde bereits hingewiesen. Bei der *Tangier-Krankheit* besteht kein erhöhtes Atheroskleroserisiko trotz verminderten HDL, wahrscheinlich weil LDL auch vermindert ist.

Therapie

Bisher ist nicht systematisch untersucht, ob eine medikamentöse Anhebung eines isoliert verminderten HDL, etwa durch Fibrate oder Nikotinsäure (s. ds. Kap., 7.1 „Pharmakotherapie"), von Nutzen ist. In jedem Fall sollten alle anderen Risikofaktoren und jene Faktoren ausgeschaltet werden, die zu einer Verminderung führen können (s.o.). – Umgekehrt sind genetisch bedingte Formen einer erhöhten HDL-Fraktion mit einer besonders hohen Lebenserwartung und geringem Atheroskleroserisiko verbunden (sog. Langlebigkeitssyndrom).

7.2.5 Maßnahmen bei erhöhtem Lp(a)

Lp(a) kann isoliert oder im Zusammenhang mit anderen HLP erhöht sein; bei höheren Konzentrationen etwa ab 25–30 mg/dl kommt ihm stets eine eigenständige atherogene Wirkung zu. Zahlreiche genetisch determinierte Isoformen unterschiedlicher molekularer Größe sind bekannt. Am wirksamsten wird Lp(a) durch Lipidapherese, und zwar um 50–60%, gesenkt. Einzelne Berichte über pharmakologische Senkungen mit Nikotinsäure, 4 g pro Tag, mit Nikotinsäure in Kombination mit Neomycin (s. ds. Kap., 7.1 „Pharmakotherapie: Nikotinsäure und Derivate" [3]), mit 400 g Bezafibrat täglich sowie mit Tocopherolnicotinat liegen vor. CSE-Hemmer zeigen keine Wirkung.

Symptomatische Erhöhungen werden beschrieben bei chronischer Niereninsuffizienz im Stadium der Dialyse, bei Diabetes mellitus Typ I mit Mikroalbuminurie, in der Menopause, hier reversibel durch Hormonsubstitution, ferner in der Schwangerschaft und bei verschiedenen malignen Tumoren. – Chronischer Alkoholabusus und Leberzirrhose jedweder Genese haben eine Verminderung des Lp(a) zur Folge.

Therapie

Therapeutische Maßnahmen zur Senkung erhöhter Lp(a)-Spiegel sollte man in Erwägung ziehen, wenn Lp(a) stark erhöht und als entscheidender Risikofaktor einer manifesten Arteriosklerose gesichert ist. Ansonsten optimale Therapie aller sonstigen Risikofaktoren.

23 Störungen der Ernährung und des Stoffwechsels

7.2.6 Symptomatische Dyslipoproteinämien

Klinik: *Phänotypisch* gleichen die symptomatischen Hyper- und Dyslipoproteinämien den beschriebenen primären Formen. Am häufigsten werden sekundäre HLP beobachtet bei:
(1) Diabetes mellitus, Typen IIa, IIb, IV, V, HDL vermindert, s. u.
(2) Alkoholabusus, Typ IV, V, selten IIb, III s. u.
(3) Adipositas, meist Typen IV, IIa, IIb, HDL vermindert
(4) akuten und chronischen Pankreatitiden, Typen IV u. V, selten III
(5) Hypothyreose, Typen IIa, selten IIb oder III, HDL vermindert
(6) chronischer Niereninsuffizienz, Typ III oder IV, beim nephrotischen Syndrom Typ IIa, IIb, IV und V, HDL vermindert (s. u.)
(7) Therapie mit Östrogenen, Thiaziddiuretika, β-Blockern, Steroiden: Typen IIb, IV, seltener V und IIa (Thiazide).
(8) Sekundäre Veränderungen der Lp(a)-Konzentration s. ds. Kap., 7.2.5.

Ferner werden verschiedene sekundäre HLP beobachtet bei Dysglobulinämie, Erythematodes visceralis (Typ I!), Plasmozytom, akuter Hepatitis, biliärer Zirrhose, extrahepatischem Gallenwegsverschlußsyndrom, akuter Porphyrie (Typ IIa), Anorexia nervosa (Typ IIa), bei verschiedenen Infektionskrankheiten und malignen Tumoren. In manchen Fällen entstehen abnorme LP mit veränderten Protein- und Lipidzusammensetzungen (LP-X bei obstruktiven Gallenwegserkrankungen, abnormes β-LP bei Hyperthyreose).

> **Therapie**

Grundsätzlich wird zunächst die Grundkrankheit behandelt. Ist dies nicht möglich oder bilden sich sekundäre HLP nicht in gewünschtem Maße zurück, kommen die Therapiemaßnahmen der primären Form zur Anwendung.

Diabetes mellitus und Dyslipoproteinämien

Absoluter Insulinmangel bei *Typ-I-Diabetes* führt infolge herabgesetzter LPL-Aktivität und vermehrter Lipolyse zu Hypertriglyzeridämien durch Erhöhung der VLDL und Chylo, gelegentlich zum klassischen Chylomikronämie-Syndrom (s. ds. Kap., 7.2.2 [2]). HDL ist meist stark vermindert. Optimale Insulinsubstitution beseitigt diese Dyslipidämie vollständig. Die LDL-Fraktion steigt nur an bei längerfristigem Insulinmangel (Glykylierung von LDL, Beeinträchtigung der LDL-Rezeptorbindung, qualitative Veränderungen der LDL-Lipidzusammensetzung).

Bei *nichtinsulinpflichtigem Diabetes mellitus* kommt es unter dem Einfluß von Hyperglykämie mit Hyperinsulinämie bzw. von relativem Insulinmangel bei peripherer Insulinresistenz, von Adipositas und vermehrter Lipolyse zu einer Reihe von Veränderungen in Konzentration, qualitativer Zusammensetzung und Stoffwechsel der LP des Blutplasmas. Daraus resultiert, namentlich bei Typ-IIb-Diabetes, im wesentlichen eine unterschiedlich stark ausgeprägte Hypertriglyzeridämie durch vermehrte Synthese und verzögerten Abbau von VLDL mit qualitativ veränderten Merkmalen; HDL-Chol ist meist vermindert. Chol ist gemäß seines Anteils im VLDL mäßig erhöht, LDL-Chol ist meist nicht quantitativ verändert. Nach guter Stoffwechseleinstellung kann diese Dyslipidämie ganz verschwinden. Bei Fortbestehen der Hypertriglyzeridämie trotz Stoffwechselkontrolle muß an eine präexistente familiäre oder sporadische Hypertriglyzeridämie gedacht werden. Umgekehrt bedingen Hypertriglyzeridämien gelegentlich eine Insulinresistenz und können dadurch die Diabeteseinstellung behindern. In diesen Fällen ist eine primäre medikamentöse Senkung der Triglyzeride durch Fibrate indiziert, um den Circulus vitiosus zu durchbrechen. Ansonsten sollten zunächst diätetische Maßnahmen zur Senkung erhöhter TG und erhöhter Blutzuckerwerte eingesetzt werden. Erst nach Ausschöpfen dieser Maßnahmen kommt Fibrat- oder Nikotinsäuretherapie in Frage (s. ds. Kap., 7.2.2). Auch bei Typ-II-Diabetes können sich eine massive Hypertriglyzeridämie mit Werten bis zu mehreren 1000 mg/dl sowie das Vollbild eines Chylomikronämie-Syndroms entwickeln (s. ds. Kap., 7.2.2. „Chylomikronämie-Syndrom"). Fettfreie Kost und u.U. Insulintherapie kommen zum Einsatz, notfalls Plasmapherese. Bei Fortbestehen einer Hypertriglyzeridämie erfolgt Therapie nach den Prinzipien in diesem Kapitel (s. ds. Kap., 7.2.2). Schließlich kann der Diabetes mellitus eine Typ-III-HLP bei Apo-E_2-Homozygotie auslösen (s. ds. Kap. 7.2.3), die auch am ehesten auf diätetische Maßnahmen anspricht. – Auf die häufig inversen HDL-Verminderungen sei erneut hingewiesen.

Alkohol und Dyslipoproteinämien
Bei regelmäßigem Alkoholkonsum treten bei den meisten Personen mäßige asymptomatische Erhöhungen der TG infolge verstärkter VLDL-Synthese auf. Alkoholkarenz führt zur Rückbildung. Bei einem kleineren Teil kann sich eine exzessive Hypertriglyzeridämie, häufig vom Typ V, entwickeln, u.U. mit Auftreten von Symptomen des Chylomikronämie-Syndroms (s. ds. Kap., 7.2.2 [2]). Verstärkte Fettsäure- und Triglyzeridsynthese in der Leber mit Fettleberbildung und verstärkter Bildung und Sekretion von VLDL sind die pathogenetischen Mechanismen. Bei starker VLDL-Vermehrung kommt es zur Hemmung der LPL, damit zum Typ V. Alkoholkarenz kann sämtliche Symptome binnen 8–10 Tagen zum Verschwinden bringen.

Nierenerkrankungen und Dyslipoproteinämien
Beim *nephrotischen Syndrom* entwickelt sich überwiegend eine gemischte Hyperlipidämie mit erhöhten LDL- und weniger stark erhöhten VLDL-Werten (also ein Typ IIb). HDL ist häufig infolge renaler Verluste vermindert. Lp(a) wird erhöht gefunden. Als Ursache ist ein verminderter Abbau der genannten Lipoproteine anzusehen. Eine verminderte Aktivität der LPL-, LCAT- sowie der LDL-Rezeptoren wurde nachgewiesen.
Bei *chronischer fortgeschrittener Niereninsuffizienz* findet man bei 60–80% der Betroffenen eine Hypertriglyzeridämie durch Vermehrung der VLDL (also einen Typ IV). Ursache ist ein eingeschränkter VLDL-Katabolismus infolge verminderter LPL- und LCAT-Aktivität. Letztere bedingt auch einen Rückgang von HDL. Im Stadium der chronischen Hämodialyse ist diese Dyslipoproteinämie häufig besonders stark ausgeprägt. Hingegen zeigt sich bei einer kontinuierlichen Peritonealdialyse (CAPD) häufig auch eine Dyslipoproteinämie vom Phänotyp IIb.
Nach *Nierentransplantation* entwickelt sich in 30–60% eine Hypercholesterinämie durch LDL-Vermehrung, oft gepaart mit leichter VLDL-Erhöhung (also

ein Typ IIa oder Typ IIb). Die HDL-Fraktion bleibt unbeeinflußt. Bei der Entstehung muß auch der Einfluß der regelmäßig verabreichten Medikamente Prednisolon und Ciclosporin auf die Lipoproteine bedacht werden (s. ds. Kap., 7.2.6).

Die medikamentöse Therapie erfolgt, sofern die Beseitigung der Grunderkrankung nicht möglich ist, nach den in diesem Kapitel dargelegten Grundsätzen (s. ds. Kap., 7.2).

8 Hepatische Porphyrien
(G. J. Kremer)

Definition und Einteilung: Den hepatischen Porphyrien liegen meist angeborene, seltener erworbene enzymatische Störungen der hepatischen Hämsynthese zugrunde, die bei Hinzutreten von Realisationsfaktoren zu überschießender Produktion verschiedener Hämvorstufen, deren Speicherung und/oder vermehrter Ausscheidung in Urin und Stuhl führen. Von praktischer Bedeutung sind die Porphyria cutanea tarda (chronische hepatische Porphyrie, CHP) und die akute hepatische Porphyrie, wichtigste Form: akute intermittierende Porphyrie (AIP).

8.1 Porphyria cutanea tarda (CHP)

Ätiopathogenese: Es handelt sich um erworbene oder angeborene Defekte der Uroporphyrinogendekarboxylase in der Leber, welche zu vermehrter hepatischer Akkumulation und vermehrter renaler Ausscheidung von Uroporphyrin und Heptakarboxyporphyrin führt. In ca. 50% der Fälle besteht ein autosomal ererbter Enzymdefekt mit um 50% reduzierter Aktivität (sog. Typ II). In den übrigen Fällen liegt ein erworbener, toxisch bedingter Enzymdefekt in der Leber vor (sog. Typ I). Chronische Lebererkrankungen, Alkoholabusus, Einnahme von oralen hormonalen Kontrazeptiva oder Östrogenen sowie chronische Niereninsuffizienz und Dauerdialyse stellen die wichtigsten Faktoren dar, die im Verein mit dem angeborenen Enzymdefekt wie auch direkt durch toxische Einwirkungen die Störung des Porphyrinstoffwechsels auslösen. Im Falle angeborener Enzymdefekte sind diese auch in den Erythrozyten nachweisbar. Hauptort der Stoffwechselstörung ist die Leber. Die Erythropoese ist nicht beeinträchtigt.
Klinik: Die CHP ist die häufigste Porphyrieform, Prävalenz der manifesten Erkrankung in Deutschland bei 30–70jährigen etwa 1:5000. Männer erkranken 2–3mal häufiger als Frauen. Die Erkrankung ist generell mit einer Lebererkrankung assoziiert (alkoholische Fettleber, Fettzirrhose, chronische Hepatitiden, Siderose, sonstige Zirrhosen und Tumoren). In 70% der Fälle ist Alkohol im Spiel. Östrogene und chronische Hämodialyse sowie eine Reihe chemischer Substanzen können eine CHP induzieren. Bei etwa 10% aller chronischen Lebererkrankungen entwickelt sich eine CHP, die in 30% das klinische Manifestationsstadium erreicht.
Leitsymptome und -befunde: Ausgeprägte Photosensibilität, die zu leichter Verletzlichkeit der Haut, zu Erosionen, Blasen und Narben an den lichtexponierten Stellen führt, ferner Hypertrichose des Gesichts (Schläfen, periorbital), Nachdunkeln der Haare, Vergröberung der Gesichtsfalten; klinische und laborchemische Zeichen einer Lebererkrankung; Rotfluoreszenz von Urin und Leberpunktat im Wood-Licht; erhöhte Porphyrinausscheidung im 24-h-Urin (Normalwert < 0,2 µmol/24 h), dabei charakteristische Erhöhung von Uro- und Heptakarboxyporphyrin. Dem klinisch manifesten Stadium gehen *latente Stadien* voran, in denen vermehrte Porphyrinausscheidungen mit der typischen Konstellation sowie eine Rot-

fluoreszenz der Leberbiopsate nachweisbar sind, ohne daß Hauterscheinungen auftreten. Die Entwicklung von der Latenz bis zur klinischen Manifestation korrespondiert mit einem progredienten Anstieg von Uro- und Heptakarboxyporphyrin in Leber, Urin, Plasma und Stuhl.

Therapie

Therapieziel
Steigerung der renalen Porphyrinausscheidung zwecks Abbau der Porphyrinspeicher in der Leber sowie Behandlung der meist vorhandenen Lebererkrankung und Vermeiden von auslösenden Noxen. Erkrankungsrezidive nach erfolgreicher Therapie kommen öfter vor, daher posttherapeutische Überwachung nötig.

Steigerung der Porphyrinausscheidung
Zwei Verfahren haben sich bewährt:
(1) Aderlaßtherapie mit wöchentlich 0,5 l über 1–2 Monate. Danach zweimal monatlich unter ständiger Kontrolle von Blutbild, Serumeisen und Porphyrinausscheidung. Letztere ist Maßstab für die Häufigkeit der Aderlässe.
(2) Chloroquin: 2 mal 125 mg Resochin pro Woche oral (Bildung von Chloroquin-Porphyrinkomplexen, welche renal eliminiert werden). Anschlußtherapie mit diesem Verfahren nach initialer Aderlaßtherapie ist erprobt und bewährt.
(3) Auch Kombination beider Verfahren möglich.
(4) Bei Hämodialysepatienten wird, da die o.g. Standardtherapie meist unwirksam ist, neuerdings Erythropoetin empfohlen. Sanierung ebenfalls durch Nierentransplantation.

Allgemeinmaßnahmen
Absolutes Alkoholverbot. Ferner Behandlung einer etwaigen Lebererkrankung nach den dafür geltenden Prinzipien. Absetzen von auslösenden Medikamenten. Eine klinische Besserung mit Rückgang der Porphyrinausscheidung wird bei vielen Patienten bereits durch strikte Alkoholkarenz erreicht. An den lichtexponierten Hautstellen können Lichtschutzsalben verwendet werden.

8.2 Akute intermittierende Porphyrie (AIP)
Ätiopathogenese: Grundlage ist ein autosomal-dominant erblicher partieller Enzymdefekt der Uroporphyrinogensynthase. Durch obligates Einwirken verschiedener Provokationsfaktoren (s. u.) wird die Aktivität der ALA-Synthase in der Leber stimuliert, woraus eine erhöhte Bildung und renale Ausscheidung der nicht-fluoreszierenden Porphyrievorstufen d-Aminolävulinsäure und Porphobilinogen sowie der Porphyrine resultiert. Provokationsfaktoren der akuten Porphyrie sind:
(1) *Ernährung:* Hungerzustände, Alkoholkonsum
(2) *Pharmaka:* Barbiturate, Chloroquin und Derivate, Clonidin, Diazepamderivate, Ergotaminpräparate, Gestagene, Halothan, Hydralazin, Meprobamat, Methyldopa, Metoclopramid, Östrogen, orale Antikonzeptiva (?), Pentazocin, Phenytoin, Primidon, Progesteron, Pyrazolonderivate, Spironolakton, Sulfonamide, Valproinsäure (vollständige Liste der ungefährlichen und gefährlichen Arzneimittel s. Rote Liste im Anhangsteil; s. a. ds. Kap., „Dauerprophylaxe", S. 1003)

23 Störungen der Ernährung und des Stoffwechsels

(3) *sonstige:* Schwermetalle, Methylchlorid, Infektionskrankheiten, postpartal

Porphyrine werden nicht vermehrt gespeichert, daher kommt keine Photosensibilität zustande. Vielmehr entsteht das sogenannte akute Porphyriesyndrom (s. „Klinik"), dessen Pathogenese ungeklärt ist. Der Enzymdefekt ist u.a. in den Erythrozyten nachweisbar, auch bei klinisch gesunden Genträgern. Die Häufigkeit der genetischen Anlage wird auf 1:10 000 bis 1:50 000 geschätzt.

Klinik: Die klinische Expression des Krankheitsbildes ist sehr variabel, klinische Manifestationen selten vor der Pubertät. Nur bei einem Teil der Merkmalsträger kommt es nach Einwirkung bestimmter Provokationsfaktoren (s. „Ätiopathogenese") zu akuten Anfallsbildern (akutes Porphyriesyndrom) mit vorwiegend abdomineller, kardiovaskulärer, neurologischer und/oder psychiatrischer Symptomatik: kolikartige diffuse Bauchschmerzen mit Subileuserscheinungen ohne Abwehrspannung, begleitet von Übelkeit, Erbrechen, Obstipation; ferner Tachykardie, Hypertonie, Oligo-/Anurie, Hyponatriämie, Leukozytose. Neurologische Symptome: Polyneuropathie, aufsteigende Tetraparese bis Tetraplegie, epileptische Anfälle, Zellvermehrung im Liquor. Psychotische und hysteriforme Bilder sind nicht ungewöhnlich. Nicht in allen Fällen kommt das Vollbild zur Ausprägung. Frauen sind 3–4mal häufiger betroffen als Männer. *Häufigste Fehldiagnosen:* akutes Abdomen, Cholezystitis, Ileus, Pankreatitis, Tubargravidität, Pyelonephritis, auch Hypertonie, Hyperthyreose, Myokardinfarkt, schließlich Hysterie, Neurose, Polyneuropathie. *Differentialdiagnose:* Porphyria variegata (PV), hereditäre Koproporphyrie (HCP), Bleivergiftung. PV und HCP, beide wesentlich seltener als AIP, zeigen das gleiche akute Porphyriesyndrom nach Einwirkung der beschriebenen porphyrinogenen Faktoren, jedoch sind die zugrundeliegenden vererbten Enzymdefekte verschieden: Defekt der Protoporphyrinogenoxidase bzw. der Koproporphyrinogenoxidase. Bei PV werden häufig, bei HCP in etwa einem Drittel der Fälle photokutane Läsionen beobachtet. – *Diagnostische Hinweise:* Nachdunkeln eines rötlich bis colafarbenen Urins. Beweisend ist die quantitative Vermehrung von d-Aminolävulinsäure und Porphobilinogen im 24-h-Urin. Schnelldiagnose mit dem *Watson-Test:* 5 ml Harn plus 10 Tr. Ehrlichs Reagens schütteln. Bei Rotfärbung wird Anwesenheit von Porphobilinogen, Urobilinogen und Sterkobilinogen angezeigt. Zusatz von 5 ml Chloroform, kräftig schütteln, stehenlassen, bis Phasentrennung erfolgt ist: Rotfärbung in der oberen (wäßrigen) Phase: Porphobilinogen, Rotfärbung in der unteren Chloroformphase: Urobilinogen. Auch bei PV und HCP ist die Ausscheidung der Porphyrinvorläufer im akuten Anfall erhöht, also auch der Watson-Test positiv. Differentialdiagnose durch die charakteristischen Ausscheidungsmuster von Koproporphyrin III und Protoporphyrin in Stuhl und Urin. Nachweis der Enzymdefekte in den Erythrozyten.

Wichtig: Der Watson-Test fällt nicht selten falsch aus! Daher bei Verdacht stets Untersuchung der spezifischen Metaboliten.

Therapie

Therapie des akuten Anfalls

Eine kausale Therapie ist nicht bekannt. Akute Porphyriekranke gehören auf die Intensivstation. Für alle 3 Formen gelten identische Therapiemaßnahmen: Beseitigung der porphyrinogenen Einflüsse, Hemmung der stimulierten ALA-Synthaseaktivität, symptomatische Maßnahmen:

(1) Hochdosierte i.v. Glukosezufuhr von 400–500 g/Tag, d.h. etwa 20 g/h über mehrere Tage zwecks Hemmung der gesteigerten ALA-Synthaseaktivität.

(2) Häminfusionen, z.b. Hämarginat, 4 mg/kg Körpergewicht i.v. in 10–15 min an bis zu 4 aufeinanderfolgenden Tagen oder im 12stündigen Abstand über 2 Tage. Präparat in Deutschland nicht zugelassen. Das finnische Präparat Normosang® ist rasch erhältlich über Internationale Ludwigs-Apotheke, Neuhauser Str. 8, 80331 München, Tel. 0 89/2 60 30 21, Fax 0 89/2 60 43 22. Häm hemmt ebenfalls die ALA-Synthese.

(3) Bei schweren Attacken mit ausgeprägten neurologischen Erscheinungen Versuch einer Prednisolon-Therapie über mehrere Tage: 75–100 mg am 1. Tag, abfallende Dosierung bis zum 4. oder 5. Tag.

(4) Symptomatische Maßnahmen: Schmerzbekämpfung mit Polamidon® oder Dolantin®, evtl. in Kombination mit Atosil®. Zur Sedierung gegebenenfalls Chloraldurat®. Bei Unruhe und Brechreiz Atosil® i.m. 50–100 mg/24 h. Bei Tachykardie und Hypertonie Propranolol 100–200 mg/24 h oder Reserpin 0,5 mg/24 h. Bei Ileussymptomatik Neostigmin 0,25–1,0 mg i.m. Bei Infektionen Tetracyclin, Rifampicin. Bei Atemlähmung assistierte Beatmung. Flüssigkeits- und Elektrolytbilanzierung.

(5) Zur Effektivitätskontrolle der Therapiemaßnahmen 2mal wöchentliche Überprüfung der Metabolitenprofile im 24-h-Harn.

(6) Das Risiko für eine erneute akute Attacke steigt mit der Höhe der Porphobilinogenausscheidung im Intervall.

Dauerprophylaxe

Zuverlässige Verhütung von akuten Porphyrieanfällen durch:
(1) Schutz vor allen provokationsverdächtigen Faktoren (s. „Ätiopathogenese" [1]–[3]). *Erlaubt sind:* Aspirin®, Polamidon®, Dolantin®, Morphin u. -derivate, Atosil®, Paraldehyd, Chloralhydrat®, Serpasil®, Dociton®, Prostigmin®, Atropin®, Steroide, Gallamin, d-Tubocurarin, Lachgas, Diäthyläther.

(2) Nach Diagnosestellung Suche nach Trägern einer latenten Porphyrie in der Familie des Patienten, um durch prophylaktische Maßnahmen akute Anfälle zu vermeiden.

(3) Schutz vor unnötigen operativen Eingriffen mit unzuträglichen Narkotika durch rechtzeitige Diagnose. Ist eine Operation erforderlich, so sind zur Prämedikation, Allgemein- und Regionalanästhesie nur Medikamente zulässig, die nicht anfallauslösend wirken. Eine Zusammenstellung findet sich im Anhangsteil der Roten Liste: „Arzneistoffe bei akuten hepatischen Porphyrien und Empfehlungen zur Anästhesie".

(4) Bei Häufung von prämenstruellen Anfällen sind Ovulationshemmer, alternativ Buserilin intranasal 3 mal 300 µg/Tag, indiziert und wirksam. Schwangerschaft ist keine Kontraindikation.

24 Infektionskrankheiten

(P. M. Shah)

1	**Bakterielle Infektionskrankheiten**	1005		Allgemeine Maßnahmen	1019
1.1	**Septikämie (Sepsis)**	1005		Pharmakotherapie	1019
	Therapeutische Prinzipien	1006	1.8	**Dysenterie (Ruhr)**	1020
	Vorgehen bei septischem Schock	1006	1.9	**Salmonellosen**	1021
	Antibakterielle Chemotherapie	1007		Behandlung bei Typhus abdominalis, Paratyphus A, B und C	1021
	Vorgehen bei bekanntem Erreger	1007		Behandlung der Salmonellen-Enteritis	1022
	Vorgehen bei unbekanntem Erreger	1008		Behandlung von Salmonellen-Dauerausscheidern	1022
	Erfolgskontrolle	1008	1.10	**Cholera**	1022
1.2	**Meningitis**	1009		Praktisches Vorgehen	1023
	Therapeutische Prinzipien	1009		Prophylaxe	1023
	Allgemeine Maßnahmen	1012	1.11	**Tuberkulose** (s. Kap. 5, 2)	1023
	Spezielle Therapie (Präparate s. Kap. 5, 1.3)	1012	1.12	**Endokarditis** (s. Kap. 11, 5.3)	1023
	Bakterielle Meningitiden	1012	1.13	**Atemwegsinfektionen** (s. Kap. 14)	1024
	Virusmeningitis	1014	1.14	**Gallenwegsinfektionen** (s. Kap. 16, 3)	1024
	Meningitis tuberculosa (s. Kap. 5, 2.2.6)	1014	1.15	**Harnwegsinfektionen** (s. Kap. 17, 8)	1024
	Pilzmeningitis (s. ds. Kap., 4)	1014	1.16	**Toxin-vermittelte Erkrankungen**	1024
1.3	**Lues (Syphilis)**	1014	1.16.1	Nahrungsmittelvergiftungen	1024
	Vorbemerkungen	1014	1.16.2	Verotoxin-assoziiertes hämolytisch-urämisches Syndrom	1024
	Pharmakotherapie	1015	1.16.3	Botulismus	1025
	Behandlung der Frühsyphilis (Primär- und Sekundärlues)	1015	1.16.4	Tetanus	1025
	Behandlung der Lues latens	1015	1.16.5	Diphtherie	1026
	Behandlung der Spätsyphilis (Tertiär- und Neurolues)	1015	1.16.6	Toxic-shock-Syndrom	1027
	Lues und Schwangerschaft	1015	1.17	**Aktinomykose**	1027
	Lues und HIV-Infektion	1015	1.18	**Bazilläre Angiomatose**	1028
	Jarisch-Herxheimersche Reaktion	1016	1.19	**Lyme-Borreliose** (s. Kap. 21, 2.6)	1028
1.4	**Gonorrhö**	1016	2	**Virusinfektionen**	1028
	Pharmakotherapie	1017	2.1	**Grippe (Influenza)**	1028
	Erfolgskontrolle	1017		Pharmakotherapie	1029
	Therapie der komplizierten (aszendierten) Gonorrhö	1017		Infektionsprophylaxe	1029
	Therapie disseminierter Gonokokken-Infektionen (Sepsis, Endokarditis, Arthritis)	1017	2.2	**Infektiöse Mononukleose**	1030
				Allgemeine Maßnahmen	1030
				Pharmakotherapie	1030
1.5	**Leptospirosen**	1017	2.3	**AIDS (Acquired Immune Deficiency Syndrome/erworbenes Immundefektsyndrom)**	1031
	Allgemeine Maßnahmen	1018			
	Pharmakotherapie	1018		Kausale Therapie	1032
1.6	**Listeriose**	1018		Behandlung opportunistischer Infektionen	1033
1.7	**Brucellosen**	1019			

	Prophylaxe opportunistischer Infektionen 1033	3.2	**Toxoplasmose** 1038
	Prophylaxe der HIV-Infektion ... 1033		Vorbemerkungen 1039
2.4	**Enzephalitis** 1034		Pharmakotherapie 1039
2.5	**Herpes simplex labialis und**	3.3	**Lambliasis** 1039
	genitalis (s. Kap. 5, 3.1.1) 1035	3.4	**Amöbiasis** 1040
2.6	**Virushepatitis** (s. Kap. 16, 1.1) .. 1035	3.5	**Trichomoniasis** 1041
3	**Protozoenerkrankungen** 1035	4	**Systemmykosen** 1041
3.1	**Malaria** 1035		Allgemeine Maßnahmen 1042
	Zielsetzung 1036		Therapie spezieller System-
	Pharmakotherapie in der akuten		mykosen 1042
	Phase 1036		Prophylaktische Therapie 1042
	Nachbehandlung bei Malaria	5	**Wurminfektionen** 1044
	tertiana 1037		Pharmakotherapie 1044
	Chemoprophylaxe (Suppressiv-		Nebenwirkungen der Anthelmin-
	therapie) 1037		tikatherapie 1045
	Allgemeine Vorbeugungs-		Prophylaxe 1045
	maßnahmen 1038		

Notfälle:
Septischer Schock (s. ds. Kap., 1.1)
Jarisch-Herxheimersche Reaktion
(s. ds. Kap., 1.3)

Verotoxin-assoziiertes hämolytisch-urämisches
Syndrom (s. ds. Kap., 1.16.2)

Vorbemerkung

Vor Beginn spezieller therapeutischer Maßnahmen, insbesondere antibakterielle Therapie, muß eine gezielte Diagnostik stehen (Kulturen anlegen, je nach Erkrankung von Sputum, Urin, Stuhl, Blut, Liquor usw., Ausstrich mit Färbung anfertigen). *Keine routinemäßige Anwendung von Antibiotika!* (Spezielle Richtlinien für die antibakterielle Therapie s. Kap. 5, 1), *Antipyretika* (s. Kap. 1) nur nach Diagnosestellung oder bei Gefährdung des Patienten durch kardiale oder zerebrale Komplikationen bei erhöhter Körpertemperatur.

1 Bakterielle Infektionskrankheiten

1.1 Septikämie (Sepsis)

Definition: Massive bakterielle Infektion, bei der intermittierend oder kontinuierlich von einem Sepsisherd Bakterien in die Blutbahn gelangen und die (häufig unter Bildung von bakteriellen Organmetastasen bzw. durch Endotoxine) zu einem schweren, allgemeinen Krankheitsbild führt. In der Diskussion steht heute auch das sog. Sepsis- oder Systemic-Inflammatory-Response-Syndrom (SIRS) mit folgenden obligatorischen Symptomen: Klinische Hinweise auf eine akute Infektion, Hyper- oder Hypothermie, Tachykardie und Tachypnoe mit folgenden, nicht oligatorischen Symptomen: Bewußtseinsveränderung, Hypoxämie, erhöhtes Plasmalaktat, Oligurie oder intravasale Gerinnungsstörung.

Ätiopathogenese: Häufigste Erreger sind bei den grampositiven Septikämien gegenwärtig Staphylokokken (Staphylococcus aureus), bei den gramnegativen Escherichia coli, Klebsiella, Pseudomonas aeruginosa, Proteus, Enterobacter. Aus-

24 Infektionskrankheiten

gangspunkte können neben diagnostischen und therapeutischen Eingriffen (Punktionen, Venen-, Blasenkatheter etc.), offenen Verletzungen und septischem Abort Infektionen des Urogenitaltraktes (Urosepsis), des Gastrointestinaltraktes (cholangitische Sepsis) und des Uterus postpartal (Puerperalsepsis) und schwere Mukositis (unter zytostatischer Chemotherapie) sein. Gehäuftes Auftreten auch bei reduzierter Abwehrlage (beatmete Patienten, Hämodialysepatienten, Diabetiker, Patienten mit Leberzirrhose, malignen Tumoren, Leukämie und unter immunsuppressiver Therapie).

Klinik: *Leitsymptome und -befunde:* Klassische Symptome wie rezidivierender steiler Fieberanstieg, Schüttelfrost und Milzvergrößerung fehlen häufig! Bei gramnegativer Sepsis entwickelt sich in ca. 25%, bei grampositiver Sepsis in ca. 11% ein septischer Schock. Frühsymptome sind Hyperventilation mit respiratorischer Alkalose, Zeichen der Kreislaufzentralisation, Übelkeit, Erbrechen, schweres Krankheitsgefühl, später zunehmende Desorientiertheit, septische Hautmetastasen, Oligo- bis Anurie. Gefahr der Entwicklung einer Laktatazidose (s. Kap. 10, 2.2) und Verbrauchskoagulopathie (s. Kap. 19, 3). Letalität 41%, wenn Schock vorhanden ist, gegenüber 19% ohne Schock. Die *Diagnose* ist häufig durch die Vorgeschichte (instrumentelle Eingriffe, Partus, Harnwegsinfekt, Grunderkrankung wie Diabetes, Leukämie) und die klinischen Symptome leicht zu stellen, kann jedoch bei uncharakteristischem Verlauf Schwierigkeiten bereiten. Zum Nachweis des Erregers wiederholte *Blutkulturen* (mindestens 2 aerobe und anaerobe) im Abstand von 0,5–6 Stunden während des Schüttelfrostes und bei Fieberanstieg, zusätzlich anderes geeignetes Material (z.B. Liquor, Sputum, Urin, Punktate). Bei positiver Kultur Bestimmung der Empfindlichkeit, evtl. der minimalen Hemmkonzentration (MHK s. Kap. 5, 1) im Reihenverdünnungstest. *Wichtig:* Grunderkrankung, mögliche Eintrittspforte, Verdacht auf Endokarditis oder Systemmykosen oder Brucellosen (s. ds. Kap., 1.7) oder Mykobakteriosen auf dem Begleitzettel dem mikrobiologischen Labor mitteilen.

Therapie

Therapeutische Prinzipien

(1) Ausreichend *lange Antibiotikabehandlung in hoher* Dosierung, bevorzugt mit bakteriziden Antibiotika (s. Kap. 5, 1). Bei unbekanntem Erreger richtet sich die Wahl der Antibiotika nach dem – je nach Eintrittspforte – wahrscheinlichen Erreger.

(2) *Sanierung des Sepsisherdes* (Entfernung infizierter Katheter, operative Beseitigung von Sepsisherden).

(3) *Behandlung des Schocks* und intensive symptomatische Behandlung (s.u.).

(4) *Behandlung der Grunderkrankung* soweit möglich (Kontrolle eines Diabetes mellitus. Absetzen immunsuppressiver Medikamente etc.).

Vorgehen bei septischem Schock

(1) *Allgemeine Maßnahmen:* Maßnahmen der Schockbehandlung (venöser Zugang, Volumen- und Elektrolytsubstitution (s. Kap. 10, 1), Azidosebekämpfung (s. Kap. 10, 2.2), O_2-Gabe, evtl. assistierte Beatmung (s. Kap. 14, 1), ZVD-Kontrolle, Überwachung vitaler Parameter, Freihaltung der Atemwege etc. (s. Kap. 2, 1).

(2) *Glykoside:* Glykosidgaben können beim insuffizienten Herzen den ZVD entscheidend senken und dadurch die Gabe eines höheren Infusionsvolumens ermöglichen (s. Kap. 11, „Glykosidtherapie").

(3) *Vasoaktive Substanzen* mit positiv inotroper Wirkung: Dopamin (Cardiosteril®), Dobutamin (Dobutrex®) und Orciprenalin (Alupent®) s. Kap. 2, 3.2. α-Rezeptoren-stimulierende Substanzen (Noradrenalin) sind möglichst zu vermeiden, da sie die bestehende Mikrozirkulationsstörung verstärken.
(4) *Glukokortikoide:* Die Gabe ist nach neueren Untersuchungen ungünstig (New Engl. J. Med. 317 [1987] 653 und 1565). Diese Studien werden derzeit noch kontrovers diskutiert, und Bestätigungen durch weitere Studien stehen noch aus. Nach früheren Untersuchungen scheinen bei frühzeitiger Gabe massive Dosen den Verlauf günstig zu beeinflussen. Dosierung: 1000–6000 mg/Tag Hydrocortison (z.B. Hydrocortison Hoechst®) i.v. oder Prednison bzw. Prednisolon initial 1000 mg i.v., dann 500 mg alle 6 h i.v. (Solu-Decortin®-H, Urbason® solubile). Alternativ 1 × Applikation von Methylprednisolon (Urbason®) 30 mg/kg oder Dexamethason (Decadron®, Fortecortin®) 6 mg/kg i.v. über 10–15 min. Nach 48–72 h kann diese Medikation abgesetzt werden, ohne daß ein „Ausschleichen" in absteigenden Dosen erforderlich wäre. Bei Nebennierenrindeninsuffizienz (z.B. Meningokokken-Septikämie) kann eine Substitution erforderlich sein.
(5) *Streßulkusprophylaxe:* Einstellung des intragastralen pH-Wertes > 3,5–4 durch Ranitidin (Sostril®, Zantic®) initial 50 mg i.v., dann 300 mg/Tag oder Cimetidin (Tagamet®), initial 200 mg i.v., dann 2000 mg/Tag als Dauerinfusion (Perfusor) bzw. Antazidatitration über eine liegende Magensonde (s. a. Kap. 15, 5 „Pharmakotherapie und -prophylaxe").
(6) *Antikoagulanzien:* Über die Verwendung von *Heparin* und *Antithrombin III* oder *Streptokinase* zur Prophylaxe und Therapie von Schocklunge, Schockniere und einer Verbrauchskoagulopathie s. Kap. 2 und Kap. 19, 3. Der Wert der prophylaktischen Anwendung dieser beiden Substanzen beim septischen Schock ist jedoch noch umstritten. Dies gilt auch für den Einsatz von *Proteinasehemmern.* Der Beweis, daß γ-*Globulingabe* vorteilhaft ist, konnte noch nicht erbracht werden.
(7) *Immuntherapie:* Die Gabe von intravenösen Immunglobulinpräparaten (IgG oder IgM) ist umstritten und durch Studien nicht gesichert. Der humane monoklonale Endotoxin-IgM-Antikörper (HA-1A), der in Deutschland zugelassen war, ist nach einer weiteren Studie, bei der offenbar höhere Letalität in der Verum-Gruppe bei Patienten ohne gramnegative Infektion beobachtet wurde, vom Markt genommen worden.

Antibakterielle Chemotherapie (Handelspräparate s. Kap. 5, 1.3)
Vorgehen bei bekanntem Erreger
S. spezielle Kapitel. Staphylokokken-, Streptokokken-, Pneumokokken-, Enterokokken-, Meningokokken-, Gonokokken-, Coli-, Klebsiella-, Enterobacter-, Proteus-, Pseudomonas-Sepsis: Wahl des Antibiotikums entsprechend dem Antibiogramm und Dosierung in höchstzulässiger Form (cave: eingeschränkte Nierenfunktion), s. hierzu Kap. 5, 1.

24 Infektionskrankheiten

Vorgehen bei unbekanntem Erreger
Hier richtet sich die Wahl der Antibiotika-Kombinationen nach dem vermuteten Erreger (Namen der Handelspräparate s. Kap. 5, 1):

(1) *Urosepsis* (ohne Vorkrankheiten/diagnostische oder operative Eingriffe): Enterobacteriaceae, meist E. coli: Cefotaxim oder Ciprofloxacin bzw. Ofloxacin; nach urologischen Eingriffen, resistentere gramnegative Stäbchen wie indolpositive Proteus, Serratia, Enterobacter, Pseudomonas: Initial Cefotaxim + Gentamicin oder Piperacillin + Gentamicin oder Ciprofloxacin bzw. Ofloxacin.

(2) *Sepsis bei Wunden:* In erster Linie Staphylokokken, teilweise auch Streptokokken. Intravenöse Therapie mit Cefazolin (2 g alle 12 h) oder Cefuroxim (1,5 g alle 8–12 h). Bei Verdacht auf Mischinfektionen mit Enterobakterien und Anaerobiern (fäkulenter Geruch), nach Darmchirurgie oder gynäkologischen Eingriffen, Cefoxitin + Gentamicin oder Cefotaxim + Metronidazol oder Clindamycin oder Imipenem-Monotherapie (500 mg alle 8 h).

(3) *Fremdkörpersepsis:* Ausgang von infiziertem Fremdkörper wie Venenkatheter, Spitz-Holter-Ventil, Scribner-Shunt etc.: meist Staphylokokken (oxicillinresistente Stämme kommen häufiger vor). Entfernung des Fremdkörpers anstreben. Flucloxacillin (bis 10 g/Tag i.v.) oder Cefazolin (4 g/Tag i.v.) oder Vancomycin (2 g/Tag i.v.) oder Teicoplanin (400–800 mg/Tag i.v.). Bei ZNS-Shunt-Infektionen sind durch zusätzliche lokale Applikation von Vancomycin (5 mg alle 24 h) bessere Ergebnisse erzielt worden (32nd Interscience Conference on Antimicrobial Agents and Chemotherapy, 1992, Abstr. 75). Diese Therapieform kann nur in Ausnahmefällen empfohlen werden. Candida-Infektionen: s. ds. Kap., 4.

(4) *Sepsis bei myeloischer Insuffizienz:* Infektion durch grampositive und gramnegative Keime: Cefotaxim + Azlocillin (oder Piperacillin) + Aminoglykosid oder Imipenem + Aminoglykosid. Eine Monotherapie mit z.B. Imipenem (500 mg alle 8 h) bei Fieber unklarer Genese ist möglich.

(5) *Puerperalsepsis* bzw. *septischer Abort:* Aerob-anaerobe Mischinfektion. Cefotetan in Kombination mit Gentamicin oder Imipenem-Monotherapie oder eine Kombination von Mezlocillin oder Cefotaxim mit Metronidazol oder Clindamycin.

(6) *Cholangiosepsis:* Enterobacteriaceae, mikroaerophile und anaerobe Streptokokken. Cefazolin, Mezlocillin oder Cefotaxim. Nach ERCP oft Pseudomonas aeruginosa: Azlocillin oder Piperacillin oder Imipenem in Kombination mit einem Aminoglykosid (z.B. Tobramycin).

(7) *Tonsillogene Sepsis:* Meist Mischinfektion grampositiver und gramnegativer aerober und anaerober Keime: Cefotetan oder Clindamycin i.v. oder Penicillin G i.v. in hoher Dosierung.

(8) *Sepsis bei Endokarditis:* s. Kap. 11, 5.2.

Erfolgskontrolle
An der Verbesserung der peripheren Durchblutung (warme Haut), der Normalisierung der Puls- und Blutdruckwerte und der Aufhellung des Sensoriums sowie der Laborparameter ist der einsetzende Therapieerfolg zu erkennen. Beim Fortbestehen der Symptome bzw. Verschlechterung des klinischen Zustandes

sind wiederholte Blutkulturen während der antibakteriellen Therapie am Ende von Antibiotika-Dosierungsintervallen wegen Resistenzentwicklung bzw. Infektionswandel wichtig.

Gründe für ein Therapieversagen sind Irreversibilität des Schockzustandes, schwere Verbrauchskoagulopathie, zu niedrige Dosierung oder falsche Wahl des Antibiotikums bzw. unzureichende Sanierung des Sepsisherdes. Erregerwechsel bzw. Resistenzentwicklung des Erregers spielen eine untergeordnete Rolle.

1.2 Meningitis

Vorbemerkungen: Trotz unterschiedlicher Ätiologie und klinischem Verlauf sind den Meningitiden klinische und labordiagnostische Charakteristika gemeinsam, die in Tabelle 24.1 zusammengefaßt sind. Häufigste *bakterielle* Erreger sind Meningokokken (ca. 40–50%) und Pneumokokken (ca. 40%). *Virusmeningitiden* werden in Mitteleuropa am häufigsten durch Enteroviren (Coxsackie- und ECHO-Viren) und Paramyxoviren (Mumpsviren) hervorgerufen.

Erreger, Klinik und differentialdiagnostische Hinweise: *Diagnostische Hinweise:* Da die Prognose entscheidend von einer schnellen und gezielten antibakteriellen Chemotherapie abhängt, muß die Diagnose vor Behandlungsbeginn so weit und so schnell wie möglich gesichert werden. *Wichtig:* Nicht immer sind klassische Symptome nachweisbar; so kann die Erkrankung bei alten Menschen und chronischen Alkoholikern oligosymptomatisch beginnen.

Liquordiagnostik: Liquordruckmessung, Beurteilung von Farbe und Transparenz des Liquors. Nach Zentrifugieren Ausstrich und Gramfärbung. Bei niedriger Zellzahl (weniger als 3000/3) auch Ziehl-Neelsen-Färbung. Weitere Laboruntersuchungen s. Tabelle 1. Wichtig für die differentialdiagnostische Beurteilung des Liquorzuckers ist die gleichzeitige Bestimmung des Blutzuckers (diagnostisch: < 60% der Serumglukose). Weiterhin Liquorkultur (Liquor nativ und in Ausnahmefällen in Transportmedium, z.B. Blutkulturflasche; *cave:* nicht geeignet bei Verdacht auf Haemophilus-Meningitis). Kulturen auf Pilze und Mykobakterien empfehlenswert. Bei Verdacht auf Virusmeningitis (seröser Liquor, gering erhöhte Zellzahl < 3000/3/mm^2) virologische Diagnostik (spezielle Liquor- und Stuhlkulturen, Serologie auf Viren, 2 Proben im Abstand von 10 Tagen).

Zusätzliche Diagnostik: Mindestens 2 Blutkulturen, HNO-ärztliches, ophthalmologisches (Stauungspapille?) und neurologisches Konsil, Röntgen-Thorax (Bronchiektasen, Pneumonie?), evtl. Computertomographie (Hinweise auf intrakranielle Drucksteigerung?).

Therapie

Therapeutische Prinzipien

(1) *Antibiotikatherapie:* **Schneller Beginn** der antibakteriellen Chemotherapie, d.h. innerhalb von 1–2 Stunden nach Diagnosestellung (klinischer Verdacht genügt!), da die Letalität bis zu 50% betragen kann. Daher bei akutem Krankheitsverlauf und Bewußtseinsstörung Antibiotikum i.v. noch vor Transport in die Klinik verabreichen. Kann die Differentialdiagnose nicht sofort geklärt werden, so sollte die Behandlung ohne Aufschub mit Cefotaxim 2 g alle 8 h oder Ceftriaxon (2 g alle 12 h) eingeleitet werden. Zunehmende Penicillin-Resistenz bei Pneumokokken und Meningokokken im Ausland bekannt. Penicillin G (10 Mio. E i.v., gefolgt von 5 Mio. E alle 8 h) ist ebenfalls effektiv.

(2) *Antibiotika:* Antibiotika ausreichend *hoch* und *lange* parenteral dosieren, da durch den Heilungsprozeß die anfangs entzündlich veränderte und durchlässige Blut-Liquorschranke wieder schwerer passierbar wird. In dieser Phase kann eine höhere Dosierung notwendig werden. Die *Therapiedauer* ist abhängig vom Erreger: Bei Meningo- und Pneumokokken minimal 10–14 Tage, bei Staphylokokken und gramnegativen Erregern minimal 3 Wochen; klinischen Verlauf und Liquorbefund beachten (s. u.)!

(3) *Intrathekale Antibiotikagabe:* Die technisch schwierige intrathekale Instillation ist bei Therapie mit einem hochaktiven Cefalosporin (z. B. Cefotaxim) heute nicht mehr notwendig. Nur bei Meningitis durch weniger empfindliche Erreger wie Pseudomonas aeruginosa kann Gentamicin langsam intralumbal instilliert werden (s. ds. Kap., 1.2 „Spezielle Therapie" [3]).

(4) *Fokussuche:* Wegen der häufigen Meningitisentstehung durch hämatogene, otogene oder rhinogene Infektion Fokussuche (Pneumonie, Bronchiektasen, Osteomyelitis, Nasennebenhöhlenprozesse, Otitis media) und allgemeine, z. B. chirurgische Behandlung.

(5) *Intensivpflege* und *-überwachung,* evtl. notwendige Senkung des intrakraniellen Druckes (s. Kap. 2) und *symptomatische Therapie* (s. u.).

(6) *Therapieüberwachung:* Der Wert wiederholter Lumbalpunktionen während der Therapie zur Erfolgskontrolle ist umstritten, besonders bei kontinuier-

Tabelle 24.1: Erreger, Klinik und Differentialdiagnose verschiedener Meningitisformen (Listerienmeningitis/Pilzmeningitis S. 983 und 1005)

	Erreger	Symptome	Allg. Diagnostik
Bakterielle Meningitis	Meningkokokken Pneumokokken H. influenzae Streptokokken Staphylokokken E. coli P. aeruginosa Proteus Listeria u. a.	akuter Beginn, Fieber, Kopfschmerzen, Erbrechen, Verwirrtheit, Koma, Krämpfe, Nackensteifigkeit, Kernig-, Brudzinski-Zeichen pos., Petechien	Diff.-BB, BSG, CRP, Blutkultur aerob u. anaerob, Nasen- u. Rachenabstrich, Herdsuche, Röntgen-Thorax, Augenhintergrundspiegelung, Liquorkultur
Tuberkulöse Meningitis	Mycobacterium tuberculosis	allmählicher Beginn. Übrige Symptome wie oben	s. o. zusätzlich Hauttest
Virusmeningitis	ECHO-Viren Coxsackie A u. B Mumpsvirus Poliovirus Herpes-simplex-Virus Choriomeningitisvirus u. a.	meist akuter Beginn. Hinweise durch Grunderkrankung wie Parotitis, Lähmung (Polio) etc.	s. o. zusätzlich Virusnachweis (Zellkultur) in Stuhl, Rachenspülwasser und Liquor, Antikörpertiteranstieg, KBR

licher klinischer Besserung. Zeichen der Besserung sind Rückgang des Meningismus, Entfieberung und Aufhellung des Sensoriums. Normalisierung des Blutbildes und CRP-Rückgang. Eine Liquoruntersuchung bei Therapieende ist bei Meningokokkeninfektionen in unkomplizierten Fällen nicht erforderlich.

(7) Bei *ausbleibendem Erfolg der Antibiotikabehandlung:* Überprüfen, ob
- das Antibiotikum unterdosiert wurde
- bei nachgewiesenem oder vermutetem Keim das Antibiotikum nicht richtig ausgewählt wurde
- ein Streuherd weiterbesteht (otogen, rhinogen, Hirnabszeß etc.)
- ein Rezidiv durch Infektionswandel oder frühzeitige Beendigung der antibiotischen Therapie eingetreten ist.

(8) *Kontrolluntersuchungen:* Während und nach der Behandlung *neurologische Kontrollen,* insbesondere im Hinblick auf Früherkennung von Hirnabszeß, Ventrikel- und Subarachnoidalempyem, Hydrocephalus internus, geistige oder psychische Defektheilung. Frühzeitige Rehabilitationsmaßnahmen einleiten.

(9) *Rezidivprophylaxe:* Nach Entfieberung die wirksamen Antibiotika noch mindestens für weitere 8–14 Tage geben. Da bei Rückgang der meningealen Ent-

Liquor	Zellz.	Leuko.	Druck	Prot.	Gluk.	Cl	Laktat
trübe	↑↑	Granulozytose	↑	↑	↓	norm.	↑
„Sonnenstäubchen", „Spinnengewebsgerinnsel"	↑	überwiegend Lymphozytose	↑	↑	↓	↓	↓
klar	↑	wie b)	↑	norm. bis ↑	norm.	norm.	↓

zündung die Permeationsfähigkeit der Antibiotika abnimmt, muß die initial gewählte hohe Dosierung beibehalten werden (s. Kap. 5, 1.3).
(10) *Meningokokkenimpfung:* Nur bei Abenteuerreisen in Endemiegebiete. Serogruppen A, C, W 135 und Y.

Allgemeine Maßnahmen

Intensivüberwachung und -therapie (s. a. Kap. 2):
(1) *Isolierung* nur bei Meningokokken-Meningitis in den ersten 24 h. *Prophylaxe für Kontaktpersonen* s. ds. Kap., 1.2 „Spezielle Therapie" [1]. Bei H.-influenzae-Meningitis wird eine Prophylaxe (mit Rifampicin) nur dann empfohlen, wenn der Ersterkrankte 5 Jahre und jünger ist.
(2) *Kontrolle der vitalen Parameter* Puls, Blutdruck, Temperatur, Atmung, Urinausscheidung. Beim komatösen Patienten Intubation, evtl. künstliche Beatmung (s. Kap. 14).
(3) *Prophylaxe von zerebralen Krampfanfällen* mit Diphenylhydantoin (Phenhydan®). *Therapie des akuten Krampfanfalles* s. Kap. 24, 2.2.
(4) Besteht der Verdacht auf einen penicillininduzierten Krampfanfall durch hohe Dosierung, so muß neben der symptomatischen Behandlung die Penicillindosis reduziert werden, ggf. Übergang auf Chloramphenicol.
(5) Besonders sorgfältige Überwachung des *Wasser-* und *Elektrolyhaushaltes* und des *Säure-Basenhaushaltes* (s. Kap. 10).
Bei anhaltender Tachykardie:
(1) Der Wert der Gabe von *Dexamethason* (0,15 mg/kg KG, alle 6 h für 4 Tage) ist bisher nur in der Pädiatrie belegt (New Engl. J. Med. 324 [1991] 1525–1531).
(2) *Digitalisierung,* evtl. Gabe von *β-Rezeptorenblockern* unter Beachtung der Kontraindikation (s. Kap. 11, 2).
(3) Streßulkusprophylaxe mit *Antazida,* Sucralfat bzw. H_2-Rezeptorenblockern (erhöhte Pneumoniegefahr) (s. ds. Kap., 1.1 und Kap. 15, 5).
(4) Behandlung des Fiebers s. Kap. 1, 1.

Spezielle Therapie

(Namen der Handelspräparate s. Kap. 5, 1.3)

Bakterielle Meningitiden

(1) *Meningokokken-, Pneumokokken-* und *Streptokokken-Meningitis:*
Mittel der Wahl ist *Penicillin G* in der Dosierung von 15–20 Mio. IE/Tag i.v. als Kurzinfusionen auf 6–8stündige Intervalle verteilt, bis zur klinischen Besserung für 10–14 Tage. In Spanien, Frankreich und Osteuropa ist eine hohe Rate von penicillinresistenten Pneumokokken und Meningokokken bekannt (in der Anamnese beachten!).
Alternativpräparate: Cefotaxim bzw. Ceftriaxon. Geeignet ist auch Chloramphenicol 2–3 g/Tag i.v., später oral. Anwendung nur bei Penicillin- und Cephalosporinallergie.
Prophylaxe für Kontaktpersonen: Medikamentös: indiziert nur bei epidemischem Auftreten von Meningokokken-Meningitis bei engem persönlichen Kon-

takt oder Unterbringung in Heimen (z. B. Kasernen). Geeignet sind Rifampicin (Rifampicin® 150, Rifa® 300, Dosierung: 600 mg alle 12 h für 2 Tage) oder Ciprofloxacin (Ciprobay® 500 mg alle 12 h oder Tarivid® 200 mg alle 12 h für 2 Tage).

Schutzimpfung: Bisher konnten nur wirksame Meningokokken-Polysaccharid-Vakzinen der Gruppen A und C entwickelt werden. Impfung wird gelegentlich bei Reisen in die Länder des Meningitis-Gürtels (vor allem Afrika) von den Regierungen verlangt.

(1) *Meningokokken-Sepsis (Waterhouse-Friderichsen-Syndrom):* Neben hohen Dosen von Penicillin G (5–10 Mio. IE i.v. alle 6–8 h) wird nach allgemeinen Prinzipien der Sepsisbehandlung vorgegangen (s. ds. Kap., 1.1). Die bei diesem schweren Krankheitsbild auftretende Verbrauchskoagulopathie muß sofort, wenn möglich prophylaktisch behandelt werden (s. Kap. 6).

(2) *Haemophilus-influenzae-Meningitis:* Selten primär beim Erwachsenen (nur ca. 1% der Meningitiden), daher muß nach einem extrameningealen Fokus gesucht werden. Mittel der Wahl ist *Cefotaxim,* 6–8 g/Tag i.v. Ein Impfstoff gegen H. influenzae Serotyp B steht zur Verfügung.

(3) *Weitere Meningitiden durch gramnegative Keime* (Erreger s. Tab. 24.1): Die differentialdiagnostische Abgrenzung von anderen bakteriellen Meningitiden kann nur durch den Nachweis von gramnegativen Keimen in Liquorausstrich (Gramfärbung) und in Kultur getroffen werden.

Das breiteste Wirkungsspektrum wird durch die Kombination von Mezlocillin, Piperacillin, einem Cefalosporin der 3. Generation, oder Ampicillin in der zulässigen Höchstdosis mit Gentamicin gewährleistet. *Gentamicin:* Je nach Grad der Nierenfunktion bis zu 5 mg/kg/Tag i.v. Dosierung von *Mezlocillin* oder *Ampicillin:* 5 g alle 6 h i.v. bei normaler Nierenfunktion. Dosierung von *Cefotaxim* bzw. *Ceftriaxon* s.o.

Bei *Pseudomonas-aeruginosa-Meningitis* (nach diagnostischen oder operativen Eingriffen) Kombination von Azlocillin oder Piperacillin (15–20 g/Tag) oder Imipenem (3 g/Tag) und Tobramycin.

Bei Penicillinallergie alternativ *Cefsulodin* oder Ceftazidim. *Zusätzliche intrathekale Applikation* von 4 mg Gentamicin alle 18 h als Einzeldosis. Besonders geeignet ist hierfür lyophilisiertes Gentamicin, z. B. Refobacin® L.

Tritt unter dieser Kombination keine rasche Besserung des klinischen Bildes nach etwa 2–3 Tagen ein, überwechseln auf *Chloramphenicol* in höchster Dosierung: 3–4 g/Tag i.v.

(4) *Staphylokokken-Meningitis:* Tritt selten primär auf, häufiger als Komplikation von Staphylokokkenprozessen im Kopfbereich (Sinusitis, Otitis, Furunkel, Abszesse mit hämatogener Streuung oder nach neurochirurgischen Eingriffen oder unfallbedingten Schädel-Hirntraumen).

Mittel der Wahl sind Penicillinase-feste *Isoxazolylpenicilline,* z. B. Oxacillin oder Flucloxacillin, 8–10 g/Tag i.v. Ergibt die Kultur, daß es sich um penicillinsensible Staphylokokken handelt, sollte sofort auf Penicillin G übergegangen werden. Dosierung wie unter (1).

Bei Penicillinallergie *Cefuroxim* 4–6 g/Tag i.v. oder Fosfomycin + Rifampicin (s. Kap. 5, 1).

24 Infektionskrankheiten

(5) *Shunt-Meningitis:* Bei oxacillinempfindlichen Staphylokokken wie bei (4). Bei Oxacillinresistenz Vancomycin i.v. + Rifampicin und zusätzlich Vancomycin 5 mg lokal.
(6) *Listeria-Meningitis:* s. ds. Kap., 1.6.

Virusmeningitis
Da bisher noch keine spezifische Behandlung möglich ist, beschränkt sich die Therapie auf allgemeine symptomatische und unterstützende Maßnahmen (s. ds. Kap., 1.2 „Allgemeine Maßnahmen").

Meningitis tuberculosa (s. Kap. 5, 2.2.6)

Pilzmeningitis (s. ds. Kap., 4)

1.3 Lues (Syphilis)
Ätiopathogenese: *Erreger:* Treponema pallidum. *Infektionsmodus und Immunitätslage:* Der Erreger gelangt durch kleine Haut- und Schleimhautläsionen in den Organismus. Übertragung fast ausschließlich durch den Geschlechtskontakt. Feten werden diaplazentar infiziert. Inkubationszeit: 3–6 Wochen. Eine Immunität besteht nach Ausheilung der Erkrankung nicht.
Klinik: *Leitsymptome und -befunde.* Der Primäraffekt findet sich im genitalen, oralen oder analen Bereich. Im Sekundärstadium makulopapulöses Exanthem, Iritis, Alopezie, Meningoenzephalitis. Im Tertiärstadium können sich Gummen, Mesaortitis, evtl. zerebrale Paralyse und Tabes dorsalis entwickeln. Sowohl das Primär- als auch das Sekundärstadium ist infektiös.
Diagnostische Hinweise: Neben der klinischen Symptomatik spielt die serologische Diagnostik eine große Rolle. 2–3 Wochen nach der Infektion wird der Treponema-pallidum-Hämagglutinationstest (TPHA-Test), der als *Lues-Suchreaktion* eingesetzt wird, positiv. Bei Verdacht Wiederholung nach 2–3 Wochen. Bei positivem oder zweifelhaftem Ergebnis des TPHA-Tests FTA-ABS-Test. Wenn beide Tests positiv ausfallen, müssen weitere Tests durchgeführt werden: Bestimmung des gegen Kardiolipin (KBR) gerichteten Antikörpers; das Ergebnis dient bei infizierten Patienten als Ausgangswert für die Verlaufskontrolle und die Beurteilung des Therapieerfolges. Der Nachweis von Treponema-pallidum-spezifischen IgM-Antikörpern rechtfertigt die Annahme einer aktiven, behandlungsbedürftigen Infektion. Rasche Eliminierung der IgM-Antikörper bei frühzeitiger Behandlung. Der direkte mikroskopische Nachweis der Erreger kann im Dunkelfeld geführt werden. *Die Sensitivität der Serologie sinkt auf 62% bei symptomatischen HIV-infizierten Patienten.*
Liquoruntersuchungen: Trotz normaler Zellzahl und Eiweißbefund kann eine ZNS-Beteiligung vorliegen. Wichtig ist die serologische Untersuchung des Liquors, vor allem bei HIV-infizierten Patienten!

Therapie

Vorbemerkungen
Der Erkrankte muß vom Arzt über sein Leiden, die Ansteckungsfähigkeit und die Notwendigkeit der sexuellen Karenz bis zum Abschluß der Therapie aufgeklärt werden. Der Arzt ist nach dem Gesetz verpflichtet, ein Stammblatt anzulegen und dem Patienten ein Merk- und später ein Entlassungsblatt mitzugeben. Weiterhin muß er mit den ihm zur Verfügung stehenden Mitteln versuchen, die

Ansteckungsquelle und spätere Kontaktpersonen zu ermitteln. Es besteht eine Meldepflicht an das Gesundheitsamt (Erkrankung sowie Tod, Chiffre). *Nachkontrollen:* Die serologischen Reaktionen müssen bei Behandlungsbeginn, während des 1. Jahres vierteljährlich, während des 2. Jahres halbjährlich, dann bis zu 5 Jahren jährlich kontrolliert werden.

Pharmakotherapie
(Handelsnamen der Antibiotika s. Kap. 5, 1.3)
Mittel der Wahl ist *Penicillin G*. Bereits eine Penicillinkonzentration von 0,0025 IE/ml Blut hat in vitro einen bakteriziden Effekt auf die Treponemen. Wegen der langen Generationszeit von 30–33 Stunden ist eine langdauernde therapeutische Penizillinämie notwendig.

Behandlung der Frühsyphilis (Primär- und Sekundärlues)
Depot-Penicillin (Clemizol- oder Procain-Penicillin G) (täglich 1,2 Mio. IE/Tag für 15 Tage). Bei Frühsyphilis (Lues I) kann auch *Benzathin-Penicillin G*, 2 oder 3 Injektionen von je 2,4 Mio. IE in Abständen von 1 Woche verabreicht werden.
Alternativpräparate bei Penicillinallergie: Erythromycin: 500 mg alle 6 h oral für 2–4 Wochen. *Tetracycline:* 500 mg alle 12, evtl. 6 h oral für 2–4 Wochen (Gesamtdosis 20–30 g). Doxycyclin (Vibramycin®) 100 mg alle 12 h für 2–4 Wochen oral. Geeignet ist auch Cefuroxim (Zinacef®) in der Dosierung von 0,75–1,5 g i.m. alle 12 h für 2 Wochen.

Behandlung des Lues latens
Bei Lues, die länger als 1 Jahr besteht oder deren Dauer nicht bekannt ist, 1 Amp. 2,4 Mio. IE Benzathin-Penicillin G i.m. in der 1., 2. und 3. Woche.

Behandlung der Spätsyphilis (Tertiärlues und Neurolues)
Behandlung unter stationären Bedingungen anstreben, täglich 10 Mio. IE *Penicillin-G-Natrium* i.v. für 10 Tage, anschließend 3 Wochen lang je eine i.m. Injektion von 2,4 Mio. IE *Benzathin-Penicillin G* pro Woche.
Liquorkontrollen bei behandelter Neurolues im 1. Jahr alle 3 Monate, im 2.–5. Jahr alle 6 Monate.

Lues und Schwangerschaft
Bei der Erstinfektion Behandlung, wie für die Frühsyphilis angegeben. Hat eine Schwangere früher eine Lues durchgemacht, sollte nach demselben Schema im 4. Monat eine prophylaktische Therapie durchgeführt werden. Bei negativem TPI- oder FTA-Absorptionstest ist diese Vorsichtsmaßnahme nicht nötig. Neugeborenes klinisch und serologisch untersuchen! Bei Penicillinallergie Cefuroxim (vorher Kreuzallergie ausschließen).

Lues und HIV-Infektion
Bei einer HIV-Infektion spricht die Lues auf die Therapie schlecht an. Daher ist eine höhere Penicillin-Dosierung (2mal 10 Mio. IE/Tag i.v.) für eine längere

Periode (3–4 Wochen) notwendig. Auf jeden Fall ist zum Ausschluß einer Neurolues Liquoruntersuchung erforderlich.

Jarisch-Herxheimersche Reaktion

Sie tritt bei der Therapie der Frühsyphilis in 60–90% der Fälle auf. Hauptsymptome sind Fieber, Schüttelfrost und Abgeschlagenheit. Bei der Neurolues werden sie seltener gesehen. Die Reaktion wird auf einen plötzlichen Anfall von Treponemenzerfallsprodukten zurückgeführt. Eine besondere Behandlung ist meistens nicht erforderlich, die Penicillintherapie kann meist fortgesetzt werden. Allerdings ist bei der Spätsyphilis Vorsicht geboten. Zur Prophylaxe können Glukokortikoide bei Therapiebeginn i.m. oder i.v. gegeben werden (z.B. 40–80 mg Solu-Decortin®-H, Ultracorten® H, Urbason® solubile u.a. für 1–3 Tage).

1.4 Gonorrhö

Ätiopathogenese: *Erreger:* Neisseria gonorrhoeae (Gonococcus). *Infektionsmodus und Immunitätslage:* Die Ansteckung erfolgt beim Erwachsenen fast ausschließlich durch den Geschlechtsverkehr. Inkubationszeit 2–10 Tage. Immunität wird durch eine durchgemachte Infektion nicht erworben.

Klinik: *Leitsymptome und -befunde:* Beim Mann entwickelt sich meist 2–5 Tage nach der Infektion eine Urethritis mit Dysurie und schleimig-eitrigem Ausfluß. Bei Übergreifen auf die hinteren Abschnitte der Urethra und weiterer Aszension kann Fieber mit allgemeinem Krankheitsgefühl auftreten. Schwere und seltene Komplikationen sind die Gonokokken-Arthritis (s. Infektarthritis, Kap. 21, 2.5) und die Gonokokken-Endokarditis. Bei der Frau sind die Symptome oft weniger ausgeprägt und können als vorübergehende Zystitis oder Kolpitis fehlgedeutet werden. Daher ist die Gefahr der Aszension (Endometritis, Salpingitis) mit schweren Allgemeinsymptomen (hohes Fieber, heftige Oberbauchschmerzen und peritonitische Erscheinungen) und der Ausbildung von Spätkomplikationen (Menstruationsstörungen, Sterilität) besonders groß.
Diagnostische Hinweise: Abstrich von der Urethra, bei Frauen zusätzlich von der Zervix, Ausstrich und *Färbung* nach Gram oder mit Methylenblau (Nachweis von gramnegativen Diplokokken in den Leukozyten). Rascher Nachweis von Gonokokken-Antigen im Urogenitalsekret durch einen Festphasen-Enzym-Immunoassay (Gonozym CM). *Beweisend ist der kulturelle Nachweis. Differentialdiagnostisch* kommen Urethritiden anderer Genese, Trichomonaden-Infektionen und andere Ursachen für Kolpitis und Prostatitis in Frage, oft folgt eine Postgonokokken-Urethritis durch Chlamydien.

Therapie

Die Verschleierung frühsyphilitischer Symptome bei gleichzeitig erworbener Lues durch unzureichende Antibiotikadosen ist unbedingt zu vermeiden. Die *Luesserologie* muß daher nach 6–12 Wochen kontrolliert werden (TPHA- bzw. FTA-ABS-Test). Entscheidend für den Therapieerfolg ist weiterhin die gleichzeitige *Partnerbehandlung.* Die komplizierte aszendierte Gonorrhö sollte fachurologisch und fachgynäkologisch nachbeobachtet werden.

Pharmakotherapie
(Namen der Handelspräparate s. Kap. 5, 1.3)
Wegen der Verbreitung von Penicillin-G-resistenten Gonokokkenstämmen Behandlung der unkomplizierten Gonorrhö mit einem Betalaktamase-stabilen Cefalosporin, z. B. Cefotaxim (1 g i.m.) oder Ceftriaxon (250 mg i.m.). Alternativpräparate bei Penicillinallergie: 4-Chinolone, z. B. Ciprofloxacin (Ciprobay®) 500 mg, Ofloxacin (Tarivid®) 400 mg oder Norfloxacin (Barazan®) 800 mg. Geeignet ist auch Spectinomycin (Stanilo®, Trobicin®): 2 g bei Männern, 4 g bei Frauen als einmalige i.m. Injektion. Erythromycin (Resistenzen kommen vor): täglich 3 g für 1 Woche oder Doxycyclin (Resistenzen kommen vor!): 100 mg oral alle 12 h für 7 Tage.

Erfolgskontrolle
Erste klinische Kontrolle (Ausstrich und Kultur) nach 2–4 Tagen. Zweite Kontrolle beim Mann nach 10 Tagen, bei der Frau nach der nächsten Menstruation. Kontrollabstrich empfehlenswert. Bei noch positivem Befund Wiederholung der Behandlung, evtl. mit einem anderen Präparat. Differentialdiagnostisch ist bei immer noch positivem Befund die Reinfektion (Partnerbehandlung!) von den echten „Therapieversagern" zu trennen.

Therapie der komplizierten (aszendierten) Gonorrhö
(Pharyngitis, Proktitis, Prostatitis, Endometritis, Salpingitis etc.)
Bei Penicillinempfindlichkeit 5–10 Mio. IE/Tag auf 3 Einzeldosen verteilt für 10 Tage oder bei Penicillinresistenz Cefotaxim 6 g/Tag oder Ciprofloxacin für 10 Tage.

Therapie disseminierter Gonokokken-Infektionen (Sepsis, Endokarditis, Arthritis)
5 Mio. IE Penicillin G alle 6–8 h i.v. als Kurzinfusion für 2–3 Wochen, mindestens jedoch noch 3 Tage nach Entfieberung (s. ds. Kap., 1.1 „Therapie"). Bei Penicillinallergie Erythromycin 500 mg i.v. alle 6 h bzw. Cefotaxim 2 g alle 8 h i.v. für 10 Tage.

1.5 Leptospirosen
Ätiopathogenese: *Erreger:* Verschiedene Leptospirenarten. Am häufigsten Leptospira icterohaemorrhagica, L. canicola und L. pomona. *Infektionsweg:* Erregerreservoir sind Tiere (Ratte, Maus, Hund, Schwein, Rind). Meist indirekte Übertragung durch Kontakt mit Gegenständen, die durch Leptospiren verunreinigt sind, oder mit kontaminiertem Wasser (stehende Gewässer), besonders durch tierischen Urin. Inkubationszeit 2–26 Tage, im Mittel 10 Tage. Es besteht eine Meldepflicht (Erkrankung sowie der Tod, Chiffre) an das Gesundheitsamt.
Klinik: *Biphasischer Verlauf:* 1. „septikämische" Phase für 3–7 Tage, Entfieberung für 1–3 Tage; 2. „ikterische" Phase für 4–30 Tage. *Leitsymptome und -befunde:* Akut auftretendes hohes Fieber, Schüttelfrost, Kopfschmerzen, Übelkeit, Erbrechen, Diarrhö, Glieder- und Muskelschmerzen, besonders in den Waden. In 80–90% der Fälle Konjunktivitis. In etwa 50% entwickelt sich ein Ikterus, vor allem bei Infektion mit L. icterohaemorrhagica (M. Weil). Bei schweren Verlaufsformen können Myokarditis, Meningitis, Hepatitis, Nephritis und Hämorrhagien auftreten.
Diagnostische Hinweise: Neben den laborchemischen Zeichen der Leber- und

Nierenbeteiligung kann die Diagnose durch den Erregernachweis im Blut (Dunkelfeld) während der ersten 10 Tage in der Kultur, im Tierversuch und später im Urin geführt werden. (Serologischer Nachweis: Antikörpernachweis [Titeranstieg der Agglutinations-, Lysis- und Komplementbindungsreaktionen], Immunfluoreszenz.) Leukozytose bis 50000/mm³ mit überwiegend Segmentkernigen im Differentialblutbild. Bei Nierenbeteiligung Proteinurie, Hämaturie, Azotämie.

Therapie

Allgemeine Maßnahmen

Bettruhe, regelmäßige Kontrolle von Blutbild, Leber- und Nierenfunktionsparametern. Kontrolle der Urinausscheidung, bei beginnendem Nierenversagen Hämodialyse (s. Kap. 17,5), intensivmedizinische Überwachung (s. Kap. 2).

Pharmakotherapie (Namen der Handelspräparate s. Kap. 5, 1.3)
Der Wert der Antibiotikagabe bei den Leptospirosen, insbesondere bei den schweren Verlaufsformen, ist noch umstritten. Die Therapie muß am 1. oder 2. Erkrankungstag begonnen werden, wenn ein Erfolg erhofft werden soll. Nach dem 4. Krankheitstag kann der eigengesetzliche Ablauf der Krankheit meist nicht mehr beeinflußt werden.
Penicillin G: 1 Mio. IE eines mittellang wirkenden Penicillins i.m. täglich für mindestens 7 Tage. Bei Verdacht auf Morbus Weil oder bei schwerem Verlauf 5–10 Mio. IE. als Kurzinfusion alle 8 h. Empfohlen werden auch *Tetracycline*, z.B. Doxycyclin: 200 mg am 1. Tag i.v., dann 100 mg/Tag, nach Besserung p.o. *Alternativpräparate* bei Penicillinallergie sind *Chloramphenicol* und *Erythromycin*.
Bei septischer Verlaufsform *Glukokortikoide:* s. ds. Kap., 1.1.
Bei den ersten Anzeichen einer *Herxheimerschen Reaktion* sofort Gabe von Glukokortikoiden (s. ds. Kap., 1.3).

1.6 Listeriose

Ätiopathogenese: *Erreger:* Listeria monocytogenes. *Infektionsmodus:* Ansteckung vor allem durch Kontakt mit erkrankten Tieren oder durch Genuß von infiziertem Fleisch (Rind, Schaf) oder kontaminierten Milchprodukten bzw. Gemüse. Feten können diaplazentar infiziert werden, wonach es zum Spontanabort oder bei fortgeschrittener Schwangerschaft zur Totgeburt kommen kann. Abwehrschwäche, Schwangerschaft und Steroidmedikation erhöhen die Infektionsanfälligkeit.
Klinik: *Leitsymptome und -befunde:* Das Krankheitsbild verläuft meist uncharakteristisch, so daß es häufig als „grippaler Infekt" fehlgedeutet wird. Bei schwerem, u.U. septischem Verlauf können Lymphknotenvergrößerungen, Meningitis, Pneumonie, Empyem und typhusähnliche Symptome auftreten. *Differentialdiagnose:* Influenza, Typhus, infektiöse Mononukleose und bakterielle Meningitiden anderer Genese.
Diagnostische Hinweise: Es gibt keine klinischen Symptome, die für die Listeriose allein pathognomonisch wären. Wichtig daher der kulturelle Erregernachweis im Blut, im Rachenabstrich, im Liquor bei meningitischen Symptomen und im Urin. Serologische Diagnostik: Nachweis von spezifischen Antikörpern mit Hilfe der KBR oder Bakterienagglutination ist unzuverlässig. Falschpositive Reaktionen durch partielle Antigengemeinschaft mit anderen Erregern; andererseits kann Antikörperproduktion bei Infizierten (v.a. bei Abwehrschwäche) fehlen.

Bakterielle Infektionskrankheiten

Therapie

(Namen der Handelspräparate s. Kap. 5, 1.3)
Mittel der Wahl ist Ampicillin. Zur Beseitigung aller Erreger im granulomatösen Gewebe muß sich die Therapie über mindestens 3–4 Wochen erstrecken. Dosierung: 2 g alle 6–8 h i.v. für 3–4 Wochen. Bei septischer Verlaufsform und Meningitis 5 g alle 6 h als Kurzinfusion (s. ds. Kap., 1.1. bzw. 1.2), evtl. in Kombination mit Gentamicin (Dosierung s. ds. Kap., 1.1. bzw. 1.2). Bei milder Verlaufsform während der Schwangerschaft 3–6 g/Tag i.v., evtl. auch oral für mindestens 2–3 Wochen. Erythromycin, Tetracycline oder Chloramphenicol nur bei Penicillinallergie indiziert. Cephalosporine sind unwirksam.

1.7 Brucellosen

Ätiopathogenese: *Erreger:* Brucella abortus (Erreger des Morbus Bang), B. suis und B. melitensis (Malta-Fieber). *Infektionsweg und Immunitätslage:* Die Ansteckung erfolgt vor allem durch direkten Kontakt mit erkrankten Tieren oder durch den Genuß von nicht-pasteurisierter erregerhaltiger Milch. Besonders gefährdet sind Bauern, Metzger, Veterinärmediziner etc. Inkubationszeit 6–30 Tage, manchmal sogar Monate. Die Erkrankung hinterläßt nur vorübergehende Immunität.
Klinik: *Leitsymptome und -befunde:* Häufigstes Symptom ist das wochen- bis evtl. monatelang anhaltende Fieber, das septisch, kontinuierlich oder undulierend (Febris undulans, Morbus Bang) sein kann, mit Schüttelfrost und Nachtschweiß. Charakteristisch ist weiterhin der meist schleichende Beginn und Verlauf mit leichter Ermüdbarkeit, Gliederschmerzen, gastrointestinalen Symptomen, Gewichtsabnahme und psychischer Labilität bis Depression. In etwa 50% der Fälle finden sich eine Milzvergrößerung und Lymphknotenschwellungen. Komplikationen sind vor allem destruierende Spondylitis, Meningitis, bakterielle Arthritis und Endokarditis.
Diagnostische Hinweise: Die Leukozytenzahl ist meistens normal oder erniedrigt mit einer Granulozytopenie und einer relativen Lymphozytose bis zu 80%. Der Erregernachweis kann in bei Fieberanstieg abgenommener Blutkultur, im Knochenmark, in Lymphknoten sowie in Punktaten geführt werden, weiterhin im Liquor und Urin. Serologisch: Agglutinations- und Komplementbindungsreaktion. *Differentialdiagnose:* Morbus Hodgkin, Tuberkulose, Typhus, infektiöse Mononukleose, Malaria, Psychasthenie.

Therapie

Allgemeine Maßnahmen
Wegen der psychischen Instabilität und der leichten körperlichen Ermüdbarkeit der Erkrankten ist eine 2–3wöchige Bettruhe für den Behandlungserfolg wichtig.

Pharmakotherapie (Namen der Handelspräparate s. Kap. 5, 1.3)
Tetracycline: Doxycyclin 0,2 g/Tag für 3–6 Wochen. Bei schwerer Verlaufsform Kombination mit Streptomycin, 500 mg 12stdl. i.m. (für 14 Tage) oder Rifampicin 600–1200 mg/Tag p.o. Bei Endokarditis bzw. Meningoenzephalitis Doxycyclin in Kombination mit Rifampicin.
Als Alternativpräparate können Co-trimoxazol (2mal tgl. 1,44 g) oder Chloramphenicol verwendet werden.

24 Infektionskrankheiten

Unter der Therapie kann die massive Freisetzung von Brucella-Endotoxin besonders am 2. Behandlungstag zu einer Herxheimer-ähnlichen Reaktion führen. Bei den ersten Anzeichen Glukokortikoidgabe (s. a. ds. Kap., 1.3): 15 mg Prednison 6stündlich für 2–3 Tage p.o.
Rezidive sind sehr häufig, da die im RES befindlichen Erreger durch die antibakterielle Behandlung nicht eliminiert werden. Auch beim 2. und 3. Rezidiv Tetracyclinbehandlung, wie oben erwähnt, da Resistenzentwicklungen bisher nicht beschrieben sind, zusätzlich Rifampicin p.o.

1.8 Dysenterie (Ruhr)
Ätiopathogenese: *Erreger:* Verschiedene Shigellaarten. Vorkommen typischerweise bei schlechten hygienischen Bedingungen; durch Massentourismus erneute Aktualität der Erkrankung; ein besonders schweres Krankheitsbild wird durch Shigella dysenteriae (Shiga-Kruse) verursacht. *Infektionsweg:* Vor allem fäkal-oral durch Kontakt mit Erkrankten bzw. Ausscheidern sowie über kontaminierte Nahrungsmittel. *Inkubationszeit:* 2–7 Tage.
Klinik: *Leitsymptome und -befunde:* Verschieden schwerer Verlauf; akuter Beginn mit Fieber und heftigen, schmerzhaften Durchfällen (bis zu 30 pro 24 h), die Schleim-, häufig auch Blutbeimengungen und Eiter enthalten. Außerdem Tenesmen, Nausea und Myalgien. Rascher Wasser- und Elektrolytverlust, dadurch arterielle Hypotonie, Adynamie und zunehmende Apathie.
Diagnostische Hinweise: Neben der klinischen Symptomatik Hinweise durch Leukozytose, Hämokonzentration, positive Stuhlkultur und Anstieg des Hämagglutinationstiters. Bei der Rektosigmoidoskopie entzündliche Veränderungen der Schleimhaut nachweisbar, in ausgeprägten Fällen blutende Geschwüre.
Differentialdiagnose: Enteritiden anderer Genese. Eine Doppelinfektion mit anderen fäkal-oral übertragenen Erregern (z.B. Amöben) kann vorliegen.

Therapie

(1) *Allgemeine Maßnahmen:* Sofortige Isolierung des Erkrankten, Bettruhe, orale bzw. parenterale Flüssigkeitszufuhr von mindestens 3 l/Tag (Bilanzierung s. Kap. 9, 2.5). Behandlung der Störung des Wasser- und Elektrolythaushaltes (s. Kap. 10, 1), gegebenenfalls Schockbehandlung (s. Kap. 2). Soweit indiziert, Schmerzbekämpfung und leichte Sedierung. Diätetisch zunächst kalorische Flüssigkeiten (Brühe, Tee mit Zucker etc.), später langsam aufbauend leichte Kost (Haferschleim, Zwieback, Brei etc.).
(2) *Symptomatische Behandlung der Enteritis:* s. Kap. 1, 6.
(3) *Spezifische Therapie* (Namen der Handelspräparate s. Kap. 5, 1.3): Vor Behandlungsbeginn Stuhlkultur und Antibiogramm veranlassen.
Wegen der zunehmenden Ampicillin-, Co-trimoxazol- und Tetracyclinresistenz sind 4-Chinolone (z.B. Ciprobay® oder Tarivid®) Mittel der Wahl.
Alternativpräparate Co-trimoxazol (Bactrim®) 2 Tbl. alle 12 h oder Ampicillin 0,5 g alle 6–8 h oder Tetracycline 0,25 alle 6 h p.o.
Schwer resorbierbare Sulfonamide oder nur lokal wirksame Antibiotika – da sie nicht systemisch wirken – oder Amoxycillin – wegen der unzuverlässigen Wirkung auf Shigellen – sollten nicht verwendet werden.
Erfolgskontrolle: Die Isolierung darf erst aufgehoben werden, wenn 3 Stuhl- und Urinkulturen im Abstand von 1 Woche negativ sind.

Prophylaxe: Bei Auslandsreisen (z. B. Türkei, Nordafrika, Fernost) sorgfältige individuelle Hygiene. Wirksamer Impfstoff nicht verfügbar.

1.9 Salmonellosen

Ätiopathogenese: *Erreger:* Salmonella typhi (Typhus abdominalis), S. paratyphi A und B, S. typhimurium und viele andere Enteritis-Salmonellen (Salmonellen-Enteritiden, bakterielle Lebensmittelvergiftung).
Infektionsweg: fäkal-oral. Inkubationszeit: Typhus 1–3 Wochen, Paratyphus 1–7 Tage, Salmonellen-Enteritis 1–2 Tage. Enteritis-Salmonellen werden meist über kontaminierte Nahrungsmittel (Milch, Eis, Geflügel etc.) aufgenommen. Alle Salmonellosen sind meldepflichtig (bei Verdacht, Erkrankung sowie Tod).
Klinik: *Leitsymptome und -befunde: Typhus abdominalis:* Allmählicher Beginn mit Krankheitsgefühl, Kopfschmerzen, Pharyngitis, Husten und Absetzen von „Erbsenbreistühlen", aber auch Obstipation. Allmählicher Fieberanstieg, Milztumor, relative Bradykardie, Bewußtseinstrübung. Heute seltenere Komplikationen sind Darmperforation mit Peritonitis und Blutung, Bronchopneumonie, Meningitis, Myokarditis, septischer Schock, Dauerausscheidung der Erreger. *Paratyphus A* zeigt eine ähnliche Symptomatologie, verläuft aber milder. *Paratyphus B* beginnt meist akut und hochfieberhaft, aber der Krankheitsverlauf ist im allgemeinen kürzer, die Entfieberung setzt früher ein.
Diagnostische Hinweise: Neben der klinischen Symptomatik Leukopenie mit Linksverschiebung, Proteinurie, positive Blutkultur (ab 1. Woche), evtl. Kultur aus Knochenmarkblut (speziell bei antibiotischer Vorbehandlung höhere Erfolgsrate), positive Stuhl- und Urinkulturen, steigender Titer der Widal-Reaktion. *Differentialdiagnose:* Brucellosen, Leptospirosen, Tuberkulose und andere schwere, protrahiert verlaufende Infektionskrankheiten.
Salmonellen-Enteritis: Akuter Beginn mit Erbrechen und Diarrhö („Brechdurchfall"), mäßiger Temperaturanstieg, Exsikkose, evtl. Kreislaufkollaps.
Diagnostische Hinweise: s. Kap. 15, 7.
Als *Dauerausscheider* werden Personen verstanden, die Monate nach der klinischen Heilung noch Erreger mit dem Stuhl oder Urin ausscheiden.

Therapie

Behandlung bei Typhus abdominalis, Paratyphus A, B und C
(1) *Allgemeine Maßnahmen:* Strenge Isolierung des Erkrankten, intensive Pflege und Überwachung, im akuten Stadium parenterale Ernährung (s. Kap. 9). Ausgleich der Störungen des Wasser- und Elektrolythaushaltes (s. Kap. 10, 1).
(2) *Symptomatische Behandlung der Enteritis:* s. Kap. 1, 6.1.
(3) *Spezielle Maßnahmen* (Namen der Handelspräparate s. Kap. 5, 1.3): Mittel der Wahl sind 4-Chinolone (z. B. Ciprobay® oder Tarivid®). Initial i.v., nach Besserung des Allgemeinzustandes und/oder Entfieberung kann die Therapie auf oral umgestellt werden. Alternativ kann auch gezielt Co-trimoxazol (Bactrim®) oder Ampicillin oder Chloramphenicol eingesetzt werden. Herxheimer-Reaktionen (s. ds. Kap., 1.3) durch anfallende Bakterientoxine können auftreten.
Bei Darmperforation zusätzlich gegen Anaerobier wirksame Substanzen, z. B. Metronidazol (Clont®).
(4) *Rezidivbehandlung:* Wiederholung des Behandlungsschemas, Resistenzentwicklungen scheinen nicht vorzukommen.

24 Infektionskrankheiten

(5) *Typhusprophylaxe:* Neben allgemeinen hygienischen Vorsichtsmaßnahmen zeitlich begrenzter Schutz (für 3 Jahre) durch den neuen Impfstoff „Typhim Vi®" (einmalig 0,5 ml i.m.). Antikörperbildung bereits nach 7–14 Tagen. Schutzrate ca. 82%, daher Vorsichtsmaßnahmen nicht vernachlässigen.

Behandlung der Salmonellen-Enteritis

(1) *Unkomplizierte Erkrankungsgefälle* (enteritische Verlaufsform): Klingt ohne weitere Therapie spontan innerhalb einiger Tage ab. Symptomatische Therapie s. Kap. 15, 7. Ausreichende orale Flüssigkeitszufuhr (s. ds. Kap., 1.10)! Antibiotika und Chemotherapeutika sind nicht indiziert, da hierdurch der Krankheitsverlauf nicht verkürzt und die Keimausscheidung eher verlängert wird (s. u.).

(2) *Septikämische, invasive Verlaufsform* (positive Blutkultur, Organmanifestationen): Therapie der Wahl sind Gyrasehemmer (Ciprofloxacin 500 mg p.o. bzw. 200 mg i.v. 12stdl. oder Ofloxacin 200 mg p.o. oder i.v. 12stdl.). Geeignet ist auch Co-trimoxazol (Bactrim®) 2–3 Tbl. 12stdl. p.o. bzw. analoge Dosis parenteral, wenn die orale Zufuhr nicht möglich ist. Bei Salmonellen-Meningitis Cefotaxim (6–8 g/Tag) oder Chloramphenicol (Dosierung s. ds. Kap., 1.2 „Spezielle Therapie").

Behandlung von Salmonellen-Dauerausscheidern

(1) *Ausscheidung von Typhus- und Paratyphus-Salmonellen:* Ciprofloxacin (0,5–0,75 g 12stdl.) oder Ofloxacin (200 mg 12stdl.) über 2–4 Wochen. Alternativpräparate (nur gezielt, da Resistenzen bekannt): Amoxicillin 3mal 2 g p.o. für 4 Wochen bzw. Ampicillin 4–10 g i.v. auf 6stündige Intervalle verteilt über 10–14 Tage. Falls erforderlich, Gabe von 4mal 1 g Ampicillin/Tag bzw. 3mal 1 g Amoxicillin p.o. für weitere 8–10 Wochen. Co-trimoxazol (Bactrim®) 2mal 2 Tbl./Tag für 3 Monate ist ebenfalls wirksam.

Erfolgskontrolle: Nach Absetzen der Antibiotika müssen 3 aufeinanderfolgende Stuhlkulturen negativ sein.

Die *Cholezystektomie* kann – zusammen mit der Antibiotikatherapie – zur vollständigen Ausheilung indiziert sein, wenn mehrere Behandlungsversuche erfolglos geblieben sind und eine chronische Gallenblasenerkrankung (Cholezystitis, Cholelithiasis) besteht.

(2) *Ausscheidung von Enteritis-Salmonellen:* Die Dauerausscheidung ist bei der Salmonellen-Enteritis selten (in < 1%). Die Erreger verschwinden in diesen Fällen spontan innerhalb von 4 Wochen bis 12 Monaten aus dem Darm. Zur Sanierung eignen sich 4-Chinolone (Dosierung s.o.) oder Laktulose (Bifiteral®) 3mal 1–2 Eßl./Tag, bis Stuhlproben negativ werden.

Selten kommt die Gallenblase als Ausscheidungsherd in Betracht. In diesen Fällen kann das unter (1) genannte Vorgehen indiziert sein.

1.10 Cholera

Ätiopathogenese: *Erreger:* Klassischer Erreger ist Vibrio cholerae, jedoch in neuerer Zeit auch Zunahmen von Vibrio-El-Tor-Pandemien. *Infektionsweg:* fäkal-oral bzw. kontaminierte Nahrungsmittel (z. B. Meeresfrüchte), Inkubationszeit 1–5 Tage. Meldepflicht bei Verdacht, Erkrankung sowie Tod.

Klinik: *Leitsymptome und -befunde:* Durch Toxine bedingtes, schlagartiges Einsetzen häufiger, flüssigkeitsreicher Stuhlentleerungen („Reiswasserstühle"), Erbrechen ohne vorausgehende Übelkeit, rasche Entwicklung von Exsikkose, Azidose, Untertemperatur, Muskelkrämpfen, akutem Nierenversagen und Schock.
Diagnostische Hinweise: Neben der eindrucksvollen klinischen Symptomatik Hinweise durch Anamnese (Aufenthalt in einem Endemiegebiet, Kontakt mit einem Erkrankten), positive Stuhlkulturen, ansteigende Hämagglutinationstiter.
Differentialdiagnose: Enteritiden anderer Genese.

Therapie

Im Gegensatz zu anderen akuten Enteritiden kommt der antibakteriellen Therapie bei der Cholera nur eine nachgeordnete Bedeutung zu. Entscheidend für den Verlauf ist die ausreichende *Substitution* der verlorenen Flüssigkeit (evtl. bis zu 20 l/Tag!), der *Elektrolyte* und *Ausgleich* der *metabolischen Azidose* (s. Kap. 10).

Praktisches Vorgehen

(1) *Infusionsbehandlung und -überwachung:* Sie geschieht am besten über einen großlumigen Venenkatheter (hierdurch gleichzeitige Kontrolle des ZVD möglich, s. Kap. 2). Infusion von isotoner Kochsalzlösung im Wechsel mit isotoner Natriumbikarbonatlösung (Verhältnis 2:1), im Bypass isotone Glukoseinfusion. Die Infusionsgeschwindigkeit richtet sich jeweils nach dem enteralen Flüssigkeitsverlust und dem ZVD. Kaliumsubstitution oral soweit möglich, sonst 10–20 mval/l der Infusionslösung zusetzen. Kontrolle der Serumelektrolyte und des Säure-Basenstatus, des Hämatokrits und der Urinausscheidung pro Stunde.
Bei *milderen Verlaufsformen* kann die Flüssigkeits- und Elektrolytsubstitution auch oral erfolgen, am besten mit der von der WHO empfohlenen Lösung, die *auch bei Durchfallserkrankungen anderer Genese* verwendet werden kann: In 1 l Wasser werden gelöst: ½ Teel. Kochsalz (3,5 g NaCl), ¼ Teel. Kaliumchlorid (1,5 g KCl), ¼ Teel. Natriumbikarbonat (2,5 g Bikarbonat) und 2 Eßl. Glukose (20 g). Dosierung 0,5–2 l/Tag bzw. 10–30 ml/kg KG.
(2) *Antibakterielle Therapie:* Sie kann den Krankheitsverlauf verkürzen. Aufgrund ihrer hohen Wirksamkeit sind 4-Chinolone (Ciprobay® 250–500 mg alle 12 h) Mittel der Wahl oder Tetracycline (250 mg p.o. alle 6 h) oder Cotrimoxazol (Bactrim®) 2mal 2 p.o. für mind. 5 Tage.

Prophylaxe

Neben der Beachtung hygienischer Vorsichtsmaßnahmen bei Reisen durch Endemiegebiete aktive Immunisierung durch Impfung, die auch Vibrio El Tor einschließen sollte. Der Wert der routinemäßigen Impfung wird jedoch angezweifelt. Soweit für bestimmte Länder eine Impfbestätigung gefordert ist, genügt eine einmalige Impfung.

1.11 Tuberkulose (s. Kap. 5, 2)

1.12 Endokarditis (s. Kap. 11, 5.2)

24 Infektionskrankheiten

1.13 Atemwegsinfektionen (s. Kap. 14)

1.14 Gallenwegsinfektionen (s. Kap. 16, 3)

1.15 Harnwegsinfektionen (s. Kap. 17, 9)

1.16 Toxin-vermittelte Erkrankungen
Definition: Es handelt sich um Erkrankungen, die durch Toxine des Erregers verursacht werden. Am häufigsten werden Nahrungsmittelvergiftungen, selten andere Toxin-induzierte Erkrankungen wie Toxic-shock-Syndrom (Staphylococcus aureus, neuerdings auch hämolysierende Streptokokken), Botulismus, Diphtherie oder Tetanus beobachtet.

1.16.1 Nahrungsmittelvergiftungen
Ätiopathogenese: Als häufigste Toxinbildner kommen Vibrio cholerae, Escherichia coli (hitzelabiles und -stabiles Toxin) und Staphylococcus aureus in Frage. Seltener sind Clostridium perfringens, Shigella dysenteriae und Bacillus cereus, welche durch Aktivierung von cAMP und/oder zytotoxische Wirkung Diarrhöen verursachen.

Klinik: Die Erkrankung manifestiert sich als schweres Erbrechen, meist mit unblutigen, wäßrigen Diarrhöen ohne Fieber. Tenesmen können vorhanden sein. Betroffen sind meist mehrere Personen (Massenspeisung). Mikroskopisch findet man im Stuhl keine Leukozyten. Der Erregernachweis in Speiseresten ist möglich.

Therapie

Je nach Schwere der Erkrankung ist Elektrolyt- und Flüssigkeitssubstitution erforderlich (s. Kap. 10.1). Antibiotika können gezielt, v. a. bei Cholera, E. coli und Shigella, die Ausscheidungsdauer verkürzen, sind jedoch primär nicht indiziert.

1.16.2 Verotoxin-assoziiertes hämolytisch-urämisches Syndrom
Ätiopathogenese: Erreger der hämorrhagischen Kolitis (HC) und des hämolytisch-urämischen Syndroms (HUS) sind Verotoxin(VT)-produzierende Escherichia-coli-(VTEC-)Stämme, vor allem der Serovare 0157:H7 oder 0157:H–. Die Erreger werden überwiegend mit kontaminierten Nahrungsmitteln, v. a. unzureichend gegartem Rindfleisch oder nicht pasteurisierter Milch, übertragen. Kontaktpersonen können sekundär infiziert werden. Das Verotoxin wird wegen seiner strukturellen und biologischen Gemeinsamkeit mit dem Shiga-Toxin auch als „Shiga-like"-Toxin bezeichnet. Über 50 E.-coli-Serovare wurden bisher identifiziert.

Klinik: 4–9 Tage nach Infektion treten plötzlich sehr schmerzhafte, kolikartige Darmkrämpfe, Erbrechen sowie zunächst wäßriger Durchfall auf, der nach 12–48 Stunden in eine profuse hämorrhagische Diarrhö übergeht. Selten besteht Fieber über 38 °C. In etwa 3–20% der Fälle kommt es zu lebensbedrohlichen Komplikationen in Form des HUS und/oder neurologischen Komplikationen mit myoklonischen Krämpfen und Verwirrtheit. Die Letalität kann bei geriatrischen Patienten sehr hoch sein (bis zu 30%).

Differentialdiagnostisch kommen neben anderen Enteritiden vor allem die Exazerbation einer Colitis ulcerosa in Frage. Die einzig verläßliche Diagnostik beruht auf dem aufwendigen Nachweis der nicht einheitlichen Zytotoxine (Immunität und Infektion 17 [1989] 206–211).

Therapie

Die Behandlung des HUS ist im wesentlichen supportiv, und die Maßnahmen richten sich vor allem nach Grad und Dauer der Nierenfunktionseinschränkung und dem Ausmaß der Hämolyse. Die Rolle von Antibiotika und von Antidiarrhoika ist bei VTEC-Infektionen einschließlich dem akuten, VTEC-assoziierten HUS umstritten. Es wird sogar die Möglichkeit einer Antibiotika-getriggerten Toxinfreisetzung in vivo und damit eine ungünstige Beeinflussung des Verlaufs von VTEC-Infektionen diskutiert (Immunität und Infektion 20 [1992] 168–172).

1.16.3 Botulismus

Ätiopathogenese: Die Erkrankung, die durch ein von Clostridium botulinum produziertes Neurotoxin verursacht wird, ist in Mitteleuropa sehr selten. C. botulinum, ein anaerobes grampositives, sporenbildendes Stäbchen, ist weltweit verbreitet. Das von ihm gebildete Toxin ist bereits bei 0,1 µg tödlich. Während die Sporen von C. botulinum hitzeresistent sind, wird durch Kochen für 10 min das Toxin zerstört. Obwohl die günstigste Temperatur für die Toxinbildung 30 °C ist, kann sie auch bei Kühlschranktemperatur erfolgen. Inkriminiert werden ungenügend sterilisierte Konserven (Bohnen!), ungenügend geräuchertes Fleisch sowie Wurstwaren. Das Toxin entfaltet seine Wirkung durch die Inhibition des Neurotransmitters Acetylcholin. 1993 bzw. 1994 wurden in der BRD 17 bzw. 13 Erkrankungen gemeldet.

Klinik: Je nach Menge des aufgenommenen Toxins kommt es innerhalb von wenigen Stunden bis maximal 8 Tagen zu absteigenden symmetrischen Lähmungserscheinungen mit Trockenheitsgefühl in den Augen und im Mund. Übelkeit und Erbrechen können fehlen. Die Hirnnerven sind zunächst betroffen, und Sehstörungen (Doppelbilder, Fotophobie) sind sehr häufig. Die Patienten sind örtlich und zeitlich orientiert, Fieber fehlt! Mit dem Fortschreiten der Erkrankung wird die neurologische Symptomatik immer auffälliger, und es kommt zu Tachykardie und Ateminsuffizienz.

Zur Diagnosesicherung ist die Untersuchung der inkriminierten Speisereste erforderlich. Ebenfalls kann das Botulinum-Toxin im Blut nachgewiesen werden. Differentialdiagnostisch müssen andere Intoxikationen (Atropin), Poliomyelitis oder neurologische Erkrankungen wie Guillain-Barré-Syndrom ausgeschlossen werden.

Therapie

Neben intensivmedizinischen Maßnahmen sofort bei klinischem Verdacht – nach konjunktivaler oder kutaner Testung zum Ausschluß einer vorbestehenden Allergie – 500 ml i.v. polyvalentes Botulinus-Antitoxin (polyvalentes Immunserum vom Pferd von Behringwerke, Marburg) verabreichen. Gleichzeitig über Magensonde die Speisereste entfernen.

1.16.4 Tetanus

Ätiopathogenese: Tetanus wird durch ein Neurotoxin des Bakteriums Clostridium tetani ausgelöst. Die vegetativen Formen des C. tetani können durch Hitze und Desinfektionsmittel rasch inaktiviert werden. Sie sind gegenüber Penicillin hoch empfindlich. Die Sporen von C. tetani sind jedoch hitze- und desinfektionsmittelresistent. Der Erreger kommt ubiquitär vor. Bei kleinsten Verletzungen kön-

nen Sporen eingebracht werden, und das von den Bakterien produzierte Toxin wird über die Blutbahn verteilt.
Klinik: Die Inkubationszeit beträgt Tage bis mehrere Wochen und ist länger bei peripheren Eintrittspforten. Die Erkrankung kann lokalisiert mit persistierenden Muskelkontraktionen auf der Seite der Verletzung oder als schwerere generalisierte Form (> 80% aller Fälle) ablaufen. Die Eintrittspforte kann zu diesem Zeitpunkt bereits abgeheilt sein. Das charakteristische Zeichen ist der Trismus durch einen Krampf der Kiefermuskulatur. Gelegentlich kann Fieber vorhanden sein. Muskelkrämpfe können durch kleinste Reize wie Licht, Berührung etc. ausgelöst werden. Die Patienten sind örtlich und zeitlich voll orientiert!
Der Erreger kann oft nicht nachgewiesen werden. Die Diagnose stützt sich auf anamnestische Hinweise wie kleinste Verletzungen und fehlender oder ungenügender Impfschutz. Zwischen dem 60. und 70. Lebensjahr kommt es zu einem rapiden Verlust des Impfschutzes.
Differentialdiagnostisch kommt vor allem bei Tropenrückreisenden Tollwut in Frage.

Therapie

Empfohlen wird die Gabe von Tetanushyperimmunglobulin 500–1500 E (Tetagam®) und zusätzlich in den ersten 3 Tagen 2–5 Mio. E Penicillin alle 8 h. Die Patienten sollten in einem abgedunkelten Zimmer gepflegt werden; eine leichte Sedierung ist ebenfalls erforderlich. Bei schwerem Verlauf kann evtl. Relaxierung und künstliche Beatmung erforderlich sein. Nach überstandener Erkrankung muß eine aktive Immunisierung durchgeführt werden, da die Infektion keine ausreichende Immunität hinterläßt.

1.16.5 Diphtherie
Ätiopathogenese: Die Erkrankung wird durch das hitzelabile Exotoxin von Corynebacterium diphtheriae verursacht. Es kommt zu ausgedehnten Nekrosen und membranösen Belegen vor allem an den Schleimhäuten des oberen Respirationstraktes. Je nach Größe und Lokalisation der Nekrosen kommt es zur Toxineinschleppung in die Blutbahn, die zu neuro-, kardio- und nephrotoxischen Symptomen führt. Neben dem Befall der Schleimhäute der Tonsillen, des Pharynx und Larynx gibt es auch Wund-, Bindehaut- und Hautdiphtherie. Die Erkrankung ist in Mitteleuropa sehr selten. Kleinere Epidemien sind in Osteuropa und der ehemaligen UdSSR vorgekommen. Einzelne Infektionen sind aus Osteuropa eingeschleppt worden (Lancet 342 [1993] 53–54).
Klinik: Bei Lokalisation der Erkrankung im oberen Respirationstrakt ist der Beginn akut mit Schluckbeschwerden, Kopfschmerzen und allgemeinem Unwohlsein. Es liegen nur mäßige Temperaturerhöhungen vor. Die Tonsillen sind beidseitig stark geschwollen und mit scharf begrenzten, dicken, weißen Belägen bedeckt, die beim Fortschreiten der Erkrankung konfluieren. Beim Versuch der Entfernung des Belages kommt es leicht zu Blutungen. Auffällig sind ein faulig-süßlicher Geruch und eine eigenartig nasale Sprache. Beim Befall des Kehlkopfes liegt ein massiver trockener Husten vor, dem rasch die typischen Zeichen einer Stenose mit inspiratorischer Dyspnoe und Stridor folgen. Im Verlauf der Erkrankung kann eine schwere toxische Myokarditis, Neuritis mit motorischer und sensibler Beteiligung, Gaumensegellähmung, Augenmuskellähmungen und Zwerchfellparese auftreten.
Differentialdiagnostisch sind andere Tonsillitiden, Mononukleose bzw. Tonsillitis im Rahmen einer Agranulozytose abzugrenzen.

Die Diagnose läßt sich durch Nachweis des Erregers im Ausstrichpräparat sowie kulturell auf Spezialnährböden sichern. Verdachtsdiagnose dem Labor mitteilen!

Therapie

Empfohlen wird die Gabe von 10 000–60 000 E Hyperimmunglobulin und zusätzlich Penicillin G 5 Mio. E alle 8 h für 3 Tage.
Anmerkung: Da die Immunität im Alter nachläßt, ist eine Diphtherieauffrischimpfung alle 10 Jahre, vor allem bei medizinischem Personal, dringend erforderlich.

1.16.6 Toxic-shock-Syndrom

Ätiopathogenese: Die schwer verlaufende Erkrankung wird nach einer Infektion durch toxinproduzierende Staphylococcus aureus (Toxic-shock-Syndrom-Toxin 1) oder Streptococcus pyogenes (Lancefield Gruppe A, Toxin A, B oder C, Superantigene) und Toxineinschleppung in die Blutbahn und Zytokinausschüttung ausgelöst. Die Bakterien können von Schleimhaut (z. B. Pharyngitis) oder Wundinfektionen ausgehen. TSS durch S. aureus findet sich häufiger bei jüngeren Frauen in der Menstruationsphase, vor allem bei Benutzung von Tampons.
Klinik: Die Erkrankung beginnt akut mit Myalgien, Fieber, Erbrechen, Diarrhö, Kopfschmerzen, Pharyngitis und Konjunktivitis. Sie ist rasch progredient und führt zu schwerer Hypotonie durch Volumenmangel. Bei der körperlichen Untersuchung fällt vor allem ein Exanthem auf. In der Rekonvaleszenzphase kommt es zu Schuppung der Palmar- und Plantarhaut. Die Diagnose kann durch den Nachweis von Toxin-bildendem S. aureus oder S. pyogenes gesichert werden.

Therapie

Da sowohl S. aureus als auch S. pyogenes die Erkrankung auslösen können, muß die Intialtherapie beide Erreger erfassen. Cefuroxim (2–3mal 1,5 g) oder Clindamycin (3mal 600 mg i.v.). Intensivmedizinische Überwachung.
Anmerkung: TSS durch S. pyogenes wird in der Literatur auch »streptococcal-toxic-shock-like syndrome (STSLS) genannt.

1.17 Aktinomykose

Ätiopathogenese: Subakute bis chronische Infektion durch fakultativ bis obligat anaerobe grampositive unbewegliche Stäbchenbakterien (14 Spezies bekannt), die zum Teil zur physiologischen Schleimhautflora gehören. Inkubationszeit 4 Wochen und länger. Es handelt sich häufig um eine aerob-anaerobe Mischinfektion von A. israelii oder A. gereneseriae mit anderen in der Humanmedizin wichtigen Keimen wie Staphylokokken, Streptokokken etc.
Klinik: Häufigste Lokalisation ist der zervikofaziale Bereich: Beginn als derber odontogener Abszeß oder Mundbodenphlegmone, die zunächst wenig schmerzhaft ist und beim Fortschreiten zentral einschmilzt und zur Spontanentleerung neigt. Es entstehen harte, derbe Infiltrate, die jetzt auch peripher sich entleeren. Aus den Fisteln mit schlechter Heilungstendenz entleert sich typischer kerniger Eiter (mikroskopisch sog. Drusen). Durch hämatogene Streuung kann thorakale, abdominale und generalisierte Aktinomykose mit Fernmetastasen, z. B. in Gehirn, Muskel, Leber, Niere etc., entstehen. In diesen Fällen ist eine Unterscheidung zwischen Malignomen oder Tuberkulose oft schwierig. Männer: Frauen 2,5:1. *Diagnostik:* kultureller Nachweis in Punktat.

Therapie

Neben chirurgischer Drainierung Gabe von Penicillin G (3mal 5 Mega i.v.) oder Doxycyclin (2mal 100 mg i.v.) für 4–6 Wochen, anschließend Penicillin V (3mal 1 Mega p.o.) oder Doxycyclin (2mal 100 mg) für 2–6 Monate. Bei kulturellem Nachweis anderer Bakterien zusätzlich Flucloxacillin (3mal 2 g) oder Clindamycin (3mal 300–600 mg).

1.18 Bazilläre Angiomatose

Ätiopathogenese: Erreger ist *Bartonella henselae* bzw. *B. quintana* (Erreger der Katzenkratzkrankheit): kleine gramnegative Stäbchenbakterien, die ubiquitär in der Erde vorkommen. Die Infektion steht häufig im Zusammenhang mit Kontakt zu Katzen. Die Erreger sind gelegentlich auch aus Blutkulturen angezüchtet worden.
Klinik: Bekannt sind kutane (einzelne oder multiple kutane oder subkutane rötliche Papeln, die häufig schmerzhaft sind) und systemische Manifestationen, wobei fast alle Organe betroffen sein können (z.B. Herz, Schleimhaut, Leber, Milz, Knochen, Muskel und Zentralnervensystem), mit Appetitlosigkeit, Erbrechen, Gewichtsverlust und Fieber mit Schüttelfrost. Beim Befall des Skelettsystems können lokale Schmerzen vorliegen (AIDS Clin. Rev. [1993] 43–60 und Dtsch. Ärztebl. 92 (27) [1995] 1403–1407). *Diagnostik:* Kulturell auf speziellen Nährmedien; Blutkulturen müssen 8 Wochen bebrütet werden. Serologische Methoden sind in der Entwicklung.

Therapie

Erythromycin (3mal 500 mg p.o.) oder Doxycyclin (2mal 100 mg) für 3–4 Wochen.

1.19 Lyme-Borreliose (s. Kap. 21, 2.6)

2 Virusinfektionen

2.1 Grippe (Influenza)

Vorbemerkungen: Klinisch muß die *echte Virusgrippe* (*Influenza*, meist bedingt durch das Influenzavirus A und seine Subtypen) von dem „*grippalen Infekt*" unterschieden werden. Diese wird durch zahlreiche andere Erreger hervorgerufen, die den oberen Respirationstrakt befallen, ohne jedoch wie die Influenza bedrohliche Komplikationen hervorzurufen (s.u.). Daher ist die Schutzimpfung hier wirkungslos. Eine rein symptomatische Therapie ist in der Regel ausreichend, eine virostatische Behandlung nicht indiziert.
Ätiopathogenese: *Erreger:* Myxoviren der Gruppe A, B und C. *Infektionsweg:* Ansteckung über den Respirationstrakt durch Tröpfcheninfektion. Die Erkrankung tritt epi- und pandemisch, seltener endemisch auf, bevorzugt während der kalten Jahreszeit, da hier die Verbreitung der UV-Licht-sensiblen und austrocknungsempfindlichen Viren erleichtert ist. *Inkubationszeit:* 1–4 Tage.
Klinik: *Leitsymptome und -befunde:* Typisch ist der plötzliche Beginn der Erkrankung mit hohem Fieber, Abgeschlagenheit, Kopf- und Gliederschmerzen sowie trockenem Husten. Im übrigen Symptome der Infektion des oberen Respirationstraktes mit Rhinitis, Pharyngobronchitis und Tracheitis, mit quälendem Gefühl des Wundseins retrosternal. Bleibt das Fieber länger als 3–4 Tage bestehen, wird der

Husten produktiv und steigt die Leukozytenzahl deutlich an, so ist dies als Zeichen einer bakteriellen Sekundärinfektion zu werten. Hierdurch ergibt sich die Indikation zur Behandlung mit einem Breitbandantibiotikum (s. u.). Die Influenza verläuft in der größten Zahl der Fälle gutartig. Gefährdet sind vor allem Kinder und alte Menschen durch Komplikationen wie Otitis media, eitrige Bronchitis und Pneumonien, die überwiegend bakteriell bedingt sind (Pneumo-, Staphylokokken). *Diagnostische Hinweise:* Neben den klinischen Symptomen kann die Diagnose durch den Erregernachweis im Rachenabstrich (Kultur) gestützt werden. Serologische Tests: Komplementbindungsreaktion und Hämagglutinations-Hemmungstest (Hirst-Test). Nur der Titeranstieg bei zwei- oder mehrmaliger Kontrolle ist beweisend. *Differentialdiagnose:* Infektionen des oberen Respirationstraktes anderer Genese, bei denen die Leukopenie jedoch meist fehlt, außerdem meist geringere Allgemeinreaktionen und niedrigerer Temperaturverlauf.

Therapie

Pharmakotherapie

Da der Einsatz von Virostatika noch keine entscheidende Wende herbeigeführt hat, steht die *symptomatische Therapie* mit Bettruhe, Analgetika, Antipyretika und Antitussiva (s. Kap. 1) ganz im Vordergrund. Der Einsatz von *Antibiotika* ist nur gerechtfertigt, wenn der Verdacht auf eine Sekundärinfektion, z. B. durch Röntgenbild, Differentialblutbild, Sputumbefund oder erneuten Fieberanstieg, bestätigt wird. Die Wahl des Antibiotikums richtet sich nach dem Antibiogramm aus Sputum oder Rachenabstrich. Liegt ein solches nicht vor, ist Cefuroxim i.v. Mittel der Wahl (Präparatenamen und Dosierung s. Kap. 5, 1.3).

Infektionsprophylaxe

(1) Die rechtzeitige *Impfung* mit einem polyvalenten Grippevirusimpfstoff stellt die bisher beste Möglichkeit dar, um einen zumindest vorübergehenden Schutz vor Erkrankung zu erreichen. Vor allem sollten gefährdete Patienten (Patienten mit chronischen Herz- und Lungenerkrankungen) und besonders exponierte Personen (Ärzte, Lehrer, Militärangehörige usw.) geimpft werden. Die Immunität hält längere Zeit an, aber wegen der Variabilität der Antigenstruktur (sog. Antigenshift und -drift) sind für einen wirksamen Impfschutz jährlich Wiederholungsimpfungen mit dem jeweils neuen, angepaßten Impfstoff im Herbst durchzuführen. *Kontraindikationen:* Fieberhafte Erkrankungen, Überempfindlichkeit gegen Hühnereiweiß.

(2) Eine gute prophylaktische Wirkung nach Exposition scheint das Virustatikum und Antiparkinsonmittel *Amantadin* zu haben (besonders bei Infektionen mit Influenzavirus Typ A_2, s. Kap. 5, 3.1.2). Zu Beginn einer Epidemie kann die Amantadinprophylaxe bei gefährdeten Personen gleichzeitig mit der Impfung beginnen und für 3 Wochen fortgesetzt werden. Ist die Impfung kontraindiziert (Allergie), Anwendung von Amantadin bis zum Ende der Epidemie. Bei frühzeitiger Anwendung nach Infektionsbeginn kann der Krankheitsverlauf gemildert und abgekürzt werden. Dosierung: 100 mg alle 12 h oral für mindestens 10 Tage und höchstens 3 Monate, bei Patienten > 65 Jahre 1mal 100 mg/Tag. *Kontraindikationen:* Organische Hirnschäden, Anfallsleiden, eingeschränkte Nierenfunktion.

24 Infektionskrankheiten

2.2 Infektiöse Mononukleose

Ätiopathogenese: *Erreger:* Wahrscheinlich das Epstein-Barr-Virus. *Infektionsweg und Immunitätslage:* Die Erkrankung kann sporadisch und epidemisch auftreten, sporadische Fälle meist in der Altersgruppe zwischen dem 10. und 30. Lebensjahr. *Inkubationszeit:* 5–20 Tage. Übertragung vor allem durch Tröpfcheninfektion. Überstehen der Krankheit hinterläßt meist eine Dauerimmunität.

Klinik: *Leitsymptome und -befunde:* Nach einem mehrtägigen, uncharakteristischen Prodromalstadium mit Abgeschlagenheit, Fieber, Hals- und Kopfschmerzen treten Lymphknotenschwellungen zervikal und okzipital, im weiteren Verlauf auch inguinal auf. Eine deutliche Milzvergrößerung findet sich in etwa 50% der Fälle, häufig entwickelt sich eine Hepatitis, die anikterisch verlaufen kann (transitorische Erhöhung der Leberenzyme im Serum in 80–90% der Fälle). Bei exsudativer Pharyngitis und Tonsillitis können diphtherieähnliche Beläge auftreten. Seltener sind neurologische Symptome, masernähnliche Exantheme, Myokarditis oder pulmonale Affektionen.
Diagnostische Hinweise: Neben der klinischen Symptomatik führen das Blutbild, der meist positive Mononukleose-Schnelltest (Monosticon®, Fa. Organon) auf heterophile Antikörper in den 70% positive Paul-Bunnell-Test zur Diagnose. Im Differentialblutbild vorwiegend lymphozytäre Leukozytose, wobei abnorme Lympho- und Monozyten stark vermehrt sind. *Differentialdiagnose:* Pharyngotonsillitiden anderer Genese (Plaut-Vincentsche Angina, Diphtherie, Angina tonsillaris, Stomatitis aphthosa), Leukämien, infektiöse Lymphozytose, Hepatitis und Ikterus anderer Ätiologie.

Therapie

Allgemeine Maßnahmen

Bettruhe sollte eingehalten werden, bis eine bleibende Entfieberung eingetreten ist bzw. die Zeichen der Hepatitis, Myokarditis oder neurologische Komplikationen abgeklungen sind. Die häufige und kräftige Palpation der vergrößerten Milz muß wegen der Gefahr der Ruptur vermieden werden (Symptomatik: Meist abdominelle Schmerzen und Zeichen eines zunehmenden Volumenmangelschocks. Therapie: Sofortige Splenektomie). Statt dessen Verlaufskontrollen durch Sonographie!

Pharmakotherapie

Da eine kausale Therapie bisher noch nicht möglich ist, stehen die symptomatische Behandlung und die Behandlung der Sekundärkomplikationen im Vordergrund. Zur *Mundpflege* mehrfach täglich mit Tinctura myrrhae oder Hexetidin (Hexoral®) gurgeln. Wenn nötig, *Antitussiva* und *Antipyretika* (s. Kap. 1). *Antibiotika* nur bei begründetem Verdacht auf eine bakterielle Sekundärinfektion einsetzen. Im Mund- und Rachenraum sind die Sekundärinfektionen meist durch Streptokokken bedingt. Liegt ein Antibiogramm noch nicht vor, so kann Penicillin V (3 mal 1 Mio. IE p.o.) oder Makrolide (s. Kap. 5, 1.3.9). gegeben werden. Die Verwendung von Ampicillin und Amoxycillin sollte wegen des bei dieser Erkrankung besonders häufig auftretenden Hautexanthems vermieden werden. *Glukokortikoide* (s. Kap. 3) können bei sehr schwerer Verlaufsform (mit Komplikationen wie Pharynxödem, mit Atemwegsobstruktion, hämolytischer Anämie, Herz- und ZNS-Beteiligung) eingesetzt werden. Sie bewirken eine deutliche symptomatische Besserung, ohne jedoch die Prognose zu beeinflussen.

2.3 AIDS (Acquired Immune Deficiency Syndrome/erworbenes Immundefektsyndrom)

Ätiopathogenese: *Erreger:* Humanes Immundefizienzvirus (HIV, früher LAV bzw. HTLV III) aus der Gruppe der Retroviren. Der Erreger wurde u.a. nachgewiesen im Blut, im lymphatischen Gewebe, im Speichel, in der Samenflüssigkeit, im Vaginalsekret und im ZNS.
Infektionsweg: Die Übertragung erfolgt bei intensivem körperlichen Kontakt, durch Blut bzw. Blutprodukte, durch Inokulation von erregerhaltigen Körperflüssigkeiten oder von der Mutter auf das Kind während der Gravidität bzw. perinatal. Als Risikogruppen haben sich bisher erwiesen: Promiskuitive homo- oder bisexuelle Männer (70% aller AIDS-Fälle), Drogenabhängige mit parenteraler Applikationsgewohnheit (15%), Hämophiliepatienten (4%) oder andere Empfänger von Gerinnungsfaktoren, Neugeborene infizierter Mütter, heterosexuelle Intimpartner von Infizierten (4%), Empfänger von Bluttransfusionen (2%) und Empfänger von Organen. Eine zunehmende heterosexuelle Transmission wird beobachet.
Inkubationszeit: Einige Monate bis zu 4–5 Jahren, möglicherweise auch länger. Die genaue Ablauf der Infektion ist noch unzureichend bekannt. Die Übertragung von HIV ist wahrscheinlich in allen Stadien der Infektion (s.u.) möglich.
Klinik: *Leitsymptome und -befunde:* Nach einer HIV-Infektion kommt es zunächst zu einer Grippe-ähnlichen Erkrankungsbild mit Fieber, Gliederschmerzen und allgemeinem Unwohlsein mit Abgeschlagenheit und Müdigkeit. Eine kurzzeitige Virämie läßt sich etwa 2 Wochen nach der Infektion nachweisen. Antikörper-positiv werden die Patienten erst Wochen bis Monate später. Patienten können jahrelang asymptomatisch sein. Die HIV-Infektion wird in verschiedene Stadien eingeteilt (s. Tab. 24.2).
Die Manifestation des Endstadiums der Erkrankung, dem Vollbild von *AIDS*, ist durch die klinischen Komplikationen geprägt, wie Infektionen mit opportunistischen Erregern (Pneumocystis carinii, Hefen, Schimmelpilze, Kryptokokkose, Mykobakteriose, Zytomegalie- und andere Viren, Toxoplasmen, Kryptosporidiose etc.), die persistieren oder rezidivieren, und/oder Kaposi-Sarkom (s. Kap. 20, 2.7) bzw. Tumoren des retikulären Systems. Die Prognose in diesem Stadium ist außerordentlich ungünstig: 70% der Patienten, die dieses Stadium erreichen, überleben das folgende Jahr nicht, nur sehr wenige Patienten leben noch nach einem Zeitraum von 3 Jahren.
Diagnostische Hinweise: Anamnese und Symptomatik bei Risikogruppen, Ausschluß anderer Ursachen eines erworbenen Immundefektsyndroms (Blutbild, Antikörperbestimmung für Epstein-Barr-Virus, Zytomegalievirus, Hepatitis-B-Virus, Lymphknotenbiopsie, die bei HIV-Infektion nur eine unspezifische Aktivierung zeigt), Nachweis von HIV-Antikörpern (ELISA als Suchtest, bei positivem Befund

Tabelle 24.2: Die Einteilung der HIV-Infektion nach dem von Centers for Disease Control, Atlanta, Georgia, USA 1993 vorgeschlagenen Kriterien

Anzahl CD4-Zellen/µl	keine Symptome A	weder A noch C B	Symptome/AIDS C
> 500	A1	B1	C1
200–499	A2	B2	C2
< 200	A3	B3	C3

In Europa gelten die klinischen Kategorien C1, C2 und C3 als AIDS. Demgegenüber werden in den USA auch alle Patienten mit weniger als 200 CD4-Zellen/µl zu AIDS gezählt.

immer Bestätigungstest, z. B. Immunoblot), kutane Anergie (Testung z. B. mit „Multitest Merieux"), Lymphopenie, CD4-Zellen stark vermindert oder fehlend, Lymphozytenstimulierbarkeit reduziert, Immunoglobuline vermehrt (IgG, IgA), im späteren Krankheitsstadium vermindert. Der direkte Erregernachweis ist nicht routinemäßig durchführbar.

Therapie

Kausale Therapie

Es gibt noch keine wirksame antivirale Therapie. Daher stehen die Beherrschung und die Prophylaxe der opportunistischen Infektionen (Antibiotika-, Antimykotikatherapie) und der Neoplasien (lokale Radio- und/oder Chemotherapie) ganz im Vordergrund. Als weitere therapeutische Ansätze werden antivirale Substanzen, Hemmer der reversen Transkriptase von RNS-Viren sowie Nukleosidanaloga allein oder in Kombination mit Immunmodulatoren in kontrollierten Studien auf ihre Wirksamkeit überprüft.

Als erste therapeutische Möglichkeit mit nachgewiesenem palliativen Effekt bietet sich Azidothymidin (Retrovir®) für ein begrenztes Patientenkollektiv an (u. a.

Tabelle 24.3: Chemotherapie opportunistischer Infektionen bei AIDS

Infektion	Medikament	Dosis	Applikationsweg	Dauer
Pneumocystis-carinii-Pneumonie	Co-trimoxazol, alternativ bei Nebenwirkungen	5/25 mg/kg*	i.v. alle 6 h	21 Tage
	Pentamidin	4 mg/kg	i.v. 1mal/Tag	21 Tage
Toxoplasmose-Enzephalitis	Pyrimethamin + Sulfadiazin + Folinsäure	100 mg initial, dann 25 mg 4 g initial, dann 1 g 15 mg/Tag	p.o. 1. Tag p.o. 1mal/Tag p.o. 1. Tag p.o. alle 6 h p.o. 1mal/Tag	21 Tage 12 Wochen 12 Wochen
Herpes-zoster-, Herpes-simplex-Erkrankungen	Aciclovir	s. Kap. 5, 3.1.1		
Candida-Infektionen	je nach Lokalisation	s. ds. Kap., 4		
Cryptococcus-Meningitis	Amphotericin B und Flucytosin	0,3–0,6 mg/kg 150 mg/kg	i.v. 1mal/Tag i.v. alle 6 h	17 Wochen 6 Wochen
Zytomegalie-Pneumonie, Retinitis	Ganciclovir	5 mg/kg	i.v. alle 12 h	2–3 Wochen

* 5 mg Trimethoprim/25 mg Sulfamethoxazol

AIDS-Patienten mit neurologischen Symptomen, im Zustand nach opportunistischen Infektionen sowie ARC-Patienten mit kutaner Anergie, Candidiasis und T-Helferzellenzahl < 200 (s. Kap. 5, 3.1.8).

Behandlung opportunistischer Infektionen (s. Tab. 24.3)

Prophylaxe opportunistischer Infektionen (s. Tab. 24.4)

Prophylaxe der HIV-Infektion
Aufklärung der Gesamtbevölkerung:
(1) Nachdrücklicher Hinweis, daß Infizierte ihre Intimpartner gefährden. Kein Partnerwechsel, Verwendung von Kondomen.
(2) Information darüber, daß infizierte Personen kein Blut, Samen oder andere Gewebe spenden dürfen sowie
(3) ihre behandelnden Ärzte und Zahnärzte über ihren Befund in Kenntnis setzen.
(4) Bei Hämophilie A werden nur noch Kryopräzipitate oder hitzebehandelte Faktor-VIII-Präparate verwendet.

Tabelle 24.4: Rezidivprophylaxe opportunistischer Infektionen bei AIDS

Infektion	Medikament	Dosierung	Applikationsweg	Bemerkungen
Pneumocystis-carinii-Pneumonie	Co-trimoxazol	160 mg Trimethoprim/800 mg Sulfamethoxazol oder	p.o. 3mal/Woche	Allergie
	Pentamidin-Isethionat	200 mg	per Inhalation 2mal/Woche	*Cave:* Extrapulmonale Pneumozytose, Toxoplasmose
Toxoplasmose-enzephalitis	Pyrimethamin Clindamycin	50 mg oder 1,8 g	p.o. tgl. p.o. tgl.	+ Folinsäure 15 mg tgl.
Candida-Infektion	Fluconazol Ketoconazol	50 mg oder 200 mg	p.o. tgl. p.o. tgl.	*Cave:* Aspergillose, Transaminasenerhöhung, Interaktion mit anderen Substanzen
Kryptokokken-meningitis	Fluconazol	100–200 mg	p.o. tgl.	s.o.
Zytomegalie-virusretinitis	Ganciclovir Foscarnet	5 mg/kg KG oder 90 mg/kg KG	i.v. Infusion tgl. i.v. Infusion tgl.	s. Kap. 5, 3.1.6 s. Kap. 5, 3.1.5

24 Infektionskrankheiten

Für sonstige Kontaktpersonen (Wohngemeinschaft, Pflegepersonal) gelten die gleichen Hygienevorschriften wie bei der B-Hepatitis. Eine Vakzine zur Aktivimmunisierung steht noch nicht zur Verfügung.

2.4 Enzephalitis (s. Kap. 5, 3 sowie Tab. 24.5.)
Akute oder chronische Entzündung von Gehirngewebe im Rahmen einer Infektion durch Bakterien, Viren oder andere Erreger. Klinisch wichtig sind die Enzephalitiden viraler Genese. Sie laufen oft unter meningealer Beteiligung ab. Die Klinik ist gekennzeichnet durch Fieber, Kopfschmerzen, Bewußtseinsstörung, neurologische Herdsymptome wie Krämpfe etc. Auffällig sind EEG-Veränderungen. Die Hirnbeteiligung ist durch Überschreitung der Blut-Hirnschranke durch das Virus (direkter Befall) oder indirekt (parainfektiös) bedingt. Indirekte Enzephalitiden treten auf z.B. im Rahmen von Masern oder Mumps. Varicella-Zoster-Viren können das Gehirngewebe direkt befallen und schwere Enzephalitiden auslösen. Virale Meningitis (auch aseptische Meningitis genannt) ist weltweit verbreitet. Sie verläuft meist mild, kann aber – wenn auch selten – letal verlaufen. Die Prävalenz der viralen Enzephalitis ist niedriger als die der benignen aseptischen Meningitis. Das Verhältnis aseptische Meningitis/virale Enzephalitis in Mitteleuropa soll 10–100:1 sein.
Differentialdiagnostisch kommen Tuberkulose, Zerebralabszeß, Schlaganfall oder Tumor in Frage.

Tabelle 24.5: Häufige virale Erreger von Erkrankungen des Zentralnervensystems (in Klammern = zeitliche Extremvarianten) (Inkubationszeiten nach Bernhard Selb, Medizinische Virusdiagnostik Umschau Verlag, Frankfurt am Main 1992).

Virus	Inkubationszeit (Tage)	Meningitis	Enzephalitis	spezifische Therapie
FSME	(3) 4–14	selten	häufig	Hyperimmunglobulin
Herpes simplex	(2) 3–9 (20)	selten	selten	s. Kap. 5, 3.1.1
HI	Monate bis Jahre	selten	häufig	s. Kap. 5, 3.1.8
LCM	6–13	selten	gelegentlich	keine bekannt
Masern	(8) 9–12 (18)	selten	häufig	Hyperimmunglobulin
Masern (SSPE)	Jahre	selten	selten	keine
Mumps	(12) 16–20 (26)	selten	häufig	Hyperimmunglobulin
Coxsackie	2–4	selten	häufig	keine bekannt
Rabies (Tollwut)	(6) 20–100(> 300)	nein	häufig	Hyperimmunglobulin
Röteln (PRP)	Jahre	nein	selten	Hyperimmunglobulin
Varicella Zoster	(9) 14–21 (28)	selten	häufig	s. Kap. 5, 3.1.1
Zytomegalie	30–50	selten	häufig	s. Kap. 5, 3.3

FSME = Frühsommer-Meningo-Enzephalitis, HI = Human Immunodeficiency, LCM = lymphozytäre Choriomeningitis, SSPE = subakut sklerosierende Panenzephalitis, PML = progressive multifokale Leukenzephalopathie, PRP = progressive Röteln-Panenzephalitis

Erreger: Häufigste Erreger der viralen Enzephalitis in Mitteleuropa sind Coxsackie-, Varicella-Zoster-, LCM(lymphozytäre Choriomeningitis)-, HIV-1- und FSME-Viren. Als Import-Infektionen nach außereuropäischen Reisen können Western-Equine- oder Eastern-Equine-Enzephalitis oder Rabies gelegentlich auftreten.

Therapie

Eine gezielte Chemotherapie ist nur bei Varicella-Zoster- bzw. Herpes-simplex-Enzephalitis durch Aciclovir (s. Kap. 5, 3.1.1) und bei Zytomegalie-Virus-Enzephalitis (s. Kap. 5, 3.3) möglich. Die Behandlungserfolge bei der HIV-Enzephalitis durch Zidovudin sind eher enttäuschend (s. Kap. 5, 3.1.8). Bei Masern- bzw. Mumpsenzephalitis kann man spezifische Hyperimmunglobuline 0,25 bzw. 0,2 ml/kg KG i.m. verabreichen.

Frühjahr-Sommer-(Meningo-)Enzephalitis (FSME): Die wichtigsten Endemiegebiete für FSME sind Österreich, ehemaliges Jugoslawien, Ungarn, tschechische bzw. slowakische Republiken, Polen und die GUS-Staaten. Die Zahl der gemeldeten FSME-Fälle in Deutschland liegt zwischen 60 und 120 Erkrankungen/Jahr. Die überwiegende Anzahl hatte sich in Österreich, Ungarn und Jugoslawien infiziert. In der Bundesrepublik sind Infektionen aus Baden-Württemberg und Bayern bekannt. In den Endemiegebieten Süddeutschlands weisen im Mittel 1,2–2% der Bevölkerung FSME-Virusantikörper auf, vereinzelt bis zu 6%. Diese nur mäßige Durchseuchung ist damit zu erklären, daß auch in Endemiegebieten keineswegs jedes Zeckenbiotop verseucht ist und selbst in aktiven Naturherden nur jede 900. Zecke das Virus beherbergt. Für den Ungeimpften läßt sich das Risiko, durch den Stich einer Zecke in einem FSME-Naturherd infiziert zu werden, auf 1:900 schätzen, das Risiko zu erkranken auf 1:5400 und das auf bleibende Schäden auf allenfalls 1:78000 (Dtsch. Ärztebl. 86 [1989] 1241–1244).

Die FSME kann durch aktive Impfung (je eine Impfung an den Tagen 0, 7 und 21; Antikörperbildung > 99% der Geimpften) bzw. bei Ungeimpften durch Gabe von Hyperimmunglobulin (0,1 mg/kg KG i.m. innerhalb der ersten 48 h bzw. 0,2 ml/kg KG i.m. in 48–96 h) verhindert werden. Durch die passive Impfung werden 6 von 10 Erkrankungen verhindert. Durch die passive Immunisierung kann eine neurologische Symptomatik ähnlich einer postvakzinalen Polyneuritis auftreten.

2.5 Herpes simplex labialis und genitalis (s. Kap. 5, 3.1.1 und Tab. 5.19)

2.6 Virushepatitis (s. Kap. 16, 1.1)

3 Protozoenerkrankungen

3.1 Malaria

Ätiopathogenese: *Erreger:* Plasmodium vivax (Malaria tertiana), P. falciparum (Malaria tropica), P. malariae (Malaria quartana). Infektionen mit P. ovale vergleichsweise selten. *Infektionsweg:* Nach dem infektiösen Stich oder nach einer

24 Infektionskrankheiten

Übertragung von erregerhaltigem Blut kommt es beim Menschen zunächst zu einer Vermehrung der Erreger in der Leber (exoerythrozytäre Entwicklungsphase der Erreger). Anschließend erfolgt eine Invasion in die Erythrozyten mit nachfolgendem Zerfall derselben in charakteristischen Abständen, wobei Schizonten und Gameten frei werden (erythrozytäre Entwicklungsphase).
Inkubationszeiten der verschiedenen Malariaformen: 10–35 Tage.

Klinik: *Leitsymptome und -befunde:* Paroxysmale Anfälle mit Schüttelfrost, hohem Fieber (40–41°C) und Schweißausbruch sind charakteristisch, finden sich jedoch nicht immer in ausgeprägter Form. Weitere häufige Symptome sind Splenomegalie, hämolytische Anämie, Leukopenie und akutes Nierenversagen. Die Infektion mit P. falciparum (M. tropica) kann zu besonders schweren, u. U. tödlichen Komplikationen führen. Sie ist die häufigste der eingeschleppten Malariaformen!

Wichtig: Jeder Fall von Malariaverdacht ist als Notfall zu behandeln. Wird der Beginn einer spezifischen Therapie verzögert – bei Malaria tropica können hierbei einige Stunden entscheidend sein –, kann dies einen letalen Ausgang bedingen.

Diagnostische Hinweise: Entscheidend für die Diagnose ist der Erregernachweis im dünnen Blutausstrich und/oder im „dicken Tropfen" (auch im fieberfreien Intervall). Anfertigung des letzteren: Ein Tropfen Blut wird aus der Fingerbeere auf einen Objektträger gebracht und luftgetrocknet. Färbung wie bei Differentialblutbild, besser nach Giemsa. Mehrere Ausstriche sind mitunter nötig, bis ein positiver Befund erhoben werden kann. Die Differenzierung der verschiedenen Plasmodientypen erfolgt im dünnen Blutausstrich. Gelingt der Erregernachweis nicht, kann mit der indirekten Immunfluoreszenzmethode eine Malariaätiologie versucht werden. Deutlich empfindlicher ist das Anreicherungsverfahren (QBC-Fluoreszenzmikroskopie). Serologie ist im akuten Fall ungeeignet. Neben der klinischen Symptomatologie stützt auch die Anamnese eines vorausgegangenen Tropenaufenthaltes die Diagnose. *Differentialdiagnostisch* müssen vor allem infektiöse Hepatitis, Typhus abdominalis, akute Pyelonephritis, Leptospirosen und Septikämien anderer Genese abgegrenzt werden.

Therapie

Zielsetzung

Bei der Behandlung der akuten Erkrankung ist die Vernichtung der Blutschizonten (erythrozytäre Phase) durch Chloroquin oder Chinin entscheidend. Zur Rezidivprophylaxe ist bei Malaria tertiana die Beseitigung der Gewebsschizonten (exoerythrozytäre Phase) durch Primaquin erforderlich. Die Beseitigung der Gameten (z. B. bei Malaria tropica) ist in Mitteleuropa nicht erforderlich.

Pharmakotherapie in der akuten Phase

Chloroquindiphosphat (Resochin®, Nivaquin®, Aralen®) 600 mg der Base (= 1 g Diphosphat = 4 Tbl. Resochin®) initial p.o., nach 6 h 300 mg, dann 12 h nach der letzten Gabe 300 mg, weitere 300 mg nach 24 h. Bei schwerer Verlaufsform oder bei Erbrechen sollte die parenterale Gabe durch Infusion erfolgen (*cave:* Blutdruckabfall). Die Gesamtdosis der Behandlung über 3 Tage liegt bei 1500–1800 mg Base, innerhalb von 24 h sollten 900 mg nicht überschritten werden (Erwachsenendosis).

Therapie bei Patienten mit Chloroquin-resistenter P.-falciparum-Malaria und bei Tropenrückkehrern aus Gebieten mit resistenten Erregern (s. u.) (evtl. Konsultation eines Tropeninstituts empfohlen):

Bei unkomplizierter Malaria tropica ist Mittel der Wahl Mefloquin (initial 3 Tbl. à 0,25 g Base, nach 6 h 2 Tbl., nach 12 h 1 Tbl.) oder Halofantrin (Halfan®) 2 Tbl. im Abstand von 6 h (Tagesdosis 6 Tbl.) = 1500 mg Halofantrin) und Wiederholung nach 7 Tagen. (Dtsch. Med. Wschr. 118 [1993] 254–259). Eine Kreuzresistenz zwischen Mefloquin und Halofantrin ist bekannt.
Bei komplizierter Malaria Chinin initial 20 mg/kg KG, gefolgt von 10 mg/kg KG alle 8 h als langsame Infusion. Die Behandlung muß über 10 Tage fortgeführt werden (sobald orale Therapie möglich, in 3–4 Einzeldosen/Tag). Bei Niereninsuffizienz oder ausgeprägter Leberbeteiligung Dosisreduktion auf 5 mg/kg KG.
Bei multiresistenter P.-falciparum-Infektion auch bei unkompliziertem Verlauf Chinin, Chinidin oder Mefloquin (Lariam®) oder Halofantrin (Halfan®).
Bei Resistenz gegen alle oben erwähnten Schemata muß Chinin mit einem Tetracyclin kombiniert über 7 Tage gegeben werden (s. Kap. 5, 1).
Allgemeine intensivmedizinische Maßnahmen bei schwerem Verlauf s. Kap. 2.
Erfolgskontrolle: Der Behandlungserfolg ist aus dem klinischen Verlauf und dem Verschwinden der Parasiten aus dem peripheren Blut (regelmäßige, 12stündliche Blutausstriche zur Kontrolle der Parasitendichte) zu ersehen.

Nachbehandlung (Vernichtung persistierender Gewebsformen = Rezidivprophylaxe) bei Malaria tertiana

Primaquin (über die Internationale Apotheke erhältlich): Für 2 Wochen 15 mg/Tag p.o. Auf Hämolysezeichen achten (s. u.).

Chemoprophylaxe (Suppressivtherapie)

Mittel der Wahl ist immer noch Chloroquin (s. o.), außer bei Reisen in Länder mit Chloroquin-resistenten P.-falciparum-Stämmen (s. u.). *Dosierung:* 300 mg (2 Tbl. Resochin®) 2mal wöchentlich p.o.; Beginn bei Einreise in das Malariagebiet. Optimal ist jedoch der Beginn der Prophylaxe 1 Woche vor der Ankunft, damit die Einnahme nicht vergessen wird. Absetzen der Medikamente 4–6 Wochen nach Verlassen des endemischen Gebiets (Empfehlung der WHO).
Prophylaxe bei *Chloroquin-Resistenz* von P. falciparum (Empfehlung der Deutschen Tropenmedizinischen Gesellschaft): Chloroquin (Dosierung s. o.) in Kombination mit Proguanil (Paludrine®) 200 mg/Tag, bei Auftreten von Fieber und mangelnden diagnostischen Möglichkeiten kurative Einnahme von Mefloquin oder Halofantrin (Dosierung s. o.) als „Stand-by"-Therapie. Allerdings schließt auch dieses Vorgehen ein Weiterbestehen der Malaria wegen möglicher Resistenzen nicht aus.
Bei kurzen Reisen in Gebiete mit niedriger Malaria-Transmission (Reisedauer < 2 Wochen, indischer Subkontinent, Südamerika) kann bei einem zuverlässigen, aufgeklärten Patienten auf die Chemoprophylaxe verzichtet werden. Patient soll beim Auftreten einer mit Malaria-Infektion kompatiblen Symptomatik eine „Stand-by"-Therapie durchführen, wenn vor Ort eine ärztliche Konsultation nicht möglich ist.
Wichtig: Ursache der Letalität von fast 10% der bei uns beobachteten P.-falciparum-Malaria ist nicht die Resistenz der Erreger gegenüber der Chemoprophy-

laxe, sondern die Verkennung der Erkrankung, die nach Wochen, u. U. Monate nach Rückkehr mit z. T. uncharakteristischen Symptomen (Fehldiagnosen „Grippe", „Hepatitis" u. a.) auftreten kann!
Während der *Schwangerschaft* kann die Chemoprophylaxe mit Chloroquin, Amodiaquin unbedenklich durchgeführt werden. Die Verwendung der Kombinationspräparate ist nach Angabe der Hersteller in der Schwangerschaft dagegen kontraindiziert.
Die wichtigsten *Nebenwirkungen* der Antimalariamittel sind gastrointestinale Reizerscheinungen (daher Einnahme nach der Mahlzeit), hämolytische Anämie durch Primaquin bei Patienten mit Glukose-6-phosphat-dehydrogenase-Mangel, Megaloblastenanämie bei Pyrimethamin, Leukopenie und Sehstörungen, irreversible Retinopathie nach langjähriger Chloroquineinnahme. Bei Mefloquin sind psychische Störungen wie Halluzination, paranoide Zustände beschrieben. Bei Halofantrin sind Herzrhythmusstörungen beobachtet worden. Die meisten dieser Erscheinungen sind nach Absetzen der Medikation voll reversibel.

Allgemeine Vorbeugungsmaßnahmen
(1) Geeignete Kleidung (lange Hosen, lange Ärmel)
(2) Mückenabwehrmittel
(3) Moskitonetze

3.2 Toxoplasmose
Ätiopathogenese: *Erreger:* Toxoplasma gondii. *Infektionsweg:* Konnatal läuft die Infektion diaplazentar ab. Im Erwachsenenalter erworben vor allem durch engen Kontakt mit infizierten Katzen oder durch Genuß von infiziertem rohen Fleisch. Die Dauer der Inkubationszeit ist unsicher. Die Durchseuchung der Bevölkerung durch unbemerkte Infektion wird je nach Altersgruppe mit 20–70% angegeben.
Klinik: *Leitsymptome und -befunde:* Bei der erworbenen akuten Infektion treten oft nur uncharakteristische, grippeähnliche Symptome mit Fieber, unklaren Abdominalbeschwerden, Kopf- und Halsschmerzen und schmerzhaften Lymphknotenschwellungen auf. Bei schwerem Verlauf kann sich eine Enzephalitis, Pneumonie oder Myokarditis entwickeln. Hat sich eine Frau vor der Konzeption infiziert, liegt praktisch keine Gefährdung der Frucht vor. Bei Neuinfektionen im 1. Trimester können bis zu 14% der Feten, im 2. und 3. Trimester 29 bzw. 59% der Feten infiziert sein. Kinder von Müttern, die sich im 3. Trimester infizieren, haben meist (89%) keine klinischen Zeichen einer Infektion.
Diagnostische Hinweise: Der direkte mikroskopische Nachweis gelingt in der Praxis zu selten, z. B. im Liquor bei ZNS-Befall oder Biopsie. Indirekte Verfahren: Nachweis von Antikörpern gegen Toxoplasma gondii im Serum ab der 1. Woche – zunächst IgM-, später IgG-Klasse. Suchmethode rein qualitativ, direkte Agglutination (DA) oder Latex-Agglutination (LA). Die Sensitivität, Spezifität sowie der positive und negative Vorhersagewert der DA liegen bei > 99% (Immun. Inf. 16 [1989] 189–191). Demgegenüber liegt die Empfindlichkeit von Enzymimmunoassay (EIA) auf IgG-Antikörper bei 97%. Geeignet sind als quantitative Suchmethoden auch Sabin-Feldman-Test (SFT, IgG-Antikörper, verdächtig > 1:1000) oder der indirekte Immunfluoreszenztest (IFT, verdächtig $\geq$ 1:256). Wenn vor einer Schwangerschaft DA positiv ausfällt, sind keine weiteren Untersuchungen erforderlich. Wird eine „DA-negative" Patientin während der Schwangerschaft „DA-

positiv", dann IgM-Antikörper-Bestimmung (EIA oder Immunosorbent Agglutination Assay = ISAGA) bzw. weitere Tests (SFT oder IFT) zur Abklärung der aktiven Infektion. Bei Patienten mit Abwehrschwäche (HIV-Infektion) ist die Serologie unzuverlässig. *Differentialdiagnose:* Meningitis, Lymphadenitis, Myokarditis, Sepsis anderer Genese.

Therapie

Vorbemerkungen
Auch bei erhöhtem serologischen Titer ist eine Behandlung nur indiziert, wenn gleichzeitig klinische Symptome bestehen. Ausnahme: Gravidität (wegen der möglichen teratogenen Schäden keine Behandlung in den ersten drei Schwangerschaftsmonaten mit Pyrimethamin + Sulfonamid; statt dessen kann Spiramycin eingesetzt werden).

Pharmakotherapie
Pyrimethamin (Daraprim®) ist das Mittel der Wahl. Optimal ist die Kombination von Pyrimethamin mit *Sulfonamiden* (z.B. Sulfadiazin-Heyl®). *Pyrimethamindosierung:* 75 mg/Tag für 3–5 Tage (bei AIDS 50–100 mg), dann 25–50 mg/Tag für 2–4 Wochen. Wegen der Gefahr der Leuko- und Thrombozytopenie sind kurzfristig wiederholte Blutbildkontrollen unerläßlich. Prophylaktische oder therapeutische Gabe von Folinsäure (Lederfolat®) 6 mg/Tag. *Sulfonamiddosierung:* Sulfalene (Longum®) 2 g alle 3–4 Tage oder Sulfadiazin 4 g oral täglich für 2–4 Wochen. Alternative: Spiramycin (Selectomycin, Rovamycine) 3 g oder Clindamycin (Sobelin®) 1,8–2,4 g.
Der *Behandlungserfolg* kann anhand von wiederholten Sabin-Feldman-Tests und dem Verlauf der Komplementbindungsreaktion kontrolliert werden. Die Therapie hat jedoch keinen gesetzmäßigen Einfluß auf den Titerverlauf.
Prophylaxe: Meiden von Verzehr rohen oder unzureichend gebratenen Fleisches sowie von Kontakt mit Katzen. Rezidivprophylaxe: Vor allem bei Hirntoxoplasmose bei AIDS 50 mg Pyrimethamin/Tag oder 0,96 g Co-trimoxazol 3mal/Woche.

3.3 Lambliasis

Ätiopathogenese: *Erreger:* Giardia lamblia, findet sich häufig bei asymptomatischen Trägern im Duodenum oder Jejunum. Der Erreger besitzt eine geringe Menschenpathogenität.
Klinik: Bei ausgedehnterem Befall entwickeln sich eine akute oder chronische Diarrhö, Gewichtsverlust, Malabsorption, diffuse Oberbauchbeschwerden, Blähungen, evtl. leichte Cholezystitis. *Diagnostische Hinweise:* Makroskopischer Nachweis der Flagellaten im frisch gewonnenen Duodenalsaft, der in der Duodenalbiopsie (häufig auch reversible Schleimhautatrophie) nachweisbar ist, und von Zysten im Stuhl (Konzentrationsverfahren), Anamnese (Tropenaufenthalt).

Therapie

Metronidazol (Clont®, Flagyl®) 3mal 250 mg oral für 1 Woche. Gute Ergebnisse neuerdings auch mit Tinidazol (Fasigyn®, Simplotan®) 1,5 g (3 Tbl.) als Einzeldosis. Bei Rezidiv Wiederholung des Therapieschemas.

24 Infektionskrankheiten

3.4 Amöbiasis

Ätiopathogenese: *Erreger:* Entamoeba histolytica. *Infektionsweg:* Fäkal-oral.
Klinik: Im Hinblick auf die Therapie muß zwischen der kommensal im Kolonlumen lebenden Minuta-Form, aus der Zysten entstehen, und der gewebeinvasiven Magna-Form unterschieden werden. Nach heutiger Auffassung sollte auch die erste Form, die ohne Gewebsschädigung und ohne Krankheitserscheinungen verläuft, therapiert werden, da sie als potentiell pathogen anzusehen ist. Die Häufigkeit der Amöbiasis hat im Zuge des interkontinentalen Reiseverkehrs in den Ländern der westlichen Welt zugenommen. *Leitsymptome und -befunde:* Allmählich zunehmend blutig-schleimige Durchfälle, abdominelle Schmerzen, Tenesmen, bei häufig noch gutem Allgemeinzustand gelegentliches, leichtes Fieber. Schwere Verläufe kommen jedoch vor. Häufigste Komplikationen sind Leberabszesse, selten Befall der Pleura, des Myokards oder Gehirns. *Diagnostische Hinweise:* Tropenaufenthalt in der Vorgeschichte. Nachweis der Erreger und Zysten im frischen, noch körperwarmen Stuhl, in einer rektoskopisch entnommenen Schleimflocke oder histologisch im Randgebiet von Dickdarmulzerationen, typischer Rektosigmoidoskopiebefund (Ulzera inmitten von intakter Schleimhaut), positive KBR (Suchtest), Antikörpernachweis durch Immunfluoreszenzmethode, Latex-Agglutination und Hämagglutinationstest. *Differentialdiagnose:* Enteritiden anderer Genese, M. Crohn, Colitis ulcerosa, akute Appendizitis (palpable Resistenz im rechten Unterbauch = Amöbom).

Therapie

(1) *Darmlumeninfektion* (asymptomatische Zystenträger): Paromomycin (Humatin®) 25 mg/kg/Tag, auf 3 Tagesdosen verteilt für mindestens 5 Tage, oder Tetracyclin-Hydrochlorid 250 mg alle 6 h für 8–10 Tage.
(2) *Darmwand-Amöbiasis* (chronische intestinale Infektion durch Gewebsformen): Metronidazol (Clont®, Flagyl®) 3 mal 750 mg/Tag für 3 Tage oder Tinidazol (Simplotan®, Fasigyn®) 2 mal 500–600 mg/Tag für 5–10 Tage.
(3) *Akute Amöbendysenterie:* Metronidazol (s.o.) 3 mal 750 mg/Tag oder Ornidazol (Tiberal®) 2 mal 0,5–1 g/Tag für 10 Tage. Wenn parenterale Applikation nötig (Erbrechen etc.), Dehydroemetine „Roche" 1 mg/kg/Tag s.c., tief i.m. oder langsam i.v. für 6–10, evtl. bis 15 Tage, kombiniert mit Metronidazol 3 mal 750 mg/Tag für 10 Tage.
(4) *Leberabszeß und andere extraintestinale Manifestation:* Wichtig: Leberabszesse heilen meist unter konservativer Therapie ab. Die Rückbildung der Leberabszesse nimmt auch bei erfolgreicher Therapie oft mehrere Monate in Anspruch. Große Abszesse unter sonographischer Kontrolle unter Chemotherapie evtl. mehrmalig abpunktieren. Chirurgische Intervention nur bei Komplikationen (Perforation etc.) oder fehlendem Behandlungserfolg.
Metronidazol oder Ornidazol (wie bei [3]). Bei (in neuerer Zeit beobachteten) Therapieversagern Kombination von Metronidazol mit Dehydroemetin (Dosierung wie unter [3]). Sehr gute Heilungserfolge werden bei nachfolgender Gabe von Chloroquin (Resochin®, Nivaquin®, Aralen®, Avloclor®) beschrieben: 1 g/Tag (600-mg-Base) für 2 Tage, dann 500 mg/Tag für 2–3 Wochen p.o.
Erfolgskontrolle: Stuhluntersuchung 2 Wochen nach Absetzen der Medikamente.

3.5 Trichomoniasis

Ätiopathogenese: *Erreger:* Trichomonas vaginalis (Flagellat). Häufigste Parasitose des Menschen der gemäßigten Zone. *Übertragung* meist durch Sexualverkehr.
Klinik: Bei der Frau Kolpitis mit Fluor und Pruritus, Zervizitis, Urethritis, Zystitis. Beim Mann Urethritis, Prostatitis (häufig asymptomatisch). *Diagnostische Hinweise:* Mikroskopischer Nachweis der ovalen Flagellaten im Urethral- oder Vaginalabstrich bzw. im Spontanurin.

Therapie

Metronidazol (Clont®, Flagyl®) 6 Tage lang 2mal 250 mg/Tag oral. Bei Frauen zusätzlich abends 1 Vaginaltablette (100 mg) lokal. Wiederholung der Therapie nicht vor 4–6 Wochen. *Einzeittherapie* (bei wenig zuverlässigen Patienten): 1–2 g Metronidazol p.o., alternativ 2 g Nimorazol (Acterol forte®) oder 1,5 g Ornidazol (Tiberal®) p.o. oder 2 g Tinidazol.
Nebenwirkungen: Alkoholintoleranz, gastrointestinale Symptome, Urinverfärbung u.a. Keine orale Therapie während des ersten Trimenons!
Wichtig: Immer den Sexualpartner gleichzeitig mitbehandeln. Kondomprophylaxe bis zur Sanierung (negativer Erregernachweis).

4 Systemmykosen

Vorbemerkungen: *Obligat pathogene Mykosen*, wie z. B. die Kokzidioidomykose, Blastomykose u.a., kommen in Europa so gut wie nicht vor. Von zunehmender Bedeutung sind dagegen die sekundär auftretenden *opportunistisch-pathogenen* Hefen (Candida, Kryptokokken) und Schimmelpilze (Aspergillen, Mucor). *Häufigkeit:* Candida 70–75%, Aspergillen 10–15%, Kryptokokken und Mucor je 5% der Fälle.
Ätiopathogenese: Wegbereiter für die Infektion sind herabgesetzte Abwehrlage und/oder Störungen des ökologischen Gleichgewichtes durch Zytostatika, Immunsuppressiva, Kortikosteroide, Breitbandantibiotika, Stoffwechselkrankheiten (z.B. Diabetes), konsumierende Erkrankung, Antikörpermangelsyndrome, Strahlentherapie, Alkoholismus und invasive bzw. apparative Eingriffe, z.B. im Rahmen der Intensivtherapie (Dauer-, Venenkatheter, maschinelle Beatmung).
Klinik: *Leitsymptome und -befunde:* Die klinische Symptomatik der einheimischen Mykosen ist mit Ausnahme der Lungenaspergillose (s. Kap. 14) vielgestaltig, sie kann nicht von der anderer Infektionskrankheiten unterschieden werden. *Diagnostische Hinweise:* Entscheidend für die Diagnose und Differentialdiagnose ist es, an die Möglichkeit einer Organmykose zu denken. Nachweise des Erregers: Direktpräparat von Sputum (nach Mundreinigung), besser Bronchialsekret, evtl. transtracheale Aspiration oder direkte Lungenbiopsie, Kultur aus frischen Punktaten (Blut, Liquor, Harnblase). Pilzuntersuchungen aus Sputum ohne besondere Vorkehrungen (s.o.) und Stuhl sind nicht beweisend für das Vorliegen einer Infektion. Verdächtige Veränderungen in bildgebenden Verfahren (z. B. High-resolution-CT) bei gefährdeten Patienten erhärten die Diagnose. Die Serodiagnostik der Systemmykosen (sowohl Antigen- als auch Antikörpernachweis) kann wegen ihrer Unzuverlässigkeit – geringe Spezifität und Sensitivität – als Routinemethode nicht empfohlen werden. Vor allem bei Patienten mit Abwehrschwäche bzw. unter immunsuppressiver Therapie kann eine Antikörperantwort ausbleiben. Ein positiver Antikörpernachweis im Liquor ist

24 Infektionskrankheiten

Tabelle 24.6: Pharmakokinetische Parameter von Antimykotika zur systemischen Anwendung

	Amphotericin B	Flucytosin	Miconazol
Applikation	i.v.	i.v./p.o.	i.v.
C_{max} µg/ml	2–3	50	5–7
t_{max}	in Tagen	2 h	2–3 h
$t_{1/2}$	20 h	3–4 h	24 h
Eiweißbindung	> 90%	keine	98%
Liquorkonzentration	< Plasma	= Plasma	< Plasma
Gewebespiegel	> Plasma ?	= Plasma	?
Urin-Recovery	5–40%	90%	<< 1%*
Dialysierbar	nein	sehr gut	nein**

* stark metabolisiert
** Dosisanpassung bei Leberinsuffizienz erforderlich
C_{max} = maximaler Serumspiegel bei therapeutischer Dosierung

immer pathologisch, im Serum ist dagegen neben der Titerhöhe die Titerdynamik entscheidend. Bei Candida-Sepsis nach septischen Metastasen in Retina und Chorioidea forschen.

Therapie

Allgemeine Maßnahmen

Behandlung der Grundkrankheit (z. B. Einstellung eines Diabetes mellitus), wenn möglich Absetzen von Zytostatika, Immunsuppressiva, Kortikosteroiden und Antibiotika bzw. Umsetzen auf ein Schmalspektrumantibiotikum, wenn anzunehmen ist, daß die Mykose durch diese Therapie gebahnt wurde. Ausschaltung von Noxen, wie z.B. Alkohol, Entfernung infizierter Venen- oder Blasenkatheter.

Therapie spezieller Systemmykosen (s. Tab. 24.6 und 24.7)
Allgemeine intensivmedizinische Therapie: s. Kap. 2.
Wichtig: Die *Indikation* zur antimykotischen Therapie bei einer generalisierten Systemmykose ist gegeben, wenn z. B. Candida-Spezies im Gewebe nachgewiesen werden, die Blutkulturen positiv sind bei fiebernden Patienten mit Leukozytenzahlen < 500/mm³ oder Blutkulturen positiv sind bei fiebernden Patienten ohne Venenkatheter.
Lungenmykosen: s. Kap. 14.

Prophylaktische Therapie

Während die lokale Anwendung von Antimykotika (s. Kap. 5, 4) bei primär oder sekundär immunsupprimierten Patienten, z.B. vor Einleitung einer Zytostatikatherapie, ein allgemein geübtes Vorgehen darstellt, trifft dies für systemisch

Ketoconazol	Itraconazol	Fluconazol
oral	oral	i.v./oral
5–10	600	1–2
1–2 h	in Tagen	1–2 h
4–8 h	18 h	25 h
99%	99%	12%
< Plasma	< Plasma	= Plasma
?	> Plasma	= Plasma
2–4%*	35%*	63%
ja**	nein**	ja

t_{max} = Zeitpunkt bis zum Erzielen von C_{max}
$t_{1/2}$ = Eliminationshalbwertzeit

Tabelle 24.7: Therapieempfehlungen für Systemmykosen

Infektion	Therapieschema (Reihenfolge entspr. der Präferenz)	Bemerkungen
1. Candidiasis	AMB + 5FC	
a) disseminiert	MCZ	nicht mit AMB kombinieren
	KTZ (bis 6 mg/kg KG/Tag)	Antagonismus
b) Endokarditis	OP unter AMB + 5FC	
c) mukokutan	KTZ	niedrige Dosierung für chronische Suppression, vor allem bei AIDS
2. Aspergillose		
a) Endokarditis	OP unter AMB + 5FC	
b) disseminiert	AMB + 5FC	
c) Aspergillom der Lunge	OP unter AMB + 5FC	lokal, evtl. AMB instillieren
3. Kryptokokkose	AMB + 5FC	evtl. in Kombination mit Fluconazol
4. Histoplasmose	AMB oder KTZ	Aufenthalt in Nord-, Mittel-, Südamerika
5. Kokzidioidomykose	AMB oder KTZ oder MCZ	Suppressionsbehandlung mit KTZ
6. Parakokzidioidomykose	KTZ	Aufenthalt in Amerika
7. Sporotrichose	AMB oder KTZ	
8. Mukormykose	AMB	Diabetes in der Anamnese

wirksame Substanzen nicht zu. Kontrollierte Studien zu dieser Frage müssen noch abgewartet werden. Bei der prophylaktischen Gabe von Fluconazol sind Selektion und Fungämie durch Candida krusei, die auch gegenüber Amphotericin B resistent waren, aufgetreten. Auch bei Risikopatienten sollte eine antimykotische Therapie daher nur bei gesicherter Diagnose eingeleitet werden.

5 Wurminfektionen

Vorbemerkungen: Neben den in unseren Breiten häufigsten Wurmerkrankungen wie Askaridiasis, Oxyuriasis, Taeniasis u.a. hat die zunehmende Bevölkerungsfluktuation durch Tourismus und beruflich bedingte Aufenthalte in tropischen Ländern und weiterhin durch Zustrom von Gastarbeitern zur Einschleppung von Wurmerkrankungen geführt, die früher differentialdiagnostisch nicht in Betracht gezogen werden mußten. Aus epidemiologischer Sicht ist es jedoch wesentlich, daß solche bei uns nicht endemischen Wurminfektionen zu keiner größeren Verbreitung führen, da klimatische Voraussetzungen und die für die Vermehrung notwendigen Zwischenwirte fehlen. Wichtig: Bei unklarem Krankheitsbild und dem anamnestischen Hinweis auf einen Tropenaufenthalt muß differentialdiagnostisch immer an das Vorliegen einer Parasitose gedacht werden!
Klinik (s. Tab. 24.8)

Therapie

Pharmakotherapie (s. Tab. 24.8)

Tabelle 24.8: Diagnostik, Klinik und Therapie wichtiger Wurmerkrankungen

Parasit	Infektionsweg	Klinik
Nematoden (Rundwürmer)		
Ascaris lumbricoides (Spulwurm)	oral, Ei mit infektiöser Larve, Wanderung über Leber und Lunge zum Dünndarm, Verbreitung weltweit	Oberbauchbeschwerden, Pneumonie, flüchtiges eosinophiles Infiltrat, Hämoptyse, Urtikaria, Pankreas-Gallenganginvasion, mechanischer Ileus; bei geringem Befall oft keine Symptome
Enterobius vermicularis (Madenwurm) (Oxyuris)	oral, Ei mit infektiöser Larve, Schmierinfektion, auch aerogene Infektion, vor allem Zökumbefall, Verbreitung weltweit	perianaler Juckreiz, vor allem nachts, Unruhe, uncharakteristische gastrointestinale Beschwerden

Nebenwirkungen der Anthelmintikatherapie

Einige hochwirksame Substanzen haben praktisch keine Nebenwirkungen, wie z.B. *Niclosamid*, oder nur geringe, wie *Piperazin*. Die meisten Anthelmintika können jedoch in unterschiedlichem Maße zu Nebenwirkungen führen. Am häufigsten treten *gastrointestinale Beschwerden* auf, wie Nausea, Erbrechen, abdominelle Schmerzen und Diarrhö, *Kopfschmerz, Schwindel, Benommenheit, Sehstörungen* und *Abgeschlagenheit*. Auch *Arzneimittelexantheme* werden beobachtet. Durch Pyrviniumembonat werden Stuhl und Kleidung rot verfärbt, worauf der Patient bei Beginn der Behandlung hingewiesen werden sollte.

Prophylaxe

Eine Herabsetzung des Infektionsrisikos von Bandwurmerkrankungen (T. solium, T. saginata, Diphyllobothrium latum) kann bereits durch eine Umstellung der Eßgewohnheiten erreicht werden, d.h. Meiden von rohem oder halbrohem Fleisch (Tatar, Beefsteak) oder rohem Fisch, Muscheln und Krabben. Im übrigen kann die Beachtung der allgemeinen hygienischen Regeln auch beim Umgang mit Haustieren oder Wild die Infektionsgefahr für eine Reihe von Wurmerkrankungen vermindern (z.B. Echinokokkose, Zystizerkose, Oxyuriasis, Askaridiasis). Baden in möglicherweise verseuchten tropischen Gewässern sollte vermieden werden (Bilharziose).

Eine *medikamentöse Prophylaxe* vor Reisen in tropische oder subtropische Länder ist zur Verhütung von Filariosen möglich mit Diethylcarbamazin (Hetrazan®, über die Internationale Apotheke erhältlich) 5 mg/kg an 3 Tagen. Die Wirkung hält einen Monat an (s. a. Tab. 24.8).

Diagnostik	Therapie		
	Freiname	Handelsname	Dosierung
Einachweis im Stuhl, Abgang von adulten Würmern, evtl. Eosinophilie und Larvennachweis im Sputum; evtl. röntgenologisch Lungeninfiltrat	Pyrantel *alternativ:* Mebendazol	Helmex® Vermox®	10 mg/kg (einmalige Einnahme) p.o. 2mal 100 mg/Tag für 3 Tage
Einachweis im Perianalabstrich oder auf Zellophanklebestreifen (nicht im Stuhl), Wurmnachweis im Stuhl, geringe Eosinophilie	Mebendazol oder Pyrviniumembonat *alternativ:* Pyrantel	Vermox® Molevac® Helmex®	100 mg (einmalige Gabe) Wiederholung nach 2 Wochen 5–10 mg/kg, max. 250 mg/Tag (einmalige Einnahme) 10 mg/kg (einmalige Einnahme)
	Wichtig: Mituntersuchung der Familienangehörigen, strikte Hygiene, Fingernägel kurzschneiden, Bettwäsche wöchentlich wechseln und kochen, nachts enge Unterbekleidung, um anal-orale Reinfektion zu vermeiden		

Tabelle 24.8 (Fortsetzung)

Parasit	Infektionsweg	Klinik
Trichinella spiralis (Trichine)	oral, durch Genuß von trichinenhaltigem Fleisch (hauptsächlich Schweinefleisch), Verbreitung weltweit	Muskelschmerzen, Lidödem, Durchfall, Übelkeit, Erbrechen, Eosinophilie (bis zu 75%)
Trichuris trichuria (Peitschenwurm)	oral, Ei mit infektiöser Larve (z.B. Salat), Dickdarmparasit Verbreitung weltweit	meist asymptomatischer Verlauf, bei schwerer Infektion abdominelle Schmerzen, Meteorismus, Diarrhö, Anämie, mäßige Eosinophilie
Ancylostomiasis (Hakenwurmkrankheit): Ancylostoma duodenale, Necator americanus	perkutan durch die am Boden lebende Larve, Wanderung durch den Körper, Dünndarmparasit Vorkommen: Tropen und Subtropen, sporadisch auch in Bergwerken	Diarrhö, Gewichtsabnahme bis zur Kachexie, Husten, Heiserkeit, Hämatemesis, Dermatitis
Strongyloides stercoralis (Zwergfadenwurm)	perkutan durch die am Boden lebende Larve, Wanderung durch den Körper, Dünndarmparasit Vorkommen: Tropen, sporadisch auch in Bergwerken	Dermatitis, Übelkeit, Oberbauchschmerzen, Durchfall, Urtikaria, Eosinophilie

Mehrfachbefall mit verschiedenen Nematoden:

Parasit	Infektionsweg	Klinik
Cestoden (Bandwürmer) Taenia saginata (Rinderbandwurm) Taenia solium (Schweinebandwurm)	oral durch Aufnahme der Finne mit infiziertem Fleisch (Tatar, halbrohes Schweine- bzw. Rindfleisch), Dünndarmparasit Verbreitung weltweit oral, durch Genuß roher Fische	uncharakteristische gastrointestinale Symptome, Diarrhöen, Gewichtsabnahme, Eosinophilie
Diphyllobothrium latum (Fischbandwurm)	oral, durch Genuß roher Fische	megalozytäre Anämie beim Fischbandwurm
Hymenolepis nana (Zwergbandwurm)	oral	
Echinokokkose (Hundebandwurm, Fuchsbandwurm)	oral durch Aufnahme der Eier aus Hundekot, Entwicklung solitärer (E. granulosus) oder multilokulärer Zysten (E. multilocularis), die Skolizes enthalten Verbreitung weltweit	Zysten in Leber und Lunge, seltener in anderen Organen, Urtikaria, Eosinophilie

Wurminfektionen

Diagnostik	Therapie		
	Freiname	Handelsname	Dosierung
KBR, positiver Hauttest, Muskelbiopsie (Larvennachweis)	Albendazol	Eskrazole®	400 mg alle 12 h für 6 Tage
	zur Abschwächung schwerer Symptomatik:		
	Prednison	Decortin®, Ultracorten®	20–60 mg/Tag, nach 3–5 Tagen Dosisreduktion
Einachweis im Stuhl	Mebendazol	s. bei Ascaris l.	2mal 100 mg/Tag für 3 Tage p.o.
Einachweis im Stuhl	Pyrantel	s. bei Ascaris l.	10 mg/kg (max. 1 g) als Einzeldosis p.o.
	oder		
	Mebendazol	s. bei Ascaris l.	2mal 100 mg für 3 Tage
Larven im frischen Stuhl und Duodenalsaft	Albendazol	Eskrazole®	1–2mal 400 mg für 3 Tage
	alternativ:		
	Mebendazol	s. bei Ascaris l.	2mal 100 mg/Tag für 3 Tage p.o.
	Mebendazol	s. bei Ascaris l.	2mal 100 mg/Tag für 3 Tage
Proglottiden im Stuhl, selten Eier	Niclosamid	Yomesan®	2 g als einmalige Dosis nach dem Frühstück, Tbl. gründlich zerkauen
	alternativ:		
	Praziquantel	Cesol®	10 mg/kg als einmalige Dosis

Wichtig: Vorsicht beim Umgang mit den Proglottiden von T. solium! Durch orale Aufnahme der Eier kann der Mensch zum Zwischenwirt werden mit Entwicklung der medikamentös schwer beeinflußbaren Zystizerkose (evtl. Praziquantel: 50 mg/kg, verteilt auf 2–3 Einzeldosen, für 15 Tage plus Dexamethason 4–16 mg/Tag)

	Niclosamid	Yomesan®	1. Tag: 2 g p.o. 2.–7. Tag: 1 g
	alternativ:		
	Praziquantel	s. o.	15 mg/kg als einmalige Gabe

nach dieser Therapie Abführmittel; evtl. mehrmalige Wiederholung dieser Behandlungsschemata erforderlich

passive Hämagglutination, Immunfluoreszenz, KBR, positiver Casoni-Intrakutan-Test, Röntgen, Szintigramm, Sonographie	operative Entfernung (vorher Injektion von Formalin 0,5%, Silbernitrat oder wäßriger Jodlösung zur Abtötung der Skolizes) Prognose bei E. multilocularis meist infaust		
	Albendazol*	Eskrazole®	2mal 400 mg tgl. für 4 Wochen
	Mebendazol	s. bei Ascaris l.	hohe Dosierung (bisher nur einzelne Erfahrungsberichte) 30–50 mg/kg/Tag, aufgeteilt auf 3 Einzeldosen, über 3 Wochen bis Jahre; Verlaufskontrollen! Cave: Nebenwirkungen!

Infektionskrankheiten

Tabelle 24.8 (Fortsetzung)

Parasit	Infektionsweg	Klinik
Filariasis Wuchereria bancrofti Brugia malayi Loa loa Onchocerca volvulus	perkutan durch Stechmücken, Mikrofilarien im Blut, adulte Erreger in den Lymphdrüsen Verbreitung: Tropen und Subtropen	Hautjucken, Lymphknotenschwellung, Lymphangitis, Fieber, Orchitis, Hydrozele, Elephantiasis der Beine, Arme, des Genitales oder der Brust, Eosinophilie
Schistosomiasis (Bilharziose) Schistosoma haematobium S. mansoni S. japonicum	perkutan durch Eindringen der Zerkarie (Larve) beim Baden in verseuchten Gewässern Vorkommen: Tropen, Subtropen	Hämaturie durch Sitz in den Venen des Urogenitaltraktes, blutige Durchfälle, Hepatosplenomegalie, „Badedermatitis" (Zerkarien-Dermatitis), Eosinophilie

* Nicht im Handel. Zu beziehen über MSD, Sharp & Dohme, München

Wurminfektionen

Diagnostik	Therapie		
	Freiname	Handelsname	Dosierung
Mikrofilarien im frischen Blut ("dicker Tropfen"), KBR, Hauttest	Diethylcarbamazin	Hetrazan®	3mal 2 mg/kg/Tag für 2–3 Wochen
	beim Auftreten allergischer Reaktionen durch zerfallende Mikrofilarien Gabe von Prednison bzw. Prednisolon. Dosierung entsprechend dem Schweregrad der Reaktion		
	alternativ: Ivermectin*		150 µg/kg
Eier im Urin, Zerkarienhüllenreaktion (CHR), indirekter Hämagglutinationstest, Schlupftest	Praziquantel	Biltricide®	1mal 40 mg/kg p.o. an 1 Tag
Eier im Stuhl	s.o.	s.o.	wie S. haemat.
	s.o.	s.o.	2mal 30 mg/kg p.o. an 1 Tag

25 Neurologische Krankheiten

(H. C. Diener)

1	Zerebrale Durchblutungsstörungen	1051
1.1	Vorhofflimmern und absolute Arrhythmie	1051
1.2	Asymptomatische Stenosen und Verschlüsse hirnversorgender Arterien	1051
1.3	Transiente ischämische Attacke (TIA), reversibles ischämisches neurologisches Defizit (RIND) und Schlaganfall mit weitgehender Restitution („minor stroke")	1051
1.4	Akuter ischämischer Infarkt	1052
	Notfalltherapie	1053
	Überwachung und Prophylaxe	1053
	Pflegerische Maßnahmen	1053
	Möglicherweise wirksame Therapie	1054
	Wahrscheinlich nicht wirksame oder kontraindizierte Therapie	1054
	Rezidivprophylaxe	1054
	Primärprävention	1054
1.5	Subkortikale arteriosklerotische Enzephalopathie (SAE, Morbus Binswanger)	1055
1.6	Zerebrale Blutung	1055
	Basisbehandlung	1055
	Operative Therapie	1055
	Therapie bei Marcumar®-Blutung	1055
1.7	Subarachnoidalblutung	1056
1.8	Sinus- und Hirnvenenthrombosen	1056
2	Epileptischer Anfall und Status epilepticus	1056
2.1	Grand-mal-Anfall	1056
2.2	Status epilepticus	1057
	Notfallmaßnahmen	1057
	Initialtherapie	1057
	Weitere Behandlung in der Klinik	1058
	Weiterbehandlung	1058
3	Akuter Migräneanfall und Prophylaxe der Migräne	1058
3.1	Akuter Migräneanfall	1058
3.2	Prophylaxe der Migräne	1060
	Indikationen	1060
	Medikamente	1061
4	Akuter Schwindel	1062
5	Morbus Parkinson	1063
5.1	Parkinson-Syndrom	1063
	Medikamente	1063
	Allgemeine Maßnahmen und Richtlinien	1064
5.2	Akinetische Krise	1065
6	Alkoholdelir	1065
	Therapie des Prädelirs	1065
	Therapie des Delirium tremens	1066
	Allgemeine Maßnahmen	1066
	Spezifische Maßnahmen	1066
	Weiterführende Maßnahmen	1066
7	Polyneuritis und Polyneuropathie	1067
7.1	Akute Polyneuritis und -radikulitis (Guillain-Barré-Syndrom)	1067
	Allgemeine Maßnahmen	1067
	Spezifische Therapie	1067
	Unwirksame Therapie	1067
7.2	Chronisches Guillain-Barré-Syndrom	1067
7.3	Meningoradikulitis und Polyneuritis bei Borreliose	1068
7.4	Polyneuropathie	1068

Notfälle:
Akinetische Krise (s. ds. Kap., 5.2)
Akuter ischämischer Infarkt (s. ds. Kap., 1.4)
Alkoholdelir (s. ds. Kap., 6)
Epileptischer Anfall (s. ds. Kap., 2)
Sinus- und Hirnvenenthrombosen (s. ds. Kap., 1.8)
Subarachnoidalblutung (s. ds. Kap., 1.7)
Transiente ischämische Attacke (TIA), reversibles ischämisches neurologisches Defizit (RIND) und Schlaganfall mit weitgehender Restitution („minor stroke") (s. ds. Kap., 1.3)
Zerebrale Blutung (s. ds. Kap., 1.6)

1 Zerebrale Durchblutungsstörungen

1.1 Vorhofflimmern und absolute Arrhythmie
Vorbemerkungen: Das jährliche Schlaganfallrisiko bei absoluter Arrhythmie beträgt 4–5%.

Prophylaxe

Orale Antikoagulation mindert das Schlaganfallrisiko um 60–80%. Der Quick-Wert sollte auf 30–45% (INR 2–3) eingestellt werden. Jenseits des 75. Lebensjahres übersteigt das Blutungsrisiko den prophylaktischen Nutzen der Antikoagulation. Bei Kontraindikationen für die Antikoagulation oder Alter > 75 Jahre: 300 mg/Tag Acetylsalicylsäure (ASS). Eine Prophylaxe ist nicht notwendig bei einer Lone atrial fibrillation.

1.2 Asymptomatische Stenosen und Verschlüsse hirnversorgender Arterien
Ätiopathogenese: Nachweis einer extra- oder intrakraniellen Stenose oder eines Gefäßverschlusses im Bereich der Karotiden oder der Vertebralarterien (z.B. mit Dopplersonographie) ohne neurologische Ausfälle. 20% der Betroffenen haben klinisch stumme ischämische Defekte im CT. Die jährliche Inzidenz späterer zerebraler ischämischer Insulte liegt zwischen 0,5 und 2%.

Therapie

(1) Konsequente *Behandlung von Risikofaktoren* wie Hypertonie, Diabetes mellitus, Rauchen, Fettstoffwechselstörungen.

(2) *Aufklärung des Patienten* über die möglichen Symptome einer transienten ischämischen Attacke.

(3) Dopplersonographische *Kontrolluntersuchungen* im Abstand von 3–6 Monaten.

(4) *Karotisoperation* nur bei rascher Progredienz einer Internastenose, wenn der Stenosegrad über 90% beträgt und die transkranielle Dopplersonographie mit Bestimmung der zerebrovaskulären Reservekapazität (CO_2-Test, Acetazolamid-Test) den Nachweis einer insuffizienten intra- und extrazerebralen Kollateralisation ergeben.

(5) Karotisoperation bei geplanter koronarer Bypass-Operation nur indiziert, wenn keine ausreichende Kollateralisation besteht.

(6) Der prophylaktische Nutzen einer Behandlung mit *Thrombozytenaggregationshemmern* ist nicht gesichert.

1.3 Transiente ischämische Attacke (TIA), reversibles ischämisches neurologisches Defizit (RIND) und Schlaganfall mit weitgehender Restitution („minor stroke")
Ätiopathogenese und Definition: *TIA:* Fokale neurologische Ausfälle, die innerhalb von 24 h vollständig abgeklungen sind. Dauer meist 5–20 min.
RIND: Neurologische Ausfälle, die sich nach mehr als 24 h wieder vollständig zurückbilden.
„minor stroke": Zerebrale Ischämien, die mit minimaler Restsymptomatik einhergehen und keinen großen ischämischen Defekt im CT aufweisen, werden wie TIA und RIND behandelt.

Klinik: Klinische Symptome im *Karotisversorgungsgebiet* sind Amaurosis fugax, brachiofazial betonte Hemiparese, Hemihypästhesie, Dysarthrie oder Aphasie; im *vertebrobasilären Kreislauf:* Drehschwindel mit Sensibilitätsstörungen im Gesicht, Schluckstörungen, Ataxie, Doppelbilder. Keine TIA sind isolierter Schwindel, isolierte Bewußtseinsstörung, amnestische Lücken. Das jährliche Insultrisiko nach TIA beträgt 5%, das Reinsultrisiko nach Minor stroke 10%. Die jährliche Inzidenz von Todesfällen (meist Myokardinfarkt) nach TIA beträgt 10%, nach Minor stroke 10–15%.

Die Abklärung erfolgt nach internistischer und neurologischer Untersuchung mit Ultraschall (Doppler-, Duplex-, transkranielle Dopplersonographie) und Computertomographie (CT). Gleichzeitig Ausschluß einer koronaren Herzerkrankung bzw. kardialen Emboliequelle.

Therapie (Sekundärprävention)

(1) Behandlung mit *Thrombozytenaggregationshemmern*, z.B. Acetylsalicylsäure (ASS) 100–300 mg/Tag (Aspirin® 100, ½ Colfarit®). Bei Auftreten erneuter TIA unter ASS, Kontraindikation gegen ASS oder Unverträglichkeit (Ulkus, Asthma bronchiale, chronischer Alkoholkonsum) Ticlopidin (Tiklyd® 500 mg/Tag; in den ersten 3 Monaten alle 2 Wochen Kontrolle des Blutbildes wegen Gefahr einer Neutropenie).

(2) *Karotisendarterektomie* bei ipsilateraler Karotis-interna-Stenose mit über 70%iger Lumeneinengung. Voraussetzung: Operatives Zentrum mit Mortalität < 1,5%, Morbidität < 4%.

(3) Orale *Antikoagulanzien* (nach Ausschluß einer Blutung im CT), wenn trotz Behandlung mit Thrombozytenaggregationshemmern weitere TIA auftreten und bei Nachweis einer kardialen Emboliequelle. Quickwert 15–25% (INR 3–4,5).

(4) Operation oder Dilatation einer Subklaviastenose bei Subclavian-steal-Syndrom und einer wiederholten TIA im vertebrobasilären Stromgebiet.

(5) *Hinweis:* Medikamente zur Durchblutungsverbesserung und Nootropika sowie Mutterkornalkaloide sind unwirksam.

1.4 Akuter ischämischer Infarkt

Ätiopathogenese: Plötzliches Auftreten neurologischer Ausfälle, die sich nicht oder nur unvollständig zurückbilden. Etwa 80% der Schlaganfälle sind ischämischer Genese und Folge einer Thrombose (häufig; lokal entstanden, arterio-arterielle Embolie, kardiale Embolie) oder hämodynamisch (selten) bedingt. 15–20% sind embolischer Genese. Den übrigen „Schlaganfällen" liegt in 15% eine zerebrale Blutung und in 5% eine Subarachnoidalblutung (SAB) zugrunde. Eine zerebrale Arteriitis und Sinusvenenthrombosen machen weniger als 1% der Schlaganfälle aus.

Klinik: *Mediaversorgungsgebiet:* Brachiofazial betonte Hemiparese, Hemihypästhesie, homonyme Hemianopsie, Blickparese zur Gegenseite, Aphasie (dominante Hemisphäre), Dyskalkulie, Dysarthrie (rechte Hemisphäre).
Anteriorversorgungsgebiet: Beinbetonte Hemiparese, Parese im Arm proximal betont.
Vertebrobasiläres System: Drehschwindel, Übelkeit, Erbrechen, Schluckstörungen, Ataxie, Doppelbilder, Spontannystagmus, Störung der Schmerz- und Temperaturempfindung (dissoziierte Empfindungsstörung). Beim Basilarisverschluß Para- oder Tetraparese mit rascher Bewußtseinstrübung.

Zerebrale Durchblutungsstörungen

Posteriorversorgungsgebiet: Homonyme Hemianopsie, Kopfschmerzen, Dyslexie (dominante Hemisphäre).
Diagnostik: CT zum Ausschluß einer Blutung, Dopplersonographie zum Ausschluß eines Internaverschlusses, Notfallabor: BB, BZ, Elektrolyte, Nierenwerte.

Therapie

Notfalltherapie

(1) Atmung überwachen, ggf. Pulsoxymeter oder Blutgasanalyse; bei bewußtseinsgetrübten oder komatösen Patienten mit Anstieg des pCO_2 Intubation und Beatmung.
(2) Initial-EKG bei Aufnahme, Digitalisierung nur bei klinisch manifester Herzinsuffizienz. Behandlung von Herzrhythmusstörungen s. Kap. 11, 3.
(3) Keine generelle Blutdrucksenkung; häufig normalisiert sich der Blutdruck innerhalb weniger Stunden spontan. Therapie nur bei diastolischen Werten über 110 mmHg oder systolischen Werten über 220 mmHg über mehrere Stunden. Blutdruck maximal um 20% gegenüber Ausgangswert senken. Blutdruck nicht senken, wenn in der Dopplersonographie ein Internaverschluß oder eine hochgradige Stenose besteht.
(4) Bei wiederholt erhöhten Blutzuckerwerten vorübergehend Therapie mit Altinsulin (BZ < 200 mg%).

Überwachung und Prophylaxe

(1) Tägliche Kontrolle der Elektrolyte in den ersten 3 Tagen.
(2) Ausgleich einer Exsikkose, bei bewußtseinsgetrübten Patienten zentraler Venenkatheter.
(3) Herz-Kreislauf- und Atmungsmonitoring bei schweren Schlaganfällen.
(4) Achten auf Hirndruckzeichen: sekundäre Eintrübung, Stauungspapille, Pupillendifferenz.
(5) Magensonde bei Schluckstörungen (schon am Tag 1 oral Kalorien anbieten, bei Erbrechen parenterale Ernährung).
(6) Lungenembolieprophylaxe mit Low-dose-Heparin, Durchbewegen der Beine.
(7) Bei erhöhter Temperatur Paracetamol (ben-u-ron®), Wadenwickel.

Pflegerische Maßnahmen

(1) Bei Inkontinenz Blasenkatheter, nach 3 Tagen Miktionsversuch, sonst suprapubischer Katheter.
(2) Lagerung nach Bobath, regelmäßiges Umlagern (60 min) und Dekubitusprophylaxe.
(3) Unterstützung des Schultergelenks bei Hemiplegie.
(4) Kontrakturprophylaxe.
(5) Krankengymnastik 2mal 15 min/Tag mit frühzeitiger Mobilisierung (Sitzen, Stehen).
(6) Logopädie bei Sprachstörungen.

25 Neurologische Krankheiten

Möglicherweise wirksame Therapie
(1) Bei malignem Hirnödem mit rasch progredienter Bewußtseinstrübung Verlegung auf die Intensivstation, Intubation, Lagerung des Oberkörpers in einem Winkel von 30°, leichte Hyperventilation.
(2) Bei manifestem Hirnödem Osmotherapie mit initial 125 ml Mannit 20%, gefolgt von 0,15–0,5 g/kg KG, je nach Bewußtseinslage.
(3) Vollheparinisierung bei Basilaristhrombose, rezidivierenden und mit progredienter Symptomatik einhergehenden Hirnstamminsulten und embolischen Insulten mit kardialer Emboliequelle sowie Karotisdissektion. Initiale Bolusinjektion von 3000–5000 IE Heparin, dann kontinuierlich 1000–1500 IE/h über Perfusor; PTT: 2–2,5fache Erhöhung der Ausgangs-PTT. Umstellung nach 5–10 Tagen auf Marcumar®. Kontraindikationen sind zerebrale und Subarachnoidalblutung, raumfordernde Infarkte und schlecht eingestellte Hypertonie.
(4) Fibrinolyse mit tPA (Actilyse®) 1,1 mg/kg KG bei frischem embolischem Mediaverschluß (kardiale Emboliequelle) innerhalb von 6 h nach Beginn der Symptome in Schlaganfallzentren. *Kontraindikation:* raumfordernder Infarkt im CT oder sichtbare Hypodensität in > 1/3 des Mediaterritoriums im CT.
(5) Lokale Lyse mit Streptokinase beim Basilarisverschluß.

Wahrscheinlich nicht wirksame oder kontraindizierte Therapie
(1) Hämodilution mit Dextran oder Hydroxyäthylstärke.
(2) Antikoagulation in der Akutphase des Insultes mit Dicumarolderivaten.
(3) Hirnödembehandlung mit Cortison oder Dexamethason.
(4) Gabe von Vasodilatatoren und Vasokonstriktoren, systemische Gabe von Uro- oder Streptokinase, Gabe von sog. hirndurchblutungs- oder hirnstoffwechselfördernden Medikamenten, Nootropika.
(5) Karotisoperation in der Akutphase.
(6) Anlage eines extra-intrakraniellen Bypass.

Rezidivprophylaxe
(1) Behandlung der Risikofaktoren (s. ds. Kap., 1.2)
(2) Acetylsalicylsäure 100–300 mg/Tag oder Ticlopidin (Tiklyd®) 2mal 250 mg/Tag.
(3) Antikoagulation bei kardialer Emboliequelle (Quick-Wert 15–25%).

Primärprävention
Die regelmäßige Einnahme von Thrombozytenaggregationshemmern wie Acetylsalicylsäure bei gefäßgesunden Männern im mittleren Lebensalter führt zu einer Reduktion der Inzidenz von Myokardinfarkten. Eine signifikante Abnahme der Schlaganfälle konnte nicht beobachtet werden. Der wesentlichste prophylaktische Effekt wird durch die konsequente Behandlung einer bestehenden Hypertonie erzielt. Damit läßt sich eine Schlaganfallreduktion von durchschnittlich 42% erzielen. Bei Patienten mit koronarer Herzkrankheit und Hypercholesterinämie beugen Cholesterinsenker auch dem Schlaganfall vor.

Zerebrale Durchblutungsstörungen **25, 1**

1.5 Subkortikale arterioklerotische Enzephalopathie (SAE, Morbus Binswanger)

Ätiopathogenese und Klinik: Es handelt sich um eine Hyalinisierung und Arteriosklerose der kleinen penetrierenden Hirnarterien, die zu einer Demyelinisierung des Marklagers (periventrikuläre Dichteminderungen im CT) und zu lakunären Insulten im Marklager führt. Klinische Leitkriterien sind eine progrediente Demenz, eine apraktische Gangstörung (Verwechslung mit M. Parkinson), Blasenstörungen und wiederholt auftretende fokal-neurologische Ausfälle mit guter Remissionstendenz („Schlägle").

Therapie

Behandlung von Hypertonie und anderen Risikofaktoren, möglicherweise sind Thrombozytenfunktionshemmer wirksam.

1.6 Zerebrale Blutung

Ätiopathogenese: Hypertone Massenblutung, Ruptur eines Aneurysmas, Blutung aus einer arteriovenösen Mißbildung, Gerinnungsstörung (z. B. Marcumar®).
Klinik: Initial kommt es zu Kopfschmerzen, Übelkeit und Erbrechen, danach zu Bewußtseinstrübung bis zum Koma, fakultative Begleitsymptome sind Paresen, Sensibilitätsstörungen, Schwindel, fokale oder generalisierte Krampfanfälle und vegetative Störungen (Bradykardie, Fieber, Blutdruckanstieg). Zerebrale Blutungen treten fast immer unter körperlicher Tätigkeit oder bei Aufregung, fast nie aus dem Schlaf heraus auf. Blutungen treten in abnehmender Häufigkeit in den Stammganglien, im Thalamus, im Marklager der Hemisphären und in der hinteren Schädelgrube auf.

Therapie

Basisbehandlung
(1) Wie beim ischämischen Insult (s. ds. Kap., 1.4) inklusive Thromboseprophylaxe; Behandlung von epileptischen Anfällen mit Diazepam (Valium®) 10 mg i.v. oder Diphenylhydantoin als Infusion (Phenydan®).
(2) Bei Verschlechterung des klinischen Bildes mit Eintrübung oder Zunahme der neurologischen Ausfälle Behandlung des erhöhten intrakraniellen Drucks und des Hirnödems mit Mannit 20% 125 ml rasch i.v. als Kurzinfusion oder Sorbit (Tutofusin® S 40) 50 ml i.v. als Infusion, danach alle 3–4 h wiederholen. Die Wirksamkeit von Dexamethason ist nicht bewiesen.

Operative Therapie
(1) Operation bei Blutungen im Bereich des Frontal-, Temporal- oder Okzipitallappens bei sekundärer Eintrübung des Patienten.
(2) Keine Operation bei Blutungen im Thalamus und Putamenbereich oder im Bereich der Brücke oder des Hirnstamms.
(3) Operationen bei Blutungen im Kleinhirn von > 3 cm im Durchmesser.

Therapie bei Marcumar®-Blutung
(1) Prothrombinkonzentrat (PPSB) 200–500 E: Dosis (E) = Faktorenerhöhung (%) × $^{2}/_{3}$ KG. Kontrolle nach 30–60 min.
(2) Außerdem Vitamin K_1 Konakion® 20 mg (2 ml) langsam intravenös.

1.7 Subarachnoidalblutung

Ätiopathogenese und Klinik: Ruptur eines Aneurysmas mit Blutung in den Subarachnoidalraum. Leitsymptom ist heftigster Kopfschmerz, gefolgt von Meningismus, z.T. Bewußtseinstrübung bis zum Koma, vegetative Dysregulation und epileptische Anfälle.

Im CT gelingt der Nachweis von Blut in den Subarachnoidalraum in 95% der Fälle, ansonsten Liquorpunktion mit Blut im Liquor.

Therapie

(1) Sofortige Verlegung auf eine neurochirurgische oder neurologische Intensivstation.
(2) Prophylaxe der Rezidivblutung (Operation mit Klippen des Aneurysmas).
(3) Therapie des Vasospasmus: Nimodipin (initial 15 µg/kg KG/h i.v., dann 30 µg/kg KG/h i.v. über 14 Tage, entspricht etwa 10 ml Infusionslösung/h), hypervolämische-hypertensive Therapie nach Aneurysmaklippung.
(4) Externe Liquordrainage bei Hydrocephalus aresorptivus oder occlusus.

1.8 Sinus- und Hirnvenenthrombosen

Ätiopathogenese: Blande im Rahmen der Schwangerschaft und im Wochenbett, aber auch spontan; septisch infolge lokaler Entzündungen im Bereich von Gesicht und Ohr.

Klinik: Meist subakut oder schleichend mit Kopfschmerzen, fokale oder diffuse neurologische Störungen wie epileptische Anfälle, zentrale Paresen, Stauungspapillen, Verwirrtheitszustände oder Psychosen. Diagnosesicherung durch Angiographie oder Angio-NMR.

Therapie

Vollheparinisierung, Heparin i.v. 3000–5000 IE als Bolus, danach Tagesdosen zwischen 30000 und 60000 IE bis zur Verdopplung der PTT (s. ds. Kap., 1.4). Nach 2–3 Wochen Umstellung auf Marcumar® (s. Kap. 6, 5.3). Antikoagulation über 6–12 Monate fortführen.

2 Epileptischer Anfall und Status epilepticus

2.1 Grand-mal-Anfall

Ätiopathogenese: Genuines Anfallsleiden, symptomatische Anfälle bei zerebraler Blutung, nach Schädel-Hirn-Trauma, Hirntumor, Meningoenzephalitis, Alkoholentzug, diabetisches Koma, Hypoglykämie, Schlafentzug, Pharmaka (Neuroleptika, Thymoleptika, Penicillin, Immunsuppressiva), Drogen (Heroin, Kokain).

Klinik: Bewußtlosigkeit, passagerer Atemstillstand mit Zyanose, Steifwerden (tonische Komponente) des Körpers und der Extremitäten, gefolgt von rhythmischen Zuckungen, von 2–5 min Anfallsdauer. Fakultative Symptome sind Zungenbiß, Einnässen, Speichelfluß; postiktal Verwirrtheit, Dämmerzustand.

Therapie

(1) Verhindern weiterer Verletzungen, z.B. Abpolstern durch Kopfunterlage.
(2) Kein Zungenkeil.

(3) Bei einem nur wenige Minuten dauernden Anfall keine Applikation von Diazepam, da der Anfall spontan aufhört.
(4) Nach Abklingen der klonischen Phase wird der bewußtlose Patient in eine stabile Seitenlage gebracht; Atemwege freihalten, bis das Bewußtsein wiedererlangt ist. Danach weitere ätiologische Abklärung.

2.2 Status epilepticus

Ätiopathogenese und Klinik: Lang anhaltender, sog. prolongierter Grand-mal-Anfall (> 30 min) oder sich häufig wiederholende Grand-mal-Anfälle, zwischen denen der Patient das Bewußtsein nicht wiedererlangt. Ein diskontinuierlicher Grand-mal-Status bei mehr als 3 tonisch-klonischen Anfällen in kurzer Folge.
Ursache des Status epilepticus ist bei $^1/_3$ der Patienten eine idiopathische Epilepsie, häufig nach abruptem Absetzen der Antiepileptika, bei schlechter Compliance, fieberhaften Infekten oder Kombination von Alkohol- und Schlafentzug. Bei $^2/_3$ der Patienten ist der Status Ausdruck einer symptomatischen Epilepsie: Meningoenzephalitis, Schädel-Hirntrauma, zerebrale Tumoren, intrazerebrale Blutung, Schlaganfall, Hirnabszeß, Intoxikation (z.B. Heroin, Kokain) und metabolische Störungen (Hypoglykämie, Niereninsuffizienz, hepatische Enzephalopathie, Hyper- oder Hypokalzämie).
Differentialdiagnostisch sind psychogene Anfälle (keine Bewußtlosigkeit, Patient kneift die Augen zusammen beim Versuch des Arztes, diese zu öffnen) und iatrogene Bewußtseinstrübung bei hochdosierter Benzodiazepin-Gabe abzugrenzen.

Therapie

Notfallmaßnahmen
(1) Schutz vor Verletzungen.
(2) Gebiß herausnehmen.
(3) Kleidung lockern.
(4) Freihalten der Atemwege bei Gefahr einer Aspiration, ggf. Intubation.
(5) Stabile Seitenlage.
(6) Venöser Zugang.
(7) Blutzucker-Stix.
(8) Kontinuierliche Überwachung der Vitalfunktionen.
In der Klinik:
(9) Detaillierte neurologische Untersuchung.
(10) Bei Verdacht auf psychogenen Anfall EEG.
(11) Wenn medikamentöse Therapie nicht greift und kein genuines Anfallsleiden vorbekannt, Computertomographie.

Initialtherapie
(1) Venöser Zugang, Injektion von Diazepam (Valium®) 10 mg mit einer Geschwindigkeit von < 2 mg/min, bis der Anfall aufhört; Maximaldosis 20–30 mg für Erwachsene.
(2) Alternativ 1 mg Clonazepam (Rivotril®) i.v. langsam injizieren; Gefahr von Atemdepression.
(3) Wenn eine intravenöse Injektion nicht möglich ist: Diazepam als Rektiole, alternativ Midazolam (Dormicum®) 0,2 mg/kg KG i.m. Diazepam ist zur intramuskulären Applikation nicht geeignet.

(4) 10 min beobachten (Transport ins Krankenhaus bestellen, wenn Status nicht unterbrochen).
(5) Phenytoin (Phenhydan®) i.v. 750 mg Infusionskonzentrat in 500 ml 0,9%iger NaCl-Lösung; Infusion über 20–60 min (15–18 mg/kg KG, 25 mg/min), Kontrolle von Puls und Blutdruck.
(6) Bei Eintreffen des Krankentransportes Dosis und Uhrzeit der verabreichten Medikamente angeben.

Weitere Behandlung in der Klinik
(1) Blutdruck, Atmung und EKG fortlaufend kontrollieren, ggf. Sauerstoffgabe (10 l/min), Laboruntersuchungen (Nierenwerte, Blutzucker, Elektrolyte, Magnesium).
(2) Infusion mit physiologischer Kochsalzlösung, Bolusinjektion von 50 ml 50%ige Glukose.
(3) Wenn nur Benzodiazepin gegeben wurde, zusätzlich Therapie mit Phenytoin beginnen.
(4) Wenn Phenytoin gegeben wurde, Fortsetzung der Benzodiazepin-Therapie mit 10 mg Clonazepam (entspricht 10 Amp. Rivotril®), gelöst in 250–500 ml 30–50%iger Glukose, Infusionsgeschwindigkeit < 0,3 mg Clonazepam/min.
(5) Magensonde legen.
(6) Blasenkatheter (Einfuhr-/Ausfuhrbilanz).
(7) EKG.
(8) Bei weiterbestehendem Status Phenobarbital(Luminal®)-Infusion (nicht in Kombination mit Clonazepam oder bei Vorbehandlung mit Phenobarbital oder Primidon) mit einer Geschwindigkeit von 100 mg/min. Maximaldosis 15 mg/kg KG.
(9) Falls die Anfälle nicht aufhören, Intubation, Allgemeinnarkose mit Trapanal®.
(10) Können Barbiturate nicht gegeben werden, alternativ (insbesondere bei chronischen Alkoholikern) Infusion mit Clomethiazol (Distraneurin®). Einzelheiten s. ds. Kap., 6.

Weiterbehandlung
Nach Unterbrechung des Status orale Weiterbehandlung mit Phenytoin (Zentropil®, Phenhydan®) oder Carbamazepin (Tegretal®, Timonil®). Weiterbehandlung einer vorbestehenden Epilepsie nach Serumspiegeln. Neurologische Diagnostik bei Verdacht auf symptomatische Epilepsie.

3 Akuter Migräneanfall und Prophylaxe der Migräne

3.1 Akuter Migräneanfall
Ätiopathogenese: Weitgehend hypothetisch; erbliche Disposition; im Anfall Änderung der kortikalen Hirnaktivität („spreading depression"), Modulation des trigeminalen nozizeptiven Systems, Freisetzung von Neurotransmittern.
Klinik: *Migräne ohne Aura* (früher: einfache Migräne): Wiederkehrende Kopfschmerzattacken, die zwischen 24 und 72 h anhalten.

Der Kopfschmerz ist in 60% der Fälle halbseitig, pulsierend von mittlerer bis starker Intensität und wird durch körperliche Anstrengung verstärkt. Typische Begleitsymptome sind Übelkeit, Erbrechen, Photo- und Phonophobie.

Migräne mit Aura (früher: Migraine accompagnée, klassische Migräne): Neurologische Symptome, die meist dem Kortex (Sensibilitätsstörungen, Skotome, Hemianopsie, Aphasie) oder dem Hirnstamm (Paraparese, Schwindel mit Nystagmus, Ataxie) zuzuordnen sind, sich über einen Zeitraum von 5–20 min langsam entwickeln und spätestens nach 60 min wieder vollständig abgeklungen sind. Unmittelbar danach oder innerhalb 1 h tritt dann der typische Kopfschmerz mit den vegetativen Begleiterscheinungen auf. Sonderformen sind isolierte Auraphasen ohne nachfolgende Kopfschmerzen (Differentialdiagnose: transiente ischämische Attacke), Migräne mit verlängerter Aura (> 60 min) und retinale Migräne (monokuläre Skotome, monokuläre flüchtige Amaurose).
Die *Diagnose* erfolgt ausschließlich aus Anamnese und klinischem Befund. Apparative Zusatzuntersuchungen sind nicht hilfreich.

Therapie

(1) Reizabschirmung in einem dunklen, geräuscharmen Raum, Schlaf, lokale Eisbehandlung.

(2) Die Gabe von Antiemetika (Tab. 25.1) wie Metoclopramid oder Domperidon bessert nicht nur die vegetativen Begleitsymptome, sondern führt zu einer besseren Resorption und Wirkung von Analgetika.

(3) *Analgetika, nicht-steroidale Antirheumatika:*
Acetylsalicylsäure und Paracetamol sind die Analgetika erster Wahl bei leichten und mittelschweren Migräneattacken. Acetylsalicylsäure und Paracetamol sollten bevorzugt nach Gabe eines Antiemetikums in Form einer Brausetablette eingenommen werden (Aspirin® plus C, Sinpro®-N).
Nicht-steroidale Antirheumatika wie Naproxen (Proxen®) oder Ibuprofen (Aktren®) sind ebenfalls empfehlenswert.

(4) Die Behandlung mit *Ergotamin und Dihydroergotamin* (DHE) sollte schwersten und den o.g. Analgetika nicht zugänglichen Migräneattacken vorbehalten bleiben. Ergotamin wird bei oraler Applikation schlecht resorbiert, die häufigste Nebenwirkung ist Erbrechen. Die häufige und regelmäßige Einnahme von Ergotamintartrat und DHE kann zu medikamenteninduzierten Dauerkopfschmerzen führen.

(5) Sumatriptan (50 oder 100 mg oral) sollte schweren Attacken vorbehalten sein, die auf Ergotamin nicht ansprechen. Die subkutane Applikation mittels Autoinjektor (6 mg) ist indiziert bei Patienten, die während der Migräneattacke erbrechen und Durchfall haben und so weder Tabletten noch Suppositorien einsetzen können, und bei Patienten, die auf einen raschen Wirkungseintritt angewiesen sind.

(6) *Behandlung der Migräneattacke durch den Arzt:* Wird der Arzt zu einem Patienten während einer mittelschweren oder schweren Migräneattacke gerufen, hat der Patient in der Regel bereits ohne Erfolg eine orale Schmerztherapie versucht. Nach parenteraler Gabe von 10 mg Paspertin® können 0,5–1 g Acetylsalicylsäure (Aspisol®) i.v. gegeben werden. Bei sehr starken Schmerzen kann Dihydroergotamin (Dihydergot®) 1 mg s.c. hilfreich sein.

Tabelle 25.1: Therapie der akuten Migräneattacke bei Erwachsenen

Substanz	Dosis	Indikation	Nebenwirkungen
I Antiemetika[1]			
Metoclopramid (Paspertin®) (Gastrosil®)	10–20 mg p.o. 20 mg rektal 10 mg i.v.	bessert Übelkeit und Erbrechen, verbessert Resorption von Analgetika	extrapyramidal-motorische Störungen, Blickkrämpfe (dann Akineton® i.v.); nicht geeignet für Kinder (unter 14 Jahren)
Domperidon (Motilium®)	10–20 mg p.o.	wie Metoclopramid	wie Metoclopramid
II Analgetika[2]			
Acetylsalicylsäure (Aspirin® plus C)	500 mg–1 g p.o. als Brausetablette 500 mg i.v. (Aspisol®)	bei mittelschweren Kopfschmerzen	Magenschmerzen, Asthmaanfall
Paracetamol (ben-u-ron®)	500 mg–1 g p.o. rektal (Supp.)	bei mittelschweren Kopfschmerzen	Leberschaden
III andere			
Ergotamintartrat (ergo sanol® SL)	2 mg p.o. rektal	bei starken Schmerzen Maximaldosis 4 mg/Attacke (16 mg/Monat)	Übelkeit, Erbrechen, AVK, Dauerkopfschmerz
Dihydroergotamin (Dihydergot®)	1 mg s.c.	bei starken Schmerzen wird oral nicht ausreichend resorbiert	wie Ergotamin
Sumatriptan (Imigran®)	50–100 mg p.o. 6 mg s.c.	bei starken Schmerzen, starker Übelkeit	Engegefühl thorakal, Müdigkeit

[1] Wenn nach 10 min nicht wirksam, Übergang zu II.
[2] Bei mittelschwerer Attacke I und II, bei schwerer Attacke I und III.

3.2 Prophylaxe der Migräne
Indikationen

Patienten mit häufigen Migräneattacken neigen dazu, diese mit zunehmend häufiger Einnahme von Migränemischpräparaten und Analgetika zu behandeln. Vor allem Mischpräparate, die neben Mutterkornalkaloiden Barbiturate, Codein, peripher wirksame Analgetika und Tranquilizer sowie Antihistaminika, Spasmolytika und Anticholinergika enthalten, bergen dabei die Gefahr, daß sich hier ein medikamenteninduzierter Dauerkopfschmerz entwickelt. Die Indikation zu einer medikamentösen Prophylaxe der Migräne ergibt sich bei Migräneattacken, die nur unbefriedigend behandelt werden können. Sie besteht, wenn

(1) mehr als 2–3 Migräneattacken pro Monat auftreten.
(2) Migräneattacken länger als 48 h anhalten.
(3) Migräneattacken auftreten, die vom Patienten subjektiv als unerträglich empfunden werden.

(4) es zu komplizierten Migräneattacken kommt (manifeste neurologische Ausfälle, die länger als 7 Tage anhalten).
Sinn der medikamentösen Prophylaxe ist eine Reduzierung von Häufigkeit, Dauer und Schwere der Migräneattacken und die Prophylaxe des analgetikainduzierten Dauerkopfschmerzes. Ein vollständiges Sistieren der Migräne durch eine medikamentöse Migräneprophylaxe ist nicht zu erwarten oder zu erreichen. Der Therapieeffekt ist meist erst nach 3monatiger Behandlung abzusehen.

Medikamente
Die gängigsten *Migräneprophylaktika* mit Dosierung und Nebenwirkungen sind Tabelle 25.2 zu entnehmen. Der Erfolg der Migräneprophylaxe sollte über

Tabelle 25.2: Migräneprophylaxe

Substanz	Dosis	Bemerkungen Wirkungsmechanismus	Nebenwirkungen
Sicher wirksame Substanzen in der Reihenfolge des therapeutischen Einsatzes			
I β-Rezeptorenblocker (1. Wahl)			
Metoprolol (Beloc®)	initial 50 mg später 150–200 mg	$β_1$-selektiver Blocker	Müdigkeit, Hypotonie, Bradykardie, Schlafstörungen
Propranolol (Dociton®)	initial 40 mg später 160–200 mg	nicht-selektiver β-Blocker	Hypoglykämie, Bronchospasmus, Exanthem
II Kalziumantagonisten (1. Wahl)			
Flunarizin (Sibelium®)	initial 5 mg später 10 mg	lange Halbwertszeit	Müdigkeit, Gewichtszunahme, gastrointestinale Beschwerden, Depression, Parkinson
III Serotoninantagonisten (2. Wahl)			
Pizotifen (Sandomigran®)	3mal 0,5 mg		Müdigkeit, Gewichtszunahme, anticholinerge Nebenwirkungen
Lisurid (Cuvalit®)	3mal 0,025 mg	auch Dopaminagonist	Müdigkeit, Übelkeit, Schwindel
Methysergid (Deseril® ret.)	1,5–6 mg	max. Anwendung 3 Monate (Retroperitonealfibrose)	wie Pizotifen, Muskelschmerzen, Ödeme
Möglicherweise wirksame Substanzen			
Dihydroergotamin (DHE®)	2–3×1,5 mg	unzuverlässige orale Resorption	Übelkeit, Schwindel, Dauerkopfschmerz
Naproxen (Proxen®)	2–3×250 mg	Prostaglandininhibitor	Magenschmerzen, Blutbildveränderungen
Acetylsalicylsäure (Aspirin®)	50–300 mg	Prostaglandininhibitor	Magenschmerzen, Asthma, Tinnitus

ein Kopfschmerztagebuch kontrolliert werden. Die Dosierung muß grundsätzlich ganz langsam einschleichend erfolgen (Migräniker reagieren weitaus empfindlicher auf Medikamente aller Art als andere Menschen). Zu beachten ist weiterhin der ausgeprägte Placeboeffekt zu Beginn der Behandlung, der den Erfolg einer Vielzahl von anderen Verfahren wie Akupunktur, chiropraktischer Behandlung, Massagen oder autogenem Training erklären könnte.

4 Akuter Schwindel

Ätiopathogenese und Klinik: Schwindel ist Ausdruck einer Orientierungsstörung des Menschen im Raum. Es besteht ein Eigen- oder Umweltbewegungsgefühl oder ein Kippgefühl. Meistens ist Schwindel von vegetativen Begleiterscheinungen wie Übelkeit, Erbrechen, Herzklopfen, Schwitzen und Angst begleitet. Schwindel, der durch Störungen des Gleichgewichtsorgans und des Hirnstamms hervorgerufen wird, geht mit einer Fallneigung im Stehen und Unsicherheit im Gehen einher.
Ursachen des akuten Schwindels nach ihrer Häufigkeit: Der *benigne paroxysmale Lagerungsschwindel* tritt aus völliger Gesundheit heraus frühmorgens beim Aufwachen bei der ersten Lageänderung auf. Der heftige *Drehschwindel* ist begleitet von Übelkeit und Erbrechen. Der Schwindel klingt meist innerhalb einiger Sekunden, aber spätestens nach 1 min langsam ab. Der Schwindel wird meist im Laufe des Tages etwas besser. Bei der *Ménière-Krankheit* tritt der Schwindel attackenweise auf und geht mit Übelkeit, Erbrechen, Schwitzen, Herzklopfen und Blässe, einem Druckgefühl auf dem Ohr, einer Hörminderung während der Attacke und einem Tinnitus einher. Die einzelnen Attacken dauern Stunden, selten Tage. Beim akuten *Labyrinthausfall* besteht ein heftiger, über Tage anhaltender Drehschwindel mit Fallneigung im Sitzen und Stehen zur Seite des betroffenen Ohrs. *Durchblutungsstörungen* der hinteren Schädelgrube (z.B. Wallenberg-Syndrom) führen neben Drehschwindel zu einer Ataxie. Schwindel kann auch subakut als Nebenwirkung *zentral wirksamer Medikamente* wie Antikonvulsiva, Tranquilizer und Schlafmittel auftreten. *Chronischer Schwindel* tritt bei Störungen der visuellen (Nystagmus), vestibulären (bilateraler Vestibularisausfall) oder der propriozeptiven Afferenzen (schwere Polyneuropathie) auf. Er kann auch Ausdruck einer zentral vestibulären oder zerebellären Erkrankung sein (Tumor, Multiple Sklerose, Ischämie, Systemdegeneration). Der *phobische Schwindel* tritt im Stehen und beim Gehen auf und geht mit Angst und vegetativen Begleitsymptomen einher. Häufig wird er durch externe Stimuli provoziert (Treppen, große leere Räume, Kaufhaus, Restaurant).

Therapie

(1) *Benigner paroxysmaler Lagerungsschwindel:* Lagetraining nach Brandt (Sitzen auf der Bettkante, rasche Seitenlagerung für 30–60 sec, 10mal wiederholen). Keine medikamentöse Behandlung.
(2) *Akute Ménière-Attacke:* Parenterale Gabe von Antiemetika wie Domperidon (Motilium®), Metoclopramid (Paspertin®), Trifluorpromazin (Psyquil®). Danach Antihistaminika (Dimenhydrinat, Vomex®, 1–2 Supp./Tag), Kalziumantagonisten (Flunarizin, Sibelium® 10 mg, Cinnarizin, Stugeron® 3mal 25 mg) oder Neuroleptika (Sulpirid, Dogmatil® 3mal 50 mg). Zur Vorbeugung weiterer Ménière-Attacken Betahistin (Aequamen®, Vasomotal® 3mal 8 mg).

(3) *Akuter Labyrinthausfall:* Medikamentöse Behandlung nur über 3–4 Tage analog der Ménière-Attacke, danach Absetzen der Medikamente (Rekompensation wird durch Medikamente behindert) und krankengymnastische Übungsbehandlung mit Gleichgewichtstraining.
(4) Behandlung *vertebrobasilärer Durchblutungsstörungen* s. ds. Kap., 1.3 und 1.4.
(5) Bei *Medikamentenintoxikation* Absetzen der Medikamente.

5 Morbus Parkinson

5.1 Parkinson-Syndrom
Ätiopathogenese: Grundlage des idiopathischen Parkinson-Syndroms ist eine Degeneration dopaminerger Neurone im nigro-striatalen System. 80% der Parkinson-Syndrome sind idiopathisch. Sekundäre Parkinson-Syndrome sind medikamenteninduziert (Neuroleptika) oder treten im Rahmen von Infektionskrankheiten (Enzephalitis) und neurodegenerativen Erkrankungen auf (olivopontozerebellare Atrophie, Überlappung mit Alzheimer-Krankheit).

Klinik: *Leitsymptome* der Parkinson-Erkrankung sind Störungen der vorwiegend axialen willkürlichen und unwillkürlichen Motorik mit Brady-, Hypo- oder Akinese. Neben dem kleinschrittigen Gang kommt es zu Störungen der Ganginitiierung und zur Propulsionsneigung mit Stürzen. Zusätzlich besteht ein Rigor, der zu Beginn der Erkrankung zu Rückenschmerzen führt (häufige Fehldiagnose: Degenerative Veränderung der Lendenwirbelsäule). Bei dem Tremor handelt es sich um einen typischen Ruhetremor der Hände, seltener der Beine und noch seltener des Kopfes. Im vegetativen Bereich kommt es zu vermehrtem Speichelfluß, Salbengesicht, vermehrter Schuppenbildung der Kopfhaut und Störungen der Schweißsekretion, außerdem zu Harninkontinenz und orthostatischer Hypotension. Im psychischen Bereich kommt es häufig zu depressiver Verstimmung und beim Fortschreiten der Erkrankung bei einem Teil der Patienten zu einer dementiellen Entwicklung. Differentialdiagnostisch wichtig ist die Abgrenzung zum essentiellen Tremor, einer familiär gehäuften Erkrankung, die nur mit Tremor, aber nicht mit Rigor und Akinese einhergeht, und zur subkortikalen arteriosklerotischen Enzephalopathie (SAE), die vom Gangbild ähnlich aussieht, aber ohne Tremor und ohne Rigor einhergeht.

Therapie

Grundlage der Therapie ist heute die bereits frühzeitige Gabe verschiedener Substanzgruppen (s.u.) in jeweils relativ niedriger Dosierung, um Nebenwirkungen und Späteffekte der Behandlung (Hyperkinesen und Wirkungsschwankungen bei L-Dopa) zu vermeiden.

Medikamente
(1) *L-Dopa:* L-Dopa liegt mit dem Dekarboxylasehemmer Benserazid als Madopar® und mit Carbidopa als Nacom® vor. Die Initialdosis von Madopar® beträgt 62,5 mg; eine Dosissteigerung sollte einmal pro Woche um 62,5 mg bis zu einer maximalen Tagesdosis zwischen 500 und 600 mg erfolgen. Im Lauf der Behandlung nimmt die Wirksamkeit von L-Dopa ab. Wesentlichste Nebenwirkungen sind im gastrointestinalen Bereich zu suchen, außerdem orthostatische

Hypotension. Bei Langzeitbehandlung Wirkungsschwankungen, Dystonien, Dyskinesien und Halluzinationen. Nächtliche Gabe eines retardierten L-Dopa-Präparates (Nacom® retard) erleichtert das Umdrehen im Bett.

(2) *Dopaminagonisten:* Die Dopaminagonisten Bromocriptin (Pravidel®), Lisurid (Dopergin®) und Pergolid (Parkotil®) stimulieren direkt D_2-Rezeptoren. Der therapeutische Effekt ist etwas schwächer ausgeprägt als bei L-Dopa, deshalb können diese Substanzen nur bei beginnenden Parkinson-Syndromen zur Monotherapie eingesetzt werden. Sie eignen sich hervorragend zur Kombination mit L-Dopa. Die gastrointestinalen Nebenwirkungen können durch die gleichzeitige Gabe von Domperidon (Motilium®, 10–20 mg vor Gabe des Dopaminagonisten) gemildert werden. Die initiale Dosis von Bromocriptin beträgt 1,25–2,5 mg; Dosissteigerungen sollten im Abstand von einer Woche erfolgen, mittlere Dosen liegen bei 15–30 mg/Tag. Die Behandlung mit Lisurid beginnt mit 0,1–0,2 mg, die mittlere Tagesdosis bei 3mal 0,2–0,4 mg. Pergolid hat die längste Halbwertszeit. Die Behandlung beginnt mit 3mal 0,05 mg/Tag. In langsamen Schritten wird die Dosis auf Tagesdosen von 1,5–5 mg in der Monotherapie und 0,75–5 mg in der Kombinationstherapie angehoben.

(3) *Monoaminooxidase-B-Hemmer:* Selegilin (Antiparkin®; Movergan®) vermindert den Abbau von Dopamin. Die Substanz selbst verbessert die Parkinson-Symptomatik wenig, bewirkt aber, daß eine Dosissteigerung von L-Dopa und Dopaminagonisten erst später notwendig wird. Die Nebenwirkungen entsprechen denen von L-Dopa.

(4) *Amantadin:* Amantadin (PK Merz®) wirkt wahrscheinlich als Antagonist exzitatorischer Neurotransmitter (Glutamat). Es wird insbesondere in der Frühphase der Parkinson-Erkrankung eingesetzt. Die initiale Dosis liegt bei 100 mg, die Maximaldosis bei 3×200 mg.

(5) *Anticholinergika:* Die Anticholinergika wirken vorwiegend auf Tremor und Rigor und nur wenig auf die Akinese. Typische Nebenwirkungen sind Obstipation, Harnverhalt, Akkommodationsstörungen und Erhöhung des Augeninnendrucks. Bei Langzeiteinnahme kann es zu einer reversiblen dementiellen Entwicklung kommen. Die Wirksamkeit der einzelnen Anticholinergika Biperiden (Akineton®), Bornaprin (Sormodren®), Metixen (Tremarit®) und Trihexyphenidyl (Artane®) unterscheidet sich nicht.

Allgemeine Maßnahmen und Richtlinien

Wesentlichster Bestandteil der Therapie ist die krankengymnastische Übungsbehandlung. Bei Patienten mit ausgeprägten Wirkungsschwankungen der Therapie ist eine eiweißarme Diät häufig hilfreich. Begleitende Depressionen können mit Thymoleptika (Kap. 7) behandelt werden, dies macht aber das Auftreten von Halluzinationen oder paranoiden Vorstellungen häufiger.

Therapiebeginn und Steigerung der Medikamente dürfen jeweils nur sehr langsam und in kleinen Schritten erfolgen. Die Nebenwirkungen der einzelnen Substanzen sind sich sehr ähnlich, ausgeprägte Therapieprobleme ergeben sich meistens durch gastrointestinale Nebenwirkungen, Obstipation, orthostatische Hypotension, Schlafstörungen, Halluzinationen oder paranoid-halluzinatorische Syndrome. Fortgeschrittene Parkinson-Syndrome sollten ausschließlich vom Neurologen behandelt werden.

5.2 Akinetische Krise
Eine akinetische Krise ist ein lebensbedrohlicher Zustand. Die Patienten liegen unbeweglich im Bett, können nicht schlucken und entwickeln relativ rasch Störungen der Temperaturregulation (Fieber) sowie Herz-Kreislauf- und Lungenprobleme. Häufige Ursachen sind Resorptionsstörungen und ungewolltes Absetzen der Medikation nach Unfällen und bei akuten Krankenhauseinweisungen (häufige Fehldiagnose: Schlaganfall). Eine wichtige Differentialdiagnose ist das maligne Neuroleptika-Syndrom, das klinisch sehr ähnlich aussieht.

Therapie

Die Therapie besteht in stationärer Aufnahme auf einer Intensivstation, sofortiger Infusion von Amantadin (PK-Merz®), bis zu 6 Infusionen à 200 mg, Flüssigkeitsersatz, Gabe von L-Dopa über eine Magensonde und Maßnahmen zur Temperatursenkung.

6 Alkoholdelir

Ätiopathogenese und Klinik: Ein mildes Alkoholentzugssyndrom *(Prädelir)* findet sich beim Alkoholkranken, wenn er den Alkoholkonsum reduziert oder einstellt. Typische *Symptome* des Prädelirs sind Tremor (insbesondere der Hände), Schwitzen, Tachykardie, Übelkeit, Erbrechen, Schwächegefühl, Schlafstörungen, Myoklonien und Reflexsteigerung.
Beim *Alkoholentzugsdelir* bestehen zusätzlich optische und akustische Halluzinationen, Agitiertheit und motorische Unruhe, Desorientierung (zu Ort und Zeit, nicht zur Person) und Temperaturerhöhung. Ätiologisch mitverantwortlich ist eine pathologisch erhöhte Empfindlichkeit von Benzodiazepinrezeptoren. Bei 10–20% der Delirien kommt es initial zu einem Grand-mal-Anfall.
Wichtig zur differentialdiagnostischen Abklärung ist der Ausschluß einer primär zerebralen Erkrankung: chronisch-subdurales Hämatom (Röntgen-Schädel, CT), Subarachnoidalblutung (Meningismus, CT), Enzephalitis (EEG, Liquor), delirantes Syndrom im Rahmen eines Medikamentenentzugs (Tranquilizer, Schlafmittel), fieberhafter Infekt bei älteren Menschen (Pneumonie, Röntgen-Thorax), Leber- und Nierenfunktionsstörungen (Labor) und insbesondere die Wernicke-Enzephalopathie mit pathologischen Augenbewegungen, Doppelbildern, Blickrichtungsnystagmus, Pupillenstörungen und ausgeprägter Stand- und Gangataxie.
Komplikationen: Leberzirrhose, hepatische Enzephalopathie, Kardiomyopathie, akute Rhabdomyolyse (CK erhöht, Nierenversagen), Wernicke-Korsakow-Syndrom.

Therapie

Therapie des Prädelirs
Das Prädelir wird unter stationären Bedingungen mit Clomethiazol (Distraneurin®) behandelt. Eine ambulante Behandlung ist angesichts der geringen therapeutischen Breite und der hohen Suchtpotenz nicht zu vertreten. Die initiale Dosis beträgt 2 Tbl. à 0,5 g, weitere Gaben erfolgen alle 3–4 h, je nach Wirkung

25 Neurologische Krankheiten

unter Überwachung der Pulsfrequenz (< 120/min). Die mittlere Tagesdosis beträgt 5–8 g. Nach Abklingen der Symptomatik wird die Dosis über einige Tage reduziert, dann abgesetzt.

Therapie des Delirium tremens

Ein Delirium tremens sollte grundsätzlich auf einer Intensivstation oder unter intensiver Überwachung behandelt werden. Am vorteilhaftesten ist die Kombination von Clomethiazol (Distraneurin®), das gleichzeitig antikonvulsiv wirkt mit einem Neuroleptikum (das insbesondere antipsychotisch wirkt).

Allgemeine Maßnahmen
(1)   Venöser Zugang (zentraler Venenkatheter).
(2)   Überwachung vitaler Funktionen (Atmung, Blutdruck, EKG).
(3)   Magensonde.
(4)   Ernährung parenteral.
(5)   Pneumonieprophylaxe (mit häufigem Absaugen bei Intubation).
(6)   Fieber senken (Wadenwickel, Paracetamol); *cave:* maligne Hyperthermie bei Neuroleptika.
(7)   Flüssigkeitsbilanz, Flüssigkeitssubstitution (3–6 l/Tag), hochkalorische Ernährung.
(8)   Elektrolyte engmaschig kontrollieren. Na^+-Mangel langsam ausgleichen (Gefahr einer pontinen Myelinolyse).

Spezifische Maßnahmen
(1)   *Clomethiazol* (Distraneurin®): Initiale Behandlung mit 100–200 ml i.v. in 10 min (Intubationsbereitschaft); Erhaltungsdosis 20–40 ml/h. Patient schläft, ist aber durch Schmerzreize weckbar. Ständige Überwachung der Atemfunktion (Atemdepression, verstärkte Bronchialsekretion) und des Blutdruckes (RR-Abfall).
(2)   *Haloperidol* (Haldol®): Bei ausgeprägter psychotischer Symptomatik zusätzlich Gabe von Haldol®-Injektionslösung, initial 2–4 ml i.v., bei weiteren Tagesdosen von 20–40 mg (5 mg = 1 ml). Nicht bei Leberzirrhose und arterieller Hypotonie.
(3)   *Diazepam* (Valium®) initial 10 mg/h, bis Halluzinationen aufhören, Erhaltungsdosis 20 mg/6 h.
(4)   *Kaliumsubstitution:* 40–80 mval/Tag über Perfusor bei 3–4mal täglicher Kontrolle der Kaliumwerte.
(5)   Initiale *Substitution von Vitamin B_1* 100 mg/Tag (Betabion® 50 mg = 1 ml i.m., 50 mg langsam i.v.) zur Vermeidung einer Wernicke-Enzephalopathie.
(6)   Nach Abklingen der deliranten Symptomatik langsames Ausschleichen von Distraneurin®, Umsetzen auf orale Medikation, Absetzen von Haldol®.

Weiterführende Maßnahmen
Psychiatrisches Konsil.

7 Polyneuritis und Polyneuropathie

7.1 Akute Polyneuritis und -radikulitis (Guillain-Barré-Syndrom, GBS)

Definition und Ätiopathogenese: Idiopathisch, postinfektiös und postvakzinal auftretende Entzündung peripherer Nerven und Nervenwurzeln, die mit progredienten, distal beginnenden Extremitätenparesen, Areflexie und typischem Liquorbefund mit Eiweißerhöhung bei normaler Zellzahl oder minimaler Pleozytose einhergeht. Idiopathogenetisch sind zellvermittelte Immunreaktionen die wichtigsten Faktoren.

Klinik: Die schlaffen Paresen nehmen über einen Zeitraum bis 4 Wochen zu und führen in der Hälfte der Fälle zur Gehunfähigkeit und bei 20% zu Beatmungspflicht. Die Paresen sind meist symmetrisch und die sensiblen Ausfälle gering ausgeprägt. Die Mitbeteiligung von Hirnnerven ist häufig. Ein besonderes Risiko stellt die Mitbeteiligung autonomer Fasern dar, die auch bei geringer klinischer Symptomatik zum plötzlichen Herzstillstand führen kann. Schon früh läßt sich mit elektrophysiologischen Verfahren die Diagnose sichern.

Therapie

Allgemeine Maßnahmen

(1) Aufnahme in einer Intensivstation mit Monitoring von Blutdruck und Herzaktion und Überwachung der Vitalkapazität, bis Krankheit ihre Plateau-Phase erreicht hat.

(2) Bei bradykarden Rhythmusstörungen und Entwicklung eines AV-Blockes Indikation zur passageren Anlage eines Schrittmachers.

(3) Thromboseprophylaxe mit Low-dose-Heparin.

Spezifische Therapie

(1) Intravenöse Gabe von Immunglobulinpräparaten in einer Dosis von 0,4 g/kg KG/Tag über 5 Tage (Vorsicht bei Patienten mit IgA-Antikörper).

(2) Bei Unwirksamkeit der Immunglobuline, Fortschreiten der Erkrankung oder sekundärer Verschlechterung: Plasmaseparation mit einer Fließrate von 10–40 ml/min. Plasmaaustausch gegen 5%ige Humanalbumin-Elektrolytlösung. Austauschmenge: 40–50 ml Plasma/kg KG. Fünf Plasmaaustausch-Behandlungen innerhalb von 8 Tagen.

(3) Als Alternative Immunadsorption, bevorzugt mit Tryptophansäulen, wobei die einzelnen Adsorptionssäulen mit max. 2 l Plasma beladen werden sollten. Fünf Immunadsorptionen innerhalb von 8 Tagen sind als Richtlinie anzustreben. An den ersten beiden Behandlungstagen werden jeweils 4 l Plasma behandelt.

Unwirksame Therapie

(1) Gabe von Steroiden.
(2) Zytostatische Behandlung mit Azathioprin.

7.2 Chronisches Guillain-Barré-Syndrom (GBS)

Definition und Ätiopathogenese: Das chronische GBS hat einen langsamen subakuten oder chronischen Beginn und einen progredienten oder rezidivierenden Verlauf, meist über Monate. Selten kann ein akutes GBS in ein chronisch re-

25 Neurologische Krankheiten

zidivierendes GBS übergehen. Sensible Ausfälle sind gegenüber dem akuten GBS deutlicher ausgeprägt, und es besteht auch hier die typische zytoalbuminäre Dissoziation im Liquor. Idiopathogenetisch sind humoral vermittelte Immunreaktionen die wichtigsten Faktoren.

Therapie

(1) Prednison (Decortin®) initial 100 mg/Tag mit langsamer Dosisreduktion über die nächsten 3–6 Monate.

(2) Bei unbefriedigendem Therapieerfolg durch Kortikoide Einsatz von Immunsuppressiva wie Azathioprin (Imurek®) 2–3 mg/kg KG/Tag oder Cyclophosphamid (Endoxan®) 2 mg/kg KG/Tag.

(3) Bei Therapieresistenz Versuch einer Plasmaseparation oder der Gabe von Immunglobulinen analog dem akuten GBS.

7.3 Meningoradikulitis und Polyneuritis bei Borreliose

Definition und Ätiopathogenese: Die Borreliose wird durch Zeckenbiß übertragen. Im Rahmen der subakut auftretenden Meningoradikuloneuritis kommt es neben Hirnnervenausfällen (N. facialis, N. abducens) zu außerordentlich schmerzhaften, z.t. radikulären Schmerzen und Mißempfindungen am Rumpf oder in den Extremitäten (wird häufig mit Zervikalsyndrom oder „Ischias" verwechselt). Weitere neurologische Manifestationen sind die Mononeuritis multiplex, Plexusaffektionen, Myelitis und Vaskulitis. Diagnostisch führend ist der Nachweis einer geringen Pleozytose im Liquor mit leichter Erhöhung des Gesamteiweißes und Schrankenstörung. Spezifischer Nachweis durch Bestimmung von Antikörpern gegen Borrelia burgdorferi im Serum und Liquor.

Therapie

(1) Ceftriaxon (Rocephin®) 1mal 2 g/Tag i.v. über 14 Tage.
(2) Doxycyclin (Vibramycin®) 2mal 100 mg/Tag oral über 21 Tage.
(3) Bei heftigen Schmerzen während der ersten 5–10 Tage Prednison 80 mg/Tag in absteigender Dosis.

7.4 Polyneuropathie

Diagnose: Leitsymptome sind Reflexabschwächung oder Reflexausfall, distal betonte sensible Störungen in Form von Hypästhesie, Hypalgesie, Parästhesien, brennenden Mißempfindungen und Verminderung der Vibrationsempfindung; motorische Störungen in Form von distal betonten Paresen und autonome Störungen.

Häufigste Ursachen: diabetische Polyneuropathie, chronischer Alkoholismus, urämische Polyneuropathie, hepatische Polyneuropathie, medikamenteninduzierte Polyneuropathien (vor allem Vincaalkaloide und Cisplatin), hereditäre Polyneuropathien, Dysproteinämien.

Therapie

Eine *kausale Therapie* ist nur bei den toxischen Polyneuropathien durch frühzeitige Beendigung der Exposition oder Alkoholkarenz zu erreichen. Bei allen anderen Polyneuropathien ist nur eine *symptomatische Therapie* möglich:
(1) Sensible Reizerscheinungen: bei kribbelnden und brennenden Mißemp-

findungen, die sich bei Wärme und in Ruhe verstärken, sowie vermehrter Schmerzempfindlichkeit Therapie mit Thioctsäure 400 mg/Tag i.v. über 14 Tage. Nach 2 Wochen orale Weiterbehandlung mit 2mal 200 mg oral; alternativ Clomipramin (Anafranil®) 50–100 mg p.o. oder Amitriptylin (Saroten® ret.) 50–100 mg p.o.

(2) Bei neuralgiformen Schmerzen mit einschießenden kurzen Schmerzattacken: Therapie mit Carbamazepin (Tegretal®) 200–600 mg pro Tag (einschleichend dosieren, Serumspiegel um 4 µg/ml).

(3) Motorische Reizerscheinungen in Form von Crampi, Myoklonien oder Faszikulationen: Behandlung mit Chinin (Limptar®) 60–300 mg/Tag oder Dantrolen (Dantamacrin®) 25 mg/Tag.

(4) Wahrscheinlich unwirksam:
- Aldose-Reduktase-Inhibitoren
- Myoinositol
- B-Vitamine
- Ganglioside (Gefahr eines akuten GBS)
- Nukleotide (Keltican®)

A Anhang

Tabellen
Tabelle 1 Nomogramm zur Bestimmung der Körperoberfläche aus
Größe und Gewicht 1071
Tabelle 2 Tabellennomogramm zur Bestimmung des Body Mass Index aus
Körpergröße und Gewicht 1072
Tabelle 3 Infusionsnomogramm zur Bestimmung von Tropfzahl/min und
Infusionsdauer in Stunden 1073
Tabelle 4 Umrechnungsfaktoren von g in mval 1074
Tabelle 5 Natriumgehalt verschiedener Nahrungsmittel 1074
Tabelle 6 Kaliumgehalt verschiedener Nahrungsmittel 1075
Tabelle 7 Puringehalt verschiedener Lebensmittel 1076

Abkürzungsverzeichnis 1077

Sachverzeichnis 1080

Medikamentenverzeichnis 1202

Normwerttabelle 1220

Tabelle 1: Nomogramm zur Bestimmung der Körperoberfläche aus Größe und Gewicht (nach der Formel von Du Bois und Du Bois). Aus Documenta Geigy, Wissenschaftliche Tabellen, 7. Aufl., Basel 1968

26 Anhang

Tabelle 2: Tabellennomogramm zur Bestimmung des *Body Mass Index* (BMI) aus Körpergröße in m und Gewicht in kg (BMI = kg/m^2). Modifiziert nach M. Rowland, National Center for Health Statistics, JAMA 260 (1988) 183.
Übergewicht ist definiert als BMI ≥ 27,8 (Männer) bzw. ≥ 27,3 (Frauen)

Gewicht [kg]	Größe [m]															
	1,47	1,50	1,52	1,55	1,57	1,60	1,63	1,65	1,68	1,70	1,73	1,75	1,78	1,80	1,83	1,85	1,88
50	23,0	22,2	21,5	20,8	20,1	19,5	18,9	18,3	17,8	17,2	16,7	16,2	15,8	15,3	14,9	14,5	14,1
52	24,0	23,2	22,5	21,7	21,0	20,4	19,7	19,1	18,6	18,0	17,5	17,0	16,5	16,0	15,6	15,2	14,8
54	25,1	24,2	23,4	22,7	21,9	21,3	20,6	20,0	19,4	18,8	18,2	17,7	17,2	16,7	16,3	15,8	15,4
56	26,1	25,2	24,4	23,6	22,9	22,1	21,5	20,8	20,2	19,6	19,0	18,5	17,9	17,4	17,0	16,5	16,0
59	27,2	26,3	25,4	24,6	23,8	23,0	22,3	21,6	21,0	20,4	19,8	19,2	18,7	18,1	17,6	17,2	16,7
61	28,2	27,3	26,4	25,5	24,7	23,9	23,2	22,5	21,8	21,1	20,5	19,9	19,4	18,8	18,3	17,8	17,3
63	29,3	28,3	27,3	26,5	25,6	24,8	24,0	23,3	22,6	21,9	21,3	20,7	20,1	19,5	19,0	18,5	18,0
65	30,3	29,3	28,3	27,4	26,5	25,7	24,9	24,1	23,4	22,7	22,0	21,4	20,8	20,2	19,7	19,1	18,6
68	31,4	30,3	29,3	28,3	27,4	26,6	25,7	25,0	24,2	23,5	22,8	22,2	21,5	20,9	20,3	19,8	19,3
70	32,4	31,3	30,3	29,3	28,4	27,5	26,6	25,8	25,0	24,3	23,6	22,9	22,2	21,6	21,0	20,4	19,9
72	33,4	32,3	31,2	30,2	29,3	28,3	27,5	26,6	25,8	25,1	24,3	23,6	23,0	22,3	21,7	21,1	20,5
74	34,5	33,3	32,2	31,2	30,2	29,2	28,3	27,5	26,6	25,8	25,1	24,4	23,7	23,0	22,4	21,8	21,2
77	35,5	34,3	33,2	32,1	31,1	30,1	29,2	28,3	27,4	26,6	25,8	25,1	24,4	23,7	23,1	22,4	21,8
79	36,6	35,3	34,2	33,1	32,0	31,0	30,0	29,1	28,2	27,4	26,6	25,8	25,1	24,4	23,7	23,1	22,5
81	37,6	36,4	35,2	34,0	32,9	31,9	30,9	30,0	29,1	28,2	27,4	26,6	25,8	25,1	24,4	23,7	23,1
83	38,7	37,4	36,1	35,0	33,8	32,8	31,8	30,8	29,9	29,0	28,1	27,3	26,5	25,8	25,1	24,4	23,8
86	39,7	38,4	37,1	35,9	34,8	33,7	32,6	31,6	30,7	29,8	28,9	28,1	27,3	26,5	25,8	25,1	24,4
88	40,8	39,4	38,1	36,8	35,7	34,5	33,5	32,4	31,5	30,5	29,6	28,8	28,0	27,2	26,4	25,7	25,0
90	41,8	40,4	39,1	37,8	36,6	35,4	34,3	33,3	32,3	31,3	30,4	29,5	28,7	27,9	27,1	26,4	25,7
92	42,8	41,4	40,0	38,7	37,5	36,3	35,2	34,1	33,1	32,1	31,2	30,3	29,4	28,6	27,8	27,0	26,3
95	43,9	42,4	41,0	39,7	38,4	37,2	36,0	34,9	33,9	32,9	31,9	31,0	30,1	29,3	28,5	27,7	27,0
97	44,9	43,4	42,0	40,6	39,3	38,1	36,9	35,8	34,7	33,7	32,7	31,8	30,8	30,0	29,2	28,4	27,6
99	46,0	44,4	43,0	41,6	40,2	39,0	37,8	36,6	35,5	34,5	33,5	32,5	31,6	30,7	29,8	29,0	28,2
101	47,0	45,4	43,9	42,5	41,2	39,9	38,6	37,4	36,3	35,2	34,2	33,2	32,3	31,4	30,5	29,7	28,9
104	48,1	46,5	44,9	43,5	42,1	40,7	39,5	38,3	37,1	36,0	35,0	34,0	33,0	32,1	31,2	30,3	29,5
106	49,1	47,5	45,9	44,4	43,0	41,6	40,3	39,1	37,9	36,8	35,7	34,7	33,7	32,8	31,9	31,0	30,2
108	50,2	48,5	46,9	45,3	43,9	42,5	41,2	39,9	38,7	37,6	36,5	35,4	34,4	33,5	32,6	31,7	30,8
110	51,2	49,5	47,8	46,3	44,8	43,4	42,1	40,8	39,5	38,4	37,3	36,2	35,2	34,2	33,2	32,3	31,5
113	52,3	50,5	48,8	47,2	45,7	44,3	42,9	41,6	40,4	39,2	38,0	36,9	35,9	34,9	33,9	33,0	32,1

Tabelle 3: Infusionsnomogramm zur Bestimmung von Tropfzahl/min und Infusionsdauer in Stunden

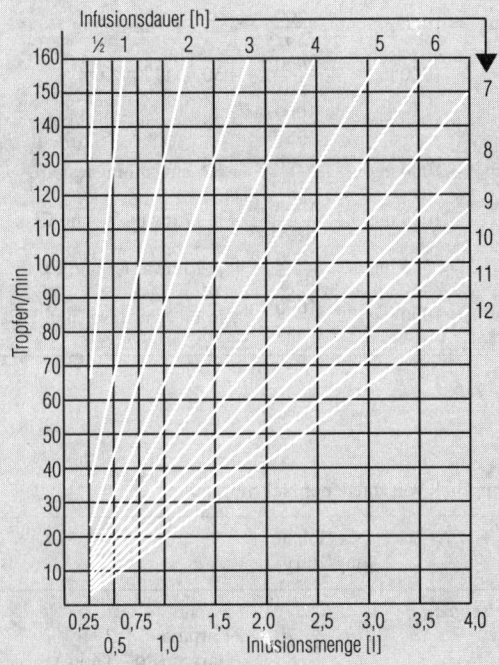

Kurve gilt für: 1 ml Flüssigkeit = 16 Tropfen

Berechnung der Infusionsdauer

| Milli- | Stunden | | | | | | | | | | | | | | | | | |
liter	0,5	1	2	3	4	5	6	7	8	9	10	11	12	14	16	18	20	24	48
100	66	33	16	11	8	6	5	4	3	–	–	–	–	–	–	–	–	–	–
200	133	66	33	22	16	13	11	10	9	7	–	–	–	–	–	–	–	–	–
250	166	83	42	24	17	16	14	13	11	10	9	–	–	–	–	–	–	–	–
300	200	100	50	33	25	20	17	15	13	12	11	–	–	–	–	–	–	–	–
400	266	133	66	44	33	27	22	19	17	14	13	12	11	–	–	–	–	–	–
500	333	166	83	55	41	33	28	24	21	19	17	15	14	12	10	9	8	7	–
1000	666	333	166	111	83	66	56	48	42	37	33	30	28	24	21	19	16	14	7
2000	–	667	333	222	167	133	111	95	83	74	67	61	56	48	42	37	33	28	14
3000	–	–	500	333	250	200	167	142	125	111	100	91	83	71	63	56	50	42	21
4000	–	–	666	444	333	267	222	190	167	148	133	121	111	95	83	74	67	56	28
5000	–	–	833	555	417	333	278	238	208	185	167	152	139	119	104	93	83	69	35

Tabelle gilt für 1 ml Flüssigkeit = 20 Tropfen

Formel: $\dfrac{\text{Infusionsmenge in Millilitern}}{\text{Infusionsdauer in Stunden} \times K} = \text{Tropfen pro Minute}$ K bei 16 Tr./ml: 3,75 K bei 20 Tr./ml: 3

Tabelle 4: Umrechnungsfaktoren von g in mval

1,0 g Natrium	= 1000 mg =	$\frac{1000}{23}$	= 43,5 mval Natrium
1,0 g Kalium	= 1000 mg =	$\frac{1000}{39}$	= 25,6 mval Kalium
1,0 g Kalzium	= 1000 mg =	$\frac{1000}{20}$	= 50 mval Kalzium
1,0 g Chlorid	= 1000 mg =	$\frac{1000}{35}$	= 28,2 mval Chlorid
1,0 g Magnesium	= 1000 mg =	$\frac{1000}{12}$	= 82,3 mval Magnesium
1,0 g NaCl	= 1000 mg =	$\frac{1000}{58,5}$	= je 17 mval Na^+ und Cl^-
1,0 g KCl	= 1000 mg =	$\frac{1000}{84,5}$	= je 13 mval K^+ und Cl^-
1,0 g $NaHCO_3$	= 1000 mg =	$\frac{1000}{84}$	= je 11,9 mval Na^+ und HCO_3^-

Tabelle 5: Natriumgehalt verschiedener Nahrungsmittel

	Na-Gehalt (mg/100 g)		Na-Gehalt (mg/100 g)
Fleisch und Fleischwaren		Hecht	35
Schweinefleisch	70	Karpfen	22
Kalbfleisch	85	Barsch (Rot-, Gold-)	94
Rindfleisch	50	Heilbutt	59
Hammelfleisch	75	Kabeljau	48
Leber (Schwein)	72	Schellfisch	66
Leber (Kalb)	80	Seelachs	81
Leber (Rind)	110	Hering	74
Niere (Kalb)	175	Heringsfilet	118
Zunge (Rind)	75	Bismarckhering	950
Schinken (roh)	2200	Salzhering	2550
Schinken (gekocht)	850	Aal (geräuchert)	583
Speck	1630	Bückling (geräuchert)	454
Kasseler Rippchen	795	Seelachs (geräuchert)	500
Würstchen	780	Lachs (in Dosen)	529
Mettwurst, Salami, Fleischwurst etc.	1000	Ölsardinen	505
		Thunfisch	361
Hahn	61		
Gans	54	*Milch, Käse, Eier, Butter*	
Ente	64	Kuhmilch	50
Wild (Hase, Reh)	50	Magermilch	53
		Buttermilch	57
Fisch und Fischwaren		Sahne	38
Forelle	20	Joghurt	62

Tabelle 5: Natriumgehalt verschiedener Nahrungsmittel (Forts.)

	Na-Gehalt (mg/100 g)		Na-Gehalt (mg/100 g)
Quark	35	Roggenbrot	220
Käse	600–850	Kartoffeln	15
Camembert	1150	Hülsenfrüchte	2–25
Hühnerei (pro Stück)	72	Salate (Kopf-, Feld-)	1–3
Butter (ungesalzen)	4	Blumenkohl	10
Margarine	104	Bohnen (grün)	2
		Erbsen (grün)	1
Vegetabilien		Tomaten, Gurken	6
Weizenmehl	3	Pilze	2–6
Roggenmehl	1	Sauerkraut	355
Reis (poliert)	10 (6)	Dosengemüse	300
Haferflocken	3	Obst (frisch, alle Arten,	
Cornflakes	915	auch Obstsäfte)	1–5
Teigwaren	7	Trockenobst	40–140
Brot, Brötchen	450	Backpflaumen	7

Tabelle 6: Kaliumgehalt verschiedener Nahrungsmittel (nach Wagner, 1968)

	K⁺ (mval/100 g)		K⁺ (mval/100 g)
Obst		*Gemüse*	
Apfelsaft	3	Blumenkohl	11
Apfelsinen	13	Endivien	11
Aprikosen	11	Erbsen (getrocknet)	22
Bananen	11	Kartoffeln	11
Datteln	20	Linsen (getrocknet)	29
Feigen	20	Rosenkohl	11
Grapefruit	4,6	Rote Bete	7
Johannisbeeren	6	Tomaten	13
Kirschen	6		
Trauben	6		

Tabelle 7: Puringehalt verschiedener Lebensmittel[1]

Lebensmittel	mg Harnsäure pro 100 g	Portion	Portionsgröße (g)
Purinarme Lebensmittel			
Milch, Milchprodukte, magere Käsesorten	0	0	
Brot, Mehl (Weißbrot, Knäckebrot, Zwieback)	15–60	3–8	10–50
Kartoffeln	5	8	150
Gemüse, Salate (Kohlrabi, Schwarzwurzeln, Kopfsalat, Gurken, Endivien, Radieschen, Rettich, Sellerie)	5–30	3–12	10–150
Obst – purinfrei (Ananas, Bananen, Aprikosen, Heidelbeeren, Himbeeren, Kirschen, Melone)	0	0	
Obst – geringer Puringehalt (Äpfel, Birnen, Erdbeeren, Rhabarber)	2–12	2–12	100
alkoholfreie Getränke (Tee, Kaffee, Kakao, Mineralwasser)	0	0	
Kohlenhydrate (Reis, Sago, Stärke, Marmelade, Honig)	0	0	
Brot (Vollkorn, Mischbrot)	40	20	50
Nährmittel (Teigwaren, Grieß)	40–55	15–30	30–80
Gemüse, Salate (Tomaten, Wirsing, Sauerkraut, Rosenkohl, Feldsalat, Rote Bete)	10–45	15–30	50–150
Purinreiche Lebensmittel			
Fleisch, Wild, Geflügel (Rinderfilet, Kotelett, Kochfleisch, Schinken, Hase, Reh)	70–130	35–195	50–150
Fisch (Seezunge, Heilbutt, Austern)	90–127	36–190	40–150
Pilze (Steinpilze, Pfifferlinge)	25–50	38–75	150
Gemüse (Spinat, Spargel, grüne Bohnen, Grünkohl, Karotten, Rotkohl, Blumenkohl)	25–70	38–105	150–250
Bier	16	80	0,5 l
Sehr purinreiche Lebensmittel			
Innereien (Bries, Leber, Herz, Niere)	240–1030	300–1030	100–125
Fleisch (Filet vom Kalb, Schwein, Kaninchen, Hammellende)	145–190	220–280	150
Wild und Geflügel (Gans, Ente, Hahn, Truthahn)	110–240	165–300	150
Fisch (Hering, Bückling, Ölsardinen, geräucherte Sprotten, Lachs, Schellfisch, Karpfen, Hecht, Kabeljau)	140–560	210–525	50–150
Hülsenfrüchte (Erbsen, grüne, gelbe und weiße Bohnen, Linsen)	130–185	51–220	25–150

[1] Aus: H.E. Schröder: Gicht. In: Klinik der Gegenwart 1993

Abkürzungsverzeichnis

α_1-PI	α_1-Proteinase
AAK	Antibiotika-assoziierte Kolitis
ACTH	adrenokortikotropes Hormon
ADH	antidiuretisches Hormon = Vasopressin
AGS	adrenogenitales Syndrom
AIHA	autoimmunhämolytische Anämie
AIN	akute interstitielle Nephritis
AL	akute Leukämie
ALL	akute lymphatische Leukämie
AML	akute myeloblastische Leukämie
ANLL	akute Nicht-Lymphoblastenleukämie
ANV	akutes Nierenversagen
Apo	Apolipoproteine
apSAK	anisoylierter Plasminogen-Streptokinase-Aktivator-Komplex = Anistreplase
ARDS	Adult Respiratory Distress Syndrome – akute respiratorische Insuffizienz des Erwachsenen
ASB	assistance spontaneous breathing
ASS	Azetylsalizylsäure
AST	Antistreptolysintiter
AT 10	Dihydrotachysterol
BAL	bronchoalveoläre Lavage
BE	Broteinheit
Big	Biguanide
BMI	Body Mass Index
BZ	Blutzucker
Chol	Cholesterin
CLL	chronisch-lymphatische Leukämie
CMF	Schema zur zytostatischen Therapie mit Cyclophosphamid (C), Methotrexat (M) und Fluorouracil (F)
CML	chronisch-myelomonozytäre Leukämie
CNI	chronische Niereninsuffizienz
CNV	chronisches Nierenversagen
CPAP	continuous positive airway pressure
CPC	chronisches Cor pulmonale
CRF	corticotropin-releasing factor
CSF	colony stimulating factor
CSII	kontinuierliche konventionelle Insulininfusion
D.m.	Diabetes mellitus
DDP/FU	Schema zur zytostatischen Therapie mit Cisplatin und 5-Fluorouracil
DHEA	Dehydroepiandrosteronazetat
DÖS	diffuser Ösophagusspasmus
EAP	Schema zur zytostatischen Therapie mit Etoposid (E), Adriamycin (A) und Cisplatin (C)
EC	Schema zur zytostatischen Therapie mit Epirubicin (E) und Cyclophosphamid (C)
ELF	Schema zur zytostatischen Therapie mit Folinsäure, Etoposid und 5-Fluorouracil
EMD	Einzelmaximaldosis
Epi.-we.	Schema zur zytostatischen Therapie mit Epirubicin
EPO	Erythropoetin
EZF	Extrazellulärflüssigkeit
FAMtx	Schema zur zytostatischen Therapie mit Methotrexat, 5-Fluorouracil, Folinsäure und Adriamycin
FEC	Schema zur zytostatischen Therapie mit 5-Fluorouracil, Epirubicin und Cyclophosphamid
FFP	fresh frozen plasma
FIGO	International Federation of Gynecology and Obstretics
G-6-PDH	Glukose-6-Phosphatdehydrogenase
G-CSF	granulocyte colony stimulating factor
GBq	Giga-Bequerel
GFR	glomeruläre Filtrationsrate
GI	Gastrointestinaltrakt
GK	Glukokortikoide
GM-CSF	granulocyte/monocyte colony stimulating factor
GN	Glomerulonephritis
GT	Glukosetoleranz
GvHR	Graft-versus-Host-Reaction
GY	Gray (0,01 GY = 1 rad)

26 Abkürzungsverzeichnis

HAES	Hydroxyäthylstärke
Hb	Hämoglobin
HD	Hämodialyse
HD-EC	Schema zur zytostatischen Therapie mit Epirubicin und Cyclophosphamid
HDL	Lipoproteine hoher Dichte
HI	Harnwegsinfektion
Hkt	Hämatokrit
HLP	Hyperlipoproteinämie
HPT	Hyperparathyreoidismus
HVL	Hypophysenvorderlappen
Hypo-PT	Hypoparathyreoidismus
IA	inspiratorische Assistenz
ICT	intensivierte konventionelle Insulintherapie
IDL	Intermediär-Lipoprotein
IF	Intrinsic-Faktor
IL-3	Interleukin 3
IMV	intermittierende maschinelle Ventilation (intermittent mandatory ventilation)
IPPB	intermittent positive pressure breathing – assistierte intermittierende Überdruckbeatmung
IPPV	intermittent positive pressure ventilation
ITP	idiopathische thrombozytopenische Purpura
IVR	inversed ratio ventilation
^{123}J, ^{131}J	radioaktive Jodisotope
KBR	Komplementbindungsreaktion
KG	Körpergewicht
KH	Kohlenhydrate
KKE	Kolon-Kontrasteinlauf
KR	komplette Remission
LDL	Lipoproteine niedriger Dichte
LED	Lupus erythematodes disseminatus
LH-Rh	Gonadotropin-Releasing-Hormon
LPL	Lipoprotein-Lipase
LP	Lipoproteine
Lp(a)	Lipoprotein(a)
LZ	Leberzirrhose
M-VEC	Schema zur zytostatischen Therapie mit Methotrexat, Vinblastin, Epirubicin und Cisplatin
MCH	mean cell hemoglobin – mittlerer Hämoglobingehalt/ Erythrozyt
MCT	mittelkettige Triglyzeride
MCV	mean cell volume – mittleres Zellvolumen
MDP	Magen-Darmpassage
MDS	myelodysplastisches Syndrom
MHÄ	mikroangiopathische hämolytische Anämie
MK	Mineralokortikoide
MM	multiples Myelom
NBZ	Nüchternblutzucker
NC	no chance, stationäres Verhalten
NHL	Non-Hodgkin-Lymphome
NI	Niereninsuffizienz
nm-Heparin	niedermolekulares Heparin
NNR	Nebennierenrinde
NNR-I	Nebennierenrindeninsuffizienz
NoSte	Schema zur zytostatischen Therapie mit Mitoxantron und Prednimustin
NS	nephrotisches Syndrom
OMF	Osteomyelofibrose
P	Progression
PD	Peritonealdialyse
PEB	Schema zur zytostatischen Therapie mit Cisplatin (P), Etoposid (E) und Bleomycin (B)
PEEP	positive endexpiratory pressure
PEI	Schema zur zytostatischen Therapie mit Cisplatin (P), Etoposid (E) und Ifosfamid (I)
PNH	paroxysmale nächtliche Hämoglobinurie
PNTH	Pneumothorax
PN	Pyelonephritis
PPBZ	postprandialer Blutzucker
PPSB	Komplex aus Faktor II, VII, IX und X
PTH	Parathormon
PTT	partielle Thromboplastinzeit
rad	radiation absorbed dose
RES	retikuloendotheliales System
RI	respiratorische Insuffizienz
RPGN	rasch progrediente Glomerulonephritis
rt-PA	recombinant tissue type plasminogen activator
SAS	Schlafapnoesyndrom
SH	Sulfonylharnstoffderivate
SK	Streptokinase

SKr	Serumkreatinin	TSH	Thyreoidea-stimulierendes Hormon
STH	Wachstumshormone		
T_3	Trijodthyronin	TSI	Thyreoidea-stimulierende Immunglobuline
T_4	Thyroxin		
$^{99m}TcO_4$	^{99m}Tc-Pertechnetat	TTP	thrombotisch-thrombozytopenische Purpura
TG	Triglyzeride		
TMD	Tagesmaximaldosis	UK	Urokinase
TNM	Tumorklassifikations-System, das auf der Tumorgröße (T1–3 [4]), dem Befall von Lymphknoten (N0–3) und dem Nachweis von Metastasen (M0/1) beruht	UÖS	unterer Ösophagussphinkter
		VLCD	very low calorie diet
		VLDL	Lipoproteine sehr niedriger Dichte
		VMP	Schema zur zytostatischen Therapie mit Vindesin, Mitomycin C und Prednison
tPA	Gewebsplasminogenaktivator		
TPZ	Thromboplastinzeit	ZVD	zentraler Venendruck
TR	Teilremission		
TRH	Thyreotropin-Releasing-Hormon		

Sachverzeichnis

Halbfette Ziffern kennzeichnen die Hauptfundstellen. Fundstellen für chemisch-pharmakologische Stoffgruppen und Substanzen siehe Medikamentenverzeichnis

Abdomen, akutes 524–527
- Differentialdiagnose 526–527
- Fehldiagnosen 1002
- Oberkörperhochlagerung 31
- und Opioide 12
- Ulkusperforation 518
Abdominalschmerzen
- s.a. Oberbauchschmerzen
- s.a. Unterbauchschmerzen
- Abdomen, akutes 524
- durch Albendazol 177
- Amöbiasis 1040
- Appendizitis 528
- durch Halofantrin 175
- hyperkalzämische Krise 279
- durch Laxanzien 28
- Nebennierenrindeninsuffizienz 877
- Porphyrie 1002
- durch Schleifendiuretika 105
- Schock, anaphylaktischer 56
- durch Vasopressin 852
Abhängigkeitspotential, Opioide 11
Ablatio mammae, Mammakarzinom 771
Abmagerung 895
Abort
- septischer 1008
- – Verbrauchskoagulopathie 741
Absaugung
- nasogastrale, Pankreatitis, akute 586
- respiratorische Insuffizienz 450

Abszeß
- Hirn, Embolie, septische 1057
- – Koma 60
- – Status epilepticus 1057
- – Keimanzüchtung 123
- Leber, Amöbiasis 1040
- – Appendizitis 528
- – Cholangitis 600
- – Pleuraempyem 484
- Lunge, Bluthusten 476
- – Embolie, septische 390
- – Pneumonie 483
- Pleuraruptur 484
- – Differentialdiagnose 151
- subdiaphragmatischer, Differentialdiagnose 599
- subphrenischer, Pleuraempyem 484
ACE-Hemmer 397
- Alter 234
- hepatorenales Syndrom 614
- Herzinsuffizienz 323
- Hyperkaliämie 274
- Hypertonie 423, **430**
- Kontraindikation 324
- Myokardinfarkt 316
ACE-Inhibitoren s. ACE-Hemmer
Acetongeruch der Atemluft 944
- Ketoazidose, diabetische 943
- Laktatazidose 954
Achalasie 504
- Dilatation 505
- Kalziumantagonisten 506
- Myotomie nach Heller 506

Achalasie
- Nitrate 506
- und Parasympatholytika 516
- Singultus 19
Achlorhydrie, Eisenmangelanämie 681
Acquired Immune Deficiency Syndrome s. AIDS
ACTH (adrenokortikotropes Hormon) 84
Acute Respiratory Distress Syndrome s. ARDS
Adams-Stokes-Anfälle
- AV-Block 360
- Schrittmachertherapie 361
- Sinusbradyarrhythmie 357
- Sinusbradykardie 357
Addison-Koma 60, 63
Addison-Krise 878–880
- Glukokortikoide 879
- Koma, hypophysäres 851
Addison-Syndrom 877–878
- Diarrhö, chronische 24
- Glukokortikoide 877
- Hyperkaliämie 274
- Hypoglykämie 962
- und Opioide 12
- Schwangerschaft 878
Aderlaß(therapie)
- blutiger, Lungenödem 304
- Cor pulmonale 470
- Hämochromatose 567
- Polyzythämie 724
- unblutiger, Lungenödem 304
- – Schleifendiuretika 100
ADH-Antagonisten, Hyponatriämie 270

Akromegalie

ADH-Mangel, Hypernatriämie 270
ADH-Sekretion, inadäquate
- Hyponatriämie 267
- Urinelektrolyte 267
- Urinnatrium 266
ADH-Stimulation, nonosmolare 264
- Hyponatriämie 267
- Urinnatrium 266
Adipositas 890–894
- s.a. Übergewicht
- abdominale 891
- androide 891
- Anorektika 893
- Appetitzügler 893
- Außenseiterdiäten 893
- Azidose, respiratorische 288
- Dexfenfluramin 893
- Diätformen 891
- Dyslipoproteinämie 998
- Fasten, modifiziertes 892
- Fenfluramin 893
- Fettleber 582–583
- Fettsuchttypen 890
- Hyperurikämie 966
- Magenballon 894
- Mischkostdiäten 891
- Nulldiät 893
- Operationsverfahren 894
- und Vitamin-K-Antagonisten 190
- VLCD 892
Adnexitis
- Abdomen, akutes 524
- Differentialdiagnose 526–528
Adrenalektomie
- Aldosteronismus 440
- Cushing-Syndrom 882
Adrenalin
- anaphylaktische Reaktion 52
- Schock, anaphylaktischer 54, 56
β_2-Adrenergika
s. β_2-Sympathomimetika
adrenogenitales
Syndrom 883
- Alkalose, metabolische 287

adrenogenitales Syndrom
- Dexamethasonhemmtest 883
- erworbenes 884
- Glukokortikoide 884
- kongenitales 883–884
- – unkompliziertes 884
adrenokortikotropes
Hormon s. ACTH
β-Adrenolytika s. β-Rezeptorenblocker
Adsorbenzien, Diarrhö 22
Aerosoltherapie
- Bronchialkrankheiten 452–453
- Bronchitis, chronische 461
- Bronchospasmolytika 453
- Glukokortikoide 453
- β_2-Sympathomimetika 453
Äthanol
- Arzneimittelinteraktionen 218–219
- Ernährung, parenterale 253
Äthanolvergiftung 72
Ätiocholanolonfieber 4
Afibrinogenämie 732
- Laboruntersuchungen 730–731
- Therapie 737
Ageusie durch ACE-Hemmer 430
Agranulozytose 212
- durch ACE-Hemmer 430
- durch Isoniazid 154–155
- durch Metamizol 8
- durch Phenothiazine 17
- durch Streptomycin 155
- durch Thrombozytenaggregationshemmer 194–195
AIDS (Acquired Immune Deficiency Syndrome) 1031–1033
- s.a. HIV-Infektion
- Anämie, aplastische 690
- Diagnose 1031
- Kaposi-Syndrom 807

AIDS
- Lebertransplantation 564
- Lungenmykosen 488
- Mykobakterien, atypische 164
- Non-Hodgkin-Lymphome 714
- Ösophagusinfektion 506
- opportunistische Infektionen, Chemotherapie 1032–1033
- Pankreatitis 584
- Pneumonie 482
- Soor-Ösophagitis 507
- Thrombozytopenie 696
- Toxoplasmose 1039
- Tuberkulose 151
AIHA s. Anämie, autoimmunhämolytische
AIN s. Nephritis, interstitielle, akute
AIP s. Porphyrie, akute, intermittierende
AJCC-Klassifikation, Bronchialkarzinom 790
Akanthozyten 680
Akanthozyturie 646
- Poststreptokokken-Glomerulonephritis 638
Akathisie durch Neuroleptika 212
Akinesie
- Parkinson-Syndrom 1065
- Wilson-Syndrom 567
Akkommodationsstörungen durch Parasympatholytika 13
Akne
- Cushing-Syndrom 881
- durch Glukokortikoide 82
- durch Isoniazid 154–155
- durch Tetracycline 148
Akrenvergrößerung s. Akromegalie
Akrodermatitis enteropathica, Zinkmangel 245
Akromegalie 848–850
- Begleitarthritis 840
- Strahlentherapie 850

Sachverzeichnis

Akromegalie
- Wachstumshormon, Suppression 849
- Akrozyanose 689
- Phäochromozytom 439
- Aktinomykose 1027–1028
- Antibiotika 1028
- Akute-Phase-Proteine, Fieber 3
- Akute-Phase-Zytokine, Fieber 4

AL s. Leukämie, akute
Albuminsubstitution, Aszites 569
Aldosteronantagonisten 109
- Arzneimittelinteraktionen 221
- Aszites, maligner 764
- Sklerodermie 831
Aldosteronismus
- Adrenalektomie 440
- Nebennierenrindenhyperplasie, bilaterale 440
- primärer 439, **440**
- – Hypertonie 420
- pseudoprimärer 439
- Spironolacton 109, 440
Alkaliverluste, Azidose, metabolische 284
Alkalose 282
- chloridresistente, Urinelektrolyte 267
- chloridsensitive, Urinelektrolyte 267
- und Diuretikatherapie 108
- hypochlorämische durch Diuretika 107
- – durch Schleifendiuretika 103
- hypokaliämische 272–273
- – durch Diuretika 106–107, 111
- hypovolämische 287
- metabolische 286–287
- – durch Diuretika 107
- – Hypokaliämie 272
- – Laktatazidose 286
- – Spironolacton 109
- – Urinelektrolyte 267

Alkalose
- posthyperkapnische 287
- respiratorische 289
- – Diuretikatherapie 101
- – Phosphatmangel 245
- – Sepsis 1006
Alkoholabusus
- Azidose, metabolische 284
- und Biguanide 918
- Chylomikronämie-Syndrom 999
- und Ciclosporin 93
- Dyslipoproteinämie 998–999
- Extrasystolie, ventrikuläre 353
- Folsäuremangel 684
- Hypertriglyzeridämie 999
- Hyperurikämie, sekundäre 971
- Hypokaliämie 272
- Hypomagnesiämie 280
- Leberversagen, akutes 552
- Leberzirrhose 560
- Lungenmykosen 488
- und Methotrexat 88
- Ösophaguskarzinom 794
- Pankreatitis 584, 590
- Phosphatmangel 245
- Porphyria cutanea tarda 1000
- Refluxkrankheit 499
- Schwangerschaft 240
- Stillzeit 240
- Vitamin-B$_1$-Mangel 245
- und Vitamin-K-Antagonisten 190
- Vorhofflimmern 343
Alkoholdelir 1065–1066
- Therapie 1066
Alkoholentzugssyndrom, mildes 1065
Alkoholhepatitis 580
- Alkoholabstinenz 580
- Ernährung 581
- Fettleber 580
- Glukokortikoide 581
- Leberzirrhose 580
- Vitamin B$_1$ 581

Akromegalie
Alkoholinjektion, Leberzellkarzinom, primäres 88, 584, 800
Alkoholintoxikation 63, 65, 72
- Enzephalopathie, hepatische 575
- Singultus 19
Alkoholismus s. Alkoholabusus
Alkoholkarzinom, Pankreatitis, chronische 591
Alkoholkonsum, Diabetes mellitus 908
Alkoholvergiftung s. Alkoholintoxikation
Alkylanzien s. alkylierende Substanzen
alkylierende Substanzen 746
- immunsuppressive Therapie 75, 84, 89–91
Alkylphosphate, Vergiftungen 58
ALL s. Leukämie, akute, lymphatische
Allergene, inhalative, Asthma bronchiale 463
Allergenkarenz, Asthma bronchiale 464
Allergie (allergische Reaktionen)
- s.a. Hautreaktionen, allergische
- Abdomen, akutes 524
- durch Ancrod 203
- durch Anistreplase 201
- und Antithrombotika 182
- durch Digitalisglykoside 330
- und Fibrinolytika 182
- Glukokortikoide 82
- Insulintherapie 937
- durch Miconazol 171
- durch Phenothiazine 17
- durch Schleifendiuretika 105
- durch Streptokinase 199
- durch Streptomycin 157
- durch Sulfonylharnstoffe 913, 915

Anämie

Allopurinol-Überempfindlichkeitsreaktion 968
Alopezie s. Haarausfall
Alport-Syndrom
– Glomerulonephritis 636
– Hämaturie 646
– nephrotisches Syndrom 648
Alpträume
– Glukosemangel, zerebraler 962
– durch Rauwolfia-Alkaloide 426
Alter
– ACE-Hemmer 234
– Analgetika 234
– Antiarrhythmika 235
– Antidepressiva 234
– Antidiabetika 234
– Antirheumatika 234
– Arzneimittelinteraktionen 232
– Arzneimitteltherapie, Faktoren, beeinflussende 233
– Barbiturate 234
– Compliance 232
– Diuretika 234
– Herzglykoside 235
– Hypertonie 433
– Levodopa 235
– Penicilline 235
– Pharmakodynamik/-kinetik 232
– Psychopharmaka 235
– β-Rezeptorenblocker 234
– Rezeptorsensitivität 232
– Warfarin 235
Altersarthritis 813
Altersdiabetes 899
Altersherz, Digitalisglykoside 327
Altershochdruck 419
Altershyperthyreose, Schilddrüsenautonomie 858
Altinsulin 923
Alveolitis 491
– Azathioprin 86

Alveolitis
– exogen-allergische 463, 492
– – respiratorische Insuffizienz 447
– fibrosierende 491–493
– – Gasinhalation 492
– – idiopathische 491–492
– – Kollagenosen 492
– – medikamentös induzierte 492
– – respiratorische Insuffizienz 447
– durch Immunsuppressiva 824
Alzheimer-Krankheit
– Nootropika 215
– und Parkinson-Syndrom 1063
Amaurosis fugax 1052
Amenorrhö
– adrenogenitales Syndrom 883
– Akromegalie 849
– Anorexia nervosa 896
– Cushing-Syndrom 881
– Hyperprolaktinämie 850
– Hypophysenvorderlappeninsuffizienz 847
– durch Neuroleptika 212
Aminoglykosid-Antibiotika s. Aminoglykoside
Aminoglykoside 132–133
– Arzneimittelinteraktionen 218, 221
– Dosierungen, maximale 130
– Harnwegsinfektionen 663
– hepatorenales Syndrom 579
– Hypomagnesiämie 280
– Schwangerschaft 237
– Stillzeit 237
Aminosäuren
– aromatische, Enzephalopathie, hepatische 577
– Ernährung, parenterale 252
– Tagesbedarf 244
– Verwertungsstörung, Differenz-Osmolalität 256
– verzweigtkettige 256

Sachverzeichnis

Aminosäurenlösungen, bedarfsadaptierte 256
Aminosalizylate, Colitis ulcerosa 536
AML s. Myeloblastenleukämie, akute
Amöbendysenterie, akute 1040
Amöbiasis 1040
– Magna-Form 1040
– Minuta-Form 1040
Ampicillin-Exanthem 146
Amyloidniere, Niereninsuffizienz, chronische 616
Amyloidose 841–842
– Diarrhö 20
– – chronische 25
– Glomerulonephritis 636
– Herzinsuffizienz 320
– Hypothyreose 868
– Malabsorption 522
– Nebennierenrindeninsuffizienz 877
– nephrotisches Syndrom 648
– Obstipation 26
– primäre 841
– Schwangerschaft 674
– sekundäre 841
– Vasodilatanzien 324
Amyotrophie, diabetische 900
Anabolika
– Schwangerschaft 240
– Stillzeit 240
Anämie 680–690
– durch Amphotericin B 170
– Angina pectoris 369
– Anorexia nervosa 896
– aplastische 690–692
– – s.a. aplastisches Syndrom
– – durch Amphotericin B 489
– – Antibiotika 692
– – arzneimittelinduzierte 690
– – durch Chloramphenicol 139
– – Hepatitis 546
– – idiopathische 690

1083

Sachverzeichnis

Anämie, aplastische
– – Immunsuppression 692
– – durch Isoniazid 155
– – Knochenmarktransplantation 691
– – kongenitale 691
– – Kortikosteroide 692
– – schwere, Kriterien 691
– – Stammzelltransplantation 705
– – durch Strahlen, ionisierende 690
– – durch Streptomycin 155
– – Wachstumsfaktoren 692
– autoimmunhämolytische, Erythrozytentransfusionen 688
– – Immunsuppression 689
– – Kälteantikörper 689
– – Kältehämoglobinurie 690
– – Kortikosteroide 688
– – Leukämie, chronischlymphatische 715
– – Plasmapherese 689
– – Splenektomie 688
– – Wärmeantikörper 688–689
– durch Azathioprin 86
– bei chronischen Krankheiten 683
– durch Ciclosporin 93
– Differentialdiagnose 698
– durch Dihydralazin/Hydralazin 426
– ohne Eisenmangel 682–683
– durch 5-Fluorcytosin 171
– durch Foscarnet 168
– durch Ganciclovir 168
– Goodpasture-Syndrom 641
– hämolytische 111, 685–686, 698
– – s.a. Hämolyse
– – Coombs-negative 687
– – Coombs-positive 688

1084

Anämie, hämolytische
– – Enzymdefekte, hereditäre 686
– – durch Isoniazid 155
– – korpuskuläre Defekte 686
– – Lupus erythematodes disseminatus 654
– – Malaria 1036
– – Präeklampsie-assoziierte 698
– – durch Rifampicin 155
– Herzinsuffizienz 320
– Hungerdystrophie 894
– hyperchrome 683–685
– – Vitamin-B$_{12}$-Mangel 683
– hypochrome 680–683
– – Thalassämie 682
– Hypotonie 442
– durch Interferone 170
– koronare Herzkrankheit 366
– Leukämie, chronischmyeloische 722
– Lupus erythematodes 829
– megaloblastische, Granulozytopenie 694
– durch Triamteren 111
– mikrozytäre 682
– Moschcowitz-Syndrom 698
– Neoplasien 683
– Niereninsuffizienz, chronische 615
– Nierenversagen, akutes 611
– durch Nitrofurantoin 665
– Osteomyelofibrose 725
– perniziöse 685
– – s.a. Perniziosa
– Purpura, thrombotischthrombozytopenische 658
– refraktäre 682
– – Blastenpopulation 693
– – mit Blastenpopulation in Transformation 693
– – Ringsideroblasten 693

Anämie

Anämie,
– renale 622–623
– – Anabolika 623
– – Bluttransfusion 623
– – Deferroxamin 623
– – Erythropoetin 623
– – Mangelzustände 623
– sideroachrestische 682
– sideroblastische durch Pyrazinamid 155
– Sinustachykardie 337
– Störungen, erworbene, extrakorporale 688
– transfusionsbedürftige durch Zidovudin 169
– zerebrale, Erbrechen 15
Analfibrom, Differentialdiagnose 542
Analfissur, Differentialdiagnose 542
Analgetika
– Alter 234
– antipyretische 9
– Applikation, parenterale 10
– Lebererkrankungen 230–231
– Migräne 1059–1060
– Niereninsuffizienz 227
– Osteoporose 844
– Reiter-Syndrom 840
– Schmerzen 7–8
– Schwangerschaft 237
– Stillzeit 237
– zentralwirksame, Äquivalenz 11
– – Wirkungsdauer 11
Analgetikanephropathie
– Ätiopathogenese 667
– Differentialdiagnose 661
– Hämaturie 646
– Klinik 667
– Nephritis, interstitielle 667
– Niereninsuffizienz, chronische 614
Analgetikaniere s. Analgetikanephropathie
Analkarzinom, Differentialdiagnose 542
Analläsionen, Obstipation 27

Analprolaps, Hämorrhoiden 542
anaphylaktische Reaktion
- Adrenalin 52
- Antihistaminika 52
- Glukokortikoide 74
- durch Heparin 185
- Humanalbumin 52
- Kortikosteroide 52
- durch OKT 3 95
- Plasmaersatzmittel, kolloidale 52
- Transfusionsreaktion 59
anaphylaktischer Schock 45, **55–57**
- Adrenalin 54
- Differentialdiagnose 47
- Reanimation, kardiopulmonale 56
- Sofortmaßnahmen 55
- Verbrauchskoagulopathie 741
Anastomose, ileorektale 28
Anastomosenulkus, Gastrointestinalblutung 495
Ancrod 202–203
- Antidot 203
Ancylostoma duodenale 1046
- Albendazol 177
Ancylostoma duodenale
- Mebendazol 176
- Pyrantel 176
Ancylostomiasis s. Ancylostoma duodenale
Androgene
- Schwangerschaft 240
- Stillzeit 240
Aneursyma s.a. Ventrikelaneurysma
Aneurysma
- s.a. Aortenaneurysma
- s.a. Herzwandaneurysma
- s.a. Mitralsegelaneurysma
- dissezierendes, Hypertonie 421
- mykotisches 390
- Vitamin-K-Antagonisten 188
Aneurysmaresektion, Myokardinfarkt 318

Angelchick-Prothese, Refluxkrankheit, gastroösophageale 503
Angiitis 409–410
- arterielle Verschlußkrankheit 401
- nekrotisierende, Wegenersche Granulomatose 657
Angina agranulocytotica 694
Angina decubitus 368, 370, 375, **378**
- Digitalisglykoside 378
Angina pectoris 368–380
- s.a. Crescendo-Angina pectoris
- s.a. Prä-Infarkt-Angina pectoris
- s.a. Prinzmetal-Angina pectoris
- Anfallskupierung 369
- Anfallsprophylaxe 369
- ohne Angina pectoris 379
- Antidepressiva 213
- Antikoagulanzien 377
- Aorteninsuffizienz 387
- Aortenstenose 385
- Arrhythmien, ventrikuläre 377
- belastungsabhängige 376
- Bradyarrhythmie 377
- nach Bypass-Operation 377
- Differentialdiagnose 513
- Digitalisglykoside 327
- Emphysembronchitis 370
- Formen 370, **376–380**
- Herzinsuffizienz 377
- hypertensive Notfälle 435
- Hypertonie 377, 421
- nach Infarkt 377
- instabile 370, **378**
- – Myokardinfarkt 308
- Ischämie, stumme 368
- kälteinduzierte 370, **378**
- Kalziumantagonisten 372–373
- nach Katheterdilatation 377

Angina pectoris
- koronare Herzkrankheit 365
- Lungenembolie 472
- Myokardinfarkt 379
- Myokardischämie 368
- nächtliche 370
- Nitrate 371
- postprandiale 378
- β-Rezeptorenblocker 373–374
- Schmerzen 368
- Sedativa 371
- sporadische 370
- ST-Senkung, massive 378
- und $β_2$-Sympathomimetika 455
- vasoaktive Substanzen 406
- durch Vasopressin 852
- Vorhofflattern 343
Angina tonsillaris, Poststreptokokken-Glomerulonephritis 638
angina-like chest pain, Refluxkrankheit 500
Angiodysplasie, Hämatochezie 540
Angiokardiographie, Herzklappenerkrankungen 380
Angiomatose, bazilläre 1028
Angioplastie, perkutane, transluminale s. PTA
Angiosarkom 806
Angstdepressionen
- MAO-Hemmer 210
- Psychopharmaka 213
- RIMA 210
Anilinderivate, Schmerzen 8
Anilin-Vergiftungen 68
Anionenaustauscherharze, Hyperlipoproteinämie 984
Anismus 25
- Biofeedback 26
Anisokorie, Schlafmittelvergiftung 71
Anistreplase 201

Sachverzeichnis

Ankylose, Arthritis rheumatoide 818
ANLLs. Nicht-Lymphoblastenleukämie
anorektale Obstruktion, Obstipation 26
Anorektika, Adipositas 893
Anorexia nervosa 896–897
- Psychotherapie 897
Anorexie
- Alveolitis, fibrosierende 491
- Hyperparathyreoidismus, primärer 873
- Nebennierenrindeninsuffizienz 877
- Pankreatitis, chronische 591
- durch Schleifendiuretika 105
- Steroidentzugssyndrom 80
- durch Tacrolimus 94
- Vitamin-B$_1$-Mangel 245
ANP (atriales natriuretisches Peptid) 264
Anstrengungsasthma 466
Antazida
- Arzneimittelinteraktionen 218, 221
- Eisenmangelanämie 681
- Hypermagnesiämie 280
- Nebenwirkungen 515
- Obstipation 25
- Phosphatmangel 245
- Refluxkrankheit, gastroösophageale 502
- Refluxösophagitis, alkalische 503
- Streßulkus 517
- Ulcus pepticum 515–516
Anthelminthika 176–178, 1045
- Albendazol 177
- Diethylcarbamazin 177–178
- Ivermectin 178
- Mebendazol 176
- Niclosamid 176
- Praziquantel 177
- Pyrantel 176

Anthrachinonderivate
- Schwangerschaft 240
- Stillzeit 240
Antiandrogene, erektile Dysfunktion 885
Antiarrhythmika **346–349**, 355
- Alter 235
- AV-Rhythmen 340
- Dosierungen 347, 349
- Extrasystolie, ventrikuläre 354
- Herzrhythmusstörungen 336
- – tachykarde 340
- Herzstillstand 292
- Kammertachykardie 341, 356
- Myokardinfarkt 319
- Niereninsuffizienz 225
- Schrittmachertherapie 296
- Sinustachykardie 340
- torsades des pointes 341
- Überdosierung, Extrasystolie, ventrikuläre 354
- Vorhofflattern 340
- Vorhofflimmern 340, 345
- Vorhoftachykardie 340
- – mit Block 340
- Wolff-Parkinson-White-Syndrom 340
antiarrhythmische Therapie s. Antiarrhythmika
Antiasthmatika
- Schwangerschaft 237
- Stillzeit 237
Antibiogramm
- Differenzen, Erklärungsmöglichkeiten 124
- Resistenzprüfung, Beurteilung 123–124
Antibiotikaspiegel am Wirkort 115
Antibiotika(therapie) 115–150
- Aktinomykose 1028
- Aminoglykoside 130, **132–133**
- Ampicillin 145
- Anämie, aplastische 692

Ankylose

Antibiotika(therapie)
- Angiomatose, bazilläre 1028
- Anzüchtung des Keimes 123
- aplastisches Syndrom 692
- Appendizitis 529
- Applikationsform 128
- Arthritis, infektiöse 835
- Arzneimittelinteraktionen 218
- bakteriostatische 126
- bakterizide 126
- Breitband-Penicilline mit Pseudomonas-Wirkung 146
- Bronchialkrankheiten 457
- Carbapeneme 133–134
- Cephalosporine 130
- Chinolone 140
- Chloramphenicol 138–139
- Chloramphenicol-Typ 128–129
- Cholangitis 600
- Cholera 1023
- Cholezystitis 599
- Clindamycin 139
- Colitis ulcerosa 537
- Co-trimoxazol 149
- Crohn-Krankheit 534
- Darmerkrankungen, bakterielle 23
- Dauer der Therapie 132
- Diarrhö 22
- Diphtherie 1027
- Dosierungen 132
- – maximale 130–131
- Endokarditis, bakterielle 391–394
- Enzephalopathie, hepatische 577
- Erfolgskontrolle 129–132
- Erregeridentifizierung 122
- Erregerresistenz 116
- Fosfomycin 139
- Fusidinsäure 140
- Glukopeptid-Antibiotika 149

Antibiotika(therapie)
- Gonorrhö 1017
- Gram-Präparat 122
- Gyrasehemmer 131, 140
- Harnwegsinfektionen 662
- Ileus 530
- Influenza 1029
- Isoxazolyl-Penicilline 144
- kalkulierte 116, **122**
- Ketoazidose, diabetische 946
- Kolitis, Antibiotikaassoziierte 23
- – pseudomembranöse 23, 121
- kombinierte 125–128
- – Indikationen 125–126
- – Inkompatibilitäten 128
- – Übersicht 127
- Lebererkrankungen 230–231
- Leberversagen, akutes 554
- Leptospirose 1018
- Listeriose 1019–1020
- Lues 1015
- Makrolide 141–142
- Megakolon, toxisches 537
- Meningitis 1009–1011
- Metronidazol 142–143
- Mischtyp 129
- Monobactame 143
- Mononukleose, infektiöse 1030
- Nebenwirkungen 121
- Niereninsuffizienz 128–129, 223
- Nitrofurantoin 143
- Pankreatitis, akute 587
- Penicilline 130, **144–147**
- – und Betalactamase-Inhibitoren 147
- Penicillin-Typ 129
- Pneumonie 481
- prophylaktische 124–125
- Reiter-Syndrom 840
- Resistenz, infektiöse 121
- Resistenzprüfung, Beurteilung 123–124

Antibiotika(therapie)
- rheumatisches Fieber 838
- Risiken, allgemeine 121
- Ruhr 1020
- Salmonellose 1021–1022
- Schwangerschaft 129, 237
- Sepsis 1006–1009
- Spectinomycin 148
- Staphylokokken-Penicilline 144
- Stillzeit 237
- Sulfamethoxazol 149
- Sulfonamide 148
- Teicoplanin 149
- Tetanus 1026
- Tetracycline 148
- therapeutische Breite 116
- Toxic-shock-Syndrom 1027
- Trimethoprim 149
- Typhus abdominalis 2
- Vancomycin 149
- Vorgehen, praktisches 122–132
- Wirksamkeit, pathogene Keime 120
- Wirkungsmechanismen 126
- zytostatische 746

Anti-CD4-Antikörper, immunsuppressive Therapie 96
Anti-CD5-Antikörper, immunsuppressive Therapie 96
Anti-CD7-Antikörper, immunsuppressive Therapie 96
Anti-CD25-Antikörper, immunsuppressive Therapie 96

Anticholinergika
- Parkinson-Syndrom 1064
- Reizdarmsyndrom 512
- Ulcus pepticum 516

Antidepressiva 204, **208–210**
- Alter 234
- Arzneimittelinteraktionen 219

Antidepressiva
- Azidose, respiratorische 288
- Hyperprolaktinämie 850
- nicht-trizyklische 209
- – Dosierungen 210
- Ösophagusspasmus, diffuser 506
- Risiken 212
- Spannungskopfschmerzen, chronische 13
- trizyklische 209
- – Arzneimittelinteraktionen 222
- Vergiftungen 58

Antidiabetika
- Alter 234
- Niereninsuffizienz 226–227
- orale, Arzneimittelinteraktionen 218, 221
- – Diabetes mellitus 913–939
- – Typ-I-Diabetes 914
- – Typ-II-Diabetes 914
- Schwangerschaft 238
- Stillzeit 238

Antidiarrhoika, Diarrhö 21–22, 25
Anti-DNS-Antikörper-Radioimmunassay, Lupus erythematodes 829

Antidot
- Ancrod 203
- Gewebeplasminogenaktivator (t-PA) 202
- Heparin 184
- – niedermolekulares 186
- Opioide 12
- Streptokinase 199
- Thrombozytenaggregationshemmer 194
- Vergiftungen 65
- Vitamin-K-Antagonisten 191

Antiemetika 17
- Hyperprolaktinämie 850
- Migräne 1059–1060
- Schwangerschaft 238
- Stillzeit 238
- Vergiftungen 69

Sachverzeichnis

Antiepileptika
- Arzneimittelinteraktionen 219
- Folsäuremangel 684
- Schwangerschaft 239
- Stillzeit 239
- Trigeminusneuralgie 13

Antifibrinolytika, Hyperfibrinolyse 740

Anti-GBM-RPGN 640–643

Antigliadin-Antikörper, Malabsorption/ Maldigestion 522

Antihistaminika
- s.a. H_1-Rezeptorantagonisten
- anaphylaktische Reaktion 52
- Erbrechen 16
- Hyperprolaktinämie 850
- OKT 3 (Orthoclone) 95

Antihypertensiva
- Arzneimittelinteraktionen 221
- erektile Dysfunktion 885
- Harnwegsinfektionen 662
- Hypotonie 442
- Lebererkrankungen 230–231
- Niereninsuffizienz 225
- Schock, neurogener 47
- Schwangerschaft 239
- Schwangerschaftshypertonie 676
- Stillzeit 239

Antihypertonika
s. Antihypertensiva

Antikaliuretika 109–111
- Kontraindikationen 111
- Nebenwirkungen 111

Antikoagulanzien 397
- Addison-Krise 878
- Angina pectoris 377
- und Antithrombotika 182
- arterielle Verschlußkrankheit 407
- Arzneimittelinteraktionen 190, 218–219
- Bluthusten 476
- Cor pulmonale 470
- und Fibrinolytika 182

Antikoagulanzien
- Gastrointestinalblutung 495
- Hypertonie, pulmonale 471
- Lungenembolie 473
- Mitralstenose 383
- Myokardinfarkt 313, **316–318**
- Phlebothrombose 412
- Schock, septischer 1007
- Schwangerschaft 239
- Stillzeit 239
- TIA 1052
- Vorhofflimmern 349–350

Antikörper
- antiidiotypische 73
- monoklonale 767
- – immunsuppressive Therapie 95–96
- – kolorektale Karzinome 796

Antikörpertherapie, Autoimmunkrankheiten 96

Antikonvulsiva
- Arzneimittelinteraktionen 219
- Schwangerschaft 239
- Schwindel 1062
- Singultus 19
- Stillzeit 239

Antilymphozytenimmunglobuline, immunsuppressive Therapie 95

Antimalariamittel 173–176, 1036–1038
- Chinin 174
- Chloroquin 173
- Halofantrin 175
- Lupus erythematodes 830
- Mefloquin 174
- Primaquin 175
- Proguanil 175

Antimetabolite 746
- immunsuppressive Therapie 75, 84–88

Antimykotika 1042–1043
- Amphotericin B 170
- Azol-Antimykotika 171–173

Antiepileptika

Antimykotika
- Fluconazol 172
- 5-Fluorcytosin 171
- Itraconazol 173
- Ketoconazol 172
- Lungenmykosen 489
- Miconazol 171
- Niereninsuffizienz 223
- Nystatin 170–171
- Pharmakokinetik 1042–1043
- Schwangerschaft 238
- Soor-Ösophagitis 507
- Stillzeit 238
- Systemmykosen 1042–1043
- Therapie, prophylaktische 1042
antimykotische Therapie 170–173

Antioxidanzien, Pankreatitis, akute 587
antiparasitäre Therapie 173–178
- Schwangerschaft 238
- Stillzeit 238

Antiphlogistika
- Arzneimittelinteraktionen 221
- nicht-steroidale 221
- – s.a. Antirheumatika, nicht-steroidale
- – Gastrointestinalblutung 495
- – Hyperkaliämie 274
- – Niereninsuffizienz 227
- – Reiter-Syndrom 840
- – Schwangerschaft 237
- – Stillzeit 237
- – Niereninsuffizienz 227
- – Thyreoiditis, akute/ subakute 867

Antipyretika 5
- Cholezystitis 599
- Fieber 4
- Gabe, unkritische 4
- Indikationen 4–5
- Mononukleose, infektiöse 1030

Antirheumatika
- Alter 234
- Arthrosis deformans 843

Aortenklappenprothese

Antirheumatika
- Lebererkrankungen 230–231
- nicht-steroidale s.a. Antiphlogistika, nicht-steroidale
-- Arthritis, rheumatoide 819–821
-- Migräne 1059
-- Polyarthritis, chronische 819–821
-- Spondylarthritis ankylopoetica 828
- Schwangerschaft 237
- Stillzeit 237

Antistreptolysintiter, rheumatisches Fieber 395, 837

Antithrombin III 183
- Schock 49
-- hypovolämischer 55

Antithrombin-III-Mangel 743
- und Heparin(therapie) 183
- und Heparin(therapie) 186
- Vitamin-K-Antagonisten 188

Antithrombin-VI-Effekt 195
Antithrombose-Kompressionsstrümpfe 414
Antithrombotika 179, **183–195**
- Azetylsalizylsäure 191
- Dextran 195
- Heparin 183–186, **187**
-- niedermolekulares 186
- Indikationen 180–181
- Kontraindikationen 181–182
- Kumarine 187
- Phenylindandione 187
- Risiken 183
- Thrombozytenaggregationshemmer 191–195
- Vitamin-K Antagonisten 189–190

Anti-TNFα-Antikörper, immunsuppressive Therapie 96
α₁-Antitrypsinmangel,

Hepatitis, chronische 556
antituberkulöse Therapie 150–165
Antituberkulotika 153–159
- Arzneimittelinteraktionen 162
- Dosierungen 155
- Ethambol 158
- Isoniazid 154
- Kurzzeitchemotherapie 159–160
- 6-Monats-Regime 159–160
- 9-(12-)Monats-Regime 161
- Nebenwirkungen 155
- Niereninsuffizienz 223–224
- Protionamid 158
- Pyrazinamid 157
- Reservemedikamente 159
- Schwangerschaft 163, 238
- Stillzeit 238
- Streptomycin 156–157

Antitussiva
- Bronchitis, akute 460
- Husten 15
- Lungenblutung 477
- Mononukleose, infektiöse 1030
- Pleuritis sicca 483
- Tracheobronchitis, akute 460

antivirale Mittel s. Virustatika

antivirale Therapie 165–169, **170**
- s.a. Virustatika

Antrumgastritis 509
Anulozyten 680
Anurie 39, 605
- und Mannit 109
- Nephritis, interstitielle 666
- Nephrolithiasis 670
- Porphyrie 1002
- Schock 47
-- kardiogener 298
- Sepsis 1006

Sachverzeichnis

ANV s. Nierenversagen, akutes
Anxiolyse
- Benzodiazepin-Hypnotika 206
- Benzodiazepin-Tranquilizer 206
Anxiolytika 205
Aortenaneurysma
- s.a. Aneurysma
- Differentialdiagnose 526–527
- dissezierendes, hypertensive Notfälle 435
- Ruptur 476
- thorakales, Singultus 19
Aortenbogensyndrom, Hypotonie 442
Aortendissektion
- Aortenklappeninsuffizienz 386
- Herzbeuteltamponade 306
Aorteninsuffizienz
- Digitalisglykoside 386
- Diuretika 386
- Herzinsuffizienz 320
- Hypertonie 419
- Mitralkommissurotomie 387
- Mitralstenose 387
- Operationsindikationen 387
- Vasodilatanzien 324, 386
Aortenisthmusstenose 380, **389**
- Hypertonie 420, **440**
Aortenklappen
- Ersatz 382
- Heterotransplantate 385
- Homotransplantate 385
Aortenklappenfehler, Lungenödem 302
Aortenklappeninsuffizienz 386–387
- Endokarditis, bakterielle 390
- rheumatische 386
Aortenklappenprothese, Endokarditis, bakterielle 390

1089

Sachverzeichnis

Aortenstenose 385
- AV-Block 359
- Digitalisglykoside 385
- Herzinsuffizienz 320, 385
- Hypotonie 442
- Kalkembolien 385
- Nitrate 385
- Operationsindikationen 385
- subvalvuläre 380
- - Herztransplantation 386
- - hypertrophische, idiopathische 327, 385–386
- - Kardiomyopathie, hypertrophe 386
- - membranöse 385
- - muskuläre 386
- - Myektomie 386
- - Pulmonal(is)stenose 387
- - Sekundenherztod 386
- - und β_2-Sympathomimetika 454
- supravalvuläre, membranöse 385
- valvuläre 385
Aortographie, abdominelle, Nierenversagen, akutes 607
Aphasie
- ischämischer Infarkt 1052
- TIA 1052
aplastisches Syndrom 690
- s.a. Anämie, aplastische
- s.a. Panmyelopathie/Panmyelophthise
- Antibiotika 692
- Immunsuppression 692
- Knochenmarktransplantation 691
- Kortikosteroide 692
- Wachstumsfaktoren 692
Apnoe, Schlafapnoesyndrom 463
Apoplexie
- hämorrhagische, Hypertonie 420
- thrombotische, Hypertonie 420

Appendektomie, Appendizitis 528
Appendizitis 528–529
- Abdomen, akutes 524
- Antibiotika 529
- Appendektomie 528
- chronische, Fehldiagnose 532
- Differentialdiagnose 526–527, 599
- linksseitige, Divertikulitis 538
Appetitzügler, Adipositas 893
ARDS (acute respiratory distress syndrome) 451–452
- s.a. respiratorische Insuffizienz, akute des Erwachsenen
- Lungenödem 475
- Pankreatitis, akute 585, 588
- PEEP 452
- Schock 46
Armmuskelkrampf, Hypokalzämie 276
Arrhythmie
- s.a. Bradyrhythmie
- s.a. Herzrhythmusstörungen
- s.a. Kammerarrhythmie
- s.a. Tachyarrhythmie
- absolute 1051
- Achalasie 505
- Digitalisglykoside 327, 330
- Extrasystolie, ventrikuläre 353
- Hyperkaliämie 275
- koronare Herzkrankheit 365
- durch Miconazol 171
- Myokardinfarkt 308
- tachykarde und β_2-Sympathomimetika 454
- thyreotoxische Krise 864
- Ursachen 333
- ventrikuläre, Angina pectoris 377
- Vorhofflimmern 349

Aortenstenose
Arteria-basilaris-Verschluß 402
Arteria-carotis-communis-Verschluß 402
Arteria-carotis-interna-Verschluß 402
Arteria-femoralis-Verschluß 402
Arteria-iliaca-Verschluß 402
Arteria-mammaria-interna-Anastomosen 375
Arteria-poplitea-Verschluß 402
Arteria-subclavia-Verschluß 402
Arteria-vertebralis-Verschluß 402
arterielle Durchblutungsstörung
- Ancrod 181
- Vitamin-K-Antagonisten 188
arterielle Hypertonie
s. Hypertonie, arterielle
arterielle Verschlußkrankheit
- s.a. Durchblutungsstörung, arterielle
- akute 399–401
- - Nachbehandlung 401
- - Thrombolyse, intraarterielle 401
- - - systemische 401
- Antikoagulanzien 407
- Blutdruck, Anhebung 407
- chronische 401–408
- - Arteriographie 403
- - Bypass-Operation 403
- - Ergotherapie 405
- - Gefäßtraining 405
- - klinisches Bild 402
- - Lokalisation 402
- - Maßnahmen, konservative 405
- - physikalische Therapie 405
- - Sonographie 403
- - Sympathektomie 403
- - Thrombendarteriektomie 403

Arthrosis deformans

arterielle Verschlußkrankheit, chronische
-- Thrombolyse, intraarterielle 404
--- systemische 404
- Differentialdiagnose 412
- Embolektomie 400
- Hypertonie 421
- Maßnahmen, rheologische 407
- Noxen, lokale 408
- Prophylaxe 408
- PTA 403
- Raynaud-Syndrom 409
- durch β-Rezeptorenblocker 425
- Streptokinase 197, 407
- thrombotische 400
- Thrombozytenaggregationshemmer 407
- Urokinase 197, 200, 407
- vasoaktive Substanzen 406
- Vasodilatanzien 406–407
arterieller Gefäßverschluß s. arterielle Verschlußkrankheit
Arterien, Erkrankungen 399–410
Arterienoperationen, Vitamin-K-Antagonisten 188
Arterienpunktionen
- und Antithrombotika 182
- und Fibrinolytika 182
Arterienspasmus, arterielle Verschlußkrankheit 400
Arteriitis
- s.a. Riesenzell-Arteriitis
- s.a. Takayasu-Arteriitis
- cranialis 409
- nodosa 833
-- Kortikosteroide 833
- temporalis 409, 834
Arteriographie, arterielle Verschlußkrankheit, chronische 403
Arteriosklerose
- erektile Dysfunktion 885
- Fettemulsionen 253
- Fettstoffwechselstörung 972

Arteriosklerose
- Hypertonie 420
- Hyperurikämie 966
- Lp(a)-Spiegel 997
- obliterierende 401
arteriovenöse Fistel, Hypertonie 419
arteriovenöser Shunt 446
Arthralgien
- Arthritis, rheumatoide 818
- Azathioprin 86
- durch Ethambutol 155
- Hepatitis 546
- Hepatitis, chronische 557
- durch Isoniazid 155
- Leberschädigung, toxische 582
- Lupus erythematodes 829
- durch Pyrazinamid 155, 157
Arthritis
- s.a. Begleitarthritis
- Gonokokken 1016
- Gonorrhö 1017
- Hepatitis 546
- infektiöse 814, **835**
- juvenile 813
- psoriatica 840–841
- reaktive 836
-- Gastrointestinalinfektionen 838
-- Urogenitalinfektionen 839
-- Virusinfektionen 839
- rheumatoide 813–827
-- Anthranilsäure-Derivate 819
-- Antimalariamittel 821
-- Antirheumatika, nichtsteroidale 819–821
--- topische 821
-- Arthrodese 825
-- Arthroplastik 825
-- Arylessigsäure-Derivate 819
-- Arylpropionsäure-Derivate 819
-- DMARD 821–823
-- Gelenkpunktion 825

Sachverzeichnis

Arthritis, rheumatoide
-- Goldsalze 822
-- durch Hydralazin 426
-- Immunmodulatoren 825
-- Immunsuppressiva 824
-- juvenile 826–827
-- Kortikosteroide 823–824
-- Osteotomie 825
-- Oxicame 819
-- D-Penicillamin 822
-- Physiotherapie 817
-- psychologische Betreuung 817
-- Pyrazolidine 819
-- Pyritinol 822
-- Raynaud-Syndrom 409
-- Salazosulfapyridin 822
-- Salizylate 819
-- Sonderformen 826–827
-- Synovektomie 825
-- Therapieziele 816–817
- Spondylarthritis ankylopoetica 827
Arthrodese
- Arthritis, rheumatoide 825
- Arthrosis deformans 843
Arthropathie durch Ivermectin 178
Arthroplastik
- Arthritis, rheumatoide 825
- Arthrosis deformans 843
Arthrose
- s.a. Bouchard-Arthrose
- Arthritis, rheumatoide 814
- primäre 842
- sekundäre 842
Arthrosis deformans 842–843
- Antirheumatika 843
- Arthrodese 843
- Arthroplastik 843
- physikalische Therapie 843
- Salizylate 843

1091

Sachverzeichnis

Arthrosis deformans
- Umstellungsosteotomie 843

Arzneimittelallergie, Begleitarthritis 840
Arzneimittel-Arzneimittelinteraktion 217
Arzneimittelclearance 228
Arzneimittelexanthem durch Antidepressiva 212
Arzneimittelfieber
– s.a. Fieber
– durch Thyreostatika 861
Arzneimittelinteraktionen 216–222
– Äthanol 218–219
– Aldosteronantagonisten 221
– Alter 232
– Aminoglykoside 218, 221
– Antazida 218, 221
– Antibiotika 218
– Antidepressiva 219
– – trizyklische 222
– Antidiabetika, orale 218, 221
– Antiepileptika 219
– Antihypertensiva 221
– Antikoagulanzien 190, 218–219
– Antikonvulsiva 219
– Antiphlogistika, nichtsteroidale 221
– Antithrombotika 182
– Antituberkulotika 162
– Azathioprin 86
– Barbiturate 219, 221
– Benzodiazepine 220
– Biguanide 918
– Cephalosporine 219
– Chinidin 220
– Ciclosporin 92–93, 634
– Cyclophosphamid 90
– Diuretika 220–221
– Fibrinolytika 182
– Glukokortikoide 81, 220
– Glukosidasehemmer 919
– Guar 920
– Gyrasehemmer 218–219, 222

Arzneimittelinteraktionen
– Heparin 220
– Herzglykoside 220
– Immunsuppressiva 221
– Insuline 218
– klinisch relevante 218–219
– Kontrazeptiva, orale 220–221
– Lithiumsalze 221
– Mcthotrexat 88
– Neuroleptika 219, 222
– Opioide 11
– Penicilline 218
– pharmakodynamische 217
– pharmakokinetische 217
– β-Rezeptorenblocker 218, 220
– Rifampicin 154
– Salicylate 220, 222
– Schleifendiuretika 220
– Sulfonylharnstoffe 218–219, 916
– Tetracycline 218, 221
– Thiaziddiuretika 220
– Tranquilizer 219
– Urikosurika 222
– Vitamin-K-Antagonisten 189–190
– Zytostatika 222
Arzneimittel-Nahrungs-Interaktion 217
Arzneimitteltherapie
– Alter 232–235
– – Faktoren, beeinflussende 233
– first pass-Elimination 228
– Lebererkrankungen 228–231
– – Risiken 230
– – Überdosierung 228–229
– Niereninsuffizienz 217–227
– Ösophagusläsionen 236
– Plasmaeiweißbindung 229
– Schwangerschaft 235–241
– – Risiken, fetale 236–241
– Stillzeit 235–241
– Überdosierung 228–229

Arthrosis deformans

ASB (assistance spontaneous breathing) 42
Asbestose, Alveolitis, fibrosierende 492
Ascaris lumbricoides 1044
– Albendazol 177
– Mebendazol 176
– Pyrantel 176
Askariden, Ivermectin 178
Aspergillose 1043
– 5-Fluorcytosin 171
– Itraconazol 173
Asphyxie, Alkoholvergiftung 72
Aspiration
– Achalasie 505
– ARDS 451
– Herzstillstand 293
– pulmonale Insuffizienz 41
– Refluxkrankheit 500
Aspirationspneumonie 482
– s.a. Pneumonie
– Antibiotikatherapie 118
– Erreger 118
– Metronidazol 142
Aspirations-Thrombembolektomie 401
Aspirationsversuch, Herzbeuteltamponade 307
assistance spontaneous breathing s. ASB
Asthma bronchiale 463–469
– Ätiopathogenese 463
– Alkalose, respiratorische 289
– Allergenkarenz 464
– Anstrengungsasthma 466
– ASS-induziertes 194
– Azidose, respiratorische 288
– Berufsallergene 464
– Bronchitis, chronische 463
– Bronchospasmolyse 467
– chemisch-physikalisch, irritatives 466
– chronisches 467–469
– Cor pulmonale 469
– Dosier-Aerosole 452, 467

Atmung

Asthma bronchiale
- exogen-allergisches 464
- Expositionsprophylaxe 464
- Glomektomie 469
- Glukokortikoide 467
- Haus- und Umweltallergene 464
- durch Heparin 185
- Husten 14
- Hyposensibilisierung 464–466
- Immuntherapie 464–466
- Intervalltherapie 467
- Intrinsic-Asthma 466
- Klimabehandlung 468
- Krankengymnastik 468
- und Opioide 12
- Physiotherapie 468
- psychogenes 466
- Psychotherapie 469
- respiratorische Insuffizienz 447
- Respiratortherapie 41
- Sympathikotomie 469
- β_2-Sympathomimetika 467
- Theophyllin 456, 467
- Therapie, symptomatische 467
- und Thrombozytenaggregationshemmer 194
- Vagotomie 469

Asthma cardiale 464

Asthmaanfall
- Bronchospasmolyse 468
- Karzinoid 801
- Sauerstofftherapie 468
- schwerer 467
- – Therapie 468
- Sekretolyse 468

Astronautenkost 246–247
- Crohn-Krankheit 533

Asystolie
- AV-Block 292
- Defibrillation 295
- Herzmassage, externe 295
- Herzstillstand 292
- Karotissinussyndrom 292
- Morgagni-Adams-Stokes-Anfälle 292

Asystolie
- Myokardinfarkt 309
- Schrittmachertherapie 295–297
- Sinusbradyarrhythmie 292
- Synkope, neurokardiale 292

Aszites 568–571
- s.a. Begleitaszites
- Albuminsubstitution 569
- Diuretika 569
- durch Diuretika, antikaliuretische 111
- Flüssigkeitsrestriktion 569
- Herzinsuffizienz 320
- Hyponatriämie 270
- Kochsalzrestriktion 569
- Lebertransplantation 563
- Leberzirrhose 561
- maligner 763–765
- – – Aldosteronantagonisten 764
- – – Ovarialkarzinom 780
- – – peritoneo-venöser Shunt 764
- – – Radiotherapie 764
- – – Therapie 764
- – – Zytokine 764
- – – Zytostatika 764
- – Osteomyelofibrose 726
- – Pankreatitis, akute 585, 588
- – Peritonealkarzinom, Therapie 764
- – Peritonealkarzinose 763
- – peritoneo-venöser Shunt 570
- – Prophylaxe 111
- – Spironolacton 110
- – therapierefraktärer 570, 575

Aszitespunktion 570
AT III s. Antithrombin III

Ataxie
- durch Amantadin 167
- durch Diethylcarbamazin 178
- durch Metronidazol 143
- durch Streptomycin 155

Sachverzeichnis

Ataxie
- TIA 1052
- Wilson-Syndrom 567

Atelektasen, respiratorische Insuffizienz 447

Atemdepression
- durch Benzodiazepine 211
- durch Opioide 11

Atemfrequenz, Hypoventilation 41

Atemgeräusch, abnormes 37

Atemgymnastik, spezielle, Bronchialkrankheiten 458

Atemlähmung
- Alkoholvergiftung 72
- Hypermagnesiämie 280

Atemminutenvolumen, Intubation 38

Atemmuskelinsuffizienz, Azidose, respiratorische 288

Atemmuskulatur, Erschöpfung, Respiratortherapie 41

Atemnot
- s.a. Dyspnoe
- s.a. Tachypnoe
- Asthma bronchiale 463
- Goodpasture-Syndrom 641
- Schock, anaphylaktischer 47
- Transfusionszwischenfall 59

Atemregulationsstörungen, Cor pulmonale 469

Atemstillstand 292

Atemwege freihalten, Vergiftungen 68

Atemwegserkrankungen, chronisch-obstruktive, Schlafapnoesyndrom 463

Atemzugvolumen, Hypoventilation 41

Atherosklerose, Hypercholesterinämie 975

Atmung, Koma 61

1093

Sachverzeichnis

atriales natriuretisches
Peptid s. ANP
Augen, verschwollene,
  Mediastinalemphysem
  488
Augenhintergrund, Schock-
  therapie 48
Augenmuskellähmung,
  Diphtherie 1026
Augenveränderung,
  Koma 62
Augenzeichen, immuno-
  gene, Basedow-Hyper-
  thyreose 859
Aura, Migräne 1059
Außenseiterdiäten, Adipo-
  sitas 893
Auswurf, Bronchitis, chro-
  nische 461
Autoimmunadrenalitis,
  Nebennierenrinden-
  insuffizienz 880
Autoimmunerkrankungen
- Antikörpertherapie 96
- Azathioprin 86
- Ciclosporin 91–93
- und Hyposensibilisierung
  465
- immunsuppressive
  Therapie 74–75
- Methotrexat 87
- Plasmapherese 94
Autoimmunneutropenie
  694
AV-Block 335, **358–361**
- Adams-Stokes-Anfälle
  360
- durch Antidepressiva
  212
- Asystolie 292
- bifaszikulärer 360
- und Clonidin 429
- durch Digitalisglykoside
  330–331
- Diltiazem 373
- Diuretika 361
- Extrasystolie, supraventrikuläre 352
- faszikulärer 360
- 1. Grades 358–359
- 2. Grades 358–359
- 3. Grades 359

AV-Block
- Hinterwandinfarkt 309,
  316
- Hypertonie 419
- durch Kalziumantagoni-
  sten 428
- kongenitaler 359
- und Moxonidin 429
- Myokardinfarkt 309, **316**
- partieller 359
- Reizbildung und Erre-
  gungsleitung 334
- durch β-Rezeptoren-
  blocker 425
- Schrittmachertherapie
  362
- Soforttherapie 361
- Sympathikomimetika
  361
- Synkopen 360
- Therapie 338, **361**
- totaler 359, 419
- trifaszikulärer 360
- Vasodilatanzien 361
- Vorderwandinfarkt 309,
  316
- Vorhofflattern 342
- Wenckebachsche Peri-
  odik 335, 351, 359
AV-Fistel
- postthrombotisches
  Syndrom 414
- Verteilungsstörungen 447
C-Avitaminose 734
AV-Knoten 334
AV-Knotenrhythmus,
  Therapie 338
AV-Rhythmen
- antiarrhythmische
  Therapie 340
- Myokardinfarkt 309
AV-Tachykardie
- AV-Überleitung, vagomi-
  metische Manöver 337
- Vorhof-/Kammerfre-
  quenz 336
Azathioprin
- Applikationsweise 85
- Arzneimittelinteraktio-
  nen 86
- Autoimmunerkrankun-
  gen 86

atriales natriuretisches Peptid

Azathioprin
- Dosierung 85
- immunsuppressive
  Therapie 85–86
- Kontraindikation 86
- Lebererkrankungen 85
- Nebenwirkungen 86
- Niereninsuffizienz 85
- Pharmakokinetik 85
- Schwangerschaft 86
- Schwangerschaftsab-
  bruch 86
- Struktur 85
- Wirkungsmechanismen
  85
Azidose 282
- und Colestyramin/
  Colestipol 983
- Extrasystolie, ventriku-
  läre 353
- Fettemulsionen 253
- Herzstillstand 293, 295
- hyperchlorämische,
  Poststreptokokken-
  Glomerulonephritis
  638
- Hyperkaliämie 274–275
- hypokaliämische 273
- metabolische 282–286
- – akute 285
- – Alkoholismus 284
- – Anionen 282–284
- – chronische 286
- – Hämodialyse 631
- – Hyperkaliämie 282
- – Hypokaliämie 272,
  285
- – Natriumbikarbonat
  285
- – Niereninsuffizienz
  284
- – Nierenversagen, akutes
  611
- – Schock, hypovolämi-
  scher 49
- Niereninsuffizienz,
  chronische 615
- renale 623–624
- renal-tubuläre, Hypo-
  kalzämie 276
- respiratorische 287–289
- Schock, kardiogener 301

Azol-Antimykotika 171–173
Azotämie, Hyperparathyreoidismus, primärer 873

Baker-Zyste, rupturierte, Differentialdiagnose 412
bakterielle Fehlbesiedelung, Diarrhö, chronische 24
Bakteriensubstitution, orale, Diarrhö 22
Bakteriurie
– asymptomatische, Therapie 665
– Differentialdiagnose 661
– Harnwegsinfektionen 659–660
– Nierendegeneration, polyzystische 678
Ballast- und Quellstoffe, Hyperlipoproteinämie 989–990
Ballaststoffzusätze, Sondenernährung 246
Ballondilatation
– Herzklappenerkrankungen 382
– Mitralstenose 384
– Pulmonal(is)stenose 388
– – valvuläre 388
Ballonkatheter nach Fogarty 400
Balneotherapie, Arthritis, rheumatoide 817
Bandwürmer 1046
Bang-Krankheit 1019
Barbiturate
– Abhängigkeitspotential 205
– Alter 234
– Arzneimittelinteraktionen 219, 221
– erektile Dysfunktion 885
– Hirnödem 64
– Hypokalzämie 276
– Schwangerschaft 239
– Stillzeit 239
– Vergiftungen 58, 70
– – Stadieneinteilung 71

Barium-Breischluck, Refluxkrankheit 500
Barotrauma, Respiratortherapie 44
Barrett-Ösophagus **504**, 794
Barrett-Syndrom 504
Barrett-Ulkus, H_2-Rezeptorantagonisten 501
Barron-Ligatur, Hämorrhoiden 543
Bartter-Syndrom
– Hypokaliämie 272
– Hypotonie 442
Basalmembran-Antikörper, Glomerulonephritis, rasch-progrediente 641
Basedow-Hyperthyreose 859–864
– s.a. Hyperthyreose
– Glukokortikoide 860
– Operation 863
– Orbitopathie, immunogene 865
– Prognose 863
– Radiojodtherapie 864
– β-Rezeptorenblocker 860
– Schilddrüsenhormone 862
– Schwangerschaft 862
– Sedativa 860
– Stillzeit 862
– Therapiedauer 863
– Thyreostatika 860–862
base-excess 281
Basilaristhrombose 1054
Bauchaortenaneurysma, koronare Herzkrankheit 365
Bauchdeckenspannung, Appendizitis 528
Bauchmassage, Obstipation 27
Bauchpresse, Singultus 19
Bauchschmerzen
s. Abdominalschmerzen
Bauchtrauma, Pankreatitis 584
Bauchwandabszeß, Sondenernährung 250
BCG-Impfung 152

BCG-Instillation, Blasenkarzinom 788
BD s. Bikarbonatdialyse
Beatmung
– s.a. Respiratortherapie
– assistierte 42
– augmentierende 42
– Diazepam 44
– Fentanyl 44
– Flunitrazepam 44
– kontrollierte 42–43
– Leberversagen, akutes 554
– Midazolam 44
– Morphin 44
– Muskelrelaxanzien 44
– Respirator, Verbindung 42
– Sedierung 44
– ZVD 36
Beatmungsmuster
– Einstellung 43–44
– Wahl 43
Beatmungspatienten, Cephalosporine 136
Beatmungspneumonie
– s.a. Pneumonie
– Antibiotikatherapie 118
– Erreger 118
Bechterew-Marie-Strümpel-Syndrom 827–828
Bechterew-Syndrom, Pyrazolidine 819
Beckenvenenthrombose
– s.a. Phlebothrombose
– Bettruhe 412
– Kompressionstherapie 412
– postthrombotisches Syndrom 414
Beckwith-Syndrom, Hypoglykämie 962
Begleitarthritis 840
– s.a. Arthritis
– Arthritis, rheumatoide 814
– Wegener-Granulomatose 834
Begleitaszites
– s.a. Aszites
– Diuretika 764
– Tumoren 763

Sachverzeichnis

Begleitaszites
- Zytostatika, intraperitoneale 764
Begleitpankreatitis, Cholelithiasis 594
Begleitpleuritis
- Pneumonie 478
- Pneumothorax 487
Behçet-Syndrom
- Arthritis 841
- Ciclosporin 91
Beinödeme durch Kalziumantagonisten 428
Beinvenenthrombose
- postthrombotisches Syndrom 414
- tiefe, Thrombozythämie, essentielle 726
Belastungsdyspnoe
- s.a. Dyspnoe
- Alveolitis, fibrosierende 491
Bronchitis, chronische 461
- Lungenemphysem 461
- Poststreptokokken-Glomerulonephritis 638
Belastungshämaturie 646
- s.a. Hämaturie
Bence-Jones-Plasmozytom 717–718
Bence-Jones-Proteinurie 720
- Amyloidose 841
Bensaude-Methode, Hämorrhoiden 543
Benzodiazepin-Antagonisten, Enzephalopathie, hepatische 577
Benzodiazepine 205–206
- Abhängigkeit 211
- Arzneimittelinteraktionen 220
- Entzugssymptome 212
- Lebererkrankungen 229
- Risiken 211–212
- Schwangerschaft 239–240
- Stillzeit 239–240
- Wirkungen 205
Benzodiazepin-Hypnotika 204, **206**
- Dosierungen 207

Benzodiazepin-Tagestranquilizer 204
Benzodiazepin-Tranquilizer 206
- Dosierungen 207
Benzothiadiazinderivate und -analoga 105
- Dosierungen 106
- Nebenwirkungen 106
Beriberi-Erkrankung, Vitamin-B_1-Mangel 245
Bernheim-Syndrom 387
Berylliose
- Alveolitis, fibrosierende 492
- Hyperurikämie 970
Bestrahlung
s. Strahlentherapie
Betablocker
s. β-Rezeptorenblocker
Betalaktam-Antibiotika 143
Bewegungskrankheit, Erbrechen 15
Bewußtlosigkeit
- Alkoholvergiftung 72
- Diät, nährstoffdefinierte 247
- Intubation 38
Bewußtseinsstörungen
- Alkalose, respiratorische 289
- Grade 61
- Hyperkalzämie 278
- Hypermagnesiämie 280
- Hypomagnesiämie 280
- Koma, nicht-ketoazidotisches, hyperosmolares 953
- durch $α_1$-Rezeptorenblocker 428
- Schock, anaphylaktischer 56
-- neurogener 47
- thyreotoxische Krise 864
- Vergiftungen 57
Biermersche Erkrankung
- s.a. Perniziosa
- Magenkarzinom 794
- Vitamin-B_{12}-Mangel 684
bifaszikulärer Block 360
- Therapie 338

Bigeminie, Extrasystolie, ventrikuläre 352–353
Bigeminusrhythmus 352
Biguanide
- Arzneimittelinteraktionen 918
- Diabetes mellitus 917–918
- Indikationen 918
- Kontraindikationen 918
- Nebenwirkungen 917
Bikarbonatdialyse 286, **625**, 626
Bilharziose 1048
Billroth-I-Anastomose, Dumping-Syndrom 521
Billroth-II-Magenresektion, Choledocholithiasis 597
Binet-Klassifikation, Leukämie, chronischlymphatische 715
Binswanger-Syndrom 1055
Biofeedback
- Anismus 26
- Schmerzen 14
Biomodulatoren 767–768
Bioprothesen 382
- Vitamin-K-Antagonisten 188
Bisphosphonate, Prostatakarzinom 786
Blanchard-Methode, Hämorrhoiden 543
Blasen, hämorrhagische durch Vitamin-K-Antagonisten 192
Blasenatonie 900
Blasenentleerungsstörungen 36
- Diabetes mellitus 959
Blasenkarzinom 787
- BCG-Instillation 788
- Hämaturie 787
- metastasiertes, Chemotherapie 788
-- transurethrale Resektion 788
- Therapie, operative 787
Blasenkatheter
- Antibiotikatherapie 119
- Erreger 119
- Indikationen 36

Bradyarrhythmie

Blasenkatheter
- Nierenversagen, akutes 606
- Notfall- und Intensivtherapie 36–37
- Vergiftungen 68

Blasenkatheterismus, transurethraler 36

Blasenkatheterpflege, Koma 63

Blasenlähmung
- Hypermagnesiämie 280
- Hypokaliämie 272

Blasenmole 780
- Chemotherapie 781
- invasive 780

Blasenpunktion, suprapubische 36, 660

Blasensteine 670

Blasenurin, Kerntemperatur 40

Blastomykose 489

Bleivergiftung, Differentialdiagnose 526–527

Blickkrampf durch Neuroleptika 212

Blickparese, ischämischer Infarkt 1052

Blind-loop-Syndrom
- Folsäuremangel 684
- Vitamin-B_{12}-Mangel 684

α-Blocker s. α-Rezeptorenblocker

Blumberg-Zeichen, Appendizitis 528

Blutdruck
- Anhebung s. Blutdrucksteigerung
- diastolischer 419
- systolischer 419
- – Erhöhung 419

Blutdruckabfall s. Hypotonie

Blutdruckerhöhung s. Hypertonie

Blutdruckmessung, intraarterielle, vitale Funktionen 39

Blutdrucksteigerung
- arterielle Verschlußkrankheit 407
- transitorische 419

Blutdruckwerte, Schock, hypovolämischer 50

Bluterbrechen s. Hämatemesis

Blutgase
- arterielle 38, 448
- Normwerte s. Normwerttabelle

Blutgerinnungsstörungen s. Gerinnungsstörungen

Blutglukose, Diabetes mellitus 901–902

Blutglukosemeßgeräte 901

Blutglukoseteststreifen 901

Blutgruppen- und Rh-Bestimmung
- Empfängerblutproben 59
- Konservenblutprobe 59

Blutgruppenunverträglichkeit, Transfusionsreaktion 59

Bluthochdruck s. Hypertonie

Bluthusten s. Hämoptoe/Hämoptyse

Blutkonserven, Gerinnungshemmung, Heparin 184

Blutparameter, Normwerte s. Normwerttabelle

Blutreinigungsverfahren 625–632

Blutstillung s. Hämostase

Bluttransfusionen
- Anämie, renale 623
- Hyperkaliämie 274
- Schock 52–53

Blutungen
- durch Ancrod 203
- gastrointestinale s. Gastrointestinalblutung
- intrakranielle, Osmotherapie 64
- intraokulare und Antithrombotika 182
- – und Fibrinolytika 182
- intrazerebrale, Herzstillstand 292
- – Status epilepticus 1057
- Niereninsuffizienz, chronische 615

Blutungen
- Nierenversagen, akutes 612
- Osteomyelofibrose 726
- petechiale, Purpura, thrombozytopenische 695
- – durch Vitamin-K-Antagonisten 192
- thrombopenische, Leukämie, akute 704
- – onkologische Krankheiten 768
- zerberale 1055
- zerebrale 1055
- – s.a. Subarachnoidalblutung
- – und Antithrombotika 182
- – und Fibrinolytika 182

Blutungsstillstand, Gastrointestinalblutung 498

Blutverluste, Niereninsuffizienz, prärenale 604

Blutzuckermessung, Diabetes mellitus 901–902

Blutzuckerschnelltest, Koma 62

Bobath-Lagerung, ischämischer Infarkt 1053

Boeck-Syndrom 490–491
- s.a. Sarkoidose
- Arteriitis nodosa 833

Boerhaave-Syndrom 508

Bohr-Effekt 950

borderline hypertension 419

Bornholmsche Erkrankung, Differentialdiagnose 483

Borreliose
- Meningoradikulitis 1068
- Polyneuritis 1068

Botulismus 1025

Bouchard-Arthrose 842
- s.a. Arthrose

Bougierung, Refluxkrankheit, gastroösophageale 504

Bradyarrhythmie
- s.a. Arrhythmie
- s.a. Sinusbradyarrhythmie
- Angina pectoris 377

Sachverzeichnis

Bradykardie 335
- s.a. Sinusbradykardie
- durch Anistreplase 201
- Anorexia nervosa 896
- AV-Block 359
- Blutung, zerebrale 1055
- Ernährung, parenterale 258
- Hungerdystrophie 894
- Hypermagnesiämie 280
- Koma, hypothyreotes 870
- durch Mefloquin 174
- Myokardinfarkt 309, 311
- durch β-Rezeptorenblocker 374, 425
- Salmonellose 1021
- Schock, kardiogener 299
- Vergiftungen 57

Bradymetakarpie, Pseudohypoparathyreoidismus 876
Braunsche Enteroanastomose, Reflux 504
Brechreiz
- Hypermagnesiämie 280
- Wasserhaushalt, Störungen 269

Breitband-Penicilline s.
Breitspektrum-Penicilline
Breitspektrum-Cephalosporine, Harnwegsinfektionen 663
Breitspektrum-Penicilline
- Harnwegsinfektionen 663
- mit Pseudomonas-Wirkung 146

Brescia-Cimino-Fistel, Hämodialyse 624
Briden-Ileus, Differentialdiagnose 526–527
Broca-Index 890
Brodberger-Zetterström-Syndrom, Hypoglykämie 962
Brompräparate, Abhängigkeitspotential 205

bronchiale Obstruktion
- Bronchitis, chronische 460
- Respiratortherapie 41

Bronchialkarzinoid, Cushing-Syndrom 881
Bronchialkarzinom 789–793
- AJCC-Klassifikation 790
- Bronchitis, chronische 461
- Hirnmetastasen 810
- Hyperkalzämie 809
- Klassifizierung, histologische 789
- kleinzelliges 792–793
- – Chemotherapie 792–793
- – colony-stimulating factors 767
- – extensive disease 792
- – limited disease 792
- – Stadieneinteilung 792
- – Strahlentherapie 792
- nicht-kleinzelliges 790–792
- – Chemotherapie 791
- – – adjuvante 790
- – Strahlentherapie 790
- – ZNS-Metastasen 792
- peripheres, Differentialdiagnose 151
- Pleuraerguß 762
- Prognose 789
- Querschnittsyndrom 810
- Stadieneinteilung 790
- Strahlenempfindlichkeit 789
- TNM-Klassifikation 790

Bronchialkrankheiten
- Aerosoltherapie 452–453
- Allgemeinmaßnahmen 452–459
- Antibiotika 457
- Atemgymnastik, spezielle 458
- Bronchiallavage 457
- Bronchospasmolyse 452–456
- Entzündungshemmung 457–458
- Expektoranzien 456–457

Bradykardie

Bronchialkrankheiten
- Glukokortikoide 457–458
- Hustentechniken 459
- Ipratropiumbromid 456
- Klimabehandlung 459
- Krankengymnastik 459
- Lippenbremse 459
- Mukolytika 456
- Oxitropiumbromid 456
- Perkussionsdrainage, Sekretdrainage, mechanische 458
- Physiotherapie 458
- Rehabilitation 458
- Schleimhautabschwellung 457–458
- Sekretolytika 456
- Sekretomotorika 456
- Selbsthilfetechniken 459
- Sole-Lösungen 456
- β₂-Sympathomimetika 452–455
- Theophyllin 455–456
- Übungsbehandlung, körperliche 459

Bronchiallavage
- Bronchialkrankheiten 457
- Mukoviszidose 457

Bronchialsystem, hyperreagibles 463
Bronchiektasie
- Bluthusten 476
- Bronchitis, chronische 461

Bronchitis
- akute 459–460
- – Antitussiva 460
- – Maßnahmen 459
- – Bluthusten 476
- chronische 460–462
- – Achalasie 505
- – Aerosoltherapie 461
- – Ampicillin 145
- – Angina pectoris 369
- – Antibiotikatherapie 118
- – Asthma bronchiale 463–464
- – Auswurf 461
- – Belastungsdyspnoe 461
- – Bronchialkarzinom 461

1098

Bronchitis, chronische
– – Bronchospasmolyse 461
– – Cephalosporine 136
– – Cor pulmonale 469
– – Dyspnoe 461
– – Erreger 118
– – Exazerbation 462
– – Expektoranzien 461
– – Glukokortikoide 461
– – Husten 461
– – Keimanzucht 123
– – Physiotherapie 461
– – Ruhedyspnoe 461
– – $β_2$-Sympathomimetika 461
– – Tetracycline 148
– chronisch-obstruktive, Antibiotika 457
– – Dosier-Aerosole 452
– – respiratorische Insuffizienz 447
– – Theophyllin 456
– dyspnoisch-pulmonale 460
– Makrolide 142
– obstruktive 14
– zyanotisch-bronchiale 460
Bronchokonstriktion 463
Broncholytika, Husten 14
Bronchopneumonie 478
– s.a. Pneumonie
– Achalasie 505
– Antibiotika 118, 457
– Erreger 118
– rezidivierende, Refluxkrankheit 500
– Salmonellose 1021
bronchopulmonale Infektion, Pulmonal(is)stenose 387
Bronchoskopie
– Lungenblutung 477
– Lungensarkoidose 490
– respiratorische Insuffizienz 451
Bronchospasmolyse
– – Asthma bronchiale 467
– – Asthmaanfall 468
– – Bronchialkrankheiten 452–456

Bronchospasmolyse
– Bronchitis, chronische 461
– Ipratropiumbromid 456
– Lungenembolie 473
– Lungenödem 304, 476
– Oxitropiumbromid 456
– $β_2$-Sympathomimetika 452–455
– Theophyllin 455–456
Bronchospasmolytika, Aerosoltherapie 453
Bronchospasmus
– Bronchitis, chronische 460
– Plasmaersatzmittel, kolloidale 52
– Schock, anaphylaktischer 47, 56
Brucellose 1019–1020
– Sepsis 1006
Brudzinski-Zeichen, Meningitis 1010
Brugia malayi 1048
Budd-Chiari-Syndrom
– Aszites 568
– Hämoglobinurie, paroxysmale, nächtliche 687
– Leberzirrhose 560
– portale Hypertension 571
Büffelnacken, Cushing-Syndrom 881
Buerger-Syndrom 409
Bulimia nervosa 896
bulky disease
– Hodenkarzinom 784
– Hodentumoren 783
– Hodgkin-Lymphom 709
– Seminom 782–783
Burkitt-Lymphom 714
Burnett-Syndrom, Alkalose, metabolische 287
Butyrophenone 210
– Schwangerschaft 240
– Stillzeit 240
Butyrophenon-Neuroleptika 210
Bypass, femoropoplitealer, Vitamin-K-Antagonisten 188

Bypass-Operation, arterielle Verschlußkrankheit, chronische 403
B-Zell-Leukämie 714

CAH s. Hepatitis, chronisch-aktive
Calcinosis
– CREST-Syndrom 831
– Polymyositis/Dermatomyositis 832
Candida-Infektionen
 s. Candidiasis
Candida-Pneumonie 482
– s.a. Pneumonie
Candidiasis 1043
– AIDS 1032
– Fluconazol 172–173
– 5-Fluorcytosin 171
– Itraconazol 173
– Ketoconazol 172
– Miconazol 171
Caput medusae, portale Hypertension 571
Carbapeneme 133–134
Carey-Coombs-Geräusch, Endokarditis 395
Carpentier-Ring 388
Carter-Robbins-Test, Diabetes insipidus 852
CAVHF (kontinuierliche arterio-venöse Hämofiltration) 625
Cephalica-Punktion 34
Cephalosporin-Allergie, Glukopeptid-Antibiotika 149
Cephalosporine 134–138
– Arzneimittelinteraktionen 219
– Differentialindikation 136
– maximale Dosierungen 130
– orale 137–138
– parenterale 134–137
– Schwangerschaft 237
– Stillzeit 237
Cestoden 1046

Sachverzeichnis

CETP (Cholesterinester-Transferprotein) 973
Charcot-Gelenke, Diabetes mellitus 900
Chemoembolisation
– Leberzellkarzinom 800
– – primäres 584
Chemosis, Orbitopathie, immunogene 865
Chemotherapie
– adjuvante 761–762
– – Bronchialkarzinom, nicht-kleinzelliges 790
– – kolorektale Karzinome 796–797
– – Mammakarzinom 770–771
– – Ovarialkarzinom 780
– – Vaginalkarzinom 776
– – Vulvakarzinom 776
– – Zervixkarzinom 776
– Alopezie 768
– antibakterielle 115–150
– – Niereninsuffizienz 224
– Blasenkarzinom, metastasiertes 788
– Blasenmole 781
– Blutungen, thrombopenische 768
– Bronchialkarzinom, kleinzelliges 792–793
– – nicht-kleinzelliges 791
– Chorionkarzinom 781
– Gallenblasenkarzinom 801
– Granulozytopenie 768
– Hodenkarzinom 784
– Hodgkin-Lymphom 709–710
– Hyperemesis 768
– Hyperkaliämie 274
– intraarterielle 766
– intrakavitäre 762, 765
– intraperitoneale 765
– – Ovarialkarzinom 780
– Kaposi-Sarkom 808
– Karzinoid 801
– Kolonkarzinom, metastasiertes 798
– Kopf-Halsbereich-Karzinome 802
– Korpuskarzinom 777

Chemotherapie
– KUP-Syndrom 809
– Leberkarzinom 800
– Leukämie, chronisch-lymphatische 716
– – chronisch-myeloische 721
– lokale 762
– multiples Myelom 720
– neoadjuvante 802
– Non-Hodgkin-Lymphome 713–714
– Ösophaguskarzinom 794
– opportunistische Infektion, AIDS 1032–1033
– Ovarialkarzinom 779
– palliative, Mammakarzinom 773–775
– – Ovarialkarzinom 780
– Pankreaskarzinom 799
– Plasmozytom 720
– Prostatakarzinom 786–787
– regionale 762–763
– – Lebermetastasen 799
– – Melanom, malignes 805
– – Vor- und Nachteile 766
– Schilddrüsenkarzinom 804
– Schwangerschaft 237
– Sepsis 1007–1009
– Stillzeit 237
– systemische 762
– – Melanom, malignes 805
– – Ovarialkarzinom 779
– Trophoblasttumoren 781
– Tumoren 768
– Urothelkarzinom 788
– Weichgewebssarkome 806–807
Cheyne-Stokes-Atmung
– Herzinsuffizienz 320
– Koma 62
Chiasmakompressionssyndrom
– Akromegalie 849
– Hyperprolaktinämie 850
– Hypophysenvorderlappeninsuffizienz 848

CETP

Child-Pugh-Klassifikation, Leberzirrhose 561
Chinolone 140–141
– Harnwegsinfektionen 663
– Schwangerschaft 237
– Stillzeit 237
Chlamydienpneumonie, Makrolide 142
Chlorid
– Körperflüssigkeiten 265
– Tagesbedarf 244
Chloriddiarrhö 20
Chlorome, Leukämie, chronisch-myeloische 722
Cholangiographie, endoskopisch retrograde s. ERC
Cholangiopankreatikographie endoskopische retrograde s. ERCP
Cholangiosepsis 1008
– s.a. Sepsis
– Antibiotikatherapie 118
– Erreger 118
Cholangitis 600–601
– Antibiotika 600
– Choledocholithiasis 595
– Cholelithiasis 594
– destruierende, nicht-eitrige, Leberzirrhose, primär biliäre 564
– ERCP 601
– Ernährung 600
– Kreislaufkontrolle 600
– lenta 600
– Oligurie 600
– primär sklerosierende 566
– – Colitis ulcerosa 535
– – Crohn-Krankheit 532
Choledocholithiasis 595
– Cholelitholyse 597
– Cholezystektomie 597
– Cholezystolithiasis 597
– T-Drain 598
– ERC 595
– Pankreatitis, chronische 593
– Therapie 597
Cholelithiasis 593–598
– Adipositas 891

Cholelithiasis
- Choletitholyse 596–597
- Cholezystektomie 595
- Differentialdiagnose 526–527
- ERC 595
- Gallenkolik 594
- Pankreatitis, chronische 590, 593
- Ulkuskomplikationen 519
Cholelitholyse
- Chenodesoxycholsäure 596
- Choledocholithiasis 597
- Cholelithiasis 596–597
- Cholelithotripsie 598
- Diät 596
- mit MTBE 597
- Ursodesoxycholsäure 596
Cholelithotripsie 598
Cholera 1022–1023
- Antibiotika 1023
- Diarrhö 21
- Prophylaxe 1023
- Reiswasserstuhl 21
- Verbrauchskoagulopathie 741
Choleravibrionen, Antibiotika 23
Cholestase
- Leberschädigung, toxisch 582
- Leberzirrhose 562
- – primär biliäre 564
- Maldigestion 522
Cholesterin 972
Cholesterinester-Transferprotein (CETP) 973
Cholesterolgallensteine 593
Cholezystektomie
- Choledocholithiasis 597
- Cholelithiasis 595
- Cholezystitis 599
- Pankreatitis, akute 590
- – chronische 593
Cholezystitis 598–600
- Abdomen, akutes 524
- Antibiotika 599
- Antipyretika 599
- Cholelithiasis 594

Cholezystitis
- Cholezystektomie 599
- Differentialdiagnose 526–527
- emphysematöse, Diabetes mellitus 900
- Ernährung, parenterale 599
- Fehldiagnosen 1002
- Gallenblasenempyem 599
- Nulldiät 599
- Perforation 599
- Sepsis 599
Cholezystocholangiographie, Cholelithotripsie 598
Cholezystogramm, orales, Cholelithiasis 594
Cholezystolithiasis 595
- Choledocholithiasis 597
- Cholelithotripsie 598
- Differentialdiagnose 513, 528
- Pankreatitis, chronische 593
Chondrodystrophia punctata durch Vitamin-K-Antagonisten 193
Chondrokalzinose, Begleitarthritis 840
Chondrosarkom 806
Chorioiditis, Crohn-Krankheit 532
Choriomeningitis 1010
- lymphozytäre, Enzephalitis 1034
Choriongonadotropin, Chorionkarzinom 781
Chorionkarzinom
- Chemotherapie 781
- Choriongonadotropin 781
- Ovarien 780–781
Chvostek-Phänomen, Hypokalzämie 276
Chylomikronämie-Syndrom 996
- Alkoholabusus 999
Chylomikronen 972
Ciclosporin
- Applikationsweise 92

Ciclosporin
- Arzneimittelinteraktionen 92–93
- Autoimmunerkrankungen 91–93
- Diuretika, kaliumsparende 93
- Dosierung 92
- immunsuppressive Therapie 91–93
- Indikationen 91
- Kontraindikationen 93
- Nebenwirkungen 93
- Niereninsuffizienz 93
- Organtransplantation 92
- Pharmakokinetik 91
- Schwangerschaft 93
- Struktur 91
- Transplantationen 91
- Wirkungsmechanismen 91
Clark-Klassifikation, Melanom, malignes 804
Claudicatio intermittens 401–402
- β-Rezeptorenblocker 374, 425
CLL s. Leukämie, chronisch-lymphatische
Clonorchis, Praziquantel 177
Clostridium
- botulinum 1025
- difficile, Antibiotika 23
- tetani 1025
Cluster-Kopfschmerz, Sumatriptan 13
CML s. Leukämie, chronisch-myeloische
CMV-Hyperimmunglobulin 170
CMV-Infektion 1752
- AIDS 1032
- Anämie, aplastische 690
- Enzephalitis 1034
- Glomerulonephritis 638
CMV-Pneumonie, Ganciclovir 168
CMV-Retinitis, Ganciclovir 168
CNI s. Niereninsuffizienz, chronische

Sachverzeichnis

Co-Analgetika 9
CO-Intoxikation
- Polyzythämie 724
- respiratorische Insuffizienz 449
- Sauerstofftherapie 449
Colica mucosa 25, 510–512
Colitis ulcerosa 535–538, 688
- s.a. Kolitis
- Aminosalizylate 536
- Antibiotika 537
- ARDS 451
- Cholangitis, primär sklerosierende 566
- Diät 536
- – chemisch definierte 247
- Diarrhö 20
- – chronische 24
- Diarrhö, chronische 25
- Glukokortikoide 78, 535, 537
- Hämatochezie 540
- Hospitalisierung 536
- Immunsuppressiva 537
- Laxanzien 28
- Mesalazin 535
- Olsalazin 535
- Operation 538
- Parasympathikolytika 538
- Psychotherapie 536–537
- Rezidivprophylaxe 538
- Salazopyrin 535
- Spondarthropathien 828
- Stuhl, blutig-eitriger 21
- Stuhlregulierung 536
Colony-stimulating factors 767
Coma
- diabeticum 944
- – Hypotonie 442
- hepaticum, Hypotonie 442
Commotio, Erbrechen 15
Compliance, Alter 232
Concretio pericardii, Herzbeuteltamponade 305
Condylomata acuminata, Differentialdiagnose 542

Conjunctivitis
s.a. Konjunktivitis
Conjunctivitis sicca, Orbitopathie, immunogene 865
Conn-Syndrom 439–440
- Spironolacton 109
continuous positive airway pressure s. CPAP
continuous positive pressure ventilation s. CPPV
Coombs-Test und α-Methyldopa 429
Cor pulmonale
- Aderlaß 470
- Antikoagulanzien 470
- Bronchitis, chronische 461
- chronisches 469–471
- – Pleuraerguß 484
- – respiratorische Insuffizienz 447
- Digitalisglykoside 470
- Diuretika 101, 470
- Diuretikatherapie 108
- Herztöne 469
- Hypertonie, pulmonale 469
- Kalziumantagonisten 326
- Lungenembolie 472
- Methylxanthine 471
- Polyglobulie 470
- Rechtsherzinsuffizienz, chronische 324
- Sauerstofftherapie 470
- Theophyllin 470
- Thrombozytenaggregationshemmer 470
Corona phlebectatica, postthrombotisches Syndrom 415
Corynebacterium diphtheriae 1026
Courvoisier-Zeichen, Pankreaskopfkarzinom 591
Coxsackie-Infektion, Enzephalitis 1034
CPAP (continuous positive airway pressure) 42
CPC s. Cor pulmonale, chronisches

CPH s. Hepatitis, chronisch-persistierende
CPPV (continuous positive pressure ventilation) 42
Crampi, Differentialdiagnose 412
C-reaktives Protein, Pankreatitis, akute 585
Crescendo-Angina pectoris 369–370
- s.a. Angina pectoris
CREST-Syndrom 831
CRH-Test, Hypophysenvorderlappeninsuffizienz 848
Crigler-Najjar-Syndrom, Hyperbilirubinämie 582
Crohn-Krankheit 531–534
- s.a. Ileitis terminalis
- Antibiotika 534
- Astronautenkost 533
- Azathioprin 534
- Cholangitis, primär sklerosierende 566
- Diät 532–533
- – chemisch definierte 247
- Diarrhö 20
- – chologene 534
- – chronische 24
- Differentialdiagnose 528, 532
- Enteropathie, exsudative 534
- Ernährung, parenterale 533
- Formuladiäten 533
- Glukokortikoide 533
- Hämatochezie 540
- Ileokoloskopie 532
- Komplikationen 534
- Malabsorptionssyndrome 534
- Maldigestion 522
- Maldigestionssyndrome 534
- Rezidivprophylaxe 534
- Salazopyrin 533
- Spondarthropathien 828
Crush-Hämolyse-Hitze-Niere, Niereninsuffizienz, renale 604

Crush-Niere, Lungenödem 475
Cruveilhier-Baumgarten-Syndrom, portale Hypertension 571
Cryptococcus-Meningitis, AIDS 1032
CSE-Hemmer 985
GM-CSF 767
Cubitalis-Punktion 33–34
– Komplikationen 33
– Phlebothrombose 33
Cumarinderivate
s. Kumarinderivate
cushingoider Habitus durch Glukokortikoide 82
Cushing-Schwellendosis, Glukokortikoide 77
Cushing-Syndrom 880
– Adrenalektomie 882
– Alkalose, metabolische 287
– Diabetes mellitus 882
– Glukokortikoide 881
– Hirsutismus 884
– Hypertonie 419
– Hypokaliämie 272
– Nebennierenrindenkarzinom 882
– Nebennierenrindentumoren 881
– paraneoplastisch bedingtes 881
– Polyzythämie 724
CVVHD (kontinuierliche veno-venöse Hämodialyse) 625
CVVHF (kontinuierliche veno-venöse Hämofiltration) 625
Cyclophosphamid
– Applikationsweise 89
– Arzneimittelinteraktionen 90
– Dosierung 89
– immunsuppressive Therapie 89–90
– und Mesna 89
– Nebenwirkungen 90
– und Niereninsuffizienz 90
– Pharmakokinetik 89

Cyclophosphamid
– Struktur 89
– Wegener-Granulomatose 90
– Wirkungsweise 89
Cystinsteine 674–675
– D-Penicillamin 674
C-Zellkarzinom 870–872

Dämmerzustand 61
daily chronic headache 8
Darmblutung, akute 540–541
Darmdekontamination, Leukämie, akute 703
Darmentleerung
– Enzephalopathie, hepatische 576
– Schlafmittelvergiftung 71
Darmerkrankungen
– bakterielle, Antibiotika 23
– entzündliche, Diät, chemisch definierte 247
Darmfistel, Hypokaliämie 272
Darmflora, Reduktion, Enzephalopathie, hepatische 577
Darmkrämpfe
– hämolytisch-urämisches Syndrom, Verotoxinassoziiertes 1024
– Hypomagnesiämie 280
Darmreinigung, Vergiftungen 69
Darmresektion, Folsäuremangel 684
Darmverschluß s. Ileus
Darmwand-Amöbiasis 1040
Dauerausscheider, Salmonellose 1021–1022
Dauerkopfschmerzen durch Kopfschmerzmittel 13
Dauer-Saugdrainage, intrapleurale, Pneumothorax 486
DDAVP-Test, Diabetes insipidus 852

Decarboxylasehemmer, Parkinson-Syndrom 1063–1064
Defäkographie, Rektozele 26
Defektdysproteinämie 462
Defektimmunopathien, kongenitale, Stammzelltransplantation 705
Defibrillation
– Asystolie 295
– Kammerflattern 294
– Kammerflimmern 294
Defibrinierung, Ancrod 202–203
Dehydratation 264
– Colitis ulcerosa 535
– Harnsäurenephropathie 971
– Ketoazidose, diabetische 943
– Niereninsuffizienz, prärenale 604
– osmolare, Ernährung, parenterale 259
– Polyzythämie 724
– Sondenernährung 250
– thyreotoxische Krise 864
– zelluläre 269
Dehydratationsschock 49
– Dextran, niedermolekulares 51
– Plasmaersatzmittel 51
Dehydratationssyndrom, hyperosmolares 953
Dekompensation, kardiale
– und Mannit 109
– und Vitamin-K-Antagonisten 190
Dekubitusprophylaxe, Koma 63
Delirium 61
– durch Antidepressiva 212
– tremens, Therapie 1066
Demenz
– Nootropika 215
– Wilson-Syndrom 567
Denver-Shunt 570
Depot-Neuroleptika 207

Sachverzeichnis

Depressionen
- durch Amantadin 167
- Antidepressiva 208
- durch Digitalisglykoside 330
- Enzephalopathie, hepatische 576
- MAO-Hemmer 210
- durch Methotrexat 88
- postpsychotische durch Neuroleptika 212
- durch Protionamid 158
- Psychopharmaka 214
- RIMA 210
Dermatitis
- nach Goldtherapie 823
- durch Vitamin-K-Antagonisten 193
- durch Zalcitabin 168
Dermatomyositis 832
- Alveolitis, fibrosierende 492
- Immunsppressiva 832
- Kortikosteroide 832
- MCTD 831
- physikalische Therapie 832
Dermatophyten
- Fluconazol 172
- Itraconazol 173
- Ketoconazol 172
Dermatosen
- Differentialdiagnose 411
- durch Diuretika 107
- durch Thiazide 106
Dermopathie, diabetische 900
Dexamethasonhemmtest, adrenogenitales Syndrom 883
Dextran 195
- Schock, hypovolämischer 51
Diabetes insipidus 852
- Diuretikatherapie 100
- Flüssigkeitsverluste 265
- nephrogener 270
- - ADH-resistenter 853
- - Hypernatriämie 270
- zentraler **270**, 852
- - Hypernatriämie 270

Diabetes mellitus 401, **897–961**
- Ätiopathogenese 898
- Akromegalie 849
- Alkoholkonsum 908
- Antidiabetika, orale 913–939
- arterielle Verschlußkrankheit 401
- Augenkomplikationen 957–958
- Basis-Bolus-Konzept 932–934
- Begleitarthritis 840
- Biguanide 917–918
- Blasenentleerungsstörungen 959
- Blutglukose 901–902
- Blutzuckermessung 901–902
- Cushing-Syndrom 882
- Dexfenfluramin 920–921
- Diabetikerschulung 905
- Diät, Realisierung 909
- Diarrhö 20, 959
- - chronische 24
- Differentialdiagnose 526–527
- Differentialtherapie 939
- Dyslipoproteinämie 998–999
- Ernährung 905, 911
- - parenterale 256
- Ernährungsrichtlinien 906
- Fenfluramin 920–921
- Fettleber 582
- Fettverzehr 906–907
- Folgeerkrankungen 955–961
- Fruktosamine 904
- Fußpflege 961
- Gastroparese 960
- Gewichtsabnahme 906
- Glaukom 958
- Glomerulonephritis 636
- Glukokortikoide 82
- - Kontraindikation 84
- Glukose 251
- Glukosetoleranz, pathologische 897

Depressionen

Diabetes mellitus
- Glukosetoleranztest, intravenöser 898
- - oraler 897
- Glukosidasehemmer 918–920
- Glykohämoglobulin, Bestimmung 903
- Guar 920
- Hämochromatose 566
- Harnwegsinfektionen 659
- Hyperkaliämie 274
- Hyperlipidämie 956
- Hypertonie 433, 955–956
- Hypertriglyzeridämie 955
- Hyperurikämie 966
- Hypoglykämie 962
- Hypophysenvorderlappeninsuffizienz 848
- Hypotonie, orthostatische 959
- Impotenz 959
- Inselzelltransplantation 939
- insulinabhängiger 898
- Insuline 921–938
- Insulininjektion, subkutane 932–934
- Insulinpumpentherapie 934–936
- Insulintherapie 930–938
- - Durchführung 930
- - intensivierte 932–934
- - Komplikationen 936
- - konventionelle 930–932
- - Nebenwirkungen 936
- - subkutane, kontinuierliche 934–936
- Insulinzufuhr 928
- juveniler 898
- Katarakt 958
- Ketoalkalose 955
- Ketoazidose 942–951
- Ketonkörper im Urin, Bestimmung 903
- Klassifikation 898
- Kochsalzzufuhr 906, **909**

1104

Diarrhö

Diabetes mellitus
- körperliche Aktivität 911–912
- Kohlenhydrate, Berechnungsgrundlage 909–911
- Kohlenhydratverzehr 906–908
- Koma, hyperosmolares 953–955
- – – nicht-ketoazidotische 952–953
- Komplikationen 899
- – – Erfassung 900, 904
- Kontrastmittel-Nephropathie 957
- Kontrolluntersuchungen 904
- Laktatazidose 953–955
- Lungenmykosen 488
- metabolisches Syndrom X 955
- Mikroalbuminurie 904
- Myokardinfarkt 308
- Necrobiosis lipoidica 961
- Nephropathie 956–957
- – – s.a. Nephropathie, diabetische
- nephrotisches Syndrom 648
- Neuropathie 958–959
- – – s.a. Neuropathie, diabetische
- – – intestinale 959
- nicht-insulinabhängiger 899
- Nierenkomplikationen 956–957
- Nüchternglukose 897
- Obstipation 26
- Ödeme, therapierefraktäre 112
- Ösophagusinfektion 506
- Pankreastransplantation 939
- Pankreatitis, chronische 590, 592
- Papillennekrose 957
- Prophylaxe 938
- Proteinurie 904
- Proteinverzehr 906, **908**
- Pyelonephritis 957

Diabetes mellitus
- Remission, Einleitung 938
- Retinopathie 957–958
- und β-Rezeptorenblocker 374
- Schwangerschaft 940–941
- sekundärer 899
- Sondenernährung 248
- Sport 911
- Stoffwechselsituation, Monitoring 900
- Sulfonylharnstoffe 913–917
- durch Tacrolimus 94
- Therapie, kausale 959
- Therapieziele 900
- Übergewicht 906
- Uringlukose 902–903
- Xylit 251
- Zuckeraustauschstoffe 908

Diabetestherapie
- s.a. Insulintherapie
- Niereninsuffizienz 941
- bei operativen Eingriffen 941–942
- Schwangerschaft 940–941

Diabetikerschulung 905
diabetischer Fuß 900, **960–961**
diabetisches Koma s. Koma, diabetisches

Diät
- Adipositas 891
- chemisch definierte 246–247
- Colitis ulcerosa 536
- Crohn-Krankheit 532–533
- Diabetes mellitus 909
- Diarrhö 21–22
- Dumping-Syndrom 521
- Gicht 966
- Glomerulonephritis, chronische 645
- Hämochromatose 567
- Hepatitis 547
- Hyperlipoproteinämie 979–982

Sachverzeichnis

Diät
- Hyperurikämie 966
- Karditis 396
- koronare Herzkrankheit 367
- Leberzirrhose 562
- Malabsorptionssyndrome 523
- Maldigestionssyndrome 523
- nährstoffdefinierte 246–247
- Niereninsuffizienz, chronische 621
- Nierenversagen, akutes 612
- Pankreatitis, chronische 591
- Pneumonie 478
- Poststreptokokken-Glomerulonephritis 639
- purinarme, Harnsäuresteine 673
- – – Nephrolithiasis 672
- tyraminarme, Monoaminooxidasehemmer 209
- Ulcus pepticum 514
- Vitamin-K-reiche 190

Dialyse s. Hämodialyse
Diamond-Blackfan-Anämie 691
- Stammzelltransplantation 705

Diarrhö 20–25
- durch Aciclovir 166
- Addison-Krise 878
- Adsorbenzien 22
- akute 20–22
- – – praktisches Vorgehen 21
- – – schwer verlaufende 22
- – – unkomplizierte 22
- durch Albendazol 177
- allergische 21
- Amöbiasis 1040
- Antibiotika 22
- Antibiotika-induzierte 21
- Antidiarrhoika 21–22
- Azidose, metabolische 284
- Bakteriensubstitution, orale 22

1105

Sachverzeichnis

Diarrhö
- Chloriddiarrhö 20
- Cholera 1023
- chronische 24
- – Antidiarrhoika 25
- – Parasympathikolytika 25
- durch Clindamycin 139
- Colitis ulcerosa 535
- Crohn-Krankheit 532
- Darmantiseptika 22
- Diabetes mellitus 959
- Diät 21–22
- durch Didanosin 167
- Differentialdiagnose 46
- durch Digitalisglykoside 330
- durch Dihydralazin/ Hydralazin 426
- durch Diuretika, antikaliuretische 111
- durch Fluconazol 173
- Flüssigkeitsverluste 265
- durch 5-Fluorcytosin 171
- durch Ganciclovir 168
- Gyrasehemmer 22
- hämolytisch-urämisches Syndrom, Verotoxin-assoziiertes 1024
- durch Halofantrin 175
- Hypokalzämie 276
- Ileoskopie 25
- infektiöse 22
- durch Interferone 170
- Karzinoid 801
- Kolitis, Antibiotika-assoziierte 23
- – pseudomembranöse 23
- Koloskopie 25
- Lambliasis 139
- Leptospirose 1017
- Loperamid 22
- durch Mebendazol 176
- medikamentöse 21
- durch Mefloquin 174
- durch α-Methyldopa 429
- Motilität, intestinale, gesteigerte 20
- osmotische 20, 249

Diarrhö
- paradoxe 25
- – Obstipation, chronische 6
- parasitäre 21
- Purpura, thrombotisch-thrombozytopenische 658
- durch Pyrantel 176
- durch Rauwolfia-Alkaloide 426
- Rehydratation 21–22
- Reizdarmsyndrom 511–512
- Ringer-Laktat-Lösung 22
- Saccharomyces cerevisiae 24
- Schilddrüsenautonomie 858
- Schleimhautveränderungen 20
- Schock, anaphylaktischer 56
- – hypovolämischer 46
- sekretorische 20
- Sondenernährung 249
- Spasmolytika 22
- durch Tacrolimus 94
- durch Thrombozytenaggregationshemmer 194
- thyreotoxische Krise 864
- Toxic-shock-Syndrom 1027
- Trimethoprin-Sulfamethoxazol 22
- und Vitamin-K-Antagonisten 190
- Yersiniose 21

Dickdarmerkrankungen
- s.a. unter Kolon...
- Diarrhö, chronische 24

Dickdarmileus 529
Differenz-Osmolalität, Aminosäuren, Verwertungsstörung 256
Diffusionsstörungen 447
Digitalarterien-Verschluß 402
Digitalempfindlichkeit, Hypomagnesiämie 280

Diarrhö
Digitalisglykoside 386, 397
- Alter 235
- Angina decubitus 378
- Anwendung, therapeutische 327
- Aorteninsuffizienz 386
- Aortenstenose 385
- Arzneimittelinteraktionen 220
- Auswahl 327–330
- AV-Block 359
- Cor pulmonale 470
- Erhaltungsdosis 328–329
- Extrasystolie, ventrikuläre 353
- Herzinsuffizienz, chronische 326–331
- Herzrhythmusstörungen, tachykarde 340
- Hypertonie 434
- Indikationen 327
- Karditis 396
- Lungenödem 305
- Mitralinsuffizienz 384
- Nebenwirkungen 330
- – Behandlung 330–331
- Niereninsuffizienz 223–225
- – chronische 619
- Schock, kardiogener 300
- – septischer 1006
- Schrittmachertherapie 296
- Sinusbradyarrhythmie 358
- Sinusbradykardie 357
- therapeutische Breite 330
- Therapiekontrolle 329
- Vorhofflattern 343
- Vorhofflimmern 344
Digitalisintoxikation 352
- AV-Block 360
- Erbrechen 15
- Herzinsuffizienz 320
- Herzstillstand 292
- Hyperkaliämie 274, 330
- Therapie 331
- Vorhoftachykardie mit Block 351
Digitalispause 331
Digitalstoxizität 471

Digitalisüberdosierung, Diarrhö 21
Digitalisüberempfindlichkeit, Spironolacton 109–110
Dilatation, Achalasie 505
Diphtherie 1026–1027
– Antibiotika 1027
Diphyllobothrium latum 1046
– Niclosamid 176
Diplopie, Glukosemangel, zerebraler 962
Diurese
– forcierte, Furosemid 70
– – Giftindexliste 627–631
– – Herzinsuffizienz 437
– – Hochdruckenzephalopathie 437
– – Notfall- und Intensivtherapie 32
– – Schlafmittelvergiftung 71
– – Vergiftungen 70, 100
– Herzinsuffizienz 321
– Hyponatriämie 268
– Koma 63
– Kontrolle, Blasenkatheter 36
– Nierenversagen, akutes 609
– Notfall- und Intensivtherapie 39
– osmotische 108
– – Niereninsuffizienz, chronische 615
– Thiaziddiurese 106
– Transfusionsreaktion 60
– und Vitamin-K-Antagonisten 190
Diuretika(therapie) 98–113, 292
– s.a. High-/Low-Ceiling-Diuretika
– s.a. Schleifendiuretika
– s.a. Thiazide
– Aldosteron-Antagonisten 109
– Alkalose, metabolische 287
– – respiratorische 101

Diuretika(therapie)
– Alter 234
– Amilorid 110
– antikaliuretische 109–111
– – Ciclosporin 93
– – Hyperkaliämie 274
– – Hypertonie 424
– – Kontraindikationen 111
– – Nebenwirkungen 111
– – Niereninsuffizienz, chronische 619
– Anwendung 102–113
– Aorteninsuffizienz 386
– Arzneimittelinteraktionen 220–221
– Aszites 569
– Auswahl 102
– – Richtlinien 105
– AV-Block 361
– Begleitaszites 764
– Benzothiadiazinderivate und -analoga 105
– Cor pulmonale 101, 470
– Diabetes insipidus 100
– Dosierungen 102
– Flüssigkeitsangebot 102
– Flüssigkeitsansammlungen, lokale 101
– Glaukom 101
– hepatorenales Syndrom, Prognose 579
– Herzinsuffizienz 332–333
– Hirnödem 64
– – akutes 99
– Höhlenergüsse 98
– Hyperkalzämie 101
– Hyperkalziurie, absorptive 100
– hyperosmolare 108–109
– Hypertonie 422–424, 427, 433
– – arterielle 100
– Hypokaliämie 272
– Hypomagnesiämie 280
– Indikationen 98–101
– kaliumsparende s. unter antikaliuretische
– Kalziumoxalat-Steine 100

Diuretika(therapie)
– Karditis 396
– Kochsalzrestriktion, diätetische 112–113
– Komplikationsrisiken 106–108
– Kontraindikationen 108
– Lungenödem 305
– – akutes 99
– Mannit 108
– Maßnahmen, unterstützende 112–113
– Natriumzufuhr 101
– Nebenwirkungen 106–108
– nephrotisches Syndrom 649
– Niereninsuffizienz 226
– Nierenversagen, akutes 100, 611
– Ödeme, generalisierte 98
– – refraktäre 111–112
– Poststreptokokken-Glomerulonephritis 639
– postthrombotisches Syndrom 415
– praktisches Vorgehen 101
– Schleifendiuretika 103
– Schock, kardiogener 300
– Schwangerschaft 239
– Schwangerschaftshypertonie 676
– Sorbit 109
– Spironolacton 109
– Stillzeit 239
– Thiazide 105
– Triamteren 110
– Vergiftungen 100
– Verlaufskontrolle 112
– Wirkungseigenschaften 104
Divertikulitis 538–540
– Abdomen, akutes 524
– akute 538–539
– chronische 539
– chronisch-rezidivierende 540
– Diarrhö, chronische 24

Sachverzeichnis

Divertikulitis
- Differentialdiagnose 526–527, 539
- Perforation 539

Divertikulose 538–540
- Quellstoffe 539

Dixon/Moore-Klassifikation, Hodentumoren 782

DÖS s. Ösophagusspasmus, diffuser

Donath-Landsteiner-Hämolysin 690

Dopaminantagonisten
- Erbrechen 17
- – zytostatikabedingtes 18
- Parkinson-Syndrom 1064

Doppelbilder
- durch Digitalisglykoside 330
- Orbitopathie, immunogene 865
- TIA 1052

Dosier-Aerosole 452, 454
- Asthma bronchiale 467

T-Drain, Choledocholithiasis 598

Drehschwindel 1062
- durch Streptomycin 155

Drei-Gefäßerkrankung 375

Dressler-Syndrom 310
- Myokarditis 396
- Perikarditis 397

Drogenabhängige
- Pulmonalklappeninsuffizienz 388
- Rechtsherzendokarditis 389

Drogenintoxikation, Lungenödem 475

Drucksteigerung, intrakranielle s. Hirndrucksteigerungen

drug fever 4, 392

Dubin-Johnson-Syndrom, Hyperbilirubinämie 582

Ductus arteriosus Botalli persistens
- Aortenisthmusstenose 389
- Endokarditis, bakterielle 389

Dünndarmileus 529

Dünndarmlymphom, Diarrhö 20

Dünndarmresektion
- Diät, chemisch definierte 247
- Malabsorption 522
- Vitamin-B_{12}-Mangel 684

Dünndarmtumoren, Hämatochezie 540

Dukes-Stadium 758

Dumping-Syndrom 520–521
- Billroth-I-Anastomose 521
- Diät 521
- postalimentäres 520–521
- Roux-Y-Anastomose 521

Duodenalsonde 247
- Sondenernährung 248

Duodenalulkus s. Ulcus duodeni

duodenogastraler Reflux 37

Duodenographie, Pankreatitis, chronische 591

Duodenopankreatektomie, Pankreatitis, chronische 593

Duplex-Sonographie
- arterielle Verschlußkrankheit, chronische 403
- farbkodierte, Nierenversagen, akutes 606
- postthrombotisches Syndrom 415

Dupuytrensche Kontraktur, Diabetes mellitus 900

Durchblutungsstörungen
- s.a. arterielle Verschlußkrankheit
- funktionelle 408–409
- β-Rezeptorenblocker 374
- Schädelgrube, hintere 1062
- zerebrale 1051–1056

Durchfall s. Diarrhö

Durchschlafstörungen, Spondylarthritis ankylopoetica 827

Durstversuch, Diabetes insipidus 852

Dysarthrie
- ischämischer Infarkt 1052
- TIA 1052
- Wilson-Syndrom 567

Dyschezie 26

Dysenterie 1020–1021

Dysfibrinogenämie 732

Dyskalkulie, ischämischer Infarkt 1052

Dyskrinie, Bronchitis, chronische 460

Dyslipoproteinämie 975, 998
- s.a. Hyperlipoproteinämie
- Alkoholabusus 999
- Diabetes mellitus 998–999
- nephrotisches Syndrom 999
- Nierenerkrankungen 999
- Niereninsuffizienz, chronische 999
- vom Typ III 996–997

Dyspepsie 510–512
- nicht-ulzerative 510–512
- durch Opioide 11

Dysphagie 505
- Hypomagnesiämie 280
- Ösophagusinfektion 506
- Ösophagusspasmus, diffuser 505
- Refluxkrankheit 499
- sideropenische s.a. Plummer-Vinson-Syndrom
- – Eisenmangelanämie 681

Dysphorie, Glukosemangel, zerebraler 962

Dyspnoe 446
- s.a. Atemnot
- s.a. Belastungsdyspnoe
- s.a. Ruhedyspnoe
- s.a. Tachypnoe
- Bronchitis, chronische 461
- Cor pulmonale 469
- Diphtherie 1026

Emphysemthorax
Dyspnoe
- Herzinsuffizienz 320
- Lungenödem 476
- Spannungspneumothorax 486
- Vorhofflattern 343
Dysproteinämie
- Lungenödem 475
- nephrotisches Syndrom 647–648
- Thrombose 400
Dystonie, Eisenmangelanämie 681
Dysurie 659
- Nephrolithiasis 670

E 605-Vergiftung 68
Echinococcus
- granulosus, Albendazol 177
- multilocularis, Albendazol 177
Echinokokkose 1046
- alveoläre, Albendazol 177
- zystische, Albendazol 177
Ehlers-Danlos-Syndrom 734
Einbettungsstörungen durch Vitamin-K-Antagonisten 193
Einflußstauung, obere
- s.a. Halsvenen, gestaute
- s.a. Vena-cava-superior-Syndrom
- onkologische Krankheiten 809
- Tumoren 809
Einlauf, Obstipation 27
Einschwemmkatheter nach Swan und Ganz 39
Eisbeutel, Fieber 5
Eisenbedarf, erhöhter, Eisenmangelanämie 681
Eisenmangel
- Ernährung, parenterale 244
- Schwangerschaft 685
- Therapie 685

Eisenmangelanämie 680–682
- Eisentherapie, orale 681–682
- - parenterale 682
- Malabsorption/Maldigestion 522
Eisenresorption, verminderte, Eisenmangelanämie 681
Eisenstoffwechselstörung s. Hämochromatose
Eisentherapie, parenterale, Eisenmangelanämie 682
Eiterungen, abdominale
- Cephalosporine 136
- Metronidazol 142
Eiweiß, Tagesbedarf 244
Eiweißmangelödeme, Malabsorption/Maldigestion 522
Ejakulationsstörungen durch α-Methyldopa 429
Eklampsie 437, **674**
- Diazepam 677
- Dihydralazin 677
- Geburtseinleitung 677
- Magnesiumsulfat 677
- α-Methyldopa 677
- β-Rezeptorenblocker 677
- Thrombozytopenie 696
- Verbrauchskoagulopathie 741
Ekzeme, Hypokalzämie 276
Elastizitätshochdruck 419
Elektrokardioversion
- Kammertachykardie 356
- Vorhofflimmern 345–348
- Vorhoftachykardie 341
Elektrolyte
- Konzentrate, molare 273
- Normwerte s. Normwerttabelle
- Tagesbedarf 244
Elektrolythaushalt, Störungen s. Elektrolytstörungen

Sachverzeichnis
Elektrolytstörungen 263–281
- Differentialdiagnose 46
- Glomerulonephritis, chronische 645
- Herzstillstand 292–293
- Schock, hypovolämischer 46
Elektrolytverluste, Magensonde 37
elektromechanische Dissoziation 296–297
Elektrophorese, Normwerte s. Normwerttabelle
Elektroschock, Verbrauchskoagulopathie 741
Elektrounfälle, Herzstillstand 292
Elementardiät 246–247
- Streßulkus 517
Ellenbeugenvene, Punktion 34
Embolektomie
- arterielle Verschlußkrankheit 400
- Lungenembolie 474
Embolie 399
- s.a. Lungenembolie
- Abdomen, akutes 524
- arterielle 399
- - paradoxe, Lungenembolie 472
- - Vorhofflimmern 349
- Myokardinfarkt 310
- septische, Endokarditis, bakterielle 390
- Vitamin-K-Antagonisten 188
Emetika, Erbrechen 15
Empfängerblutproben, Blutgruppen- und Rh-Bestimmung 59
Emphysem
- s. Lungenemphysem
- s. Mediastinalemphysem
Emphysemblase, infizierte, Pleuraempyem 484
Emphysembronchitis, Angina pectoris 370
Emphysemthorax, Herzmassage, externe 294

1109

Sachverzeichnis

Empyem
– s. Gallenblasenempyem
– s. Pleuraempyem
Endobrachyösophagus 504
Endocarditis
– lenta 390
– polyposa ulcerosa 389
Endokarditis
– s.a. Endocarditis
– s.a. Rechtsherzendokarditis
– s.a. Streptokokken-Endokarditis
– Antibiotikatherapie 119
– und Antithrombotika 182
– bakterielle 125, 389–395
– – Antibiotika 391–394
– – – bei operativen Eingriffen 394
– – Aortenklappeninsuffizienz 386
– – Embolie, septische 390
– – Erregereintrittspforten 389
– – Erregerspektrum 390
– – Herzinsuffizienz 320
– – Herzklappenerkrankungen 380
– – Klappenersatz 394–395
– – Mitralinsuffizienz 384
– – Myokardinfarkt 308
– – Penicillinallergie 393
– – Prophylaxe 395
– – Prothesenendokarditis 390
– – Trikuspidalinsuffizienz 388
– Carey-Coombs-Geräusch 395
– Embolie, arterielle 399
– Erreger 119
– und Fibrinolytika 182
– Glomerulonephritis, membranoproliferative 653
– Gonorrhö 1017
– nephrotisches Syndrom 648

Endokarditis
– rheumatische 395
– Sepsis 1006
Endokarditisprophylaxe, Antibiotika 125
Endokardkissendefekt, Mitralinsuffizienz 384
endokrine Störungen, Hypertonie 438–440
endokrinologische Parameter, Normwerte
s. Normwerttabelle
Endometriose
– Bluthusten 476
– Differentialdiagnose 528
– Hämaturie 646
Endometritis, Gonorrhö 1017
endoskopische retrograde Cholangiopankreatikographie s. ERCP
endoskopische Varizensklerosierung
s. Varizensklerosierung, endoskopische
Endotoxinschock, Verbrauchskoagulopathie 741
Endotrachealtubus, Respiratortherapie 42
Energiebedarf, Ernährung, künstliche 243–244
Engwinkelglaukom
– und Amantadin 167
– durch Antidepressiva 212
Entamoeba histolytica 1040
Enteritis
– Antibiotika 23
– regionalis s. Crohn-Krankheit
– Salmonellose 1021–1022
Enterobius vermicularis 1044
– Albendazol 177
– Mebendazol 176
– Pyrantel 176
enterokolische Fistel, Malabsorption 522
Enterokolitis, regionale
s. Crohn-Krankheit

Empyem

Enteropathie 900
– eiweißverlierende, Diuretika 99
– exsudative, Differentialdiagnose 648
– – Perikarditis 398
– glutensensitive 523
Enterostomie, Hypokaliämie 272
Entspannungsverfahren, Schmerzen 14
Entzündungsmediatoren, Schmerzen 6
Entzugssymptome, Benzodiazepine 212
Enuresis nocturna, Antidepressiva 208
Enzephalitis 1034–1035
– Blutdrucksteigerungen, transitorische 419
– durch Diethylcarbamazin 178
– Koma 60
– Parkinson-Syndrom 1063
– Singultus 19
– Toxoplasmose 1032, 1038
Enzephalopathie
– s. Hochdruckenzephalopathie
– arteriosklerotische, subkortikale 1055
– hepatische 552, 575–578
– – Alkoholdelir 1065
– – Alkoholhepatitis 580
– – Aminosäuren, aromatische 577
– – Antibiotika 577
– – Benzodiazepin-Antagonisten 577
– – Darmentleerung 576
– – Darmflora, Reduktion 577
– – Diuretika 107
– – – antikaliuretische 111
– – Eiweißzufuhr 576
– – Kalorienzufuhr 576
– – Laktulose 577
– – Lebertransplantation 563
– – Stadien 576

1110

Erbsbreistuhl

Enzephalopathie, hepatische
- – Status epilepticus 1057
- – hypertensive 421
- – Hirnödemtherapie 64
- – Koma 60
- Leberzirrhose 561
- durch OKT 3 95
Enzyme
- Normwerte s. Normwerttabelle
- Tumormarker 761
Enzymmeßmethoden s. Normwerttabelle
Eosinophilie
- durch Diethylcarbamazin 178
- Leberschädigung, toxische 582
- Nebennierenrindeninsuffizienz 877
- Nephritis, interstitielle 666
Epidermolyse durch Allopurinol 968
Epididymitis, Hämaturie 646
Epiduralanästhesie, Schock, neurogener 58
Epilepsie
- und Ciclosporin 93
- Koma 60
epileptischer Anfall 1056–1058
Epistaxis, Pseudohämoptoe 476
Epithelkörperchenkarzinom, Hyperparathyreoidismus, primärer 873
Epithelkörperchenunterfunktion s. Nebenschilddrüsenunterfunktion
Erbrechen 15–18, 519
- durch Aciclovir 166
- Addison-Krise 878
- adrenogenitales Syndrom 883
- durch Albendazol 177
- Alizaprid 17
- Alkalose, metabolische 287

Erbrechen
- Alkoholdelir 1065
- Alkoholexzesse 16
- Antihistaminika 16
- Appendizitis 528
- azetonämisches, Hypoglykämie 962
- Blutung, zerebrale 1055
- Cholelithiasis 593
- Cholera 1023
- Cholezystitis 599
- durch Colestyramin/Colestipol 983
- Differentialdiagnose 46
- durch Digitalisglykoside 330
- Dimenhydrinat 16
- durch Diuretika, antikaliuretische 111
- Domperidon 17
- Dopaminantagonisten 17
- durch Eisentherapie 682
- Ernährung 16
- Ernährungsfehler 16
- Flüssigkeits- und Elektrolytzufuhr 16
- durch 5-Fluorcytosin 171
- Fluphenazin 17
- durch Foscarnet 168
- durch Ganciclovir 168
- Goodpasture-Syndrom 641
- hämolytisch-urämisches Syndrom, Verotoxin-assoziiertes 1024
- hyperkalzämische Krise 279
- Hyperparathyreoidismus, primärer 873
- Hypokaliämie 272
- Ileus 530
- durch Interferone 170
- Ketoazidose, diabetische 943
- Leptospirose 1017
- Meclozin 16
- durch Mefloquin 174
- Metoclopramid 17
- Nebennierenrindeninsuffizienz 877

Sachverzeichnis

Erbrechen
- Neuroleptika 16
- Niereninsuffizienz, chronische 615
- durch Nitroprussid-Natrium 436
- durch Opioide 11
- Pankreatitis, akute 585
- – chronische 590
- Perphenazin 17
- Phenothiazine 16
- Porphyrie 1002
- durch Praziquantel 177
- provoziertes, Apomorphin 69
- – Ipecacuanha-Sirup 68
- – Kontraindikation 69
- – Schlafmittelvergiftung 71
- – Vergiftungen 68
- durch Pyrantel 176
- durch Pyrazinamid 155
- durch Schleifendiuretika 105
- Schock, anaphylaktischer 56
- – hypovolämischer 46
- – Schwangerschaft 15
- – Schwindel 1062
- Scopolamin 17
- Sepsis 1006
- Serotonin(5-HT$_3$)-Antagonisten 17
- und Sondenernährung 246
- durch Tacrolimus 94
- Toxic-shock-Syndrom 1027
- Triflupromazin 17
- zerebrales 15
- zytostatikabedingtes 17–18
- – Dexamethason 18
- – Dopaminantagonisten 18
- – Granisetron 18
- – Metoclopramid 18
- – Ondansetron 17–18
- – Topisetron 18
Erbsbreistuhl, Salmonellose 21, 1021

Sachverzeichnis

ERC (endoskopisch retrograde Cholangiographie) 585
- Cholelithiasis 595
- Pankreatitis, akute 585
ERCP (endoskopisch retrograde Cholangiopankreatikographie) 591
- Cholangitis 601
- Pankreatitis, chronische 591
erektile Dysfunktion 885–887
- Kavernosographie 886
- Pharmako-Kavernosometrie 886
- SKAT-Testung 886
- SKAT-Therapie 887
Ergotaminderivate
- Kopfschmerzen 8
- Nephrotoxizität 8
Ergotherapie, arterielle Verschlußkrankheit 405
Ergotismus, Raynaud-Syndrom 409
Ernährung
- Alkoholhepatitis 581
- Cholangitis 600
- Diabetes mellitus 905, 911
- Erbrechen 16
- fleischfreie, Eisenmangelanämie 681
- heimparenterale 258–260
- künstliche 242
- - Bilanzierung 245
- - Energiebedarf 243–244
- - Indikationen 243
- - Nahrungsbestandteile, Zusammensetzung 243–244
- - Phosphatmangel 245
- - Tagesbedarf 243–244
- - Therapieüberwachung 245
- - Thiaminmangel 245
- - Zinkmangel 245
- Nierenversagen, akutes 608
- Pankreatitis, akute 589–590

Ernährung
- parenterale 242, **250–260**
- - Äthanol 253
- - Aminosäuren 252
- - - essentielle 253
- - Bilanzierung 256
- - Cholezystitis 599
- - Crohn-Krankheit 533
- - Diabetes mellitus 256
- - Eisenmangel 244
- - Fettemulsionen 253
- - Fettsäuren 253
- - Fruktose 251
- - Fruktoseintoleranztest 251
- - Fruktose-Sorbit-Intoleranz 251
- - Glukose 251
- - Hämodialyse 257–258
- - Hypokaliämie 272
- - Hypomagnesiämie 280
- - Indikationen 243
- - Infusionspläne 254–255
- - Infusionszeit 255
- - Kohlenhydrate 250–252
- - Komplikationen 259
- - Leberinsuffizienz 256
- - Leberzirrhose 256
- - Luftembolie 254
- - Nebenwirkungen 258
- - Niereninsuffizienz 257
- - Nierenversagen, akutes 257, 608
- - - chronisches 257–258
- - Notfall- und Intensivtherapie 32
- - Pankreatitis, akute 587
- - respiratorische Insuffizienz 258
- - Risiken 258
- - Sepsis 258
- - Sorbit 251
- - Spurenelemente 253
- - Therapie 256
- - venöser Zugang 254
- - Vitamine 253
- - Xylit 251
- Poststreptokokken-Glomerulonephritis 639
- Schwangerschaftshypertonie 675

Erreger, Infektionen, bakterielle 118–119
Erregeridentifizierung, Antibiotikatherapie 122
Erregerresistenz, Antibiotikatherapie 116
Erregungsleitung 334–335
Erregungszustände
- Alkalose, respiratorische 289
- Psychopharmaka 214
Ertrinken, Lungenödem 475
Erysipel
- Differentialdiagnose 411–412
- Penicillin G 144
- Poststreptokokken-Glomerulonephritis 638
Erythem, Schock, anaphylaktischer 56
Erythema
- chronicum migrans 835
- marginatum, rheumatisches Fieber 837
- nodosum, Colitis ulcerosa 535
- - Crohn-Krankheit 532
- - Lungensarkoidose 490
Erythroblastose, Hypoglykämie 962
Erythroleukämie, akute 700
Erythropoetin 767
- Anämie, renale 623
Erythrozyten, Morphologie 680
Erythrozytentransfusionen, Anämie, autoimmunhämolytische 688
Erythrozytose, familiäre 724
Erythrozyturie
- Hypertonie 420
- Hyperurikämie 966
- Lupus erythematodes 830
- Nephritis, interstitielle 666
- Nephrolithiasis 670
Euglucon, Lebererkrankungen 230–231

Fettsäuren
Euhydratation 264
von-Euler-Liljestrand-
  Mechanismus 469
Evans-Syndrom 696
– Differentialdiagnose 698
Exanthem
– durch ACE-Hemmer 430
– durch Albendazol 177
– durch Ampicillin 146
– durch Anistreplase 201
– durch Didanosin 167
– erythematöses durch
  Spironolacton 110
– durch Fibrate 987
– durch Fluconazol 173
– durch Ganciclovir 168
– Hepatitis 546
– durch Isoniazid 154
– durch Ivermectin 178
– Leberschädigung,
  toxische 582
– makulopapulöse durch
  Spironolacton 110
– durch Methotrexat 88
– Nephritis,
  interstitielle 666
– durch Nitrate 372
– purpuraartiges 201
– durch Pyrantel 176
exercise-induced
  asthma 466
Expektoranzien
– Bronchialkrankheiten
  456–457
– Bronchitis, chronische
  461
Exsikkose
– adrenogenitales Syndrom
  883
– Diarrhö 22
– und Diuretikatherapie
  108
– Ketoazidose,
  diabetische 943
– Koma 60
– Laxanzienabusus 27
– durch Mannit 108
Exspiration, ZVD 36
Extrasystolen
s. Extrasystolie
Extrasystolie 352–355, 356
– s.a. Vorhofextrasystolie

Extrasystolie
– durch Digitalisglykoside
  330
– Ernährung, parenterale
  258
– Hypokaliämie 272
– Lungenödem 305
– Myokardinfarkt 309, 311
– supraventrikuläre 352
– – Digitalisglykoside 327
– – Myokardinfarkt 309
– – Therapie **352**
– Therapie 338
– ventrikuläre 295, **352–355**
– – Antiarrhythmika 354
– – Einteilung nach Lown
  354
– – Myokardinfarkt 315
– – β-Rezeptorenblocker
  354
– – Sinusbradyarrhythmie
  357
– – Therapie 353–355
Extrauteringravidität
– Differentialdiagnose 46,
  526–527
– Schock, hypovolämi-
  scher 46
extrazelluläres Volumen
s. EZV
Extremitätenarterie,
  Verschluß 399–401
EZV (extrazelluläres
  Volumen) 263
– Hypernatriämie 270
– Hyponatriämie 267

FAB-Klassifikation, Leuk-
  ämie, akute 699–700
FAB-M7-Leukämie 725
Fadenkanalinfekt, Sonden-
  ernährung 250
Faktor-II-Mangel
– Laboruntersuchungen
  730–731
– Therapie 737
Faktor-V—Mangel 732
Faktor-VIII-Stimulation,
  von-Willebrand-Jürgens-
  Syndrom 738

Faktor-X-Mangel, Therapie
  738
Faktor-XII-Mangel 733
Faktor-XIII-Mangel **731**
Fanconi-Anämie 691
– Stammzelltransplanta-
  tion 705
Farbensehen durch Digita-
  lisglykoside 330
Farmerlunge 491
Fasciola hepatica, Prazi-
  quantel 177
Fasten, modifiziertes,
  Adipositas 892
Fasziitis
– eosinophile, Anämie,
  aplastische 690
– nekrotisierende, Diabetes
  mellitus 900
faszikulärer Block 360
Faszikulation, Hypomagne-
  siämie 280
Favismus, Hämolyse 687
Felty-Syndrom 827
femoropoplitealer Bypass,
  Vitamin-K-Antagonisten
  188
Fermentsubstitution, Pan-
  kreatitis, chronische 591
Fette, Tagesbedarf 244
Fettembolie
– Herzversagen, mechani-
  sches 297
– Verbrauchskoagulopathie
  741
Fettemulsionen, Ernährung,
  parenterale 253
Fettleber
– Adipositas 582–583
– Alkoholhepatitis 580
– alkoholische 580
– – Porphyria cutanea
    tarda 1000
– Diabetes mellitus 582
– Hyperlipoproteinämie
  976
– Hyperurikämie 966
– Leberversagen,
  akutes 552
Fettsäuren, essentielle
– Ernährung,
  parenterale 253

Sachverzeichnis

Fettsäuren
- Tagesbedarf 244
- Fettstoffwechselstörungen
- s.a. Hyperlipoproteinämie
- arterielle Verschlußkrankheit, akute 401
- koronare Herzkrankheit 365
- Lebensmittelauswahlliste 980
- Lipidapherese 991–992
- Myokardinfarkt 308
- Therapie einzelner Störungen 992–1000

Fettstühle
- Malabsorption 25
- Maldigestion 25, 522

Fettsuchttypen 890
Fettunverträglichkeit, Cholelithiasis 594
Fettverzehr, Diabetes mellitus 906–907
Fetus, Risiken durch Arzneimitteltherapie in der Schwangerschaft 236–241

Fibrate
- Hyperlipoproteinämie 984, **987–988**
- Hypertriglyzeridämie 987

Fibrinolyse 179, **195**
- ischämischer Infarkt 1054
- lokale 180
- Lungenembolie 473
- Myokardinfarkt 313, **316–317**
- reaktive 740
- Rezidivprophylaxe, Heparin 184
- Streptokinase 198
- systemische 180
- Urokinase 198
- Verbrauchskoagulopathie 739

Fibrinolysehemmer 199
Fibrinolytika 179, **195–202**
- direkte 180
- Dosierungen 197

Fibrinolytika
- Gewebeplasminogenaktivator 201
- Indikationen 180–181, 197
- indirekte 180
- Kontraindikationen 181–182
- Plasminogen-Streptokinase-Aktivatorkomplex, anisoylierter 201
- Risiken 183
- Streptokinase 196–199
- Urokinase 200–201

Fibrin-stabilisierender Faktor s. FSF
Fibrinthromben 195
Fibrosarkom 806

Fieber 3–5
- s.a. Ätiocholanolfieber
- s.a. Arzneimittelfieber
- s.a. drug fever
- durch ACE-Hemmer 430
- Acetylsalicylsäure 4–5
- Akute-Phase-Proteine 3
- Akute-Phase-Zytokine 4
- Alveolitis, fibrosierende 491
- p-Aminophenolderivate 5
- durch Amphotericin B 170
- Antipyretika 4
- Azathioprin 86
- Cholangitis 600
- Cholezystitis 599
- Cyclooxygenasehemmer 4
- Diabetes insipidus 852
- durch Diethylcarbamazin 178
- Differentialdiagnose 4
- Eisbeutel 5
- Ernährung, parenterale 258
- durch Ganciclovir 168
- Herzinsuffizienz 320
- Hypertonie 419
- durch Interferone 170
- durch Isoniazid 154
- durch Ivermectin 178
- konstitutionelles 4

Fettsäuren

Fieber
- Leberschädigung, toxische 582
- Leukämie, chronischmyeloische 722
- durch Miconazol 171
- Nephritis, interstitielle 666
- Niereninfarkt 661
- durch OKT 3 95
- Pankreatitis, akute 585
- physikalische Therapie 5
- Pyrogene 4
- Schock, septischer 46
- Sinustachykardie 337
- Steroidentzugssyndrom 80
- Therapieindikationen 4
- thyreotoxische Krise 864
- Transfusionszwischenfall 59
- undulierendes, Brucellose 1019
- unklares 4
- und Vitamin-K-Antagonisten 190
- Wadenwickel 5
- zentralvenöser Zugang 33
- durch Zidovudin 169

FIGO-Klassifikation 758
- Ovarialkarzinom 778
Filariasis 1048
Filmbildner, Refluxkrankheit, gastroösophageale 503
Fischbandwurm 1046
- Niclosamid 176

Fistel
- Bluthusten 476
- gastrointestinale, Diät, chemisch definierte 247

Fistelbildung, Divertikulitis 539
fixed-ratio combination drugs 7

Flankenschmerz
- Niereninfarkt 661
- Panarteriitis nodosa 656

Flapping-Tremor, Enzephalopathie, hepatische 576

1114

Galopprhythmus
Flimmerskotome durch Digitalisglykoside 330
Flüssigkeitsansammlungen, lokale, Diuretikatherapie 101
Flüssigkeitsretention, medikamentös-induzierte 669
Flüssigkeitsverluste 265
Flüssigkeitszufuhr
– Diuretikatherapie 102
– Erbrechen 16
– Niereninsuffizienz, chronische 616
fluid lung 302
– Lungenödem 475
– Niereninsuffizienz, chronische 615
– Nierenversagen, akutes 605
Fluoride, Osteoporose 844
Flush
– durch Anistreplase 201
– durch Kalziumantagonisten 428
– Karzinoid 801
– Schock, anaphylaktischer 56
– durch Serotonin(5-HT$_3$)-Antagonisten 17
Flu-Syndrome durch Rifampicin 155
Foetor hepaticus, Enzephalopathie, hepatische 576
Fogarty-Katheter 400
fokale Sklerose 650–652
fokal-noduläre Hyperplasie 583
Folsäuremangel
– Anämie, hyperchrome 684
– Schwangerschaft 685
– Therapie 685
– Thrombozytopenie 696
– Ursachen 684
Forestier-Osteopathie, Diabetes mellitus 900
Formuladiäten, Crohn-Krankheit 533
Forrest-Einteilung, Ösophagusvarizenblutung 498
Fotosensibilität s. Photosensibilität

Fragmentozyten 680
Fremdkörpersepsis 1008
Fruchttod, intrauteriner, Verbrauchskoagulopathie 741
Fruchtwasserembolie 472
– Verbrauchskoagulopathie 741
Frühdyskinesien durch Neuroleptika 212
Frühgeborenenthermometer, Unterkühlung 40
Frühsommer-Meningo-Enzephalitis s. FSME-Enzephalitis
Frühsyphilis s. Primär-/Sekundärlues
Fruktosamine, Diabetes mellitus 904
Fruktose, Ernährung, parenterale 251
Fruktose-1,6-Diphosphatase-Mangel, Hypoglykämie 962
Fruktoseintoleranztest, Ernährung, parenterale 251
Fruktose-Sorbit-Intoleranz, Ernährung, parenterale 251
FSF-Mangel 733
– Verbrauchskoagulopathie 733
FSME-Enzephalitis 1034–1035
Fuchsbandwurm 1046
– s.a. Echinokokkose
– Albendazol 177
Fundoplicatio, Refluxkrankheit, gastroösophageale 503
Fundoskopie, Hypertonie 420
Fuß, diabetischer 900, 960–961

Gärungsdyspepsie
– Diarrhö 25
– Stuhl, schaumiger 21

Gaisböck-Syndrom, Polyzythämie 724
Galaktorrhö
– Hyperprolaktinämie 850
– durch Neuroleptika 212
Gallenblasenempyem
– Cholelithiasis 594
– Cholezystitis 599
Gallenblasenerkrankungen 593–601
– und Fibrate 988
Gallenblasenhydrops, Cholelithiasis 594
Gallenblasenkarzinom 800–801
– Chemotherapie 801
– Strahlentherapie 801
Gallenkolik
– Cholangitis 600
– Cholelithiasis 593–594
– Differentialdiagnose 526–527
– Ileus, paralytischer 529
Gallensäurendekonjugation, Maldigestion 522
Gallensäurenverlustsyndrom, Maldigestion 522
Gallensteinauflösung s. Cholelitholyse
Gallensteine
– s.a. Cholangiolithiasis
– s.a. Cholelithiasis
– s.a. Cholezystolithiasis
– Abdomen, akutes 524
– kalzifizierte 596
– – und Cholelithotripsie 598
– Pankreatitis 584
Gallenwegsdyskinesie 511
Gallenwegserkrankungen 593–601
– Leberzirrhose 560
– Pankreatitis, akute 585
Gallenwegsinfektionen
– Antibiotikatherapie 118
– Cephalosporine 136
– Erreger 118
Galopprhythmus
– Herzinsuffizienz 320
– Lungenödem 303
– Myokardinfarkt 316
– Perikarditis 398

1115

Sachverzeichnis

Gammopathie
- benigne 717
- monoklonale, Glomerulonephritis, rasch-progrediente 640
Gangrän
- diabetisches 900
-- Teicoplanin 150
- Vancomycin 150
Gasaustauschstörungen, pulmonal bedingte 446
Gasinhalation, Lungenödem 302-303
Gastrektomie
- Choledocholithiasis 597
- Eisenmangelanämie 681
- motilitätswirksame Substanzen 503
- Pankreatitis, chronische 593
- partielle, Magenkarzinom 794
- totale, Refluxkrankheit 499
Gastrinom
- Ulcus pepticum 513
- Ulkuskomplikationen 519
Gastritis 508-510
- akute 508
- atrophische 509
-- Anazidität 685
-- Vitamin-B_{12}-Mangel 684
- chronische 509-510
- Differentialdiagnose 513
- erosive 509
-- und Ancrod 203
-- Gastrointestinalblutung 495
-- hämorrhagische 508
- Typ A 509
- Typ B 509
- Typ C 509
Gastroenteritis
- Diarrhö 20
- Differentialdiagnose 528
Gastroenterostomie, Eisenmangelanämie 681
Gastrointestinalblutung
- anhaltende 498

Gastrointestinalblutung
- Blutstillung, endoskopische 497
- Blutungsstillstand 498
- Eisenmangelanämie 681
- Enzephalopathie, hepatische 575
- frische, Sofortmaßnahmen 496
- Klinikeinweisung 496
- Kreislaufkontrolle 496
- Lagerung 496
- Magenspülung 497
- Notfalldiagnostik 496
- Notfallendoskopie 497
- obere, akute 495-499
-- Operationsindikationen 499
- Ösophagogastroduodenoskopie 497
- rezidivierende 498
- Säurehemmung 498
- Thrombozythämie, essentielle 726
- Volumensubstitution 496
gastrointestinale Beschwerden, Niereninsuffizienz, chronische 617
gastrointestinale Fistel, Diät, chemisch definierte 247
gastrointestinale Infektionen
- Arthritis, reaktive 838
- Ganciclovir 168
gastrointestinale Störungen
- durch Protionamid 155
- durch Pyrazinamid 157
- durch Thrombozytenaggregationshemmer 194
gastrointestinale Tumoren 780-782, 793-799
Gastroparese 900
- s.a. Magenatonie
- Diabetes mellitus 960
- Differentialdiagnose, Reizmagensyndrom 511
- Singultus 19
Gastropathie, portal hypertensive 575

Gammopathie

Gastropexie, Refluxkrankheit, gastroösophageale 503
Gastroskopie, Ulkuskomplikationen 518
Gastrostomie
- perkutane endoskopische s. PEG
- Sondenernährung 247
Gaucher-Krankheit, Stammzelltransplantation 705
Gaumenmassage, Singultus 19
Gaumensegellähmung, Diphtherie 1026
GBS s. Guillain-Barré-Syndrom
Gefäßoperationen, Lungenembolie 472
Gefäßsklerose
- und Antithrombotika 182
- und Fibrinolytika 182
Gefäßsternchen, Leberzirrhose 561
Gefäßtraining, arterielle Verschlußkrankheit, chronische 405
Gelatinepräparate, Schock, hypovolämischer 51
Gelenkerkrankungen
- degenerative 842-845
-- Arylessigsäure-Derivate 819
Gelenkpunktion, Arthritis, rheumatoide 825
Gelenkschmerzen
- Arthritis, rheumatoide 814
- durch Isoniazid 154
- durch Thyreostatika 861
Gelenkschwellung, Lungensarkoidose 490
Geriatrie s. Alter
Gerinnungsinhibitorenmangel 742
Gerinnungsparameter, Normwerte s. Normwerttabelle

Glomerulonephritis
Gerinnungsstörungen
– s.a. Verbrauchskoagulopathie
– durch Cephalosporine 134
– Choledocholithiasis 595
– Differentialdiagnose 46
– Hämatochezie 540
– Hämaturie 646
– hepatische 578
– – Verbrauchskoagulopathie 578
– – Vitamin-K-Mangel 578
– Inhibitorendefizite 742–743
– Leberversagen, akutes 554
– Pankreatitis, akute 585
– plasmatische, Leukämie, akute 704
– Schock 46
– – hypovolämischer 46
– – septischer 46
– Sepsis 1005
Geschmacksstörungen
– und ACE-Hemmer 325
– durch Thyreostatika 861
Gestagene
– Schwangerschaft 240
– Stillzeit 240
Gestationsdiabetes 899, **941**
Gestose 674
– Blutdrucksteigerungen, transitorische 419
– idiopathische 674
– nephrotisches Syndrom 648
Gewebeplasminogenaktivator (rt-PA) 201–202
– Antidot 202
– Dosierungen 202
– Lungenembolie 472, 474
– Myokardinfarkt 313, 317
Gewebsverkalkungen, Hyperkalzämie 279
Gicht 965–971
– s.a. Hyperurikämie
– Adipositas 891
– Antirheumatika, steroidale 967

Gicht
– Arthritis, rheumatoide 814
– Arylessigsäure-Derivate 819
– chronische 965
– – Dauertherapie 968–970
– Colchicin 967
– Diät 966
– Differentialtherapie 970
– Hypertonie 433
– Indometacin 967
– Kombinationstherapie 969
– und Pyrazinamid 157
– sekundäre 970–971
– Urikostatika 968
– Urikosurika 968, **969**
– Xanthinoxidasehemmer 968
Gichtanfall, akuter 965, **967–968**
– Differentialtherapie 970
– durch Diuretika 107
Gichtnephropathie 966
Gicht-Tophi 966
– Differentialdiagnose 815
Giftelimination, sekundäre, Halbelektrolytlösung 70
Giftindex-Liste 627
Giftinformationszentralen 65–67
Gilbert-Syndrom, Hyperbilirubinämie 582
Gingivahypertrophie, Ciclosporin 93
Glaukom
– Diabetes mellitus 958
– Diuretikatherapie 101
– durch Glukokortikoide 82
– Mannit 108
– und Parasympatholytika 516
Gleichgewichtsstörungen durch Diethylcarbamazin 178
Gliederschmerzen
– AIDS 1031
– durch Diethylcarbamazin 178

Globalinsuffizienz 446
– Bronchitis, chronische 460
– Cor pulmonale 469
– respiratorische 446
– – Pleuraerguß 484
– Schlafmittelvergiftung 71
– Vasodilatanzien 324
γ-Globuline s. Immunglobuline
Glomektomie, Asthma bronchiale 469
glomeruläre Sklerose, Lupus erythematodes disseminatus 655
Glomerulonephritis 604, **635–654**
– s.a. Minimal-change-Glomerulonephritis
– s.a. Nephritis
– Ätiologie 636
– akute 637–640
– – Differentialdiagnose 666
– chronische 643–646
– – Diät 645
– – Differentialdiagnose 661
– – Eiweißrestriktion 645
– – Elektrolytstörungen 645
– – Flüssigkeitszufuhr 645
– – Hyperparathyreoidismus, sekundärer 645
– – Hypertonie 420, 644
– – idiopathische 646
– – Natriumrestriktion 645
– – Niereninsuffizienz 644
– – Nierenschädigung, Vermeidung 645
– – Progressionshemmung 644–645
– – Therapie 644–645
– exsudativ-proliferative 637, 654
– fokal-segmental-proliferative 637, 657
– – Lupus erythematodes disseminatus 655
– fokal-segmental-sklerosierende 637, 650

1117

Sachverzeichnis

Glomerulonephritis
– Hämaturie 646
– IgA-Nephropathie 653
– intra-/extrakapillär-proliferative 637
– – Panarteriitis nodosa 656
– klinischer Verlauf, Histologie 637
– membranöse 637, 652
– – Cyclophosphamid-Steroidtherapie 652
– – Hepatitis 546
– – idiopathische 652–653
– – Lupus erythematodes disseminatus 655
– – Steroid-Chlorambucil-Schema 652
– membranoproliferative 637, **653**
– – Purpura Schoenlein-Henoch 656
– mesangialproliferative 637
– mesangial-proliferative 654
– nephrotisches Syndrom 643, 647–648
– Nierenbiopsie 636
– Niereninsuffizienz, chronische 614
– – renale 604
– Nomenklatur, pathologisch-anatomische 637
– oligosymptomatische 644
– Pathogenese 636
– postinfektiöse 641
– proliferative, Lupus erythematodes disseminatus 655
– – Purpura Schoenlein-Henoch 656
– rasch-progrediente 640–643
– – Basalmembran-Antikörper 641
– – Cyclophosphamid 642
– – Goodpasture-Syndrom 640–641
– – ohne Immundepots 642

1118

Glomerulonephritis
– – – Therapie 643
– – immunkomplexinduzierte 641–642
– – – Therapie 643
– – Plasmaseparation 642
– – Prednison 642
– Systemkrankheiten 654–658
– Wegenersche Granulomatose 657
Glomerulopathie, Ätiologie 636
Glomerulosklerose
– diabetische 677, 899
– – Hämaturie 646
– – Niereninsuffizienz, chronische 614, 616
Glossitis, Eisenmangelanämie 681
Glukagonmangel, Hypoglykämie 962
Glukokortikoide
– Addison-Krise 879
– Addison-Syndrom 877
– adrenogenitales Syndrom 884
– Äquivalenzdosen 77
– Aerosoltherapie 453
– Alkoholhepatitis 581
– allergische Reaktionen 82
– anaphylaktische Reaktionen 74
– Applikation, parenterale 76
– Applikationsweise 78
– Arzneimittelinteraktionen 81, 220
– Asthma bronchiale 467
– Basedow-Hyperthyreose 860
– Besonderheiten bei der Anwendung 79–81
– biologische Halbwertzeit 77
– Bronchialkrankheiten 457–458
– Bronchitis, chronische 461
– Colitis ulcerosa 78, 535, 537

Glomerulonephritis

Glukokortikoide
– Cortisolproduktion, endogene 80
– Crohn-Krankheit 533
– Cushing-Schwellendosis 77
– Cushing-Syndrom 881
– Dosierung 78–79
– Hypalbuminämie 76
– Hyperthyreose 76
– Hypertonie, arterielle 81
– Hypothyreose 76
– Immunsuppression 633
– immunsuppressive Therapie 75–84
– Indikationen 76
– Kontraindikationen 84
– Leberzirrhose 562
– Lungenembolie 473
– Lungenerkrankung, interstitielle 493
– Lungenmykosen 488
– Lungensarkoidose 491
– lysosomale Membranen 76
– Megakolon, toxisches 78, 537
– Mononukleose, infektiöse 1030
– Muttermilch 80
– Myxödem, prätibiales 866
– Nebennierenrindeninsuffizienz 877
– Nebennierenrindensuppression 80
– Nebenwirkungen 82
– nephrotisches Syndrom 76
– Ödeme 81
– Orbitopathie, immunogene 866
– Osteoporose 84
– Panarteriitis nodosa 79
– Pankreatitis, steroidinduzierte 82
– Pharmakokinetik 76
– Plasmacortisol 80
– Pleuraerguß 484
– Polymyalgia rheumatica 79
– Präparatewahl 77

Gynäkomastie

Glukokortikoide
- Puls-Therapie 79
- Schock 82
- - septischer 1007
- Schwangerschaft 80, 237
- Steroidentzugssyndrom 80
- Stillzeit 237
- Streßsituationen 80
- Therapie, niedrig dosierte 78
- Transplantatabstoßung 79
- Vaskulitis, steroidinduzierte 82
- Wirksamkeit, mineralokortikoide 77

Glukokortikoidmangel, Urinnatrium 266
Glukose, Ernährung, parenterale 251
Glukosemangel, zerebraler 962
Glukose-6-phosphat-dehydrogenase-Mangel
- durch Antimalariamittel 1038
- Hämolyse 687
- durch Primaquin 175

Glukosetoleranz
- Hyperurikämie 966
- Hypokaliämie 272
- - pathologische, Diabetes mellitus 897

Glukosetoleranzstörungen, Adipositas 891
Glukosetoleranztest, Diabetes mellitus 897–898
Glukosidasehemmer
- Arzneimittelinteraktionen 919
- Diabetes mellitus 918–920
- Kontraindikationen 919
- Nebenwirkungen 919

Glykogen-Speicherkrankheiten, Hypoglykämie 962
Glykogensynthetase-Mangel, Hypoglykämie 962
Glykohämoglobulinbestimmung, Diabetes mellitus 903

Glykoside s. Digitalisglykoside
GN s. Glomerulonephritis
Goldpräparate
- Schwangerschaft 237
- Stillzeit 237
Gonokokken-Arthritis 1016
Gonokokken-Endokarditis 1016
Gonokokken-Infektion, disseminierte 1017
Gonorrhö 1016–1017
- Antibiotika 1017
- aszendierte 1016–1017
- Penicillin G 144
Goodpasture-Syndrom
- Alveolitis, fibrosierende 492
- Bluthusten 476
- Cyclophosphamid 642
- Differentialdiagnose 656
- Glomerulonephritis 636
- - rasch-progrediente 640–641
- Plasmapherese 94
- Plasmaseparation 632, 642
- Prednison 642
Grading
- Mammakarzinom 769
- Tumorklassifikation 759
Graft-versus-host-Reaktion
- Anämie, aplastische 690
- IL-2-Rezeptor-Antikörper 96
Gram-Präparat, Antibiotikatherapie 122
Grand-mal-Anfall 1056–1057
Grand-mal-Epilepsie, Antipyretika 5
Granulozytopenie 693–695
- arzneimittelallergische 694
- durch Diuretikatherapie 107
- Folsäuremangel 684
- onkologische Krankheiten 768
- Vitamin-B_{12}-Mangel 684

Sachverzeichnis

Granulozytopenie
- Wachstumsfaktoren, hämatopoetische 694
Granulozytopoesestörungen 694
Gravidität s. Schwangerschaft
Grenzwert-Hypertonie 419
Grey-Syndrom
- Schwangerschaft 237
- Stillzeit 237
Grippe 1028–1029
- s.a. Influenza
- AIDS 1031
- Infektionsprophylaxe 1029
Großhirnstammfunktionsverlust, Symptome 635
Guar
- Arzneimittelinteraktionen 920
- Diabetes mellitus 920
Guedel-Tubus 38, 294
- Vergiftungen 68
Guillain-Barré-Syndrom 1067–1069
- chronisches 1067–1068
- Differentialdiagnose 1025
- Plasmaseparation 632
Gummen 1014
Gummibandligatur, Hämatochezie 540
gynäkologische Operationen, Cephalosporine 136
Gynäkomastie
- durch Aldosteronantagonisten 333
- durch Digitalisglykoside 330
- Hyperprolaktinämie 850
- durch Isoniazid 155
- Leberzirrhose 561
- durch Spironolacton 110
Gyrasehemmer 140–141
- Arzneimittelinteraktionen 218–219, 222
- Diarrhö 22
- Dosierungen, maximale 131
- Schwangerschaft 237
- Stillzeit 237

1119

Sachverzeichnis

G-Zellhyperplasie, Ulkuskomplikationen 519

Haarausfall
- durch Albendazol 177
- durch Allopurinol 968
- durch Cyclophosphamid 90
- durch Heparin 185
- Hypokalzämie 276
- durch Methotrexat 88
- durch Proguanil 175
- durch Vitamin-K-Antagonisten 193
Haarzell-Leukämie 717
- Interferone 169
Hämangioendotheliom, Schilddrüse 870
Hämangiome
- Hämatochezie 540
- Leber 583
- Verbrauchskoagulopathie 741
Hämatemesis 571
- Differentialdiagnose 476
- Gastrointestinalblutung 495
- Ulkuskomplikationen 518
Hämatochezie 540–541
- Gastrointestinalblutung 495
- Verletzungen 540
Hämatome
- epidurale, Koma 60
- Hyperkaliämie 274
- subdurale, Koma 60
Hämatopoesestörungen
- durch Cyclophosphamid 90
- Folsäuremangel 684
Hämatothorax
- Pneumothorax 487
- nach Vena-subclavia-Punktion 33
- durch Venenkatheter 258
- ZVD 36

Hämaturie
- s.a. Belastungshämaturie
- Analgetikanephropathie 668
- asymptomatische 646–647
- Blasenkarzinom 787
- Differentialdiagnose 661
- glomeruläre 646
- Glomerulonephritis 637
- Goodpasture-Syndrom 641
- Harnsediment 60
- IgA-Nephropathie 653
- Nephritis, interstitielle 666
- Nierendegeneration, polyzystische 678
- Niereninfarkt 661
- symptomatische 647
- Transfusionszwischenfall 59
- Ursachen 646
Hämoblastosen
- Colony-stimulating factors 767
- Interferone 767
Hämoccult®-Test
- Gastrointestinalblutung 495
- Obstipation 26
Hämochromatose 566–567
- Aderlaßtherapie 567
- Begleitarthritis 840
- Deferoxamin 567
- Diät 567
- Leberzirrhose 560–561
- Myokarditis 396
- primäre, idiopathische 566
G-Zellhyperplasie 625
- Azidose, metabolische 631
- Brescia-Cimino-Fistel 624
- Ernährung, parenterale 257–258
- Folsäuremangel 684
- Gerinnungshemmung, Heparin 184
- Giftindexliste 627–631
- Hyperkaliämie 631

G-Zellhyperplasie

G-Zellhyperplasie
- Hyperkalzämie 279
- Hyponatriämie 270
- Indikationen 625
- kontinuierliche venöse (CVVHD) 625
- Laktatazidose 286, 954–955
- Leberversagen, akutes 553
- Nephropathie, diabetische 678, 957
- Niereninsuffizienz, chronische 624
- Nierenversagen, akutes 608, 611
- Porphyria cutanea tarda 1000
- Vergiftungen 70
- Vitamin-D-Präparate 277
Hämodialysepatienten, Vitamin-B$_1$-Mangel 245
Hämofiltration 271, 625
- Hyponatriämie 270
- kontinuierliche arteriovenöse (CAVHF) 625
- – veno-venöse (CVVHF) 625
- Leberversagen, akutes 553
Hämoglobin
- abnormes, Polyzythämie 724
- freies 686
- Hyponatriämie 268
Hämoglobinopathien, Arthritis 841
Hämoglobinurie
- Hämaturie 646
- Hämolyse 686
- Harnsediment 60
- nächtliche, paroxysmale 687
- – Anämie, aplastische 691
- – Stammzelltransplantation 705
- – Thrombozytopenie 696
- Nierenversagen, akutes 607

1120

Hämoglobinurie
- Transfusionszwischenfall 59
- Hämokonzentration, Addison-Krise 878
- Hämolyse 688
- s.a. Anämie, hämolytische
- arzneimittelinduzierte 687
- Erythrozytenabbau, vermehrter 686
- Erythrozytenneubildung, erhöhte 686
- Hämoglobinabbau 686
- Hämoglobinurie 686
- hämolytisch-urämisches Syndrom 658
- intramedulläre 686
- intravasale 686
- periphere 686
- durch Thrombozytenaggregationshemmer 194
- Transfusionsreaktion 59
hämolytische Krisen 687
hämolytischer Zwischenfall s. Transfusionsreaktion
hämolytisch-urämisches Syndrom 658–659
- Plasmaseparation 632
- Thrombozytopenie 696
- Verbrauchskoagulopathie 741
- Verotoxin-assoziiertes 1024–1025
Hämoperfusion 625
- Aktivkohle, Giftindexliste 627–631
- Austauschharze, neutrale, Giftindexliste 627–631
- Vergiftungen 70
Hämoperikard
- Herzbeuteltamponade 305–306
- Perikarditis 397
Hämophilie, AIDS 1031
Hämophilie A 731–732
- Laboruntersuchungen 730–731
- Therapie 737
Hämophilie B 731–732

Hämophilie
- Laboruntersuchungen 730–731
- Therapie 737
Haemophilus-influenzae-Meningitis 1013
Hämoptoe 477
- Goodpasture-Syndrom 641
- Mitralstenose 303, 383
- Purpura Schoenlein-Henoch 656
Hämoptyse, Lungenembolie 472
Hämorrhagien
- Leptospirose 1017
- Nebennierenrindeninsuffizienz 877
hämorrhagische Diathese 729–739
- Addison-Krise 878
- und Antithrombotika 182
- Differentialdiagnose 46
- Faktor-VIII-Stimulation 735
- Fettemulsionen 253
- und Fibrinolytika 182
- Gastrointestinalblutung 495
- Laboruntersuchungen 730
- Maßnahmen, lokale 734
-- operative 736
- Niereninsuffizienz, chronische 615
- Prophylaxe 736
- Schock, hypovolämischer 46
- und Sondenernährung 250
- Substitutionstherapie 734–735
- Tamponaden 734
- vaskuläre, Laboruntersuchungen 730–731
- Verbrauchskoagulopathie 50
- Vitamin K 736
Hämorrhoiden 541–543
- äußere 542
- Analprolaps 542

Hämorrhoiden
- Analtampons 542
- Bensaude-Methode 543
- Blanchard-Methode 543
- Differentialdiagnose 542
- Gradeinteilung 542
- Gummibandligatur nach Barron 543
- Hämatochezie 540
- Infrarotkoagulation nach Neiger 543
- Kontinenzorgan 541
- Leberzirrhose 571
- Operation 543
- Sklerosierung 543
- Stuhlregulierung 542
Hämosiderose 566, 687
Hämostase 729–730
- endoskopische, Gastrointestinalblutung 497
Hämostasestörungen 729–743
- Breitband-Penicilline 147
- Diagnose 731
- erworbene 732
- gefäßbedingte 730
- hereditäre 732
- plasmatische 730–731
-- Therapie 736–737
- thrombozytäre 730, **733**
- vaskuläre 733–734
-- erworbene 734
-- kongenitale 734
-- Therapie 739
Hageman-Faktor-Mangel 733
Hakenwürmer 1046
- Eisenmangelanämie 681
- Mebendazol 176
- Pyrantel 176
Halluzinationen
- durch Aciclovir 166
- Alkoholdelir 1065
- durch Antimalariamittel 1038
- durch Mefloquin 174
- Parkinson-Syndrom 1064
Halogenwasserstoffintoxikation, Magenspülung 69

Halothan, Leberschädigung 581
Halsvenen, gestaute 264, 306
– s.a. Einflußstauung, obere
– Cor pulmonale 469
– Herzbeuteltamponade 306
– Herzinsuffizienz 321
Halsvenenfüllung, Hyponatriämie 268
Harn s. Urin
Harnblasen... s. Blasen
Harninkontinenz, Parkinson-Syndrom 1063
Harnleitersteine 670
Harnosmolalität, Diabetes insipidus 852
Harnretention
– durch Amantadin 167
– Hypokaliämie 272
Harnsäure 965
Harnsäurenephropathie, akute 971
Harnsäuresteine 673
– Allopurinol 673
– Diät, purinarme 673
– durch Diuretikatherapie 107
– Hyperurikosurie 673
Harnsediment
– Hämaturie 60
– Hämoglobinurie 60
Harnsperre durch Antidepressiva 212
Harnstoff, Niereninsuffizienz, chronische 617
Harnwegsinfektionen 659–666
– s.a. Pyelonephritis
– s.a. Urethralsyndrom
– s.a. Urethritis
– s.a. Zystitis
– Aminoglykoside 663
– Antibiotika 662
– Antihypertensiva 662
– Anzüchtung des Keimes 123
– Bakteriurie, asymptomatische 665
– Blasenpunktion 660

Harnwegsinfektionen
– Breitband-Penicilline 146
– Breitspektrum-Cephalosporine 663
– Breitspektrum-Penicilline 663
– Cephalosporine 136
– Chemotherapie, antibakterielle 662
– Chinolone 663
– chronische 659
– Differentialdiagnose 528
– Faktoren, prädisponierende 661
– Gyrasehemmer 141
– hämatogene 659
– Kammerurin 661
– Katheterisierung 36, 661
– Keimaszension 659
– Keimnachweis 660
– Leukozyturie 660
– Mittelstrahlurin 660
– Nephrolithiasis 670
– Nitrofurantoin 143
– nosokomiale 36
– obere 660
– mit Parenchymbeteiligung 662–664
– rezidivierende 664–665
– – Co-trimoxazol 664
– – Methenaminmandelat 664
– – Nitrofurantoin 665
– Schwangerschaft 660
– Spasmolytika 662
– symptomatische 665
– Trimethoprim 149
– unkomplizierte 662
– untere 660
– i.v. Urogramm 661
– Urosepsis 661
– Wärmeapplikation 662
– Wochenbett 660
– Zellausscheidung 661
Harnwegsmißbildungen, Harnwegsinfektion 659
Hartmetall-Lunge, Alveolitis, fibrosierende 492
Hashimoto-Thyreoiditis 867
– Hypothyreose 868

Halothan
H_2-Atemtest, Malabsorption/Maldigestion 522
Hautblutungen
– Cushing-Syndrom 881
– petechiale 734
Hautemphysem, Pneumothorax 487
Hautinfektionen
– Makrolide 142
– Poststreptokokken-Glomerulonephritis 638
Hautpigmentierungen
– Akromegalie 849
– Hungerdystrophie 895
– postthrombotisches Syndrom 415
Hautreaktionen, allergische 155, 330
– – s.a. Allergie (allergische Reaktionen)
– durch Ciclosporin 93
– durch Digitalisglykoside 330
– durch Ethambutol 155
– durch Pyrazinamid 155
– durch Rifampicin 155
– durch Streptomycin 155
– durch Thrombozytenaggregationshemmer 194
– durch Thyreostatika 861
HD s. Hämodialyse
HDL (high density lipoprotein) 972–974
– erniedrigtes 997
Heberden-Arthrose 842
– Differentialdiagnose 815
Heberdensche Knötchen, Arthrosis deformans 842
Helicobacter-pylori-Infektion
– Eradikation 513
– – Ulcus pepticum 516
– – Magen-Darm-Störungen, funktionelle 510
– Magenkarzinom 509
– Übertragungswege 513
– Ulcus duodeni 513
– – pepticum 513
– Ureaseschnelltest 513
HELLP-Syndrom, Verbrauchskoagulopathie 741

Hepatopathie

Hemiblock
- linksanteriorer 360
- linksposteriorer 360
Hemihypästhesie, TIA 1052
Hemiparese
- ischämischer Infarkt 1052
- TIA 1052
Hemmkörperhämophilie, Therapie 737–738
Henderson-Hasselbalch-Gleichung, Säure-Basenhaushalt, Störungen 283
Heparin 183–187
- Antidot 184
- Antithrombin III 186
- Arzneimittelinteraktionen 220
- Dosierungen 184
- Indikationen 184
- Ischämiesyndrom 400
- Myokardinfarkt 313, 317
- Nebenwirkungen 185
- Neutralisation 184
- niedermolekulares 186–187
-- Antidot 186
- Schock, hypovolämischer 55
- Schwangerschaft 239
- Stillzeit 239
- Transfusionsreaktion 60
Heparinasen 183
Hepatitis 545–552
- alkoholische 580
- anikterische 546
- Arteriitis nodosa 833
- autoimmune 556
- Bettruhe 547
- cholestatische 546
- chronisch-aggressive s. Hepatitis, chronisch-aktive
- chronisch-aktive 555
-- durch Nitrofurantoin 665
- chronische 555–560
-- autoimmune 560
-- und Cholelithotripsie 598
-- Differentialdiagnose 556–557

Hepatitis, chronische
-- kryptogene 557
-- Porphyria cutanea tarda 1000
-- virusinduzierte 556
-- Wilson-Syndrom 567
- chronisch-persistierende 555
- Colitis ulcerosa 535
- Crohn-Krankheit 532
- Diät 547
- Differentialdiagnose 599
- fulminante 546
-- Wilson-Syndrom 567
- Infektionsprophylaxe 549–554
- Isolierung 547
- Kortikosteroide 548
- Leberschädigung, toxische 582
- Leberzirrhose 560
- Leptospirose 1017
- Manifestationen, extrahepatische 546
- medikamenteninduzierte 556
-- durch Nitrofurantoin 665
- Mononukleose, infektiöse 1030
- Pankreatitis 584
- durch Protionamid 155
- protrahiert verlaufende 546
- durch Pyrazinamid 155
- durch Rifampicin 155
- subakute 546
Hepatitis A
- Diagnostik, serologische 546
- Immunprophylaxe 550
- Isolierung 547
- Nachbehandlung 549
Hepatitis-A-Virus 545
Hepatitis B
- chronische 558–559
-- Untersuchungsbefunde 557
- Diagnostik, serologische 546

Sachverzeichnis

Hepatitis B
- Glomerulonephritis 636, 638
-- membranoproliferative 653
- Immunprophylaxe 550–552
- α-Interferon 558
- Isolierung 547
- Leberzellkarzinom, primäres 583
- Nachbehandlung 549
- nephrotisches Syndrom 648
Hepatitis-B-Hyperimmungammaglobulin 551
Hepatitis-B-Virus 545
Hepatitis C
- chronische 559
- Diagnostik, serologische 547
- Glomerulonephritis, membranoproliferative 653
- Immunprophylaxe 552
- α-Interferon 548
- Isolierung 547
- Leberzellkarzinom, primäres 583
- Nachbehandlung 549
Hepatitis-C-Virus 545
Hepatitis D
- chronische 559
- Diagnostik, serologische 547
- Immunprophylaxe 550–552
- Nachbehandlung 549
Hepatitis-D-Virus 545
Hepatitis E, Diagnostik, serologische 547
Hepatitis-E-Virus 545
Hepatome, Polyzythämie 724
Hepatomegalie
- Alkoholhepatitis 580
- Cor pulmonale 469
Hepatopathie
-- und Antithrombotika 182
-- und Fibrinolytika 182
-- und Itraconazol 173

1123

hepatorenales Syndrom
579, **613–614**
- ACE-Hemmer 614
- Differentialdiagnose 606
- Diuretika 579
- Hypovolämie 579
- Lebertransplantation 563, 580, 613–614
- prärenale Niereninsuffizienz 614
- Prognose 579
- TIPS 580
Hepatosen, cholestatische, durch Thiazide 106
Hepatosplenomegalie
- Amyloidose 841
- Hypertriglyzeridämie 975
Hepatotoxine
- fakultative 581
- Leberversagen, akutes 552
- obligate 581
- Rifampicin 154
Hepatotoxizität 88
- Azathioprin 86
- Ciclosporin 93
Herdsanierung, Poststreptokokken-Glomerulonephritis 640
Herpes genitalis, Aciclovir 165
Herpes-Enzephalitis, Aciclovir 165
Herpes-simplex-Infektionen
- AIDS 1032
- Enzephalitis 1034
- Famciclovir 167
- Foscarnet 167
- Glukokortikoide, Kontraindikation 84
- Inosin 169
Herpes zoster
- Aciclovir 165
- AIDS 1032
- Differentialdiagnose 483
- Enzephalitis 1034
- Famciclovir 167
- Inosin 169
- Interferone 169
- Opioide 11
- - plus Nichtopioide 9
- Schmerzen 6

Herzbeutelentzündung s. Pericarditis/Perikarditis
Herzbeuteltamponade 293, **305–308**
- Aspirationsversuch 307
- Leitsymptome und -befunde 306
- Perikardiozentese 307
- Perikarditis 398
- Perikardpunktion, transkutane 306
- Schock, kardiogener 47, 298
- venöser Zugang 307
Herzdämpfung
- Herzbeuteltamponade 306
- verbreiterte 293
Herzerkrankungen
- arteriosklerotische 357
- koronare s. koronare Herzkrankheit
- und Parasympatholytika 516
- rheumatische 395
Herzfehler, Schock, kardiogener 47
Herzfrequenz
- Anstieg durch Nifedipin 373
- Koma 63
- Schock, anaphylaktischer 56
- vitale Funktionen 38
Herzglykoside s. Digitalisglykoside
Herzinfarkt s. Myokardinfarkt
Herzinsuffizienz 319–333
- ACE-Inhibitoren 323
- Adipositas 891
- Akromegalie 849
- akute 324
- - ACE-Inhibitoren 325
- - Nitroglyzerin 325
- Allgemeinmaßnahmen 321–323
- durch Amantadin 167
- Angina pectoris 369, 377
- Antipyretika 5
- Aortenisthmusstenose 389

hepatorenales Syndrom
Herzinsuffizienz
- Aortenstenose 385
- Auslösemechanismen 320
- AV-Block 360
- Behandlungsziel 321
- chronische 324
- - ACE-Inhibitoren 325
- - α-Blocker 326
- - Hydralazin 325
- - Kalziumantagonisten 326
- - Nitrate 325
- - Phosphodiesterase-Hemmstoffe 326
- - Sympathikomimetika 326
- - Vasodilatanzien 326
- und Clonidin 429
- diastolische 320
- Differentialtherapie 321
Digitalisglykoside 326–331
- Diurese 321
- - forcierte 437
- Diuretika 99, 332–333
- Extrasystolie, supraventrikuläre 352
- - ventrikuläre 354
- Herzfrequenz, Senkung 321
- Herzstillstand 292
- Hypertonie 433
- Hyperurikämie 970
- Hypokalzämie 276
- Hypomagnesiämie 280
- Hypophysenvorderlappeninsuffizienz 848
- Kaliumzufuhr 322
- Kalziumantagonisten 326
- Kompensationsmechanismen 321
- koronare Herzkrankheit 365
- latente 319
- Magnesiummangel 322
- manifeste 319
- Mitralinsuffizienz 385
- Mitralstenose 383
- und Moxonidin 429

Herzinsuffizienz
- myogene, Hypokaliämie 272
- Myokardinfarkt 309, 311, 316, 319
- Natriumrestriktion 322
- nephrotisches Syndrom 648
- Niereninsuffizienz, chronische 615, 619
- Oberkörperhochlagerung 31
- Obst-Reis-Tage 322
- Ödeme 333
- Ödemtherapie 332–333
- Phlebothrombosen 411
- β-Rezeptorenblocker 331–332, 374
- Schleifendiuretika 103
- Schock, kardiogener 47
- Schrittmachertherapie 362
- Sinustachykardie 337
- und β_2-Sympathomimetika 455
- systolische 319
- Therapieresistenz 320
- thyreotoxische Krise 864
- Trikuspidalinsuffizienz 388
- Urinnatrium 266–267
- vasoaktive Substanzen 406
- Vasodilatanzien 323–324
- Vorhofflimmern 343

Herzkatheterisierung
s. Herzkatheteruntersuchung

Herzkatheteruntersuchung
- Herzbeuteltamponade 306
- Herzklappenerkrankungen 380
- Myokardinfarkt 313

Herzklappen, künstliche, Schock, kardiogener 298

Herzklappenerkrankungen 380–389
- Allgemeinmaßnahmen 381
- Angiokardiographie 380
- Ballondilatation 382

Herzklappenerkrankungen
- Herzkatheteruntersuchung 380
- Indikationen, zu operativen Eingriffen 381
- – zu operativen Eingriffen 382
- Klappenersatz, Komplikationen 382
- – – Verlauf 382
- rheumatische, Endokarditis, bakterielle 389

Herzklappenersatz
- Endokarditis, bakterielle 394–395
- prothetischer, Mitralstenose 384
- Vitamin-K-Antagonisten 188

Herzklappenfehler
- Schock, kardiogener 298
- Vasodilatanzien 324

Herzklappenprothesen
- Endokarditis, bakterielle 389
- Wahl 382

Herzklappenstenose
- s.a. Aortenstenose
- s.a. Mitralstenose
- s.a. Pulmonal(is)stenose
- s.a. Trikuspidalstenose
- Ballondilatation 382
- und Vasodilatanzien 323

Herz-Kreislauf-Stillstand
- Plasmaersatzmittel, kolloidale 52
- Rückenlagerung 31
- vitale Funktionen 38–39

Herz-Lungen-Maschine, Heparin 184

Herzmassage, externe 294
- Asystolie 295

Herzminutenvolumen, vitale Funktionen 39

Herzoperationen
- Herzbeuteltamponade 306
- Schock, kardiogener 47, 298

Herzrasen, Vorhofflattern 343

Herzrhythmus, vitale Funktionen 38
Herzrhythmusstörungen 293, 333–335
- s.a. Arrhythmie
- Antiarrhythmika 336
- durch Antimalariamittel 1038
- Aortenstenose 385
- Auswirkungen 335
- bradykarde 356–365
- – – s.a. Bradykardie/ Bradyarrhythmie
- – – Therapie 338
- Differenzierung 335
- digitalisbedingte 331, 397
- Herzinsuffizienz 320
- Herzklappenerkrankungen 380
- Hypokalzämie 276
- Hypomagnesiämie 280
- Hypotonie 442
- Lungenödem 305
- Lungensarkoidose 491
- Myokardinfarkt 308–309, 311
- Myokarditis 396
- Pathomechanismus 335
- Plasmaersatzmittel, kolloidale 52
- Schlafapnoesyndrom 463
- Schock, kardiogener 47, 298–299
- Spironolacton 109
- tachykarde 336–352
- – – s.a. Tachykardie/ Kammertachykardie
- – – Antiarrhythmika 340
- – – Differenzierung 336
- – – Digitalisglykoside 340
- – durch Theophyllin 455
- – vasoaktive Substanzen 406
- – Vitamin-K-Antagonisten 188
- – durch Zentralvenenkatheter 32

Herzschmerzen durch Eisentherapie 682

1125

Herzschrittmacher s.
Schrittmachertherapie
Herzstillstand 291–298
- s.a. Herztod, plötzlicher
- Asystolie 292
- Azidose 293, 295
- bradykarder 294–295
- Hirntod 292
- Kammerflimmern 292
- Kornealreflex 292
- Notfalldiagnostik 293
- Reanimation, Sofortmaßnahmen 293
- reflektorischer, Vagusreizung 293
- tachykarder 294–295
- - Lungenödem 305
- Therapie nach Reanimation 297
Herztamponade, Schock 45
Herztod, plötzlicher
- s.a. Herzstillstand
- Adipositas 891
Herztöne
- AV-Block 359–360
- Cor pulmonale 469
- Herzbeuteltamponade 306
- Hyponatriämie 268
- Mobitz-Typ-II-Block 360
- Myokardinfarkt 310
Herztransplantation
- Aortenstenose, subvalvuläre 386
- Pankreatitis 584
Herzvergrößerung
- Aortenstenose 385
- Mitralinsuffizienz 385
Herzversagen
- akutes 291
- mechanisches 292, 297
Herzwandaneurysma
- s.a. Aneurysma
- Extrasystolie, ventrikuläre 354
- Kammertachykardie, rezidivierende 355
- Myokardinfarkt 310
- Vasodilatanzien 324
Herzwandperforation durch Zentralvenenkatheter 32

Herzwandruptur 292
- Herzbeuteltamponade 306
- Myokardinfarkt 309
HF s. Hämofiltration
HI s. Harnwegsinfektionen
Hiatushernie, axiale 504
- Refluxkrankheit 499
High-Ceiling-Diuretika 103–105
- s.a. Diuretika(therapie)
Hinterwandinfarkt 308
- s.a. Myokardinfarkt
- AV-Block 309, **316**, 359–360
- Lungenödem 302
von Hippel-Lindausche Krankheit 734
Hirnabszeß
- Embolien, septische 390
- Koma 60
- Status epilepticus 1057
Hirnarterien, Stenosen 1051
Hirnatrophie, Nootropika 215
Hirnblutungen
- Hirnödemtherapie 64
- Wasserhaushalt, Störungen 269
Hirndrucksteigerungen
- Blutdrucksteigerungen, transitorische 419
- Erbrechen 15
- Meningismus 62
Hirngefäßschäden und Ancrod 203
Hirninfarkt
- s.a. ischämischer Infarkt
- s.a. Schlaganfall
- Hirnödemtherapie 64
- Koma 60
Hirnleistungsschwäche, Nootropika 215
Hirnmassenblutung, Koma 60
Hirnmetastasen
- Bronchialkarzinom 810
- Mammakarzinom 810
- onkologische Krankheiten 810

Hirnödem
- akutes, Diuretikatherapie 99
- - Schleifendiuretika 103
- Barbiturate 64
- Dexamethason 64
- Diuretika 64
- Furosemid 64
- Hyperventilation 64
- Koma 64
- Kortikosteroide 64
- Lagerung 64
- Leberversagen, akutes 553
- malignes, ischämischer Infarkt 1054
- Mannit 108
- Nierenversagen, akutes 605
- durch OKT 3 95
- Osmotherapeutika 64
- TRIS-Puffer 64
Hirnödemtherapie, Hypoglykämie 963
hirnorganisches Psychosyndrom, Nootropika 215
Hirnschädigung und Ciclosporin 93
Hirnstammfunktionsverlust, Symptome 635
Hirnstammtumoren, Singultus 19
Hirntod
- Herzstillstand 292
- irreversibler 292
- Organspende 635
- Wasserhaushalt, Störungen 269
Hirntumoren
- Blutdrucksteigerungen, transitorische 419
- Herzstillstand 292
Hirnvenenthrombose 1056
Hirschsprung-Krankheit 28
- Obstipation 26
Hirsutismus
- Ciclosporin 93
- Cushing-Syndrom 881
- idiopathischer 884–885
His-Purkinje-System 334

hungry bones-Syndrom

Histoplasmose 489, **1043**
- Fluconazol 172
- Glomerulonephritis 638
- Itraconazol 173
- Ketoconazol 172

Hitzschlag
- Antipyretika 5
- Koma 60
- Verbrauchskoagulopathie 741

HIV-Infektion 698
- s.a. AIDS
- Appendizitis 528
- Didanosin 167
- Einteilung 1031
- Enzephalitis 1034
- Lebertransplantation 564
- Mykobakterien, atypische 164
- Prophylaxe 1033
- Tuberkulose 151
- Zalcitabin 168
- Zidovudin 168

HMG-CoA-Reduktasehemmer, Hyperlipoproteinämie 984, **985–986**

Hochdruck s. Hypertonie
Hochdruckenzephalopathie
- s.a. Enzephalopathie
- Diurese, forcierte 437
- hypertensive Notfälle 435

Hochdruckkrankheit s. Hypertonie

Hoden, abdomineller, Hodenkarzinom 781
Hodenatrophie durch Ganciclovir 168
Hodenkarzinom 781–784
- Bulky Disease 784
- Chemotherapie 784
- Colony-stimulating factors 767
- Lugano-Einteilung 782
- Lungenmetastasen 784
- Lymphadenektomie, retroperitoneale 783
- Remission, komplette 784
- Spermakonservierung 783
- TNM-Klassifikation 782

Hodentorsion, Abdomen, akutes 524
Hodentumoren 781–784
- Bulky Disease 783
- Dixon/Moore-Klassifikation 782
- Klassifizierung, histologische 782
- Lugano-Einteilung 783
- Lymphadenektomie, retroperitoneale 783
- nicht-seminomatöse 783
- Spermakonservierung 783
- Stadieneinteilung 782–783
- Stammzelltransplantation 705

Hodgkin-Lymphom 707–710
- s.a. Lymphogranulomatose
- s.a. Lymphome, maligne
- Bulky Disease 709
- Chemotherapie 709–710
- Diagnostik 708
- Laparotomie, explorative 708
- Radiotherapie 709
- Reed-Sternberg-Zellen 707
- Risikofaktoren 709
- Splenektomie 708–709
- Stadieneinteilung 708
- Staging-Laparotomie 709
- Zytostatika 709–710

Höhenkrankheit, Alkalose, respiratorische 289
Höhlenergüsse, generalisierte, Diuretika 98
Hörverlust durch Streptomycin 155
Hormone 746
- Schwangerschaft 240
- Stillzeit 240
- Tumormarker 761

Hormontherapie
- adjuvante, Mammakarzinom 770
- Korpuskarzinom 777
- Leberkarzinom 800

Hormontherapie
- Nierenkarzinom 787
- Ovarialkarzinom 780
- palliative, Mammakarzinom 772–773
- Prostatakarzinom 786

Horror autotoxicus, Obstipation 26
Howell-Jolly-Körperchen 680
- Thrombozythämie, essentielle 726

HP s. Hämoperfusion
H_1-Rezeptorantagonisten
- s. Antihistaminika
- s. H_1-Rezeptorenblocker
H_2-Rezeptorantagonisten
s. H_2-Rezeptorenblocker
H_1-Rezeptorenblocker
- Kontrastmittel-Exposition 57
- Schock, anaphylaktischer 56
- Schwangerschaft 238
- Stillzeit 238
H_2-Rezeptorenblocker
- Barrett-Ulkus 501
- Pankreatitis, akute 586
- Refluxkrankheit, gastroösophageale 500–501
- Reizmagensyndrom 512
- Streßulkus 517
- Ulcus pepticum 515

HRS s. hepatorenales Syndrom
HSV-Infektion s. Herpessimplex-Infektion
HSV-Ösophagitis 506–507
Hüftgelenksoperationen, Lungenembolie 472
Humanalbumin, Schock, hypovolämischer 52
Humaninsulin 922
Hundebandwurm 1046
- s.a. Echinokokkose
Hungerazidose 61
Hungerdystrophie 894
- Wiederauffütterung 895
hungry bones-Syndrom
- Hypokalzämie 276
- Hypomagnesiämie 280

1127

Hurler-Syndrom, Stammzelltransplantation 705
HUS s. hämolytisch-urämisches Syndrom
Husten 14–15, **456**
– s.a. Reizhusten
– Antitussiva 15
– Asthma bronchiale 463
– Bronchitis, chronische 460–461
– Broncholytika 14
– Codein 15
– durch Dihydrocodein 15
– Inhalationstherapie 15
– Krankengymnastik 15
– Lungenödem 303
– physikalische Therapie 15
– Sekretolytika 15
– Ursachen, nicht-pulmonale 14
Hustenrezeptoren 15
Hustensynkope 442
– Hypotonie 442
Hydronephrose, Polyzythämie 724
Hydroven-Gerät
– postthrombotisches Syndrom 415
– Thrombose 414
Hydroxyäthylstärke, Schock, hypovolämischer 51
3-β-Hydroxydehydrogenasemangel, adrenogenitales Syndrom 883
21-β-Hydroxylasemangel, adrenogenitales Syndrom 883
Hymenolepis nana 1046
– Albendazol 177
– Niclosamid 176
Hypalbuminämie
– Aszites 568
– Glukokortikoide 76
Hyperaldosteronismus
– primärer, Alkalose, metabolische 287
– – Hypokaliämie 272
– – Hypomagnesiämie 280

Hyperaldosteronismus
– sekundärer, Hypokaliämie 272
Hyperalimentation, Unterernährung 895
Hyperbilirubinämie 582
– s.a. Ikterus
– Ikterus 582
Hypercholesterinämie
– s.a. Hyperlipoproteinämie
– Anorexia nervosa 896
– durch Diuretikatherapie 107
– familiäre 993
– und Hypertriglyzeridämie 975, **994**
– ischämischer Infarkt 1054
– leichte, LDL-Cholesterin 992
– Lipidapherese 991
– mäßige 993
– nephrotisches Syndrom 647
– Nierentransplantation 999
– Probucol 986
– reine 975
– – Therapieziele 992
– schwere 993–994
Hyperchylomikronämie-Syndrom, Lipidapherese 991
Hyperemesis
– gravidarum s. Schwangerschaftserbrechen
– onkologische Krankheiten 768
Hyperfibrinolyse 195, 732, **739–740**
– Antifibrinolytika 740
– Laboruntersuchungen 730–731
– reaktive 739
hyperfibrinolytische Syndrome **739–740**, 741–743
Hypergammaglobulinämie
– Hyponatriämie 266
– Lupus erythematodes 829

Hurler-Syndrom
Hyperglykämie
– durch Diuretikatherapie 107
– Ernährung, parenterale 251, 258–259
– Hypernatriämie 270
– Hyponatriämie 267
– Ketoazidose, diabetische 942
– Pankreatitis, akute 585, 588
– Sepsis 251
Hyperhidrose, Akromegalie 849
Hyperhydratation 264
– Ernährung, parenterale 258
– hypotone durch Diuretikatherapie 107
Hyperimmunglobuline 170
Hyperinsulinismus
– Adipositas 891
– Hypokaliämie 272
Hyperkaliämie 111, **274–276**
– Azidose, metabolische 282
– Ciclosporin 93
– Digitalisintoxikation 330
– Ernährung, parenterale 258
– Hämodialyse 631
– Herzstillstand 293
– Kationenaustauscherharze 275
– Laxanzienabusus 27
– mäßiggradige 275
– Massentransfusionen 53
– Nebennierenrindeninsuffizienz 877, 880
– Nierenversagen, akutes 605, **610**
– Poststreptokokken-Glomerulonephritis 638
– Prophylaxe 276
– schwere 275
– durch Tacrolimus 94
Hyperkalzämie 278–279
– Bronchialkarzinom 809
– Clodronat 279
– Diuretikatherapie 101
– Hämodialyse 279

1128

Hyperkalzämie
- Herzstillstand 293
- Hypernatriämie 270
- Hyperparathyreoidismus 873
-- primärer 874
- Hypomagnesiämie 280
- idiopathische 278
- Kalzitonin 279
- Leukämie, chronischmyeloische 722
- Lungensarkoidose 491
- Mammakarzinom 809
- Mithramycin 279
- multiples Myelom 720
- Nebennierenrindeninsuffizienz 877
- Nephritis, interstitielle 667
- Niereninsuffizienz, renale 604
- Nierenkarzinom 809
- Prednison 279
- Schleifendiuretika 279
- Status epilepticus 1057
- Tumoren 809
hyperkalzämische Krise 279
Hyperkalziurie
s. Hyperkalzurie
Hyperkalzurie 672
- absorptive 672
-- Diuretikatherapie 100
- Hämaturie 646
- Hyperparathyreoidismus 873
- knochenresorptive 672
- Nephrolithiasis 672
- renale 672
Hyperkapnie
- Blutgase 448
- Ernährung, parenterale 259
- permissive 44
Hyperketonämie, Ketoazidose, alkoholische 952
Hyperketonurie, Ketoazidose, alkoholische 952
Hyperkinesie, thyreotoxische Krise 864
Hyperkoagulabilität
s. Hyperkoagulopathie

Hyperkoagulopathie
- Hämoglobinurie, paroxysmale, nächtliche 687
- Thrombose 400
Hyperkrinie, Bronchitis, chronische 460
Hyperlaktatämie 284
- Hyperurikämie 970
Hyperlipidämie
- Diabetes mellitus 956
- familiäre, kombinierte 976
- Fettemulsionen 253
- Hyponatriämie 266
Hypophysenvorderlappeninsuffizienz 847
- durch Miconazol 171
- nephrotisches Syndrom 647–648
- Pankreatitis 584
-- chronische 590
- Therapierichtlinien 978
- Typ-II-Diabetes 956
Hyperlipoproteinämie 972–1000
- s.a. Dyslipoproteinämie
- s.a. Fettstoffwechselstörungen
- s.a. Hypercholesterinämie
- s.a. Hypertriglyzeridämie
- Anionenaustauscharze 984
- Ballast- und Quellstoffe 989–990
- Colestipol 983
- Colestyramin 983
- Diät 979–982
- Fibrate 984,**987–988**
- Guarmehl 990
- HMG-CoA-Reduktasehemmer 984, **985–986**
- Hyperurikämie 966
- Ileum-Bypass 992
- Klassifizierung 975–976
- Knoblauch 990
- Lipidapherese 991–992
- nephrotisches Syndrom 649
- Nikotinsäure/-derivate 988–989

Sachverzeichnis

Hyperlipoproteinämie
- Omega-3-Öle 990
- Pharmakotherapie 983–990
- Phytotherapie 989–990
- Probucol 986
- Serumlipide 977
- Therapieziele 977
- Typ I 975
- Typ IIa 975
- Typ IIb 975
- Typ III 975–976
- Typ IV 976
- Typ V 976
Hypermagnesiämie 280–281
- Nierenversagen, akutes 611
Hypernatriämie 270–271
- Ernährung, parenterale 258
- essentielle, zentralernervöse 270
- EZV 270
- durch Mannit 108–109
- NaCl-Restriktion 271
- Sollwertverstellung 271
- Sondenernährung 250
- Wasserhaushalt, Störungen 269
- zentrale 271
Hypernephrom 787
- Polyzythämie 724
- Querschnittsyndrom 810
Hyperosmolalität 269
Hyperosmolarität, Ketoazidose, diabetische 942
Hyperostose, Arthrosis deformans 842
Hyperostosis frontalis, Akromegalie 849
Hyperoxalurie, Nephritis, interstitielle 667
Hyperparathyreoidismus 873
- akuter 875
- Begleitarthritis 840
- und Colestyramin/Colestipol 983
- Differentialdiagnose 526–527
- Hyperkalzämie 278

1129

Hyperparathyreoidismus
- Hyperurikämie 970
- Hypomagnesiämie 280
- Niereninsuffizienz, chronische 620
- Obstipation 26
- Pankreatitis 584
- - chronische 590
- primärer **873**, 874–875
- - Hyperkalzämie 279, **874**
- - normokalzämischer 874
- - Therapie, postoperative 874
- - Ulcus pepticum 513
- sekundärer 875
- - Glomerulonephritis, chronische 645
- tertiärer 875–876
Hyperphagie
- MAO-Hemmer 210
- RIMA 210
Hyperphosphatämie
- Ernährung, parenterale 258
- Hypokalzämie 276
- Hypoparathyreoidismus 876
- Ketoazidose, diabetische 950–951
- Niereninsuffizienz, chronische 620
Hyperphosphaturie, Hyperparathyreoidismus 873
Hyperprolaktinämie 850–851
- Akromegalie 848
- Bromocriptin 851
Hypophysenvorderlappeninsuffizienz 848
- Lisurid 851
- durch Neuroleptika 212
- Strahlentherapie 851
- Tumorexstirpation 851
Hyperproteinämie, Poststreptokokken-Glomerulonephritis 638
Hyper-Reflux, vesikoureteraler, Nephritis, interstitielle 667

Hyperreninämie, Nebennierenrindeninsuffizienz 877
Hyperreninismus, Hypokaliämie 272
Hypersensitivitätsreaktion 698
- Leberschädigung 581
Hypersensitivitätsvaskulitis, Glomerulonephritis, rasch-progrediente 641
Hypersomnie
- MAO-Hemmer 210
- RIMA 210
Hypersplenie-Syndrom s. Hypersplenismus
Hypersplenismus
- Granulozytopenie 694
- Leukämie, chronisch-lymphatische 717
- Osteomyelofibrose 725
- portale Hypertension 571
- Thrombozytopenie 696
hypertensive Notfälle 435–437
- Clonidin 436
- Hyponatriämie 437
- Hypovolämie 437
- Lagerung 437
- Nifedipin 436
- Nitroprussid-Natrium 436
- Therapie 436
Hyperthermie
- hypothermische Decke 5
- maligne, Antipyretika 5
- thyreotoxische Krise 864
Hyperthyreose
- s.a. Basedow-Hyperthyreose
- Angina pectoris 368
- Diarrhö 20
- - chronische 24
- Extrasystolie, ventrikuläre 354
- Fehldiagnosen 1002
- Glukokortikoide 76
- Herzinsuffizienz 320
- Hyperkalzämie 278
- Hypertonie 419
- iatrogene, Jodmangelstruma 856

Hyperparathyreoidismus

Hyperthyreose
- immunogene 865
- koronare Herzkrankheit 366
- Schilddrüsenautonomie 857
- Sinustachykardie 337
- und $β_2$-Sympathomimetika 455
- und Vitamin-K-Antagonisten 190
Hyperthyreosis factitia 856
Hypertonie 419–441
- s.a. Schwangerschaftshypertonie
- ACE-Hemmer 423, **430**
- Adipositas 891
- Akromegalie 849
- Aldosteronismus, primärer 439
- Allgemeinmaßnahmen 422
- Angina pectoris 368, 377
- Aortenisthmusstenose 389, 440
- arterielle, akute 401
- - Antikoagulanzien 471
- - und Antithrombotika 182
- arterielle Verschlußkrankheit 401
- - Ciclosporin 93
- - Diuretikatherapie 100
- - und Fibrinolytika 182
- - Glomerulonephritis, membranoproliferative 653
- - Glukokortikoide 81
- - Harnwegsinfektionen 660
- - Herzinsuffizienz 320
- - Hyperurikämie 966
- Arteriitis nodosa 833
- Arzneimittelnebenwirkungen 434–435
- Begleiterkrankungen 433, **435–438**
- Blutdruckmessung 434
- Blutdrucksenkung 431
- - bei Niereninsuffizienz und Gefäßkomplikationen 431

Hyperurikämie
Hypertonie
- Captopril 428
- Clonidin 427, 429
- Cushing-Syndrom 881
- Dauertherapie 431
- Diabetes mellitus 955–956
- Diagnose, Sicherstellung 420
- Digitalisglykoside 434
- Dihydralazin 426–427
- Diuretika 422–424, 427, 433
- – – antikaliuretische 424
- Eklampsie 437
- Enalapril 428
- endokrine Störungen 419, **438–440**
- Ernährung 422
- essentielle 419
- Fehldiagnosen 1002
- Glomerulonephritis 637
- – – chronische 644
- hämolytisch-urämisches Syndrom 658
- Harnwegsinfektionen 659
- Herzinsuffizienz 321
- Hydralazin 426–427
- Hyperkalzämie 279
- Kalziumantagonisten 423, 427, **428**
- Kochsalzzufuhr 422
- Kombinationstherapie 427–428, 432–433
- Komplikationen 433
- koronare Herzkrankheit 365
- Laboruntersuchungen 435
- Langzeittherapie 423–424
- – – antihypertensive 421–422
- leichte 421
- Leitsymptome und -befunde 419
- Lungenödem 302
- maligne 437
- – – Sklerodermie 657
- – – Thrombozytopenie 696

Hypertonie
- Medikamente, Wahl 432
- α-Methyldopa 423, **427–429**
- Minoxidil 430
- Monotherapie 432
- Morbidität 420
- Mortalität 420
- Moxonidin 429
- Myokardinfarkt 308
- Narkose 438
- Nierenarterienstenose 440
- Niereninsuffizienz, chronische 617, 619–620
- Nierenversagen, akutes 605, 610
- Operationsindikation 438–441
- Orthostasereaktionen 431
- Panarteriitis nodosa 656
- Phäochromozytom 438
- Porphyrie 1002
- Poststreptokokken-Glomerulonephritis 638
- Präeklampsie 437, 674
- Prazosin 427
- primäre 419
- pulmonale 284
- – Cor pulmonale 469
- – – Diffusionsstörungen 447
- – – Herzinsuffizienz 320
- – – Kollagenosen 471
- – – Lungenembolien, rezidivierende 471
- – – Sauerstofftherapie 471
- – – vaskuläre 471
- Purpura Schoenlein-Henoch 656
- Rauchen 422
- Rauwolfia-Alkaloide 423, **426**, 427
- α_1-Rezeptorenblocker 426–428
- β-Rezeptorenblocker 423–425
- Risiken 420
- Schlafapnoesyndrom 463
- Schrumpfniere 441

Hypertonie
- Schwangerschaft 438, **674–677**
- Schweregrade 420
- sekundäre 419
- Stufentherapie 432
- Sulfonamiddiuretika 424
- und β_2-Sympathomimetika 454–455
- Syndrom 419
- Therapieüberwachung 434
- Ursache 420
- Vasodilatanzien 324
- WHO-Einteilung 421
Hypertrichose
- Akromegalie 849
- durch Minoxidil 430
Hypertriglyzeridämie 994–996
- s.a. Hyperlipoproteinämie
- Alkoholabusus 999
- Diabetes mellitus 955, 998
- durch Diuretikatherapie 107
- endogene 976, **995**
- endogen-exogene, gemischte 976, **995**
- Ernährung, parenterale 259
- exogene 975, **996**
- fettinduzierte **996**
- Fibrate 987
- und Hypercholesterinämie 994
- nephrotisches Syndrom 647
- Typ I 996
- Typ IV 995
- Typ V 995
Hyperurikämie 965–971
- s.a. Gicht
- Adipositas 891
- asymptomatische **967**
- Ciclosporin 93
- durch Cyclophosphamid 90
- Diät 966
- Differentialtherapie 970

Sachverzeichnis

Hyperurikämie
- durch Diuretikatherapie 107
- Ernährung, parenterale 259
- familiäre 965
- Hyperlipoproteinämie 976
- Kombinationstherapie 969
- Leukämie, akute 704
- durch Methotrexat 88
- Nephritis, interstitielle 667
- Niereninsuffizienz, chronische 624
- – renale 604
- primäre 965
- sekundäre 970–971
- Urikostatika 968
- Urikosurika 968–969
- Xanthinoxidasehemmer 968

Hyperurikosurie
- Hämaturie 646
- Harnsäuresteine 673
- Nephrolithiasis 672
- Nierenversagen, akutes 607

Hyperventilation 289
- Hirnödem 64
- Hypokalzämie 276
- Koma 61
- Mittelhirnkompression 61
- Sepsis 1006

Hyperviskositätssyndrom
- Immunmodulatoren 825
- multiples Myelom 720
- D-Penicillamin 822
- Plasmapherese 720
- Plasmaseparation 632

Hypervolämie
- und Mannit 109
- Transfusionsreaktion 59

Hypnotika 204, **206**
- Leberzirrhose 563
- Niereninsuffizienz 227
- Schock, neurogener 47

Hypoaldosteronismus
- durch Diuretika, antikaliuretische 111

Hypoaldosteronismus
- Hyperkaliämie 274
- Nebennierenrindeninsuffizienz 877

Hypoalphalipoproteinämie, familiäre 976

Hypochlorämie, Alkalose, metabolische 287

Hypo-Dysproteinämie, nephrotisches Syndrom 647

Hypofibrinogenämie 732
- Laboruntersuchungen 730–731
- Therapie 737

Hypogammaglobinämie, Leukämie, chronisch-lymphatische 715

Hypoglykämie 962–965
- s.a. Nüchternhypoglykämie
- Addison-Krise 878
- Angina pectoris 369
- Bewußtlosigkeit 963
- durch Chinin 174
- epileptischer Anfall 1056
- Ernährung, parenterale 258–259
- Glukagon 963
- Hirnödemtherapie 963
- Hungerdystrophie 894

Hypophysenvorderlappeninsuffizienz 847
- infantile 962
- Insulinom 963–964
- Insulintherapie 936
- Koma 62
- – hypothyreotes 870
- neonatale 962
- postprandiale 964–965
- reaktive 962
- durch β-Rezeptorenblocker 425
- Status epilepticus 1057

hypoglykämische Anfälle, Antidepressiva 213

Hypogonadismus
- erektile Dysfunktion 885
- sekundärer, Hyperprolaktinämie 850

Hypohidrosis, Hungerdystrophie 895

Hyperurikämie

Hypohydratation, Ernährung, parenterale 258

Hypokaliämie 272–274
- Alkalitherapie 285
- durch Amphotericin B 489
- Anorexia nervosa 896
- Azidose, metabolische 285
- Colitis ulcerosa 535
- durch Diuretikatherapie 106
- Ernährung, parenterale 258
- Extrasystolie, ventrikuläre 353–354
- durch Glukokortikoide 82
- Herzstillstand 292–293
- Hypernatriämie 270
- mäßiggradige 274
- Nephritis, interstitielle 667
- Nierenversagen, akutes 613
- Obstipation 26
- Prophylaxe 274
- Schleifendiuretika 103
- schwere 272–273
- Spironolacton 109
- Urinelektrolyte 267

Hypokalzämie 276–278
- akute, symptomatische 277
- chronische 277
- Herzstillstand 293
- Hyperkaliämie 275
- Hypoparathyreoidismus 876
- postoperativer 278
- – – Massentransfusionen 53
- Nierenversagen, akutes 611
- Pankreatitis, akute 588
- Status epilepticus 1057
- Vitamin-D-Präparate 277
- zitratinduzierte 53

Hypokoagulämie 181

Hypolipidämie, Hungerdystrophie 894

Hypotonie

Hypomagnesiämie 280–281
– s.a. Magnesiummangel
– Ciclosporin 93
Hyponatriämie 266–270
– Addison-Krise 878
– ADH-Antagonisten 270
– asymptomatische 270
– Aszites 270
– Differentialdiagnose 266
– Diurese 268
– durch Diuretika 106
– – antikaliuretische 111
– Ernährung, parenterale 258
– EZV 267
– Hämatokrit 268
– Hämodialyse 270
– Hämofiltration 270
– Hämoglobin 268
– Halsvenenfüllung 268
– Hautturgor 268
– Herztöne 268
– Hyperkaliämie 275
– hypertensive Notfälle 437
– Koma, hypothyreotes 870
– Leberzirrhose 270
– Le-Veen-Shunt 270
– durch Miconazol 171
– NaCl-Lösung 269
– Nebennierenrindeninsuffizienz 877, 880
– Niereninsuffizienz 269
– Nierenversagen, akutes 610
– Ödeme 268
– Peritonealdialyse 270
– peritoneo-kavaler Shunt 270
– Porphyrie 1002
– Schleifendiuretika 103
– Schleimhäute 268
– Serumeiweiß 268
– symptomatische 269
– Urinelektrolyte 267
– Urinnatrium 268
– Urinosmolalität 268
– Wasserhaushalt, Störungen 269
– Wasserrestriktion 269
– ZVD 268

Hypoosmolalität 269
– Lungenödem 475
Hypoparathyreoidismus 876
– Hypokalzämie 276
– postoperativer, Hypokalzämie 278
Hypophosphatämie
– Ernährung, parenterale 258
– Hyperparathyreoidismus 873
– Ketoazidose, diabetische 950–951
hypophysäres Koma s. Koma, hypophysäres
Hypophyseninsuffizienz, Hypoglykämie 962
Hypophysentumor, Hyperprolaktinämie 850
Hypophysenvorderlappenadenom
– Cushing-Syndrom 881
– Makroadenom 848
– Mikroadenom 848
Hypophysenvorderlappeninsuffizienz
– Hypotonie 442
– Nebennierenrindeninsuffizienz 880
– partielle 847
– vollständige 847
Hypoproteinämie
– Colitis ulcerosa 535
– Hungerdystrophie 894
– Lungenödem 475
– nephrotisches Syndrom 647–648
Hypoprothrombinämie 732
Hyporeninämie, Hyperkaliämie 274
Hyposensibilisierung
– Asthma bronchiale 464–466
– Berufsallergene 465
– Durchführung, praktische 465
– Impfungen 465
– Indikationen 465
– Kontraindikationen 465
– Lokalreaktion 466
– Mastzellprotektion 466

Sachverzeichnis

Hyposensibilisierung
– perenniale 465
– Schock, anaphylaktischer 466
– Umweltallergene 465
Hyposystolie 296–297
Hypotension s. Hypotonie
Hypothermie
– Anorexia nervosa 896
– Hungerdystrophie 894
– Koma 60
– – hypothyreotes 870
– Vergiftungen 57
hypothermische Decke, Hyperthermie 5
Hypothyreose 868–869
– angeborene 868
– Dyslipoproteinämie 998
– erektile Dysfunktion 885
– Glukokortikoide 76
– Hypermagnesiämie 280
– Hyperprolaktinämie 850
– Hyperurikämie 970
– Hypoglykämie 962
– Hypotonie 442
– Koma 870
– Lungenmykosen 488
– manifeste 869
– Obstipation 26
– und Opioide 12
– passagere 868
– primäre 868–869
– Schilddrüsenhormone 869
– sekundäre 868–869
– – Hypophysenvorderlappeninsuffizienz 848
– subklinische 869
– durch Sulfonylharnstoffe 913
– Thyreoiditis, chronische 867
– Urinnatrium 266
– und Vitamin-K-Antagonisten 190
hypothyreotes Koma s. Koma, hypothyreotes
Hypothyroxinämie, Koma, hypothyreotes 870
Hypotonie 377, **441–444**
– und ACE-Hemmer 325
– Addison-Krise 878

1133

Sachverzeichnis

Hypotonie
- adrenogenitales Syndrom 883
- Angina pectoris 369
- Anorexia nervosa 896
- arterielle, Herzbeuteltamponade 306
- – Myokardinfarkt 310
- – Schock 46
- asympathikotone 441, 443–444
- Azidose, respiratorische 288
- chronische 441
- – Formen 443
- Colitis ulcerosa 535
- Dihydroergotamin 443
- Hungerdystrophie 894
- Hypermagnesiämie 280
- Hypokalzämie 276
- Hypophysenvorderlappeninsuffizienz 847
- Intoxikationen 442
- Kammertachykardie 355
- Ketoazidose, diabetische 943
- Mineralokortikoide 443
- Nebennierenrindeninsuffizienz 877
- orthostatische 443
- – s.a. Orthostasereaktionen
- – Diabetes mellitus 959
- – idiopathische 441–442
- – Insulintherapie 937
- – durch α_1-Rezeptorenblocker 428
- physikalische Therapie 443
- Plasmaersatzmittel, kolloidale 52
- primäre 441–442, **443**
- Schock, kardiogener 298
- sekundäre 441–444
- Sinustachykardie 337
- Sympathikomimetika 443
- Synkope 441
- Ursachen, Einteilung 442
- vorübergehende 442

Hypoventilation 41
- alveoläre 448
- – generelle 446
- Koma 61
- – hypothyreotes 870
- kontrollierte 44

Hypovolämie
- Addison-Krise 878
- durch Diuretikatherapie 107
- hepatorenales Syndrom, Prognose 579
- hypertensive Notfälle 437
- hypokaliämische durch Schleifendiuretika 103
- Minimal-change-Glomerulonephritis 650
- Niereninsuffizienz, prärenale 604
- – renale 604
- Schock 49
- ZVD 36

Hypoxämie
- arterielle, ARDS 451
- Blutgase 448
- Schlafapnoesyndrom 463

Hypoxie 292
- Alkalose, respiratorische 289
- und Biguanide 918
- Erbrechen 15
- Ernährung, parenterale 258
- Schock, kardiogener 298
- Sinustachykardie 337

IA (inspiratorische Assistenz) 42

Icterus
- s.a. Ikterus
- juvenilis intermittens 582

IDDM (insulinabhängiger Diabetes mellitus) 898
IDL (intermediate density lipoproteins) 972
IgA-Nephritis 644
IgA-Nephropathie 653–654

Ikterus
- s.a. Hyperbilirubinämie
- s.a. Icterus
- Alkoholhepatitis 580
- Cholangitis 600
- Cholelithiasis 593
- Cholezystitis 599
- Hyperbilirubinämie 582
- Leberzirrhose 561
- Leptospirose 1017

Ileitis terminalis 531–534
- s.a. Crohn-Krankheit
- Differentialdiagnose 526–527
- Vitamin-B_{12}-Mangel 684

Ileokoloskopie, Crohn-Krankheit 532
ileorektale Anastomose 28
Ileoskopie, Diarrhö 25
Ileostomie, Flüssigkeitsverluste 265
Ileum-Bypass, Hyperlipoproteinämie 992

Ileus 529–530
- Allgemeinmaßnahmen 530
- Antibiotika 530
- Darmgeräusche 530
- Erbrechen 530
- Fehldiagnosen 1002
- Hyperkalzämie 279
- Hypokaliämie 272
- Leitsymptome 530
- mechanischer 529–530
- – Laparotomie 531
- – Laxanzien 27
- Meteorismus 530
- Palpationsbefund 530
- paralytischer 529
- – durch Antidepressiva 212
- – hyperkalzämische Krise 279
- – Therapie, spezielle 531
- Peritonitis 530
- Schock, hämorrhagischer 49
- und Sondenernährung 246
- Stuhl- und Windabgang 530

Infektionskrankheiten

IL-2-Rezeptor-Antikörper
- Graft-versus-host-Reaktion 96
- Knochenmarktransplantation 96
Immundefektsyndrom, erworbenes s. AIDS
Immunglobuline
- immunsuppressive Therapie 96
- Purpura, thrombozytopenische, idiopathische 96–97, 697
Immunglobulinmangel, Hungerdystrophie 894
Immunkomplexkrankheit, Hepatitis 546
Immunmodulatoren 169–170
- Arthritis, rheumatoide 825
- Inosin 169
- Interferone 169
Immunofluoreszenz-Test, Lupus erythematodes 829
Immunopathien, Bluthusten 476
Immunprophylaxe
- Hepatitis B 550–552
- Hepatitis C 552
- Hepatitis D 550–552
Immunsuppression
- Anämie, aplastische 692
- – autoimmunhämolytische 689
- aplastisches Syndrom 692
- Azathioprin 634
- Ciclosporin 634
- Glukokortikoide 633
- Nierentransplantation 633–634
- Pneumonie 482
Immunsuppressiva
- Arthritis, rheumatoide, juvenile 827
- Arzneimittelinteraktionen 221
- Colitis ulcerosa 537
- Interferone 169

Immunsuppressiva
- Lungenerkrankung, interstitielle 493
- Lungenmykosen 488
- Lupus erythematodes 830
- Niereninsuffizienz 227
- Polymyositis/Dermatomyositis 832
immunsuppressive Therapie 73–97
- ACTH 84
- Alkylanzien 75
- alkylierende Substanzen 84, 89–91
- Anti-CD4-Antikörper 96
- Anti-CD5-Antikörper 96
- Anti-CD7-Antikörper 96
- Anti-CD25-Antikörper 96
- Antikörper, monoklonale 95–96
- Antilymphozytenimmunglobuline 95
- Antilymphozytenserum 95
- Antimetabolite 84–88
- Antimetaboliten 75
- Anti-TNFα-Antikörper 96
- Autoimmunerkrankungen 74–75
- Azathioprin 75, 85–86
- – Kontrolluntersuchungen 83
- Brequinar 97
- Chlorambucil 91
- Ciclosporin 75, 91–93
- – Kontrolluntersuchungen 83
- Cyclophosphamid 75, 89–90
- – Kontrolluntersuchungen 83
- Fluocortolon 75
- Glukokortikoide 75–84
- – Kontrolluntersuchungen 83
- Immunglobuline 96
- Indikationen 74
- Interferon-γ 97
- Interleukin-1 96

Sachverzeichnis

immunsuppressive Therapie
- Kontrolluntersuchungen 74, 83
- Kortikosteroide 75
- 6-Mercaptopurin 87
- Methotrexat 87–88
- – Kontrolluntersuchungen 83
- 6-Methylprednisolon 75
- Mizoribin 97
- Mukophenolsäure 97
- OKT 3 (Orthoclone) 95
- Plasmapherese 94
- Prednisolon 75
- Prednison 75
- Rapamycin 97
- Substanzen 75
- Tacrolimus 93–94
- Vaskulitis, zerebrale 73–74
- Ziele 73–74
Immuntherapie 767–768
- Asthma bronchiale 464–466
- Melanom, malignes 805
- Schock, septischer 1007
Impaktation, fäkale 25
Impfungen, Hyposensibilisierung 465
Impotenz 900
- Diabetes mellitus 959
IMV (intermittent mandatory ventilation) 42
Infarktpneumonie 482
- s.a. Pneumonie
Infektanfälligkeit durch Glukokortikoide 82
Infektionen s. Infektionskrankheiten
Infektionskrankheiten 1004–1049
- bakterielle 1004–1028
- – Erreger 118, 199
- – Lokalisation 117
- – Verlaufsbeurteilung 117
- Mykosen 1041–1044
- nephrotisches Syndrom 650
- Nierenversagen, akutes 611

1135

Sachverzeichnis

Infektionskrankheiten
- opportunistische, AIDS, Chemotherapie 1032–1033
- Pankreatitis 584
- Protozoen 1035–1041
- Schmerzen 6
- Schrittmachertherapie 364
- Thrombozytopenie 696
- virale 1028–1035
- Würmer 1044–1049
- zentralvenöser Zugang 33
Infektionsprophylaxe
- Hepatitis 549–554
- Influenza 1029
Infektsteine 673
Influenza 1028–1029
- s.a. Grippe
- Amantadin 166
- Antibiotika 1029
- Infektionsprophylaxe 1029
Infusionspläne, Ernährung, parenterale 254–255
Infusionstherapie, Notfall- und Intensivtherapie 32
Infusionsthorax nach Vena-subclavia-Punktion 33
Inhalationsgeräte 454
Inhalationstherapie, Husten 15
Inhibitorendefizite, Blutgerinnung 742–743
Innenohrschädigung durch Schleifendiuretika 103
INR (International Normalized Ratio), Testthrombokinasen 187
Insektenstich, Schock, anaphylaktischer 47, 55
Inselzelltransplantation, Diabetes mellitus 939
inspiratorische Assistenz s. IA
Insuffizienz, respiratorische s. respiratorische Insuffizienz
insulinabhängiger Diabetes mellitus (IDDM) 898
Insulinallergie 937

Insuline
- Arzneimittelinteraktionen 218
- Bioverfügbarkeit 928
- Diabetes mellitus 921–938
- Humaninsulin 922
- intermediär wirkende 923
- Kombinationsinsuline 927
- kurzwirksame 922–923
- langwirksame 926
- Lente-Insulin 926
- Mischen 929
- Mischinsuline 927
- mittellang wirksame 924–925
- Neutral-Protamin-Hagedorn-Insulin 923
- Normalinsulin 923
- Pankreatitis, akute 587
- Pharmakokinetik 922–928
- Präparationen 921–922
- Pumpeninsuline 927
- Schwangerschaft 238, 240
- Schweineinsulin 922
- Semilente-Insulin 923
- Stillzeit 238, 240
Insulinhypoglykämie, Hypophysenvorderlappeninsuffizienz 848
Insulininjektion, subkutane, Diabetes mellitus 932–934
Insulinnadeln 928
Insulinödeme 937
Insulinom 962
- Hypoglykämie 963–964
- Operation 963
- Somatostatinanaloga 964
- Therapie, medikamentöse 963–964
Insulinpens 928–929
Insulinpumpen 928
Insulinpumpentherapie, Diabetes mellitus 934–936
Insulinresistenz 938

Insulinresorption 928
Insulinsekretion, Hypokaliämie 272
Insulinspritzen 928
Insulintherapie 928
- s.a. Diabetestherapie
- Allergien 937
- Hypoglykämie 936
- Hypotension, orthostatische 937
- intensivierte, Diabetes mellitus 932–934
- Ketoazidose, diabetische 947–948
- Komplikationen 936
- konventionelle, Diabetes mellitus 930–932
- Lipoatrophie 937
- Lipohypertrophie 937
- Nebenwirkungen 936
- Necrobiosis lipoidica 961
- Ödeme 937
- Phosphatmangel 245
- Quincke-Ödem 937
- Refraktionsanomalien, transitorische 937
- Schock, anaphylaktischer 937
- subkutane, kontinuierliche 934–936
- Urtikaria 937
Intensivtherapie s. Notfall- und Intensivtherapie
Interferone 169, 767
- immunsuppressive Therapie 97
Interkostalneuralgie, Differentialdiagnose 483
Interleukin 1, immunsuppressive Therapie 96
Interleukine 767
intermittent mandatory ventilation s. IMV
intermittent positive pressure ventilation s. IPPV
Intoxikationen s. Vergiftungen
Intravasalvolumen s. IVV
intrazelluläres Volumen s. IZV

Kaliummangel
Intrinsic-Asthma 466
Intubation
– Atemminutenvolumen 38
– Bewußtlosigkeit 38
– Diazepam 38
– endotracheale 38
– Etomidat 38
– respiratorische Insuffizienz 450
Invagination, Differentialdiagnose 526–527
Invaginationsileus, Purpura Schoenlein-Henoch 656
inversed ratio ventilation s. IRV
Ionenaustauscher, kalziumhaltige, Hyperkalzämie 278
Ipecacuanha-Sirup, Vergiftungen 68
IPPV (intermittent positive pressure ventilation) 42
Iridozyklitis
– Colitis ulcerosa 535
– Crohn-Krankheit 532
– Lungensarkoidose 491
IRV (inversed ratio ventilation) 42
Ischämiesyndrom
– akutes 400
– Heparin 400
– inkomplettes 399
– komplettes 399
– Sofortmaßnahmen 400
– Therapie im Krankenhaus 400
ischämischer Infarkt
– s.a. Hirninfarkt
– s.a. Schlaganfall
– akuter 1052–1054
– Anteriorversorgungsgebiet 1052
– Bobath-Lagerung 1053
– Fibrinolyse 1054
– Hirnödem, malignes 1054
– Magensonde 1053
– Mediaversorgungsgebiet 1052
– Posteriorversorgungsgebiet 1053

ischämischer Infarkt
– Primärprävention 1054
– Prophylaxe 1053
– Rezidivprophylaxe 1054
– Überwachung 1053
– vertebrobasiläres System 1052
ISI (International Sensitivity Index), Testthrombokinasen 187
Isoagglutinine 738
Isoenzyme, Tumormarker 761
Isophan-Insulin 923
Isosthenurie, Hyperparathyreoidismus, primärer 873
IVV (Intravasalvolumen) 263
IZV (intrazelluläres Volumen) 263

Jacobson-Training, Schmerzen 14
Janeway-Läsionen, Embolien, septische 390
Jarisch-Herzheimer-Reaktion, Lues 1016
Jejunalsonde, Sondenernährung 247–248
Jejunostomie 247
Jervell-Lange-Nielsen-Syndrom, Kammertachykardie 356
Jobst-Gerät
– postthrombotisches Syndrom 415
– Thrombose 414
Jodmangelstruma 853–857
– Jodid 854
– Jodmangelstruma 853
– Jodprophylaxe 854
– Radiojodtherapie 857
– Schilddrüsenautonomie 857
– Schilddrüsenhormone 855–856
– Schilddrüsensonographie 853

Jodmangelstruma
– Schilddrüsenszintigraphie 853
– Schwangerschaft 856
– Strumaresektion 857
Jodprophylaxe
– Jodmangelstruma 854
– Schwangerschaft 856
Juckreiz
– s.a. Urtikaria
– durch Albendazol 177
– Niereninsuffizienz, chronische 615
– Plasmaersatzmittel, kolloidale 52
– Schock, anaphylaktischer 47, 56
Jugularis-interna-Punktion 35
– Komplikationen 33
– Zugang 35
Jugularvenen, flache 268
Jugularvenenpuls, Vorhofflimmern 344

Kachexie
– Anorexia nervosa 896
– Hypotonie 442
– pankreatogene 591
– Vitamin-B_1-Mangel 245
Kälteagglutininkrankheit 689
– Raynaud-Syndrom 409
Kälteantikörper, Anämie, autoimmunhämolytische 689
Kältehämoglobinurie, paroxysmale 690
Kalium
– Körperflüssigkeiten 265
– Tagesbedarf 244
Kaliumausscheidung 271
Kaliumhaushalt, Störungen 271–276
Kaliumintoxikation, Transfusionsreaktion 59
Kaliummangel
– Extrasystolie, ventrikuläre 354
– Laxanzienabusus 26

Kalkembolien, Aortenstenose 385
kalter Knoten 858
Kaltschweißigkeit, Transfusionszwischenfall 59
Kalzium, Tagesbedarf 244
Kalziumantagonisten 386
– Achalasie 506
– Angina pectoris 372–373
– Herzinsuffizienz, chronische 326
– Hypertonie 423, 427, **428**
– Migräneprophylaxe 1061
– Ösophagusspasmus, diffuser 506
– Raynaud-Syndrom 409
kalziumhaltige Steine 672
Kalziumhaushalt, Störungen 276–279
Kalziumoxalat-Steine, Diuretikatherapie 100
Kalzium-Phosphatstoffwechselstörungen, Niereninsuffizienz, chronische 620
Kammerarrhythmie
– s.a. Arrhythmie
– koronare Herzkrankheit 365
– Prinzmetal-Angina pectoris 379
Kammerdepolarisation, schrittmacherinduzierte 297
Kammererregung 334
– exzentrische 335
Kammerextrasystolie, Therapie 338
Kammerflattern, Defibrillation 294
Kammerflimmern 292, **355–356**
– Defibrillation 294
– Herzstillstand 292
– Myokardinfarkt 294, 308–309
– sekundäres 292
– Therapie 355–356
Kammerfrequenz, Senkung, Vorhofflimmern 344

Kammerseptumdefekt
– Aortenklappeninsuffizienz 386
– Pulmonalstenose 388
Kammertachykardie 355–356
– s.a. Tachykardie
– Antiarrhythmika 356
– antiarrhythmische Therapie 341
– AV-Überleitung, vagomimetische Manöver 337
– Elektrokardioversion 356
– Jervell-Lange-Nielsen-Syndrom 356
– Lungenödem 305
– Myokardinfarkt 309
– Myokardischämie 356
– QT-Syndrom 356
– Reizbildung und Erregungsleitung 334
– rezidivierende 356
– – Herzwandaneurysma 355
– Romano-Ward-Syndrom 356
– Schock, kardiogener 299
– Schrittmachertherapie 356
– Therapie 355–356
– torsades des pointes 355
– – antiarrhythmische Therapie 341
– Ventrikelaneurysmen 356
– Vorhof-/Kammerfrequenz 336
– Wolff-Parkinson-White-Syndrom 339
Kammerurin, Harnwegsinfektionen 661
Kaposi-Sarkom 807–808
– s.a. Sarkome
– AIDS 807
– Chemotherapie 808
– Foscarnet 168
– Interferone 767
Kardiaka, Lebererkrankungen 230–231
kardiale Insuffizienz, Niereninsuffizienz, pränatale 604

Kardiaresektion, motilitätswirksame Substanzen 503
kardiogener Schock
s. Schock, kardiogener
Kardiomyopathie **396–397**, 900
– Alkoholdelir 1065
– dilatative 396
– – Komplikationen, embolische 397
– – β-Rezeptorenblocker 331–332
– – Vitamin-K-Antagonisten 188
– Hämochromatose 566
– Herzinsuffizienz 320
– Herzstillstand 292
– hypertrophe 380
– – Aortenstenose, subvalvuläre 386
– – durch Tacrolimus 94
– – kongestive 396
– – Lungenödem 302
– – obstruktive, hypertrophe, Pulmonalstenose 387
– – Schock, kardiogener 298
– – Vasodilatanzien 324
Kardioversion, Vitamin-K-Antagonisten 188
Karditis
– Diät 396
– Digitalisglykoside 396
– Diuretika 396
– Lupus erythematodes 829
– rheumatische 395–396
– Vasodilatanzien 396
Karotisendarteriektomie, Karotis-interna-Stenose 1052
Karotis-interna-Stenose, Karotisendarteriektomie 1052
Karotissinusmassage
– AV-Block 359
– Vorhoftachykardie 339
Karotissinussyndrom 442
– Asystolie 292
– AV-Block 359
– Hypotonie 442
– Schrittmachertherapie 362

Knochenschmerzen

Karpaltunnelsyndrom,
Akromegalie 849
Karpopedalspasmen,
Hypokalzämie 276
Karzinoid 801–802
– Chemotherapie 801
– Diarrhö 20
– 5-Hies-Ausscheidung 801
Karzinoidsyndrom 801
– Diarrhö, chronische 24
– Therapie, symptomatische 802
Karzinom(e)
– s. KUP-Syndrom mit unbekanntem Primärtumor
– s. onkologische Krankheiten
– s. unter den einzelnen Organkarzinomen
Kasabach-Merritt-Syndrom, Verbrauchskoagulopathie 741
Katabolie, Lebertransplantation 563
Katarakt
– diabetische 958
– durch Glukokortikoide 82
– Hypokalzämie 276
– Pseudohypoparathyreoidismus 876
Katecholamine
– Myokardinfarkt 308
– Vergiftungen 58
Katheter-Angioplastie 401
Katheterballondilatation, Myokardinfarkt 318
Katheterdrainage, Harnblase 36–37
Katheterembolie 34
– durch Venenkatheter 258
Katheterisierung, Harnwegsinfektionen 659, 661
Katheterjejunostomie 247
Kathetersepsis, Cephalosporine 136
Kationenaustauscherharze
– Hyperkaliämie 275
– Nierenversagen, akutes 611

Kavakatheter, perkutaner, venöser Zugang 32
Kavernosographie, erektile Dysfunktion 886
Kayser-Fleischer-Kornealring, Wilson-Syndrom 567
Keimzelltumoren, Ovar 777
Keratitis, Orbitopathie, immunogene 865
Kerntemperatur, Blasenurin 40
Ketoalkalose, diabetische 955
Ketoazidose
– alkoholische 951–952
– – Laktat 952
– diabetische 942–951
– – Abdomen, akutes 524
– – Antibiotika 946
– – Bikarbonat 949–950
– – Differentialdiagnose 951
– – Ernährung, parenterale 259
– – Erstmaßnahmen 945
– – Hyperphosphatämie 950–951
– – Hypophosphatämie 950–951
– – Insulintherapie 947–948
– – intensivmedizinische Maßnahmen 945–946
– – Intensivüberwachung 946
– – Kaliumsubstitution 949
– – Magensonde 946
– – Phosphatmangel 245
– – Phosphatsubstitution 950–951
– – Rehydrierung 946–947
– – Sauerstofftherapie 946
– – Thromboseprophylaxe 946
– – Venenzugang 945
– Hyperkaliämie 274
– Hypomagnesiämie 280
Ketonkörper
– Diabetes mellitus 903

Sachverzeichnis

Ketonkörper
– Ketoazidose, diabetische 942
Kiel-Klassifikation, Non-Hodgkin-Lymphome 710
Kimmelstiel-Wilson-Syndrom 677–678
Kippflügel-Prothese, Typ SJM 382
Klappenersatz s. Herzklappenersatz
Kleinhirnhämangiome, Polyzythämie 724
Klopfschmerz
– Appendizitis 528
– Nierenlager 117
Knisterhaut, Mediastinalemphysem 488
Knochenmarkdepression durch Miconazol 171
Knochenmarkeiterungen
– Antibiotikatherapie 118
– Erreger 118
Knochenmarkhypoplasie, Granulozytopenie 694
Knochenmarktransplantation 698
– Anämie, aplastische 691
– aplastisches Syndrom 691
– IL-2-Rezeptor-Antikörper 96
– Leukämie, chronisch-myeloische 722
– Osteomyelofibrose 725
– Panzytopenie 687
Knochenmetastasen, Mammakarzinom 775
Knochennekrosen, aseptische durch Glukokortikoide 82
Knochenreifung, Hypophysenvorderlappeninsuffizienz 848
Knochenschmerzen
– Hyperparathyreoidismus, primärer 873
– Leukämie, chronisch-myeloische 722
– Prostatakarzinom 786

1139

Knochentumoren, Hyperkalzämie 278
Knöchelödeme
- Cushing-Syndrom 881
- durch Nifedipin 373
Knollenblätterpilzvergiftung
- Leberversagen, akutes 552
- Penicillin G 555
- Silibinin 555
Knopflochstenose, Kindesalter 383
Knorpelentwicklungsstörungen durch Gyrasehemmer 141
Knoten
- kalter 858
- warmer 858
Knotenrhythmus
- akzelerierter, Reizbildung und Erregungsleitung 334
- digitalisbedingter 351
- Extrasystolie, ventrikuläre 354
Knotentachykardie
- s.a. Tachykardie
- Differentialdiagnose 355
- Reizbildung und Erregungsleitung 334
Koagulopathien
- erworbene 732
- hereditäre 732
Kochsalzrestriktion
- Aszites 569
- Diabetes mellitus 906, 909
- Diuretikatherapie 112–113
- Poststreptokokken-Glomerulonephritis 639
Körperhöhlenergüsse, Diuretika 99
körperliche Aktivität
- Diabetes mellitus 911–912
- - Akutwirkungen 912
Körpertemperatur
- Messung, rektale 4
- Notfall- und Intensivtherapie 40

Körpertemperatur
- Schwankungen, individuelle 4
- Tachypnoe 4
Kohlenhydrate
- Dosierungsgrenzen 252
- Ernährung, parenterale 250–252
- Tagesbedarf 244
Kohlenhydratgehalt, Nahrungsmittel 910
Kohlenhydratverzehr, Diabetes mellitus 906–908
Kohlenmonoxidvergiftung, Laktatazidose 284
Kokzidioidomykose 489, 1043
- Fluconazol 172
- Itraconazol 173
- Miconazol 171
Kolektomie 28
Kolibakterien, enteroinvasive, Antibiotika 23
Koliken
- Abdomen, akutes 524
- durch Heparin 185
- Spasmolytika 12
Kolitis
- s.a. Colitis ulcerosa
- antibiotikaassoziierte 23
- chronische 535
- fulminante 538
- - Therapie 537
- granulomatöse 531–534
- - s.a. Crohn-Krankheit
- hämorrhagische 1024
- kollagene, Diarrhö 20
- pseudomembranöse 23–24
- - Antibiotikatherapie 121
- - Vancomycin 150
Kollagenosen 688, 698, 829–834
- s.a. Lupus erythematodes, systemischer
- s.a. Polymyositis/Dermatomyositis
- s.a. Sjögren-Syndrom
- s.a. Sklerodermie
- Alveolitis, fibrosierende 492

Kollagenosen
- Diarrhö 20
- Hypertonie, pulmonale 471
- Refluxkrankheit 499
Kollaps
- durch Antidepressiva 212
- durch Eisentherapie 682
Kolloidstruma, Jodmangelstruma 853
Kolon, irritables 510–512
- Diarrhö, chronische 24
Kolondivertikel, Hämatochezie 540
Kolonkarzinom 797
- metastasiertes, Chemotherapie 798
Kolonoperationen, Diät, nährstoffdefinierte 247
Kolonpapillom, Hypokaliämie 272
Kolontumoren, Hämatochezie 540
kolorektale Karzinome 796–799
- s.a. Rektumkarzinom
- Antikörper, monoklonale 767, 796
- Chemotherapie, adjuvante 796–797
- Obstipation 26
- Therapie, palliative 797–798
- - regionale der Leber 798
Koloskopie 26
- Diarrhö 25
- Kolitis, pseudomembranöse 24
- Obstipation 27
Kolpitis
- Gonorrhö 1016
- Trichomoniasis 1041
Koma 60–64
- s.a. Präkoma
- Addison-Koma 61
- Addison-Krise 878
- Ätiopathogenese 60
- Anamnese 63
- Atmung 61

Kopfschmerzen

Koma
- Augenhintergrundbeurteilung 63
- Augenveränderung 62
- Blasenkatheterpflege 63
- Blutung, zerebrale 1055
- Blutzuckerschnelltest 62
- Cheyne-Stokes-Atmung 62
- Dekubitusprophylaxe 63
- diabetisches 60–61, **942**
- – epileptischer Anfall 1056
- – Ernährung, parenterale 259
- – Kaliumsubstitution 949
- – Prognose 951
- – Rehydrierung 946–947
- – Therapie 944
- Diurese 63
- Diuretika, antikaliuretische 111
- Enzephalopathie, hepatische 576
- Fremdanamnese 61
- Gesichtsfarbe 61
- Hautbeschaffenheit 61
- hepatisches 60–61
- – Diuretikatherapie 107–108
- – Fettemulsionen 253
- Herzfrequenz 63
- Hirnödem 64
- hyperglykämisches 952–953
- hyperkalzämische Krise 279
- hyperkalzämisches 60
- hyperosmolares 60
- hyperthyreotes 60–61
- Hyperventilation 61
- Hypoglykämie 62
- hypoglykämisches 60
- hypophysäres 60, 63, 851
- hypothyreotes 63, 870
- Hypoventilation 61
- nach Insulintherapie 936
- Kreislaufveränderungen 62
- Kussmaul-Atmung 61

Koma
- Laboruntersuchungen 62
- Lagerung 62
- Lumbalpunktion 63
- Magensonde 63
- Moschcowitz-Syndrom 698
- Mund- und Körpergeruch 61
- nicht-ketoazidotisches, hyperosmolares 952–953
- Niereninsuffizienz, chronische 615
- Phosphatmangel 245
- Pulsoximetrie 63
- Seitenlagerung 31
- Sofortmaßnahmen 62
- Sondenernährung 63
- Stadien 61
- thyreotoxische Krise 864
- urämisches 60–61
- Ursache, extrazerebrale 60
- – intrazerebrale 60
- venöser Zugang 62
- vitale Funktionen 63
- Wasserhaushalt, Störungen 269
- Wassermann-Reaktion 63
komatöser Patient
s. Koma
Kompressionstherapie
- Beckenvenenthrombose 412
- postthrombotisches Syndrom 415
- Varizen 416
Konglomerattumor, Crohn-Krankheit 532
Konjunktivitis
- s.a. Conjunctivitis
- Asthma bronchiale 464
- Ciclosporin 93
- Leptospirose 1017
- Reiter-Syndrom 839
- Toxic-shock-Syndrom 1027
Konservenblutprobe, Blutgruppen- und Rh-Bestimmung 59

Sachverzeichnis

Kontinenzorgan
- anorektales, Erschlaffung 25
- Hämorrhoiden 541
Kontraktionsinsuffizienz 319
Kontrastmittel-Exposition
- Clemastin 57
- H_1-Rezeptorantagonisten 57
- H_2-Rezeptorantagonisten 57
- Kortikosteroide 57
- Nierenversagen, akutes 607
- Schock, anaphylaktischer 57
Kontrastmittel-Nephropathie, Diabetes mellitus 957
Kontrazeptiva, orale, Arzneimittelinteraktionen 220–221
Koordinationsstörungen, Enzephalopathie, hepatische 576
Kopf-Hals-Karzinome 802–803
- Chemotherapie 802–803
- Rezidivtherapie 803
- Strahlentherapie 803
Kopfpankreatitis 593
- s.a. Pankreatitis
Kopfschmerzen
- durch Aciclovir 166
- Akromegalie 849
- durch Albendazol 177
- Blutung, zerebrale 1055
- durch Chinin 174
- und Chloroquin 173
- durch Ciclosporin 93
- Codein 172
- Cor pulmonale 469
- durch Diethylcarbamazin 178
- durch Digitalisglykoside 330
- durch Dihydralazin/Hydralazin 426
- Diphtherie 1026
- durch Diuretika, antikaliuretische 111

1141

Sachverzeichnis

Kopfschmerzen
- Eisenmangelanämie 681
- durch Eisentherapie 682
- Enzephalitis 1034
- Ergotaminderivate 8, 13
- durch Famciclovir 167
- durch Fluconazol 173
- durch Foscarnet 168
- durch Ganciclovir 168
- Glukosemangel, zerebraler 962
- Grippe 1028
- durch Gyrasehemmer 141
- durch Halofantrin 175
- durch Heparin 185
- Hyperprolaktinämie 850
- Hypophysenvorderlappeninsuffizienz 848
- nach Insulintherapie 936
- durch Kalziumantagonisten 428
- durch Ketoconazol 172
- Leptospirose 1017
- medikamenteninduzierte 8
- durch Mefloquin 174
- Mononukleose, infektiöse 1030
- Nichtopioidanalgetika 13
- durch Nifedipin 373
- durch Nitrate 372
- Opioide 13
- Orbitopathie, immunogene 865
- Phäochromozytom 439
- Poststreptokokken-Glomerulonephritis 638
- durch Praziquantel 177
- Psychopharmaka 13
- durch Pyrantel 176
- durch α_1-Rezeptorenblocker 428
- Salmonellose 1021
- Schock, anaphylaktischer 56
- durch Serotonin(5-HT$_3$)-Antagonisten 17
- Steroidentzugssyndrom 80
- Thrombozythämie, essentielle 726

Kopfschmerzen
- durch Thyreostatika 861
- Toxic-shock-Syndrom 1027
- Toxoplasmose 1038
- durch Vasopressin 852
- Wasserhaushalt, Störungen 269

Korallensteine 670
Kornealreflex
- Enzephalopathie, hepatische 576
- Herzstillstand 292
Koronarangiographie, selektive, Myokardinfarkt 318
Koronararterienthromben, Gewebeplasminogenaktivator 201
Koronarchirurgie
- Indikationen 375
- Kontraindikationen 375
- koronare Herzkrankheit 375–376
- Myokardinfarkt 318
Koronardilatation, koronare Herzkrankheit 376
koronare Herzkrankheit 365–368
- Adipositas 891
- ärztliche Führung 366
- Antipyretika 5
- Behandlungsschwerpunkte 366
- Diät 367
- Digitalisglykoside 327
- und Dihydralazin/Hydralazin 426
- EKG 366
- Extrasystolie, supraventrikuläre 353–354
- - ventrikuläre 353–354
- Genußmittel 367
- Herzinsuffizienz 320
- Herzstillstand 292
- Hypercholesterinämie 975
- Hypertonie 420, 433
- Körpergewichtsreduktion 367
- körperliches Training 368

Kopfschmerzen

koronare Herzkrankheit
- Koronarchirurgie 375–376
- Koronardilatation 376
- Koronarographie 366
- Lungenödem 303
- Maßnahmen, allgemeine 366
- Myokardinfarkt 308
- psychische Faktoren 368
- Rauchen 367
- β-Rezeptorenblocker 331–332
- Risikofaktoren 365
- Schock, kardiogener 47
- Streß 368
- Vasodilatanzien 324
- Ventrikulographie 366
- Vorhofflimmern 343
Koronarembolie, Myokardinfarkt 308
Koronarerkrankung s. koronare Herzkrankheit
Koronargefäßverschluß
- akuter, Anistreplase 197
- - Streptokinase 197
- - t-PA 197
- - Urokinase 197
Koronarkrankheit s. koronare Herzerkrankung
Koronarographie, selektive 375
Koronarsklerose
- HDL-Cholesterin, Verminderung 997
- Myokardinfarkt 308
Koronarspasmen, Angina pectoris 369
Koronarstenose
- Koronarchirurgie 375
- Prinzmetal-Angina pectoris 379
Koronarüberwachungsstation, Myokardinfarkt 312
Korpuskarzinom 777
- Chemotherapie 777
- Hormontherapie 777
Kortikoide
s. Kortikosteroide

Lähmung
Kortikosteroide
- Anämie, aplastische 692
-- autoimmunhämolytische 688
- anaphylaktische Reaktion 52
- aplastisches Syndrom 692
- Arteriitis nodosa 833
- Hepatitis 548
- Hirnödem 64
- immunsuppressive Therapie 75
- Kontrastmittel-Exposition 57
- Lupus erythematodes 830
-- disseminatus 654
- Minimal-change-Glomerulonephritis 651
- Nebennierenrindeninsuffizienz 75
- Polyarthritis, chronische 823-824
- Polymyalgia rheumatica 834
- Polymyositis/Dermatomyositis 832
- Purpura, thrombozytopenische, idiopathische 697
- Reiter-Syndrom 840
- rheumatisches Fieber 837
- Schock, anaphylaktischer 56
- Sjögren-Syndrom 833
- Strahlenthyreoiditis 868
- Thyreoiditis, akute/subakute 867
- Transfusionsreaktion 60
Kostmann-Syndrom 694-695
- s.a. Neutropenie, kongenitale
- Anämie, aplastische 691
- Granulozytopenie 694
Kotstein, Diarrhö, paradoxe 25
Krämpfe
- durch Aciclovir 166
- durch Amphotericin B 170

Krämpfe
- durch Cephalosporine 138
- durch Diethylcarbamazin 178
- Enzephalitis 1034
- durch Ganciclovir 168
- Hypomagnesiämie 280
- durch Isoniazid 155
- Moschcowitz-Syndrom 698
- Wasserhaushalt, Störungen 269
- durch Zidovudin 169
Krampfanfälle
- Ciclosporin 93
- durch Foscarnet 168
- Hypokalzämie 276
- zerebrale, durch Antidepressiva 212
-- Meningitis 1012
-- durch Neuroleptika 212
Kraniopharyngeom 847
Krankengymnastik
- Asthma bronchiale 468
- Bronchialkrankheiten 459
- Husten 15
- Schmerzen 13
Kreislaufschock s. Schock
Kreislaufveränderungen, Koma 62
Kreislaufversagen, Laktatazidose 284
Kreuzschmerzen
- durch Streptokinase 199
- Transfusionszwischenfall 59
Kryoglobulinämie
- Glomerulonephritis, membranoproliferative 653
-- rasch-progrediente 641
- Hepatitis 546
- nephrotisches Syndrom 648
- Plasmaseparation 632
- Raynaud-Syndrom 409
Kryptokokken-Meningitis, Miconazol 171

Kryptokokkose 1043
- Fluconazol 173
- 5-Fluorcytosin 171
Kugelzellen 680
Kumarinderivate
- Schwangerschaft 239
- Stillzeit 239
Kumarinnekrose 192
- Protein-C-Mangel 187
- durch Vitamin-K-Antagonisten 193
Kupferstoffwechselstörung s. Wilson-Syndrom
KUP-Syndrom 808-809
- Chemotherapie 809
Kurzdarmsyndrom
- Diät, chemisch definierte 247
- Ernährung, parenterale 258
- Sondenernährung 249
Kussmaul-Atmung
- Ketoazidose, diabetische 943
- Koma 61
- Laktatazidose 954
Kussmaulscher Venenpuls 293
- Herzbeuteltamponade 306
Kyphoskoliose, Azidose, respiratorische 288

Laborparameter, Normwerte s. Normwerttabelle
Laboruntersuchungen
- Koma 62
- Notfall- und Intensivtherapie 40
- Schocktherapie 48
- Vergiftungen 68
Labyrinthausfall 1062
- Therapie 1063
Lackzunge, Leberzirrhose 561
LAC-Zellen 767
Lähmung
- hyperkaliämische, idiopathische 274

1143

Lähmung
- hypokaliämische, idiopatische 272
- Lähmungen s.a. Paresen
Läuse, Ivermectin 178
Lagerung
- nach Bobath, ischämischer Infarkt 1053
- Gastrointestinalblutung 496
- Hirnödem 64
- Koma 62
- Notfall- und Intensivtherapie 31
- Schocktherapie 47
- Vergiftungen 68
Lagerungsschwindel
- paroxymaler, benigner 1062
- - Therapie 1062
Lakritzenabusus, Hypokaliämie 272
Laktasemangel, Malabsorption 522
Laktat, Ketoazidose, alkoholische 952
Laktatazidose 284, 953–955
- Alkalose, metabolische 286
- durch Biguanide 917
- Bikarbonat 286
- Ernährung, parenterale 259
- Hämodialyse 286, 954–955
- Sepsis 1006
- Typ A 954
- Typ B 954
Laktationsperiode s. Stillzeit
Laktose-Toleranztest, Malabsorption/Maldigestion 522
Lambliasis 1039
- Malabsorption 522
Langzeit-pH-Metrie, Refluxkrankheit 500
Lanugobehaarung, Anorexia nervosa 896
Laparotomie
- explorative, Hodgkin-Lymphom 708
- Ileus, mechanischer 531

Laryngitis, Refluxkrankheit 500
Laryngoskopspatel 38
Laryngospasmus, Hypokalzämie 276
Larynxkarzinom 802
Lasertherapie, Ösophaguskarzinom 794
Laxanzien 292
- abdominelle Beschwerden 28
- Colitis ulcerosa 28
- Diarrhö 20–21
- Ileus, mechanischer 27
- Kontraindikationen 27
- magnesiumhaltige, Hypermagnesiämie 280
- Obstipation 27
- pflanzliche 28
- Schwangerschaft 240
- Stillzeit 240
Laxanzienabusus
- Anorexia nervosa 896
- Hypokaliämie 272
- Kaliummangel 26
LCAT (Lecithin-Cholesterin-Acyltransferase) 973
LDL (low density lipoproteins) 972–974
LDL-Absorption, Dextransulfat 991
LDL-Apherese 991
LDL-Cholesterin 972
- Hypercholesterinämie, leichte 992
LDL-Präzipitation, heparininduzierte, extrakorporale 991
LDL-receptor-related protein 972
LDL-Rezeptoren 972
Lebensmittelauswahlliste, Fettstoffwechselstörungen 980
Leber, Hämangiome 583
Leberabszeß
- Amöbiasis 1040
- Appendizitis 528
- Cholangitis 600
- Pleuraempyem 484
Leberegel, Praziquantel 177

Lähmung

Lebererkrankungen 545–584
- Analgetika 230–231
Lebererkrankungen
- Antibiotika 230–231
- Antihypertensiva 230–231
- Antirheumatika 230–231
- Arzneimitteltherapie 228–231
- - Risiken 230
- Azathioprin 85
- Benzodiazepine 229
- chronische, Porphyria cutanea tarda 1000
- Euglucon 230–231
- und HMG-CoA-Reduktasehemmer 986
- Kardiaka 230–231
- Methotrexat 88
- Opiate 229
- Psychopharmaka 230–231
- Sedativa 230–231
Leberfibrose 88
Leberfunktionsstörungen
- durch Antidepressiva 212
- Stoffwechselerkrankungen 582
Leberfunktionstests 228
Leberinsuffizienz
- Aminosäuren 252
- und Biguanide 918
- Ernährung, parenterale 256
- und Opioide 12
- Sondenernährung 249
- und Sulfonylharnstoffe 915
- terminale, Niereninsuffizienz, prärenale 604
Leberkarzinom
- s.a. Leberzellkarzinom
- Alkoholinstillation 800
- Chemoembolisation 800
- Chemotherapie 800
- Hormontherapie 800
- Lebertransplantation 800
- Leberzirrhose 800
- portale Hypertension 800
- primäres 800

1144

Leitveneninsuffizienz

Leberkoma durch Schleifendiuretika 103
Lebermetastasen, Chemotherapie, regionale 799
Lebernekrose, Verbrauchskoagulopathie 741
Leberpulsation, Lungenembolie 472
Leberruptur, Differentialdiagnose 526–527
Leberschädigung
– alkoholische 580–581
– durch Isoniazid 154
– medikamenteninduzierte 548, 582
– toxische 581–582
– und Vitamin-K-Antagonisten 190
Leberstauung
– s. a. portale Hypertension
– Herzinsuffizienz 320
Lebertoxizität s. Leberschädigung
Lebertransplantation 698
– hepatorenales Syndrom 580, 613–614
– Indikationen 563
– Kontraindikationen 564
– Leberkarzinom 800
– Leberzirrhose 563–564
– – primär biliäre 566
– Tacrolimus 93–94
Lebertumoren 583
– primäre 799–800
Leberversagen, akutes 552–555
– Antibiotika 554
– Beatmung 554
– Cholelithiasis 594
– Gerinnungsstörungen 554
– Hämodialyse 553
– Hämofiltration 553
– Hirnödem 553
– Kalorienzufuhr 553
– Magen-Darm-Blutungen 553
– Nierenfunktionsstörungen 553
– Pilzsepsis 554
– Prognose 555
Leberzelladenome 583

Leberzellkarzinom
– s. a. Leberkarzinom
– primäres 583
– – Alkoholinjektion, perkutane 584
– – Chemoembolisation 584
Leberzellverfall, Laktatazidose 284
Leberzerfallskoma 552
Leberzirrhose 560–564
– Alkoholdelir 1065
– Alkoholhepatitis 580
– alkoholtoxische 580
– Aszites 568–571
– Ausschaltung von Noxen 562
– Child-Pugh-Klassifikation 561
– Cholelithiasis 594
– Cholestase 562
– dekompensierte, Pleuraerguß 485
– Diät 562
– Diuretika 99
– Enzephalopathie, hepatische 575–578
– Ernährung, parenterale 256
– Formen, besondere 564–566
– Gerinnungsstörungen 578
– Glukokortikoide 562
– Hämochromatose 561, 566
– Hämorrhoiden 571
– Hepatitis, chronische 557
– Hypnotika 563
– Hypoglykämie 962
– Hypokaliämie 272
– Hyponatriämie 270
– Komplikationen 568–580
– kryptogene 560
– Leberkarzinom 800
– Leberschädigung, toxische 582
– Lebertransplantation 563–564
– durch Methotrexat 88

Leberzirrhose
– Nierenfunktionsstörungen 579
– Ösophagusvarizenblutung 571–575
– Peritonitis, bakterielle, spontane 571
– portale Hypertension 571–575
– primär biliäre **564–566**, 594
– – Begleitarthritis 840
– – Colestyramin 565
– – Hepatitis, chronische 556
– – Juckreiz 565
– – Komplikationen, Prophylaxe 565
– – Lebertransplantation 566
– – Steatorrhö 565
– – Ursodesoxycholsäure 565
– Schleifendiuretika 103
– Sedativa 563
– Sinustachykardie 337
– Substitutionstherapie 562
– Ulcus pepticum 513
– Urinnatrium 266–267
– Wilson-Syndrom 561
Lecithin-Cholesterin-Acyltransferase (LCAT) 973
LED s. Lupus erythematodes, systemischer
Lederknarren, Pleuritis sicca 483
Legionärskrankheit, Makrolide 142
Legionellose, Makrolide 142
Leibschmerzen s. Abdominalschmerzen
Leiomyosarkom 806
Leistenhernie, Differentialdiagnose 528, 539
Leistenhoden, Hodenkarzinom 781
Leitveneninsuffizienz, postthrombotisches Syndrom 414

1145

Sachverzeichnis

Lendenschmerzen, Poststreptokokken-Glomerulonephritis 638
Lenègre-Syndrom, AV-Block 359
Lente-Insulin 926
Leptospirose 1017–1018
– Antibiotika 1018
– ikterische Phase 1017
Leriche-Syndrom 402
Leukämie
– akute 699–707
– – Blutungen, thrombozytopenische 704
– – Darmdekontamination 703
– – Erhaltungstherapie 701
– – FAB-Klassifikation 699–700
– – Gerinnungsstörungen, plasmatische 704
– – Hyperurikämie 704
– – Induktionstherapie 701
– – Isolierung 704
– – Konsolidierungstherapie 701
– – lymphatische 702
– – lymphoblastische 700
– – – Stammzelltransplantation 705
– – Meningiosis leucaemica 705
– – monozytäre 700
– – myeloblastische 700
– – myelomonozytäre 700
– – nicht-lymphoblastische, Stammzelltransplantation 705
– – Philadelphia-Chromosom 699
– – Pilzinfektionen 704
– – promyelozytäre 700
– – Prophylaxe 703
– – Reinduktionstherapie 701
– – Stammzelltransplantation 705–707
– – Supportivmaßnahmen 703

Leukämie, akute
– – Therapieplanung 700–701
– – Wachstumsfaktoren, hämatopoetische 704
– chronisch-lymphatische 714–717
– – Binet-Klassifikation 715
– – Chemotherapie 716
– – Hypersplenismus 717
– – Rai-Klassifikation 715
– – Therapieindikation 716
– chronisch-myeloische 721–723
– – Akzeleration 722
– – Chemotherapie 721
– – Hyperurikämie 970
– – Knochenmarktransplantation 722
– – Stammzelltransplantation 705
– – – Therapiemodalität 721
– – Thrombozytose 722
– chronisch-myelomonozytäre mit Blasten 693
– Laktatazidose 284
– Thrombozytopenie 696
Leukenzephalopathie, multifokale, progressive 1034
Leukopenie 86
– durch Albendazol 177
– durch Antimalariamittel 1038
– benigne, familiäre 694
– durch Isoniazid 154
– Malaria 1036
– Schock, anaphylaktischer 47
– durch Thrombozytenaggregationshemmer 194
– durch Zidovudin 169
Leukozytenzylinder, Harnwegsinfektionen 660
Leukozytose
– durch Diethylcarbamazin 178
– Myokardinfarkt 310

Lendenschmerzen

Leukozytose
– Niereninsuffizienz, chronische 615
– Pankreatitis, akute 585
– Polyzythämie 723
– Porphyrie 1002
Leukozyturie
– Analgetikanephropathie 667
– Harnwegsinfektionen 660
– Nephritis, interstitielle 666
– Nephrolithiasis 670
– Nierendegeneration, polyzystische 678
Le-Veen-Shunt, Hyponatriämie 270
Levodopa, Alter 235
Levothyroxin
– Schwangerschaft 240
– Stillzeit 240
LE-Zellphänomen
– und ACE-Hemmer 324
– durch Dihydralazin/Hydralazin 426
LGL s. Lown-Ganong-Levine-Syndrom
Libidostörungen
– Hyperprolaktinämie 850
– Hypophysenvorderlappeninsuffizienz 847
– Leberzirrhose 561
Libidoverlust
– Akromegalie 849
– Hypothyreose 868
Lichtempfindlichkeit, Orbitopathie, immunogene 865
Lidödem
– Orbitopathie, immunogene 865
– Poststreptokokken-Glomerulonephritis 638
Linksherzdekompensation, respiratorische Insuffizienz 447
Linksherzdilatation, Angina pectoris 368
Linksherzhypertrophie, Hypertonie 421

Lungenembolie
Linksherzinsuffizienz 292
– dekompensierte, Bluthusten 292
– Hypertonie 420–421
– Lungenödem 302, 475
– Myokardinfarkt 309
– Poststreptokokken-Glomerulonephritis 638
– pulmonale Insuffizienz 41
– Vasodilatanzien 324
Links-Rechts-Shunt, Myokardinfarkt 309
Linksschenkelblock 385
– Aorteninsuffizienz 387
Linksverschiebungen, Schock, septischer 46
Linton-Nachlas-Sonde, Ösophagusvarizenblutung 573
Linton-Test, postthrombotisches Syndrom 415
Lipaemia retinalis, Hypertriglyzeridämie 975–976
Lipidapherese
– Fettstoffwechselstörungen 991–992
– Hyperlipoproteinämie 991–992
Lipidsenker 983–990
Lipidurie, nephrotisches Syndrom 647–648
Lipoatrophie, Insulintherapie 937
Lipödem, Differentialdiagnose 648
Lipohypertrophie, Insulintherapie 937
Lipoidnephrose
– Glomerulonephritis 636
– Minimal-change-Glomerulonephritis 650
Lipoproteine 972
Liposarkom 806
Lippenbremse, Bronchialkrankheiten 459
Listeriose 1018–1019
– Antibiotika 1018–1020
Lithiumsalze
– Arzneimittelinteraktionen 221
– Schwangerschaft 240
– Stillzeit 240

Lithiumtherapie, Hypermagnesiämie 280
Loa loa 1048
– Diethylcarbamazin 177
Lobärpneumonie 478
– s.a. Pneumonie
– Antibiotika 457
– respiratorische Insuffizienz 447
Löfgren-Syndrom, Lungensarkoidose 490
Lokalanästhetika
– Schmerzen 14
– Schock, anaphylaktischer 47
Loslaßschmerz
– Appendizitis 528
– Pankreatitis, akute 585
Low-Ceiling-Diuretika 105
– s.a. Diuretika
Lown-Ganong-Levine-Syndrom 338–339
– Reizbildung und Erregungsleitung 334
– Therapie 342
Lp(a), erhöhtes 997
Lues 1014–1016
– Antibiotika 1015
– Diagnose 1014
– HIV-Infektion 1015
– Jarisch-Herzheimer-Reaktion 1016
– Kältehämoglobinurie 690
– latens 1015
– Neurolues 1015
– Penicillin G 144
– Primär-/Sekundärlues 1015
– Schwangerschaft 1015
– Tertiärlues 690, 1015
Luftembolie
– Ernährung, parenterale 254
– Herzversagen, mechanisches 297
– Lungenembolie 472
– Myokardinfarkt 308
– Subklavia-Punktion 34
– Transfusionsreaktion 59
– durch Venenkatheter 258

Lugano-Einteilung
– Hodenkarzinom 782
– Hodentumoren 783
Lumbalpunktion, Koma 63
Lunge
– gefesselte, Pleuraerguß 484
– stille, Lungenembolie 472
– – Spannungspneumothorax 486
Lungenabszeß
– Bluthusten 476
– Differentialdiagnose 151
– Embolie, septische 390
– Pleuraruptur 484
– Pneumonie 483
Lungenaspergillose 1041
Lungenblutung 476–477
– Antitussiva 477
– Bronchoskopie 477
– Goodpasture-Syndrom 641
– Sauerstofftherapie 477
Lungenegel, Praziquantel 177
Lungenembolie 471–475
– s.a. Embolie
– Abdomen, akutes 524
– akute Phase, Behandlung 472
– Antikoagulanzien 473
– Bronchospasmolyse 473
– Differentialdiagnose 383
– Embolektomie 474
– Fibrinolyse 473
– Gewebe-Plasminogenaktivator (t-PA) 201–202, 472, 474
– Glukokortikoide 473
– Heparin 184
– Herzinsuffizienz 320–321
– Herzklappenerkrankungen 380
– Herzstillstand 292
– Herzversagen, mechanisches 297
– Hypotonie 442
– Makrohämoptoe 303
– Myokardinfarkt 310
– Nachsorge 475

1147

Sachverzeichnis

Lungenembolie
- Phlebothrombose 412
- Prophylaxe 475
- respiratorische Insuffizienz 447
- rezidivierende 414
- – Cor pulmonale 469
- – Hypertonie, pulmonale 471
- – Kalziumantagonisten 326
- – Vitamin-K-Antagonisten 188
- Sauerstofftherapie 473
- Schock 45
- Schock, kardiogener 47, 298
- Schweregrade 473–474
- Sinustachykardie 337
- Streptokinase 197, 472, 474
- Thrombolyse 472
- Thrombophlebitis 412
- Urokinase 197, 200, 472, 474
- Vasodilatanzien 324
- Venendruck 35
- durch Venenkatheter 258
- Verteilungsstörungen 447
- Vitamin-K-Antagonisten 188
- ZVD 36

Lungenemphysem
- Belastungsdyspnoe 461
- Cor pulmonale 469
- Diffusionsstörungen 447
- und Hyposensibilisierung 465
- Jugularis-interna-Punktion 33
- koronare Herzkrankheit 366
- α_1-Proteinasen-Inhibitor-Mangel 462

Lungenentzündung s. Pneumonie

Lungenerkrankungen, interstitielle 491–493
- s.a. Lungenkrankheiten
- Ätiologie 492

Lungenerkrankungen
- Glukokortikoide 493
- Immunsuppressiva 493
- Sauerstofftherapie 493
- Zytostatika 493

Lungenfibrose
- Alkalose, respiratorische 289
- Azidose, respiratorische 288
- chronische durch Nitrofurantoin 665
- Cor pulmonale 469
- durch Immunsuppressiva 824
- durch Methotrexat 88
- respiratorische Insuffizienz 447
- Sklerodermie 831

Lungenhämosiderose
- Bluthusten 476
- idiopathische, Alveolitis, fibrosierende 492

Lungeninfarkt 471–475
- Bluthusten 476
- Differentialdiagnose 151

Lungeninfiltrate durch Methotrexat 88

Lungenkontusion, ARDS 451

Lungenkrankheiten
- s.a. Lungenerkrankungen, interstitielle
- chronische, Lungenembolie 472
- – Ulcus pepticum 513
- chronisch-obstruktive, respiratorische Insuffizienz 449
- – Sauerstofftherapie 449
- Pleuritis sicca 483
- restriktive, respiratorische Insuffizienz 449
- – Sauerstofftherapie 449

Lungenkreislauf, Krankheiten 471–476

Lungenmetastasen, Hodenkarzinom 784

Lungenmykosen 482, **488–490**
- s.a. Mykosen
- Amphotericin B 489

Lungenembolie

Lungenmykosen
- Antimykotika 489
- Fluconazol 490
- 5-Fluorcytosin 490
- Ketoconazol 490

Lungenödem 302–305, 475–476
- Aderlaß, blutiger 304
- – unblutiger 304
- akutes, Diuretikatherapie 99
- – Schleifendiuretika 103
- Alkalose, respiratorische 289
- Azidose, respiratorische 288
- Bronchospasmolyse 304, 476
- Digitalis 305
- Diuretika 305
- Dyspnoe 476
- Extrasystolen 305
- Herzinsuffizienz 320
- Herzrhythmusstörungen 305
- Herzstillstand 293
- – tachykarder 305
- hypertensive Notfälle 435
- Intensivüberwachung 303
- interstitielles, allergisches durch Nitrofurantoin 665
- – Nierenversagen, akutes 605
- Kammertachykardie 305
- – kardiales 475
- – Oberkörperhochlagerung 31
- Leitsymptome und -befunde 303
- Makrohämoptoe 303
- Myokardinfarkt 311
- PEEP 304
- R-auf-T-Phänomen 305
- Sauerstofftherapie 475
- Sauerstoffzufuhr 304
- Sedierung 304, 475
- Sofortmaßnahmen 304
- sprudelndes 476

Madenwürmer

Lungenödem
- Tracheobronchitis, eitrige 303
- Vasodilatanzien 304
- venöser Zugang 304
- Vorhofflattern 305
- Vorhofflimmern 305, 343
- zentrales 475

Lungenresektion, Azidose, respiratorische 288

Lungensarkoidose 490–491
- s.a. Sarkoidose
- Bronchoskopie 490
- Glukokortikoide 491
- Serum-Angiotensin-Converting-Enzym (SACE) 490

Lungenstauung
- Herzinsuffizienz 320–321
- Poststreptokokken-Glomerulonephritis 638
- Schock, kardiogener 298

Lungentuberkulose 152
- s.a. Miliartuberkulose
- s.a. Tuberkulose
- und Antithrombotika 182
- und Fibrinolytika 182
- und Hyposensibilisierung 465
- offene 152
- Tuberkulose 150

Lungenvenendruck, Lungenödem 302

Lungenvenenthrombose, Lungenödem 302–303

Lungenversagen, akutes, Schock 46

lupoide Reaktionen durch Isoniazid 155

Lupus erythematodes 688
- Antimalariamittel 830
- Arthritis, rheumatoide 814
- disseminatus 568, 636, 654–656, **829–830**
- – – glomeruläre Sklerose 655

Lupus erythematodes, disseminatus
- – Glomerulonephritis, fokal-segmental-proliferative 655
- – – – membranöse 655
- – – – proliferative 655
- – immunsuppressive Therapie 74
- – Kortikosteroide 654
- – Nierenbiopsie 654
- – Niereninsuffizienz, fortgeschrittene 655
- – Perikarditis 397
- – durch D-Penicillamin 568
- – Glomerulonephritis 636
- – Immunsuppressiva 830
- – Kortikosteroide 830
- – MCTD 831
- – Niereninsuffizienz, renale 604
- – Raynaud-Syndrom 409
- – Salizylate 830
- – systemischer 829–830
- – – Alveolitis, fibrosierende 492
- – – Glomerulonephritis, membranoproliferative 653
- – – Immunmodulatoren 825
- – – nephrotisches Syndrom 648
- – – Thrombozytopenie 696

Lupusnephritis 654
- Schwangerschaft 674

Lust-Phänomen, Hypokalzämie 276

Lyme-Borreliose 835–836

Lymphadenektomie
- Prostatakarzinom 786
- retroperitoneale, Hodenkarzinom 783
- – Hodentumoren 783
- – Seminom 782

Lymphadenopathie
- bihiläre, Lungensarkoidose 490
- durch Diethylcarbamazin 178
- durch Ivermectin 178

Sachverzeichnis

Lymphadenopathie
- Leukämie, chronisch-myeloische 722
- Purpura, thrombozytopenische 695

Lymphadenosis benigna cutis 835

Lymphangiektasie, Malabsorption 522

Lymphangiopathie, obliterierende 417

Lymphangitis 416–417
- Differentialdiagnose 411–412
- Lymphödem 417

Lymphbahnen, Erkrankungen 416–417

Lymphoblastenleukämie, akute 700
- Induktionstherapie 701

Lymphödem 417
- Differentialdiagnose 648
- Stemmersches Zeichen 417

Lymphogranulomatose 707–710
- s.a. Hodgkin-Lymphom

Lymphome
- lymphoblastische 714
- maligne 688, **707–720**
- – s.a. Burkitt-Lymphom
- – s.a. Hodgkin-Lymphom
- – s.a. Leukämie, chronisch-lymphatische
- – s.a. Non-Hodgkin-Lymphome
- – Pleuraerguß 762
- – Schilddrüse 870

Lymphonodektomie, pelvine, Prostatakarzinom 785

Lymphozyten-Alveolitis 490

Lyse s. Fibrinolyse

Madenwürmer 1044
- Mebendazol 176
- Pyrantel 176

Sachverzeichnis

Magenatonie
– s.a. Gastroparese
– Hypokaliämie 272
– Vergiftungen 69
Magenausgangsstenose 519
– maligne, Singultus 19
– Refluxkrankheit 499
Magenballon, Adipositas 894
Magen-Darm-Blutungen, Leberversagen, akutes 553
Magen-Darm-Störungen
– funktionelle 510–512
– – Langzeitmanometrie 510
Magendilatation, Singultus 19
Magendistension, Singultus 19
Magenkarzinom 794–796
– adjuvante Therapie 795
– Chemotherapie, palliative 795
– Diät, chemisch definierte 247
– Gastrointestinalblutung 495
– Helicobacter-pylori-Infektion 509
– metastasiertes 795
– palliative Chemotherapie 795
– Ulkuskomplikationen 519
Magenoperationen, Verdauungsstörungen 520
Magensaft, Flüssigkeitsverluste 265
Magensekretionshemmung, Pankreatitis, akute 590
Magensonde
– Elektrolytverluste 37
– Gleitmittel 37
– Indikationen 37
– ischämischer Infarkt 1053
– Ketoazidose, diabetische 946
– Koma 63
– Notfall- und Intensivtherapie 37

Magensonde
– Schocktherapie 48
– Sondenernährung 248
– Tonometrie-Sonden 37
Magenspülung
– Gastrointestinalblutung 497
– Halogenwasserstoffintoxikationen 69
– Säure-Laugenverätzungen 69
– Schlafmittelvergiftung 71
– Vergiftungen 69
– Vorgehen, praktisches 69
Magenulkus s. Ulcus ventriculi
Magnesium, Tagesbedarf 244
Magnesiumhaushalt, Störungen 279–281
Magnesiummangel
– s.a. Hypomagnesiämie
– Extrasystolie, ventrikuläre 354
– Hypokalzämie 276
major tranquilizer 204
Makroamylasämie 585, 591
Makrofilarien, Ivermectin 178
Makroglobulinämie 717, **720**
Makrohämaturie
– Glomerulonephritis, oligosymptomatische 644
– Panarteriitis nodosa 656
– Poststreptokokken-Glomerulonephritis 638
Makrohämoptoe
– Lungenembolie 303
– Lungenödem 303
– Mitralstenose 383
Makrolide 141–142
Makrozyten 680
Malabsorption
Malabsorption(syndrome) 522–524
– und Cholelithotripsie 598

Magenatonie

Malabsorption
– Diät 523
– – chemisch definierte 247
– Diarrhö, chronische 24
– Eisenmangelanämie 681
– Ernährung, parenterale 258
– Fettstühle 25
– Hungerdystrophie 894
– Hyperparathyreoidismus, sekundärer 875
– Hypokalzämie 276
– Lambliasis 139
– Pankreatitis, chronische 592
– Therapie, symptomatische 523
– Verdauungsfermente 523
– Vitamin-B$_{12}$-Mangel 684
– Vitamin-D-Präparate 277
– und Vitamin-K-Antagonisten 190
Malaria 1035–1038
– akute Phase 1036–1037
– Chloroquin-Resistenz 1036–1037
– Glomerulonephritis 638
– quartana 1035
– Rezidivprophylaxe 1037
– Schwangerschaft 1038
– Suppressivtherapie 1037
– tertiana 1035, **1037**
– tropica 1035
– Verbrauchskoagulopathie 741
Maldigestion(ssyndrome) 522–524
– Diät 523
– – chemisch definierte 247
– Diarrhö, chronische 24
– Fettstühle 25
– Gallensäurendekonjugation **524**
– Hungerdystrophie 894
– Pankreatitis, akute 590
– – chronische 590
– Therapie, symptomatische 523
– Verdauungsfermente 523

Melanom

malignes Melanom
s. Melanom, malignes
Malignome
– s. onkologische Krankheiten
– s. unter den einzelnen Organkarzinomen
– Verbrauchskoagulopathie 741
Malignomnekrosen, Verbrauchskoagulopathie 741
Mallory-Weiss-Syndrom 508
– Gastrointestinalblutung 495
– Pankreatitis, akute 589
Malteserkreuze, nephrotisches Syndrom 648
Mammakarzinom 768–776
– Ablatio mammae 771
– durch Aldosteronantagonisten 333
– Bisphosphonattherapie 775
– Cancer en cuirasse 775
– Chemotherapie, adjuvante 770–771
– – palliative 773–775
– Colony-stimulating factors 767
– duktales, infiltrierendes 769
– Grading 769
– Hirnmetastasen 810
– Hormontherapie, adjuvante 770
– – palliative 772–773
– Hyperkalzämie 809
– inflammatorisches 769–770
– invasives 769
– Knochenmetastasen 775
– lobuläres, infiltrierendes 769
– Lokalrezidiv, inoperables 774
– Lymphknotenentfernung, axilläre 769
– des Mannes 775–776
– metastasiertes 775
– Nachsorge 772

Mammakarzinom
– Östrogenrezeptoren 769
– Operation, brusterhaltende 772
– Pleuraerguß 762
– Postmenopause 773
– Prämenopause 772
– Progesteronrezeptoren 769
– Prognose 769
– – Bewertungsskala 774
– Querschnittsyndrom 810
– Stammzelltransplantation 705
– Strahlentherapie, adjuvante 771–772
– Therapie, adjuvante 770
– – operative 769–770
– – palliative 772
Mangelernährung
– Hypomagnesiämie 280
– Vitamin-D-Präparate 277
Mangelsyndrom, postoperatives 521
MAO-Hemmer 204, **209**, 210
– und Opioide 12
– Parkinson-Syndrom 1064
Marasmus, Endokarditis, bakterielle 389
Marfan-Syndrom, Aortenklappeninsuffizienz 386
Mariskeny, Differentialdiagnose 542
Masern
– Appendizitis 528
– Enzephalitis 1034
– Glomerulonephritis 638
– Thrombozytopenie 696
Massentransfusionen
– ARDS 451
– Hyperkaliämie 53
– Hypokalzämie 53
– Tetanie 53
Mastdarmlähmung, Hypermagnesiämie 280
Mastzellprotektion, Hyposensibilisierung 466

Sachverzeichnis

Maturity Onset Diabetes in the Young (MODY) 899
Mazzotti-Reaktion durch Ivermectin 178
McBurney-Zeichen, Appendizitis 528
MCTD (mixed connective tissue disease) 831
Meckel-Divertikel
– Differentialdiagnose 526–527
– Hämatochezie 540
Meckel-Divertikulitis, Differentialdiagnose 528
Mediastinalemphysem 488
– Pneumothorax 487
Medikamentenwechselwirkung s. Arzneimittelinteraktionen
Megakaryoblastenleukämie, akute 700
Megakolon
– Obstipation 26
– toxisches 538
– – Antibiotika 537
– – Colitis ulcerosa 535
– – Glukokortikoide 78, 537
– – Ileus, paralytischer 529
– – Kolitis, pseudomembranöse 24
– – Therapie 537
Megaloblastenanämie durch Antimalariamittel 1038
Megaloblastose 684
Megalozytose
– Folsäuremangel 684
– Vitamin-B$_{12}$-Mangel 684
Megaösophagus 504
Mehr-Gefäßerkrankung, Koronardilatation 376
Melaena
– Differentialdiagnose 46
– Schock, hypovolämischer 46
Meläna 540
– Gastrointestinalblutung 495
Melanom, malignes 804–806

1151

Sachverzeichnis

Melanom
- ABCDE-Regel 804
- Chemotherapie, regionale 805
-- systemische 805
- Clark-Klassifikation 804
- Immuntherapie 805
- Interferone 767
- Interleukine 767
- Stadieneinteilung 804
- Strahlentherapie 806
- Therapie, adjuvante 805
- TNM-Klassifikation 804

Membranplasmaseparation 625

MEN (multiple endokrine Neoplasie) 871

Ménière-Krankheit 1062
- Erbrechen 15
- Therapie 1062

Meningiosis leucaemica 705

Meningismus
- Drucksteigerung, intrakranielle 62
- Meningitis 62
- Subarachnoidalblutung 62

Meningitis 144, **1009–1014**
- s.a. Mukormeningitis
- s.a. Neisserien-Meningitis
- s.a. Pneumokokken-Meningitis
- s.a. Pseudomonas-aeruginosa-Meningitis
- Antibiotika 119, 1009–1011
- aseptische, Enzephalitis 1034
- bakterielle 1010–1011
- Chloramphenicol 139
- Differentialdiagnose 526–527, 1009–1010
- Erreger 119
- Hepatitis 546
- Keimanzüchtung 123
- Koma 60
- Krampfanfälle, zerebrale 1012
- Kriterien, klinische 117
- Kryptokokken-Meningitis, AIDS 1032

Meningitis
- Leptospirose 1017
- Listeriose 1018
- Lungenödem 475
- Meningismus 62
- durch OKT 3 95
- Rezidivprophylaxe 1011
- Salmonellose 1021
- Singultus 19
- tuberkulöse 161, 1010–1011
- virale, Enzephalitis 1034

Meningoenzephalitis, epileptischer Anfall 1056

Meningokokkenimpfung, Meningitis 1012–1013

Meningokokken-Infektion, Verbrauchskoagulopathie 741

Meningokokken-Meningitis 1012–1013
- Immunisierung 1012–1013

Meningokokken-Sepsis 1013

Meningoradikulitis, Borreliose 1068

Menstruationsstörungen
- Akromegalie 849
- Anorexia nervosa 896
- Eisenmangelanämie 681
- Gonorrhö 1016
- Hypothyreose 868
- Leberzirrhose 561

Mesaortitis 1014
- luica, Aortenklappeninsuffizienz 386

Mesenterialarterienstenose, Malabsorption 522

Mesenterialarterienthrombose
- Abdomen, akutes 524
- Ileus, paralytischer 529

Mesenterialinfarkt, Differentialdiagnose 526–527, 539

Mesenterialvenenthrombose, Ileus, paralytischer 529

Mesna und Cyclophosphamid 89

Melanom
metabolische Störungen, Adipositas 891

metabolisches Syndrom X 899
- Diabetes mellitus 955

Metastasen
- s. unter den einzelnen Organmetastasen
- okkulte 767

Meteorismus
- Cholelithiasis 594
- durch Colestyramin/Colestipol 983
- Ileus 530
- Pankreatitis, akute 585
-- chronische 590

Methämoglobin(bildung)
- Pankreatitis, akute 585
- durch Primaquin 175

methicillin-resistant staphylococcus aureus (MRSA) 145

Methotrexat
- Antiphlogistika, nichtsteroidale 87
- Applikationsweise 87
- Arzneimittelinteraktionen 88
- Autoimmunerkrankungen 87
- Dosierung 87
- immunsuppressive Therapie 87–88
- Kontraindikationen 88
- Nebenwirkungen 88
- Pharmakokinetik 87
- Schwangerschaft 88

Meulengracht-Syndrom, Hyperbilirubinämie 582

Migräne 13, 1058–1062
- Analgetika 1059–1060
- Antiemetika 1059–1060
- Antirheumatika, nichtsteroidale 1059
- Auraphasen 1059
- klassische 1059

Migräneanfall, akuter 1058–1060
- Therapie 1059–1060

Migräneprophylaktika 1061

Mononukleose

Migräneprophylaxe
1060–1062
- Kalziumantagonisten
1061
- β-Rezeptorenblocker
1061
- Serotoninantagonisten
1061
Migraine accompagnée
1059
Mikroalbuminurie
- Diabetes mellitus 904
- Nephropathie, diabetische 956
Mikroangiopathie
- diabetische 956
-- und Biguanide 918
- thrombotische 734
-- Therapie 739
β$_2$-Mikroglobulin-Amyloidose
- Niereninsuffizienz, chronische 620
- Therapie 622
Mikrohämaturie
- Glomerulonephritis, oligosymptomatische 644
- durch Isoniazid 154
- Panarteriitis nodosa 656
- Poststreptokokken-Glomerulonephritis 638
Mikrothromben
- Purpura, thrombotisch-thrombozytopenische 658
- Schock, hypovolämischer 49
Mikrozephalie durch Vitamin-K-Antagonisten 193
Mikrozirkulationsstörungen, Verbrauchskoagulopathie 741
Mikrozyten, hypochrome 680
Mikrozytose, Eisenmangelanämie 681
Milben, Ivermectin 178
Milch-Alkali-Syndrom
- s.a. Burnett-Syndrom
- Alkalose, metabolische 287
- Hyperkalzämie 278

mild hypertension 421
Miliartuberkulose
- s.a. Lungentuberkulose
- Anämie, aplastische 690
Milzinfarkt, Embolien, septische 390
Milzruptur, Differentialdiagnose 526–527
Minderwuchs, Hypophysenvorderlappeninsuffizienz 847
Mineralokortikoide, Hypotonie 443
Minimal-change-Glomerulonephritis 650–652
- s.a. Glomerulonephritis
- Azathioprin 651
- Ciclosporin 651
- Cyclophosphamid 651
- Kortikosteroide 651
minor stroke 1051–1052
Mitralinsuffizienz 384–385
- Digitalisglykoside 384
- Endokarditis, bakterielle 390
- Herzinsuffizienz 320
- Lungenödem 302
- Myokardinfarkt 309
- Operationsindikationen 384
- Vasodilatanzien 324
- Vorhofflimmern 384
Mitralklappenersatz 382
Mitralklappeninsuffizienz
s. Mitralinsuffizienz
Mitralklappenprolaps, Antibiotikatherapie, prophylaktische 125
Mitralklappenprothese, Endokarditis, bakterielle 390
Mitralklappenstenose
s. Mitralstenose
Mitralkommissurotomie 382
- Aorteninsuffizienz 387
Mitralsegelaneurysma
- s.a. Aneurysma
- Mitralinsuffizienz 384
Mitralstenose 382–384
- Antikoagulanzien 383
- Aorteninsuffizienz 387

Sachverzeichnis

Mitralstenose
- AV-Block 359
- Ballondilatation 384
- Hämoptoe 303
- Herzinsuffizienz 321
- Hypotonie 442
- Kammerfrequenz, Senkung 383
- Klappenersatz, prothetischer 384
- Komplikationen, embolische 383
- Lungenödem 302–303
- Operationsindikationen 384
- Sinusrhythmus, Wiederherstellung 383
- Vitamin-K-Antagonisten 188
- Vorhofflimmern 343, 349, 383
Mittelhirnkompression, Hyperventilation 61
Mittelmeerfieber, familiäres, nephrotisches Syndrom 648
Mittelstrahlurin, Harnwegsinfektionen 660
mixed connective tissue disease (MCTD) 831
Mobitz-Typ-I-Block 335, **359**
Mobitz-Typ-II-Block 335
- Herztöne 360
MODY (Maturity Onset Diabetes in the Young) 899
Mongolismus, Hyperurikämie 970
Monoaminooxidasehemmer
s. MAO-Hemmer
Monoarthritis
- Hyperurikämie 966
- urica 965
Monobactame 143
Mononeuropathia multiplex 900
Mononukleose, infektiöse 1030
- Ampicillin 146
- Anämie, aplastische 690
- Appendizitis 528

Sachverzeichnis

Mononukleose
- Glomerulonephritis 638

Mononukleose-Schnelltest 1030
Monozytenleukämie, akute 700
Morbus
- s. unter den Eigennamen bzw. Eponymen
- embolicus 471

Morgagni-Adams-Stokes-Anfälle
- Asystolie 292
- AV-Block 359–360
- Schrittmachertherapie 362

Moschcowitz-Syndrom 698
- s.a. Purpura, thrombotisch-thrombozytopenische
- Thrombozytopenie 696

Motilitätsstörungen, Ösophagus 504
motilitätswirksame Substanzen, Refluxkrankheit, gastroösophageale 503
MPS s. Membranplasmaseparation
MRSA (methicillin-resistant staphylococcus aureus) 145
Mukolytika, Bronchialkrankheiten 456
Mukormeningitis
- s.a. Meningitis
- Diabetes mellitus 900

Mukormykose 1043
Mukositis durch Zalcitabin 168
Mukoviszidose, Bronchiallavage 457
multiple endokrine Neoplasie (MEN) 871
multiples Myelom 717–720
- s.a. Plasmozytom
- Amyloidose 841
- Chemotherapie 720
- Hyperkalzämie 720
- Hyperviskositätssyndrom 720
- Osteolyse 720

multiples Myelom
- Osteoporose 720
- Panzytopenie 719
- Verbrauchskoagulopathie 741

Mumps
- Enzephalitis 1034
- Glomerulonephritis 638
- Meningitis 1010
- Pankreatitis 584

Mundkarzinom 802
Mundsoor, Itraconazol 173
Mundtrockenheit durch Parasympatholytika 13
Mundwinkelrhagaden, Eisenmangelanämie 681
Mund-zu-Mund-Beatmung 294
Murphysches Zeichen, Cholelithiasis 594
Muskelerkrankungen und Fibrate 988
Muskelkrämpfe
- Alkalose, metabolische 287
- Cholera 1023
- Ciclosporin 93
- Tetanus 1026

Muskelrelaxanzien, Beatmung 44
Muskelschmerzen
- durch Interferone 170
- Leptospirose 1017
- Nebennierenrindeninsuffizienz 877
- durch Thyreostatika 861

Muskelschwäche, Hypomagnesiämie 280
Muttermilch, Glukokortikoide 80
Myalgien
- durch Azathioprin 86
- durch Fibrate 987
- durch HMG-CoA-Reduktasehemmer 986
- durch OKT 3 95
- Steroidentzugssyndrom 80
- Toxic-shock-Syndrom 1027
- durch Zidovudin 169

Mononukleose

Myasthenia gravis
- Azidose, respiratorische 288
- und Benzodiazepine 212
- Plasmaseparation 632

Myasthenie durch D-Penicillamin 568
Mycobakterium
- africanum 163
- avium 165
- bovis 163
- tuberculosis 163

Mydriasis, Schlafmittelvergiftung 71
Myektomie, Aortenstenose, subvalvuläre 386
Myeloblastenleukämie, akute 700
myelodysplastisches Syndrom 692–693
- Anämie, refraktäre 682
- Purpura, thrombozytopenische 695

Myelofibrose, akute 725
myeloische Insuffizienz, Sepsis 1008
Myelomonozytenleukämie, akute 700
myeloproliferative Erkrankungen 721–728
- Harnsäurenephropathie 971
- Stammzelltransplantation 705

Mykobakterien, atypische 163–165
- AIDS 164
- HIV-Infizierte 164

Mykoplasmenpneumonie
- s.a. Pneumonie
- Makrolide 142

Mykosen 1041–1044
- s.a. Lungenmykosen
- s.a. Systemmykosen
- Glukokortikoide, Kontraindikation 84
- Leukämie, akute 704

Myoglobinurie 60
- Hämaturie 646
- Nierenversagen, akutes 607

Myome

Myokardfibrose, Vasodilatanzien 323–324
Myokardinfarkt 308–319
- s.a. Hinterwandinfarkt
- s.a. Non-Q-wave-Infarkt
- s.a. Rechtsherzinfarkt
- s.a. Vorderwandinfarkt
- Abdomen, akutes 524
- ACE-Hemmer 316
- allgemeine Maßnahmen 314
- Aneurysmaresektion 318
- Angina pectoris 379
- Anistreplase 201
- Antiarrhythmika 319
- Antikoagulanzien 313, 316–318
- Arrhythmien 308
- AV-Block 316
- Bradykardie 309, 311
- Differentialdiagnose 599
- Embolie, arterielle 399
- Extrasystolie 311
- – ventrikuläre 315, 353
- Fehldiagnosen 1002
- Fettemulsionen 253
- Fibrinolyse 313, **316–317**
- frischer und Ancrod 203
- Gewebeplasminogenaktivator (rt-PA) 202, 313, 317
- Heparin 313, 317
- Herzinsuffizienz 309, 311, 316, 319–320
- Herzkatheterisierung 313
- Herzrhythmusstörungen 308–309, 311
- Herzstillstand 292
- Herzwandruptur 309
- Hypertonie 421
- Hypotonie 442
- Kammerflimmern 294, 308
- Katheterballondilatation 318
- Komplikationen 315
- Koronarangiographie, selektive 318
- Koronarchirurgie 318
- Koronardilatation 376

Myokardinfarkt
- koronare Herzkrankheit 365
- Koronarüberwachungsstation 312
- Krankenhausentlassung, Weiterbehandlung 318
- Langzeitbehandlung, medikamentöse 318–319
- Leitsymptome und -befunde 310
- Lungenödem 302, 311
- Mobilisation 314–315
- – Nachbehandlung 317–318
- Myokardprotektion 311
- Niereninsuffizienz, prärenale 604
- Perikarditis 397
- rechtsventrikulärer 308
- Reperfusionsarrhythmien 313
- respiratorische Insuffizienz 447
- β-Rezeptorenblocker 318
- Sauerstoffzufuhr 313
- Schmerztherapie 311, 313
- Schock, kardiogener 298, 309, 316
- Sedierung 311, 313
- Sekundärkomplikationen 310
- Sinustachykardie 311
- Streptokinase 313, 317
- und β_2-Sympathomimetika 454
- Therapie im Krankenhaus 312
- Thrombolyse 313
- Thrombozytenaggregationshemmer 317–319
- Thrombozythämie, essentielle 726
- TIA 1052
- Urokinase 200
- Vasodilatanzien 324
- venöser Zugang 311
- Vitamin-K-Antagonisten 188
- Vorhofflattern 315

Myokardinfarkt
- Vorhofflimmern 311, 315
Myokardinsuffizienz
  s. Herzinsuffizienz
Myokardiopathie
- kongestive, Digitalisglykoside 327
- Schock, kardiogener 47
Myokardiopathien, Hypotonie 442
Myokardischämie
- Angina pectoris 368
- Kammertachykardie 356
- stumme 379
Myokarditis 395–397
- Colitis ulcerosa 535
- Digitalisglykoside 327
- Diphtherie 1026
- Extrasystolie, ventrikuläre 353
- Hepatitis 546
- Herzinsuffizienz 320
- Herzrhythmusstörungen 396
- Herzstillstand 292
- Leptospirose 1017
- Lungenödem 302
- Mononukleose, infektiöse 1030
- rezidivierende 395
- rheumatische 395
- Salmonellose 1021
- Schock, kardiogener 47, 298
- Sinustachykardie 337
- Superinfektionen, bakterielle 397
- Toxoplasmose 1038
- Virusinfektionen 396
- Vorhofflimmern 343
Myokardnekrose, Myokardinfarkt 308
Myokardprotektion, Myokardinfarkt 311
Myokardschädigung, toxische, Herzinsuffizienz 320
Myoklonien, Alkoholdelir 1065
Myome, Polyzythämie 724

Myopathien, Phosphatmangel 245
Myopie durch Thiazide 106
Myositis 987
- durch D-Penicillamin 568
- durch Fibrate 987
- HMG-CoA-Reduktasehemmer 986
- nekrotisierende, Diabetes mellitus 900
myositisches Syndrom s. Myositis
Myotomie nach Heller, Achalasie 506
Myxödem
- Differentialdiagnose 648
- Koma, hypothyreotes 870
- Perikarditis 397
- prätibiales 865-867
- - Glukokortikoide 866
Myxödemkoma 851

Nachsorge
- Mammakarzinom 772
- Schlafmittelvergiftung 72
Nackensteifigkeit, Koma, nicht-ketoazidotisches, hyperosmolares 953
Nahrungsmittel, Kohlenhydratgehalt 910
Nahrungsmittelallergie
- Diarrhö, chronische 24
- Schock, anaphylaktischer 57
Nahrungsmittelunverträglichkeiten, Magen-Darm-Störungen, funktionelle 510
Nahrungsmittelvergiftung 1024
- Diarrhö 20
Nahrungsverweigerung, Diät, nährstoffdefinierte 247
Narkose, Hypertonie 438

Narkotika
- Azidose, respiratorische 288
- Schock, neurogener 47
Nasenhypoplasie durch Vitamin-K-Antagonisten 193
Nasennebenhöhlenkarzinom 802
Natrium
- Körperflüssigkeiten 265
- Tagesbedarf 244
Natriumbikarbonat, Schock, hypovolämischer 53
Natriumhaushalt, Störungen 263-271
Natriumresorption, Renin-Angiotensin-Aldosteron-System 264
Natriumretention, Nierenversagen, akutes 605
Natrlumverdünnungssyndrom 322
Natriumverluste
- extrarenale 266
- renale 266
Natriumzufuhr, Diuretikatherapie 101
Nausea
- s.a. Übelkeit
- Addison-Krise 878
- durch Biguanide 917
- durch Chinin 174
- durch Codein 15
- durch Dihydralazin/Hydralazin 426
- durch Diuretika, antikaliuretische 111
- durch D-Penicillamin 568
- durch Miconazol 171
- Pankreatitis, akute 585
- - chronische 590
- durch Rauwolfia-Alkaloide 426
- durch Schleifendiuretika 105
Nebennierenerkrankungen 876-885

Myopathien

Nebenniereninsuffizienz
- Differentialdiagnose 526-527
- Neugeborene 80
Nebennierenrindenhyperplasie
- bilaterale, Aldosteronismus 440
- Hirsutismus 884
Nebennierenrindeninsuffizienz
- Akromegalie 849
- akute 878-880
- chronische 877-878
- Glukokortikoide 877
- Hyperkalzämie 278
- Hypermagnesiämie 280
- Hypoglykämie 962
- hypophysäre, sekundäre 880
- hypothalamische, sekundäre 880
- Hypotonie 442
- Kortikosteroide 75
- latente 880
- - primäre 880
- sekundäre, Hypophysenvorderlappeninsuffizienz 848
- Urinelektrolyte 267
Nebennierenrindenkarzinom, Cushing-Syndrom 882
Nebennierenrindennekrose, Addison-Krise 878
Nebennierenrindensuppression, Glukokortikoide 80
Nebennierenrindentumor
- adrenogenitales Syndrom 883
- Cushing-Syndrom 881
- Hirsutismus 884
Nebennierenrindenunterfunktion 876-880
- primäre 877
Nebennierenvenenthrombose, Addison-Krise 878
Nebenschilddrüsenerkrankungen 873-876
Nebenschilddrüsenüberfunktion 873-876

Nephrotoxizität
Nebenschilddrüsenunterfunktion 876
Necator americanus 1046
- Albendazol 177
- Mebendazol 176
- Pyrantel 176
Necrobiosis lipoidica diabeticorum 900, **961**
Neiger-Infrarotkoagulation, Hämorrhoiden 543
Neisseria gonorrhoeae 1016
Neisserien-Meningitis
- s.a. Meningitis
- Penicillin G 144
Nematoden 1044
- Albendazol 177
- Ivermectin 178
Neoplasien
- s.a. onkologische Krankheiten
- Anämie 683
- Azathioprin 86
- nephrotisches Syndrom 648
Nephritis
- s.a. Glomerulonephritis
- s.a. Pyelonephritis
- bakterielle 659
- nach Goldtherapie 823
- interstitielle 604, **666–668**
- – Gichtnephropathie 966
- – Hämaturie 646
- – medikamenteninduzierte 666–667
- – nicht-bakterielle **666–667**
- – – chronische 667–668
- – – Niereninsuffizienz, renale 604
- – – parainfektiöse 667
- Leptospirose 1017
nephritisches Syndrom 637
- medikamenteninduziertes 668
Nephrokalzinose
- Hyperkalzämie 279
- Hyperparathyreoidismus, primärer 873

Nephrolithiasis 669–673, **674**
- s.a. Nierensteine
- Ätiopathogenese 669
- Aktivierungsprodukt 669
- Allopurinol 672
- Cystinsteine 673–674
- Diät, purinarme 672
- Faktoren, prädisponierende 669
- Harnsäuresteine 673
- Hyperkalzämie 279
- Hyperkalzurie 672
- Hyperparathyreoidismus, primärer 873
- Hyperurikosurie 672
- Infektsteine 673
- inhibitorische Aktivität 669
- kalziumhaltige Steine 672
- Natrium-Zellulose-Phosphat 672
- Nierenkolik 671
- Normokalzurie 670
- Orthophosphat 673
- Prophylaxe 671
- Steinanalyse, chemische 670
- Stoßwellenlithotripsie, extrakorporale 671
- Thiazide 672
- Urinkalzium 672
- Urinuntersuchung 670
- i.v. Urogramm 670
- Urosepsis 671
Nephropathie
- chronische, hereditäre, Niereninsuffizienz, chronische 614
- diabetische **677–678**, 899, **956–957**
- – Differentialdiagnose 661
- – Progressionshemmung 644–645
- durch D-Penicillamin 568
- hereditäre, Hämaturie 646
- Lupus erythematodes 829

Sachverzeichnis

Nephropathie
- durch Streptomycin 155
- vaskuläre, Niereninsuffizienz, chronische 614
Nephrosklerose
- Hämaturie 646
- maligne, hämolytisch-urämisches Syndrom 658
- nephrotisches Syndrom 648
- Niereninsuffizienz, chronische 616
nephrotisches Syndrom 647–650, 652
- Diuretika 99, 649
- Dyslipoproteinämie 999
- Eiweißzufuhr 649
- Glomerulonephritis 643, 647
- – membranoproliferative 653
- Glukokortikoide 76
- Humanalbumin 649
- Hyperlipoproteinämie 649
- Hypokaliämie 272
- idiopathisches 648
- IgA-Nephropathie 653
- Infektionen 650
- Kochsalzrestriktion 649
- medikamenteninduziertes 668
- Minimal-change-Glomerulonephritis 650
- Nephropathie, diabetische 677
- Nierenvenenthrombose 650
- Pharmakotherapie 649
- Purpura Schoenlein-Henoch 656
- Schleifendiuretika 103
- Thrombose 650
- Urinnatrium 266–267
- Ursachen 648
Nephrotoxine 603, 605
- Niereninsuffizienz, renale 604
Nephrotoxizität
- Aminoglykoside 133
- Cephalosporine 134
- Ergotaminderivate 8

Sachverzeichnis

Nephrotoxizität
- Foscarnet 168
- Glukopeptid-Antibiotika 150

Nervus-phrenicus-Durchtrennung, Singultus 19
Nesidioblastose 962
Netzhautarterienverengungen, Hypertonie 421
Netzhautblutungen, Hypertonie 421
Netzhautgefäßschäden und Ancrod 203
Neugeborene, Nebenniereninsuffizienz 80
Neuritis
- Diphtherie 1026
- D-Penicillamin 822

Neuroblastom, Stammzelltransplantation 705
neurogener Schock s.
Schock, neurogener
Neuroglykopenie 962
Neuroleptika 204, 210–211
- Arzneimittelinteraktionen 219, 222
- Dosierungen 211
- Erbrechen 16
- Hyperprolaktinämie 850
- Hypotonie 442
- niedrig dosierte, Dosierung 208
- – Tagestranquilizer 206–208
- Pankreatitis, chronische 592
- Risiken 212–213
- Schwangerschaft 240
- Stillzeit 240
- trizyklische 210

neuroleptisches Syndrom durch Neuroleptika 213
neurologische Erkrankungen, Obstipation 26
neurologische Untersuchung, Schocktherapie 48
Neurolues 1015
Neuropathie
- diabetische 900, **958–959**
- – erektile Dysfunktion 885

Neuropathie
- Diarrhö 20
- durch Ethambutol 155
- intestinale 959
- durch Metronidazol 143
- periphere 155
- – durch Didanosin 167
- – durch Isoniazid 154–155
- – durch Zalcitabin 168

neuropathische Schmerzen, Opioide 12
Neurotoxizität
- Carbapeneme 134
- Cephalosporine 134
- Ciclosporin 93
- durch Metronidazol 143
- Protionamid 158

Neutral-Protamin-Hagedorn(NPH)-Insulin 923
Neutropenie
- chronische, idiopathische 694
- durch 5-Fluorcytosin 171
- durch Ganciclovir 168
- idiopathische 695
- durch Interferone 170
- kongenitale 694
- zyklische 694

nicht-insulinabhängiger Diabetes mellitus (NIDDM) 899
Nicht-Lymphoblastenleukämie, akute 702–703
Nichtopioidanalgetika
- Kopfschmerzen 13
- und Opioide 9
- Schmerzen 7
- Spannungskopfschmerzen 13
- zentral wirkende, Schmerzen 9

Nichtopioide und Opioide 9
NIDDM (nicht-insulinabhängiger Diabetes mellitus) 899
Nierenarterienstenose
- und ACE-Hemmer 324–325
- Hypertonie 420, **440**
- Hypokaliämie 272

Nephrotoxizität

Nierenarterienverschluß, bilateraler, Niereninsuffizienz, renale 604
Nierenbeckenausgußsteine 670
Nierenbeckenentzündung s. Pyelonephritis
Nierenbiopsie
- Glomerulonephritis 636
- – membranoproliferative 653
- Lupus erythematodes disseminatus 654
- Poststreptokokken-Glomerulonephritis 638

Nierendegeneration, polyzystische 678
Nierenentzündung s. Nephritis
Nierenerkrankungen
- Dyslipoproteinämie 999
- Schwangerschaft 674–676, **677**

Nierenersatzverfahren
- kontinuierliche **625**, 626
- Urämie-Toxine, Clearance 626

Nierenfunktionsstörungen
- Leberversagen, akutes 553
- Leberzirrhose 579
- Pankreatitis, akute 588

Niereninfarkt, Differentialdiagnose 661
Niereninsuffizienz 585, 652
- Aminosäuren 252
- Analgetika 227
- Analgetikanephropathie 668
- Antiarrhythmika 225
- Antibiotika 128–129, 223
- Antidiabetika 226–227
- Antihypertensiva 225
- Antimykotika 223
- Antiphlogistika 227
- – nicht-steroidale 227
- Antituberkulotika 223–224
- Arzneimitteltherapie 217–227
- Azathioprin 85

Niereninsuffizienz
- Biguanide 918
- Chemotherapie, antibakterielle 224
- chronische 614–624
  - – Aluminiumhydroxid 621
  - – Anämie 622–623
  - – Azidose 623–624
  - – Deferoxamin 622
  - – Diät 621
  - – Digitalisglykoside 619
  - – Diuretika, kaliumsparende 619
  - – Dyslipoproteinämie 999
  - – Eiweißzufuhr 617
  - – Flüssigkeitszufuhr 616
  - – gastrointestinale Beschwerden 617
  - – Hämodialyse 624
  - – Harnstoff 617
  - – Herzinsuffizienz 619
  - – Hyperparathyreoidismus 620
  - – Hyperphosphatämie 620
  - – Hypertonie 617, 619–620
  - – Hyperurikämie 624
  - – Kaliumzufuhr 617
  - – Kalorien- und Vitaminzufuhr 618
  - – Kalzium-Phosphatstoffwechselstörungen 620
  - – Kalziumzitrat 621
  - – Lebensweise 616
  - – β_2-Mikroglobulin-Amyloidose 620
  - – Natriumzufuhr 617
  - – Osteomalazie 620
  - – Osteopathie 620
  - – Osteopenie 620
  - – Osteosklerose 620
  - – Ostitis fibrosa 620
  - – Parathyreoidektomie 622
  - – Perikarderguß 624
  - – Perikarditis 624
  - – Pharmakotherapie 618

Niereninsuffizienz, chronische
- – Phosphatresorption, intestinale 621
- – Phosphatrestriktion 621
- – Polyneuropathie 624
- – Prophylaxe 619–620
- – Serumkalzium 621
- – Sonographie 616
- – Stadien 615
- – Therapie 616–624
  - – – der Komplikationen 619
- – Überwachung 616
- – Überwässerung 619
- – Vitamin D 621
- – Zwangspolyurie 617
- Ciclosporin 93
- Colestyramin/Colestipol 983
- und Cyclophosphamid 90
- Diabetestherapie 941
- Digitalis 223–225
- Diuretika 226
- Dyslipoproteinämie 998
- Ernährung, parenterale 257
- Fibrate 988
- fortgeschrittene, Lupus erythematodes disseminatus 655
- Glomerulonephritis, chronische 644
  - – – membranoproliferative 653
- Goodpasture-Syndrom 641
- hämolytisch-urämisches Syndrom 658
- hepatorenales Syndrom 613
- Hyperkaliämie 274
- Hyperkalzämie 279
- Hypermagnesiämie 280
- Hyperparathyreoidismus, sekundärer 875
- Hypertonie 421
- Hypnotika 227
- Hypokaliämie 272
- Hypokalzämie 276
- Hyponatriämie **267**, 269

Niereninsuffizienz
- IgA-Nephropathie 653
- Immunsuppressiva 227
- kolloidale, Plasmaersatzmittel 226
- Lupus erythematodes disseminatus 654
- metabolische Azidose 284
- Methotrexat 88
- Ödeme, therapierefraktäre 112
- oligurische, Differentialdiagnose 606
- Opiate 227
- organisch bedingte, Mannit 109
- Panarteriitis nodosa 656
- Pleuraerguß 485
- postrenale 604
  - – Differentialdiagnose 604–605
  - – prärenale 604
  - – Differentialdiagnose 604–606
  - – hepatorenales Syndrom 614
  - – Urinelektrolyte 267
- Psychopharmaka 227
- Purpura Schoenlein-Henoch 656
- renale 604
  - – Differentialdiagnose 604–605
- Röntgenkontrastmittel 227
- Schleifendiuretika 103
- Sklerodermie 657
- Sondenernährung 249
- Status epilepticus 1057
- Streptomycin 157
- Sulfonylharnstoffe 915
- terminale 614–615
  - – Glomerulonephritis 635
  - – – rasch-progrediente 640
- Metronidazol 142
- Nephropathie, diabetische 677, 957
- Urämie 615
- Urinnatrium 266

Sachverzeichnis

Niereninsuffizienz
- Vitamin-D-Präparate 277
- Nierenkarzinom 787
- Hormontherapie 787
- Hyperkalzämie 809
- Nierenkolik
- Differentialdiagnose 526–527
- Ileus, paralytischer 529
- Nephrolithiasis 670–671
- Nierenkomplikationen, Nephropathie, diabetische 678
- Nierenlager, Klopfschmerz 117
- Nierenrindennekrose
- partielle 606
- Schwangerschaft 606
- Sepsis 606
- Nierenschäden
- durch Amphotericin B 489
- medikamentöse 668–669
- Nierensteine 669–674
- s.a. Nephrolithiasis
- Abdomen, akutes 524
- und Antithrombotika 182
- und Fibrinolytika 182
- Nierentransplantation 632–635
- Hypercholesterinämie 999
- Immunsuppression 633–634
- Nephropathie, diabetische 678, 957
- Organspende 635
- Pankreatitis 584
- Polyzythämie 724
- Transplantatabstoßungsreaktion, akute 634–635
- Nierentuberkulose, Differentialdiagnose 661
- Nierenvenenthrombose
- nephrotisches Syndrom 650
- Niereninsuffizienz, renale 604

Nierenversagen, akutes 603–613
- Allgemeinmaßnahmen 608
- Altinsulin 611
- Anämie 611
- Aortographie, abdominelle 607
- Azidose, metabolische 611
- Behandlungsziele 607
- Blasenkatheter 606
- Blutungen 612
- Cephalosporine 138
- Cholangitis 600
- Cisplatin 607
- Diät 612
- Differentialdiagnose 605, 667
- Diurese 609
- Diuretika 100, 611
- Dopamin 610
- Duplexsonographie, farbkodierte 606
- Eiweißzufuhr 613
- Ernährung 608
- – parenterale 257–258, 608
- Flüssigkeitsbilanzierung 608
- Furosemid 609
- Glukose 611
- Hämodialyse 608, 611, 625
- Hämofiltration 625
- Hämoglobinurie 607
- harnpflichtige Substanzen, Retention 605
- Hyperkaliämie 610
- Hypermagnesiämie 611
- Hypertonie 610
- Hyperurikosurie, akute 607
- Hypokaliämie 613
- Hypokalzämie 611
- Hyponatriämie 610
- Infektionen 611
- Kationenaustauscherharze 611
- Kontrastmittel-Belastung 607

Niereninsuffizienz

Nierenversagen
- Laboruntersuchungen 606
- Lungenödem 475
- Malaria 1036
- medikamenteninduziertes 668
- Methotrexat 607
- Myoglobinurie 607
- Natriumbikarbonat 611
- Nierenfunktion, eingeschränkte 610
- oligo-/anurisches Stadium 605
- Pankreatitis, akute 585
- Perikarditis 612
- Polyurie 612
- polyurisches Stadium 605
- – – Therapie 612–613
- Prophylaxe 607
- Pyelographie, retrograde 606
- durch Rifampicin 155
- Schock 46
- Sonographie 606
- Stadium der Restitution 605
- Subtraktionsangiographie, digitale, intraarterielle 607
- Therapie 607–610
- – Fehler 613
- – der Komplikationen 610
- Transfusionszwischenfall 59
- Überwässerung 610
- Urämie 609
- Urinelektrolyte 267
- Nierenzellkarzinom
- s.a. Nierenkarzinom
- Interferone 767
- Nierenzysten, Polyzythämie 724
- Nikotinamid-Adenin-Dinukleotid-Methämoglobin-Reduktase-Mangel durch Primaquin 175
- Nikotintest, Diabetes insipidus 852

Nitrate
- Achalasie 506
- Angina pectoris 371
- Aortenstenose 385
- Dosierungen 371
- Nebenwirkungen 372
- Ösophagusvarizenblutung 574
- Wirkungsmechanismen 371–372
Nitrat-Kopfschmerzen und ACE-Hemmer 324
Nitratsynkope 372
Nitrosegas-Intoxikation, Lungenödem 475
NNR-Insuffizienz s. Nebennierenrindeninsuffizienz
non-cardiac chest pain, Refluxkrankheit 500
Non-Hodgkin-Lymphome
- s.a. Lymphome, maligne
- aggressive 712–714
- Chemotherapie 713–714
- Einteilung 712
- hochaggressive 712, 714
- indolente 711–713
-- Therapierichtlinien 713
- Kiel-Klassifikation 710
- maligne 710–714
- Risikofaktoren 712
- Thrombozytopenie 696
Non-Q-wave-Infarkt 318
- s.a. Myokardinfarkt
non-ulcer dyspepsia 510–512
Nootropika 211
- Demenz 215
- Hirnleistungsschwäche 215
Noradrenalin
- Schock, hypovolämischer 54
-- neurogener 59
Normalinsulin 923
Normoblasten 680
Normokalzurie, Nephrolithiasis 670
Notfall- und Intensivtherapie 29–72
- Blasenkatheter 36–37
- Diurese 39
-- forcierte 32

Notfall- und Intensivtherapie
- Ernährung, parenterale 32
- Herz-Kreislauf 38
- Infusionstherapie 32
- Intubation, endotracheale 38
- Laboruntersuchungen 40
- Lagerung 31
- Magensonde 37
- Oberkörperhochlagerung 31
- Respiratortherapie 40–45
- Rückenlagerung 31
- Seitenlagerung 31
- Temperatur 40
- Venendruck 35
- venöser Zugang 31–35
- vitale Funktionen 37–40
Notfall-Basisprogramm, Laboruntersuchungen 40
Notfallendoskopie, Gastrointestinalblutung 497
NPH(Neutral-Protamin-Hagedorn)-Insulin 923
Nüchternglukose, Diabetes mellitus 897
Nüchternhypoglykämie 962
- s.a. Hypoglykämie
Nüchternschmerz, Reizmagensyndrom 511
Nulldiät
- Adipositas 893
- Harnsäurenephropathie 971
nutcracker esophagus 505
Nystagmus
- durch Aminoglykoside 133
- Migräne 1059
- Schwindel 1062

O_2... s. Sauerstoff...
O_2-Zufuhr s. Sauerstofftherapie

Oberbauchkoliken, Hypertriglyzeridämie 976
Oberbauchschmerzen
- s.a. Abdominalbeschwerden
- Alkoholhepatitis 580
- Appendizitis 528
- Cholangitis 600
- Cholelithiasis 593
- Cholezystitis 599
- durch Colestyramin/Colestipol 983
- Gonorrhö 1016
- Hepatitis, chronische 557
- Ketoazidose, diabetische 943
- Lambliasis 139
- Pankreatitis, akute 585
Oberbauchsonogramm, Cholelithiasis 594
Oberkörperhochlagerung, Notfall- und Intensivtherapie 31
Obstipation
- Anorexia nervosa 896
- Bauchmassage 27
- Bisacodyl 28
- Cholelithiasis 594
- chronische 25–28
-- Diarrhö, paradoxe 26
-- Spironolacton 110
- Cisaprid 26–27
- durch Codein 15
- Divertikulose 538
- Einlauf 27
- Enzephalopathie, hepatische 575
- habituelle 25
- Horror autotoxicus 26
- Hyperkalzämie 279
- hyperkalzämische Krise 279
- Hyperparathyreoidismus, primärer 873
- Hypothyreose 868
- iatrogene 25
- durch Kalziumantagonisten 428
- Lactitol 28
- Laktulose 28
- Laxanzien 27
-- pflanzliche 28

Obstipation
- Leinsamen 28
- durch α-Methyldopa 429
- Mutaflor® 27
- Natriumpicosulfat 28
- durch Opioide 11
- Parasympathikolytika 26
- Parkinson-Syndrom 1064
- Porphyrie 1002
- psycho-vegetative Störungen 25
- Quell- und Ballaststoffe 28
- Reizdarmsyndrom 511–512
- durch β-Rezeptorenblocker 374
- Salmonellose 1021
- Spasmolytika 26
- spastische 26
- unkomplizierte 26
- Ursachen, funktionelle 25

obstruktives Syndrom, chronisches, Respiratortherapie 41

Ochronose, Begleitarthritis 840

Odynophagie, Ösophagusinfektion 506

Ödeme 264, 411
- 502 500
- angioneurotische, und ACE-Hemmer 324–325
- Anorexia nervosa 896
- Ciclosporin 93
- Cor pulmonale 469
- durch Diuretika, antikaliuretische 111
- Flüssigkeitsverluste 265
- generalisierte, Diuretika 98–99
- Glukokortikoide 81–82
- Goodpasture-Syndrom 641
- hepatische, Differentialdiagnose 648
- Herzinsuffizienz 320, 333
- Hyponatriämie 268

Ödem
- kardiale, Differentialdiagnose 648
- Leberzirrhose 561
- Lungenembolie 472
- medikamenteninduzierte, Differentialdiagnose 648
- Myokardinfarkt 316
- nephrotisches Syndrom 647–648
- Nierenversagen, akutes 605
- Perikarditis 398
- periokuläre, Orbitopathie, immunogene 865
- Poststreptokokken-Glomerulonephritis 638
- postthrombotisches Syndrom 415
- Präeklampsie 674
- refraktäre 500
- – Diuretikatherapie 111–112
- – Schleifendiuretika 103
- Schock, anaphylaktischer 56
- Schwangerschaft 675
- Spironolacton 109
- Urinelektrolyte 267

Ödemtherapie, Herzinsuffizienz 332–333

Ödemtranssudation 99

Ösophagitis
- erosive 495
- erosiv-ulzeröse, Refluxkrankheit 499
- medikamentös bedingte 507–508
- peptische Striktur 504
- Roux-Y-Anastomose 504
- ulzeröse 504

Ösophagogastroduodenoskopie, Gastrointestinalblutung 497

Ösophagospasmus, Hypomagnesiämie 280

ösophagotracheale Fisteln, Jejunostomie 248

Ösophagus
- hyperkontraktiler 505
- Infektionen 506

Obstipation

Ösophagus
- Motilitätsstörungen 499, 504

Ösophagusclearance 499

Ösophaguskarzinom 794
- Alkoholismus 794
- Chemotherapie 794
- Lasertherapie 794
- Strahlentherapie 794

Ösophagusläsionen, Arzneimitteltherapie 236

Ösophagusmanometrie, Ösophagusspasmus, diffuser 505

Ösophagusspasmus, diffuser 504–505
- Antidepressiva 506
- Kalziumantagonisten 506
- operativer 506

Ösophagussphinkter, unterer
- hypertensiver 505
- Störung der Verschlußfunktion 499

Ösophagusulzera, medikamentös bedingte 508

Ösophagusvarizen
- Gastrointestinalblutung 495
- und Sondenernährung 250

Ösophagusvarizenblutung 571–575
- endoskopische Therapie 572
- Forrest-Einteilung 498
- Leberzirrhose 561
- Linton-Nachlas-Sonde 573
- Nitrate 574
- Pfortaderdruck, Senkung 573
- β-Rezeptorenblocker 574
- Rezidivprophylaxe 574–575
- Sengstaken-Blakemore-Sonde 572
- Shuntoperation 575
- Sklerosierung 498
- Somatostatin 573

Orthoclone
Ösophagusvarizenblutung
- TIPS 573, **575**
- Varizenkompression 572
- Varizenligatur 574
- Varizensklerosierung, endoskopische 574
Östrogene
- Fluoride 845
- Hyperprolaktinämie 850
- Osteoporose 845
- Osteoporoseprophylaxe 84
- Pankreatitis 584
- Porphyria cutanea tarda 1000
- Schwangerschaft 240
- Stillzeit 240
Östrogenrezeptoren, Mammakarzinom 769
Ohrensausen durch Acetylsalicylsäure 8
OKT 3 (Orthoclone)
- Antihistaminika 95
- immunsuppressive Therapie 95
- Nebenwirkungen 95
Oligomenorrhö
- Hyperprolaktinämie 850
- Hypophysenvorderlappeninsuffizienz 847
Oligophrenie, Pseudohypoparathyreoidismus 876
Oligurie 39, 264, 605
- Addison-Krise 878
- Cholangitis 600
- Glomerulonephritis 637
- und Mannit 109
- Nephritis, interstitielle 666
- Nephrolithiasis 670
- Porphyrie 1002
- Purpura Schoenlein-Henoch 656
- Schock 47
- - kardiogener 298
- Sepsis 1005–1006
- Urinelektrolyte 267
OMF s. Osteomyelofibrose
Onchocerca volvulus 1048
- Diethylcarbamazin 177

onkologische Krankheiten
- s.a. Neoplasien
- s.a. unter den einzelnen Tumoren bzw. Karzinomen
- Alopezie 768
- Blutungen, thrombopenische 768
- Einflußstauung, obere 809
- Granulozytopenie 768
- Hirnmetastasen 810
- Hyperemesis 768
- Hyperkalzämie 809
- Komplikationen, allgemeine 810–811
- Querschnittsyndrom 810
- Therapie, supportive 768
- Vena-cava-superior-Syndrom 809
- Zytostatika-Paravasate 810–811
Onycholyse, Arthritis psoriatica 840
Operationen, Antibiotikatherapie, prophylaktische 125
Opiate
- erektile Dysfunktion 885
- Lebererkrankungen 229
- Niereninsuffizienz 227
- Obstipation 25
- Schwangerschaft 237
- Stillzeit 237
Opioidanalgetika, Schmerzen 9
Opioide
- Abhängigkeitspotentiale 11
- Antidote 12
- Applikation, rückenmarksnahe 12
- Arzneimittelwirkungen 11
- hochpotente plus Nichtopioidanalgetika 9
- Kontraindikation 12
- Kopfschmerzen 13
- und Nichtopioide 9
- niederpotente plus Nichtopioidanalgetika 9
- Schmerzen 9

Sachverzeichnis

Opioide
- stark wirksame, Schmerzen 10
Opioid-Erhaltungstherapie 12
Opioidüberdosierung
- Buprenorphin 12
- Doxapram 12
Opisthorchis
- sinensis, Albendazol 177
- viverini, Albendazol 177
- - Praziquantel 177
opportunistische Infektion, AIDS, Chemotherapie 1032–1033
Optikusatrophie durch Vitamin-K-Antagonisten 193
Optikusneuritis durch Isoniazid 155
Orbitaspitzenbestrahlung, Orbitopathie, immunogene 866
Orbitopathie, immunogene 865, **866**, 867
- Basedow-Hyperthyreose 859
- Glukokortikoide 866
- Orbitaspitzenbestrahlung 866
- Thyreoidektomie 866
Orchiektomie, Prostatakarzinom 786
Organmykosen 1041
Organruptur, Abdomen, akutes 524
Organspende
- Hirntod 635
- Nierentransplantation 635
Organtransplantationen 698
- s.a. Lebertransplantation
- s.a. Nierentransplantation
- Azathioprin 86
- Ciclosporin 92
Organtuberkulose 152
Orthoclone s. OKT 3

1163

Sachverzeichnis

Orthopnoe
- Herzinsuffizienz 320
- Lungenödem 303
- Myokardinfarkt 316
- Vorhofflattern 343
Orthoptoe, Mitralstenose 383
Orthostasereaktionen
- s.a. Hypotonie, orthostatische
- Hypertonie 431
- durch α-Methyldopa 429
Osler-Syndrom 733–734
- Bluthusten 476
- Embolie, septische 390
- Pseudohämoptoe 476
- Therapie 739
Osmodiurese
- Hypernatriämie 270
- Hypomagnesiämie 280
Osmolalität 268
Osmolarität 268
Osmoregulation 264
Osmotherapeutika, Hirnödem 64
Osteodensitometrie 844
Osteodystrophia fibrosa cystica generalisata von Recklinghausen 873
Osteodystrophie, renale, Hyperparathyreoidismus, sekundärer 875
Osteolyse, multiples Myelom 720
Osteomalazie
- Hungerdystrophie 895
- Malabsorption/Maldigestion 522
- Niereninsuffizienz, chronische 615, 620
- Vitamin-D-Präparate 277
Osteomyelitis
- Amyloidose 841
- Cephalosporine 136
- Clindamycin 139
- Fosfomycin 139
- Fusidinsäure 140
Osteomyelofibrose 725–726
- Aszites 726
- Blutungen 726

Osteomyelofibrose
- Knochenmarktransplantation 725
- Panzytopenie 726
- Splenomegalie 726
- Stammzelltransplantation 705
Osteomyelosklerose, Hyperurikämie 970
Osteopathie
- hepatische 565
- kalzipenische, Malabsorption/Maldigestion 522
- Lebertransplantation 563
- Niereninsuffizienz, chronische 615
- renale 620
- - Vitamin-D-Präparate 277
Osteopenie, Niereninsuffizienz, chronische 620
Osteopetrosis, Stammzelltransplantation 705
Osteoporose 844–845
- Akromegalie 849
- Analgetika 844
- und Antithrombotika 182
- Arthritis, rheumatoide 818
- Arthritis rheumatoide 816
- Cushing-Syndrom 881
- und Fibrinolytika 182
- Fluoride 844
- generalisierte 844
- Glukokortikoide 82, 84
- - Kontraindikation 84
- - durch Heparin 185
- Laxanzienabusus 27
- lokalisierte 844
- Malabsorption/Maldigestion 522
- durch Methotrexat 88
- multiples Myelom 720
- physikalische Therapie 844
- durch Schilddrüsenhormone 856

Orthopnoe
Osteoporoseprophylaxe
- Calcitriol 84
- Östrogene 84
Osteosklerose, Niereninsuffizienz, chronische 620
Osteotomie, Arthritis, rheumatoide 825
Ostitis
- fibrosa, Niereninsuffizienz, chronische 615, 620
- Wegenersche Granulomatose 657
Ostium-primum-Vorhofseptumdefekt, Mitralinsuffizienz 384
Otitis externa, maligne, Diabetes mellitus 900
Otitis media
- Makrolide 142
- Poststreptokokken-Glomerulonephritis 638
Ototoxizität
- Aminoglykosid 132
- Glukopeptid-Antibiotika 150
- Streptomycin 157
Ovalozyten 680
Ovarialkarzinom 777–780
- Aszites, maligne 780
- Chemotherapie 779
- - adjuvante 780
- - - intraperitoneale 780
- - - palliative 780
- - - systemische 779
- Colony-stimulating factors 767
- FIGO-Klassifikation 778
- Hormontherapie 780
- Klassifikation, histologische 778
- Pleuraerguß 762
- Stadieneinteilung 778
- Strahlentherapie 779
- Therapie, operative 778
- TNM-Klassifikation 778
Ovarialzyste
- Differentialdiagnose 528
- gedrehte, Differentialdiagnose 539
overdrive-suppression 295
Oxyuriasis 1044
- Pyrantel 176

Pankreatitis

Paget-Karzinom 769
Paget-Syndrom, Hyperkalzämie 278
Paget-v.-Schroetter-Syndrom 413
Palmarerythem, Leberzirrhose 561
Palpitationen
– durch Dihydralazin/ Hydralazin 426
– durch Kalziumantagonisten 428
Panarteriitis nodosa 656
– Alveolitis, fibrosierende 492
– Bluthusten 476
– Cor pulmonale 469
– Differentialdiagnose 526–527
– Glomerulonephritis 636
– – rasch-progrediente 641
– Glukokortikoide 79
– Hepatitis 546
– Makro-Form 656
– Mikro-Form 656
– nephrotisches Syndrom 648
– Niereninsuffizienz, renale 604
Panenzephalitis, subakut sklerosierende, Masern 1034
Panikattacken
– Antidepressiva 213
– MAO-Hemmer 210
– RIMA 210
Pankreasabszeß 589
Pankreasatrophie durch Thiazide 106
Pankreaserkrankungen 584
Pankreasgangruptur, Pankreatitis, akute 588
Pankreasinsuffizienz
– Diät, chemisch definierte 247
– Maldigestion 522
Pankreaskarzinoid, Cushing-Syndrom 881

Pankreaskarzinom
– Chemotherapie 799
– endokrines 799
– exokrines 799
– Maldigestion 522
– Strahlentherapie 799
Pankreaskopfkarzinom, Differentialdiagnose 591
Pankreaskopfresektion, Pankreatitis, chronische 593
Pankreaslinksresektion, Pankreatitis, chronische 593
Pankreaspseudozyste 588
Pankreasresektion, Maldigestion 522
Pankreassaft, Flüssigkeitsverluste 265
Pankreasszintigraphie, Pankreatitis, chronische 591
Pankreastransplantation, Diabetes mellitus 939
Pankreastumoren 799
Pankreaszysten, Maldigestion 522
Pankreatikojejunostomie, Pankreatitis, chronische 593
Pankreatitis
– s.a. Kopfpankreatitis
– akute 584–590
– – Abdomen, akutes 524
– – Absaugung, nasogastrale 586
– – Aminosäuren 252
– – Antibiotika 587
– – Antioxidanzien 587
– – Antithrombotika 182
– – ARDS 588
– – Aszites 588
– – Blutungen 589
– – Cholezystektomie 590
– – Diät, chemisch definierte 247
– – ERC 585
– – Ernährung 590
– – – parenterale 587, 589
– – Fibrinolytika 182
– – H₂-Rezeptorenblocker 586

Pankreatitis, akute
– – Hyperglykämie 588
– – Hypokalzämie 276, 588
– – Hypomagnesiämie 280
– – Ileus, paralytischer 529
– – Insulin 587
– – Komplikationen 588
– – Magensekretionshemmung 590
– – Maldigestion 590
– – Nahrungskarenz 586
– – Nierenfunktionsstörungen 588
– – Operationsindikationen 589
– – Pankreasgangruptur 588
– – Pankreasstimulation, Ausschaltung 586
– – PEEP 588
– – Pleuraerguß 588
– – Protonenpumpenhemmer 590
– – respiratorische Insuffizienz 588
– – Schmerzen 586
– – Schock 588
– – Sondenernährung 246
– – Therapieerfolge 587
– – Ulcus duodeni 589
– – – ventriculi 589
– – Verbrauchskoagulopathie 589, 741
– – Volumensubstitution 586
– Azathioprin 86
– Biguanide 918
– biliäre, Choledocholithiasis 595
– chronische 590–593
– – Alkoholkarenz 591
– – Diabetes mellitus 592
– – Diät 591
– – Duodenographie 591
– – ERCP 591
– – Fermentsubstitution 591
– – Kalziumsubstitution 592
– – Malabsorption 592

Pankreatitis, chronische
– – Maldigestion 522
– – Neuroleptika 592
– – Operationsindikationen 592
– – Pankreasszintigraphie 591
– – Schmerzbekämpfung 592
– – Sekretin-Pankreozymin 591
– – Steatorrhö 591
– – Vitaminsubstitution 592
– chronisch-rezidivierende 590
– durch Didanosin 167
– Differentialdiagnose 513, 526–528, 599
– Dyslipoproteinämie 998
– Fehldiagnosen 1002
– hämorrhagische, hyperkalzämische Krise 279
– – durch Thiazide 106
– hämorrhagisch-nekrotisierende, ARDS 451
– Hepatitis 546
– Hypertriglyzeridämie 975–976
– Laktatazidose 284
– ödematöse 585
– primär-chronische 590
– pulmonale Insuffizienz 41
– Sondenernährung 249
– steroidinduzierte 82
– Ulkuskomplikationen 519
– durch Zalcitabin 168
Panmyelopathie 690
– s.a. aplastisches Syndrom
Panmyelophthise 690
– s.a. aplastisches Syndrom
Panzerherz, Herzbeuteltamponade 305
Panzytopenie
– durch Albendazol 177
– durch Dihydralazin/ Hydralazin 426
– Hämoglobinurie, paroxysmale, nächtliche 687

Panzytopenie
– Knochenmarktransplantation 687
– multiples Myelom 719
– Osteomyelofibrose 726
– durch Thrombozytenaggregationshemmer 195
Papillarmuskeldysfunktion, Mitralinsuffizienz 384
Papillennekrose
– Analgetikanephropathie 668
– Diabetes mellitus 899, 957
– Differentialdiagnose 661
– Niereninsuffizienz, postrenale 604
Papillenödem
– Azidose, respiratorische 288
– Hypertonie 420–421
Papillenstenose, Cholangitis 600
Paracetamolvergiftung, N-Acetylcystein 554
Parästhesien
– Ciclosporin 93
– durch Dihydralazin/ Hydralazin 426
– Glukosemangel, zerebraler 962
– Hypokalzämie 276
– Thrombozythämie, essentielle 726
– durch Zidovudin 169
Paragonimus westermani, Praziquantel 177
Parahämophilie 732
Parakokzidioidomykose 1043
– Ketoconazol 172
– Miconazol 171
Paralyse
– Azidose, respiratorische 288
– durch Diethylcarbamazin 178
Parametritis, Differentialdiagnose 539

Pankreatitis
paraneoplastisches Syndrom
– Begleitarthritis 840
– Polymyositis/Dermatomyositis 832
paranoide Zustände durch Mefloquin 174
paranoid-halluzinatorisches Syndrom, Parkinson-Syndrom 1064–1065
Paraproteinämien 717–718
Paraquat-Lunge 492
Parasitosen, systemische, Glukokortikoide, Kontraindikation 84
Parasympathikolytika
– Colitis ulcerosa 538
– Diarrhö, chronische 25
– Obstipation 25–26
– Schmerzen 13
– Ulcus pepticum 516
Parasystolie
– Extrasystolie, ventrikuläre 352–353
– Myokardinfarkt 309
Parathormonmangel 732
– Hypokalzämie 276
Parathormonsekretion, paraneoplastische, Hyperkalzämie 278
Parathyreoidektomie
– Hypomagnesiämie 280
– Niereninsuffizienz, chronische 622
Paratyphus
– A/B/C 1021
– Diarrhö 21
Paresen
– s.a. Lähmungen
– Glukosemangel, zerebraler 962
Parkinsonismus durch Rauwolfia-Alkaloide 426
Parkinson-Syndrom 1063–1065
– akinetische Krise 1065
– Amantadin 1064
– Anticholinergika 1063
– Decarboxylasehemmer 1063–1064
– Dopaminantagonisten 1064

Parkinson-Syndrom
- idiopathisches 1063
- MAO-Hemmer 1064
- Neuroleptika 212–213
- sekundäres 1063
Parodontose, Pseudohämoptoe 476
Parotisschmerzen
- durch Clonidin 429
- durch Moxonidin 429
Partialinsuffizienz 446
- ARDS 451
- Verteilungsstörungen 446
Parvoviren, Anämie, aplastische 690
Patientenkarriere, medizinische, Schmerzen 6
Paul-Bunnell-Test, Mononukleose, infektiöse 1030
PBC (primär biliäre Zirrhose) s. Leberzirrhose, primär biliäre
PD s. Peritonealdialyse
PEEP (positive endexpiratory pressure) 42
- ARDS 452
- Lungenödem 304
- Pankreatitis, akute 588
- Schock, kardiogener 302
PEG (perkutane endoskopische Gastrostomie), Sondenernährung 247
Peitschenwürmer 1046
- Mebendazol 176
- Pyrantel 176
Penicillinallergie
- Endokarditis, bakterielle 393
- Fusidinsäure 140
- Glukopeptid-Antibiotika 149
Penicilline 144–147
- Alter 235
- Ampicillin 145
- Arzneimittelinteraktionen 218
- und Betalactamase-Inhibitoren 147
- Breitband-Penicilline mit Pseudomonas-Wirkung 146

Penicilline
- Hyperkaliämie 274
- Isoxazolyl-Penicilline 144
- maximale Dosierungen 130
- Penicillin G 144
- Penicillin V 144
- Propicillin 144
- Staphylokokken-Penicilline 144
peptische Striktur
- Dilatation 505
- Ösophagitis 504
Perforans-Varikose, postthrombotisches Syndrom 414
Periarteriitis nodosa 409
Pericarditis
- s.a. Perikarditis
- constrictiva 397
- - calcarea, Herzbeuteltamponade 306
- epistenocardica 397
- exsudativa 397–398
- - Herzbeuteltamponade 305
- - Therapie 398
- sicca 397–398
- - Therapie 398
Perikarderguß 397
- Herzbeuteltamponade 305
- urämischer, Herzbeuteltamponade 306
Perikardiozentese
- geschlossene, Instrumentarium 307
- Herzbeuteltamponade 307
Perikarditis 397–398
- s.a. Pericarditis
- Arthritis, rheumatoide, juvenile 826
- chylöse 397
- - Herzbeuteltamponade 306
- Herzbeuteltamponade 398
- idiopathische 397
- konstriktive 395, 397
- - Leberzirrhose 560

Perikarditis
- Lupus erythematodes 829
- - disseminatus 654
- Niereninsuffizienz, chronische 615, **624**
- Nierenversagen, akutes 612
- Ödeme 398
- rheumatische 395
- - Herzbeuteltamponade 306
- seröse durch Minoxidil 430
- Sinustachykardie 337
- trockene s. Pericarditis sicca
- tuberkulöse 397
- urämische 397, 624
- virale 397–398
Perikardkonstriktion, Vasodilatanzien 323–324
Perikardpunktion, transkutane, Herzbeuteltamponade 306
Perikardtamponade
- und Vasodilatanzien 323
- Venendruck 35
- ZVD 36
Perikardton, Herzbeuteltamponade 306
Periphlebitis, Differentialdiagnose 417
Peritonealdialyse 625
- Giftindexliste 627–631
- Hyponatriämie 270
- Nephropathie, diabetische 957
- Vergiftungen 70
Peritonealkarzinose, Aszites 763
Peritonealtuberkulose, Aszites 568
peritoneo-kavaler Shunt, Hyponatriämie 270
peritoneo-venöser Shunt
- Aszites 570
- - maligner 764
Peritonitis
- Abdomen, akutes 524
- Antibiotikatherapie 118
- Appendizitis 528

Peritonitis
- bakterielle, Lebertransplantation 563
- – spontane 571
- Differentialdiagnose 526–527
- Divertikulitis 539
- eitrige, Pleuraempyem 484
- Erreger 118
- Ileus 530
- – paralytischer 529
- Schock, hämorrhagischer 49
- Sondenernährung 246, 250

Perityphlitis, Appendizitis 528
Perkussionsdrainage, Bronchialkrankheiten 458
perkutane transluminale Angioplastie s. PTA
Perniziosa
- s.a. Anämie, perniziöse
- s.a. Biermersche Erkrankung
- Vitamin-B_{12}-Mangel 684
Peroxidase, thyreoidale, Basedow-Hyperthyreose 859
Perthes-Test, postthrombotisches Syndrom 415
Pfeiffersches Drüsenfieber s. Mononukleose, infektiöse
Pflanzenalkaloide 746
Pfortaderthrombose
- Aszites 568
- Lebertransplantation 564
- portale Hypertension 571
Pfropfgestose 674
Phäochromozytom 438–439
- β-Rezeptorenblocker 439
- Sinustachykardie 337
Pharmakainterferenzen s. Arzneimittelinteraktionen
Pharmakodynamik, Alter 232

Pharmako-Kavernosometrie, erektile Dysfunktion 886
Pharmakokinetik
- Alter 232
- Azathioprin 85
- Ciclosporin 91
- Cyclophosphamid 89
- Glukokortikoide 76
- Methotrexat 87
Pharyngitis
- Gonorrhö 1017
- Mononukleose, infektiöse 1030
- Poststreptokokken-Glomerulonephritis 638
- Salmonellose 1021
- Toxic-shock-Syndrom 1027
Pharyngobronchitis, Grippe 1028
Pharynxödem, Mononukleose, infektiöse 1030
Phenol-Vergiftung 68
Phenothiazine
- Erbrechen 16
- Schwangerschaft 238, 240
- Stillzeit 238, 240
Philadelphia-Chromosom, Leukämie, akute 699
Phlebitis 410
- Differentialdiagnose 417
- durch Miconazol 171
Phlebographie 412
Phlebothrombose
- s.a. Beckenvenenthrombose
- s.a. Thrombophlebitis
- akute 410–414
- – tiefe 411
- Antikoagulanzien 412
- arterielle Verschlußkrankheit 400
- Lungenembolie 412
- oberflächliche, akute 411
- – Differentialdiagnose 410
- Prophylaxe 414
- rezidivierende 414
- Streptokinase 412

Peritonitis
Phlebothrombose
- Thrombolyse 412
- tiefe, Differentialdiagnose 410
- Urokinase 412
- Vena-cubitalis-Punktion 33
Phlegmasia coerulea dolens 413
- Thrombektomie 413
Phlegmone, Appendizitis 528
Phosphat, Tagesbedarf 244
Phosphatinfusionen, Hypokalzämie 276
Phosphatmangel
- Ernährung, künstliche 245
- Hypomagnesiämie 280
Phosphodiesterasehemmer
- Herzinsuffizienz, chronische 326
- Schock, kardiogener 300
Photodermatosen durch Pyrazinamid 157
Photokoagulation, Retinopathie, diabetische 678
Photophobie durch Ketoconazol 172
Photosensibilisierung
- durch Methotrexat 88
- durch Neuroleptika 212
- durch Pyrazinamid 155
- durch Sulfonylharnstoffe 913
physikalische Therapie
- arterielle Verschlußkrankheit, chronische 405
- Arthritis, rheumatoide 817
- Arthrosis deformans 843
- Fieber 5
- Husten 15
- Hypotonie 443
- Osteoporose 844
- Pleuraerguß 484
- Polymyositis/Dermatomyositis 832
- Schmerzen 13
- Sklerodermie 831

Pneumonie

Physiotherapie
- Asthma bronchiale 468
- Bronchialkrankheiten 458
- Bronchitis, chronische 461
- Pneumonie 478
- Schmerzen 13

Phytotherapie, Hyperlipoproteinämie 989–990
Pickwick-Syndrom 891
- Azidose, respiratorische 288

Pigmentsteine 593
Pilzinfektionen s. Mykosen
Pilzsepsis, Leberversagen, akutes 554
Plättchenaggregationshemmer s. Thrombozytenaggregationshemmer
Plasmacortisol, Glukokortikoide 80
Plasmaersatzmittel, kolloidale
- anaphylaktoide Reaktionen 52
- Nebenwirkungen 52
- Niereninsuffizienz 226
- Schock, anaphylaktischer 47
- – hypovolämischer 51

Plasmaexpander, Schock, kardiogener 300
Plasmafiltration, Giftindexliste 627–631
Plasmaperfusion 625
Plasmapherese
- Anämie, autoimmunhämolytische 689
- Autoimmunerkrankungen 94
- Goodpasture-Syndrom 94
- Hyperviskositätssyndrom 720
- immunsuppressive Therapie 94
- Nebenwirkungen 94

Plasmaseparation
- Glomerulonephritis, rasch-progrediente 642
- Indikationen 632
- Vergiftungen 70

Plasmaverluste, Niereninsuffizienz, prärenale 604
Plasmin 195
Plasminogen 195
Plasminogen-Streptokinase-Aktivatorkomplex, anisoylierter 201
Plasmozytom
- s.a. multiples Myelom
- Chemotherapie 720
- Hyperkalzämie 278
- Hyperurikämie 970
- Stadieneinteilung 719

Plasmozytomniere, Niereninsuffizienz, chronische 616
Plastikverweilkanülen, venöser Zugang 32
Plazentaablösung, vorzeitige, Verbrauchskoagulopathie 741
Pleuraempyem 484
Pleuraerguß **483–485**, 762
- Allgemeinmaßnahmen 484
- eitriger 484
- Glukokortikoide 484
- kardialer 485
- maligner 485
- Pankreatitis, akute 588
- physikalische Therapie 484
- Pleurapunktion 484
- respiratorische Insuffizienz 447
- rheumatischer 485
- Saugdrainage 485
- serofibrinöser 484
- tuberkulöser 484

Pleurakarzinose, Pleuraerguß 762
Pleurakrankheiten 483–485
pleurale Fistel, Pneumothorax 487
Pleurapunktion, Pleuraerguß 484
Pleurareiben, Pleuritis sicca 483
Pleuraruptur, Lungenabszeß 484

Sachverzeichnis

Pleuraschwarte
- Azidose, respiratorische 288
- Cor pulmonale 469

Pleurektomie, Pleuraerguß 484
Pleuritis
- Arthritis, rheumatoide, juvenile 826
- Differentialdiagnose 526–527
- exsudativa 483
- – tuberculosa 484
- Lupus erythematodes 654, 829
- Purpura Schoenlein-Henoch 656
- sicca 483
- – Antitussiva 483

Plummer-Vinson-Syndrom
- s.a. Dysphagie, sideropenische
- Eisenmangelanämie 681

PMF (proteinmodifiziertes Fasten) 892
Pneumocystis-carinii-Pneumonie, AIDS 1032
Pneumokokken-Infektion, Penicillin G 144
Pneumokokken-Meningitis 1012, **1013**
- s.a. Meningitis

Pneumokokkenpneumonie, Makrolide 142
Pneumokoniosen, anorganische, Differentialdiagnose 151
Pneumonie 478–482, **483**
- s.a. Aspirationspneumonie
- s.a. Beatmungspneumonie
- s.a. Bronchopneumonie
- s.a. Candida-Pneumonie
- s.a. Infarktpneumonie
- s.a. Lobärpneumonie
- s.a. Mykoplasmenpneumonie
- s.a. Pneumokokkenpneumonie
- Abdomen, akutes 524
- AIDS 482

1169

Sachverzeichnis

Pneumonie
- allgemeine 478
- Antibiotika 118, 457, 481
- Aspirationspneumonie 482
- bakterielle 478
- Bluthusten 476
- Cephalosporine 136
- Diät 478
- Differentialdiagnose 526–527, 599
- Erreger 118, 479
- – Chemotherapie 481
- Formen, seltene 482
- Immunsuppression 482
- Infarktpneumonie 482
- Initialtherapie ohne Erregerkenntnis 480
- interstitielle durch Nitrofurantoin 144
- käsige 482
- Keimanzüchtung 123
- Listeriose 1018
- Lungenabszeß 483
- Makrolide 142
- mykotische 482
- Physiotherapie 478
- pulmonale Insuffizienz 41
- respiratorische Insuffizienz 447
- Sputum, stinkendes 482
- Stuhlregulierung 478
- Symptome, klinischer Beginn 479
- Teicoplanin 150
- Therapie im Krankenhaus 480
- Thromboembolieprophylaxe 478
- Thromboseprophylaxe 478
- Toxoplasmose 1038
- Transplantationspatienten 482
- Vancomycin 150
Pneumothorax 485–488
- s.a. Spannungspneumothorax
- s.a. Spontanpneumothorax

Pneumothorax
- chirurgische Behandlung 487
- Dauer-Saugdrainage, intrapleurale 486
- geschlossener 486
- Komplikationen, Therapie 487
- Therapie, konservative 487
- Vena-subclavia-Punktion 33
PNH s. Hämoglobinurie, paroxysmale, nächtliche
Poikilozyten 680
Poliomyelitis, Azidose, respiratorische 288
Pollakisurie 659
- Nephrolithiasis 670
Pollenallergene 465
Pollinosis, Hyposensibilisierung 465
Polyarthritis, chronische 813–827
- Alveolitis, fibrosierende 492
- Anthranilsäure-Derivate 819
- Anti-CD4-Antikörper 96
- Antimalariamittel 821
- Antirheumatika, nichtsteroidale 819–821
- – topische 821
- Arthritis, rheumatoide 818
- Arthrodese 825
- Arthroplastik 825
- Arylessigsäure-Derivate 819
- Arylpropionsäure-Derivate 819
- Crohn-Krankheit 532
- DMARD 821–823
- Gelenkpunktion 825
- Goldsalze 822
- Immunmodulatoren 825
- Immunsuppressiva 824
- Kortikosteroide 823–824
- Leberzirrhose, primär biliäre 564
- Osteotomie 825

Pneumonie

Polyarthritis
- Oxicame 819
- D-Penicillamin 822
- Perikarditis 397
- Physiotherapie 817
- psychologische Betreuung 817
- Pyrazolidine 819
- Pyritinol 822
- rheumatisches Fieber 836
- Salazosulfapyridin 822
- Salizylate 819
- Synovektomie 825
- Therapieziele 816–817
Polychondritis, Arthritis 841
Polycythaemia
- s.a. Polyzythämie
- hypertonica 724
- vera 723
- – Hyperurikämie 970
- – Ulcus pepticum 513
Polydipsie
- Hungerdystrophie 894
- Hyperkalzämie 279
- Hyperparathyreoidismus, primärer 873
- Ketoazidose, diabetische 943
- Niereninsuffizienz, chronische 615
Polyglobulie
- Azidose, respiratorische 288
- Cor pulmonale 469–470
- Nierendegeneration, polyzystische 678
- Vitamin-K-Antagonisten 188
Polymyalgia rheumatica 409, 834
- Glukokortikoide 79
Polymyositis 832
- Immunsuppressiva 832
- Kortikosteroide 832
- physikalische Therapie 832
Polyneuritis 1067–1069
- akute 1067
- Borreliose 1068

Prä-Infarktsyndrom

Polyneuropathie
1067–1069
– diabetische 1068
– hepatische 1068
– hereditäre 1068
– medikamenteninduzierte 1068
– Niereninsuffizienz, chronische 615, **624**
– durch Nitrofurantoin 665
– Opioide 11–12
– periphere, durch Nitrofurantoin 144
– urämische 1068
Polypektomie, Hämatochezie 540
Polyradikulitis, akute 1067
Polytrauma, ARDS 451
Polyurie 603
– s.a. Zwangspolyurie
– Diabetes insipidus 852
– Hungerdystrophie 894
– Hyperkalzämie 279
– Hyperparathyreoidismus, primärer 873
– Ketoazidose, diabetische 943
– medikamentösinduzierte 669
– Nierenversagen, akutes 612
polyurisches Stadium, Nierenversagen, akutes 612–613
Polyzythämie 723–725
– s.a. Polycythaemia
– Aderlaßtherapie 724
– echte 723
– Einteilung 724
– nicht-hypoxämisch bedingte 724
– primäre 723–724
– Pruritus 725
– relative 724
– scheinbare 723
– sekundäre 724
– Ursachen 724
Porphyria
– s.a. Porphyrie
– cutanea tarda 1000–1001

Porphyrie
– s.a. Porphyria
– Abdomen, akutes 524
– akute intermittierende 1001–1002
– – Blutdrucksteigerungen, transitorische 419
– Dauerprophylaxe 1003
– Differentialdiagnose 526–527
– Glukose 1002
– Hämaturie 646
– Häminfusionen 1002–1003
– hepatische 1000–1003
– Obstipation 26
– Watson-Test 1002
Porphyriesyndrom, akutes 1002
Porphyrinausscheidung, Steigerung 1001
portale Hypertension 571–575
– Arzneimitteltherapie 228
– Diuretika 99
– Herzinsuffizienz 321
– Leberkarzinom 800
– Leberzirrhose 561
– Osteomyelofibrose 725
portokavaler Shunt, Ulcus pepticum 513
positive endexpiratory pressure s. PEEP
Postaggressionsstoffwechsel 244
– Ernährung, parenterale 251
– Glukose 251
– Xylit 251
Postcholezystektomie-Syndrom 595
Postgastrektomie-Syndrom
– Diät, chemisch definierte 247
– Diarrhö, chronische 24
Postinfarkt-Syndrom 310
– s.a. Dressler-Syndrom
Postkardiotomie-Syndrom
– Myokarditis 396
– Perikarditis 397

Sachverzeichnis

Poststreptokokken-Glomerulonephritis 638–640
– Diät 639
– Diuretika 639
– Eiweißrestriktion 639
– Ernährung 639
– Flüssigkeitsrestriktion 639
– Kaliumzufuhr 639
– Kochsalzrestriktion 639
– nephrotisches Syndrom 648
– Penicillin 639
– Prognose 640
– Tonsillektomie 640
postthrombotisches Syndrom 414–416
– Diuretika 415
– Hydroven-Gerät 415
– Hypotonie 443
– Jobst-Gerät 415
– Kompressionstherapie 415
– Rutin-Derivate 415
– Steh-Geh-Venendruckuntersuchung 415
– Varizen 416
Posttransfusionspurpura, Thrombozytopenie 696
Potenzstörungen
– erektile Dysfunktion 885
– Hyperprolaktinämie 850
– Hypophysenvorderlappeninsuffizienz 847
– Leberzirrhose 561
– durch α-Methyldopa 429
– durch β-Rezeptorenblocker 374, 425
PP s. Plasmaperfusion
PQ-Verlängerung, Hypermagnesiämie 280
Prädelir, Therapie 1065
Präeklampsie 437, 674
– Thrombozytopenie 696
Prägicht 965
Prä-Infarkt-Angina pectoris
– s.a. Angina pectoris
– Koronarchirurgie 375
Prä-Infarktsyndrom 308

1171

Präkoma
- s.a. Koma
- und Diuretikatherapie 108
- hepatisches, und Diuretika, antikaliuretische 111
Präschock
- s.a. Schock
- und Vasodilatanzien 324
Präurämie 615
- s.a. Urämie
Prinzmetal-Angina pectoris 370, **379**
- s.a. Angina pectoris
- Nifedipin 373
Progesteronrezeptoren, Mammakarzinom 769
Progression, Tumortherapie 759
Proktitis
- Gonorrhö 1017
- hämorrhagische 536
- - isolierte 535
Prolaktinanstieg s. Hyperprolaktinämie
Promyelozytenleukämie
- akute 700
- Verbrauchskoagulopathie 741
Promyelozytenmark 694
Proptosis, Orbitopathie, immunogene 865
Prostaglandin-E-Analoga, Ulcus pepticum 516
Prostatahypertrophie
- Hämaturie 646
- Harnwegsinfektionen 659
- und Parasympatholytika 516
Prostatakarzinom 785–787
- Bisphosphonate 786
- Chemotherapie 786–787
- Hormontherapie 786
- Knochenschmerzen 786
- Lymphadenektomie 786
- Lymphonodektomie, pelvine 785
- Orchiektomie 786
- Prostatektomie, radikale 785

Prostatakarzinom
- Skelettmetastasen 786
- Stadieneinteilung 785
- Strahlentherapie, postoperative 786
- Suramin 786
- TNM-Klassifikation 785
Prostatektomie, radikale, Prostatakarzinom 785
Prostatitis
- erektile Dysfunktion 885
- Gonorrhö 1017
- Hämaturie 646
- Trichomoniasis 1041
Protaminsulfat-Titrationstest 184
α₁-Proteinasen-Inhibitor-Mangel, Lungenemphysem 462
Proteinmangel, Sondenernährung 249
Protein-C-Mangel 743
- Kumarinnekrose 187
- Vitamin-K-Antagonisten 188
Protein-S-Mangel 743
- Vitamin-K-Antagonisten 188
proteinmodifiziertes Fasten (PMF) 892
Proteinurie 646, 652
- durch ACE-Hemmer 430
- Amyloidose 841
- asymptomatische 646–647
- Diabetes mellitus 904
- Glomerulonephritis 637
- - oligosymptomatische 644
- Goodpasture-Syndrom 641
- große 647
- Harnwegsinfektionen 660
- Hypertonie 420–421
- Hyperurikämie 966
- Lupus erythematodes 829–830
- Minimal-change-Glomerulonephritis 650
- Nephritis, interstitielle 666

Proteinurie
- Nephropathie, diabetische 677
- nephrotisches Syndrom 648
- Nierendegeneration, polyzystische 678
- Präeklampsie 674
- Salmonellose 1021
- Schwangerschaft 675
- symptomatische 647
Proteinverzehr, Diabetes mellitus 906, **908**
Prothesenendokarditis 390
Protonenpumpenhemmer
- Pankreatitis, akute 590
- Refluxkrankheit, gastroösophageale 501
- Refluxösophagitis 502
- Streßulkus 517
- Ulcus pepticum 514
Protozoenerkrankungen 1035–1041
Protrusio bulborum, Orbitopathie, immunogene 865
Pruritus
- durch Allopurinol 968
- durch Fibrate 987
- durch Heparin 185
- Hyperkalzämie 279
- durch Miconazol 171
- Polyzythämie 725
- durch Tacrolimus 94
- durch Thyreostatika 861
- Trichomoniasis 1041
Pseudofieber 4
Pseudogicht, Differentialdiagnose 966
Pseudohämoptoe 476
Pseudohermaphroditismus feminius 883
Pseudohyperkaliämie 274
Pseudohyponaträmie 266
Pseudohypoparathyreoidismus 876
- Hypokalzämie 276
Pseudo-Inotropie **321**, 323
Pseudomonas-aeruginosa-Meningitis 1013
- s.a. Meningitis

Pseudomonas-Infektionen, Breitband-Penicilline 146
Pseudoobstipation 25
Pseudoperitonitis 944
Pseudothrombopenie 695
Pseudotumor
– cerebri, Steroidentzugssyndrom 80
– Wegenersche Granulomatose 657
Psoasschmerz, Appendizitis 528
Psoriasis vulgaris
– Arthritis 840
– Hyperurikämie 970
– Spondarthritis 829
psychiatrische Erkrankungen s. psychische Störungen
psychische Störungen
– Abdomen, akutes 524
– durch Digitalisglykoside 330
– durch Dihydralazin/ Hydralazin 426
– Glukokortikoide, Kontraindikation 84
– durch Isoniazid 155
– durch Protionamid 158
– Singultus 19
Psychopharmaka 204–215
– Alter 235
– Angstzustände 213
– Antidepressiva 208–210
– Depressionen 214
– erektile Dysfunktion 885
– Erregungszustände 214
– Indikationen, internistische 213
– Kopfschmerzen 13
– Lebererkrankungen 230–231
– Neuroleptika 210–211
– Niereninsuffizienz 227
– Nootropika 211
– Obstipation 25
– psychotische Zustände 214
– Risiken 211–213
– Schlafstörungen 213
– Schmerzsyndrome 215

Psychopharmaka
– Schwangerschaft 240
– Singultus 19
– Stillzeit 240
– Tranquilizer 205–208
– Verwirrtheitszustände 214
Psychosen
– durch Cephalosporine 138
– durch Ganciclovir 168
– durch Gyrasehemmer 141
– Hyperkalzämie 278
– Hypokalzämie 276
– Hypomagnesiämie 280
– Lebertransplantation 564
– durch Methotrexat 88
– durch Protionamid 158
– Psychopharmaka 214
– Wilson-Syndrom 567
Psychotherapie
– Anorexia nervosa 897
– Asthma bronchiale 469
– Colitis ulcerosa 537
– Schmerzen 14
psychotische Störungen s. psychische Störungen
psychotische Zustände s. Psychosen
PTA (perkutane transluminale Angioplastie) 403
– Vitamin-K-Antagonisten 188
PTH-Mangel s. Parathormonmangel
Pubertät, verzögerte, Hypophysenvorderlappeninsuffizienz 847
Puerperalsepsis 1006, 1008
– s.a. Sepsis
– abdominale, Metronidazol 142
Pulmonalarteriendruck, vitale Funktionen 39
pulmonale Insuffizienz, Respiratortherapie 41
Pulmonalembolie, Vorhofflimmern 343
pulmonales Versagen, Laktatazidose 284

Pulmonalhypertonie s. Hypertonie, pulmonale
Pulmonal(is)druckerhöhung, Myokardinfarkt 316
Pulmonal(is)klappeninsuffizienz 388
– Endokarditis, bakterielle 391
Pulmonal(is)klappenschlußton, Lungenembolie 472
Pulmonal(is)stenose 387–388
– Aortenstenose, subvalvuläre 387
– Ballondilatation 388
– bronchopulmonale Infektion 387
– Herzinsuffizienz 320–321
– infundibuläre 380, 388
– Kammerseptumdefekt 388
– Kardiomyopathie, obstruktive, hypertrophe 387
– Operationsindikation 388
– β-Rezeptorenblocker 387
– supravalvuläre 387
– valvuläre 387
– – Ballondilatation 388
Pulmonalvenendruckerhöhung, Lungenödem 302
Puls, paradoxer s. Pulsus paradoxus
Pulsfrequenz, periphere, vitale Funktionen 38
Pulsoxymetrie 38
– Koma 63
Pulsus paradoxus 293
– Perikarditis 398
– Schock, kardiogener 47
Pulsverlust, arterielle Verschlußkrankheit 400
Pumpeninsuline 927
Punktion
– Aszites 570
– Ellenbeugenvene 34

Sachverzeichnis

Punktionstechnik, venöser
  Zugang 33
Purkinje-Fasern 334
Purpura
– cerebri durch Vitamin-K-
  Antagonisten 193
– durch D-Penicillamin
  568
– immunthrombozytopeni-
  sche 696
– Schoenlein-Henoch
  656–657, 734
– – Glomerulonephritis
  636
– – – rasch-progrediente
  641
– – Hämaturie 646
– – nephrotisches Syn-
  drom 648
– – Therapie 739
– senilis 734
– – Therapie 739
– thrombotisch-thrombo-
  zytopenische 658–659,
  698
– – s.a. Moschcowitz-
  Syndrom
– – Plasmaseparation 632
– – Thrombozytopenie
  696
– thrombozytopenische,
  akute 695
– – chronische 695
– – idiopathische 695–698
– – – akute 697
– – – chronische 697
– – – γ-Globuline 697
– – – Immunglobuline
  96–97
– – – Kortikosteroide 697
– – – refraktäre 697
– – – Splenektomie 697
– – Lupus erythematodes
  disseminatus 654
– – Moschcowitz-Syndrom
  698
– – durch Rifampicin 155
– vaskuläre, allergische 734
– – – Therapie 739
Pyelographie, retrograde,
  Nierenversagen, akutes
  606

Pyelonephritis
– s.a. Harnwegsinfektionen
– s.a. Nephritis
– Abdomen, akutes 524
– akute 659–660
– – Differentialdiagnose
  667
– bakterielle, Gichtnephropathie 966
– chronische 659
– – Harnwegsinfektionen
  660
– Diabetes mellitus 899,
  957
– Differentialdiagnose 599
– familiär chronische,
  Hypernatriämie 270
– Fehldiagnosen 1002
– Niereninsuffizienz,
  chronische 614
pyelonephritischer Abszeß,
  Diabetes mellitus 899
Pylephlebitis, Appendizitis
  528
Pylorusatonie,
  Vergiftungen 69
Pylorusstenose 519
– Differentialdiagnose
  519
– entzündliche 519
– und Parasympatholytika
  516
– Ulkuskomplikationen
  519
Pyoderma gangraenosum
– Colitis ulcerosa 535
– Crohn-Krankheit 532
Pyoperikard, Herzbeutel-
  tamponade 306
Pyramidon®-Agranulo-
  zytose 694
Pyrazolderivate,
  Schmerzen 8
Pyrogene, Fieber 4

QRS-inhibierte Bedarfs-
  Schrittmacher 362
QRS-Komplex, verbreiter-
  ter, Hypermagnesiämie
  280

Punktionstechnik

QT-Syndrom, Kammer-
  tachykardie 356
QT-Verkürzung, Hyper-
  kalzämie 279
QT-Verlängerung
– Hypokalzämie 276
– idiopathische, Herzstillstand 292
Querschnittsyndrom
– Bronchialkarzinom
  810
– Hypernephrom 810
– Mammakarzinom 810
– onkologische Krank-
  heiten 810
de Quervain-Thyreoiditis
  867
Quick-Wert 187
Quincke-Ödem
– durch Heparin 185
– Insulintherapie 937

RA
– s. Anämie, refraktäre
– s. Arthritis, rheumatoide
Rachenkarzinom 802
Rachitis
– Vitamin-D-Präparate
  277
– Vitamin-D-resistente,
  Vitamin-D-Präparate
  277
Radikulitis, Abdomen,
  akutes 524
Radiojodtherapie
– Basedow-Hyperthyreose
  864
– Hypothyreose 868
– Jodmangelstruma 857
– Schilddrüsenautonomie
  859
– Schilddrüsenkarzinom
  804, 871
Radiotherapie s. Strahlen-
  therapie
RAEB s. Anämie, refraktäre
  mit Blastenpopulation
RAEB-T s. Anämie, refrak-
  täre mit Blastenpopula-
  tion in Transformation

Rehydratation
Rai-Klassifikation, Leukämie, chronisch-lymphatische 715
Rasselgeräusche
- feuchte, Myokardinfarkt 316
- Lungenödem 303
- trockene 38
Rauchen
- arterielle Verschlußkrankheit, akute 401
- Bronchitis, chronische 460
- Glomerulonephritis, rasch-progrediente 640
- Hypertonie 422
- koronare Herzkrankheit 365, 367
- Myokardinfarkt 308
- Schwangerschaft 240
- Stillzeit 240
- Ulcus pepticum 513
Raucher-Polyzythämie 724
R-auf-T-Phänomen
- Extrasystolie, ventrikuläre 353
- Lungenödem 305
Rauwolfia-Alkaloide, Hypertonie 423, **426–427**
Raynaud-Phänomen 402
- CREST-Syndrom 831
- durch β-Rezeptorenblocker 425
- Sklerodermie 831
Raynaud-Syndrom 408–409
- Anfallsprophylaxe 409
- Kalziumantagonisten 409
- primäres 408
- sekundäres 408–409
- Sympathektomie 409
Reanimation, kardiopulmonale
- Rückenlagerung 31
- Schock, anaphylaktischer 56
Rechtsherzbelastung
- Bronchitis, chronische 461
- Cor pulmonale 469

Rechtsherzendokarditis
- s.a. Endokarditis
- Drogenabhängige 389
- Embolie, septische 390
Rechtsherzinfarkt
- s.a. Myokardinfarkt
- ZVD 36
Rechtsherzinsuffizienz 292
- Aszites 568
- Cor pulmonale 324, 469
- Herzinsuffizienz 321
- Kalziumantagonisten 326
- Leberzirrhose 560
- Myokardinfarkt 309
- Vasodilatanzien 324
Rechtsherzvergrößerung, Trikuspidalinsuffizienz 388
Rechts-Links-Shunt
- Polyzythämie 724
- Verteilungsstörungen 447
Rechtsschenkelblock 360
von Recklinghausen-Krankheit 873
Reed-Sternberg-Zellen, Hodgkin-Lymphom 707
re-entry 335
- Extrasystolie, ventrikuläre 352
- Lown-Ganong-Levine-Syndrom 339
- Vorhofflattern 342
- Wolff-Parkinson-White-Syndrom 339
Reentry-Tachykardie, atrioventrikuläre 351–352
Reflexabschwächung, Hypermagnesiämie 280
Reflexdystrophie, sympathische 6
Reflexlosigkeit, Alkoholvergiftung 72
Reflux
- alkalischer, Roux-Y-Anastomose 504
- Braunsche Enteroanastomose 504
- duodenogastraler 37
- sekundärer 504
- vesikoureteraler, Harnwegsinfektionen 659

Refluxkrankheit
- Allgemeinmaßnahmen 501
- gastroösophageale 499–504
-- Angelchick-Prothese 503
-- Antazida 502
-- Bougierung 504
-- Filmbildner 503
-- Fundoplicatio 503
-- Gastropexie 503
-- H_2-Rezeptorantagonisten 500–501
-- Magen-Darm-Störungen, funktionelle 510
-- motilitätswirksame Substanzen 503
-- Operation 503
-- Protonenpumpenhemmer 501
- primäre, idiopathische 499
- Reizmagensyndrom 512
- sekundäre 499
Refluxnephropathie, nephrotisches Syndrom 648
Refluxösophagitis
- alkalische, Antazida 503
-- motilitätswirksame Substanzen 503
- Differentialdiagnose 513
- Dilatation 505
- Jejunostomie 248
- und Parasympatholytika 516
- Protonenpumpenhemmer 502
- Stadieneinteilung 500
Refraktionsanomalien, transitorische, Insulintherapie 937
Regularinsulin 923
Regurgitation
- Achalasie 505
- Refluxkrankheit 500
Rehabilitation, Bronchialkrankheiten 458
Rehydratation
- Diarrhö 21–22

Sachverzeichnis

Rehydratation
- Ketoazidose, diabetische 946–947
- Koma, diabetisches 946–947

Rehydrierung s. Rehydratation

Reiswasserstühle, Cholera 21, 1023

Reiter-Syndrom 814, **839–840**
- Analgetika 840
- Antibiotika 840
- Antiphlogistika, nichtsteroidale 840
- Kortikosteroide 840

Reizbildung 334–335

Reizdarmsyndrom 510–512
- Allgemeinmaßnahmen 511
- Anticholinergika 512
- Diarrhö 512
- Manning-Kriterien 511
- Obstipation 512
- Streßverarbeitung 512

Reizhusten
- s.a. Husten
- Alveolitis, fibrosierende 491
- Spannungspneumothorax 486
- Tuberkulose 150

Reizkolon 510–512

Reizleitungsstörungen durch Antidepressiva 212

Reizmagensyndrom 510–512
- Allgemeinmaßnahmen 511
- H_2-Rezeptorenblocker 512
- Refluxbeschwerden 512
- Sodbrennen 512
- Streßverarbeitung 512
- Ulkustyp 512

Rekompensation, kardiale, und Vitamin-K-Antagonisten 190

Rektaltemperatur 40

Rektosigmoiditis 536

Rektoskopie, Kolitis, pseudomembranöse 24

Rektozele 28
- Defäkographie 26
- Obstipation 26

Rektumkarzinom 797
- s.a. kolorektale Karzinome

Rektumprolaps 28

Relaxationsinsuffizienz 320

Remission, komplette, Tumortherapie 759

Remnant-Hyperlipidämie 956

renale Insuffizienz s. Nierenversagen, akutes

Renin-Angiotensin-Aldosteron-System
- Herzinsuffizienz 321
- Natriumresorption 264

Reninom, Hypokaliämie 272

Reperfusionsarrhythmien, Myokardinfarkt 313

respiratorische Alkalose s. Alkalose, respiratorische

respiratorische Azidose s. Azidose, respiratorische

respiratorische Insuffizienz 446–452
- Absaugung 450
- akute des Erwachsenen 451–452
- – s.a. ARDS
- – Lungenödem 475
- Alkoholvergiftung 72
- Bronchitis, chronische 461
- Bronchoskopie 451
- CO-Intoxikation 449
- Ernährung, parenterale 258
- instrumentelle Eingriffe 450
- Intubation 450
- Kohlensäuredruck 449
- Lungenkrankheiten, chronisch-obstruktive 449
- – restriktive 449
- Pankreatitis, akute 588
- Respiratortherapie 40

Rehydratation

respiratorische Insuffizienz
- Sauerstofftherapie 447
- – Behandlungsprinzipien 447–450
- – Masken 449
- – Möglichkeiten 449–450
- – Nasenkatheter 449
- – Sauerstoff-Brillen 449
- – Subklavia-Punktion 33
- Tracheotomie 450

Respiratortherapie 40–45
- s.a. Beatmung
- ASB 42
- Barotrauma 44
- Beatmung 42
- – Sedierung 44
- Beatmungsmuster, Einstellung 43–44
- – Wahl 43
- CMV 41
- CPAP 41–42
- CPPV 41–42
- Durchführung 41–45
- Endotrachealtubus 42
- IA 42
- IMV 41–42
- Indikationen 40
- IPPV 41–42
- IRV 41–42
- Methoden 41–42
- PEEP 41, **42**
- pulmonale Insuffizienz 41
- respiratorische Insuffizienz 40
- Spontanatemzüge, erhaltene 43
- Thoraxcompliance 44
- Tracheotomie 42

Retikulozytose
- Folsäuremangel 684
- Vitamin-B_{12}-Mangel 684

Retinitis, AIDS 1032

Retinopathie
- durch Antimalariamittel 1038
- diabetische 899
- – Photokoagulation 678

Retrobulbärneuritis durch Ethambutol 155

retroperitoneale Fibrose, Niereninsuffizienz, postrenale 604

Rovsing-Zeichen

Retrosternalschmerzen, Mediastinalemphysem 488
reversibles ischämisches neurologisches Defizit (RIND) 1051–1052
Reye-Syndrom 8
– durch Acetylsalicylsäure 8
– Kindesalter 8
– Leberversagen, akutes 552
α-Rezeptorenblocker, Herzinsuffizienz, chronische 326
α$_1$-Rezeptorenblocker, Hypertonie 426–427, **428**
β-Rezeptorenblocker 386
– Alter 234
– Angina pectoris 373–374
– Arzneimittelinteraktionen 218, 220
– Basedow-Hyperthyreose 860
– Dosierungen 374
– Eklampsie 677
– erektile Dysfunktion 885
– Extrasystolie, ventrikuläre 354
– Herzinsuffizienz 331–332
– Hypotonie 442
– Kardiomyopathie, dilative 331–332
– Kontraindikationen 425
– koronare Herzkrankheit 331–332
– Migräneprophylaxe 1061
– Myokardinfarkt 318
– Nebenwirkungen 374, 425
– Ösophagusvarizenblutung 574
– Phäochromozytom 439
– Pulmonalstenose 387
– Schwangerschaftshypertonie 676
– Sinustachykardie 337
– Thyreoiditis, akute/subakute 867
– thyreotoxische Krise 864
– Vorhofflimmern 344

Rezeptorsensitivität, Alter 232
Rhabdomyolyse
– Alkoholdelir 1065
– durch HMG-CoA-Reduktasehemmer 986
– Hypermagnesiämie 280
– Hypokaliämie 272
– Hypokalzämie 276
Rhabdomyosarkom 806
Rhagaden, Mundwinkel, Eisenmangelanämie 681
Rheumafaktoren
– Arthritis 836
– – juvenile 826
– – reaktive 836
– – rheumatoide 816
– Spondylarthritis ankylopoetica 827
Rheumaknoten, Differentialdiagnose 815
Rheumaschmerzen
– s.a. rheumatische Beschwerden
– Cyclooxygenasehemmer 8
– Famotidin 8
– H$_2$-Rezeptorenblocker 8
rheumatische Beschwerden
– s.a. Rheumaschmerzen
– Hyperparathyreoidismus, primärer 873
rheumatische Erkrankungen, entzündliche 813–827
rheumatische Herzerkrankung 395
rheumatische Mehrklappenerkrankung 388
– Trikuspidalinsuffizienz 388
rheumatisches Fieber 836–838
– akutes 836
– Antibiotika 838
– Antistreptolysintiter 395
– Diagnose 395
– Karditis 396
– Kortikosteroide 837
– Penicillin G 144
– Perikarditis 397
– Prophylaxe 838

Sachverzeichnis

rheumatisches Fieber
– Salizylate 837
rheumatoide Arthritis s. Arthritis, rheumatoide
Rhinitis
– durch Acetylcystein 457
– Asthma bronchiale 464
– Grippe 1028
Rhythmusstörungen s. Herzrhythmusstörungen
Richter-Syndrom 717
Rickettsiosen
– Makrolide 142
– Verbrauchskoagulopathie 741
Riedel-Thyreoiditis 868
Riesenzell-Arteriitis 409, 834
– s.a. Arteriitis
RIMA 209–210
RIND (reversibles ischämisches neurologisches Defizit) 1051–1052
Rinderbandwurm 1046
– Niclosamid 176
Ringsideroblasten, Anämie, sideroblastische 682
Rippenfrakturen, Herzmassage, externe 294
Röntgenkontrastmittel
– Niereninsuffizienz 227
– Obstipation 25
– Schock, anaphylaktischer 47
Röntgentherapie und Vitamin-K-Antagonisten 190
Röteln
– Enzephalitis 1034
– Panenzephalitis, progressive 1034
Romano-Ward-Syndrom, Kammertachykardie 356
Rotaviren, Diarrhö 21
Rotor-Syndrom, Hyperbilirubinämie 582
Roux-Y-Anastomose
– Choledocholithiasis 597
– Dumping-Syndrom 521
– Ösophagitis 504
– Reflux, alkalischer 504
Rovsing-Zeichen, Appendizitis 528

Sachverzeichnis

Ruben-Beutel 448
Rubeosis faciei, Ketoazidose, diabetische 943
Rückenlagerung, Notfall- und Intensivtherapie 31
Rückenmarkstrauma, Schock, neurogener 47
Rückenschmerzen
– chronische, Opioide 11
– Cushing-Syndrom 881
– Spondylarthritis ankylopoetica 827
Ruhedyspnoe
– s.a. Dyspnoe
– Alveolitis, fibrosierende 491
– Bronchitis, chronische 461
Ruhr 1020–1021
– Antibiotika 1020
– Stuhl, blutig-eitriger 21
Rumpel-Leede-Stauungsversuch, Purpura, thrombozytopenische 696
Rundwürmer 1044
Rutin-Derivate, postthrombotisches Syndrom 415

SAA s. Anämie, aplastische, schwere
Sabin-Feldman-Test, Toxoplasmose 1038
SA-Block s. sinuatrialer Block
SAE s. Enzephalopathie, arteriosklerotische, subkortikale
Säure-Basengleichgewicht 282
Säure-Basenhaushalt
– Normalwerte 281
– – s. Normwerttabelle
– Störungen 281–289
Säurehemmung, Gastrointestinalblutung 498
Säure-Laugenverätzung 68–69
– Magenspülung 69
Sakroileitis, Crohn-Krankheit 532

Salbengesicht, Parkinson-Syndrom 1063
Salicylate s. Salizylate
Salizylatallergie und Thrombozytenaggregationshemmer 194
Salizylate
– Arthrosis deformans 843
– Arzneimittelinteraktionen 220, 222
– Lupus erythematodes 830
– rheumatisches Fieber 837
Salmonella
– paratyphi, Antibiotika 23
– typhi, Antibiotika 23
Salmonellen, Antibiotika 23
Salmonellen-Enteritis 1021–1022
Salmonellen-Infektionen, Chloramphenicol 139
Salmonellose 1021–1022
– Antibiotika 1021–1022
– Dauerausscheider 1021–1022
– Erbsbreistuhl 21
Salpingitis, Gonorrhö 1017
Salzhunger, Nebennierenrindeninsuffizienz 877
Salzverlustsyndrom 883
– adrenogenitales Syndrom 883
Salz-Wasserretention, Glomerulonephritis 637
Sarkoidose
– s.a. Boeck-Syndrom
– s.a. Lungensarkoidose
– Alveolitis, fibrosierende 492
– Arteriitis nodosa 833
– Arthritis 841
– Differentialdiagnose 151
– Hyperkalzämie 278
– Hyperurikämie 970
– Hypothyreose 868
– Myokarditis 396
– Nebennierenrindeninsuffizienz 877
– Thyreoiditis 867

Sarkome 806–809
– s.a. Kaposi-Sarkom
– s.a. Weichgewebssarkome
– osteogene 807
– Schilddrüse 870
SAS s. Schlafapnoesyndrom
Sauerstoffsättigung, vitale Funktionen 39
Sauerstofftherapie
– Asthmaanfall 468
– Cor pulmonale 470
– Hypertonie, pulmonale 471
– Ketoazidose, diabetische 946
– Lungenblutung 477
– Lungenembolie 473
– Lungenerkrankung, interstitielle 493
– Lungenödem 304, 475
– Myokardinfarkt 313
– respiratorische Insuffizienz 447
– Schock, kardiogener 301
– Spannungspneumothorax 486
Saugdrainage, Spannungspneumothorax 486
SBP s. Peritonitis, bakterielle, spontane
Schädel-Hirn-Trauma
– Differentialdiagnose 72
– Hirnödemtherapie 64
– Koma 60
– Lungenödem 475
– und Opioide 12
– Singultus 19
Schambelan-Syndrom durch Diuretika, antikaliuretische 111
Scharlach
– Pankreatitis 584
– Poststreptokokken-Glomerulonephritis 638
Schenkelblock
– Differentialdiagnose 355
– Reizbildung und Erregungsleitung 334

Schmerzen

Schilddrüsenautonomie
857–859
– Operation 858
– Radiojodtherapie 859
– Thyreostatika 858
Schilddrüsenerkrankungen
853–873
Schilddrüsenhormone
– Basedow-Hyperthyreose
862
– Hypothyreose 869
– Jodmangelstruma
855–856
– Strahlentherapie 872
– Thyreoidektomie 872
Schilddrüsenkarzinom
804
– anaplastisches 870
– Chemotherapie 804
– differenziertes 870–871
– follikuläres 870
– kleinzelliges 870
– medulläres 871–872
– onkozytäres 870
– papilläres 870
– Radiojodtherapie 804, 871
– Strahlentherapie
871–872
– Thyreoidektomie
871–872
– undifferenziertes 872
Schilddrüsensonographie
– Jodmangelstruma
853
– Schilddrüsentumoren
870
Schilddrüsenszintigraphie
– Jodmangelstruma 853
– Schilddrüsentumoren 870
Schilddrüsentumoren
871–873
– Schilddrüsensonographie
870
– Schilddrüsenszintigraphie 870
Schilling-Test 684
– Malabsorption/Maldigestion 522
Schimmelpilze,
Fluconazol 172

Schistosoma
– haematobium 1048
– – Praziquantel 177
– intercalatum, Praziquantel 177
– japonicum 1048
– – Praziquantel 177
– mansoni 1048
– – Praziquantel 177
Schistosomiasis 1048
– portale Hypertension 571
– Praziquantel 177
Schistozyten 680
Schläfenkopfschmerzen
409
Schlafapnoesyndrom (SAS)
462–463
– Polyzythämie 724
Schlafmittelvergiftung 65, 70–72
– Darmentleerung 71
– Diurese, forcierte 71
– Erbrechen, provoziertes
71
– Magenspülung 71
– Nachsorge 72
Schlafstörungen
– Alkoholdelir 1065
– Antidepressiva 208
– Enzephalopathie,
hepatische 576
– durch Gyrasehemmer
141
– Parkinson-Syndrom
1064
– Psychopharmaka 213
– durch β-Rezeptorenblocker 374, 425
– Schilddrüsenautonomie
858
Schlaganfall 1051
– s.a. Hirninfarkt
– Adipositas 891
– ischämischer Infarkt,
akuter 1052–1054
– koronare Herzkrankheit
365
– mit Restitution
1051–1052
– Schock, neurogener 47
– Thrombozytenaggregationshemmer 1052

Sachverzeichnis

Schleifendiuretika 103–105
– s.a. Diuretika(therapie)
– Aderlaß, unblutiger
100
– Arzneimittelinteraktionen 220
– Dosierungen 103
– Hyperkalzämie 279
– Hypokalzämie 276
– Nebenwirkungen 105
Schluckauf
– s.a. Singultus
– passagerer 19
– persistierender 19
Schluckstörungen
– Diät, nährstoffdefinierte
247
– Diphtherie 1026
– TIA 1052
Schlundkrampf durch
Neuroleptika 212
Schmerzanamnese 6
Schmerzen 5–14
– s.a. Tumorschmerzen
– Acetylsalicylsäure 7
– akute 6
– Analgetika, antipyretische 7
– – Mischpräparate 8
– Anilinderivate 8
– Azidose, respiratorische
288
– Biofeedback-Verfahren
14
– Buprenorphin 10
– Camylofin-2-HCl 13
– Chronifizierung 6
– chronische 6
– Codein 9
– Dehnübungen 14
– Dextropropoxyphen 9
– Diagnose-Klassifikationssysteme 6
– Dihydrocodein 9
– Entspannungsverfahren
14
– Entzündungsmediatoren
6
– epigastrische, Refluxkrankheit 499
– – Reizmagensyndrom
511

Sachverzeichnis

Schmerzen, epigastrische
- – durch Thrombozytenaggregationshemmer 194
- – Ulcus ventriculi 513
- Flupirtin 9
- Haltungskorrekturtraining 14
- Impulsmodulation 6
- Infektionskrankheiten 6
- Jacobson-Training 14
- Krankengymnastik 13
- Lokalanästhetika 14
- Metamizol 8
- Methantheliniumbromid 13
- Morphin 10
- Muskeltraining, isometrisches 13–14
- N-Butylscopolaminiumbromid 13
- Nefopam 9
- Nichtopioidanalgetika 7
- – zentral wirkende 9
- Opioidanalgetika 9
- Opioide 9
- – stark wirksame 10
- Pankreatitis, akute 586
- Papaverin 13
- Paracetamol 8
- Parasympatholytika 13
- Patientenkarriere, medizinische 6
- Pentazocin 9–10
- Physiotherapie 13
- Psychotherapie 14
- Pyrazolderivate 8
- retrosternale, Achalasie 505
- – Ösophagusspasmus, diffuser 505
- Spasmolytika 12
- Sympathikusblockade 14
- Therapie, kausale 6
- – symptomatische 6
- Tilidin plus Naloxon 9
- Tramadol 9–10

Schmerzerleben 6
Schmerzfragebogen, validierte 6

Schmerzkrisen durch Heparin 185
Schmerzsyndrome
- Antidepressiva 208
- Psychopharmaka 215

Schmerztherapie
- medikamentöse 7
- Myokardinfarkt 311, 313
- nichtmedikamentöse 13–14
- Psychopharmaka 12

Schmerztopik 6
Schmerzverstärkung 6
Schmetterlingserythem, Lupus erythematodes 829
Schmidt-Syndrom 847
Schmierinfektion, Harnwegsinfektionen 659
Schnappatmung 292
Schock 45–60
- s.a. Präschock
- Addison-Krise 878
- anaphylaktischer 45, 55–57
- – s.a. Überempfindlichkeitsreaktionen
- – Adrenalin 54, 56
- – Cimetidin 56
- – Clemastin 56
- – Differentialdiagnose 46–47
- – H_1-Rezeptorantagonisten 56
- – H_2-Rezeptorantagonisten 56
- – Hyposensibilisierung 466
- – Insektenstiche 55
- – Insulintherapie 937
- – Kontrastmittel-Exposition 57
- – Kortikosteroide 56
- – Nahrungsmittelallergie 57
- – Sofortmaßnahmen 55
- – Verbrauchskoagulopathie 741
- – Volumenzufuhr 56
- ARDS 451
- Bluttransfusionen 52–53

Schmerzen

Schock
- Cholangitis 600
- Cholera 1023
- Cholezystitis 599
- Fettemulsionen 253
- Folgeschäden 46
- Formen, Differentialdiagnose 46
- – Pathogenese 45
- Gastrointestinalblutung 495
- Gerinnungsstörung 46
- Glukokortikoide 82
- hämorrhagischer 49
- – Verbrauchskoagulopathie 741
- Hauptschockorgane 46
- Herzstillstand 292–293
- Herztamponade 45
- hypoglykämischer nach Insulintherapie 936
- Hypotonie, arterielle 46
- hypovolämischer 45, **49–55**
- – Ätiopathogenese 49
- – Antithrombin III 55
- – Azidose, metabolische 49
- – Blutdruckabfall 49
- – Blutdruckwerte 50
- – Dextran 51
- – Differentialdiagnose 46
- – Dobutamin 54
- – Dopamin 54
- – Dopexamin 54
- – Gelatinepräparate 51
- – Heparin 55
- – Humanalbumin 52
- – Hydroxyäthylstärke 51
- – Mikrothromben 49
- – Natriumbikarbonat 53
- – Noradrenalin 54
- – Plasmaersatzmittel, kolloidale 51
- – protrahierter 53
- – Sludge-Phänomen 49
- – vasoaktive Substanzen 53–54
- – Volumenersatz 50
- – Zentralisation 49

Schock
- kardiogener 45, **298–302**
  - Azidose 301
  - Bradykardie 299
  - Differentialdiagnose 47
  - Diuretika 300
  - Glykoside 300
  - Herzrhythmusstörungen 299
  - Intensivüberwachung 299
  - Kammertachykardie 299, 355
  - Kreislaufunterstützung 302
  - Leitsymptome und -befunde 298
  - Myokardinfarkt 309, 316
  - Oberkörperhochlagerung 31
  - PEEP 302
  - Phosphodiesterasehemmer 300
  - Plasmaexpander 300
  - Sauerstoffzufuhr 301
  - Sofortmaßnahmen 299
  - Sympathikomimetika 300
  - Vasodilatanzien 302
  - Vasopressoren 301
  - venöser Zugang 299
  - Vorhofflimmern 299
- Klinik 46
- Koma 60
  - nicht-ketoazidotisches, hyperosmolares 953
- Laktatazidose 284
- Lungenarterienembolie 45
- neurogener 45, **58–59**
  - Differentialdiagnose 47
  - Epiduralanästhesie 58
  - Noradrenalin 59
  - Spinalanästhesie 58
  - Sympathektomie 58
  - Volumenzufuhr 59
- Pankreatitis, akute 588

Schock
- durch Protaminsulfat 184
- pulmonale Insuffizienz 41
- durch Rifampicin 155
- Rückenlagerung 31
- Schlafmittelvergiftung 71
- septischer 45, 1006–1007
  - Antikoagulanzien 1007
  - Differentialdiagnose 46
  - Digitalisglykoside 1006
  - Glukokortikoide 1007
  - Herzinsuffizienz 320
  - Immuntherapie 1007
  - Salmonellose 1021
  - Streßulkusprophylaxe 1007
- durch Streptokinase 199
- Tachykardie 46
- Überempfindlichkeitsreaktion 45
- Ulcus pepticum 513
- und Vasodilatanzien 324
- Verbrauchskoagulopathie 741
- Vergiftungen 57–59
- und Vitamin-K-Antagonisten 190

Schocklage 31
Schockleber 46
Schocklunge 46
- und Ancrod 203
- ARDS 451

Schockniere 46, 604
- Niereninsuffizienz, renale 604

Schockpankreas 46
Schocktherapie 47–49
- Antithrombin III 49
- Augenhintergrund 48
- hypertone Lösung 48
- Laboruntersuchungen 48
- Lagerung 47
- L-NMMA 49
- Magensonde 48
- medikamentöse 48–49

Schocktherapie
- Methylprednisolon 49
- Naloxon 48
- neurologische Untersuchung 48
- Prostazyklin 49
- Röntgenaufnahmen 48
- venöser Zugang 48
- vitale Funktionen 48
- Volumenzufuhr, venendruckgesteuerte 48

Schoenlein-Henoch-Purpura s. Purpura Schoenlein-Henoch
Schrittmacher
- antitachykarde 363
- bifokale 362
- epikutane 296
- physiologische 363
- QRS-inhibierte 362
- transvenöse, intrakardiale 296
- vorhofgesteuerte 363

Schrittmachertherapie 361–364
- Adams-Stokes-Anfälle 361
- Antiarrhythmika 296
- Asystolie 295–297
- AV-Block 362
- Betreuung 363–364
- Demand-Funktion, Störungen 364
- Digitalis 296
- Elektroden 362–363
- Geräteauswahl 363
- Herzinsuffizienz 362
- Implantation 362
- Infektionen 364
- Kammertachykardie 356
- Karotissinussyndrom 362
- Komplikationen 364
- Lungenembolie 472
- Morgagni-Adams-Stokes-Anfälle 362
- Reizgeräte 362–363
- Schrittmacheraggregate, Wandern 364
- Schrittmacherfrequenz, Änderungen 364
- sinuatrialer Block 362

1181

Sachverzeichnis

Schrittmachertherapie
- Sinusbradyarrhythmie 358, 362
- Tachyarrhythmie 362
- Überwachung 363–364

Schrumpfgallenblase, Choledocholithiasis 595
Schrumpfniere, Hypertonie 441
Schultergürtelkompressionssyndrom, kostoklaviculäres 413
Schwangerschaft 416, 698
- Addison-Syndrom 878
- AIDS 1031
- Alkalose, respiratorische 289
- Alkoholabusus 240
- Amantadin 167
- Aminoglykoside 237
- Amyloidose 674
- Anabolika 240
- Analgetika 237
- Androgene 240
- Anthrachinonderivate 240
- Antiasthmatika 237
- Antibiotika 129, 237
- Antidiabetika 238
- Antiemetika 238
- Antiepileptika 239
- Antihypertonika 239
- Antikoagulanzien 239
- Antikonvulsiva 239
- Antimykotika 238
- antiparasitäre Mittel 238
- Antiphlogistika, nichtsteroidale 237
- Antipyretika 5
- Antirheumatika 237
- Antithrombotika 182
- Antituberkulotika 163, 238
- Arzneimitteltherapie 235–241
-- Risiken, fetale 236–241
- Azathioprin 86
- Barbiturate 239
- Basedow-Hyperthyreose 862
- Benzodiazepine 239–240

Schwangerschaft
- Biguanide 918
- Butyrophenone 240
- Cephalosporine 237
- Chemotherapeutika 237
- Chinolone 237
- Chlorambucil 91
- Chloramphenicol 237
- Ciclosporin 93
- Colestyramin/Colestipol 983
- Cumarinderivate 239
- Diabetes mellitus 940–941
- Diabetestherapie 940–941
- Diuretika 239
- Eisenmangel 685
- Eisenmangelanämie 681
- Famciclovir 167
- Fettemulsionen 253
- Fibrate 988
- Fibrinolytika 182
- Fluconazol 173
- Folsäuremangel 684–685
- Gestagene 240
- Glukokortikoide 80, 237
- Goldpräparate 237
- Grey-Syndrom 237
- Gyrasehemmer 237
- H_1-Rezeptorenblocker 238
- Harnwegsinfektionen 659–660
- Heparin 239
- HIV-Infektion 1015
- HMG-CoA-Reduktasehemmer 986
- Hormone 240
- Hypertonie s. Schwangerschaftshypertonie
- Hyposensibilisierung 465
- Insuline 238, 240
- Itraconazol 173
- Jodmangelstruma 853, **856**
- Jodprophylaxe 856
- Laxanzien 240
- Levothyroxin 240
- Lithiumsalze 240
- Lues 1015

Schwangerschaft
- Lupus erythematodes 830
- Lupusnephritis 674
- Malaria 1038
- Methotrexat 88
- Neuroleptika 240
- Nierenerkrankungen 674–677
- Nierenrindennekrose 606
- Östrogene 240
- Opiate 237
- Phenothiazine 238, 240
- Phlebothrombosen 411
- Psychopharmaka 240
- Rauchen 240
- Sulfonylharnstoffe 915
- Tetracycline 237
- Thromboseprophylaxe, Heparin 184
- und Thrombozytenaggregationshemmer 194
- Thyreostatika 240, 862
- Toxoplasmose 1038
- Tuberkulose 163
- Typ-I-Diabetes 940–941
- Varia 240
- Virustatika 238
- Vitamin-B_{12}-Mangel 684
- Vitamin-K-Antagonisten 193
- Vitamine 241
- Zytostatika 241

Schwangerschaftsabbruch, Azathioprin 86
Schwangerschaftserbrechen 15
Schwangerschaftshypertonie 438, **674–677**
- Acetylsalicylsäure 677
- Antihypertensiva 676
- Definition 675
- Diuretika 676
- Ernährung 675
- α-Methyldopa 676
- passagere 674
- Prophylaxe 676–677
- β-Rezeptorenblocker 676
- Sedierung 675

Sepsis

Schwangerschaftstoxikose, Hyperurikämie 970
Schweinebandwurm 1046
- Niclosamid 176
Schweineinsulin 922
Schweiß, Flüssigkeitsverluste 265
Schwerkettenkrankheit 717
Schwermetallvergiftung, Raynaud-Syndrom 409
Schwindel
- durch Acetylsalicylsäure 8
- durch Aciclovir 166
- akuter 1062–1063
- durch Albendazol 177
- durch Aminoglykoside 133
- chronischer 1062
- Cor pulmonale 469
- durch Digitalisglykoside 330
- durch Halofantrin 175
- durch Ketoconazol 172
- durch Mefloquin 174
- durch Metronidazol 143
- Migräne 1059
- Phäochromozytom 439
- durch Pyrantel 176
- Schock, anaphylaktischer 56
- durch Streptomycin 155
- durch Tetracycline 148
- Thrombozythämie, essentielle 726
Schwindelgefühl, Isoniazid 155
Sedativa/Sedierung
- Angina pectoris 371
- Azidose, respiratorische 288
- Basedow-Hyperthyreose 860
- Beatmung 44
- Hypotonie 442
- Lebererkrankungen 230–231
- Leberzirrhose 563
- Lungenödem 304
- Myokardinfarkt 311, 313
- Obstipation 25

Sedativa/Sedierung
- Schock, neurogener 47
- Schwangerschaftshypertonie 675
- Ulcus pepticum 514, 516
Sehnenxanthome, Hypercholesterinämie 975
Sehstörungen
- Akromegalie 849
- durch Amantadin 167
- durch Amilorid 111
- durch Antimalariamittel 1038
- durch Chinin 174
- durch Diethylcarbamazin 178
- durch Ethambutol 158
- nach Insulintherapie 936
Seitenlagerung
- Koma 31
- Notfall- und Intensivtherapie 31
Sekretin-Pankreozymin, Pankreatitis, chronische 591
Sekretolyse, Asthmaanfall 468
Sekretolytika
- Bronchialkrankheiten 456
- Husten 15
Sekretomotorika, Bronchialkrankheiten 456
Sekundenherztod
- Aortenstenose, subvalvuläre 386
- koronare Herzkrankheit 365
Seldinger-Nadel 307
Semilente-Insulin 923
Seminom 782–783
- Bulky Disease 782–783
- Lymphadenektomie, retroperitoneale 782
- Strahlentherapie 782
Sengstaken-Blakemore-Sonde
- Komplikationen 573
- Ösophagusvarizenblutung 572

Sepsis 1005–1009
- s.a. Cholangiosepsis
- s.a. Puerperalsepsis
- s.a. Shuntsepsis
- s.a. Urosepsis
- s.a. Venenkathetersepsis
- Abort 1008
- Addison-Krise 878
- Alkalose, respiratorische 289
- und Ancrod 203
- Antibiotika 119, 1006–1009
- Appendizitis 528
- ARDS 451
- Chemotherapie 1007–1009
- Chloramphenicol 139
- Cholangitis 600
- Choledocholithiasis 595
- Cholezystitis 599
- Diät, chemisch definierte 247
- Erfolgskontrolle 1008–1009
- Ernährung, parenterale 251, 258
- Erreger 119
-- bekannter 1007
-- unbekannter 1008
- Gonorrhö 1017
- gramnegative 1006
- grampositive 1006
- Hyperglykämie 251
- Ileus, paralytischer 529
- katheterinduzierte 33
- Kolitis, pseudomembranöse 24
- Kriterien, klinische 117
- Laktatazidose 284
- Lebertransplantation 564
- myeloische Insuffizienz 1008
- Niereninsuffizienz, renale 604
- Nierenrindennekrose 606
- pulmonale Insuffizienz 41
- Thrombozytopenie 696
- tonsillogene 1008

Sachverzeichnis

Sepsis
- Ulcus pepticum 513
- Verbrauchskoagulopathie 741
- Wunden 1008
Septikämie 1005–1009
- durch Venenkatheter 258
septischer Schock
s. Schock, septischer
Serotoninantagonisten
- Erbrechen 17
- Migräneprophylaxe 1061
Serum-Angiotensin-Converting-Enzym (SACE), Lungensarkoidose 490
Serumeiweiß
s. Serumproteine
Serumlipide, Hyperlipoproteinämie 977
Serumnatrium 266
Serumosmolalität 264, 268
Serumosmolarität
- Diabetes insipidus 852
- Oligurie 39
Serumproteine
- Hyponatriämie 268
- Normwerte s. Normwerttabelle
Sharp-Syndrom 831
Sheehan-Syndrom 847
Shigella, Antibiotika 23
Shigellose s. Ruhr
Shunt, peritoneo-venöser 570
Shuntaepsis s.a. Sepsis
Shunt-Infektionen, Sepsis 1008
Shunt-Meningitis 1014
Shunt-Nephritis, nephrotisches Syndrom 648
Shuntoperation, Ösophagusvarizenblutung 575
Shunt-Sepsis
- Cephalosporine 136
- Glukopeptid-Antibiotika 149
Shuntthrombose
- Fibrinolyse, lokale 180
- Streptokinase 197
- Urokinase 197, 200

Sicca-Syndrom, Leberzirrhose, primär biliäre 564
Sichelzellanämie, Differentialdiagnose 661
Sick sinus syndrome 357–358
- durch β-Rezeptorenblocker 425
Siderose, Porphyria cutanea tarda 1000
Siderosilikose, Alveolitis, fibrosierende 492
Sigmakarzinom, Differentialdiagnose 539
Silikose, Alveolitis, fibrosierende 492
Silikotuberkulose, Bluthusten 476
Singultus 19–20
- s.a. Schluckauf
- Achalasie 505
- Amitriptylin 19
- Antikonvulsiva 19
- Baclofen 19
- Bauchpresse 19
- Bromoprid 19
- Domperidon 19
- Gaumenmassage 19
- Haloperidol 19
- durch Magendilatation 19
- Metoclopramid 19
- Nervus-phrenicus-Durchtrennung 19
- Psychopharmaka 19
- Triflupromazin 19
- Vagusreizung 19
- Valproat 19
sinuatrialer Block 335, 358
- und Clonidin 429
- und Moxonidin 429
- Schrittmachertherapie 362
- Sinusbradyarrhythmie 357
- Therapie 338
Sinusbradyarrhythmie 357–358
- s.a. Bradyarrhythmie
- Adams-Stokes-Anfälle 357

Sepsis

Sinusbradyarrhythmie
- Asystolie 292
- Digitalisglykoside 358
- Schrittmachertherapie 358, 362
- Therapie 338
Sinusbradykardie 356–357
- s.a. Bradykardie
- Adams-Stokes-Anfälle 357
- Bradykardie-Tachykardie-Syndrom 357
- Digitalisglykoside 357
- Diltiazem 373
- Extrasystolie, ventrikuläre 354, 357
- Herzinsuffizienz 357
- Myokardinfarkt 309, 357
- Reizbildung und Erregungsleitung 334
- β-Rezeptorenblocker 374
- Sinusbradykardie 357
- Therapie 338, 357
- Zusammenhang 357
Sinusitis
- Makrolide 142
- Poststreptokokken-Glomerulonephritis 638
- Wegenersche Granulomatose 657
Sinusknoten 334
Sinusknotensyndrom
- und Clonidin 429
- und Moxonidin 429
Sinustachykardie 336–338
- s.a. Tachykardie
- antiarrhythmische Therapie 340
- AV-Überleitung, vagomimetische Manöver 337
- Myokardinfarkt 309, 311, 316
- Reizbildung und Erregungsleitung 334
- β-Rezeptorenblocker 337
- Therapie 337–338
- Vorhof-/Kammerfrequenz 336
Sinusvenenthrombose 1056

Splenomegalie
SIRS (Systemic-Inflammatory-Response-Syndrom) 1005
Sjögren-Syndrom 832–833
- Kortikosteroide 833
SKAT-Testung, erektile Dysfunktion 886
SKAT-Therapie, erektile Dysfunktion 887
Skelettmetastasen, Prostatakarzinom 786
Sklerodaktylie, CREST-Syndrom 831
Sklerodermie 657–658, 830–831
- Aldosteronantagonisten 831
- Alveolitis, fibrosierende 492
- CREST-Syndrom 831
- Diarrhö 20
- Glomerulonephritis 636
- Leberzirrhose, primär biliäre 564
- Malabsorption 522
- MCTD 831
- Niereninsuffizienz, renale 604
- Obstipation 26
- Perikarditis 397
- physikalische Therapie 831
- Raynaud-Syndrom 409
- Refluxkrankheit 499
- Sonderformen 831
- Sympathektomie 831
- Sympathikusblockade 831
Sklerosierung
- Hämorrhoiden 543
- Ösophagusvarizenblutung 498
Sklerosiphonie, Alveolitis, fibrosierende 491
Sklerotherapie, Varizen 416
Skorbut, Therapie 739
Skotome
- durch Digitalisglykoside 330
- Migräne 1059

SLE s. Lupus erythematodes, systemischer
Sludge-Phänomen, Schock, hypovolämischer 49
Sodbrennen, Reizmagensyndrom 512
Sollgewicht 890
Sollwertverstellung, Thermoregulationszentrum 4
Somatostatinanaloga, Insulinom 964
Somnolenz 61
- Addison-Krise 878
- Azidose, respiratorische 288
- durch Ketoconazol 172
- Niereninsuffizienz, chronische 615
- thyreotoxische Krise 864
Sondenernährung 246–250
- Ballaststoffzusätze 246
- Bilanzierung 248
- chirurgische Komplikationen 250
- Dehydratation 250
- Diabetes mellitus 248
- Diarrhö 249
- Druckschäden 250
- Duodenalsonde 248
- enterale 242
- Hypernatriämie 250
- Indikationen 243
- Jejunalsonde 248
- Koma 63
- Kurzdarmsyndrom 249
- Leberinsuffizienz 249
- Magensonde 248
- Nebenwirkungen 249
- Niereninsuffizienz 249
- Pankreatitis 249
- Probleme 248
- Proteinmangel 249
- Risiken 249
- Therapieüberwachung 248
- tube-feeding-Syndrom 250
- Ulzera 250
Sondennahrung 246
- industriell hergestellte 246–247
- selbsthergestellte 246

Soor-Ösophagitis 506–507
- AIDS 507
- Antimykotika 507
Sopor 61
Sorbit, Ernährung, parenterale 251
Spätdumping-Syndrom, Hypoglykämie 962
Späthämolyse, Transfusionsreaktion 59
Spätsyphilis s. Neurolues
Spannungskopfschmerzen
- chronische, Antidepressiva 13
- Nichtopioidanalgetika 13
Spannungspneumothorax 485–486
- s.a. Pneumothorax
- respiratorische Insuffizienz 447
- Sauerstofftherapie 486
- Saugdrainage 486
- Venendruck 35
- ZVD 36
Spasmolytika
- Diarrhö 22
- Harnwegsinfektionen 662
- mit Angriff an der glatten Muskelzelle 13
- Obstipation 26
- Schmerzen 12
Speichel, Flüssigkeitsverluste 265
Speiseröhrenerkrankungen 499–508
Sphärozyten 680
Sphärozytose, hereditäre 686
Spinalanästhesie, Schock, neurogener 58
Splenektomie
- Anämie, autoimmunhämolytische 688
- Hodgkin-Lymphom 708–709
- Purpura, thrombozytopenische, idiopathische 697
Splenomegalie
- Arthritis, rheumatoide, juvenile 826

Sachverzeichnis

Splenomegalie
- Leukämie, chronisch-lymphatische 715
- Mononukleose, infektiöse 1030
- Osteomyelofibrose 726
- portale Hypertension 571
- Purpura, thrombozytopenische 695

Spondarthropathien
- enteropathische 828
- entzündliche 827–829
- reaktive 828

Spond(yl)arthritis ankylopoetica 827–828
- Antirheumatika, nichtsteroidale 828
- Psoriasis vulgaris 829

Spontanatemzüge, erhaltene, Respiratortherapie 43

Spontanhypoglykämie durch β-Rezeptorenblocker 425

Spontanlaktation durch Spironolacton 110

Spontanpneumothorax
- s.a. Pneumothorax
- idiopathischer 485
- Mediastinalemphysem 488
- respiratorische Insuffizienz 447

Sporotrichose **489**, 1043

Sprachstörungen
- durch Amantadin 167
- Glukosemangel, zerebraler 962

Sprue
- Diät, chemisch definierte 247
- Diarrhö 20
- einheimische 523
- – Malabsorption 522
- Folsäuremangel 684
- Malabsorption 522
- Vitamin-B$_{12}$-Mangel 684

Spulwürmer 1044
- Mebendazol 176
- Pyrantel 176

Spurenelemente
- Ernährung, parenterale 253
- Tagesbedarf 244

Staging-Laparotomie, Hodgkin-Lymphom 709

Stammfettsucht, Cushing-Syndrom 881

Stammzelltransplantation
- allogene 706
- Durchführung 706
- Ganzkörper-Strahlentherapie 706
- Indikationen 705
- Leukämie, akute 705–707
- – chronisch-myeloische 721
- Therapiemodalität 721
- Zentren 707

Staphylokokken-Infektionen
- Breitband-Penicilline 146
- Fusidinsäure 140
- Glukopeptid-Antibiotika 149
- Isoxazolyl-Penicilline 145
- Makrolide 142
- Sepsis 144, 1005

Staphylokokken-Meningitis 1013

Staphylokokken-Myokarditis, metastatische 396

Status
- anginosus 378
- – Angina pectoris 369
- – Koronarchirurgie 375
- asthmaticus 467
- epilepticus 1057
- – Hirnödemtherapie 64
- – Koma 60
- – Notfallmaßnahmen 1057
- – Therapie, stationäre 1058
- – venöser Zugang 1057

Stauungsdermatose, postthrombotisches Syndrom 415

Stauungsinsuffizienz
- Herzstillstand 293
- Perikarditis 398
- Schock, kardiogener 298

Steal-Phänomene und Hydralazin/Dihydralazin 325

Steatorrhö
- Folsäuremangel 684
- Leberzirrhose, primär biliäre 565
- Pankreatitis, chronische 591
- Vitamin-D-Präparate 277

Steh-Geh-Venendruckuntersuchung, postthrombotisches Syndrom 415

Steinanalyse, chemische, Nephrolithiasis 670

Stemmersches Zeichen, Lymphödem 417

Stenokardie, Hypomagnesiämie 280

Stent-Shunt, intrahepatischer, transjugulärer s. TIPS

Sterilität, Gonorrhö 1016

Steroidentzugssyndrom, Glukokortikoide 80

Stichkanalinfektion, Sondenernährung 250

Stillperiode s. Stillzeit

Still-Syndrom 826–827
- s.a. Arthritis, rheumatoide, juvenile

Stillzeit
- Alkoholabusus 240
- Amantadin 167
- Aminoglykoside 237
- Anabolika 240
- Analgetika 237
- Androgene 240
- Anthrachinonderivate 240
- Antiasthmatika 237
- Antibiotika 237
- Antidiabetika 238
- Antiemetika 238
- Antiepileptika 239
- Antihypertonika 239
- Antikoagulanzien 239

Streß

Stillzeit
- Antikonvulsiva 239
- Antimykotika 238
- antiparasitäre Mittel 238
- Antiphlogistika, nichtsteroidale 237
- Antirheumatika 237
- Antithrombotika 182
- Antituberkulotika 238
- Arzneimitteltherapie 235–241
- Barbiturate 239
- Basedow-Hyperthyreose 862
- Benzodiazepine 239–240
- Butyrophenone 240
- Cephalosporine 237
- Chemotherapeutika 237
- Chinolone 237
- Chloramphenicol 237
- Colestyramin/Colestipol 983
- Cumarinderivate 239
- Diuretika 239
- Famciclovir 167
- Fibrate 988
- Fibrinolytika 182
- Fluconazol 173
- Gestagene 240
- Glukokortikoide 237
- Goldpräparate 237
- Grey-Syndrom 237
- Gyrasehemmer 237
- H_1-Rezeptorenblocker 238
- Heparin 239
- HMG-CoA-Reduktasehemmer 986
- Hormone 240
- Insuline 238, 240
- Itraconazol 173
- Jodmangelstruma 853
- Laxanzien 240
- Levothyroxin 240
- Lithiumsalze 240
- Neuroleptika 240
- Östrogene 240
- Opiate 237
- Phenothiazine 238, 240
- Psychopharmaka 240
- Rauchen 240

Stillzeit
- Tetracycline 237
- Thromboseprophylaxe, Heparin 184
- Thyreostatika 240, 862
- Varia 240
- Virustatika 238
- Vitamine 241
- Zytostatika 241

Stoffwechselerkrankungen s. Stoffwechselstörungen

Stoffwechselparameter, Normwerte s. Normwerttabelle

Stoffwechselstörungen
- Herzstillstand 293
- Leberfunktionseinschränkungen 582
- Pankreatitis 584

Stomatitis
- durch Acetylcystein 457
- nach Goldtherapie 823
- durch Methotrexat 88

Stoßwellenlithotripsie, extrakorporale, Nephrolithiasis 671

Strahlen, ionisierende s. Strahlentherapie

Strahlenenteritis
- Diät, chemisch definierte 247
- Diarrhö 20
- Malabsorption 522

Strahlenperikarditis 397

Strahlenpneumonie, Alveolitis, fibrosierende 492

Strahlentherapie
- adjuvante, Mammakarzinom 771–772
- Akromegalie 850
- Anämie, aplastische 690
- Aszites, maligner 764
- Bronchialkarzinom, kleinzelliges 792
- – nicht-kleinzelliges 790
- Gallenblasenkarzinom 801
- Herzbeuteltamponade 306
- Hodgkin-Lymphom 709
- Hyperprolaktinämie 851
- Melanom, malignes 806

Strahlentherapie
- Ösophaguskarzinom 794
- Pankreaskarzinom 799
- postoperative, Prostatakarzinom 786
- Schilddrüsenhormone 872
- Schilddrüsenkarzinom 871–872
- Seminom 782
- Vena-cava-superior-Syndrom 810

Strahlenthyreoiditis 867
- akute, bakterielle 867
- Kortikosteroide 868

Streptokinase 196–199
- Antidot 199
- Antikörperbildung 196
- arterielle Verschlußkrankheit 407
- Dosierungen 196–198
- Hyperplasminämie 196
- Indikationen 197
- Kurzzeitlyse 198
- Lungenembolie 472, 474
- Lyse, lokale 198
- Myokardinfarkt 313, 317
- Nebenwirkungen 199
- Phlebothrombose 412
- Therapieüberwachung 199
- thrombembatische Potenz 196

Streptokokken-Endokarditis
- s.a. Endokarditis
- Penicillin G 144

Streptokokken-Infektionen
- und Antithrombotika 182
- und Fibrinolytika 182
- Glomerulonephritis 637
- Lymphangitis 416
- rheumatisches Fieber 836
- durch Streptokinase 199

Streptokokken-Meningitis 1012–1013

Streß
- Fettemulsionen 253
- Gastrointestinalblutung 495

Sachverzeichnis

Streß
- Glukokortikoide 80
- Myokardinfarkt 308
- postoperativer, Urinnatrium 266

Streß-Polyzythämie 724
Streßulkus
- Antazida 517
- Elementardiät 517
- H_2-Rezeptorenblocker 517
- Protonenpumpenhemmer 517

Streßulkusprophylaxe, Schock, septischer 1007
Striae rubrae, Cushing-Syndrom 881
Stridor, Diphtherie 1026
Stromatumoren, Ovar 777
Strongyloides stercoralis 1046
- Albendazol 177
- Mebendazol 176

Strumaresektion
- Hypothyreose 868
- Jodmangelstruma 857

Stuart-Prower-Defekt 732
Stufenplan 502
Stuhl
- blutig-eitriger, Colitis ulcerosa 21
-- Ruhr 21
- blutiger s. Hämatochezie
- schaumiger, Gärungsdyspepsie 21

Stuhlosmolalität 20
Stupor
- Alkalose, metabolische 287
- durch Cephalosporine 138
- thyreotoxische Krise 864

Subarachnoidalblutung 1056
- s.a. Blutung, zerebrale
- Lungenödem 475
- Meningismus 62

Subclavia-Punktion
s. Subklavia-Punktion
Subileus
- Pankreatitis, akute 585
- Porphyrie 1002

Subklavia-Punktion 34
- Komplikationen 33
- Luftembolie 34
- Zugang 34

Subklavia-Punktionsbesteck 34
Substernalschmerzen, Spannungspneumothorax 486
Subtraktionsangiographie, digitale, intraarterielle, Nierenversagen, akutes 607
Sudeck-Dystrophie, Osteoporose 844
Sudomotorenlähmung 900
Sulfonamide 148
Sulfonylharnstoffe
- Applikation 915
- Arzneimittelinteraktionen 218–219, 916
- Diabetes mellitus 913–917
- Indikationen 914
- Kombinationstherapie 916
- Kontraindikationen 915
- Nebenwirkungen 913
- Pharmakologie 915
- Präparate 916

Swan-Ganz-Einschwemmkatheter 39
Sympathektomie
- arterielle Verschlußkrankheit, chronische 403
- Raynaud-Syndrom 409
- Schock, neurogener 47, 58
- Sklerodermie 831

β-Sympathikolytika
s. β-Rezeptorenblocker
Sympathikomimetika
s. Sympathomimetika
Sympathikotomie, Asthma bronchiale 469
Sympathikusblockade 6
- Schmerzen 14
- Sklerodermie 831

$β_2$-Sympathomimetika
- Aerosoltherapie 453
- Asthma bronchiale 467

Streß
Sympathomimetika,
- AV-Block 361
- Bronchialkrankheiten 452–455
- Bronchitis, chronische 461
- Bronchospasmolyse 452–455
- Dosierungen 454
- Herzinsuffizienz, chronische 326
- Hypotonie 443
- Schock, kardiogener 300

Syndrom(e)
- s. unter den Eigennamen bzw. Eponymen
- des kranken Sinusknotens 357–358

Synkopen
- Aortenstenose 385
- AV-Block 360
- Hypotonie 441
- neurokardiale, Asystolie 292
- durch Nitrate 372
- vasovagale 442
-- Hypotonie 442

Synovektomie, Arthritis, rheumatoide 825
Syphilis s. Lues
Systematrophie, multiple, Hypotonie 441–442
Systemerkrankungen
s. Systemkrankheiten
Systemic-Inflammatory-Response-Syndrom (SIRS) 1005
Systemkrankheiten, Glomerulonephritis 636, 654–658
Systemmykosen 1041–1044
- s.a. Mykosen
- Sepsis 1006
- Therapieempfehlungen 1043

SZT
s. Stammzelltransplantation

Tabes dorsalis 1014
- Differentialdiagnose 526–527
Tachyarrhythmie
- s.a. Arrhythmie
- Angina pectoris 368
- AV-Block 359
- Schrittmachertherapie 362
Tachykardie 335
- s.a. Herzrhythmusstörungen, tachykarde
- s.a. Kammertachykardie
- s.a. Knotentachykardie
- s.a. Sinustachykardie
- s.a. Vorhoftachykardie
- Alkoholdelir 1065
- Basedow-Hyperthyreose 859
- durch Diethylcarbamazin 178
- durch Dihydralazin/Hydralazin 426
- Ernährung, parenterale 258
- Herzinsuffizienz 321
- Ketoazidose, diabetische 943
- Lungenödem 303
- durch Nitroprussid-Natrium 436
- Plasmaersatzmittel, kolloidale 52
- Porphyrie 1002
- Schilddrüsenautonomie 858
- Schock 46
- - kardiogener 47
- Schock, kardiogener 298
- Sepsis 1005
- Spannungspneumothorax 486
- supraventrikuläre, Myokardinfarkt 309
- - paroxysmale 338–339
- - - - Therapie 340–341
- und β$_2$-Sympathomimetika 454
- durch Theophyllin 455
- thyreotoxische Krise 864
- Transfusionszwischenfall 59

Tachypnoe
- s.a. Dyspnoe
- Körpertemperatur 4
- Lungenödem 303
- durch Nitroprussid-Natrium 436
- Sepsis 1005
- Spannungspneumothorax 486
Taenia
- saginata 1046
- - Albendazol 177
- - Niclosamid 176
- solium 1046
- - Albendazol 177
- - Niclosamid 176
Taeniasis, Mebendazol 176
Tagestranquilizer 205
- Neuroleptika, niedrig dosierte 206–208
Takayasu-Arteriitis 409
- s.a. Arteriitis
Targetzellen 680
TAR-Syndrom, Anämie, aplastische 691
Taschendosier-Aerosole 454
Teerstuhl s. Melaena
Teilremission, Tumortherapie 759
Teleangiektasie
- CREST-Syndrom 831
- hereditäre 734
Temporalarterien-Arteriitis 410
Tendovaginitis, Arthritis rheumatoide 818
Tenesmen, Amöbiasis 1040
TENS, Schmerzen 13
Tetanie
- Hypokalzämie 276
- Massentransfusionen 53
Tetanus 1025–1026
- Antibiotika 1026
Tetrachlorkohlenstoffvergiftung 68
- Leberversagen, akutes 552
Tetracycline 148
- Arzneimittelinteraktionen 218, 221
- Schwangerschaft 237

Tetracycline
- Stillzeit 237
Thalassaemia
- s.a. Thalassämie
- minor 687
Thalassämie 687
- s.a. Thalassaemia
- Anämie, hypochrome 682
- Stammzelltransplantation 705
Thalliumvergiftung, Differentialdiagnose 526–527
Thermoregulationszentrum, Sollwertverstellung 4
Thiaminmangel, Ernährung, künstliche 245
Thiaziddiurese 106
Thiaziddiuretika s. Thiazide
Thiazide 105
- s.a. Diuretika(therapie)
- Arzneimittelinteraktionen 220
- Dosierungen 106
- Hyperkalzämie 278
- Nebenwirkungen 106
- Nephrolithiasis 672
thoracic outlet syndrome (TOS) 413
Thorakoplastik, Cor pulmonale 469
Thoraxcompliance, Respiratortherapie 44
Thoraxschmerzen
- Alveolitis, fibrosierende 491
- pleurale, Tuberkulose 150
Thoraxtrauma
- Aortenklappeninsuffizienz 386
- Herzstillstand 293
Thrombektomie
- Beckenvenenthrombose 413
- Beinvenenthrombose 413
- Phlebothrombose 413
- Phlegmasia coerulea dolens 413

Sachverzeichnis

Thrombembolektomie
- s. Aspirations-Thrombembolektomie
- s. Thrombektomie
Thrombendangiitis obliterans 409
- arterielle Verschlußkrankheit, akute 401
Thrombendarteriektomie, arterielle Verschlußkrankheit, chronische 403
Thromboembolie
- Lungenembolie 472
- Minimal-change-Glomerulonephritis 650
- Myokardinfarkt 308
Thromboembolieprophylaxe, Pneumonie 478
thromboembolische Erkrankungen
- Heparin 184
- Therapieprinzipien 180
Thrombolyse 179
- intraarterielle, arterielle Verschlußkrankheit 401, 404
- Lungenembolie 472
- Myokardinfarkt 313
- Phlebothrombose 412
- systemische 401
-- arterielle Verschlußkrankheit 401, 404
Thrombopenie
- s.a. Thrombozytopenie
- amegakaryozytäre, Anämie, aplastische 691
- arzneimittelbedingte 696
- Azathioprin 86
- Ciclosporin 93
- durch 5-Fluorcytosin 171
- Hepatitis 546
- immunologisch mediierte 696
- Leukämie, chronischmyeloische 722
- nicht-immunologisch mediierte 696
- durch Nitrofurantoin 665
- zyklische 696

Thrombophilie 742
- Fettemulsionen 253
- durch Glukokortikoide 82
- nephrotisches Syndrom 648
- Phlebothrombosen 411
Thrombophlebitis 410–414
- s.a. Phlebothrombose
- akute, tiefe 411
- durch Amphotericin B 170
- Lungenembolie 412
- oberflächliche, akute 411
-- Differentialdiagnose 410
- tiefe, Differentialdiagnose 410
- durch Venenkatheter 258
Thromboplastinzeit 187
Thrombose 399
- s.a. Venenthrombose
- Abdomen, akutes 524
- Angina pectoris 369
- arterielle 400
- durch Diuretikatherapie 107
- Hirnvenen 1056
- Hydroven-Gerät 414
- Inhibitorenmangel 743
- Jobst-Gerät 414
- Myokardinfarkt 310
- nephrotisches Syndrom 650
- Prophylaxe 414
- Sinusvenen 1056
- Streptokinase 197
- Thrombozythämie, essentielle 726
- Urokinase 197
- Virchowsche Trias 410
- Vitamin-K-Antagonisten 188
- zerebrale, Thrombozythämie, essentielle 726
Thromboseneigung s. Thrombophilie
Thromboseprophylaxe 180
- Heparin 184
- Ketoazidose, diabetische 946

Thrombembolektomie

Thromboseprophylaxe
- perioperative, Heparin 184
--- niedermolekulares 186
- Pneumonie 478
Thrombotest nach Owren 187
thrombotisch-thrombozytopenische Purpura s. unter Purpura
Thrombozytenaggregationshemmer 192–195
- Antidot 194
- arterielle Verschlußkrankheit 407
- Cor pulmonale 470
- Dipyridamol 194
- Indikationen 194
- Kontraindikationen 194
- Myokardinfarkt 317, 319
- Nebenwirkungen 194
- Schlaganfall 1052
- Thrombozythämie 728
- Ticlopidin 194
Thrombozytenapherese, Thrombozythämie, essentielle 726
Thrombozythämie
- Anagrelide 727
- asymptomatische 727
- essentielle 726–728
- α-Interferon 727
- Thrombozytenaggregationshemmer 728
Thrombozytopathie, Laboruntersuchungen 730–731
Thrombozytopenie 695–699
- s.a. Thrombopenie
- durch Diuretikatherapie 107
- durch D-Penicillamin 568
- Folsäuremangel 684
- durch Ganciclovir 168
- hämolytisch-urämisches Syndrom 658
- heparininduzierte 183, 185–186, 696, 699

Thrombozytopenie
- durch Interferone 170
- Laboruntersuchungen 730–731
- Lupus erythematodes 829
- Purpura, thrombotisch-thrombozytopenische 658
- durch Thrombozytenaggregationshemmer 194
- Thrombozytendestruktion, erhöhte 696
- Thrombozytenproduktion, verminderte 696
- Vitamin-B_{12}-Mangel 684

thrombozytopenische Purpura, idiopathische s. unter Purpura

Thrombozytose
- Differentialdiagnose 727
- Leukämie, chronisch-myeloische 722
- Leukämie, chronisch-myeloische 722
- Polyzythämie 723

Thymeretika 204
Thymoleptika 204, **209**
- epileptischer Anfall 1056

Thymom, Anämie, aplastische 690
Thymuskarzinoid, Cushing-Syndrom 881
Thyreoidektomie
- Hypothyreose 868
- Orbitopathie, immunogene 866
- Schilddrüsenhormone 872
- Schilddrüsenkarzinom 871–872
- thyreotoxische Krise 865

Thyreoiditis 867–868
- akute/subakute 867
- – Antiphlogistika 867
- – Kortikoide 867
- – β-Rezeptorenblocker 867
- chronische 867
- – lymphozytäre 868
- invasive, fibröse 867
- – Riedel 868

Thyreoiditis
- postpartale 868
- de Quervain, subakute 867

Thyreostatika
- Basedow-Hyperthyreose 860–862
- Schilddrüsenautonomie 858
- Schwangerschaft 240, 862
- Stillzeit 240, 862

Thyreotoxikose und β_2-Sympathomimetika 454

thyreotoxische Krise 864–865
- Klinikeinweisung 865
- β-Rezeptorenblocker 864
- Schilddrüsenautonomie 857
- Thyreoidektomie 865

TIA (transiente ischämische Attacke) 1051–1052
Tibialis-anterior-Syndrom 400
Tietze-Syndrom, Differentialdiagnose 483
Tinea pedum, Lymphangitis 416
Tinnitus
- durch Chinin 174
- durch Streptomycin 155

TIPS (transjugulärer intrahepatischer Stent-Shunt) 570
- hepatorenales Syndrom 580
- Ösophagusvarizenblutung 573, **575**

TNM-Klassifikation 758
- Bronchialkarzinom 790
- Hodenkarzinom 782
- Melanom, malignes 804
- Ovarialkarzinom 778
- Prostatakarzinom 785

Tollwut, Enzephalitis 1034
Tonsillektomie, Poststreptokokken-Glomerulonephritis 640

Tonsillitis
- Diphtherie 1026
- Makrolide 142
- Mononukleose, infektiöse 1030

torsades des pointes 295, **355**
- antiarrhythmische Therapie 341

TOS (thoracic outlet syndrome) 413
Toxic-shock-Syndrom 1027
- Antibiotika 1027

Toxin-vermittelte Erkrankungen 1024–1027
Toxocara canis, Albendazol 177
Toxoplasmose 1038–1039
- AIDS 1039
- AIDS, Enzephalitis 1032
- Glomerulonephritis 638
- Prophylaxe 1039
- Sabin-Feldman-Test 1038
- Schwangerschaft 1038

t-PA s. Gewebeplasminogenaktivator
TPHA-Test 1014
TPO s. Peroxidase, thyreoidale
Tracheakompression, Achalasie 505
Trachealstenose, Azidose, respiratorische 288
Tracheitis
- Asthma bronchiale 464
- Grippe 1028

Tracheobronchitis
- akute 459–460
- – Antitussiva 460
- Bluthusten 476
- eitrige, Lungenödem 303

Tracheotomie
- Indikation 42
- Jejunostomie 248
- respiratorische Insuffizienz 450
- Respiratortherapie 42

Tranquilizer 205–208
- Arzneimittelinteraktionen 219

Tranquilizer
- Hypotonie 442
- Schwindel 1062
- Transaminasenerhöhung
- durch Allopurinol 968
- Cholelithiasis 594
- durch Ethambutol 155
- durch 5-Fluorcytosin 171
- durch Ganciclovir 168
- durch Heparin 185
- Hepatitis, chronische 557
- durch HMG-CoA-Reduktasehemmer 986
- durch Isoniazid 154–155
- Leberzirrhose 561
- durch Miconazol 171
- durch Protionamid 155
- durch Pyrazinamid 155, 157
- durch Rifampicin 154–155
- durch Vitamin-K-Antagonisten 193
- Wilson-Syndrom 567

Transfusionsreaktion 59–60
- Diurese 60
- Heparin 60
- Kortikosteroide 60
- leichte 60
- Leitsymptome 59
- vasoaktive Substanzen 60

Transfusionszwischenfall
- Hämaturie 59
- Hämoglobinurie 59
- Verbrauchskoagulopathie 741

transiente ischämische Attacke (TIA) 1051–1052
transjugulärer intrahepatischer Stent-Shunt s. TIPS
Transplantatabstoßung
- Glukokortikoide 79
- interstitielle, Niere 634
- nephrotisches Syndrom 648

Transplantationen
- s.a. Knochenmarktransplantation

1192

Transplantationen
- s.a. Lebertransplantation
- s.a. Nierentransplantation
- s.a. Organtransplantationen
- s.a. Stammzelltransplantation
- Ciclosporin 91

Transplantationspatienten, Pneumonie 482
Transsudat, Flüssigkeitsverluste 265
Trauma
- Azidose, respiratorische 288
- Hyperkaliämie 274

Trematoden, Albendazol 177
Tremor
- durch Aciclovir 166
- durch Diethylcarbamazin 178
- Schock, anaphylaktischer 56
- durch Tacrolimus 94
- Wilson-Syndrom 567

Trendelenburg-Test, postthrombotisches Syndrom 415
Treponema pallidum 1014
Treponema-pallidum-Hämagglutinationstest s. TPHA-Test
TRH-Test
- Basedow-Hyperthyreose 859
- Hypophysenvorderlappeninsuffizienz 848

Trichinella spiralis 1046
- Albendazol 177
Trichinose
- Albendazol 177
- Glomerulonephritis 638
Trichomoniasis 1041
Trichuris trichiura 1046
- Albendazol 177
- Mebendazol 176
- Pyrantel 176
trifaszikulärer Block 360
- Therapie 338

Tranquilizer
Trigeminie, Extrasystolie, ventrikuläre 352–353
Trigeminusneuralgie
- Antiepileptika 13
- Baclofen 13
- Carbamazepin 13
- Clonazepam 13
- Phenytoin 13
Triglyzeride 972
Trikuspidalatresie 388
Trikuspidalinsuffizienz 388
- Endokarditis, bakterielle 391
- Herzinsuffizienz 320
- Pulmonalklappeninsuffizienz 388
- relative 388
Trikuspidalklappenersatz 382
Trikuspidalklappeninsuffizienz
s. Trikuspidalinsuffizienz
Trikuspidalstenose 388
Trinknahrung 246
Trismus, Glukosemangel, zerebraler 962
trophoblastische Tumoren, Chemotherapie 781
Trousseau-Phänomen, Hypokalzämie 276
TSH-Rezeptor-Antikörper, Basedow-Hyperthyreose 859
Tubargravidität
- Differentialdiagnose 528
- Fehldiagnosen 1002
tube-feeding-Syndrom, Sondenernährung 250
Tuberkulinprobe 151
Tuberkulinreaktion 150
Tuberkulose 150
- s.a. Lungentuberkulose
- AIDS 151
- Antituberkulotika 153–159
- Arteriitis nodosa 833
- Behandlungserfolge, Beurteilung 162
- Behandlungsfehler 153
- Behandlungsgrundsätze 152
- Bluthusten 476

Tuberkulose
- Chemoprophylaxe 151
- Chemotherapie, präventive 152
- chirurgische Therapie 162
- Diagnose 151
- Ethambutol (EMB) 158
- extrapulmonale 161
- Früherkennung 151
- HIV-Infizierte 151
- Isoniazid 154
- Klinik 150–151
- Kontrolluntersuchungen 163
- Kurzzeitchemotherapie 159–160
- Meldepflicht 150
- Meningitis 161
- 6-Monats-Regime 159–160
- 9-(12-)Monats-Regime 161
- Nebennierenrindeninsuffizienz 880
- Prophylaxe 151
- Protionamid (PTH) 158
- Pyrazinamid 157
- Reservemedikamente 159
- Rezidivbehandlung 162
- Rifampicin (RMP) 154
- Schwangerschaft 163
- Streptomycin 156–157
- Thyreoiditis 867

Tubulotoxizität, Cephalosporine 134
Tubulusnekrose, Diabetes mellitus 899
Tumorantigene, Tumormarker 761
Tumoren
- Begleitaszites 763
- Chemotherapie 768
- Einflußstauung, obere 809
- Hirnödemtherapie 64
- Hyperkalzämie 809
- Singultus 19
- Thrombose 400
- Vena-cava-superior-Syndrom 809

Tumorinfiltration, Differentialdiagnose 483
Tumorklassifikation 758–759
- s.a. FIGO-Klassifikation
- s.a. TNM-Klassifikation
- Grading 759
- R-Klassifikation 759
Tumorkompression, postthrombotisches Syndrom 414
Tumorlyse-Syndrom, Harnsäurenephropathie 971
Tumormarker 760–761
- Enzyme 761
- Hormone 761
- Isoenzyme 761
- Normwerte s. Normwerttabelle
- Tumorantigene 761
Tumornekrosen
- und Antithrombotika 182
- und Fibrinolytika 182
Tumorpatienten, Diät, nährstoffdefinierte 247
Tumorschmerzen 6
- s.a. Schmerzen
- Analgetika, zentralwirksame 11
- Cyclooxygenasehemmer 8
- Famotidin 8
- H_2-Rezeptorenblocker 8
- Morphin 10
- Opioide plus Nichtopioide 9
- – stark wirksame 10
Tumortherapie
- Erfolgsbeurteilung 759
- Progression 759
- Remission, komplette 759
- Teilremission 759
TUR s. transurethrale Resektion
Typ-I-Diabetes 898
- Antidiabetika, orale 914
- Differentialtherapie 940
- Hypertriglyzeridämie 998

Typ-I-Diabetes
- Insulin 921
- Retinopathie, diabetische 957
- Schwangerschaft 940–941
- Therapie 939
Typ-II-Diabetes 899
- Adipositas 891
- Antidiabetika, orale 914
- Differentialtherapie 940
- Hyperlipidämie 956
- Insulin 921
- Therapie 939
Typhus abdominalis 1021–1022
- Antibiotika 2
- Diarrhö 21
- Differentialdiagnose 526–527
- Pankreatitis 584
- Prophylaxe 1022
typhusähnliche Symptome, Listeriose 1018
T-Zell-Impfung 73
T-Zell-Leukämie 714

Übelkeit
- s.a. Nausea
- durch Aciclovir 166
- durch Colestyramin/ Colestipol 983
- durch Digitalisglykoside 330
- durch Heparin 185
- Hypermagnesiämie 280
- durch Mefloquin 174
- Nebennierenrindeninsuffizienz 877
- durch Nitrate 372
- durch Opioide 11
- Porphyrie 1002
- durch Praziquantel 177
- Schock, anaphylaktischer 56
- Transfusionszwischenfall 59
Überdruckbeatmung, Venendruck 35

1193

Überempfindlichkeitsreaktionen
- s.a. Schock, anaphylaktischer
- Prophylaxe 57
- Schock 45
- Schweregrade 55–56
- Übergewicht 890
- s.a. Adipositas
- Diabetes mellitus 906
- Überlaufproteinurie 647
- Übertransfusion, Lungenödem 475
- Überwässerung
- Niereninsuffizienz, chronische 619
- Nierenversagen, akutes 610
- UF s. Ultrafiltration
- Ulcus
- cruris, postthrombotisches Syndrom 415
- Therapie 415
- duodeni 513, 527, 589
- – Differentialdiagnose 526–527
- – Gastrointestinalblutung 495
- – Glukokortikoide, Kontraindikation 84
- – Helicobacter-pylori-Infektion 513
- – Penetration in das Pankreas 518
- Pankreatitis, akute 589
- penetrans 518
- pepticum 513–522
- – s.a. Streßulkus
- – s.a. Ulkuskomplikationen
- – Allgemeinmaßnahmen 514
- – Antazida 515–516
- – Anticholinergika 516
- – Antidepressiva, trizyklische 514
- – Diät 514
- – Differentialdiagnose 528, 599
- – Helicobacter-pylori-Infektion 513, 516

1194

Ulcus, pepticum
- – H₂-Rezeptorenblocker 515
- – jejuni 521–522
- – Parasympathikolytika 516
- – Prostaglandin-E-Analoga 516
- – Protonenpumpenhemmer 514
- – Rezidive 519
- – Rezidivprophylaxe 517
- – Sedativa 516
- – Sedierung 514
- – therapierefraktäres 519
- – therapieresistentes 518
- – ventriculi 513, 527, 589
- – Gastrointestinalblutung 495
- – und Thrombozytenaggregationshemmer 194
- Ulkusblutung 518
- Ulkuskomplikationen 518–519
- s.a. Ulcus pepticum
- Cholelithiasis 519
- Gastrinom 519
- Gastroskopie 518
- G-Zellhyperplasie 519
- Luftsichel 518
- Magenausgangsstenose 519
- Magenkarzinom 519
- Operationsindikationen 520
- Pankreatitis 519
- Penetration 518
- Perforation 518
- Pylorusstenose 519
- Zollinger-Ellison-Syndrom 519
- Ulkuskrankheit 513–522
- Ulkusperforation, Abdomen, akutes 518, 524
- Ulkustyp, Reizmagensyndrom 512
- Ulnardeviation, Arthritis rheumatoide 818
- Ultrafiltration 625
- sequentielle 625

Überempfindlichkeitsreaktionen
- Ulzera
- Hyperkalzämie 279
- intestinale s.a. Ulcus ventriculi/duodeni
- – und Antithrombotika 182
- – und Fibrinolytika 182
- durch Methotrexat 88
- durch Proguanil 175
- Pseudohämoptoe 476
- durch Rauwolfia-Alkaloide 426
- Umstellungsosteotomie, Arthrosis deformans 843
- Unterbauchschmerzen
- s.a. Abdominalschmerzen
- Appendizitis 528
- Unterernährung
- Anorexia nervosa 896
- chronische 894–897
- Hyperalimentation 895
- leichte 895
- und Vitamin-K-Antagonisten 190
- Unterkühlung, Frühgeborenenthermometer 40
- UÖS s. Ösophagussphinkter, unterer
- Urämie
- s.a. Präurämie
- Abdomen, akutes 524
- Differentialdiagnose 526–527
- Lungenödem 302–303
- Niereninsuffizienz, chronische 614
- – terminale 615
- Nierenversagen, akutes 609
- Pleuritis sicca 483
- Urämie-Toxine, Clearance, Nierenersatzverfahren 626
- Uratnephrolithiasis, Hyperurikämie 966
- Ureaseschnelltest, Helicobacter-pylori-Infektion 513
- Ureterenobstruktion, Niereninsuffizienz, postrenale 604

Uretersigmoidostomie, Azidose, metabolische 284
Uretersteine s. Harnleitersteine
Urethralsyndrom 659–661
– s.a. Harnwegsinfektionen
– Therapie 666
Urethraobstruktion, Niereninsuffizienz, postrenale 604
Urethritis 660
– s.a. Harnwegsinfektionen
– erektile Dysfunktion 885
– Hämaturie 646
– Reiter-Syndrom 839
– Trichomoniasis 1041
Urikostatika
– Gicht 968
– Hyperurikämie 968
Urikosurika
– Arzneimittelinteraktionen 222
– Gicht 968–969
– Hyperurikämie 968–969
Urin, Alkalisierung, Vergiftungen 70
Urina spastica, Vorhofflattern 343
Urinausscheidung 39
Urinelektrolyte
– Bewertung 267
– Oligurie 39
Uringlukose, Diabetes mellitus 902–903
Urinharnstoff, Oligurie 39
Urinketonkörper, Diabetes mellitus 903
Urinnatrium
– erhöhtes 266
– erniedrigtes 266
– Hyponatriämie 268
Urinosmolalität, Hyponatriämie 268
Urinosmolarität, Oligurie 39
Urogenitalinfektionen, Arthritis, reaktive 839
Urogenitalkarzinome 776–789
Urogenitaltrakt, Kolik, Spasmolytika 12
i.v. Urogramm

– Harnwegsinfektionen 661
– Nephrolithiasis 670
Urokinase 200–201
– arterielle Verschlußkrankheit 407
– Dosierungen 198, 200
– Indikationen 197, 200
– Kontraindikationen 200
– Lungenembolie 472, 474
– Phlebothrombose 412
– Therapieüberwachung 200
Urolithiasis
– Differentialdiagnose 526–527
– Niereninsuffizienz, postrenale 604
Urosepsis 1006, 1008
– s.a. Sepsis
– Antibiotikatherapie 119
– Cephalosporine 136
– Erreger 119
– Harnwegsinfektionen 661
– Nephrolithiasis 671
Urothelkarzinom, Chemotherapie 788
Urtikaria
– s.a. Juckreiz
– durch Dihydralazin/Hydralazin 426
– durch 5-Fluorcytosin 171
– durch Heparin 185
– Insulintherapie 937
– Plasmaersatzmittel, kolloidale 52
– durch Praziquantel 177
– Schock, anaphylaktischer 47, 56
– durch Thrombozytenaggregationshemmer 194
– durch Vitamin-K-Antagonisten 193
Uterus myomatosus, Akromegalie 849
Uveitis
– Colitis ulcerosa 535
– Spondylarthritis ankylopoetica 827

Vaginalcandidose, Fluconazol 173
Vaginalkarzinom 776
– Chemotherapie, adjuvante 776
Vagotomie
– Asthma bronchiale 469
– Verdauungsstörungen 520
Vagusreizung
– AV-Block 360
– Herzstillstand, reflektorischer 293
– Singultus 19
Valsalva-Preßversuch, Vorhoftachykardie 341
Varicella-Zoster-Hyperimmunglobulin 170
Varicella-Zoster-Infektion s. Herpes zoster
Varikophlebitis 411
Varikose 416
– s.a. Varizen
Varizellen
– Glomerulonephritis 637–638
– Glukokortikoide, Kontraindikation 84
– Interferone 169
Varizen 416
– s.a. Varikose
– Adipositas 891
– Hypotonie 443
– Kompressionstherapie 416
– Operation 416
– Phlebothrombosen 411
– sekundäre 416
– Sklerotherapie 416
Varizenkompression, Ösophagusvarizenblutung 572
Varizenligatur, Ösophagusvarizenblutung 574
Varizensklerosierung, endoskopische, Ösophagusvarizenblutung 574
Vaskulitis 410, 604, 698
– Glomerulonephritis, rasch-progrediente 641
– Immunmodulatoren 825

Sachverzeichnis

Vaskulitis
- kutane, durch Methotrexat 88
- Lupus erythematodes disseminatus 654
- nephrotisches Syndrom 648
- Niereninsuffizienz, renale 604
- D-Penicillamin 822
- steroidinduzierte 82
- zerebrale, immunsuppressive Therapie 73–74

Vaskulitis-Syndrome 833–834
vasoaktive Substanzen, arterielle Verschlußkrankheit 406
Vasodilatanzien **323–324**, 397
- Aorteninsuffizienz 386
- arterielle Verschlußkrankheit 406–407
- AV-Block 361
- Herzinsuffizienz 323–324
- – chronische 326
- Indikationen 324
- Karditis 396
- Kontraindikationen 324
- Lungenödem 304
- Schock, kardiogener 302

Vasodilatation, Azidose, respiratorische 288
Vasopressoren, Schock, kardiogener 301
Vena-axillaris-Thrombose 413
Vena-cava-superior-Syndrom
- onkologische Krankheiten 809
- Tumoren 809

Vena-cephalica-Punktion s. Cephalica-Punktion
Vena-cubitalis-Punktion s. Cubitalis-Punktion
Vena-jugularis-interna-Punktion s. Jugularis-interna-Punktion
Vena-subclavia-Punktion s. Subklavia-Punktion

Vena-subclavia-Thrombose 413
Venen, Erkrankungen 410–417
Venenbypass, aortokoronarer 375
Venendruck
- Beurteilung, klinische 35
- Notfall- und Intensivtherapie 35
- venöser Zugang 35
- zentraler 35
- – vitale Funktionen 39

Venendruck, zentraler s. ZVD
Venendruckmessung, zentrale 35–36
Venenkatheter
- Komplikationen 258
- Lungenembolie 472

Venenkathetersepsis
- s.a. Sepsis
- Antibiotikatherapie 119
- Erreger 119

Venenkollaps 35
Venenpunktion, zentrale 33
Venenstauung, Herzinsuffizienz 321
Venenthrombose
- s.a. Thrombose
- intrakranielle, Koma 60
- tiefe, Heparin 184
- – Streptokinase 197
- – Urokinase 197
- – Vitamin-K-Antagonisten 188

Venenzugang s. venöser Zugang
venöse Insuffizienz
- postthrombotisches Syndrom 414
- Varizen 416

venöser Zugang
- Herzbeuteltamponade 307
- Herzstillstand 294
- Jugularis-interna-Punktion 35
- Kavakatheter, perkutaner 32

Vaskulitis

venöser Zugang
- Ketoazidose, diabetische 945
- Koma 62
- Lagekontrolle 35
- Lungenödem 304
- Myokardinfarkt 311
- Notfall- und Intensivtherapie 31–35
- Plastikverweilkanülen 32
- Punktionstechnik 33
- Schock, kardiogener 299
- Schocktherapie 48
- Status epilepticus 1057
- Subklavia-Punktion 34
- Venendruck 35
- Vergiftungen 68
- Zentralvenenkatheter 32–33

Venotonometer 36
Ventilationsstörungen
- obstruktive, Hypertonie 433
- Respiratortherapie 41

Ventrikelaneurysma
- s.a. Aneurysma
- Kammertachykardie 41

Verbrauchskoagulopathie 7 32, **740–742**
- s.a. Gerinnungsstörungen
- Diagnose 741
- Differentialdiagnose 698
- Fibrinolyse 739
- Gerinnungsstörungen, hepatische 578
- hämorrhagische Diathese 50
- Heparin 55
- Ileus, paralytischer 529
- Laboruntersuchungen 730–731
- Pankreatitis, akute 589
- Prophylaxe 742
- – Heparin 184
- Sepsis 1006
- Stadien 741
- Thrombozytopenie 696
- Transfusionszwischenfall 59

1196

Verbrennungen
- Cephalosporine 136
- Lungenödem 475
- Ulcus pepticum 513
Verbrennungsschock, Verbrauchskoagulopathie 741
Verdauungsfermente
- Malabsorptionssyndrome 523
- Maldigestionssyndrome 523
Verdauungsinsuffizienz, Pankreatitis, chronische 591
Verdauungsstörungen
- Magenoperationen 520
- Vagotomie 520
Verdünnungsanämie, Osteomyelofibrose 725
Verdünnungshyponatriämie durch Diuretika 106–107, 111
Vergiftungen 58, 60, 284, 625
- Aktivkohle 69
- akzidentelle 65
- Alkoholvergiftung 72
- Alkylphosphate 58
- Antidepressiva 58
- Antidote 65
- Antiemetika 69
- Apomorphin 69
- ARDS 451
- Atemwege freihalten 68
- AV-Block 360
- Barbiturate 58, 70
- Blasenkatheter 68
- Blutdrucksteigerungen, transitorische 419
- Darmreinigung 69
- Dekontamination 68
- Diurese, forcierte 70, 100
- Diuretikatherapie 100
- enterale 68
- Erbrechen, provoziertes 68
- exogene 65–72
- gewerbliche 65
- Giftelimination 65
- – sekundäre 70

Vergiftungen
- Giftresorption, Verhinderung 65
- Guedel-Tubus 68
- Hämodialyse 70
- Hämoperfusion 70
- Harn, Alkalisierung 70
- Hypothermie 57
- Hypotonie 442
- Ipecacuanha-Sirup 68
- Katecholamine 58
- konjunktivale 68
- Kontraindikationen 68
- Laboruntersuchung 68
- Lagerung 68
- Magenatonie 69
- Magensonde 37
- Magenspülung 69
- Mannit 108
- Neutralisation 68
- Peritonealdialyse 70
- perkutane 68
- Plasmaseparation 70
- pulmonale 68
- pulmonale Insuffizienz 41
- Pylorusatonie 69
- Schlafmittelvergiftung 70–72
- Schleifendiuretika 103
- Schock 57–59
- suizidale 65
- venöser Zugang 68
- Verbrauchskoagulopathie 741
- vitale Funktionen 65, 68
- Volumenmangel 57
- Wendl-Tubus 68
Verner-Morrison-Syndrom, Malabsorption 523
Vernichtungsgefühl, Spannungspneumothorax 486
Verschlußikterus, Pankreaskopfkarzinom 591
Verteilungsstörungen 446
Verweilsonde, nasogastrale, Sondenernährung 247
Verwirrtheit 61
- Alkalose, metabolische 287
- Azidose, respiratorische 288

Verwirrtheit
- Hyperkalzämie 278
- Hypermagnesiämie 280
- Psychopharmaka 214
Very Low Calorie Diet (VLCD) 892
vesikoureteraler Reflux
- Harnwegsinfektionen 659
- Nephritis, interstitielle 667
Vestibularisausfall, bilateraler 1062
Vestibularisreizung, Erbrechen 15
Vestibularisschädigung durch Streptomycin 157
Vestibulotoxizität, Aminoglykosid 132
Vibrio cholerae 1022
Virchowsche Trias, Thrombose 410
Virusenzephalitis, Interferone 169
Virusgrippe 1028–1029
Virushepatitis
- akute 545–552
- Anämie, aplastische 690
- Arteriitis nodosa 833
- fulminante, Leberversagen, akutes 552
- Leberzirrhose 560
Virusinfektionen 357, 1028–1035
- Arthritis, reaktive 839
- Bronchitis, chronische 460
- Myokarditis 396
- Verbrauchskoagulopathie 741
Virusmeningitis 1009–1011
- Therapie 1014
Virustatika 165–169
- Aciclovir 165
- Amantadin 166
- Didanosin 167
- Dosierungen 166
- Famciclovir 167
- Foscarnet 167–168
- Ganciclovir 168
- Schwangerschaft 238
- Stillzeit 238

Sachverzeichnis

Virustatika
- Zalcitabin 168
- Zidovudin 168
Viszeromegalie, Akromegalie 849
vitale Funktionen
- Blutdruckmessung, intraarterielle 39
- Diurese 39
- Herzfrequenz 38
- Herz-Kreislauf 38–39
- Herzminutenvolumen 39
- Herzrhythmus 38
- Koma 63
- Notfall- und Intensivtherapie 37–40
- O_2-Sättigung 39
- Pulmonalarteriendruck 39
- Pulsfrequenz, periphere 38
- Röntgenuntersuchung des Thorax 38
- Schocktherapie 48
- Temperatur 40
- Tubus, nasopharyngealer 38
- – oropharyngealer 38
- Venendruck, zentraler 39
- Vergiftungen 65, 68
Vitalkapazität, Hypoventilation 41
Vitamin B_1, Alkoholhepatitis 581
Vitamin-B_6-Mangel, Anämie, hypochrome 682
Vitamin-B_{12}-Mangel
- Anämie, hyperchrome 683
- Intrinsic-Faktor 684
- Laktatazidose 284
- Myelose, funikuläre 684
- Thiaminmangel 245
- Thrombozytopenie 696
- Ursachen 684
Vitamin-B_{12}-Resorptionstest, Malabsorption/Maldigestion 522
Vitamin D, Niereninsuffizienz, chronische 621

Vitamin-D-Empfindlichkeit, Hyperkalzämie 278
Vitamin-D-Mangel, Hypokalzämie 276
Vitamin-D-Präparate, Hypokalzämie 277
Vitamin-D-Überdosierung, Hyperkalzämie 278
Vitamin-K-Antagonisten 187–192
- Antidot 191
- Arzneimittelinteraktionen 189–190
- Dosierungen 189
- Indikationen 188
- Laborkontrollen 189
- Nebenwirkungen 193
- operative Eingriffe 191
Vitamin-K-Mangel 732–733
- Gerinnungsstörungen, hepatische 578
Laboruntersuchungen 730–731
Vitamin-K-Verwertungsstörungen 733
Vitamine
- Ernährung, parenterale 253
- Normwerte
s. Normwerttabelle
- Schwangerschaft 241
- Stillzeit 241
- Tagesbedarf 244
Vitiligo, Nebennierenrindeninsuffizienz 877
VLCD (Very Low Calorie Diet) 892
VLDL (Very low density lipoproteins) 972–974
VLDL-Cholesterin und β-Rezeptorenblocker 425
VLDL-Remnants 972
Vogelhalterlunge 491
Vollmondgesicht, Cushing-Syndrom 881
Volumen
- extrazelluläres s. EZV
- intrazelluläres s. IZV
Volumenbelastung, Herzstillstand 293
Volumendurst 264

Virustatika
Volumen-Kontraktions-Alkalose 286
Volumenmangel, Vergiftungen 57
Volumenregulation 264
Volumenzufuhr
- Gastrointestinalblutung 496
- Schock, anaphylaktischer 56
- – hypovolämischer 50
- – neurogener 59
- – venendruckgesteuerte, Schocktherapie 48
Volvulus, Differentialdiagnose 526–527, 539
Vorderwandinfarkt
- s.a. Myokardinfarkt
- AV-Block 309, 316
Vorhofextrasystolie
- s.a. Extrasystolie
- Therapie 338
Vorhofflattern
- antiarrhythmische Therapie 340
- AV-Überleitung, vagomimetische Manöver 337
- Digitalisglykoside 343
- Extrasystolie, supraventrikuläre 352
- Lungenödem 305
- Myokardinfarkt 309, **315**
- Sinusbradyarrhythmie 357
- Tachyarrhythmie, supraventrikuläre 342–343
- Therapie 343
- Vorhof-/Kammerfrequenz 336
Vorhofflimmern **344–350**, 1051
- Antiarrhythmika 345
- antiarrhythmische Therapie 340
- Antikoagulanzien 349–350
- AV-Überleitung, vagomimetische Manöver 337
- Digitalisglykoside 327, 344
- Elektrokardioversion 345–348

Vorhofflimmern
- Embolie, arterielle 399
- Extrasystolie, supraventrikuläre 352
- Jugularvenenpuls 344
- Kammerfrequenz, Senkung 344
- Konversion mit Pharmaka 348–349
- Lungenödem 303, 305
- Mitralinsuffizienz 384
- Mitralstenose 383
- Myokardinfarkt 308–309, 311, **315**
- Nachbehandlung 350
- paroxysmales, Sinusbradyarrhythmie 357
- β-Rezeptorenblocker 344
- Schock, kardiogener 299
- Sinusrhythmus, Wiederherstellung 344–345
- Therapie 344–350
- therapieresistentes 349
- Vitamin-K-Antagonisten 188
- Vorhof-/Kammerfrequenz 336
- Wolff-Parkinson-White-Syndrom 339

Vorhofrhythmus, chaotischer 352

Vorhofseptumdefekt, Herzinsuffizienz 321

Vorhoftachykardie 338–342
- s.a. Tachykardie
- Anfallsprophylaxe 341
- antiarrhythmische Therapie 340
- AV-Überleitung, vagomimetische Manöver 337
- Dauertherapie, orale 341
- durch Digitalisglykoside 330–331
- Elektrokardioversion 341
- Karotissinusmassage 339
- Lown-Ganong-Levine-Syndrom 339

Vorhoftachykardie
- mit Block 351
- – antiarrhythmische Therapie 340
- – AV-Überleitung, vagomimetische Manöver 337
- – Therapie 351
- – Vorhof-/Kammerfrequenz 336
- supraventrikuläre, einfache 338
- Valsalva-Preßversuch 341
- Vorhof-/Kammerfrequenz 336

Vulvakarzinom 776
- Chemotherapie, adjuvante 776

Wabenlunge
- Bluthusten 476
- sekundäre 491

Wachstumsanomalien durch Vitamin-K-Antagonisten 193

Wachstumsfaktoren
- hämatopoetische, aplastisches Syndrom 692
- – Granulozytopenie 694

Wadenkrämpfe durch Diuretika, antikaliuretische 111

Wadenwickel, Fieber 5

Wärmeantikörper, Anämie, autoimmunhämolytische 688–689

Waist/Hip-Ratio (WHR) 891

Waldenström-Syndrom 717, **720**

Wallenberg-Syndrom 1062

warmer Knoten 858

Wasser, Tagesbedarf 244

Wasserhaushalt, Störungen 263–271

Wasserintoxikation
- Koma 60
- Lungenödem 475
- durch Vasopressin 852

Wassermann-Reaktion, Koma 63

Wasserretention, Nierenversagen, akutes 605

Waterhouse-Friderichsen-Syndrom **1013**
- Addison-Krise 878

Watson-Test, Porphyrie 1002

Wegener-Granulomatose **657, 834**
- Alveolitis, fibrosierende 492
- Angiitis, nekrotisierende, granulomatöse 657
- Cyclophosphamid 90
- Glomerulonephritis 636
- – fokal-segmental-proliferative 657
- – rasch-progrediente 641
- Niereninsuffizienz, renale 604
- Ostitis 657
- Pseudotumor 657
- Sepsis 1008
- Sinusitis 657

Weichgewebssarkome 806
- s.a. Sarkome
- Chemotherapie 806–807

Weichteilschwellungen, Arthritis, rheumatoide 814

Weichteilverkalkungen, Pseudohypoparathyreoidismus 876

Weichteilverletzungen, Verbrauchskoagulopathie 741

Weil-Krankheit 1017

Weißfleckung, Leberzirrhose 561

Wenckebachsche Periodik, AV-Block 335, 351, 359

Wendl-Tubus 38
- Vergiftungen 68

Werlhof-Syndrom 695–698
- Thrombozytopenie 696

Wernicke-Korsakow-Syndrom, Alkoholdelir 1065

Whipplesche Operation, Pankreatitis, chronische 593

Sachverzeichnis

Whipple-Syndrom
- Diarrhö 20
- Malabsorption 522
- Spondarthropathien 828
White-Clot-Syndrom durch Heparin 185
WHR (Waist/Hip-Ratio) 891
von-Willebrand-Jürgens-Syndrom 732, **733**
- Faktor-VIII-Stimulation 738
- Therapie 738
Wilson-Elektrode 296
Wilson-Syndrom 567, **568**
- Hepatitis, chronische 556
- Leberzirrhose 560–561
- D-Penicillamin 568
- Zink 568
Winiwarter-Buerger-Syndrom, arterielle Verschlußkrankheit, akute 401
Winkelerguß, Pneumothorax 487
Wirbelsäulenerkrankung, Abdomen, akutes 524
Wiskott-Aldrich-Syndrom, Stammzelltransplantation 705
Wochenbett
- Harnwegsinfektionen 660
- Phlebothrombosen 411
Wolff-Parkinson-White-Syndrom 338–339
- antiarrhythmische Therapie 340
- AV-Überleitung, vagomimetische Manöver 337
- Differentialdiagnose 355
- Kammertachykardie 339
- Reizbildung und Erregungsleitung 334
- Therapie 342
- Vorhof-/Kammerfrequenz 336
WPW s. Wolff-Parkinson-White-Syndrom
Wucheria bancrofti 1048
- Diethylcarbamazin 177

Wundheilungsstörungen, Zinkmangel 245
Wundinfektionen
- Antibiotikatherapie 119
- Anzüchtung des Keimes 123
- Cephalosporine 136
- Erreger 119
Wurminfektionen 1044–1049
- Malabsorption 522
- Prophylaxe 1045

Xanthelasmen, Leberzirrhose, primär biliäre 564
Xanthinoxidasehemmer
- Gicht 968
- Hyperurikämie 968
Xanthome
- Hypercholesterinämie 975
- Hyperlipoproteinämie 976
- Hypertriglyzeridämie 975–976
- Leberzirrhose, primär biliäre 564
Xylit, Ernährung, parenterale 251
D-Xylose-Belastung, Malabsorption/Maldigestion 522

Yersiniose
- Diarrhö 21
- Differentialdiagnose 528, 532

Zahnanomalien, Pseudohypoparathyreoidismus 876
Zahnextraktion, Pseudohämoptoe 476
Zahnverfärbungen durch Tetracycline 148

Whipple-Syndrom
zentraler Venendruck s. ZVD
Zentralvenenkatheter
- Indikationen 33
- venöser Zugang 32–33
- Zugangswege 33
zentralvenöser Zugang
- Fieber 33
- Infektionen 33
zerebrale Durchblutungsstörungen s. Durchblutungsstörungen, zerebrale
zerebrale Hypoxidose, Nootropika 215
zerebrale Insuffizienz, Koma, hypothyreotes 870
zerebrale Ischämie durch Diuretikatherapie 107
zerebrovaskuläre Insuffizienz, Nootropika 215
zerebrovaskulärer Insult
- Fettemulsionen 253
- Lungenödem 475
- Singultus 19
Zervixkarzinom 776
- Chemotherapie, adjuvante 776
Zervizitis, Trichomoniasis 1041
Zestoden, Albendazol 177
Zinkmangel, Ernährung, künstliche 245
Zirrhose s. Leberzirrhose
Zitrat-Intoxikation, Transfusionsreaktion 59
ZNS-Erkrankungen, Antipyretika 5
ZNS-Metastasen, Bronchialkarzinom, nicht-kleinzelliges 792
Zökostomie, Flüssigkeitsverluste 265
Zöliakie s. Sprue
Zollinger-Ellison-Syndrom
- Diarrhö 20
- Magensekretionsanalyse 514
- Malabsorption 522
- Pankreaskarzinom 799

Zollinger-Ellison-Syndrom
- Serum-Gastrinspiegel 514
- Ulcus pepticum 513
- Ulkuskomplikationen 519

Zoster-Infektion
s. Herpes zoster

Zuckeraustauschstoffe, Ernährung, parenterale 251

Zugang s. venöser Zugang

ZVD (zentraler Venendruck)
- Hyponatriämie 268
- Normwerte 35–36
- Veränderungen 36

ZVK s. Zentralvenenkatheter

Zwangspolyurie
- s.a. Polyurie
- Niereninsuffizienz, chronische 615, 617

Zwerchfellparese, Diphtherie 1026

Zwergbandwurm 1046
- Niclosamid 176

Zwergfadenwurm 1046

Zyanose 37, 448
- Cor pulmonale 469
- Hypoventilation 41

Zyanose
- Kammertachykardie 355
- Lungenembolie 472
- durch Primaquin 175
- Spannungspneumothorax 486

Zylindrurie 646

Zystenlunge, Bluthusten 476

Zystennieren
- Hypertonie 420
- Niereninsuffizienz, chronische 614

Zystitis
- s.a. Harnwegsinfektionen
- akute 659–660
- durch Cyclophosphamid 90
- Gonorrhö 1016
- Hämaturie 646
- durch Methotrexat 88
- rezidivierende, Nitrofurantoin 143
- Trichomoniasis 1041

Zytokine, Aszites, maligner 764

Zytokin-Release-Syndrom, akutes 96

Zytomegalie
s. CMV-Infektion

Zytostatika-Paravasate 810–811

Zytostatika(therapie) 746–757
- Alopezie 768
- Arzneimittelinteraktionen 222
- Aszites, maligner 764
- Blutungen, thrombopenische 768
- Dosierungen 757
- emetogene Potenz 18
- Erbrechen 15
- Granulozytopenie 768
- Hodgkin-Lymphom 709–710
- Hyperemesis 768
- Hypermagnesiämie 280
- Indikation 746
- Interaktion 746
- intraarterielle 766
- intrakavitäre 765
- intraperitoneale 765
- – Begleitaszites 764
- Lungenerkrankung, interstitielle 493
- Lungenmykosen 488
- Schwangerschaft 241
- Stillzeit 241
- Stoffgruppen 746
- Toxizität 746, 757–758

Medikamentenverzeichnis

Hinweise für die Benutzung des Medikamentenverzeichnisses: Aufgelistet sind Kurzbezeichnungen definierter organisch-chemischer Substanzen mit ihrer wissenschaftlichen Bezeichnung und chemisch-pharmakologische Stoffgruppen (kursiv). Fundstellen mit ausführlicher Information über eine Substanz oder über eine Stoffgruppe sind mit **halbfetter Seitenzahl**, Angaben zur Indikation und entsprechenden Dosierung mit *kursiver Seitenzahl* gekennzeichnet. Abkürzungen: D = Dosierung, I = Indikationen, K = Kontraindikationen, N = Nebenwirkungen, W = Wirkung, WW = Wechselwirkung und Interaktion mit anderen Substanzen.

Acarbose **918**
Acebutolol
– I 676
– N 239
ACE-Hemmer **423, 430**
– D 234
– I 322, 324, 325, 377, 397, 432, 433, 619, 654
– K 324, 956
– W 321, 422, 644, 645, 678
Acetazolamid **105**, *289*
– I 101, 112, 288
– N 284
– W 288
Acetylcholin, WW 190
N-Acetylcystein **457**, *554*
Acetyldigoxin **328**
– D 231
Acetylsalicylsäure **7, 192**, *311, 314, 317, 319, 350, 376, 377, 378, 379, 396, 411, 676, 961, 1051, 1052, 1054, 1059,* **1060**, *1061*
– D 227, 234
– I 699, 727, 853, 867, 989, 1054, 1059
– K 5, 237, 659, 725
– N 194, 237, 492, 513, 623, 667, 669, 687
– W 4, 676
– WW 169, 754, 969
Aciclovir **165**, *481, 507, 1032*
– I 1035
– K 238

Acipimox **984, 989**
ACNU **746**
ACTH **84**
– WW 190
Actinomycin, D 227
Acylaminopenicillin, I 663
Acylureidopenicillin, I 480
Adrenalin **56**, *295*
– I 54, 300
– N 292
– W 300
Adriamycin *710, 720,* **747**, *777, 788, 793, 799, 804, 806*
– I 779, 787, 800, 807, 808
– N 18, 701, 768
– WW 750
Adsorbenzien, I 21, 22
Aggregationshemmer s. Thrombozytenaggregationshemmer
Ajmalin *295, 297, 340, 341,* **346**
– D 225
– I 342
– N 548
Albendazol **177**, *1047*
Aldose-Reduktase-Hemmer, I 959
Aldosteronantagonisten
– I 569, 764, 831
– WW 221, 326
Alizaprid *17*
Alkylanzien **84, 89, 824**
– s.a. einzelne Substanzen
– I 75, 830

Allopurinol **672**, *704,* **968**, *971*
– I 107, 673, 721, 725, 726, 970
– N 668
– WW 92, 190, 219, 221, 222, 749, 752, 753, 916
Alpha₁-Rezeptorenblocker **423, 426**
– I 432, 865
– K 433
Alpha-Rezeptorenblocker
– I 326, 439
– W 422
Alprazolam, D 207
Alprenolol, D 225, 230, 620
Amantadin **166, 1064,** *1065*
– I 1029
– K 238, 1029
Ambroxol **456**
Amethopterin, D 227
Ameziniummetilsulfat *443*
Amidopyrin-Derivate, WW 7655
Amikacin **132**, *481*
– D 130, 133
– I 153, 159
– W 120
Amilorid **110**, *274, 424*
– I 332
– K 225
– N 333
– WW 110
Epsilon-Aminocapronsäure *199, 740*

1202

Aminoglutethimid
- I 786, 882
- K 773
Aminoglykoside **132**
- D 130
- I 129, 480, 663, 692, 1008
- K 237
- N 93, 121, 132, 237, 280, 668
- W 120, 126, 127, 663
- WW 100, 128, 218, 221, 748, 749
p-Aminophenolderivate, I 5
Aminophyllin *304*, *332*
- I 305
- WW 748
Aminosalizylate, I 536
Amiodaron *295*, *297*, *338*, *340*, *341*, *343*, **348**
- I 319, 342, 350, 352, 355, 377
- WW 92, 219, 220
Amitriptylin *19*, *959*, *1069*
- D 209, 227, 235
Amitriptylinoxid, D 209
Ammoniumchlorid 673
Amoxicillin 23, **147**, *394*, *462*, *481*, *516*, *662*, *1022*
- D 130, 146, 147
- I 118, 457, 571, 663
- K 1030
- N 668, 1020
- W 120, 127
Amphetamine **893**
- N 668
Amphotericin B **170**, *481*, **489**, **490**, *507*, *704*, *1032*, **1042**
- I 507, 692, 703
- K 238
- N 93, 238, 270, 668, 669
- WW 92, 169, 173, 218, 220
Ampicillin *23*, **145**, *305*, *393*, *481*, *587*, *1013*, *1019*, *1020*, *1022*
- D 130, 146, 231
- I 118, 224, 663, 1013, 1021
- K 1030

Ampicillin N 23, 668
- W 120
Amrinon, I 326
Amsacrin **747**
Anabolika
- I 623
- K 240
- N 240
- WW 190
Anagrelide, W 727
Analgetika
- antipyretische **7**
- D 227, 230, 234
- I 483, 671, 840, 844, 1059
- K 237
- N 237, 667, 669, 687
- W 6
Ancrod **202**
- I 181
Androgene
- I 725, 878
- K 240
- N 240, 548, 623
- WW 190
Angiotensin, I 301, 802
Anilinderivate **8**
- W 7
Anionenaustauscherharze **984**
- I 992, 994
Anistreplase *197*, **201**, *312*
Anorektika **893**
Antazida **502**, **515**, **517**
- I 319, 500, 502, 503, 508, 512, 831, 1012
- N 25, 280
- WW 128, 217, 218, 221, 507
Antazidum-Alginat **503**
Anthracycline
- I 702, 703
- N 18, 701, 768
Anthranilsäure-Derivate **820**
Anthranoide, N 20
Antiarrhythmika
- D 225, 235
- I 959
- K 237
- N 237, 292

Medikamentenverzeichnis

Antiasthmatika
- K 237
- N 237
Antibiotika **115**
- D 230
- I 118, 124, 391, 417, 457, 530, 534, 537, 554, 587, 599, 600, 692, 835, 836, 838, 839, 840, 946, 960
- K 237, 529
- N 21, 23, 24, 121, 237
- W 120, 126
- WW 105, 128, 217, 218
Anticholinergika **1064**
- WW 167
Antidepressiva **208**
- D 234
- I 13, 213, 214, 215, 817, 959
- N 12, 212, 288
- nicht-trizyklische **209**
- - D 210
- - I 214
- trizyklische **209**
- - D 209
- - I 514
- - N 548
- - WW 222
- WW 219, 921
Antidiabetika
- D 226, 234
- I 914
- K 238
- N 238, 669, 962
- orale **913**
- WW 162, 172, 174, 218, 221, 425, 819, 987
Antidiarrhoika *21*, *25*
- I 22, 512
Antiemetika **16**, **1060**
- I 12, 1059, 1062
- K 238
Antiepileptika
- s.a. Antikonvulsiva
- K 239
- N 239
- WW 8, 172, 219
Antifibrinolytika, K 199
Antihelmintika **176**
- N 1045

1203

Anhang

Antihistaminika **16**
- I 565, 861, 1062
- K 206
- WW 186, 219

Antihypertensiva 225, **422**
- D 230
- I 620, 662, 676
- K 313
- N 239
- WW 162, 221, 819

Antikaliuretika
- s.a. Diuretika, kaliumsparende
- I 105, 106
- K 111
- N 111
- W 104

Antikoagulanzien **349**
- I 181, 199, 313, 316, 322, 370, 378, 383, 401, 407, 412, 470, 473, 475, 650, 699, 1007, 1051, 1052
- K 239, 659
- N 878
- WW 154, 162, 172, 174, 190, 218, 219, 221, 515

Antikonvulsiva **19**
- s.a. Antiepileptika
- K 239
- N 239
- WW 219, 634

Antikonzeptiva
 s. Kontrazeptiva

Antimalariamittel **173**, 821
- I 830
- N 687, 1038

Antimetaboliten 84, **85**, 824
- I 75, 830

Antimykotika 170, **489**
- K 223, 238
- N 238

Antioxidanzien, I 587, 592

Antiphlogistika
- D 227, 230, 234
- I 840, 867, 868
- N 508
- nicht-steroidale 5, **817**
- -- D 227
- -- I 818, 1059

-- N 648, 668, 690
-- WW 221, 222, 819, 918
- W 6

Antipyretika
- I 4, 5, 599, 1030
- N 687
- W 4, 5

Antirheumatika s. Antiphlogistika

Antithrombotika **179**
- A 183
- K 181, 182

Antituberkulotika 153
- D 224
- I 223, 482
- K 238
- WW 162, 634

Antitussiva **15**
- I 460, 477, 480, 483, 1030

Anxiolytika **205**
Apalcillin
- D 130, 147
- W 120
Apomorphin 69, 72
Appetitzügler **893**
Aprindin **346**
L-Argininchlorid 287, 288
Arylessigsäure-Derivate 820
Arylproionsäure-Derivate 820
Asparaginase **747**
- N 687, 757
- W 964
- WW 756, 757
Atenolol 344, 423
- D 225, 374, 620
- I 676
- N 239
- W 425
Atropin 299, 311, 315, 316, 338, 354, 360
- I 65, 438, 461
- N 69
- WW 190
Azapropazon, N 8
Azathioprin 85, **534**, 534, 560, **634**, 652, 689, 1068
- D 227

- I 75, 493, 655, 698, 830
- N 492, 548, 668
- WW 221, 222, 969
6-Azauridin, N 684
Azidothymidin, I 1032
Azithromycin
- D 142
- I 129
- W 120
Azlocillin 146, 481, 530, 537, 1013
- D 130, 147
- I 1008
- N 668
Azol-Antimykotika **171**
Aztreonam **143**
- D 130

Bacampicillin, D 146
Baclofen 13, 19
Barbexaclon, WW 190
Barbiturate **304**
- D 234
- I 64, 371, 864
- K 234, 239
- N 239, 276, 1001
- W 64
- WW 8, 93, 154, 162, 190, 219, 220, 221, 222, 755
BCNU
- s.a. Carmustin
- WW 750
Beclometasondipropionat, I 458
Bemetizid 424
Benazepril 322, 325
- I 619
Bencyclan 406
Bendamustin 775
Bendroflumethiazid, W 104
Benemid, WW 754
Benperidol, D 211
Benserazid **1063**
Benzathin-Penicillin 838, 1015
Benzbromaron **969**
Benzodiazepin-Antagonisten, W 577

Benzodiazepine **206**
- D 207
- I 213, 314
- K 212, 214, 240
- N 211, 240
- W 205
- WW 220
Benzothiadizinderivate **105**
Beta$_1$-Rezeptorenblocker
- I 676, 677
- N 239
Beta$_2$-Sympathomimetika **452**, *453*
- D 454
- I 237, 326, 461, 466, 467
- K 454
- N 237
- W 456
Betahistin, I 1062
Betalactam-Antibiotika **143**
- W 126
Betalactamase-Inhibitoren **147**
- I 119
- W 120
Betalactam-Penicillin, I 692
Betamethason **76**
Beta-Rezeptorenblocker **331**, **346**, **373**, *423*, **424**, *427*, **1061**
- D 234
- I 315, 319, 341, 342, 344, 354, 358, 370, 377, 378, 383, 386, 432, 438, 439, 521, 574, 858, 860, 864, 867, 868, 1012
- K 370, 379, 409, 425, 433, 467, 471, 678, 956
- N 374, 377, 425, 962
- W 321, 422, 574
- WW 174, 218, 220, 425, 916
Beta-Sympathomimetika, D 374
Betaxolol 332, **340**, 377, 386
- D 374
Bezafibrat **984**, **987**
- WW 190

Benzodiazepam *864*
Biguanid **917**
- I 914, 940
- N 284, 669
Biperiden *212*
- I 17, 1064
Biphosphonate
- I 775, 786
- W 775
Bisacodyl **28**
- N 20
Bisoprolol 332, *423*
- D 374
Bleomycin **710**, **747**, 777, 784, *803*
- D 765
- I 807, 808
- N 18, 492, 757
Bornaprin, I 1064
Breitbandantibiotika, WW 190
Breitbandpenicilline **146**
- s.a. Penicilline
- I 119
- W 120, 127
Brequinar, W 97
Bromazepam, D 207
Bromocriptin *851*, **1064**
- D 849
- I 849
- N 849
Bromoprid 503
Bronchospasmolytika, D 453
Brotizolam, D 207
Budesonid, I 458
Buflomedil *406*
- I 401
Bunitrolol, D 374
Buprenorphin **10**
- D 227
- N 12
- W 11
Busulfan **748**
- D 227
- I 721
- N 492, 721
Butizid *424*, *672*
- D 424
- W 104
Butylscopolamin 594

Butylscopolaminiumbromid, W 13
Butyrophenone **210**
- D 211
- I 214
- K 240
- N 240

Cabergolin
- I 849
- W 849
Calcitonin *874*
Calcitriol 84, *875*
- I 875, 876
Camazepam, D 207
Camylofin-2-HCl, W 13
Capreomycin, I 159
Captopril 316, 322, *324*, 325, 377, 397, 423, *428*
- D 225, 620
- I 112, 619
- K 676
- N 239, 648, 668
- W 645
Carbachol *959*
Carbamazepin 13, *959*, *1069*
- I 1058
- N 669
- WW 93, 219, 222, 634, 852
Carbapeneme **133**
- D 131
- I 118, 136
- N 134
- W 120
Carbenicillin **146**
- N 147, 668
Carbidopa **1063**
Carbimazol *862*
- D 860
- I 860
- N 861
- W 861
Carboanhydrase-Hemmer, N 958
Carboplatin **748**, *776*, 777, *791*, *793*, *803*
- D 765
- I 779, 802, 809
- N 18

Anhang

Carmustin **748**
- s.a. BNCU
- N 18
Carteolol, D 374
CCNU
- s.a. Lomustin
- WW 750
Cefaclor **137**
- D 138
Cefadroxil **137**
- D 138
Cefalexin **137**
- D 138
- N 668
Cefaloridin **134**
Cefalotin **134**
- N 668
Cefamandol
- D 130, 138
- N 138
- WW 128, 219
Cefapirin **134**
Cefazedon **134**
- D 138
- N 138
Cefazetril **134**
Cefazolin **134**, 392, 393, 1008
- D 130, 138
- I 1008
- N 138
Cefepim
- D 130, 138
- I 136
Cefetamet-Pivoxil **137**
- D 138
Cefixim **137**
- D 138
Cefmenoxim **1354**
- D 130, 138
- N 138
- W 120
- WW 219
Cefodizim **1354**
- D 131, 138
Cefoperazon **136**, 599
- D 130, 138, 231
- I 129
- N 138
- WW 128, 219
Cefotaxim *481, 529, 531, 1008, 1013, 1017, 1022,* **1354**

- D 130, 138
- I 129, 392, 480, 571, 663, 1008, 1012
- W 120
Cefotetan
- D 138
- I 118, 1008
- N 138
Cefotiam *539, 599*
- D 131, 138
- N 138
- W 120
Cefotiam-Hexetil **137**
- D 138
Cefoxitin *481, 482, 537, 1008*
- D 130, 138, 231
- I 136
- W 120
Cefpirom **1354**
- D 131, 138
Cefpodoxim-Proxetil **137**
Cefradin **137**
- D 138
Cefsulodin, I 1013
Ceftazidim *481, 587, 589*
- D 131, 138
- I 136, 1013
Ceftibuten **137**
- D 138
Ceftizoxim, D 131, 138
Ceftriaxon **136**, *392, 836, 1017, 1068*
- D 131, 138, 231
- I 129, 663, 1012
Cefuroxim *462, 554, 1008, 1013, 1015, 1027*
- D 131, 138
- I 1015
Cefuroxim-Axetil **137**
- D 138
Cephalosporine **134**, *481*
- D 130, 138
- I 118, 129, 136, 137, 236, 237, 457, 480, 612, 639, 663, 836, 1017
- K 122
- N 121, 138, 668
- W 126, 127, 391, 663
- WW 128, 219
Ceruletid *531*

Chenodesoxycholsäure
597, 598
- I 596
Chinidin *343, 345*, **346**, *349, 350, 563*
- D 226, 231, 235
- N 696
- W 358
- WW 154, 220
Chinidin-Bisulfat *338, 340*, **346**
Chinidin-Polygalacturonat **346**
Chinidin-Sulfat *338, 345, 348*
Chinin **174**, *1037, 1069*
- I 1036
- K 238
- N 687, 696, 962
- WW 174
Chinolon **140**, *1023*
- s.a. Gyrasehemmer
- I 663, 664, 1017, 1020, 1021, 1022
- K 237
- N 237
Chloralhydrat *206*
- WW 190
Chlorambucil **91**, *716*, **749**
- I 720, 830
- N 548
Chloramphenicol **138**, *224, 1012, 1013*
- D 231
- I 129, 1012, 1019, 1021, 1022
- I 1018
- K 237
- N 121, 237, 690
- W 126
- WW 219, 755, 916
Chlordiazepoxid, D 207, 231, 235
Chlorodeoxyadenosin 716
- I 717
Chloroquin **173**, **821**, *1040*
- I 1001, 1036, 1037
- K 238
- N 1001, 1038
Chloroquindiphosphat *1036*
Chlorothiazid *377*

1206

Chlorpromazin
– N 548
– WW 918
Chlorpropamid
– N 267, 669
– WW 853
Chlorprothixen
– D 208, 211
– I 214, 215
Chlortalidon *424, 672, 853*
– W 104
Ciclosporin **91**, *537*, **634**, *651, 652*
– D 227
– I 75, 698, 825
– – 692 692
– N 658
– WW 92, 93, 154, 172, 218, 221, 634
Cilastatin
– D 134
– W 127
Cimetidin *56, 57*, **500**, *515, 1007*
– D 231, 234
– N 515, 668, 696
– WW 169, 172, 219, 220, 222, 753
Cinnarizin *1062*
Ciprofloxacin *23*, **141**, *165*, *481, 599, 600, 663, 960, 1013, 1017, 1022*
– D 131, 141, 231
– I 129, 153, 664, 1008
– N 93
– W 120
Cisaprid *26, 27, 503, 509, 512, 520*
– I 503, 960
Cisplatin **749**, *777, 780, 784, 788, 790, 791, 793, 794, 803*
– D 765
– I 607, 779, 787, 802, 807, 809
– N 18, 280, 768
– WW 218, 754, 755, 757
Clarithromycin *165, 462, 481, 516*
– D 142
– I 129
– W 120

– WW 634
Clavulansäure **147**
– D 130, 147
– W 120, 126, 127
Clemastin *56, 57*, **565**
– N 565
Clemizol-Penicillin G *1015*
Clenbuterol *454*
Clindamycin **139**, *394, 481, 960, 1008, 1027, 1028, 1033, 1039*
– D 231
– I 118, 119, 129, 224, 1008
– W 120, 126, 127
Clobazam, D 207
Clodronat *279, 786*
– I 874
– W 775
Clofibrat **984, 987**
– I 236
– N 668, 669
– WW 169, 190, 219, 853, 916
Clomethiazol
– D 230, 1066
– I 214, 563, 1058, 1066
– K 1065
– N 214
– W 1066
Clomipramin *1069*
– D 209
– I 215
– K 209
Clonazepam *13, 1057, 1058*
– I 1058
– N 1057
Clonidin *423, 427*, **429**, *436*
– D 225, 620
– I 436, 676
– N 1001
– W 422
– WW 438
Clopamid *424*
– W 104
Clotiazepam, D 207
Clotrimazol *554*
Cloxacillin **144**
Codein **15**
– I 9

– W 11
Codeinphosphat *460*
Colchicin **967**
– D 231
– N 93, 270, 669
Colestipol **983, 984**, *993*
– I 993
– WW 220
Colestyramin *331, 534*, *565*, **983, 984**, *992, 993*
– I 993
– N 565
– WW 190, 219, 220
Colistin *554*
– I 703
– K 224
Cortisol *878, 884*
Co-trimoxazol *23*, *462*, *662, 664, 665, 1019, 1020, 1022, 1023, 1032, 1033*
– I 118, 480, 664, 703, 704, 1021
– N 668
– W 664
Cromoglycinsäure
– K 237
– N 237
Cumarin
– s.a. Kumarine
– I 401, 470
– K 239
– N 239
– WW 81, 217, 920
Cyanocobalamin *685*
Cyclooxygenasehemmer, W 4
Cyclophosphamid **89**, *642, 643, 651, 655, 656, 657, 689, 706, 710*, **749**, *771, 775, 777, 780, 793, 801, 806, 877, 1068*
– D 227
– I 75, 493, 650, 654, 698, 779, 787, 830, 842
– N 18, 90, 492, 669, 687
– WW 90, 748, 750, 756
Cycloserin, WW 162
Cyproheptadin, I 802
Cyproteronacetat *884*
– N 885

Anhang

Cytarabin 703, **749**
- D 227, 765
- I 702, 705
- N 18, 684, 687
- WW 755

Dacarbazin 710, **750**, 805, 806
- N 18
Dactinomycin **750**, *781*
- I 807
- N 18
Danazol *697*
Dantrolen *1069*
Dapson, WW 154, 169
Daunorubicin 703, **750**
- I 702
- N 687, 701
DDVAP **852**
Deferoxamin, I 567
Deflazacort **76**
- N 77, 84
Dehydrobenzperidol 304, *311*
Dehydroemetine *1040*
Demeclocyclin, N 270, 669
Deoxycoformicin, I 716
Desferrioxamin 622, 623
- K 622
Desipramin, D 209, 230
Desmopressin *270*
Desmopressin-Diacetat **735**
Dexamethason *64*, **76**, *697*, *720*, *810*, *883*, *885*, *1007*, *1012*
- I 705, 719
- WW 748
Dexfenfluramin **893**, **920**
Dextran **51**, **195**
- WW 190
Dextromoramid, W 11
Dextropropoxyphen
- I 9
- W 11
Diazepam *38*, *44*, **206**, *304*, *311*, *345*, *371*, *437*, *497*, *675*, *677*, *1055*, *1057*, *1066*
- D 207, 227, 231, 235
- I 214, 858
- K 1057

1208

Diazepamderivate, N 1001
Diazepinderivate 371
Diazoxid **963**
- D 225, 620
- I 437
Dibenzepin, D 209
Diclofenac *967*
- D 234
- I 867, 868
- N 8
- W 821
Dicloxacillin **144**
- D 130, 145
- I 392
Dicumarol, I 317, 333
Dicumarolderivate
- I 377
- WW 916
Didanosin **166**, **167**
- WW 167
Diethylcarbamazin **177**, *1045*, *1049*
Diflunisal, N 8
Digitalis 225, *305*, **326**, *340*
- I 223, 315, 321, 338, 343, 358, 384, 434, 610, 619, 639, 865, 870, 1012
- K 397, 470
- N 21, 24, 292, 330
- W 321, 358
- WW 154, 186, 326, 920, 983
Digitoxin **328**, *619*
- D 231, 235
- I 223, 470
- WW 162
Digoxin 305, *311*, *315*, **328**, 340, *344*, *619*
- D 231, 235
- I 223, 470
- W 358
Dihydralazin *325*, *423*, **426**, *427*, *677*
- D 225, 620
- I 236, 436, 437, 438
- K 239
- N 239
- W 422
Dihydrocodein *15*
- I 9
- W 11

Dihydroergotamin **211**, *1059*, **1060**, **1061**
- I 1059
- W 443
Dihydropyridine, W 428
Dihydrotachysterol *875*
Dikaliumchlorazepat, D 207
Dilatanzien s. Vasodilatanzien
Dilaudid-Atropin *311*
Diltiazem *311*, *318*, *324*, *326*, **373**, *376*, *377*, *379*, *423*
- D 225, 620
- I 506, 965
- K 377
- N 428
- WW 92, 220, 634
Dimenhydrinat *16*, *1062*
- I 236
Diphenhydramin-HCl, K 206
Diphenylhydantoin *295*, *331*, *340*, **348**, *351*, *1055*
- I 1012
- N 548
- WW 162, 755
Dipyridamol **194**, *377*
- I 961
- K 659
Disopyramid *340*, *345*, **346**, *350*
- I 349
- N 962
- W 358
- WW 916
Distigminbromid *531*
Disulfiram, WW 219
Diuretika **98**, *300*, **332**
- s.a. Schleifendiuretika
- s.a. Saluretika
- D 102, 226, 234
- hyperosmolare **108**
- I 64, 99, 101, 105, 305, 316, 321, 370, 377, 430, 432, 433, 476, 569, 639
- K 93, 108, 239, 433, 620, 676, 894, 956
- kaliumsparende **109**, **424**
- - s.a. Antikaliuretika

Medikamentenverzeichnis

– – I 274, 332, 649
– – K 111, 225, 639
– – N 111, 424
– – WW 221
– N 105, 106, 239, 266, 272, 280, 287, 292, 669
– W 104, 676
– WW 190, 220, 221, 326
Dobutamin **54**
– I 301, 326, 361, 1007
– W 300
Domperidon *17, 19, 503,* 509, **512**, 520, **1060**, *1064*
– D 230
– I 12, 960, 1059, 1062
L-Dopa **1063**
– I 1065
– N 1063
Dopamin 54, *58, 59, 610*
– I 301, 361, 1007
– W 300, 610
Dopaminagonisten **1064**
Dopaminantagonisten **17**
– I 18
– N 17
Dopexamin, W 54
Doxapram, I 12
Doxazosin *423,* **426**
– WW 438
Doxepin *206*
– D 209
– I 13, 214, 514
Doxorubicin *871*
Doxycyclin **148**, *462, 481, 666, 836, 1015, 1017, 1018, 1019, 1028, 1068*
– D 148
– I 129, 224, 480
– N 507
– WW 92, 218
Doxylamin, I 236
D-Penicillamin *674*
– N 674

Emeproniumbromid, N 507
Enalapril *423,* **428**
– D 225, 620
– I 112, 619
Enoxacin **141**
– D 141

Enoximon *301*
Ephedrin, I 57, 237
Ephedrin-Derivate **893**
4-Epidoxorubicin **750**
Epirubicin *771, 775, 780, 793, 804*
– I 779, 788, 800
– N 768
Ergotamin
– I 1059
– N 1001
Ergotamintartrat **1060**
Erythromycin *23, 481, 836, 838, 839, 1017*
– D 142
– I 129, 224, 236, 237, 480, 639, 1018, 1019
– N 142, 548
– W 120
– WW 92, 222, 634
Estramustin **751**
Estramustinphosphat *786*
Etacrynsäure
– D 103
– I 105, 111, 437, 639
– N 105, 107
– W 104
– WW 110, 218
Ethambutol **158**
– D 156, 224
– I 236
– K 238
– N 155
Ethinylestradiol *844*
Ethosuximid
– K 239
– N 239
Etilefrin *443*
Etofibrat **988**
– I 994
– WW 190
Etofyllinclofibrat, I 994
Etomidat *345*
– I 38, 883
Etoposid **751**, *780, 784, 788, 791, 793*
– D 765
– I 702, 779, 808, 809
– N 18
Etozolin **103**
– d 103

– W 103, 104
Expektoranzien **456**

Famciclovir **166, 167**
Famotidin **500**, *512, 515,* 517
– I 8
Felodipin *423*
Fenbufen, WW 218
Fenfluramin **893**, *920*
– I 940
Fenofibrat **984, 987**
Fenoterol *454*
Fentanyl 44, *304, 311*
– D 230
Fibrate **984, 987**
– I 956, 992, 993, 994, 995, 996, 999
Fibrinolysehemmer 199
Fibrinolytika **179, 195,** *197*
– I 316, 370, 473
– K 181, 182, 659
Flecainid *340, 341,* **346**
– I 345
Fleroxacin **141**
– D 131, 141
Flucloxacillin **144**, *393, 394, 481, 1013, 1028*
– D 130, 145
– I 392, 480
– W 120
Fluconazol *172, 481,* **490,** *1033,* **1043**
– I 482
– WW 172, 634
Flucytosin **1042**
– K 238
– N 238
– WW 169
Fludarabin, I 716
Fludrocortison *443, 880, 884, 959*
Fludrocortisonacetat *877*
Flumazenil
– I 65
– W 577
Flunarizin **1061**, *1062*
Flunisolid, I 458
Flunitrazepam *44*
– D 207

Anhang

Fluocortolon **76**
Fluorchinolone **481**
Fluorhydrocortison **407**
Fluorocytosin **490**
Fluorouracil **171**, **751**, *771*, *775*, *777*, *793*, *794*, *798*, *799*, *801*, *803*
– D 227, 765
– I 787, 796, 797, 802, 809
– N 18, 684
– WW 750
Fluphenazin **17**
– D 208
Flupirtin **9**
Flurazepam, D 207
Fluspirilen, D 208
Flutamid **786**
Fluticasonpropionat, I 458
Fluvastatin **984**
– I 985
Fluvoxamin, D 210
Folinsäure *775*, *793*, *795*, *797*, *798*, *799*, *1032*, *1039*
– I 796, 809
– WW 752
Folsäure **88**
Fonoprofen, N 668
Formestan *773*
Foscarnet **166**, **167**, *1033*
– WW 168
Fosfomycin **139**, *1013*
– D 131
– W 120, 127
Furosemid *64*, *100*, **103**, *279*, *311*, *316*, *332*, *436*, *470*, *569*, *609*, *649*
– D 103, 226, 231
– I 60, 105, 108, 111, 431, 433, 437, 610, 639, 874, 883
– K 436, 609
– N 107, 668, 669, 968
– W 104, 609
– WW 105, 110, 128, 218, 748
Fusidinsäure **140**

Gallopamil, WW 220
Ganciclovir **166**, **168**, *481*, *1032*, *1033*
– WW 169

Ganglienblocker, WW 190
Gelatine **51**
Gemcitabin **752**
– I 779
Gemfibrozil **984**, **987**
– I 994
Gentamicin **132**, *392*, *393*, *394*, *531*, *537*, *589*, *1008*, *1013*, *1019*
– D 130, 133, 231
– I 392, 663, 1008
– N 270, 669
– W 120
Gestagene *786*
– I 831
– N 548, 658, 1001
Gewebsplasminogenaktivator *197*, **201**, **202**, *312*, *313*, *317*, *404*, *1054*
– I 401, 472, 474
– K 1054
Glatenin, N 668
Glibenclamid *916*
– D 227, 230
– WW 990
Glibornurid *916*
Gliclazid *916*
Glipizid *916*
Gliquidon, D 227
Gliqzidon *916*
Glisoxepid *916*
Glukokortikoide **75**, **457**, *491*, **537**, **633**, *1007*
– s.a. Kortikosteroide bzw. Steroide
– s.a. Steroide
– I 237, 458, 461, 466, 467, 476, 484, 489, 493, 533, 535, 537, 562, 581, 654, 658, 860, 866, 880, 1016, 1030
– K 84, 240, 562
– N 82, 240, 878
– W 457
– WW 81, 220, 221
Glukopeptid-Antibiotika **149**
Glukosidasehemmer **918**
– I 914, 940, 965
Glutethimid, N 70

Glyceroltrinitrat *300*, *304*, **371**, *378*
– D 230
– I 304, 372, 376, 594
Glykoside **326**
– D 235
– I 300, 370, 1006
– WW 220
Gold **822**
– N 668
Goldpräparate
– K 237
– N 237
Goldsalze **822**
Granisetron, D 18
Griseofulvin
– K 238
– N 238
– WW 190, 221
Guanethidin, D 225, 620
Guar **920**, **990**
– I 940, 964
Gyrasehemmer **140**, *960*
– s.a. Chinolone
– D 131
– I 22, 118, 153, 159, 703, 1022
– K 237
– N 141, 237
– W 120, 126, 127
– WW 128, 167, 218, 219, 222

H_1-Rezeptorantagonisten **16**, *56*
H_1-Rezeptorenblocker, K 238
H_2-Rezeptorantagonisten *56*, **500**
– I 500, 502, 508
H_2-Rezeptorenblocker *510*, **515**, **517**
– I 8, 553, 586, 590, 1012
– WW 507
Halofantrin **175**, *1037*
– I 1037
– N 1038
– WW 174
Haloperidol *19*, *214*, *1066*
– D 211, 227
– I 12, 214

Medikamentenverzeichnis

Halothan, N 548, 552, 581, 1001
Heparin **55**, *60*, **183**, *184*, *202*, *311*, *317*, *322*, *333*, *350*, *378*, *400*, *413*, *473*, *554*, *742*, *865*, *1054*, *1056*
- D 231
- I 180, 181, 401, 612, 1007
- K 239, 474
- N 185, 239, 696
- niedermolekulares **186**
- W 473
- WW 186, 220, 747, 752, 754
Heparinsulfat *313*
*Herzglykoside
s. Glykoside*
Hexamethonium, N 492
Hexoprenalin *454*
High-Ceiling-Diuretika **103**
- W 104
Hirudin, I 699
HMG-CoA-Reduktasehemmer **984**, **985**
- I 992, 993, 994, 996
Hydralazin *325*, **426**, *427*
- I 325
- N 1001
- WW 916
Hydrochlorothiazid *100*, *270*, *424*, *672*, *853*
- D 424
- I 332
- N 669
- W 104
Hydrocodon, W 11
Hydrocortison *81*, *879*, *880*, *1007*
Hydromorphon, W 11
Hydroxycarbamid **752**
Hydroxychloroquin **821**
Hydroxycobalamin *685*
Hydroxyethylstärke **51**
Hydroxyurea *725*
- D 721
- I 721, 726, 727
- N 684, 727
Hyperimmunglobuline **170**

Hypnotika **206**
- D 227
- I 213, 563
- WW 217, 219
Hypoglyzin, N 962

Ibuprofen *411*
- D 234
- I 1059
- N 8
- W 821
Idarubicin **752**
Ifosfamid **752**, *776*, *777*, *784*, *788*, *791*, *793*, *806*
- I 807
- N 18
Iloprost, I 406
Imipenem **133**, *587*, *1008*, *1013*
- D 134
- I 480, 1008
- W 120, 126, 127
Imipramin
- D 209, 227, 230, 235
- I 208, 213
- WW 755
Immunmodulatoren **169**
Immunsuppressiva **75**, **824**
- D 227
- I 537, 689, 692, 830, 831, 832, 833
- WW 221
Indapamid *424*
- W 104
Indometacin *411*, *671*, **820**, *840*, *843*, **967**
- D 227, 234
- I 837, 853, 867
- K 234, 237
- N 8, 237, 669
- W 821
- WW 169, 220
Inosin **169**
Insulin **921**
- D 230, 231
- I 236, 587, 914, 940
- intermediär wirkendes **923**
- kurzwirksames **922**
- langwirksames **926**

- N 936, 962
- W 927
- WW 218
Interferon **169**
Alpha-Interferon *548*, **558**
Interferon *805*
- I 559
Alpha-Interferon, I 717, 721, 727
Interferon, I 767
Gamma-Interferon
- I 825
- W 97
Interferon, W 559
Alpha-Interferon
- W 727
- WW 752
Interleukine, I 767
Ipratropiumbromid *315*, *338*, *354*, *357*, **456**
- W 358
ISDN, I 372
Isoniazid **153**, **154**
- D 156, 161, 224, 231
- I 159, 160, 236
- K 238
- N 155, 548, 556
- WW 219
Isoretinoin, I 803
Isosorbiddinitrat *325*, *371*, *376*, *377*, *378*, *506*
- I 506
Isosorbidmononitrat *325*, *371*, *372*, *378*, *574*
Isoxazolylpenicilline **144**
- I 1013
Isradipin *423*
Itraconazol **1043**
- I 704
- WW 634
Ivermectin *178*, *1049*

Jodid **854**
- K 868

Kaliumcanrenoat
- K 110
- W 104
Kaliumionenaustauscher, I 611

1211

Anhang

Kalziumantagonisten **326**, 372, 423, 427, **428**, 506, 624, **1061**
- I 324, 370, 376, 379, 386, 409, 432, 506, 965, 1062
- K 956
- W 422
- WW 634

Katecholamine **54**
- I 58

Ketazolam, D 207
Ketoconazol **172**, 481, **490**, 507, 1033, **1043**
- I 482, 786, 883
- K 238
- N 238
- WW 81, 92, 154, 172, 634

Ketoprofen 967
- D 234
- N 8
- WW 169

Kontrazeptiva
- s.a. Ovulationshemmer
- N 1001
- WW 81, 92, 154, 172, 220, 221

Kopfschmerzmittel **13**
Kortikosteroide 699, 716, **823**
- s.a. Steroide bzw. Glukokortikoide
- I 56, 60, 64, 651, 688, 697, 725, 810, 824, 825, 827, 828, 830, 831, 832, 837, 840, 842, 843, 867, 882
- K 548, 825, 833
- WW 154, 190, 221, 918, 983

Kumarine **187**
- s.a. Cumarin
- K 193

Labetalol, D 225, 620
Lactitol 577
Lactulose 28, **577**, 1022
- I 12
- N 20
Lanatosid 328

Lansoprazol **515**, 516
- D 502
Latamoxef
- N 138
- WW 219
Laxanzien
- I 12
- K 539, 894
- N 20, 21, 24, 26, 27, 272, 280, 292
- WW 190
Levallorphan, N 669
Levodopa, D 235
Levomepromazin 592
- I 215
Levomethadon
- W 11
- WW 221
Levothyroxin **855**, 857, 862, 863, 869, 870, 871
- D 855
- I 868
- N 855
- WW 219
Lidocain 295, 297, 305, 311, 315, 338, 340, 341, 346, 352
- D 226, 235
- I 354
Liothyronin **855**, 870, 871
- I 871
Alpha-Liposäure 959
Lisinopril 316, 325, 423
- D 620
- I 619
Lisurid 851, **1061**
- I 849
Lithium
- K 240
- N 240, 270, 280, 669
- WW 221
L-NMMA, W 49
Lofepramin, D 209
Lomefloxacin **141**
- D 131, 141
Lomustin 753
- s.a. CCNU
- N 18
Loperamid 512
- I 22, 960
Loracarbef, D 138

Lorazepam, D 207, 231
Lorcainid, I 342
Lormetazepam, D 207
Lovastatin **984**, 993
Low-Ceiling-Diuretika **105**
Low-dose-Heparin 475
- I 478
L-Lysin-Hydrochlorid 287, 288
DL-Lysinmonoacetylsalicylat, I 7

Makrolide **141**
- I 118, 159, 457, 480, 1030
- W 126
Mannit 64, **108**, 553
MAO-Hemmer **209**, **1064**
- N 548
- WW 921
Maprotilin, D 210
Mebendazol **176**, 1045, 1047
- K 238
Mebeverin 512
Meclofenoxat **211**
Meclozin 16
- K 238
Medazepam, D 207
Medroxyprogesteronazetat 773, 777
Mefloquin **174**, 1037
- N 1038
- WW 174
Mefrusid, W 104
Megestrolazetat 773, 777
Melphalan 719, **753**
- N 18, 492
Mephenytoin, N 668
Meprobamat, N 1001
Mercaptopurin 85, 87, 702, **753**
- N 548, 684, 687
- WW 222, 969
Meropenem **134**
- D 134
Mesalazin 533, **534**, 538
- I 535
Mesna 89, 655
Mesterolon 623, 692

Metamizol 8, *525*
- D 231
- N 8
- W 6
- WW 93
Metaquolon, N 70
Metformin **918**
Methadon
- D 227
- WW 154
Methenamin, W 664
Methenaminmandelat *664*, *673*
- W 664
Methicillin, N 666, 668
Methionin *673*
- N 623
Methotrexat **87**, *702*, **753**, *771*, *775*, *781*, *788*, *793*, *803*, *807*, *824*, *834*, *841*
- I 607, 705, 787, 824
- N 492, 548, 687, 824, 841
- WW 222, 747, 750, 752
Methoxyfluran
- N 270, 668, 669
- WW 218
Methyldigoxin **328**
- D 231
Methyldopa *423*, *427*, **428**, *676*
- D 225, 620
- I 236, 239, 438, 677, 802
- N 431, 434, 548, 556, 688, 1001
- W 422
- WW 438
Methylprednisolon *60*, **76**, *622*, *634*, *643*, *652*, *653*, *658*, *1007*
- D 79
- I 654, 655, 657, 692
- W 49
- WW 92
Methylxanthin, N 471
Methysergid **1061**
- I 802
- N 492
Metixen, I 1064
Metoclopramid *17*, *18*, *19*, *503*, *509*, *512*, *519*, *520*, **1060**

- I 12, 960, 1059, 1062
- K 238
- N 503, 1001
- WW 92, 220
Metolazon, W 104
Metoprolol *311*, *332*, *340*, *344*, *354*, *423*, **424**, **1061**
- D 230, 374
- I 438, 676
- N 239
Metronidazol *23*, **142**, *481*, *516*, *529*, *534*, *538*, *539*, *587*, *589*, *599*, *600*, *1008*, *1039*, *1040*, *1041*
- I 129, 1008, 1021
- K 237
- N 1041
- W 120, 127
- WW 219
Metyrapon, I 882
Mexiletin *295*, *297*, *338*, *341*, **346**
- I 354
Mezlocillin *539*, *587*, *599*, *600*, *1013*
- D 130, 147, 231
- I 119, 147, 663, 1008, 1013
- W 120
Mianserin, D 210
Miconazol **171**, **1042**
- K 238
- N 238
- WW 172
Midazolam *44*, *497*, *1057*
Migränemittel **13**
Mineralokortikoide **443**, *444*
- K 443
- N 878
Minocyclin **148**
- D 148
- I 129
- N 668
Minoxidil *423*, **430**
- D 225, 620
- I 433
- W 422
Misoprostol *509*, **516**
Mitomycin **754**, 756, *775*, *791*
- I 787, 788

- N 18, 658
- WW 757
Mitotane, I 882
Mitoxantron *485*, **754**, *775*
- D 765
- I 703, 763, 765, 779
Mizoribin, W 97
Moclobemid *210*
Molsidomin **371**, *377*
Monoaminooxidase-hemmer
s. *MAO-Hemmer*
Monobactame **143**
- W 126
Morphin **10**, *44*, *475*
- D 227, 234
- I 10
- K 671, 878
- WW 169
Morphinhydrochlorid, W 11
Morphinsulfat, W 11
Morphium, K 467, 475
Moxonidin *423*, **429**
- W 422
- WW 438
Mukolytika **456**
- I 451
Mukophenolsäure, W 97
Muskelrelaxanzien
- I 44, 843
- N 12
Myotonolytika, I 844

Nadolol, D 225, 620
Nafcillin
- N 668
- WW 93
Naftidrofuryl *406*
- I 401
Nalidixinsäure, K 224
Naloxon *12*, *69*
- I 65
- W 48
Nandrolondecanoat *623*
- N 623
Naproxen **1061**
- D 231
- I 1059
- N 668
Narkotika, N 288, 669

Anhang

Natriumpicosulfat *28*
Natriumtetradexylsulfat, I 543
Nefopam *9*
Neomycin *989*
– I 577
– N 577
Neostigmin *531*, *1003*
Netilmicin **132**
– D 130, 133
– I 663
– W 120
Neuroleptika **210**
– D 208, 211
– I 16, 206, 213, 214, 592, 959, 1062, 1066
– K 240
– N 212, 240, 962
– niedrig dosierte **206**
– trizyklische **210**
– – I 214
– WW 190, 219, 222
Nicardipin
– I 965
– WW 92, 634
Nicergolin **211**
Nichtopioidanalgetika **7**
– zentral wirkende **9**
Niclosamid **176**, *1047*
– I 236
– K 238
– N 1045
Nifedipin *311, 313, 324, 373, 377, 379, 407, 409, 436, 506*
– D 225, 620
– I 372, 374, 436, 506, 965
– K 239
– N 239
Nikotinsäure **984**, **988**
– I 993, 994, 995, 996
– WW 190, 917, 918
Nimodipin **211**, *1056*
Niridazol, N 492
Nitrate *311*, **371**
– I 325, 370, 372, 377, 470, 574
– N 372
– W 574
Nitrazepam, D 207, 235
Nitrendipin *423*
– D 225, 620

Nitrofurane, N 687
Nitrofurantoin **143**, *665*
– K 224
– N 492, 665
– W 126
Nitroglycerin *304, 313*
– I 325, 436, 573
Nitroprussid-Natrium *301*, **436**
– I 437
– N 285
Nizatidin *515*
Nootropika **211**
– I 215
Noradrenalin **54**, *58*, *59*, **438**
– I 300, 301
– K 1007
– N 669
– W 300
– WW 438
Noramidopyrinmethansulfonat *313*
Norfenefrin-HCl *443*
Norfloxacin *571*, *1017*
– D 141
Nortilidin, N 10
Nortrilidin **10**
Nortriptylin, D 209, 227, 230, 235
Nystatin **170**
– K 238
– N 238

Obidoxim, I 65
Octreotid *573*, *850*
– D 964
– I 588, 849
– N 850
– W 964
Octreotidacetat *802*
Östrogene **786**
– I 845, 848
– N 548, 658, 696, 1001
– WW 917, 918
Ofloxacin **141**, *960*, *1017*, *1022*
– D 131, 141
– I 153, 664, 1008
– W 120
OKT 93 **95**

Olsalazin *533*, *538*
– I 535
Omeprazol **501**, *504*, *510*, **515**, *516*, *517*, *518*, *519*, *586, 590, 592*
– D 231
Oncovin *710*
Ondansetron
– D 18
– I 17
o,p'-DDD
– I 882
– N 882
Opiate 304, 311
– D 227
– I 313, 370
– K 237, 586
– N 25, 69, 237, 669
– WW 757
Opioidanalgetika **9**
Opioide
– A 12
– I 22
– K 12
– mittelstarke **9**
– N 11
– stark wirksame **10**
Orciprenalin *58*, *316*
– I 361, 438, 1007
– W 300, 358
Ovulationshemmer
– s.a. Kontrazeptiva
– WW 162
Oxacillin **144**, *393*, *1013*
– D 130, 145
– I 118
– N 668
Oxazepam 206, *371*
– D 207, 231, 235
– I 563
– WW 169
Oxazolam, D 207
Oxicame **820**
Oxitropiumbromid **456**
Oxprenolol *423*
– D 225, 230, 620
– I 438
– W 425
Oxycodon, W 11
Oxymetholon *692*
Oxyphenbutazon **819**

Medikamentenverzeichnis

Paclitaxel **754**, *775*, *780*
- I *774*, *779*
Pamidronat *787*
- W *775*
Pantoprazol **515**, *516*
- D *502*
Papaverin *886*
- i *959*
- WQ 13
Paraaminosalicylsäure
- I 153, 159
- N 668
Paracetamol **8**, *592*, *844*, **1060**
- D 227, 231, 234
- I 5, 236, 237, 599, 843, 1053, 1059
- N 548, 552, 554, 667, 669
- W 6
- WW 169, 990
Paramethadion, N 668
Parasympatholytika **25**, **516**
- K 537
- N 25
- W 13, 538
Parasympathomimetika, K 467
Paromomycin *1040*
- I 577
- N 577
PAS, WW 190
Pefloxacin **141**
- I 129
D-Penicillamin **568**, 822
- I 831
- K 237
- N 237, 643, 648, 668
Penicillin **144**, **146**, **147**, *394*, *396*, *639*
- D 130, 235
- I 119, 237, 417, 612, 663
- N 121, 237, 1012
- W 126, 127, 391
- WW 217, 218, 990
Penicillin G **144**, *392*, *393*, *396*, *481*, *639*, *838*, *1012*, *1013*, *1015*, *1018*, *1027*, *1028*
- D 130, 231
- I 224, 236, 555, 1008

- N 668
- W 120
Penicillin V **144**, *481*, *836*, *1028*, *1030*
- D 144
- W 120
Pentamidin *481*, *1032*
- WW 168, 169
Pentamidin-Isethionat *1033*
Pentazocin *400*, *525*, *586*, *592*, *594*, *599*
- D 227, 230, 234
- I 9, 10, 671
- N 1001
- W 11
Pentostatin, I 716
Pentoxifyllin **211**, *406*
- I 401
Perchlorat
- D 860
- I 860
- W 861
Perphenazin *17*
Pethidin *400*, *586*, *594*, *599*
- D 227, 230, 234
- W 11
Phenacetin, N 667, 687
Phenazon
- D 227
- N 668
Phenbutazon, WW 916
Phenindion, N 668, 669
Phenobarbital *1058*
- D 227, 231
- N 548, 668
- WW 81, 634
Phenothiazine **16**, **210**, *304*, *311*
- D 227
- K 238, 240
- N 240, 548
- WW 190, 755
Phenoxybenzamin, I 439, 802, 865
Phenoxymethylpenicillin *639*
Phenprocoumon, I 379
Phentolamin *886*
- I 439, 959
Phenylbutazon **819**, *840*
- D 227, 234

- K 234
- N 548, 668, 690
- WW 190, 217, 219, 220
Phenylbutazonderivate, WW 749
Phenylhydantoin, N 276
Phenylindandione **187**
Phenylpropanolamin **893**
Phenytoin *13*, *959*, *1058*
- D 225, 231, 964
- I 1058
- K 239
- N 239, 668, 669, 1001
- W 964
- WW 81, 93, 172, 218, 219, 220, 221, 222, 634, 756, 757, 917, 918, 987
Phosphodiesterasehemmer
- I 300, 321, 326
- W 300
Pierazin, WW 176
Pindolol **311**, *423*
- D 225, 620
- W 358, 425
Piperacillin *481*, *539*, *589*, *599*, *1013*
- D 130, 147
- I 147, 663, 1008, 1013
- W 120
Piperazin, N 1045
Piracetam **211**
Pirenzepin **516**
Piretanid **103**, *332*
- D 103
- W 104
Piritramid, W 11
Piromidsäure, N 668
Piroxicam *967*
- N 8
Pizotifen **1061**
Plasmin **180**
Plasminogen-Streptokinase-Aktivatorkomplex
s. Anistreplase
Polidocanol *497*, *572*
- I 543
Polymyxin
- I 703
- N 668
Pravastatin **984**
- I 985
Prazepam, D 207

1215

Anhang

Praziquantel **177**, *1047*,
  1049
  – K 238
Prazosin *326*, *423*, **426**,
  427
  – D 225, 230, 620
  – N 431, 434
  – WW 438
Prednisolon *56*, **76**, **78**,
  458, *461*, *467*, *476*, *560*,
  581, *582*, *651*, *655*, *656*,
  657, *667*, *688*, *689*, *697*,
  824, *830*, *832*, *833*, *834*,
  838, *864*, *865*, *870*, *879*,
  1007
  – D 231
  – I 493, 562
Prednison **76**, *279*, *396*,
  468, *534*, *537*, *642*, *643*,
  653, *655*, *710*, *716*, *719*,
  775, *860*, *866*, *867*, *868*,
  874, *967*, *1007*, *1020*,
  1047, *1068*
  – D 231
  – I 588, 802
  – N 687
Prednyliden **76**
Primaquin **175**, *1037*
  – I 1036
Primidon
  – K 239
  – N 239, 1001
Probenecid
  – I 107
  – N 548, 648, 669
  – WW 217, 218, 222, 916
Probucol **984**, **986**
  – I 992, 993
Procain *565*
Procainamid *346*
  – D 226, 231
Procain-Penicillin *1015*
  – W 120
Procarbazin *710*, *720*, **754**
Progesteron, N 1001
Proguanil **175**, *1037*
Prokinetika, I 519
Prolin-Hydroxylasehemmer, I 562
Promazin *897*
Promethazin *44*, *897*
  – I 214

Propafenon *295*, *297*, *338*,
  341, **346**, *350*
  – I 342, 345
  – WW 92
Propicillin 144
  – D 144
  – W 120
Propoxyphen, D 227
Propranolol *311*, *341*, *386*,
  423, *574*, *858*, *863*, *864*,
  865, *1003*, **1061**
  – D 225, 230, 374, 620
  – I 867
  – N 865
  – W 425, 858
N-Propyl-Ajmalin-bitartrat,
  I 342
Propylthiouracil *862*
  – D 860
  – N 548, 668, 861
  – W 861
Proquazon, WW 190
Prostacyclin, W 49
Protamin
  – I 184
  – K 186
Protaminsulfat *317*
Proteinaseinhibitoren
  199
  – I 740
Prothipendyl *206*
Protionamid **158**
  – D 156
  – N 155
Protonenpumpenhemmer
  498, **501**, **514**, **517**, *517*
  – I 500, 502, 590, 592
  – WW 507
Psychopharmaka **204**
  – D 227, 230, 235
  – I 213
  – K 240
  – N 25, 240
  – WW 752
Purinderivate, WW 190
Pyrantel *1045*, *1047*
  – K 238
Pyrazinamid **153**, **157**
  – D 156, 224
  – I 159
  – N 155
Pyrazol-Derivate, N 1001

Pyrazol-Derivate **8**
  – I 837
  – W 7
  – WW 162, 190
Pyrazolidine **819**
Pyridostigmin *531*
  – D 230
Pyridoxin *568*
  – I 236
Pyridylkarbinol **984**
Pyrimethamin *1032*, *1033*,
  1039
  – K 238
  – N 1038
Pyritinol **211**, **822**
Pyrviniumembonat *1045*
  – N 1045
Quinagolid
  – I 849
  – W 849
Quinapril *325*

Ranitidin **500**, *512*, *515*,
  517, *518*, *1007*
  – I 8
  – W 553
Rapamycin, W 97
Rauwolfia-Alkaloide **426**,
  427
Reproterol *454*
Reserpin **426**, **427**, *1003*
  – D 225, 620
  – I 831
  – K 239, 676
  – N 239, 426
  – W 422
  – WW 438
Rifabutin *165*
Rifampicin **153**, **154**, *393*,
  481, *1013*, *1019*
  – D 156, 224, 231
  – I 159, 160, 1003, 1012,
  1014
  – K 238
  – N 155, 548, 668
  – WW 8, 81, 93, 154, 162,
  172, 190, 218, 219, 220,
  221, 634
RIMA **209**
Ritodrin, D 230
Roxatidin *515*

Roxithromycin
- D 142
- I 129
- W 120

Salazopyrin **536**
- I 533, 535
Salazosulfapyridin *533, 534*, **822**
- s.a. Sulfasalazin
Salbutamol *454*
Salicylamid
- N 667
- WW 8
Salicylsäure **819**, *837*
- I 818, 830, 840, 843
- N 284, 285, 508, 837, 962
- W 821
- WW 190, 219, 220, 222, 916, 969
Salmeterol, K 454
Saluretika **422**, *424*, 427
- s.a. Diuretika
- D 424
- I 361, 415, 433, 437, 484
- W 422
Schleifendiuretika 103
- s.a. Diuretika
- I 100, 279, 333, 569, 639, 649, 676
- N 105, 276
- W 100, 101, 103
- WW 81, 100, 110, 128, 220, 748, 749
Scopolamin 17
Sedativa
- D 230
- I 370, 371, 516, 563, 817, 860
- N 12, 25, 288
Sekretolytika 456
- I 468
Sekretomotorika, W 456
Selegilin **1064**
Senetoin, WW 154
Serotoninantagonisten **17**, **1061**
- D 18
Silbinin, I 555

Simvastatin **984**, *993*
- I 985
Sitosterin **984, 989**
- I 992
Somatostatin *573*
Sorbit **109**, *610*
Sotalol *315, 338, 340, 341, 343, 344, 349, 350, 352*
- D 225, 374, 620
- I 315, 319, 342, 352, 355, 356, 377
Sparfloxacin 141
- D 141
Spasmolytika **12**
- I 21, 22, 594, 599, 662, 671
Spectinomycin **148**, *1017*
Spiramycin *1039*
Spironolacton **109**, *110, 274, 333, 440, 470, 569, 885*
- D 231
- I 101, 105, 111, 786, 883
- K 225
- N 1001
- W 104, 574
- WW 190, 326
Staphylokokken-Penicillin **144**
Steroide
- s.a. Glukokortikoide bzw. Kortikosteroide
- I 467, 643, 650, 654, 656, 692, 967
- N 880, 881
- WW 90, 917
Streptokinase **180, 196**, *197, 313, 317, 404*
- D 198
- I 401, 472, 1007, 1054
- K 474
Streptomycin **156**, *1019*
- D 156
- K 223
- N 155, 163, 223
Streptozotocin *799, 801*, **964**
Strophanthin 328
- I 361
Sucralfat **503, 516, 517**
- I 554, 1012

Sulbactam **147**
- D 147
- W 126, 127
Sulfadiazin **149**, *1032, 1039*
- W 120
Sulfalen *1039*
Sulfamethoxazol **149**, *481*
- I 129, 719
- K 237
- N 237
- W 120
Sulfamethoxydiazin, I 224
Sulfasalazin
- s.a. Salazosulfapyridin
- N 492
Sulfinpyrazon, WW 190, 222
Sulfonamiddiuretika 424
Sulfonamide **148**, *1039*
- D 231
- K 1020
- N 492, 548, 668, 687, 833, 1001
- W 126
- WW 190, 218, 755
Sulfonylharnstoffe **913, 916**
- I 914, 940
- K 915
- N 548, 669
- WW 218, 219, 749, 756, 916
Sulpirid *1062*
- D 208
Sumatriptan **13**, *1059*, **1060**
Suramin, W 786
Sympathomimetika
- I 300, 443
- W 300, 443
- WW 167, 918

Tacrolimus 93
Tamoxifen *584, 770, 773, 777, 787, 805*
Taurolidin *589*
Tazobactam **147**
- D 131, 147
- I 119
- W 126, 127

Anhang

Teicoplanin **24**, **149**, *1008*
- D 131, 150
- I 118, 122
- W 120, 126
Temazepam, D 207
Temocillin **146**
- D 131, 147
Teniposid **755**
Tenoxicam, N **8**
Terbutalin *454*
Terizidon, I 153, 159
Testosteron *886*
- I 848
Testosteronester *623*
- N 623
Tetracyclin **23**, **148**, *840*, *1015*, *1020*, *1023*
- I 457, 485, 524, 1003, 1019, 11018
- K 237, 600
- N 237, 507, 548
- W 120, 126
- WW 128, 186, 217, 218, 221, 983
Tetracyclin-Hydrochlorid *1040*
Tetroxoprim **149**
- W 120
Theophyllin **455**, *470*
- D 231, 455
- I 461, 468, 470, 802
- K 237, 467
- N 237
- W 456
- WW 154, 172, 218, 222
Thiamazol *862*, *864*, *865*
- D 860
- I 860
- N 548, 861
- W 861
Thiazidanaloga
- N 107
- W 104
Thiazide **105**, *672*
- I 105, 111, 112, 649
- K 101, 620
- N 107, 668, 676, 696, 968
- W 100, 104
- WW 81, 220, 917, 918, 919, 983

Thioctsäure *1069*
Thioguanin **703**, **755**
- I 702
- N 684
Thioridazin
- D 208
- N 669
Thiotepa **755**
Thiouracil
- I 860
- WW 190
Thioxanthene **210**
Thrombolytika
- I 404, 412, 472
- K 474
Thrombozytenaggregationshemmer **192**
- I 181, 319, 470, 728, 1052, 1054
- N 72
Thymoleptika, I 1064
Thyreostatika
- I 858
- K 240
- N 240
Thyroxin *848*
- WW 190
Tiaprid *212*
Ticarcillin **146**
- D 147
- W 120, 127
Ticlopidin **194**, *319*, *1052*, *1054*
- N 194
Tilidin
- D 227
- I 9
- plus Naloxon **9**, **9**
- - W 11
Tinidazol *1039*, *1040*
Tobramycin **132**, *392*, *393*, *481*, *482*, *554*, *599*
- D 130, 133
- I 480, 663, 703, 1008, 1013
- W 120
Tocainid **348**
Tolbutamid *916*
- D 227, 231
- N 669
- WW 154, 172
Tolmetin, N **8**

Toluol, N 284
Topisetron, D 18
Torasemid **103**, *569*
- D 103
- I 431
- W 104
t-PA s. Gewebsplasminogenaktivator
Tradozon-HCl *506*
Tramadol **10**
- I 9
- W 11
Tranexamsäure *199*, *740*
Tranquilizer **205**
- WW 219
Tranylcypromin *210*
Trazodon, D 210
Treosulfan **756**, *780*
- I 779
Triamcinolon **76**
Triamteren **110**, *274*, *377*, *424*
- I 332
- K 225
- N 332
- W 104
Triazolam, D 207
Trichlormethiazid, W 104
Triflupromazin **17**, *19*
- I 1062
Triglyzyl-Lysin-Vasopressin *573*
Trihexyphenidyl, I 1064
Trijodthyronin, WW 190
Trilostan, I 882
Trimethadon
- K 239
- N 239, 668
Trimethoprim **149**, *481*
- I 719
- K 237
- N 93, 237, 548
- W 120
- WW 93
Trimethoprim-Sulfamethoxazol, I 22
Trimipramin *206*
- D 209
- I 514
Trofosfamid **756**
Tuberkulostatika s. Antituberkulotika

Urapidil *436*
- I 436
Urikosurika **969**
- I 970
- WW 222
Urokinase **180**, *197*, **200**,
  404
- D 198, 200
- I 401, 472
- K 474
Ursodesoxycholsäure **565**,
  597, *598*
- I 566, 596

Valproinsäure *19*
- D 231
- K 239
- N 239, 1001
- WW 174, 190
Vancomycin *23*, **149**, *392*,
  393, *394*, *481*, *1008*, *1014*
- D 131, 150
- I 118, 122, 392, 692,
  1014
- W 120, 126
Vasodilatanzien *304*, **323**,
  326
- I 301, 316, 321, 361
- K 311, 397

- W 406
Vasopressin, I 301
Verapamil *13*, *311*, *315*,
  338, *340*, *341*, *343*, *344*,
  345, **346**, *349*, *352*, **373**,
  383, *386*, *423*
- D 225, 230, 620
- I 342, 506
- K 342, 377
- N 428
- WW 92, 154, 220, 634
Vidarabin, K 238
Viloxazin, D 210
Vinblastin *697*, *710*, **756**,
  787, *788*
- D 227
- I 808
- WW 756
Vincaalkaloide, WW 751,
  754
Vincamin **211**
Vincristin *697*, *699*, *701*,
  710, *720*, **756**, *793*, *806*
- D 227
- N 669, 701, 757
- WW 757
Vindesin **757**, *775*, *791*,
  803
Virustatika **165**
- I 507

- K 238
- WW 167
Vitamin-K-Antagonisten
  187
- D 189
- I 188
- N 192, 193
VP 16, WW 757

Warfarin
- D 235
- WW 172
Wismut, N 668
Xipamid *332*
- W 104

Zalcitabin **166**, **168**
Zidovudin **166**, **168**
- D 231
- WW 169
Zytokine, I 764
Zytostatika **746**
- I 493, 764, 807, 834
- K 241
- N 17, 21, 24, 280, 680,
  690, 701, 757, 768
- WW 220, 222, 750, 971

Normwerttabelle

Referenzbereiche wichtiger Laborparameter für Erwachsene ([B] = Blut, [E] = EDTA-Blut, [P] = Plasma, [S] = Serum, [U] = Urin, [L] = Liquor)

Parameter		SI-Einheit[1]	konventionelle Benennung
Enzyme/Meßtemperatur 37 °C			
Aspartataminotransferase	Männer	0,17–0,85 µkat/l	10–50 U/l
(ASAT/GOT)*	Frauen	0,17–0,60 µkat/l	10–35 U/l
Alanin-Aminotransferase	Männer	0,17–0,85 µkat/l	10–50 U/l
(ALAT/GPT)*	Frauen	0,17–0,60 µkat/l	10–35 U/l
Creatin-Kinase (CK)*	Männer	≤ 2,85 µkat/l	≤ 170 U/l
	Frauen	≤ 2,40 µkat/l	≤ 145 U/l
γ-Glutamyl-Transferase (γ-GT)*	Männer	0,15–0,65 µkat/l	9–40 U/l
	Frauen	0,15–0,60 µkat/l	9–35 U/l
alkalische Phosphatase (AP)*	Männer	0,73–2,6 µkat/l	44–155 U/l
	Frauen	0,62–2,4 µkat/l	38–145 U/l
Glutamatdehydrogenase	Männer	≤ 0,12 µkat/l	≤ 7 U/l
(GLDH)*	Frauen	≤ 0,08 µkat/l	≤ 5 U/l
Lactatdehydrogenase (LDH)*	Männer	2,25–3,75 µkat/l	135–225 U/l
	Frauen	2,25–3,55 µkat/l	135–214 U/l
Cholinesterase (CHE)*	Männer	76,9–190 µkat/l	4620–11500 U/l
	Frauen	65,7–180 µkat/l	3920–10800 U/l
α-Amylase[2]		< 3,67 µkat/l	< 200 U/l
α-Amylase [U][2]		16,7 µkat/l	< 1000 U/l
CK-MB		< 0,4 µkat/l	< 24 U/l
			< 6% der Gesamt-CK
2-Hydroxy-Hydroxybutyrat-Dehydrogenase (α-HBDH)		< 3,03 µkat/l	< 182 U/l
Lipase		3,17 µkat/l	< 190 U/l
saure Phosphatase[2]	Männer	< 0,108 µkat/l	< 6,5 U/l
	Frauen	< 0,092 µkat/l	< 5,5 U/l
saure Prostataphosphatase[2]	Männer	< 0,043 µkat/l	< 2,6 U/l
„alte Enzymmeßmethoden"/Meßtemperatur 25 °C*			
Aspartataminotransferase	Männer	< 0,30 µkat/l	< 18 U/l
(ASAT/GOT)*	Frauen	< 0,25 µkat/l	< 15 U/l
Alanin-Aminotransferase	Männer	< 0,37 µkat/l	< 22 U/l
(ALAT/GPT)*	Frauen	< 0,28 µkat/l	< 17 U/l
Creatin-Kinase (CK)*	Männer	≤ 1,33 µkat/l	≤ 80 U/l
	Frauen	≤ 1,17 µkat/l	≤ 70 U/l
γ-Glutamyl-Transferase (γ-GT)*	Männer	< 0,47 µkat/l	< 28 U/l
	Frauen	< 0,30 µkat/l	< 18 U/l
alkalische Phosphatase (AP)*	Männer	< 3,0 µkat/l	< 180 U/l
	Frauen	< 2,67 µkat/l	< 160 U/l
Glutamatdehydrogenase	Männer	≤ 67 nkat/l	≤ 4 U/l
(GLDH)*	Frauen	≤ 50 nkat/l	≤ 3 U/l
Lactatdehydrogenase (LDH)*		< 4,0 µkat/l	< 240 U/l

* = optimierte Standardmethoden DGKCh 1994

Normwerttabelle

Parameter	SI-Einheit[1]		konventionelle Benennung
Cholinesterase (CHE)*	58–142 µkat/l		3500–8500 U/l
α-Amylase[2]	< 2,0 µkat/l		< 120 U/l
α-Amylase [U][2]	< 10 µkat/l		< 600 U/l
CK-MB	< 0,17 µkat/l		< 10 U/l
			< 6% der Gesamt-CK
2-Hydroxy-Hydroxybutyrat-Dehydrogenase (α-HBDH)	2,33 µkat/l		< 140 U/l
Lipase	< 3,17 µkat/l		< 190 U/l
saure Phosphatase[2]	Männer	< 60 nkat/l	< 3,6 U/l
	Frauen	< 50 nkat/l	< 3,0 U/l
saure Prostataphosphatase[2]	Männer	< 25 nkat/l	< 1,5 U/l

Stoffwechsel

Parameter		SI-Einheit	konventionelle Benennung
Blutglukose [S, P, B]		3,89–5,55 mmol/l	70–100 mg/dl
Lactat [P]		< 2,4 mmol/l	< 22 mg/dl
Lactat [L]		1,2–2,1 mmol/l	11–19 mg/dl
Cholesterin, gesamt		< 5,2 mmol/l	< 200 mg/dl
HDL-Cholesterin		> 0,9 mmol/l	> 35 mg/dl
LDL-Cholesterin		< 4,0 mmol/l	< 155 mg/dl
Lp(a)		< 300 mg/l	< 30 mg/dl
Triglyzeride		0,55–1,7 mmol/l	< 150 mg/dl
Lipide, gesamt		3,0–11,0 g/l	300–1100 mg/dl
C-Peptid (basal)		0,37–1,2 nmol/l	1,1–3,6 µg/l
Ammoniak [E, P]		12–47 µmol/l	20–80 µg/dl
Bilirubin, gesamt		< 18,8 µmol/l	< 1,1 mg/dl
Bilirubin, direkt		< 5,1 µmol/l	< 0,3 mg/dl
Harnsäure	Männer	< 420 µmol/l	< 7,0 mg/dl
	Frauen	< 340 µmol/l	< 5,7 mg/dl
Eisen	Männer	10,6–28,3 µmol/l	59–158 µg/dl
	Frauen	6,6–26 µmol/l	37–145 µg/dl
Eisenbindungskapazität (totale)	Männer	52–77 µmol/l	291–430 µg/dl
	Frauen	49–89 µmol/l	274–497 µg/dl
Ferritin[3]		30–200 mmol/l	30–200 ng/ml
Kupfer [S]	Männer	11–22 µmol/l	70–140 µg/dl
	Frauen	13,4–24,4 µmol/l	85–155 µg/dl
Kupfer [U]		0,06–1,26 µmol/24 h	0,4–70 µg/24 h
Zink [S]		8,4–23,1 µmol/l	55–150 µg/dl
Zink [U]		2,14–12,2 µmol/24 h	140–180 µg/24 h

Niere und Elektrolythaushalt

Parameter	SI-Einheit	konventionelle Benennung
Calcium, gesamt [S]	2,15–2,55 mmol/l	8,6–10,2 mg/dl
Calcium [U]	2,5–8,0 mmol/24 h	100–320 mg/24 h
Chlorid [S]	98–106 mmol/l	98–106 mval/l
Chlorid [U]	85–170 mmol/24 h	85–170 mval/24 h
Harnstoff	1,8–9,2 mmol/l	11–55 mg/dl
Harnstoff-N	1,7–8,6 mmol/l	4,7–24 mg/dl
Kalium [S]	3,5–5,1 mmol/l	3,5–5,1 mval/l

* = optimierte Standardmethoden DGKCh 1972

Parameter	SI-Einheit[1]		konventionelle Benennung
Kalium [U]	35–80 mmol/24 h		35–80 mval/24 h
Kreatinin (S)	< 97 µmol/l		< 1,1 mg/dl
Kreatinin-Clearance[3]	1,3–2,8 ml/s		80–170 ml/min
Phosphor, anorganisch	0,87–1,45 mmol/l		2,7–4,5 mg/dl
	Hb A_1		Hb A_{1c}
Referenzbereich	5,3–7,5%		4,3–6,1%
gute Einstellung	< 8,0%		< 6,5%
grenzwertig	8,0–9,5%		6,5–7,5%
schlechte Einstellung	> 9,5%		> 7,5%
Blutgase und Säure-Basen-Haushalt [B]			
pH	7,35–7,45		7,35–7,45
pCO_2	4,67–6,00 kPa		35–45 mmHg
pO_2	8,66–13,3 kPa		65–100 mmHg
Basenüberschuß (BE)	–3 bis + 3 mmol/l		–3 bis + 3 mmol/l
Standard-Bicarbonat	22–26 mmol/l		22–26 mmol/l
O_2-Sättigung	0,9–0,96		90–96%
Hämatologie [E]			
Blutsenkungsgeschwindigkeit (BSG) [Citrat-P]	Männer		3–8 mm (1. h) 5–18 mm (2. h)
	Frauen		6–11 mm (1. h) 6–20 mm (2. h)
Hämoglobin (Hb)	Männer	8,1–11,2 mmol/l	13–18 g/dl
	Frauen	7,4–9,9 mmol/l	12–16 g/dl
Erythrozytenzahl	Männer	$4,5–5,9 \times 10^{12}$	$4,5–5,9 \times 10^6/\mu l$
	Frauen	$4,0–5,2 \times 10^{12}$	$4,0–5,2 \times 10^6/\mu l$
Hämatokrit (Hkt)	Männer	0,41–0,53 [l/l]	41–53 Vol%
	Frauen	0,36–0,46 [l/l]	36–46 Vol%
mittlerer Hämoglobingehalt der Erythrozyten (MCH)	0,4–0,53 fmol/l		26–34 pg
mittlere Hämoglobinkonzentration des Einzelerythrozyten (MCHC)	4,81–5,74 mmol/l Hb/l Erythrozyten		31–37 Hb/dl Erythrozyten
mittleres Erythrozytenvolumen (MCV)	80–94 fl		80–94 μm^3
Erythrozytenverteilungsbreite (EVB/RDW)			11,6–14,6
Retikulozyten[3]	0,008–0,022		8–22‰
Leukozytenzahl[3]	4,3–10,0 G/l		$4,3–10,0 \times 10^3/\mu l$
Thrombozytenzahl	150–350 G/l		$150–350 \times 10^3/\mu l$
Gerinnung [Citratplasma]			
Thromboplastinzeit (Quick)			70–120% 0,9–1,1 INR
partielle Thromboplastinzeit (PTT)			< 40 sec[2]
Plasmathrombinzeit (PTZ)			< 20 sec[2]
Fibrinogen			200–400 mg/dl
Antithrombin III (AT III)	0,8–1,2		80–120%

Parameter	SI-Einheit[1]	konventionelle Benennung
Protein C	0,7–1,4	70–140%
Protein S	0,7–1,4	70–140%
D-Dimer	< 0,5 mg/l	< 0,5 µg/dl
Serumproteine		
Albumin*	35–52 g/l	3,5–5,2 g/l
α_1-Antitrypsin*	0,9–2,0 g/l	90–200 mg/dl
CRP*	< 5 mg/l	< 0,5 mg/dl
Coeruloplasmin*	0,2–0,6 g/l	20–60 mg/dl
Haptoglobin*	0,3–2,0 g/l	30–200 mg/dl
IgA*	0,7–4,0 g/l	70–400 mg/dl
IgG*	7–16 g/l	700–1600 mg/dl
IgM*	0,4–2,3 g/l	40–230 mg/dl
α_2-Makroglobulin*	1,3–3,0 g/l	130–300 mg/dl
Präalbumin*	0,2–0,4 g/l	20–40 mg/dl
α_1-saures Glykoprotein*	0,5–1,2 g/l	50–120 mg/dl
Transferrin*	2,0–3,6 g/l	200–360 mg/dl
IgE[3]	< 240 µg/l	< 100 U/ml
Eiweiß, gesamt [S]	62–80 g/l	6,2–8,0 g/dl
[L]	< 0,45 g/l	< 45 mg/dl

* Neue Normalbereiche für 14 Serumproteine auf Basis der neuen Referenzpräparation CRM 470
[1] falls keine Angaben, entspricht SI-Einheit konventioneller Benennung
[2] Normwerte unterscheiden sich je nach verwendeter Methode
[3] Normwerte sind alters- und/oder geschlechtsabhängig

Elektrophorese (Celluloseacetat/Ponceau S)		
Albumin	0,58–0,70	58–70%
α_1-Globuline	0,013–0,035	1,3–3,5%
α_2-Globuline	0,05–0,1	5–10%
β-Globuline	0,08–0,13	8–13%
γ-Globuline	0,1–0,19	10–19%

Vitamine		
Vitamin A (Retinol)	1,05–3,84 µmol/l	0,3–1,10 mg/dl
Vitamin B_1 (Thiamin)	5,65–22,3 nmol/l	1,7–6,7 µg/l
Vitamin B_2 (Riboflavin)	15,9–31,9 nmol/l	6–12 µg/l
Vitamin B_6 (Pyridoxalphosphat)	20,2–72,8 nmol/l	5–18 µg/l
Vitamin B_{12} (Cobalamin)	243–730 pmol/l	330–990 ng/l
B_{12}-Mangel:	< 110 pmol/l	< 150 ng/l
Vitamin C (Ascorbinsäure)	34,1–141 µmol/l	6,0–25,0 mg/l
Vitamin D_3 Sommer:	22,5–122 nmol	9–49 ng/ml
(25-Hydroxycholecalciferol) Winter:	18,7–99,8 nmol/l	7,5–40 ng/ml
Vitamin D_3 (1,25-dihydroxycholecalciferol)	75–175 pmol/l	30–70 ng/l
Vitamin E (Tocopherol)	13,9–41,8 µmol/l	6–18 mg/l
Folsäure	11,3–47,6 nmol/l	5–21 ng/ml
Folsäuremangel:	< 4,5 nmol/l	< 2 ng/ml

Parameter		SI-Einheit[1]	konv. Benennung
Tumormarker			
AFP		< 7 U/ml	< 8,5 U/ml
		(8,5 ng/ml)	(10,3 ng/ml)
CA 19-9		< 22 U/ml	< 37 U/ml
CA 125		< 35 U/ml	< 35 U/ml
CA 15-3		< 22 U/ml	< 22 U/ml
CEA		< 4,6 ng/ml	< 4,6 ng/ml;
			Raucher < 10 ng/ml
NSE		< 12,5 ng/ml	< 12,5 ng/ml
PSA		< 4 ng/ml	< 4 ng/ml
Endokrinologie			
Thyreotropin (TSH)	basal:	0,3–0,4 mU/l	0,3–4,0 µU/ml
TRH-Test		30 min nach	30 min nach
		TRH-Injektion	TRH-Injektion
		Anstieg um	Anstieg um
euthyreot		2,0–25 mU/l	2,0–25 µU/ml
hyperthyreot		< 0,3 mU/l	< 0,3 µU/ml
hypothyreot		> 25 mU/l	> 25 µU/ml
Thyroxin (T_4)		66–155 nmol/l	5–12 µg/dl
freies Thyroxin (FT_4)		10–26 pmol/l	0,8–2,0 ng/dl
Trijodthyronin (T_3)		1,1–3,1 nmol/l	70–200 ng/dl
freies Trijodthyronin (FT_3)		3,8–9,2 pmol/l	2,5–6,0 pg/ml
Vanillinmandelsäure (VMS) [U]		16,5–32,5 µmol/24 h	3,3–6,5 mg/24 h
5-Hydroxyindolessigsäure		10,5–47,1 µmol/24 h	2–9 mg/24 h
(5-HIES) [U]			
Gesamt-Porphyrine [U]		< 120 nmol/24 h	< 100 µg/24 h
δ-Aminolävulinsäure (δ-ALA) [U]		< 49 µmol/24 h	< 6,4 mg/24 h
Therapeutische Bereiche ausgewählter Medikamente			
Acetylsalicylsäure		1,1–2,2 mmol/l	150–300 µg/ml
Carbamazepin		17–43 µmol/l	4–10 µg/ml
Chinidin		6–15 µmol/l	2–5 ng/ml
Digitoxin		17–33 µmol/l	13–25 ng/ml
Digoxin		1,0–2,6 µmol/l	0,8–2,0 ng/ml
Disopyramid		6–15 µmol/l	2–5 µg/ml
Ethosuximid		283–708 µmol/l	40–100 µg/ml
Flecainid		0,48–1,44 µmol/l	0,2–0,6 µg/ml
Gentamicin		11–22 µmol/l	5–10 µg/ml
Lidocain		6–21 µmol/l	1,5–5,0 µg/ml
Lithium		0,3–1,3 mval/l	0,3–1,3 mmol/l
Phenobarbital		65–172 µmol/l	15–40 µg/ml
Phenytoin		20–80 µmol/l	5–20 µg/ml
Primidon		23–69 µmol/l	5–15 µg/ml
Theophyllin		44–111 µmol/l	8–20 µg/ml
Tobramycin		9–21 µmol/l	4–10 µg/ml
Valproinsäure		347–693 µmol/l	50–100 µg/ml
Vancomycin		14–28 µmol/l	20–40 µg/ml

Wolff/Weihrauch: Internistische Therapie 96/97
Jetzt auch auf CD-ROM

Das einmalig prägnante und praxisorientierte „Informations-Paket" ist jetzt auch mit dem PC zugänglich. Die neue CD-ROM des Wolff/Weihrauch bietet blitzschnellen Zugang zu den neuesten Therapie-Empfehlungen. Nachschlagen wie im Buch – nur viel schneller.
Darüber hinaus erschließen zahlreiche innovative Funktionen zusätzliche Informationen am Bildschirm.

Nachschlagen auf die komfortable Art
- Tabellen integriert und im Suchmodus erschlossen
- Ca. 8000 Stichworte direkt zugeordnet und damit sofort auffindbar
- Ca. 1000 Arzneimittel mit Indikation, Kontraindikation, Wirkung und Nebenwirkungen direkt auffindbar
- Volltextsuche mit verschiedenen Verknüpfungen
- Notizblatt- und Lesezeichenfunktion mit Suche, Chronik
- Auch für den PC-Anfänger geeignet

Systemvoraussetzungen:
IBM-kompatibler PC mit MS-Windows ab Version 3.1
CD-ROM-Laufwerk mit Treibersoftware
4 MB RAM
VGA-Graphikkarte

Wolff/Weihrauch,
Internistische Therapie 96/97.
1996. CD-ROM mit ca. 220 Tabellen.
ISBN 3-541-17841-8

Urban & Schwarzenberg
Verlag für Medizin – München · Wien · Baltimore

(Stand Februar 1996)